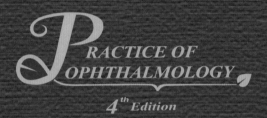

PRACTICE OF
OPHTHALMOLOGY

*4*th **Edition**

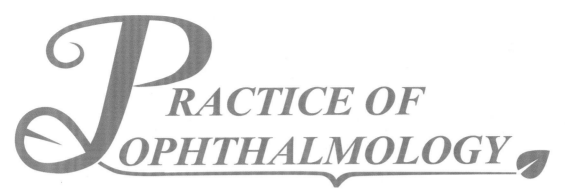

PRACTICE OF OPHTHALMOLOGY

"十三五"国家重点图书出版规划项目

实用眼科学

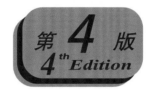

第4版
4th Edition

■ 主　编　黎晓新

■ 副 主 编　赵明威　杨　柳　王　薇

■ 编者名单（以姓氏拼音为序）

鲍永珍	才　瑜	曹晓光	陈　玖	陈　涛	陈慧瑾	陈家彝	陈晶华	陈旭玲	陈跃国
程　湧	池　滢	戴　虹	窦宏亮	方　圆	冯　云	冯耀庭	郭春英	郭静秋	郭丽莉
郭雨欣	洪　晶	侯　婧	黄剑锋	黄旅珍	黄一飞	黎晓新	李　骏	李　梅	李方烃
李凤鸣	李海丽	李海平	李立新	李美玉	李明武	李晓清	李学民	梁建宏	廖菊生
林锦镛	刘家琦	刘瑜玲	吕永顺	马志中	孟庆娱	苗　恒	牛兰俊	潘英姿	齐　虹
钱　彤	邱伟强	曲进锋	曲景灏	任泽钦	戎　欣	荣　蓓	沈亚云	石　璇	孙世珉
孙岩秀	王　凯	王　旻	王　薇	王　毅	王常观	王乐今	王磊峰	王霄娜	吴　夕
吴　元	吴慧娟	吴静安	肖格格	许永根	晏晓明	杨　钧	杨　柳	杨乃华	杨松霖
姚旭阳	尹　虹	于文贞	袁博伟	臧云晓	曾司彦	张　婧	张　钦	张　瑜	张世杰
张作明	赵　亮	赵明威	周毅丁	朱瑞琳	朱秀安				

■ 编写秘书　白玉婧

人民卫生出版社
·北　京·

图书在版编目（CIP）数据

实用眼科学 / 黎晓新主编 . —4 版 . —北京：人
民卫生出版社，2023.10（2024.12 重印）

ISBN 978-7-117-31146-5

Ⅰ.①实⋯　Ⅱ.①黎⋯　Ⅲ.①眼科学　Ⅳ.①R77

中国版本图书馆 CIP 数据核字（2020）第 264792 号

人卫智网	www.ipmph.com	医学教育、学术、考试、健康，购书智慧智能综合服务平台
人卫官网	www.pmph.com	人卫官方资讯发布平台

实用眼科学
Shiyong Yankexue
第 4 版

主　　编：黎晓新

出版发行：人民卫生出版社（中继线 010-59780011）

地　　址：北京市朝阳区潘家园南里 19 号

邮　　编：100021

E - mail：pmph @ pmph.com

购书热线：010-59787592　010-59787584　010-65264830

印　　刷：北京盛通印刷股份有限公司

经　　销：新华书店

开　　本：889 × 1194　1/16　　**印张：**61.5

字　　数：2405 千字

版　　次：1984 年 7 月第 1 版　　2023 年 10 月第 4 版

印　　次：2024 年 12 月第 2 次印刷

标准书号：ISBN 978-7-117-31146-5

定　　价：399.00 元

第 4 版前言

1984 年,《实用眼科学》第 1 版由刘家琦教授主编、李凤鸣教授副主编出版,分别于 1998 年和 2010 年修订,充实了新的内容。这是一部指导眼科医师临床实践的书,实用性和系统性是这部著作的特色。多年来,在刘家琦、李凤鸣、吴静安、朱秀安等前辈的努力下,这部书增印十余次,一直是眼科医生们不离手的教科书。

现在,第 4 版《实用眼科学》和大家见面了。第 3 版到第 4 版期间,眼科学的各个领域——从发病机制的研究探讨,到诊断技术的创新发展,再到治疗手段的更新——都经历了翻天覆地的变化。角膜激光手术从 PRK 进入半飞秒,现在进入全飞秒;白内障手术从超声乳化进入飞秒,又融入导航技术;眼底病治疗从传统的热激光发展到光动力激光、多波长激光和微脉冲激光等;手术系统开创了显微外科,又有广角、3D 和导航技术加入;多种抗 VEGF 药物、眼内缓释激素的应用更是颠覆了眼底血管性疾病和炎症性疾病的预后;角膜地形图、UBM、角膜共聚焦显微镜、眼前节 OCT 等增强了我们对眼前节的精准分析;OCT 从时域进入频域,把我们对眼解剖和病理解剖的认识从书本带到了活体,OCTA 的进步使我们看到了视网膜脉络膜的血流和血管,增加了对疾病认识的精准定位。这些新的变化和进步作为内容的先进性,都已体现在了第 4 版之中。

为了进一步加强实用性,第 4 版把眼的解剖生理内容分解到各个部位疾病章节中,相关内容比本科教材《眼科学》更加详尽,手术内容不再设单独一章,而是安排在相关疾病的章节中。手术治疗中补充了术前评估内容。这些结构的变化有利于读者全面了解疾病的解剖生理和不同阶段的治疗。第 4 版增加了三个附录:①眼科临床指南推荐模式(PPP),以精简条目或表格形式描绘处理路径;②常用滴眼剂;③抗生素的全身和眼内使用剂量。这三个附录方便医生在工作中迅速查询。

第 4 版仍旧体现系统性,如依然设有眼胚胎学、病理学、免疫学和各个部位疾病的章节,但是增加或更新了概念:眼免疫学增加了 HLA 与眼病关系,眼的自身免疫、眼抑制免疫和眼肿瘤免疫等;眼屈光学修订为眼视光学和屈光手术,增加了光学内容;第五章眼的检查法中,眼微生物检查法讲解了标本采集和常见病原体,还增加了眼底自发荧光、吲哚菁绿脉络膜血管造影、OCT 和 OCTA 等内容;在眼底照相中引入标准化操作内容;玻璃体病和视网膜病一章补充了白点综合征、抗 VEGF 药物治疗和眼光动力治疗等;眼眶疾病从上一版的 18 种增加到 26 种。本书内容必然有不足之处,欢迎读者提出并指正。

相信这样一部富有时代特色的《实用眼科学》能够成为眼科医生的挚友。

黎晓新
2023 年 6 月于厦门

第 3 版前言

《实用眼科学》第 2 版自 1999 年问世以来,已 10 次印刷 20 000 余册,深受读者欢迎。《实用眼科学》之所以能受到广大读者欢迎,主要在于本书对各级眼科医生,在临床工作、教学工作、科研工作等均有贴切的实用价值;对研究生考试、职称晋升考试也有一定的实用价值。《实用眼科学》的内容主要为临床医学,但与临床医学相关的理论知识也作简明扼要的论述。

进入 21 世纪信息时代,随着经济、文化教育、科学研究、高科技等的迅速发展,眼科临床学及眼科基础理论也得到快速发展。眼科临床学的发展表现在眼科现代检查仪器及眼科现代手术医疗设备的广泛应用,使眼科临床诊断、治疗及手术进入新的里程;眼科基础理论的发展对眼科疾病的病因学及发病机制的认识达到新的高度。面对发展变革的挑战,《实用眼科学》主编、编委会及人民卫生出版社决定着力修订《实用眼科学》第 2 版,以更新的《实用眼科学》第 3 版贡献给眼科同道。

这次修订《实用眼科学》第 2 版,编写《实用眼科学》第 3 版的作者,除了北京大学医学部(原北京医科大学)原有的眼科老专家,还聘请了新生代眼科专家,或称为北医系统第三代眼科专家作为主要作者。他(她)们为 21 世纪眼科学术带头人、学术骨干,正在临床、教学、科研的第一线工作,所接触、所从事的眼科临床工作与国际先进水平接轨。

这次修订更新的主要内容为眼科临床医学,将 21 世纪公认的眼科临床新知识、新技能增补撰写,将过时的内容删除。编写内容强调"实用",特别是住院医师、主治医师、副主任医师等在临床工作中的实用。

深感遗憾的是,《实用眼科学》第 2 版修订过程中,主编刘家琦教授辞世,在此向我们的刘家琦老师表示深切的怀念。

21 世纪我国眼科临床学全面迅速地发展,面对新的挑战,我们的知识和能力有限,新编写的《实用眼科学》第 3 版有错误与缺点在所难免,殷切希望同道给予批评指正。

李凤鸣
2010 年 3 月

本书的目的是为高年眼科医师同时也为眼科初学者提供一本全面、系统而又简明扼要地介绍眼科基础理论知识和基本操作技能的书籍。本书不仅包括眼科临床章节,同时也包括一些与眼科临床有关的基础医学,如胚胎、组织解剖、生理、病理和免疫学等。使读者有扎实的眼科学基础。

北京医科大学眼科同道们于1984年曾集体编写过《实用眼科学》一书,出版后供不应求,第1版曾先后印刷八次以满足国内需要。

近年来国内外医学科学飞跃发展,眼科也不例外,在科研和临床方面有了长足进展。《实用眼科学》出版至今已有十余年,内容已远远不能适应客观需要,有些观点需要更新,还有许多新知识和新技术需要补充。为了满足读者的需要和应人民卫生出版社的要求,有必要将原《实用眼科学》进行再版。为此,我们重新召集北京医科大学各附属医院和已分散到各地工作的原眼科教研组同仁,组成该书再版编委会,共同拟订编写计划,规定内容并根据同仁等各自的专长,分头负责撰写相应章节。

本版更改较大,首先压缩视野学及微生物学,由单独编章改为检查法章内的两个分节。鉴于目前国内已有较多的较完善的关于中医眼科及眼病护理方面的专科书籍,所以精简了这两章,使本书在编排上更紧凑合理。检查法、眼手术学及有些临床章节,因充实的新资料较多,除保留原版部分内容外,有些章节基本为重写,力求现代化和切合实用。在检查法章增加了眼科影像诊断、视觉电生理和各种特殊检查法;在手术学方面除介绍眼科常用手术及其进展外,还重点介绍眼科显微手术、眼成形术、垂直眼外肌手术、调整缝线法及各种开眶手术。在治疗近视方面除角膜切割外还有角膜激光手术。新版的质量较原版明显提高,是一本比较完善、实用和现代化的眼科临床教材。

由于年迈,精力不足,业务知识和编写经验有限,错误和缺点在所难免,殷切希望同道们不吝赐教。

在本书编写出版过程中,蒙周毅丁和雷嘉启医师鼎力协助承担起大量文稿、图表及章次的核对及索引的编排,耗费了很多时间及精力。特此表示由衷的感谢;麻痹性斜视的病例随访和照片的收集承吴夕医师大力协助,一并致谢。

刘家琦　李凤鸣

1998 年于北京

第 1 版前言

北京医学院眼科教研组于 1957 年由毕华德教授主编,集体编写了《眼科手册》。由于发行数量有限,供不应求,于 1965 年在作了极少的修正和补充后发行了第二版。该书内容比较切合实际,涉及面也较广,作为一本手册,使用方便,不少同道口头建议或书面要求再版。

我教研组同志在毕华德老师的鼓励和支持下,原拟在短期内再次进行修改。不幸毕老于 1966 年逝世,遗愿未遂。此后,原眼科教研组同志不少被调离北京,以致再版计划未能早日实现。

近年来国内外医学科学飞跃发展,原《眼科手册》的内容已远远不能适应客观形势的要求。为了实现毕老师的遗愿,满足群众的需要,更好地为"四化"作出贡献,有必要对原《眼科手册》重新进行修订。为此,在北京医学院和人民卫生出版社的大力支持下,我们把北京医学院各附属医院和已分散到各地工作的原眼科教研组的同志团结在一起,组成《眼科手册》再版委员会,共同拟订编写计划,规定内容及指定负责撰写的人员。

本版共分 27 章,由原来的 80 万字增加到 110 万字。除原有的少数章节略加修改外,绝大多数章节,尤其在检查法和临床方面,充实的新内容较多,有些部分基本上是重写的。此外,还增加了中医眼科学及眼科免疫学两章。由于上述的一些较大更动,本书的内容已超过《眼科手册》的范畴。经人民卫生出版社及绝大多数作者讨论后,一致同意将本书改名为《实用眼科学》。

本书内容涉及面较广,包括基础、临床及护理等眼科领域各个方面,是一本比较完善、全面而扼要的眼科临床实用参考书。在介绍国内外眼科学近代成就的同时,也尽可能地反映国内眼科经验,并尽量采用我医学院各附属医院的病历资料。为了降低印刷成本,缩短排印时间,凡用文字能阐述清楚的内容则不加图解,用黑白图能说明问题的则尽量不用彩色图。

由于我们的业务知识有限,编写经验不足,因而本书必然存在着许多缺点和错误,我们殷切希望同道们给以批评指正。

在本书的编写过程中,个别章节承蒙各有关兄弟单位鼎力相助,代为审阅;书内大部分图画系由北京医学院绘图室谢中象同志绘制;在具体整理、核对图解、编排索引等方面,承陈家彝、姜美琪和郭素琴同志的热情帮助,特此表示感谢。

主编
1982 年 3 月

刘家琦教授,原籍湖北武汉,1909 年出生于上海。中学毕业时凭借第一名的优异成绩被保送至南京金陵女子学院。1932 年毕业,获理学学士,当年考入北平协和医学院。1937 年毕业,获医学博士。毕业后留校,任教于协和医院至 1942 年该院停办。1945 年,任北京同仁医院眼科主任及北京大学眼科副教授。

新中国成立后,刘家琦教授历任北京医学院教授、眼科副主任、眼科主任,中华医学会眼科学分会副主任委员,《中华眼科杂志》副总编辑,《国外医学眼科学分册》副总编辑,中华眼科学会斜视弱视防治学组主任委员。1982 年,应邀出席第二十四届国际眼科学术会议和第四届国际斜视学术会议。1983 年,受美国眼科学院邀请成为国外会员。1985 年,参加该院年会。曾在美国加州大学为伯克莱分校作关于我国儿童弱视的防治的报告,博得高度评价并获得奖章。刘家琦教授曾任第三、四、五、六届全国政协委员。

刘教授倾毕生精力于眼科事业,在眼科医疗、教学、科研方面作出了巨大贡献。她医学基础扎实,临床经验丰富,擅长眼科手术,特别是青光眼和眼肌方面。在处理疑难病症时,不但有独到的见解,而且敢于承担责任。她对患者一视同仁,医德高尚,在国内享有很高声誉。曾主编、组织编写或参与编写《实用眼科学》《原发性青光眼》《眼科全书》《斜视与弱视》《眼科手册》,这些至今都是国内眼科工作者的重要的参考书籍。在担任眼科杂志副总编辑三十余年期间,为提高刊物质量呕心沥血,为核实资料经常出入于图书馆,审稿到深夜。她审稿不仅及时,而且态度严谨,她还为杂志推贤荐能,并扶植其成长。

1951 年,她与毕华德教授、罗宗贤教授等共同筹备和创立了中华眼科学会和《中华眼科杂志》。她担任眼科学会副主任委员三十余年,为开创和发展我国临床眼科学、培养全国眼科专业队伍作出了卓越贡献。

刘家琦教授从教五十五年,治学精神严谨,讲课生动,深入浅出,富有启发性,教学效果好,凡听过她讲课的人都会终生难忘。1956 年,她招收了第一位眼科研究生,1979 年,研究生制度恢复以后,她培养了六名眼科硕士研究生和八名博士研究生。刘教授善于发现及培养人才,关心青年一代成长,热情支持年轻人走上业务领导岗位,她培养的数百名眼科医师在全国各地成为教授、主任和学术骨干力量。

刘教授对科研有丰富的组织领导经验,选题新颖,设计严谨,科学性强,她所领导的有关儿童视觉发育方面的研究先后获北京市科技进步奖三等奖、二等奖,卫生部技术成果甲级奖及国家科技进步奖三等奖。

从 20 世纪 60 年代起,刘教授投身儿童弱视、斜视的防治,“文革”十年动乱中也未中断。在她领导下的团队,有关眼肌的研究居全国首位,弱视治愈率和斜视一次手术成功率高于国外,先后发表有关论文十余篇,其中四篇获奖。20 世纪 80 年代初,在她的领导下,通过对 3~6 岁儿童普查,确定了我国斜视、弱视的发生率。我国人口众多,幅员辽阔,刘教授深感需要更多的眼科工作者献身于此项造福于后代的工作。故从 1981 年起受卫生部委托举办弱视斜视防治学习班 123 届 229 人,其中培训时间 6 个月以上 166 人,学员来自全国各医学院校,遍布 28 个省市,多数参加学习班的人成为当地的业务骨干,使全国形成弱视、斜视防治网。1984 年,在她的倡导下成立了全国弱视、斜视防治学组,她任第一届学组主任委员,并组织了多届学术交流会议。1986 年,她创建了国内第一家小儿眼科。

刘家琦教授为人正直、学术态度严谨、工作一丝不苟、业务精益求精,她顽强的事业心和对眼科的献身精神永远是我们学习的榜样。

黎晓新

根据刘家琦教授自传整理记述

2023 年 7 月 6 日

致　谢

第 4 版《实用眼科学》的编写团队汇集了一批资深和年富力强的教授,他们在眼科学的各个领域有着极为丰富的经验,而且多年从教,十分清晰涉及领域的相关理论、名词概念和治疗新进展。正是这支团队的艰苦奋斗和倾心奉献,成就了第 4 版《实用眼科学》的编写工作。

杨松霖教授对眼胚胎学,黎晓新教授对眼电生理学,王凯教授对眼视光学和屈光,马志中教授领衔眼外伤,洪晶教授对角膜和眼表疾病,李美玉教授领衔青光眼和低眼压病,王薇教授、鲍永珍教授对晶状体病,杨柳教授领衔葡萄膜病,黎晓新教授领衔玻璃体视网膜病,王毅教授对眼眶病眼整形,王乐今、吴夕教授对斜弱视,以及曲进锋教授对神经眼科学各个篇章的编写作出了非凡的贡献。还有众多的教授、学者参与了眼科检查法、附录的编写。在此,对各位专家、学者表示我们衷心的感谢!特别致谢赵明威教授对本书的完成给予的大力支持,特别致谢白玉婧博士对大量文稿的搜集、编辑付出的时间和心血。对所有参编人员不辞辛苦、倾情奉献致以衷心的感谢!

主编　黎晓新

副主编　赵明威　杨　柳　王　薇

2023 年 6 月于北京

目　录

第一章

眼胚胎学

要点提示

本章讲述眼各组织的胚胎来源。

1. 由表皮外胚叶发生者:晶状体、角膜上皮、结膜上皮、泪腺、眼睑上皮及其衍化物:睫毛、睑板腺、Moll 腺、Zeiss 腺、泪器上皮。

2. 由神经外胚叶发生者:视网膜及色素上皮层、睫状体及虹膜上皮层、瞳孔括约肌及开大肌、视神经的神经细胞及纤维。

3. 由表皮外胚叶和神经外胚叶间的黏着物发生者:玻璃体、晶状体悬韧带。

4. 由相关的轴旁中胚叶发生者:出生前消失的血管:玻璃体血管、晶状体囊血管;葡萄膜血管、视网膜中央血管等。此外尚有:巩膜、视神经鞘、虹膜睫状体基质、角膜基质及其内皮细胞、眼外肌、眶内脂肪、筋膜、韧带、各种结缔组织、眶上和眶内壁,上睑结缔组织。

5. 由脏壁中叶发生者:眶下和眶外壁、下睑结缔组织。

第一节 胚眼的形成

胚胎 2 周(长 2.6mm)时,前脑前端神经褶的两侧出现凹陷,即视窝(optic pit)。胚胎 3 周(长 3.2mm)时,神经沟封闭,视窝变深,在前脑两侧形成对称的囊状突起,即视泡(optic vesicle),视泡和前脑相通连。视泡逐渐远端扩大,与大脑远离,近脑端较窄形成视茎,即视神经的原基。原始视泡向外侧生长,微向前、向上倾斜。胚胎 4 周(4.5mm)时,视泡和表皮外胚叶接触,与之接触的表皮外胚叶开始形成晶状体。同时,视泡的远端和下方逐渐向内凹陷形成视杯(optic cup)。由于视杯下方停止生长而内陷,形成胚裂(fetal cleft)。中胚叶组织经胚裂进入眼内,视神经纤维经胚裂到达视茎,形成视神经。由此,视杯分为两层。内层厚,形成视网膜神经层,外层始终为一层,形成视网膜色素上皮层(图 1-1-1,图 1-1-2)。

胚裂于胚胎 5 周(12mm)时,由中部开始关闭,向前后延展,在胚胎 7 周(17mm)时完全闭合。当这些变化进行时,晶

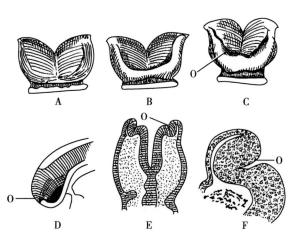

图 1-1-1 视泡的发生

A. 前脑前端视泡尚未发生;B. 前神经褶出现;C. 前神经褶两侧出现视窝(O);D. 视窝侧面观;E. 视窝切面观(低倍镜);F. 视窝切面观(高倍镜)

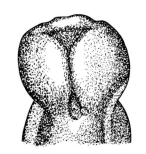

图 1-1-2 胚 7mm 时眼原基

示胚裂下面观

状体也在发育。围绕视杯和晶状体的中胚叶组织形成脉络膜和巩膜的原基。至此,已具有眼球各部分的雏形,即形成胚眼(embryonic eye)。

第二节 眼球的发育

一、神经外胚叶的发育

1. **视网膜的发育** 视杯外层形成色素上皮层,为一层细胞。胚胎 5 周时细胞内开始出现色素颗粒。6 周时细胞内充满色素。视杯内层高度分化,形成视网膜神经上皮层。

(1) 视网膜神经上皮层:胚胎 5 周(12mm)时视杯内层分为两区,即深部有 8~9 行椭圆形细胞核的原始神经上皮层和表面核较少的边缘区。原始视泡的内面有细小纤毛覆盖。当胚胎 7 周(17mm)时,细胞分裂增殖,深层细胞进入边缘区。视网膜分为内、外神经细胞层和两层之间的无核层,称为 Chievitz 过渡性纤维层。胚胎 3~7 个月时,两层成神经细胞层继续分化,内层分化为 Müller 细胞、神经节细胞和无长突细胞;外层分化为双极细胞、水平细胞和视锥与视杆细胞。原来覆有纤毛的外界膜,其表面突出较大的丝状结构,即视锥与视杆细胞的前身。Chievitz 纤维除黄斑部外逐渐消失。胚胎 8 个月(170mm)时,视网膜各层已基本形成(表 1-2-1)。

(2) 玻璃膜(Bruch 膜):介于色素上皮和脉络膜之间。在胚胎 5 周时开始出现,逐渐增厚。胚胎 8 周时已形成。电镜下可见其分为五层,即色素上皮的基底膜、内胶原层、中间弹力层、外胶原层和脉络膜毛细血管的基底膜。

胚胎 2 个月末(26mm)时,视网膜发展至赤道部。胚胎 3 个月后期(65mm)时达到锯齿缘。

(3) 黄斑:视网膜的后极部分化最早,但黄斑的分化却有其特殊性。胚胎 3 个月时,黄斑开始出现在视盘颞侧视网膜中央部,但其发育程度较周围视网膜缓慢。Chievitz 纤维继续存在。

直到胚胎 7~8 个月时才开始迅速分化。胚胎 7 个月时,中心凹出现,该处神经节细胞层变薄,外丛状层变宽,纤维加长,神经节细胞向中心凹周围外移。出生时,Chievitz 纤维大部分消失,中心凹的神经节细胞只余一层,内核层薄,外核层只有一单层视锥细胞,而在黄斑周边部则有三四层。黄斑部无视杆细胞。这时,视锥细胞尚未发育完全,所以婴儿出生时尚不能

表 1-2-1 视网膜分化表

第一期	第二期	第三期	第四期
胚胎 4~5 周 (10mm)	胚胎 6 周~3 个月 (17~70mm)	胚胎 3~7 个月 (17~240mm)	成人期
发育期	分化期	特化期	成人期

边缘层的表面 ——————————————————————→ 内界膜

边缘层 → 近表面部分 ——→ 神经纤维层 / 神经纤维层

边缘层 → 内成神经细胞层 → 神经节细胞 / 神经节细胞层
内成神经细胞层 → 无长突细胞 / 内丛状层
内成神经细胞层 → Müller 纤维核

边缘层 → 深部 Chievitz 过渡性无核层 → 内核层

原始神经上皮层 → 外成神经细胞层 → 双极细胞
外成神经细胞层 → 水平细胞 / 外丛状层
外成神经细胞层 → 视杆和视锥细胞层 / 外核层

基底膜 ——————————————————————→ 外界膜

纤毛 ——→ 纤毛 ——→ 原始视杆和视锥 ——→ 视杆和视锥细胞层

视杯外层 ——————————————————————→ 色素上皮层

固视。

出生以后,外核层视锥细胞核加多、变长;内核层和神经节细胞层在中心凹处继续变薄,该处神经节细胞退向其周边部,使之增多达六七层,形成明显的中心凹;外网状层散开,其纤维与视网膜神经纤维平行排列,名为 Henle 纤维。出生后第 4 个月,Chievitz 纤维完全消失,黄斑发育完全(图 1-2-1,图 1-2-2)。

(4)视网膜睫状部:胚胎 3 个月时,视杯由锯齿缘继续向前生长,神经上皮层不再分化为多层,与色素上皮层共同形成许多皱褶。当视杯继续向前生长形成虹膜部时,这些皱褶留在后面形成睫状突,共 60~75 个。每突由两层神经外胚叶来源的上皮构成,外层为色素上皮层,内层无色素,保持原始视网膜的特

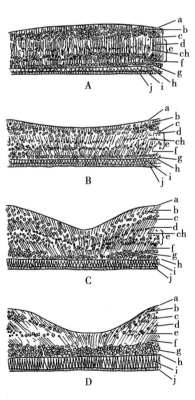

图 1-2-2 黄斑的发育

A. 胚胎第 6 个月;B. 胚胎第 8 个月;C. 出生时;D. 成年

a:内界膜;b:神经纤维层;c:神经节细胞层;d:内丛状层;e:内核层;f:外丛状层;g:外核层;h:外界膜;i:杆和圆锥细胞;j:色素上皮层;ch:Chievitz 过渡性纤维

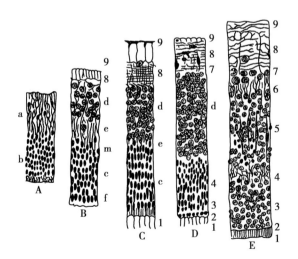

图 1-2-1 视网膜的发育

A. 胚长 12mm 时期;B. 胚长 17mm 时期;C. 胚长 21mm 时期;D. 胚长 48mm 时期;E. 胚长 170mm 时期

1:视锥和视杆细胞层;2:外界膜;3:外核层;4:外丛状层;5:内核层;6:内丛状层;7:神经节细胞层;8:神经纤维层;9:内界膜;a:边缘层;b:原始神经上皮;c:外成神经细胞层;d:内成神经细胞层;e:Chievitz 过渡性纤维层;f:基底膜;m:Müller 纤维

征。睫状突内为中胚叶组织和血管。这时，在视杯盲端尚能见到原始视泡腔的痕迹，名叫边缘窦（marginal sinus）（图1-2-3）。胚胎4个月（150mm）时，睫状突向晶状体伸长，接近晶状体赤道部，在上皮细胞表面出现许多细小纤维，以后形成晶状体悬韧带。在胚胎5~9个月时，眼球体积加大，其前段更明显，睫状突与晶状体之间的距离加宽，在睫状突与视网膜边缘之间出现睫状体平坦部。

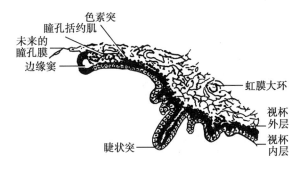

图1-2-3 胚胎150mm时的虹膜和睫状区

（5）视网膜虹膜部：视杯前缘继续向前生长，在晶状体前折向内，形成虹膜的色素上皮层。开始时两层都没有色素，后由外层（前层）开始出现色素，到出生前后，内层方出现色素。瞳孔括约肌在胚胎10周时开始由虹膜色素上皮前层分化出平滑肌纤维，到胚胎6个月时形成独立的肌纤维束，与色素上皮层完全分开。

2. 视神经的发育 视神经纤维从胚裂处伸入视茎，由腹面进入大脑。当视神经纤维由视茎穿过时，视茎原有的细胞逐渐消失。胚胎8周（25mm）时，视茎被视神经纤维完全填满，视泡腔不再与前脑相通。由原始视茎遗留下来的细胞形成神经胶质，排列成行，位于神经纤维束之间。视神经纤维来自视网膜神经节细胞，而视神经内的结缔组织、血管则由附近的中胚叶而来。视神经逐渐向中枢系统方向生长，在脑垂体前进入前脑下面，部分纤维交叉至对侧，形成视交叉。胚胎10周（48mm）时，视束已形成。胚胎5个月时，由视神经脑端出现髓鞘，渐向前端生长，于出生前到达巩膜筛板。如髓鞘过度生长，进入视网膜则形成有髓鞘神经纤维。

二、表皮外胚叶的发育

在胚胎初期，眼部表皮外胚叶仅为一层原始立方上皮，当视泡与之接触时开始分化，部分形成晶状体，部分形成角膜和眼附属器的外胚叶组织。

1. 晶状体的发育 胚胎5周（4.5mm）时，视泡远端与表皮外胚叶接触，该处外胚叶细胞增生、变厚形成晶状体板。随后内陷成晶状体窝，并与表皮外胚叶完全分离，形成晶状体泡。此时晶状体几乎填满视杯，以后视杯逐渐加深，晶状体位于其前。视杯与外胚叶之间有中胚叶组织长入。晶状体泡一旦脱离表皮外胚叶，立即开始分化。晶状体泡前壁细胞为来自晶体板的周围部分，为一层立方上皮，终生保持其上皮性质，形成前囊下的上皮细胞。晶状体泡后壁细胞由晶状体板的中央部分而来，以后细胞变长成柱状突入晶状体泡腔内，逐渐到达泡的前壁下，泡腔封闭，成为原始晶状体纤维，位于晶状体中央部，即晶状体胚胎核。晶状体前后壁交界处的细胞即晶状体赤道部上皮细胞，不断增生和伸长，产生新的晶状体纤维，即次级晶状体纤维，其两端向前后伸展，围绕中央核层增殖，终生不停（图1-2-4，图1-2-5）。各层纤维末端彼此联合成线状，即晶状体缝，核前缝为"Y"形，核后缝为"人"形。晶状体囊在胚胎7周时出现，7个月时发育完成，光镜下均匀一致，电镜下可见数十层细小纤维。

2. 角膜上皮的发育 晶状体泡从表皮外胚叶分离后，表面上皮复又融合成为一层立方上皮，形成角膜上皮。胚胎6周时，角膜上皮为两层。胎儿5个月时有三层上皮。出生时出现第四层上皮。出生后4~5个月才有第五和第六层上皮。

3. 玻璃体和晶状体悬韧带的发育 玻璃体的形成可分为三个阶段（图1-2-6）：

（1）原始玻璃体：由原始视泡和晶状体之间的原生质形成，其中充满透明样血管系统。

（2）次级玻璃体：胚胎3个月透明样血管逐渐萎缩，由视杯内产生无血管的透明玻璃体，将原始玻璃体挤到眼球中央和晶状体后面。原始玻璃体所在之处称为Cloquet管。

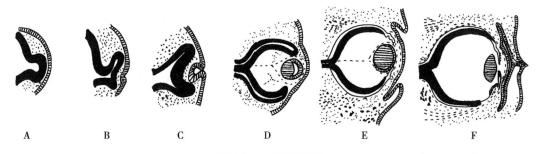

图1-2-4 人眼的发育

A. 原始视泡时期，视泡由前脑长出与表皮外胚叶接触；B. 原始视泡内陷时期，表皮外胚叶出现晶状体窝；C. 视杯形成时期，晶状体泡形成；D. 视杯加深，晶状体泡与表皮外胚叶分离，透明样血管系统在眼内出现；E. 视杯边缘开始生长睫状区和虹膜部的外胚叶层，晶状体泡后壁细胞形成晶状体纤维，周围中胚叶组织变稠密；F. 眼完全形成，透明样血管系统萎缩消失

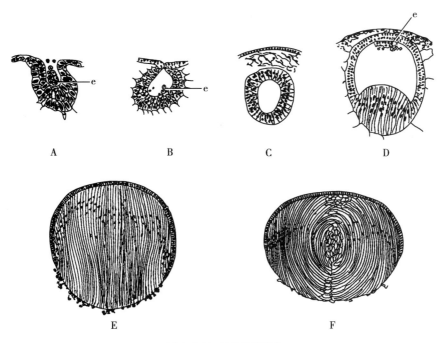

图 1-2-5 晶状体的形成

A. 胚胎 5mm 时的晶状体凹;B. 胚胎 7mm 时的晶状体泡;C. 胚胎 10mm 时的晶状体泡;D. 胚胎 12mm 时的晶状体泡;E. 胚胎 26mm 时的晶状体;F. 胚胎 48mm 时的晶状体;e:进入晶状体的上皮层细胞,与发育无关

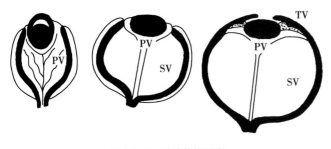

图 1-2-6 玻璃体的形成

PV:原始玻璃体;SV:次级玻璃体;TV:三级玻璃体(晶状体悬韧带)

(3) 三级玻璃体:即晶状体悬韧带。胚胎 10 周时出现于睫状突部。初为膜状,胚胎 8 个月时成为束状,束为多数细小纤维所组成。穿过后房,分散连接到晶状体赤道部及其前后的晶体囊上。

三、中胚叶的发育

胚胎 3 周(4.5mm)时开始出现血管,由原始颈内动脉的分支——眼动脉而来,逐渐形成以下两个系统。

1. 视杯外血管系统　经过发育形成眼眶和葡萄膜的血管。

2. 视杯内血管系统

(1) 透明样血管及晶状体血管膜(图 1-2-7):透明样血管及其分支和晶状体血管膜。前者充满在初级玻璃状体内,后者包绕晶状体,其后壁血管和透明样血管吻合。在胚胎 12 周(60mm)时,这些血管开始萎缩,在胚胎 8 个半月时完全萎缩。有时可见在晶状体后或 Cloquet 管内留有血管残余遗迹。

(2) 视网膜和视神经血管:视神经血管在胚胎 5 周时开始出现,透明样血管萎缩停止循环时,视网膜中央血管已初步形成,供给视神经和视网膜。

(3) 虹膜和瞳孔膜:源于虹膜瞳孔板。板为富有血管的中胚叶组织所形成,其周边部厚,以后形成虹膜的中胚叶组织,中央部薄,名瞳孔膜,这一部分最后完全消失,露出瞳孔。虹膜瞳孔板富有血管,呈襻样排列成层,到胚胎 5 个月时达到高峰。同时,虹膜部的神经外胚叶组织(即虹膜色素上皮层)也沿着瞳孔板周边部向中央生长,到达瞳孔缘形成虹膜色素皱。

睫状肌由睫状体部位的中胚叶分化而成。最先出现的是子午线肌纤维,到胚胎 7 个月时已发育到一定程度,而环状肌仅为一小群肌纤维,位于子午线肌纤维前端的内侧。出生时子午线肌纤维已发育完全,而环状肌纤维则继续发育,其发育程度与眼的屈光状态有关。

(4) 睫状体血管:胚胎 2 个月时在睫状突部出现血管网,为静脉,伸入神经上皮所形成的褶内。胚胎 6 个月时,由虹膜大动脉环发出分支进入睫状突。

(5) 脉络膜:由原始视泡周围的中胚叶组织发生。胚胎 5 周(5mm)时出现毛细血管网。胚胎 6 周(14mm)时由玻璃膜与视杯外层分开。胚胎 3 个月时出现第二层血管,为静脉。胚胎 4 个月时出现动脉,此动脉由睫状后短动脉而来,插入前两层血管之间。胚胎 5 个月时,成人脉络膜各层血管均已出现。胚胎 5 个月开始发现载色素细胞。

3. 角膜和前房的发育　胚胎 6 周末,角膜和前房开始出现,这时角膜上皮和晶状体之间的疏松间充质中出现裂隙。此

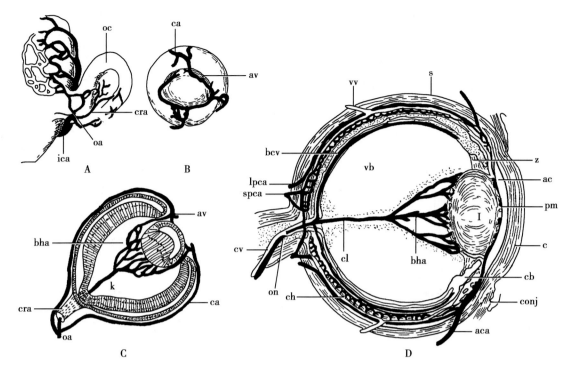

图 1-2-7 眼血管的发育

A. 胚胎 5mm 时左视杯的前下面观(oc:视杯,cra:胚裂内的视网膜中央动脉,oa:眼动脉,ica:颈内动脉);B. 胚胎 10mm 时视杯和晶状体前面观(ca:睫状动脉,av:原始环状血管);C. 胚胎 13mm 视杯和晶状体切面观(bha:透明样血管分支到晶状体血管膜,av:环状血管,k:透明样动脉,ca:睫状动脉,cra:视网膜中央动脉,oa:眼动脉);D. 胎儿眼的血循环(透明样血管和晶状体血管囊未退变前)(s:巩膜,z:晶状体悬带,ac:前房,pm:瞳孔膜,I:虹膜,c:角膜,cb:睫状体,conj:结膜,aca:睫状前动脉,bha:透明样血管到晶状体血管膜的分支,ch:脉络膜血管网,on:视神经,cv:视网膜中央动脉,spca:睫状体后短动脉,lpca:睫状体后长动脉,bcv:视网膜动静脉分支,vv:涡静脉,cl:玻璃体管,vb:玻璃体)

裂隙逐渐扩大,把中胚叶组织分成前后两层,前层形成角膜基质,后层较薄,形成虹膜基质。中间的裂隙形成前房。

胚胎 9 周(30mm)时,由中胚叶组织形成角膜内皮细胞层。此细胞层分泌一层透明膜,位于内皮和基质之间,即后弹力层,又称 Descemet 膜。胚胎 4 个月时,由角膜基质浅层分泌一层透明膜,位于上皮和基质之间,即前弹力层,又称 Bowman 膜。胚胎 5 个月后直到出生时,角膜除增大、上皮增厚外,再无明显变化。

4. 角膜缘和前房角的发育 胚胎 3 个月末(65mm)时,角膜缘出现,可见 Schlemm 管位于其内。Schlemm 管来源于视杯缘静脉丛的一层细胞,向内与小梁相连续,向外与集合小管和睫状静脉分支相连续。此管出现不久,其内侧中胚叶组织略增厚,与角膜内皮细胞和后弹力层相连,并张开成纤维组织束,后即分化为小梁网。在 Schlemm 管后面,巩膜向内长一突起,即巩膜突,于胚胎 5~6 个月时可认出(图 1-2-8)。

前房角内中胚叶组织逐渐萎缩消失,房角底部向后变深。这种变化始于胚胎 6 个月,于出生前完成。在胚胎 6 个月时,前房角底部在小梁网前界的前面,而 Schlemm 管、巩膜突和虹膜大环都稍靠后面。在胚胎 7 个月时,前房角底部到达小梁网

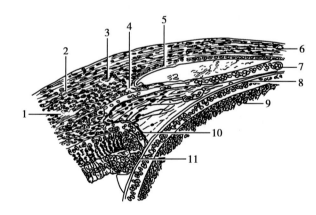

图 1-2-8 胚胎 88mm 时前房角

1:睫状体原基;2:巩膜;3:Schlemm 管;4:梳状韧带原基;5:角膜内皮;6:角膜;7:瞳孔膜;8:晶状体囊;9:晶状体纤维;10:瞳孔膜;11:视杯缘

前界的后面,巩膜突和虹膜大环间的中胚叶组织变稀薄。出生时,前房角位于小梁的后面。小梁网的外侧纤维附丽于巩膜突,内侧纤维附丽于睫状体和虹膜根部。

5. 巩膜的发育 胚胎 2 个月末,视杯周围的中胚叶变致密,由角膜缘和眼外肌附丽处开始,形成巩膜纤维,并向后进

展,到胚胎 5 个月时形成完整的巩膜。

第三节 眼附属器的发育

一、眼睑和结膜的发育

上皮由外胚叶而来,其余部分由眼球周围的中胚叶而来。胚胎前 4 周,眼球表面仅为一层外胚叶组织所遮盖。胚胎 5 周时,此层外胚叶在眼球周围形成褶,褶外面形成眼睑皮肤,内面形成结膜上皮,直接和球结膜和角膜上皮相连续。褶的中间为中胚叶组织充填,形成睑板、结缔组织和肌肉。最初睑褶环绕眼球,睑缘为圆形。以后上、下部向中央生长,在角结膜中央水平线上彼此相遇,形成上、下睑和内、外眦。胚胎 3 个月时,上、下睑缘彼此接触,由内、外两端开始粘连(图 1-3-1,图 1-3-2),胚胎 4 个月初时已完全粘连在一起。直到 5 个月末,上、下睑缘又开始从鼻侧分开,到 6 个月完全分开。胚胎 3 个月初半月皱襞形成。4 个月泪阜形成。胚胎 9 周,睑缘部发育毛囊,以后出现睫毛。由毛囊壁又分化出 Moll 腺和 Zeiss 腺。胚胎 6 周,睑板腺形成,其周围中胚叶组织变致密,形成睑板。

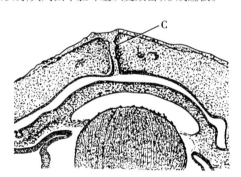

图 1-3-1 胚胎第 3 个月眼睑切面
C:睫毛的上皮芽蕾,睑缘已连合

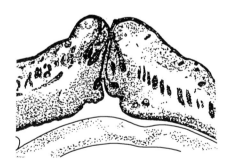

图 1-3-2 胚胎第 6 个月的眼睑切面
睑缘已部分分开

二、泪器的发育

所有的结膜腺均由表皮外胚叶内陷而成。副泪腺于胚胎 2 个月出现。泪腺于胚胎 3 个月内出现,由上穹窿部结膜外侧的上皮分化而来。泪腺直到出生后 3~4 个月才发育完全。

泪道:胚胎 6 周时,外胚叶组织在外侧鼻突和上颌突之间下陷成沟。以后此处上皮组织与表面上皮脱离,呈柱状埋于其下面,向上、向下生长,进入眼睑和鼻内。细胞柱中央逐渐有空泡形成和解体,形成管道。胚胎 7 个月时,上下泪点开放,8 个月时鼻泪管下口开放,至出生时泪道完全畅通。如泪道内残留隔膜或泪点发育不良,可出现溢泪,甚至导致泪囊炎。

三、眼外肌的发育

胚胎 5 周(7mm)时,视泡周围中胚叶变致密,即原始的眼外肌组织。胚胎 6 周(9mm)时,第Ⅲ、Ⅳ、Ⅵ对脑神经进入肌组织。胚胎 6 周末(14mm)时,已能分辨 4 条直肌和 2 条斜肌。胚胎 11 周(55mm)时,自上直肌又分化出提上睑肌。因而提上睑肌和上直肌可同时出现发育异常,如先天性上睑下垂常伴同上直肌功能不良。

四、眼球筋膜的发育

胚胎 4 个月(80mm)时,在眼外肌各附丽处的中胚叶组织密度增加,出现薄膜,逐渐由前向后分化,胚胎 5 个月时,在眼后部已可看出眼球筋膜。

胚胎 4 个月时,眶内容物已彼此处于一定的关系。外眼肌已完全形成,视神经鞘已能辨认出。神经加长且弯曲,向上通过视神经孔,又由于眶轴的改变,稍转向内侧。此后眶内容物随胚胎增长而变大和分化,但彼此间的关系几乎不再发生明显变化。

五、眼眶的发育

由围绕眼球的中胚叶组织所形成。上壁是额骨,为前脑中胚叶囊所发生;外侧壁和下壁是颧骨和上颌骨(不包括额突),为脏层中胚叶的上颌突所发生;内侧壁是上颌骨额突、鼻骨、泪骨和筛骨,为侧鼻突所发生;后壁由眶底蝶骨的前部和眶部发生,视神经由两者之间穿过,蝶骨大翼的发育较晚。眼眶的骨壁,包括蝶骨大翼,都是膜性骨,只有蝶骨的前部和眶部是颅骨,由软骨发育而来。

早期眶为圆形,眶缘也较圆。当眼的附属器生长后,渐渐改变为成人的形状。胚胎在最初几个月时,眼球比眶生长快,胚胎 6 个月时,眶缘仅在眼球的赤道部。眼眶一直生长到青春期。如果在小儿时期把眼球摘出,眼眶不能正常发育。

当胚胎为 7~9mm 时,两眼朝向外侧。两视轴构成 160°角。2 个月时,两者间为 120°角,最后为 45°角。

六、眼在胚胎时期的发育顺序

见表 1-3-1。

七、出生后眼球的发育

1. 出生时的眼 出生时的眼由于眼球后面外侧部分突出,眼球体不如成人的圆,前后径为 12.5~15.8mm,垂直径为 14.5~17mm,比较起来为短眼。

角膜比较大,直径约为 10mm。周边部的弯曲度较中央部

表 1-3-1　眼在胚胎时期的发育顺序

胎龄	长度	发育情况
胚胎期——自第 4 周初到第 8 周末		
?25d	2.6mm	出现视凹
?26~28d	（?3.2mm）	视泡由前脑膨出,晶状体板开始形成
5 周	(3.4~8mm)	原始视泡发育完好并内陷,形成视杯及胚裂
		视杯外层出现黑色素。晶状体板处形成晶状体凹,并发育成晶状体泡
		视杯周围的中胚叶组织中出现血管,玻璃体动脉进入胚裂的后部,并到达晶状体泡的后极部
6 周	(8~15mm)	晶状体泡与表面外胚层分离、其后部的囊下细胞开始伸长。晶状体后部血管膜形成,继而侧部血管膜形成
		脉络膜毛细血管层形成,环状血管发育完好
		角膜内皮细胞开始出现
		胚裂开始在中部闭合
		睑褶出现
		两侧视轴 (optic axis) 形成 160°~180° 角
7 周	(15~22mm)	胚裂完全闭合
		视网膜在后极部分化成神经细胞层。神经节细胞开始分化
		其轴突已充满视茎
		晶状体泡的腔消失。前部晶状体血管膜形成
		两个视轴形成 120° 角
8 周	(22~30mm)	视杯边缘的中胚组织伸入角膜上皮和内皮之间,形成角膜实质层。角膜上皮已有三层
		瞳孔已形成
		次级晶状体纤维开始出现
		前房开始形成
		Bruch 膜形成五层
胎儿期——自第 3 个月初至出生		
9 周	(30~40mm)	眼球直径达 1.0mm
		眼球后极部视网膜的层次为:带有小突起的外界膜,视锥细胞核,外成神经细胞层,Chievitz 层。内成神经细胞层,神经节细胞层,神经纤维层,内界膜
		睫状体逐渐出现
		次级玻璃体已明显可见
		眼睑闭合
		在形成眼外肌的中胚层组织中,出现肌纤维
		两视轴形成 72° 角
10 周	(40~50mm)	角膜前弹力层开始形成
		瞳孔括约肌开始从虹膜色素上皮前层分化出肌纤维
		睫状体在分化
		巩膜开始形成
11 周	(50~60mm)	黄斑区开始分化
		玻璃体血管发育到最盛期
12 周	(60~70mm)	角膜缘已能辨出。出现 Schlemm 管。玻璃体血管系统开始萎缩
		视网膜后极部分化出:原始视锥、杆细胞层,含有视锥细胞核及数层未分化细胞的外核层,Chievitz 层,含有无足细胞及 Müller 细胞核的细胞层,神经节细胞层及神经纤维层,而赤道部仍为内外成神经细胞层及其间的 Chievitz 层
		视杯的边缘延伸,形成虹膜。瞳孔括约肌出现

续表

胎龄	长度	发育情况
4 个月	(70~110mm)	眼球直径达 3~7mm 晶状体血管膜的侧部及后部消退 视网膜后极部在本月末形成外网状层,使视锥、杆细胞核与双极细胞核分离,形成的内网状层将内核层神经节细胞 层分离,视网膜内面几层有血管分布 脉络膜中层出现 两侧视轴形成 65° 角
5 个月	(110~150mm)	角膜的弧度明显增加 巩膜的形成已达眼球后极部 脉络膜的各层已能见到,并在外层出现黑色素细胞 睫状突发育完好,子午线部分的睫状肌仍在分化中 瞳孔开大肌开始发育 晶状体悬韧带由睫状体上皮伸向晶状体 黄斑区的 Chievitz 层仍然存在
6 个月	(150~200mm)	眼睑分开 角膜后弹力层形成 前房角向周边部扩展 瞳孔括约肌分化完全 睫状肌的斜肌出现 黄斑部出现凹陷
7 个月	(150~200mm)	眼球直径达 10~14mm 瞳孔膜开始萎缩 虹膜的边缘窦消失 睫状体扁平部出现,并达到睫状肌的前 1/3 平面处 视网膜的杆体细胞分化,黄斑凹明显
8 个月	(230~260mm)	视网膜各层次分化及血管分布已达锯齿缘 玻璃体血管在本月中消失
9 个月	(265~300mm)	眼球直径达 16~17mm 前房角已扩展到小梁周边部 瞳孔膜及玻璃体血管已消失 视网膜血管分支到达锯齿缘,毛细血管到达内核层,但尚未穿入内核层。视乳头的生理凹陷形成
足月		角膜上皮已有四层 除睫状肌的斜肌外,葡萄膜已分化完好,视锥细胞较成人多 视网膜除黄斑部外,均已充分分化 视神经纤维的髓鞘已到达筛板 泪腺未发育好,无泪液分泌

大,与成人正相反。

内直肌很靠近角膜。

角膜和巩膜基质内细胞较多。

葡萄膜和虹膜前层色素较少。

瞳孔小,不能完全开大。

前房浅,房角窄,尚可见少量梳状韧带。

睫状突仍与虹膜接触,突顶端仍有色素。

黄斑中心凹仅能看见,圆锥短而粗。

视网膜锯齿缘也仅能看见,睫状体平坦部尚很短,所以视网膜就在睫状肌的后面。

巩膜筛板后的视神经纤维有时尚无髓鞘。

晶状体较成人的圆,由于前面突出,所以前房浅。

2. 出生后眼的生长和改变　出生后第 1 年眼球生长很快,渐成球形。以后生长逐渐迟缓,直到青春期,复又加快,到 20 岁左右则逐渐停止生长。

眼与脑的生长几乎成正比。从出生到成年,眼增长 3.25 倍,脑为 3.76 倍,而身体的增长则为 21.36 倍。

大小方面,在出生后前几年,眼的前部分即角膜和外眼肌附丽前方的巩膜生长快,故角膜在第 2 年就达到成人的大小。以后主要是后部分生长,但黄斑中心凹和视盘的距离保持不变,仍和出生时相同。

前房角在出生后继续张开,2~4 岁时达到成人的大小。成人阶段,巩膜突和睫状肌的子午纤维略在前房角深部的前方,在睫状体前面形成前房角底。

视神经髓鞘于出生后 3 周内生长完全。

黄斑中心凹于出生后 4 个月内发育完全。

虹膜颜色在前几年因基质内色素增生数量的多少而有所不同。

睫状体平坦部变长,7 岁时才达到成人的形状。睫状突后退,出生时睫状肌的环状纤维尚未明显发育,直到 5 岁时整个睫状体才形成三角形,7 岁时才发育完全。

晶状体在第 1 年生长很快,逐渐变为扁平,晶状体纤维一生不断生长,成年后生长缓慢。

3. 老人的特征 老年期角膜变平,垂直径较水平径明显,所以表现为不合例散光。

角膜周边部出现老年环,先在角膜上下部分呈新月形,后在两侧融合成环状。

巩膜变厚而强直,由于脂肪沉着,由白色变为淡黄色。

睫状体结缔组织增加,因而睫状体变厚,晶状体周围间隙也相应变窄。虹膜结缔组织增生并引起瞳孔强直,发生老年性小瞳孔。

玻璃膜变厚,并易在后弹性膜周边部和 Bruch 膜内发生玻璃疣(drusen)。

色素上皮有萎缩倾向,在视盘周围表现明显。

(杨松霖 李凤鸣)

参考文献

1. 李凤鸣. 中华眼科学[M]. 2 版. 北京:人民卫生出版社,2005.
2. American Academy of Ophthalmology. 2019-2020 Basic and Clinical Science Course[M]. San Francisco:American Academy of Ophthalmology,2019.

第二章

临床视觉眼电生理检查法

要点提示

1. 闪光视网膜电图(flash-ERG)记录视网膜不同细胞对短暂光的功能反应,主要用于各种视网膜变性疾病的诊断和视网膜功能的评估。

2. 图形视网膜电图(pattern-ERG)记录视网膜神经节细胞的活动,常用于青光眼的评估。

3. 多焦视网膜电图(mERG)同时记录大量小的视网膜区域的反应,可以在短时间内发现细微的视网膜异常,常用于诊断隐匿型黄斑变性。

4. 眼电图(EOG)记录视网膜色素上皮的活动,用于评估累及色素上皮的变性疾病的鉴别,影响视网膜色素上皮的药物毒性损伤判断。

5. 视觉诱发电位(VEP)是视网膜受图形或闪光刺激后,在枕叶视皮质产生的电活动,传导速度潜伏期是敏感指标,从视网膜到视皮质任何部位神经纤维病变都可致 VEP 的潜伏期延长。

1877 年,Dewar J 首先记录了人眼对视刺激的电反应。1941 年,Riggs 把接触镜电极引入记录视网膜电图(electroretinogram, ERG)中;Karpe 应用了这种方法首次记录了视网膜色素变性中独特的 ERG 反应。计算机技术的推广和应用,促进了眼科临床视觉电生理技术的发展,使其成为许多眼科疾患诊断不可缺少的工具。常用的临床视觉电生理检查包括:视网膜电图,眼电图(electrooculogram,EOG)和视觉诱发电位(visual evoked potential,VEP)。国际临床神经电生理学会于 1984 年推荐了 VEP 检查的标准化,国际临床视觉电生理学会于 1989 年制定了临床 ERG 检查的标准化,以便全世界不同实验室的检查结果相互比较。1992 年,又出现了多焦临床视觉电生理检查,包括:多焦视网膜电图(multifocal electroretinogram,mERG),多焦视觉诱发电位(multifocal visual evoked potential,mVEP)。多焦视觉电生理技术提供了在精确的水平上评价视觉系统的一种手段,是我们将视网膜功能进行客观地形图化的一大进展。

第一节　视网膜电图

视网膜电图(electroretinogram,ERG)是短暂闪光刺激诱发的视网膜综合电位反应,是视觉电生理中有代表性的部分。根据刺激光的不同形式分为闪光 ERG 和图形 ERG。根据适应状态分暗适应 ERG、明适应 ERG 和颜色 ERG。

一、闪光视网膜电图(flash-ERG)

(一) 主要成分及起源

闪光 ERG 简称 ERG,主要有一个负相的 a 波和一个正相的 b 波组成一个双相波。叠加在 b 波上的一组小波为振荡电位(oscillatory potentials,OP)。按出现的先后顺序成为 OP_1、OP_2、OP_3、OP_4 等。ERG 主要成分起源如表 2-1-1 所示。

表 2-1-1　视网膜组织结构与相应的电生理检查

视网膜组织结构	电生理检查
色素上皮	EOG
光感受器	ERG 的 a 波
双极细胞,Müller 细胞	ERG 的 b 波
无长突细胞	ERG 的 OP
神经节细胞	图形 ERG
视神经	VEP 和图形 ERG

(二) 基本技术

闪光 ERG 必须用全视野球刺激。记录电极使用角膜接触镜电极,参考电极可装配在接触镜-开睑器内,接地电极必须放在无关点上接地,如额部或耳部。记录选用的标准刺激光(standard flash,SF)强度为在全视野凹面上产生 1.5~3.0cd/(s·m²)的亮度。标准化要求将 SF 按 0.25 log 梯度减弱 3 log 单位范围。明适应的背景照明要求在全视野内产生至少 17~34cd/(s·m²)(5~10fl)的照明度。放大器和前置放大器的通频带范围为 0.3~300Hz。前置放大器输入阻抗至少为 1MΩ。放大器导线必须与患者保持一定距离。

(三) 检查前准备

检查前使用托吡卡胺或去氧肾上腺素滴眼液充分散大瞳孔,瞳孔应散大到 8mm 直径,然后在暗中适应至少 20min 后,在暗红光下放置 ERG 电极。嘱咐患者向前注视指示灯,保持眼位。

(四) 检查步骤

一个完整的闪光 ERG 应包括两个状态:

1. 暗适应状态　记录视杆细胞反应,最大反应和 OP。视杆细胞反应:低于白色 SF2.5log 单位的弱刺激反应;最大反应由 SF 刺激产生,为视网膜视锥细胞和视杆细胞综合反应;OP:由 SF 刺激获得,但高通(high-pass)放在 75~100Hz,低通(low-pass)选择 300Hz,刺激间隔 15s,取第 2 个以上的反应或叠加反应。

2. 明适应状态　记录单闪光视锥细胞反应和 30Hz 闪烁反应。单闪烁视锥细胞反应:背景光为 17~34cd/(s·m²)(5~10fl),可以抑制视杆细胞,经 10min 明适应后,用白色 SF 刺激即获得视锥细胞反应;30Hz 闪烁反应:在记录单次闪光视锥细胞反应后,使用相同的背景光和 SF 刺激光,每秒钟闪烁 30 次,弃去最初的几个反应,测量稳定状态时的振幅,30Hz 闪烁反应用于测定视锥细胞功能。

(五) ERG 的测量

1. ERG 测量包括各波的振幅和峰时值。

(1) a 波和 b 波:a 波振幅是从基线测到 a 波的波谷;b 波振幅是从 a 波的波谷测到 b 波的波峰。a、b 波的峰时值是从闪光刺激开始到波峰的时间(图 2-1-1)。

(2) OP:OP 振幅测量方法较多,目前绝大多数方法是在 ERG 的 b 波上先画出每个 OP 小波的基线,再测量其高度,称两脚规测量法(图 2-1-2)。

ERG标准化检查项目

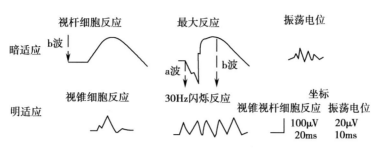

图 2-1-1　ERG 的标准化检查项目

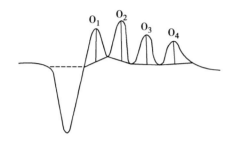

图 2-1-2　视网膜 OP 的两角规测量法

较准确的测量是将 ERG 波形用傅里叶变换进行频谱分析，根据 OP 在频域的分布，采用滤波技术去掉 a、b 波后再测量（图2-1-3）。

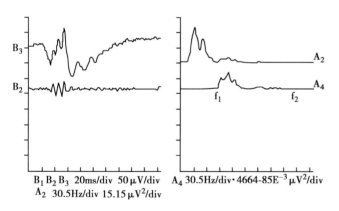

B_1 B_2 B_3　20ms/div　50 μV/div
A_2　30.5Hz/div 15.15 μV²/div
A_4 30.5Hz/div·4664-85E^{-3} μV²/div

图 2-1-3　视网膜 OP 的分离及其频域的功率分布

B_3 是 ERG 明视最大反应，A_2 是 B_3 的功率谱，B_2 是 B_3 中分离出的 OP，f_1~f_2 是 OP 的功率谱

2. 建立正常值　每个实验室要建立自己仪器的正常值及其界限。

（六）临床应用

ERG 用于判断：

1. 视网膜遗传和变性疾患。

2. 屈光间质混浊时视网膜功能。

3. 视网膜药物中毒性反应。

4. 视网膜铁锈症的损害程度。

5. 视网膜血管性、炎症性和外伤性等疾患造成的功能损害。

（七）诊断指导

1. 熄灭型 ERG　使用各种光刺激强度记录不到 a、b 波振幅（图 2-1-4），见于：

（1）Leber 先天性黑矇；

（2）视网膜发育不全；

（3）视网膜色素变性；

（4）全视网膜脱离；

（5）药物中毒：如氯喹、吩噻嗪；

（6）铁锈症、铜锈症。

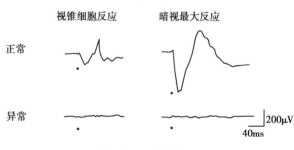

图 2-1-4　熄灭型 ERG

2. ERG 的 a、b 波下降　反映视网膜内层和外层均有损害（图 2-1-5），但严重程度未达到"熄灭型"，见于：

（1）视网膜色素变性的某些类型：①ERG 视杆细胞反应 a、b 波下降幅度超过视锥细胞反应称视杆、视锥细胞变性（性连锁隐性型、常染色体隐性型、常染色体显性型），见于先天性静止性夜盲症 I 型和白点状眼底；②ERG 视锥细胞反应 a、b 波下降幅度超过杆体反应称视锥视杆细胞变性（性连锁隐性型、常染色体隐性型、常染色体显性型）。

（2）玻璃体积血。

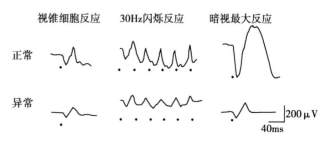

图 2-1-5　ERG 的 a 波和 b 波均下降

（3）脉络膜视网膜炎。

（4）全视网膜光凝后。

（5）部分视网膜脱离。

（6）铁锈症、铜锈症。

（7）药物中毒：如吩噻嗪。

3. ERG 的 b 波下降，a 波正常　提示视网膜内层功能障碍（图2-1-6），见于：

（1）先天性静止性夜盲症Ⅱ型。

（2）小口（oguchi）病：延长暗适应时间，b 波可恢复正常。

（3）青少年视网膜劈裂症。

（4）视网膜中央动脉栓塞、视网膜中央静脉阻塞。

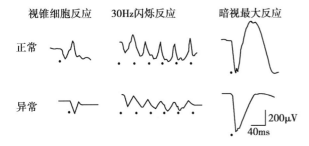

图 2-1-6　ERG 的 b 波下降，a 波正常

4. ERG 视网膜视锥细胞反应异常，视杆细胞反应正常（图2-1-7）见于：

（1）全色盲。

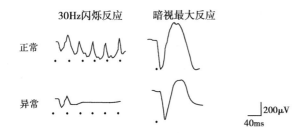

图 2-1-7　ERG 视锥细胞反应异常，视杆细胞正常

（2）进行性视锥细胞营养不良。

5. OP 下降或消失（图 2-1-8）　见于：

（1）视网膜缺血状态：如糖尿病视网膜病变、视网膜中央静脉阻塞的缺血型和视网膜静脉周围炎等。

（2）先天性静止性夜盲症。

二、图形视网膜电图（pattern-ERG）

（一）主要成分和起源

由光栅、棋盘格等图形翻转刺激，引发的产生于后极部的小的视网膜电图称图形视网膜电图（pattern ERG）。此电位极小，要叠加记录。它由一个称为 P_1 或 P_{-50} 的正相波和发生在其后的称为 N_1 或 N_{-95} 的负相波组成，单一波形如图 2-1-9 所示。PERG 的起源与神经节细胞的活动密切相关。它的正相波有视网膜其他结构的活动参与。

由图形翻转刺激产生，方格大小为 30′，对比度 97%，从上到下时间频率增加，最上排为每秒 2 次翻转（2rev/s），最下排为每秒 14 次翻转，此时称稳态反应（图 2-1-10）。稳态反应峰谷振幅的主要成分为 N_{-95}。

（二）基本技术

图形 ERG 的角膜电极最好选用 DTL 电极，将 DTL 电极置于下穹窿部，参考电极置于检测眼外眦部或颞部皮肤。行单眼记录，叠加次数大于 100 次，以便减少噪音干扰和伪迹。

（三）检查前准备

记录图形 ERG 时瞳孔保持自然状态，将屈光矫正到看清刺激器的最佳状态。PERG 从视网膜中心凹和中心凹旁引出，刺激图形如果在视网膜上聚焦好，引出的振幅就大。检查开始前，嘱受检者全身放松，但要精力集中。

（四）测量

P_{-50} 波振幅高度的测量是从基线或从一个负相波谷（N_{-95}）向上到波峰。N_{-95} 波振幅高度可从基线或 P_{-50} 波峰向下到波谷。各波潜伏期均为从光刺激开始到各波的波峰或波谷的时间，称峰时间。稳态反应测量峰谷值，或用傅里叶变换测量功率。各实验室要建立自己的正常值。

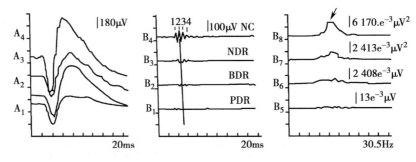

图 2-1-8　糖尿病患者杆体最大反应 ERG 和 OP

左列是几个视网膜病变不同程度的糖尿病患者杆体最大反应，A_4 是正常对照，A_3 取自一有糖尿病无视网膜病变患者，A_2 取自一背景期糖尿病视网膜病变患者，A_1 取自一增殖期糖尿病视网膜病变患者；中间列是分离出的 OP，显示随着视网膜病变出现和加重，OP 逐渐下降；右列是转换到频域后的功率谱分布，显示着随着视网膜病变出现和加重，功率谱下降

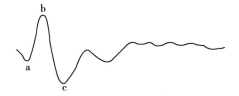

图 2-1-9 P-ERG 的单一波形

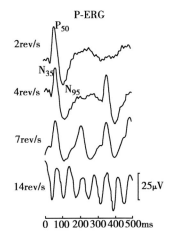

图 2-1-10 P-ERG 的稳态反应

(五)临床应用

1. 开角型青光眼的早期诊断 PERG 改变早于 PVEP。

2. 黄斑病变。

3. 原发性视神经萎缩。

4. 帕金森病。

第二节 眼电图

正常眼球像一个电池,前后极构成电场,存在电位差。角膜处于正电位的位置,产生的电流称静息电位。将电极置于每只眼两侧,眼球每次运动都有相应的矢量改变,引起电位差的改变。把电极和描记器相连接,电位变化转为笔的移动。眼向左运动时,笔向上移,眼向右运动时,笔向下移。这种由眼球运动转化的电改变称眼电图(electrooculogram,EOG)(图 2-2-1)。

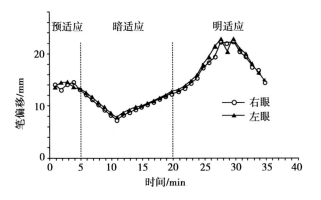

图 2-2-1 正常 EOG

(一)主要成分及其起源

EOG 电位产生于视网膜色素上皮,光线导致色素上皮基底膜去极化,使静电位发生改变。它的改变可以从 1 到几微伏,取决于视网膜周围的照明状态。暗适应后眼的静息电位下降,此时的最低值称暗谷,转入明适应,后眼的静电位上升,逐渐达到最大值,称光峰。

(二)基本技术

EOG 检查应使用带局部光源的全视野球,水平注视点夹角为 30°。电极使用非极性物质,如氯化银或金盘皮肤电极。电极电阻小于 10kΩ。置放皮肤电极前用酒精或导电膏清除皮肤上的油性物质,电极用后要清洗。光源要求白色,光的亮度用光度计(photometer)在眼球位置平面测量。使用交流电放大器时,低频截止(low frequency cutoff)在 0.1Hz 或更低,高频截止在 10Hz 或更高(但要低于 50Hz 或 60Hz)。放大器应和受检者隔开。记录信号时,监视器显示原始波形,以判断信号的稳定和伪迹等。

(三)检查前准备

瞳孔可以扩大或保持自然瞳孔,扩瞳状态应使用不同亮度。电极置于每只眼内外眦部的皮肤,不使用过大的电极,以避免其影响和皮肤的接触。接地电极置于前额正中或其他不带电的位置。向受检者讲明检查过程,嘱咐其跟随两个固视点光的交替变换往返扫视。变换频率在 0.2~0.5Hz 之间(每 1~2.5s 变换一次),少数不能坚持的受检者扫视可放慢到 1 次/min,每分钟测定一次电位的谷和峰。

(四)检查步骤

1. 预适应 受检者开始暗阶段检测前,先在自然的室内光线下适应至少 15min,预适应光保持在 35~70cd/m²。检查前 30min 应避免日光、检眼镜或荧光血管造影灯光的照射。

2. 暗适应阶段 暗谷:测量暗谷电位时,关闭室灯,在暗中记录 15min EOG 值。最小的电位值为暗谷,常发生在 11~12min 之间,也可稍前或稍后些。暗基线:建立暗基线要求暗适应至少 40min,在进入明适应前 5min 开始测量 EOG 值。

3. 明适应阶段 打开刺激光并记录 EOG,直到出现光峰、信号振幅开始下降。如果光峰不出现,记录应持续 20min,以免丢失延迟出现的光峰。背景光照明依瞳孔状态不同而异:散瞳时,刺激光强固定在 50~100cd/m² 范围内;自然瞳孔时,刺激光强固定在 400~600cd/m² 范围内。

(五)测量

1. 扫描振幅 测量 EOG 振幅波时,要识别过度注视引起过大的信号伪迹和使用交流电引起衰减的信号伪迹。建议取稳定值。

2. 光峰/暗谷比(Arden 比) 测量明适应阶段的最高值(光峰)与暗适应阶段的最低值(暗谷)的比值,对于常发生的无规律变化值,通过对曲线"平滑"处理,确定真正的谷和峰值。

3. 光峰/暗基线比 取暗适应过程中稳定基线的平均值为暗基线值,光峰测定同上。光峰/暗基线比低于 Arden 比。

4. 每个实验室应建立自己设备的正常值范围。

15

（六）临床应用

1. 卵黄样黄斑变性（BEST 病）　EOG 异常而 ERG 正常。

2. 药物中毒性视网膜病变　抗疟疾药。

3. 一般情况下 EOG 反应与 ERG 反应一致，EOG 可用于某些不接受 ERG 角膜接触镜电极的儿童。

4. 用于眼球运动检查。

第三节　视觉诱发电位

视觉诱发皮质电位（visual evoked cortical potentials）简称视觉诱发电位（visual evoked potential，VEP）或视诱发反应，是视网膜受闪光或图形刺激后，在枕叶视皮质产生的电活动。由于 VEP 的振幅很小，通过叠加平均，才能得到所需信号，加以记录。临床通常使用电视屏幕上棋盘变换作为刺激。视觉皮质对线条鲜明的轮廓的变换极其敏感，对单纯的闪光刺激不敏感，因而使用棋盘格刺激的结果比较可靠。图形翻转频率低于 2rev/s 称瞬态 VEP，高于 10rev/s 的反应基本达到正弦波，称稳态 VEP。视皮质外侧纤维主要来自黄斑区，因此 VEP 也是判断黄斑功能的一种方法。VEP 是一项非特异检查，从视网膜到视皮质任何部位的神经纤维病变都可产生异常的 VEP。

（一）主要成分

1. 瞬态图形 VEP 主要由 N_1、P_1、N_2、P_2 构成（图 2-3-1）。

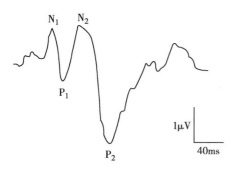

图 2-3-1　正常瞬态 VEP

2. 瞬态闪光 VEP 包括 5~7 个正相和负相反应。

（二）基本技术

1. 电极　用 EEG 盘电极。记录电极放在枕骨粗隆上方 2.5cm 处的 O_z 位，参考电极放在鼻根上 12cm 处的 F_z 位、耳垂或乳突处，地电极放在另一侧耳垂或乳突处。如用双通道或多通道测定，记录电极也可置于 O_1 和 O_2 位（分别在 O_z 位左右各 2.5cm 处）。

2. 刺激方式

（1）图形刺激：临床常规使用瞬态翻转图形 VEP。记录系统的带通为 0.2~1.0Hz 至 200~300Hz；分析时间 250ms，也可用 500ms；叠加次数为 100~200 次。刺激野>20°，方格为 50'，对比度>70%，平均亮度接近 30cd/m²，翻转间隔时间 0.5s。

方格视角计算公式：<1° 视角：$B=(3\,450 \times W)/D$，式中 B 为视角，单位：分（min），W 为格子宽带，单位：毫米（mm），D 为格子到角膜的距离，单位：毫米（mm）。>1° 视角：$B=(57.3 \times W)/D$。

空间频率计算公式：$F=60/1.4W$，式中 F 为周/度，W 是图形的宽度，单位：分（'）。

对比度计算公式：$C=(Lx+Lm) \times 100$，式中 C 为对比度，Lx 为最大亮度，Lm 为最小亮度。

平均亮度：取刺激屏中心和周边几个位置亮度的平均值。

（2）闪光刺激：用氙光或发射二极管作刺激光源，亮度为 5cd/(s·m²)，屈光间质混浊时亮度可达 50cd/(s·m²)。背景光亮度为 3cd/(s·m²)，屈光间质混浊时亮度可达 30cd/(s·m²)。刺激间隔为 1s。闪光刺激用于屈光间质混浊的患者，常选用 7.5Hz 以上的稳态反应。

（三）检查前准备

瞳孔保持自然状态。安放电极部皮肤用酒精祛脂，安放后测量皮肤电极电阻，要求电阻<10MΩ。检查时要矫正屈光状态。嘱咐受检查者全身肌肉放松，精神集中。

（四）测量

1. 潜伏期　从刺激开始到反应波峰的时间。临床研究的主要参数是 P_1 波潜伏期，由于正常情况 P_1 波潜伏期接近 100ms，故称 P_{100} 波。

2. 振幅　即峰谷电位高度，临床主要测定 P_{100} 波振幅。

（五）临床应用

1. 协助判断视神经、视路疾患。常表现为 P_{100} 波潜伏期延长、振幅下降。在脱髓鞘疾患引起的视神经炎时，P_{100} 波振幅常常正常而潜伏期延长。使用半视野刺激，可证实同侧偏盲。

2. 鉴别伪盲：主观视力下降而 VEP 正常，提示了非器质性损害。

3. 监测弱视治疗疗效。

4. 在合并皮质盲的神经系统病变的婴幼儿中，如果 VEP 正常，提示较好的视力预后。

5. 判断婴儿和无语言儿童的视力。

6. 对屈光间质混浊患者预测手术后视功能。

7. 在视交叉部的神经外科手术中使用 VEP 监测，VEP 振幅下降提示视路系统受到手术干扰。

8. 通过多通道左右部位记录到不对称 VEP，可判断白化病视通道神经纤维的异常投射。

应注意由仪器测试条件未执行标准化、未矫正屈光不正和患者不合作等问题产生的错误结果。VEP 与视力的关联性较差，不能作为唯一的诊断工具，它是临床眼科和神经科检查中的一项辅助诊断。

（黎晓新）

第四节　多焦视网膜电图

Sutter 和 Tran 在 1992 年发明了一种多焦视网膜电图（multifocal electroretinogram，mERG）系统，可以同时刺激视网膜的多个部位并且通过应用多点输入系统分析技术独立采集每一处的反应情况。mERG 同时记录大量小的视网膜区域的反应，可以在短时间内发现细微的视网膜异常。多焦输入刺激技术使我们能够同时获得多区域视网膜电图,这些局部的ERG反应可以重新组成视网膜功能地形图。

(一) 主要成分

将mERG的局部反应进行平均,结果与全视野ERG惊人地相似。闪光ERG反应的70%主要起源于外层视网膜。尽管mERG的波形并不严格地与全视野ERG相对应,但主要的阳性和阴性反应相当于ERG的a、b波。

一阶反应(first-order kernel),是一种平均亮度反应,振幅密度(每单位视网膜面积的振幅)在中央凹处有一突出的峰,该处光感受器的密度最高,振幅最低处位于传统视野检查的生理盲点。因为在盲点处的六边形的刺激单元比生理盲点大,所以生理盲点处可以看到很小的反应。mERG的结果显示出周边视网膜的反应明显比中央视网膜的反应降低。

一阶反应为ERG的主要成分,只有在散瞳和用高照度进行检测时才能分析以二阶反应(second-order kernel)为主的反应。一阶反应主要起源于外层视网膜,与传统脉冲反应相对应。mERG的二阶反应也含有外层视网膜的成分,但主要起源于内层视网膜和视神经,有报道视盘附近神经纤维的反应可以从二阶反应中分离。二阶反应是对视系统的时间非线性测定,它代表连续闪光以15ms、30ms、45ms······出现时观察到的非线性情况。人类视觉系统显示出时间的高度非线性特点,mERG的非线性技术分析随意变化的输入刺激对输出反应的影响。

图形ERG(PERG)和VEP起源于内层视网膜,因此,多焦图形ERG(mPERG)比闪光ERG(FERG)更能反映局部神经节细胞的损伤。

(二) 基本技术

用来记录mERG的刺激器由展示在CRT彩色屏幕上的一组六边形组成,所选择的六边形数目越多,单个六边形的面积越小,信号定位越准确,越能发现微小的病变。这些六边形呈离心分布,使所有地方引出的信号振幅大致相同。六边形的面积随着离心距离而增加,因此可以记录周边小的反应,与接受刺激的视网膜锥细胞密度或VEP记录的皮质放大作用(M-scale)相对应。每个六边形以双m序列的假随机顺序控制刺激图形的黑白翻转。通过计算机化的m序列和反应周期之间的交叉相关技术处理,得到局部反应情况。视网膜反应的密度(每单位视网膜的振幅)以视野的方式来组织起来,就得到视网膜电图地形图。多焦ERG信号的振幅可以像地形一样用三维视觉山来表现,而信号最强处在中心凹(图2-4-1,图2-4-2)。

(三) 检查前准备

检查前使用托吡卡胺或去氧肾上腺素滴眼液充分散大瞳孔,瞳孔应散大到8mm直径。

(四) 测量

现在,mERG使人们不仅能够对记录进行地形图分析,而且能够检验序列闪光的影响,可以分析神经元的恢复时间。这就增加了一个前所未有的时间检测功能,可以检验反应的非线性时程。

1. 振幅 所选定区域a、b波的振幅(nV);a、b波单位面积

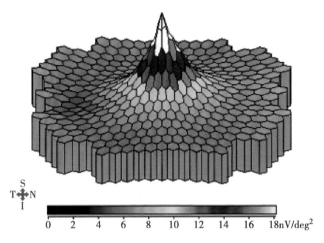

图2-4-1 多焦ERG视网膜反应地形图

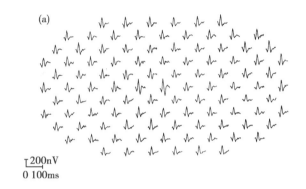

图2-4-2 多焦ERG视网膜局部反应图

的平均振幅(nV/deg²)(图2-4-2)。

2. 所选定区域a、b波的潜伏期(ms)。

(五) 临床应用

可以反映视野改变:中心暗点在ERG地形图上表现为一中央凹陷的山峰,暗点扩大时ERG地形图中央受抑制的区域也扩大。在中央刺激被阻断时,周围的ERG振幅增大。然而,临床上视网膜色素变性或黄斑变性的患者,观察不到有功能视网膜的反应增加,可能没有视野改变部位的视网膜功能未必完全正常。视野收缩时可以观察到更宽的正波,有时出现双峰。旁中心暗点在3°以内时,mERG地形图的反应密度没有异常;暗点超过5°时,可以观察到相应部位反应降低,周围是一个不规则的反应密度轻度增高区。mERG不能发现视角小于5°并且位于中心凹旁的暗点,因此观察小暗点必须建立更小的刺激单元。已有的研究提示以下临床疾病的改变:

1. 青光眼 mERG的二阶反应的非线性反应特点可能起源于视网膜内层,选择性地受到视神经萎缩和早期青光眼的影响;多焦图形ERG(mPERG)在青光眼患者中会有改变。

2. 糖尿病视网膜病变 mERG可以发现糖尿病患者早期的视网膜功能的异常,甚至在出现临床病变之前发现异常。病变的早期主要是二阶反应的波形和适应机制出现异常,定位在内层视网膜。在NPDR和个别无糖尿病视网膜病变的患者中,一阶反应潜伏期延长和振幅降低说明累及了外层视网膜。

3. 视网膜脱离 mERG 可以同时检测脱离和在位的视网膜电生理反应。尽管 mERG 的敏感度和反应密度在术后都有所恢复,但恢复程度比视野要小得多。所有患者术前不仅脱离的视网膜反应密度明显降低,在位视网膜反应也很低。

4. 中心性浆液性脉络膜视网膜病变 mERG 给出了包括后极部的视网膜功能的地形图,可以显示出全视野 ERG 测试中并不明显的局部视网膜病变。mERG 检查发现对侧眼的反应中心部降低了。

5. 分支视网膜动脉阻塞 mERG 在相应的缺血区呈现出反应下降。

6. 特发黄斑孔 mERG 显示出黄斑孔的相应地区振幅降低,但其他地方反应正常,形成了火山样地形图。

7. 旁中心色素性视网膜萎缩 mERG 在 Goldmann 视野的环型暗点处相应地出现了反应的降低。

(六) mERG 的变异性

同样刺激强度下、同样年龄的受试者之间瞳孔的大小变异很大,影响进入眼内的光量。Kondo M 等人在 15 个受试者的两个相同部位的视网膜区域进行 mERG 的测定,发现受测试者之间存在变异。生理盲点处振幅较小,在距中心 10°~15° 处振幅相对较大。因为鼻侧视野近中央处的反应密度较高,光反应的 ERG 地形图表现出鼻侧和颞侧视网膜具有一定程度的不对称性,中央峰明显向鼻侧加宽。视敏度随着离心度的增加下降得较快,而暗适敏感度和明视闪光敏感度随着离心度的增加而提高。不同部位之间存在着颜色视觉的差别。

电生理的表现与外层视网膜解剖特点相对应。中央 1° 以外锥细胞的密度接近 $r^{-2/3}$(r 为离心距离);受试者之间最大的变异是在中心 1° 以内的范围内;20° 以外鼻侧视网膜锥细胞密度明显高于颞侧。Sutter 和 Tran 指出,在光照条件下,一阶反应随离心距离增加而下降,与视网膜锥细胞的密度分布大致相同,提示电生理反应的强度主要由感受器的密度决定,锥细胞的大小和感受器的其他组织学特点对信号强度的影响很小。

视网膜各层之间解剖和支持组织的不同一性在视网膜的局部变异中也起作用,视网膜的一定区域对某些疾病高度易患,成为疾病的一种特点。视网膜的功能地形图对于临床医生而言是非常重要的。由于变异性,不能把从一个受试者那里得来的振幅参数用于另一个受试者,也不能把从不同受试者身上得来的参数进行平均用来进行局部反应的低噪音测定。因反应波型中最大的变异是离心距离的不同,临床应确立区别局部视网膜的异常反应与正常变异之间的标准,建立视网膜电生理反应的局部正常值范围。

第五节 多焦视觉诱发电位

多焦视觉诱发电位(multifocal visual evoked potential, mVEP)是用多位点闪光刺激记录的 VEP 反应。mVEP 使用常规银-氯化银皮肤电极,可以进行单极记录,作用电极位于枕部,参考电极位于前额,地电极位于耳垂;也可以进行双极记录,正极、地极和负极在枕部皮肤沿中线分布。视网膜反应信号的采样与显示器的场扫描同步,受试者需固视刺激图形的中心,整个记录过程分成若干段,每段之间让受试者休息。为消除瞬目和眼球运动的影响,可以用伪迹剔除程序剔除或重新记录该段。

VEP 有大细胞旁路(M 细胞的粗大纤维传导很快)和小细胞旁路(P 细胞具有慢传导的细纤维)两种起源。两种不同的机制都作用于一阶 VEP 反应,一种机制主要是在低照度下起作用,另一种在高照度下起作用。而在中照度时,两种机制的作用部分中和。二阶反应与一阶反应不同,刺激对比度的增加时,各种成分的波形保持它们的形状和潜伏期。通过对比证明,第一种机制(饱和性)通过 M 细胞旁路起作用,而第二种机制(非饱和性)通过 P 细胞旁路引起皮质兴奋。

多焦图形 VEP(mPVEP)以皮质排列的方式刺激中心 20°~25° 范围的视网膜,双极电极(在枕骨隆突上下 2cm)与传统的单极电极不同,可以记录上下半侧视野相似大小的反应。

(陈晶华 黎晓新)

参考文献

1. 刘家琦,李凤鸣. 实用眼科学[M]. 3 版. 北京:人民卫生出版社,2010.

2. 吴乐正,吴德正. 视网膜电图[M]. 北京:科学出版社,1989.

3. DEWAR J,MCKENDRICK J G. On the Physiological Action of Light:No. I[J]. J Anat Physiol,1873,7[Pt 2]:275-278.

4. RIGGES L A. Continuous and reproducible records of the electrical activity of the human retina[J]. Proc Soc Exp Biol Med,1941,48:204-207.

5. KARP G. The basis of clinical electroretinography[J]. Acta Ophthalmol,1945,24:1-118.

6. SUTTER E E,TRAN D. The field topography of ERG components in man:I:The photopic luminance response[J]. Vision Res,1992,32(3):433-446.

7. SUTTER E E. Lateral interaction component and local luminance nonlinearities in the human pattern reversal ERG[J]. Vision Res,1990,36(10):659-671.

8. KONDO M,MIYAKE Y,HORIGUCHI M,et al. Clinical evaluation of multifocal electroretinogram[J]. Invest Ophthalmol Vis Sci,1995,36(10):2146-2150.

9. GRAHAM S L,KLISTORNER A. Electrophysiology:a review of signal origins and applications to investigating glaucoma[J]. Aust N Z J Ophthalmol,1998,26(1):71-85.

10. HOOD D C,HOLOPIGIAN K,GREENSTEIN V C,et al. Do the delays in the cone ERG from patients with RP indicate global retinal damage? (ARVO Abstracts)[J]. Invest Ophthalmol Vis Sci,1996,37:S341.

11. HOOD D C,SEIPLE W,HOLOPIGIAN K,et al. A comparison of the components of the multifocal and full-field ERGs[J]. Vis Neurosci,1997,14(3):533-544.

12. OESTERBERG G. A. Topography of the layer of rods and cones

in the human retina［J］. Acta Ophthalmologica（Suppl.）,1935,
13(6):1-102.

13. YOSHII M,YANASHIMA K,MATSUNO K,et al. Relationship
between visual field defect and multifocal electroretinogram［J］.

Jpn J Ophthalmol,1998,42(2):136-141.

14. JUEN S,KIESELBACH G F. Electrophysiological changes in
juvenile diabetics without retinopathy［J］. Arch Ophthalmol,
1990,108(3):372-375.

第三章

眼病理学

第一节　眼病理学检查常用的方法和注意事项

要点提示

本节主要内容包括眼科病理标本送检中注意事项，以及常用的病理学检查方法，如免疫组织化学染色和特殊染色。

一、标本采集和固定

一般而言，外科手术切除的标本均应送做病理学检查，以便对疾病作出病理诊断，指导下一步临床治疗。手术标本取出后，应立即放入10%的中性福尔马林固定液中固定，同时在装有标本的容器表面注明患者姓名、病例号、眼别、送检日期等。眼球或眼眶肿瘤体积较大，应放入较大容器中，加入固定液的体积一般应超过标本的10倍。有些标本可根据不同需要选择其他组织固定液，如需要进行电镜检查的标本应放入4%戊二醛溶液内，并存放于冰箱或冷藏室内。

二、病理申请单的书写

病理申请单上的各项内容均应认真填写，以帮助病理医生了解患者基本情况和诊断时参考。一般填写的内容包括患者姓名、年龄、性别、住院号、简要的临床病史、病变部位、病变范围、相关辅助检查的结果、术中所见等，应注明是完全切除还是局部切除活检。有些外眼肿瘤或病变最好辅以相关的外眼图。

三、病理学检查的主要方法

（一）常规组织病理学检查

石蜡切片、苏木精伊红染色法（hematoxylin-eosin staining，简称HE染色）和光学显微镜观察仍然是目前最常用的病理学检查方法。经过标本取材、梯度酒精脱水、组织透明、浸蜡包埋后，制作成$4\mu m$厚度的切片和采用HE染色。这种常规的病理学方法是病理学诊断的基础，一张好的HE切片是保证正确病理诊断的关键。

（二）活组织病理学检查

活组织病理学检查又称为活检，主要用于某些通过临床、影像学或其他辅助检查仍不能作出基本诊断且又需根据病变性质决定治疗方案的病例，可以切取部分病变组织进行病理学检查。但对于包膜完整的肿物一般不主张采用切除活检，如泪腺多形性腺瘤，局部切除活检可能会导致肿瘤细胞蔓延到邻近软组织中。活检部位正确与否对病理诊断的可靠性甚为重要，操作时应尽量避免损伤眼外肌、血管、神经、视神经等球后组织。

（三）细针穿刺活检

细针穿刺主要用于某些眼内或眼眶肿瘤的诊断，但目前很少使用，且应在B型超声波扫描或计算机体层成像（computed tomography，CT）引导下进行。由于细针穿刺切取的标本量比较少，病理诊断应慎重，有些肿瘤，如小淋巴细胞性肿瘤、软组织性肿瘤、骨性肿瘤或眼眶炎性假瘤，一般不适宜通过细针穿刺

的方法作出病理诊断。对于肿物有完整包膜、临床考虑为良性肿瘤的病例，应避免采用眶内穿刺活检，后者可能会造成肿瘤包膜破裂，瘤细胞外溢或针头附带瘤细胞进入包膜以外的软组织内，导致术后复发。

（四）冰冻切片

临床上冰冻切片病理学检查主要用于肿瘤定性和观察手术切缘，多用于眼睑肿瘤或眼球表面肿瘤的诊断中。目前，大多数眼睑恶性肿瘤术中都需要冰冻切片来观察手术切缘是否干净。另外冰冻切片还用于某些临床诊断困难且又需要根据病理诊断选择治疗方案的眼部肿瘤性病变。由于取材部位局限、冰冻切片效果差、眼眶肿瘤类型复杂等原因，对淋巴细胞性肿瘤、小细胞性肿瘤和涉及眼眶内容剜除的病变诊断一定要慎重。

（五）免疫组织化学染色

免疫组织化学染色是一种用已知抗体或抗原在组织切片上检测组织和细胞内相应未知抗原或抗体的特殊组织化学技术，目前已成为病理学诊断和研究中常规的染色技术。临床病理诊断工作中，免疫组织化学染色可用于肿瘤组织类型的鉴别诊断、淋巴细胞性肿瘤的分类、确定转移性肿瘤的原发部位、检测肿瘤增殖活性、肿瘤预后推测和指导肿瘤治疗药物的选择。免疫组织化学染色结果的解释必须结合HE染色切片的光镜形态和其他检查资料进行综合分析，其仅是对组织病理学诊断的辅助，而不是替代。

（六）特殊染色和组织化学染色

特殊染色和组织化学染色是相对常规HE染色而言的组织切片染色技术，主要用来显示肿瘤中特定组织结构或其他特殊成分，以辅助肿瘤或某种病变的病理诊断。在眼科病理诊断中，常用的特殊染色包括Masson三色染色、网状纤维染色、PTAH染色、Grocott六胺银染色、PAS染色（periodic acid-schiff stain）、阿尔辛蓝、刚果红等方法。PAS和Grocott六胺银染色可很清晰地显示真菌性角膜炎标本中的菌丝；角膜营养不良性病变的诊断中通常要采用Masson染色、PAS染色和刚果红染色，以分辨角膜实质层中变性物质。

（七）电镜

对大多数临床病理学检查，采用HE染色或结合免疫组织化学染色和特殊染色，在光学显微镜下观察通常可作出正确的病理诊断。但有些特殊的病变或肿瘤则需要通过电镜下观察组织或肿瘤细胞的超微结构，辅助病理诊断和相关疾病的研究。电镜下观察的范围较小，必须结合光镜和其他方法才能作出正确诊断，一般不用电镜检查来区分肿瘤的良、恶性。电镜检查更多地用于肿瘤和某些疾病的研究，以及某些特殊或罕见肿瘤的诊断方面。

（八）分子遗传学技术

目前研究表明，大多数肿瘤都存在克隆性细胞和分子遗传学异常，尤其是淋巴细胞性肿瘤、软组织肿瘤和白血病常具有频发性和非随机性特征，这些遗传学异常不出现于其他肿瘤中，有较高的特异性，因此可以作为病理学诊断、分类、预后

评估的一种辅助手段。目前采用的方法包括荧光原位杂交(fluorescence in situ hybridization,FISH)技术,比较基因组杂交技术(comparative genomic hybridization,CGH),流式细胞术(flow cytometry,FCM),原位聚合酶链反应(polymerase chain reaction,PCR)技术,Southern 印迹杂交技术和 PCR 技术。这些检测方法多应用于某些疾病的病因学、诊断和分类方面。

第二节　眼内炎症概论

要点提示

本节内容主要包括眼内炎症病因、感染途径、基本病理学改变和感染性眼内炎。

眼内炎症是一种较为常见的病理过程,它是机体对侵入体内的有害物质刺激的一种非特异性防御反应,其基本病理变化包括出现组织变性、渗出、组织增生等。目的在于限制、消灭或排除外来致病因子或破坏宿主细胞。一般变性属于损害过程,渗出和增生则属于抗炎过程。眼部组织发生炎症绝大多数以局部组织变化为主,但其发生、发展仍然与全身有着密切关系。

眼内炎症的病理学改变可分为化脓性炎症和非化脓性炎症。非化脓性炎症又可分为肉芽肿性炎症和非肉芽肿性炎症。化脓性炎症发病急,特点为眼内组织和眼内一些腔隙内有大量中性粒细胞浸润。如果炎症不能及时控制,眼内组织必遭明显破坏,中性粒细胞聚集在玻璃体腔内形成脓肿,甚至发展为全眼球炎。如果病灶内有嗜酸性粒细胞浸润,应注意排除过敏性或寄生虫感染性炎症的可能性。

肉芽肿性炎症的特点为在淋巴细胞、浆细胞等炎性细胞浸润背景中有大量类上皮细胞和巨噬细胞增生。有些特异性炎性增生性病变中出现特殊的形态结构,如交感性眼炎中的 Dalen-Fuchs 结节、结核病中的干酪样坏死等这些特异性结构,对这些眼病的诊断有重大意义。非肉芽肿性炎症的特点为病变部位的主要细胞为淋巴细胞、单核细胞、浆细胞;急性、亚急性和慢性葡萄膜炎多属此类。各时期病变的特点、病程长短、后果、并发症等均有明显差别,且容易复发。注意非肉芽肿性炎症早期有时也可出现少量中性粒细胞浸润。如病变时间较长,有时可看到浆细胞浸润和一些 Russell 小体。

一、感染途径

1. 外源性　致病微生物由机体外环境侵入眼内所致,多发生于角巩膜穿通伤、眼内异物存留、角膜溃疡穿孔或眼内手术后。

2. 内源性　主要指致病微生物通过血管进入眼内所致,其他组织器官内的病原菌,如结核杆菌、梅毒螺旋体、麻风杆菌、钩端螺旋体或弓形虫等均可通过睫状血管或视网膜血管直接侵入眼内。少数情况下还有通过视神经进入眼内的,如带状疱疹病毒性眼炎,或由于眼眶脓肿扩散到眼内所致。

二、病变过程

1. 急性炎症　机体作出迅速的血管性、渗出性和细胞性

反应。严重的急性化脓性感染短期内可以出现广泛坏死。通常转归为消散,化脓,修复和痊愈。上述的各项转归与机体抵抗力强弱、致病因子毒性强弱及其清除情况、组织损害轻重、是否及时有效治疗有明显关系。

2. 慢性炎症　病程可以持续很久,主要表现为机体对持续存在的炎症刺激呈一种应答性反应,在炎症过程中组织的破坏和修复基本上是同时进行的,当然程度没有急性炎症明显。

三、病因

各种致病性微生物如病毒、细菌、真菌和寄生虫均可引起。在所有眼内炎症患者中,能明确由某种病原体所致者仅 10% 左右。而绝大多数病因还不清楚的眼内炎症患者中多数可归因于与自身免疫性疾病有关。

四、眼内炎症的基本病理改变

其基本病理改变包括渗出、变质和增生。一般总以某一种为主,伴随其他两种不同程度的基本病变。但急性情况下主要是渗出和变质性病变。渗出液的主要功能是稀释细菌的毒素,渗出液中存在的抗体调理素用于中和毒素和促进巨噬细胞的吞噬作用,局限病原体的蔓延。

(一) 眼内炎症初期的病理变化

炎症最初期,由于致炎因子的作用,首先表现为血-房水屏障或血-视网膜屏障破坏,血液中一些大分子蛋白质物质和细胞渗入眼内组织间隙、前房或玻璃体内,同时引起不同程度的组织损伤。

1. 前房渗出　前房渗出是由于虹膜睫状体血管扩张,血-房水屏障受到破坏,大量血浆蛋白和细胞从血管内渗入前房内所致,通常表现为前房闪辉症状,多见于急性前部葡萄膜炎、中间部葡萄膜炎、角巩膜炎或角膜炎。前房渗出可导致以下病理变化:

(1) 房水黏稠性增加:由于前房水中蛋白性物质增加,其中的纤维素样物质易于凝固或沉积于虹膜组织或晶状体前囊表面,诱发成纤维细胞或肌纤维母细胞增生,继而在前房内、瞳孔区或虹膜表面形成膜状物。如果炎症不能及时控制或演变为慢性病变,可使虹膜瞳孔缘与晶状体前囊发生粘连,引起继发性瞳孔阻滞、后房压力增加、虹膜根部向前与前房角组织粘连,最终可导致继发闭角型青光眼(图 3-2-1)。

(2) 角膜后沉积物(keratic precipitates,KP):是指角膜内皮后表面沉积有许多大小不一、小灶状炎性细胞团,其主要由淋巴细胞或单核细胞组成,可含有一些黑色素颗粒(图 3-2-2)。大多数葡萄膜炎和眼内炎均表现有 KP,其形状、数量和体积可在不同类型病变或炎症不同时期有所改变。炎症初期 KP 体积较小且主要由中性粒细胞组成。随着炎症发展或加重,KP 体积逐渐变大或融合,在裂隙灯下观察其外观似"羊脂"状;其主要由单核细胞和巨噬细胞组成,多见于慢性肉芽肿性葡萄膜炎。由于房水流经角膜后表面时,受重力和温度影响,炎性细胞容易向下方沉积,故 KP 最多见于眼球下方的角膜后表面,呈

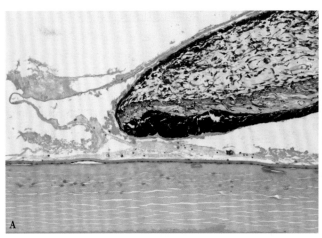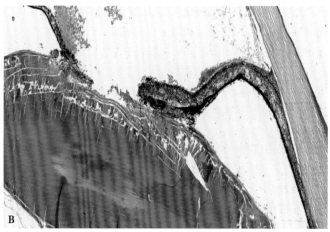

图 3-2-1 前部葡萄膜炎

A.炎症初期,前房内、晶状体前囊和虹膜表面有大量红染的蛋白性渗出,HE×100;B.炎症后期,虹膜瞳孔缘与晶状体前囊粘连,虹膜根部与角膜后粘连,形成继发性闭角型青光眼,HE×25

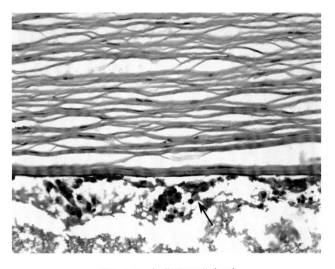

图 3-2-2 角膜后沉积物(KP)

角膜后表面积聚有小灶状单核细胞和巨噬细胞(箭头),HE×200

基底向下尖端朝上的三角形。KP通常与角膜后表面黏附不紧,易于脱落。急性炎症消退后,KP可完全消失或变小。

（3）角膜内皮细胞代偿失调:前房内大量炎性渗出,可引起角膜内皮细胞局灶性坏死和代偿失调。如果伴有高眼压可导致角膜水肿。

2.前房积脓 前房积脓指前房内积聚有大量变性、坏死的中性粒细胞的病理改变,这些变性坏死的中性粒细胞称为脓细胞(图3-2-3)。前房积脓是某些葡萄膜炎和化脓性眼内炎症的重要指征,多见于化脓性眼内炎、Behcet病、某些特发性急性前葡萄膜炎或角膜炎。假性前房积脓多见于视网膜母细胞瘤或白血病患者,其由于瘤细胞侵入前房内所致。

3.葡萄膜炎性渗出 葡萄膜炎性渗出是指虹膜、睫状体或脉络膜基质内积聚有不同程度的蛋白性渗出物和数量不等的炎性细胞浸润。如果炎症不能有效控制或反复发作,可发展为慢性炎症并引发一系列眼内并发症。虹膜渗出可导致虹膜

活动受限、瞳孔缩小或对光反应迟钝,容易发生虹膜与晶状体前囊表面粘连,引起继发性瞳孔阻滞(图3-2-4)。

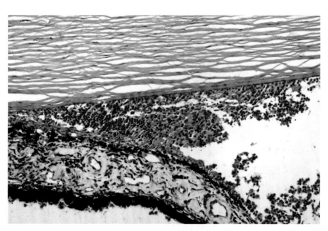

图 3-2-3 前房积脓

前房角积聚有大量变性坏死的中性粒细胞,HE×100

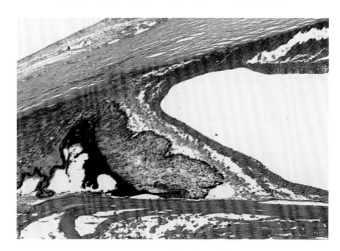

图 3-2-4 前房内大量炎性渗出

虹膜基质肿胀和炎性细胞浸润,虹膜瞳孔缘与晶状体前囊粘连,导致继发性瞳孔阻滞,HE×40

睫状体炎症可导致睫状肌痉挛,调节能力减弱,睫状区疼痛及晶状体悬韧带松弛。如果炎性病变影响到睫状体色素上皮,可引起房水分泌下降,其可能是前部葡萄膜炎病变初期眼压仍然正常或偏低的一个原因。急性炎症期,脉络膜基质内大量炎性渗出可导致脉络膜渗出性脱离、视网膜色素上皮细胞(retinal pigment epithelium,RPE)脱离、渗出性视网膜脱离或脉络膜新生血管。

4. 视网膜的改变

(1) 视网膜血管炎:后部葡萄膜炎或眼内炎通常波及邻近视网膜,引发视网膜血管的炎性改变。尤其病变活动期,大量炎性细胞可积聚于视网膜小动脉或小静脉血管周围(图3-2-5),其可导致视网膜缺血、神经纤维肿胀和坏死。巨细胞病毒或单纯疱疹病毒引起的视网膜炎可导致视网膜坏死。

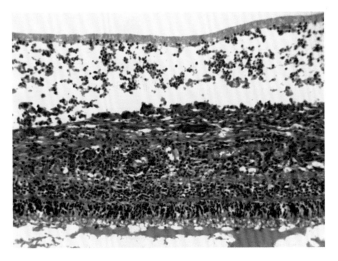

图 3-2-5　化脓性眼内炎

可见玻璃体内、视网膜内层和血管周围有大量炎性细胞浸润,HE×100

(2) 视网膜脱离和囊样变性:视网膜与RPE之间连接比较疏松,如果Bruch膜完整性和RPE细胞间闭锁小带受到破坏,脉络膜内渗出物可渗入视网膜下或视网膜内。视网膜黄斑部组织菲薄,外丛状层排列又疏松,更容易发生浆液性视网膜脱离或黄斑囊样水肿。

5. 玻璃体内炎性渗出　玻璃体内炎性渗出通常是眼内炎症的指征,其主要是由于血-眼屏障破坏后,葡萄膜或视网膜血管内的蛋白性物质和某些细胞成分渗入玻璃体内的结果。如玻璃体组织结构比较正常、无液化变性情况下,炎性渗出通常被限定于视网膜或邻近睫状体组织的前表面。细菌感染可引起玻璃体液化性变性、弥漫性或灶状炎性细胞浸润或玻璃体积脓。

(二) 慢性眼内炎症的病理变化和并发症

慢性炎症可发生于急性炎症之后或潜隐地逐渐发生,其主要病理特点为以增生为主,浸润的炎性细胞为淋巴细胞、浆细胞和巨噬细胞等。长期反复发作的葡萄膜炎、慢性葡萄膜炎或眼内炎通常表现有炎性渗出物的机化和细胞增生性病变,并由此引发一系列眼内并发症。细胞增生主要来源于:①睫状体色

素上皮、无色素上皮和RPE细胞的增生或化生;②葡萄膜基质内血管性结缔组织;③视网膜内神经胶质细胞。严重的眼内并发症最终可导致继发性青光眼、继发性视网膜脱离、视力丧失或眼球萎缩。

1. 炎性渗出物机化　炎性渗出物机化是指炎性渗出物被纤维性结缔组织替代的病理过程。急性炎症消退后,渗出物逐渐被吸收或发生纤维性机化,中性粒细胞逐渐减少,代之以淋巴细胞、单核细胞及浆细胞浸润。眼内长期慢性炎症和炎性渗出物的纤维性机化可在虹膜、睫状体、视网膜表面或玻璃体内形成炎性纤维膜。此膜收缩可引起继发性虹膜色素上皮外翻、瞳孔膜闭、瞳孔闭锁、睫状膜、视网膜前或玻璃体内炎性纤维性膜,后者可导致继发性玻璃体后部脱离或视网膜脱离。

2. 睫状膜形成　睫状膜是指在晶状体后方与睫状突之间形成的较厚的炎性纤维性膜,多发生于眼内炎症后期,其主要是由于炎性渗出物纤维性机化和睫状体色素上皮、无色素上皮增生或纤维样化生所致(图3-2-6)。随着炎性病变消退,睫状膜中的血管和炎性细胞逐渐减少,成纤维细胞转变为纤维细胞。睫状膜收缩后可引起继发性牵拉性睫状体脱离、脉络膜脱离或视网膜脱离。

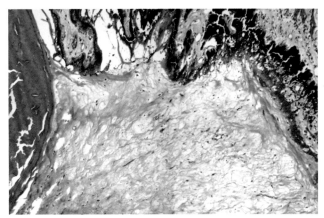

图 3-2-6　睫状膜

睫状体表面和晶状体之间较厚的纤维膜样组织增生,HE×100

3. 视网膜胶质细胞增生和增殖性视网膜病变　长期慢性的眼内炎症通常引起视网膜神经细胞变性、坏死和胶质细胞增生,重者可引起视网膜萎缩。许多类型的葡萄膜炎、脉络膜视网膜炎或眼内炎的后期可引发增殖性视网膜病变,其发生原因主要是:①眼内炎性渗出、出血或其他毒性因子的长期刺激;②眼内组织缺血或缺氧导致视网膜新生血管形成。

4. 虹膜新生血管和纤维血管膜　任何炎性刺激或缺氧性病变均可诱发虹膜新生血管和虹膜表面纤维血管膜形成,后者病理特点为虹膜表面覆盖一层很薄或厚薄不均的血管性纤维膜。反复发作的前部葡萄膜炎、葡萄膜炎、视网膜炎、眼内炎或角膜葡萄膜炎等均可诱发虹膜新生血管和虹膜表面纤维血管膜,其间含有数量不等的炎性细胞。炎性病变后期虹膜表面纤维血管膜收缩,可将虹膜后色素上皮自瞳孔缘部牵拉到虹膜前表面,形成继发性虹膜色素上皮外翻(图3-2-7)。

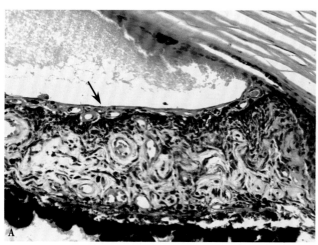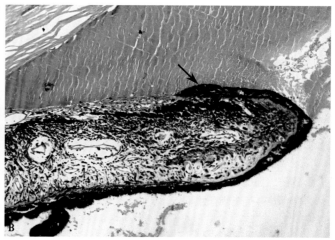

图 3-2-7 虹膜表面纤维血管膜

A. 虹膜表面有一薄层纤维血管膜形成(箭头),HE×200;B. 虹膜表面纤维血管膜收缩,牵拉虹膜色素上皮自瞳孔缘翻转到虹膜表面(箭头),HE×100

5. 继发性青光眼 多数眼内炎症引起的继发性青光眼是由于炎性细胞及血浆蛋白成分积聚在小梁网眼内和小梁薄板内皮细胞肿胀,引起房水外流通道部分或全部阻塞所致。其可发生于眼内炎症初期或晚期,尤其多见于某些特发性前部葡萄膜炎或角膜葡萄膜炎。前房内炎性渗出物的纤维性机化、虹膜表面或瞳孔区炎性纤维性膜形成可引起虹膜后粘连、瞳孔闭锁、周边部虹膜前粘连,继而导致继发性闭角型青光眼(图 3-2-8)。前部葡萄膜炎早期,因房水外流阻力增大和房水分泌减少同时存在,因此一般无高眼压症状。病变后期由于小梁网变性及纤维化,引起房水外流通道阻塞,从而导致眼压增高。

6. 眼球萎缩 如果长期眼内炎症得不到有效控制,最终可导致眼球萎缩。由于眼内炎症引起的眼球萎缩多数表现为眼球体积缩小、眼球外观变成立方形和不规则形状,通常伴有不同程度的睫状体上皮、RPE 细胞增生或化生。有些长期萎缩的眼球内伴有骨化或钙化,其主要来自 RPE 细胞骨样化生或变性的晶状体皮质钙盐沉积。

五、感染性眼内炎

(一)细菌性感染

常见致病原因是细菌、病毒、真菌和寄生虫等,通过外源性或内源性感染所致。葡萄球菌、链球菌、肺炎球菌等致病菌均可引起急性化脓性炎症。化脓性眼内炎是一种严重破坏眼内组织结构和功能的疾病,其严重程度取决于致病菌种的毒力和数量。急性期的病理表现为眼内组织、前房和玻璃体内大量中性粒细胞浸润、蛋白性渗出和组织坏死,晶状体囊膜被破坏可导致晶状体化脓(图 3-2-9)。急性炎症消退后中性粒细胞渐被淋巴细胞和单核细胞替代,渗出吸收,伴有肉芽组织或纤维组织增生。有些致病菌包括结核杆菌、麻风杆菌等不引起眼内组织化脓性炎症,引起的是非化脓性肉芽肿性

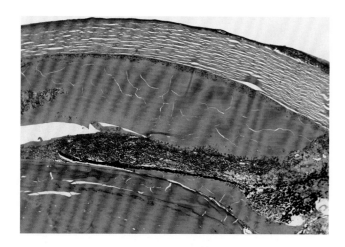

图 3-2-8 虹膜炎

前房和后房内大量炎性渗出,瞳孔区纤维膜样组织形成,虹膜瞳孔缘与晶状体前囊粘连,HE×20

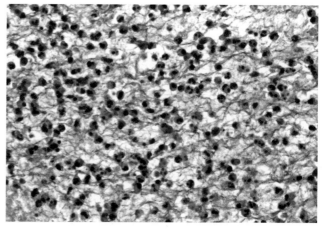

图 3-2-9 化脓性眼内炎

玻璃体内有大量纤维蛋白性渗出和中性粒细胞浸润,HE×400

炎症。

(二) 病毒性感染

常见引起病毒性眼内炎的病毒有单纯疱疹病毒、带状疱疹病毒、巨细胞病毒等。单纯疱疹病毒是眼部感染最为常见的一种病毒,常引起角膜炎、角膜溃疡、角膜葡萄膜炎、视网膜炎等。病理表现为淋巴细胞与浆细胞浸润。近年来发病率逐渐增加,与临床上滥用皮质类固醇和抗生素药物有关。疱疹病毒性角膜炎临床上可分为:①浅层疱疹性角膜炎,包括树枝状角膜炎和地图状角膜炎,前者是一种自限性上皮性疾病,后者病变已累及浅基质层;②深层疱疹性角膜炎,如盘状角膜炎,不仅侵及深部基质层,甚至伴有虹膜炎。有人认为其可能是一种免疫反应。

(三) 真菌感染

近30年来,由于皮质激素的广泛应用、眼部真菌感染的发病率有所上升。引起真菌性眼内炎的途径有二:①外源性:一般由外伤或手术引起,或由于眼表真菌感染穿破眼球壁导致,如真菌性角膜炎,角膜穿孔后;②内源性:多由于体内其他部位的病灶如皮肤、呼吸道等通过血行播散而来或邻近组织感染所致。内源性者主要为白色念珠菌,病变多侵犯视网膜和脉络膜,出现局限性视网膜脉络膜炎,在其深层可见多灶性、边界较清的白色絮状渗出;随后发展为眼内炎或全眼球炎。炎症的特点为化脓性肉芽肿性眼内炎,病灶周围可见散在出血,常伴有明显的玻璃体反应,重症者在玻璃体内可见细小的雪球状脓肿和视网膜坏死(图3-2-10)。1933年,Rychener首次报道了外伤引起的真菌性眼内炎。1959年,Fine和Zimmerman报告了手术引起的真菌性眼内炎。外源性真菌性眼内炎特点:症状轻、睫状充血不明显、房水闪光阳性、前房积脓、玻璃体内出现灰白色混浊,当病变进一步加重时,整个瞳孔区可被大量脓性渗出物充满,有时还可出现角膜后脓肿。

(四) 寄生虫感染

眼内引起寄生虫感染较为重要的是弓形虫,它是细胞内寄生性原虫。病变表现为复发性局灶性坏死性视网膜脉络膜炎,病灶位于眼球后极部。活动性病灶圆形或卵圆形,周围视网膜水肿,出血。病理表现为视网膜坏死性炎症,局部大量淋巴细胞、巨噬细胞、浆细胞、中性粒细胞浸润,局部视网膜色素上皮和Bruch膜常遭破坏。脉络膜可见大量炎性细胞浸润,病灶区视网膜表层常可见弓形虫包囊或滋养体。猪囊尾蚴可通过后睫状动脉、视网膜中央动脉或前睫状动脉进入眼球内,寄生在后极部视网膜下或穿入玻璃体内,引起玻璃体混浊变性和视网膜脉络膜炎(图3-2-11)。

(五) 钩端螺旋体感染

钩端螺旋体病是一种急性传染病,其发病机制可能为病原体的直接感染或机体对病原体及其毒素的超敏反应。眼部主要表现是虹膜睫状体炎、葡萄膜炎、视网膜脉络膜炎。亦有表现为角巩膜炎的报道。

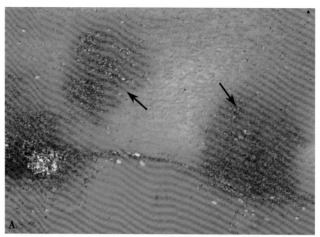

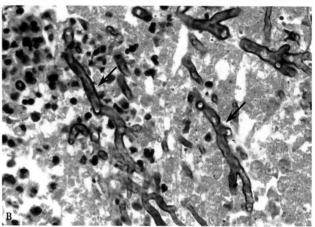

图 3-2-10　真菌性眼内炎

A. 玻璃体内大量炎性渗出,其间可见许多微脓肿样病灶(箭头),HE× 10;B. 微脓肿样病灶内可见PAS染色阳性的真菌菌丝(箭头),PAS×100

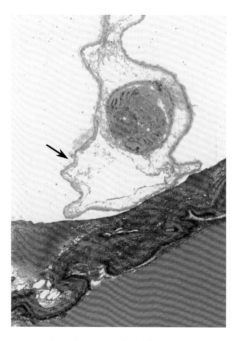

图 3-2-11　玻璃体内猪囊尾蚴

玻璃体内猪囊尾蚴(箭头)引发玻璃体和视网膜炎症和继发性视网膜脱离,HE×5

第三节　角膜病

要点提示

本节内容主要包括角膜溃疡、角膜炎、角膜营养不良和角膜退行性病变的临床病理学特征。

一、角膜溃疡

(一)角膜溃疡的病理分期

角膜炎症所致的角膜溃疡,其病理改变可分为三期。

1. Ⅰ期——炎症进行期　角膜上皮及浅基质层混浊,点状浸润。病灶处上皮细胞肿胀,有蛋白样液体聚集在角膜基质层内,基质纤维组织肿胀,最终组织坏死脱落,形成溃疡。致病原因的不同导致角膜溃疡的形态不同,通常溃疡边缘组织水肿明显,周围和底部炎症细胞浸润。水肿、炎症细胞浸润及组织坏死等病变逐渐向病灶周围或底部蔓延,使得溃疡扩大或加深(图3-3-1)。

2. Ⅱ期——炎症恢复期　坏死组织完全脱落,溃疡与周围组织有明显界限,细胞浸润和组织水肿消失,或可伴有始自角膜缘的血管长入,帮助角膜组织修复。

3. Ⅲ期——结瘢期　角膜上皮细胞分裂增殖,结缔组织增生,溃疡表面被邻近增生的上皮细胞覆盖。因新生的纤维组织排列不整齐,所以瘢痕部分角膜失去透明,以后这种纤维组织渐即排列紧密,部分可能恢复顺序排列,尤以小儿为然,角膜病灶色变浅淡,恢复部分透明。当溃疡面较大、致病微生物毒理较强致使角膜组织严重受损时,角膜瘢痕中会有新生血管永久存留。前弹力层受伤后永不再生。

(二)角膜溃疡的病理转归

1. 角膜小面　为角膜溃疡结瘢期的一个过程(图3-3-2),在溃疡愈合的初期,上皮细胞遮盖溃疡的表面,角膜上显出一凹面,结缔组织形成后,小面即消失。也有因溃疡比较浅表,病灶仅累及前弹力层,瘢痕形成不全而永久遗留小面者。

2. 角膜瘢痕　溃疡愈深,结缔组织形成的瘢痕愈密。薄的瘢痕名角膜薄翳,较厚的名角膜斑翳,再厚而密的名角膜白斑。角膜白斑又分为两种:无虹膜嵌入者名单纯性角膜白斑,有虹膜嵌入者名粘连性角膜白斑。

3. 角膜膨胀　比较深的溃疡,有时瘢痕形成不全,因而该处变薄,不能抵抗正常眼压遂致向外突出,形成膨胀。

4. 后弹力层膨出　当角膜溃疡深达全基质层,组织均坏死脱落,暴露角膜后弹力层,由于后弹力层抵抗力较强仍完整,眼内压力推其向前,膨出于角膜溃疡部表面,形成一隆起透明小泡,这一小泡于用力时容易破裂。

5. 角膜瘘　角膜溃疡致使角膜全层组织坏死,角膜穿孔,房水流出(图3-3-2)。如角膜上皮延穿孔边缘长入,使得长时间角膜穿孔不愈合,该现象称为角膜瘘,是临床上可能导致眼内炎的风险因素。

6. 角膜穿孔　角膜溃疡穿孔后,房水溢出,前房变浅,虹膜和晶状体前移,与角膜后面接触,可引起下列后果:①虹膜脱出;②虹膜前粘连;③角膜葡萄肿;④晶体前囊、前皮质混浊或晶状体完全混浊;⑤角膜瘘;⑥眼内出血;⑦感染:化脓性虹膜睫状体炎、眼内炎或全眼球炎等。

角膜穿孔后虹膜脱出,遂有浆液性或纤维素性渗出物覆盖于虹膜表面,由于渗出物的机化和角膜溃疡区纤维组织增生,最后形成瘢痕组织,脱出的虹膜被固定于瘢痕内,面积小者发展为粘连性角膜白斑(图3-3-2)。如果溃疡较大,角膜无全层恢复能力,眼内压力增加,导致角膜及粘连的虹膜组织膨隆,则形成角膜葡萄肿。其特征如下:①角膜上皮呈表皮样增生;②角膜基质层代以排列不整齐的结缔组织和萎缩的虹膜组织,内含血管和色素;③角膜前、后弹力层及内皮细胞层均消失,角膜后表面黏附有萎缩的虹膜组织。

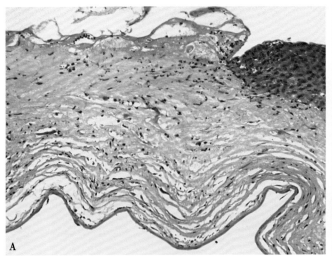
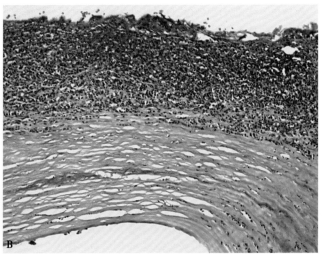

图3-3-1　角膜溃疡

A.溃疡早期,表面上皮消失,角膜基质层水肿变性,有少量淋巴细胞和中性粒细胞浸润,溃疡表面覆盖有纤维蛋白性物质,HE×100;B.角膜溃疡较深,前部基质层内大量中性粒细胞浸润和脓细胞浸润,HE×100

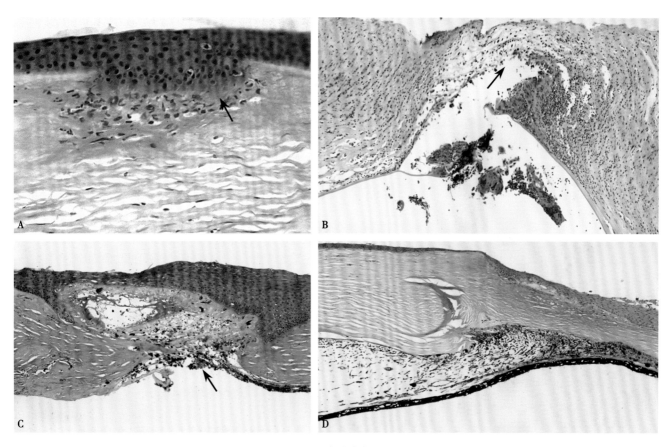

图 3-3-2　角膜溃疡的转归

A. 角膜小面,角膜上皮细胞伸入前弹力层和浅基质层缺损区,其下方有少量瘢痕样纤维组织增生(箭头),HE×200;B. 角膜溃疡局部变薄,接近穿孔(箭头),HE×200;C. 角膜溃疡穿孔,穿孔区有虹膜嵌入(箭头),表面被增生的上皮细胞覆盖,HE×200;D. 角膜基质层纤维变性,其后表面黏附有萎缩的虹膜组织,形成粘连性角膜白斑,HE×200

二、角膜炎症

(一)细菌性角膜炎

细菌性角膜炎是由细菌感染引起的化脓性角膜炎,最常见的致病菌有葡萄球菌、链球菌、假单胞菌和肺炎球菌等。大多数发病急,病情发展较快,尤其是绿脓杆菌所致的角膜溃疡。细菌穿透角膜上皮和前弹力层后进入角膜基质层内生长、繁殖并产生大量毒素,引起不同程度的基质层纤维坏死,坏死组织脱落后形成溃疡性缺损。溃疡周围及底部有大量中性粒细胞浸润。HE 染色或革兰氏染色的组织切片上,有时可找见嗜碱性的菌群。如果得不到有效治疗,溃疡向深部发展,甚至导致后弹力层膨出或角膜穿孔。

(二)真菌性角膜炎

真菌性角膜炎比较常见,是化脓性角膜炎的主要病因。常见的致病菌有镰刀菌属、曲霉菌属、青霉菌属、曲霉菌属、念珠菌属和酵母菌等。大多数真菌性角膜炎发生于植物性角膜外伤后,其临床表现和病变发展过程与真菌种类、真菌毒力及宿主免疫能力有一定关系。病理特点为化脓性角膜炎症,病变范围较大,角膜上皮大部分消失,基质层纤维坏死,有大量中性粒细胞和脓细胞浸润。PAS 或 Grocott 六胺银染色可较好地显示病变组织中的真菌菌丝,其可位于溃疡表面坏死组织中、浅基质层或深部基质层,呈水平性或垂直性生长,有些真菌菌丝可侵及后弹力层或前房内(图 3-3-3)。

(三)棘阿米巴角膜炎

棘阿米巴角膜炎是由棘阿米巴原虫感染所致,比较少见,多数患者因角膜接触棘阿米巴污染的水源或配戴被污染的角膜接触镜感染所致。主要表现为慢性、进行性角膜溃疡,病程

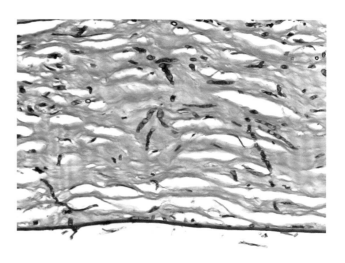

图 3-3-3　真菌性角膜炎

角膜炎性病变组织中有大量走向不一、PAS 染色阳性的真菌菌丝,PAS×200

比较缓慢,可间歇性发作,通常伴有明显疼痛。病理特点为化脓性角膜炎,角膜上皮大部分消失,基质层内有数量不等的淋巴细胞和中性粒细胞浸润,其间可找见散在或呈灶状聚集的棘阿米巴包囊。HE染色的组织切片中棘阿米巴包囊呈圆形或扁椭圆形的包囊状小体,体积约10~25μm,大多数散在分布于角膜基质层纤维之间(图3-3-4)。有些病例合并有细菌或真菌感染,伴有前房积脓、前部葡萄膜炎或巩膜炎。

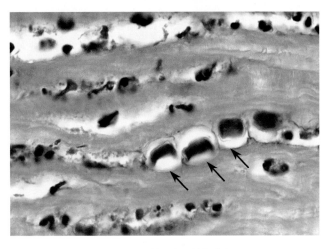

图3-3-4　棘阿米巴性角膜炎
角膜病变组织中可见圆形的棘阿米巴包囊(箭头),HE×400

(四) 单纯疱疹病毒性角膜炎

由单纯疱疹病毒Ⅰ型感染所致,感染后,机体发生体液免疫及细胞免疫反应,但不久就下降,因此容易复发,当病变静止时,病毒沿感染神经上行隐匿于三叉神经节细胞内,当任何因素导致机体免疫能力下降,病变可以重新活跃起来。临床上根据病变深浅程度、形状及有无溃疡分成各种类型,实际上它们之间可以相互转化。

1. 上皮型　病毒直接破坏角膜上皮细胞,形成点状、星芒状及树枝状溃疡,病毒分离阳性率可达80%~90%。

2. 浅、中基质层型　病变区因浸润水肿增厚,出现深度不等的地图样溃疡。病毒分离阳性率达5%~20%。

3. 深基质层型　盘状角膜炎水肿重于浸润,较少形成溃疡及新生血管,一般认为是对单纯疱疹病毒抗原的免疫反应。深基质层角膜炎则浸润重于水肿,新生血管多,常合并溃疡穿孔。深层溃疡是由水肿区基质层表面的疱疹破溃形成,要注意在病毒性溃疡的基础上角膜发生继发感染的可能性。通常病毒分离阳性率极低。晚期病变以大泡性角膜病变及顽固性角膜溃疡为其特点。临床上病变区角膜上皮刮片,有时可以找到多核巨噬细胞和核内包涵体。荧光抗体染色可显示被感染的细胞胞浆或细胞核内有特殊的荧光染色区。有些患者的前房内可找到荧光抗体染色阳性的细胞,证明病毒抗原的存在。

(五) 蚕食性角膜溃疡

蚕食性角膜溃疡(Mooren溃疡)为特发性非感染性角膜边缘性溃疡,属于一种自身免疫性疾病,局部感染和外伤等因素可能是激活机体体液和细胞免疫反应的诱因。病变初期的病

理特点为周边部角膜上皮及前弹力层坏死,浅基质层内胶原纤维溶解坏死,逐渐形成溃疡,伴有中性粒细胞、浆细胞、淋巴细胞浸润。溃疡常沿角膜缘环形发展,然后向角膜中央浸润,其浸润缘常呈潜掘状。溃疡向中央部进展的同时,周边部溃疡区上皮逐渐修复,深部基质层有纤维细胞增生及巨噬细胞浸润;晚期被纤维血管组织修复。

(六) 角膜基质炎

本病属于角膜非溃疡性、非化脓性炎症,其可能与梅毒、结核杆菌、麻风杆菌、单纯疱疹病毒等微生物感染有关。大多数是由于感染原所引起的免疫反应性疾病,属于迟发型变态反应。主要表现为眼部疼痛和刺激症状,不同程度的视力下降。角膜上皮层完整,上皮下角膜基质层水肿,局限性或弥漫性角膜混浊常呈毛玻璃样外观。重者可出现前房积脓或虹膜睫状体炎。病变早期的病理特点为角膜基质层水肿,伴有数量不等的淋巴细胞、浆细胞和单核样细胞浸润。随病变发展,角膜基质层纤维变性、纤维细胞增生和新生血管长入,血管周围有数量不等的炎性细胞(图3-3-5)。炎症消退后,有些患者可遗留厚薄不均的角膜深层瘢痕或萎缩的血管,亦可伴发带状角膜变性或角膜血管翳。

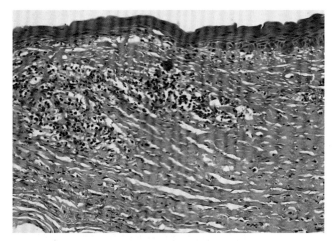

图3-3-5　单纯疱疹病毒性角膜基质炎
角膜基质层纤维水肿变性,有散在或小灶状淋巴细胞、浆细胞浸润,前弹力层消失,HE×200

三、角膜退行性变

(一) 角膜血管翳

此为血管性结缔组织由角膜缘伸入角膜浅层,位于前弹力层的前后,其中含有数量不等的淋巴细胞。

1. 沙眼性血管翳　早期在上皮与前弹力层之间有淋巴细胞、浆细胞和细小血管浸润。前弹力层被破坏后,在上皮下面形成滤泡,其性质和结膜滤泡相同。上皮脱落后形成浅层溃疡,血管翳机化后形成一薄膜,并可发生淀粉样变或透明样变。

2. 退行性血管翳　多见于青光眼绝期,葡萄膜炎和视网膜脱离等将近或业已失明之眼。此种血管翳发生于上皮层与前弹力层之间,早期富有血管和炎性细胞,后期纤维细胞增多和上皮细胞变性(图3-3-6)。

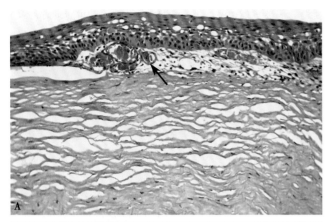

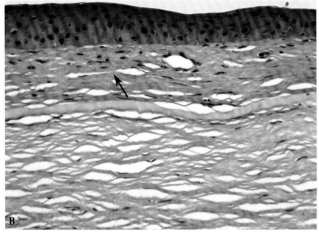

图 3-3-6 退行性血管翳的病理图像

A. 早期血管翳中含有较多血管(箭头),HE×200;B. 后期血管翳中血管减少,纤维组织增生(箭头),HE×200

(二)带状角膜变性

此种变性多发生于眼球受严重损伤而失明的角膜。例如长期慢性角膜炎症、反复发作的虹膜睫状体炎和青光眼等,其眼球业已或将近萎缩。退行性变开始位于角膜睑裂部分的前弹力层内,有钙质形成,由角膜的内外两侧开始,后会合于中央部。由于角膜缘营养较为丰富,在周边部尚留一清亮地带。日久前弹力层变厚或破坏,其前后均有结缔组织增生,透明性变和钙质沉着,上皮细胞增厚,不规则,有时坏死脱落,反复发生角膜溃疡(图 3-3-7)。

(三)老年环

为年龄相关性退行性变,主要是由于角膜周边部基质层内类脂性物质沉积而致。最早发生于前弹力层的周边部,随后病变可出现于基质内板层之间或细胞体内,渐即发现类脂性物质沉积。基质深层和后弹力层也有同样改变。

(四)翼状胬肉

为膜样新生组织,自眦部向角膜内生长,分为头部、体部及尾部。其头部为进展缘,仅中央部分粘连于角膜表面。其角膜缘处则在上下两侧都形成折叠凹壁。其表面上皮细胞与结膜的上皮细胞相连续为复层上皮,并有杯状细胞。翼状胬肉病理特点为结膜上皮下纤维血管组织增生,部分病例伴有结膜下组织嗜碱性变

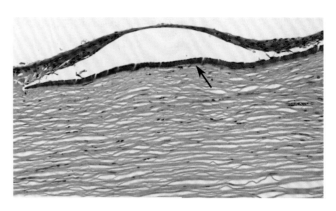

图 3-3-7 带状角膜变性

其特点为前弹力层被细颗粒状蓝染的变性物质代替(箭头),伴有大泡状角膜病变,HE×100

性、结膜上皮不规则增生或鳞状化生。很少数翼状胬肉伴有结膜上皮细胞基底层黑色素细胞增多、上皮细胞非典型增生或伴发上皮细胞性囊肿。累及角膜组织时该处的前弹力层被破坏。

四、角膜营养不良

(一)角膜上皮基底膜营养不良

1. Meesmann 营养不良(Meesmann corneal dystrophy) 本病为常染色体遗传,好发于青少年,大多数在幼儿时期发病,双眼同时发病。目前一些研究报道与本病相关的致病基因是 *KRT3* 和 *KRT12*,相关的染色体定位在 12q13.13 和 17q21.2。病理特点为角膜上皮细胞之间出现许多微小的囊肿,囊腔内可含有一些碎片状物质,PAS 或 Alcian 蓝染色呈阳性。微囊肿的直径在 10~100μm,亦可互相融合成体积较大的上皮内囊肿(图 3-3-8)。前弹力层基本完整,角膜基质层、后弹力层和内皮细胞层无明显病变。透射电镜检查可见角膜上皮细胞内糖原颗粒明显增多,微囊肿内含有纤维颗粒样或无定形物质,其可能为异常上皮细胞的变性产物,与上皮内微小囊肿形成有关。

2. 上皮基底膜营养不良 本病又称为地图-点状-指纹状营养不良(map-dot-finger print dystrophy),好发于中年女性,常

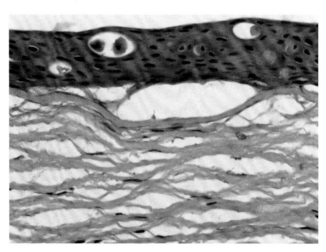

图 3-3-8 Meesmann 营养不良

角膜上皮轻度增厚,细胞间有许多微小的囊肿,HE×400

为双眼发病。本病为常染色体显性遗传，已经明确其与 *TGFBI* 基因相关，染色体定位为5q31.1。主要病变位于角膜上皮基底膜，表现为基底膜增厚、基底膜与前弹力层之间积聚厚薄不均、均匀红染的无定形物质。圆点状或微囊状混浊表现为角膜上皮细胞间微小囊肿形成，囊腔内含有脱落的细胞碎片。指纹状混浊区表现为上皮下聚集有大量基底膜样物质，基底样上皮细胞向下不规则生长。地图状混浊区的上皮细胞基底膜与前弹力层之间积聚有较厚的基底膜样物质和胶原样纤维(图3-3-9)。角膜前弹力层基本正常。透射电镜下可见角膜上皮下基底膜增厚、基底膜样物质增多，呈多层片状或水平方向排列，基底膜上的半桥粒消失。

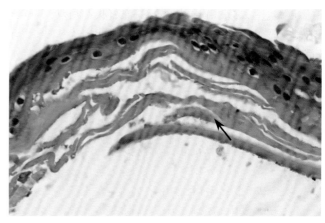

图 3-3-10 Reis-Bucklers 角膜营养不良
角膜上皮与前弹力层之间积聚有较厚的红染，有变性物质(箭头)，HE×200

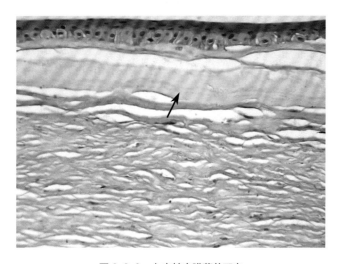

图 3-3-9 上皮基底膜营养不良
角膜上皮与前弹力层之间积聚有较厚的基底膜样物质(箭头)，HE×200

3. Reis-Bucklers 角膜营养不良　大多数为幼年发病，双眼角膜中央对称性病变，主要特点为复发性疼痛性上皮糜烂、中央角膜前弹力层地图样混浊及进行性视力下降。近年研究显示中国人 Reis-Bucklers 角膜营养不良的发生可由 *R124L*，

R124C，*R555Q* 和 *C623D* 四种不同的 *TGFBI* 基因突变所致，为常染色体显性遗传性疾病。病理特点为病变区角膜上皮不平坦，上皮细胞水肿，上皮基底膜缺损，前弹力层缺失被较厚的基底膜样纤维替代，有些部位可见局灶性断裂区充填有红染的变性物质(图3-3-10)。电镜下可见前弹力层内弥散分布着大量杆状、棒状或纺锤形高电子密度异常沉淀物，边界清晰，混杂交错排列。由于上皮细胞基底膜缺损及半桥粒消失，因而容易导致复发性上皮脱落或糜烂。

(二) 角膜基质层营养不良

1. 颗粒状角膜营养不良(granular corneal dystrophy)　为常染色体显性遗传，属于 *TGFBI* 基因相关性角膜营养不良，一般连续多代遗传，外显率高达90%。本病发病机制仍不十分明确，一些研究报道可能是由于 *R555W* 和 *R124H* 基因的变异、角膜基质内可诱导转化生长因子β的积聚所致。本病多发生于10岁以内儿童，双眼发病，青春期后症状明显。病理特点为角膜上皮下和浅基质层内有界限清楚、大小不一的团块状嗜酸性沉积物，Masson三色染色呈亮红色(图3-3-11)，刚果红、PAS 和胶性铁染色呈阴

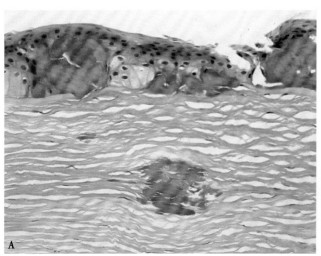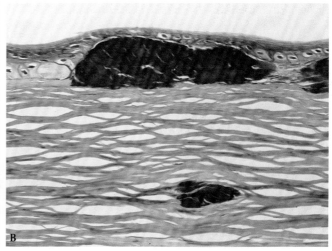

图 3-3-11 颗粒状角膜营养不良
A. 角膜上皮下和浅基质层中可见团块状红染变性物质，HE×200；B. Masson 染色显示这些变性物质呈亮红色，Masson×200

性。电镜检查可见此类物质由长短不一的杆状或薄板状、高电子密度物质组成,其宽度约有100~500nm。组织化学染色证实此类物质属非胶原蛋白,内含有酪氨酸、色氨酸及精氨酸等。

2. 格子状角膜营养不良(lattice corneal dystrophy) 为常染色体显性遗传性,一些研究证实格子状角膜营养不良发病与 TGFBI 基因相关,主要突变位点为R124C。国内外一些学者研究显示变异型格子状角膜营养不良的突变位点较多,包括H626R,V505D,T538P,V625D 等均有报道。病理特点为角膜前弹力层和浅基质层内积聚有条带状或小灶状、嗜酸性、均匀红染的变性物质;刚果红染色阳性,光学显微镜下观察呈橙黄色或橙红色,偏光显微镜下呈苹果绿双折光;Massson 三色及胶性铁染色呈阴性。这些变性物质可伸展到角膜深部基质层,但很少累及后弹力层或内皮细胞层(图3-3-12)。

3. 斑块状角膜营养不良(macular corneal dystrophy) 为常染色体隐性遗传性疾病,一些研究显示本病发生与 CHST6 基因相关,多发生于 10 岁以内儿童。病理特点为角膜上皮下和角膜基质层内积聚有大量斑块状嗜酸性物质,其属于酸性黏多糖或氨基多糖类物质,PAS 或 Alcian 蓝染色呈阳性(图 3-3-13)。嗜酸性物质可扩展到角膜上皮下,使得角膜表面呈小结节状突起,角膜上皮变薄或缺损,由此患者可出现畏光、流泪等症状。透射电镜检查发现角膜上皮下、基质层纤维间有边界较清、不规则的圆形或椭圆形结构,内为中等电子密度的细纤维状物质,呈指纹状或波纹状排列。

(三)角膜内皮细胞营养不良

主要是 Fuchs 角膜内皮营养不良(Fuchs corneal endothelial dystrophy),一种缓慢进展的角膜疾病,属于常染色体显性遗传性疾病,大约 30% 的患者有明确的家族史,有些患者可并发于圆锥角膜、年龄相关性白内障或年龄相关性黄斑疾病。病理特点为角膜后弹力层增厚,局部形成赘疣状或小结节状突起,其表面常无内皮细胞覆盖或被一层胶原性膜样组织覆盖(图 3-3-14)。角膜内皮细胞水肿变性、萎缩及数量减少。电镜下发现后弹力层赘疣状突起主要为基底膜样物质组成。由于角膜内皮细胞变性和消失,可引起持续的角膜上皮细胞和基质层水肿,容易引起角膜上皮内微小囊肿、大泡性角膜病变或纤维血管翳。

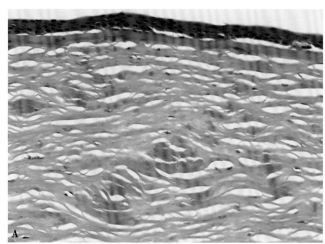
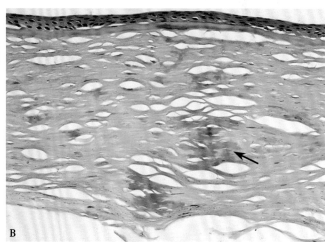

图 3-3-12 格子状角膜营养不良

A. 角膜浅基质层内积聚有小灶状、均质的变性物质,HE×200;B. 刚果红染色呈橙红色(箭头),刚果红染色×200

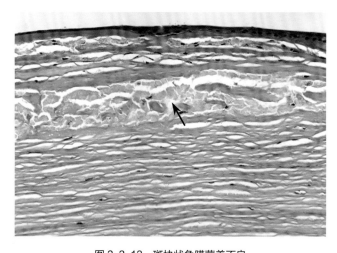

图 3-3-13 斑块状角膜营养不良

角膜上皮下和浅基质层内积聚有斑块状淡粉染的变性物质(箭头),HE×200

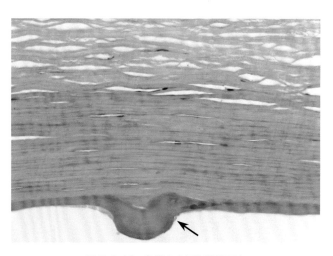

图 3-3-14 角膜内皮细胞营养不良

角膜内皮细胞消失,后弹力层增厚,局部呈赘疣状突起(箭头),HE×200

第四节 巩膜病

要点提示

本节内容主要包括巩膜炎和巩膜葡萄肿的类型和病理学特征。

一、表层巩膜炎

主要病变在巩膜上层和巩膜浅层,多为局限性病变,病变部位结膜和表层巩膜充血水肿。病理特点为结膜下和表层巩膜组织水肿,纤维间有散在或小灶状淋巴细胞、浆细胞浸润。

二、巩膜炎

巩膜炎是巩膜基质层的炎症,临床上将巩膜炎分为前巩膜炎和后巩膜炎;前巩膜炎又分为弥漫性、结节性和坏死性。巩膜炎的病因复杂,多数与自身免疫性疾病有关。大多数巩膜炎为慢性肉芽肿性炎症,通常表现为病变部位巩膜纤维水肿,血管充血,巩膜纤维间和血管周围有数量不等的淋巴细胞、浆细胞、类上皮细胞、巨噬细胞浸润,局部可见巩膜纤维溶解变性(图3-4-1)。坏死性巩膜炎比较少见,破坏性较大,特点为病变部位巩膜纤维大量溶解坏死。巩膜炎症消退后,病变区瘢痕样纤维组织增生,巩膜变薄。部分巩膜炎可并发角膜炎、葡萄膜炎、白内障或继发性青光眼。穿孔性巩膜软化症(scleromalacia perforans)是一种非炎症性坏死性巩膜炎,比较少见,多数患者伴有类风湿关节炎,主要病理特点为进行性巩膜变薄、软化、坏死和穿孔。

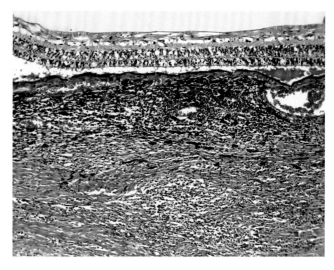

图 3-4-1 后部巩膜炎伴有葡萄膜炎

巩膜纤维水肿,巩膜和脉络膜内有大量淋巴细胞、浆细胞浸润。HE×40

三、巩膜葡萄肿

巩膜葡萄肿指由于巩膜变薄,在眼内压作用下,局部变薄的巩膜连同其下方葡萄膜向外扩张膨出而呈蓝黑色的临床表现。病理特点为病变部位巩膜纤维变薄,其内面衬覆有萎缩变薄的葡萄膜组织。按照解剖部位,巩膜葡萄肿分为以下三种类型:①前部葡萄肿:膨出位于睫状体,多见于眼外伤、继发性青光眼或眼前节炎症(图3-4-2);②赤道部葡萄肿,膨出多位于涡状静脉穿出巩

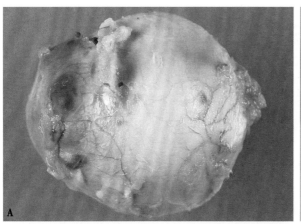

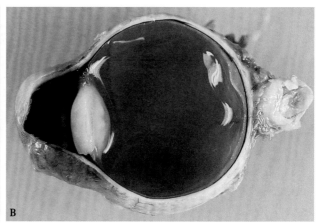

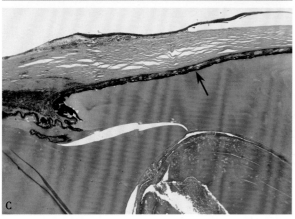

图 3-4-2 角巩膜葡萄肿

A. 大体图像显示眼球体积明显增大,角巩膜缘向外隆突呈黑紫色;B. 眼球大体切面显示角膜向前隆突,萎缩的虹膜全部贴附于角膜后面,后部巩膜膨胀变薄;C. 病理图像显示萎缩的虹膜几乎全部贴附在角膜后表面(箭头),HE×10

膜的部位,多见于巩膜炎或绝对期青光眼;③后葡萄肿,膨出位于眼球后极部,多见于高度近视眼或先天性发育异常。

第五节 葡萄膜炎

要点提示

本节内容主要包括葡萄膜炎病因、病理学分类、不同部位葡萄膜炎症的病理学改变和与临床联系。

葡萄膜包括虹膜、睫状体和脉络膜三部分,病变可以互相影响,且虹膜与睫状体炎症常同时存在。

葡萄膜炎的病因:①外源性感染:由于眼球穿孔伤、角膜溃疡穿孔后致病微生物性感染,化学毒物刺激等引起;②继发性感染:由邻近组织如角膜、巩膜、视网膜、视神经和玻璃体炎症蔓延而来;或由眼内肿瘤、出血、晶状体蛋白质所引起的中毒性或过敏性反应而造成的;③内源性感染:致病微生物通过血管或邻近组织进入眼内的直接感染;④与某些全身病或自身免疫性疾病有关。

葡萄膜炎的病理特点:根据组织细胞反应和炎性细胞种类的不同,分为非肉芽肿性和肉芽肿性两大类。非肉芽肿性炎症又分为化脓性和非化脓性炎症。化脓性炎症主要以中性粒细胞浸润为主,病变程度与细菌或毒素毒力的大小及机体免疫能力有关。急性炎症可逐渐演变为慢性炎症。非化脓性炎症特点为炎性细胞以弥漫性或局灶性淋巴细胞、单核细胞和浆细胞浸润为主,多数前部葡萄膜炎属于此类。肉芽肿性葡萄膜炎多发生于脉络膜,病理特点为在大量淋巴细胞、单核细胞浸润的背景上,伴有大量类上皮细胞和单核或多核巨噬细胞增生。依据病因不同,病变组织通常具有一些特殊的形态特征。典型的病变见于交感性眼炎、结核、麻风等。

一、急性虹膜炎

虹膜基质层水肿、血管充血,有蛋白性渗出和细胞浸润,初为中性粒细胞,继为单核细胞、浆细胞、淋巴细胞和嗜酸性粒细胞等。随病变发展,血-房水屏障破坏,蛋白性物质和炎性细胞渗出物聚积到虹膜表面或前房内(图3-5-1)。

二、急性睫状体炎

睫状体基质内水肿,血管扩张,有大量的蛋白性渗出和炎细胞浸润,睫状体上皮细胞因肿胀而破坏。蛋白性渗出与炎症细胞经过睫状体上皮层进入后房、位于晶状体的表面和晶状体悬韧带之间,甚或进入前部玻璃体,日久可形成睫状膜。在急性期,睫状突的改变较多,而睫状肌的改变较小。

三、虹膜睫状体炎的临床与病理联系

1. 瞳孔缩小　原因:①血管充血;②蛋白性渗出与炎性细胞浸润;③毒素刺激。

2. 虹膜后粘连　在晶状体与虹膜后面的渗出物呈胶着状态,使虹膜与晶状体表面相粘连。这时用散瞳剂尚能开大瞳孔。

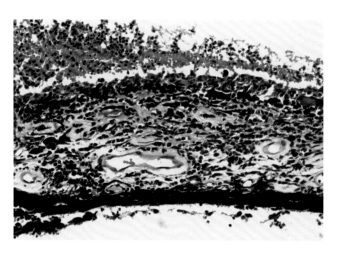

图3-5-1 急性虹膜炎
虹膜基质层肿胀,有大量淋巴细胞浸润,前房内和虹膜表面有较多中性粒细胞、淋巴细胞和炎性渗出物,HE×200

如果虹膜与晶状体表面粘连时间较久,渗出物的纤维性机化,虹膜即可固定于晶状体表面,瞳孔不易完全开大而形成虹膜永久性后粘连。虹膜后粘连一般有以下几种情况:①如果瞳孔缘与晶状体前面完全粘连,则形成瞳孔环形粘连,叫瞳孔闭锁;②如果在瞳孔区的纤维素机化形成一膜,遮盖瞳孔,则名瞳孔膜闭;③由于瞳孔闭锁,后房液体不能进入前房,虹膜乃被推向前,形成虹膜膨隆;④膨隆虹膜的根部因与前房角和角膜周边部相接触,则形成虹膜周边前粘连;⑤瞳孔闭锁与虹膜前粘连均可导致继发性青光眼(图3-5-2)。

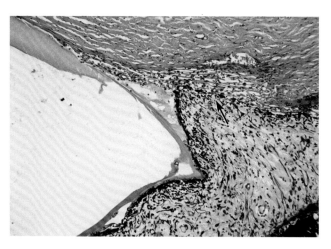

图3-5-2 虹膜炎所致的虹膜根部前粘连
虹膜基质水肿,虹膜根部与小梁网粘连(箭头),小梁网内有炎性细胞浸润,HE×100

3. 房水混浊　当虹膜睫状体有炎症性病变时,渗出与细胞即进入前房,使房水混浊。裂隙灯检查时有如阳光透过灰尘之状,名房水闪光阳性或Tyndall现象。由于渗出与细胞种类不同,而有以下临床所见:

(1)浆液性虹膜睫状体炎:渗出为浆液性,细胞少。

(2)纤维素性虹膜睫状体炎:渗出内纤维素多,房水浓度加大,在前房内呈网状,遮盖瞳孔与虹膜。

(3) 化脓性虹膜睫状体炎:渗出为脓性,含中性粒细胞,形成前房积脓。

4. 角膜后壁沉着物　于急性炎症时,前房内的淋巴细胞、中性粒细胞、嗜酸性粒细胞,以及少许色素聚集成团,沉着于角膜后壁,为新鲜的角膜后壁沉着物。待炎症消退后,该细胞团渐被吸收,仅遗留色素附着于角膜后壁,名陈旧性角膜后壁沉着物。

四、脉络膜炎

(一) 化脓性脉络膜炎

1. 病程　病程按细菌毒力的大小、人体抵抗力的强弱、免疫和过敏状态而定。链球菌可致全眼球炎,葡萄球菌可致脉络膜坏死;较轻的感染和过敏性反应则为渗出性脉络膜炎。

2. 病理　病变可以累及部分或全部脉络膜。

(1) 血管充血,管壁增厚,最后发生动脉内膜炎而闭塞。

(2) 细胞浸润:多为中性粒细胞,其次为淋巴细胞或大单核细胞等。

(3) 渗出:为脓性,内含脓细胞,间或可见细菌。早期累及脉络膜上腔,玻璃膜(Bruch 膜)破坏后则进入视网膜下面,使视网膜脱离。并可能累及视网膜细胞。

(4) 间质细胞:肿胀、坏死。

(5) 色素细胞:聚集成团,有增生与坏死。

(6) 视网膜色素上皮层:基底层破坏后,色素上皮细胞增生,色素消失,脱落或移行进入视网膜与玻璃体腔内。

(7) 病变累及玻璃体、视网膜和虹膜睫状体而成眼内炎。

(8) 玻璃体脓肿:玻璃体内大量坏死的细胞及炎性细胞,玻璃体变性液化。

3. 转归

(1) 炎症控制,渗出被吸收玻璃体遗留部分液化灶。

(2) 脓液吸收的同时,玻璃体内伴有结缔组织增生,形成膜样机化组织牵拉视网膜、脉络膜及睫状体,使之发生脱离与变性,形成眼球萎缩。后期可发生骨化。

(3) 全眼球炎者,眼内组织坏死,结构破坏严重,炎症导致眼球壁破坏,眼内容脱出,形成眼球痨。

(二) 非化脓性脉络膜炎

非化脓性脉络膜炎多属内源性感染,过程缓慢,病变为局限性。早期脉络膜基质层水肿,血管扩张充血,血管周围或基质内有散在或局灶性炎细胞浸润。炎性病变后期,脉络膜毛细血管闭塞,基质层内黑色细胞渐即发生退行性变,视网膜色素上皮增生与变性。

非化脓性脉络膜炎有以下几种结果:①早期的浸润细胞被吸收后可不遗留瘢痕;②如果无纤维增殖及新生血管形成,则遗留一单纯脉络膜萎缩区,该处的视网膜每因缺乏营养而萎缩;③通常多因纤维组织增生而形成瘢痕,在瘢痕内或其周围有色素细胞增生;当伴有脉络膜新生血管,病灶内会有出血。

五、慢性葡萄膜炎

可由急性炎症转变而来或与自身免疫性疾病有关,主要是单核细胞、淋巴细胞与浆细胞等浸润。

1. 虹膜　浸润主要在基质层,为弥散性或结节性。

2. 睫状体　实质层浸润重,睫状突和睫状体基质水肿。

3. 脉络膜　各层均可受累,但因原因不同故其受累的部分也有所不同。例如,交感性眼炎,受累较为严重者为外层,而梅毒所致者则为内层,特别是毛细血管最为显著。

4. 色素上皮细胞的改变　虹膜、睫状体,甚或视网膜色素上皮细胞层的细胞均有炎症病变。

(1) 退行性变:细胞肿胀,色素消失,或聚集成团,脱落破坏后可被巨噬细胞吞噬。

(2) 细胞增生:虹膜色素上皮增生或与晶状体前囊粘连;睫状体无色素上皮可增生呈团块状;视网膜色素上皮细胞增生或移入视网膜内。

慢性葡萄膜炎的渗出多为浆液性,纤维素较少。渗出也可进入前后房内,位于晶状体与虹膜之间,遮盖瞳孔,而引起组织间粘连的后果。炎症可累及晶状体的后面,进入玻璃体而形成睫状膜。

后果:慢性葡萄膜炎的结果为渗出被吸收,组织部分或全部萎缩。

虹膜:虹膜表面炎性渗出物的纤维性机化可引起瞳孔区纤维膜形成,瞳孔闭锁。纤维膜收缩可将虹膜色素上皮牵拉至虹膜前表面,引起色素外翻,基质层血管壁闭塞或有新生血管形成。

睫状体:睫状肌、睫状突萎缩,血管消失,分泌减少,眼压降低,眼球萎缩。

脉络膜:脉络膜基质层萎缩变薄,结缔组织增生;视网膜因缺乏营养而萎缩。

睫状膜的形成与后果:睫状膜是指位于晶状体后方、晶状体悬韧带与睫状突之间增生的纤维性膜样组织,其是由于炎症后期睫状体上皮增生、化生以及炎性渗出物纤维性机化所致(见图 3-2-6,图 3-5-3)。睫状膜收缩,可引起牵拉性睫状体脱离、视网膜脱离,导致眼球萎缩。

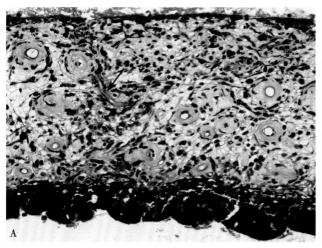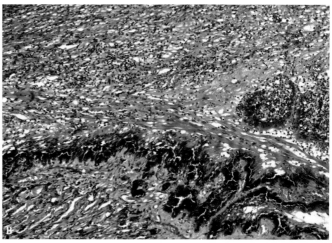

图 3-5-3　慢性葡萄膜炎

A.慢性非肉芽肿性虹膜炎,虹膜基质肿胀,有大量淋巴细胞浆细胞浸润和新生血管形成(箭头),HE×200;B.睫状体表面炎性纤维膜形成,膜组织中有大量炎性细胞浸润和蛋白性渗出,HE×100

第六节　视网膜病

要点提示

本节内容主要包括视网膜各层组织细胞的病变特点、常见的视网膜病理改变、视网膜炎症和外层渗出性视网膜病变的病理特征。

视网膜为神经组织,损伤后不再生长,仅代以神经胶质,因而功能完全丧失。病因包括视网膜血管性疾病、代谢紊乱、视网膜毒性改变、受邻近组织病变的影响等。

一、视网膜各层组织细胞的病变特点

1. 神经纤维　为神经节细胞的纤维,如果神经节细胞发生变性,神经纤维即有肿胀,伊红染色较深,破坏而成细胞样体(cytoid body)。细胞样体与神经节细胞极相似,有时集合成团而突出,形成小节,为临床上称为棉绒斑(cotton-wool spot)的一种病变。

2. 神经节细胞　其病变过程为:①细胞核染色质变性;②Nissel 小体消失;③细胞内产生空泡;④最后细胞完全消失。

3. 内核层　双极细胞的抵抗力较强,在退行性变时有肿胀,染色浅,且常进入邻近的丛状层内,所以常与丛状层的界限分不清,最后细胞皱缩而破坏。

4. 外核层　抵抗力较内核层为强,视网膜的其他组织均破坏后,有时本层仍可认出。

5. 视杆和视锥细胞　抵抗力较强,于退行性变时首先肿胀,失去纹理,最后破坏膜盘脱落,被 RPE 细胞吞噬,形成粒屑。

6. 丛状层　视网膜外丛状层和内丛状层的纤维排列疏松,是视网膜渗出液容易积聚的部位,表现为丛状层纤维间聚集有斑点状或斑块状红染的蛋白性物质。

7. RPE 细胞　失去色素,形态改变,进入视网膜,最后形

成吞噬细胞或自身坏死、被吞噬、清除;凋亡在视网膜萎缩区,可有增生,或迁徙出现于视网膜血管周围。

8. 血管　血管壁有透明样变,变厚或闭塞。

二、常见视网膜病理改变

不论其为老年性改变、新陈代谢紊乱或内中毒,眼底临床所见虽然各有其特征,但在病理方面常见的表现,如血管硬化、出血、渗出等均有相似或相同之处,简述如下:

1. 视网膜血管硬化(图 3-6-1)　以动脉的改变较大,血管壁各层均有弥漫性或部分性改变:①内皮细胞增生,内皮层下组织增生,呈透明样变,血管内膜可有粥样变;②血管中层弹力纤维增生和变厚,以及透明样变;③血管外膜纤维化、变厚,也可有透明样变。

于眼内压力增高或局部慢性炎症可见血管硬化,如青光

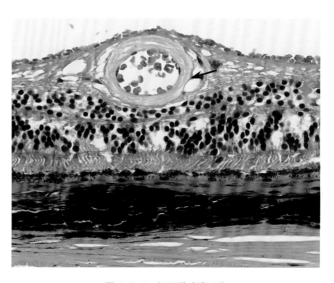

图 3-6-1　视网膜动脉硬化

血管壁明显增厚和透明样变性,血管内皮细胞减少(箭头),HE×200

眼、萎缩的眼球、视网膜脱离等。再者,血管硬化也可以为全身血管病变之一。血管壁的变厚和透明样变性表现在眼底的血管为铜丝状。如果以上两种病变加重,则血管腔继续变窄或消失,眼底血管即形成银丝状。

2. 视网膜出血 视网膜出血有各种形状,轻者仅为几个血细胞的聚合,严重者见于视网膜各层,甚或穿破外界膜或内界膜而入于玻璃体内或视网膜下方。①神经纤维层出血:因神经纤维为纵向束,出血即沿神经纤维排列呈放射状,在眼底为火焰状或线条状。②核层出血:多见于内核层,出血聚集在核层细胞之间,眼底表现为圆点状,严重的出血可破坏视网膜组织。出血附近的细胞坏死,核染色变浅。③视网膜前出血:有两类:一类为在内界膜和神经纤维层之间,实为视网膜内出血的一种,眼底表现为有一水平界的出血,不突起,也不活动;另一类为在内界膜和玻璃体后界膜之间,眼底表现显出血突起,且可随头的位置而移动。④视网膜下出血:指出血位于视网膜神经上皮和 RPE 之间。⑤ RPE 下出血:指出血积聚在视网膜色素上皮与 Bruch 膜之间,如果 RPE 下出血较多,血液可通过 RPE 缺失部位进入视网膜下(图 3-6-2)。

3. 视网膜渗出 可为大片白色渗出、中等度的渗出斑,或仅为小型白色斑点,或闪光性亮点。①大片白色渗出区,常见有以下几种情况:视网膜水肿,由视网膜血管痉挛、中央动脉全部或部分栓塞致神经纤维灶性坏死所致;棉絮状渗出,出现于内核层,渗出物富有蛋白质和纤维素,但细胞较少,常见于肾性视网膜病变;视网膜坏死,常见于严重的挫伤、感染,或炎性视网膜脱离。②中等度的渗出斑,多为神经纤维和神经节细胞的脂肪性变而形成的细胞样体,或内核层蛋白样液体的聚集。此种情况可见于肾病,血液病的视网膜病变,或视网膜脂肪栓塞。③小型白色斑点为内核层内小动脉的硬化。在硬化附近有小囊肿形成,囊内充满蛋白样液体,最常见于糖尿病性视网膜病变。④闪光性亮点见于长期病变之后,乃由陈旧性出血或渗出所产生的脂肪质,如胆固醇。⑤细小不闪光的白点,为核间巨噬细胞吞噬类脂体所致。

4. 视网膜脱离 指视网膜神经上皮层与视网膜色素上皮层之间的分离。病理特点为视网膜神经上皮下含有蛋白性渗出、血液或肿物,脱离的视网膜萎缩变薄,锥杆体细胞层有不同程度变性;视网膜色素上皮有变性、萎缩或增生。根据发病原因和临床病理学特点,通常分为孔源性视网膜脱离、渗出性视网膜脱离和牵拉性视网膜脱离三种类型。孔源性视网膜脱离是由于玻璃体内液体经视网膜裂孔进入视网膜下间隙后所致;渗出性视网膜脱离主要是由于脉络膜内液体渗漏增加或血-视网膜屏障破坏,血管内液体成分大量渗出并积聚在视网膜下所致;牵拉性视网膜脱离是由于玻璃体视网膜增殖膜或纤维血管性膜收缩所致。

5. RPE 脱离 指 RPE 与 Bruch 膜之间的分离,其发生可能与脉络膜毛细血管渗透性改变或脉络膜新生血管有关。通常分为两型:①特发性浆液性 RPE 脱离:其特点为 RPE 与 Bruch 膜之间小灶状分离,其间含有淡染的蛋白性或水样液体。②出血性 RPE 脱离:主要由于脉络膜新生血管破裂所致,多见于老年人,常伴发于年龄相关性黄斑变性;其特点为 RPE 与 Bruch 分离,其间积聚有数量不等的血细胞。如果积聚血液过多可引起 RPE 撕裂和视网膜下出血,后者容易误诊为脉络膜黑色素瘤(图 3-6-3)。

6. 视网膜新生血管 视网膜内和视网膜前新生血管主要由于视网膜缺血、血管闭塞或伴发于某些全身性病变,如糖尿病性视网膜病变。早期新生血管位于视网膜神经纤维层与内核层之间,呈血管芽状,管径较细;当新生血管穿透内界膜后,常沿视网膜表面或朝向玻璃体内生长,并且伴有纤维样细胞增生(图 3-6-4)。视网膜下新生血管比较少见,主要来自脉络膜新生血管增殖,多见于年龄相关性黄斑变性。新生血管的管壁非常薄,内皮细胞之间无紧密连接,容易发生血管破裂和出血。

7. 视网膜前膜 指视网膜内表面生长的纤维性或纤维血管性膜状组织,可分为特发性和继发性两种类型。特发性视网膜前膜的膜组织很薄,主要由 Müller 细胞或纤维型胶质细胞组

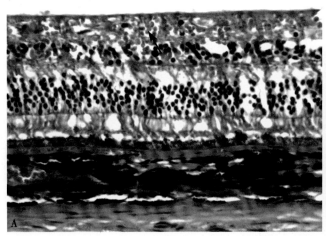
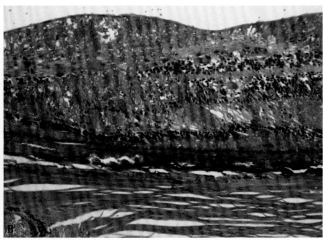

图 3-6-2 视网膜出血的病理图像

A.出血主要位于视网膜神经纤维层和内核层(箭头),HE×200;B.视网膜全层出血,视网膜组织结构有明显破坏,HE×100

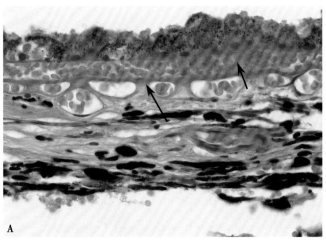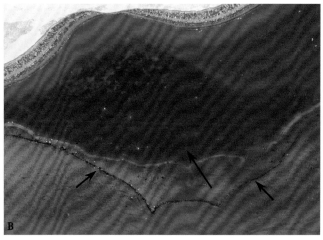

图 3-6-3 出血性视网膜色素上皮脱离

A. 出血(短箭头)位于 RPE 与 Bruch 膜(长箭头)之间,HE×200;B. RPE(短箭头)下方大量出血,并通过 RPE 缺失部位进入黄斑部视网膜下(长箭头),HE×20

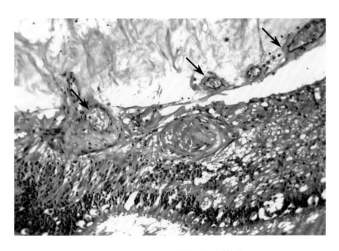

图 3-6-4 视网膜前新生血管膜

视网膜表面新生血管向玻璃体内生长(箭头),血管之间有少量纤维样细胞增生,HE×200

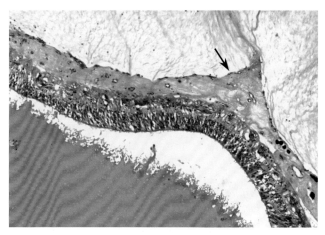

图 3-6-5 视网膜前纤维血管膜

视网膜前纤维血管膜(箭头),膜组织牵拉引起继发性视网膜脱离,HE×100

成,一般不含有血管、炎性细胞或视网膜色素上皮细胞。继发性视网膜前膜比较常见,可继发于多种眼内疾病或某些眼内手术,膜组织厚薄不均,主要由纤维样细胞和胶质细胞组成,有些膜组织中伴有血管、炎性细胞或巨噬细胞浸润(图 3-6-5)。

8. 视网膜下膜 指视网膜与脉络膜之间的纤维膜,多见于长期视网膜脱离患者,主要由于视网膜内 Müller 细胞和星形胶质细胞增生所致,膜组织沿视网膜裂孔周围向视网膜下生长,或合并视网膜前膜。视网膜色素上皮细胞可增生或纤维化生,并参与视网膜下膜的形成。脉络膜新生血管和视网膜下出血引发的血液机化和视网膜色素上皮纤维状化生,可在视网膜下方形成一局限性或盘状纤维血管性膜,或有少量炎性细胞。

9. 玻璃膜疣 通常分为硬性和软性玻璃膜疣两种类型。①硬性玻璃膜疣:可见于多种眼病,如长期视网膜脱离、眼外伤或眼球萎缩,在病理切片中表现为视网膜色素上皮与 Bruch 膜

之间积聚有小球状、土丘状或半圆形嗜酸性变性物质,界限清楚,其表面的色素上皮细胞变扁平、稀疏或萎缩;②软性玻璃膜疣:多见于年龄相关性黄斑变性,且好发于脉络膜新生血管形成阶段,常呈弥漫性、边界不清或相互融合(图 3-6-6)。玻璃膜疣亦可见于先天性眼球发育异常。有些玻璃膜疣体积较大或发生钙化。

10. 黄斑部囊样水肿 许多种眼内病变可以引起黄斑囊样水肿,包括眼内炎症、糖尿病性视网膜病变、眼外伤、视网膜静脉阻塞或某些眼内手术后。黄斑囊样水肿的发生与血-视网膜屏障损伤或玻璃体牵拉有关,致使黄斑部视网膜毛细血管内皮细胞通透性增加,血管内液体渗漏并积聚在视网膜外丛状层内。病理特点为黄斑部视网膜外丛状层或内核层内积聚有水样或蛋白性渗出液(图 3-6-7)。早期液体积聚在 Müller 纤维之间,类似微小囊肿样结构;随着液体增多,Müller 纤维可发生断裂,囊腔之间互相沟通,甚或引起黄斑裂孔。

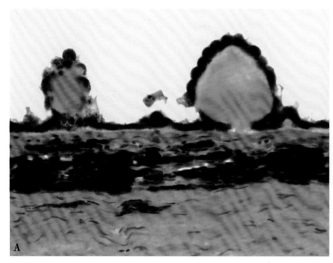
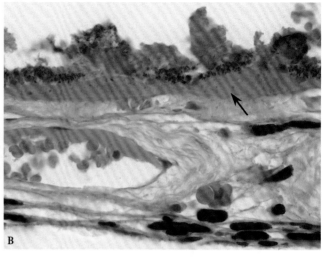

图 3-6-6 玻璃膜疣

A.硬性玻璃膜疣,呈土丘状隆起,边界清楚,HE×100;B.软性玻璃膜疣,RPE下方积聚有弥漫性、嗜酸性变性物质(箭头),HE×200

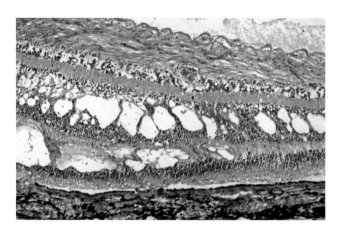

图 3-6-7 黄斑部囊样水肿

视网膜外丛状层和内核层有许多大小不一的囊性腔隙,HE×100

三、视网膜炎症

(一)脓性视网膜炎

由虹膜睫状体炎,玻璃体脓肿和视盘炎等所引起。视网膜内层先受感染,有中性粒细胞浸润,多见于血管的周围,以锯齿缘处最为显著。最后视网膜全层受感染,并累及脉络膜、巩膜,形成全眼球炎。

由脓性栓子进入视网膜血管所引起者,脉络膜也可受累,为转移性眼炎。

(二)脓毒性视网膜炎

病变处无细菌,由于毒素刺激所致。检眼镜检查可见眼底有出血和渗出。病理证明白色渗出为细胞样体。部分视网膜仍正常。

(三)急性视网膜坏死

主要是由疱疹病毒感染引起的视网膜炎症,单眼或双眼发病。发病急,有明显的眼部刺激症状和视力下降,眼底表现为严重的玻璃体炎、多灶性周边部视网膜炎和闭塞性视网膜小动

脉炎。病理特点为视网膜全层坏死、玻璃体内大量坏死和炎性渗出、肉芽肿性脉络膜炎、视网膜小动脉闭塞,其周围有大量淋巴细胞浸润(图 3-6-8)。有些病变可见多核巨噬细胞浸润。病变后期常并发增殖性视网膜病变,引起继发性视网膜脱离。

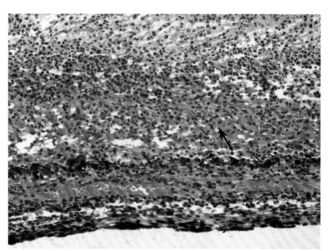

图 3-6-8 急性视网膜坏死

视网膜组织几乎全部坏死(箭头),玻璃体内有大量炎性细胞,脉络膜内有大量炎性细胞浸润,HE×100

四、外层渗出性视网膜病变

外层渗出性视网膜病变(external exudative retinopathy),又称 Coats 病。儿童、青少年多见,男性多于女性,大多为单眼发病。其病程缓慢,常常因为视力显著减退、斜视、瞳孔区出现黄光反射才引起注意,临床上应与视网膜母细胞瘤鉴别。

渗出性视网膜病变的原因包括:①视网膜先天性血管畸形;②视网膜血管内皮下黏多糖沉积;③视网膜血管内皮细胞结构破坏;④也有人认为与炎症有关。

视网膜的病理改变以外层最为突出。由于病理标本多为

病变后期,故视网膜明显脱离,且有变性、萎缩,结构大都破坏。视网膜深层可见大量蛋白性渗出、出血,间有大小不等的囊腔、色素、胆固醇结晶、泡沫状巨噬细胞。视网膜血管的变化也比较显著,表现为血管扩张、管壁增厚、玻璃样变性、血管内皮下黏多糖沉积、内皮细胞消失、血管瘤、管腔闭塞、视网膜出现大量新生血管等。视网膜色素上皮出现变性、消失、增生等改变(图3-6-9)。

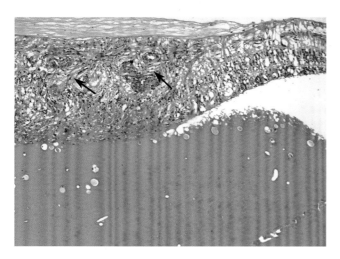

图 3-6-9　外层渗出性视网膜病变(Coats 病)的病理图像

视网膜内层有许多形态异常的血管(箭头),视网膜下有大量蛋白性渗出,其间可见泡沫状组织细胞,HE×100

视网膜下有大量蛋白性渗出,可见出血、胆固醇结晶、泡沫状巨噬细胞、机化组织。相应部位脉络膜内可有慢性炎症细胞浸润。长期的病变内可以出现钙化、骨化。

玻璃体内有明显蛋白性渗出液,也可见出血、胆固醇结晶、机化组织、新生血管等。

病变后期,虹膜表面常出现富于新生血管的纤维膜、前房角闭塞、角膜上皮细胞水肿,因此也要注意和新生血管性青光眼鉴别。

第七节　晶状体病

要点提示

本节内容主要包括不同类型白内障的病理学特点。

一、年龄相关性白内障

(一)临床分期

根据晶状体混浊部位不同,临床上将年龄相关性白内障分为三种类型,即皮质性、核性和后囊膜下白内障,以皮质性白内障最为常见。根据临床发展过程和表现形式,皮质性白内障可分为四期:初发期、进展期、成熟期和过熟期。初发期主要是由于晶状体上皮细胞泵转运系统失常导致液体在晶状体内积聚所致。进展期,由于晶状体水肿和纤维间液体不断增加,表现为晶状体膨胀和厚度增加。成熟期的特点为晶状体几乎全部混浊,晶状体纤维水肿变性和纤维崩解断裂,形成 Morgagnian 小体。过熟期表现为大部分晶状体皮质液化变性,晶状体囊膜变薄或破裂,有些病例由于变性的晶状体皮质溢入前房内、阻塞前房角,可引起晶状体溶解性青光眼。

(二)病理

1. 晶状体上皮细胞　发生退行性变,细胞体积增大,染色变浅,细胞排列稀疏,部分细胞间形成空泡。赤道部上皮细胞肿大,部分增殖细胞变形呈球形或腊肠状,名囊状细胞。过熟期白内障中晶状体上皮细胞可完全消失。许多白内障的上皮细胞常越过赤道部,向晶状体后面生长。

2. 晶状体　晶状体核少有病变,主要变化在皮质。最初在纤维间隙中出现透明液体,后即产生一致性或粒形蛋白样沉着物。晶状体纤维随之肿胀、混浊,染色不均匀,最后崩解为团状物,称 Morgagnian 小体。病变部位包括有凝结的蛋白样液体,Morgagnian 小体和细胞碎屑,即含有各种蛋白质、脂肪、类脂性及无机盐等物质。过熟期晶状体纤维大部分液化变性,可伴有钙盐沉积、胆固醇沉着或骨化(图3-7-1)。

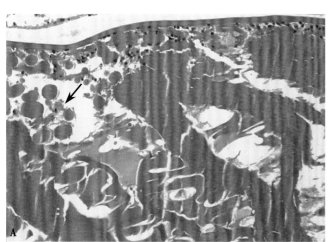
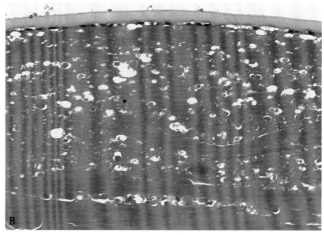

图 3-7-1　年龄相关性白内障的病理图像

A. 水肿变性的晶状体纤维崩解为团状物,称 Morgagnian 小体(箭头),HE×200;B. 过熟期晶状体上皮细胞基本消失,皮质纤维液化变性,HE×200

二、板层白内障

本病又称为绕核性白内障,为先天性白内障最常见类型,多为静止性。病理子午线切面见晶状体带状混浊,环绕晶状体核,带内纤维间有多数小间隙,隙内充满不透明的细粒,其成分与老年性白内障者相同。混浊可有多层,层间杂以透明无病变的晶状体纤维。

三、前囊性白内障

本病发生于晶状体上皮细胞受刺激之后,如外伤或炎症等,部分上皮细胞被破坏,其周围的上皮细胞反应性增生,位于新生成的晶状体上皮与晶体囊膜之间。病灶玻璃样外观,病灶中增殖的细胞可为扁平或梭形,类似纤维样细胞,其间或有胆固醇和钙质沉着(图3-7-2)。

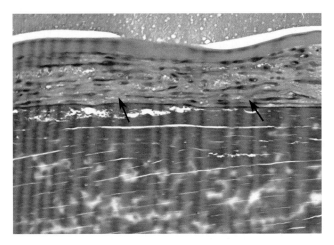

图 3-7-2　前囊性白内障
晶状体囊膜下有扁平斑块状纤维细胞增生(箭头),HE×200

四、后发性白内障

于白内障囊外摘出术后或严重的外伤,致使晶状体仅残余部分囊膜及少量皮质。由于晶状体赤道部上皮细胞仍存留于眼内,生长新纤维,这些纤维由于暴露于房水内,故并不能形成规律排列的晶状体纤维。甚或在晶状体悬韧带和虹膜上均可见不规则的晶状体纤维。当新生的细胞贴附于晶状体后囊膜,多以两种形式存在。

1. 紧贴于晶状体囊膜,成排列不规律的纤维细胞状。临床上表现为灰白膜样的混浊。

2. 成团排列,形成多个大小不等的晶状体细胞集落。临床上表现为珍珠状混浊。

对由于白内障囊外摘除后,后囊出现的上述后囊膜的混浊,临床上诊断为后发性白内障(posterior capsular opacity)。

当晶状体残留囊膜彼此粘连成为密闭腔隙,晶状体的周边部分皮质遗留在晶状体囊内,呈灰白色环状居于虹膜的后面,名 Soemmering 环(图3-7-3)。

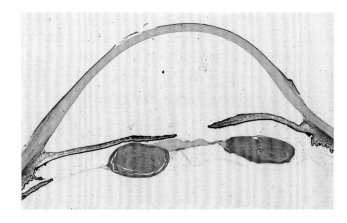

图 3-7-3　后发性白内障,Soemmering 环形成

第八节　青光眼

要点提示

本节内容主要包括原发性青光眼、继发性青光眼、发育性及儿童型青光眼的病理学特点和相关组织的病理学改变。

一、原发性青光眼

1. 角膜　角膜上皮水肿,有液体位于上皮层和前弹力层间,形成大泡性角膜病变;大泡内液中可出现淋巴细胞。大泡性角膜病变破裂可致角膜上皮剥脱。反复出现的眼压升高所致角膜水肿,可使角膜因缺氧在上皮下和前弹力层之间出现纤维血管组织增生,称为血管翳,后期血管翳中的血管退化,遗留下无细胞成分瘢痕样纤维组织,称为退行性血管翳。角膜基质水肿可造成基质层纤维间隙加大,纤维肿胀变性和角膜细胞增多,有时可见新生血管形成。后弹力层因肿胀而破裂或皱缩,内皮细胞变平,形状不规则,甚或消失。

2. 前房角　闭角型青光眼通常表现为周边部虹膜部分或全部与角膜后壁接触,甚或粘连。早期小梁网被虹膜根部遮盖,内皮细胞肿胀。晚期虹膜组织萎缩变薄甚至仅剩色素上皮,小梁网变性、硬化,或被结缔组织替代,内皮细胞消失,Schlemm 管变窄或消失,虹膜周边部与角膜粘连形成假前房角(图3-8-1)。

前房角原发性退行性变可能是开角型青光眼的病因,它起于小梁网外侧部分,以后涉及 Schlemm 管、收集管、巩膜静脉丛。这些改变包括小梁薄板变厚和硬化,内皮细胞肿胀、增生、变性、空泡形成。小梁网眼内积聚有黑色素颗粒,小梁薄板变性,粗细不匀,甚至消失,以上的各种改变可导致小梁网间隙狭窄,Schlemm 管管腔狭窄,甚至闭塞。有的还可见巩膜内收集管和血管的变窄和闭塞。有人发现 Schlemm 管管壁内皮细胞中为输送房水的空泡样结构即吞饮现象减少或消失。

3. 虹膜　充血水肿,虹膜根部接触小梁网,发生周边前粘连,晚期虹膜萎缩变薄,有时色素上皮增生,瞳孔括约肌和开大肌萎缩。血管硬化,管壁透明样变,管腔狭窄或闭塞。

4. 睫状体　晚期萎缩变小,肌纤维部分消失,睫状突变薄变小,血管硬化,结缔组织透明样变。

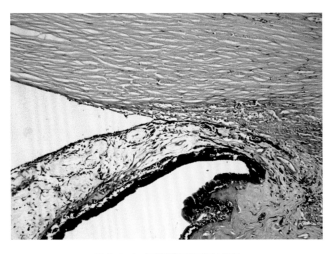

图 3-8-1 原发性闭角型青光眼

病变早期,虹膜根部与小梁网粘连,Schlemm 管闭塞,部分小梁薄板变性,HE×100

5. 脉络膜 晚期小血管,特别是毛细血管闭塞消失,脉络膜明显变薄,仅大血管存在。

6. 视网膜 长期高眼压,可引起神经节细胞和神经纤维层退行性变,神经节细胞数量减少或萎缩,神经纤维层变薄。RPE 细胞最初阶段无变化,逐渐消失,以视盘周围最为显著。青光眼晚期,视网膜萎缩变薄,病变于后极部更为显著。

7. 视盘 急性期充血水肿,久之,神经纤维解离、破坏,筛板后陷呈筛网状陷凹(图 3-8-2)。陷凹内有时填以增生的神经胶质,甚至填满陷凹或突入玻璃体内,临床上易误诊为视盘的其他疾病。

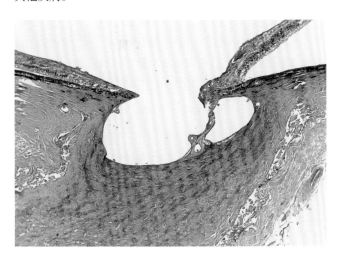

图 3-8-2 青光眼性视盘凹陷

HE×20

8. 晶状体 晶状体前囊下皮质纤维解离,出现空泡。上皮增生,有时使晶状体囊变厚,临床上可观察到晶体前囊及囊下泡沫样混浊,被称为青光眼斑,为青光眼急性发作的临床典型体征。

9. 玻璃体 房水积蓄于玻璃体前界膜与晶状体后囊之间,使后房加深推晶状体和虹膜向前,长期高眼压致使玻璃体液化。

10. 巩膜 浅层血管充血,巩膜内血管和神经管周围细胞浸润,日久板层纤维硬化、变薄,可出现巩膜葡萄肿。

二、继发性青光眼

1. 角膜 外伤或炎症导致的溃疡累及角膜基质及内皮面,使角膜后壁与虹膜发生粘连,前房角被渗出物质或炎症细胞堵塞,小梁网阻塞或房角结构紊乱、房角闭锁。房角闭锁后,小梁薄板减少或消失,角膜内皮细胞变性或消失。

2. 虹膜睫状体 ①虹膜与睫状体粘连,造成瞳孔闭锁,虹膜膨隆;②虹膜组织浅层及表面新生血管形成,被纤维血管膜或炎性纤维膜覆盖。有时也可有虹膜色素上皮增生。

3. 晶状体 ①皮质变性,晶状体膨胀,推虹膜向前,前房角变浅或堵塞。囊膜破裂,晶状体皮质也可以溢入前房,堵塞前房角。②晶状体异位:见于外伤,蜘蛛手合并晶状体异位综合征(马方综合征)及球形晶状体短指(趾)型综合征(Marchesani 综合征)等,晶状体压迫虹膜根部,堵塞瞳孔,或闭塞前房角。③晶状体溶解性青光眼:见于白内障过熟期,溶解的晶状体物质被巨噬细胞包绕并吞噬,这类巨噬细胞、晶体溶解的物质及前房内反应性炎症细胞沉积于小梁网及前房角(图 3-8-3)。虹膜基质内可见淋巴细胞、浆细胞浸润。④假性剥脱综合征:晶

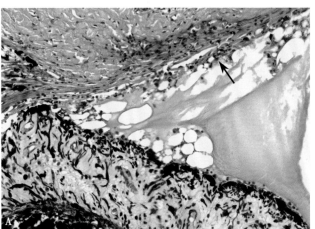

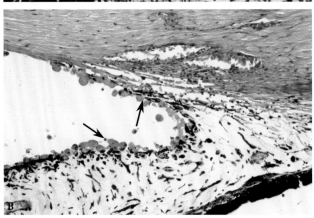

图 3-8-3 继发性青光眼的前房角病理图像

A.前部葡萄膜炎引起的继发性开角型青光眼,前房内有大量红染的蛋白性渗出,小梁网内被炎性细胞阻塞(箭头),HE×100;B.过熟期白内障引发的晶状体溶解性青光眼,虹膜表面和前房角积聚有许多吞噬有变性晶状体皮质的巨噬细胞(箭头),HE×100

体前囊前伪膜形成,类似前囊剥脱;晶状体前囊表面灰白色碎屑堆积,在虹膜瞳孔缘、睫状体表面、晶状体悬韧带和小梁网上均可存在这种物质。

4. 眼外伤　因致伤原因复杂,除眼压增高所致的眼部组织病理变化外,常可见到的病理改变包括:①挫伤:前房或玻璃体腔积血、晶状体脱位入前房、角膜血染;虹膜根部解离、虹膜全部游离至前房内或全部自伤口脱出至无虹膜状态;玻璃体疝等。②穿通伤和内眼手术后:虹膜大面积嵌入伤口,致使前房角关闭;晶状体破裂、皮质溢出;玻璃体疝或玻璃体嵌入伤口;上皮植入、虹膜或睫状体植入性上皮囊肿影响前房角;铁锈、铜锈沉着症等。

5. 视网膜中央静脉阻塞或视网膜中央动脉栓塞　新生血管膜遮盖前房角和虹膜表面。

6. 眼内肿瘤　①瘤组织本身堵塞前房角;②瘤组织推晶状体和虹膜向前堵塞前房角;③巨大肿瘤眼内占位,使得眼内组织被挤压,前房角变形。

三、发育性及儿童型青光眼

发育性青光眼(developmental glaucoma)是由于胚胎期或发育期前房角组织发育异常导致房水排出障碍而引起的一类青光眼,曾又称为先天性青光眼。临床上分为原发性婴幼儿型青光眼、原发性青少年型青光眼和伴有其他发育异常的青光眼三种类型。

(一) 发病原因

主要为:

1. 在胚胎时虹膜根部未与角巩膜分开。
2. 小梁或 Schlemm 管未发育,或发育不全。
3. 房角胚胎性组织残留。

(二) 病理

眼球体积增大,巩膜变薄,角膜全层组织变薄向前膨出,角膜全层水肿,后弹力层破裂。前房深,虹膜萎缩,甚至缺如。晶状体扁平,退后,晶状体悬韧带伸长,可存在部分或全部断裂,

致使晶状体部分或全部脱位。睫状体分化不全,睫状突数量少,脉络膜和视网膜萎缩,视神经在早期因眼球膨胀而无变化,但最终发生明显的青光眼凹陷。

第九节　眼内肿瘤

要点提示

本节内容主要包括眼内肿瘤的类型、葡萄膜黑色素瘤和视网膜母细胞瘤的病理学特点和眼内继发性病变。

眼内肿瘤包括视网膜和葡萄膜肿瘤。视网膜肿瘤中,以视网膜母细胞瘤最为常见,而视网膜血管瘤、视网膜星形细胞瘤和 RPE 腺瘤或腺癌比较少见。葡萄膜肿瘤通常分为黑色素性和非黑色素性肿瘤两种类型。黑色素性肿瘤中主要包括葡萄膜基质内黑色素细胞起源的色素痣、黑色素细胞瘤、黑色素瘤和虹膜、睫状体色素上皮细胞起源的腺瘤或腺癌。非黑色素性肿瘤分为原发性、继发性和转移性肿瘤。原发性肿瘤中主要是脉络膜血管瘤、脉络膜骨瘤、睫状体平滑肌瘤、睫状体髓上皮瘤和淋巴瘤。继发性肿瘤多数是由于视网膜母细胞瘤、角巩膜缘鳞状细胞癌或眼眶内恶性肿瘤的直接侵犯。葡萄膜转移性肿瘤主要是由于其他器官或组织的恶性肿瘤经血液转移所致,尤其是呼吸道、消化道或乳腺的癌瘤,而肉瘤很少转移到眼球内。

一、葡萄膜黑色素瘤

葡萄膜黑色素瘤多发生于 40~60 岁之间,偶可见于小儿或 80 岁以上老人,为单眼原发性肿瘤,多为单一生长。肿瘤好于后极部脉络膜,也可发生于睫状体或虹膜。

(一) 形态分类

1. 局限性黑色素瘤　多位于葡萄膜后段,即在脉络膜。肿瘤起自脉络膜基质层,初期因受巩膜和玻璃膜的限制呈椭圆形。穿破玻璃膜后生长于视网膜下呈蘑菇状(图 3-9-1),肿瘤

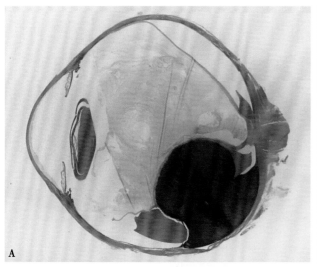
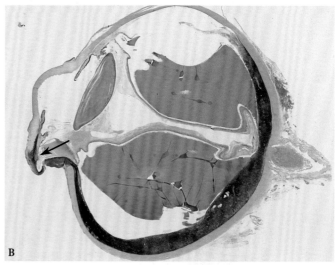

图 3-9-1　葡萄膜黑色素瘤生长方式

A. 局限性生长,肿瘤突破 RPE 后向视网膜下方生长,呈典型的蘑菇状;B. 弥漫性生长方式,肿瘤在葡萄膜内呈弥漫性扁平状生长,伴有广泛的渗出性视网膜脱离,局部侵及角巩膜缘(箭头)

的基底在脉络膜内,颈部因受玻璃膜的限制变窄。肿瘤穿透玻璃膜后,生长速度加快,推视网膜向前,发生实质性视网膜脱离。肿瘤周边同时发生浆液性视网膜脱离,脱离处视网膜下液中,含有炎症细胞、脱落的肿瘤细胞、巨噬细胞及色素上皮等。

肿瘤部位的视网膜可出现囊样变性,局部视网膜色素上皮变性、增生、甚至进入肿瘤内。有时肿瘤沿神经、血管穿出眼外。

2. 弥漫性黑色素瘤 比较少见,肿瘤在脉络膜内呈弥漫性扁平状生长,可累及大部分脉络膜(图3-9-1)。肉眼观察似脉络膜增厚。视网膜早期无改变,后期视网膜变性,脱离。检眼镜下不易确诊,容易误诊为脉络膜或视网膜脱离。甚至首先发现眼外蔓延的肿瘤,也有因全身转移死亡,而尚未发现眼底肿瘤。有些肿瘤同时累及虹膜和睫状体,沿虹膜大环呈环状浸润,并向前后蔓延,整个虹膜睫状体变厚,且呈虹膜异色现象,因影响前房角而继发青光眼。易早期向眼球外蔓延。

(二)病理

1. 肉眼所见 大多数肿瘤呈棕褐色或黑色,有时呈花斑状。少数肿瘤为灰白色外观。

2. 显微镜下所见 肿瘤细胞由梭形细胞,上皮样细胞,气球样细胞等所组成(图3-9-2)。梭形细胞尚可分为两种:①A型梭形细胞,大小一致,极向较好,不见核仁,可见核膜纵褶;②B型梭形细胞,较A型细胞稍大,细胞大小稍不一致,极向稍差,核仁清楚可见。上皮样细胞圆形或多角形,胞浆较多,胞核大,核仁清楚可见。大多数瘤细胞内含有细小的黑色素颗粒。

根据构成肿瘤的主要细胞成分,黑色素瘤可以分为梭形细胞型、上皮样细胞型和混合细胞型,但多为混合细胞型。上皮样细胞型恶性程度较高。气球样细胞是细胞坏死前的一种表现。在同一肿瘤内,可以在不同的区域存在不同的细胞类型,

故肿瘤的细胞分型是指肿瘤以哪种细胞为主要存在型。

大多数国人葡萄膜黑色素瘤内含有较多黑色素,但有些肿瘤色素分布多不一致,肿瘤的基底和周边部色素较多。有少数肿瘤的瘤细胞无或仅有很少量黑色素,称为少色素性或无色素性黑色素瘤,瘤细胞对S-100蛋白、HMB-45染色呈阳性表达。瘤细胞间可见网状纤维,多少不等,网状纤维较多,则肿瘤组织转移可能性较小。

(三)肿瘤引起的眼内改变

1. 出血 多为少量出血,出血可位于视网膜内、肿瘤周围;亦有大量出血者,甚至第一个症状即为玻璃体积血。

2. 退行性变与坏死 肿瘤生长过程中,其中心部组织可发生退行性变,在距离瘤底远的部分常见有坏死灶,其中可见有坏死的瘤细胞与色素,有时有出血。坏死组织可以被吸收,也可因毒素刺激引起葡萄膜炎、全眼球炎,甚至交感性眼炎等。

3. 继发性渗出性视网膜脱离。

4. 继发性青光眼 可引起继发性闭角型青光眼和继发性开角型青光眼。

二、视网膜母细胞瘤

为小儿的视网膜恶性肿瘤。2/3的患者发现于5岁之前,为先天性肿瘤;但在5岁之后仍可发生。双眼患者占全数的1/4,但第二眼的肿瘤也为原发者,并非由他眼转移而来。

(一)分期

可分四期:

1. 第一期 眼内生长期:初为灰色结节,起自视网膜,可以为单灶性或多灶性。肿瘤也可能同时累及双眼。向内生长者,称为内生性视网膜母细胞瘤,肿瘤生长进入玻璃体腔,大多数不出现视网膜脱离。肿瘤向外长者,称为外生性视网膜母细胞瘤,肿瘤长入神经视网膜下间隙,造成神经视网膜脱离;随着肿瘤向眼前节生长至晶状体后,瞳孔区出现灰白色反光,临床上

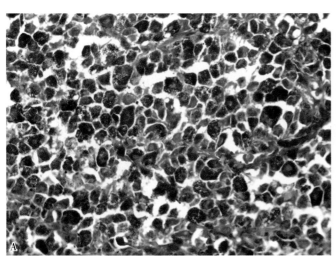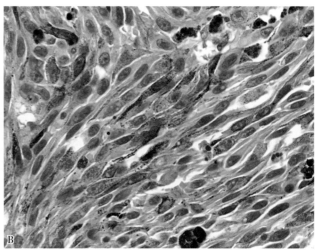

图3-9-2 葡萄膜黑色素瘤的细胞类型

A.梭形瘤细胞,HE×400;B.上皮样瘤细胞,瘤细胞内含有较多的黑色素,HE×200

称为白瞳症;这一期为时约 6 个月~1 年。

2. 第二期　青光眼期:由于瘤细胞阻塞前房角,或由于瘤组织与蛋白性渗出液体占据眼球内部,将晶状体与虹膜推向前,而发生继发性青光眼。此外,小儿因巩膜较弱,故眼球整个膨大,类似水眼。

3. 第三期　眼外蔓延期(图3-9-3):以视神经受累为最早,瘤组织浸润使视神经增粗。蔓延到眼眶内的瘤组织可推眼球向前,发生眼球突出。瘤组织填满眼球后,可穿破巩膜到眼外,最常见于角巩膜交界处,角膜常有坏死。肿瘤穿出眼外,生长更为迅速。

4. 第四期　转移期:多为直接扩散,由视神经和眶裂进入颅内、颞颥凹及头部皮下,也可经淋巴管转移到附近淋巴结或经血管转移到全身其他器官,甚或累及上、下肢的长骨。

(二)病理

视网膜母细胞瘤细胞具有视网膜神经前体细胞或视网膜干细胞的形态特点,细胞形态比较多样,尽管有较多的对于其细胞来源的实验室研究,但尚未有确切的结果。

1. 肉眼所见　视网膜母细胞瘤为白黄色组织,玻璃体中常见脱落的肿瘤组织的细胞团,肿瘤组织中可见出血、空腔。视网膜母细胞瘤的特征之一为肿瘤组织钙化。在制作组织病理切片时,有时需要脱钙处理;由于肿瘤的主要全身转移形式是经由视神经迁延至颅内,故在病理诊断标本制作时,常规将视神经自眼球处离断,单独石蜡包埋制作切片,进行显微镜下病理判断,以早期作出肿瘤有无视神经侵犯和视神经断端有无瘤细胞残留的判断。

2. 显微镜下所见　瘤细胞多数小而圆形,也有较大的圆形细胞、多边形或长椭圆形者。细胞核大,胞浆较少,多见核分裂象,细胞凋亡现象在肿瘤组织内很常见。视网膜母细胞瘤的镜下特征形态为所谓"玫瑰花环状"(rosettes)肿瘤细胞排列;肿瘤细胞彼此相贴排列成团,中间为一中空腔(Flexner-Wintersteiner环);或无中空腔(Homer Wright 环)。当肿瘤细胞分化较差,瘤细胞也常沿血管分布,这种细胞排列形式,被称为假玫瑰花环(图 3-9-4,图 3-9-5)。

瘤组织内血管不甚丰富,新生血管仅为内皮细胞和薄层结缔组织所形成,在肿瘤早期即有坏死,坏死的瘤细胞呈密集之红染颗粒,细胞轮廓消失,未全坏死的瘤细胞可见残留的细胞碎屑,局部可见巨噬细胞。75% 患者的瘤组织内有钙质沉着,可以其量甚微,以颗粒的形式存在,也可相当广泛或围绕在血管壁周围。

其他病理改变:①瘤细胞可沿玻璃体与房水而达虹膜、晶状体、前房和角膜后壁,甚或在前房沉着呈积脓状;②葡萄膜萎缩以及青光眼病变;③肿瘤细胞侵入脉络膜,呈小灶状或肿块状;④晶状体发生白内障或改变其位置,也可被瘤细胞浸润,甚或被吸收,仅囊皮存在;⑤角膜变薄,坏死或成溃疡;⑥巩膜变薄,眼球增大,玻璃体内形成睫状膜,或全为肿瘤组织填满,最后眼球穿破。有极少数病例,临床诊断为视网膜母细胞瘤,但不继续增长而自行痊愈,患儿得以存活。究其原因:一为恶性肿瘤在眼内生长过程中,血管闭塞,血液供应不足,缺乏营养,肿瘤坏死,眼球萎缩;二为肿瘤细胞分化良好,不再继续增殖,现今称之为视网膜细胞瘤(retinocytoma)。视网膜细胞瘤是一种细胞分化程度好的视网膜肿瘤,肿瘤细胞明显有向光感受器细胞分化的趋势,细胞团间隔以嗜酸染色的纤维组织基质,肿瘤细胞没有病理性核分裂象,肿瘤细胞团中很少细胞坏死,偶见钙化灶。

有极少数病例,视网膜母细胞瘤自行痊愈,肿瘤组织内有较多的钙质沉着,血管闭塞,形成肉芽组织,最后纤维组织增生,瘤细胞破坏,眼球萎缩。但切不可以此少数病例存侥幸心理,因大多数肿瘤属恶性。

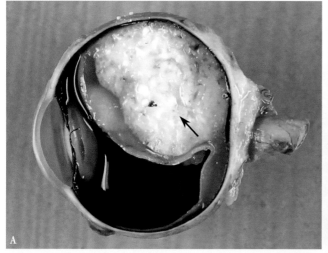
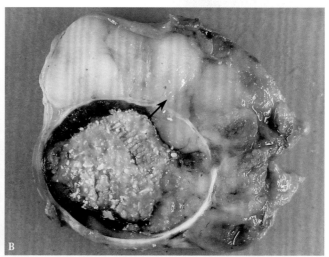

图 3-9-3　视网膜母细胞瘤眼球大体切面图像

A. 肿瘤位于视网膜下,呈外生性生长(箭头);B. 肿瘤主要呈内生性生长,玻璃体内充满肿瘤细胞,伴有瘤细胞坏死;瘤细胞侵犯脉络膜和穿透后部巩膜,进入眼眶内(箭头)

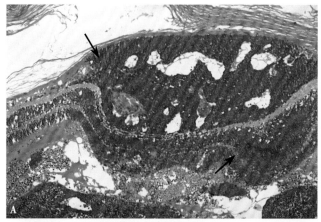

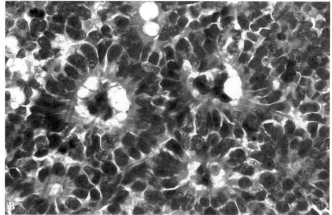

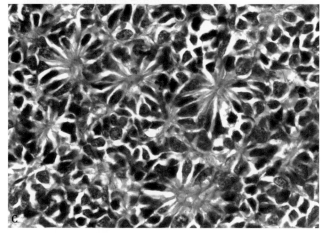

图 3-9-4　视网膜母细胞瘤的病理特征

A.肿瘤细胞起源于视网膜各层(箭头),其周围仍可见相对正常的视网膜组织,HE×100;B.瘤细胞呈放射状排列的菊形团,中央呈空腔或少量细胞突入(Flexner-Wintersteiner 环),HE×500;C.瘤细胞排列成玫瑰花环状,HE×500

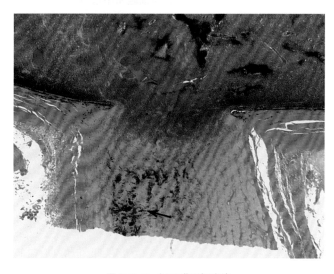

图 3-9-5　视网膜母细胞瘤

瘤细胞侵犯筛板后视神经(箭头),HE×20

第十节　眼外伤

要点提示

　　本节内容主要包括眼球非穿孔伤、穿孔性伤、眼球内异物、化学性损伤、放射性损伤引起的眼部组织病理改变和交感性眼炎的病理学特点。

　　眼球虽有眼眶、眼睑与鼻的保护,但外伤仍属多见。

一、眼球非穿孔伤

　　为眼球直接受挫伤或震荡伤所致。

　　1. 角膜

　　(1) 擦伤:甚为常见。擦伤处角膜上皮脱落,神经末梢立即暴露,极为疼痛,但恢复甚速。擦伤灶周围上皮细胞向灶内生长,全角膜上皮细胞脱落后 24~48h,即可完全恢复;如果前弹力层未受损伤,愈后不留瘢痕。

　　(2) 角膜溃疡:为角膜擦伤后感染所致。

　　(3) 角膜基质炎:角膜深层混浊,多呈盘状。由于内皮细胞损伤,后弹力层破裂,房水进入角膜,发生角膜深层水肿,甚或有实质层的坏死。

　　2. 前房积血　系由虹膜或睫状体内血管破裂造成。出血可自行吸收,血液由虹膜表面的小窝进入虹膜,或经前房角间隙进入 Schlemm 管周围的淋巴间隙而吸收,如前房积血较多,同时合并高眼压,则可发生角膜血染,暨血细胞随破裂的角膜内皮层及后弹力层进入角膜基质内,血细胞分解后,角膜板层间隙可见细小棕色颗粒沉着。

　　3. 虹膜　受伤后可发生:①麻痹性瞳孔散大或缩小,前者多见;②括约肌破裂,瞳孔缘有裂口;③虹膜根部解离,较大的部分解离,可发生虹膜内翻或外翻。虹膜也可以完全解离,缩成团状,沉着于前房的下方。

4. 睫状体 可以破裂发生出血、睫状体剥离、甚或萎缩，致使眼压降低，眼球萎缩。睫状肌的损伤可引起前房角劈裂；小梁网断裂，房角后退。

5. 脉络膜 脉络膜血管破裂后出血，出血可聚集于脉络膜组织内，脉络膜上腔或视网膜下方。血液被吸收后常在视盘颞侧显向心性弧形瘢痕，瘢痕处的毛细血管和小血管消失，视网膜萎缩，萎缩灶周围有色素沉着。

6. 视网膜

(1) 出血：小出血多见于视网膜内；大量出血则储存于玻璃体膜下面，进入玻璃体或视网膜与脉络膜之间。

(2) 视网膜震荡：在挫伤后2h，视网膜后极部发生水肿，24h内达到最高峰，3~4d消退，不留痕迹。视网膜水肿乃视网膜小血管痉挛所致，也有人认为系脉络膜血管的渗出液侵入了视网膜内。有时在黄斑部有色素沉着，发生囊样变性，甚或黄斑部坏死，形成黄斑裂孔。

(3) 视网膜脱离：由于锯齿缘解离，视网膜破孔或由于其下有渗出而发生渗出性视网膜脱离。

(4) 视网膜破裂：罕见。

7. 玻璃体 可有：①脱离；②由邻近组织而来的出血；③混浊。

8. 晶状体

(1) 白内障：晶状体囊破裂后，房水或玻璃体进入晶状体内，即发生混浊。这种病变最多见于后皮质，混浊沿晶状体缝成羽毛状，然后联合成菊花状，最后完全混浊，如囊的破裂极小，或由于虹膜遮盖，伤口封闭，晶状体的混浊有可能不再继续进展。临床检查未能发现囊破裂的挫伤性白内障，病理学检查有时也可发现囊的破裂。真正的无囊膜破裂的挫伤性白内障，囊下上皮细胞退行性变，房水渗入晶状体内，混浊情况由上皮病变的程度和上皮增生速度等因素决定，大多数病例最终晶状体全部混浊。

(2) 晶状体部分脱位：晶状体悬韧带部分断裂，晶状体部分脱位，可无症状，但也有时发生白内障，青光眼和虹膜睫状体炎等。脱位的晶状体内，可以看到以下一系列变化：囊性白内障形成；后囊前有增生的上皮；晶状体纤维肿胀、变粗、染色较淡；囊下皮质空泡形成；后极部皮质出现Morgagnian小珠；晶状体纤维间有缝隙，充满透明团块和球形体；晶状体核亦可分解、变性。

(3) 晶状体完全脱位：晶状体进入前房或玻璃体内。前房内脱位的晶状体最易引起继发性青光眼。如不及时手术摘除，日久和周围组织粘连，最终可使角膜组织软化、坏死、穿孔，晶状体等眼内容脱出眼外，形成眼球痨。

脱位于玻璃体内的晶状体，可以通过炎性结缔组织和眼球壁粘连；如果同时存在囊的破裂，皮质逐渐被吸收，通过白内障对睫状体的刺激作用，在脱位多年后，眼压仍可升高，甚至形成巩膜葡萄肿。

如同时伴有角膜、巩膜破裂，晶状体可能脱出于球结膜下或者脱出到眼球外。

9. Vossius 环 于挫伤后在瞳孔缘部晶状体前囊上，可见环状色素沉着。

10. 眼球破裂 多数为间接外力所致，外下方来的力量风险最大。常于外力对侧角膜缘外2~3mm处(Schlemm管与前睫状血管穿过处)，巩膜发生破裂，也有时累及角膜。破口较大时眼内容物即脱出，易受感染；如果伤口在结膜下，则受染概率较小。

11. 视神经撕脱 视神经可由眼球后极撕脱，少见情形下可出现视神经离断。

二、穿透性眼球伤

1. 角膜穿破 角膜全层伤口，如伴房水流出，则前房消失；伤口处角膜水肿。由于肿胀伤口即闭合，前房得以恢复，伤口表面上皮细胞随即增生，遮盖伤口前表面，角膜细胞增生，修补实质层的裂口，形成瘢痕。前弹力层受伤后不再生长，内皮细胞通过扩大体积，覆盖角膜后面，且再分泌后弹力层。

如果有异物嵌在伤口，愈合即受阻碍，常见为手术后角巩膜切口处有虹膜脱出，晶状体囊或玻璃体等嵌在伤口内，极易引起眼内感染。上皮细胞也有可能由伤口进入前房，形成前房内上皮植入性囊肿或角膜瘘管(图3-10-1)。

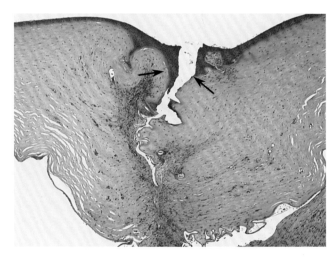

图 3-10-1 角膜穿通伤
角膜伤口愈合不良，形成角膜瘘，角膜上皮沿伤道内生(箭头)，HE×40

2. 巩膜穿孔伤 巩膜本身修补力量甚弱，其伤口由葡萄膜血管和巩膜上层组织修复，有肉芽组织形成，以后形成瘢痕。

3. 晶状体 受伤后发生外伤性白内障。晶状体囊受伤后即外卷，不再愈合，小伤口由于邻近上皮细胞增生而被遮盖，发生局限性囊性白内障。如果囊破裂则房水与玻璃体进入即形成全白内障。晶状体皮质可完全被吸收而仅囊存留。受伤后皮质可进入前房，由于皮质的肿胀和堵塞前房角，均可引起继发性青光眼。如果发生感染，炎症细胞进入晶状体，形成肉芽组织，甚至骨化。

4. 虹膜 受伤后容易出血。虹膜脱出后可引起前粘连、前葡萄肿、囊样瘢痕、青光眼或继发性感染等。

5. 睫状体　易受感染,其或引发交感性眼炎。

6. 脉络膜　伤口长肉芽组织,新生血管以及其附近的 RPE 细胞生长于伤口上面。

7. 视网膜　破裂后边缘不收缩,本身渐即皱褶,并由于其下的渗出与出血而隆起,伤口不再愈合,在脉络膜表面结成瘢痕,有神经胶质增生。

8. 玻璃体　可由伤口处脱出。在玻璃体内常有由邻近组织而来的出血。结缔组织增生,引起视网膜脱离。

9. 视盘　因眼球穿破,眼压骤然降低,视盘发生水肿,如果受感染则发生视盘炎。视神经可由于直接锐器伤被部分或全部切断,伴有眶内血肿。

10. 结膜　结膜穿通后,上皮细胞生长最快,24h 内伤口即可封闭。结膜下组织愈合也快。如果伤口较大,则形成纤维瘢痕,并可与相邻巩膜组织粘连。

三、眼内异物

异物进入眼内后,眼球损伤的轻重与异物的种类、性质、大小以及进入的部位均有极大关系。

(一) 铜

进入眼内后早期周围组织出现炎症,炎症反应可能造成相关眼组织坏死,最后形成眼球萎缩。间或在化脓后眼球穿破,排出异物。铜质在眼内氧化成为铜锈,散布于眼球各部组织,名眼球铜屑沉着症(ocular chalcosis),在角膜后壁与晶状体内显彩色反射,有时在晶状体前极出现葵花状混浊。也有少数较小的铜质在眼内被结缔组织围绕,眼内炎症反应轻。

(二) 铁

当铁屑进入眼球,铁质异物被组织内碳酸溶解,而变为重碳酸氧化亚铁,最后有含铁蛋白质沉着物形成。此种铁盐随眼内液体散开,沉着于组织内,眼球铁质沉着症(ophthalmic siderosis)。其过程分为三期:

1. 第一期　铁质氧化后散布于邻近组织内。

2. 第二期　铁化合物经房水与玻璃体散布,后被所接触的组织细胞吞噬而沉着。

(1) 睫状体上皮细胞:因与房水和玻璃体有接触,故早期即被累及。

(2) 虹膜:也因与房水接触之故,早期即被累及,铁锈沉着最常见于前界膜、瞳孔括约肌与瞳孔开大肌最为显著。

(3) 晶状体:晶状体囊、晶状体悬韧带与上皮细胞铁染色均显著。晶状体囊最先受累,上皮细胞受刺激即增生,且在瞳孔后面形成棕色环,最后整个晶状体也受累。

(4) 前房角与角膜:因房水由前房角排出,所以小梁的内皮细胞先被铁质染色。铁化合物由前房角进入角膜,于是内皮细胞和基质层均受累,固定细胞染色尤为显著。

(5) 视网膜:铁质经内界膜而入视网膜,神经纤维轻度受累,神经节细胞染色较为显著,最后各层均受累。

(6) 脉络膜:受累少。因铁质须经视网膜方达到脉络膜。

3. 第三期　由于铁化合物的作用,视网膜受累较重。神经节细胞与其他各层均有退行性变,神经胶质增生,色素细胞集合在血管的周围。眼底表现与视网膜色素变性相似。后期有夜盲,视野缩小,最后视网膜萎缩或脱离。晶状体混浊,间或由于睫状体受到刺激而产生蛋白样房水,以致眼压增高。

其他金属如铝、锌、金、银等在眼内化学变化较小,多被纤维包绕,炎症等反应小。

(三) 石子

在眼球内易引起化脓。由于石子性质不同,也可引起不同的化学变化。例如,石灰在眼内吸收水分变成氢氧化钙,产生热量,对组织有破坏作用。

(四) 玻璃和瓷器

在眼内反应甚小,但最后常引起虹膜睫状体炎。

(五) 木屑

除容易引起感染外,局部刺激性较大,有较致密的纤维组织增生。

(六) 睫毛

常于手术时,或被其他异物带进眼内。多见于前房,刺激性小,有时于其周围形成囊肿,睫毛被包绕在内面,多年可无变化。有时形成珍珠肿,为灰色实心肿物,肿物内常伴有睫毛,由复层立方上皮向心围绕而成,形如洋葱,其后中心变化,有脱落的上皮、脂类和胆固醇结晶沉积。睫毛进入玻璃体内可被大量巨噬细胞围绕,或被结缔组织包围。

四、交感性眼炎

一眼受穿通伤后发生慢性或亚急性葡萄膜炎;继则,健眼也出现同样病变,称之为交感性眼炎。病因迄今尚不完全清楚。据研究认为系自身免疫性疾病。可能为脉络膜和视网膜色素上皮的色素,和视网膜外层的可溶性抗原,接触了穿孔后眼外的淋巴细胞,并辅以佐剂,即伤后细菌或病毒的感染而发病。

病理改变　典型病变为葡萄膜变厚,可起始于虹膜睫状体,也可由脉络膜首先发生,据此早期检查眼底实属重要。交感性眼炎表现为慢性肉芽肿性炎症,脉络膜的大、中型血管部位出现灶性细胞浸润,其外围为染色深的淋巴细胞,内侧为上皮样细胞,以及由之演变而来的巨噬细胞,聚集形成肉芽肿。上皮样细胞和巨噬细胞中可见吞噬的细小色素颗粒;病变组织无坏死现象,以上两种表现可用于与结核性葡萄膜炎鉴别,后者虽亦为肉芽肿性病变,但细胞不吞噬色素,且组织易发生干酪样坏死。本病脉络膜毛细血管受累较轻。病变内可见少量嗜酸性粒细胞和浆细胞。有时在玻璃膜和视网膜色素上皮之间出现 Fuchs-Dalen 结节,结节由色素上皮细胞演变为上皮样细胞所组成,细胞内色素消失后,聚集而呈似胶样体,并可穿破 Bruch 膜。结节多位于脉络膜周边部,眼底检查可见为灰黄色小结节。此种结节亦可见于小柳-原田病、结核性肉芽肿或类肉瘤病性葡萄膜炎(图 3-10-2)。

此外,有时脉络膜毛细血管也可受累,视网膜可发生血管周围炎、视盘肿胀等,导致视神经萎缩,眼球萎缩,而丧失视力。

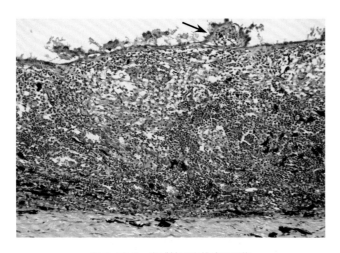

图 3-10-2　交感性眼炎的病理图像

脉络膜呈弥漫性慢性肉芽肿性炎症,脉络膜表面可见由上皮样细胞和巨噬细胞组成的小结节(Dalen-Fuchs 结节)(箭头),HE×200

五、放射性损伤

(一)红外线损伤

1. 角膜　上皮正常,实质混浊和肿胀,固定细胞消失,内皮细胞被破坏。

2. 虹膜　有充血、出血、渗出和细胞浸润。严重者瞳孔开大,基质层萎缩,色素脱失,组织内可出现透明样变性。

3. 晶状体　晶状体前囊有板层剥脱,囊下上皮细胞的蛋白凝结后坏死,晶状体纤维分解、混浊,常见于吹玻璃工人,名热内障。

4. 视网膜和脉络膜　强度较大的可见光或红外线,可引起视网膜脉络膜灼伤,如日食性损伤。注视时,使射线聚合于黄斑部,主要造成黄斑部损伤,脉络膜血管扩张,视网膜水肿、渗出,RPE 细胞增生、破坏,色素紊乱。重者可造成视网膜脱离,甚至黄斑部囊样变性、破孔形成。

(二)紫外线损伤

1. 角膜　上皮表层肿胀,细胞不规则,形成水泡,细胞核内有嗜伊红性粒体,为紫外线损伤的特殊病变,细胞坏死后脱落。基质细胞肿胀,胞浆颗粒性病变。角膜周围结膜、巩膜组织充血,有中性粒细胞和嗜酸性粒细胞浸润。长期反复接触严重者蛋白质凝结,角膜混浊,血管伸入。角膜浅层改变较深层为重。

2. 晶状体　囊下上皮增生、肿胀,核固缩,出现嗜伊红颗粒。由于大部分热力被角膜和房水所吸收,故晶状体的改变较少。

3. 视网膜　由于紫外线已被眼的前部分吸收,故视网膜一般不受影响。

(三)激光损伤

激光通过热效应和冲击波造成眼部损害,可使角膜浅层损伤,角膜上皮水肿、脱落,虹膜穿孔,晶状体混浊,视网膜水肿、出血,色素紊乱,重者视网膜坏死、穿孔,视网膜脱离,脉络膜充血、炎症性渗出等。

视网膜、脉络膜病变多见于黄斑部,与患者注视射线有关。

六、化学性烧伤

(一)酸性烧伤

角膜及结膜的上皮肿胀,分解,前弹力层消失,基质坏死成溃疡,内皮细胞退变。由于虹膜充血,前房可积血。角膜结膜的损伤可致睑球粘连。

(二)碱性烧伤

角膜及结膜发生坏死,组织溶解,比较快地发生角膜全层坏死;恢复期角膜组织内有血管侵入并可伴发出血。虹膜组织水肿,伴有中性粒细胞和淋巴细胞浸润,色素上皮层发生变性,晶状体可发生混浊。前房角和角膜后壁可有纤维组织增生。视网膜内层可出血。

第十一节　玻璃体病

要点提示

本节内容主要包括玻璃体炎症、玻璃体退行性变、玻璃体损伤、玻璃体脱离和玻璃体积血引发的病理学改变。

玻璃体为透明无色胶质样体,其透明度在死后能保持较长的时间,后即变为原纤维组织。玻璃体的病变完全是由于其邻近组织的病变所引起,损伤后不能再生。体积最容易减小,于视网膜脱离时可缩成管状,甚至完全消失。

(一)玻璃体炎症

玻璃体炎症性改变是由其邻近组织(睫状体、脉络膜、视网膜)而来,也可以由于穿孔伤、手术创伤直接侵入。病变最先为中性粒细胞浸润,后有淋巴细胞出现,间或杂以色素或组织细胞,严重者在玻璃体内形成脓肿,即临床上的眼内炎、转移性眼炎。

(二)玻璃体退行性变

1. 玻璃体液化　由于营养不良,玻璃体成分即发生改变。此外,也多见于眼内发炎或退行性变之后,如虹膜睫状体炎和近视等。

2. 玻璃体混浊　如果脉络膜或视网膜发生病变,玻璃体必受累而发生混浊,混浊的种类有:①蛋白性凝结体或纤维素;②白细胞聚积;③色素颗粒;④结晶体;⑤膜性组织;⑥红细胞。

3. 玻璃体闪辉溶化　玻璃体内有金黄色小点浮动,见于下述两种情况:①眼部无明显病变,视力也好;②由于眼病所引起,最常见者为虹膜睫状体炎。此种金黄色小点为胆固醇、脂酸、碳酸和钙等所形成,其中以胆固醇为最多。切开眼球后,肉眼即能见其悬挂于玻璃体内。显微镜下为菱形结晶体,且聚集成群,或被巨噬细胞围绕。切片中因结晶体被乙醇溶解,仅见结晶形态之空隙。

(三)玻璃体损伤

1. 穿孔伤　玻璃体穿破后即形成一间隙,内积蓄透明液体,玻璃体绝不再生,间隙周围有较密的原纤维聚集。

2. 疝　多见于截囊术后,由刺破处玻璃体突入前房为一透明泡,有时也可缩回,疝又常发生在晶状体部分脱位之处,玻璃体由睫状体与晶状体之间突出。

3. 玻璃体脱出　玻璃体可脱出结膜下或眼外,后期形成薄网状粘连于穿孔伤或手术创口处,可导致视网膜脱离。

（四）玻璃体其他变化

1. 玻璃体脱离　玻璃体常被浆液、血液和新生组织推挤而脱离。后极部脱离则被推向前成团状;或仅附着于视盘周围,成漏斗状脱离,脱离的表面常有厚薄不一的纤维样组织增生。重者可导致视网膜脱离。

2. 玻璃体积血　玻璃体内的积血来自邻近组织,血可居于视网膜和玻璃体之间,或进入玻璃体内。积血的结果:①完全被吸收,不留瘢痕;②大量出血,有肉芽组织长入,血被吸收,形成纤维性机化膜;③如果血液不被吸收,则形成血囊。

如果出血过多,同时周围血管又有病变(血管炎、梅毒、结核等),常有复发性出血,则更容易形成新生膜性组织或肉芽组织,称为增殖性视网膜病变。该组织的增生开始于无内界膜或内界膜破坏之处。

3. 白瞳症　在临床上与视网膜母细胞瘤极相似,玻璃体内有灰黄色物质,原因有以下数种:①婴儿转移性眼炎;②由睫状体平坦部发生的结核或梅毒肉芽肿;③Coats病;④永存原始玻璃体增生症;⑤早产儿视网膜病变;⑥单纯性视网膜脱离。

第十二节　视神经病

要点提示

本节内容主要包括视神经损伤和视神经炎的病理改变,视神经胶质瘤和视神经脑膜瘤的病理学特点及与临床联系。

一、视神经损伤

常见于头部外伤之后,视神经可被切断,但最常见的损伤是鞘间隙内或视神经本身的出血。其病变与脑白质受伤相同,即急性坏死,神经轴突被破坏,髓鞘破裂,神经胶质退行性变和中性粒细胞浸润,最后代以胶质细胞增生和视神经萎缩。萎缩的视神经变细、变软,视神经与硬脑膜之间隙增宽。

由于视神经纤维无神经膜(Schwann膜),所以,在神经鞘与神经轴突纤维有退行性变后,即无再生能力。神经纤维消失常伴随神经胶质增生(图3-12-1),出现于间隔与血管的周围。神经胶质细胞具有吞噬功能,吞噬由神经鞘破坏而形成的脂肪粒。

二、视神经炎及其退行性变

（一）间质炎

原发性感染在间质,神经纤维的改变为继发者。炎症也可由软脑膜感染而来,常见于脑膜炎之后,在神经间隔内有炎细胞浸润(图3-12-2)。早期间隔肿胀,结缔组织纤维被许多小间隙分开,隙内有时有凝结液。隔内并有新生血管与结缔组织增生,结果间隔变厚,隔间隙变小。

视神经最初无改变,后由于结缔组织收缩、血供给减少或炎性的蔓延而发生退行性变。最初髓鞘碎裂,神经轴突破坏而被吸收,神经被毁坏后被神经胶质增生所代替。胶质细胞大,

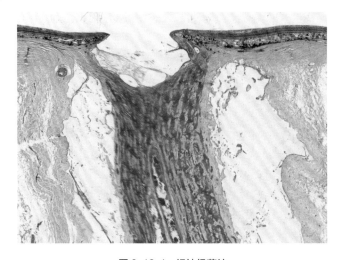

图3-12-1　视神经萎缩

视神经变细,蛛网膜腔隙增大,神经纤维内胶质细胞增生,HE×10

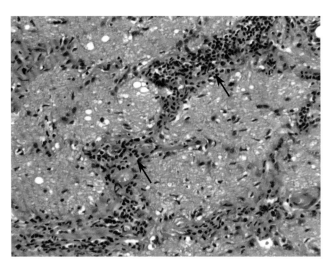

图3-12-2　视神经间质炎

视神经纤维水肿,其间的纤维组织中有许多淋巴细胞浸润(箭头),HE×200

形椭圆,染色浅,胞浆多。

视神经退行性变时,常有单独或成群的吞噬有类脂性物质的巨噬细胞出现,为染色浅的大圆细胞,核圆或椭圆,胞浆内含有脂性空泡,如果发现这种细胞表示病变为活动时期。

最后间隔即成粗网状,其中的网眼变小而致密,神经纤维消失,代以神经胶质。

（二）实质炎

病变开始于视神经球后段的周边部,位于软脑膜下。视神经纤维由于髓鞘肿胀,显示不规则的弯曲,髓鞘渐即破坏,神经轴突随之发生退行性变,由周边向中心进行。视网膜神经节细胞与神经纤维层均呈萎缩状,视盘缩小,视网膜中央血管与其分支的外膜发生硬化,而血管内皮膜正常。典型病变见于脊髓痨。

细胞浸润与水肿等炎症现象甚为轻微,或完全不显著。

间隔也多有继发性病变,主要间隔的纤维增生变厚,特别是在血管周围,小隔间的细纤维消失,因之,隔腔加大,数目减少。

退行性变向后推进至视交叉与视束。眶内段无吞噬有类脂性物质的巨噬细胞,但这种细胞常发现于颅内段。软脑膜变厚,因硬脑膜收缩性不大,故当视神经缩窄时鞘间隙即显宽松。

三、视神经肿瘤

视神经为大脑的一部分,所以,发生的肿瘤与颅内肿瘤相似。

(一)视神经胶质瘤

主要发生于儿童,可原发于视神经内的胶质细胞,亦可来自颅内胶质瘤的蔓延。肿瘤可发生于视神经的任何部分,常见于球后10mm处,向颅内生长,瘤与球间的一段神经正常,但亦有向前生长至视盘者。

1. 肉眼所见 最初仅视神经变粗,后则呈梨形或圆柱状,也有时呈S形。在视神经管内生长的部分较细,但视神经管常胀大,少数可穿透视神经鞘膜向外生长。瘤为灰白色,切面常与视神经间无明显界限,有时伴出血和囊性变。硬脑膜不破裂,但蛛网膜下腔常有瘤组织的浸润。

2. 显微镜下所见(图3-12-3) 低倍显微镜观察,粗略观之与正常神经组织不易区别,如果仔细观察则见间隔内细微的

纤维消失,间隔的网眼变大,原来神经纤维所在之处,代以肿瘤组织。大多数神经胶质瘤为星形细胞瘤Ⅰ~Ⅱ级,通常在视神经鞘膜内生长。肿瘤主要由分化良好的原纤维型星形细胞组成,瘤细胞呈长纤维状,有较粗大的胞浆突起,胞核较小、圆形或椭圆形、淡染,瘤细胞无明显异型性。瘤细胞常呈平行或旋涡状排列,其间可见纤维血管分隔。有些瘤体内可发生囊性变或含有较多的血管。很少数视神经胶质瘤为恶性,表现为星形细胞瘤Ⅲ~Ⅳ级,瘤细胞有明显异型性,伴有出血,容易侵及视神经鞘膜外。

(二)视神经脑膜瘤

主要发生于成年人,可原发于视神经鞘膜内的脑膜细胞(主要是蛛网膜细胞)或由于颅内脑膜瘤的下行性蔓延。视神经管内脑膜瘤早期表现主要为患眼视力下降、视盘水肿和视野缺损。瘤细胞可在视神经管内膨胀性生长或穿透局部视神经鞘膜后侵入眼眶内,继而出现眼球突出、眼球活动受限等症状。肿瘤向内长,压迫视神经,但多数视神经无肿瘤浸润。瘤在眼眶内不如在颅内所受的压迫大,故向外生长较为自由,向前则压迫眼球,使成假性远视。

显微镜所见(图3-12-4) 主要是脑膜内皮细胞型和砂粒

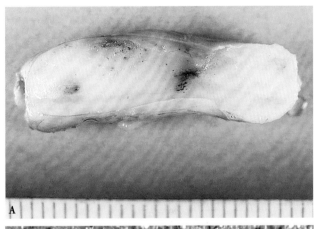

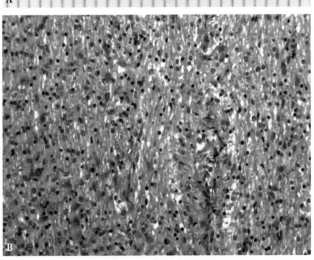

图3-12-3 视神经胶质瘤

A.大体切面显示增粗的视神经被灰白色瘤组织代替,局部有少许出血;B.病理图像显示肿瘤为Ⅰ~Ⅱ级星形细胞瘤,瘤细胞呈长纤维状,胞核呈小圆形或椭圆形、淡染,无明显异型性,HE×200

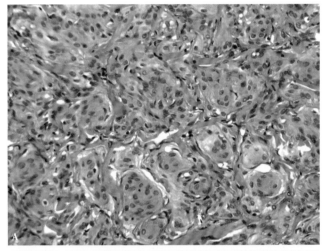

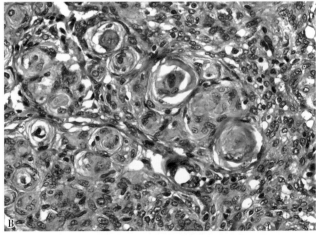

图3-12-4 视神经脑膜瘤

A.脑膜内皮细胞型,瘤细胞呈旋涡状排列,HE×200;B.砂粒体型,瘤细胞间可见同心圆状钙化小体,HE×200

体型或两者混合型,其他类型脑膜瘤很少见。脑膜内皮细胞型的瘤细胞体积较大、多边形,胞浆丰富,细胞界限不清,多呈合体细胞样;胞核大而圆、染色淡。瘤细胞常呈旋涡状或同心圆状排列。其间少许纤维血管束分隔。砂粒体型除上述形态特点外,瘤细胞内或细胞之间出现透明样变性。钙盐沉积,形成同心圆状砂粒体结构。大多数视神经脑膜瘤为良性肿瘤。

第十三节　眼附属器病

要点提示

本节内容主要包括常见眼睑、结膜、泪囊和眼眶肿瘤或瘤样病变的临床病理学特点。

一、常见眼睑肿瘤和瘤样病变

(一) 色素痣

眼睑色素痣大小、形态及色素多少很不一致,表面扁平或稍隆起,表面可生有毛发。眼睑各部位的皮肤、睑缘均可发生,有时睑结膜也可发生。如果先天性色素痣被睑裂分隔成为两部分,分别位于上睑及下睑,闭睑时互相对合称分裂痣。色素痣为良性肿物。当局部经常受到刺激或其他因素影响,则有恶变可能,此时色素痣迅速长大,局部感觉痒、痛、烧灼、有出血趋向。眼睑色素痣常见于皮内痣或复合痣,而交界痣非常少见。

1. 交界痣　痣细胞团位于表皮与真皮交界部或在表皮突尖端。痣细胞呈椭圆形、立方形,胞膜清楚,胞浆均匀一致;胞核呈椭圆或圆形,染色浅,无明显核仁。痣细胞排列成巢状或小灶状,部分细胞含有黑色素。真皮内偶见少数吞噬色素的组织细胞。

2. 皮内痣　痣细胞巢限于真皮内,其与表皮之间有一薄层的胶原纤维分隔(图 3-13-1)。

3. 复合痣　色素痣同时具备交界痣与皮内痣的形态特征。

一般说来,交界痣和复合痣生长倾向活跃,易发生恶性变。

但皮内痣很少发生恶性变。

(二) 睑板腺囊肿

由于睑板腺内皮脂的潴留,引起周围睑板慢性炎症,形成特殊肉芽组织。

病理改变:最先睑板腺腺泡的周围发生炎细胞浸润,上皮细胞增生,腺组织及其邻近的睑板内迅即形成肉芽肿,其中含血管、炎细胞、上皮样细胞和巨噬细胞(图 3-13-2)。周围纤维组织密集成囊,囊内早期即有纤维形成,中心部因缺血而液化,完全液化后即形成囊肿样病变。

(三) 睑腺炎

为毛囊附近 Zeiss 腺受葡萄球菌感染所致,形成脓肿。脓肿周围有水肿和细胞浸润,最后脓肿于毛囊处穿破,如感染控制,病灶组织完全修复;感染控制不良,组织炎症反应重,局部出现炎性肉芽组织增生,最终病灶组织瘢痕修复。

(四) 鳞状细胞乳头状瘤

鳞状细胞乳头状瘤(图 3-13-3)是一种由鳞状上皮细胞组成的良性肿瘤,好发于眼睑睑缘或内眦部,多数为单发病灶,边界清楚,外观呈乳头状或草莓状,有蒂或无蒂,生长缓慢。病理特点为鳞状上皮细胞和真皮乳头层向皮肤表面呈乳头状或指状增生,乳头中央含有纤维血管束。

(五) 脂溢性角化病

比较常见的眼睑皮肤良性肿瘤,好发于中老年人眼睑和面部皮肤,病因不清,可能与过度日光照射、年龄或遗传因素有关。大多数为局限性病变,表现为眼睑皮肤轻度隆起的棕色或色素性斑块,边界清楚,生长比较缓慢。随着肿瘤增长,可形成皮角状、疣状、乳头状瘤样或不规则形状的灰色或棕灰色肿物,表面光滑或粗糙,边界清楚,表皮无破溃。大多数肿瘤直径小于 1.0cm。文献报道少数病例表现为突发的多发性病灶,其中有些患者可能伴发有胃肠道腺癌(Laser-Trelat 征)或其他内脏器官的恶性肿瘤。

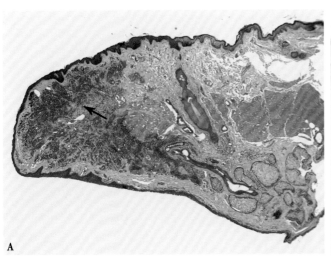
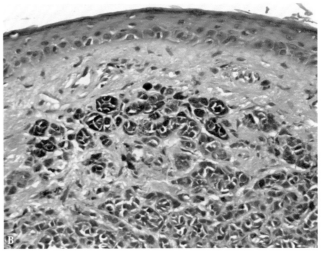

图 3-13-1　眼睑皮肤色素痣

A. 低倍显微镜下显示痣细胞位于睑缘部皮下和睑结膜下(箭头),HE×40;B. 高倍镜下显示为皮内痣,痣细胞与表皮之间有较薄的纤维组织分隔,HE×200

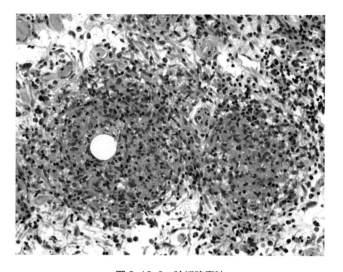

图 3-13-2　睑板腺囊肿

病变中可见由上皮样细胞和淋巴细胞组成的肉芽肿性结节,其中央常可见圆形的类脂性腔隙。HE×200

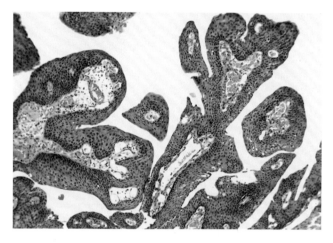

图 3-13-3　眼睑皮肤鳞状细胞乳头状瘤

鳞状细胞呈粗细不等的乳头状增生,乳头中央为纤维血管束,HE×100

病理:肿物与邻近皮肤有明显界限,主要由增生的基底细胞样细胞和数量不等的鳞状上皮细胞组成,表层细胞伴有不同程度角化。眼睑皮肤脂溢性角化病常见四种类型:棘层肥厚型、腺样型、网状型和色素型,多数表现为不同类型的混合型(图3-13-4A)。

激惹型脂溢性角化病(irritated seborrheic keratoses)属于脂溢性角化病的一种类型,是一种良性增生性病变,常发生于中年男性眼睑、眉部和颜面部。临床所见多数肿物直径 3~8mm,生长较快,外观呈乳头状或疣状隆起,灰褐色或灰黑色,表面有角化物覆盖,基底部界限清楚,无浸润。病理特点为肿物主要由分化成熟的鳞状细胞组成,向真皮内呈假性浸润性生长,常形成旋涡状上皮珠;肿物下缘伴有少量淋巴细胞和浆细胞浸润,肿物表面伴有高度角化或不全角化(图3-13-4B)。

需与本病鉴别的眼睑皮肤疾病有:鳞状细胞乳头状瘤、日光性角化病、基底细胞癌和鳞状细胞癌等。

(六) 角化棘皮瘤

角化棘皮瘤为表皮较常见的良性增生性病变,眼部是其好发部位之一,尤其是下睑。多见于男性,好发年龄为 40~70 岁。此瘤生长迅速,可在 2~8 周内增大至直径 1~2cm,随后停止生长,有的在 2~8 个月后消退,遗留瘢痕。

角化棘皮瘤有以下临床特点:①生长迅速而又能自行停止生长,甚至消退;②发病年龄较早;③外观呈半球形隆起,中央部为火山口状,内有角化物质;④常无溃疡或糜烂;⑤基底部可推动,无深部浸润。

角化棘皮瘤的组织病理学特点:①肿物切面呈杯状外观,内充满角质团块,周围有正常皮肤形成的唇状边缘;②增生的上皮过度角化;③增生的细胞位于真皮浅层,分化较好,无明显异型性,无角化不良细胞及病理性核分裂象;④病变周围常伴有炎性细胞浸润(图3-13-5)。

目前认为角化棘皮瘤是肿瘤样病变或假性肿瘤,病因可能

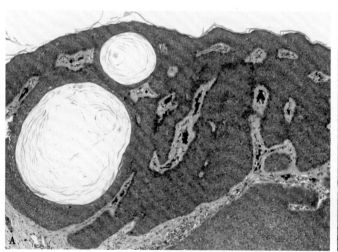

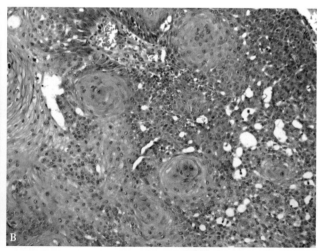

图 3-13-4　眼睑皮肤脂溢性角化病

A.基底样细胞向上皮下呈乳头状增生,其间可见大小不一的角化腔和黑色素细胞增生,HE×50;B.激惹型脂溢性角化病,增生的上皮团块中可见旋涡状排列的鳞状上皮珠,细胞分化成熟,HE×100

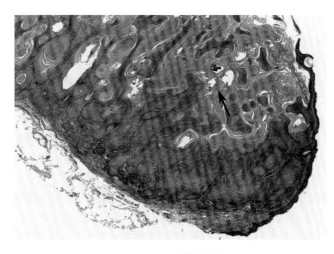

图 3-13-5　角化棘皮瘤
肿物边界清楚,中央呈火山口状,充满大量红染的角化物质(箭头),
HE×25

为病毒感染、日光照射或化学物质刺激。对于体积较小的肿物
可随诊观察,部分肿瘤可缓慢自行消退。大多数不能消退的肿
物,临床治疗以手术完整切除为主,一般很少复发。角化棘皮
瘤主要应与眼睑鳞状细胞癌鉴别。

(七) 黄色瘤

　　黄色瘤是一类由吞噬脂质的巨噬细胞局灶性聚集所组成
的肿瘤样病变,部分患者可伴有血胆固醇增高、高脂血症等。
好发于中年以上患者,单眼或双眼发病。眼睑皮肤黄色瘤通常
表现两种类型:①黄斑瘤(xanthelasma),比较常见,双眼发病,
好发于女性和上睑内眦部皮肤,表现为扁平状、丘疹状黄色结
节或斑块,边界清楚,常对称性分布;②结节性黄色瘤(tuberous
xanthoma),比较少见,单眼或双眼发病,通常表现为眼睑弥漫
性肿胀,边界不清,有些病例可累及上下眼睑。病理主要特点
为真皮组织中有大量巢状分布的泡沫状组织细胞,细胞体积较
大,大小较一致,胞核小(图3-13-6)。由于胞浆内的类脂质在

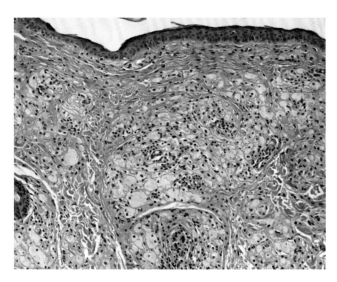

图 3-13-6　眼睑皮肤黄色瘤
真皮和皮下组织中有大量呈巢状分布的圆形泡沫状组织细胞,HE×100

制片过程中被有机溶剂溶解,所以在 HE 染色的切片上胞浆呈
泡沫状。瘤细胞亦可深达皮下组织或聚集在血管和皮肤附属
器周围。长期病变可伴有炎性细胞浸润或纤维细胞增生。

(八) 钙化上皮瘤

　　又称为毛母质瘤,好发于儿童或青少年眉弓部或上眼睑皮
下,多数为单发性病灶。病史数个月至 1 年,表现为眼睑或眉
弓部皮下孤立性结节状肿物,呈圆形或不规则的椭圆形,生长
缓慢,无明显疼痛。肿瘤边界比较清楚,触之质地较硬或有沙
砾感,其表面皮肤颜色正常或呈紫红色,一般无破溃。大多数
肿瘤体积较小,直径在 0.5~1.0cm 之间,常呈黄白色或污黄色,
表面有很薄的纤维性包裹,可有钙化。镜下肿瘤主要由基底细
胞样细胞(嗜碱性细胞)和影细胞组成,瘤细胞排列成不规则的
片块状。基底细胞样细胞染色较深,多位于瘤细胞团块的周边
部;影细胞胞浆嗜酸,胞核消失,位于瘤细胞团的中央。病变初
期基底细胞样细胞较多,后期逐渐过渡为影细胞。瘤细胞片块
之间通常伴有较多的炎性细胞或巨噬细胞性肉芽肿性炎症(图
3-13-7)。

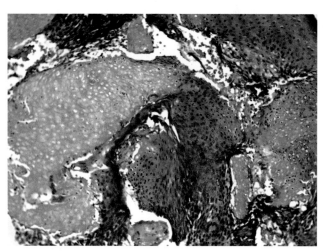

图 3-13-7　眼睑钙化上皮瘤
肿瘤由深染的基底细胞样细胞和染色较淡的影细胞组成,HE×200

(九) 基底细胞癌

　　基底细胞癌是眼睑最常见的恶性肿瘤,发病率很高,占
眼睑恶性肿瘤的80%左右,多累及下睑,其次是内眦、上睑和
外眦。

　　1. 临床特点　50岁以上女性多见,一般局限性生长,生长
缓慢。初起时多为一硬而红的小丘疹,经过长时间渐即增大,
由丘疹渐变为溃疡,表面结痂,去痂后即有浅层溃疡出现,且逐
渐扩大。根据临床特点,眼睑基底细胞癌主要分为五种类型:
即溃疡型、结节溃疡型、色素型、硬斑病样型和浅表型,以溃疡
型、结节溃疡型和色素型基底细胞癌最为常见。结节溃疡型的
特点为肿物呈结节状或斑块状,溃疡表面有痂皮遮盖,边缘外
翻,底边均硬,生长缓慢。有些基底细胞癌呈高度浸润性生长,
可累及深层组织,甚可破坏面部、鼻腔、头颅骨。浅表型基底细
胞癌好发于内眦部,表现为片状红斑,类似于皮炎,直径可从数

毫米到数厘米,边界不清,可累及鼻梁部皮肤。

2. 病理特点 肿瘤侵及眼睑皮下浅层或深层组织,表面上皮破溃,肿瘤边缘及基底部的界限比较清楚(图3-13-8)。瘤细胞类似于表皮的基底细胞,呈卵圆形或短梭形,胞浆少,胞核深染,常排列成大小不一的实性细胞巢或细胞条索,癌巢边缘的瘤细胞呈典型栅栏状排列。有些瘤细胞内或细胞间含有较多的黑色素,肿瘤外观呈灰黑色,称为色素型基底细胞癌。有些瘤细胞排列成假腺样或囊腔样,囊腔内含有少量黏液,称为腺样型基底细胞癌。硬斑病样基底细胞癌比较少见,特点为瘤细胞排列成不规则形状的细胞巢或条索,其间有大量瘢痕样胶原纤维增生,类似于乳腺的硬癌。

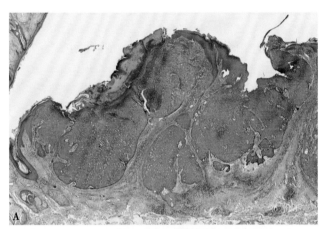

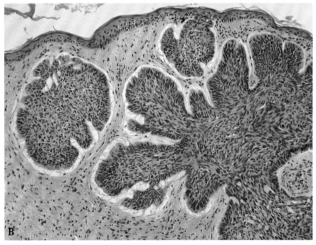

图 3-13-8 眼睑皮肤基底细胞癌

A. 结节溃疡型,肿瘤自表皮向下浸润性生长,表面皮肤破溃,HE×25;
B. 癌细胞巢边缘的瘤细胞呈栅栏状排列,HE×100

3. 预后 眼睑基底细胞癌是一种局部浸润性肿瘤,恶性程度较低,少数病例可发生局部淋巴结转移,但很少发生全身转移。手术切除不完全可复发。硬斑病样型基底细胞癌容易向深部软组织浸润性生长,侵犯眶内软组织和邻近鼻窦。表浅型基底细胞癌范围较大,边界不清,很难将病变彻底切除。

(十)鳞状细胞癌

眼睑皮肤鳞状细胞癌比较少见,其可能与过度日光照射、致癌性物质刺激、免疫功能低下、炎性病变或HPV感染有关。

有些病例是由于某些眼睑皮肤癌前病变及鳞状细胞乳头状瘤恶变。局部放疗亦可诱发皮肤鳞状细胞癌。

1. 临床特点 好发于中老年人下眼睑的睑缘部位。肿物呈结节状或斑块状,灰白色或灰红色,肿瘤基底部较硬,表面皮肤可有糜烂或溃破。有少数眼睑鳞状细胞癌呈皮角状或疣状,称为疣状鳞状细胞癌。

2. 病理特点 眼睑鳞状细胞癌通常为高分化或中度分化型,癌细胞常排列成不规则细胞巢,向真皮内浸润性生长。癌细胞呈多边形,体积较大,胞浆丰富,胞核大小不一,有明显细胞异型性和病理性核分裂象(图3-13-9)。很少数鳞状细胞癌分化较低,瘤细胞呈短梭形,胞浆少,似梭形细胞肉瘤,称为梭形细胞型鳞状细胞癌。眼睑鳞状细胞癌要特别注意与假上皮瘤样增生、激惹型脂溢性角化病、角化棘皮瘤、日光性角化病和分化较低的皮脂腺癌相鉴别。

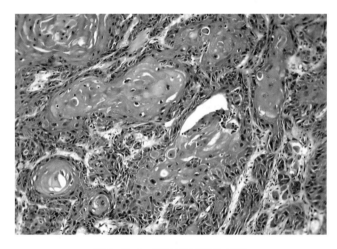

图 3-13-9 眼睑皮肤鳞状细胞癌

癌细胞分化程度较高,排列成不规则的细胞巢,可见明显的细胞间桥和角化,HE×100

3. 预后 大多数眼睑鳞状细胞癌为局部侵袭性,切除不彻底可反复复发。肿瘤预后的相关因素主要是肿瘤体积、肿瘤分化、浸润深度和反复复发。肿瘤体积较大、分化较差或浸润部位较深的病变容易术后复发或发生局部和全身转移。另外对一些体积较大的肿瘤应注意排除有无眶内组织侵犯。眼睑鳞状细胞癌可转移到耳前、颌下淋巴结或全身其他部位。

(十一)睑板腺癌

眼睑睑板腺癌又称为皮脂腺癌,在我国是一种发病率较高的眼睑恶性肿瘤。女性较男性多见,好发于50~60岁的成年人。上睑为好发部位,可能与上睑的睑板腺较为丰富有关(图3-13-10)。

1. 临床特点 多数病例病程缓慢,早期睑板部位可触及一肿块,边缘清楚,无触痛,表面皮肤不粘连,结膜面粗糙,常可见黄白色斑点,临床上易与睑板腺囊肿混淆,渐之肿块增大呈结节状或分叶状,表面皮肤血管扩张、变薄、粘连,肿瘤可侵犯睑缘或自睑结膜面溃破,呈黄白色结节状。眼睑皮脂腺癌可起源于眼睑 Zeiss 腺,早期肿物主要位于睑缘部位,表现为黄白色

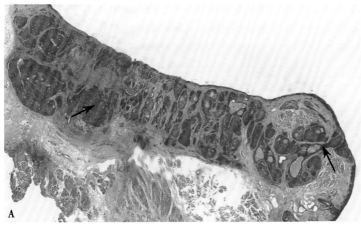
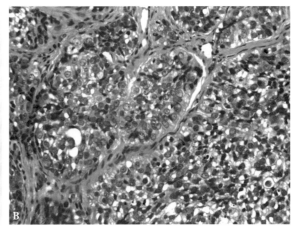

图 3-13-10 眼睑睑板腺癌

A. 低倍显微镜下观察肿瘤几乎累及整个睑板,并侵及毛囊皮脂腺(箭头),HE×20;B. 肿瘤细胞分化程度较高,胞浆内可见小圆形脂质空泡,HE×200

结节状或菜花状肿物。有少数病例可为多灶性肿物,肿瘤体积较大者可弥漫性累及眼睑或侵犯眼眶内。

2. 病理 肿物与睑板密切联系,外观并无明显包膜,切面呈灰白色,可见黄白色斑点。镜下瘤细胞具有向皮脂腺细胞分化的特点,排列成腺泡状、巢状或条索状,呈浸润性生长。分化较好的皮脂腺癌细胞体积较大,胞浆透明,含有脂质空泡,胞核呈卵圆形、空泡状,可见明显的大核仁,瘤细胞有显著异型性和病理性核分裂象。目前主要根据肿瘤细胞分化程度分为分化型、中度分化型和低度分化型。分化型皮脂腺癌比较多见,瘤细胞排列成腺泡状或小叶状,呈轻度浸润性生长。低度分化的皮脂腺癌通常显示瘤细胞分化较低,有些癌细胞类似基底样细胞,排列成不规则的片块状或条索状,癌巢周边无明显的栅栏状排列,癌细胞之间可见向皮脂腺分化的细胞。分化较差的肿瘤通常需要冰冻切片和脂肪染色,瘤细胞胞浆内显示有阳性反应的脂质颗粒。中度或低度分化的皮脂腺癌常呈高度浸润性生长,容易侵及深部组织或眼眶内,以及发生局部淋巴结转移。

3. 预后 睑板腺癌放射治疗不敏感,宜早期手术治疗,对可疑的转移灶或反复复发的睑板腺囊肿应行病理学检查,以早期发现和治疗。睑板腺癌可通过淋巴管转移至耳前、锁骨上淋巴结,也可以沿穹窿部结膜向眼眶深部进展。部分患者可发生全身转移。

二、常见结膜肿瘤

(一)鳞状细胞乳头状瘤

属于良性上皮性肿瘤,起源于结膜上皮细胞。部分病例可能与人类乳头状瘤 6 型或 11 型病毒感染有关。

1. 临床特点 多见于中青年人,好发于睑缘、内眦部、角结膜缘或球结膜,一般向结膜表面呈外生性生长,呈肉红色或粉红色的乳头状、桑葚状或息肉状,有蒂,其内可见细小的血管襻。角膜缘部位肿瘤常呈扁平状,基底比较广泛。很少数睑结膜的乳头状瘤表现为多灶性或弥漫性生长,瘤体基底比较宽广,尤其多见于儿童或青少年患者。

2. 病理 主要特点为非角化性鳞状上皮细胞呈指状或乳头状增生,细胞层次增多,细胞形态和极向较正常,无细胞异型性,乳头中央有纤维血管束(图 3-13-11)。有些肿瘤的上皮乳头内含有较丰富的毛细血管或鳞状上皮细胞间掺杂有数量不等的黏液细胞。部分病例的肿瘤细胞增生比较活跃或伴有非典型增生,容易复发和恶变。

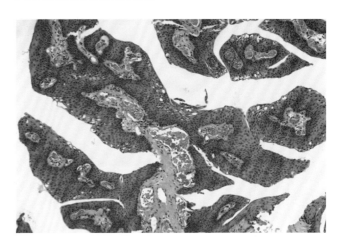

图 3-13-11 结膜鳞状细胞乳头状瘤

非角化型鳞状上皮细胞呈乳头状增生,其间可见少量杯状细胞

3. 预后 为良性肿瘤,大部分肿瘤以手术彻底切除为主,预后较好。有些多灶性乳头状瘤、无蒂或扁平状乳头状瘤的基底部比较宽广,彻底切除比较困难,容易复发。很少数病例可恶变为鳞状细胞癌。

(二)结膜上皮内瘤变

结膜上皮内瘤变(conjunctival intraepithelial neoplasia,CIN)属于上皮性癌前病变,系指结膜上皮组织结构紊乱且伴有细胞异型增生的病变。此类病变包括以往曾诊断的结膜上皮非典型增生和原位癌。本病发生可能与日光照射、人类乳头状瘤病毒感染有关。

1. 临床特点 好发于成年人,一般单眼发病,主要发生在角结膜缘部位，有些病变可侵及角膜缘内。大多数病变表现为角膜缘扁平状或膜状、乳白色或粉红色斑块状肿物，有些肿物呈半透明状或胶样感，边界清楚或不清楚，肿物周围可见结膜血管充血扩张。

2. 病理 主要特点为病变部位的鳞状上皮细胞异常增生，细胞层次增多，形态不规则，与上皮基底膜垂直，失去正常上皮细胞的排列极向；细胞核变大、深染，有不同程度的细胞异型性，上皮基底膜完整（图3-13-12）。根据细胞异型增生的程度和累及上皮的不同厚度，分为低级别和高级别CIN。低级别CIN：异型增生的细胞仅累犯上皮层的下1/2以内，异型性较轻（包括以往诊断的结膜上皮细胞轻度和中度非典型增生）；高级别CIN：异型增生的细胞累犯上皮层1/2以上或上皮全层，异型性明显（包括以往诊断的结膜上皮细胞重度非典型增生和原位癌）。

3. 预后 一般认为低级别CIN预后较好，而部分高级别CIN可发展为鳞状细胞癌，对这些患者应定期随诊观察。有些CIN病变比较弥漫或累及角膜上皮，彻底切除比较困难，容易复发。

（三）结膜鳞状细胞癌

结膜鳞状细胞癌（squamous cell carcinoma of conjunctiva）是眼球表面恶性上皮性肿瘤的主要类型，多发生于成年人，可为原发性，亦可起源于结膜上皮内瘤变或日光性角化病恶变。部分结膜鳞状细胞癌的发生可能与人类乳头状瘤病毒16型感染有关。

1. 临床特点 可发生于角结膜缘、穹窿部、睑结膜或泪阜部，常呈乳头状、菜花状或斑块状，粉红色或灰白色，表面含有丰富的血管。很少数肿瘤弥漫性扁平状生长，类似于不典型性结膜炎的表现，临床诊断比较困难。角膜表面的鳞状细胞癌非常少见，癌细胞可侵犯前弹力层或角膜浅实质层，但很少穿透角膜实质层。

2. 病理 结膜鳞状细胞癌分为乳头状和浸润性鳞状细胞癌两种类型。乳头状鳞状细胞癌特点为癌细胞向结膜表面生长，形成大小不一的乳头状肿物。浸润性鳞状细胞癌除原位癌改变外，癌细胞常突破上皮基底膜，侵犯到结膜上皮下组织内（图3-13-13）。大多数结膜鳞状细胞癌分化程度较高，少数表现为腺样鳞状细胞癌或梭形细胞鳞状细胞癌的特点。

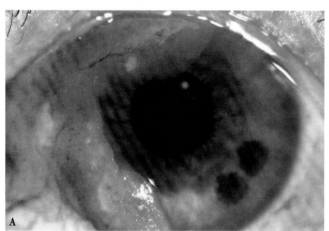
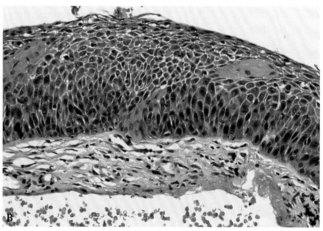

图 3-13-12 结膜上皮内瘤变的临床和病理图像

A. 裂隙灯图像显示肿物位于角结膜缘，呈灰白色膜状肿物；B. 病理显示为高级别CIN，异型增生的细胞累及上皮全层，上皮基底膜仍然完整，HE×200

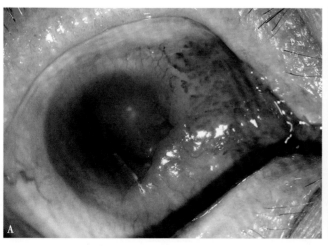
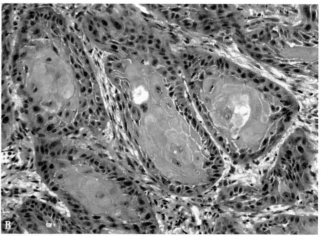

图 3-13-13 结膜鳞状细胞癌

A. 左眼鼻侧角结膜缘弥漫性肿物；B. 癌细胞分化较高，向结膜下浸润性生长，HE×200

3. 预后 鳞状细胞癌属于恶性肿瘤,手术切除后容易复发,且容易通过结膜下淋巴管转移到同侧耳前或颌下淋巴结,部分病例可发生全身转移。穹窿部或内眦部的鳞状细胞癌容易蔓延到眼眶前部。少数病例癌细胞可穿透角巩膜缘侵入眼球内。

(四) 原发性获得性黑变病

原发性获得性黑变病(primary acquired melanosis,PAM)属于黑色素性癌前病变,主要特点为结膜上皮层内弥漫性、异常的黑色素细胞增生。

1. 临床特点 主要发生于成年人,单眼发病,表现为结膜表面局限性、多灶性或弥漫性、不规则的扁平状棕黄色色素斑,推之病变可随结膜移动。色素斑可向周围结膜上皮内缓慢扩散,颜色逐渐变深。如果色素斑局部增厚或表面形成肿瘤性结节,通常是恶变的体征。

2. 病理 主要特点为结膜上皮内不同程度异常的黑色素细胞增生(图3-13-14)。根据黑色素细胞增生的程度和累及上皮部位不同,分为两期。Ⅰ期:特点为增生的黑色素细胞主要位于结膜上皮基底细胞层内,细胞体积较小,无异型性和上皮下侵犯。Ⅱ期:特点为结膜上皮内黑色素细胞呈明显的非典型增生,累及结膜上皮浅层或全层,有些病例可侵及结膜下浅基质层。这些增生的黑色素细胞体积较大,有显著的核仁和异型性;结膜上皮下可伴有单核细胞和淋巴细胞浸润。

3. 预后 一般认为原发性获得性黑变病Ⅰ期比较稳定,无明显生长倾向,很少恶变为黑色素瘤,对病变范围较小者可定期随诊或局部切除活检。Ⅱ期病变中部分病变可发展为恶性黑色素瘤。因有些病例中Ⅰ期和Ⅱ期病变同时存在,弥漫性病变的病理活检应多处取材。

(五) 结膜黑色素瘤

结膜黑色素瘤(conjunctival melanoma)是一种恶性程度较高的肿瘤,发生原因可能与过度日光照射、种族、内分泌状态及机体免疫功能状态有关。约50%~75%的病例是由于结膜原发性获得性黑变病或色素痣恶变而来,原发性结膜黑色素瘤比较少见。

1. 临床特点 主要发生于成年人,肿瘤可发生于睑结膜、穹窿部结膜、球结膜、角膜缘及泪阜部,表现为结节状或弥漫性生长的黑色肿物,黑色素含量多寡不一,发病较快,瘤体生长迅速。有些原发性黑色素瘤表现为少色素或无色素性肿物。睑结膜黑色素瘤通常呈弥漫性扁平状生长方式,而角膜缘、球结膜或穹窿部黑色素瘤常呈结节状(图3-13-15)。

2. 病理 肿瘤位于结膜下,主要由上皮样或多边形黑色素瘤细胞组成,瘤细胞排列成巢状、片块状,细胞之间彼此分散。瘤细胞大小不一,细胞界限较清楚,胞浆丰富,胞核大,染色质颗粒粗,核膜厚,可见明显的嗜双色的核仁,有明显的异型性和病理性核分裂象,有时可见瘤巨细胞。大多数瘤细胞内含有多少不等的黑色素,很少数病例的瘤细胞内仅含有很少量的

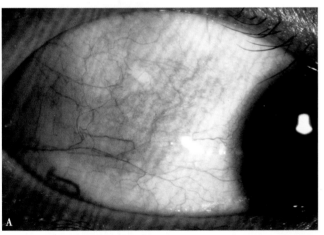

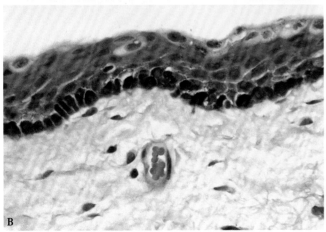

图3-13-14 结膜原发性获得性黑变病(PAM)
A. 裂隙灯图像显示球结膜表面弥漫性棕黄色色素斑,边界不清;B. 病理图像显示PAM Ⅰ期,增生的黑色素细胞主要位于结膜上皮基底细胞层内,HE×200;C. 病理图像显示PAM Ⅱ期,增生的黑色素细胞累及结膜上皮全层,且伴有非典型增生,HE×200

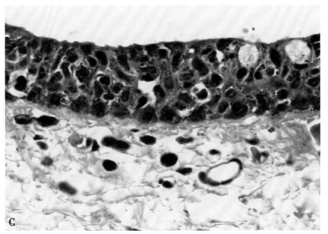

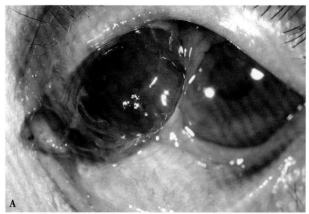

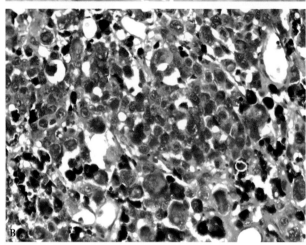

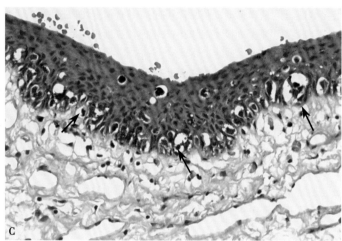

图 3-13-15 结膜黑色素瘤

A. 左眼鼻侧结膜黑色素性肿物;B. 瘤细胞呈上皮样,圆形或多边形,胞浆内含有黑色素颗粒,细胞异型性明显,HE×200;C. 肿瘤邻近部位的结膜上皮内可见瘤细胞侵犯,称为 Pagetoid 侵犯(箭头),HE×200

黑色素,需要免疫组织化学染色。肿瘤细胞对 HMB45、黑色素瘤抗原和 S-100 蛋白呈阳性表达。瘤细胞容易沿邻近的上皮内扩散,称为 Pagetoid 侵犯,是导致肿瘤复发的重要原因。

3. 预后 结膜黑色素瘤的恶性程度较高,容易发生局部和全身转移,大多数病例首先转移到同侧耳前、颌下或颈部淋巴结。全身转移多见于肺、肝或全身播散性转移。角膜缘处的黑色素瘤可向角膜表面蔓延。泪阜部黑色素瘤可侵犯泪囊或泪小管组织。

三、泪囊病变

(一) 泪囊炎

长久发炎后的泪囊,形态有显著改变,有的缩小为管状,有的则扩张变大。囊内黏膜粗糙,有网状瓣膜,或有肉芽组织、息肉等的形成,以致使囊腔闭塞。此种闭塞以下口处最为常见。

病理改变分为以下三期:

1. 急性期 泪囊内充满脓液,除泪囊本身外,其周围组织也有炎症改变,常穿破前囊壁,形成皮下脓肿。在此种情形下,上皮细胞多被毁坏,脱落,囊壁变厚,血管充血,组织水肿,有中性粒细胞浸润。

2. 亚急性期 泪囊黏膜上皮细胞部分脱落或增生,上皮下组织中有淋巴细胞和浆细胞浸润。

3. 慢性期 主要表现为泪囊黏膜上皮部分脱落,泪囊内含有脓性分泌物,上皮下组织中有数量不等的淋巴细胞与单核

细胞的浸润。少数病例中可见上皮轻度不规则增生,通常呈局灶状,上皮可达 5~10 层,细胞分化较好。有时可见小灶状黏膜上皮陷入黏膜下层,形成假腺样结构。部分病例中可见黏膜下新生血管、出血或淋巴组织增生。有时鼻泪管也有同样病变,由于瘢痕形成而引起阻塞,常见于囊管交界处。如囊内液体大量潴留,持续压迫,囊壁变薄,扩张而形成泪囊扩张症或黏液囊肿(图 3-13-16)。

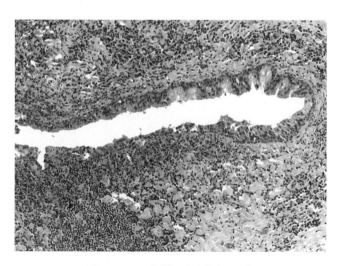

图 3-13-16 慢性泪囊炎的病理图像

泪囊黏膜上皮部分脱落,有些上皮内黏液细胞增多,黏膜下有大量淋巴细胞和浆细胞浸润,HE×100

（二）泪囊肿瘤

泪囊内肿瘤主要是起源于泪囊黏膜上皮的肿瘤,包括鳞状细胞乳头状瘤、鳞状细胞乳头状癌或移行细胞癌(图3-13-17)。好发于40岁以上成年人,临床表现有溢泪,泪道狭窄或阻塞,局部组织红肿、疼痛等症状,伴有不典型性或顽固性泪囊炎症状,对抗炎治疗无效。恶性肿瘤通常生长较快,泪小管内可有血性分泌物溢出。肿瘤早期位于泪囊内,恶性上皮性肿瘤可侵透泪囊壁,向邻近组织扩散。泪囊非上皮性肿瘤多位于泪囊周围软组织中,可挤压泪囊腔变窄或闭塞。这类肿瘤非常少见,但类型较多,包括神经纤维瘤、神经鞘瘤、血管瘤、纤维组织细胞瘤、淋巴瘤或横纹肌肉瘤等均有报道。泪囊非上皮性肿瘤的组织学形态类似于其他部位软组织肿瘤,通常围绕泪囊壁周围生长。泪囊周围可发生淋巴组织增生和淋巴瘤,后者主要是黏膜相关淋巴组织结外边缘区淋巴瘤。泪囊黑色素瘤可发生于泪囊上皮内黑色素细胞,其组织形态和生物学行为与结膜黑色素瘤类似。

四、眼眶常见的肿瘤和瘤样病变

眼眶肿瘤性病变或瘤样病变的类型比较复杂,所有眼眶内组织,包括眶骨壁均可以发生肿瘤。原发性眼眶占位性病变主要分为:①囊肿性病变;②泪腺上皮性肿瘤;③血管淋巴管性肿瘤和瘤样病变;④神经源性肿瘤;⑤间叶组织肿瘤;⑥淋巴细胞和组织细胞性肿瘤和瘤样病变;⑦非特异性和特异性眶内炎症。继发性眼眶肿瘤来自邻近肿瘤的侵犯或蔓延,主要包括:①鼻窦来源的良性或恶性肿瘤;②眼球内恶性肿瘤(视网膜母细胞瘤、脉络膜黑色素瘤、脉络膜转移癌);③眼睑、泪囊和结膜的恶性肿瘤(睑板腺癌、鳞状细胞癌、黑色素瘤和泪囊鳞状细胞癌等);④颅内肿瘤的下行性蔓延。转移性肿瘤主要是来自其他器官或组织的转移癌和白血病。

（一）眼眶囊肿性病变

主要包括皮样囊肿、表皮样囊肿和先天性小眼球伴发囊肿。皮样囊肿最常见,属于迷芽瘤性病变,主要是由于胚胎发育过程中部分表皮细胞陷入眼眶软组织或眶骨缝隙内,并持续性生长所致。多见于儿童或青少年,好发于颞上方和鼻上方,单眼发病。大体观察,囊肿呈圆形或椭圆形,包膜完整,与周围组织容易分离。囊肿内通常含有牙膏状或黄白色油脂样物质和毛发。镜下:囊肿壁由复层鳞状上皮细胞和上皮下纤维组织组成,囊壁内含有毛囊、皮脂腺或汗腺等皮肤附属器(图3-13-18)。

（二）泪腺上皮性肿瘤

是眼眶内比较常见的肿瘤,发病率国内报道为19.6%~25.4%。泪腺上皮性肿瘤的分类和诊断主要参照唾液腺诊断标准,以多形性腺瘤、腺样囊性癌、恶性多形性腺瘤最为常见,其他类型肿瘤比较少见。

1. 泪腺多形性腺瘤 主要发生于眶部主泪腺,起源于泪腺导管上皮细胞。单眼发病,好发于40~50岁成年人,儿童罕见。

(1)临床特点:主要表现为眼眶外上方缓慢生长的肿物,上眼睑肿胀。随着肿物增长,患者可出现患侧眼球突出、眼球向内下方移位、上睑外侧饱满、上睑下垂或眼球向外或向上运动受限。

(2)病理:肿瘤大体呈圆形或椭圆形,表面有厚薄不一的纤维性包膜。有些瘤体与泪腺之间无明显包膜,但通常与泪腺组织分界清楚。由于肿瘤向外膨胀性生长,局部表面可有瘤芽或小结节状突起。肿瘤切面实性,白色或微黄白色,常见大小不一的囊性腔隙,腔内有浅黄色胶冻样分泌物。镜下肿瘤主要由腺上皮、肌上皮和黏液样基质共同组成,腺上皮排列成腺管状、条索状或片块。腺管为双层上皮,内层细胞扁平或立方状,可发生鳞状化生或大汗腺样化生;外层细胞为肌上皮细胞,与周

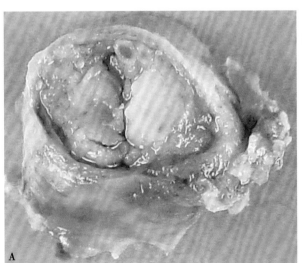
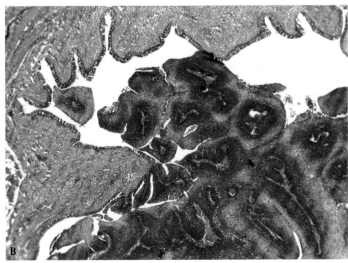

图3-13-17 泪囊乳头状鳞状细胞癌

A.肿瘤大体图像显示泪囊扩张,肿瘤几乎占满整个泪囊腔;B.低倍显微镜下可见肿瘤起源于泪囊黏膜上皮,瘤细胞排列成乳头状,朝向泪囊内生长,HE×20

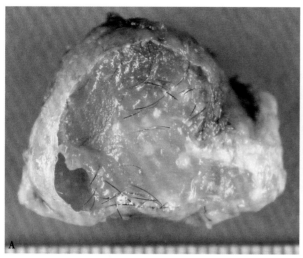
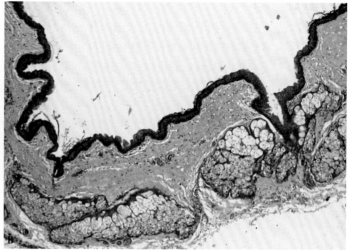

图 3-13-18 眼眶皮样囊肿

A. 大体切面显示囊肿内充满黄色油脂样物质和毛发;B. 囊肿壁衬覆有复层角化型鳞状上皮细胞,可见皮脂腺,HE×40

围黏液样结缔组织有过渡。外层肌上皮细胞可产生黏液,形成软骨样成分或发生脂肪细胞化生(图 3-13-19)。少数肿瘤间质组织可发生点灶状钙化变性。

(3)预后:大多数泪腺多形性腺瘤完整切除后不再复发,预后较好。部分多形性腺瘤术后复发,其可能与以下因素有关:①肿瘤表面包膜不完整或瘤细胞侵及包膜;②瘤体内含有大量黏液样基质,其可以向包膜外组织渗透,刺激周围组织发生肿瘤性增生;③手术过程中误将包膜刺破,瘤细胞溢出。复发性多形性腺瘤可在眶内软组织中呈弥漫性、结节状或小灶状生长,治疗比较困难,反复复发可侵及眼眶脂肪组织、眶骨壁或发生恶变。

2. 恶性多形性腺瘤 在 WHO 分类中又称为癌在多形性腺瘤中(carcinoma ex pleomorphic adenoma),指多形性腺瘤中的部分上皮成分发生恶变,是发生于泪腺多形性腺瘤基础上的一种上皮性恶性肿瘤。恶性多形性腺瘤可为原发性或由于多形性腺瘤恶变。

(1)临床特点:原发性泪腺恶性多形性腺瘤好发于男性,发病年龄偏高,表现为上眼睑肿胀、泪腺区缓慢生长或迅速生长的肿物;肿瘤体积较大者可出现患眼眼球突出和向下移位。有些患者伴有疼痛、耳前或颌下淋巴结肿大。部分病例是由于反复复发的多形性腺瘤恶变。

(2)病理:肿瘤体积一般较大,有或无完整包膜,或与周围组织粘连。病理诊断标准为在癌瘤组织中可找见残留的多形性腺瘤成分或患者既往有泪腺多形性腺瘤的病史。肿瘤内良、恶性成分的比例有很大不同,恶性成分最多见于腺癌或非特异性腺癌,有些病例中可见腺泡细胞癌、鳞状细胞癌、腺样囊性癌或肌上皮癌等。

(3)预后:包膜完整的肿物类似于泪腺多形性腺瘤,因此主

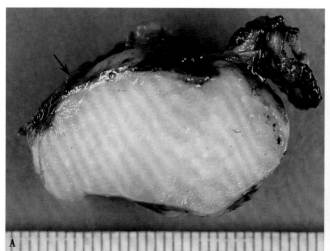
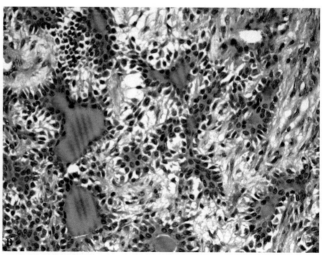

图 3-13-19 泪腺多形性腺瘤

A. 肿瘤大体图像,瘤体表面有较薄的纤维膜包绕(箭头);B. 肿瘤由腺上皮、肌上皮和黏液样基质组成,腺腔内含有红染的蛋白性物质,腺上皮与肌上皮之间有过渡,HE×200

要是选择完整切除肿瘤。多数学者认为对恶性成分局限于肿瘤包膜内的非侵袭性病例可采用密切随诊,避免过度治疗;除个别病例外,大多数预后类似于多形性腺瘤。肿瘤侵犯包膜外>1.5mm、瘤体较大或反复复发的肿瘤容易发生局部淋巴结或全身转移,后者多见于肺。

3. 腺样囊性癌 是由泪腺腺上皮和肌上皮细胞组成的恶性上皮性肿瘤,在泪腺上皮性肿瘤中其发生率仅次于多形性腺瘤。

(1) 临床特点:单眼发病,好发于青壮年,多见于女性。主要表现为单侧眼球突出,眼球向下和内侧移位,眼眶外上方可触及比较固定、质地较硬的肿物,边界欠清。大多数患者发病急,病史常在数个月或1年以内,肿瘤生长迅速,有明显临床症状。因肿瘤容易侵犯周围神经或眼外肌,患者可表现眼睑下垂、麻木性疼痛、复视等症状。有少数患者病史较长,瘤体生长比较缓慢。

(2) 病理:肿物呈灰白色结节状肿物,多无完整包膜,直径为12~36mm,切面可有坏死出血。瘤细胞类似基底样细胞,胞浆少,界限不清,核呈圆形或卵圆形、深染,核分裂象不明显。大多数肿瘤细胞呈特征性筛孔状排列,即癌细胞形成大小不一的癌巢,巢内含有大小不等的微囊腔,囊腔内含有红染或淡蓝色的黏液物质。有些瘤细胞分化较低,排列成小梁状、条索状、假腺管或实性细胞巢。镜下腺样囊性癌可分为筛状型、管状型及实体型三种不同组织类型,实体型恶性度较高(图3-13-20)。

(3) 预后:腺样囊性癌的恶性程度较高,其预后与组织学类型、临床分期、骨侵犯和手术切缘有关。有些学者报道手术切缘阳性者的术后死亡率较高,大约是切缘阴性者的2.7倍。瘤细胞呈浸润性生长,容易侵犯周围眶骨、骨膜、血管、脂肪和外周神经。术后容易反复复发或向颅内扩散,部分病例可发生局部或全身转移。

(三)横纹肌肉瘤

横纹肌肉瘤(rhabdomyosarcoma)是眼眶内最常见的一种高度恶性的软组织肿瘤,主要发生于婴幼儿和儿童,偶见于成年人。横纹肌肉瘤是由于眶内间充质细胞向横纹肌方向分化而来,并非起源于发育成熟的眼外肌组织。近年一些研究表明,本瘤发生可能与致癌基因异常表达或基因突变有关。国内文献报道其发病率约占眼眶恶性肿瘤的11%左右。

1. 临床特点 本瘤可发生在眼眶内任何部位,以眶上部最常见。病史较短,发病急,多表现为急性眼球突出、迅速发展的眼眶内肿物、眼球运动障碍、眼睑或结膜高度肿胀,严重者结膜可突出于睑裂外、眼睑闭合不全。病情发展较快者可伴有肿瘤坏死和眶周皮下组织出血,晚期呈弥漫浸润性生长并可侵犯眼眶骨壁。

2. 病理 肿瘤大体呈结节状,无包膜,切面似鱼肉状,黄白色或灰白色,常伴有出血和坏死。镜下眼眶横纹肌肉瘤主要分为胚胎性横纹肌肉瘤、腺泡状横纹肌肉瘤及多形性横纹肌肉瘤(图3-13-21):

(1) 胚胎性横纹肌肉瘤:最常见,主要是由原始小圆形细胞、短梭形和不同分化的横纹肌母细胞组成,瘤细胞间有数量不等的黏液性基质和丰富血管;瘤细胞有明显的细胞异型性及病理性核分裂象。

(2) 腺泡状横纹肌肉瘤:眼眶内比较少见,特点为瘤细胞体积较大,圆形或多边形,彼此不相黏着,常被结缔组织纤维分隔成腺泡状或巢状。瘤细胞胞浆较丰富,深嗜酸,核偏位,显示出肌源性肿瘤的特征。

(3) 多形性横纹肌肉瘤:非常少见,好发于成年人或大龄儿童,瘤细胞呈多样化,形状及大小均有很大悬殊,可为圆形、带状、多边形、梭形、蝌蚪状、球拍状或体积较大的瘤巨细胞,胞浆较丰富,可找见纵纹或横纹结构。

使用特殊染色和免疫组织化学染色有助于病理诊断,PTAH染色在梭形瘤细胞内可找见纵纹。免疫组织化学染色,部分肿瘤细胞对结蛋白、肌球蛋白、MyoD1呈阳性表达,Ki-67阳性细胞较多。

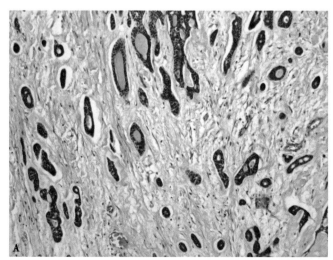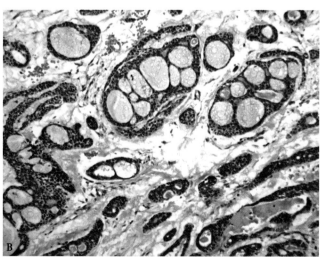

图3-13-20 泪腺腺样囊性癌

A. 瘤细胞排列成腺管状或条索状,呈浸润性生长,HE×100;B.瘤细胞呈典型的筛孔状排列,筛孔内充满淡蓝色的黏液物质,HE×100

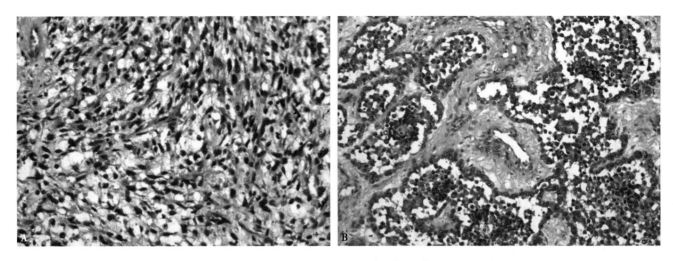

图 3-13-21 眼眶横纹肌肉瘤的病理图像

A.胚胎性横纹肌肉瘤,肿瘤细胞呈短梭形,有明显异型性,HE×200;B.腺泡状横纹肌肉瘤,瘤细胞呈圆形或多边形,彼此不相黏着,被结缔组织纤维分隔成腺泡状或巢状,HE×100

3. 预后　眼眶横纹肌肉瘤是一种高度恶性肿瘤,容易广泛侵及眶内组织或颅内组织,全身转移多见于肺、骨、淋巴结和骨髓等部位。

（四）孤立性纤维性肿瘤

孤立性纤维性肿瘤（solitary fibrous tumor）是起源于结缔组织中表达 CD34 抗原的树突状间质细胞,瘤细胞具有向成纤维细胞分化的特征,可发生于全身多处部位。眼眶孤立性纤维性肿瘤最早由 Westra 等人在 1994 年首先报道,有些病例曾被诊断为血管外皮瘤、神经鞘瘤或纤维瘤。

1. 临床特点　多数病例好发于成年人眼眶上方或外上方,发病年龄在 10~77 岁之间,单眼发病。肿物生长比较缓慢,临床表现通常与肿瘤部位有关,眼眶外上方或上方的肿瘤可表现有上睑肿胀、眼球活动受限、眼球移位或眼球突出,无明显疼痛。压迫视神经者可引起视力减退。有些肿瘤位于眼眶前内侧,可在泪囊区触摸到皮下质地较硬、边界清楚的肿物,或伴有泪道阻塞症状。

2. 病理　肿瘤呈圆形、椭圆形或不规则的结节状,边界清楚,表面有很薄的纤维性包膜,少数肿瘤包膜不完整或与邻近组织粘连。大多数肿瘤直径在 2~3cm 之间,切面呈实性,灰白色或灰黄色。镜下特点为:①肿瘤由交替状分布的细胞丰富区和稀疏区组成,瘤细胞呈梭形,胞质嗜酸,界限不清;胞核呈梭性或卵圆形,无明显细胞异型性;②瘤细胞通常排列成束状、席纹状、栅状或呈无模式性生长方式,之间穿插有数量不等的粗大或瘢痕样胶原纤维束;③瘤体内血管丰富,有些血管呈分支状、鹿角状或细长的血管样裂隙;④免疫组织化学染色:大多数瘤细胞对 STAT6、CD34 和波形蛋白呈弥漫性阳性表达,部分瘤细胞对 CD99 和 Bcl-2 呈阳性表达（图 3-13-22）。

3. 预后　本瘤属于交界性肿瘤,大多数肿瘤完整切除后很少复发。非典型性或恶性孤立性纤维瘤比较少见,其诊断标准为瘤细胞密度增加,核异型性明显,核分裂象多见,常 ≥4/10 高倍视野,并伴有坏死;术后容易复发,侵及邻近组织,发生肺、骨或肝脏等远处器官转移。极少数眼眶孤立性纤维性肿瘤反

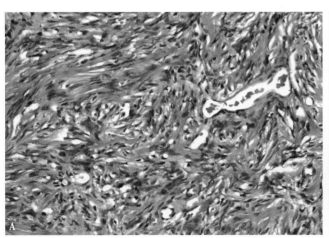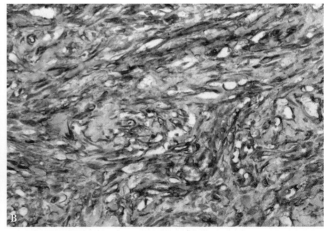

图 3-13-22 眼眶孤立性纤维性肿瘤

A.瘤细胞呈梭形,排列成束状或席纹状,其间穿插有数量不等的粗大胶原纤维束,HE×200;B.肿瘤细胞对 CD34 呈阳性表达,EnVision×200

复复发,累及颅内,治疗比较困难。

（五）神经鞘瘤

眼眶神经鞘瘤比较常见,其是由周围神经的 Schwann 细胞增生所形成外周神经性肿瘤。眼眶内有多条周围神经,包括动眼神经、眼神经、滑车神经、展神经和眶下神经等,这些周围神经均可发生神经鞘瘤。国内一些大组病例报道其发病率约占眼眶肿瘤的 4%~5%,大多数属于良性神经鞘瘤或细胞性神经鞘瘤,很少数为恶性神经鞘瘤。有少数眼眶神经鞘瘤可伴发神经纤维瘤病。

1. 临床特点 多发生于中青年,单侧眼眶发病,无明显性别差异。主要表现为缓慢进展性眼球突出、眼球运动障碍,偶有眶内疼痛等。临床表现与肿瘤部位有关,位于肌锥内肿瘤可引起轴性眼球突出;眼眶上部的肿瘤引起眼球向下移位;如果肿瘤邻近视神经,可引起视神经萎缩、视野缺损、视盘水肿等体征;位于眶尖部肿瘤容易侵及眶上裂。

2. 病理 肿瘤呈椭圆形、梭形、哑铃状或不规则形状,绝大多数有完整包膜。肿瘤切面呈黄色或黄白色,细腻,部分瘤体内伴有囊性变或小灶状出血。镜下肿瘤主要由交替分布的 Antoni A 型和 Antoni B 型瘤细胞组成,但大多数为 Antoni A 型瘤细胞。瘤细胞呈长梭形,胞核长圆形或梭形,一端较尖细,平行排列在同一水平,形成典型的"栅栏状"排列(图 3-13-23)。大多数瘤细胞对 S-100 阳性表达。Antoni B 型瘤细胞呈星状、椭圆形或淋巴细胞样,排列稀疏,胞浆突起互相连接呈网状。眼眶神经鞘瘤容易发生囊样变性,囊性变周围可见泡沫样组织细胞,含铁血黄素和脂褐素颗粒。

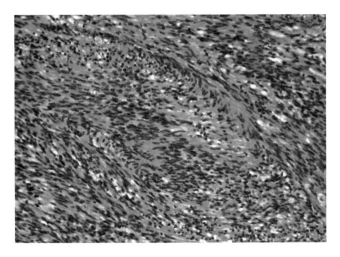

图 3-13-23 眼眶神经鞘瘤(Antoni A 型)
瘤细胞呈长梭形,排列成栅栏状,HE×100

有些肿瘤内瘤细胞丰富,胞核染色质粗且深染,胞核变大,有一定多形性或出现一些怪形核,缺乏典型的栅栏状排列或 Verocay 结构,称为富于细胞型神经鞘瘤。色素性神经鞘瘤在眼眶内非常少见,其特点为多数瘤细胞含有黑色素性颗粒,通常需要与眼眶黑色素瘤加以鉴别。

眼眶恶性神经鞘瘤比较少见,病变发展较快。瘤体一般较

大,包膜不完整,切面有出血坏死。镜下主要由排列紧密、条束状增生的梭形瘤细胞组成,胞核形态不规则且深染,伴有明显异型性和病理性核分裂象。瘤细胞弥漫性生长,缺乏栅栏状排列,类似纤维肉瘤的形态。

3. 预后 肿瘤通常有较完整的包膜,大多数肿瘤完整切除后不复发。富于细胞性神经鞘瘤的增长比较活跃,局部包膜不完整,部分病例术后容易复发。恶性神经鞘瘤术后容易复发或向眶上裂蔓延,有些病例可转移到颈部淋巴结或肺。

（六）眼眶淋巴瘤

眼眶泪腺和软组织中淋巴瘤并不少见,近年来世界范围内的发病率都有所增加。近 10 年来国内外一些大组病例报道,其发病率约占眼眶肿瘤的 10% 左右。目前国内外对淋巴瘤的诊断和分类标准主要参照于世界卫生组织(WHO)2016 年的血液和淋巴组织的病理学和遗传学分类。按照 WHO 的分类标准,眼眶淋巴瘤主要是非霍奇金性淋巴瘤,大多数是发生于成熟 B 细胞的小细胞性淋巴瘤,以黏膜相关淋巴组织结外边缘区淋巴瘤(extranodal marginal zone lymphoma of mucosa-associated lymphoid tissue,MALT 淋巴瘤)最为常见,国内报道其发病率约为 81.3%~91%,国外为 52%~78%。眼眶弥漫性大 B 细胞淋巴瘤的发病率次之。其他类型的淋巴瘤,包括滤泡性淋巴瘤,套细胞淋巴瘤,小细胞性淋巴瘤/慢性淋巴细胞白血病,淋巴浆细胞性淋巴瘤,结外 NK/T 细胞淋巴瘤及鼻型(extranodal NK/T cell lymphoma,nosal type),Burkitt 淋巴瘤和髓外浆细胞瘤亦可发生于眼眶内,但其发病率较低。大多数为眼眶局限性病变,少数病例伴有全身其他器官或组织的淋巴瘤。

1. 黏膜相关淋巴组织结外边缘区 B 细胞淋巴瘤(MALT 淋巴瘤)

(1)临床特点:好发于成年人眶部泪腺或软组织内,单侧或双侧发病。双侧发病率约为 11%,可同时或先后发病。早期一般无明显症状,随着肿物增长,表现有不同程度的眼球突出、眼球活动受限,有些患者伴有眼睑肿胀、结膜充血或肿物累及结膜下。位于眼眶前部的肿物可在眶缘部触摸到中等硬度肿块。大多数肿物生长缓慢,有些患者病史可长达数年。

临床上结膜淋巴瘤的发病率逐年增多,多见于中青年女性,好发于上、下穹隆部球结膜,表现为局限性或弥漫性鲑鱼肉样粉红色隆起的肿物,表面比较光滑(图 3-13-24)。大多数结膜淋巴瘤属于 MALT 淋巴瘤,可为局限性病变或来自眼眶淋巴瘤的蔓延。对怀疑为结膜淋巴瘤的病例可切取适当大小的组织进行病理活检,但必须注意切取典型部位组织且切取的组织能够满足病理活检和分子病理学检测的需要,组织块太小可能会给病理诊断带来困难或出现误诊。同时通过相关检查排除全身和眼眶内病变。

(2)病理:由结节状或成片状分布的小到中等大小的淋巴细胞组成,类似中心细胞或单核样 B 细胞,胞质较少或相对丰富,胞核圆形或不规则,染色质凝集,核仁不明显。如果肿瘤发生于结膜下、泪腺或泪囊周围,通常伴有淋巴上皮病变。有些肿瘤内伴有数量不等的浆细胞或少量免疫母细胞。MALT 淋巴

瘤可表达多种全 B 细胞标记物,如 CD20 和 CD79a,Ki-67 指数较低(图 3-13-25)。

(3)预后:本瘤为低度恶性淋巴瘤,大多数预后较好,5 年生存率可达 90% 以上。肿瘤切除不彻底可复发,有些病变可转变为大 B 细胞淋巴瘤。少数病例可伴发其他部位淋巴瘤,因此对眼眶或眼附属器 MAIT 淋巴瘤患者应当进行相关的全身检查,排除全身淋巴瘤可能性。

2. 弥漫性大 B 细胞淋巴瘤　弥漫性大 B 细胞淋巴瘤(diffuse large B cell lymphoma,DLBCL)是由大 B 淋巴样细胞弥漫增生形成的一组异质性肿瘤,属于中高度恶性淋巴瘤。眼眶 DLBCL 比较少见,国外报道眼眶 DLBCL 占全部眼眶淋巴瘤的 15%~29.13%,国内报道为 6.1%~17.1%,近年来发病率有增高的倾向。

(1)临床特点:眼眶 DLBCL 主要发生于成年人,发病急,病变发展较快,病史在数个月至 1 年之内。大多数为单侧发病,表现有眼睑肿胀、结膜充血水肿、眼球突出、眼球运动受限或视力下降等症状。有些患者伴有低热、精神不振或全身其他部位淋巴瘤。

(2)病理:瘤细胞形态多样,主要是中心母细胞、免疫母细胞或间变性大 B 细胞,其间可散布有少量小淋巴细胞或组织细胞。瘤细胞体积较大,通常是正常淋巴细胞的 2~3 倍以上,胞浆丰富,嗜酸或嗜双色;胞核大,圆形或椭圆形,染色质呈粗颗粒状,核仁明显,有明显病理性核分裂象。通常使用免疫组织化学检测 CD10、BCL6 和 MUM-1,将 DLBCL 分为中心细胞来源(CD10 阳性,BCL6 阳性/阴性,MUM-1 阴性)和非生发中心来源(CD10 阴性,BCL6 阳性/阴性,MUM-1 阳性)(图 3-13-26)两个免疫组化亚群。

(3)预后:眼眶 DLBCL 属于侵袭性淋巴瘤,恶性程度高,部分患者伴有全身或骨髓淋巴瘤,预后较差。因此一经病理确诊为 DLBCL,必须做相关的全身检查排除其他系统淋巴瘤;并

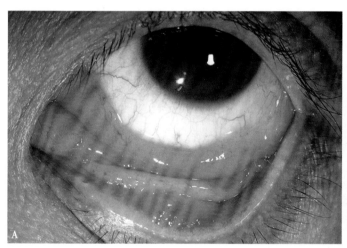
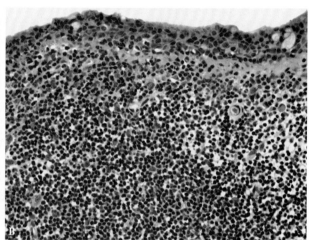

图 3-13-24　结膜 MALT 淋巴瘤

A. 裂隙灯图像显示下穹窿部弥漫性浅红色隆起的肿物;B. 病理图像显示肿物位于结膜下,瘤细胞侵及结膜上皮,HE×200

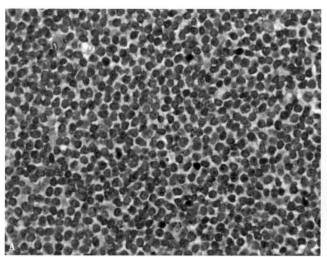
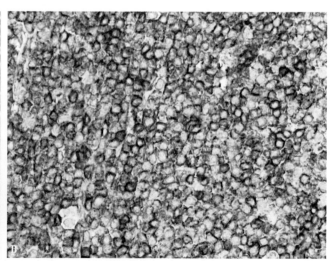

图 3-13-25　眼眶黏膜相关淋巴组织结外边缘区 B 细胞淋巴瘤

A. 肿瘤由比较单一的小到中等大小的淋巴细胞组成,HE×400;B. 瘤细胞对 CD20 呈弥漫性表达,EnVision×400

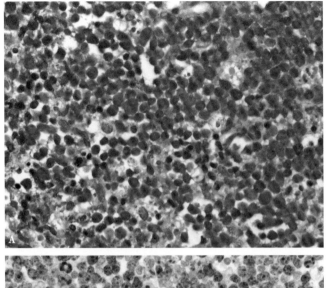

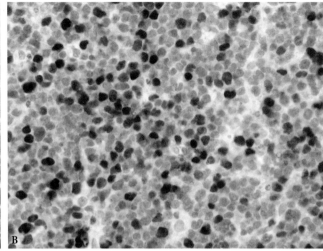

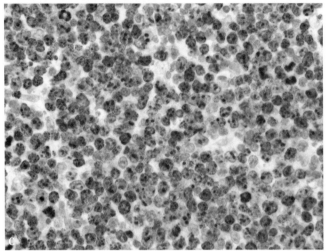

图 3-13-26 弥漫性大 B 细胞淋巴瘤,非生发中心来源

A. 瘤细胞体积较大,胞浆丰富,胞核大,圆形或椭圆形,染色质呈粗颗粒状,有明显核分裂象,HE×400;B. 瘤细胞对 MUM-1 染色呈阳性表达,EnVision×400;C. Ki67 阳性细胞指数≥90%,EnVision×400

且根据有无全身性病变,辅以局部放疗和化疗。目前认为中心细胞来源的 DLBCL 对治疗反应和预后要好于非中心细胞来源的 DLBCL。2016 年 WHO 修订版淋巴组织肿瘤分类中,将伴有 MYC、Bcl-2 和/或 Bcl-6 基因重排的 DLBCL,又称伴"双重打击"或"三重打击"HGBL,是一种新的独立类型,其侵袭力强,疗效差,预后不好。

(七) 特发性眼眶炎性假瘤

特发性眼眶炎性假瘤(idiopathic orbital inflammatory pseudotumor,IOIP)又称为非感染性非特异性炎症(nonspecific noninfectious inflammations),指由多种炎性细胞浸润和不同程度纤维化组成的非特异性炎性病变,且排除其他局部或全身的病因。本病临床表现类似肿瘤,但病变实质属于炎症,因此又称为眼眶炎性假瘤。病因目前还不十分清楚,多数学者认为与某些自身免疫性疾病有关。

1. 临床特点 主要发生于中年人,少数病例可发生于儿童或 70 岁以上老年人,单眼或双眼发病,男女性发病率相等,无种族差异性。根据病史和临床表现,本病可分为急性、亚急性、慢性和复发性四种类型。炎性病变可以局限在眼眶内单一组织,如泪腺、眼外肌、眶脂肪、巩膜或视神经周围,亦可呈弥漫性病变,累及眼眶内多种组织。大多数患者的临床表现取决于炎症部位和炎症的进展程度。

(1) 急性炎性假瘤:一般在几小时到几天内突然发作,患者表现有眼睑肿胀、球结膜或眼外直肌止端处结膜充血水肿、眼周疼痛或不适、眼球运动障碍、突眼、上睑下垂、复视或视力减退等症状,临床体征与病变部位有关。

(2) 亚急性炎性假瘤:患者主要表现为数个月内逐渐缓慢的眼球突出。

(3) 慢性炎性假瘤:病史为数个月至数年,无急性发作史;表现为逐渐发展的眼球突出、复视、眼球活动障碍或视力下降,无明显眼睑肿胀或结膜充血。如果肿物位于眼眶前部,可在眶周扪及质地较硬的肿块。有些病例是由于急性或亚急性期病变迁延所致。

(4) 复发性炎性假瘤:大多数为已治愈的眼眶炎性假瘤患者,因免疫功能下降或其他原因引起病变重新发作。有些患者接受糖皮质激素后病变逐渐消失,当糖皮质激素减量过快或突然停药后,可出现病变复发。

2. 病理 主要表现为慢性非特异性、非肉芽肿性病变特点,病变组织中有数量不等的慢性炎性细胞浸润,主要是淋巴细胞、浆细胞和少量嗜酸性粒细胞,伴有不同程度的成纤维细胞增生和纤维化(图 3-13-27)。病理学改变与病变组织和病

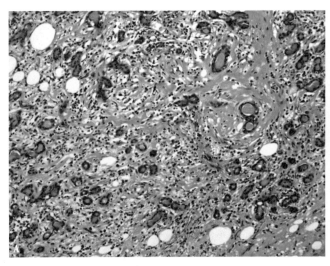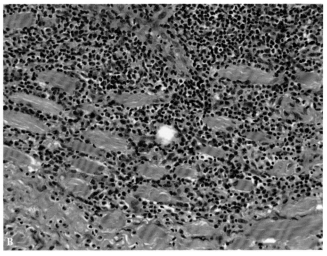

图 3-13-27 特发性眼眶炎性假瘤的病理图像

A. 泪腺炎型,泪腺腺泡之间有弥漫性淋巴细胞浆细胞浸润和纤维组织增生,HE×100;B. 肌炎型,眼外肌纤维间有大量淋巴细胞浆细胞浸润,HE×200

变不同阶段有关。急性、亚急性炎症的病理特点为泪腺间质或病变组织水肿,有不同数量的中性粒细胞、淋巴细胞、浆细胞或嗜酸性粒细胞浸润。慢性期炎症的特点是组织水肿减轻,炎性病变中出现不同程度的成纤维细胞增生、纤维化或淋巴滤泡增生。泪腺炎型炎性假瘤特点为腺泡间质中有不同程度的炎性细胞浸润和胶原纤维增生;部分病变伴有小灶状淋巴组织增生或大小不一的淋巴滤泡。肌炎型炎性假瘤的特点为肌纤维间质中有弥漫性淋巴细胞、浆细胞浸润和纤维化。弥漫性炎性假瘤表现为眶内软组织中大量炎性细胞浸润和不同程度纤维化,可广泛累及眼眶脂肪组织和眼外肌。病变后期炎性细胞和成纤维细胞数量减少,胶原纤维大量增生,即称为硬化性炎性假瘤。

3. 预后 特发性眼眶炎性假瘤的病因比较复杂,不同患者对治疗的反应不一。大多数患者对糖皮质激素治疗有不同程度的疗效,可减轻或缓解眼部临床症状。有些患者对糖皮质激素依赖性较强,药物减量或停药后病变复发。急性或亚急性炎性假瘤由于治疗不彻底可转变为慢性。一般讲,慢性期炎性假瘤、弥漫性炎性假瘤和反复复发的病例的治疗比较困难,有些难治性病例对糖皮质激素、免疫抑制剂、生物制剂、放射治疗和手术治疗的效果均不理想。长期反复复发可引起严重的并发症、视力下降和眼眶组织严重破坏。

（八）IgG4 相关性疾病

IgG4 相关性疾病(IgG4-related disease,IgG4-RD)是最近几年才被认识的一种疾病,是一种系统性疾病,以血清中 IgG4 水平升高、组织和器官中大量 IgG4 阳性细胞弥漫性浸润、席纹状纤维化及闭塞性静脉炎为特征。IgG4-RD 可以累及全身多个器官和系统,常见受累器官除胰腺外,还有唾液腺、泪腺和腹膜后;但不一定各部位同时发病,很多病例常在几年或更长时间内才先后发病。若 IgG4-RD 出现眼部症状,则称为 IgG4 相关性眼病(IgG4 relative ocular disease,IgG4-ROD);泪腺是最常受累的部位,很少数可发生在眶内软组织、巩膜、葡萄膜和眼附属器。

IgG4-ROD 的确切病因和发病机制目前仍不十分清楚。多数学者认为本病发生、发展与多种因素有关,包括遗传易感性、自身免疫因素、过敏因素或 IgG4 分子的独特作用。文献中报道的病例大多数发生在亚洲,日本 IgG4-ROD 的发病率占眼眶淋巴细胞性病变的第二位(21.6%),仅次于眼眶 MALT 淋巴瘤(39.8%)。

1. 临床特点 好发于中老年人,无明显性别差异。大多数双侧发病,表现为眼睑肿胀伴有眼球突出,有些患者可有视物模糊、复视或溢泪等症状。泪腺病变最为常见,表现为双侧泪腺的无痛性肿大、眼眶外上缘触及肿物、眼球突出,无明显疼痛。有些患者伴有多条眼外肌的肿大或三叉神经的眶下神经增粗。CT 和 MRI 检查可发现双侧泪腺弥漫性肿大或受累组织呈肿块状,眼外肌增粗,视神经鞘膜增厚。有些患者伴有唾液腺、胰腺、淋巴结或其他器官的 IgG-RD,哮喘或过敏性鼻炎。

实验室检查:大多数患者血清 IgG4 浓度增高(>135mg/dL),有些患者可伴有 IgG、IgE、抗核抗体、抗中性粒细胞胞浆抗体、C 反应蛋白、类风湿因子异常,嗜酸性粒细胞计数增高,高丙种球蛋白血症或红细胞沉降率增高。

2. 诊断标准 目前国际上诊断 IgG4-RD 主要依据于 2012 年日本各学界联合发表的综合分类标准(表 3-13-1)。IgG4+/IgG+ 细胞比例>40% 是诊断 IgG4-RD 的必要条件,但不能作为充分条件,还要充分结合组织病理学特征。多数学者认为诊断 IgG4-RD 主要依赖其组织病理学特征,次要标准是其组织内的 IgG4 阳性细胞计数及 IgG4 阳性/IgG 阳性细胞的比例。2015 年日本 IgG4-ROD 研究人员提出的最新的诊断标准为:①影像学检查发现双眼泪腺增大;②IgG4 阳性浆细胞/IgG 阳性浆细胞 ≥40% 或 IgG4 阳性细胞>10/高倍视野;③血清 IgG4 水平增高(≥135mg/dL)。

表 3-13-1 IgG4 相关性疾病的诊断标准

1. 单一或多个器官出现弥漫性/局限性肿胀或肿块的临床表现
2. 血清 IgG4 浓度≥135mg/dL
3. 组织病理学检查:①显著的淋巴细胞、浆细胞浸润和纤维化;②IgG4 阳性浆细胞浸润:IgG4 阳性/IgG 阳性细胞>40%,且 IgG4 阳性浆细胞>10/高倍视野 确定诊断:1+2+3;很可能诊断:1+3;可能诊断:1+2

3. 病理 主要特点为病变组织中有大量淋巴细胞浆细胞增生,浆细胞增生比较显著,有成熟的淋巴滤泡形成,伴有席纹状纤维化和闭塞性静脉炎。淋巴滤泡间区有大量分化成熟的浆细胞增生或有少量嗜酸性粒细胞浸润,其间伴有纤维组织增生和席纹状纤维化。IgG-ROD 通常以大量淋巴细胞浆细胞增生和纤维化为主,大部分病变中缺乏闭塞性静脉炎的特点。免疫组织化学染色:IgG4 阳性浆细胞数量>50/高倍视野或 IgG4 阳性细胞/IgG 阳性细胞>40%(图 3-13-28)。本病诊断要注意与特发性眼眶炎性假瘤和淋巴瘤鉴别,近年文献报道有些

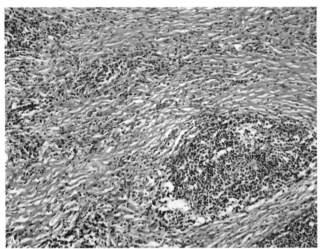

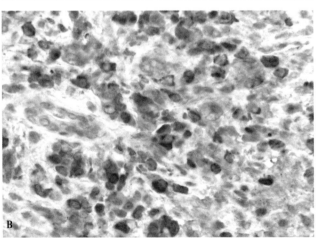

图 3-13-28 IgG4 相关性眼病的病理图像

A. 病变中弥漫性淋巴细胞浆细胞浸润,淋巴滤泡形成和席纹状纤维化,HE×100;B. 可见大量 IgG4 染色阳性的浆细胞,EnVision×400

MALT 淋巴瘤可合并 IgG4-RD。

(林锦镛)

参考文献

1. 赵桂秋,林锦镛,林红. 眼科病理学图谱[M]. 北京:人民卫生出版社,2012:131-191.

2. 杨培增. 临床葡萄膜炎[M]. 北京:人民卫生出版社,2007:25-39.

3. PE'ER J. Pathology of eyelid tumors[J]. Indian J Ophthalmol. 2016,64(3):177-190.

4. FORD J,THAKAR S,THURO B,et al. Prognostic value of the staging system for eyelid tumors in the 7th edition of the American Joint Committee on Cancer staging manual[J]. Ophthalmic Plast Reconstr Surg,2017,33(5):317-324.

5. CICINELLI M V,KALIKI S. Ocular sebaceous gland carcinoma:an update of the literature[J]. Int Ophthalmol,2019,39(5):1187-1197.

6. CHALKIA A K,BONTZOS G,SPANDIDOS D A,et al. Human papillomavirus infection and ocular surface disease(Review)[J]. Int J Oncol,2019,54(5):1503-1510.

7. SANTONI A,THARIAT J,MASCHI C,et al. Management of invasive squamous cell carcinomas of the conjunctiva[J]. Am J Ophthalmol,2019,200:1-9.

8. SHIELDS C L,KALIKI S,FURUTA M,et al. Diffuse versus nondiffuse small(≤3MM thickness)choroidal melanoma:comparative analysis in 1 751 cases. The 2012 F. Phinizy Calhoun lecture[J]. Retina,2013,33(9):1763-1776.

9. BRENNAN R C,QADDOUMI I,BILLUPS C A,et al. Comparison of high-risk histopathological features in eyes with primary or secondary enucleation for retinoblastoma[J]. Br J Ophthalmol,2015,99(10):1366-1371.

10. GÜNDÜZ A K,YEŞILTAŞ Y S,SHIELDS C L. Overview of benign and malignant lacrimal gland tumors[J]. Curr Opin Ophthalmol. 2018,29(5):458-468.

11. ANDREW N H,COUPLAND S E,PIRBHAI A,et al. Lymphoid hyperplasia of the orbit and ocular adnexa:A clinical pathologic review[J]. Surv Ophthalmol,2016,61(6):778-790.

12. OLSEN T G,HOLM F,MIKKELSEN L H,et al. Orbital lymphoma-an international multicenter retrospective study[J]. Am J Ophthalmol,2019,199:44-57.

13. IGAWA T,HAYASHI T,ISHIGURO K,et al. IgG4-producing lymphoma arising in a patient with IgG4-related disease[J]. Med Mol Morphol,2016,49(4):243-249.

14. GOTO H,TAKAHIRA M,AZUMI A. Japanese study group for IgG4-related ophthalmic disease. Diagnostic criteria for IgG4-related ophthalmic disease[J]. Jpn J Ophthalmol. 2015,59(1):1-7.

15. UMEHARA H,OKAZAKI K,MASAKI Y,et al. Comprehensive diagnostic criteria for IgG4-related disease(IgG4-RD),2011[J]. Mod Rheumatol,2012,22(1):21-30.

第四章

眼免疫学

第一节 眼免疫学概述

要点提示

免疫功能是机体保护自我的重要生理功能,具有自我稳定、免疫监视和防御感染的作用。眼部组织的特性及功能决定了眼的免疫既有全身免疫的共同特点,存在天然免疫和适应性免疫,也具有特殊的免疫特点。眼部各种组织既有免疫组织和免疫球蛋白,也有特异性的自身抗原,这些特点导致眼部一些组织,如眼前房、角膜、玻璃体和视网膜下腔是免疫赦免部位,使移植物易于存活,而在病理情况下,可以发生特殊的自身免疫病。

"免疫"由拉丁文"immunis"而来,译为"免于疫患"。最早人们对人体免疫功能的认识从抗感染开始,例如在防治天花方面,据医书记载,公元11世纪我国已有"人痘法",到16世纪普遍应用,并观察到眼部痘疹发病率随之减少。18世纪初英国人詹纳(Jenner)发明种牛痘(vaccination),19世纪法国人巴斯德(Pasteur)和德国人郭霍(Koch)创建分离培养细菌及减毒疫苗方法。随之科学家们在免疫血清中发现抗毒素、凝集素等,开创了血清学的检查方法,建立了抗原抗体反应的体液免疫(humoral immunity)概念。通过动物实验证明结核菌素反应是由致敏细胞引起,随之形成细胞免疫概念(cellular-immunity)。20世纪上叶,眼科界已将旧结核菌素(old tuberculin,OT)广泛用于结核性眼病的诊断,将非特异性蛋白疗法(non-specific protein therapy)用于治疗多种眼病。

免疫反应是机体在进化过程中获得的"识别自身、排斥异己"的一种重要生理功能。这一功能正常时可起到自我稳定、免疫监视和防御感染作用,即免疫生理现象;功能异常时可使机体出现局部或全身病变甚至死亡,即免疫病理现象。眼球及其附属器可发生与全身一样的免疫反应。全身免疫性疾病可合并眼部表现,有些慢性复发性眼病过去原因不明,现已从免疫病理方面找到证据。眼科医生运用免疫学的理论和方法不但可以提高免疫眼病的诊断和治疗水平,而且可以抓住眼部表现的特点,协助内科医生早期诊断全身免疫性疾病。眼的组织解剖、生理生化特点以及视觉功能的需要决定了眼的免疫既有全身免疫的共同特点,存在天然免疫和适应性免疫,也具有特殊的免疫特点,眼前房、角膜、玻璃体和视网膜下腔是免疫赦免部位。

一、眼表免疫

眼表持续性暴露于广泛的微生物中。眼表系统识别病原和清除病原的能力对保持角膜的透明性以及视力的保护作用十分重要。因此机械、解剖和免疫等多种机制保护眼表不受外界损害。这些宿主的保护机制既有天生的非特异性保护,也有特异性的获得性免疫保护。角膜透明、没有血管的结构适应了屈光的要求,同时也需要其他支持组织提供湿润和营养,尤其重要的是免疫保护。其主要的支持组织是结膜,另外还有泪腺。

泪腺通过泪膜提供可溶性介质。角膜和结膜组成湿润的黏膜表面,越来越多的证据表明,除了天然保护机制以外,淋巴细胞也参与了角膜表面正常稳定的维持。

在眼表面存在对角膜起保护作用的黏膜相关淋巴组织(mucosa-associated lymphoid tissue,MALT)。很多年前人们就知道眼表和附属器存在淋巴细胞,但很长一段时间其一直被错误地认为是炎症细胞。最近研究显示可能存在泪腺淋巴细胞,淋巴细胞在结膜和泪道也形成MALT,分别称作结膜相关淋巴组织(conjunctiva-associated lymphoid tissue,CALT)和泪道相关淋巴组织(lacrimal drainage-associated lymphoid tissue,LDALT)。这些组织一起构成了身体黏膜免疫系统的新的组成部分——眼相关淋巴组织(eye-associated lymphoid tissue,EALT)。CALT在闭目时可以覆盖角膜,因此在瞬目和睡眠时处在恰当的位置,对角膜提供免疫保护;可以识别角膜抗原和初始效应细胞,并分布分泌型免疫球蛋白A(immunoglobulin A,IgA)等保护性因子。

二、眼免疫赦免特性

视轴上的组织如角膜、晶状体和玻璃体结构精细,透明不含血管,从而确保视功能的正常,非常容易受到免疫原性炎症的破坏。为了维持眼内结构的完整性,避免免疫原性炎症反应对眼内组织的损害,眼前房、玻璃体腔、视网膜下腔和角膜基质对外来抗原处于相对反应下降状态,称为眼免疫赦免。眼免疫赦免是眼部对感染、免疫和炎症对视功能威胁的一种妥协。眼部的免疫赦免包括被动和主动两个方面的机制。

(一)眼免疫赦免的被动机制

眼内的整个微环境使得眼内的抗原处于隔离状态。角膜的后弹力层、晶状体囊膜和视网膜色素上皮和Bruch膜构成的血-视网膜外屏障可以将抗原与免疫系统分隔开来。角膜、晶状体和玻璃体没有血管,虹膜和视网膜血管丰富,这些血管存在血-眼屏障(血-房水屏障和血-视网膜内屏障),这些屏障联合起来显著限制了参与天然和适应性免疫的分子和细胞进入眼内。眼内腔缺乏明显的淋巴引流也在免疫赦免中起作用,从而确保眼内液体从眼内直接进入血液。另外细胞表面缺少或降低了组织相容性抗原I类和II类分子表达,使眼内细胞最终逃避$CD4^+$细胞的识别,也使$CD8^+$细胞不易识别。以上的解剖特点是眼免疫赦免的解剖基础。

(二)眼免疫赦免的主动机制

长期以来眼免疫赦免地位的取得被认为是由于上述解剖因素所导致的抗原与免疫系统隔离的一种被动免疫。越来越多的实验证据表明,处于免疫赦免地位的眼部微环境中的免疫调节机制是各种解剖特点、因子和细胞间动态相互作用而引起的抑制炎症反应的结果。在这些机制中,解剖因素所构成的被动的抗原隔离仅起部分作用,而更主要的是眼内微环境所具有的对免疫反应的主动调节功能。这当中包括眼内非专职性的抗原递呈细胞的作用、房水中的免疫抑制因子以及眼内基质阻止所表达的凋亡配体的作用,这些机制互相配合、缺一不可。

任何一种机制的异常都将导致眼免疫赦免的丧失。

1. 抗原递呈细胞的作用　抗原递呈细胞(antigen-presenting cell, APC)的研究对于所有免疫介导的疾病都非常重要，因为它们是免疫系统最早识别外来抗原的细胞，也在诱导自身和外来抗原耐受方面起着重要作用。APC 可以分为两种功能亚群：专职性 APC 和非专职性 APC。专职性 APC 通常具有主要组织相容性复合体(major histocompatibility complex, MHC)Ⅱ类抗原结构性的高表达，同时还有协同刺激分子表达，因此可以有效地为 T 细胞激活提供两种信号。专职性 APC 包括树突状细胞(dendriteic cell, DC)、巨噬细胞、B 细胞和上皮朗格汉斯细胞(Langerhans cells, LC)。相对于专职性 APC，非专职性 APC 刺激 T 细胞的能力较低，因为其 MHC Ⅱ类抗原和协调刺激因子的结构性表达很低。然而在某些特定条件下(如炎症)这些细胞也可以为 T 细胞激活提供所需的信号。非专职性 APC 包括血管内皮细胞和特定基质细胞。大多数组织中主要的 APC 是 DC 和 LC。实际上这些细胞也在角膜和眼表作为专职性 APC。它们的激活和在角膜的补充与眼前节免疫赦免丧失、疱疹和假单纯疱疹性角膜炎恶化以及移植免疫增强有关。

一向认为角膜抗原递呈细胞包括 DC 绝大部分位于周边角膜。动物实验发现，实际上中央角膜确实存在一组不同类型的上皮和基质 DC，可以行使 APC 功能。中央角膜 APC 是不成熟和前体 DC，它们不表达 MHC Ⅱ类分子和协同刺激分子如 CD40、CD80、CD86 等，这也是以前错误地认为角膜中央没有 APC 的原因。角膜上皮和基质分别是 LC 和单核 DC。在虹膜睫状体和视网膜内也发现存在这种形态的 APC 细胞。抗原进入眼内后，这些细胞能够捕获抗原并通过小梁网进入血液，最后到达脾脏边缘区产生前相关性免疫偏离，脾脏边缘区存在自然杀伤 T 细胞和边缘区 B 细胞，此处的微环境使得作为调节因素的 CD4$^+$ 和 CD8$^+$α/β T 细胞抑制 T 辅助淋巴细胞Ⅰ型(T-helper 1, Th1)和 Th2 免疫系统的诱导和表达，激活抗原特异性 T 细胞分化成为调节性 T 细胞，干预迟发性超敏反应的诱导和表达。

2. 房水的免疫调节因子　眼免疫赦免的另一个主要原因是房水中免疫调节因子的存在。房水因子通过三种机制介导免疫抑制。第一种机制由直接参与激活的 T 细胞受体的因子介导。这种机制主要包括 α 色素细胞刺激激素(α-Melanocyte-stimulating hormone, α-MSH)、血管活性肠肽(vasoactive intestinal polypeptide, VIP)和生长抑素(somatostatin, SOM)，主要调节适应性免疫。第二种机制抑制天然免疫，由房水中的 α-MSH 和降钙素基因相关多肽(calcitonin gene related peptide, CGRP)介导。这些因子抑制巨噬细胞和树突状细胞的免疫活性。由于这些天然免疫细胞也递呈抗原，因此房水中的这些因子也可以抑制 T 细胞介导迟发性超敏反应(delayed-type hypersensitivity, DTH)中的抗原递呈细胞(APC)激活。第三种机制调节天然免疫和适应性免疫之间的界面。这种对天然免疫的调节和与适应性免疫的相互作用尚不明了。

房水中的各种因子就是通过作用于天然和适应性免疫的

不同阶段或途径使前房处于免疫赦免地位。眼房水持续表达转化生长因子-β2(transforming growth factor-β, TGF-β2)对抗原递呈细胞施加明显的影响，促进缺乏炎症反应的免疫状态的产生。TGF-β2 最早激活的基因是血小板凝集素，结果眼源性抗原递呈细胞不能分泌白介素-12(interlukin-12, IL-12)或表达 CD40，这是两种促进 T 细胞干扰素-γ(interferon-γ, IFN-γ)产生的辅助信号。另外，TGF-β2 促进 T 细胞产生 TGF-β 结合蛋白，促进 TGF-β 的激活，进一步在 APC 周围创造一个免疫抑制微环境。各种神经多肽中，除 CGRP 外，其他多肽对激活 T 细胞 IFN-γ 的生成产生抑制。CGRP 可以抑制巨噬细胞介导的内毒素诱导的炎症反应。因此通过房水中免疫抑制因子的存在，调节局部天然和适应性免疫保持眼部微环境的免疫赦免状态。这些因子由虹膜、睫状体上皮以及角膜内皮细胞分泌，还可能由虹膜基质内的自主神经末端释放。

3. 其他因素　眼内对感染的抵抗是通过持续和诱导性的抗微生物蛋白——防御素生成而产生。防御素清除细菌的同时并不引起炎症反应。这表明眼内微环境在保持抗微生物防护的同时，具有抑制天然免疫产生的炎症反应的方法，进一步防止天然免疫促进 Th1 细胞激活。另外，虹膜睫状体上皮细胞、角膜内皮细胞以及眼内组织的基质中配有 Fas 配体(FasL/CD95L)，通过诱导进入眼前节的炎症细胞发生凋亡加以清除，这是眼免疫赦免的另一个机制。

(三) 前房相关性免疫偏离

1. 前房相关性免疫偏离　20 世纪中期实验中发现，眼前房允许外源性组织和肿瘤植片长时间的存活。现在将这种现象称为前房相关性免疫偏离(anterior chamber associated immune deviation, ACAID)，是指将抗原注入前房后迟发型超敏反应(DTH)和能固定补体的抗体产生受到抑制，而其他的免疫应答如细胞毒性 T 细胞(cytotoxic T cell, Tc)和抑制性 T 细胞(suppressor T cell, Ts)的诱导和激活以及非固定补体的抗体产生不受影响。目前已知同种异体抗原(组织相容性抗原)，肿瘤特异性抗原(瘤细胞)，可溶性抗原[视网膜可溶性抗原即 S 抗原，光感受器间维生素 A 类结合蛋白(interphotoreceptor retinoid-binding protein, IRBP)，牛血清蛋白(bovine serum albumin, BSA)，卵清蛋白(ovalbumin, OVA)等]，病毒[如单纯疱疹病毒 1 型(herpes simplex-1, HSV-1)]等置入前房后皆能诱发 ACAID。但并非所有的抗原均能诱发 ACAID，如 HSV-2 和某些强烈表达的肿瘤特异性抗原接种于前房后则可诱导出正常的 DTH，提示前房对抗原的免疫赦免可能有一定的选择性。抗原注射进入玻璃体腔和视网膜下腔也可以诱导免疫偏离。

2. 前房相关性免疫偏离的形成机制　进一步研究发现，ACAID 需要眼和脾解剖学的完整性，其诱导信号的携带者是不成熟的 APC，该种细胞的"偏离"或抗原递呈取决于前房的免疫微环境，而眼局部的居住细胞及分泌的细胞因子(如 TGF-β2)对于局部 APC 诱导"偏离"性免疫反应起着关键的作用。ACAID 过程可以分为三个连续的阶段。第一阶段，进入眼前房的抗原被眼内固有的 CD1$^+$APC 捕捉(这些 APC 细胞很可能是居住在角膜的 DC 和虹膜睫状体实质细胞,即 F4/80⁺ 的 I/CB 细胞),这些 APC 已经被富含 TGF-β2、α-MSH、VIP、SOM、CGRP 和 TSP-1(thrombospondin 1,血小板应答蛋白 1)的具有免疫调节作用的眼内微环境所影响。这些修饰过的 APC 通过小梁网迁移进入静脉循环,并通过循环到达脾脏边缘区。第二阶段,这些眼源性 APC 开始分泌 MIP-2(macrophage inflammatory protein-2,巨噬细胞炎症蛋白-2),一种自然杀伤 T 细胞的趋化物质,另一方面分泌 TGF-β、TSP-1 和 IFN-γ/β,从而创造一个免疫抑制微环境。当 NK T 细胞(natural killer T cell)聚集在周围后,它们通过识别 CD1 而激活,然后分泌 IL-10 和 TGF-β,因此增强和修饰了局部微环境。第三阶段,由携带抗原的 APC 和 NK T 细胞组成的多细胞复合体与边缘区 B 细胞发生作用,并吸引抗原特异性 CD4⁺ 和 CD8⁺T 细胞。在这个微环境内,T 细胞获得调节功能,包括分泌 TGF-β 功能。这些细胞从脾脏散布开来并对针对抗原的迟发性超敏反应等免疫反应的诱导进行抑制。

3. 前房相关性免疫偏离的生理作用 ACAID 是眼内免疫赦免的一种具体表现形式,对于维持眼内微环境的稳定,进而保持良好的视功能具有重要意义。迟发型变态反应是一种典型的 T 细胞介导的超敏反应,它总是伴随着剧烈的炎症反应而严重损害组织细胞。ACAID 抑制了 DTH,故能防止或减轻免疫损伤,在一定程度上保护了视功能,特别对眼内非感染性炎症(如超敏反应性、自身免疫性)来说,ACAID 在一定程度上起了保护性作用。然而,某些情况下 ACAID 对于眼部却是一种危险。如单纯疱疹病毒 1 型(HSV-1)感染后要依赖 DTH 反应来抑制病原体的扩散。假如机体的 DTH 反应功能受损(典型的见于无胸腺小鼠),HSV-1 感染后则迅速扩散至双眼和脑组织,导致死亡。在眼局部可以导致急性坏死性视网膜炎和单纯疱疹病毒性角膜炎的发生,故 ACAID 对病毒感染来说则是一种危险的免疫妥协。对眼内肿瘤来说亦如此,ACAID 反而有利于眼内肿瘤的扩散。不过,ACAID 之免疫赦免性仅仅是相对的,前房的免疫调节只是一种动力学的调节,在一定条件下,前房能表达赦免炎症,如前房内注入 IFN-γ 后,其微环境发生改变,可以引起 DTH 的表达。ACAID 是眼部所特有的免疫特性。通过该机制可使眼内组织在清除病原的同时,免除免疫性炎症的破坏,因此具有重要的临床意义。通过预先诱导 ACAID 可为减轻免疫介导眼部疾病的严重性提供一种新的治疗方法。例如,已有实验提示将视网膜 S 抗原或 IRBP 注入眼前房后,在大鼠和小鼠模型上不但可诱导 ACAID(即针对 S 抗原和 IRBP 的 DTH 被抑制),而且发现这些疾病易感鼠对后来的 S 抗原或 IRBP 的刺激很少或不发生葡萄膜炎。因此,诱导 ACAID 具有防治葡萄膜视网膜炎的潜在作用。ACAID 与眼组织移植易于成功也有密切关系。例如,角膜移植片的长期存活就与 ACAID 的诱导关系密切。胚胎视网膜和视网膜色素上皮眼内移植物的长期存活也与伴随着的 ACAID 有关。

综上所述,眼的免疫赦免是一极其复杂和动态的免疫调节过程,对维持眼内微环境的稳定性、保护视功能具有重要的生物学意义。该机制的破坏或削弱可能会打破眼内免疫状态平衡,导致眼内致盲性疾病的发生。例如葡萄膜炎、自身免疫性葡萄膜炎等眼内炎症等可能是由于前房的微环境改变或由于外伤等因素,使释放出来的自身抗原取道常规途径(如结膜下进入淋巴器官),从而诱导了常规的免疫应答。而加强或激发免疫赦免保护机制,特别是 ACAID 机制,则可用来防止某些眼病的发展、促进肿瘤退变、延长眼组织移植物的存活时间等。当然,眼的某些组织(即前房、角膜、玻璃体、视网膜下腔等)只不过是处于"免疫赦免区"的正常组织,仅有相对的意义,并无绝对的赦免,在某些情况下,特别是病理状况下,这些组织同样可以发生典型的免疫应答,甚至引起疾病。

三、眼组织的抗原

人体内各种组织都具有特异性抗原决定簇,由于大多数组织在免疫系统发育早期已经与免疫系统发生接触而产生免疫耐受,因此并不引起免疫反应。眼组织的各部分都具有抗原性,其中有些是特异性抗原,如晶状体、视网膜和脉络膜等组织的抗原。正常情况下,眼组织的抗原性较弱或是处于隔离状态,或因是自身抗原的缘故而处于免疫耐受状态,并不引起免疫应答。但在异常情况下(如外伤、微生物感染、电离辐射等),如眼组织的抗原性增强或释放量增多时,或机体免疫调节异常时,这些眼组织的特异性抗原则可引起免疫应答导致眼免疫性疾病的产生。

(一) 角膜

整个角膜都具有抗原性。角膜上皮层、实质层和内皮层之间以及角膜中央和周边抗原有所不同。研究发现 MHC I 类抗原(即 HLA-A、HLA-B 和 HLA-C)在角膜的上皮细胞、基质细胞和内皮细胞都有表达,角膜周边部明显高于中央部。MHC II 类抗原(如 HLA-DR)在周边部角膜上皮细胞和角膜基质的树突状细胞表达。这些抗原在角膜移植免疫中发挥重要作用。角膜上皮细胞含有 A、B 血型抗原,而角膜基质细胞和内皮细胞没有表达。另有研究表明角膜还存在角膜上皮特异性表面抗原、角膜内皮特异性抗原、角膜可溶性抗原和血源细胞性抗原,这些抗原也可能在角膜移植排斥反应中起着重要作用。

(二) 晶状体

晶状体的解剖特点决定了其抗原的特殊性。晶状体外面有囊膜包绕,胚胎发育早期晶状体即与免疫系统隔离,而且外层老的细胞不断被推向晶状体中央,所以晶状体保留了全部的抗原成分。晶状体共有 24 种抗原成分,α 晶状体蛋白的抗原性最强,β 晶状体蛋白次之,γ 晶状体蛋白的抗原性最弱。然而有些晶状体抗原不是晶状体所独有的,有些晶状体抗原成分与角膜、虹膜、视网膜、房水以及脑、皮肤、肾小管及横纹肌的某些抗原成分相同。晶状体的不同部位的抗原性也不同,晶状体上皮细胞及其纤维细胞的膜蛋白、囊膜上的糖蛋白及第 IV 型胶原、纤维细胞膜间的连接蛋白等都具有抗原性。一般认为大分子量的 α 晶状体蛋白抗原性最强,小分子量的 γ 晶状体蛋白抗原性最弱,但后者在病因学上却更为重要。

（三）葡萄膜

色素细胞、基质及 Bruch 膜都有抗原成分。目前认为葡萄膜特异性抗原不是色素本身，而是色素细胞内或间质中的某种成分，可能是与色素有关的一种蛋白质。这种抗原最早被承认且被认为是交感性眼炎的病因。Bruch 膜抗原与肾小球及血管所含抗原的相同，可出现交叉反应，推测 Bruch 膜中具有与血管壁的某些成分类似的特殊抗原物质。

（四）视网膜

视网膜具有复杂的抗原性，目前研究较多的视网膜抗原有 S 抗原，光感受器间维生素 A 类结合蛋白（interphotoreceptor retinoid-binding protein，IRBP），以及 P 抗原、U 抗原、A 抗原（可能就是 IRBP），其他视网膜抗原还有 HLA 抗原、肿瘤相关抗原。其他的还有 α1 抗原（分子量 220 000）、β 抗原（分子量 135 000）和 γ 抗原（分子量 40 000）；还有从视网膜感光细胞提取出的磷蛋白抗原称为光传感因子（phosducin）、视网膜杆体细胞膜蛋白即视紫红质，均能诱发以视网膜感光细胞完全破坏为特征的实验性自身免疫性视网膜葡萄膜炎（EAU）。

所有抗原中研究最广泛的是 S 抗原与 IRBP。S 抗原也称视网膜可溶性抗原（retinal soluble antigen），是研究最早的并且最先证实与实验性自身免疫性葡萄膜炎（experimental autoimmune uveoretinitis，EAU）有关的视网膜抗原。S 抗原特异性地位于感光细胞，主要存在于感光细胞（视杆细胞、视锥细胞）的外节。内节、细胞体及突触末端区（外丛状层）也有少量存在。S 抗原具有强烈的诱发 EAU 的能力。根据研究有人提出 S 抗原致病的分子拟合（molecular mimicry）概念。该学说认为有些与 S 抗原有相似氨基酸序列的外源性多肽通过某种途径进入宿主体内，并被免疫系统识别，进而产生对自身组织的交叉反应，导致细胞损伤，诱发出视网膜葡萄膜炎等。

IRBP 是一种存在于人和多种动物的光感受器间基质（interphotoreceptor matrix，IPM）中的一种糖蛋白（糖脂蛋白）。IRBP 主要分布于光感受器间基质，浓度最高的是靠近色素上皮顶端的 IPM 区域。IRBP 浓度在后极部视网膜最高，次为周边视网膜，赤道部较低，黄斑部最低，睫状体部则无 IRBP 分布。在玻璃体、房水中也有较高浓度的 IRBP，松果体及脑皮质细胞质中也有 IRBP，可见 IRBP 并非 IPM 所独有。大量研究发现 IRBP 主要是由视杆细胞合成和分泌的，其主要生理功能是在视网膜色素上皮和视网膜神经上皮之间起着运载维生素 A 类物质的作用，它作为转运载体（转运蛋白）在视觉的光化学循环中占有重要的地位。IRBP 也具有强烈的抗原性，可引起典型的 EAU 改变。

四、眼的免疫组织

眼作为全身的一部分，有和全身相同的免疫反应，全身免疫性疾病可有眼并发症。由于眼的解剖生理特点，眼的免疫反应具有特殊性，也可发生特有的眼免疫病。

（一）眼睑

眼睑是眼球的第一道屏障。睫毛以及眼睑的瞬目运动起着机械屏障的作用。睑板腺及皮脂腺的分泌物含有多种抗微生物物质，并参与泪膜的形成。眼睑有丰富的血管和淋巴管（均含有深浅两组），并通过它们与全身免疫细胞相联系，并有起局部免疫作用的肥大细胞和郎格汉斯细胞，所以眼睑是过敏反应的好发部位，而且全身性的过敏反应也常常累及眼睑。

（二）结膜

由于直接暴露于外界环境，接触多种抗原，结膜在眼表免疫中起着重要作用。完整的结膜起到物理屏障作用。结膜上皮细胞有吞噬作用，这种吞噬作用在结膜李斯特菌和衣原体的感染中起积极作用。结膜上皮细胞和白细胞中的溶酶体和酸性水解酶都有强大的抗微生物作用。正常的结膜含有淋巴胞、浆细胞、中性粒细胞和肥大细胞等，甚至可见到淋巴滤泡，它们在局部免疫中都起到一定作用。结膜下还有一种特殊的淋巴结样结构，由淋巴样细胞、浆细胞等免疫活性细胞等构成，但不形成真正的滤泡，称为结膜相关淋巴组织（CALT）。CALT 的功能包括依靠上皮的细绒毛黏附并收集抗原、效应细胞停留在结膜下区域发挥相应的细胞或体液免疫作用。结膜含有相当丰富的淋巴管，浅层丛在毛细血管下（为小淋巴管），深层丛在结膜基质层（为大淋巴管）。淋巴管相互连接，在角膜缘形成拱状。

结膜可发生体液免疫反应（最常见的是由 IgE 介导的超敏反应）和细胞免疫反应（如对各种微生物发生的迟发型超敏反应，表现为半透明结节状泡状病灶）。

（三）泪液

泪液（tears）在眼球表面形成三层膜，外层为眼睑腺体分泌的油层，防止泪液蒸发，中层为泪腺和副泪腺分泌的水层，内层为杯状细胞分泌的黏液层，有助于泪液扩散。泪液的主要功能是防止角膜的干燥。另外泪液可以冲刷角膜表面的异物颗粒，运输抗微生物蛋白（乳铁蛋白、溶菌酶、促脂肪生成素和 β 溶素）和免疫球蛋白到眼表预防感染。泪液中主要的免疫球蛋白是 IgA，浓度明显高于血浆浓度。分泌型 IgA 可与细菌结合，因此防止细菌与角膜上皮的黏附。泪液 IgG 和 IgA 可以中和部分病毒并可与细菌结合从而在角膜防护中起作用。

（四）角膜

角膜（cornea）无血管及淋巴管是免疫赦免区，所以角膜移植片易成活。角膜上皮细胞可以主动和被动地参与眼表的保护。这些细胞可以分泌细胞因子激活免疫保护抵抗微生物入侵。细胞因子 IL-1a 储存在上皮细胞中，当感染因素或外伤造成细胞膜破裂时被动释放。基质角膜细胞也具有此种功能。角膜中央存在一组不同类型的上皮和基质 DC，可以行使 APC 功能。

角膜缘有独特的免疫特性。角膜缘的血管比较丰富，而且结构类似肾小球毛细血管，其内皮细胞的基底膜可沉积循环免疫复合物，在补体等的作用下造成角膜缘组织损伤。角膜缘的淋巴样组织起着淋巴结的作用，抗体、补体及各种细胞免疫成分在角膜缘都有分布，角膜缘和周边部 HLA I 类、II 类抗原明显高于中央部。角膜缘还有相当数量的 LC 和 T 细胞。这些免疫效应细胞在炎症等情况下可以大量增殖活化,产生抗体和/或释放淋巴因子,在角膜缘及其附近组织的疾病中起着重要作用。总的说来,角膜是一个多层次多功能的防御组织,虽然本身无血管无淋巴管,却可通过角膜缘的淋巴样组织、LC 及房水等多渠道来完成角膜局部和全身的免疫反应。

(五)晶状体

晶状体(lens)是无血管的透明组织,含有多种抗原性的晶状体蛋白由晶状体囊膜包围。囊膜破裂,皮质蛋白抗原进入前房或玻璃体,就有可能诱发特异性免疫应答。正常情况下在眼和身体的其他组织中也有晶状体抗原存在,正常人血清中也可有抗晶状体蛋白抗体。

(六)玻璃体

玻璃体内有一种与 Ig 无关的抗菌物质(如抗肺炎球菌物质),有杀菌和防腐作用。玻璃体细胞还具有吞噬能力。玻璃体内的蛋白质抗原性非常微弱。其内的物质流动和交换都极为缓慢,因此,进入玻璃体内的抗原可长时间储存。当抗原从玻璃体排出时,由于存在黏多糖可使抗原固定在葡萄膜的基底膜上,如此滞留以及随后的释放都会促进和延长眼内的免疫反应,使反应延续难愈(如玻璃体内有晶状体皮质时)。

(七)葡萄膜

葡萄膜的血管丰富,血流缓慢,毛细血管通透性较大,因而血循环中的各种免疫成分如抗原抗体复合物、免疫细胞、免疫分子等易在葡萄膜内沉积、聚集,并可引起免疫反应及免疫性疾病。脉络膜的基质内和 Bruch 膜都含有胶原纤维与弹力纤维,与关节滑膜、血管基底膜及肾小球基底膜有共同抗原性,因此葡萄膜发生免疫反应时可因交叉反应而出现多器官多组织的免疫性损害综合征。葡萄膜内含有淋巴细胞、单核/巨噬细胞和肥大细胞等免疫细胞,它们聚集在一起有类似淋巴结的功能,能合成 IgG,可发生 I、II、III、IV 型超敏反应。葡萄膜是眼内唯一含有丰富血管和淋巴细胞、单核细胞的组织,因此葡萄膜被认为是眼球的免疫活动中心。晶状体、玻璃体以及光感受器外节、色素上皮等组织的抗原均易诱发葡萄膜的免疫性疾病。

(八)视网膜

视网膜(retina)中存在血-视网膜屏障,正常情况下抗原物质、免疫分子及细胞不能进入视网膜内,因此视网膜组织本身几乎不发生免疫反应。视网膜光感受器外节及其间质和色素上皮细胞含有多种抗原如 S 抗原、IRBP、U 抗原等,有的抗原致病性很强,在病理情况下可引起自身免疫性视网膜葡萄膜炎。

五、眼的免疫球蛋白

眼的免疫球蛋白有通过血液或淋巴来自身体各部,也可局部产生。

(一)结膜

结膜上皮内几乎没有 Ig,上皮下组织内五种 Ig 均有且含量丰富,以 IgG 最多(282mg/100g)。局部抗原刺激下,结膜的浆细胞主要产生分泌性 IgA,也可产生 IgE。

(二)泪液

各文献报告的泪液免疫球蛋白含量差别较大。一般来说,分泌性 IgA 较恒定,约为 20~30mg/100ml,IgA 由泪腺和结膜浆液腺以及上皮下浆细胞合成单体,经上皮时与分泌片段结合,形成双体的分泌型 IgA 而随泪液排至结膜囊。凡刺激流泪因素都可使 IgG 增加。它还可来自血管的渗漏。而泪液中 IgM、IgD 和 IgE 很少。

(三)角膜

角膜内五种免疫球蛋白都存在,IgG 较多,IgA 次之,其比例约为 10:1。IgG 在角膜中呈均匀分布,IgM 的分子量比较大,一般限于角膜周边部。

(四)房水

血-房水屏障使房水的免疫球蛋白含量很少,其浓度仅为血清含量的 1/60,约 7mg/100ml。主要为 IgG,也有 IgA。眼内炎症或前房穿刺后的新生房水中免疫球蛋白含量增加。

(五)葡萄膜

脉络膜的免疫球蛋白含量最高,五种 Ig 均有。据测定 IgG 为 341mg/100g 组织。睫状突含量次之,虹膜含量很少且仅为 IgG。

此外,晶状体、玻璃体都测不到免疫球蛋白,视网膜仅测得少量。巩膜含有 IgG(93mg/100g)和 IgA(13mg/100g)。

第二节 主要组织相容性复合体及与眼病的关系

要点提示

主要组织相容性复合体对排斥反应起着决定性作用,与机体免疫应答、免疫调节及某些病理状态的产生均密切相关,在眼部,其与眼组织的移植和某些眼病的发生关系密切。分析主要组织相容性复合体与眼病的关系有助于认识遗传因素在疾病中的作用,而且对疾病的诊断、治疗和预后的研究都有重要意义。

主要组织相容性复合体(major histocompatibility complex,MHC)的发现是因为观察到组织相容性现象。所谓组织相容性是指不同个体间进行组织或器官移植时,受者与供者相互接受的程度。各种生物都具有复杂的组织相容性抗原,统称为组织相容性系统。其中能引起快而强的排斥应答的抗原系统称为主要组织相容性系统,对排斥反应起着决定性作用;而引起慢而弱的排斥应答的抗原系统称为次要组织相容性系统。该系统对排斥反应不起决定性作用。编码两者抗原的基因群分别是 MHC 和次要组织相容性复合体(minor histocompatibility complex,mHC)。目前对 mHC 的了解还不多,而对 MHC 的研究则较多。

研究发现涉及同种移植排斥反应的基因不是一个而是一组,这些基因位于染色体上紧密连锁的座位上,这些座位组成的遗传区域即被称为主要组织相容性复合体。此基因复合体非常大,但其中决定移植物排斥的仅限于 MHC I 类和 II 类分子,即能够递呈抗原的分子。这一基因复合体已从所有的哺乳类动物检出，但物种之间具体结构上有差异。人类 MHC 由于最早从白细胞上发现，所以称为人类白细胞抗原（human leukocyte antigen，HLA），简称 HLA 抗原。主要成分是脂蛋白和糖蛋白。MHC 不仅控制着同种移植排斥反应，更重要的是与机体免疫应答、免疫调节及某些病理状态的产生均密切相关。

一、HLA 抗原的基因控制

HLA 复合体位于第 6 对染色体短臂上大约 4 000kb 范围内，由一群密切连锁的基因组成，是人体最复杂的基因体系，约有 100 个基因座位。从着丝点一侧起依次为Ⅱ类基因、Ⅲ类基因和Ⅰ类基因区域所在。在Ⅰ类基因区内，存在多达 31 个Ⅰ类基因座位，已识别并命名的有 8 个基因，其中 HLA-A、HLA-B、HLA-C 为经典的 HLA-Ⅰ类基因。HLA-E、HLA-F、HLA-G 和 HLA-H 基因也编码 MHCⅠ类分子，称为 HLAⅠb 基因。相比较于 A、B、C 座位，它们的多态性少得多，研究已确认了它们的多种功能，如 HLA-E 和 HLA-G 基因产物能结合抗原肽，参与 NK 细胞的识别。

在Ⅱ类基因区内包括约 30 个基因座位，早期称为 D 区，后分为 DP、DQ、DR 三个亚区，分别编码 HLA-DP、HLA-DQ、HLA-DR 和 D 抗原的 α、β 链。Ⅱ类区域还有一些基因为参与抗原递呈的蛋白质编码，这些蛋白质不表达在细胞表面。在 HLA-Ⅲ类基因区内有至少 36 个基因座位，包括编码 C2、C4 等补体成分，肿瘤坏死因子以及热休克蛋白等的基因。

二、HLA 抗原的命名及分布

HLA 抗原繁多，存在人种和地理差异。1991 年 WHO-HLA 命名委员会的资料中，HLA 各位点的等位基因就已达 272 个。其中 A 位点的抗原特异性有 26 个，B 位点有 57 个，C 位点有 10 个，DR 位点有 24 个，DQ 位点有 9 个，DP 位点有 6 个。至 2005 年 8 月，已经发现的 HLA 等位基因有了大量增加，其中 HLA-A 位点 352 个，HLA-B 位点 654 个，HLA-C 位点 196 个，HLA-DR 位点 493 个，HLA-DQ 位点 94 个，HLA-DP 位点 142 个。每一位点不同等位基因编码的特异性抗原用数字编号表示，例如 HLA-A1。有的编号前有 W，例如 HLA-BW28，意指这一抗原的命名是暂时的，证据尚不充分。而 C 位点上的 W 是为了避免与补体符号 C 相混而特意加的，例如 HLA-CWI。

HLAⅠ类抗原广泛分布于体内各种有核细胞的膜上，包括眼部的有核细胞（如角膜上皮、晶状体上皮、葡萄膜组织细胞等）的表面。以淋巴细胞表面上的密度最大（1 000~10 000 分子/细胞）。神经细胞和成熟的滋养层细胞不表达Ⅰ类抗原。HLAⅡ类抗原的分布较窄，不如Ⅰ类抗原广泛，主要表达在某些免疫细胞表面（如 B 细胞、激活的 T 细胞、单核/巨噬细胞、树突状细胞等），内皮细胞及某些组织的上皮细胞也可检出 HLAⅡ类抗原。HLA 抗原的主要功能是作为 T 细胞的标志参与约束和调节免疫应答反应而发挥作用的。Ⅰ类抗原是免疫应答的靶抗原，能诱导同种异型抗体及同种免疫排斥反应，在杀伤效应中可作为 T_c 细胞的靶抗原，在移植排斥反应中起重要作用。Ⅱ类抗原是免疫应答的激发抗原，具有抗原递呈作用，并能激发同种异型免疫反应，包括诱导抗体产生和混合淋巴细胞反应。Ⅱ类抗原还参与约束免疫细胞间相互作用，免疫调节，免疫细胞分化（如诱导自身或同种淋巴细胞反应，参与 T 细胞分化过程）等过程。

三、HLA 抗原的分型技术

检测 HLA 抗原特异性的方法称为 HLA 分型。传统的分型方法有两种，即血清学分型法和细胞学分型法。然而传统的分型方法有许多不足之处，近年来，国内外已将 HLA 分型技术由抗原水平深入到基因水平，采用分子生物学技术已能从 DNA 水平分析 HLA 基因的型别。

（一）血清学方法

血清学分型是采用抗 HLA 抗原的标准血清来检测未知淋巴细胞表面的 HLA-A、HLA-B、HLA-C、HLA-DR、HLA-DQ 系统的抗原型别。目前国际上常规应用微量淋巴细胞毒试验（microlymphocytotoxicity test）或补体依赖的细胞毒试验（complement dependent cytotoxicity，CDC）。该试验的基本原理是由于标准血清中含有细胞毒抗体，其与待检细胞表面相应的 HLA 抗原结合，激活随后加入的补体，使细胞损伤或裂解，再用染料排斥试验判断受检细胞的活性。凡受损或死亡的细胞会被染色而为细胞毒试验阳性，细胞毒试验阳性的细胞抗原型别与标准抗体所针对的抗原型别相当。血清学分型方法虽然是一项较"原始"的技术，但它仍是目前 HLA 分型的基础。

（二）细胞学分型

利用微量混合淋巴细胞培养作为基本技术，测定受检淋巴细胞对已知的标准分型细胞的应答反应而进行判定。根据选用的标准细胞类型不同，又可将细胞分型法分为纯合子分型细胞（homozygous typing cell，HTC）和预致敏淋巴细胞（primed lymphocyte typing，PLT）。可鉴定 HLA-D 和 HLA-DP 系列的抗原。细胞学分型技术由于分型细胞来源困难以及技术操作烦琐，并不常用。

（三）基因分型

个体间 HLA 抗原特异性来自氨基酸序列的差异，后者由编码基因的碱基顺序不同所决定，这种碱基顺序的差别造成限制性内切酶识别位置及酶切位点数目的不同，从而产生数量和长度不一的 DNA 酶解片段。因此应用使用限制性内切酶解片段长度多态性（restriction fragment length polymorphism，RFLP）法可从 DNA 水平上分析 HLA 基因的型别。

四、HLA 抗原的遗传特点

（一）单型遗传

用上述方法检出的某一个体的 HLA 抗原特异性型别称为表型（phenotype）。HLA 抗原是由染色体基因位点上的等位基因编码的，组合在一条染色体上的等位基因称为单型（haplotype）。根据家系内 HLA 表型的分析表明，HLA 遗传方式是以一个单型作为单位由亲代传给子代，子代随机获得一个来自父源和一个来自母源的 HLA 单型,两条(一对)染色体上的两个单型构成 HLA 的基因型(genotype)。例如父亲第 6 对染色体的单型为 a 和 b,母亲为 c 和 d,则子女可出现 ac、ad、bc 和 bd 四种基因型,所以子女的 HLA 染色体中,其中一个单型与父亲相同,另一个与母亲相同,即子女和父母之间 HLA 总是有一半相同,同胞间 HLA 基因型完全相同的或不完全相同的概率各为 25%,一个单型相同的概率为 50%。

(二) 遗传的共显性和多态性

位于第 6 对同源染色体(形态相同,分别来自父方和母方的一对染色体)对应位置的每对等位基因都能编码 HLA 抗原,并表达于细胞膜上。又因为在一个基因位点上可存在多种等位基因,编码多种特异性的 HLA 抗原,因此 HLA 抗原表现高度多态性。

(三) 连锁不平衡

HLA 复合体上各等位基因都有各自的基因频率,各基因位点是紧密连锁的,由其构成的单倍型的基因如果是随机组合的话,那么某一单倍型出现的频率应等于各个基因频率的乘积。实际上连锁的基因不是随机组合的,而是某些基因总是较多一起出现,而另一些又较少在一起出现。这种单倍型基因非随机分布的现象称为连锁不平衡(linkage disequilibrium,LD)。

五、HLA 抗原与疾病关联的研究方法

研究 HLA 与疾病的关系实质是研究眼病发生的遗传倾向,一般采用两种方法:

(一) 关联(association)

是指两个遗传学性状在群体中的同时出现呈非随机性分布。无关联是随机性分布。HLA 与眼病的关联是通过群体调查研究得到的,即测定群体中患某种疾病人群及正常人群的 HLA 抗原型别,并计算出相对危险率(relative risk,RR)。

$$RR = \frac{a \cdot d}{b \cdot c}$$

a 为带有此抗原的患者人数,d 为不带此抗原的正常对照组人数,b 为不带此抗原的患者人数,c 为带有此抗原的正常对照组人数,RR 表示带有某种抗原的人比无此抗原的人患某疾病的危险的倍数。如 $RR>1$,表示此抗原与某疾病有关联,RR 值越大,则关联越强。例如前葡萄膜炎与 HLA B27 有关联,RR 为 14.6。

(二) 连锁

是指在一个染色体上的基因结合在一起遗传的频率大于按分离律所期望的频率。例如一个患有某种眼病的家庭中,同胞间两个单型基因相同的概率大于 25%(服从分离率应为 25%),表示该疾病与 HLA 有连锁。

关联与连锁是两个不同的概念,与 HLA 有关联的眼病不一定有连锁,反之有连锁的眼病不一定有关联,也有些眼病既有关联又有连锁。分析相关性时应注意,HLA 抗原群体中的分布在不同民族、人种和地区分布有所不同,研究其与疾病的关联时应综合分析,研究对象要有代表性。HLA 抗原一般不是病因,而只是一种遗传标志。另外,HLA 单体型(HLA-EH)、

HLA-DNA 多态性以及 HLA 表达异常(即 HLA 抗原表达与否以及表达的密度)与疾病的相关性可能比单个表型更有意义。

六、HLA 抗原与眼病

HLA 主要与免疫疾病的发生,特别是眼组织的移植和某些眼病的发生关系密切。现已发现 60 余种疾病与 HLA 有关联,这些眼病多是病因及发病机制不明并伴有免疫功能异常和有遗传倾向的疾病,分析 HLA 与眼病的关系不仅有助于认识遗传因素在疾病中的作用而且对疾病的诊断及治疗和预后的研究都有重要意义。由于人种、地理以及方法等多种因素不同,有的报告的资料差异较大。

(一) HLA 与葡萄膜炎

Blagojevic(1978)发现伴有强直性脊柱炎的前葡萄膜炎患者 HLA-B27 阳性率为 90%,不伴有强直性脊柱炎的患者阳性率为 28%,正常人只有 7.3%。急性前葡萄膜炎在白种人群常见,与该人群 HLA-B27 阳性率高有关。如 Saari(1981)调查 7 个芬兰家族的 16 名急性前葡萄膜炎患者,其 HLA-B27 出现率为 100%,对比亲属之出现率为 28.6%,正常对照组仅为 14%。Tagawa(1978)发现 65 例 Vogt-小柳原田综合征患者 HLA-BW54 阳性率为 36.9%,比正常人群高 3.8 倍,此型抗原日本人较多,白种人较少,日本人发病率也较高。

(二) HLA 与原发性开角型青光眼

Shin 等(1977)发现 206 例开角型青光眼 HLA-B7 或 HLA-B12 出现率高于一般人群。安家宾(1984)对 66 例原发性开角型青光眼调查。结果证明 HLA-A1 可作为本病的遗传标记。寇鹤然等(1986)对 4 个有青光眼家系(5 个开角型,1 个先天型)进行 HLA-A 和 HLA-B 的调查,结果未发现关联。

(三) HLA 与 Graves 病

文献报告 Graves 病与 HLA-B、HLA-D 系列都有关联,如此病在高加索人群中 HLA-B8 频率明显增加,徐星培等发现 50 名该病患者 HLA-B8 出现频率上升,相对危险率为 8.33。

(四) HLA 与 Behcet 病

文献报告本病患者的 HLA-B5 出现率较健康人多 3~4 倍,而且有 HLA-B5 的患者有 44% 的视力低于 0.01,无此抗原患者有 11% 视力低于 0.01。黄正吉(1987)发现上海 41 例患者 HLA-B5 出现率为 48.1%,为对照组的 3 倍。

(五) HLA 抗原与角膜移植

角膜上皮细胞有 HLA-A、HLA-B、HLA-C 抗原,内皮细胞和实质层细胞有 HLA-DR 抗原,其抗原性周边较中央为强。临床证实 HLA 配型越接近,排斥反应就越小。做穿透角膜移植时,可通过以下方法减少抗原性,如刮除供体角膜上皮、移植片小于 7.5mm 等。

第三节 眼与超敏反应疾病

要点提示

眼部超敏反应是临床上常见的眼病之一,各型超敏反应在

眼部均可发生,另外全身超敏反应也可累及眼部。眼睑、结膜、角膜等眼表组织是发生超敏反应主要的部位。

适应性免疫应答对细菌、病毒、寄生虫和真菌感染提供特异性保护作用。某些情况下抗原刺激机体免疫系统引起的体液和/或细胞免疫反应过高,导致组织损伤、功能紊乱,称之为超敏反应(hypensensitivity)或变态反应(allergy)。引起超敏反应的抗原称变应原(allergen)。可以是完全抗原,如微生物、寄生虫、花粉、异种血清、变性的自身成分等,也可以是半抗原,如药物和一些化学制剂。1963年Gell和Coombs两人根据免疫损伤机制不同,将超敏反应分为四型,即Ⅰ~Ⅳ型,1975年又进一步补充。这种分类有利于理解不同形式的应答,然而某些疾病并不容易确切分类,只有Ⅰ型和Ⅳ型反应这两个术语被经常采用。过敏原并非对人群中每一个个体均能诱发超敏反应。超敏反应的发生除抗原刺激外,还与机体的反应性有关。眼部超敏反应是临床上常见的眼病之一,而且全身超敏反应也在眼部有明显的病变,分述如下。

一、Ⅰ型超敏反应

也称为速发型超敏反应。特征是产生IgE抗体。变应原(如花粉、动物的毛发皮屑和尘螨)进入机体,刺激机体产生相应的IgE抗体,该抗体的FC段与肥大细胞和/或嗜碱性粒细胞表面的FC受体结合,机体处于致敏状态。当相同变应原再次进入致敏机体,即可与吸附在细胞表面的IgE结合,引起细胞的酶促反应,胞内颗粒脱出,并释放组胺、白三烯等生物活性介质而发生一系列病理生理变化。主要是毛细血管扩张、管壁通透性增加,组织水肿、充血。

(一)眼部常见的Ⅰ型超敏反应

眼睑和结膜是Ⅰ型超敏反应的好发部位。临床上将主要发生于结膜的速发型超敏反应称为过敏性眼病(ocular allergic disease)。过敏性眼病主要分为五种类型:季节性过敏性结膜炎(seasonal allergic conjunctivitis,SAC),常年性过敏性结膜炎(perennial allergic conjunctivitis,PAC),特应性角结膜炎(atopic keratoconjunctivitis,AKC),春季角结膜炎(vernal keratoconjunctivitis,VKC)和巨乳头性结膜炎(giant papillary conjunctivitis,GPC)。巨乳头性结膜炎是一种与配戴接触镜和义眼有关的过敏性眼部疾病,其发病机制中包含Ⅳ型超敏反应。由于其主要的发病机制是Ⅰ型超敏反应,因此包括在这组疾病之中。这组疾病两个常见的病理改变是结膜肥大细胞激活和眼表嗜酸性粒细胞的聚集。患者泪液分析发现组胺和类胰蛋白酶(主要由激活的肥大细胞释放的一种蛋白酶)。这组眼部疾病之间最主要的差异是SAC和PAC发病急,保持自限性而没有眼表损伤。VKC和AKC通常为慢性,由于可以发生角膜病变,因此能够威胁视功能。SAC、PAC、AKC和VKC常见的眼部临床表现包括眼红、眼痒和流泪。IgE介导组胺和细胞因子从肥大细胞的释放,可以触发对结膜上皮细胞的继发影响。

1. 急性过敏性结膜炎(季节性/常年性)

【发病机制】SAC和PAC是眼部过敏最常见的类型。是

由于变应原与宿主的肥大细胞上的免疫球蛋白E结合而引起,属于IgE介导的Ⅰ型超敏反应。磷脂酶A2在过敏性结膜炎中非常重要,其通过水解酰酯键和产生花生四烯酸在炎症级链反应的第一级限制步骤中起重要作用。花生四烯酸随后转化为前列腺素和白三烯。疾病发生分为两个阶段:即刻阶段由肥大细胞脱颗粒引起,导致组胺、白三烯、前列腺素、细胞因子和趋化因子的释放;后期发生在大约4~6h后,作为趋化性因素的结果引起嗜酸性粒细胞和T淋巴细胞浸润。

炎前细胞因子在过敏性结膜炎的发病过程中起着非常重要的作用。这些细胞因子包括肿瘤坏死因子-α(tumor necrosis factor-α,TNF-α),白介素(IL)-1β和干扰素γ。它们对结膜上皮细胞有激活作用。TNF-α和IL-1β可以增加细胞间黏附因子(intercellular adhesion molecule,ICAM)和IL-8的表达。干扰素γ可以上调ICAM-1和HLA表面受体表达。干扰素γ和TNF-α组合可以促进激活或正常T细胞表达和分泌细胞因子(regulated upon activation normal T-cell expressed and secreted,RANTES)的释放,表明RANTES作为嗜酸性粒细胞和T细胞趋化因子在过敏性眼病中的重要性。

【临床表现】过敏性结膜炎是双侧性、自限性结膜炎症过程。发病没有性别差异。疾病的严重性在于其发生的频率而不是症状是否严重。根据炎症发生是季节性(春秋)还是常年性(全年)分为两种类型。SAC(干草热结膜炎)最常见,和出现在特定季节空气中的花粉(如草、树、豚草)有关。PAC与动物皮屑、灰尘或全年都可能存在于环境中的其他变应原有关。两种类型的炎症症状基本相同,通常有眼痒、烧灼感、流泪、眼红和眼痛、眼睑结膜充血水肿。SAC和PAC必须和能够影响视功能的过敏性眼部VKC和AKC相鉴别。

【诊断】结膜上皮刮片可见嗜酸性粒细胞,用花粉或其他变应原提取物做皮内试验,可出现局部疹块、发红等速发型皮肤反应。

【治疗】

(1)抗组胺类药如苯海拉明、氯苯那敏、异丙嗪等都有效。

(2)1:1 000肾上腺素或2%~4%色甘酸钠溶液点眼。

(3)糖皮质激素点眼。

2. 慢性过敏性结膜炎(特应性角结膜炎、春季角结膜炎)

【发病机制】慢性过敏性结膜炎中肥大细胞、IgE抗体、嗜酸性粒细胞和其他炎症细胞和过敏性结膜炎一样,疾病的慢性过程和视力威胁可能与T细胞的介入有关。由于持续T细胞浸润导致结膜发生严重免疫病理反应。无论AKC还是VKC,T细胞都被认为是主要的效应细胞。研究表明中性粒细胞和嗜酸性粒细胞在AKC和VKC的发病过程中也起到一定作用。

AKC和VKC细胞因子的特点不同。AKC的结膜T细胞干扰素γ、IL-10、IL-13分泌选择性增加,呈现Th1反应的特点。VKC中选择性增加IL-5,属于Th2反应特点。研究发现VKC患者泪液中的TNF-α水平与其他眼部过敏性疾病相比明显增加,而且与疾病的严重程度密切相关。SAC和其他眼部过敏性疾病相比没有差异。TNF-α、IL-4和IL-13可以诱导人角

膜纤维细胞血管内皮黏附分子(vascular cell adhesion molecule, VCAM)-1 表达增加。角膜纤维细胞 VCAM-1 表达的增加可能与 VKC 中嗜酸性粒细胞在角膜的浸润有关。VKC 中趋化因子(chemokine receptor,CXC)人 γ 干扰素诱导单核细胞因子(monokine induced by gamma interferon,MIG)选择性地高表达,表明趋化因子受体 CXCR3 和 MIG 配体在活化 T 细胞浸润中的作用,可能与疾病的慢性病程相关。

由于 AKC 的特点是 Th2 反应,其中大部分为 IgE 敏感患者。研究发现 VKC 患者血浆嗜酸性粒细胞阳离子蛋白(eosinophil cationic protein,ECP)、血浆总 IgE 和周围血嗜酸性粒细胞比对照组显著增加,即使皮肤试验和血浆特异性 IgE 为阴性。血浆 ECP 水平与巨乳头的总评分相一致。IgE 致敏的 VKC 患者中血浆 ECP、周围血嗜酸性粒细胞和血浆总 IgE 高于非 IgE 致敏的患者,而非 IgE 致敏的患者这些指标高于对照组。球结膜型中 IgE 致敏患者没有睑板型和混合型中多见。巨乳头评分和血浆 ECP 水平和周围血嗜酸性粒细胞数量密切相关。可能 VKC 中存在不依赖于 IgE 致敏的嗜酸性粒细胞反应。球结膜型 VKC 中 IgE 致敏比较少见。

VKC 不是一种典型的 I 型超敏反应,皮试通常是阴性而且一般没有过敏史。

【临床表现】AKC 和 VKC 是眼部过敏的严重类型,具有威胁视力、双侧性、慢性过程等特点。AKC 与特应性皮炎有关,人群中 3% 患有过敏性皮炎,其中 15%~40% 具有眼部症状,通常是 AKC。疾病发病通常在 20~50 岁,没有性别和地域差别。VKC 主要发生在有特应性背景的个体。疾病的发生一般在 10 岁之前,持续 2~10 年,通常青春期后痊愈。处于干热气候下的年轻人是主要受影响的人群。地中海和西非患者较多,北美和西欧并不多见。3/4VKC 患者有明显的其他特应性疾病病史(如湿疹或哮喘),2/3 有特应性疾病家族史。

AKC 和 VKC 的临床表现与 SAC 和 PAC 类似,但通常比较严重,呈慢性过程,并且可以累及角膜产生溃疡、瘢痕,最终导致视力下降。AKC 和 VKC 的症状包括痒、黏稠的分泌物、流泪和畏光。AKC 的体征包括结膜充血和角膜的血管化和瘢痕,常伴有特应性皮炎。VKC 的体征包括上睑结膜巨大乳头、角膜缘胶质样结节或隆起(Trantas 斑)、严重的结膜充血和角膜溃疡以及瘢痕。

【诊断】睑结膜刮片有大量嗜酸性粒细胞,用花粉或其他抗原提取液做皮肤试验,数小时内局部出现潮红和疹块。

【治疗】

(1) 糖皮质激素全身应用或点眼可减轻症状。

(2) 2%~4% 色甘酸钠,或 1:1 000 肾上腺素溶液点眼。

(3) 抗组胺类药物有时有效。

(4) 重症者可采用 β 射线、^{90} 锶照射或冷冻疗法。

(5) 脱敏疗法可作为辅助治疗。

3. 巨乳头结膜炎

【发病机制】虽然干草热和哮喘患者容易患 GPC,但是从严格意义上讲 GPC 不是过敏性疾病,而是在过敏性体质背景

下对机械性外伤反应的结果。GPC 主要和配戴软性接触镜有关,其他情况如硬性或 RGP 接触镜,以及义眼和暴露的缝线都可以引起 GPC。夜间配戴接触镜睡觉的人发生 GPC 的概率比每日取出的人高 3 倍。接触镜的包膜和对结膜的损伤是主要的因素。其他如接触镜边缘的设计、表面的特性、配戴周期等也是 GPC 发生的影响因素。嗜酸性粒细胞与 GPC 有关。

【临床表现】GPC 的症状包括早晨内眦部黏液性分泌物聚积、流泪、痒、异物感、视物模糊和不能配戴接触镜。早期体征表现为上睑结膜轻度充血和增厚。随着病程的进展,出现典型的靠近上睑缘睑结膜巨乳头(>0.3mm)。根据临床表现 GPC 可以分为两型:一种是广泛型,由于传统软性接触镜配戴引起,上睑结膜广泛乳头形成;另一种是局限型,即乳头局限在睑结膜的一到两个区域,靠近睑缘。

【诊断】一般根据配戴接触镜或安装义眼的病史,结合临床表现即可诊断。

【预防与治疗】

(1) 定期清洗接触镜,一般每天 1 次,减少接触镜表面的沉积。

(2) 减少配戴接触镜时间。

(3) GPC 患者配戴其他类型或材料的接触镜可以减少复发的概率。

(4) 2%~4% 色甘酸钠。

(5) 糖皮质激素点眼。多用于急性期,注意青光眼、白内障等并发症。

(二) 全身 I 型超敏反应疾病在眼部的表现

1. 过敏症(anaphylaxis)

【发病机制】过敏症的发生通常有首次变应原的致敏过程,例如抗毒素血清所致过敏症,常有使用抗毒素血清的历史。当再次接触致敏原时则引起发病。基本病理变化是毛细血管扩张,通透性增加和微动脉收缩,导致血压下降,组织和器官缺血,心排血量减少,液体大量渗出血管,使血液浓缩,有效循环血容量减少,组织水肿。

【临床表现】在注射抗毒素血清或青霉素后,通常在数秒钟或几分钟内发生。痒感,皮肤红斑及团块,呼吸道症状为胸闷、呼吸困难;胃肠道因平滑肌痉挛和分泌增加而有恶心、呕吐、腹痛、腹泻;严重者可发生循环衰竭,出冷汗、脸色苍白、肢冷、脉细、血压下降,以致昏迷、抽搐,甚至休克窒息。

【眼部表现】视力可以正常,也可以突然出现偏盲,以及视力下降。眼睑皮肤水肿、潮红、皮疹以及风团。球结膜充血水肿,并有黏液性分泌物,瞳孔对光反应可减弱或消失。眼底视网膜动脉变细,静脉轻度扩张、黄斑部出现水肿。

【诊断】临床表现、过敏病史及直系亲属的过敏病史均有助于诊断。

【治疗】立即终止与致敏原接触。0.1% 肾上腺素注射,需要时每 15min 重复注射一次,还可配合应用抗组胺类药物、肾上腺皮质激素等,并根据需要应用支气管扩张剂、强心药、给氧等急救措施。眼部可滴稀释的肾上腺素溶液、糖皮质激素滴

眼液。

2. 荨麻疹（urticaria）

【发病机制】食物、药物、感染、虫咬都可成为致敏原。主要的生物活性介质是组胺，使真皮的毛细血管扩张通透性增加，可有白细胞及嗜酸性粒细胞、淋巴细胞浸润，水肿扩展到皮下组织形成血管性水肿。

【临床表现】痒感，可有发热、腹痛、腹泻等症状。风疹块为扁平、发红、水肿性斑块，可发生在身体任何部位。往往在数小时或1~2d自然消失，有时别处又有新的风疹块出现。

【眼部表现】由于结膜分泌物增多，可有一时性视物不清，眼睑组织疏松所以眼眶四周皮肤和眼睑皮肤可有显著肿胀，风疹块可位于眼睑皮肤不定处。结膜充血、水肿。

【诊断】根据迅速出现和消退的风疹块可以诊断。配合皮肤试验测定过敏原。

【治疗】最根本方法是移除病因。抗组胺药物最有效，如苯海拉明、氯苯那敏、布克利嗪等可交替或合并使用。1∶1 000肾上腺素注射，激素疗法包括全身和眼部治疗。皮肤可用炉甘石或氧化锌洗剂，眼部可点0.5%肾上腺素溶液。

二、Ⅱ型超敏反应

由于体内预存的或药物、血型物质、病原微生物等刺激产生的IgG和IgM抗体，与带有相应抗原的细胞结合，在补体参与下使靶细胞溶解，靶细胞也可被吞噬细胞吞噬销毁，或被K细胞毒性攻击裂碎导致疾病产生。

（一）眼部常见的Ⅱ型超敏反应

1. 蚕食性角膜溃疡（Mooren溃疡）

【发病机制】患者血清中测出抗结膜和角膜上皮的循环抗体，病变附近的结膜上皮中有结合补体的抗原抗体复合物。推论由于组织损伤和感染，使角膜和结膜上皮的抗原性发生改变，刺激产生抗体，抗原抗体免疫复合物沉积在角膜缘，在补体作用下发生炎症反应，局部浆细胞增多，其产生的胶原溶解酶，溶解角膜间质的胶原组织使角膜受损。

【临床表现】【诊断治疗】见角膜病章节。

2. 瘢痕性类天疱疮

【发病机制】患者血清可测出抗基底膜循环抗体，局部组织有抗结膜上皮抗体及补体。推测系由于患者结膜产生抗原性而刺激产生抗体IgG、IgA和IgM，抗原抗体结合后激活补体产生炎症反应破坏结膜细胞。发生结膜溃疡及瘢痕形成。

【临床表现】为慢性进行性疾病，主要累及口腔黏膜及眼结膜，结膜下有大泡及溃疡并形成结膜大量瘢痕，睑球粘连，角结膜干燥导致角膜溃疡、混浊、视力严重损害。

【诊断】根据眼部体征及口腔黏膜损害可诊断此病。患者一般身体健康、皮肤无损害，可与天疱疮鉴别。局部取活体组织检查，用免疫荧光染色显示结膜组织有结合补体的抗原抗体免疫复合物。

【治疗】

（1）皮质激素全身及局部应用。

（2）免疫抑制剂如环磷酰胺、环孢霉素A可全身和局部应用。

（3）人工泪液、1%甲基纤维素点眼。

（4）抗生素眼液及眼膏点眼。

（5）戴软性角膜接触镜。

（二）全身Ⅱ型超敏反应疾病在眼部的表现

疾病急性期可出现眼睑和结膜的变化，发展严重可表现眼底改变。

1. 免疫性嗜中性粒细胞减少症（immune neutropenia）

【发病机制】药物如氨基比林、吲哚美辛、氯丙嗪等与载体蛋白质结合形成抗原，刺激机体产生相应抗体，抗原抗体复合物附着于中性粒细胞膜上，使中性粒细胞被破坏，或者药物与中性粒细胞膜结合，改变膜结构使之具有自身抗原性，引起自身抗体产生，导致中性粒细胞凝集和破坏。

【临床表现】在服药数日内发病，轻者可无症状，重者并发感染，突然寒战、高热，多发生黏膜坏死如中性粒细胞缺少性咽峡炎和关节痛，颈部淋巴结肿大，常见败血症，肝脾肿大及皮疹，死亡率可达20%。

【眼部表现】患者有视物模糊及视物疲劳。眼睑浮肿，卡他性结膜炎，有较多粘脓性分泌物，结膜充血，结膜下出血及溃疡。眼底视网膜静脉迂曲扩张，散在点片状出血斑及棉絮状渗出斑，视盘充血，甚至轻度水肿。

【诊断】末梢血涂片中中性粒细胞极度减少，甚至完全缺如。骨髓穿刺发现成熟中性粒细胞缺乏而早幼中性粒细胞增多。患者体内可测出抗中性粒细胞特异性抗原或抗体。用药史对诊断有意义。

【治疗】立即停止所有可疑引起疾病的药物。细菌类别测定后迅速应用大量抗生素，对严重患者采取抢救措施。患者置于严密消毒的隔离病房，输全血或白细胞，用大量肾上腺皮质激素。注意口腔护理。眼部用3%硼酸溶液冲洗分泌物，结膜囊细菌培养后选用敏感的抗生素眼液点眼，睡前涂抗生素眼膏。

2. 免疫性血小板减少性紫癜（immune thrombocytopenlc purpura）

【发病机制】由于病毒感染诱发抗原抗体复合物形成，该复合物黏附在血小板表面，导致血小板破坏；或病毒及化学药物改变了血小板的抗原结构，引起自身抗体产生，抗体与血小板表面抗原相结合，在补体参与下导致血小板破坏。发生在新生儿的血小板减少性紫癜是由于胎儿的血小板抗原来其父，当具有此抗原的血小板进入母体，可刺激母体产生抗体、抗血小板抗体进入胎儿血循环内，则与胎儿血小板抗原结合，破坏血小板，引起出生后新生儿的血小板减少性紫癜。

【临床表现】发生在婴幼儿的急性血小板减少，多有病毒感染史如上呼吸道感染及麻疹水痘后。起病急，发热，出血表现鼻出血、牙龈出血、紫癜，也可有胃肠道及泌尿系统出血，甚至颅内出血。新生儿在出生后数小时内即可出现紫癜、脐带渗血、呕血、便血及尿血等，也可有颅内出血。

【眼部表现】眼睑皮下瘀血、结膜下出血斑点、前房积血、视网膜后极部散在出血斑、眼眶内出血表现为眼球突出。颅内出血表现瞳孔不等大、眼肌麻痹及眼球震颤等。

【诊断】出凝血时间延长，血块收缩不良，血小板低于$100×10^9$/L，可测出血小板表面相关IgG、IgM及血小板表面C3增高。

【治疗】为抑制抗体与血小板结合使血小板恢复正常，可采用肾上腺皮质激素以及免疫抑制剂如环磷酰胺、长春新碱等。换血疗法可清除抗体供给活性血小板。对新生儿可输入处理的母亲血小板。

三、Ⅲ型超敏反应

Ⅲ型超敏反应又称免疫复合物型或血管炎型超敏反应。游离的抗原与抗体在血中形成免疫复合物，通过肾脏排出或由吞噬细胞清除，此为机体的免疫防御。但在一定条件下，不能被清除而沉积在毛细血管基底膜等组织中，激活补体吸引中性粒细胞浸润，在血小板参与下引起炎症反应。造成各种免疫复合物眼病。

（一）眼部常见的Ⅲ型超敏反应

1. 巩膜炎

【发病机制】可能由于自身抗原与自身抗体所形成的免疫复合物沉积在睫状前动脉分支和深层静脉丛引起闭塞性血管炎导致巩膜发炎。或病原微生物如结核、梅毒、麻风等侵及巩膜表层使其致敏，当抗原再次侵入形成抗原抗体复合物，激活补体使巩膜发生长期的慢性的反复发作的炎症反应，最终可导致巩膜萎缩。

【临床表现】【诊断治疗】见巩膜病章节。

2. Fuchs虹膜异色性虹膜睫状体炎

【发病机制】由于免疫复合物沉积在虹膜和睫状体血管壁上，引起血栓，单核细胞及较多的浆细胞浸润，新生血管形成，虹膜萎缩色素脱失。

【临床表现】多见于青年男性，单眼，病程缓慢，角膜后壁有灰白色圆形沉着物，前房轻度闪光，虹膜色素呈虫蛀状脱失，玻璃体有轻度尘埃样混浊。多并发白内障，也可并发青光眼。

【诊断】根据眼部病征即可诊断。血清免疫复合物水平升高，前房可测出免疫复合物。

【治疗】无特殊治疗方法，在观察过程中要及早发现并认真治疗青光眼。并发白内障则需手术治疗。

（二）全身Ⅲ型超敏反应疾病在眼部的表现

1. 链球菌感染后肾小球肾炎（post-streptococcal infection glomerulonephritis）

【发病机制】一般发生在链球菌感染后2~3周，甲组溶血性链球菌的菌膜抗原与相应抗体形成抗原抗体复合物，沉积在肾小球，激活补体，引起毛细血管的炎症及血栓形成，从而导致肾小球的炎症损伤。

【临床表现】多数见于儿童，成年人也可发病。常在扁桃体炎、猩红热、丹毒、脓疱病等感染后3周左右发病。小儿常有发热，尿频尿急，急性肾炎症状如浮肿、高血压、血尿、蛋白尿，重者可发展到急性肾功衰竭，轻者仅尿常规略有异常。

【眼部表现】病情轻者除眼睑轻度水肿外眼底正常，病情重者可有视力减退，视物畸形，视网膜动脉变细，反光强，动静脉交叉压迫现象，视网膜水肿以及棉絮状渗出斑、圆形及火焰形出血斑，黄斑部有灰白色星芒状斑，患有尿毒症者双眼黑矇以及视盘水肿，但很少见。

【诊断】肾活体组织检查可见免疫复合物沉积在肾小球基底膜，免疫荧光法检查证明有IgG、链球菌抗原以及C3患者血中可测得抗基底膜抗体及循环免疫复合物。肾炎活动期血清总补体及C3、C5显著下降，恢复期上升。血清抗链球菌溶血素（抗"O"）效价升高，抗链激酶抗体升高。尿及肾功能测定是必需的诊断条件。

【治疗】

（1）控制感染，咽拭培养溶血性链球菌阳性者可根据药物敏感试验选用抗生素。

（2）休息及饮食需严格保持低蛋白-低盐。

（3）对症治疗包括利尿、控制高血压及治疗高血压脑病，以及心力衰竭、肾功衰竭的抢救等。

2. 亚急性细菌性心内膜炎（subacute bacterial endocarditis）

【发病机制】链球菌为主，葡萄球菌及其他致病微生物也可引起，在感染过程中所产生的抗体与相应抗原结合形成的循环免疫复合物沉积在心内膜，尤其是在已有病变的心瓣膜上，即可通过Ⅲ型超敏反应过程，导致局部有血小板、纤维蛋白、炎细胞及细菌组成的赘生物及内膜灶性坏死等。

【临床表现】多数起病缓慢，发热，进行性贫血，体征主要是心脏杂音。心内膜赘生物脱落可出现各部位血管栓塞，如脑栓塞、肺栓塞等。皮肤黏膜有出血斑及瘀斑。在手掌及足底可出现紫色或红色稍隆起的结节（称为Osier小结）或红斑样损害（称为Janeway损害）。严重者可出现心力衰竭。

【眼部表现】根据眼底病变，视力有不同程度下降。眼睑及结膜出血点及瘀斑，中心部有灰白心，这是由于毛细血管栓塞出血造成。视网膜病变以出血为主，位于浅层或深层呈圆形或扇形以及点状，有的出血斑也有白心，有的只见圆形白色点，称Roth点。当栓子栓塞葡萄膜或视网膜血管，可引起转移性眼内炎或脓毒性视网膜炎。

【诊断】持续高热，心脏杂音，血细菌培养阳性，有其他脏器栓塞现象更有助于诊断。约有90%以上患者的循环免疫复合物阳性且在$100μg$/mL以上。

【治疗】在应用抗生素治疗前应抽血做细菌培养，明确病原体，采用最有效的抗生素是治愈本病的最根本因素。选择较大剂量的青霉素、链霉素、头孢菌素等抗生素可以穿透血小板-纤维素的生物基质杀灭细菌，达到根治瓣膜感染，减少复发的危险。及时发现身体其他部位栓塞进行针对性治疗。眼部并发症如出现葡萄膜炎需要在用抗生素同时应用肾上腺皮质激素，半球后注射及点眼。阿托品眼液及眼膏散瞳。发生视网膜中央动脉栓塞则立即用血管扩张剂,前房穿刺或眼球按摩等。

四、Ⅳ型超敏反应

已受变应原致敏的T淋巴细胞再次与相同抗原接触,CD4 T细胞产生多种淋巴因子,使血管通透性增加,单核及淋巴细胞浸润,CD8 T细胞也可参与细胞毒效应,因出现反应较迟,故称迟发超敏反应。很多眼病与此型有关。

(一)眼部常见的Ⅳ型超敏反应

1. 泡性角膜结膜炎

【发病机制】结核杆菌、葡萄球菌以及其他细菌感染,细菌蛋白与角膜或结膜细胞结合。当致敏的T淋巴细胞与该抗原接触,转化为杀伤细胞,则攻击细胞结合抗原,细胞致死,致敏淋巴细胞释放多种淋巴因子,介导炎症反应。

【临床表现】畏光、流泪较重,局限球结膜充血。结膜、角膜缘或角膜有灰白色隆起的浸润小泡。一般10~15d可自愈,有复发倾向。

【诊断】根据眼部表现可诊断。多发生在体弱儿童,可有结核感染史。结核菌素皮肤试验或植物血凝素皮肤试验出现阳性迟发反应,即在48~72h皮肤限局潮红、硬结,重者有水疱。体内有结核病灶者忌做此试验。

【治疗】

(1)增强营养,服用多种维生素及钙剂。抗结核疗法治疗全身结核病。

(2)眼部点0.5%可的松眼液及抗生素眼膏。

(3)眼部热敷。

(4)也可采用结核菌素脱敏疗法。

2. 角膜移植排斥反应

【发病机制】同种异体角膜移植片包括个体特异性HLA抗原和A、B、O血型抗原,以及HLA-DR抗原等。淋巴细胞通过角膜的新生血管以及房水可进入移植片的角膜上皮层、间质层和内皮层,出现细胞介导的免疫反应。细胞毒T细胞直接攻击角膜细胞,致敏T淋巴细胞释放淋巴因子导致新生血管充血,角膜细胞水肿、坏死、移植片混浊。同时致敏的B淋巴细胞产生抗体。患者血清中可测出抗角膜抗体。所以角膜移植的免疫排斥反应,是细胞免疫和体液免疫共同作用的结果,以Ⅳ型超敏反应为主。

【临床表现】【诊断治疗】见眼科手术学章节。

(二)全身Ⅳ型超敏反应疾病在眼部的表现

1. 接触性皮炎(contact dermatitis)

【发病机制】是皮肤致敏而发生的Ⅳ型超敏反应。如药物、染料、油漆、塑料等半抗原接触皮肤时,能与角质蛋白结合成完全抗原,使机体致敏,当再次接触相同抗原时在24h后发生湿疹样皮炎,皮肤反应因子使皮肤毛细血管扩张,促进炎症细胞的渗出等。

【临床表现】初起时接触部位发痒发红,随后可以迅速加重,红肿、小丘疹,以后成为水疱,水疱破裂表面渗湿糜烂及结痂。感染可变成脓疱。

【眼部表现】由于致敏原直接接触眼睑或手指、衣服等带到眼睑所致。眼睑组织松弛,所以眼皮可肿大如球状不能睁眼。眼睑皮肤也可出现丘疹、水疱及糜烂结痂。结膜高度充血水肿,角膜也可出现点状角膜炎甚至发展到深层混浊。

【诊断】根据接触史及皮肤损害可诊断。

【治疗】首先脱离变应原。口服抗组胺药物,也可应用激素疗法如口服泼尼松,开始可每日6~8片(每片5mg),以后逐渐减量。尽量少用更不能滥用外用药。当皮肤发红起泡时采用冷湿敷法,在皮肤科医生指导下用外敷药如复方硫酸铝溶液。及1∶10 000高锰酸钾溶液以及薄荷脑氢化可的松软膏等。

2. 结核病(tuberculosis)

【发病机制】结核杆菌为胞内寄生菌,进入机体刺激T细胞转化为致敏淋巴细胞,当再次与结核杆菌相遇时,致敏淋巴细胞可分裂、增殖,并释放出各种淋巴因子,趋化巨噬细胞聚集于结核菌周围,吞噬和杀灭,形成由类上皮细胞、朗汉斯巨细胞、淋巴细胞和成纤维细胞等构成的增殖性病变的结核结节。这种细胞免疫反应可导致病变吸收以及纤维化。当细菌量多毒力强,表现为渗出性病变,有浆液纤维素性渗出,巨噬细胞内可见结核杆菌,病情进展局部有干酪样坏死灶,甚至血行播散。

【临床表现】全身症状主要是发热、盗汗、疲乏、体重下降及月经失调。肺结核可引起咳痰、咳血、胸痛以及呼吸功能障碍。X线胸片显示浸润病灶。肠结核多有食欲不振、消化不良、消瘦及腹泻。骨结核有疼痛或运动障碍,严重可出现寒性脓疡。

【眼部表现】一是由身体他处结核的血行播散或附近病灶的蔓延使结核杆菌侵及眼部。二是对结核菌毒素的过敏的反应。除晶状体外,眼部任何组织都可发病。如眼睑原发性皮肤结核为寻常狼疮,眼眶及泪腺结核形成眼睑瘘管及溃疡。结膜较常见为泡性结膜炎及泡性角膜结膜炎、间质性角膜炎、巩膜炎。葡萄膜的炎症较多见如虹膜睫状体炎、结核性葡萄膜炎以及视网膜脉络膜炎、视网膜静脉周围炎以及视神经炎等。

【诊断】根据不同器官及部位的结核进行X线拍片、CT以及磁共振等显像所见。内腔镜如纤维支气管镜检查及活检。分泌物的细菌涂片和培养等即可确诊。皮肤结核菌素试验可供参考,对患有活动性结核者要禁用。

【治疗】目前有10种抗结核用药,至少需2种敏感的抗结核药物联合使用,首选疗效强而毒性低的异烟肼(成人每天300mg)、利福平(成人每天450mg),利福定(成人每天150mg)。第二线药物为乙胺丁醇(成人每天750mg),对氨水杨酸钠(成人每天8~12g)、链霉素(成人每天0.75~1g)、吡嗪酰胺(成人每天1 500g)。第三线药物为卷曲霉素(每次1g,每周2~3次),环丝氨酸(每天750mg),卡那霉素(每天0.5~1g)。上述药物中除对肝脏、肾脏以及造血功能的副作用需注意外,链霉素的耳中毒以及乙胺丁醇可引起球后视神经炎,需密切观察,特别是儿童慎用。眼部结核需加强局部治疗,如散瞳、热敷以及激素的全身和局部应用。加强营养休息。

第四节 眼的自身免疫病

要点提示

自身免疫病的发病机制复杂,与免疫调节机制以及自身抗原暴露变异、遗传等关系密切。交感性眼炎和晶状体过敏性眼内炎是典型的眼自身免疫病,与眼部自身抗原暴露有关。

正常机体免疫系统存在自身耐受机制,对自身抗原不发生免疫反应。在一些情况下,机体免疫系统可以对自身成分发生免疫应答,称为自身免疫(autoimmunity),这种自身免疫应答通常是适度的,不产生组织损伤,而且有利于清除衰老或损伤的自身细胞起免疫稳定作用。然而过度持久的自身免疫反应造成组织损伤,引起病变和出现临床症状,即称为自身免疫病(autoimmune disease,AID)。根据免疫应答是针对存在于特定器官中局部的抗原还是全身广泛存在的抗原,自身免疫病器官特异性和非器官特异性两类,器官特异性自身免疫损伤机制中最重要的是Ⅱ型和Ⅳ型超敏反应,非器官特异性自身免疫损伤机制中最主要的是Ⅲ型超敏反应。目前已知自身免疫病包括眼的自身免疫病共几十种。

一、自身免疫病发病机制

自身免疫病发病机制非常复杂,主要机制在于自我耐受机制的破坏,常有多种机制共同作用。

(一)抗原因素

1. 隐蔽(隔离)抗原的释放 体内一些如脑、睾丸、晶状体、葡萄膜等部位的抗原由于与免疫系统不发生接触,因此免疫系统对这些部位的抗原是不耐受的。外伤等情况下,抗原释放出来即被视为"异己",与特异性免疫细胞接触而发生免疫应答。

2. 自身抗原性的改变 自身抗原在物理、化学或生物学因素刺激下,自身成分构象改变,隐蔽的抗原决定簇暴露或出现新的抗原决定簇刺激免疫系统产生应答。

3. 交叉抗原的作用 外来抗原与体内某些组织成分有共同抗原决定簇,外来抗原刺激机体所产生的抗体和致敏淋巴细胞也可与自身组织起交叉反应而产生组织损伤。机体对与自身起交叉反应的外来抗原不发生耐受而产生免疫应答的原因可用Th细胞旁路激活学说来解释。实验证明,机体B细胞对自身抗原的半抗原部分是能应答的,而Th细胞对自身抗原的载体部分是耐受的,因而不能辅助B细胞产生抗体。与自身起交叉反应的外来抗原,它的半抗原部分与自身抗原有相同之处,但载体不同,因而Th细胞对外来抗原的载体不发生耐受,而被激活释放淋巴因子辅助B细胞产生抗外来抗原的抗体,同时也是自身抗体。

(二)免疫调节机制紊乱

正常免疫系统含有针对自身抗原的T、B细胞却不出现自身免疫病,主要是因为机体有一个精密而严格控制的调节系统(包括Th、Ts、TCS独特型网络及MHCⅡ类分子的正常表达及分布等)。由于该系统的控制,机体即使有自身免疫反应也不会引起组织损伤而致病。但若该系统紊乱则无法控制自身免疫反应,从而很难避免AID的发生。其中Ts细胞是维持免疫耐受的重要因素之一。

(三)MHCⅡ类抗原异常表达

正常情况下,大多数器官特异性自身抗原表达在细胞表面并与MHCⅠ类抗原连接在一起。因此,这些抗原不能被Th细胞识别,故不产生自身免疫反应。但是,当这些细胞中编码的MHCⅡ类抗原的基因因某种因素刺激如细胞因子网络的失调等而脱阻遏时,就可异常地表达MHCⅡ类抗原,并进而将自身抗原提呈给Th细胞血导致自身免疫反应。

(四)遗传因素

人群和家系的调查资料以及动物实验表明,自身免疫病与遗传因素有密切关系。如自身免疫病可在同一家庭中发生,HLA抗原与自身免疫病的相关等。

此外,神经内分泌在自身免疫发生过程中也起作用。

二、免疫学诊断标准

对自身免疫病的诊断,除依据临床的典型症状和体征外,Mackay(1963)提出临床较实用的判定标准已被广泛应用。

1. 血清中有高水平的丙种球蛋白(大于15g/L);
2. 血清中有高效价的自身抗体;
3. 组织损伤部位有变性的丙种球蛋白沉积;
4. 病损部位有大量淋巴细胞和浆细胞浸润;
5. 用肾上腺皮质激素等免疫抑制剂治疗有效;
6. 常有其他自身免疫病同时存在。

临床主要采用不够敏感但简便易行的补体结合试验、凝集反应和琼脂凝胶扩散法以及比较灵敏的免疫荧光法和免疫酶法,以检测自身循环抗体、与组织结合的抗体以及抗原等。最常用的是检测抗原抗体复合物。

虽然检测自身抗体是检查自身免疫病的重要指标,但并非检出自身抗体就有自身免疫病,由于健康人随年龄增长,自身抗体出现率增高,所以当检出自身抗体时,尚需根据患者年龄、性别,以及自身抗体效价,与其他免疫学指标一同进行分析。当患者抗体水平高于健康者时,一般可有诊断意义,但无自身抗体或其效价低,并不能排除自身免疫病。

三、典型疾病

(一)交感性眼炎(sympathetic ophthalmia)

任何原因(外伤、内眼手术等)引起眼球穿破后,发生葡萄膜炎,继之健眼也发生同样病变,称为交感性眼炎。受伤眼称为诱发眼或刺激眼,另一眼称为交感眼。眼球穿通伤后交感性眼炎发生率为0.28%~1.9%,内眼手术后发生率为0.007%~0.05%。

【发病机制】有关交感性眼炎确切的病因和发病机制尚不完全清楚。目前多数人认为发病机制是以细胞免疫为主并有抗体参与的自身免疫病。通过单克隆抗体技术及免疫病理超微结构的研究证明,自身抗原可能是释放的葡萄膜隐蔽抗原(脉络膜黑素蛋白)、视网膜S抗原以及IRBP等视网膜抗原。在视网膜和脉络膜的病变中,可见辅助性T细胞、抑制性T细胞、细胞毒性T细胞及少量的B细胞。然而眼内抗原引起交感性眼炎的确切机制尚不清楚,因为交感性眼炎的发病率很低,许多眼外伤病例,尽管存在眼内组织的嵌顿和暴露,并不发生交感性眼炎。交感性眼炎发生相关的因素包括累及睫状体的眼球穿通伤、伤口处理不及时等,抗原和结膜下区域性淋巴组织接触可能与交感性眼炎的发生有关。遗传因素在其发生中可能起着一定作用,已发现患者中HLA-All和HLA-DR的阳性率较高。

【临床表现】【诊断治疗】见葡萄膜病章节。

(二) 晶状体过敏性眼内炎

由于晶状体原因引起的葡萄膜炎称为晶状体相关性葡萄膜炎。Cousins等将其分为六种类型:①经典的晶状体诱导的眼内炎(晶状体过敏性眼内炎);②晶状体相关炎症的变异,包括肉芽肿性晶状体诱导的葡萄膜炎;③与感染有关的晶状体相关性葡萄膜炎;④非特异性浸润和巨噬细胞反应;⑤晶状体溶解性反应;⑥纤维化和非特异性改变。本节对晶状体诱导的眼内炎进行详细叙述。

【发病机制】目前对其发生机制并不完全清楚。既往认为晶状体蛋白与免疫系统隔离,这种观点已被研究否定。机体对晶状体蛋白存在主动免疫,这种免疫是耐受性的。机体对晶状体蛋白发生免疫反应的可能机制有以下几种:①晶状体抗原耐受性的破坏。晶状体的可溶性蛋白有α、β、γ三种,以α抗原性最强。对晶状体抗原耐受性的破坏是导致晶状体诱导的眼内炎的关键。②感染。感染中微生物如痤疮丙酸杆菌等可能起着佐剂的作用,导致免疫耐受的破坏和抗晶状体蛋白自身反应的形成。③晶状体蛋白毒性的作用。晶状体蛋白或其分解产物可以作为单核细胞的趋化物质,使炎症细胞到达局部,另外晶状体蛋白可以吸附细胞因子或细菌的毒素,从而引起炎症反应。

【临床表现】【诊断治疗】见葡萄膜病章节。

(三) 内因性葡萄膜炎

【发病机制】葡萄膜炎患者血清中可测出抗葡萄膜抗体和抗视网膜可溶性抗原抗体。患者血液及房水中可测出免疫复合物。推论因病毒感染或其他原因使葡萄膜及视网膜产生抗原性,在致敏机体内与循环抗体结合形成抗原抗体复合物,沉淀在葡萄膜小血管的基底膜上,激活补体,中性粒细胞和血小板聚集,血栓形成引起组织缺氧缺血坏死,溶酶体酶造成小血管基底膜损伤,血浆外渗,出血水肿,导致葡萄膜炎的病理改变。

【临床表现】及【诊断治疗】见葡萄膜病章节。

第五节　眼感染免疫

要点提示

眼感染免疫在保护眼球组织以及维持正常功能具有重要的作用。眼部组织对于细菌、病毒、真菌、支原体和寄生虫等都具有免疫作用,非特异性免疫、特异性免疫均参与其中。

感染免疫是免疫学重要的组成部分。感染和免疫的关系非常复杂,一般来说,感染引起免疫,免疫防治感染。某些情况下由感染引起的免疫反应过强,对机体产生损伤,而有些病原体(特别是病毒)可以抑制免疫功能,导致感染扩散、持续性感染和继发性感染,同样对机体产生危害。抗感染免疫(anti-infectious immunity)包括天然免疫和特异性免疫,天然免疫是由屏障结构、吞噬细胞及正常体液和组织免疫成分构成的非特异性免疫。特异性免疫是出生后由主动或被动免疫方式获得,如病原微生物侵入机体,经感染建立起特异性免疫后即可发挥各种抗感染效应,使机体得以恢复健康、痊愈,并能不同程度地抵抗该病原体的再次感染。

抗感染免疫从所针对病原体的类别而言,包括抗细菌免疫、抗病毒免疫、抗真菌免疫和抗寄生虫免疫等。在各类感染免疫中,非特异性免疫和特异性免疫紧密配合,共同发挥抗感染作用。眼部感染途径可分为外源性和内源性,前者是由眼球表面接触、外伤和眼部手术等造成病原体侵入,后者则是病原体由血循环带入眼组织。

一、抗细菌免疫

(一) 细菌免疫机制

1. **非特异性免疫**　健康完整眼睑、结膜、角膜是组织病原菌侵入的强有力的屏障,它们起着机械阻挡和排除的作用。泪液中含有溶菌酶、补体、乳铁蛋白和免疫球蛋白(主要是分泌型IgA),可以起到杀灭细菌以及阻止细菌与角膜上皮黏附从而预防感染的作用。结膜上皮细胞和白细胞中的溶酶体和酸性水解酶都有强大的抗微生物作用。正常的结膜含有淋巴细胞、浆细胞、中性粒细胞和肥大细胞等,甚至可见到淋巴滤泡,它们在局部免疫中都起到一定作用。

2. **特异性免疫**　细菌的多数抗原是蛋白质和多糖。蛋白质如金黄色葡萄球菌的A蛋白和链球菌的M蛋白,可激活B淋巴细胞产生抗体,促进吞噬细胞对细菌的摄取和杀灭。多糖如金黄色葡萄球菌细胞膜上的肽糖和链球菌的被溶酶体溶解后的产物可激活B淋巴细胞,诱导体液免疫。在补体和K细胞参与下也可溶解杀伤细菌。细菌的抗原还可以和抗体形成抗原抗体复合物,沉积在眼局部组织引起炎症反应。

细菌(主要是绿脓杆菌和链球菌)本身所含的物质如溶血素、外毒素等可以溶解红细胞、角膜等组织的蛋白糖即胶原组织,杀伤白细胞引起严重的感染。尤其是绿脓杆菌,该菌含有内毒素、外毒素、溶血素,及多种酶类,如弹性蛋白酶、纤维蛋白酶、卵磷脂酶、脂蛋白酶、蛋白溶解酶等,在机体尚未产生特异性免疫反应之前已把角膜组织破坏,引起严重的化脓性角膜炎。此时免疫系统需要强有力的抗生素的支持才能控制感染。

细胞内细菌主要通过细胞免疫,包括T_D细胞受抗原刺激后迅速活化、增殖、分化,称为致敏T_D细胞,进入感染部位与抗原结合后释放细胞因子,通过巨噬细胞间接发挥作用;T_C细胞对靶细胞具有直接杀伤作用。由于细胞免疫的作用不如体液免疫有效,所以细胞内细菌的感染常呈慢性过程。

（二）眼部感染常见的细菌

感染眼部的常见细菌有葡萄球菌、链球菌、肺炎球菌、嗜血杆菌、绿脓杆菌等细胞外细菌,以及结核杆菌、麻风杆菌等细胞内细菌。细菌的致病物质主要是细胞壁、荚膜、菌毛、内毒素、外毒素及酶类等。机体对细胞外细菌的抵御主要依赖于体液免疫和中性粒细胞,而对细胞内细菌则借助于细胞免疫来控制。

细菌感染可引起多种眼病,如葡萄球菌、链球菌、肺炎球菌等引起的急性睑腺炎、睑缘炎、结膜炎、急性化脓性泪囊炎、边缘性角膜炎、角膜上皮炎、角膜溃疡、感染性结晶样角膜病、眼内炎、眶蜂窝织炎、术后眼内感染等。嗜血杆菌属包括流感杆菌、Kochwecks 杆菌、Morax-Axenfeld 杆菌等可引起急性卡他性结膜炎、眦部睑缘炎等。绿脓杆菌可引起严重的化脓性角膜炎。结核杆菌在可引起角膜基质炎和脉络膜视网膜炎等。梅毒螺旋体感染可引起角膜基质炎、视网膜脉络膜炎等。

二、抗病毒免疫

眼部的病毒感染极为复杂。感染眼部的常见病毒有疱疹病毒、腺病毒、新型肠道病毒、人类免疫缺陷病毒（HIV）等。抗病毒感染的方式多种多样,且有时难以产生满意的免疫效果,这与病毒本身的生物学特征及致病特点有关。主要有以下几方面原因:①病毒是细胞内专性寄生物,在复制过程中不仅能干扰破坏宿主细胞的代谢和结构,导致细胞溶解,而且能诱导宿主细胞产生新的抗原,针对新抗原的免疫反应,可导致宿主细胞的破坏;②病毒的扩散方式多种多样,除能通过细胞外途径感染其他细胞外,还能通过细胞融合直接感染邻近的细胞或直接由亲代细胞传给子代细胞,由于后一种方式不脱离细胞内环境,病毒就能避免受抗体、巨噬细胞或 T 细胞的直接攻击;③某些病毒抗原易发生变异,出现新的病毒株,因此对病毒原有抗原的免疫力就不再发挥作用;④许多病毒能感染免疫效应细胞,如淋巴细胞、巨噬细胞,从而削弱了免疫效应。

（一）病毒免疫机制

1. 非特异性免疫 抗病毒的非特异性免疫与抗细菌的非特异性免疫有相同之处,但也有其特点。巨噬细胞对阻止病毒感染和促进感染的恢复具有重要作用。中性粒细胞只能吞噬病毒,但不能将其消灭,对病毒感染似无保护作用;病毒还可能在其中繁殖,在宿主体内引起播散。补体系统中的 C1、C4、C2和 C3 等有中和病毒的作用。NK 细胞不需抗体参与,即可直接破坏病毒感染的靶细胞。

干扰素(interferon,IFN)的抗病毒作用属于获得性的非特异性免疫。干扰素是由病毒或其他干扰素诱生剂刺激网状内皮细胞、巨噬细胞、淋巴细胞以及体细胞等多种细胞产生的一种糖蛋白。干扰素具有广谱抗病毒作用,它在控制病毒感染、阻止病毒在体内扩散以及促进病毒性疾病的痊愈等方面起重要作用。干扰素的抗病毒作用机制不是直接作用于病毒,而是作用于宿主细胞的基因,使之合成抗病毒蛋白。抗病毒蛋白包括蛋白激酶、2-磷酸二酯酶等,它们可抑制病毒蛋白质的合成

或转译。受病毒感染的细胞在病毒复制的同时,即产生和释放干扰素。由于干扰素较特异性抗体产生得早,又能很快渗入邻近细胞诱导产生抗病毒蛋白,因此干扰素即能中断受染细胞的感染过程,又能限制病毒的扩散。干扰素诱导产生的抗病毒蛋白只作用于病毒,对宿主细胞的蛋白质合成并无影响。干扰素尚可增强 NK 细胞的活性。

2. 特异性免疫

（1）体液免疫:机体受病毒感染或接种疫苗后,体液中出现的能与病毒结合,降低或消除病毒感染能力的抗体,起到中和病毒的作用。中和抗体的主要免疫球蛋白类别是 IgG、IgM 和SIgA。抗体可通过抗体依赖性细胞介导的细胞毒作用(ADCC),破坏病毒感染的靶细胞。抗体亦可通过参与补体依赖性抗体介导的细胞毒(complement dependent antibody-mediated cytotoxicity)作用发挥抗病毒效应。即抗体与感染细胞表面的病毒抗原结合后,补体 Clq 与抗体的 FC 段结合,活化补体经典激活途径,使病毒感染的靶细胞溶解。

（2）细胞免疫:参与细胞免疫的效应细胞主要是 T_c 细胞和T_D 细胞。T_c 细胞能直接对病毒感染的细胞发挥作用,T_c 细胞在杀伤了一个病毒感染的靶细胞后,又可继续杀伤其他的病毒感染细胞,其杀伤效率很高。T_D 细胞通过受抗原刺激后产生淋巴因子再间接发挥抗病毒作用。释放的与抗病毒感染有关的淋巴因子大致可分为三类:①对巨噬细胞激活和移动抑制有关的因子,通过巨噬细胞破坏感染细胞;②淋巴毒素,可直接破坏病毒感染的细胞;③γ-干扰素,作用于宿主细胞,通过产生抗病毒蛋白发挥作用。

（二）眼部常见的病毒感染

1. 疱疹病毒 眼部的常见致病疱疹病毒有单纯疱疹病毒 1 型(HSV-1)、水痘-带状疱疹病毒(VZV)、巨细胞病毒(CMV)等。

（1）单纯疱疹病毒 1 型:HSV-1 在眼部引起的疾病有树枝状或地图状上皮性角膜炎、盘状角膜炎、角膜基质炎、葡萄膜炎、视网膜炎、急性视网膜坏死综合征(ARN)等。

HSV 感染后引起的机体免疫反应以细胞免疫为主,或细胞免疫和体液免疫协同发挥作用。HSV 有很强抗原性,可激活 T 淋巴细胞直接攻击靶细胞或释放淋巴因子通过抗体依赖细胞介导细胞毒作用等间接破坏靶细胞,也可激活 B 淋巴细胞产生多种抗体,一般感染 7~10d 内即可产生特异性抗体,包括IgM、IgG、SIgA 等。IgG 能中和病毒并可溶解带有病毒的靶细胞。IgM 主要能溶解靶细胞。分泌型 IgA 在眼局部抗病毒感染也起重要作用。

HSV-1 原发性感染一般对抗病毒疗法反应良好,通常并不伴发严重的并发症。然而却经常复发。复发性感染常可造成视力的严重威胁。角膜感染 HSV-1 后病毒可转运到三叉神经节并潜伏在神经节内,当人体细胞免疫功能低下时往往导致病毒的复制增殖,沿神经轴突再进入眼部。在病毒刺激下,致敏的 T 细胞转化为母细胞,释放淋巴因子,诱生干扰素,保护其他未受病毒攻击的细胞,使感染受到限制。此外,已感染的角膜

细胞抗原性发生改变,可被致敏 T 细胞识别,产生自身免疫反应,炎症的复发以细胞免疫反应为主。动物实验证实,HSV 也可潜伏在"正常"角膜细胞内。

(2) 水痘-带状疱疹病毒:VZV 可引起角膜炎、虹膜睫状体炎、ARN 等。VZV 感染少儿引起水痘感染,成人引起带状疱疹。VZV 感染一般发生在 6~8 岁时,感染后机体产生体液免疫应答,中和抗体使病毒处于潜伏状态,病毒潜伏于神经节内,当机体免疫力低下时病毒复活。病毒复活感染后 4d 可在血清中测出中和抗体,2 周时达高峰,中和抗体对病毒具有明显抑制作用。

(3) 巨细胞病毒:CMV 感染极为普遍,CMV 可经母体传给胎儿,引起视网膜炎,母亲若在受孕前存在抗 CMV 抗体可保护新生儿免受感染,若在妊娠期发生感染则可导致新生儿先天性 CMV 感染。HIV-1 可以促进 CMV 复制,因此 AIDS 患者常合并 CMV 视网膜脉络膜炎,甚至导致 ARN。

2. 腺病毒 腺病毒感染可引起结膜炎或结角膜炎,常见的致病病毒有 3、7、8、9 型,其中 3 型及 7 型易感染少儿致咽结膜热,而成人多为 8 型和 9 型病毒感染。腺病毒有三种抗原:①中心抗原为型特异性抗原,可激发体液免疫产生中和抗体;②补体结合抗原;③血凝抗原。后两者皆为可溶性抗原,可用于免疫诊断。感染后 1 周,血清中出现中和抗体,2~3 周达最高峰,中和抗体与型特异性抗原起反应抵御感染,对角膜病变有保护作用。Gupta 等发现急性期泪液中的 IgG 显著升高,恢复期则明显降低,而急性期血清中 IgG 水平却明显低下,至恢复期又复原至正常水平。

3. 肠道病毒 肠道病毒属微小 RNA 病毒科,肠道病毒 70 型(EV70)可引起急性出血性结膜炎。完整的病毒具有 D 抗原性,而外壳多肽中的 VP₄ 能维持病毒颗粒结构的完整性、感染性和 D 抗原性,感染后血清中出现中和抗体,中和抗体滴度随时间而减少。眼部感染后,泪液中 IgA、IgG 和 IgM 升高,前者是重要的中和抗体,在泪液中高滴度维持时间较长,而 IgG 则随病程延长而减少,IgM 则在病程后期升高。

三、抗真菌免疫

(一) 真菌免疫机制

1. 非特异性免疫 健康完整的皮肤对皮肤癣菌具有一定的屏障作用。皮脂腺分泌的不饱和脂肪酸对真菌有杀伤作用。正常菌群的拮抗作用亦是非特异性抗真菌感染的要素,使之在正常情况下不能引起疾病。吞噬细胞对某些真菌(如白色念珠菌等)有较强的吞噬杀灭作用,但对某些真菌孢子不易完全杀灭。

2. 特异性免疫 机体对真菌产生的特异性免疫,以细胞免疫为主。患恶性肿瘤或应用免疫抑制剂导致细胞免疫功能低下的患者,易并发真菌感染;艾滋病患者也常因并发真菌感染而致死,这表明细胞免疫在真菌感染中起主要作用。有人推测真菌性角膜炎可能与 Ⅳ 型超敏反应有关。真菌可刺激机体产生相应抗体,但这种抗体可能并无抗感染作用。检测抗体对真菌感染的诊断有一定参考价值。由于真菌感染不能激起机体有效的细胞或体液免疫,因此真菌性病变常迁延不愈。

(二) 眼部常见的真菌感染

感染眼部的常见致病真菌有曲霉菌(以烟曲菌为主)、白色念珠菌、镰刀菌、青霉菌、酵母菌、头孢子菌等。致病物质主要是细胞膜糖蛋白、多糖类、蛋白酶、磷脂酶 A 和溶血磷脂酶 A 等。真菌感染主要引起真菌性角膜炎,其次可引起真菌性眼内炎及真菌性睑皮肤病等。对于机体抗真菌感染的免疫作用至今仍了解不多。真菌虽在自然界广泛分布,但其发病率较低,说明人体对真菌有较强的非特异性免疫力。

四、抗衣原体免疫

感染眼部的衣原体主要是沙眼(trachoma)衣原体,其中眼型衣原体(血清型 A、B、Ba、C)引起沙眼,泌尿生殖型衣原体(血清型 D、E、F、H、I、J、K)引起包涵体性结膜炎。

沙眼衣原体为细胞内寄生的微生物,具有 DNA 和 RNA、酶系统和内毒素样物质。基本性质与细菌接近。由于衣原体可不被吞噬小体和溶酶体融合,所以人类抗衣原体能力较弱,易于感染,且可持续和反复感染。衣原体感染宿主细胞后可转换该细胞合成能力以适应衣原体代谢需要并指导细胞产生更多衣原体,侵入更多细胞内寄生,而不能被人体正常的免疫机制清除。衣原体持续地释放抗原物质,使长期慢性感染的结膜可能发生组织抗原性变异,这种自身抗原刺激致敏的 T 细胞,释放淋巴毒素,并刺激 B 细胞产生抗结膜抗体,通过细胞及体液免疫反应,在上皮下引起慢性炎症反应,有淋巴细胞和浆细胞浸润,最后形成瘢痕。一部分患者的血清和泪液中可测出抗衣原体抗体。这些抗体在体内对沙眼衣原体无明显的攻击能力,与病情无明显相关性。

五、抗寄生虫免疫

眼部有特异性表现的寄生虫感染是眼弓形虫病和眼弓蛔虫病。寄生虫感染可引起机体产生体液免疫和细胞免疫,对同种寄生虫再次感染可产生抵抗力。

(一) 寄生虫免疫机制

1. 体液免疫 在寄生虫感染的初期,血中 IgM 水平升高,以后 IgG 水平上升。抗体在抗寄生虫感染中的作用,主要通过以下几种方式发挥效应:①抗体单独作用于寄生虫,使其丧失侵入细胞的能力;②抗体与寄生虫表面抗原结合后,通过经典途径激活补体系统,导致虫体溶解;③结合于寄生虫的抗体与免疫效应细胞(巨噬细胞、嗜酸性粒细胞、中性粒细胞)结合,杀灭寄生虫。

2. 细胞免疫 致敏淋巴细胞受寄生虫抗原刺激后释放的淋巴因子可发挥抗寄生虫效应。吸引单核细胞到达抗原与淋巴细胞相互作用的部位;巨噬细胞活化因子可激活巨噬细胞,活化的巨噬细胞能杀死在其内寄生的利什曼原虫、枯氏锥虫或弓形虫。巨噬细胞、嗜酸性粒细胞及中性粒细胞在特异性 IgG 或 IgE 抗体参与下,通过 ADCC 作用,可杀伤虫体,近年的研究发现,嗜酸性粒细胞在抗寄生虫免疫中发挥重要作用。嗜酸性粒细胞杀伤寄生虫包括三个连续的步骤：①识别寄生虫；②吸附到虫体上；③吸附后，由于于其分泌的颗粒性蛋白的作用，杀伤虫体。嗜酸性粒细胞是通过 IgG 抗体、IgE 抗体及补体等与寄生虫连接在一起后，被触发释放嗜酸性粒细胞的主体碱性蛋白（MBP）、嗜酸性粒细胞阳离子蛋白（ECP）和嗜酸性粒细胞过氧化物酶（MPO）等颗粒，而发挥杀伤作用的。实验研究表明，嗜酸性粒细胞与抗体处理的血吸虫表面结合后，由于分泌 MBP 等，在 2~3h 内可将血吸虫杀死。ECP 对寄生虫的杀伤作用更强，是 MBP 的 8~10 倍。

（二）眼部常见的寄生虫感染

1. 眼弓形虫病　本病的病原体为刚地弓形虫，属细胞内寄生虫，猫是主要终末宿主。人主要通过皮肤、黏膜、消化道、胎盘接触其滋养体和包囊而传染。我国人群的弓形虫感染率相对较西方国家低。弓形虫感染分为先天性和后天性感染两类，临床上多为先天性感染。先天性弓形虫病在眼部表现为视网膜脉络膜炎，亦可表现为小眼球、眼球震颤、虹睫炎、斜视等。后天性弓形虫病较少见，多属先天性感染长期隐性潜伏在一定条件下复活所致。

弓形虫虫体可直接损害组织，也可作为抗原引起过敏反应。感染弓形虫后，血中出现抗体，首先是 IgM 升高，继后 IgG 升高。抗体滴度在 1：256 为活动感染，1：1 024 以上为急性感染。弓形虫抗体能抑制细胞外原虫的活动性或传染性。眼内感染时血清抗体滴度常不高，而房水内抗体滴度升高。弓形虫感染的细胞免疫在眼部病变中的作用还不清楚，动物实验表明细胞免疫并不能防止疾病的发生或复发。

2. 眼弓蛔虫病　本病的病原体是犬弓蛔虫。人类误食的犬弓蛔虫受精卵在肠内孵化成蚴通过肠黏膜进入血循环。进一步侵入眼组织，主要是葡萄膜、视网膜，弓蛔虫感染眼部常导致虹膜睫状体炎、视网膜炎、视盘炎、眼内炎、角膜炎等。

嗜酸性粒细胞在眼弓蛔虫感染后起主要作用。嗜酸性粒细胞在蚴虫周围形成肉芽肿，周围又被单核细胞、组织细胞、类上皮细胞等包围。脱颗粒的嗜酸性粒细胞紧贴蚴体，产生杀伤作用。眼弓蛔虫感染后血清和眼内液中 IgE 抗体滴度增高，可作为临床上眼弓蛔虫病与视网膜母细胞瘤鉴别的方法之一。

六、棘阿米巴感染

棘阿米巴感染可引起棘阿米巴角膜炎。棘阿米巴感染多见于戴接触镜患者。免疫系统在棘阿米巴角膜炎发生、发展过程中的作用尚不明确。实验表明特异性的分泌型 IgA 抗体可以抑制感染性滋养体与角膜上皮的黏附，阻止感染连锁反应的初始过程。当寄生虫进入角膜基质层，就失去作用。结膜中的巨噬细胞对于棘阿米巴角膜炎的转归可能有促进作用。

第六节　眼与全身免疫性疾病

要点提示

血-房水屏障及血-视网膜屏障使眼球与全身免疫系统减

少联系，但眼作为全身的一部分与各器官组织相关，所以不少全身免疫性疾病都有眼部表现，如 Behcet 病、干燥综合征等，严重者造成失明。

一、眼与全身超敏反应疾病

见本章第三节。

二、眼与自身免疫性疾病

（一）类风湿性关节炎（rheumatoid arthritis，RA）

是以关节、软骨和骨骼的瘢痕性损伤为特征的慢性疾病，典型表现为多关节炎和全身性关节炎。眼的许多部位都可出现改变。

【发病机制】尚不十分清楚，目前认为是一种自身免疫性疾病，可能的病因是由于滑膜细胞在病毒或细菌的感染形成自身抗原，它一方面刺激机体产生自身抗体 IgG，另一方面又刺激 IgG 分子的 Fc 段发生变化形成新的抗原决定簇并刺激机体产生另一种抗体，即类风湿因子（rheumatoid factor，RF）。RF 与 IgG 形成免疫复合物沉积于滑膜等组织，进而激活补体，释放活性介质，白细胞和血小板聚集，引起关节炎、闭塞性血管炎及风湿结节，也可累及关节以外的器官结缔组织，可发生巩膜炎及角膜炎等。

【临床表现】大部分为 20~45 岁青壮年。起病缓慢有低热，关节红肿，疼痛、运动受限，由于肌肉僵直萎缩及关节内纤维组织增生，可导致关节畸形。初起多为小关节游走性炎症，以后可累及其他关节。此外可有心瓣膜病变、肺以及周围神经病变等。

【眼部表现】可有干燥性结角膜炎、周边角膜炎、周边角膜溃疡、表层巩膜炎、前巩膜炎，有时可出现后巩膜炎。类风湿关节炎伴有急性表层巩膜炎及巩膜炎严重者可继发前部葡萄膜炎。

从前认为青年人类风湿关节炎和强直性脊柱炎也属于类风湿性关节炎，此两种疾病常伴有单眼或双眼前葡萄膜炎。这使得眼科医生认为类风湿关节炎可引起葡萄膜炎。然而目前认为这两种疾病并不是类风湿性关节炎，其中青年人类风湿关节炎称为幼年型慢性关节炎。因此葡萄膜炎的发生与类风湿关节炎没有直接关系。

【诊断】美国风湿协会 1987 年发表修订的诊断标准：①晨僵至少持续 6 周；②至少三个关节部位的关节炎至少持续 6 周；③手关节的关节炎至少持续 6 周；④对称性关节炎至少持续 6 周；⑤类风湿结节；⑥血清类风湿因子；⑦典型放射学改变。符合 4 条或 4 条以上标准可确诊为 RA。

【治疗】对症治疗可以有效地减轻关节炎症以及眼部的炎症，但是由于病的发生过程尚不十分清楚，往往要长期用药避免复发。临床要注意用药的副作用。所用药物为：①抑制环氧化酶途径的药物，如阿司匹林、吲哚美辛等；②糖皮质激素；③抗代谢药物，如硫唑嘌呤等；④对前葡萄膜炎、巩膜炎等用阿托品眼液或眼膏散瞳及局部热敷等。

（二）系统性红斑狼疮(systemic lupus erythematosus, SLE)

主要表现为全身性血管炎的自身免疫性疾病。多见于青年妇女(15~35岁)，眼部主要为视网膜血管病变引起的视网膜病变。

【发病机制】病因尚未完全明了。可能有自身免疫紊乱、病毒感染、遗传、性激素，以及精神因素刺激等多种因素的综合作用所致。已发现此病与HLA-DR2和HAL-DR3抗原相关。紫外线照射可加重或诱发急性皮损。普鲁卡因酰胺、肼屈嗪和苯妥英钠等药物可诱发药物性SLE。SLE患者免疫功能常出现紊乱，主要表现为B淋巴细胞数量增多，功能亢进；T淋巴细胞尤其是Ts数量减少，功能受抑制。因此产生多量的自身抗体。血清中可有抗核抗体，也称狼疮因子(LE因子)，其相应的自身抗原为细胞核内的DNA组蛋白复合物。在患者血液中白细胞受抗核抗体作用后，细胞核胀大，失去染色质结构，核膜溶解。形成游离小体。该小体被中性粒细胞吞噬，在胞浆中形成包涵体，将细胞核挤到一边，在血涂片染色中呈紫红色，称为狼疮细胞(LE细胞)。其他抗体还有抗单链DNA抗体(抗ssDNA抗体)、抗双链DNA抗体(抗dsDNA抗体)、抗胞浆成分的抗体等，这些抗体与抗原形成复合物，可造成各部位毛细血管损害，出现皮肤、关节、肾及眼部病变。

【临床表现】缓慢发病，发热、乏力、消瘦，可有一个或多个脏器发病。面部蝶形红斑可出现溃疡病痕，四肢及躯干皮肤有红斑、结节，有脱发及黏膜溃疡。患者有关节炎、肌肉萎缩，可出现心包炎、心肌炎、腹膜炎及狼疮性肾炎、肝脾及淋巴结肿大，可有神经系统损害、偏瘫及精神障碍。部分患者有贫血。

【眼部表现】主要为眼底改变。①视网膜毛细血管闭塞引起视网膜缺血，眼底可见视网膜出血、微动脉瘤、絮状灰白色渗出斑以及视网膜水肿，也可出现视盘炎及水肿。②免疫复合物损伤血管壁，出现视网膜动脉硬化的眼底改变。③在血黏度增高条件下也可出现视网膜中央静脉血栓形成。④表层巩膜炎、巩膜炎、严重者可继发虹膜睫状体炎等。

【诊断】活动性系统性红斑狼疮患者约40%~70%可检出红斑狼疮细胞。抗核抗体阳性率高。免疫复合物阳性率高。抗核抗体反复检查为阴性，可考虑排除此病。高滴度抗双链DNA抗体也是诊断的主要依据。美国风湿学会制定的诊断标准中有11条主要表现，只要符合其中4条即可确诊。

【治疗】①糖皮质激素药物，抗炎及起免疫抑制作用，对于严重的眼底并发症，为保护视力，要早期采用该药治疗；②抗代谢类药物，如环磷酰胺等可有效延长肾功能，推迟肾衰出现，减轻肾性视网膜病变；③根据全身免疫功能状态也可采用免疫增强剂如左旋咪唑、转移因子等。

（三）Behcet病

是一种以复发性口腔溃疡、生殖器溃疡、葡萄膜炎、多形性皮肤损害等为特征的多系统、多器官受累的疾病，并且可累及中枢神经系统、关节和胃肠道。世界各地均有发病，但发病率有明显的地域差别。远东、中东和地中海沿岸的一些国家发病率较高，其中土耳其和日本发病率较高，分别是(2~42)/10 000和1/10 000。欧美国家发病率相对较低。

【发病机制】病因不明，可能与遗传有关，病毒、细菌感染以及免疫调节紊乱和环境因素也和发病有关。据调查本病与HLA-B5、HLA-B51抗原密切相关，另外有报道本病与HLA-A11、HLA-Aw33、HLA-A27、HLA-B12、HLA-B35、HLA-B44、HLA-DR5、HLA-DRw52、HLA-DQ32、HLA-DQw3等抗原呈正相关，与HLA-DR 1、HLA-DR 2、HLA-DQw 1等抗原呈负相关。在体液免疫方面，可能由于免疫复合物沉积导致血管炎。在细胞免疫方面，由于辅助性T细胞功能增强，造成超敏反应，B细胞减少，T细胞增多，尤其抑制T细胞功能降低，使本病加剧恶化。

【临床表现】【诊断治疗】见葡萄膜病章节。

（四）干燥综合征

是一种侵犯唾液腺、泪腺为主的自身免疫病。女性多见。分为原发性和继发性两种类型，原发性干燥综合征是指只有干燥性角结膜炎和口腔干燥，继发性是指同时还伴有另一种自身免疫性疾病。

【发病机制】病因不明，与病毒感染、遗传、性激素和精神紧张等因素有关。HLA-DR3、HLA-B8与原发性干燥综合征有关，HLA-DR4与继发性干燥综合征有关。可能的发病机制是在遗传因素控制下，病毒感染(尤其是EB病毒)，诱发机体出现Th细胞功能亢进，Ts细胞功能降低，B细胞增殖，大量淋巴细胞侵袭唾液腺、泪腺、肺、肾等，破坏了正常组织结构，被破坏的组织又成为自身抗原，再次促进这种超敏反应。大量淋巴细胞、浆细胞浸润腺体，导致腺体萎缩，导管狭窄阻塞。

【临床表现】唾液分泌减少，口舌干燥，腮腺、颌下腺肿大，淋巴结肿大。全身症状可有低热，肾小管损害。肺间质纤维化，萎缩性胃炎等。

【眼部表现】眼干、痒，有时畏光，视力下降。眼睑干燥，有眨眼和痉挛。泪液分泌减少。Schirmer试验浸湿滤纸极少。结膜有白色黏性分泌物。睑及球结膜干燥，色素沉着。角膜干燥，丝状上皮剥脱及点片状糜烂，荧光素着色，出现灰白色浸润。角膜知觉下降。

【诊断】

实验室检查，半数患者白蛋白减低，球蛋白增高。类风湿因子及抗核抗体阳性，抗可溶性酸性核蛋白(SS-A、SS-B)抗体阳性对本病诊断很有意义。

诊断标准：由FoX(1986)提出：①干燥性角结膜炎包括泪液分泌减少及角膜染色阳性；②口干燥症包括口干症状，唾液流量减少；③下唇活检发现唇小唾液腺有淋巴细胞浸润团；④实验室检查为类风湿因子阳性，抗核抗体阳性。

【治疗】本病预后良好，但无特效治疗。对干燥性角膜炎可用0.5%甲基纤维素(methylcellulose)或人工泪液点眼以及戴软角膜接触镜。有感染则点抗生素眼液及眼膏。口腔干燥可在饭前用2%甲基纤维素涂口腔，注意口腔卫生。根据内科病变合理用药。

(五) 结节性多动脉炎

又称结节性动脉周围炎(periarteritis nodosa)是一种累及多种器官的坏死性血管炎性疾病。

【发病机制】病因不明。病原微生物、药物、异性蛋白等都可成为免疫原物质,在体内形成免疫复合物沉积在血管。有的患者血清中有类风湿因子,病变区可测出抗体。主要病变为中小动脉管壁的水肿,炎细胞浸润、坏死及肉芽组织增殖,血栓形成。

【临床表现】患者可有发热,皮肤特征性损害是沿受损动脉分布的皮下小结节及供血区出现瘀斑或溃疡。可有肾小球肾炎、消化道溃疡、周围神经炎以及心肌缺血、心肌梗死等。

【眼部表现】侵犯外眼小动脉可出现眼睑皮肤损害以及结膜水肿、充血、出血,结节状巩膜炎,角膜浸润及溃疡多自周边向中心侵犯。脉络膜动脉炎可引起葡萄膜炎。视网膜中央动脉炎眼底出现黄色或灰白色渗出斑,也可发生视网膜中央动脉阻塞。睫状后动脉炎可造成缺血性视神经病变。也可表现肾炎不同时期的眼底所见,脑动脉受累眼部可出现视力、视野的障碍,复视等。

【诊断】主要根据特征性皮肤表现和多系统受累的临床症状和体征。但因临床症状复杂故早期诊断困难,尚无特异性血清检查。一般血沉增速。嗜中性粒细胞计数增高,多数病例类风湿因子阳性。活检动脉壁可发现 IgG 和 IgM。

【治疗】虽然皮质激素有促进血栓形成和产生出血的危险,但为缓解症状仍在临床应用。也可与其他免疫抑制剂如硫唑嘌呤和环磷酰胺等并用。停药后症状常迅速复发,有 85% 患者在 1 年内死于心力衰竭或肾功能不全。

(六) 颞动脉炎

又称巨细胞动脉炎(giant cell arteritis),因颅内动脉可有相似病变又称颅动脉炎(cranial arteritis)。

【发病机制】病因不明,可能为自身免疫病,血管壁有免疫复合物沉积,补体及抗体存在。并有淋巴细胞、巨噬细胞浸润,内膜增厚血栓形成导致阻塞。可累及头部及冠状动脉。

【临床表现】多见于老年人,发热、剧烈头痛,颞动脉肥厚有结节、搏动弱或消失,表面皮肤发红、疼痛,咀嚼时加重。其他如枕后动脉、面动脉、颅内动脉、颈动脉等都可累及,而出现眩晕、耳鸣、耳聋及其他神经体征。

【眼部表现】可双眼同时发病也可先后发病。中心视力下降,视野缺损以致失明。可出现上睑下垂、眼外肌麻痹、球结膜水肿。由于视网膜中央动脉或睫状动脉阻塞,最常见为缺血性视神经病变,视盘色淡或苍白,视网膜动脉细,有白鞘伴随,视网膜轻度水肿发灰色,黄斑部可出现樱桃红色。有的病例只累及球后视神经而眼底正常,视力下降,但晚期都出现视神经萎缩。少数病例可有葡萄膜炎及巩膜炎。

【诊断】主要根据症状及体征。血沉快,C-反应蛋白强阳性,纤维蛋白原增高,颞动脉活检可见典型颞动脉病变。

【治疗】抗生素及肾上腺皮质激素静脉滴注或口服。也可加用其他免疫抑制剂如硫唑嘌呤。采用血管扩张剂可眼部球后及半球后注射以及颞侧皮下注射。活血化瘀中药口服。头痛对症治疗。

(七) 多发性硬化病

为脱髓鞘疾病。

【发病机制】病因不明,可能与遗传和病毒感染有关。实验及临床研究提示本病可能是自身免疫病。自身抗原可能是髓磷脂碱性蛋白和脂质蛋白。患者血清和脑脊液中,麻疹抗体滴度增高,脑脊液中 IgG 增高。与此病有关的病毒有狂犬病病毒、麻疹病毒、风疹病毒、腮腺炎病毒、冠状病毒、疱疹病毒和 EB 病毒等。病变分布广泛可累及脑、脊髓和视神经。主要变化为脱髓鞘,在病灶附近血管周围有单核细胞、淋巴细胞浸润,晚期病灶胶质化成为硬化斑。

【临床表现】男女皆有,以 21~40 岁间较多。由于病变分布广泛且轻重不等,所以临床表现多样,有大脑、脑干、小脑、脊髓和视神经损害症状,可以是肢体无力、感觉异常、痉挛性瘫痪、共济失调、眼肌麻痹,病情发作和缓解可交替进行多年。

【眼部表现】多发性硬化可引起眼肌麻痹及眼球震颤等。当病变主要累及脊髓和视神经时,称视神经脊髓炎,又名 Devic 病。发病时视力突然下降,多为双眼,可一轻一重,甚至一眼黑蒙。瞳孔随视力变化出现开大,直接对光反应迟钝或消失,调节反应存在。视野改变有多种类型,常见为中心暗点。视盘正常或轻度充血及水肿,后期出现萎缩。

【诊断】脑脊液免疫球蛋白增高,免疫复合物阳性率较高。CT 脑扫描可发现脑室周围有散在的异常阴影。大多数患者视觉诱发电位(VEP)有异常,表现为波峰潜伏期延长。但尚无一项辅助检查有确诊意义。诊断标准为:①10~50 岁起病;②中枢神经系统白质内有 1 处以上病灶损害的客观体征;③两处神经损害的发生间隔在 1 个月以上;④排除引起这些神经损害的其他病因。

【治疗】因为病因不明尚无病因治疗。大部分患者在一次发作后有自行缓解的倾向,因此对各种治疗方案效果很难评价。急性期采用 ACTH 或泼尼松治疗。此外配合理疗及功能锻炼等。对于视力损害患者可球后注射地塞米松。大量应用 B 族维生素及扩张血管药物。

(八) 重症肌无力

是一种由于神经肌肉间传导紊乱所致的慢性神经肌肉病变,是受体异常疾病。

【发病机制】神经肌肉接头处的正常生理活动是,当运动神经末梢接受冲动刺激后,在突触释放出介质乙酸胆碱(ACh),并与乙酸胆碱受体(AChR)结合,兴奋即传至肌肉,引起肌肉收缩。患者多伴有胸腺发育异常、胸腺炎及胸腺瘤等,体内出现抗乙酸胆碱受体的自身抗体。由于抗 AChR 抗体与 AChR 结合,使 AChR 被破坏,不能起正常的传递冲动的作用。

【临床表现】可发生在任何年龄,女性较多,主要为肌肉无力,常累及横纹肌,如面肌、动眼肌、咽、喉及呼吸肌等。休息或用抗胆碱酯酶类药物后症状迅速减轻或消失,本病常有自发性缓解期。

【眼部表现】90%眼外肌受累,上睑下垂为常见的初发症状,晨起较好,下午加重。眼球运动障碍以上直肌多见,次为内直肌,也可全眼肌麻痹,可单侧或双侧发生。也可出现集合不足、调节减弱以及瞳孔运动障碍。

【诊断】根据病史及体征。肌注新斯的明 0.5~1.0mg 15min 后肌肉运动明显好转,主要观察上睑运动。肌电图检查也助于诊断。

【治疗】以抗胆碱酯酶药物为主,其作用为抑制胆碱酯酶活性,使终板处有足够的乙酸胆碱,有利于神经冲动的传递。新斯的明口服后 1~2h 起作用,可维持 3~6h。成人 10~20mg/次,每日 3 次。注射剂量每次见 0.5~1mg。溴吡斯的明(pyridostigmini bromidum)口服,成人 60mg/次,每日 3 次,对眼型重症肌无力效果较好。0.5%~1% 溴化双斯的明眼液点眼,为眼型首选药。无效者可加用促肾上腺皮质激素及糖皮质激素。其他免疫抑制剂有环磷酰胺、硫唑嘌呤等。还可用胸腺放射疗法或胸腺切除手术。

三、眼与免疫缺陷病

免疫缺陷病(immunodeficiency disease)是由遗传或其他原因造成的免疫系统发育缺陷或免疫反应障碍引起的免疫功能不全的病症。临床主要特征为抗感染功能低下,易发生反复严重的感染,伴有自身稳定和免疫监视功能异常,常合并自身免疫性疾病及恶性肿瘤等。所以免疫缺陷病也可以说是免疫缺陷综合征。有两种类型:①原发性免疫缺陷病,又称先天性免疫缺陷病,与遗传相关,多发生在婴幼儿;②继发性免疫缺陷病,又称获得性免疫缺陷病,可发生在任何年龄,与遗传无关,多为感染、恶性肿瘤、免疫抑制、放射损伤和化疗等的并发症。近年来由于实验室检测方法的发展,免疫缺陷病的诊断率相应提高。

(一)共济失调毛细血管扩张性免疫缺陷病

又称 Louis-Bar 综合征。为常染色体隐性遗传病。为免疫缺损病。

【发病机制】胸腺发育不良,淋巴结无淋巴滤泡形成,浆细胞少见。可能有多系统胶原羟脯氨酸缺乏,器官成熟缺陷,DNA 修补缺陷等因素。因 T 细胞、B 细胞缺少,患者常有反复呼吸道感染,也易发生肿瘤。

【临床表现】一般在 2 岁开始起病,为进行性小脑性共济失调。皮肤血管扩张,鼻窦炎及反复肺部感染。可因脑内毛细血管破裂出血死亡。活到成年可有全身性肌无力症。

【眼部表现】向上注视时引起快速眨眼,固视性眼球震颤(Roth-Bielschowsky 现象),向外及向上注视时出现慢而断续的眼球运动。头转动时,眼球转向对侧,然后缓慢回到原位。毛细血管扩张,首先见于球结膜睑裂部,呈对称性鲜红纤细横行条纹,逐渐发展,最终可累及眼睑并向颜面部蔓延,使皮肤呈红色。

【诊断】根据临床体征及实验室检查。淋巴细胞数减少,皮肤迟发性超敏反应(迟发皮肤试验)阴性,40%患者 IgA 缺损,某些患者 IgE 缺损。

【治疗】胸腺移植有一定作用。每月输入冰冻干燥血浆可补充抗体。采用广谱抗生素治疗感染性炎症。

(二)Wiskott-aldrich 综合征(湿疹-血小板减少-免疫缺陷综合征)

为 X-连锁隐性遗传。

【发病机制】可能与具有抗原呈递功能的单核细胞缺损有关,导致细胞和体液免疫反应同时受损。外周血、胸腺和所有其他淋巴组织中淋巴细胞皆减少。

【临床表现】通常发生于 6~12 个月的婴幼儿,主要特征为湿疹、血小板减少和反复感染。感染为最常见死因。有些儿童也可出现致命性的淋巴网状细胞恶变。

【眼部表现】眼眶周围出血,眼睑泡样皮疹,睑缘炎,结膜溃疡,出血及有脓性分泌物。角膜炎、巩膜炎,并可出现玻璃体积血、视网膜出血及视盘水肿,导致视力下降。

【诊断】出生时即可发生血小板减少及出血。B 细胞数正常,多糖抗原免疫后不能形成抗体。IgM 减少。结合检验及临床体征,不难诊断。

【治疗】骨髓移植,每月输入冰冻干燥血浆。抗生素控制感染。眼部感染用抗生素眼液点眼及涂抗生素眼膏。

(三)获得性免疫缺陷综合征(AIDS)

简称艾滋病,为人类免疫缺陷病毒(human immunodeficiency virus,HIV)感染后出现一系列的病原体感染疾病以及恶性肿瘤。眼部主要为眼底改变。

【发病机制】HIV 是一种嗜人 T 淋巴细胞病毒(human T-lymphotropic retrovirus,HTLV)。主要通过性接触传播,进入机体在血流中感染辅助/诱导 T 细胞使 $CD4^+$ 细胞数目下降,$CD8^+$ 细胞相对增加,CD4/CD8 比值下降,淋巴细胞转化率降低,迟发型皮肤超敏反应消失,机体细胞免疫功能缺损,B 细胞功能异常,抗体对外来新抗原的应答能力降低,NK 细胞及单核细胞的活性下降,细胞因子合成减少。条件性致病菌感染及恶性肿瘤发生率增加。

【临床表现】

1. 潜伏期可为数个月至数年,前驱症状有发热、体重下降、全身淋巴结肿大、白细胞减少、血沉加快,病死率极高。

2. 病毒及细菌、真菌感染,如口腔溃疡、弓形虫病、念珠菌病、肺炎等。

3. 致死性感染如卡氏肺囊虫肺炎、乙型肝炎、卡波西肉瘤等。

【眼部表现】

1. 眼部感染 由于免疫缺损易发生结膜及角膜的病毒、细菌和真菌感染,眼部带状疱疹发生率高,可有皮肤损害以及带状疱疹角膜炎和虹膜睫状体炎。卡波西肉瘤呈紫红色,可有眼睑及结膜肿胀充血、眼球突出、运动障碍。虹膜睫状体炎多为弓形虫原虫机会性感染所引起。

2. 眼底改变 有巨细胞病毒性视网膜炎,真菌性视网膜炎,隐球菌性及弓形虫性脉络膜视网膜炎,眼底出血、渗出斑、微血管病以及视网膜静脉周围的白鞘等。由于神经系统病变,眼部也可表现为瞳孔障碍及眼肌麻痹。

【诊断】

1. 通过单克隆技术检测 B 细胞、T 细胞及其亚群的比值变化。辅助性 T 细胞减少。CD4/CD8 比值下降是本病特点。

2. 淋巴细胞转化率明显下降。

3. 可以分离 HIV 病毒检测抗体。

4. 采用免疫组织化学方法检测结膜卡波西肉瘤。

【治疗】至今尚无特效治疗。

1. 重建和恢复机体的免疫功能，应用干扰素、IL-2、促红细胞生长素（EPO）、胸腺素等以及异丙基肌醇。

2. 控制感染，根据不同病原微生物采用不同的药物。如各种抗细菌、抗真菌的药物。

3. 抗病毒治疗至今尚无特效药，齐多夫定（azidothymidine）可以阻断 HIV 复制，但停药又复发，故需长期用药。重组人 γ-干扰素（γ-combinant human Interferon）能抑制 HIV 在外周血单核细胞内复制，可早期应用。

4. 对于肿瘤可采用冷冻、激光及手术疗法。

四、眼与免疫增生病

淋巴细胞分化、发育失控所出现的增生和恶性变称为免疫增生（immunoproliferation）。淋巴细胞的恶性增生既可影响免疫功能，又能在局部造成侵袭性损伤并引起全身性疾病。免疫增生时淋巴细胞虽然在数量上有极大的增长，但是这些异常细胞不能发挥正常的免疫功能，所以患者表现为继发性免疫缺损。淋巴细胞系增生及恶变的原因不明，可能与病毒感染、物理化学因子刺激有关。

（一）巨球蛋白血症

巨球蛋白血症又称 Waldenstrom 综合征，是具有淋巴细胞、浆细胞特征的细胞恶性增生，并有大量巨球蛋白形成。

【发病机制】病因不明，可见家族聚集现象。骨髓、淋巴结、脾、肝存在灶状或弥漫性淋巴细胞和浆细胞增殖。用免疫荧光法证明这些细胞中有 IgM 合成。增多的 IgM 主要为 19S 五聚体，也有 27~31S 更大的聚合物，称巨球蛋白。可使血黏性增高。

【临床表现】多发生在 60~80 岁老年人，除消瘦、乏力、贫血、出血倾向、肝、脾、淋巴结肿大、反复感染等一般症状外，主要是 IgM 过多引起的血液流变学紊乱所致高黏滞综合征（hyperviscosity syndrome），如颅内血管瘀滞所致神经系统症状与心功能不全；IgM 沉积在肾小球引起肾功能不全，沉积在小肠黏膜引起脂肪痢腹泻。巨球蛋白具有冷沉蛋白性质，患者可有雷诺现象，在寒冷时出现末梢动脉瘀滞疾病、肢端发绀等。患者中位数寿命为 3 年。

【眼部表现】结膜血管扩张呈节段状粗细不匀，结膜下有片状出血。眼底可有视网膜中央静脉血栓形成，视网膜静脉明显扩张迂曲，并有视网膜出血及渗出，重者可见视盘水肿。

【诊断】血沉快，可超过 100mm/h。常有正常血红蛋白性贫血。骨髓穿刺涂片存在淋巴样细胞浸润。外周血涂片红细胞易形成钱串珠状。血清免疫电泳证实有单克隆免疫球蛋

白 IgM 型存在则有决定性诊断意义。这种蛋白占全蛋白质的 20%~70%。

【治疗】烷化剂治疗，一般采用小剂量。苯丁酸氮芥（CB1348）每日 6~8mg，环磷酰胺每日 50~150mg，美法仑每日 4~6mg，三者任选一种连续用药 1~2 周。以后用维持量，为原剂量的 1/3~1/2。发现骨髓有抑制现象及早停药。青霉胺能使免疫球蛋白二硫键解离，破坏 IgM 分子，使血清黏稠性降低。每日 200~400mg，分次口服，如无反应增量至每日 1g。巨大淋巴结肿可进行放射治疗。高黏滞综合征可行血浆置换治疗。必要时也可进行输血和预防感染。

（二）淋巴瘤

原发于淋巴结和淋巴结外淋巴组织的恶性肿瘤。

【发病机制】病因不明，可能与病毒感染及机体免疫功能缺损有关。在淋巴结内有大量异常的淋巴细胞增生及组织细胞的破坏。瘤细胞有时可进入血流类似淋巴细胞白血病。

【临床表现】发病年龄最小 3 个月，最大 80 岁。女性略多。患者有发热、恶病质及贫血，由于病变部位及范围不同，临床表现复杂。以无痛性、进行性淋巴结肿大最典型。多先起于颈部、腋下，随后向深部发展。腹腔及胸腔内淋巴组织皆可累及，出现腹痛、腹泻。压迫导致肠梗阻和出血。胸痛、咳嗽、咳血、胸腔积液。肝脾大。肿瘤也可侵犯骨骼、皮肤、肾及神经系统。

【眼部表现】淋巴瘤可侵及眼组织各部位，眼睑、泪器、球结膜、眼眶皆可有淋巴瘤的浸润。瘤细胞侵及虹膜和睫状体时表现为瞳孔不等大，对光反应迟钝及调节减弱。脉络膜亦可出现肿瘤，视网膜呈贫血状态，视盘及视网膜色淡，血管色淡，静脉迂曲扩张，视网膜有出血及灰白色渗出斑。初期视盘水肿，晚期出现萎缩。视网膜瘤细胞浸润可见灰白色隆起。

【诊断】不明原因发热、淋巴结肿大。淋巴结活体组织检查，包括印片的细胞学检查有典型的淋巴瘤细胞增生可协助诊断。X 线片、CT、磁共振以及放射性核素诊断等可检查淋巴瘤的侵犯部位及引起的组织破坏和压迫。

【治疗】放射治疗与化学治疗都可取得疗效。放射治疗包括局部、扩大及全淋巴结照射等三种方法。化学治疗如环磷酰胺、氮芥、长春新碱及强的松等，根据组成联合方案进行治疗。要加强全身支持疗法。眼球突出要用眼膏及眼垫保护角膜，控制感染。

第七节 眼移植和肿瘤免疫

要点提示

眼部组织赦免特性的存在，使眼组织尤其是角膜组织的移植成功率非常高。然而角膜移植排除反应仍然无法完全避免，角膜移植排斥反应主要是细胞免疫反应，发生机制复杂，降低排斥反应是提高移植成功率的关键。

一、眼移植免疫

将正常的细胞、组织或器官植于患者体内，替代丧失功能

的相应细胞、组织和器官称为移植。在移植过程中称用于移植的组织或器官为移植物(graft),提供移植物的个体称为供者或供体(donor),接受移植物的个体称为受者(recipient)或宿主(host)。由于存在同种异体抗原,宿主接受移植后发生抗同种异体抗原的免疫反应,发生排斥反应。随移入的组织和器官进入患者体内的淋巴细胞也对宿主发生免疫反应。研究移植免疫的主要目的是在阐明排斥反应机制的基础上,控制和克服排斥反应,使移植物长期存活。

常见的眼科移植包括角膜移植、结膜移植和视网膜色素上皮细胞移植等。其中角膜移植是最多见的同种异体移植方式。结膜移植多为自体移植。视网膜色素上皮细胞移植等移植方式尚处在临床试验之中。

(一) 角膜移植免疫

角膜移植可分为穿透性角膜移植、板层角膜移植、角膜上皮细胞移植和角膜内皮细胞移植等,绝大多数是同种异体移植。

1. 角膜的抗原性及免疫学特性

(1) 角膜移植的成功率居器官移植的首位:最早认为角膜组织缺乏组织相容性抗原,所以移植的角膜组织不能被宿主的免疫系统识别而不发生排斥反应。然而大量的实验证据表明,角膜同体内其他组织一样具有多种抗原性(见第三章)。这些抗原在角膜移植中的具体作用尚不清楚,因为在角膜成形术常规施行时不需要组织配型。可能排斥反应发生后对其有抗原支持作用。在角膜移植排斥反应中,以 HLA 抗原最为重要。

(2) 角膜免疫学特性:正常角膜完全透明,没有血管和淋巴管,处于相对的免疫赦免状态。角膜周边部和角膜缘含有大量的 LC,LC 是角膜的抗原递呈细胞,负责识别、处理和递呈抗原。LC 具有 MHC Ⅱ 类抗原。在炎症等情况下 LC 可从角膜周边部向中央部迁移。LC 的存在与角膜移植排斥反应的发生有密切关系。无论增加供体或受体的 LC 都可加速排斥反应的发生。临床上,当移植片较大或靠近角膜缘时,免疫排斥反应增强,可能与周边部 LC 较多有关。理论和实践均已证实术前去除供体角膜上的 LC,可以减弱抗原的直接递呈过程和植片的免疫原性,从而减少排斥反应的发生。

角膜缘及其周围结膜含有 T 细胞、B 细胞、LC 细胞和其他树枝状细胞,被认为有局部淋巴结样作用。这些免疫效应细胞在炎症情况下可大量增殖活化,产生抗体和释放淋巴因子,在角膜缘和周边部疾病以及角膜移植排斥反应中起重要作用。

(3) 角膜的免疫赦免特性:常规角膜移植术中不进行组织配型,90% 第一次角膜移植获得成功,显示出角膜的免疫赦免地位。最初认为角膜植床没有血管可以使角膜植片与免疫系统隔离,早期的研究结果充分支持这一假说。然而大量的临床及实验发现,相当多(10%)的无血管植床也发生排斥反应,所以,单纯植床无血管性并不是免疫赦免或保证角膜移植长期存活的必需因素。大量的实验结果表明,角膜的免疫赦免状态是多种相互依赖的机制共同作用的结果。这些机制共同干预免疫原性刺激向周围淋巴组织的传送,诱导偏离免疫反应的产

生,并且在宿主-植片界面中和免疫效应成分。三种组成部分的任一部分的问题将导致免疫赦免的崩溃。角膜免疫赦免的重建策略在高危病例中可以有临床应用价值。

动物实验显示,角膜中央存在一组不同类型的上皮和基质DC,可以行使 APC 功能。中央角膜 APC 是不成熟和前体 DC,它们不表达 MHC Ⅱ 类分子和协同刺激分子如 CD40、CD80、CD86 等。这些细胞可能在角膜免疫赦免状态中起着重要作用。角膜上皮细胞、基质细胞和内皮细胞都可以产生免疫抑制性细胞因子,维持角膜的免疫赦免状态和植片的长期存活。角膜内皮细胞配有 Fas 配体(CD95L),可以通过诱导进入角膜的炎症细胞发生凋亡加以清除,这是角膜免疫赦免的另一个机制。另外房水和 ACAID 也起着非常重要的作用(见第三章)。

2. 角膜移植排斥反应　尽管角膜位于免疫赦免部位,但是仍有相当部分的角膜移植出现排斥反应。角膜移植排斥反应是多种因素参与并相互作用的复杂的反应过程。其发生的机制尚不完全明确。角膜移植排斥反应的发生必然是眼前节免疫赦免状态破坏的结果,造成破坏的主要原因是局部的炎症和角膜的血管化。

角膜移植后常常由于缝线刺激、创口修复或其他原因在局部发生非特异性炎症反应,这些炎症反应可以刺激角膜周边部的 APC 细胞向中央部迁移,这些 APC 细胞与移植片接触就有可能识别植片的抗原,进而向 T 细胞递呈引发排斥反应。血管化的角膜植床,来源于血液中的 APC 细胞可以直接识别植片的抗原进行递呈。有证据显示,植片的 APC 细胞在某些情况下(如炎症)表达 MHC Ⅱ 类抗原可以迁移到局部淋巴结,通过直接识别激活 T 细胞。角膜的 APC 细胞可以通过结膜的淋巴管进入局部淋巴结(耳前、颌下淋巴结)或经毛细血管进入血循环使机体免疫系统致敏。机体产生的特异性抗体等可通过角膜缘和前房进入移植片,造成角膜移植免疫反应,特别是体液免疫反应。致敏的 T 淋巴细胞可以通过迁移进入角膜,但很大程度上要依靠角膜上的新生血管。

角膜移植排斥反应主要是细胞介导的免疫反应,主要由第Ⅳ型超敏反应(迟发型超敏反应)介导,也可见Ⅱ型超敏反应。在发生排斥反应时,角膜Ⅰ类抗原表达增加,Ⅱ类抗原也发生异常表达,特别是后者打破了眼内免疫反应的稳定性。表达Ⅱ类抗原的 APC 细胞可作为抗原递呈细胞,其他上皮、内皮、角膜细胞以及浸润细胞还可作为免疫反应的靶细胞。可见角膜免疫排斥反应时,HLA-Ⅱ类抗原异常表达对排斥反应的触发和维持都可能起着非常重要的作用。

3. 角膜移植排斥反应类型及影响因素　角膜移植排斥反应可分为速发型和经典型两种类型。速发型是指移植后 10d 内出现的排斥反应,主要原因是受体移植前已经对供体产生了致敏,移植后发生迅速的免疫反应,使植片排斥。这类排斥反应比较少见,症状严重,没有较好的治疗方法。可以配型后进行二次移植。经典型术后 4~18 个月发生的排斥反应。又分为上皮型、上皮下浸润型、基质型和内皮型。

角膜移植排斥反应的影响因素较多。首先是移植片因素,

植片越大发生排斥反应的危险性越大,一般情况下植片不超过7.5mm。植片经过营养液或冷冻等保存一段时间后,发生排斥反应的危险性下降,可能是因为保存使角膜抗原性降低的原因。其次是植床的因素,植床新生血管及其数量是发生排斥反应的最重要的因素。植床有炎症反应、单纯疱疹病毒性角膜炎和虹膜前粘连等情况,也增加了排斥反应发生的危险性。另外手术的方式、手术次数、手术部位等也影响排斥反应发生,如板层角膜移植不易发生排斥反应,多次手术、手术部位靠近角膜缘以及联合手术都可以增加发生排斥反应的危险性。最后也是最重要的是组织相容性抗原。自体和同种移植由于组织相容性抗原完全相同,不发生排斥反应。同种异体移植中由于存在组织相容性抗原的差异,所以可以出现排斥反应。虽然常规角膜移植不进行配型,但是有条件的话应该尽量争取供受体间组织相容性抗原接近或匹配。

4. 角膜移植排斥反应的预防与治疗

(1)组织配型:如前所述,常规角膜移植手术中不进行HLA配型。研究证明在无血管化角膜进行角膜移植时,是否进行HLA配型对于排斥反应的发生没有明显的影响。角膜血管化和排斥反应之间存在着显著的相关性,在这种情况下进行角膜移植HLA配型就非常重要。多个研究表明HLA抗原配对的数量与植片存活率之间有着明显的关系。然而也有多中心的研究结果显示HLA配型对角膜移植失败率没有任何影响。从以上的结果可以看出HLA配型和角膜移植排斥反应之间的关系尚存在争论。临床上多数手术者在进行高危角膜移植时进行HLA配型。ABO血型可以对于角膜移植排斥反应也有影响,研究显示在移植3年内,ABO不配对的患者因排斥反应导致失败者的数量是ABO配对的2倍。

(2)减少供体角膜的抗原:角膜上皮层存在HLA抗原和LC,移植前去除供体角膜上皮可能对排斥反应产生影响,但是尚没有令人信服的证据证实这种情况。另外角膜培养1~3周后,角膜内的LC明显减少,随着保存时间的延长,角膜内的Ⅰ类抗原的量减少。通过这些方法减少供体角膜的抗原是否能降低排斥反应的发生率尚需要进一步的验证。

(3)免疫抑制剂应用:使用免疫抑制剂适当降低宿主的免疫功能是目前预防和治疗角膜移植排斥反应最常用的方法。常用的免疫抑制剂有糖皮质激素、环孢霉素A、FK506以及单克隆抗体等。免疫抑制剂的应用可以预防和治疗排斥反应,但是由于其降低了宿主的免疫功能,使得宿主对感染的抵抗力下降。长期用药往往造成严重的毒副作用。因此在应用中应当掌握适度的原则。

(4)诱导免疫耐受:通过一定的方法预先诱导宿主对供体抗原的耐受性是降低排斥反应的理想方法。这种方法尚处于实验阶段。产生免疫耐受的方法有诱导ACAID和通过口服供体特异性抗原诱导耐受等。

(二)视网膜移植免疫

随着人类寿命的延长以及对于炎症性疾病的控制,视网膜变性类疾病逐渐增多。由于这类疾病严重影响视功能,造成生活质量的下降,所以对于此类疾病的治疗也逐渐成为眼科的重点。临床上目前基本没有有效的方法,因此,近几年视网膜移植逐渐受到重视。视网膜移植可分为视网膜色素上皮移植和神经视网膜等,都处于实验阶段。目前已经有自体视网膜色素上皮细胞移植的临床报道,同种异体视网膜色素上皮细胞移植可能会较快地应用于临床当中。

实验结果显示RPE细胞表达MHCⅠ类抗原,在受到刺激后也可以表达MHCⅡ类抗原。将视网膜神经上皮移植到结膜下引起强烈的排斥反应,说明视网膜组织具有免疫原性。将视网膜移植到视网膜下腔并不引起明显的排斥反应,这些结果说明视网膜下腔是免疫赦免部位。对于视网膜下腔免疫赦免机制的研究不多,目前知道视网膜神经上皮和色素上皮组织可以表达Fas配体,可通过诱导T细胞凋亡保持免疫赦免。RPE细胞可以分泌TGF-β,TGF-β是一种重要的免疫抑制性细胞因子。视网膜下腔免疫赦免的特征是抗原特异性细胞免疫和体液免疫都受到一定程度的抑制。视网膜下腔免疫赦免是相对的。因为任何异物进入视网膜下腔可以引起免疫系统的攻击。

视网膜移植免疫目前研究不多,还有很多问题需要解决。如需要视网膜移植的疾病视网膜色素变性、年龄相关性黄斑变性都伴有不同程度的血-视网膜屏障破坏,这种情况下,视网膜下腔免疫赦免状态是否受到影响,视网膜下腔移植视网膜色素上皮细胞的过程中血-视网膜屏障是否受到破坏等,都需要进一步的研究。

二、眼肿瘤免疫

肿瘤是一种危害机体生存的疾病。机体的免疫系统可以对肿瘤产生免疫应答,遏制并排除肿瘤。肿瘤本身可以通过一系列机制逃避机体的免疫应答从而无限制生长。肿瘤免疫研究的目的是阐明肿瘤发生的免疫机制及其发生过程中机体的免疫变化,为肿瘤的预防、诊断和治疗提供免疫学途径。眼肿瘤免疫的研究主要集中在脉络膜黑色素瘤和视网膜母细胞瘤这两种常见的眼内肿瘤。

(一)脉络膜黑色素瘤

脉络膜黑色素瘤是成人最多见的眼内恶性肿瘤。有关脉络膜黑色素瘤免疫方面的研究不多。免疫在肿瘤预防、发生等方面的作用还不清楚。研究发现黑色素瘤中存在淋巴细胞浸润。这些淋巴细胞有肿瘤特异性T细胞、NK细胞和LAK细胞。这些结果提示肿瘤表达特异性抗原。然而令人奇怪的是与少量或无淋巴细胞浸润的肿瘤相比,具有肿瘤淋巴细胞浸润的眼内肿瘤的存活率较差。

有人认为较重的淋巴细胞浸润困难伴随更为严重的肿瘤生长和肿瘤细胞外溢。因此,这些肿瘤可以诱导更为显著的免疫反应。但是这些特异性T细胞没有相应的免疫效应,并不能提供保护作用,从而导致这些患者生存时间的下降。脉络膜黑色素瘤可以表达某些补体调节蛋白来抵御补体结合行抗体的裂解而逃避免疫排斥。

(二)视网膜母细胞瘤

视网膜母细胞瘤是儿童常见的眼内恶性肿瘤。目前,虽然关于视网膜母细胞瘤免疫学方面的研究不少,但是很多问题仍不清楚。视网膜母细胞瘤是一种具有免疫原性的肿瘤,这些患者具有识别由 HLA-I 类分子递呈抗原的特异性 T 细胞。

眼部的特殊免疫环境对于肿瘤的发生发展具有很大的影响。眼内腔的免疫抑制微环境阻断了 DTH 和 NK 细胞效应机制的表达。肿瘤抗原诱导的 ACAID 在某些环节将有利于眼内肿瘤的存活和生长。不能诱导 ACAIC 的肿瘤困难会发生排斥反应。免疫疗法具有成功控制原发性眼部肿瘤生长的可能性。关于肿瘤免疫的研究对于肿瘤的治疗具有重要的意义。潜在的免疫治疗措施包括:眼内局部注射淋巴因子、眼内注射淋巴因子加 LAK 细胞或特异性细胞、基因治疗等。

(张世杰 杨乃华)

参考文献

1. AKPEK E K,GOTTSCH J D. Immune defense at the ocular surface[J]. Eye(Lond),2003,17(8):949-956.

2. UETA M,KINOSHITA S. Ocular surface inflammation is regulated by innate immunity[J]. Prog Retin Eye Res,2012,31(6):551-575.

3. ROITT I,BROSTOFF J,MALE D. Immunology[M]. 6th ed. New York:Mosby,2001.

4. DANA M R. Corneal antigen-presenting cells:diversity,plasticity,and disguise:the Cogan lecture[J]. Invest Ophthalmol Vis Sci,2004,45(3):722-727.

5. MOCHIZUKI M,SUGITA S,KAMOI K. Immunological homeostasis of the eye[J]. Prog Retin Eye Res,2013,33:10-27.

6. MARGO C E,HARMAN L E. Autoimmune disease:Conceptual history and contributions of ocular immunology[J]. Surv Ophthalmol,2016,61(5):680-688.

7. HAMRAH P,HUQ S O,LIU Y,et al. Corneal immunity is mediated by heterogeneous population of antigen-presenting cells[J]. J Leukoc Biol,2003,74(2):172-178.

8. TAYLOR A. A review of the influence of aqueous humor on immunity[J]. Ocul Immunol Inflamm,2003,11(4):231-241.

9. NIEDERKORN J Y. Mechanisms of immune privilege in the eye and hair follicle[J]. J Investig Dermatol Symp Proc,2003,8(2):168-172.

10. MCKENNA K C,KAPP J A. Ocular immune privilege and CTL tolerance[J]. Immunol Res,2004,29(1-3):103-112.

11. BIELORY L. Allergic and immunologic disorders of the eye. Part I:immunology of the eye[J]. J Allergy Clin Immunol,2000,106(5):805-816.

12. STAHL J L,BARNEY N P. Ocular allergic disease[J]. Curr Opin Allergy Clin Immunol,2004,4(5):455-459.

13. 杨培增. 临床葡萄膜炎[M]. 北京:人民卫生出版社,2004.

14. NIEDERKORN J Y. The immune privilege of corneal grafts[J]. J Leukoc Biol,2003,74(2):167-171.

15. NIEDERKORN J Y. Immunology and immunomodulation of corneal transplantation[J]. Int Rev Immunol,2002,21(2-3):173-196.

第五章

眼的检查法

眼科患者就诊后,应立即详细询问和记录病史,然后进行专科检查。检查时一般先完成视力、眼压、裂隙灯、直接/间接检眼镜等眼外部及内部基本检查。根据结果,可进一步选择房角镜、视野、眼底血管造影、眼科影像、视觉电生理等多种辅助检查。对住院患者还应完成全身物理诊断检查、心电图、胸部X线片,以及血、尿、便等常规检查。

第一节　病史询问及病历记载

要点提示

1. 门诊病历一般包括病史、体格检查、眼部一般检查和特殊检查、诊断及治疗方案等。

2. 获取和记录病史时,应遵循主诉、现病史、既往史、个人史及婚育史、家族史的顺序。

3. 主诉是患者就诊时的主要症状/体征及其持续时间,注意应注明患眼的眼别。主诉应与主要诊断相符。

门诊或住院患者,应记录姓名、性别、年龄、籍贯、婚姻状况、职业、联系方式、来院门诊或住院时间等。门诊病历应简明扼要,住院病历则要全面具体。病历一般包括病史、体格检查、眼部一般检查和特殊检查、诊断及治疗方案等。病史应按主诉、现病史、既往史、个人史及婚育史、家族史的顺序记录。

(一) 主诉

即患者就诊时的主要症状和/或体征及持续时间,注意应注明患眼的眼别。主诉应简洁凝练,用一两句话概括患者主要的自觉症状,但不可过于白话,而要将患者的描述加工精炼后用医学术语写出。一般均以症状为主诉,当患者确无任何症状而仅有体征时,才可以体征为主诉,如"体检发现左眼视网膜裂孔1天"。主诉记录的发病时间应与现病史一致,双眼发病时间不同时应分别记录。现把眼科常见的主诉和相关疾病简列如下:

1. 眼红　眼红是眼科的常见症状,可见于球结膜下出血及各种前节炎症性疾病,如各种原因的角膜炎或结膜炎、虹膜睫状体炎、巩膜炎,以及翼状胬肉、机械性或化学性角膜损伤、眼外伤等。

2. 眼部疼痛　可分为三种:

(1) 眼球疼:眼球剧疼(急性疼痛)可为角膜/上睑结膜异物、倒睫、机械性或化学性角膜损伤、角膜炎、青光眼、眼内炎、全眼球炎或三叉神经疼等。如仅为不适感,则常为屈光不正、眼肌平衡失调等;如为烧灼感、干燥感或痒感,则常为慢性结膜炎、烟酒过度、干燥性角结膜炎、睑缘炎、屈光不正或春季卡他性结膜炎等。

(2) 眼眶疼:眶骨膜炎、眶蜂窝织炎、眼球筋膜炎、球后视神经炎或鼻窦炎等。

(3) 头疼:与眼有关者,如屈光不正、眼肌不平衡、集合或调节疲劳等,特点是先有眼疼,加剧后反射至头部,如眼的急性炎症或急性青光眼,再有即不用眼不疼,用眼过度即过度看近或看远,闭眼小憩可以减轻等。在头疼伴有视力障碍者,应注意

检查视野,以排除脑垂体疾病;在偏头疼发作之前,先有视力障碍者,应注意排除闪辉性暗点,这种病认为是距状裂血管痉挛所致。

3. 眼分泌物增多　黏液脓性者多为急慢性结膜炎,重者晨起可把睫毛粘在一起。脓性重者,应注意淋病性脓漏眼。呈绳索状者多是春季卡他。水样分泌物应注意病毒性角结膜炎。眦部白色泡沫状分泌物堆集,是睑板腺分泌物过盛所致,见于睑板腺功能障碍等疾病。

4. 泪溢或流泪　眼睑位置异常、下小泪点外翻或外转、慢性泪囊炎、鼻泪管狭窄或阻塞所致流泪名泪溢;因各种刺激引起眼泪增多为流泪。泪液减少及干燥感,见于慢性结膜炎、干燥性角结膜炎。

5. 视力障碍或视野缺损

(1) 视疲劳(asthenopia):用眼后即感眼酸胀或酸疼,症状在眼球或眉间,闭眼休息可稍缓解。多与眼外肌不平衡或过度使用有关。常见于屈光不正、隐斜、聚合力弱或长期近距离工作者等。但轻重与患者易感性有关。

(2) 头昏或眩晕:两者定义不同,但在使用中常混淆,后者主由内耳及小脑疾病引起。眼屈光不正、隐斜常引起头昏,眼外肌麻痹因发生复视可导致头昏或眩晕。

(3) 远视力下降:见于屈光不正、白内障、黄斑变性、视网膜视神经中毒反应等。暂时性视物模糊,常疑为脑或视网膜血管痉挛所致。

(4) 近视力下降:年龄在40~45岁,原来远、近视力都好者,则常为老视所致;年龄在40岁以下者可能由远视、散光所致。45岁以下近视力突然减退,可能由糖尿病、青光眼、交感性眼炎等引起。此外,屈光不正、瞳孔不等大、屈光参差、核性白内障等也可引起。

(5) 中心视力下降或暗点:黄斑部病变、球后视神经炎、视路疾病、弱视等。

(6) 昼盲(hemeralopia):有中心暗点并伴有弱视的患者,见于角膜中央部、晶状体核有混浊者。

(7) 夜盲(nyctalopia):视网膜色素变性、视神经萎缩、弥漫性视网膜脉络膜炎、进行性青光眼视野收缩明显者,维生素A缺乏症等。

(8) 复视(diplopia):可分为单眼、双眼、水平位、垂直位或斜位,可出现于看近、看远或看近看远都出现;又可为间歇性、持续性。单眼者见于屈光不正、多瞳症、晶状体半脱位、未成熟白内障等。双眼复视则由于眼肌麻痹、屈光参差,一只眼球异位(眶内肿瘤、外伤后睑球粘连)或全身病时。

(9) 多视(polyopia):见于未成熟期白内障、角膜不规则散光、多瞳症或晶状体半脱位等。

(10) 幻视(photism):为精神症状,可能由大脑颞叶肿瘤引起,无定位意义。

(11) 视物变形(metamorphopsia):主要见于各种黄斑部病变,或视网膜脉络膜病变累及黄斑区,也可见于屈光不正特别是散光大者等。

（12）视物显大症（macropsia）：视网膜收缩或瘢痕形成时，因视网膜感光体拥挤在较正常所占区域为小的区域中所致；也可发生在调节痉挛伴有瞳孔缩小时。

（13）视物显小症（micropsia）：在中心性浆液性脉络膜视网膜病变时，视网膜上光感受器较正常所占区域分离散开所致；也可发生在屈光参差、瞳孔不等大、调节完全麻痹时。

（14）视物后退或变近：调节衰弱、特发性或癔症性。

（15）色视症（chromatopsia）：①虹视间歇性见于青光眼发作时，持续性见于未成熟白内障；②红视见于视网膜前出血或玻璃体积血；③黄视见于山道年中毒或 CO 中毒；④白视见于毛地黄中毒；⑤蓝视见于白内障摘出术后早期；⑥绿视或紫视见于脉络膜视网膜炎症。

（16）闪光感（photopsia）：见于玻璃体后脱离、视网膜裂孔、视网膜脱离、脉络膜视网膜炎、玻璃体黄斑牵拉综合征等。

（17）畏光：见于角膜炎、角结膜异物或眼外伤、虹膜睫状体炎、瞳孔散大、白化病等。

（18）视力下降：①逐渐下降：角膜病变、白内障、青光眼、视神经萎缩等，无痛性的单眼视力下降可能被患者忽视。②突然失明：单眼出现者多见于视神经外伤或病变、玻璃体积血、视网膜脱离、视网膜中央动脉或静脉阻塞、黄斑部出血、癔症或伪盲等疾病；双眼者常为乙醇、奎宁中毒或尿毒症、癔症或伪盲等。③突然近视：糖尿病性、睫状肌痉挛等。④视物遮挡感：视网膜前出血、视网膜中央动脉分支阻塞、视网膜脱离等。周边遮挡感见于青光眼、视神经萎缩、视网膜色素变性、梅毒性视网膜脉络膜炎。偏盲常为颅内病变。⑤一过性盲：见于颅内压增高，常有视盘水肿、视神经炎或视网膜中央动脉痉挛等，也可能为视网膜中央动脉阻塞的前驱症状。⑥色盲（color blindness）：红绿色盲多为先天性，在中毒性弱视、视神经萎缩等也可有红绿色盲。在梅毒性视神经萎缩早期即可有色觉异常。全色盲多为先天性，也可见于视神经萎缩严重病例。

（19）飞蚊症（muscae volitantes）：多见于玻璃体混浊，生理情况下也可出现。突然出现或加重的飞蚊症及闪光感，常由急性玻璃体后脱离所致，甚至是视网膜裂孔和视网膜脱离的前驱症状。

6. 肿物或增生物　结膜息肉、翼状胬肉表现为结膜局部的增生物。眼睑腺炎或睑板腺囊肿可引起局部肿物。眼睑及结膜化脓性感染或病毒性感染以及梅毒、结核、肿瘤等，除病变局部肿胀外，耳前或下颌下淋巴结也常出现肿块。眶周围炎或肿瘤、泪囊炎、泪腺炎均可引起局部块状肿胀。

（二）现病史

记录患者发病至就诊时的全过程，即病情的发生、发展、演变和诊治经过，包括发病情况，主要症状及伴随症状的特点（部位、性质、程度等）和变化情况，诊疗经过，发病来的一般情况等。发病情况应记录起病的时间、地点、起病缓急，以及前驱症状、可能的原因或诱因。例如，虹视可能为急性闭角性青光眼急性发作的前驱症状，而情绪激动可能是其发作的诱因。要注意询问和记录症状的性质和变化情况。例如，眼痛患者，若为眼球的胀痛，则可能为眼压升高或视疲劳；若为刺痛，则可能为角结膜炎、倒睫等疾病。伴随症状同样有助于鉴别诊断。例如，以视力下降为主诉的患者，若同时合并明显的眼痛，则多为眼前节疾病；而若合并视物遮挡感或视物变形，则多考虑视神经和视网膜疾病。对所患疾病一般常有而在本病没有的症状，也应加以记录。诊疗经过包括患者发病后相关的检查结果、用药或手术等治疗过程和效果。发病以来的一般情况包括精神、饮食、睡眠、大小便及体重情况等。

（三）既往史

记录既往眼部病史和全身病史，要注意既往的屈光状态及戴镜情况。可能与症状相关的其他重要阴性病史也应记录下来。记录食物、药物过敏史。

（四）个人及婚育史

记录患者出生地及长期居住地，疫区旅居史，生活习惯（如烟、酒嗜好等），职业情况，有无粉尘、毒物、放射性物质接触史。婚姻状况，子女情况，有无冶游史，女性要问月经及分娩情况。对儿童患者，需记录出生前母亲怀孕及生产过程（顺产、难产），以及喂养史、生长发育史。

（五）家族史

家族中有无类似患者，家族其他遗传病史，以及父母是否是近亲结婚等。

全身检查的要求与其他各科住院病历要求相似，不再赘述。

（赵亮）

第二节　眼外部一般检查法

要点提示

1. 眼外部检查是指用肉眼或者借助简单的放大设备对眼球前部、眼表及眼附属器等结构的直接观察。

2. 对于眉毛、睫毛、睑缘、睑板、泪腺、眼眶等肉眼可见的部分，可在自然光线下按顺序望诊及触诊。

3. 对于结膜、角膜、前房、瞳孔等眼表及眼球内部的结构，需借助裂隙灯显微镜放大及不同的照明方法，对细微变化进行仔细观察。

对所有眼病患者，都应先做眼外部一般检查。眼外部一般检查，是指用肉眼或者借助简单的放大设备直接观察眼球前部、眼表及眼附属器等结构的检查方法。检查范围包括眼睑、泪器、结膜、角膜、巩膜、前房、虹膜、瞳孔、晶状体等，以及指测眼压、视野、眶压等。借助特殊仪器和设备的其他一些检查另有专节叙述，故本节不再作专门叙述。

进行眼外部检查时，要养成先右后左、从外到内的习惯，以免在记录左右眼时混淆或遗漏。此外，检查时应两侧对照，如两眼不同，应先查健眼，再查患眼，尤其在检查传染性眼病患者时，更应如此，以免患者两眼间交叉感染。

（一）眼睑检查法

一般在患者面向自然光线下用望诊即可，必要时则需要用触诊以协助检查。检查眼睑时应同时检查眉毛、睫毛、睑缘和睑板是否正常。

首先应注意有无先天异常，如眼睑缺损、睑裂缩小、内眦赘皮、下睑赘皮、上睑下垂等。有下睑赘皮时，应想到可以因下睑皮肤皱褶压迫睫毛使其倒向后方而摩擦角膜。有上睑下垂时，应鉴别其是真性或假性、部分性或完全性。可用测定提上睑肌肌力来进行鉴别。测定方法为：嘱患者平视前方，压迫眉弓处额肌，然后令患者下视，米尺零点位对准上睑缘，再嘱其上视，测量上睑可提起的高度，即为提上睑肌的肌力。如要更确切地测量肌力，也可用眼睑肌力测量计检查。真性完全性者，肌力几乎为 0，完全不能睁开；部分性者，则此时仍可稍微睁开；在有眼睑痉挛或患严重外眼病的患者，特别是患有重沙眼的患者中，并非由于上睑提肌的损害而发生的暂时性上睑下垂，肌力可为正常，则为假性上睑下垂。在患有面神经麻痹的患者，检查患者眼轮匝肌的肌力时，检查者可将双侧上睑各放一只手指，嘱患者用劲闭眼，由于各手指的感觉不同即可比较出两眼睑肌力的不同，再嘱患者似睡眠状轻闭两眼时测量其闭合不全的睑裂大小。

继之再观察眼睑皮肤有无异常，如皮下出血、水肿或气肿（炎性或非炎性）、皮疹、瘢痕、肿瘤等。怀疑有气肿时，用一手之示指和中指轮替轻轻压迫眼睑，可以发出捻发音。如上睑有初起之肿物时，可令患者向下看，在上睑铺平在眼球上以后，则易于触出；检查下睑时，则令其向上看以后触之。同时应注意肿物之硬度及有无压痛，并检查有无耳前或颌下淋巴结的继发炎症或转移。

检查眼睑有无位置异常，应比较双侧睑裂的宽窄以确定有无上睑下垂或眼睑退缩，一般有以下几种方法测量。①测量睑缘遮盖角膜的距离：嘱患者向前方直视时检查睑缘遮盖角膜的宽度。正常人双眼平视时，上睑应位于角膜缘下 1~2mm，即瞳孔上缘与角膜上缘之间的水平，下睑中央应与角膜缘处于同一水平。②测量角膜反光点至睑缘的距离（margin reflex distance，MRD）：角膜反光点到上睑缘的距离记为 MRD1，角膜反光点到下睑缘的距离记为 MRD2，这种记录方法比较客观。一般 MRD1 约 4~5mm。③测量两侧睑裂的高度：适用于单侧上睑下垂者，具体方法为测量两侧的睑裂高度，两者差即为下垂的量。此外，还要观察上、下睑有无内翻倒睫。睫毛是否触及角膜，观察眼睑有无外转或外翻正常情况下，眼睑应该紧贴眼球表面，上下睑缘垂直并能够紧密闭合。

令患者向下看，同时检查者可用拇指轻轻向上牵引上睑，就可以显示出上睑缘，在向上看时而以拇指轻轻向下牵引下睑，就可以显示出下睑缘；检查睑缘有无红肿、肥厚、钝圆等现象，观察有无分泌物、痂皮或新生物；注意睑缘间部睑板腺开口处有无阻塞或睫毛生长；检查睫毛的数量、粗细、行数和生长位置，有无过多、过少、过粗、过长现象，或受睑缘疾病影响而脱掉成睫毛秃。注意睫毛颜色，在交感性眼炎、原田病（Harada 病）和 Vogt-Koyanagi 病时，睫毛可全部变成白色；更应注意检查睫毛生长的方向和倾斜度的大小，有无倒睫和睑内翻。平视时我国人上睑睫毛倾斜度多为 110°~130°，下睑多为 100°~120°。并应检查睫毛根部有无湿疹、鳞屑、痂皮或脓肿。用拇指和示指可以触知上睑板的宽度（正常约为 3~4mm）和厚度，以确定有无炎症等现象。

（二）泪器检查法

1. **泪腺检查法**　正常情况下，泪腺是不能被触知的。令患者向鼻下方看，以相对侧手的拇指尽量将上睑外眦部向外上方牵引，就可以将因炎症或肿瘤引起肿胀的睑部泪腺暴露在外眦部上穹窿部结膜下，以便于检查。在检查泪腺的泪液分泌量是否正常时，可用 Schirmer 试验。其方法是在正常无刺激情况下，用一个宽 5mm、长 35mm 的条状滤纸，一端 5mm 处折叠放在下睑外或内 1/3 处的结膜囊内，其余部分就自睑裂悬挂在眼睑之外，眼可睁开，在不使滤纸条掉出眼外的条件下患者也可以随意瞬目。泪液分泌正常时，5min 后，滤纸条可被浸湿 10~15mm。

如反复试验少于此数，甚至仅边缘部湿润，则为分泌减少。如 5min 湿及全长，则可为分泌过多。

对疑为干眼患者，还应进行泪膜破裂时间（BUT）试验，这是测定泪膜稳定性最可靠的方法。检查前患者先在裂隙灯前坐好，1% 荧光素滴眼，预嘱患者适当延长睁眼时间。用较窄的钴蓝光往返观察角膜前泪膜，当被荧光素染色的泪膜出现黑洞（常为斑状、线状或不规则干斑）时，即表示泪膜已经破裂，用秒表记录下来瞬目后至出现泪膜破裂的时间，即为泪膜破裂时间。

正常人泪膜破裂时间为 15~45s，小于 10s 为泪膜不稳定。因检查结果常变异很大，应测 3 次，取其均值。

当瞬目后泪膜不能完整地遮蔽角膜表面，而出现圆点形缺失（干斑），此种情况表示破裂时间为 0。

2. **泪道检查法**　先用示指轻轻向下牵引下睑内眦部，同时令患者向上看，即可查见下泪点的位置和大小是否正常，有无泪点内转、外转、外翻、狭小或闭塞；在泪囊部无红肿及压痛时，令患者向上看，可在用示指轻轻牵引下睑内眦部的同时，向内眦与鼻梁间的泪囊所在部位加以挤压，如果泪囊内有黏液或脓性分泌物，就可以看见自上或下泪点流出。如果泪点正常，泪囊部也未挤压出分泌物，但患者主诉为泪溢，则可在结膜囊内滴 1 滴有色液体，如荧光素溶液或蛋白银溶液等，然后再滴数滴硼酸溶液或生理盐水，使之稀薄变淡；令患者瞬目数次，头部稍低，并于被检眼同侧的鼻孔中放一棉球或棉棍；1~2min 后，令患者擤鼻，如泪道通畅，则鼻孔中的棉球或棉棍必能被染出颜色。用荧光素等有色溶液试验为阴性时，则可用泪道冲洗试验（syringe test）以检查泪道有无狭窄或阻塞。方法是用浸以 1% 丁卡因或其他表面麻醉剂和 1/1 000 肾上腺素液的棉棍，放在欲检查眼的内眦部，即上、下泪点处，令患者闭眼，挟住该棉棍 5~10min，然后以左手示指往外下方牵引下睑内眦部，令患者向外上方看；以右手用圆锥探子或 Bowman 探子将泪点扩大；再将盛以生理盐水的泪道冲洗器的钝针头插进泪点及泪小管，慢慢注入生理盐水，在泪道通畅时，患者可感觉有盐水流入鼻腔或咽喉。如有返流或溢出，其结果具有一定的诊断价值：如由下泪点注水而由上泪点溢出，则证明为鼻泪管阻塞，或为泪囊完全闭塞而仅有上、下泪小管互相沟通；如水由原注入的泪点溢出，则证明阻塞部位在泪小管。在注入盐水以前，应嘱患者头稍向后仰，且稍向检查侧倾斜，并自己拿好受水器，以免外溢的液体沾湿衣服。如果想确知泪囊的大小和泪道的通畅情况，可将泪囊照上法冲洗以后，注入碘油，然后做X线摄片检查。泪囊造影术能较好地显示泪囊和鼻泪管的解剖，包括憩室、泪囊结石及肿瘤等病理改变，以及显示泪囊的大小。

当泪道冲洗或其他检查证明存在阻塞时，可进行诊断性探通（表5-2-1）。探通可使用 Bowman 探针，自泪点垂直进针，然后变为水平移动并同时拉伸眼睑直到触及骨壁或者泪小管阻塞处。如触及骨壁，是为"硬性抵抗"，说明泪总管是畅通的，如这种情况下有泪点返流，则提示泪囊或者鼻泪管阻塞。如触及的感觉是软而有弹性，是为"软性抵抗"，提示泪总管阻塞。软性抵抗是探针将泪总管及泪囊外侧壁顶压至泪囊内侧壁而形成的。在泪道探通的时候，注意操作要轻巧，遇有阻力切勿强行推进，以免造成假道。所用 Bowman 探针，应先从"0~00"号开始，逐渐增加探针号数，直到4号为止。

表5-2-1 诊断性冲洗和探通结果判定（经过下泪小管）

	鼻咽部	下泪管返流	上泪管返流	探通结果
硬性抵抗	是	否	否	正常
	是	否	是	鼻泪管狭窄
	否	否	是	泪囊下阻塞（常伴有黏液或脓性分泌物）
软性抵抗	否	是	否	内侧段的下泪小管或者泪总管阻塞
	否	否	是	远端的泪总管阻塞

如泪囊区红肿、痛及有压痛，提示急性泪囊炎，如在泪囊区可触及泪囊并挤压可见脓性分泌物自泪点溢出，则提示慢性泪囊炎。需要鉴别的一种情况是泪囊肿物。通常泪囊肿物无压痛并可延伸到韧带的上方。

（三）结膜检查法

结膜的检查最好在明亮自然光线下进行，但必要时仍需用裂隙灯检查。应按次序先检查下睑结膜、下穹窿部、上睑结膜、上穹窿部，然后检查球结膜和半月襞。

检查睑部和穹窿部结膜时，必须将眼睑翻转；下睑翻转容易，只以左或右手拇指或示指在下睑中央部睑缘稍下方轻轻往下牵引下睑，同时令患者向上看，下睑结膜就可以完全暴露。暴露下穹窿部结膜则须令患者尽量向上看，检查者尽量将下睑往下牵引。

翻转上睑方法有二：一为双手法，先以左手拇指和示指固定上睑中央部之睫毛，向前和向下方牵引，同时令患者向下看；以右手示指放在相当睑板上缘之眉下凹处，当牵引睫毛和睑缘向前向上并翻转时，右手指向下压迫睑板上缘，上睑就能被翻转。如果用右手指不能翻转上睑，可以用玻璃棒或探针代替右手示指，则易于翻转。另一法为单手法，先嘱患者向下看，用一手的示指放在上睑中央眉下凹处，拇指放在睑缘中央稍上方的睑板前面，用这两个手指挟住此处的眼睑皮肤，将眼睑向前、向下方牵引。当示指轻轻下压，同时拇指将眼睑皮肤往上捻卷时，上睑就可被翻转。

检查上穹窿部结膜时，在将上睑翻转后，更向上方牵引眼睑。用左或右手之拇指将翻转的上睑缘固定在眶上缘处，其他各指都固定在患者的头顶，同时令患者强度向下方注视，并以另一手之示指和中指或单用拇指，由下睑外面近中央部的睑缘下面轻轻向上向后压迫眼球，做欲将下睑缘推于上穹窿之后面的姿势，上穹窿部结膜就可以完全暴露。也可以用 Desmarres 牵睑钩自眼睑皮肤面翻转出穹窿部。

小儿的眼睑常因紧闭不合作而不容易用以上方法翻转，可用双手压迫法。即由协助检查者将小儿头部固定之后，用双手的拇指分别压迫上下眼睑近眶缘处，就可将眼睑翻转，睑和穹窿部结膜即能全部暴露。但此法在怀疑患有角膜溃疡或角膜软化症的小儿中禁用，以免引起严重的角膜穿孔。

球结膜的检查较为容易，可用一拇指和示指在上下睑缘稍上及下方分开睑裂，然后令患者尽量向各方向转动眼球，各部分球结膜即可以露出。

分开睑裂后，在令患者眼球尽量转向颞侧时，半月襞和泪阜即可以全部被看到。

按次序暴露各部分结膜以后，检查结膜时应注意其组织是否清楚，有无出血、充血、贫血或限局性的颜色改变，有无结石、梗死、乳头增生、滤泡、瘢痕、溃疡或增生的肉芽组织，特别注意易于停留异物的上睑板下沟处有无异物存在。检查穹窿部结膜时，应注意结膜囊的深浅，有无睑球粘连现象和上述的结膜一般改变。检查球结膜时应注意其颜色及其表面情况。

1）颜色：有无出血、贫血或充血、色素增生或银沉着。球结膜充血有两种，深层者名睫状充血，又称角膜周围充血；浅层者名结膜充血，又称球结膜周边充血。应注意两者的不同点。

2）表面情况：有无异物、水肿、干燥、滤泡、结节、溃疡、睑裂斑、翼状胬肉、淋巴管扩张或肿瘤。

检查半月襞的时候，应注意有无炎症或肿瘤。

（四）角膜检查法

1. 一般的检查　应先在光线好的室内进行一般肉眼观察。首先注意角膜的大小，可用普通尺或 Wessely 角膜测量器测量角膜的横径和垂直径。正常角膜稍呈横椭圆形。应先测量角膜的透明部分。我国男女角膜平均的大小为，横径约为11mm，垂直径约为10mm。一般应同时测量上角膜缘的宽度，我国人上角膜缘约宽1mm，因为我国人的上角膜缘较宽，所以一般多只以横径决定角膜的大小。横径大于12mm时，则为大角膜，小于10mm时，则为小角膜。在弥散的自然光线下尚可观察角膜弯曲度之情况，如果怀疑呈圆锥形，则可令患者向下看,此时角膜的顶点就可将下睑中央部稍微顶起,称为 Munson 征(图 5-2-1),由此更可以证明是圆锥角膜。同时也应注意是否为球形角膜、扁平角膜、角膜膨隆或角膜葡萄肿。

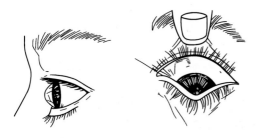

图 5-2-1　圆锥角膜顶起下睑中央部

2. 照影法和利用 Placido 圆盘的检查法　用照影法检查时,令患者对窗而坐,并且固定其头。检查者与患者对坐,用一只手的拇指和示指分开被检眼的睑裂,使该眼随着检查者另一只手的示指向各方向转动。注意观察照在该眼角膜表面上的窗影像是否规则。

Placido 圆盘(Placido disc)是一个有 20cm 直径的圆板,在其表面上有数个同心性黑白色的粗环(图 5-2-2),中央孔的地方放一个 6D 的凸镜片;检查时令患者背光而坐,检查者一只手拿住圆盘柄放在自己的一只眼前并坐在患者对面,相距约 0.5m 左右,用另一只手的拇指和示指分开被检眼的睑裂,由中央圆孔观察反射在患者角膜上的同心环,并令患者向各方向注视,以便能够检查全部角膜(图 5-2-3)。

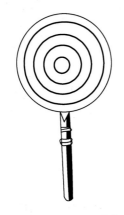

图 5-2-2　Placido 圆盘

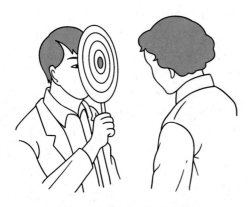

图 5-2-3　Placido 圆盘检查法

如果角膜表面正常,应用以上两种检查方法都可以看出清晰而有规则的窗棂和环形的影像。如果看到各种不同光泽和形状不规则的影像,就可判断角膜表面是否有水肿、粗糙、不平等现象;此外,还可以检查出有无散光,并且可知散光为规则性抑或为不规则性(图 5-2-4);也可查出角膜有否混浊和异物。这种检查虽然操作简单,但非常实用。

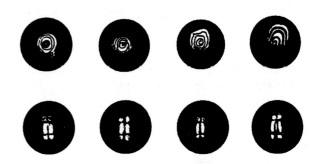

图 5-2-4　照影法和 Placido 检查法
角膜上所见之各种影像

3. 角膜染色法　由于结膜囊内不能容纳 10μl 以上的液体,也就是不能容纳 1 正常滴的 1/5,所以,如果在结膜囊内滴入 1 滴染色液时,染色液即会溢出结膜囊而流到下睑和颊部皮肤上。只用玻璃棒蘸少许 2% 荧光素溶液放于结膜囊内(或者用荧光素钠试纸条),然后再滴 1~2 滴 3% 硼酸水或生理盐水轻轻冲洗结膜囊,再借助裂隙灯观察,一般正常角膜不能被染色,但有时在 60 岁以上的人的正常眼的角膜鼻下方可见有不超过 5~9 个很小的染色点,有时在年龄更大的人也可以见到更多的分布在整个角膜的染色点,这可能与角膜上皮的不断新生有关系。如果角膜表面有上皮剥脱、浸润或溃疡等损害,即可明显地被染成绿色,应该记录着色处的部位、大小、深浅度、边缘情况和染色的深浅。这种染色法也可以用虎红溶液代替荧光素溶液。另有双重染色法,即用 2% 荧光素溶液和 0.5%~1% 亚甲蓝水溶液先后各滴少许于结膜囊内,然后用生理盐水冲洗,在有角膜溃疡时,真正的溃疡部位被染成蓝色,其周围之上皮溶解区域则被荧光素染成绿色,在疱疹性树枝状角膜炎中表现得最为典型。

如果怀疑有角膜瘘存在,也可用荧光素溶液染色法以确定之;即用拇指和示指分开上下眼睑,同时令患者向下看,将荧光素溶液滴在角膜上缘处,当溶液慢慢流在角膜表面时,注意观察在可疑部位有无房水将荧光素冲出一条绿色小河现象;如果同时轻轻压迫眼球,则房水由瘘孔流出更为明显。

4. 集光检查法　又叫斜照法或焦点映光检查法。现在最常用的是将光源和高度凸镜片放在一起的锤形灯,或为聚光灯泡的手电灯,在明室中就可以得到焦点光线,用时非常方便。这种检查法设备虽然简单,但效果很大,再加用一个×10 放大镜做仔细的检查,当将被检组织像扩大(×10)时,更可以看出病变的详细情况。方法是用另一只手的拇指和示指持放大镜,放在被检眼之前,可随意调节放大镜与被检眼间的距离,用中指分开上睑,四指分开下睑而将睑裂开大,以便于检查角膜。

这种集光检查法也适用于结膜、前房、虹膜、瞳孔和晶状体等组织的检查。

用集合光线和放大镜的检查可以检查出角膜的细微改变,如角膜有无混浊,混浊为陈旧之瘢还是为新鲜之水肿,浸润或溃疡。还应注意角膜有无异物或外伤,有无新生血管,为深层者抑或为浅层者,有无后弹力层皱褶、撕裂或膨出,或角膜后壁沉着物。记录以上各种改变时都应注明它的形状、深浅度和所存在的部位等;普通角膜病变的部位可按以下的记录法,例如位于周边部或中央部;周边部者应以时钟上各钟点的位置为标准;中央和周边部之间的角膜部位,又可通过鼻上、鼻下、颞上、颞下四个象限的位置来表示。

关于精确决定角膜病变的深浅部位的检查方法,则须利用裂隙灯显微镜。

5. 角膜知觉检查法 证明角膜溃疡区与非溃疡区是否有知觉的不同,或证明三叉神经功能有无减低或麻痹现象,应做角膜知觉检查。树枝状角膜炎是角膜知觉减退最为常见的局部原因之一,带状疱疹也是角膜知觉减退的原因之一。检查时可将一小块儿消毒棉花搓成一尖形,用其尖端轻触角膜表面;要注意应从眼的侧面去触,最好不要使患者从正前面看到检查者的动作,以免发生防御性的眨眼而混乱正确结果。如果知觉正常,当触到角膜后,必然立刻出现反射性眨眼运动。如果反射迟钝,就表示有知觉减低现象,如果知觉完全消失,则触后全无任何表现。两眼应做同样的试验,以便于比较和判断。

Самоилов 法是用纤毛做角膜知觉的定量测验,就是在角膜上所定的 13 个点内(图 5-2-5)用 3 个不同粗细的纤毛测量,将纤毛末端触在角膜表面上,直到纤毛变弯为止(图 5-2-6)。正常角膜中心部位可以感觉出最弱的纤毛压力是 $0.3g/mm^2$。角膜的各点都能感觉出 $1g/mm^2$ 的压力;最强的压力是 $10g/mm^2$。Cochet-Bonnet 角膜知觉测量计检查法检查的结果更为精确。

6. 小儿角膜检查法 在有严重畏光和眼睑痉挛的患者或小儿,可先滴一次 1% 丁卡因表面麻醉剂,然后用开睑器分开上下睑而检查角膜,但应绝对注意避免使用任何暴力,以免可能使有深溃疡的角膜发生人工穿孔。

小儿的眼睛常不容易检查,因其不会合作,且不能令小儿安静不动。最好检查者和助手对坐,令小儿仰卧在助手的膝上,

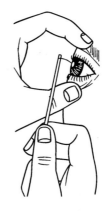

图 5-2-6 Самоилов 角膜知觉检查法

助手用肘挟住小儿的两腿,用手紧握住小儿的两手,检查者用两膝固定住小儿之头,用手或开睑器分开眼睑后进行检查。在角膜状态许可的情况下,如果需要用手分开眼睑,最好用两手的拇指将其上下睑缘紧贴角膜表面轻轻分开,这样可以避免结膜将角膜遮盖而不能对角膜进行仔细检查。如果用开睑器时,小儿的眼球常往上转,这时可将下睑的开睑器尽量拉向下穹窿,可以使眼球稍被向下牵引,而便于做角膜的检查。

在检查或治疗 1~2 岁小儿眼时,可用毛毯或床单将小儿紧紧包裹,使其颈部与毯或床单的上方边缘相平,另由一位助手固定小儿的头,再依照上法检查。

(五)巩膜检查法

先用肉眼在自然光线下观察睑裂部巩膜,然后用左或右手拇指和示指分开被检查眼的睑裂,令眼球向上、下、左、右各方向转动而检查眼前部的各部分巩膜。也可用集合光线加放大镜以检查更细微的改变。首先应注意巩膜是否有变色改变,正常为白色,可发生黑色素斑、银染症、贫血或黄疸;老年人的巩膜稍发黄,小儿者稍发蓝,蓝色巩膜乃表示巩膜菲薄,透见深部色素所致。此外,应注意有无结节样隆起,在巩膜炎,结节一般发生在角膜周围,并呈紫蓝色充血。由于巩膜组织变薄,可以出现巩膜葡萄肿。对有高眼压的患者,应特别注意有无前部或赤道部隆起的葡萄肿。前部者尚应鉴别是睫状部的葡萄肿或是间插葡萄肿。不论眼部受过穿孔性或钝挫性外伤,都应仔细检查有无巩膜破裂;挫伤后引起破裂的部位常发生在对着眼眶滑车所在部位的巩膜鼻上侧部分。

检查睫状血管时,在正常眼球前部只能看到很细的睫状前血管,它构成角膜周围毛细血管网的上巩膜分支的扩张所致的充血,叫作角膜周围充血或睫状充血。在有眼内压长期增高的患者和有动脉硬化的患者中,常可以看见睫状前血管高度扩张和过度弯曲。检查睫状前血管时,可以用明亮的自然光线,用一手之拇指和示指分开睑裂,令患者的眼球随着另一只手的示指向上、下、左、右四个方向转动即可。

(六)前房检查法

检查前房应注意其深浅和内容,更应注意前房角的情况。初学者对前房深度的准确认识需要有一定时间的学习。一般是应用集合光线由正前方观察,估计角膜中心的后面与瞳孔缘

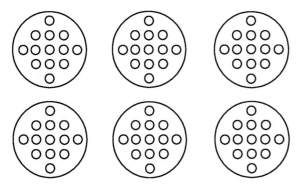

图 5-2-5 检查角膜知觉时角膜所分之 13 个点

部虹膜表面间的距离,但是如果部分角膜有混浊时,就需要避开混浊部由侧面查看。正常前房深度(指中央部)约为 3mm,应注意年龄不同(过幼或过老的人前房较浅)和有屈光不正(远视者前房较浅,近视者较深)时前房深浅会各有不同;前房变浅可以是由于角膜变扁平、急性闭角型青光眼、虹膜前粘连或因患膨胀期老年性白内障使虹膜变隆起所致;前房变深可以是由于角膜弯曲度增大(如在圆锥角膜、球形角膜、水眼或牛眼时)或晶状体后脱位及无晶状体时虹膜过于向后所致。前房各部分深浅不同时,应仔细检查有无虹膜前后粘连,或晶状体半脱位。

为观察前房深浅,常可用手电侧照法来决定。即以聚光手电筒自颞侧角膜缘外平行于虹膜照射。如虹膜平坦,则全部虹膜被照亮;如有生理性虹膜膨隆,则颞侧虹膜被照亮,虹膜膨隆程度不同,则鼻侧虹膜照亮范围不等。如整个虹膜均被照亮则为深前房;亮光达虹膜鼻侧小环与角膜缘之间为中前房;如亮光仅达虹膜小环颞侧或更小范围,则为浅前房。

正常的前房内应充满完全透明的房水,但在眼内发生炎症或外伤以后,房水可能变混,或有积血、积脓或异物。轻度的混浊不能用肉眼看出。如果有相当程度的混浊,则可致角膜发暗,甚至可用集合光线和放大镜看到前房内混浊物质的浮游而出现的 Tyndall 征,或可直接见到条状或团絮状的纤维性渗出,积血和积脓可因重力关系沉积在前房的下方,且形成一个水平面,可随患者头部的转动方向而变换液面位置;检查时应注明水平液面的起止钟点。

详细的前房检查和前房角的检查见裂隙灯检查法。

(七) 虹膜检查法

检查虹膜要利用集光检查法,另加放大镜。要注意虹膜的颜色,有无色素增多(色素痣)或色素脱失(虹膜萎缩)区。虹膜有炎症时,常可因虹膜充血而色变暗,但在虹膜异色性睫状体炎时,患侧虹膜则色变浅,这时一定要做双侧颜色的对比。虹膜组织正常时纹理应极清晰,但在发炎时,因有肿胀充血而可以呈污泥状;在正常情况下,一般是不能见到虹膜血管的,但当虹膜发生萎缩时,除组织疏松、纹理不清外,虹膜上原有的血管可以露出;在长期糖尿病及患有视网膜中央静脉阻塞后数个月的患眼上,常可见到清晰的新生血管,外观虹膜呈红色,称虹膜红变或红宝石虹膜(rubeosis iridis),血管粗大弯曲扩张,呈树枝状分支。虹膜上也常易发现炎性结节或非炎性的囊肿或肿瘤,位置和数量不定。也应注意有无先天性异常,如无虹膜、虹膜缺损、永存瞳孔膜等。还应检查虹膜的瞳孔缘是否整齐,如果稍有不齐或有虹膜色素外翻时,应返回再检查对照该处之虹膜有无瞳孔缘撕裂瘢痕或萎缩等改变。瞳孔缘撕裂和虹膜根部解离多是由外伤引起;在不能很好检查出有无虹膜后粘连的时候,必要时可以滴 2% 后马托品一次,或结膜下注射 1/1 000 肾上腺素溶液 0.1ml 以散大瞳孔,此法需要在测验瞳孔反应之后应用,以做最后证明。如虹膜瞳孔缘全部与晶状体一面发生环形后粘连,房水循环发生障碍,并聚集在虹膜后方,致使后房压力增高,即可引起虹膜膨隆现象,又称虹膜驼背,此时前房即呈一尖端向瞳孔方向的漏斗形。检查虹膜有无震颤,应令患者固

定其头,用一只手的拇指和示指分开睑裂,再令患者眼球向上、下、左、右迅速转动,然后向直前方向看,此时则注意观察虹膜有无颤动现象;轻度震颤须在放大镜或裂隙灯下始能看出。

(八) 瞳孔检查法

检查瞳孔首先可用弥散性或集合光线观察,应注意它的大小(两侧对比)、位置、形状、数目、边缘是否整齐和瞳孔的各种反应如何。瞳孔的大小与照明光线的强弱、年龄、调节、集合等情况有关,所以检查出的结果也各有不同。在检查患者的瞳孔大小时,应在弥散光线下令患者注视 5m 以上远距离的某一目标,可将 Haab 瞳孔计(Haab pupillometer,图 5-2-7)放在内外眦部,与被检眼的瞳孔大小相比较,测出被检瞳孔的横径大小;或用 Bourbon 设计的一种瞳孔计(为直径 5cm 的黑色金属盘,其上有一圈不同大小直径的圆孔,由各孔旁画出有平行的白线,直达盘的边缘)放于紧挨近眼球的部位,以测量瞳孔的大小(图5-2-8)。

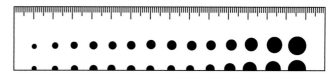

图 5-2-7　Haab 瞳孔计

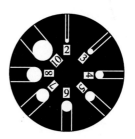

图 5-2-8　Bourbon 瞳孔计

正常情况下,瞳孔是一个位置于虹膜中央稍偏下鼻下方、直径约为 2~4mm、双侧等大、边缘整齐的圆形孔,对于光线及调节集合等作用都有灵敏的缩小反应。在检查比较细致的改变,如有无瞳孔缘虹膜后粘连、有无瞳孔缘虹膜撕裂、瞳孔区是否为机化膜所遮盖(瞳孔膜闭)、迟钝不明显的瞳孔反应等时,都可利用集光灯加放大镜检查。

检查瞳孔的反应,对于发现眼局部情况,或了解中枢神经系统各部光反射径路的损害,都具有很大的临床意义。

临床上常用的检查方法有三种:①直接对光反应:患者面向检查者而坐,双眼注视 5m 以外远处目标。检查者以锤状灯或聚光手电灯,从侧方照射一眼,瞳孔正常时,当光线刺激时应立即缩小,停止照射后随即散大。正常人双眼瞳孔的收缩与扩大反应,应是相等的,若一眼反应迟钝或不能持久,则该侧瞳孔属于病态。②间接对光反应或称同感反应:患者面向检查者而坐,在眼注视 5m 以外远处目标。检查者用聚光手电灯从侧方照射一眼,而观察另一眼瞳孔是否缩小。正常情况下,当光线投于一侧瞳孔时,对侧瞳孔也同时缩小。③调节反应或称集

合反应:先令患者注视远方目标(越远越好),然后再令其立刻注视距离患者眼前15cm左右处竖起的检查者或患者手指,观察瞳孔情况。正常人由远看近时,双侧瞳孔应随之同时缩小。如发现异常情况,应再做进一步检查。

相对性传入性瞳孔障碍(relative afferent pupillary defect, RAPD)是不对称性视网膜、视神经、视交叉、视束、中脑疾病的重要客观体征。其具体的检查操作方法是,在柔和的光线环境中,嘱患者远距离注视避免调节反应的干扰。使用较强光线短时间照射一眼2~3s,然后迅速移至另一眼并照射同样的时间,再移回第一只眼,连续反复多次。可以看到健眼在照射后瞳孔缩小,而患眼在光照后瞳孔反而扩大。

(九) 晶状体检查法

检查晶状体时应注意晶状体是否透明,也就是观察其有无混浊存在。混浊是晶状体本身的改变,抑为晶状体前或后面附着的其他混浊物,或为晶状体内之异物。例如,虹膜后粘连所遗留的色素、不规则形的增殖膜或炎症后渗出物的增殖薄膜,或晶状体后面的睫状膜。也应注意晶状体的位置是否正常,有无脱位或半脱位;此外尚应注意检查晶状体是否存在。

检查以上各种情况,可以利用集光检查法、透照法(检眼镜检查法)、Purkinje-Sanson 检查法和裂隙灯检查等方法。

实行集光检查法检查晶状体是否有混浊时,应注意与老年性核硬化时瞳孔区所显示的灰白色反射相鉴别,此时必须用透照法进行进一步证明,透照时如瞳孔区呈现出弥漫性红色反射,则并非晶状体混浊,而为老年性晶状体核硬化。

为了详细检查晶状体的全面情况,于检查前应散瞳,目前常用的散瞳剂为2.5%去氧肾上腺素液、复方托吡卡胺等快速散瞳剂,也可用2%后马托品溶液。对晶状体周边部进行细致的检查,可避免遗漏初发期老年性白内障。为观察晶状体是否已完全混浊,可做虹膜投影检查,即用集光光线,以45°倾斜度自瞳孔缘投向晶状体,晶状体上即可看出虹膜所造成的阴影(图5-2-9)。如混浊已位于前囊下,则不能看到虹膜影,表示晶状体已全部变混;如果出现一窄虹膜影,表示晶状体前皮质尚有少量未变混浊;在晶状体混浊位于深层而前皮质尚透明时,则出现较宽之虹膜阴影,以上两种情况都说明白内障尚未达到成熟期。

在检查晶状体有无向一侧倾斜的半脱位时,应用焦点光线注意观察瞳孔缘内能否看到灰白色圆形但边缘稍呈锯齿状的晶状体赤道部,并且应注意前房各部位的深浅改变及有无虹膜震颤,如果怀疑有全脱位,可进一步用 Purkinje-Sanson 法证明晶状体是否仍存在于瞳孔区。可在暗室内,将一个烛光放于被检眼的侧前方30°处,检查者在对侧30°处观察被检眼瞳孔区的角膜表面。在正常眼中,此时可以出现三个烛光像(图5-2-10),其中较明亮的中等大直立虚像是角膜表面所形成的,可随烛光做相同方向移动;中央直立最大而较模糊的虚像是晶状体前面所形成,最小而倒立的清晰实像是晶状体后面所形成,与烛光移动方向相反移动,如果看不到这最小的倒像,就可以确定晶状体不存在于原来的位置。

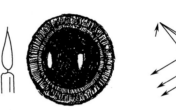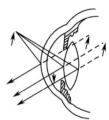

图 5-2-10　Purkinje-Sanson 检查法

在眼球受外伤后,晶状体可全脱位至前房或玻璃体内,一般都同时伴有严重的继发性青光眼,如发生巩膜破裂时,晶状体也可能全部脱位至结膜下。

透照法对检查晶状体有无混浊及位置异常很有作用。

通过裂隙灯检查,可更精确细致地观察到晶状体的病变。

(十) 眼球及眼眶检查法

一般是在自然光线下用望诊方法检查。检查眼球时,应注意其大小、形状、有无突出或后陷,并应注意眼球的位置,有无不随意的眼球震颤。在检查大小和形状时,用两手的拇指和示指分别将两眼的上、下眼睑分开,比较两眼球的大小,并同时观察眼前部角膜有无相应的大小改变,以为先天性小眼球或牛眼、水眼的诊断辅助。令眼球尽量向各方向转动,以观察眼球是否呈球形,各方向的弧度是否大致相等。在眼球萎缩时,常见眼球变小,由于受四条直肌的压迫而变成四方形。

眼球在眼眶内可向前或向后移位,可沿眼球的矢状轴用眼球突出计测量眼球的位置;眼球向前移位可能由于眼球后方的肿物或其他占位性病变所引起,或是与内分泌有关。眼球后陷可能由于眶骨骨折或交感神经的损伤所引起。

眼球突出度可以分为绝对性、相对性和比较性三种。绝对性眼球突出度是指仅一次的单侧眼的测量值,这对临床观察无任何重要性;相对性的是指对比双侧眼的测量结果,如右眼为12mm,左眼为14mm,则可能患者为左眼球的突出或右眼球的后陷;比较性的是指在一定时间的间隔后,比较同一只眼所

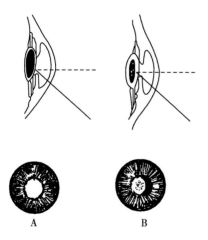

图 5-2-9　光斜 45° 所造成之虹膜投影

A.晶状体混浊较重时虹膜投影较窄;B.晶状体混浊较轻时虹膜投影较宽

测量出的结果,例如第一次测量结果为12mm,相隔一段时间以后,结果为14mm,则可怀疑该眼可能有进行性眼球突出。相对性和比较性眼球突出度的测量,在临床工作中很重要。

检查眼球突出度的方法,可用一把两面有刻度的透明尺,尺的一端水平并准确地向直前方向放在颞侧眶缘最低处,检查者由侧面观察。当尺两侧的刻度和角膜顶点完全重合时,记录眶缘至角膜顶点之间的距离,注意点为检查时透明尺必须保持准确地向直前方向,否则容易发生误差。

另一种常用的测量法为使用Hertel眼球突出计(exophthalmometer)测量,检查时将突出计平放在两眼前,并将两侧的小凹固定在两颞侧眶缘最低处,令患者两眼向直前方看,观察突出计上反射镜里角膜顶点影像的位置。相当于第二反射镜中尺度上的毫米数,即为眼球突出的度数。同时应当记录两颞侧眶缘间的距离,以作为下次再检查时的依据。我国人眼球的突出度一般平均为13.6mm,如果高于或低于此数时,可考虑突出或后陷,但必须同时测量,且需要在相当时间间隔内测量数次作为比较。突出计的测量对单侧的突出或后陷意义较大。突出计上两个固定的小凹施加的压力的大小,突出计上的两侧装置是否平行且放于同一水平都可以影响测量突出的结果,如两侧装置放得过近或过远,同样可使所测出的结果不够准确。所以应注意每次测量时所用的手劲都应当相同,并应注意突出计放置的部位力求准确。

眼球位置的异常对了解眶内肿瘤发生的部位很有意义。有斜视的患者应注明斜视的方向。如果发现有眼球震颤,应注明是引出的还是自发的,并注意震颤的方向,是垂直性、水平性、旋转性、振幅和频率等。

(十一) 眼肌检查法

眼球的运动是由六条不同的眼外肌相互配合而成。正常眼球运动范围:向颞侧时,角膜外缘可达外眦处;向鼻侧时,瞳孔内缘可与上下泪点连接成一直线;向上时,瞳孔上缘可被上睑遮盖;向下时,瞳孔一半被下睑遮盖。在门诊进行一般外眼检查法时,为检查六条肌肉的功能是否同时、等力、平行和协调,检查者与被检查者相对而坐,嘱被检查双眼跟随检查者手指向六个基本方位转动,即内转、外转、鼻上、颞上、颞下及鼻下,如有异常就可发现。注意在检查颞下及鼻下方位时,检查者的另一手应同时把双眼上睑抬起,方能观察得清楚。

如发现异常,疑眼外肌麻痹时,则应在暗室内行复视试验;有隐斜或共同性斜视时,则应进一步做其他必要检查,参阅斜视与弱视相关章节。

(十二) 眼压指测法

眼压的检查方法,常用的是指测法和眼压计测量法。指测法虽不能十分准确,但在取得经验后,是非常有意义的。临床眼科医师决定是否对患者进行眼压计测量,常取决于指测法的结果。

指测法是让患者双眼尽量向下看,检查者把双手的中指和无名指放在患者额部支持,再把两手的示指尖放在患者一侧眼的上睑板上缘,以两手的示指交替轻压眼球,以传达到指尖的

波动感,估量眼球的硬度。眼压正常者以Tn为代表,眼压稍高为T+1,中度增高为T+2,高度增高为T+3;眼压稍低为T−1,中度减低为T−2,极软为T−3。眼压计检查法详见本章眼压检查法一节。

(十三) 眶区扪诊及眶压估计

对于因眶内肿瘤而眼球突出的患者,可行眶区扪诊检查。以手指或手掌触摸眶区皮肤,感受可否扪及肿块。如有肿块,触摸肿块的位置、大小、范围、形状、边界及活动度。以两手拇指对比向眶内压迫眼球,可大致估计出球后阻力,评估眶压。

(吴元)

第三节　视力检查

要点提示

1. 测量视力的原理。

2. 测量视力是用视力表上根据视角原理设计的字形或图形,分为远视力检查法和近视力检查法。

3. 其他视力检查法:激光干涉条纹测视力、Smart Ⅱ、ETDRS视力表、HOTV视力表。

测量视力是用视力表上的字形或图形。每一字形或图形的构成都是根据视角来计算的。由一个物体两端发出的光进入眼内,在眼的结点形成的角度称为视角(angle of view)。视角愈大,在视网膜上成像愈大。物体距眼愈近,所成视角与视网膜像愈大;距离愈远,所成视角与视网膜像愈小;即视角大小与物体大小成正比,与距离远近成反比(图5-3-1)。要分辨两点是分开的,则由此两点发出的光投射在视网膜上的视锥细胞必须是两个不相邻的。两个视锥细胞间要夹有一个不受刺激的视锥细胞,否则两点会融合为一个(图5-3-2)。正视眼能辨识的两点间在眼结点的最小夹角,称为一分(1′)视角。视力表是以1′角标准而设计的,E字形或缺口环形视标都是5′视角,每一笔画是1′视角(图5-3-3)。视力是视角的倒数,视力=1/视角。

视力表有远用与近用。

(一) 远视力检查法

目前,国内常用的国际标准视力表和缪天荣教授采用数学原理设计的5分制对数视力表(1990年国家颁布为我国第一个视力表的国家标准),用E字形,以及航空驾驶员用的Landolt缺

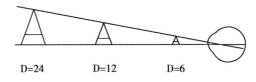

图5-3-1　视标大小与距离的关系

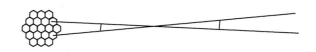

图5-3-2　视角原理

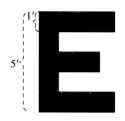

图 5-3-3 视力表字母各边按 5′视角构成

口环形视力表，都是以小数记录。还有适用于小儿的图形视力表。国际上使用的 Snellen 视力表以 E 字形在 6m 远看，以分数记录（如 6/60=0.1,6/6=1.0）。近年来国内多有用投影仪视力表，日本 Nidek 投影器按国际标准视力表的小数记录法，可调出单个视标的视力表，没有一般视力表的字与字间的拥挤现象。

国际标准视力表和对数视力表距离为 5m，在房间不足要求标准时，可将视力表置于被检者座位的后上方，于视力表对面 2.5m 处放一平面镜，使被检者注视镜内所反映的视力表。视力表应有均匀一致、亮度恒定的人工照明（300~500lx）。必须单眼检查，检查时用挡眼板凹面遮盖一眼，常规先查右眼，后查左眼。如戴镜应先查裸眼视力，后查戴镜视力。

国际标准视力表（图 5-3-4）分 12 行，看清第 1 行为 0.1，第 10 行为 1.0，第 11 行为 1.2，第 12 行为 1.5。如被检者不能认出表上最大视标，可令其走近视力表，直至能看清最大视标时，记录下其距离，按下列公式计算即可得出其视力：

视力=0.1×被检眼与视力表的距离（m）/5

如在 3m 处方能读出 0.1，则该眼视力为 0.1×3/5=0.06，余类推。即每减少 1m，则减少 0.02。

如在 1m 处仍不能辨认出最大的视标，则令患者背光而坐，检查者伸手指在患者眼前，使光线照在手指上，让患者辨认手指数目，记录其能辨认指数的最近距离，如一尺半指数。如果在最近距离仍不能辨认手指数，则可将手在患者眼前摆动，记录能辨认手动的最远距离。如两尺手动。

对只能辨认指数或手动的患者，为更进一步了解其眼内部功能，应再检查光感及光定位。检查光感需在 5m 长的暗室内进行。检查时，将患者一眼用手帕完全遮盖，检查者一手持点燃的蜡烛放在患者被检眼前，另一手做时盖时撤的动作，由近及远，记录下患者辨认光感的最远距离（正常者应在 5m 远看

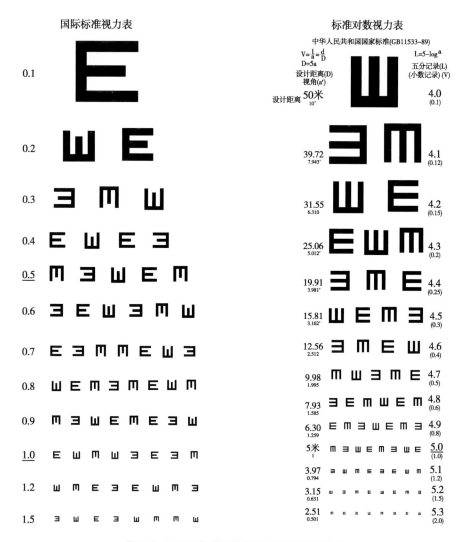

图 5-3-4 国际标准远视力表及 5′制对数视力表

到烛光）。然后再置蜡烛光在患者面前 1m 远查光定位。令患者向正前方注视，眼球不动，查左上、左中、左下、正上、正下、右上、右中、右下，记录患者能否正确指出光源的方向。可在光定位好的方向记录"+"，定位不好的方向记录"-"。如全无光感，即以"无光感"或"黑"记录。

对数视力表远视力安放在 5m 距离。1′视角记 5.0，为正常视力 1.0。10′视角记 4.0，4.0 为 0.1。4.0 与 5.0 之间，每增加一行，则视力记录相差 0.1。3.0 为 0.01，2.0 为手动，1.0 为光感，0 为无光感。最好的视力可测至 5.3（同国际视力表的 2.0），目前已在体检、征兵、招工、学校、青少年视力检查及门诊广泛使用（视力 5 分记录法与小数记录对照参考表见表 5-3-1）。

中华医学会第二届全国眼科学术会议同意了采用 1973 年世界卫生组织制定的盲目标准（表 5-3-2），即划分 0.05 以下的视力为盲目。

（二）近视力检查法

国际标准近视力表分 12 行，在每行侧有小数记法和正常眼检查时所用的标准距离。检查时光源照在表上，应避免反光，通常检查近视力表的距离可以不严格限制，令患者自己持近视力表前后移动，直至找到能看出最小号字的合适距离。正常者应在 30cm 看清第 10 行字（即 1.0）。

远近视力配合检查有助于疾病的诊断，尤其是屈光不正，利用近视力表可测知调节近点。方法是检查近视力，如能看清 1.0 行则令患者将近视力表渐渐移近，直至刚好能看清 1.0 行（再移近则模糊不清）之处，称为近点。视力表与角膜之距离即近点距离。近视眼的近点距离较正视眼近。而老视眼及高度远视眼的近点距离延长。又交感性眼炎早期，交感眼的症状即表现为近点距离延长。

John 仿 Jaeger 的近距离视力表制作出的近视力表，表上有大小不同 8 行字，即从 7 到 1a（图 5-3-5）。正常在 30cm 能读出 1，仍用 Jr 记录，Jr 1 字的大小相当于标准近视力表的 1.0 行的字迹。

Landolt 环用小数记录，最小一行为 2.0。儿童视力表以各种图像代替字母，用分数及英尺记录，用于 2~3 岁儿童。投影仪视力表调整出单个视标也适用于幼儿弱视者检查，另外可消除对视力表的背诵，也可用于伪弱视者。因为被检者不会知道视标的大小，可能看到 0.4 视标，而看不见 0.2 视标。

（三）激光干涉条纹测视力

激光干涉条纹测视力（laser interference fringes visual acuity，IVA）在一定范围内不受屈光间质的影响，故能真正反映出视网膜 - 人脑的视觉功能。

检查者取坐位，头部固定于颌架和额托上，用单眼向激光干涉测试仪的窥视孔内注视，此时可看到圆形红色图像。检查者旋转旋钮，改变空间频率，受检测者即可看到黑红相间的条纹。最大条纹间隔以 1.5 周/度、视野 =0.05 开始。再继续旋转旋钮，受检者看到条纹由粗逐渐变细，直到刚好能辨认出条纹为止（再旋转旋钮就不能辨认出）。记录能辨认条纹这一挡的空间频率值（周/度视野），此时检查者可从荧屏上看到已换算好的视力值。条纹每挡的间隔为 0.05。最好视力可达 2.0。

（四）目前应用的其他新型的视力表

1. Smart Ⅱ　是以分数计算，以计算机为基础整合视力评估系统，医生可以任意选用它所产生的不同的视标，包含有 E 字形、环形、图像、单个字、红/绿色等，在 6m 处检查，适用于各种年龄者、弱视、伪盲及体检。也可查对比敏感度，在暗光和明室都可检查，可得出更准确的视力。

2. ETDRS 视力表　是 1982 年 Frederick Ferris 等在 *American Journal of Ophthalmology* 杂志上介绍的一种视力表，该表选择辨认难易程度相当的 10 个 Sloan 字母作为视标，最初主要用于

表 5-3-1　视力 5 分记录与小数记录对照参考表

旧法记录	0（无光感）			光感		手动	
5 分记录	0			1		2	
旧法记录	10	15	20	25	30	40	
5 分记录	2.3	2.5	2.6	2.7	2.8	2.9	
走近距离	50cm	1m	1.5m	2m	2.5m	3m	4m
小数记录	0.01	0.02	0.03	0.04	0.05	0.06	0.08
5 分记录	3.0	3.3	3.5	3.7	3.8	3.9	

小数记录	0.1	0.12	0.15	0.2	0.25	0.3	0.4	0.5	0.6	0.8	1.0	1.2	1.5	2.0
5 分记录	4.0	4.1	4.2	4.3	4.4	4.5	4.6	4.7	4.8	4.9	5.0	5.1	5.2	5.3

表 5-3-2　低视力及盲目分级标准（WHO，1973）*

级别	最好矫正视力		级别	最好矫正视力	
	最好视力低于	最低视力等于或优于		最好视力低于	最低视力等于或优于
低视力	0.3	0.1	盲	0.05	0.02（1m 处指）
	0.1	0.05（3m 处指）		0.02	光感
					无光感

* 如中心视力好而视野缩小，以注视点为中心，视野半径小于 10° 而大于 5° 者为 3 级；如半径小于 5° 者为 4 级。

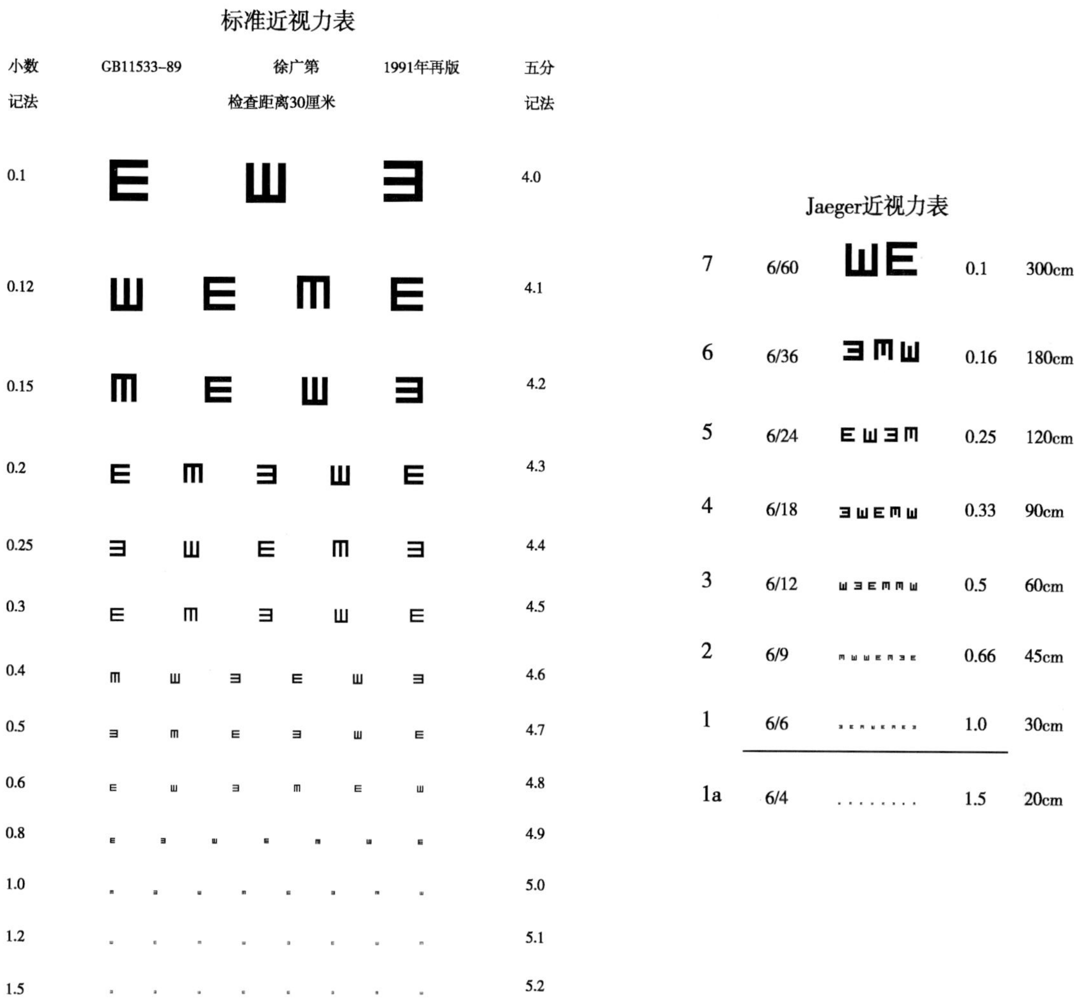

标准近视力表

小数记法	GB11533-89	徐广第	1991年再版 检查距离30厘米		五分记法
0.1					4.0
0.12					4.1
0.15					4.2
0.2					4.3
0.25					4.4
0.3					4.5
0.4					4.6
0.5					4.7
0.6					4.8
0.8					4.9
1.0					5.0
1.2					5.1
1.5					5.2

Jaeger近视力表

7	6/60		0.1	300cm
6	6/36		0.16	180cm
5	6/24		0.25	120cm
4	6/18		0.33	90cm
3	6/12		0.5	60cm
2	6/9		0.66	45cm
1	6/6		1.0	30cm
1a	6/4		1.5	20cm

图 5-3-5 近视力表

糖尿病视网膜病变的早期治疗研究(Early Treatment of Diabetic Retinopathy Study, ETDRS),故被称为"ETDRS视力表"。ETDRS视力表由3张视力表组成,每行为5个视标,3张视力表分别检测左眼、右眼和双眼视力。在4m处检查,ETDRS视力表测量的视力范围是1.0~-0.3(LogMAR记录法),视标的尺寸为58.18mm到2.92mm。ETDRS视力表现已成为国际上临床检查成人视力的"金标准"。

3. HOTV视力表 国外广泛应用于3~6周岁儿童的视力检查,由H、O、T、V 4个字母视标组成,每行5个视标,视标的高度与宽度比近似1:1。它是LogMAR视力表的一种,经与Landolt C视力表校正而标准化。在3m处检查,H、O、T和V这4个视标字母是左右对称的图形,减少了儿童辨认的难度。

(方圆)

第四节 眼的裂隙灯检查法

要点提示

1. 裂隙灯显微镜是眼科最常规的检查仪器,由照明系统和双目显微镜结合而成。

2. 六种基本检查法:弥散光线照明法、直接焦点照明法、候补反光照明法、镜面反光带照明法、角巩膜缘分光照明法、间接照明法。

3. 眼前节检查法:观察眼睑、结膜、角膜、虹膜、晶状体及前部玻璃体的细微结构。

4. 眼后节检查法:结合前置镜、三面镜等,观察后部玻璃体、视网膜、视盘结构,用于眼底疾病的识别、诊断。

裂隙灯显微镜(slit lamp microscope)简称裂隙灯(slit lamp),是 Gullstrand 于1911年发明,至今仍是眼科检查必不可少的常规设备。其主要用于眼前节结构的检查,包括前部玻璃体;加载不同的附件后,即可观察眼后节及前房角结构,测量压平眼压、角膜厚度、晶状体厚度、前房深度、角膜内皮细胞密度,还可用于前节照相、激光治疗等扩展应用。裂隙灯最大的优点是能够在活体状态下检查人眼球的各层结构,既有立体感,又可以观察组织切面的层次结构,故又名活体显微镜(bio microscopy)。

一、裂隙灯显微镜的构造与原理

(一)裂隙灯的基本构造

由照明系统、双目显微镜两部分组成。照明系统:可以根据观察的需要,调节入射光线的亮度、入射的角度、光带的长度和宽度,通过滤光片还可调节入射光线的波长。双目显微镜:根据不同检查者的需要,调节瞳距、焦距和放大倍率。两部分连接并固定在一个可以升降的台面上,台面的前边有可调节高低的固定患者头部的头架,以便适应不同患者的体态(图5-4-1)。

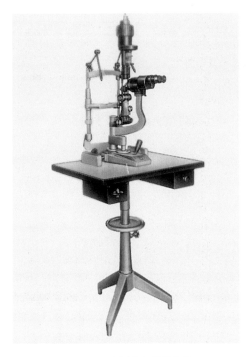

图 5-4-1　裂隙灯显微镜构造

(二) 裂隙灯的使用原理

利用明亮而集中的光线,对被检查眼进行照明,通过双目显微镜(立体显微镜)进行观察。高亮度灯泡发出的光线经过一系列凸透镜集中成亮度极强的光束,又经过可转动的、带有不同直径圆孔的隔板(可调节光线的长度和宽度),再通过投射透镜,将光线变得更加集中而明亮。所以,光线照射入眼内时,在光线经过的眼部组织即被照明,便于清楚地观察各部位的组织结构。另外,有些裂隙灯还装有反射镜或三棱镜,用以改变光线的路径,使之更集中于所要观察的组织上。在光线径路以外的组织,因没有被照射而仍为黑暗,形成强烈的明暗对比,有利于对眼内组织进行详细的观察。

由于眼部各屈光间质的屈光系数和反射程度均不同,如角膜、晶状体、玻璃体等,虽然在弥散光线下观察都是透明的,但在裂隙灯入射光线的照射下,会表现出透明程度不同的、淡灰色半透明光带。当入射光线窄如裂隙,以一定的角度照射并穿过组织时,这些组织的光学切面呈现出类似组织切片的多层次光带。在病理状态时,组织因病变而出现不均匀的混浊时,这种现象更是明显。检查时可利用不同的照明方法,通过设置在裂隙灯灯架上的不同旋钮调整入射光线角度、裂隙样光带的宽窄和长短,使眼部各组织结构和层次更加明显地显示出来。虽然显微镜的倍数不高,但是通过光线的各种调整技巧的配合,前房水中的游动细胞也可以被明显地查出。同时,裂隙灯照明

系统的光路中装有不同的滤光片,常规是钴蓝光(蓝色)和无赤光(绿色)片。钴蓝光用于配合荧光素角膜染色,观察角膜病变、泪膜功能和测量压平眼压。无赤光用于观察眼表毛细血管和出血点及视网膜神经纤维层的缺损。

裂隙灯上设置的双目显微镜是由物镜和目镜组成。主要作用是在检查时把物像放大利于详细观察,并使所观察的组织具有层次感和立体感。常用的放大倍率为10~25倍,可以是分挡位变倍,也可以是连续不间断的变倍。不同的裂隙灯不尽相同。

裂隙灯显微镜上备有各种附件,附加前置镜或Goldmann眼底接触镜就可进一步检查眼后部玻璃体和眼底;三面接触镜(简称三面镜)检查范围更广;前房角镜可检查前房角;Goldmann压平眼压计可测量眼压;与激光治疗机连在一起,可进行眼科激光治疗。近年来,由于眼科影像学的飞速发展,在裂隙灯上安置前节照相机作为观察、记录病变的方法已经被广泛使用。这些附件的使用使裂隙灯的应用范围大为增加。

另外还有袖珍型、手持裂隙灯,携带方便。

裂隙灯显微镜检查法在临床上具有很高的实际使用价值,在计算机和数字技术飞速发展的今天,仍是不可替代的眼科常规检查设备。

二、裂隙灯显微镜检查方法

(一) 检查前的准备

检查者首先要对患者的病史有较全面的了解,并对被检眼做一般性外眼的检查,以便得到对要检查的病变的初步印象,利于有针对性和全面地观察病变。裂隙灯检查应在相对暗室中进行。检查者应先有暗适应,以保证对检查现象的敏感。查看裂隙灯电源开关及光源灯泡的亮度是否正常,应及时更换亮度不足的灯,以免因观察不清而漏诊。室内空气应流通。患者座位应舒适,患者及检查者的座位均应能够升降。

患者的被检查眼如有大量分泌物或使用油膏后,应先将其擦除,或用生理盐水或滴眼液冲洗,以免影响观察。需要检查晶状体周边部、后部玻璃体和眼底时,应先滴用快速散瞳药散瞳后检查。另外,除非眼部刺激症状特重的病例,一般不必滴用表面麻醉剂。

一般操作过程:患者坐在检查台设置头架的一侧,首先要根据患者的身高,调整座椅和检查台的相对高度,使之能舒适地将头部放置于裂隙灯架上,以便配合检查。其次要根据患者脸部的长短,调整下颌托与前额横挡的相对距离,先把下颌放在下颌托上,嘱前额向前顶住托架的前额横挡,然后调整下颌托,使眼所在位置与侧面的托架上黑色标记线置于同一水平。令患者闭眼,开灯,先在眼睑上进行焦点调节,然后令患者睁眼,向前注视给定的目标或注视检查者的耳朵。由于鼻侧视网膜的敏感度较颞侧黄斑区为低,检查时,一般光线均自颞侧射入,既便于检查,也不致给患者过度刺激。光源与显微镜的角度一般成30°~40°。检查眼深部组织如晶状体、玻璃体等,应降至30°以下。在检查玻璃体后2/3和眼底时,除需加用特制接

触镜或 Hruby 前置镜外,光线射入角度也应减小至 5°~13° 或更小。如患者瞬目过度,检查者可以用手指轻轻撑开患眼的眼睑,以便全面方便快速地检查。但要注意,不要过分妨碍患者自然瞬目的动作,以免引起不适感,反而不利于检查。检查前做好准备工作,有利于减少裂隙灯检查的时间,提高患者的舒适度和配合度。

（二）六种基本照明方法

1. 弥散光线照明法（diffuse illumination） 利用非焦点的弥散光线对眼前部组织形态学进行直接观察的一种方法。具体操作:将裂隙灯的入射光线调整最宽,称为弥散照明光,以角度为钝角照入,或加用毛玻璃,对结膜、角膜、虹膜及晶状体等进行整体照明,同时用双目显微镜进行观察。此种方法用于对病灶的数量、病变的范围进行整体观察。

2. 直接焦点照明法（direct focal illumination） 为裂隙灯最基本的检查方法,这种观察方法最符合人的视觉习惯,因此最常被使用。而其他方法多是由这种方法演变而来。具体操作:把照明光调至窄光带,光线的焦点调节至与显微镜的焦点完全一致,进而观察组织。光线聚焦的组织层次就是显微镜最清晰的观察区域。光线聚焦于组织而产生的光学效果取决于组织的透明度。光线聚焦于不透明组织,如巩膜、虹膜等,光线大部分被反射,少部分被吸收和反射,则看到一条整齐光亮的区域。光线聚焦于透明组织,如角膜和晶状体等,光带穿透组织时,组织的前、后表面及中间的组织均为可见,则出现一条灰白色的平行六面棱体,即所谓光学切面（optical section）。形成的原因是由于角膜和晶状体在弥散光线下观察虽然都是透明的,但是实际由层次、种类繁多的细胞和胶原纤维所构成,且具有一定密度,光线穿过组织时会发生反射、屈折和分散,光线部分穿透,部分反射回来,则光亮逐步减弱,且光带有一定的宽度,因而不同层次的组织可显示为不同层次的灰白色可见界面。

垂直的窄光带以一定角度斜向照入,最先穿过角膜,形成角膜的光学切面,可见有向前弯曲的、近乎平行的内、外两个弧面。弧度的大小取决于入射光线投射的角度:入射角度大,则光学切面弧度大;反之,入射角度小,则弧度小;当角度为 0（与视轴重叠）时,弧度也为 0,成为一条直线。当有病变发生时,光学切面就发生不同改变:病灶的密度增大,如角膜白斑即呈现灰白色;密度降低,如大泡性角膜病变的病变部位即呈现黑色等。在使用直接焦点照明法经过眼部不同组织时,就出现不同的光学切面。角膜呈六面平行棱体,借着这一立体形象可分辨前后、左右及上下面。如果用 2% 荧光素溶液染色,角膜表面则可见到由泪液、黏液和睑板腺分泌物等所形成的泪膜,这样就更容易分辨其前后面了。在正常情况下,角膜组织中可见神经纤维呈线状分布。

角膜后面、晶状体及虹膜前面的空间即前房。正常情况下,这是一含有透明液体的光学空间,在应用强光照明时,特别是使用点光源或所谓圆柱光线,沿光线经过的径路上,可出现极微弱的闪亮,即生理性前房闪辉（aqueous flare）。在病理情况下,如前葡萄膜炎时,房水中炎性渗出成分增加,炎症细胞增多,混浊度增高,前房闪辉增强,这种病理性前房闪辉又被称为 Tyndall 现象。裂隙灯下还可见到前房水中有细小灰白色或棕灰色微粒浮游,此为渗出的炎症细胞或虹膜脱落的色素颗粒,称为前房浮游物。

光带经过瞳孔,可见一不同密度层次的光学切面,即晶状体的光学切面,晶状体的前表面为向前弯曲的弧面,后表面为向后弯曲的弧面,之间内夹有由晶状体核所构成之灰白色带,呈凸透镜状。组织的厚度约为角膜的 4~5 倍,故在裂隙灯下,光焦点和显微镜的焦点需要从前向后不断推进方能看清楚晶状体的全貌。一般书中附图所示情况乃为根据多次观察后的综合印象所绘成。

晶状体后表面即为玻璃体,呈灰白色的条带样组织。应用裂隙灯一般检查方法,仅能观察前 1/3。原因是光线的强度在经过角膜、前房和晶状体后,被削弱了 80%~85%,同时,由于组织过于深在,观察角与投射角均受到一定限制,因此,如果不借助附加透镜,后部玻璃体即不能看到。

直接焦点照明法检查时,入射光线的宽窄和角度需要随检查组织的不同而随时调整。包括:宽光照射、窄光照射、点光线（或称圆柱光）照射。裂隙越宽,角度越大,看到的光学切面就越宽,利于观察浅层的病灶、获得病变的整体印象。裂隙越窄,角度越小,光线在眼组织上形成的光学切面也越薄,利于观察深层的病灶,层次感更强,便于病变定位以及观察细节。宽光、窄光两种光线配合使用,实现了活体状态下类似组织学切片的观察。将光带调至最短、最窄就形成了点光线,用于观察前房水中的 Tyndall 现象和浮游物。

3. 后部反光照明法（retro-illumination） 又名透照法（trans-illumination）,与直接焦点照明法相反,这种方法是利用光线焦点与显微镜焦点不一致的特点观察眼部组织。具体方法:裂隙灯光线焦点照射在后部不透明的组织上,借助后面组织反射回来的光线检查前部的透明、半透明的组织。最适于应用观察角膜和晶状体。

观察角膜病变时,不把照明光线聚焦于角膜组织,而是照射在后面不透明的组织上,如虹膜或混浊的晶状体,但显微镜观察时,要调节其焦点,使所要检查的角膜组织显示最清晰。同理,可以把光线焦点落在晶状体后囊上,观察前囊的病变。这种方法常用来检查角膜上皮或内皮的水肿、硬化的角膜新生血管、角膜后壁沉着物、云翳、血管翳和晶状体空泡等。上述这些病变由于在显微镜下所呈现的形态不同,可分为遮光体和分光体。前者如色素及充满血液的角膜血管等,在使用后部反光照明法时,与一般所见不同,色素呈黑棕色,血管呈粉红色。后者如角膜水肿、云翳和浸润等,均呈淡灰色。此外还有所谓屈光体,即能使背景缩小或改变形状,不含有血液的角膜血管、晶状体空泡等。

这种照明法还有三种不同的形式:

（1）直接后部反光照明法:即被检查的组织或病变,恰居于返回光线的路线上。

（2）间接后部反光照明法:即被观察的物体,恰居于返回光线的一侧,而以无光线的区域为背景进行观察。

(3)直接、间接后部反光照明法与角膜巩膜缘分光照明法的联合应用:把光线照射在角巩膜缘上,用来检查近角膜缘部的病变,可兼有三种方法的效果。

使用后部反光照明法对病变进行定位时,应靠显微镜焦点的改变与周围正常组织的比较来进行定位。

4. 镜面反光带照明法(zone of specular reflection) 这种方法是利用光线射入眼球时,在角膜或晶状体表面所形成的表面反光区,借助该区亮度的增强来观察组织的方法。因所利用者为光亮增强的镜面反光区,故名镜面反光带照明法。

具体操作方法:将裂隙灯的照射光带从颞侧照射在角膜上,此时角膜鼻侧出现一光学平行六面体,而颞侧出现一小片长方形的发亮反光区。这时让患眼向颞侧稍微转动,同时把裂隙灯的光线也向颞侧稍稍移动,使光学平行六面体和发亮反光区重合,此时观察组织结构。利用这种照明法可以查看角膜表面泪膜内的脱落细胞;角膜内皮的纹理和后弹力层赘疣;晶状体前、后囊及成人核上的纹理。

5. 角巩膜缘分光照明法(sclerotic scatter) 这种方法是利用光线通过透明组织内的屈折来观察角膜上的不透明体。

具体操作方法:把光线照射在角巩膜缘上,由于光线在角膜内屈折反射,在整个角巩膜缘上形成一光环。此环在照射对侧的角膜缘最为明亮。正常角膜除在角巩膜缘呈现一光环和因巩膜突起所致的暗影环外,角膜即无所见,但角膜上如果有不透明体,如云翳、角膜后壁沉着物和小的角膜穿通性瘢痕等,这些不透明体本身遮光力虽不大,但由于内部光线折光的关系,再加低倍放大,甚至肉眼就能清楚地看到,因此利于检查角膜的细微改变。

6. 间接照明法(indirect lateral illumination) 这种方法是把光线照射在组织的一部分上,而观察被照射处邻近的同一组织的另一部分。特点如同后部反光照明法,也是光线的焦点与显微镜的焦点不一致。

具体操作:将光线的焦点照射在遮光物旁边,而显微镜的焦点调节在遮光物上,主要用于观察遮挡光线的组织。操作时,入射光线角度要大,且需不断调整角度,有利于观察。例如,把光线照射在邻近于瞳孔缘的鼻侧虹膜上而观察其附近虹膜的组织,这样瞳孔括约肌就可被发现,虹膜上的细小出血也可看见,如果使用直接焦点照明法则看不见。对角膜上皮层细小的新生血管等也可使用这一方法观察。

(三)裂隙灯使用中需要注意的问题

1. 移动光线照明(oscillatory illumination) 即上述各方法的综合应用,利用光线移动,对易于遗漏的细微变化也可查见。例如,用直接焦点照明法把显微镜和光线的焦点都可照射在虹膜的表面上。为检查同一物体而改用间接照明法时,就必须把光线的位置稍加移动,这时由于光线的一明一暗,在对照的情况下也可发现细微的改变。同时,在移光过程中,发现细小物体也似在移动一样,这对发现病变也有帮助。

2. 投影问题 在使用直接焦点照明法时,在光学切面的

前面如有黏液、小异物、角膜小面、角膜薄翳、血管翳或血管等,在物体后面的角膜、虹膜或晶状体上都能形成投影。检查时一定要注意这一现象,每可借此发现细微改变。另外,照明装置上如有灰尘,也能造成相似的情况,但黑影随光源移动而改变位置,因此也易于鉴别。

3. 病变的定位 确定病变的位置与眼科疾病的诊断、预后和治疗都有密切的关系。例如,角膜发生浸润,由于发生在角膜深层或浅层就有不同的诊断和预后。因此病变的定位法具有重要意义。综合灵活使用六种基本照明方法,是病变定位的主要方法:

(1)在直接焦点照明法时,使用窄光宽角容易辨清病变所在位置。在检查时慢慢移动光源,直至所要检查的病变在光学切面中出现,对了解病变所在位置的深浅和角膜厚度的变化很有帮助。

(2)改变显微镜焦点距离的方法,利用已知病变的位置测量其他病变。与转动显微镜螺旋的多少进行比较,可知其他病变所在的位置。

(3)镜面反光带照明法的使用可测知病变所在的层次。

(4)平行移位定位法的使用,在检查时如果移动光源,在视野内则可见细小物体也在移动。如果已知某点的地位,再以其与病变的地位相比较,可用其相对运动的方向定位,决定病变在已知点之前或后。

裂隙灯显微镜是眼科检查中不可缺少的基本检查法,各种方法的使用需要在临床工作中反复实践才能融会贯通,达到运用自如的程度。

三、裂隙灯显微镜的临床应用

(一)前节检查法

裂隙灯显微镜是利用可见光照明并放大影像来检查眼各部分结构的,因此主要用于观察眼前节组织,包括睑缘、结膜、角膜、前房、虹膜,通过放大的瞳孔,还可以详细检查晶状体及前玻璃体。裂隙灯的窄光带穿过前节透明组织(角膜、晶状体、前玻璃体)可提供组织切面的影像。

1. 睑缘 睑缘的观察不一定需要裂隙灯,但使用裂隙灯可以更清楚地观察细节结构,用于诊断、鉴别诊断睑缘相关性疾病及泪道开口部位的异常。主要用于观察睫毛根部、睑板腺腺体及开口、泪点开口以及泪湖的情况。观察睑缘时,一般选用低倍镜、弥散光观察,配合用手指轻拉皮肤面,使睑缘向外翻转,暴露睑缘的前后唇、上下泪小点及睫毛根部的结构和病灶。通过裂隙灯的放大结合荧光素染色,可以清楚地测量泪湖的各项参数。裂隙灯下,可以观察到睫毛根部出现的皮肤角化、充血、脓点、溃疡、皮屑、瘢痕、结节或肿物生长等,甚至可以观察到螨虫。睑板腺功能障碍的患者可见到开口被脂质分泌物形成的脂栓堵塞、角化、闭塞,翻转眼睑可观察到腺体的扩张、萎缩,睑缘炎的患者可有部分或全部成直角状的后缘变得圆钝、局部潮红等。泪点开口处可观察是否有脓液、血液溢出,息肉或肿物遮挡等。

2. 结膜　结膜组织用裂隙灯检查时，一般使用低倍放大即可。直接焦点照明法的窄光带、宽角度照射可在结膜上形成光学切面，对于观察结膜上的小溃疡、小异物、小结节、增厚、外伤、结膜下肿瘤以及巩膜结节、巩膜外伤等均有很大帮助。使用活体染色法，比如滴入稀释的荧光素钠溶液，可查看结膜上皮细胞是否有损伤。结膜囊内滴入 0.5% 亚甲蓝溶液后，可以查出神经和淋巴管。睑结膜、球结膜和穹窿结膜，三者中球结膜检查较易，睑结膜和穹窿部结膜检查时，则需翻转和固定眼睑。裂隙灯下，睑结膜呈半透明呈粉红色，血管形态清晰，隐约可见垂直睑缘走行的睑板腺腺管形态。裂隙灯检查可分辨透明的上皮层、淡粉红色腺样层、与结缔组织融合的睑板腺。上下睑结膜从近睑缘处和近穹窿处发出血管，与睑缘垂直排列，逐渐吻合呈网状。球结膜呈透明，略带淡灰色，含有血管，浅层血管可随球结膜移动，小动脉和小静脉伴行。使用高倍放大观察，可在毛细血管和小静脉中观察到流动的红细胞。透过球结膜可观察到浅层巩膜的血管。除了可以看到血液循环、血管改变（如硬化）、结膜干燥以及色素增生等，还可在弥散光线下加用绿色滤光片使房水静脉的检出率提高。利用裂隙灯对结膜微血管进行检查，对某些全身病的诊断和预后很有意义。例如，在退行性动脉病变患者中，球结膜微血管可有管径粗细不匀，血管扭曲，局限性扩张及血液流动异常（如血细胞凝集、血流停滞或中断现象），少数病例还可查出血管周围水肿及小出血等。穹窿结膜则需要反转眼睑才能观察到。检查上穹窿，反转上睑的同时还需用另一手的拇指向后、上轻推眼球，才能将松弛的上穹窿结膜暴露出来。检查下睑，则需嘱被检查者尽量将眼球上转，同时自睑缘处向下拉伸下睑皮肤，方可暴露下穹窿结膜。穹窿部结膜呈皱褶样。

3. 角膜　正常角膜组织在显微镜下分为五层。裂隙灯弥散光照明不能分辨层次，只能看出由角膜实质分开的前明后暗的两个光带；窄光带、宽角度照射进行检查时，角膜组织中形成的光学六面体也随之变窄，形成一个弧形切面，切面显示出角膜五层结构，层次分明。

（1）上皮细胞层：位于角膜光学切面的前面最亮的一层，呈一条光滑连续弧形光带，这是 Bowman 膜的反光带（前弹力层），它前面可见一层角膜表面的泪膜，中间所夹较透明的组织即上皮组织层。正常时透明、光亮、无特殊构造。如果出现角膜发生水肿、大泡等病变，上皮组织内可见空泡样改变，使用后部反光照明法能更清晰地观察到状如玻璃上的哈气样水珠，也可清楚看到角膜表层新生血管的走行，甚至还可观察到红细胞在血管内循环的状态。正常而完整的角膜上皮不能被 2% 荧光素染色，当有角膜上皮剥脱、浸润、浅层溃疡等病变时，由于染料在上皮缺损处聚集、渗透入组织内，因此观察得更加清楚明显。对小的角膜异物，不仅可以看出是在角膜表面还是嵌在上皮内，还可估计出穿入的深浅以及对周围组织损害的状况。

（2）前弹力层：如前所述，无病变时则仅为一条光滑连续弧形白线，但在角膜炎症或穿通性外伤时，则可出现皱褶或裂纹。

（3）基质层：占角膜全层的 90% 厚度。裂隙灯下呈密度均匀、灰白色宽光带，其中可见细小的神经纤维，在直接焦点照明法的非焦点部分方能看见，分支呈锐角，多为两支，在分支部有时可看到结节，广泛分布于中层、前层、后层很少。神经纤维与炎症后遗留的硬化血管鉴别，在于用后部反光照明法不能看清前者，而只能清楚后者，呈毛刷状或扫帚状，密集存在，与神经纤维迥然不同。

（4）后弹力层：角膜光学切面最后面一条光带，即相当于 Descemet 膜（后弹力层）与内皮细胞层。正常时因为是透明组织，故不能看见，但如果发生病变即可明显看出。例如，在角膜主质炎、球内手术后等可见到皱褶，在圆锥形角膜、眼球挫伤后等可见到破裂。此外在某些疾病，例如铜屑沉着症、肝豆状核变性（Wilson 病）中，在角膜周围部可见特殊的黄绿色或青绿色色素沉着环，后者名凯-弗环（Kayser-Fleischer ring）。

（5）内皮细胞层：为一单层多角形细胞，平铺在后弹力层的内侧面，用一般照明法不能看见，必须使用镜面反光带照明法方能看清，呈青铜色花砖地样之细胞镶嵌状，中有散在的 Hassall-Henle 体。在角膜基质炎和早期虹膜睫状体炎中，可出现内皮细胞水肿，其特点是在镜面反光带照明法检查下，内皮细胞边界模糊不清。但详细检查则必须使用角膜内皮细胞镜检查。

4. 前房　裂隙灯下角膜后光带与晶状体前光带、虹膜之间的空间即为前房。观察前房宜选用窄光带照明，入射角为锐角，判断前房深浅用低倍镜，角膜缘 6 点处前房的黑色间隙与角膜厚度（corneal thickness，CT）之比，小于 1/3 CT 则为浅前房，大于 2/3 CT 则为深前房。而观察前房炎症反应则使用高倍镜、点光源。正常时，前房深度约为 3.5mm，无 Tyndall 征，无浮游细胞。偶尔正常人前房水也可查出所谓生理性前房闪辉，与病理性虽无明显界限，但一般病理性者，前房内见有多数微粒游动，同时，因炎性渗出物质的存在而出现乳白色光带，这与生理性者不同。生理性者，有时在老年人可见极少数色素颗粒，儿童可偶见 1~2 个白细胞，但绝无乳白色光带出现。乳白色光带伴有有多数微粒运动，即属 Tyndall 征阳性，是诊断虹膜睫状体炎的重要体征之一。裂隙灯下可见到温差对流现象，即不停运动的微粒，呈定向游动——靠近虹膜的房水因温度较高而上升，近角膜部分因温度较低而下降。由于这种运动关系，一部分炎症微粒黏附在角膜后壁上，形成角膜后壁沉着物。典型位置在角膜下半部后壁上，排列成三角形，尖向瞳孔区，底向角膜下缘，底部微粒较尖部为大。病情严重时房水中渗出质增多，对流现象减慢，病情好转，对流加速。

5. 虹膜　虹膜是有色素、不透明组织，使用直接焦点照明法、弥散光即可对虹膜表面形态进行详细观察。裂隙灯下虹膜组织表面具有凹凸不平的纹理，如颜色、表面陷凹之数目、分布、大小和深浅、瞳孔缘部色素突出的多少、瞳孔区与睫状区的排列以及虹膜色素痣等特征每人不同，具有如同指纹一样的唯一性，可作为身份鉴定。病理状态下，如虹膜炎时，组织纹理和色素模糊不清，甚至褪色；炎症过后可能发生萎缩、虹膜组织变薄、色素脱失、虹膜后粘连等。永存瞳孔膜与晶状体前囊星状色素沉着,两者都系先天异常,并非虹膜睫状体炎后遗症,这种异常在正常眼中发生率可达 20%。虹膜色素痣疑有恶性变可能时,应缜密观察,随时照相或画出形状,测出大小,以备参考。

虹膜实质上富有神经和血管,正常时,用裂隙灯检查均看不到。但当有虹膜炎、虹膜萎缩、血管扩张或新生血管时,血管组织就可以被发现。使用间接照明法可以把瞳孔括约肌、虹膜出血、肿瘤或囊肿明显地投照出来,但在棕色虹膜、色素丰富者中,瞳孔括约肌不易看见。使用由晶状体后囊反射回来的光线对虹膜进行投照检查时,可以比较容易地发现虹膜孔及虹膜后层断裂。此外,如虹膜上有细小异物、根部解离、炎性结节等都可观察得十分清楚。

6. 晶状体 用裂隙灯检查晶状体是确定有无白内障的主要的方法,因此,认识晶状体在裂隙灯下的正常情况十分重要,方可不致造成误诊。由于晶状体位于虹膜后,充分散瞳后检查方可看清楚晶状体周边部的改变。晶状体纤维不断增生,因此,其正常构造是随着人的年龄变化而有所不同的。采用裂隙灯窄光、直接焦点法,由前向后,成年人透明晶状体的光学切面上所出现的光带如下:前囊、前皮质、前成人核、前婴儿核、前胎儿核、前及后胚胎核、后胎儿核、后婴儿核、后成人核、后皮质和后囊。所有各层光带因年龄关系在一个晶状体内不一定都能见到,但前、后光带成人核和婴儿核一般是可以看见的。当晶状体混浊时,先使用弥散光线照明法了解混浊的位置,同时可应用反部反光照明法。在进行进一步检查时,必须应用窄光形成光学切面,以分辨层次。

晶状体囊使用窄光直接焦点照明法观察,前、后囊分别为晶状体前、后面的白色光带。使用后部反光照明法,在晶状体前后囊均可出现一种有光泽的、表面粗糙不平、如粗面皮革的鲨革状。前囊是由于前囊表面、晶状体上皮和晶状体纤维之间的起伏不平所形成的多数小反射面所致。后囊则系由后囊和晶状体纤维之间起伏不平形成的多数小反射面所致。在晶状体前囊表面可有棕黄色的星状细胞沉着,这是一种具有几个突起的色素细胞。可为单一,也可为多数。在裂隙灯下可发现有很多的正常人具有这种改变。晶状体随着年龄的增长,皮质和核逐渐脱水而硬化,透明度也日趋减弱,光学切面的反光也由青灰色向灰黄色变化。一般,这种老年性核硬化不影响视力,但如硬化进一步增重,颜色加深,混浊增重,影响视力,即成为所谓的琥珀色白内障(amber cataract)。不少正常晶状体内可以见到散在、边界清楚的灰白色或灰蓝色点状混浊,一般不再发展,也不影响视力,属于先天性变异范围。

晶状体皮质是最晚形成的部分,位于前囊下透明间隔的区域,由于晶状体纤维一生都在不断增生,因此,裂隙灯检查时观察到的晶状体皮质厚度随年龄不同而有改变。如 20 岁时,皮质约为核的 1/4 厚,而在 70 岁时,皮质约等于核的一半厚。

胎儿核和胚胎核:晶状体的胎儿核部分都是在出生前形成的。裂隙灯下,由中央空隙和由前边以正 Y、后边以倒 Y 为界的两个半月形光带所构成。对新生儿进行裂隙灯检查,可发现 Y 字形缝合几乎就在囊膜下。胎儿核的中央空隙部分是晶状体最早生成的部分,于胎生 3 个月前所形成,故又名胚胎核。

婴儿核和成人核:婴儿核是由出生前至青春期所形成,包绕在胎儿核外侧,检查时常不明显;成人核位于婴儿核外侧,是在青春期至成年期(35 岁)所形成,以后逐渐发展增厚。从裂隙灯下的光学切面上看,成人核表面不很光滑,有时表面有空泡,起伏不平。

晶状体悬韧带:正常时裂隙灯检查一般看不到晶状体悬韧带,只有在瞳孔充分散大的情况下,有时可以观察到。在晶状体半脱位、无虹膜或虹膜切除术后的虹膜缺损区可以看见,呈放射状排列的密集纤细线状。但虹膜缺损如系先天异常,则晶状体悬韧带也常缺损或发育不全,不一定能看到。

有时,在晶状体后极偏鼻侧后囊上,常可见一螺旋状附属物悬挂于晶状体后间隙(retrolental space)中,这是在胎生第二个月时由 Cloquet 管壁和晶状体周围纤维膜融合所形成。

7. 玻璃体 玻璃体是位于晶状体后面、视网膜前面,呈透明凝胶样的组织。裂隙灯下可分为原始玻璃体和玻璃体两部分。晶状体后间隙即原始玻璃体所在地,其前界是玻璃体的前境界膜,称为玻璃样膜,此膜极薄,平时和晶状体囊不能分开,在白内障囊内摘除术后才能看到。晶状体后间隙呈漏斗状,并非完全透明,强光下观察,其中有纤细的网状结构。后界是皱襞膜,呈有皱褶的透明膜状结构,即玻璃体主体(次级玻璃体)的开始部分。在皱襞膜后的玻璃体主体似为一透明的光学空间,但在裂隙灯照射下,可以看到其中有由疏松的支架组织所构成的复杂而变化多端的假纤维及假膜,形态多样,像悬挂的薄纱幕,纱幕的褶皱随眼球运动而飘动。在玻璃体的深部,由于照明亮度逐渐减弱,构造也就显得更不规则。裂隙灯下玻璃体的病理变化,主要是在假纤维和假膜间出现的棕黄色或灰白色的细小如尘埃状、丝状或片状的混浊物,有时也可见到闪闪发光的结晶体。其次是假纤维的吸收、粘连、膜样形成或呈致密的波浪状带束。由于玻璃体结构有随眼球移动而运动的特点,故可以借此辨别玻璃体是否液化。在正常情况下,裂隙灯观察可见假纤维在半固体的凝胶中向前后波动,然后返回原来位置,如系明显液化,则不能返回原来位置。在葡萄膜炎中,玻璃体内可见灰白色渗出质及色素团块。玻璃体积血时,则光线被遮蔽不能照入,但可借血液红色反光而得出明确诊断。

(二)眼后节检查法

如前所述,裂隙灯显微镜主要用于眼前节的检查,但如果配合特殊的透镜后,便可对后 2/3 玻璃体和视网膜进行观察。目前,裂隙灯配合不同类型的透镜已经成为眼底检查的常规方法。与直接检眼镜比较,这种方法的优点在于:裂隙灯的照明亮度强且稳定;检查范围比直接检眼镜宽泛,同一视野可同时观察到更大范围内的视网膜区域,利于病变的定位,尤其是在激光治疗视网膜病变时优势明显;玻璃体、视网膜均为透明组织,通过窄光带照明的光学切面,用双目显微镜观察,具有立体感,病变层次辨别清楚;对于玻璃体视网膜交界面、视网膜周边部、脉络膜和视神经等部位疾病的鉴别诊断和早期发现也有很大帮助。弥补了一般检眼镜检查的不足。

值得强调的是,尽管现在有了很多的基于计算机成像技术而开发出来的新型眼底检查设备,如广角彩色眼底照相机、炫彩眼底照相机、OCT等,这些仪器在临床广泛使用,大大提高了对眼底疾病的认识理解和诊断水平。但是,基于裂隙灯的眼底检查仍然是眼科医生必须熟练掌握的基本检查技能,尤其是在不具备仪器设备或病情紧急的情况下,仍然十分重要。

1. 检查时使用的仪器

(1) 裂隙灯显微镜:光源直立型,照明夹角可随意更换。检查时注意裂隙灯照明夹角需调整适度,一般以0°~10°为宜,最终以能看清眼底为度;为了有足够光线照入眼底,以使用中等窄光为宜;为了能观察得较为清晰,可应用显微镜的较低倍,如10倍左右进行检查,必要时再换用高倍;特别需要时,还可把电源输出调至最高,使灯的亮度增加;利用注视灯让患者健眼固定,检查者通过注视灯指挥患眼转动,这对于寻找检查目标是非常有利的。

(2) 为了在裂隙灯上观察到眼底的影像,必须改变焦距,以便视网膜影像能进入显微镜焦点,则需要在被检眼与显微镜之间的光学路径上插入特殊的透镜(高屈光度的凹透镜或凸透镜)(图5-4-2)方可实现。分为接触式和非接触式。

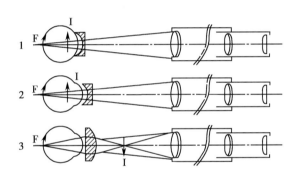

图5-4-2 用裂隙灯检查眼后部玻璃体和眼底的光学图解
1. 眼底接触镜(Goldmann);2. 前置镜(Hruby);3. 高度平凸透镜(Bayadi-Rotter);F:焦点;I:图像

1) 眼底接触镜(Koeppel contact lens):接触式透镜,目前已少为使用。

为检查眼球光轴上的后部玻璃体和后极部眼底,现在常用的是Goldmann型平凹接触镜,其构成是−55.0~−60.0D。由于接触镜本身不放大,故眼底的放大倍数与所使用的显微镜倍数相等,眼底呈正像,使用时反射光线较少,易于检查。眼底接触镜的优点是视野较前置镜大,立体感良好,在视网膜上可以做出清楚的光学切面,眼底表面无改变,无凹陷或凸起的错觉。缺点是使用时必须消毒,并有麻醉、安装等手续,同时对术后、儿童和精神紧张者不适用。

2) 前置镜(Hruby Pre-Set lens):非接触式透镜。在被检查眼前方放置的高度平凹透镜,为−55.0~−58.0D,凹面向着被检眼,平面向着检查者,透镜本身不放大。前置镜一般都安装在裂隙灯头架上,具有一个转动灵活的把柄,使用方便。眼底呈正像。

在使用前置镜时,检查者一手持前置镜透镜,另一手握着裂隙灯操纵杆,追踪眼球;把前置镜从被检眼颞侧移向被检眼的正前方,在透镜不触及睫毛的情况下,尽可能接近角膜。前置镜的中心,应对准被检眼的瞳孔,尽量使前置镜的光轴与被检眼的光轴一致。先用较窄的裂隙光线通过前置镜射入瞳孔。这时,显微镜的光轴与照明系统的光轴可同置于0°上,把已备好的裂隙灯显微镜推向前进,使焦点从角膜经瞳孔,朝向眼底方向前移,直至用肉眼就可窥见眼底。这时,可再把照明系统稍向一侧偏移,使夹角在10°左右,这种情况下的眼底裂隙灯像最为明显。如需检查眼底周边部分,可让被检眼转动,检查上方眼底时,被检眼就向上或将前置镜向下稍微移动,利用前置镜边缘部的三棱镜作用使光线折射至周边部,这时,周边部眼底便可查见。

前置镜的优点是方便,使用前不必消毒,被检眼也不必滴表面麻醉剂,即使被检眼有伤口还未愈合,也可进行检查。缺点是视野较窄,立体感较差,周边部眼底形象,可能发生歪曲,表面有凹陷感觉,放大倍数也较低。

3) 高度双凸透镜:非接触式透镜,是目前最常用的检查方法。

为经改进的透镜为+60.0~+90.0D非球面双凸透镜,使用方法类似间接眼镜技术,故名为裂隙灯间接检眼镜检查法(biomicroscopic indirect ophthalmoscopy,BIO)(图5-4-3)。检查时,把裂隙灯入射光线角度调整至5°,将+90D双凸透镜夹在拇指与示指中间,置于患者眼前方,把透镜有标志一侧向着被检眼,镜片与角膜的距离约1cm(图5-4-4),裂隙灯向检查者方向拉动,先看清瞳孔,再对准瞳孔区向被检眼方向轻轻推动

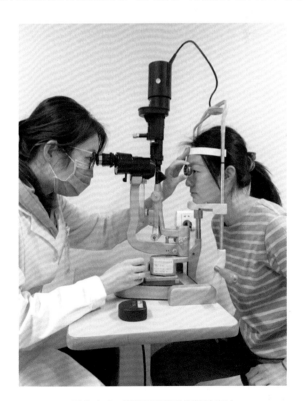

图5-4-3 裂隙灯间接检眼镜检查法

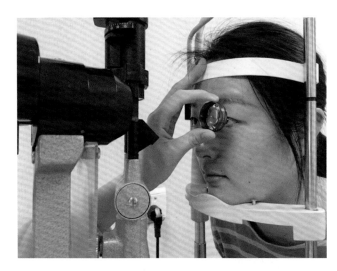

图 5-4-4　+90D 非接触全视网膜镜

裂隙灯,直到看清视网膜。眼底所呈为倒像,检查范围较广,配合被检眼散瞳及各方向的转动,可观察到眼底周边部分。由于这种透镜不需要使用表面麻醉剂和接触角膜,使用安全方便,观察效果满意,目前已为眼科医师观察玻璃体视网膜的常规方法。

4) 三面反射接触镜(three mirror contact lens):接触式透镜。

为了检查眼底的周边部分,可使用 Goldmann 三面反射接触镜(以下简称三面镜)。这种仪器的构造是在眼底接触镜的内部安装三个反射镜,其角度分别为 59°、67° 和 75°,中央为一平凹透镜。光线通过三个镜面的反射而改变方向,以不同角度斜向射入眼内,旋转一周,可观察到更大范围的周边视网膜,再加上中央的平凹透镜,可查看全部眼底视网膜情况。中央平凹透镜主要观察后极部,但因与眼底接触镜构造不同,不能在视网膜上获得精细的光学切面,因而临床上主要是使用三个反射镜。75° 用于观察视网膜血管弓至赤道部,67° 用于观察赤道部至周边部,59° 可查见眼底极周边部和前房角。具体使用方法为:先把中等窄光投射至反射镜上,显微镜的焦点由接触镜的前表面向深部推进,在反射镜中见到虹膜及瞳孔时,将显微镜的焦点通过反射镜中的瞳孔向眼底方向推进,直至看到眼底。如看到的眼底范围不够大,可改变裂隙光束的宽度或改变灯光的投射角,有时还需将灯光从颞侧投射改为鼻侧投射。三面镜中所看到的眼底是对侧的。例如,三面镜的反射镜在 3 点钟,所看到的眼底是 9 点钟部位,但其上下关系不变;反射镜在 6 点钟,可看到 12 点部位的眼底,但其左右关系不变。将三面镜旋转一周,则可逐步观察眼底的全貌。在转动反射镜后,有时需适当调整光线的角度,或升降裂隙灯显微镜。为扩大检查范围,接触镜可适当倾斜,但过度倾斜会使气泡钻入接触镜与角膜之间,影响眼底的清晰度。

为更好地检查眼底周边部,可使用压陷接触镜。这种压陷接触镜是由 Goldmann 三面镜再加一个压陷器所构成。主要利用 59° 的镜面来检查眼底锯齿缘及睫状体平部。压陷器安装在塑料或金属的漏斗上,漏斗上缘有一豁口表明压陷器的位置,

接触镜与漏斗之间可以互相固定,并且可以互相转动,使用便利(图 5-4-5)。

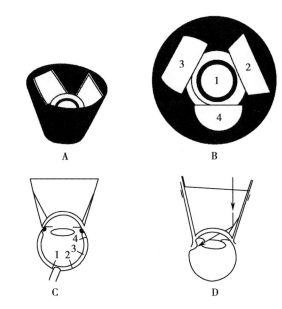

图 5-4-5　三面镜及其检查范围图

A. 三面镜外观;B. 三面镜的位置;C. 三面镜检查范围图解;D. 带有压陷器的三面镜图解

2. 临床应用　需要注意的是使用裂隙灯检查眼后部,必须散瞳后进行,才能对眼底疾病的部位、范围、性质有全面详细的观察,而检查对一些疾病的诊断和治疗有很大价值。

(1) 玻璃体后脱离的诊断:老年人、高度近视、视网膜脱离、眼内炎或眼球外伤等,常出现玻璃体后脱离现象。这种脱离是玻璃体后界膜与视网膜内界膜或视盘的分离。分离后所遗留的空间内充满透明的眼内液。

散瞳后使用裂隙灯直接焦点法检查,可以发现玻璃体后脱离。如再加用镜面反光带照明法,可以看到后脱离的后界膜上的沉着物或灰白色的渗出质等。但如后脱离轻微,后界膜接近视网膜时,则必须得加用前置镜或眼底接触镜才能看清。这时由于受到视网膜反射红光的干扰,使所得的影像的清晰度和立体感受到一定影响。检查时常需先把焦点对在视网膜上,然后把显微镜向后轻轻移动,在焦点变化过程中,观察玻璃体后部的改变。可见脱离的玻璃体后界膜呈囊形下陷,裂隙灯下为均匀一致的灰色,薄而透明,表面呈波浪状。如为后上脱离,则膜的上方为透明空间,下方是胶状玻璃体,玻璃体已有退行性改变。若脱离范围很大,玻璃体后界膜可距晶状体很近,在裂隙灯直接焦点光下就可查见,这时的玻璃体后界膜像垂直悬挂的薄幕,到达水平线才逐渐转向后方。

由于玻璃体在后部与视盘有生理粘连,所以在后脱离时,可以在后界膜上看到一个略相当于视盘大小的环形混浊,这就是视盘的痕迹,称为 Weiss 环。最初此环与视盘常仍存在一些粘连,以后逐渐脱离而自由活动。裂隙灯直接焦点照明下,环呈乳白色;后部反光照明下,在眼底红光衬托下,环呈灰黑色。

环的周围有放射形微细分支,晚期环可变形,呈椭圆形或马蹄形。有时裂隙灯下可以看到玻璃体由此环形洞口向后突出。

玻璃体后脱离因病变情况不同,可有种种变化。例如可为部分性后上脱离、完全性后脱离、单纯完全性后脱离、合并玻璃体萎缩的完全性后脱离、漏斗形脱离等。

(2) 对视盘的观察更清楚:裂隙灯检查与普通检眼镜检查的区别,主要是立体观念明确,层次分辨清晰。例如,视盘水肿与视盘炎的鉴别,在视盘炎时,可以见到视盘前玻璃体闪辉增加或在脱离的玻璃体后面见到炎性渗出的细点,而视盘水肿则看不到这些炎性改变。对青光眼视盘病变,可确实观察到陷凹的深浅、大小以及周围情况。

(3) 提高了对视网膜脉络膜病的诊断能力:裂隙灯光照在视网膜时,出现一双层光带,前面的光带呈银白色,是视网膜光带,后面者呈棕黄色,是视网膜色素上皮层和脉络膜的表现。在新鲜的视网膜脉络膜炎病灶上方的视网膜有增厚现象,与此相反,在病变治愈后,可以见到病灶上方的视网膜变薄。在慢性长期不愈的病例中,如进行性匐行性脉络膜炎病例,在普通检眼镜下似已成为陈旧病灶,在裂隙灯下则发现部分病灶边缘仍有增厚,经过观察,病变果又扩大;也有慢性病例除视网膜增厚外,还可见到在视网膜与脉络膜之间有空隙形成。在交感性眼炎,除可见视网膜混浊增厚外,还可查见其后面弥漫增厚的发黄的脉络膜。

用裂隙灯检查眼底,可鉴别视网膜出血与视网膜微血管瘤。对视网膜下肿物的认识可以更为清楚。

(4) 中心性浆液性脉络膜视网膜病变的诊断有作用:裂隙灯下正常的黄斑部中心凹区域的视网膜较他处薄,中心有凹陷,色泽也较他处视网膜浅淡。相当于中心凹部位,有小而明亮闪动着光辉的亮点,此反光点正位于视网膜光切面的前面。在中心性浆液性视网膜病变时,黄斑区的视网膜出现限局性水肿、脱离,向前隆起,中心凹仍呈脐状凹陷,但亮点消失,直接焦点光切面下呈所谓 Cupid 弓(Cupid bow)状,在视网膜与脉络膜之间,含有透明液体。有的病例视网膜有混浊水肿,分界不清,有灰白色点状沉着物等。在视网膜水肿区的前面,可有小片的玻璃体后脱离。脉络膜有的无变化,有的晚期出现花纹状色素改变。

(5) 鉴别黄斑部囊肿与裂孔的有效方法:黄斑部囊肿与裂孔在普通检眼镜下有时不易鉴别,而在裂隙灯下区别较易。用光学切面检查,极易看出囊肿的前壁,而在黄斑部裂孔,则可看出前面光带断裂,裂孔边缘部光带增厚,其下面的脉络膜光带可被清楚地看出(图5-4-6,图5-4-7)。

(6) 通过三面镜及压陷装置的应用,对眼底周边部检查的范围较普通检眼镜大为增加,现举例说明如下:

1) 锯齿缘部的情况:在锯齿缘部可以看见睫状体平坦部与视网膜接近处的形态,一般鼻侧突出陷入明显,颞侧较平。视网膜伸向睫状体的部分,名齿状突(dental process);向后极部后退部分,名锯齿缘湾(ora bay);睫状体平坦部在视网膜周边部呈岛状存在者,名闭锁性锯齿缘湾(enclosed ora bay);在锯

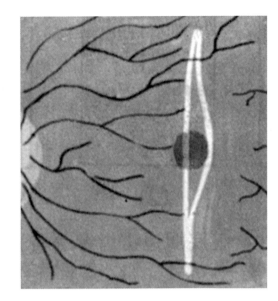

图 5-4-6　黄斑部囊肿

裂隙灯下可以见到周边部有外伤性视网膜脱离,光自右侧投来

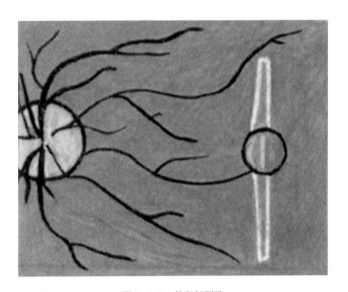

图 5-4-7　黄斑部裂孔

裂隙灯下可以见到视网膜光带中断,边缘加厚和混浊,光自左侧投来

齿缘部呈子午线方向走行的视网膜皱襞,名视网膜子午线皱褶(meridional fold)。齿状突常可形成囊样变性,子午线皱褶易发生裂孔(图 5-4-8~图 5-4-10)。

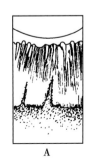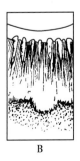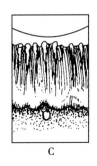

A　　　　　　　B　　　　　　　C

图 5-4-8　眼底周边锯齿缘部检查所见

A. 齿状突;B. 锯齿缘湾;C. 闭锁性锯齿缘湾

117

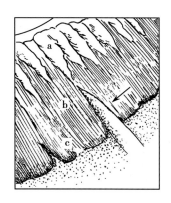

图 5-4-9　视网膜子午线皱褶
a.睫状突；b.睫状体平坦部；c.锯齿缘；黑箭头示子午线皱褶

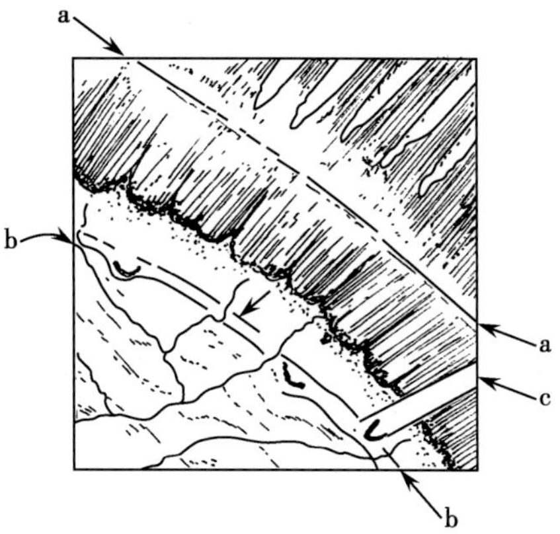

图 5-4-10　锯齿缘部所见
a.玻璃体前缘；b.由玻璃体基底部后缘所形成的视网膜褶上发现视网膜裂孔；c.在视网膜子午线皱褶的尖端出现裂孔

2）视网膜囊样变性（cystoid degeneration of retina）：在视网膜周边邻接锯齿缘部常可发现囊样空腔和变性。这些病变的形态是小的、色稍红（较裂孔的红色淡）、呈蜂窝状空泡样变性灶。这些囊样变性空腔一旦破裂，就可形成视网膜圆形裂孔或小的带瓣状裂孔等。临床上由这类裂孔形成视网膜脱离者不多，常是在临诊检查时偶然发现。

3）玻璃体基底部（vitreous base）：是位于睫状体平坦部中央与锯齿缘稍后的环形带上，此处玻璃体纤维密集。此基底与视网膜接连处，镜下可以看到有一与锯齿缘平行的视网膜褶。此处发生视网膜脱离时，检查就比较容易。

4）铺路石样变性（paving stone degeneration）：在高度近视眼眼底，经常可以查见视网膜脉络膜萎缩灶。这些病灶可有各种不同形状，有与锯齿缘相连者，也有位于赤道部至锯齿缘中间者。状如铺路石样的白色圆形萎缩灶，名铺路石样变性。常可形成视网膜裂孔。

5）格子样变性［lattice（-like）degeneration］：这种改变常见于赤道部或赤道部与锯齿缘中间部位，形成与锯齿缘平行的细长带状病灶，长短不同，可两三排并行，由于带状病灶互相交叉，形成格子状，因而得名。经过病灶部位的血管常呈灰白色线状，也有伴发色素沉着者。病变多见于颞上方，其次分别为鼻

上、颞下，鼻下方最少。也有病变波及眼底周边部全周者。荧光眼底血管造影显示变性病灶部位毛细血管消失，病灶周围部位则毛细血管扩张，一部分甚至形成网状，可以见到荧光渗漏现象。裂隙灯下显示变性病灶部位视网膜变薄，经常可以查见在病灶边缘部有玻璃体粘连。病理组织学检查也证实这个部位的视网膜有变性变薄现象，甚至脉络膜也有同样改变。在病灶边缘上确有玻璃体粘连。在原发性视网膜脱离病例，与裂孔有关的变性病灶中，格子状变性是最常见的。瓣状裂孔常发生在这种变性病变的尖端，而圆形裂孔则常在病灶的中间见到。因此这种病变对患眼的威胁是最大的。

此外，还可查见所谓霜样变性（视网膜表面浮现一片灰白色发亮外观）或网状囊样变性（在囊样变性附近的血管呈微细的树枝状分布，肉眼下呈网状，故名）。但这种囊样变性与上述囊腔比较透明、后部组织色泽可以显露的情况相反，呈灰白色混浊。

在进行三面镜及压陷器对眼底周边部的检查中，还可有很多发现。例如，在实行巩膜压陷检查中，可以查到睫状体平坦部透明的半球形睫状体囊肿。在视网膜周边部接近锯齿缘处，镜下可以见到白色隆起的细小视网膜混浊，多发于鼻侧，名视网膜碎屑（retinal tag）。在眼底周边部还经常可以查见色素斑，裂孔发生在色素斑部位者，也为数较多，但两者之间关系如何，尚难作结论。由于裂隙灯三面镜的使用，对视网膜玻璃体粘连（vitreoretinal adhesions）或视网膜玻璃体连接（vitreoretinal attachment）的情况增进了了解，例如，在视网膜瓣状裂孔中瓣（flap）与玻璃体呈索状粘连的情况，虽有时用普通检眼镜也能看到，但如用裂隙灯接触镜或三面镜进行检查，情况就更为清楚。在视网膜裂孔的周围近处，可以看到被揪下的视网膜小盖（operculum）正附着在玻璃体索条上。

在检查眼底周边部时，还常可遇到视网膜虽未发生脱离，但查见了裂孔，特别是在高度近视眼中，一眼已发生了视网膜脱离，在细查另一眼时常可发现。这类患者常有自觉的飞蚊症及闪光感等，但也可无任何自觉症状；同时有的病例除发现了眼底周边部的裂孔外，还发现裂孔周围已有视网膜半脱离，但仍可无自觉症状。这类病例统名隐性视网膜脱离（subclinical detachment of the retina）。这一情况的发现对预防因视网膜脱离造成失明起了很大作用。

（李骏　杨钧）

第五节　前房角镜检查

要点提示

前房角定义：前房角是前房周边的一个夹角状结构，是房水外流通路中一个重要环节。

形态特性和检查法要点

1. 前房角形态主要取决于后壁虹膜及其相关结构；静态法检查结构性宽或窄（包括关闭），动态法鉴别功能性关闭属于贴附或粘连。

2. 前房角宽度分级法在国内采用 Scheie 法。

病理生理学意义

1. 前房角是青光眼病理生理学分型基础，尤其对闭角型青光眼有重要意义。

2. 临床思路重在前房角与眼压、眼底和视野的关系。

前房角是周边前房的一个夹角状结构，位于整个前房的周边部，其外部相当于角巩膜缘处。从解剖上，其夹角状结构由三个部分所组成：前壁即角膜周边部和巩膜向前房内的突出部；后壁即虹膜周边部；两者交会处形成夹角的顶端即隐窝，其基底为睫状体冠部前表面暴露于前房内的一部分。前房角由于隐匿于不透明的角巩膜缘的内里，在常规眼科检查法，例如一般的裂隙灯显微镜检查法下是不可见的，而需要借助于专门的检查手段。前房角是青光眼四大病理因素和检查指标之一，前房角镜检查法是前房角检查中基本而重要的检查手段，掌握其各种常用技术对青光眼以及其他有关临床情况的评价有至关重要的临床意义。

一、前房角镜的设计原理和种类

正常情况下，从前房角反射的光线在泪膜-空气界面经历了全内反射（total internal reflection）。光线经过两个不同折射率的介质时，部分光线于介质界面被折射出来，进入另一介质，其余的被反射回到自身介质；但光线从光密介质（较高折射率的介质）到光疏介质（较低折射率的介质）而且入射角大于临界角时，全部光线没有折射而只有反射，称为全内反射；例如，光线从玻璃进入空气时会发生，但光线从空气进入玻璃时则不会发生。前房角的临界角（the critical angle）约为 46°，光线全部反

射回到角膜基质，因此，外部不可直接看到前房角（图 5-5-1）。所有前房角镜借助一个塑料或玻璃镜面放置于角膜表面上，镜面与角膜表面间充填以患者的泪液、生理盐水或某种透明的黏弹性物质，据此消除泪膜-空气界面及其所形成的全内反射，从而可以看到前房角。

根据检查中看到前房角，即外部可见的前房角光线的折射或反射方式，前房角镜分为两大类：一为直接式，例如 Kopper 式前房角镜（属于前房角透镜，即 goniolens），可见来自前房角直接折射出来的光线；二为间接式，例如 Goldmann 式或 Zeiss 式前房角镜（属于前房角棱镜，即 gonioprism），可见来自前房角折射但经过反射的光线（图 5-5-2）。

直接式前房角镜提供的是前房角的直接观察，临床医生看到的是前房角结构的正像。但要求患者仰卧位，因此，裂隙灯显微镜不便应用，而须用手持显微镜。所以通常手术室内借助手术显微镜，进行麻醉下婴幼儿前房角的检查或前房角和小梁网的切开术。

间接式前房角镜的设计类型和临床应用较多，裂隙灯显微镜的照明和放大作用即可用于日常诊室内，目前国内常用的是 Goldmann 间接式前房角镜。间接镜内置一个或多个倾斜一定角度（Goldmann 式前房角镜为 64°）的反射镜面，以反射从前房内折射出来的光线，所以提供的是对侧前房角的倒像，但水平镜面的左右方位和垂直镜面的上下方位保持不变，不过，与直接镜所见相比，间接镜所见的前房角看起来略浅（图 5-5-3）。

二、检查方法

从前房角镜的操作方法上，检查技术分为静态检查法和动

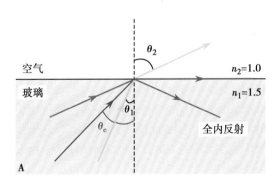
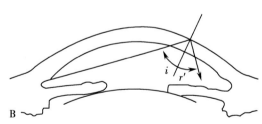

图 5-5-1　全内反射原理示意图

A. 玻璃和空气界面的全内反射（临界角为 θ_c）；B. 前房角和空气界面的全内反射

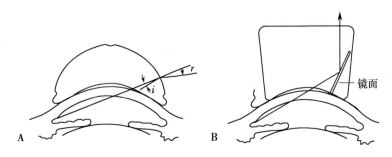

图 5-5-2　前房角镜原理示意图

A. 直接式前房角镜（goniolens）；B. 间接式前房角镜（gonioprism）

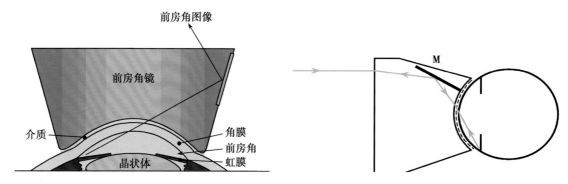

图 5-5-3　Goldmann 间接式前房角镜检查法,反射镜面(M)置于上方

镜下所见为下方前房角的倒像,但鼻侧和颞侧方位不变

态检查法,其一般理解上,静态指的是患者眼位保持正前方原在位、前房角镜不做压迫等操作时前房角的自然状态;而动态指的是患者眼位按照医生要求转动至某一方位、前房角镜做压迫等动作,或上述两者兼而有之时前房角的人为干预状态。静态检查法属于基本检查技术,而动态检查法是在静态检查法的基础上根据实际情况和目的所采用的。例如,对于开角型青光眼,静态检查法下整个前房角镜结构一览无余,无须再用动态检查法;对于闭角型青光眼,单纯静态法下不仅无法看清整个前房角结构的全貌,而且无法分辨前房角关闭是贴附性的还是粘连性的,此时须用动态法予以鉴别。

前房角镜检查技术因前房角镜类型不同而不一,一般步骤如下(以 Goldmann 式单面前房角镜为例):

1. 患者和裂隙灯显微镜的准备如同眼科常规检查。此外,患眼点滴表面麻醉剂,裂隙灯照明以灯臂与镜臂 10°~15° 为宜,放大 ×10~×20 即可。

2. 前房角镜凹面清洗和消毒后,滴入少许人工泪液或眼科黏弹剂等作为接触介质,轻轻地放入患眼结膜囊内,并与眼表面相吸附(勿出现气泡),其反射镜面置于正上方,采用静态检查法,其操作要点有二:一是患者眼位保持正前方原在位,二是裂隙灯照明光应短而宽以避免直接照射瞳孔,从而保证前房角实际宽度的观察,这对于窄前房角或闭角型青光眼的患者尤显重要。

3. 反射镜面首先置于上方,实际上前房角观察从下方开始。由于房水重力和上睑压迫等关系,前房角宽度一般下方最大,从而容易观察,其结构、色素、粘连等情况看得最为明显和清晰,据此获得前房角形态的一个基本印象。其中,首先而重要的是识别两个前房角定位标志,即巩膜突和 Schwalbe 线,对随后整个前房角结构的识别和判断有了前提和基础。

4. Goldmann 式单面前房角镜中,单面的前房角涵盖范围约为 60°(即 1/6 圆周),因此需要转动前房角镜,例如顺时针转动全周后才能查遍整个前房角,最后得出结论。需要注意两点:一是转动前房角镜时,切勿混淆前房角的镜下部位与实际解剖部位间的关系(图 5-5-4);二是鼻侧和颞侧前房角的观察相对困难,此时仍使用纵裂隙光,但改变光照角度,或改用横裂隙光,并向上倾斜 20°(Haag-Streit 900 型裂隙灯显微镜容易做到),以充分照明前房角。

5. 如果静态法下前房角结构无法充分观察,例如虹膜膨隆或虹膜末卷隆起导致前房角狭小,以及前房角关闭需要鉴别属于接触性或粘连性时,应当再行动态检查法。需要注意的是,对于 Goldmann 式前房角镜,由于其接触凹面直径较大,动态检查时如果采用压迫动作,容易造成周边角膜形成皱褶而影响前房角观察,或导致前房角图像变形,甚至出现人为变窄或关闭的假象,因此,推荐通过改变患者眼位进行动态检查的方法。对于 Zeiss 式前房角镜,由于其接触凹面直径较小(9mm),压迫

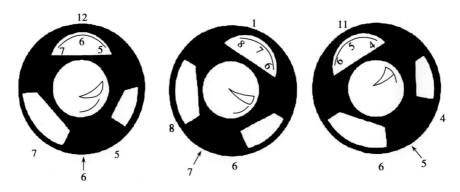

图 5-5-4　Goldmann 前房角镜检查中前房角镜下部位与实际解剖部位间的关系

前房角镜的镜面位置以 12 点位为中心时,其镜面中心反映的是 6 点位前房角的图像;同时,其 5 点位和 7 点位的图像分别位于镜面中心的右侧和左侧。其余以此类推

动作仅用力于中央角膜上,则可避免上述弊端。

6. 检查完毕后取出前房角镜,患眼滴入抗生素滴眼液。

三、正常前房角的结构形态

前房角构成中,前壁的角膜属于相对刚性的组织,隐窝睫状体的解剖位置相对固定,上述两个结构对于前房角整体形态的影响甚小,后壁的虹膜属于柔性组织,而且其本身解剖上厚薄不一,生理条件下舒缩改变呈现膨隆或平坦形态,并容易受到附近其他结构例如晶状体和睫状体乃至整个眼球状态的影响,因此成为决定前房角形态的主要因素。依照前房角镜下从前壁到后壁的观察顺序,前房角的结构组成依次如下(图5-5-5,图5-5-6):

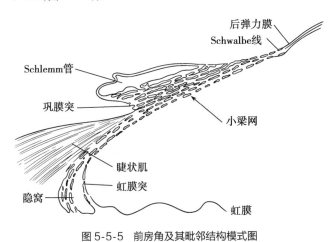

图 5-5-5　前房角及其毗邻结构模式图

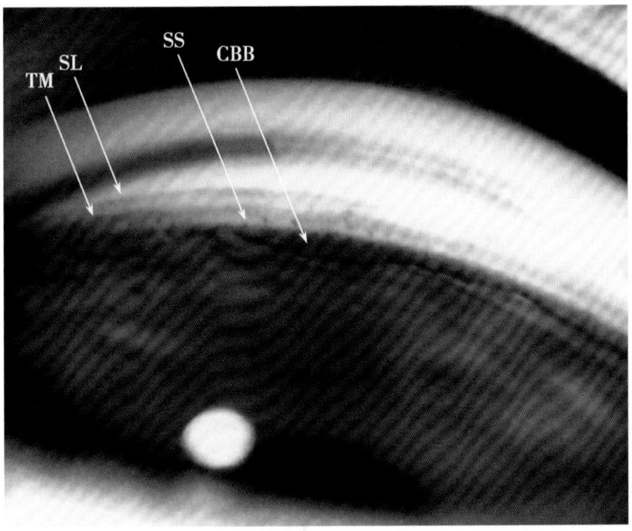

图 5-5-6　前房角镜下前房角图像及其结构组成关系

SL:Schwalbe 线(Schwalbe's line);TM:小梁网(trabecular meshwork);SS:巩膜突(scleral spur);CBB:睫状体带(ciliary body band)

1. Schwalbe 线　即前境界线,外观上呈灰白色略突起的细线状结构,为前房角前界的起始标志。此线位于角膜后弹力层的终止处。

2. 小梁网　位于 Schwalbe 线与巩膜突之间、外观上呈半透明或深浅不一的棕褐色、表面粗糙的小带状结构,宽度约为 0.5mm。小梁网整体色调的深浅依年龄等因素而不同,其本身前部小半部分色调较浅,为非功能区小梁网,而后部大半部分色调较深,为功能区小梁网,是小梁网发挥房水滤过的区域。Schlemm 管恰恰位于其深层组织内部,正常情况下,此管不可见,但低眼压、炎症或动态检查中眼球压迫等情况下房水静脉血液返流时,则可于小梁网处透见红色即充盈着血液的Schlemm 管。

3. 巩膜突　紧邻于小梁网之后,为外观上呈灰白色、宽窄不一的线状结构,为小梁网结束的后界标志。解剖学上,巩膜突是巩膜向前房内突出的前端部分,也是睫状体的附着部位。

4. 睫状带　位于巩膜突与虹膜根部止端之间,实际上是睫状体冠部外侧前表面暴露于前房角内,外观上呈类似于睫状体的棕黑或深褐色小带状结构,形成前房角的隐窝部分。其宽度与虹膜根部在睫状体冠部前表面止端位置的前后有关,个体差异很大。

正常婴幼儿的前房角结构与成人相比有所不同,主要区别在于前房角隐窝的宽窄和深浅,由此影响前房角的整个形态。正常婴幼儿的眼球发育至 3 岁时大部分完成,出生时隐窝并未充分发育,1 岁时隐窝形成一个朝向睫状体前表面的凹陷。睫状体外观犹如深向小梁网表面的致密色素带,其前界融入巩膜突,而巩膜突犹如一条白线介于睫状体与其前部色素小梁网之间。如果小梁网上没有色素,睫状体带将是前房角内唯一的色素结构。房角隐窝内,睫状体带暴露得可能很宽,有时可见不规则线状或束状、来自前层虹膜基质的纤维形成树枝状,跨过前房角隐窝,称为虹膜突。虹膜突通常终止于巩膜突附近,但某些虹膜突可以伸到小梁网,偶尔甚至高达 Schwalbe 线。较大的虹膜突意味着虹膜与前房角前壁间胚胎分离得不完全,数量很多时见于先天性 Axenfeld 综合征。大多数纤维于巩膜突处失去色素,然后向前融进小梁网的最内层,称为葡萄膜小梁网。虹膜突对房水外流没有任何影响。

5. 虹膜末卷　即虹膜周边接近根部的部分,而虹膜末卷的形态与整个虹膜的形态是密切相关的。前房角镜检查时应仔细观察的两个主要虹膜特征是:整体构型和终端位置。就整体构型而言应注意,深前房时虹膜呈平坦状,浅前房时虹膜呈膨隆状,高度近视眼等特殊情况下周边虹膜呈凹陷状;就终端位置而言,包括表观上和实际上两种情形(需要动态检查法予以区别),终端位置的描述以前房角隐窝(虹膜末卷深部为前房角隐窝)内结构为参考:诸如位于前部小梁网和 Schwalbe 线、位于后部小梁网、恰恰位于巩膜突以下、位于巩膜突以下和睫状体以内、位于睫状体带以后。亚洲人种和远视眼患者中,虹膜止端位置前移为常见情况;实际上,前房角的宽度即虹膜与角膜间的夹角恰恰取决于虹膜根部在睫状体上的止端位置、虹膜的膨隆程度和虹膜末卷的隆起程度,而前房角宽度的观察和判断正是许多前房角镜检查法分级系统的基础。

正常前房角内,除上述结构外,还有两种常见成分,即色素和虹膜突。色素在年轻人中极少,以后随年龄增长而增多,一般呈近似于虹膜色泽的浅或中褐色,主要分布于小梁网,尤其后部小梁网上;虹膜突属于中胚叶组织残留,位于隐窝前或横跨于虹膜末卷与巩膜突间,数量上一般不多或完全缺如。正常时,无论色素还是虹膜突,对前房角功能均无影响,但数量或者形态上发生显著改变时,应注意寻找可能潜在的病理因素。

四、前房角宽度和色素的分级和记录法

(一)前房角宽度分级和记录法

前房角宽度是前房角镜检查中一个基本而重要的指标,尤其对于青光眼特别是闭角型青光眼的诊断、治疗和随访有特殊价值和意义,但其分级法目前尚无统一规定。实际上,各种分级法仅是参考,重要的是切实掌握前房角的解剖结构及其形态改变,以及与眼压和视神经包括眼底和视野损害的病理生理学关系。

国内外文献上介绍和临床中应用的分级法已有多种,现将几种常见并且具有代表性的分级法介绍如下。

1. Scheie 分级法 最初为 Scheie(1967 年)所介绍,中华医学会第二次全国眼科学术会议(1979 年)建议采用,作为我国眼科临床中迄今所常用的前房角宽度分级法。该法依据前房角镜静态检查法下所见前房角结构的不同,先将前房角分为宽角和窄角两型,进而再将窄角分为由轻到重的四级;对于窄角,静态检查后应进行动态检查以观察前房角宽度的改变,尤其对于重度窄角,通过动态检查法判断是否属于闭角以及关闭的性质和程度。现分述如下:

(1)宽角(简写符号为 W):静态检查法下周边虹膜平坦,全部前房角结构包括后壁的虹膜末卷、隐窝的睫状体带和前壁的巩膜突、小梁网和 Schwalbe 线,均易于查见(图 5-5-7A)。

(2)窄角(简写符号为 N):静态检查法下周边虹膜膨隆,依据其膨隆程度即遮掩睫状体带和前壁各个结构的轻重不同,依次分为四级(简写符号为罗马数字 I~IV):

N I:静态下睫状体带可见范围较窄或完全不可见;属于轻度窄角。动态检查下睫状体带可见范围加宽或由不可见变为可见。

N II:静态下巩膜突不可见;属于中度窄角。动态检查下巩膜突由不可见变为可见(图 5-5-7B)。

N III:静态下后部色素小梁网(功能区小梁网)不可见,但交点线错位(即裂隙光照明下虹膜表面和角膜内面两条窄细的光线于前房角顶点交会时处于分离的位置而不是会合的位置);属于重度窄角。

N IV:静态下 Schwalbe 线可见或不可见,即全部前房角结构不可见,但交点线错位;属于重度窄角。

(3)闭角:前房角为 N III 和 N IV 时均属于重度窄角,如果交点线不错位则提示已经关闭,即可判断为闭角。此时,必须通过动态检查法予以确认前房角关闭的性质和程度。性质上指的是,动态观察下全部小梁网可见,属于贴附性关闭(appositional closure);反之,属于粘连性关闭(synechial closure)。程度上指的是,全周前房角中关闭所发生的范围;需要注意的是,粘连程度实际上包括范围大小和位置高低两个方面,粘连性关闭来自高位的周边前粘连(peripheral anterior synechiae,PAS),即粘连位置达到小梁网、Schwalbe 线,甚至角膜内面,而低位的周边前粘连对于前房角的结构和功能尚属轻度改变和损害(图 5-5-8)。进而,同一眼内前房角不同位置(不同象限或钟点)上关闭的性质和粘连的程度可以互有不同。

前房角宽度的描述方法最好包括虹膜形态、虹膜根止位置和虹膜与小梁网间的夹角,但 Scheie 分级法仅以前房角结构的可见程度作为前房角宽度分级的标准,并未反映周边虹膜的形态和前房角夹角的角度,容易造成错觉和混淆。例如,周边虹膜不膨隆但虹膜根止前位致使睫状带甚至巩膜突不可见,此种宽角可被误认为窄角。目前,国外较多采用的是 Shaffer 分级法和 Spaeth 分级法。

2. Shaffer 分级法 依据虹膜与小梁网表面间夹角的大小,将前房角从宽到窄依次分为五个等级(4 级~0 级):

4 级:虹膜与小梁网表面间的夹角为 40°。

3 级:虹膜与小梁网表面间的夹角为 30° 左右(大于 20° 但小于 45°)。

2 级:虹膜与小梁网表面间的夹角为 20°;可能发生关闭。

1 级:虹膜与小梁网表面间的夹角为 10°;很可能随时发生关闭。

0 级:虹膜与小梁网表面间的夹角呈裂隙状或为 0°;极可能发生关闭或关闭已经存在。

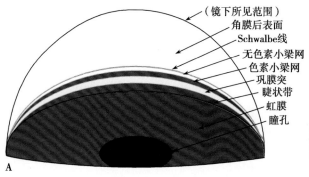
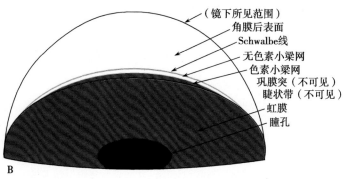

图 5-5-7 前房角宽度分级法模式图

A. 宽角;B. 窄角 II

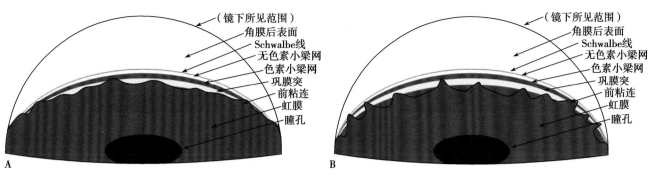

图 5-5-8 前房角周边前粘连模式图

A. 静态下所见;B.动态下所见

3. Spaeth 分级法 对 Shaffer 分级法予以扩展,除依据虹膜与小梁网表面间夹角的大小外,还包括周边虹膜形态、虹膜根止位置,以及动态检查法对前房角构型的影响。

(1) 虹膜根止位置:由大写英文字母所表示。A 表示虹膜止端位于 Schwalbe 线以前;B 表示位于 Schwalbe 线和巩膜突之间;C 表示巩膜突可见;D 表示虹膜止端较深,睫状体带可见;E 表示虹膜止端极深,睫状体带可见超过 1mm。

(2) 前房角夹角:由两条切线的夹角所决定。一条线与小梁网内表面相切,另一条线与虹膜前表面的中间 1/3 相切,两条线所形成的夹角作为前房角的宽度,依据不同大小表示为 0°~50°,前房角很宽时甚至大于 50°。重要的是需要理解,上述角度所确定的并非虹膜隐窝自身的角度,而是虹膜相对于隐窝的角度。

(3) 周边虹膜构型:由小写字母所表示。最初版本中,r 表示虹膜平坦,即没有明显向前膨隆或向后凹陷;q 表示向后凹陷;s 表示向前膨隆。后来的修改版本中,为进一步鉴别周边虹膜根止位置,采用 f、c、b 和 p 替代原先的 r、q 和 s,其含义分别为:f 表示平坦,c 表示向后凹陷,b 表示向前膨隆,p 表示呈高坪状。原定义中 s(表示向前膨隆)或许不能充分区分伴有瞳孔阻滞的虹膜膨隆与高坪虹膜构型,而新定义的一个优点在于能够区分周边虹膜的不同构型,从而有助于治疗方式的选择,例如瞳孔阻滞可通过周边虹膜切开术获得缓解,而高坪虹膜则需要周边虹膜成形术。

因此,Spaeth 分级法中,前房角宽度的描述所采用的代码

至少包括 1 个大写字母、1 个数字和 1 个小写字母。例如,对于一个虹膜止端位于巩膜突以后、宽度正常和周边虹膜构型呈平坦状的前房角,其分级的描述代码为 D40r(修改版本中为 D40f)(图 5-5-9,表 5-5-1)。

表 5-5-1 Spaeth 前房角宽度分级法

虹膜根止位置	前房角夹角	周边虹膜构型	
A:位于 Schwalbe 线以前		r:平坦	f:平坦
B:位于 Schwalbe 线和巩膜突之间		s:膨隆	b:膨隆
C:巩膜突可见	0°~50°		p:高坪
D:止端较深、睫状体带可见		q:凹陷	c:凹陷
E:止端极深、睫状体带可见超过 1mm			

关于前房角宽度及其分级的有关概念,最后值得强调的是:前房角是房水循环通路中一个重要环节,一般临床上所谓宽和窄与开和闭是两类性质的概念。根据结构与功能关系相统一的原理,宽窄指的是前房角结构上入口张角的大小,开闭指的是前房角功能上房水是否能够流通。这是原发性青光眼中开角型和闭角型两种青光眼分型的病理生理学基础。

(二)前房角色素分级法

年轻人中前房角一般没有色素或极少,以后随年龄增加色素出现并增多,但正常年龄性色素增多的临床表现通常集中于前房角的前壁即小梁网上,尤其以后部功能性小梁网表面为显

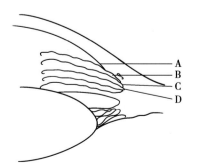
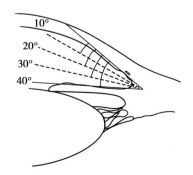
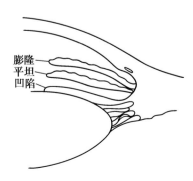

图 5-5-9 Spaeth 分级法中虹膜根止位置、夹角宽度和虹膜构型的定义

著,原因在于小梁网的房水引流作用,房水中含有的色素颗粒滞留于小梁网上,日积月累地呈现出来,并随年龄逐渐增加,其色调初为浅棕色,渐为深棕色,也可为深灰色甚至黑棕色。病理情况下,色素分布的部位不再限于小梁网而且数量增多,色素颗粒的形态和色调等均可发生变化,甚至可能满布于整个前房角,或者出现某种特征性表现。

1. Scheie 前房角色素分级法　依据色素数量和分布部位从轻到重分为 0 级~Ⅳ级,共计五级,分述如下:

0 级:整个前房角内除睫状体带呈色素性外观外,其他结构上均无色素可见。

Ⅰ级:后部小梁网有少量色素。

Ⅱ级:后部小梁网有较多色素。

Ⅲ级:后部小梁网有密集的深棕色的色素,同时前部小梁网以及 Schwalbe 线处也有较多色素。

Ⅳ级:全部小梁网呈深棕色,同时巩膜突和角膜内面也有色素沉积。

2. Spaeth 前房角色素分级法　依据前房角内 12 点位小梁网色素(pigmentation of trabecular meshwork,TMP)的轻重程度依次分为五级:

0 级:没有色素。

1+ 级:微量色素。

2+ 级:少量色素。

3+ 级:色素较多。

4+ 级:色素致密。

(三) 前房角检查结果的记录法

前房角检查从方法上分为静态法和动态法,从内容上包括前房角的形态和色素,上述四个方面均应在检查结果中予以分别记录。记录的方法尚无统一硬性规定,以尽量全面和准确地反映检查结果为原则。我国采用 Scheie 前房角宽度和色素分级法,记录法多为简图示意与文字附注相结合,其中简图可绘成同心圆图或四象限图(以患者的解剖方位为准),附注文字应说明前房角镜检查时患者眼压高低、瞳孔大小和用药(毛果芸香碱滴眼液)与否等有关因素,以及检查结果的要点,并给出最后印象(图 5-5-10)。

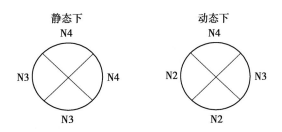

图 5-5-10　前房角镜检查结果记录法(右眼,Scheie 分级法)

● 眼压 27mmHg;瞳孔 3mm,光反射灵敏(未用药)。

● 静态下,全周周边虹膜高度膨隆。动态下,上方和鼻侧两象限内交点线不错位;颞侧和下方两象限内低位 PAS(+),TMP(Ⅱ)。

● 印象:窄角Ⅲ~Ⅳ(膨隆型,上方、鼻侧半周关闭)。

Spaeth 前房角宽度和色素记录法采用代码形式描述前房角的三维信息。其中,反映虹膜根止位置的大写英文字母具有两种描述方式:静态观察下得到的结果采用字母外加括号的形式,动态观察下得到的结果直接采用字母表示。例如,(B)D25P 的具体含义为:(B) 意指静态下光学虹膜止端(optical iris insertion)位于 Schwalbe 线和巩膜突之间,D 意指动态下解剖学虹膜止端(anatomic iris insertion)位置较深、睫状体带可见,25 意指由两条切线所形成的夹角约为 25°,P 意指周边虹膜为高坪构型。如果连同色素分级一起表述,其记录方式例如(B)D20S/2+TMP,斜线后 2+TMP 表示小梁网可见少量色素。

五、前房角异常

1. 周边前粘连(PAS)　所谓周边前粘连是指后壁的周边虹膜与前壁的巩膜突、小梁网乃至 Schwalbe 线相粘连。其形态可表现为丝状、丘状、帐篷状等,其原因多为青光眼、前部葡萄膜炎、眼外伤等。其中,炎症除造成前房角的周边前粘连外,还可导致不同部位出现不同数量和形态的渗出,尤以下方为重。

2. 色素异常增多　青光眼发作后、前部葡萄膜炎、眼外伤、内眼手术后(包括激光周边虹膜切开术后)等均可导致前房角色素的异常增多。此外,具有特征性的色素异常增多还可见于:

(1) 假性囊膜剥脱综合征:患侧眼前房角内除有剥脱的碎屑外,还有明显的色素沉积,尤以下方更多,表现为一个或多个越过 Schwalbe 线的色素性波纹,即 Sampaolesi 线。与对侧眼相比较,其不同显而易见。

(2) 色素播散综合征:前房角内大量色素沉积,色素的色调多为棕黑色甚至深黑色,分布的部位从睫状体带到 Schwalbe 线,尤以功能区小梁网特别浓厚,范围上不仅下方,而且两侧甚至上方,呈现为全周前房角的环形致密色素带。

3. 钝挫性眼外伤后前房角改变　具有代表性的几种包括虹膜根部解离、前房角后退、睫状体截离。

4. 新生血管形成　糖尿病性视网膜病变、视网膜中央静脉阻塞和颈动脉阻塞综合征分列三大病因,其共同的发病机制为,眼缺血条件下新生血管形成因子被诱发,并刺激前房角内新生血管形成。此外,Fuchs 异色性虹膜睫状体炎、慢性炎症、长期高眼压或低眼压等均可诱发前房角内新生血管形成。

5. 先天性前房角发育异常　源自眼前节中胚叶发育不全,见于合并眼前节发育异常的先天性青光眼,例如 Axenfeld-Rieger 综合征和无虹膜。前者表现包括:由角膜中胚叶组织增殖形成的突出而前移的 Schwalbe 线(单独 Schwalbe 线的突出和前移称为后胚胎环,因不合并青光眼而没有临床意义),由葡萄膜中胚叶组织残留形成的粗大条索从虹膜伸向 Schwalbe 线而遮盖小梁网。后者表现多为虹膜发育严重不全,周边残存少量虹膜组织与角膜相粘连,或前房角内充满大量残留的中胚叶组织和色素。

六、前房角镜检查的临床应用

1. 青光眼　眼压的主要影响因素是房水的容积,房水动态循环的整个通路中有两条外流途径,即小梁网通路和经过睫状带的葡萄膜巩膜通路。前房角是两条外流途径流出眼球前必经的共同部位,因此是临床上特别关注的一个结构。房水引流通路的阻滞状态及其性质和程度的判断,仅就前房角本身而言,所谓正常是指功能上必须是开放而不是关闭的,但功能上的开放可有结构上的宽窄之分,也即角度可有大小之分。若就前房角宽窄而言,宽角条件下可以发生开角型青光眼,而窄角状态并不一定导致闭角型青光眼。因此,前房角正常与否的评价应当与整个房水循环通路中各个环节及其影响因素结合起来。小梁网位于前壁,睫状体带作为隐窝,后壁为虹膜周边部并决定着前房角的宽窄,具体取决于两个因素,即虹膜根部在睫状体前面的止端位置和根部虹膜的形态,其中前者由发育性解剖因素形成,后天不再改变,后者的影响因素较多,既有解剖因素也有生理因素,既有静态因素也有动态因素,诸如虹膜自身膨隆或肥厚的程度、瞳孔大小、睫状突的位置、晶状体的厚度和位置及其相互关系,以及年龄老化的影响等。从结构与功能间的关系看,前房角的宽窄为解剖状态,而开放或关闭为其功能状态,两者既有密切联系又不完全相同。临床医生应当理解其解剖、生理和病理生理学并掌握前房角镜的多种检查技术,以适应房水外流阻滞的各种类型诊断和治疗的要求。

(1) 原发性青光眼:原发性青光眼的直接病因通过目前的临床检查法尚不能查及,发病机制上前房角的检查成为目前分类乃至诊断和治疗的重要依据。

1) 开角型青光眼:开角型青光眼中前房角从功能上是开放的,此外形态上并无特别异常的表现,需要注意的是结构上可有宽或窄的不同。一般临床意义上所谓的开角型青光眼往往指的是前者,但实际上后者也是存在的,并且需要与慢性闭角型青光眼相鉴别。两者的鉴别要点是,虽然前房角均属于窄角,但眼压升高状态下,开角型青光眼的前房角依然是全周开放的,但闭角型青光眼的前房角必然存在着一定范围的关闭;此外,眼底和视野损害情况也是重要参考。

2) 闭角型青光眼:闭角型青光眼无论在诊断、治疗乃至随访中,前房角镜的应用具有十分重要的意义。急性闭角型青光眼急性发作期中,由于患者症状严重、结膜急性充血和角膜高度水肿等,检查难于配合和观察,特别情况需要检查时,采用甘油或其他高渗剂滴眼等待角膜脱水透明后,立即进行检查;发作期后检查,往往可以查及不同程度的前房角关闭和周边前粘连。慢性闭角型青光眼中,依据不同的具体亚型,除一定程度的前房角关闭和周边前粘连或前房角缩短外,还可查及周边虹膜呈现膨隆或高坪状态的不同构型。整个闭角型青光眼中,病情处于早期时,依据前房角情况的治疗选择和预后判断有所不同:急性闭角型青光眼因发病机制为瞳孔阻滞而呈现明显的虹膜膨隆,慢性闭角型青光眼中呈现虹膜膨隆时提示存在着瞳孔阻滞的发病机制,上述两种情况下,周边虹膜切开术的治疗效果较好,并且术后前房角宽度有明显改善。但高坪虹膜的慢性闭角型青光眼,由于其发病机制主要不在瞳孔阻滞,所以周边虹膜切开术的治疗效果较差,且术后前房角宽度改善不明显,此时激光周边虹膜成形术(前房角成形术)是一种可以选择的治疗措施。

(2) 继发性青光眼:继发性青光眼的原发病因既有全身性的也有眼局部性的,不同的病因可能影响整个房水循环通路中不同的流通环节。仅就前房角本身而言,诸如糖皮质激素性青光眼等开角型青光眼中,前房角形态上没有任何特异性改变,其他具有代表性的几种前房角改变如下:

1) 继发于炎症的青光眼:发病机制多为两种情况,或者两者兼而有之:一是急性炎症时小梁网上或隐窝内积聚大量渗出(此时眼压并不一定升高),或慢性炎症下周边前粘连导致前房角关闭;二是炎症直接累及小梁网,此时可见小梁网上出现油滴状或干胶状渗出;上述情况均以下方为著。

2) 新生血管性青光眼(neovascular glaucoma, NVG):临床上,初起时前房角内出现少许的新生血管但眼压尚未升高,称为临床前期;眼压升高后分为开角期和闭角期:开角期内,尽管前房角宽度似乎正常,但小梁网表面已被新生血管纤维膜所封闭;及至闭角期时,新生血管纤维膜进一步增殖甚至收缩,造成前房角完全关闭。

3) 房角后退性青光眼(angle recession glaucoma):房角后退性青光眼属于钝挫性眼外伤后继发性开角型青光眼的一种类型,前房角后退为其特异性体征。其中,前房角后退作为一种直接缘于眼外伤的创伤性前房角改变,如果发生则伤后立刻检查即可查及,此后不能修复,但角膜或虹膜的内皮细胞逐渐形成的玻璃膜可覆盖前房角,或表面出现灰白色瘢痕,严重者可导致周边虹膜前粘连。房角后退性青光眼的诊断须有眼外伤的病史和房角后退的体征,发生的伤后时间不一,早发者多于伤后数周内,晚发者可于伤后数十年后以致外伤史可能被遗忘。

4) 其他具有前房角特异性改变的继发性青光眼:下述几种继发性青光眼中,前房角镜下所见的特异性改变对诊断有重要价值:

假性囊膜剥脱性青光眼中,可见 Schwalbe 线前出现 Sampaolesi 线;

色素播散综合征中,可见小梁网上致密浓黑的环形色素带;

虹膜角膜综合征(ICE)尤其进行性(原发性)虹膜萎缩中,可见大范围高位置的周边虹膜前粘连;

上巩膜静脉压升高的继发性青光眼中,可见功能区小梁网呈红线状充血性外观;

血影细胞性青光眼中,可见小梁网上沉积的血影细胞呈现土黄色外观。

(3) 先天性青光眼:对于青少年型先天性青光眼的前房角检查,方法上与成人类似,结果上也与成人的原发性开角型青光眼相同,一般并无特殊所见。对于婴幼儿型先天性青光眼的前房角检查,一般需要采用全麻下检查法(EUA),使用 Koeppe

直接式前房角镜或 Goldmann 间接式前房角镜于手持裂隙灯或手术显微镜下进行检查,如果患儿角膜上皮水肿,可予以纯甘油或高渗糖脱水,或 70% 乙醇去上皮。

正常婴幼儿的前房角本不同于成人,主要表现为:虹膜周边平坦,根端止于巩膜突后;睫状带于生后 6~12 个月时出现;整个小梁网从巩膜突到 Schwalbe 线透明光滑均匀,罕有色素;隐窝内虹膜突少见,若有也极少带有色素。

婴幼儿青光眼中,半数患儿的前房角并无特异发现,另有半数可见单纯小梁网发育不良,其表现形式有二:绝大多数虹膜周边平坦,根端止于巩膜突之后、之上或之前,但通常较前,甚至止入小梁网,睫状带不能辨认(房角隐窝缺如),巩膜突发育不良,小梁网透明性降低甚至睫状肌纤维伸入,影响小梁网、巩膜突和睫状带的观察,中胚叶组织残留,色素较多;另外少数周边虹膜凹陷,根端平面位于巩膜突后,但虹膜前层基质匍匐性覆盖整个房角,止于 Schwalbe 线后。

2. 非青光眼领域

(1) 炎症:炎症性前房角改变源自全身或眼局部因素引起的急性或慢性前部葡萄膜炎,常见的改变除各种形态的周边前粘连外,主要为渗出,其形态可呈颗粒或油滴状,位于虹膜根部、隐窝内或小梁网上,严重者也可呈干胶状覆盖于小梁网上。

(2) 外伤、异物:外伤后几种具有代表性的改变如下:

1) 前房角挫伤、出血:由于伤情和伤后病程不同,外伤后前房角改变不一。如伤情较轻、前房积血很少或没有肉眼下血性房水时,前房角镜下仅见小梁网上少许色素沉积,或血丝附着,尤以下方明显。如伤情较重,尤其大量出血时,往往提示前房角发生实质性结构损害的可能。

2) 巩膜根部离断(iridodialysis):是指虹膜根部与其相附着的睫状体前表面相分离,解离裂口较小时,只有前房角镜下检查时才可查见,裂口较大尤其位于上方时,直观下即可看见。

睫状体脱离(cyclodialysis):是指睫状体前端外侧与其相附着的巩膜突相分离,前房角镜下可见巩膜突与睫状带间出现裂口(cyclodialysis cleft),前房与睫状体上腔相连通,以至于眼压降低甚至极低。需要注意的是,睫状体脱离属于钝挫性眼外伤后一种继发性改变,而前房角分离(goniodialysis)是一种手术方式。

3) 前房角后退(angle recession):是指睫状体本身外部的径向纤维依然与巩膜突相附着,而内部的环形纤维与其外侧的径向纤维间发生不同程度的劈裂,同时内侧的环形纤维发生后退,所以又称为前房角劈裂(angle cleavage)。前房角镜下可见虹膜根部后退、隐窝加深、睫状体带变宽。注意,前房角后退是钝挫性眼外伤后一种常见的后遗症,但存在前房角后退时并不一定发生眼压升高。

4) 前房角异物:前房角内细小异物的滞留通常是借助前房角镜检查发现的,因此对于慢性反复的原因不明的葡萄膜炎,应当注意前房角异物的存在,一般多在下方,异物长期存留后可被增殖膜包裹,并可进一步造成周边前粘连。眼内铁质沉着症的前房角中,小梁网上可见明显的铁锈样铁质沉着。

(3) 肿瘤:所谓前房角肿瘤是指虹膜或睫状体肿瘤对前房角的侵犯,或眼后节乃至全身其他部位恶性肿瘤在前房角的转移和种植。周边虹膜囊肿很小时,需要借助前房角镜才可查见,一般境界清晰,圆形或半圆形,棕灰或灰白色,囊壁菲薄而透明或半透明,通常带有色素斑点。虹膜或睫状体黑色素瘤中,瘤体隆起可呈不规则形,表面粗糙,呈棕黑或全黑色,经常引起前房角浸润并导致不同结构的前粘连,尤其下方常见粗大色素颗粒沉积。个别病例中,仅见前房角内色素异常增多。

(任泽钦)

第六节 眼压检查法

要点提示

1. 在正常的生理状态下,眼压不是一成不变的,人体的眼压具有昼夜变动的时间规律。

2. 正常眼压不是简单的数字概念,没有一个正常与异常之间的绝对分界线。从青光眼的角度来说,可以认为凡是不引起视功能和眼组织损害的眼压水平即为正常眼压。按统计学观点,在正常人群中,如眼压超过正常均值加 3 个标准差,即眼压 >24mmHg 应视为病理值。故应根据多项指标加以综合分析和判断。

3. 眼压监测包括:传统昼夜眼压、习惯性体位眼压监测、长期眼压监测。

眼内压(intraocular pressure, IOP),简称眼压(下同),是眼球内容物——包括晶状体、玻璃体、葡萄膜、视网膜和眼球内液体(房水和血液)——作用于眼球壁上的压力。眼压取决于房水生成、房水流出易度-房水流出阻力和上巩膜静脉压三大指标,其间的关系可以用 Goldmann 的公式表示:

$$Po=(F/C)+Pv$$

Po 稳定眼压(稳压)(mmHg)

F 房水生成率(μl/min)

C 房水流出易度[μl/(min·mmHg)]

Pv 上巩膜静脉压(mmHg)

从上式可以看出,F 与眼压成正比,C 与眼压成反比。一般认为正常人房水的生成与流出保持相对稳定。

一、眼压

在正常的生理状态下,眼压不是一成不变,而是有轻微的变动。

(一) 眼压的昼夜变化

人体的眼压具有昼夜变动的时间规律,绝大多数学者认为正常人的峰压时间常在早晨 4~7 时,尤其是在起床以前最高,偶有出现在其他时间,谷压常在下午或傍晚。正常人昼夜眼压变动差值为 2~4mmHg,一般不超过 6mmHg,约有 84%≤5mmHg,超过 5mmHg 者极少,平均变动值为 3.7mmHg。病理标准为 ≥8mmHg,6~7mmHg 为可疑异常。峰压值超过 21mmHg 者需要行进一步检查。

昼夜眼压变动观测中偶见有小变动波，有时可见于双眼。这种最大 1h 变动差别，有时竟可高达 4~5mmHg，甚至高于此值。最大的 20min 小波动亦可达 3~4mmHg。小波动常出现在峰压或谷压的前后。

眼压昼夜变异的原因尚不完全明了。一般认为与昼夜活动不同、体位改变有关，其机制可能是神经性调节和内分泌活动的改变。但已证实眼压的昼夜变异与房水生成率和房水流出受阻的昼夜变化有关。Phelps（1974 年）分析到正常人群在上午 11 时所测的眼压多能代表正常群体的眼压值。

（二）影响眼压的因素

1. 眼壁硬度　又称巩膜硬度。当外力加于眼球时，眼壁硬度使眼内容积改变受到眼壁膨胀限度的约束力。眼壁硬度愈大，对眼内容积改变所产生的抵抗力也愈大；反之则愈小。眼球的角巩膜外壁有一定的硬度，原有的弹力很小，受眼压的支持，使之维持一定的张力。在没有外力作用时它不收缩或膨胀，因此对眼压的变化影响不大。临床上，当用压陷型眼压计（Schiötz 型）测量眼压时，眼内容积改变较大。眼壁硬度对压的影响就会表现出来，有时所测得的眼压并不代表真实的眼压，因此在眼硬度较高或较低时必须校正。用 Goldmann 压平眼压计时，在测量眼压时所引起的眼内容积改变很小，故测量误差也很小，测值比较接近真实眼压，一般不再校正。

2. 中央角膜厚度　中央角膜厚度在正常人一般为 520μm±50μm 范围内压平眼压读数相对准确，有研究表明，如中央角膜厚度>570μm，眼压读数则相对增加。中央角膜厚度每增加 50μm，压平眼压测量值可升高 2mmHg。

3. 体位与眼压　体位改变可引起暂时眼压改变，由坐位改变为卧位，眼压平均升高 3mmHg 左右。文献报道，正常人和青光眼患者从坐位变为卧位，眼压变动范围很大（1.6~8.6mmHg），多数的平均眼压变化为 3.5~4.5mmHg。多数报道认为从坐位变为卧位，青光眼患者的眼压升高比正常人高。Kiuchi 等发现，正常眼压性青光眼视野缺损进展与卧位眼压升高幅度大相关，表明青光眼视神经损害也发生在睡眠卧位时。Jain 等观察到，青光眼及非青光眼患者的眼压改变均与年龄有关，老年患者由体位导致眼压升高的危险性更大。甄毅等选择了开角型青光眼 32 例与健康人 28 例，使用 Perkins 压平眼压计分别测量坐位、平卧位、右侧卧位及左侧卧位下的眼压，然后让患者坐起，分别测量重新坐起后 1、5、10min 的眼压，结果显示体位对眼压的测量存在影响，侧卧下的眼压明显高于坐位和平卧位下的眼压，在开角型青光眼中，这种差别更加明显。

4. 头位与眼压　有少量研究探索了头位与眼压改变的关系。Jian 等用气眼压计测量 108 只青光眼及对照组 151 眼，从坐位到仰卧位，青光眼患者眼压升高较对照组高，然后用 12.7cm 的枕头使头部抬高持续 2min，眼压较平卧位时低。Malihi 等对 24 例健康人进行了体位和头位对眼压影响的研究，坐位测量颈部处于自然向上、屈曲和伸展三种位置，卧位包括仰卧、左侧卧位与右侧卧位。对各种姿势作了详细规范，稳定 5min 后，用气眼压计测量眼压，各种位置的测量顺序为随机进行。在

坐位中，颈部自然向上者眼压最低（14.8mmHg±2.0mmHg），颈部屈曲者眼压（19.8mmHg±3.8mmHg；P<0.000 1）和颈部伸展者眼压（16.4mmHg±2.7mmHg；P<0.000 1）均较高。卧位三种姿势的眼压均较坐位颈部自然向上者高（P<0.000 1）。仰卧位为 17.3mmHg±2.9mmHg，右侧卧位为 18.3mmHg±3.0mmHg，左侧卧位为 17.9mmHg±2.7mmHg。右侧卧位平均眼压较仰卧位高（P =0.006），左侧卧位与仰卧位无明显差异（P=0.058）。在三种坐位及仰卧位中，左右眼的眼压无明显差异（P>0.1）。在青光眼的治疗中，可建议青光眼患者在睡觉时将头部抬高。在日常活动中，应避免颈部过度伸展或睡觉时用多个枕头所致的颈部屈曲。侧卧位时下方眼睛的眼压较高，可考虑睡觉时适当变动体位，而不要侧向一方的时间过久或习惯于固定一侧侧卧。

5. 运动与眼压　运动可使正常人和青光眼患者的眼压下降，青光眼患者的眼压下降较正常人更明显。长期规律性运动可使眼压基线降低。建议青光眼和高眼压症患者坚持经常性锻炼，如走路、慢跑或骑自行车等，作为一种辅助性治疗。

6. 血压与眼压　一些流行病学研究表明，全身血压升高伴有轻微眼压上升。Blue Mountains Eye Study 显示，收缩压<110mmHg 者，双眼平均眼压为 14.3mmHg，收缩压≥200mmHg 者，眼压升为 17.7mmHg。舒张压<70mmHg 者，眼压 15.2mmHg，舒张压≥120mmHg 者，眼压升至 18.6mmHg。收缩压每升高 10mmHg，右眼平均眼压升高 0.28mmHg，或舒张每升高 10mmHg，眼压升高 0.52mmHg。Beijing Eye Study 中，多因素分析，收缩压与舒张压均与眼压明显相关（P<0.001）。综上所述，收缩压每升高 10mmHg，伴有眼压升高 0.20~0.44mmHg，舒张压每升高 10mmHg，伴有眼压升高 0.40~0.85mmHg。伴随血压升高，确实有眼压升高，但是升高的比例是很小的，表明血压升高在青光眼病因方面，其临床意义是很有限的。

（三）正常眼压和病理性眼压

正常眼压不是简单的数字概念，不可能用准确的数字表达，没有一个正常与异常之间的绝对分界线。从青光眼的角度来说，正常眼压可以认为：凡是不引起视功能和眼组织损害的眼压水平即为正常眼压。但是这样一个定义也不能用肯定的数字说明。所有的眼球不能对某一个眼压水平有相同的反应。有的眼球可以耐受 20mmHg 以上的眼压，而另一些眼球虽然眼压较低，但已可引起视神经的损害。这并不是说眼压的高低不重要或眼压高无危险性，而是需要进行个别的判断，因为常有个别差异，或有其他因素决定某一眼压水平易于发生损害，即一些眼睛容易发生损害，而另一些眼睛则有较强的耐受力。所以有的学者提出，正常眼压应是：适应其血液循环，保持眼球的新陈代谢和完成视觉功能的眼内压力。这样一个定义从眼生理学而言，仍较全面，可作为临床实际工作参考。

正常人群眼压的分布，从统计学概念，眼压有正常、中间可疑和病理值。如前所述，不能由于有一定的眼压值而确诊是或不是青光眼。但是有此参考值可以从初步考察眼压的大致高低，是否有青光眼的可能，以利指导进一步检查。早年，我国已做了一些地区的人群眼压的普查工作。中华医学会眼

科学会郑州分会根据这些调查结果和研究工作的需要,规定用 Schiötz 型眼压计测量眼压正常范围为 10~21mmHg,平均值为 15~16mmHg,21mmHg 为正常上限,22~23mmHg 为可疑范围,应进行进一步检查。多次和准确的测量,眼压≥24mmHg 并结合其他指标的情况,可以认为是病理值。用 Goldmann 压平眼压计测量正常人群的眼压范围是 10~18mmHg,平均值为 14mmHg。对北京市顺义区 7 622 例正常人用手持 Perkins 压平眼压计测定为:13.40mmHg±2.43mmHg。国外文献报道,最常被引证的是 Leydhecker 等(1958 年)对 10 000 正常人用 Schiötz 型眼压计的调查,正常眼压组有 95.5% 为 10.5~20.5mmHg,平均值为 15.5mmHg。高于 20.5mmHg 则为异常。以后有用压平眼压计测量正常眼压范围为 13.5~16.3mmHg,<21mmHg 者占 97.5%。

我国正常人眼的眼压值为 10.8~20.9mmHg。95% 正常值范围约为 10~21mmHg。每个人的眼压水平并不全然一致,这与每个人的视神经对自身眼压高低的耐受程度有关。据统计学分析,有 4.55% 的正常人眼压超过 21mmHg(平均值±2 个标准差)及 0.27% 正常人眼压超过 24mmHg(平均值±3 个标准差)而没有青光眼病变,这些人的眼压已超过正常人的高限,而视神经却并未受到任何损害。然而,也有部分人眼压在正常范围或临界值之内,而视盘和视野却出现了显著损害。我国一项对邯郸地区人群的调查显示,在开角型青光眼患者中,有 83% 的患者 24h 眼压不高于 21mmHg。研究表明,正常群体眼压值的分布曲线并不符合正态分布,而是向右侧倾斜,即眼压高于平均值的人数较低于平均值的人数为多。换言之,即正常组和异常组之间的眼压有明显重叠。因此,不能简单地用一个数值作为划分正常眼压和病理性眼压的标准。所谓"正常眼压"只是统计学上的一个定义。有作者认为,应强调眼压的"个体化"倾向,即每个正常个体的正常眼压不相雷同,不同眼压水平导致的后果也不尽相同。

按统计学观点,在正常人群中,如眼压超过正常均值加 3 个标准差,即眼压>24mmHg 应视为病理值,但临床上可无青光眼表现;或眼压虽在统计学的正常范围,但可因血管灌注压下降,或全身病等原因如颅压低等,视盘发生病理性凹陷;故需根据多项指标加以综合分析和判断。

认识正常眼压和病理性眼压的界限,对指导临床工作同样是十分重要的。我国人眼压的病理值为>21mmHg,卧位测量为>23mmHg。24h 眼压波动范围正常为≤4mmHg,病理值为≥8mmHg。两眼眼压差的正常值为≤4mmHg,病理值为≥5mmHg。

在正常情况下,房水生成率(rate of aqueous production)、房水排出率(rate of aqueous outflow)及眼内容物的容积三者处于动态平衡状态。如果这三者的动态平衡失调,则将出现病理性眼压。眼压均匀地分布于眼球内的各个部位,因而不论眼前节产生的压力水平如何,后部玻璃体内的压力常常是和房水中的压力一致的。但有两种病理性例外情况:一是房水直接流入玻璃体腔内,则玻璃体压力增高,且高于前房的压力,出现玻璃体将晶状体-虹膜隔向前推移,产生睫状环阻滞性闭角型青光眼;

另外一种情况是瞳孔阻滞,后房压力高于前房,从而引起虹膜向前膨隆。这种前房与后房之间的压力差虽不很大,与整个眼压相比虽比较小,但却会引起相当严重的后果。

二、眼压检查法

用眼压计(tonometer)或液压计(manometer)测量眼压的技术称为眼压计测量,是研究眼压生理和诊断并估价青光眼与一些眼病及其疗效、预后观察的重要方法之一。虽然指压法可初步略知眼压情况,但是不能进行数字记录或随诊对比。准确测量眼内压的方法是用液压计直接测量法(manometry),即将液压计与前房接通进行测量,测得的眼压称为开放液压计眼压(open manometry pressure)。但直接测量眼压的方法不能应用于临床,因此,临床上对眼压的测量,实际上只能应用一些间接的方法。常用的测量眼压的原理是通过加于角膜上的外力使角膜变平或下陷,根据变平或下陷的程度与眼压的定量关系,换算出被测眼的眼压值。很明显,临床上常用的这种间接测量眼压的方法所测得的眼压值,只是一个相对的近似值(图 5-6-1)。

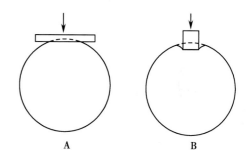

图 5-6-1　眼压测量原理示意图
A. 压平式;B. 压陷式

(一)指触眼压测量法

是用手指感觉判断眼压的一种方法。指测法是在检查前嘱患者松弛眼睑,向下方注视,检查者将两手的中指、无名指和小指支撑在患者和前额部,将两手示指置于一眼球正对上睑板上方的睑皮上。以一示指向后下方按压眼球,使巩膜产生凹陷现象,另一手的示指则可感触到眼球张力的大小及眼球波动的软硬程度。如此两示指交替触压眼球,反复数次,遂感觉到眼球硬软的程度,便可估计到眼压的高低程度。应注意不能用力猛压眼球。

指测法的记录方法一般采用 Bowmans 记录法。Tn 代表正常眼压,T+1 代表眼压稍高,T+2 表示眼压相当高,T+3 则表示眼压甚高。相反,T-1 代表眼压略低,T-2 代表眼压较低,T-3 表示眼压极低。

本方法是依据检查者反复实践,靠经验体会估计,虽不十分精确可靠,但如能熟练操作,在临床上仍具有一定的实用意义。特别是急性结膜炎、角膜溃疡、角膜白斑、角膜葡萄肿、角膜弯曲度有明显改变的圆锥角膜或扁平角膜、眼球震颤,以及因患者无法配合检查而不宜用眼压计检查眼压者,均可用此法检查。但是当患者眼睑充血、水肿、睑痉挛或眼睑瘢痕形成时,则会影响检查结果的准确性,而不宜用此法检查眼压。眼球角膜巩膜破裂者,切忌用此法触压眼球。由于本方法能粗略估计眼压高低,但对轻微的眼压改变难以准确判断,故对于青光眼的早期诊断或药物研究或观察手术治疗青光眼的疗效,也不宜使用指测法检查眼压。

(二) 眼压计测量法

自 Donder(1863 年)设计出第一个眼压计以来,至今已能提供出的眼压计达数十种之多。使用眼压计测量眼压的基本原理,绝大多数都是将眼压计置于眼球表面,由其本身的重量使眼球产生不同程度的变形(压陷或压平),引起眼球张力发生不同程度的变化。利用所施压力的大小和眼球变形程度之间的关系推算出眼压的数值。因此,此种检查法是一种间接检查法。

常用的眼压计有压陷式和压平式两类:

1. 压陷眼压计　自 von Graefe(1863 年)和 Donders 等首创压陷式眼压计以来,经过不断改进更新,直至 1905 年挪威 Schiötz 发明了实用的压陷式眼压计,至今已为临床上广泛使用。压陷式眼压计的设计是以 Imbet-Fick 定理及 $Pt=W/A$ 公式为依据制造的。压陷式眼压计以 Schiötz 眼压计为代表。

(1) 检查步骤与方法

1) 被检查者仰卧于检查床上。

2) 0.5% 丁卡因滴眼,每 2~3min 一次,共滴 2~3 次。

3) 将眼压计置于校对试板上以检查指针是否在 0 位,若不在 0 位,则应矫正后使用。

4) 用 75% 乙醇消毒眼压计足板,并用消毒棉擦干。

5) 表面麻醉后,令被检查者睁开双眼,完全放松。向正上方注视某一目标,或注视患者自己手指。

6) 检查者用左手示指和拇指轻轻分开上下睑,右手持眼压计并将其足板垂直置于角膜中央,同时观察眼压计指针所示刻度,并迅速重复测量 2~3 次。若 5.5g 砝码刻度小于 4 格,则应换用 7.5g 砝码再测一次,若仍小于 4 格,可换用 10g 或 15g 砝码。

7) 将所测结果用分数记录法记录:分子为砝码重量,分母为指针刻度,以千帕(kPa)为单位。并从换算表(表 5-6-1)中查出相应的眼压值。例如,用 5.5g 砝码测得刻度为 4 时,则记录为 5.5/4=2.74kPa。

(2) 注意事项

1) 在测量眼压的过程中,不能对眼球施加除眼压计砝码以外的任何压力。眼压计的足板本身只能自然放置于角膜表面,不能施压。特别是分开眼睑的手指,应向眶周围施力,切勿挤压眼球。

2) 测量眼压后立即滴抗生素眼药水,并嘱被检者勿揉擦眼球,以免擦伤角膜。

3) 影响测量准确性的因素主要有眼压计的标准化、角膜曲率半径、眼球壁的硬度、测量技巧等。

4) 如果原有眼压计测量结果换算表是以毫米汞柱(mmHg)为单位,使用时要再加以换算。换算系数为:1mmHg=0.133kPa;

表 5-6-1　Schiötz 眼压计眼压换算表[mmHg(kPa)]

刻数	负荷			
	5.5g	7.5g	10.0g	15.0g
0.0	41.38(5.52)	59.14(7.88)	81.65(10.88)	127.45(16.99)
0.5	37.78(5.04)	54.21(7.23)	75.11(10.01)	117.87(15.71)
1.0	34.52(4.60)	49.76(6.63)	69.27(9.23)	109.28(14.57)
1.5	31.61(4.21)	45.76(6.10)	63.96(8.53)	101.44(13.52)
2.0	28.97(3.86)	42.12(5.62)	59.10(7.88)	94.32(12.57)
2.5	26.56(3.54)	38.80(5.17)	54.66(7.29)	87.99(11.73)
3.0	24.38(3.25)	35.76(4.77)	50.62(6.75)	81.78(10.90)
3.5	22.38(2.98)	32.97(4.40)	46.86(6.25)	76.20(10.16)
4.0	20.55(2.74)	30.39(4.05)	43.38(5.78)	71.03(9.47)
4.5	18.86(2.51)	28.01(3.73)	40.18(5.36)	66.23(8.83)
5.0	17.30(2.31)	25.81(3.44)	37.19(4.96)	61.75(8.23)
5.5	15.88(2.12)	23.78(3.17)	34.40(4.59)	58.02(7.74)
6.0	14.57(1.94)	21.89(2.92)	31.82(4.24)	53.61(7.15)
6.5	13.35(1.78)	20.14(2.69)	29.40(3.92)	49.94(6.66)
7.0	12.23(1.63)	18.52(2.47)	27.16(3.62)	46.46(6.19)
7.5	11.20(1.49)	17.01(2.27)	25.06(3.34)	43.22(5.76)
8.0	10.24(1.37)	15.61(2.08)	23.09(3.08)	40.17(5.36)
8.5	9.36(1.25)	14.31(1.91)	21.26(2.83)	38.13(5.08)
9.0	8.54(1.14)	13.10(1.75)	19.55(2.61)	34.56(4.61)
9.5	7.79(1.04)	11.97(1.60)	17.96(2.39)	32.02(4.27)
10.0	7.10(0.95)	10.94(1.46)	16.48(2.20)	29.61(3.95)
10.5		9.98(1.33)	15.10(2.01)	27.37(3.65)
11.0		9.09(1.21)	13.81(1.84)	25.26(3.37)
11.5		8.28(1.10)	12.62(1.68)	23.27(3.10)
12.0		7.51(1.00)	11.50(1.53)	21.42(2.86)
12.5			10.48(1.40)	19.69(2.63)
13.0			9.53(1.27)	18.05(2.41)
13.5			8.64(1.15)	16.53(2.20)
14.0			7.83(1.04)	15.12(2.02)
14.5			7.08(0.94)	13.70(1.83)
15.0				12.57(1.68)
15.5				11.43(1.52)
16.0				10.38(1.38)
16.5				9.41(1.25)
17.0				8.50(1.13)
17.5				7.67(1.02)

1kPa=7.5mmHg。

2. 压平眼压计测量法　当具有一定重量的力平面加压于角膜中央时,会形成两者接触的圆形平面。在外加压力一定的情况下,眼内压越高,形成的圆形接触面的面积越小,眼内压越低,则平面面积越大。或者如果要求达到相同的压平面积,则眼内压越高,需要施加于角膜的力就越大,眼内压越低,这一力就越小。根据这一原理设计制作的眼压计,是以外力与角膜压平面积为测量依据的,故称为压平眼压计压平眼压计。

(1) Goldmann 眼压计:Goldmann 眼压计对角膜压平面积的测量不是以一定重量的砝码压平角膜后测量被压平的面积,而是测量当压平一定面积的角膜时,需要压力的大小。当眼内压不同时,要压平某一面积所需要的力将会不同,从而可间接测量眼内压的高低。根据计算,当角膜中央被压平的圆面积为 7.354mm^2 时,圆的直径为 3.06mm,造成眼球容积的改变仅为 0.56mm^3,由此引起的眼内压增高仅为其原来的 2.5%,造成的误差范围约为 ±0.07kPa,因此,目前认为这是较为理想的测量方法。

1) 结构与原理:用于压平角膜的测压头,为两端不等大的平顶透明塑料圆锥柱体。小面端与角膜接触,直径为 7mm。整个测压头被装在用于加压的压力臂上。测压头内装有两个底向外的三棱镜,依据光学原理,当测压头面与角膜接触并施以一定压力时,由于三棱镜对光的折射作用,从另一面可观察到被压平的角膜面周围荧光素染色的圆形泪液环分别被移位的两个半圆环,当角膜压平面积正好为 7.354mm^2 时,圆的直径为 3.06mm,被移位的两个半圆形荧光半环断面的内缘正好相切(图 5-6-2)。

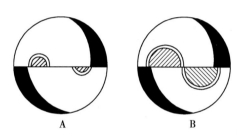

图 5-6-2 荧光素半圆环示意图
A. 测量开始时;B. 标准位置

用于施加压力的装置,即通过有刻度的旋钮,加压于由弹簧系统控制的压力臂。根据单位面积所受压力与比重的关系式换算,如用汞柱的高度表示单位面积所受的压力,则在受压面积为 0.073 54cm^2(7.354mm^2)时,1g 压力所产生的汞柱高度则正好为 10mm,即 1.0g ÷ (0.073 54cm × 13.6g/cm) ≈ 1cm=10mm。所以,用旋钮向角膜旋加的力每克即相当于 10mmHg。将"mmHg"改为"kPa"表示,0.133kPa/mm × 10mm=1.33kPa。

2) 测量方法:被检查眼用 0.25%~0.5% 丁卡因滴眼液进行角膜表面麻醉 2~3 次,数分钟后被检查者取坐位,结膜囊用少许 0.5% 荧光素钠滴眼液或消毒荧光素纸条染色后,将被检查者头部置于裂隙灯颏额架上,令其双眼向前平视,睁大双眼,必要时设注视目标以便固定眼球位置。将装有压平眼压计装置的裂隙灯调好位置,照明灯光前置钴蓝色滤光片,裂隙开至最大,观察镜方向与角膜面垂直,照明光方向与观察镜方向成 60° 夹角。一般用左眼通过透明测压头观察角膜受压形成的平面周围的荧光素环。上述准备工作就绪后,检查者先将压力旋钮放于 1g 处,然后将测压头平面正对角膜中央,慢慢推动裂隙灯,

使测压头平面在瞳孔区与角膜接触,同时观察荧光素环。如果两个荧光素染色半圆环大小相等,位置对称,宽窄均匀,则说明位置合适,否则需调整位置(图 5-6-3)。继而轻轻转动加压旋钮,同时观察两个半圆环的相对位置,当观察到两个半圆环断端内缘正好相切时,停转旋钮,此时旋钮上的刻度数(以克为单位)乘以 10,即为测得的以毫米汞柱为单位的眼内压,再乘以换算系数 0.133,即为以千帕为单位的眼内压。

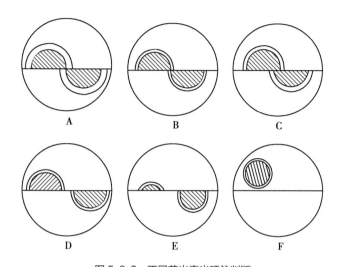

图 5-6-3 不同荧光素半环的判断
A. 结膜囊过湿;B. 角膜表面干燥;C. 压力过大;D. 压力不足;E. F. 测压头位置不居中

3) 注意事项:①角膜表面染色的泪液过多(荧光素半环太宽)时,应吸除过多的泪液;②测量前应令受检查者瞬目,以免角膜干燥;③如果被测量眼有 3.00D 以上的散光,角膜压平面则为椭圆形,可将测压头上弱经线方向刻度与固定框上的红线相对齐,此时弱屈光力经线方向为 43° 子午线,可测得 7.352mm^2 的压平面积;④可重复测量 3 次,取其平均值。若 3 次之间相差较大,则说明测量不准确,应寻找原因;⑤如被测量眼眼内压高于 10.67kPa 时,应配合应用附带的重力平衡杆。

(2) Perkins 手持式压平眼压计:于 1965 年面世,其构造原理与 Goldmann 压平眼压计相同,所测结果亦与之相近。所测眼压不受眼球壁硬度的影响。本眼压计测量范围不能检测 50mmHg 以上的眼压。此眼压计利用电池作为电源照明,为便携式眼压计。可在坐位、立位或卧位下进行眼压测量。测量方法是:表面麻醉剂滴眼后,将消毒的荧光纸片置入结膜囊内,使角膜前泪液染色。以被检查者的额部作为支撑,检查者用手持眼压计,当从窥视孔中观察到眼压计的测压头与被检查者的角膜接触时,此时可见带有经钴蓝滤光片形成的两个绿色半环。检查者用示指拨动加压转盘逐渐加压,使两个半环的内缘相切,得出读数,乘以 10,即为所测的眼压(单位:毫米汞柱)。此方法所测眼压,对玻璃体切割术加完全气液交换患者,以及角膜表面镜片术后的患者,较其他眼压计所测的结果尤为准确。

(3) Tono-Pen 笔式眼压计:这种眼压计是一种含微电脑分

析系统的手持式电子眼压计。它由电池驱动,其传感器与针芯平板相连。当针芯压平角膜时,如若传感器适应电流变化适当,则单芯片的微处理器会将此时的眼压进行数字化处理,并在液晶显示器上显示出平均眼压值和变系数范围。这种眼压计携带和使用均很方便,并可在多种体位下使用。在青光眼普查和筛选眼压高于 21mmHg 的患者中使用更为方便。与直接压力计相比,其相关性密切,重复性好,测量误差小。但与 Goldmann 眼压计相比,有时测量值相差较大,故不能作为临床诊断和疗效观察的常规检测手段。由于其压平角膜的面积甚小,对角膜瘢痕、不规则角膜及角膜表面镜片术患者的眼压测量结果影响较小,故在临床使用上有一定的意义。

(4) iCare 回弹式眼压计:iCare 回弹式眼压计(rebound tonometry,RBT)是一种新型的压平眼压计,包括轻便可手持的眼压计主体和一次性针式探头两个部分。探头长 28mm,顶端为直径 1.9mm 的球体。其工作原理是通过眼压计主体将探头弹射到角膜上,通过测量探头弹回时速度降低的程度来计算眼压。操作简单,测量时要求探头距离角膜 3 ~5mm 且垂直于角膜中央,系统自动连续测量 6 次获得可靠数据,iCare 软件自动去除最高和最低测量值,对其中的 4 个测量值进行计算分析后将眼压值显示在显示屏上。其主要特点是无须表面麻醉,对患者体位无特殊要求,患者无不适感,设备轻巧、移动性好,在老人、儿童等特殊群体及对特殊体位、麻醉剂过敏等特殊患者的测量中具有明显优势,适用于眼压筛查和临床工作中眼压的常规测量。此方法所测得的眼压与 Goldmann 压平眼压计测量值有较高的一致性,受检查者的影响较小,但是其测量值相对于 Goldmann 压平眼压计的波动性较大。

(5) Draeger 手持式压平眼压计:其构造原理及使用方法均与 Perkins 压平眼压计相似,只是在结构上是利用小的电动机代替弹簧以调整施加于眼球上的压力来测定眼压。

(6) 气动压平眼压计(pneumatic applanation tonometer):其设计原理是利用一个带有测压头的活塞及气箱装置,以调整测压头的压力。当此压力与眼压相等时,将其记录下来,即为所测眼的眼压。能在坐位、立位及卧位下测量眼压,还能持续记录眼压在一段时间内的波动情况,并可留下记录。所测眼压值与 Goldmann 眼压计基本相等。但器械复杂,价格昂贵,不易推广应用。

(7) Mackay Marg 压平眼压计:可在卧位下进行眼压测量,并可将读数自动记录于纸带上。此眼压计颇适用于动物实验,但不能在临床上应用。

(8) Маклаков 压平眼压计:测量方法为:被检查者仰卧于检查床上,表面麻醉剂滴眼,数分钟后在已消毒的测量柱头表面均匀涂布淡褐色的弱蛋白银溶液,持平眼压计环柄,保持测柱呈垂直位,分开上下睑后令被查者注视上方,保证眼轴为垂直位,然后将涂有弱蛋白银的测量面轻轻置于角膜中央,徐徐放松把柄,使测量柱的重量完全落在角膜上,但把柄的位置不能低于测量柱全长的 3/4,以保持测量柱始终处于垂直位。测量柱在角膜上停留的时间只需约半秒钟或更短,随即仍垂直方

向抬起眼压计,将与角膜接触过的平面上的涂色印在擦过乙醇的纸上,则成为一圆形环状褐色图,中间为一圆形无色区,其面积表示与角膜接触的压平面积,与眼内压的高低成反比关系,用透明测量尺即可测量并直接换算成眼压值(图 5-6-4,图 5-6-5)。

注意事项:①每次测量完毕用 75% 乙醇擦去弱蛋白银,以备下次再用;②测量过程中不能发生摆动,否则压平面将成为

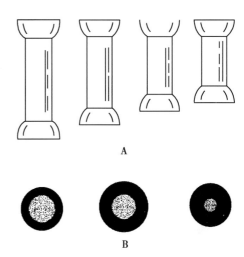

图 5-6-4　Маклаков 眼压计示意图
A. 砝码;B. 印模

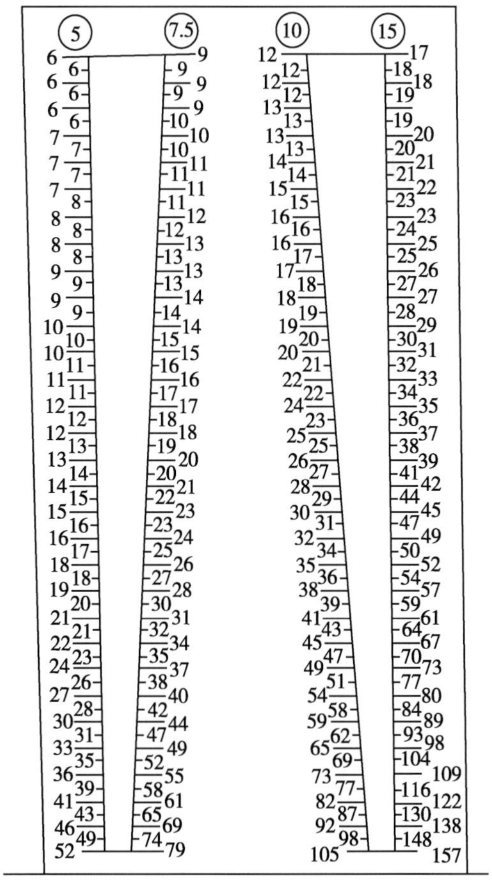

图 5-6-5　透明眼压换算尺

椭圆形或不规则形,影响结果;③在角膜上放取眼压计必须垂直,不得平移,以免擦伤角膜;④参阅压陷式眼压测量法注意事项;⑤为了提高结果判定的准确性,可分别用5g、7.5g、10g和15g四个不同的重量测量,然后将所测四个值连成一条曲线,称为弹性眼压曲线,如果5g与15g测得结果的差别大于1.73kPa,则表示有病理意义。

(三) 非接触眼压计

非接触眼压计(non-contact tonometer,NCT)由Groliman(1971年)设计,Forbes等(1974年)首先应用于临床。这种眼压计的结构原理由三个系统组成。即:①气流系统:利用压缩空气,准确地输出随时间递增的气体脉冲力,将一股气体喷向受检人角膜表面,而将角膜面压平至直径为3.6mm;②压平监视系统:检验角膜被压平的瞬间的情况,具有协调光发射器和光接受器的邻近系统和固定注视方面的示标;③反射器械及角膜的校准系统。本眼压计具有一个有利于患者固视的反射系统和另一个为压平监视系统,以保证气流及光束击中角膜的光学中心。此控制系统设置有红外线装置。用红外线作为主照明光线,当红色点状目标落在白色环之内时,其自动控制系统便自行开放眼压计开关,处理器可将角膜压平时间转换成眼压值,将眼压数显示出来。全部测量过程仅需2~3s便能完成。

测量方法:以Topcon CT80型电脑眼压计为例。

1. 受检者取坐位,无须表面麻醉角膜。将下颌置于颌托架上,前额紧靠头带,移动调焦手柄将测压头对准待测的角膜。

2. 打开电源开关后,设定测量方式。初始的测量方式为Auto(自动)方式。此仪器的测量范围可在0~30mmHg和0~60mmHg间转换。一般用0~30mmHg的测量范围。如眼压很高,就要转换到0~60mmHg的测量范围。除自动检查方式外,也可操作手柄按钮,触发测量过程,作手动测量。

3. 根据需要移动主体,把屏幕上的对准点放在内对准记里。如仪器太靠近目标眼,则"Too close"(太近)显示在监视屏上;如果太远,则"Forward"(太远)显示出来。一旦对准点对好时,工作距离为11mm,则空气喷射,眼压测量值立即显示在显示屏上。

4. 每眼连续测量眼压3次,每次不得少于5s,荧光屏上显示的眼压值为以毫米汞柱为单位,并显示出眼压的平均值。

5. 用同法测量对侧眼的眼压。

6. 测量完毕,按控制板上的打印键,两眼的眼压数值自动打印出来,可长期保存。

本眼压计的优点是检查不接触眼球,为无创性眼压计,并可反复多次测量而不引起眼压下降。成人及儿童均适用,无须滴用麻醉剂,不存在对麻药过敏或损伤角膜及引起眼球交叉感染等问题。在测量中,除了气流冲击时有的人略感不适外,一般无痛苦发生。与Goldmann眼压计相比,这种眼压计在正常眼压范围内的测量值是可靠的,但在高眼压时其测量值可能出现偏差。角膜异常或注视困难的患者可出现较大的误差,对角膜有病变的患者,不仅测量值可能不准确,还可引起角膜上皮下气泡,故应慎用,使用这种眼压计检查眼压,只适用于坐位,

而不能用于卧位检查。

(四) 动态轮廓眼压计

动态轮廓眼压计(dynamic contour tonometer,DCT)利用最新电子感应技术代替传统的机械眼压测量方法,避免了角膜生物力学特性对眼压测量的影响,且可以同时显示眼压及眼压脉动振幅(ocular pulse amplitude,OPA)的测量结果。

DCT的支架可以安装在任何裂隙灯上,其探头为圆柱形,尖端是一个凹形的表面,外形的轮廓线与角膜类似,当它与被测角膜接触并理想拟合时,被称为"轮廓拟合",此时角膜内外两侧的压力相等,探头内植入的传感器可产生一个电子信号,其大小对应于真实的眼压值。系统软件通过读取压力相关的电子信号,计算出心脏收缩和舒张情况下的眼压值,以及由此产生的OPA,一起显示在显示屏上。

测量方法:

1. 将眼压计安装在裂隙灯上,调整裂隙灯照明使亮度适中,更换传感器帽。

2. 受检者取坐位,1%丁卡因或0.4%Benoxinate角膜表面麻醉后,头部固定在裂隙灯之下颌托上,双眼睁大直视前方。

3. 顺时针旋转蓝色旋钮约10°,听到蜂鸣后释放,通过左侧目镜观察,向前推动裂隙灯直至探头接触角膜中央,继续推动直至悬臂大约处于垂直位置。

4. 使用摇杆调节探头的位置,直至包围蓝绿色的方块(即压力传感器)的不透明部分和接触面呈同心圆状态。

5. 听到5~7声连续清晰的声响音调后,迅速将裂隙灯和探头撤离受检者眼部,记录眼压和OPA值。每只眼测量3次取其平均值。如果Q值(表示测量结果质量,1为最佳,2、3可接受,4、5应重新测量)大于3,需重新测量。

DCT采用轮廓匹配原理和压力传感器来测量眼压,测量值与角膜直径、厚度、硬度及其特性均无关,几乎适用于所有人。而且其测量眼压的范围大幅增加,可测5~200mmHg眼压值。DCT眼压测量值与Goldmann压平眼压计测量值有很好的一致性,OPA值为客观评价眼血流状态、认识青光眼的血流动力学机制提供了新的途径。DCT测量时应嘱受检者直视前方,以保证探头与角膜中央接触,此外应尽可能缩短测量时间,防止受检者瞬目眨眼造成的非正常间断。

三、眼压监测

(一) 日间眼压

1904年,Katavisto第一次观测到眼压存在日间波动。1960年,Drance使用Schiötz眼压计调查了220例(404只眼)正常人和72例(138只眼)青光眼患者平卧位下的日眼压节律(6点~22点),发现84%的正常眼波动小于5mmHg(1mmHg=0.133kPa),认为波动大于7.5mmHg是病理性的。1990年,David等回顾分析了用Goldmann压平眼压计完成坐位测量的690条眼压曲线,得出平均眼压波动在正常眼(84例)是5.0mmHg±2.7mmHg,开角型青光眼(140例)为5.8mmHg±2.9mmHg,高眼压症(350例)为6.8mmHg±3.2mmHg,有40%的曲线眼压高峰出现在早晨,

65%的曲线高峰出现在中午之前。

（二）传统昼夜眼压

传统昼夜眼压监测方法的日间和夜间眼压测量条件相同，即在明亮光线下坐位测量，多采用 Goldmann 压平眼压计或非接触眼压计。Hughes 等对 29 例之前完成日间眼压监测的原发性开角型青光眼和正常眼压性青光眼患者进行了昼夜眼压监测，发现眼压峰值平均提高了 4.9mmHg，有 51.7% 的患者被发现峰值出现在日间监测之外。

由于正常人的眼压存在生理性波动，一次测量眼压的结果只能反映出一天 24h 内某一瞬间的眼压值，不能代表全天的眼压情况。因此，对于诊断及治疗青光眼患者需要进一步行 24h 眼压测量。其传统方法是 24h 内多次测量眼压，然后把所有眼压数值描记成曲线。推荐的时间为 5a.m.、7a.m.、10a.m.、2p.m.、6p.m.、10p.m.，共 6 次，或 24h 内每隔 2~4h 测量一次。

（三）习惯性体位眼压监测

人体的生理活动是存在节律的，一生中 1/3 的时间是在睡眠中度过，而睡眠时平卧位眼压要高于坐位，探寻夜间睡眠状态下的真实眼压得到关注。

早在 1998 年，Liu 等提出了习惯体位眼压监测的概念，即依照人体生理活动设计出的眼压监测方法，日间依旧保持坐位明光测量，而夜间采取平卧位暗光测量。该研究招募 18~25 岁的正常人，使用气动眼压计，结果表明，卧位平均眼压高于坐位，且昼夜眼压波动幅度达到 8.2mmHg±1.4mmHg。随后，Liu 等对 50~69 岁的正常老年人进行了相仿的研究，眼压波动幅度也达到了 8.6mmHg±0.8mmHg，远高于以往的正常波动值上限 5mmHg。

2006 年，Hara 和 Tsuru 探讨了正常眼压性青光眼患者的习惯体位眼压曲线，发现传统昼夜曲线与坐位体位相比，两者在眼压平均值 [(14.3±2.6)mmHg 与 (13.9±2.5)mmHg]，峰值 [(17.5±3.6)mmHg 与 (16.0±2.7)mmHg]，波动幅 [(5.7±3.6)mmHg 与 (4.1±1.3)mmHg] 上差异均有统计学意义。传统方法仅能监测出 3% 患者的眼压高于 21mmHg，而习惯体位眼压监测达到 20%。

24h 眼压连续监测已有一些研究，但尚无临床实用的方法。

（四）长期眼压监测

青光眼患者需要进行长期的眼压随访，长期眼压监测可以是连续几日或几个月，甚至在几年的随访中观察眼压的变化。

长期眼压波动与青光眼进展：早期青光眼研究（early manifest glaucoma trial，EMGT）纳入初次诊断、未经治疗的青光眼患者，每 3 个月用 Goldmann 压平眼压计测量眼压，直至出现青光眼视野损害为止。Bengtsson 等对 EMGT 研究平均随访 8 年，认为在长期眼压波动中，平均眼压与视野进展有关，而眼压波动不是独立危险因素。

晚期青光眼干预研究（advanced glaucoma intervention study，AGIS）对药物治疗失败的 401 例晚期青光眼患者（509 只眼）进行激光小梁成形术或小梁切除术，使用 Goldmann 压平眼压计在治疗后 3 个月、6 个月，以及之后的每 6 个月随访一次。Nouri-Mahdavi 等对 AGIS 研究平均随访（7.4±1.7）年，发现长期眼压波动大于 3mmHg（标准差）的患者视野有明显进展。Caprioli 和 Coleman 认为只有在平均眼压较低时眼压波动与青光眼进展有关。Hong 等在另一项研究中同样使用 Goldmann 压平眼压计，对术后眼压低于 18mmHg 的青光眼患者进行随访，随访时间是术后 3 个月、6 个月、1 年，以及之后每 2 年随访一次，平均随访（9.21±3.64）年。研究发现，尽管眼压保持在较低水平（<18mmHg），但长期波动大于 2mmHg（标准差）的眼视野丢失明显高于波动小于 2mmHg 的眼。

（才瑜　李美玉）

第七节　眼的微生物检查法

要点提示

眼的微生物学检查对细菌、病毒、真菌等微生物所致感染性眼病的诊断、治疗和预防均有重要价值。

关键要点

1. 眼表标本和眼内液标本标准化采集过程；

2. 常用病原学检测方法包括涂片镜检、培养/药物敏感性检测、病原体抗原/抗体/核酸检测；

3. 其他眼科标本检测方法包括细胞因子检测、细胞/组织病理和免疫表型分析。

常见致病微生物

1. 细菌类包括球菌类（葡萄球菌、链球菌、奈瑟菌等）、杆菌类（棒状杆菌、嗜血杆菌、分枝杆菌、铜绿假单胞菌、大肠杆菌、炭疽杆菌、布氏杆菌等）、螺旋体类等。

2. 病毒类包括腺病毒、风疹病毒、疱疹病毒、痘类病毒、人免疫缺陷病毒等。

3. 真菌类包括曲霉菌、念珠菌、镰刀菌、新型隐球菌、组织胞浆菌、放线菌等。

一、概述

眼部感染常见的微生物有细菌、病毒、沙眼衣原体、真菌和螺旋体等，这些微生物在眼的任何部位，均可引起感染，因此进行微生物的检查，对眼病的诊断、治疗和预防都有很大价值。

近年来，由于临床上广泛应用抗生素、皮质激素等药物，以致致病的微生物种类、致病力等方面都有了很大改变，例如，以往眼科方面的主要的致病病原体是细菌中的 Koch-Weeks 杆菌、肺炎球菌、淋菌等，目前由这些菌种所致的眼病已大为减少，而增加的则是对前述药物耐药性强或以往认为是非致病菌、现在则成为起主要作用的致病细菌。杨均等在 20 世纪 60 年代曾对 9 种传染性外眼病、290 只眼进行了细菌学检查，发现在细菌检查阳性病例中，主要的致病菌是对磺胺剂、抗生素耐药的金黄色葡萄球菌、凝固酶阳性白色葡萄球菌；在匐行性角膜溃疡中，已非肺炎球菌，较多的是铜绿假单胞菌。临床上有些难以治疗的感染性疾病是病毒感染，最常见的是单纯疱疹病毒，已成为眼科医师的棘手问题。因皮质激素及抗生素的滥用，真菌感染的病例也日渐增多，是眼科医师应加注意的问题。

结膜囊由于暴露在空气中,且与眼睑皮肤相连续,细菌极易侵入,据调查,新生儿正常的结膜囊是无菌的,但出生后数小时,即可发现非致病性细菌侵入,常见的先是枯草杆菌,继之是白色葡萄球菌,偶可见八联球菌等。成年人结膜囊,不论外观是否正常,绝大多数均有细菌存在,正常结膜囊细菌培养,阳性率常在 63%~91% 不等,但其中最多见的是非致病性细菌,如白色葡萄球菌、类白喉杆菌等,也偶有金黄色葡萄球菌、肺炎球菌、白色葡萄球菌凝固酶阳性者,故对此必须加以重视,对有真菌感染可能者,还应进行真菌检查,并做特殊培养。

正常结膜囊内虽有致病菌,但不发病的原因可以解释为正常结膜、角膜上皮完整,细菌不易侵入;眼睑的瞬目运动和泪液的冲洗,使眼部得以保持清洁,细菌不易存留;泪液中含有溶菌酶(lysozyme),有杀菌作用;眼局部温度较低,不适于细菌生长,等等;另外还有机体组织与细菌之间的免疫平衡状况问题。只有当机体组织抵抗力降低或细菌毒力加剧,破坏了这种免疫平衡状态时,才足以构成致病条件。例如,一旦角膜受了外伤,就有可能发生匐行性角膜溃疡;眼球内手术,特别是白内障摘除术时,随着刀剪将结膜囊内原有的致病菌带入眼球内,就将引起严重感染。再如,原存于正常结膜囊的少量致病菌,一旦环境变迁,毒力增殖,在眼部也可立即引起病变,甚至原来是非致病的菌属如干燥杆菌等,也有可能引起炎症病变。因此临床上常认为结膜囊虽然是正常的,手术前也应当滴以抗生素并加冲洗,在有炎症可疑时,应做详细的细菌学检查,只有在细菌培养阴性时,才适宜球内手术的施行。同样情况,病原性病毒如单纯疱疹病毒,虽然在正常组织中存在但不致病,而一旦机体抵抗力低下,则立即发病。

二、眼部标本采集和检测法

采集眼部标本,最好是在发病初期用抗生素、抗真菌或抗病毒治疗前,阳性率最高。采集时要小心进行,要无菌操作,为做培养最好是当时接种。

(一)眼表标本采集和检测法

1. 眼表标本的采集方法

(1) 眼睑:眼睑上的病灶,如无破溃,需要用手术刀片或针头切开,取其内病灶组织涂于玻片上,使用甲醇或丙酮固定后进行染色。收集到的囊泡液可以接种到病毒培养基中,再进行实验室的培养和病毒株的分离。微生物培养则需要使用拭子或者其他无菌的器械蘸取或刮取病变处的组织,然后直接接种到培养基中进行培养。拔取睫毛置于显微镜下观察有助于诊断毛囊蠕形螨,而在一些慢性疾病中,对脱落的睫毛进行培养,可能有助于对病变的判断。

(2) 结膜:结膜组织取材最简单的办法是使用拭子蘸取或涂抹局部,其优点是可以在不麻醉的状态下进行取材,最大程度减少了麻醉药物对于局部微生物的污染和抑制作用。拭子头端的材料尽量不要使用棉质材料,因其中含有脂肪酸会抑制细菌的生长,而是应尽量采用藻酸钙或者涤纶材料的拭子进行取材。操作时,用浸有血清、肉汤培养基的消毒拭子(按培养目的而定)在结膜囊下穹隆部或内眦部轻轻擦拭,立即在血液琼脂培养基上进行接种,同时可再把采取标本的拭子头端折断直接置于肉汤内进行培养,这样可使阳性率提高。

当需要取到更多的结膜上皮细胞的时候,需要采用刮取法。刮取法可以直接刮取被感染的细胞,增加涂片和培养的阳性率,同时减少眼表的组织碎片对涂片和培养的影响。刮取法往往要使用表面麻醉,使用 0.5% 丙美卡因可以最大程度上减少对组织愈合的影响。刮取时用已消毒过的刮刀、一次性刀片或者钝头手术刀等,在患处刮取上皮组织作成涂片,经过固定、染色等步骤后,即可进行显微镜检查。在使用刮刀采取结膜标本前,先用湿棉棍把分泌物沾去,或用灭菌生理盐水冲洗,把分泌物去净再刮取标本。在取标本时,先翻转眼睑露出睑结膜,左手固定,右手持刮刀,使刮刀与表面组织相垂直,刮时要轻快牢固,且须注意在同一区域不要重复刮取,为了了解结膜各区域细菌分布的情形,也可按解剖部位采取标本进行检查,一般在感染性疾病发展的高峰期阳性率较高。刮取表面细胞和组织也可以采用细胞刷擦拭的方法擦拭结膜,然后将刷下的上皮细胞或病变组织置入缓冲溶液中,而后细胞和组织会附着在滤过膜上,随后进行固定和染色。刮取法比蘸取局部组织的方法所采到的结膜囊分泌物标本的阳性率高而且可靠,这可能是由于炎症进行至相当阶段后,致病细菌已深入结膜组织的上皮细胞内或被多形核白细胞所吞噬,从分泌物中已查不到细菌,即使查到细菌,常为腐物寄生菌,这种寄生在死的细胞或腐物上的细菌与真正病原菌不一定有关,只有在刮取法涂片标本中,活的上皮细胞内所查到的细菌才有确实的诊断意义。特别是病毒,衣原体等感染的疾病,要查细胞内包涵体时,拭子擦拭蘸取的方法无法得到感染的细胞,需要刮取法涂片方能检查出来。

结膜印迹细胞学的方法也是结膜组织取材的常用办法。在表面麻醉后,先把漂浮在结膜囊的分泌物去除,接下来用棉签吸干下泪河的泪液,然后用显微镊夹着已经剪裁好的醋酸纤维素膜置于要取材的结膜的表面,轻压醋酸纤维素膜表面让其贴附于取材部位并维持数秒,用显微镊轻轻将膜取下后进行固定以及染色。结膜印迹细胞学检查主要用于判断结膜上皮细胞和杯状细胞的状态,但在感染病灶中也可以用于微生物的检查。印迹细胞学的方法可以比蘸取法更直接地取到感染的细胞,同时局部的损伤比刮取法小。

(3) 角膜:角膜标本的采集方法和结膜类似。可以用以下任何一种方法从角膜溃疡中采集微生物样本:角膜刮刀、无菌针头、一次性刀片或者手术刀、藻酸钙或涤纶材质的拭子。如果角膜溃疡的范围较大(>2mm),应从几个区域分别采集样本。拭子或者刀片采集标本后接种到培养基中是可以的。但是如果进行涂片和染色,更推荐使用刮刀或刀片刮取组织,然后涂抹到玻片上。操作时,要先使用 0.5% 丙美卡因麻醉,患者可以坐于裂隙灯显微镜前或平躺在检查床上,建议在裂隙灯显微镜下或眼科手术显微镜下进行取材操作。用手指或开睑器把睑裂开大,用固定镊子把眼球固定,然后进行刮取,刮取时应注意刮取角膜溃疡的边缘,不要用力刮取溃疡基底,同时还要注意不要伤及正常角膜组织，刮完后要立即滴用抗生素等药物，进行适当治疗，以防感染扩大。如果使用拭子或一次性刀片采集标本，拭子的头端和一次性刀片可以同时置于培养基中进行培养，以增加阳性率。取材后要将标本立即接种到微生物培养基上，培养基在使用前要事先加热至室温。为了避免污染和假阳性结果，取材的器械要避免接触到眼睑。对于病毒的培养，建议使用涤纶的拭子，要避免使用藻酸钙和棉质的拭子，因为这两种材料都可以抑制病毒的复制。

有文献报道，角膜印迹细胞学检查的方法对于诊断感染性角膜炎甚至优于使用刮刀的方法，采集标本的方法与结膜类似。在表面麻醉后，撑开患者眼睑，将醋酸纤维素膜(大小一定要覆盖病灶的边缘)贴附于角膜病灶表面，同时注意膜不要接触眼睑或者结膜，在接触5s后，取下纤维膜，然后进行固定和染色。

当角膜重复刮片仍然阴性，但是临床判断有明确的感染证据的情况下，可能需要进行角膜的活检。对于一些难控制的感染，进行病灶的板层切除同时进行病理和微生物培养也是常用的方法。如果仅为了活检，可以使用2~3mm直径的小环钻，如果同时为了进行病灶的板层切除，可以根据病灶大小决定环钻直径。在局部麻醉和开睑器撑开患者眼睑后，使用环钻制作一个板层的切口，然后使用镊子和板层刀、一次性刀片或剪刀切除板层角膜。标本一般要分成两部分或者取两块角膜，一部分进行病理检查，另一部分进行微生物培养。

(4) 泪道：采取泪囊标本时，先用手指分开上下睑，用手指轻压泪囊区，用拭子拭取泪点部新返流的脓汁。采泪小管标本时，须先用消毒湿棉棒置于结膜面，然后压迫泪小管皮肤面或使用宽镊子(表面麻醉后)夹泪小管区，用拭子拭取泪小管返流物。

2. 眼表标本的检测方法

(1) 染色病理检查：细菌、真菌和阿米巴原虫的涂片和印迹细胞学检测都需要通过固定、染色的病理检查来进行鉴定。不同的微生物推荐有不同的染色方法，需氧菌和厌氧菌推荐革兰氏染色和吖啶橙荧光染色法；分枝杆菌推荐革兰氏染色、抗酸染色和凝集素组织化学染色；真菌推荐使用革兰氏染色、吖啶橙荧光染色和钙荧光白染色法；阿米巴原虫推荐吖啶橙荧光染色、钙荧光白染色、革兰氏染色、吉姆萨染色和间接免疫荧光检查。

(2) 病原体抗体检测：对病毒抗体的检测是临床判断病毒感染和既往病毒感染的常用方法。具体见"眼内液标本检测方法"。

(3) 病原体核酸检测：聚合酶链反应(polymerase chain reaction，PCR)检测的方法具有灵敏度高、特异性好、速度快、重复性好、易自动化等突出的特点，在病原体检测方面具有独特的优势。对于准备进行PCR检测的样本，适当的仪器和适当的处理是至关重要的，因为样本中任何残留的外来DNA都可以被PCR检测到。

(4) 在体共聚焦显微镜检查：在体共聚焦显微镜(in-vivo confocal microscopy，IVCM)可以实时观察角膜各层和结膜表层的状况，具有实时性、快速性、无创伤性等特点，是目前角膜疾病诊断和治疗中极具价值的一种检查方法。IVCM的最小分辨

率为1μm，所以对于较大的病原体，其已成为临床诊断的非常重要的方法。IVCM对真菌性角膜炎和棘阿米巴角膜炎的诊断以及药物治疗的疗效判断有着很大的帮助。对于疱疹病毒角膜炎造成的神经损害，也可以通过共聚焦显微镜进行评估和协助诊断。如在角膜内皮发现猫头鹰眼样包涵体(Owl's eye like inclusion)，对于诊断巨细胞病毒角膜内皮炎有着重要意义。

(二) 眼内液标本采集和检测法

1. 眼内液标本采集方法

(1) 前房水标本采取法：按内眼手术步骤消毒和表面麻醉后，用胰岛素注射器(29G)或1ml注射器(26G)于顺手位角膜缘后0.5mm处平行于虹膜穿入前房，慢慢轻拉针栓吸取前房水约0.1~0.2ml。也可在穿刺前先拔掉注射器的针栓，待针头刺入前房后，利用眼内外压力差等待房水自行缓慢流出至适当体积后拔针。穿刺过程中注意勿伤及虹膜、晶状体或角膜内皮。术后结膜囊内滴入抗生素眼膏并用眼垫遮盖至少4h。

(2) 玻璃体标本采取法：玻璃体标本采集法可分为注射器穿刺抽液采集法和依靠玻璃体切割机的玻璃体标本采集法两种。

1) 注射器穿刺抽液采集法：按照内眼手术步骤消毒和表面麻醉后，将5ml注射器针头更换为2ml注射器的针头(23G)，将针栓拉至1ml刻度处，于颞下方角膜缘后3.5mm处刺入眼球，针尖朝向眼球中心，直至在瞳孔区观察到针尖。缓慢轻拉针栓至4ml刻度处，等待液化的玻璃体缓慢流出约0.2~0.5ml后慢慢拔出针头。结膜囊内滴入抗生素眼膏并用眼垫遮盖过夜。穿刺抽液术的主要适用人群为玻璃体液化显著的高龄人群和玻璃体切割术后的患者。对前者，因玻璃体液化常并不均一，只有在针尖位于玻璃体内的"水囊"时方可抽出液体，若反复抽拉针栓均不能吸出玻璃体则需要改变针尖在眼球内的位置再行尝试，或改用基于玻璃体切割机的玻璃体采集法。由于玻璃体抽吸过程中必然伴随穿刺点对冲侧视网膜牵引，因而视网膜裂孔、出血，甚至视网膜脱离和表面增殖膜形成等并发症发生风险高，术前评估患眼玻璃体液化程度对保证操作过程安全和成功至关重要，对玻璃体液化尚不充分的患者禁用此方法。抽吸过程要缓慢、轻柔，避免大量玻璃体腔内液体被吸出眼压骤降而引起出血类眼内并发症。

2) 依靠玻璃体切割机的玻璃体标本采集法：按内眼手术步骤消毒和球后阻滞麻醉后，分别于鼻上方和颞下方角膜缘后3.5mm处巩膜经结膜放置25G或27G灌注套管。打开玻璃体切割机并调至玻璃体切割模式，设置切割速度为2 000~3 000次/min，打开灌注水管水止并排净管内气泡后再次关闭水止，将灌注头插入颞下方的灌注套管中，用无菌贴膜或胶布固定灌注水管。将玻璃体切割头废液管上的驳接口打开，在靠近切割头一侧的驳接口上连接2ml或5ml注射器后，将其从鼻上方灌注套管伸入眼内至瞳孔区可观察到其在眼内位置。缓慢踩下玻璃体切割机器踏板的同时，轻拉连于玻切头上的注射器针栓，待玻璃体液缓缓流出0.2~0.5ml后停止拉动针栓，在不松脚踏板的同时慢慢拉出玻切头至眼外。打开灌注水管的水止，让

灌注液流入眼内恢复眼压后，移除鼻上和颞下的灌注套管，结膜囊内滴入抗生素眼膏，眼垫遮盖过夜。对还需获得玻璃体灌洗液的患者，可在打开灌注水止后，更换玻切头上的注射器，继续一手持玻切头于眼内可见位置，另一手在踩下脚踏板的同时拉动针栓吸取玻璃体灌洗液，直至注射器收集满液体后再拔出玻切头。此方法为玻璃体标本采集最为安全、有效的方法，适用于需要采集玻璃体标本的各类人群，但因需要使用玻璃体切割机而操作烦琐且成本较高。对原本就需要玻璃体手术的患者而言，在彻底清除玻璃体前用此方法采集玻璃体标本最为经济划算。

2. 眼内液标本检测方法　眼内液检测包括病原学检测、细胞因子检测和细胞病理/免疫表型分析。

(1) 病原学检测：眼内液的病原学检测包括直接病原体检测(涂片和培养)、病原体抗原检测、病原体抗体检测和病原体核酸检测。

1) 病原体涂片和培养：病原体涂片和培养是最传统也最直接的病原学鉴定技术。取出的眼内液标本须在2h内完成涂片镜检，以确保病原体未解体且形态特点清晰可辨。因眼内液标本体积很小且引起眼内感染的病原体多为需氧型/兼性需氧型细菌和真菌，送检培养时最好使用儿科用血培养瓶以提高阳性率。若仅有需氧型和厌氧型微生物血培养瓶时，则仅使用需氧型培养瓶即可，避免标本分装进一步浪费标本而降低阳性率。若眼内液标本体积足够大(如玻璃体灌洗液)，则应尽可能将标本分为两等份，分别注入需氧型和厌氧型微生物血培养瓶中，以提高结果阳性率。若培养对象为结核分枝杆菌，需使用结核分枝杆菌专用培养容器，其他培养瓶均不能用于培养结核分枝杆菌。

2) 病原体抗原检测：病原体抗原检测因操作烦琐且对标本体积需求量大，目前已基本不再使用。曾经用于临床诊断的检测内容包括巨细胞病毒(CMV)pp65抗原、pp67 mRNA抗原等。

3) 病原体抗体检测：眼内液抗体检测对确定感染性眼内炎症性疾病的病因具有重要价值，目前临床仍在使用的抗体检测方法包括直接凝集试验、间接免疫荧光、免疫吸附凝集试验、酶联免疫试验、免疫印迹法(IB)等。需强调的是，眼内液检测到某病原体抗体阳性时，尚不能确定此病原体与眼内炎症的关系，还需要计算 Goldmann-Witmer 系数(GWC)=(眼内液某病原体特异抗体/眼内液总抗体)/(血清某病原体特异抗体/血清总抗体)。若GWC>3则表明眼内液中病原体特异性抗体为眼内感染所致原位生成的抗体，而非因炎症导致血液中相应抗体漏入眼内的血清抗体。因感染启动至抗体生成需要间隔时间，眼内液抗体检测时间过早(<10d)或过晚(>6个月)均可能得到阴性结果，通常感染后1个月左右是GWC阳性率的达峰时间。IB是抗体类检测的"金标准"方法，特异性高但敏感性低，与其他方法联用方可获得最大实效。

4) 病原体核酸检测：PCR技术仅需痕量级标本即可同时检测多种病原体的核酸成分且简单易行，是目前最适合眼内液标本的病原学检测技术。因PCR技术对标本内模板含量要求低，因此稀释的玻璃体灌洗液和眼后段感染性疾病患眼的房水

标本的检测阳性率与玻璃体原液标本相比并无显著统计学差异，这也是PCR病原学检测技术的一大亮点。PCR技术不但能定性发现眼内液标本中是否存在某种病原体的核酸，还能通过实时定量技术确定其载量，以监测治疗过程中眼内的病原体对药物的反应。20世纪90年代出现的全细菌16S和全真菌18S PCR技术极大地扩展了传统PCR只能检测已知核酸序列和特定病原体的困局，通过检测所有细菌均含有的16S核酸序列和所有真菌均含有的18S核酸序列，即可明确标本中是否存在细菌和真菌。虽然此种方法不能确定病原体的种类，仅可确定"有无"，但对PCR产物进行测序再利用生物信息学技术检索即可获得其种属信息，非常符合现代小样本-高通量检测的趋势。

目前已有大量研究表明，PCR技术是眼内病毒类病原体检测的首选方法，其敏感性和特异性均大于90%，但其对细菌类、真菌类和寄生虫类的检测精度则劣于抗体类(GWC等)检测方法。但无论针对哪种病原体，并联使用PCR+GWC检测均可提高检测的敏感性和特异性。

(2) 细胞因子检测：细胞因子可反映眼内组织的免疫和代谢状态，不但具有重要的科研价值，而且对某些特定疾病还具有重要的诊断价值。随着微量标本高通量检测技术的发展，ELISA法因对标本体积需求量大且单次操作仅能定量一种靶分子浓度，已逐渐不再用于眼内液检测，而流式微球阵列法和阵列免疫发光法等单次仅消耗50~100μl标本即可同时检测至少6种细胞因子，成为目前的主流检测方法。眼内液白细胞介素(interleukin, IL)-6和IL-10的浓度比值>1则高度提示B细胞来源淋巴瘤可能；眼内液血管内皮细胞生长因子(VEGF)水平升高是新生血管性青光眼发生的直接原因，眼内液VEGF水平升高表示眼内组织存在缺血、缺氧，而抗VEGF治疗可直接降低眼内VEGF水平。

(3) 细胞病理/免疫表型分析：淋巴瘤和黑色素瘤等眼内肿瘤性疾病的诊断"金标准"仍是眼内细胞病理学，对临床或其他辅助检查高度怀疑眼内肿瘤且眼内液标本可在不影响预后的情况下获取时，须行眼内液标本细胞病理学和免疫表型分析，玻璃体为首选标本类型。此时，因需要获取相对大量的玻璃体标本，须使用基于玻璃体切割机的玻璃体标本采集法。为保证细胞完整，切割速度设置为1 000~1 500次/min。为保证细胞具有良好且可辨识的形态，切取的标本原液应在取出后2h内完成镜检。玻璃体灌洗液可用于送检流式细胞免疫表型，进一步分析眼内免疫细胞的种类和比例。因流式细胞免疫表型分析基于大样本的细胞计数法，当灌洗液内细胞过少时可能无法进行，获取足量的灌洗液并对灌洗液进行离心沉淀浓缩可提高结果质量。因用于流式细胞术的标本不能固定，灌洗液也应在获取后尽快送检。如等待时间长，可暂将标本置于4℃环境下静置保存，但取样、检测间隔时间不应超过12h。

三、眼部常见病原体

(一) 眼部感染常见的细菌

1. 球菌　球菌(coccus)是细菌中一大类。可分为革兰氏

阳性和革兰氏阴性两大类。在眼科常见者主要是葡萄球菌、链球菌、肺炎球菌、脑膜炎球菌及淋球菌等。

(1) 葡萄球菌(staphylococcus):是最常见的化脓性球菌之一,广泛地存在于自然界,在人的皮肤及与外界相通的腔道中经常存在,大部分是不致病的腐物寄生菌,但也有人携带致病性者,成为传染源。近来,多根据生化性状和色素不同分类为金黄色葡萄球菌(Staphylococcus aureus,S.aureus)和表皮葡萄球菌(Staphylococcus epidermidis,S.epidermidis)两种。金黄色葡萄球菌产生金黄色色素,凝固酶阳性,能分解甘露醇,致病性较强。表皮葡萄球菌产生白色或柠檬色色素,凝固酶阴性,不分解甘露醇,一般不致病。

葡萄球菌会形成一个外生物膜(biofilm)来干扰吞噬作用,同时分泌很多细胞外蛋白,包括毒素、酶和酶活性因子。致病菌能产生溶血毒素,杀白细胞素、肠毒素以及血浆凝固酶等。经常是通过裂口、伤口,甚至汗腺、毛囊等进入体内,引起局部化脓以及败血症等。另外病情的轻重要看入侵细菌的毒力和数量以及机体的免疫力如何而定。

葡萄球菌是眼部感染最常见的细菌之一,由葡萄球菌所致的眼病也在增多。例如,大多数外睑腺炎、睑缘炎是由金黄色葡萄球菌引起。急性泪囊炎的致病菌,以往都认为肺炎球菌为主,目前由金黄色葡萄球菌所致者也已不少。在结膜的炎症中,结膜刮片上虽然在活的上皮细胞内难以找到本细菌,如果分泌物培养发现有金黄色葡萄球菌,也应认为本菌就是病原菌。此外,还可致化脓性角膜炎等。在眼外伤和球内手术继发感染造成全眼球炎时,由葡萄球菌所致者最多。因外伤或感染引起的眶蜂窝织炎也是如此。葡萄球菌适应能力很强,可以较快出现对β-内酰胺类、大环内酯类、四环素类和喹诺酮类抗生素的耐药。耐甲氧西林金黄色葡萄球菌(methicillin-resistant staphylococcus aureus,MRSA)无论在眼部还是眼外的感染中都越来越成为一个大的问题。MRSA 的出现也导致了万古霉素使用的增加,对万古霉素的耐药开始出现,所以需要新的抗生素的研发。

(2) 链球菌(streptococcus):是化脓球菌中另一大类,也是常见细菌,广泛分布于自然界,从水、乳、尘埃、人及动物粪便,以及健康人的鼻咽部皆可检出。菌呈球形或卵圆形,直径为0.5~1nm,呈链状排列,链的长短不一,这与细菌的种类及生长环境有关。在液体培养基中易呈长链,固体培养基中呈短链。不形成芽孢,亦无鞭毛,不能运动。革兰氏染色阳性。

分类方法很多,现根据溶血作用,将链球菌分成三大类:①甲型(α)溶血性链球菌:菌落周围有草绿色溶血环(称甲型溶血)又名草绿色链球菌,致病力较低,在一定条件下可发生炎症;②乙型(β)溶血性链球菌:能产生溶血毒素(称乙型溶血),这类细菌又称为溶血性链球菌,致病力强,常引起人及动物的多种疾病;③丙型(γ)链球菌:不产生溶血素,不能溶解红细胞,菌落周围无变化,此型链球菌无致病性,常存于乳类及粪便中。另外还可按抗原结构分类:根据 C 抗原的不同,可把乙型溶血性链球菌分成 A、B、C、D 等 18 个族,致病者 90% 属于A 族。

链球菌在人眼正常结膜囊内不常出现,如果发现这种细菌即应认为系致病菌,但因链球菌类型不同,毒力也不一致,由乙型溶血性链球菌所致的眼病最多。这种细菌对正常上皮侵袭力不大,如果上皮一旦发生破损,毒力立即显著。在结膜能致急性或慢性结膜炎,且为膜性者。本菌破坏力甚强,当患有急性全身性传染病如麻疹、猩红热时更为严重。在角膜发生感染时,如伴有前房积脓的角膜溃疡,若治疗不及时或合并有严重全身疾病时,则可发生角膜穿孔以致全眼球炎。本菌还可致眼睑脓疱病、丹毒、急性化脓性泪囊炎、眶蜂窝组织炎等。在眼球穿通伤或手术后发生了这种细菌的感染,结果更为严重。有时,转移性眼炎也是这种细菌感染所致。

(3) 肺炎球菌(streptococcus pneumoniae):属链球菌属,因细菌常成双排列,故又名肺炎双球菌(diplococcus pneumoniae),在自然界中广泛分布,常寄居于正常人的鼻咽腔中,多数不致病或致病力很弱,仅部分肺炎球菌具有致病力,在人体中主要引起大叶性肺炎。

肺炎球菌在人眼正常结膜囊内也可发现,甚至可高达40%。在刮片检查中,发现这种细菌系居于死细胞、受损细胞或分泌物内,难以在健康的上皮细胞内查见。这些腐物寄生菌在临床上也颇为重要,在眼球外伤或球内手术后,常可转变为剧烈的致病菌,而发生严重的球内感染。

肺炎球菌为急性结膜炎最常见的致病菌之一,也是致急性、慢性泪囊炎和泪腺炎的主要致病菌之一。这种细菌不能侵入正常角膜上皮,必借微小外伤,方能致溃疡,如果溃疡部位近于角膜中央,即可致匐行性角膜溃疡,如治疗不及时,可形成穿孔、全眼球炎等而致失明。患大叶肺炎的病例,可因脓毒栓子的转移引起虹膜睫状体炎、脉络膜炎、眼内膜炎,甚至全眼球炎,也可致转移性眶脓肿、眼内外肌麻痹以及视神经炎等。

(4) 奈瑟菌属奈瑟菌(Neisseria):包括需氧性和厌氧性革兰氏阴性球菌,如脑膜炎球菌、淋球菌、卡他球菌、干燥球菌和黄色球菌等。共同特点是成双排列,无芽孢,无鞭毛。除淋球菌外,都寄生在人的鼻咽腔中,而淋球菌则存在于患者尿路黏膜和眼结膜上。本属中淋球菌总是致病菌,但脑膜炎球菌是咽部共生菌,可以不造成病变。

1) 脑膜炎球菌(N.meningitidis):是引起流行性脑脊髓膜炎的病原菌,为革兰氏阴性双球菌,在患者脑脊液中多位于细胞内,呈肾形或豆形,直径 0.6~0.8nm,其凹面或平面成双排列。在培养基内的脑膜炎球菌可呈卵圆形或球形,排列较不规则,有的成对,有的四个相连。此菌与淋球菌仅从形态上不易区别,须借临床症状、培养及发酵反应来鉴别。在眼部病变中,直接查到这种细菌的情况不多,在流行性脑髓膜炎流行时,可以见到由此菌所致的流行性卡他性结膜炎。有时可发生假膜性结膜炎或角膜溃疡。比较常见的是在儿童流脑患者中出现转移性眼炎。在正常人结膜囊内可偶然发现此菌,而为脑膜炎球菌的带菌者。

2) 淋球菌(N.gonorrhoeae):仅寄生于人体,为革兰氏阴性双球菌,形态与脑膜炎球菌相似,两个球菌接触面平坦,像一对黄豆。还可见单个、四联、八叠或成群排列。脓汁标本中可见淋球菌位于白细胞内,在结膜刮片标本中,则见淋球菌位于上皮细胞内,由于细菌在细胞内聚集成团,特别是在上皮细胞内,因此,仅用亚甲蓝染色而不用革兰氏染色即可辨认,如再结合临床所见,就更容易诊断。淋病性眼炎晚期,分泌物中仍可查到细菌,但多在细胞外。淋球菌一般不易培养,培养时需在培养基内加入腹水、血液或阴囊水肿液,常用的培养基为巧克力色血琼脂平板,37℃,pH7.5,培养48h后,形成圆形、凸起、光滑、灰白色菌落,直径0.5~1mm。可分解葡萄糖,产酸,不分解其他糖类。不耐干燥或寒冷,加热55℃,5min即可死亡,1:4 000硝酸银液2min即被杀死。对磺胺、青霉素较敏感,但易产生耐药性。对金霉素、土霉素、四环素、氯霉素和头孢曲松、头孢噻肟比较敏感。

人类淋病的传染途径是接触传染。直接接触传染主要是通过两性关系,间接接触传染是经患者用过的衣服、手巾、用具等。母体患有淋病性阴道炎或子宫颈炎者,胎儿经产道娩出时可被感染,发生新生儿脓漏眼。眼部发生感染时,可引起严重的脓性结膜炎,并发角膜溃疡、穿孔,造成失明。此外,已有淋病性关节炎时,在结膜或眼球内均可发生转移性炎病,如转移性结膜炎、转移性葡萄膜炎等,这种虹膜睫状体炎的特点是纤维素性和成形性者。

淋病性眼炎近年来在我国已有所增多,眼科医师对此病必须提高警惕,必要时要进行刮片检查,可以立即得到诊断依据,以免耽误而造成患者失明。

3)卡他球菌(micrococcus catarrhalis):现归于Branhamella属革兰氏阴性双球菌,在眼分泌物涂片中可以查出,数目不多。一般为非致病菌,但当机体免疫力下降时,可引起卡他性炎症,如慢性卡他性结膜炎等,有时也可致急性化脓性、膜性结膜炎。

此外,在正常结膜囊内,有时可以发现空气传染的八叠球菌属(Sarcina),包括卵黄色、橙黄色、黄色或白色等八叠球菌。一般情况下是不致病的,但偶有致急性结膜炎者。

2. 杆菌

(1)棒状杆菌属(corynebacterium):是一群革兰氏阳性杆菌。包括白喉杆菌、类白喉杆菌群,后者包括假白喉杆菌、结膜干燥杆菌、溃疡棒状杆菌等。

1)白喉杆菌(corynebacterium diphtheriae):形细长微弯,一端或两端膨大呈棒状,排列很不规则,常呈L、V或Y形,也可排成栅栏状。革兰氏阳性,用亚甲蓝染色时,菌体着色不均匀,常出现菌体着色较深的颗粒,用Neisser或Albert等法染色时,可染出异染颗粒,是本菌形态特征之一。

眼部病变主要是白喉性结膜炎(膜性结膜炎)和调节麻痹。这种膜性结膜炎一般来自鼻黏膜或咽喉白喉,原发性者少。

近年来,由于对易感儿童预防接种白喉类毒素,本病已罕见。

2)假性白喉杆菌(corynebacterium pseudodiphthericum):经常在人的鼻腔和咽喉部找到,在人眼正常结膜囊内也偶可发现,无致病性。形态较白喉杆菌短而粗,一般不具异染颗粒,不分解糖类,不产生毒素。

3)干燥杆菌(bacillus xerosis):为一腐物寄生菌,在正常结膜囊内可出现,生活在脱落的上皮细胞和睑板腺分泌物内。婴儿出生后不久就可发现,有人发现在阴道内也有相同细菌存在,两者可能有关。细菌常出现在维生素A缺乏相关结膜的Bitot斑中,但其为何会出现在结膜干燥症中,目前尚未知。其形态颇似白喉杆菌,无异染颗粒或不显著。

以上三菌,在结膜刮片显示微镜检查中仅凭形态常不易鉴别,须进一步行生物化学检查,方能确定。

(2)嗜血杆菌属(haemophilus):细菌的氧化还原酶系统不完备,人工培养时,必须供给新鲜血液才能生长,故名嗜血杆菌。与眼部疾病有关的细菌包括流行性感冒杆菌、Koch-Weeks杆菌、Morax-Axenfeld双杆菌及杜克杆菌等。

1)流行性感冒杆菌(H.influenzae):是革兰氏染色阴性小杆菌。在眼部可致急性卡他性结膜炎,特别在小儿中易发生,常见于流感流行季节或继发于百日咳、麻疹之后。其根据生化反应的不同分为不同的生物类型,有荚膜的流感杆菌因其荚膜多糖的不同又分为多个血清型。其中,B型流感杆菌是人类主要的病原体,其荚膜是主要的毒力因素。

治疗:由于本菌对磺胺剂敏感,故磺胺剂治疗有效,尤以磺胺嘧啶最有效。抗生素中链霉素、氯霉素、金霉素、土霉素都有效,以氯霉素效果好。

2)Koch-Weeks杆菌(Koch-Weeks bacillus):又名埃及嗜血杆菌(H.aegypticus)或称结膜炎嗜血杆菌(H.conjunctivitis)。是眼部所特有的细菌,是染色阴性小杆菌,在形态和染色上极似流感杆菌,在血液平板上长出透明无溶血的小菌落,靛基质阴性,对糖类发酵不规则,能还原硝酸盐,能被胆汁溶解。

本菌为急性卡他结膜炎常见的病原菌之一,由这种细菌所致的结膜炎具有高度传染性,球结膜充血显著,因此称为"红眼"(pink eye),常易侵犯儿童。于病的早期,在结膜刮片上可见活的上皮细胞内有大量细菌生长。此外,在分泌物中也可见位于细胞内的革兰氏阴性杆菌,有助于诊断。

3)Morax-Axenfeld双杆菌(diplobacillus of Morax-Axenfeld):又名复叠嗜血杆菌(H.lacunatus),现归属于莫拉菌属,名Moraxella lacunata。也是眼部特有的细菌。革兰氏阴性杆菌,常成双排列,两端相连。无芽孢,无动力。在普通培养基上不能生长,必须在含有血清培养基及血液培养基上才能生长。37℃ 48h培养可见灰色小菌落。能液化Loeffler血清斜面。

本菌在正常结膜囊内可以发现,一般在皮肤与黏膜交界处如眼角或睑缘寄生,在寄生部位产生外生性溶蛋白酶,局部可发生非化脓性糜烂。这种情况在维生素B_2、维生素B_6缺乏时更是显著。这种细菌常与金黄色葡萄球菌形成混合感染。在用刮术采取的涂片上,可见到大量细菌寄生在死的上皮细胞内。在眼部可致结膜炎和眦部睑缘炎等,也有报告谓可致角膜溃疡。

以往认为硫酸锌是特效药,现多用抗生素如链霉素、四环素、红霉素等效果也好。

4）杜克杆菌（Hemophilus ducreyi）：又名 Ducrey 链杆菌（Ducrey streptobacillus），又名软性下疳杆菌。为革兰氏阴性小杆菌，培养相当困难，在新鲜巧克力色平板上生长良好。在眼部致病者甚少，但可见于眼的附属器。

其他尚有 Petit 液化性双杆菌（diplobacillus liquefaciens Petit），在形态上与 Morax-Axenfeld 双杆菌极相似，但可不用血液培养。在眼部对结膜上皮侵害力较小，有报告可致前房积脓角膜溃疡，但甚少见。

（3）分枝杆菌属（mycobacterium）：是一类细长的杆菌，有分枝生长的趋势。一般不易着色，经加温或延长着色时间才能着色，一旦着色后可抵抗盐酸乙醇的脱色作用，故不称抗酸性杆菌。其共同特点是无鞭毛、无芽孢、无荚膜。革兰氏染色阳性。致病分枝杆菌营养要求较高，需氧，生长缓慢，含脂量高。本菌属种类颇多，与眼病有关者主要是结核杆菌和麻风杆菌。

1）结核杆菌（M.tuberculosis）：是引起人和动物结核病的病原菌。本菌为细长略带弯曲的杆菌，长 2.5~4nm，宽 0.3~0.6nm。

在眼部致病范围很广，不论眼内外组织均可发生感染。如果感染发生在眼睑皮肤或结膜面上即可发生溃疡，并有可能从局部刮片上找到结核杆菌。溃疡的发生常为含菌的痰或牛乳，直接侵袭所致预后较好。在眼球内部发生感染者，多系血行感染或变态反应所致。

2）麻风杆菌（M.leprae）：是麻风病的病原菌。麻风杆菌的形态与结核杆菌相似，但较短粗。革兰氏染色阳性。无动力，无芽孢。被检物可用各种抗酸染色法染色，麻风杆菌常呈着色均匀的束状或球状排列，有时可在泡沫细胞（麻风细胞）中找到。治疗后的被检物中，麻风杆菌多呈断裂或颗粒状，从治疗前后的形态学比较，可作为疗效考核的"形态学指标"。

在眼部发生感染时，由结膜、角膜的上皮细胞刮片中可以检查出细菌，甚至泪液中也可能查出。此外，眼的内外组织均可发生感染。

（4）铜绿假单胞菌（Ps.aeruginosa）：为假单胞菌属（pseudomonas）的代表菌种。在正常人体皮肤、肠道和呼吸道都有存在。能产生蓝绿色水溶性色素，感染创口时可形成绿色脓液而故名。铜绿假单胞菌为革兰氏染色阴性的无芽孢杆菌。菌体长短不一，短的球杆状，长的丝状，互相连接成双或成链。无荚膜。在菌体一端有 1~3 根鞭毛，运动活泼。在普通培养基上即能生长良好，最适温度为 37℃，具有致病力者在 42℃仍能生长，非致病性者则不能，可供鉴别参考。在肉汤中生长迅速，均匀混浊，有菌膜。产生黄绿色、蓝绿色或棕色色素。血平板上菌落周围有溶血环。本菌分解蛋白质能力很强，分解糖类能力很低。能液化明胶，分解尿素，不形成靛基质。氧化酶及细胞色素氧化酶试验阳性。能利用枸橼酸盐。绿脓杆菌能产生两种水溶性色素，一为绿脓色素（pyocyanin），一为荧光素（fluorescein）。致病因素主要是内毒素；外毒素、致死毒素、肠毒素、溶血素和胞外酶（蛋白酶、纤维蛋白酶等）也起一定作用。

铜绿假单胞菌是条件致病菌，通常是继发感染，如大面积烧伤患者的伤面感染等。在人眼正常结膜囊内偶然可以发现，一般不致病，但在角膜上皮发生损伤，如角膜异物去除以后，或施行球内手术，如白内障摘除术后，就会发生严重的角膜溃疡或全眼球炎。以往在眼科领域中，对这种细菌的感染问题并未给予很大重视。近来由于抗生素的广泛应用，造成菌群失调，使得铜绿假单胞菌感染成为角膜溃疡常见病原菌之一，而成为临床治疗上棘手问题。

须特别注意的是，在眼科常用的滴眼液如荧光素、丁卡因、阿托品和软性角膜接触镜清洁液等易受这种细菌的污染，而这些药品又常是应用在眼外伤或手术前后，因而成为感染的来源，所以在使用时一定得提高警惕，严密消毒，经常更换。

（5）大肠埃希菌（bacillus coli communis）和粪产碱杆菌（bacillus foecalis alkaligens）：大肠埃希菌是革兰氏阴性、两端钝圆的短杆菌。是埃希菌属（escherichia）中主要的细菌，长约 2~3nm，宽约 0.6nm，有时近似球形。大多数株有 5~6 根鞭毛，能运动，周身还有菌毛。少数菌株能形成荚膜。

大肠埃希菌一般不致病，某些菌株还能产生大肠菌素，抑制肠道致病菌（如痢疾杆菌）和腐生菌的繁殖。但在机体极度衰弱或外伤等情况下，如侵入肠外组织或器官，可引起化脓性炎症。

有时因污染，在正常结膜囊内，偶可发现。一般不致病，但也有致急性卡他性或膜性结膜炎者，这种情况多见于新生儿眼炎，成年人少。

在眼外伤或内眼手术后，细菌一旦进入球内，就将发生眼内炎或全眼球炎。

粪产碱杆菌是产碱杆菌属（alkaligenes）的一个菌种，为人和动物肠道中的正常寄生菌。在皮肤黏膜上经常存在。可致创伤感染，心脏手术后有引起亚急性心内膜炎者。可因污染进入人眼正常结膜囊内，一般不致病，但可引起滤泡型流行性结膜炎。本菌为革兰氏阴性球杆菌，有时呈对称或链状，也有呈弧形的。周身鞭毛，有动力。多数无荚膜。本菌不分解任何糖类。在牛乳培养基中产碱，在含有蛋白胨的肉汤中产胺，可使 pH 在 8.6 以上，可作为本菌的参考。氧化酶阳性。对氯霉素、磺胺类药物敏感。

（6）Friedlander 肺炎杆菌（Friedlander pneumobacillus）：是克雷伯菌属（Klebsiella）中主要的细菌，又名荚膜粘杆菌（bacillus mucosus capsulatus）。本菌为革兰氏阴性、短粗、卵圆形杆菌，常成双排列。无鞭毛，有厚荚膜，有菌毛。

本菌正常存于人的肠道、呼吸道以及水和谷物等处，当机体免疫力降低或其他原因时，可引起呼吸道、泌尿道、皮肤感染，特别是小儿肺炎、严重腹泻以及败血症等严重疾病。在人眼正常结膜囊内可以发现，但常为污染所致。可致急性卡他性或假膜性结膜炎、新生儿眼炎，也可致匐行性角膜溃疡。由本菌所致败血症引起的转移性眼炎，已屡有报告。在眼外伤或内眼手术后也可见到由本菌引起的感染。

（7）炭疽杆菌（bacillus anthracis）和枯草杆菌（bacillus subtilis）：这两种细菌，同属需氧芽孢杆菌属（aerobic spore-bearing bacillus），

在眼部发生感染者很少。

炭疽杆菌是菌体最大的致病菌之一，长4~8nm，宽1~1.5nm，两端平切。在动物和人体内常单个或成短链存在。人工培养则形成长链，在菌体相连处有清晰的间隙如竹节状。革兰氏染色阳性。无鞭毛，不能运动，在机体内或含血清的培养基上形成与致病力有关的荚膜。在人工培养基或外界环境中易形成芽孢。

炭疽杆菌是引起动物和人类炭疽的病原菌，人对这种细菌的易感性仅次于食草动物牛、羊。多发于屠宰、制革、毛刷工人和饲养员等，也有因使用病畜毛皮制品直接接触而感染的。在眼部最常见的是眼睑炭疽，病菌经微小伤口侵入人体，在受感染的创口上形成恶性脓疱，眼睑可发生恶性炭疽性水肿，患者高热、寒战，如果结膜上皮受损，就更易发生败血症而死亡。

枯草杆菌也是革兰氏染色阳性的需氧杆菌。常见的是眼部结膜囊的腐物寄生菌，但如污染伤口，进入眼内则可引起严重炎症，如环形角膜脓肿、全眼球炎等。

(8) 布氏杆菌属(Brucella)：是一类革兰氏阴性小杆菌，最易感染牛、羊、猪等动物，引起母畜流产。人与病畜或带菌动物接触或食用病畜肉或其乳制品，均可发生感染引起波状热等全身症状。临床上常见的是羊布氏杆菌(Br.melitensis)感染。其次是猪布氏杆菌(Br.suis)，牛布氏杆菌又称流产布氏杆菌(Br.abortus)。

眼部病变多出现在病的较晚期。主要改变是急性期多发生视神经视网膜炎，慢性期多引起葡萄膜炎。在慢性期常可见到视神经萎缩。此外还可见到角膜炎、眼肌麻痹等。

(9) 土拉热杆菌(Francisella tularensis)：原属巴菌属(Pasteurella)，现独立为弗朗西斯菌属。本菌是革兰氏阴性、多形性球杆菌，无动力，在动物体内可形成荚膜，早期培养物中呈现多形态，有的能通过滤器。

本菌主要是某些野生啮齿类、野兔和鸟类的病原菌，尤以野兔最常见，故又称野兔热杆菌。人由直接处理病畜或间接通过吸血昆虫叮咬而感染。

当人体患本菌病时，眼部可以发生并发症。另外眼结膜也是感染途径之一。眼部发生感染时，主要症状是眼红肿、疼痛和耳前淋巴结肿大。主要病变是睑结膜发炎，白色假膜形成，去除假膜后，发现结膜上有大小不等、形状不规则的溃疡。也可致角膜溃疡、泪囊炎等。少数病例并发葡萄膜炎、视神经萎缩。

此外如普通变形杆菌(bacillus proteus vulgaris)，产气荚膜杆菌(clostridium perfringens，又称魏杆菌 cl.Welchii)，马鼻疽杆菌(pseudomonas mallei)，奋森梭形杆菌(Vincent bacillus fusiformis)等，均曾发现在眼部有致严重感染者。

再即破伤风杆菌(clostridiumtetani)的感染，当眼球、眼睑受异物穿通伤且较深在时，就有可能发生。对可疑患者要在急诊情况下应即注射破伤风抗毒素1 500~3 000单位，进行预防。

(10) 汉赛巴尔通体(Bartonella henselae)：汉赛巴尔通体是一种革兰氏阴性需氧杆菌，是猫抓病的病原体。汉赛巴尔通体可以通过培养、PCR、免疫细胞染色和血清检查来鉴定。幼猫是汉塞巴尔通体的天然宿主，虽然猫抓病与被猫抓或接触跳蚤的病史有关，但是任何与感染的猫的接触都有可能造成感染。

(11) 螺旋体(spirochaeta)：螺旋体是一群细长、柔软、弯曲呈螺旋状、运动活泼的单细胞微生物。在生物学的位置上介于细菌与原虫之间，现根据对人眼致病情况，简述如下：

1) 梅毒螺旋体(treponema pallidum)：是对人眼能致病的密螺旋体中最重要的一种病原体。梅毒是性病，在许多国家仍相当流行。梅毒螺旋体经黏膜侵入人体，经血行播散全身后，可引起眼部组织的多种病变，并可经胎盘感染胎儿，引起先天性梅毒。在眼睑、结膜可因直接感染发生硬性下疳；此外，二、三期病变，在眼睑、泪器、结膜也均可发生。在角膜主要病变是梅毒性基质性角膜炎，大多数是双眼同时发病，先天性梅毒多，后天性者常是单眼，也有双眼或一先一后者。以往梅毒为虹膜睫状体炎的最重要的原因，现已较少，视网膜脉络膜炎、视神经视网膜炎、视神经萎缩、眼肌麻痹等均可因梅毒引起。梅毒确诊后，除及早给予彻底抗梅毒治疗外，还应注意眼病的特殊治疗。

2) 钩端螺旋体(leptospira)：广泛分布于水中，可分致病性及非致病性两大类。致病性者引起人类、野生动物和家畜的钩端螺旋体病，在我国多数地区偶有流行。钩端螺旋体长6~20nm，宽0.1~0.2nm，具有细密而规则的螺旋，菌体的一端或两端弯曲成钩状。菌体也常屈曲呈C、S等形状。在暗视野显微镜下，可见菌体像一串发亮的微细珠粒，运动活泼。菌体是致病性螺旋体中唯一可用人工培养的，常用Korthof液体培养基，温度28~30℃，pH7.2~7.5，生长缓慢。也可在固体培养基上形成菌落，但有的菌株生长不好。菌体对理化因素的抵抗力较强，在水中能活数月之久，这对本病的传播有重要意义。耐冷不耐热，对砷剂有抵抗力，但对青霉素等抗生素敏感。

钩端螺旋体病是自然疫源性传染病，已受感染的野生动物和家畜(鼠类、猪、犬、牛等)随尿液把菌体排出体外，污染了周围环境如水源、稻田沟渠、坑道、矿井等。菌体通过人体皮肤的微小伤口、眼结膜、鼻或口腔黏膜侵入人体进入血流，在肝、肾、肺、脑膜等器官引起多种病变，故本病常有季节性，常是在多雨、水涝成灾、水稻成熟的夏秋季之间流行。

临床上钩端螺旋体病常见的有黄疸出血型(Well病)、流感伤寒型、肺出血型等，此外尚有脑膜脑炎型、肾功能衰竭型等。血清学试验可协助早期诊断，常用的为补体结合试验、凝集溶解试验和间接凝集试验。

眼部病变多发生在钩端螺旋体病的急性期之后，绝大多数是双眼同时患病，主要是葡萄膜炎，所以在某一地区突然发现大量葡萄膜炎患者时，应考虑到本病的可能性。

在病的早期，体温升高时，结膜可出现充血、黄疸、结膜下出血或结膜炎。在病的晚期，当出现葡萄膜炎时，球结膜多出现睫状充血和畏光流泪。此外，少数病例可有角膜炎、视网膜脉络膜炎、视网膜出血、球后视神经炎、视盘炎、眼肌麻痹等。

治疗：全身注射抗生素(主要是青霉素)，眼部用1%阿托品散瞳、消炎、热敷和应用皮质激素等。

3）回归热螺旋体（spirochaeta recurrentis）：回归热是一种周期性反复发作的急性传染病，以节肢动物为传播媒介，病原体有回归热螺旋体（borrelia recurrentis）和杜通疏螺旋体（borrelia duttoni）两种，同属疏螺旋体，前者以虱子为传播媒介（流行性），后者以蜱为传播媒介（地方性）。两者形态相同，长 10~30mm，直径 0.3~0.5mm，有 5~10 个不规则的疏螺旋，排列不规则，运动活泼，易被常用染料着色，革兰氏染色阴性，Giemsa 染色呈紫红色。

检查方法主要是在患者发热期间，取血液 2~3 滴作成厚涂片，直接用暗视野显微镜检查或 Giemsa 染色后镜检，见到形似卷曲的毛发、长约为红细胞直径的 2~5 倍的疏螺旋体，即可诊断。在眼部可引起结膜炎、角膜炎、葡萄膜炎、视网膜脉络膜炎、视网膜出血、玻璃体混浊、视盘炎等病变。

4）雅司病螺旋体（treponema pertenue）：是引起雅司病（Yaws）的密螺旋体，生物学特性与梅毒相似。这种病常见于温暖潮湿的热带地区，多侵犯儿童及青年。主要通过皮肤破伤感染，亦可由蝇类传播。不是性病，无先天性感染。在眼部病变主要侵犯眼睑及眉毛等，由于颌骨的增大可遮蔽视线等。治疗主要是大量注射青霉素。

5）奋森螺旋体（borrelia vincenti）：有 3~8 个不规则的疏螺旋体，常与梭形杆菌（fusobacterium）在一起，并协同致病，正常情况下两者寄居于人口腔齿龈部，当机体免疫力显著受损时，引起奋森咽峡炎以及肺脓肿等，在眼部也可致急性化脓性结膜炎等。

（二）眼部感染常见病毒

病毒可直接感染眼睑、结膜、角膜或通过神经组织感染眼部，也可在全身病毒感染时，通过血流侵犯眼内组织或通过胎盘感染胎儿致先天性眼病。常见的眼病感染病毒是腺病毒、单纯疱疹病毒、水痘-带状疱疹病毒、巨结胞病毒、EB 病毒、新型肠道病毒、风疹病毒、腮腺炎病毒、传染性软疣病毒、人类免疫缺陷病毒等。

1. 腺病毒　腺病毒（adenovirus）是一群侵犯呼吸道、眼结膜和淋巴组织的病毒，也可直接接触传染。病毒自鼻咽部及眼结膜侵入机体，引起流行性角膜结膜炎、急性咽炎、咽结膜炎、病毒性肺炎等。与眼科有关的腺病毒主要是第 3 型和第 8 型，第 3 型主要是咽结膜炎的病原体，第 8 型则系流行性角膜结膜炎的病原体，另外第 7 型也可发生咽结膜炎的症状，第 11 型也可发生与流行性角膜结膜炎相似的症状。

除一般预防方法外，已在研制疫苗，但因有致癌可疑，使用者尚少。目前尚无特效药物治疗。

2. 风疹病毒　风疹病毒（rubella virus）引起的风疹，是儿童中常见的传染病，又名德国麻疹（German measles），是一种轻型疹病，在成年人多呈不显性感染。

病毒形态多呈球形，有时呈多形态，直径 50~70nm。核心为单股 RNA，核衣壳呈螺旋状结构。

风疹病毒只对人致病。主要传染源是患者。病毒经呼吸道侵入人体，在上呼吸道增殖，经颈淋巴结扩散至血流引起病毒血症。

近来发现，怀孕 4 个月以内的妇女感染后，病毒通过胎盘感染胎儿，引起畸形，名先天性风疹综合征：在眼部是先天性白内障、先天性青光眼、视网膜病变等引起失明，另外还有先天性心脏病（动脉导管闭锁不全、肺动脉狭窄等）、耳聋、智力发育不全、血小板减少性紫癜、溶血性贫血等。也可出现死胎、流产或出血后死亡。人对此病毒普遍易感。感染后可获得持久性免疫。

预防的重点是育龄妇女。妊娠妇女应避免与风疹患者接触，如果有了接触应注射较大剂量的胎盘球蛋白或丙种球蛋白进行被动免疫，风疹疫苗以减毒活疫苗的效果较好，多数主张在婴儿时期接种，使之获得基础免疫，育龄期前的妇女再进行加强接种。

3. 新型肠道病毒　1970 年和 1975 年在我国上海等地以及世界各地流行急性出血性结膜炎时，从患者结膜刮取标本中培养出来的一种小的核糖核酸的病毒（picorna virus）。

抗原性同原有的肠道病毒不同，被命名为新型肠道病毒。已检定有 68、69、70 和 71 型，其中最重要的是 70 型，是急性出血性结膜炎（acute hemorrhagic conjunctivitis，AHC）的病原体。主要通过病毒污染的水源、手、生活用具等间接接触而传染。人群普遍易感，发病率极高。临床特点是潜伏期短，起病急骤，侵犯双眼。引起眼睑水肿、眼球肿痛、结膜下出血，少数可发展为角膜点状浸润至角膜混浊。本病病程短，预后良好，一般 7~10d 自愈。个别病例可合并神经症状，表现为腰骶部脊神经根炎，导致下肢瘫痪。

4. 疱疹病毒（herpes virus）　是一组中等大小有包膜的 DNA 病毒。在生物界的感染分布广泛。现已发现的疱疹病毒超过 50 种以上。与人眼感染有关的病毒有单纯疱疹病毒、水痘-带状疱疹病毒等，本组病毒是以隐伏感染形式存在于机体中。初感染时临床症状常不严重，但在宿主中可隐伏多年，甚至终生。在受一些刺激因素作用下，可诱发致病。

（1）单纯疱疹病毒（herpes simplex virus）：在人类感染极为普遍，常见于眼部的病变是树枝状角膜炎，疱疹性角膜结膜炎。

单纯疱疹病毒有两个血清型，即 1 型（HSV-1）和 2 型（HSV-2）。HSV-1 主要引起生殖器以外的皮肤、黏膜和器官感染；HSV-2 主要引起生殖器及腰以下皮肤疱疹。

多种细胞对本病毒都是易感的，最常用的是原代兔肾、猴肾、人羊膜或鸡胚母细胞及人、兔或地鼠传代细胞分离培养病毒。对动物的感染范围也广，常用家兔、豚鼠、小白鼠等。注射途径不同，感染的类型也不一样，如家兔用角膜划痕接种，可引起角膜炎。豚鼠皮内接种，可引起皮肤疱疹，脑内接种可引起疱疹性脑炎等。

人是疱疹病毒的自然宿主。开放性感染患者和健康带病毒者是传染源，其皮肤黏膜病灶、唾液和粪便中含有病毒。直接密切接触和两性接触为主要的传播途径，亦可经飞沫传播。其感染可表现为：①原发感染：HSV-1 的原发感染仅见于对本病毒无免疫力的人。半岁以内的婴儿有从母体输入的被动免疫,常不被感染,以后即容易发生原发感染,婴幼儿约90%感染HSV-1后无临床表现,少数有症状,其中以龈炎性口炎最常见,此外即疱疹性角膜炎、疱疹性脑膜炎等。先天性HSV-1感染,还可引起胎儿畸形,如小眼球、视网膜脉络膜炎、大头畸形、发育迟缓和智力低下等。②隐伏与再发感染:由原发感染引起的特异性免疫能消除大部分病毒,少数病毒可长期隐伏体内形成隐伏性感染。以后,因非特异性刺激如发热、月经来潮、日晒、寒冷、应用垂体或肾上腺皮质激素、变态反应、某些细菌感染(如肺炎、脑膜炎等),以及某些病毒(流感)感染等诱发因而再发。最常表现为唇、鼻、皮肤与黏膜交接处,发生少数小型水疱疹,其机制尚不完全清楚,推测为原发感染后处于抑制状态的细胞内病毒基因组当局部或全身受到合适的刺激后被激活,由非增殖性病变转为增殖性病变。病毒即沿三叉神经感觉神经细胞的神经纤维轴突移行至神经末梢附近的上皮细胞,进行增殖而引起疱疹。

患过疱疹后,血清中有中和抗体和补体结合抗体,这些抗体对消除病毒血症、防止病毒全身扩散和限制病程起一定作用,但不能消除隐伏的病毒感染和阻止再发。一些联合细胞免疫及体液免疫缺陷者,如淋巴网状细胞瘤和长期使用免疫抑制剂治疗的患者,局部或全身性HSV的感染均可加重。

(2) 水痘-带状疱疹病毒(varicella-zoster virus,VZV):基本特点和其他疱疹病毒相似。这种病毒只有一种血清型,在儿童初次感染时引起水痘,在成人或老人则引起带状疱疹,故名水痘-带状疱疹病毒。

在眼部病变中,除一侧三叉神经分布区的眼睑带状疱疹外,约有半数病例可有角膜炎、虹膜睫状体炎、眼肌麻痹等病症出现,有时也可出现继发性青光眼、视神经萎缩等,以致严重影响视力。

(3) 巨细胞病毒(cytomegalovirus,CMV):是巨细胞包涵体病(cytomegalic inclusion disease,CID)的病原体。CMV具有典型的疱疹病毒结构。它有严格种特异性,人CMV只能在人成纤维细胞培养中增殖,不能在其他动物细胞中生长。无症状的患者可为隐性感染者,常成为人CMV的传染源。感染途径可为胎盘内感染、接触感染、输血感染、产道感染和隐性CMV感染者激发等。临床上分为先天性巨细胞包涵体病(congenital CID)和后天性巨细胞包涵体病(acquired CID)。先天性一般全身症状严重,如肝脾大、黄疸、血小板减少症、肺炎、神经系统症状、耳聋、精神迟滞、癫痫等。眼部表现为脉络膜视网膜炎与弓形虫病眼底表现类似,但常为多发且较周边。此外白内障、葡萄膜炎、视神经缺损、视神经萎缩等也可见到。后天性者常见于免疫功能缺陷的患者,如患有癌症及心、肾移植的患者,长期使用免疫抑制剂引起。眼部表现为CID型视网膜炎,视网膜出现黄白色坏死性颗粒状病灶,类似多发性视网膜静脉分支阻塞,大片出血渗出,血管变细,周围有白鞘,严重者出现广泛性视网膜坏死、玻璃体混浊、视网膜脱离,并伴有继发性前部葡萄膜炎等。

5. 痘病毒　痘病毒(poxvirus)包括一群体形较大、结构较

为复杂的DNA病毒。多数呈砖型,有数层外膜,是大型病毒组中直径最大者,大小为300nm×200nm×100nm。在普通光学显微镜下勉强可见。在易感细胞浆内形成嗜酸性包涵体。本属病毒容易在鸡胚绒毛尿囊膜上生长。

临床上,这属病毒除引起宿主发热外,还引起全身性或局部性痘样病变。天花病毒(variola virus)是天花的病原体,是一种烈性传染病,患者除全身症状严重外,眼部眼睑、结膜、角膜、虹膜都有严重病变,并可因全身衰弱、营养缺乏,引起角膜软化症而失明。现在由于预防接种牛痘苗,天花已近绝迹。现在临床常见的是牛痘病毒(vaccinia virus),这种病毒只引起局部痘疹而不发生天花。将该病毒接种于人体皮肤局部,可预防天花。

眼部痘苗病毒感染常见于种痘的小儿或家长把染有痘苗病毒的手或物品接触眼部组织,或医务人员在执行牛痘接种时,误把痘苗溅入眼部,以致引起痘苗性眼炎。病变可发生在睑、结膜、角膜,也可影响到虹膜等。角膜炎的临床形象与单纯的疱疹性角膜炎相似。

6. 人类免疫缺陷病毒　人类免疫缺陷病毒(human immunodeficiency virus,HIV)是20世纪80年代世界瞩目的新型病毒传染病——获得性免疫缺陷综合征(acquired immunodeficiency syndrome,AIDS,艾滋病)的病因,是单股RNA逆转录病毒。病毒在敏感细胞核内复制、细胞感染后,病毒核酸与宿主细胞核酸结合,细胞分裂时病毒基因伴随细胞存在,机体无法清除病毒,病毒与相应抗体并存。潜伏期6个月~5年。

(1) 临床症状:起病缓慢,初期感疲倦,发热、盗汗和消瘦。检查发现全身淋巴结肿大,肝、脾大。好发于成年男性。多有男同性恋史、输血或输血制品史。典型病例有卡波西肉瘤组织病理学改变和性感染的病原学证据。HIV抗体阳性或分离出HIV病原体。

(2) 眼部表现:眼各部组织均可受到影响,据调查有40%~65%患者眼部受累。早期常因无特殊表现而被忽略。主要表现为卡波西肉瘤(无痛性结节状新生物、青紫色软性结节、孤立或多发),巨细胞病毒性角膜炎,葡萄膜炎,视网膜棉絮状白斑,火焰状出血,血管炎,视盘炎,麻痹性斜视等。

其他如属于疱疹病毒的EB病毒(Epstein-Barr virus,EB virus);痘病毒的传染性软疣病毒(molluscum contagiosum virus),肠道病毒的柯萨奇病毒(coxsackie virus)与埃可病毒(enteric cytopathogenic human orphan virus,ECHO virus),以及呼吸道病毒的腮腺炎病毒(mumps virus)等均可引起眼部感染。

(三) 眼部感染常见真菌

真菌(fungus)和其他微生物一样,在自然界分布极广,在人体各部位也都存在,正常人眼结膜囊真菌培养,阳性率相当高,但只有少数真菌可以在人体形成真菌病,当人体受某些影响而免疫功能降低,例如患糖尿病、白血病时,往往可发生严重的真菌病如念珠菌病等,称之为内源性真菌病。自从临床上广泛应用抗生素及皮质类固醇后,眼部真菌病大为增多,这可能是因为长期应用抗生素抑制了细菌,有利于某些真菌的发展,再者即长期应用皮质类固醇药物能降低人体的免疫功能,干扰

了自身抗菌作用,从而促进了真菌的生长。另外,眼外伤及内眼手术也是直接构成真菌感染的重要原因之一。

真菌进入眼组织的途径:①直接侵入眼睑、结膜、角膜及泪道也可扩展到深部组织,如角膜溃疡穿孔,引起眼内炎等;②从邻近组织蔓延而来,如从鼻腔、鼻窦、颅内及面部皮肤真菌病蔓延到眼;③眼球穿孔伤、内眼手术等把真菌直接带入引起眼内炎;④血行扩散,如白色念珠菌等。

现列举数种在眼部常见的致病真菌如下:

1. 烟曲菌　烟曲菌(aspergillus fumigatus)是引起眼科疾病最常见的真菌之一。曲菌(aspergillus)或称第状菌,属于子囊菌纲的真正子囊菌亚纲,在自然界分布很广,种类很多,烟曲菌是其中致病力最强的,其次尚有黄曲菌、雪白曲菌等。烟曲菌是人眼角膜真菌病(keratomycosis)的最多见的病原体,从病变区采取的刮片标本上可以查见多数菌丝、分生孢子柄、孢子等。在 Sabouraud 培养基上生长迅速,初为白色丝形菌落,随着孢子的产生变为绿色以至暗绿色,分生孢子柄可长达 500μm 以上,顶端为穹形包囊,囊表面有带着长串孢子的擎丝,典型的膨大分生孢子柄和擎丝,可供鉴定的参考。

在人体所致的疾病中,以肺部的原发感染最多。

在人眼部可致睑缘炎、泪囊炎、角膜溃疡以及内源性玻璃体、眼眶的感染等,其中角膜溃疡以往认为仅农民多见,原因是染有曲菌孢子的异物伤及角膜所致,近年来,由于抗生素、皮质激素的广泛应用,发病率已大为增加。这种角膜溃疡的特点是亚急性过程,初起时在角膜近中央部形成一个上皮性结节病变,伴有深层浸润,逐渐由结节形成溃疡,甚至角膜穿孔,因常伴有前房蓄脓,故应与匐行性角膜溃疡相鉴别。

2. 白色念珠菌(candida albicans)　又称白色假丝酵母。菌呈卵圆形,革兰氏染色阳性,刮片标本显微镜下呈球菌样,但细胞内染色不均匀,仅凭刮片标本不易诊断,常需培养鉴定。在血液琼脂培养基上 37℃,24~48h,可形成灰白色细菌样菌落,Sabouraud 培养基上形成奶油色表面光滑的菌落,具有酵母气味。培养时间稍久,即出现蜂窝状菌落,有时可有放射形浅沟。

念珠菌是一种条件致病菌,通常存在于正常人的口腔、上呼吸道、肠道及阴道黏膜上。当机体免疫功能或一般防御能力降低,或正常寄居的微生物间相互制约作用失调,就容易引起念珠菌病。常侵犯人体形成皮肤、黏膜和内脏等处的念珠菌病。一般多发于瘦弱的儿童,或虚弱和患糖尿病的成人。

在人眼可致角膜真菌病,为仅次于烟曲菌的致病菌,临床表现为溃疡较浅、顽固,具有浸润和穿掘边缘,溃疡面上常覆有灰白而干燥的薄膜,在病变活动期,可有虹膜炎及前房蓄脓,一般穿孔者少。另外也可侵及睑结膜、泪道,形成鼻泪管阻塞等。

3. 镰刀菌(fusarum oxysporium)　是角膜真菌病中逐渐增多的致病菌之一。与前述之抗生素、皮质激素等应用增多有关。

培养标本经 10% 氢氧化钾制备后,镜下可见特有的豆荚样菌丝。

在人眼部所致的角膜真菌病。除一般特点外,破坏性较强,

常可致角膜穿孔引起眼内炎。

4. 申克孢子菌丝(sporotricum schenckii)　是一种二相性真菌。广泛分布于土壤、尘埃和植物中,在机体中多寄生于白细胞内,在人类引起疾病,是当肢体受伤时,孢子丝菌趁机侵入引起亚急性或慢性肉芽肿样疾病,并可从病灶附近沿淋巴管发生链状硬结,称为孢子丝菌性下疳。硬结破溃形成经久不愈的溃疡。少数病例中,病原菌从淋巴结经血流扩散至全身,引起多发性脓肿,称为血源性皮肤孢子丝菌病。

在眼部感染的病例中可发生眼睑皮肤的广泛肉芽肿性病变,也可发生淋巴管炎;在结膜可发生硬结,破溃形成下疳;泪囊炎、角膜基质炎、全眼球炎、眶蜂窝织炎等,如再不治疗,感染可蔓延至深部器官引起死亡,也可转移至关节、皮下组织造成全身性疾病。

5. 纤毛菌(leptothrix)　在自然界分布极广,常存于人或兽(猫、兔、马等)的牙垢中,在人类可致结膜炎,这时常合并有口和咽喉疾病。这是一种非常微细而呈丝状的微生物,不分叉,不形成芽孢,不易培养。用革兰氏染色法可染出成群的纤毛菌。在眼部发生感染的病例常有与牲畜接触和外伤史,病变的特点是在睑、球结膜息肉样结节的顶端出现灰白色斑块,不破溃,也不侵及角膜,常伴有耳前腺肿大。

6. 链丝菌(streptothrix)　是一种丝状真菌,与纤毛菌不同点,是菌丝顶端具有分叉,革兰氏染色阳性,厌氧,在蛋白胨甘油琼脂培养基上行针刺培养,菌落生长良好。

眼部常见的改变是泪小管处形成凝集物,治疗时必须把凝集物去除,不然伴随的结膜炎经久不愈,本菌除致急、慢性结膜炎外,角膜也可发生溃疡。常伴有耳前淋巴结肿大。

7. 新型隐球菌(cryptcoccus neoformans)　又名溶组织酵母菌(torulla histolytica)。在土壤中广泛存在,有人推测鸽子可能是本菌的自然宿主,人体口腔以及实验动物的粪便中也可存在,这种球菌无论在组织中或培养中,均呈现酵母样细胞,外围以较大荚膜。

这种球菌感染主要是经呼吸道,在肺部引起轻度炎症,当机体免疫力下降时,向全身蔓延,易侵袭中枢神经系统,发生慢性脑膜炎。临床症状类似结核性脑膜炎、脑炎、脑肿瘤或脑脓肿等;也可侵袭骨骼、肌肉、淋巴结和皮肤黏膜,引起慢性炎症及脓肿。

病的起因一般是外伤性,也可以是内源性。近年来大量使用抗生素、皮质激素或免疫抑制剂后,病例已有所增加。

眼部表现主要是神经系统感染的表现之一,首先是视力减退,甚至失明。检查发现有睑下垂、复视及斜视、视神经视网膜炎、视盘水肿,晚期可致视神经萎缩,间有眶蜂窝织炎、葡萄膜炎和继发性青光眼等。

8. 组织胞浆菌病(histoplasmosis)　是由组织胞浆菌属荚膜组织胞浆菌(histoplasma capsulatum)所致的身体深部组织真菌性病变,在眼部最易引起的是葡萄膜组织病变,特易在脉络膜周边部和睫状体扁平部发病,因此可以不影响视力,也有因死菌体刺激而发葡萄膜炎者;或病变发生在后极部与中心性视

网膜脉络膜炎相似而很难鉴别。其诊断主要根据组织胞浆菌素皮肤试验阳性和其他人体深部器官如肺、肝患有组织胞浆菌病而定。临床上有疑似眼性组织胞浆菌病综合征(presumed ocular histoplasmosis syndrome,POHS)为胞浆菌属疾病,85% 病例皮肤试验呈阳性反应,患者有较高的 HLA A B27 相关性。临床表现为萎缩性脉络膜组织点状病灶、视盘旁脉络膜视网膜萎缩、黄斑区出血性盘状病变及在眼底周边部条纹状脉络膜视网膜萎缩,这些萎缩病灶可能是由于在儿童时期无临床症状的良性组织胞浆菌病。黄斑病变一般是在 20~40 岁时发生。

此外,放线菌(actinomyces)、奴卡菌(nocardia)、皮炎芽生菌或称酵母菌(blastomyces)、粗球孢子菌(coccidiodes immitis)、丛生毛霉菌(mucor corymbifer)、青霉菌属(penicillium)、头孢子菌属(cephalosporium)等,也可成为病原体在眼部导致疾病。

(苗恒 张钦)

第八节 眼底检查和眼底照相

要点提示

眼底检查是检查眼内结构的基本方法,包括直接检查法和间接检查法,两种检查方法各有优缺点,裂隙灯显微镜眼后部检查法结合两种的优点,适用于门诊检查。眼底照相有多种方式,操作简便,容易掌握,但是不能代替眼底检查,眼底照相应按照标准化程序进行。

一、眼底检查设备介绍

眼底检查必须使用检眼镜(ophthalmoscope)或称眼底镜(funduscope)方能进行检查。检眼镜由 Helmholtz 于 1851 年发明。检查一般要在暗室内进行,其原理(以反光检眼镜为例)主要是借检眼镜把光线经过瞳孔照射入被检者眼内,由被检者眼底反射出来的光线,成像在集光镜与检查者眼前方者称为间接检查法(图 5-8-1),成像在检查者眼内者称为直接检查法(图 5-8-2)。检眼镜的使用不仅可检查出眼内各部组织,如视神经、视网膜、脉络膜以及眼屈光间质各透明组织是否正常、有无疾病存在,更进一步还可从眼底所见了解全身其他部分的病变情况,如脑肿瘤、全身动脉硬化、肾炎等。因此,对协助其他各科疾病的诊断也有很大意义,所以眼内部检查法是一种很重要的眼部检查法。

(一) 直接检眼镜

常用的直接检眼镜有两大类:

1. 反光检眼镜 种类很多,可以用作间接检查法,也可用

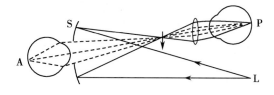

图 5-8-1 间接检查法

A. 检查者;P. 被检者;L. 光源;S. 检眼镜

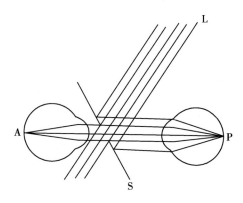

图 5-8-2 直接检查法

A. 检查者;P. 被检者;L. 光源;S. 检眼镜

作直接检查法,其中以 Morton 检眼镜较为常用。构造的主要部分是中央有一小孔、焦点距离为 25cm 的凹面反光镜,镜后有嵌住不同屈光度的凹凸镜片的小圆盘,能够随意转动,以调节检查者和被检查者的屈光不正。

2. 电检眼镜 种类也很多,其中以 May 电检眼镜(图 5-8-3)最为常用,光源就在检眼镜柄内,使用方便。

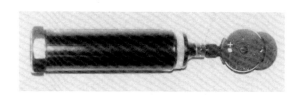

图 5-8-3 直接检眼镜

(二) 双目间接检眼镜

双目间接检眼镜(binocular indirect ophthalmoscope)是由 Schepens 创制,近年来临床上应用已较广泛,国内已有生产。构造的主要部分是把特制的光源(6V,15W 灯泡)和双目间接检眼镜都固定在一个塑料额带上,用 +20D 作为集光镜,眼底像放大约 3 倍。使用时检查者先把额带戴好,再把双目镜的瞳孔距离对好,示教用的反光镜调整好,最后把集光镜对准,就可进行检查了。在器械盒内另备有巩膜压陷器,是专门为检查视网膜周边部设计的。

二、眼底检查方法及优缺点

(一) 直接检查法(direct method)

所用的检眼镜为直接检眼镜(direct ophthalmoscope),检查者和被检查者对坐在暗室内。检查者的眼睛必须靠近被检查者的眼睛。应该用右眼检查被检查者的右眼,并且用右手拿检眼镜,坐在或站在被检查者的偏右侧。用左眼检查被检查者的左眼,并用左手拿检眼镜,坐在或站在被检查者的偏左侧,另一手固定被检查者的头部,拇指还可以向上牵引上睑,以便于各方向的检查。这时可以看到放大约 16 倍的眼底正像(图 5-8-4)。

检眼镜上有一个装置 1~25D 的凹、凸镜片的轮盘,检查时

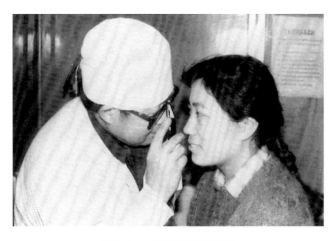

图 5-8-4　直接检眼镜检查法

可以自由转动轮盘,以矫正检查者或被检查者的屈光差或调节力。开始检查时,令被检查者的两眼直视远方。首先放一个8~12D 的凸镜片在检眼镜的中央孔处,将检眼镜放在距被检者眼前约 20cm 处,检查眼屈光间质中各部组织有无混浊。如有混浊,则在瞳孔红色的反射区内,可以看出点状或线状的黑色物(图 5-8-5)。如果令被检查者迅速向上下或左右转动眼球,然后停住向前直视,能看见混浊物浮游飘荡时,即可知混浊位于玻璃体内。角膜和晶状体混浊的定位方法可用移像试验法,混浊的部位可借被检查眼球转动时混浊移位的方向来确定。如果被检查眼向下转,角膜上的混浊也向下方移位;晶状体前面的混浊不动;晶状体后面的混浊则向上移动。如果被检查眼向上转,则角膜上的混浊也向上移位;晶状体前面的仍不动;晶状体后面的则向下移位(图 5-8-6)。

　　检查屈光间质后,可开始检查眼底各部分。令被检查者向前直视时,恰好可以看到视盘。如果令其注视光源或将检查者的头和检眼镜稍稍偏向颞侧观看时,可以恰好检查到被检查者的黄斑部。如果要观察周边部视网膜,可令被检查眼尽量向各方向转动。

(二) 间接检查法(indirect method)

　　在检查眼底以前,可不用集光镜先检查眼屈光间质的情况,如果在正常眼底的红黄色反光里有些部分出现黑色,能因眼球转动而飘动的则说明混浊位于前房或玻璃体中,不能飘动的则位于角膜或晶状体上。

　　间接检查法所看到的眼底像是较原眼底放大 4 或 5 倍的倒像。像的大小主要决定于所用于被检查者眼前的凸镜片的

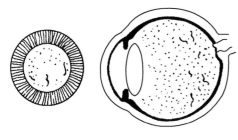

图 5-8-5　玻璃体混浊

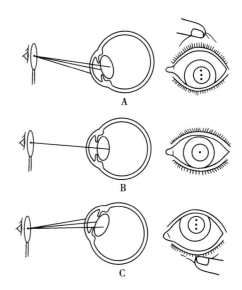

图 5-8-6　检查屈光间质混浊位置之移像试验法

A. 患眼下转时检查所见;B. 患眼前看时检查所见;C. 患眼上转时检查所见

度数。用此凸镜片的焦点距离与视网膜和结点间的距离比值可以测定眼底像放大的倍数。所以集光镜的力量越小,也就是其焦点距离越大时,眼底像放大的倍数越大。像的大小也与被检眼的屈光状态有关系,视网膜与结点的距离,在近视眼比正视眼大些,而远视眼比正视眼小些。因此,在用同一个集光镜的时候,近视眼放大倍数比正视眼小,而远视眼则比正视眼为大。

　　检查时可以坐位,但常取卧位,以便于临床应用。检查前应充分散瞳,常用的散瞳剂是复方托吡卡胺滴眼液,以免在强光照射时引起瞳孔收缩。检查顺序是先后极部,然后周边部,在检查极周边部相当于锯齿缘部位时,除了令患者眼向被检方向尽力注视外,检查者右手中指可戴巩膜压陷器,局部加压以便观察。检查上下方锯齿缘时,隔着眼睑即可,检查鼻颞侧即相当于睑裂部时,则常需滴表面麻醉剂,一般对检查无不良反应,合作的儿童也可做此检查。

(三) 裂隙灯显微镜眼后部检查法

　　此种检查方法原理和间接检查法相同。通过裂隙灯物镜和被检查眼之间放置 +90D 的透镜作为集光镜,所见眼底为倒像,通过裂隙灯的放大和双目立体视不仅使眼底病变放大,而且有了立体形象,使眼底检查范围大为增加。

　　检查前尽量充分散瞳,常用的散瞳剂是复方托吡卡胺滴眼液。检查时患者坐在裂隙灯前,检查者一手大拇指和中指持透镜,将透镜之置于裂隙灯和被检查眼之间,其余手指用于固定和上拉被检查眼上睑。检查顺序是先视盘,然后周边部视网膜,因裂隙灯光源较强,为避免被检查者不配合,最后检查黄斑部。

(四) 不同眼底检查方法的优缺点

　　1. 直接检查法　优点是:①眼底像放大的倍数大,能看清眼底的细微改变,并且为正像;②能测屈光度;③易于掌握,携

带方便,检查所用的光源就在仪器内。缺点:所见眼底范围较小,无立体视。

2. 双目间接检眼镜检查法 优点:①观察范围广,对比性强,易于发现视网膜脱离等眼底改变;②亮度高,在玻璃体屈光间质透明度差的情况下也可看清;③因系双目观察,立体感较强,又可腾出检查者的一只手来,因而便于在视网膜脱离和玻璃体切割手术中应用;④加用巩膜压陷器,易于发现视网膜周边部裂孔,使视网膜锯齿缘部及睫状体平坦部细微改变也可发现。Schepens曾连续对400例视网膜脱离患者进行检查,发现在用一般检眼镜检查后,再用本法进行检查,约1/3的病例又查到另外新的裂孔;同时在另一健眼也常可见到所谓隐性视网膜脱离。

缺点:眼底像放大的倍数小,细微的改变不能观察得很清楚,并且所见的像为倒像,必须经过反复操作练习才能掌握。

3. 裂隙灯显微镜眼后部检查法 优点:①立体感强,观察范围较广,对比性强;②亮度高,在玻璃体屈光间质透明度差的情况下也可看清;③放大倍数大,可以观察细微病变。

缺点:所见的像为倒像,必须经过反复操作练习掌握。不便于使用巩膜压陷器,极周边视网膜以及视网膜锯齿缘部难于观察。

虽然不同眼底检查法都各有其优缺点,但是间接检查法犹如低倍显微镜,直接检查法如高倍镜,做显微镜检查时,必须先看低倍,后看高倍,所以在用直接检查法之前,必先用间接检查法作为初步检查,裂隙灯显微镜眼后部检查法结合了前两者的优点,更加适合于门诊工作中眼底的检查,双目间接检眼镜更适合于手术中应用,因此,每一位眼科工作者应同样熟练掌握这几种检查法。

三、眼内部检查注意点

1. 常规小瞳孔检查 40岁以上的患者虽因患外眼病而到眼科门诊,一般都应行常规的小瞳孔下的眼底检查,在预防青光眼问题上有很大作用。需要做仔细眼内部检查时,每一位患者都应先做一个初步的小瞳孔下眼底观察,以发现或初步判断有无患青光眼的征象,尤其是年过40岁的患者。

2. 散瞳剂的选择 如果无青光眼可疑,可将瞳孔散大,以便易于检查,并能了解比较详细的眼内部全部情况。成人最常用的散瞳剂是复方托吡卡胺溶液滴眼,滴眼1~2次,20min后检查。也可用2.5%~10%去氧肾上腺素溶液滴眼,每10~15min一次,2~3次即可充分散大,对调节无麻痹作用。2%后马托品滴一次在0.5h即可检查,后两者不常用。小儿的瞳孔不易散大,散瞳检查一般用复方托吡卡胺溶液滴眼,每10min一次,4~5次即可充分散大。也可用阿托品散瞳,滴1~2次即可(5岁以下的用0.25%,10岁以下的用0.5%,12岁以上的小儿可以用后马托品)。一般情况下,在40岁以上的患者尽可能不散大瞳孔检查,以免在使用散瞳剂以后引起有青光眼因素者的青光眼急性发作。如果必须将瞳孔散大,散瞳前应行裂隙灯检查观察前房深度,正常者可行散瞳检查,前房浅的患者必要时先行激光虹膜周切后再行检查。必要时检查以后滴2%毛果芸香碱,每10min一次,共滴3次以恢复瞳孔。为达到将瞳孔完全开大的目的,必要时可在靠近角膜的球结膜下注射0.1~0.2ml的1/1 000肾上腺素溶液、4%去氧肾上腺素或散瞳合剂,0.5h后就可进行详细的周边部眼底检查。

3. 正常眼底的检查 检查眼底应按次序,才能系统而全面。对眼底检查也像全身检查一样,应养成按一定顺序进行的习惯,这样,既可避免遗漏,也可节约时间。一般先用透照法检查屈光间质,对角膜、前房、晶状体及玻璃体等有无混浊有所了解后,然后用检眼镜间接检查法,对眼底概略情况进行观察,发现病变部位所在后,再用直接检查法详细检查。也可仅用直接检查法,但需注意的是所见范围较小,不易了解全面。

检查眼底时一般先自视盘起,然后按视网膜四根主要动脉,把眼底分为四份,由后极直达周边部,其次序为鼻上、颞上、颞下及鼻下,最后检查黄斑。也有人在查视盘后即查黄斑,然后再沿四个主要动脉顺序检查,包括周边在内。用直接检查法时应同时注意屈光状态。

(1) 视盘:视盘(optic disc)或称视乳头(optic papilla),检查视盘应注意其大小、形状、边缘、颜色和有无隆起或凹陷。正常视盘呈圆形或稍呈椭圆形,直径约为1.5mm,边缘整齐,色浅红。中央部分较浅且较凹下,名生理凹陷(physiological cup)。这里可以看出一些色较暗的斑点,名筛板。临床上可以利用测量视盘上生理凹陷的大小与视盘直径之比(杯/盘)来对早期青光眼进行观察。视盘旁有时可看到色素环或呈半月形围绕。视网膜中央血管由视盘中心分出,但应注意在青光眼患者,血管可以偏向鼻侧,视盘上的动脉可有搏动,这与正常眼仅能查见静脉搏动不同。

当视神经有萎缩或炎症时,视盘可以变成苍白色或更发红色。如果有水肿或病理凹陷时,用直接检眼镜检查眼底,利用看清两目标的焦点的不同(看清视盘最顶点小血管和看清视盘周围所用转盘上屈光度数的差数),可以测量隆起或凹陷的程度,一般以屈光度(D)来表示。这时必须使检眼镜尽量接近角膜。每相差3D相当于1mm。

(2) 视网膜血管:包括视网膜中央动脉和静脉(retinal central artery and vein),先分为上、下两支,再分为鼻上、颞上、鼻下、颞下四支,以后又再分很多小支,布满全部视网膜上。正常动脉的粗细约等于1/12视盘直径。动、静脉之比约为2:3。动脉色红,静脉色暗红。检查时应注意血管的粗细、比例、弯曲度、管壁反光情况、有无视盘的动脉搏动等。

(3) 黄斑部:黄斑部(macula lutea)在视盘颞侧,距视盘边缘有2个视盘直径处,稍偏下方,约有1个视盘直径的范围。颜色比其他部眼底色深。周围有一闪光晕轮(以小儿最为明显)。中央区域即相当中央凹处有一个最亮的反射光点,名中央凹反射(foveal reflex)。

检查时注意黄斑部有无水肿、渗出物或色素等。黄斑部是视网膜视觉最敏锐的地方,在检眼镜检查时,光线刺激后立刻引起瞳孔的反射性收缩,使检查变得困难。为了能作出仔细观察和正确诊断,对中心视力较差的患者,应散瞳进行详细、彻底的眼底检查。黄斑中央凹反射消失或内界膜有放射状皱褶,均为病理情况,须加以注意。

(4) 视网膜:视网膜(retina)呈橘红色,但色素多的人,眼底反光较暗;色素少的人,眼底反光则比较明亮。如果脉络膜血管间的色素较多,全眼底可以呈豹纹状。检查视网膜应该沿血管分布情况向各方向追查到最周边部的锯齿缘,检查有无局部炎性病灶或肿瘤、渗出物、出血、色素斑块、灰白色萎缩斑块、呈波浪状或山谷状的视网膜脱离区域。所有这些改变的位置可以用时钟钟点的方位,或以鼻上、上、颞上、颞侧、颞下、下、鼻下、鼻侧部位来注明。病灶的大小和距离视盘的远近,则都以视盘直径(PD 或 DD)作单位来测量。视网膜的隆起度,可用前述的焦点法来测量出屈光度数。

检查中所见到的眼底改变,应当用简图表明病变大致情况,有助于随访比较,可弥补文字上的不足。但画图时,要注意比例尺寸。例如黄斑必须在视盘颞侧 2PD 处,锯齿缘离黄斑约 17PD,故在画大范围病变时,视盘要画得小些。病变要用彩色笔来记录。一般是红色表示动脉、微动脉瘤、出血,红色镶蓝色边包绕一周为裂孔;蓝色为静脉、视网膜脱离、视网膜皱褶等;白色为视网膜,亦可为粉红色;绿色为屈光间质混浊包括白内障、玻璃体积血;黑色代表色素;黄色为渗出、水肿;棕色为脱离的视网膜下色素及脉络膜脱离。

四、眼底照相种类

(一)彩色眼底照相

1. 非接触式彩色眼底照相 应用彩色眼底照相机进行眼底照相。彩色眼底照相机分为免散瞳和散瞳眼底照相机两种类型。检查应在暗室进行,被检查者取坐位,嘱其目视前方镜头内的固视标即可进行眼底照相,所得照片为包括视盘、黄斑及上下血管弓的大约 45°的后极部照片。

部分彩色眼底照相机具有立体成像功能,分别从不同角度对视盘进行 2 次成像,应用立体眼镜可以获得视盘及周围神经纤维层立体像,可以早期发现青光眼视神经纤维层的缺损,应用于青光眼的早期诊断。

散瞳眼底照相方法基本和免散瞳眼底照相的图像采集方式一致。散瞳眼底照相具有照相范围大的优势,其每个视野照相范围约 50°,由于瞳孔散大以及照相机镜头可以向不同方向活动,所有可以对周边眼底进行拍照,多个片子可以后期拼接成全眼底照片。

2. 接触式彩色眼底照相 适用于不能进行坐位照相的被检查者,例如早产儿的眼底筛查。检查时被检查者取卧位,照相探头接触于角膜表面,获得眼底彩色照片。

(二)全景视网膜照相

采用红绿激光作为光源成像,无须散瞳,对瞳孔直径要求低,瞳孔直径 2mm 以上即可进行眼底成像。一次性眼底成像范围达到 200°,有一定的立体感,图像清晰。适合于对眼底的整体观察,不适合细微的观察。由于是激光作为光源进行成像,成像颜色有一定程度的失真。

(三)多模式眼底照相

通过附加光学滤片可同时进行彩色照相、无赤光成像、蓝光成像、红光成像和眼底自发荧光、立体成像,可以更好地观察视网膜各层次的病变,如无赤光成像(red free light),使视网膜呈不透明混浊,有些用普通检眼镜得不到很好观察的病变或组织可以看清了,如对视神经纤维、黄斑的观察等,可以比较细致,易于发现病变,有助于科学研究、疾病诊断,扩大了检眼镜检查的范围。

五、眼底照相注意事项及标准化

1. 检查应在暗室进行,避免强光造成的瞳孔缩小。

2. 免散瞳彩色眼底照相检查时,瞳孔要求直径不低于 3.3mm,瞳孔直径过小会造成成像质量不清晰或无法成像。

3. 眼底彩色照相操作方便,容易掌握,然而,由于分辨率及成像质量的原因,眼底彩色照片不能代替常规的眼底检查。

4. 眼底照相根据不同疾病应进行标准化,以免遗漏病变及便于对比。免散瞳眼底照相以视盘与黄斑联系的中点为中心,照片需包括视盘及上下血管弓。

散瞳眼底照相应进行 ETDRS 标准化 7 视野照相。每个视野范围 30°~35°。

视野 1:视盘,图像以视盘为中心;

视野 2:黄斑,图像以黄斑为中心;

视野 3:黄斑颞侧,将黄斑置于图像的鼻侧边缘;

视野 4:颞上方,图像的下方边缘与通过视盘下方边缘的水平线相切,图像的鼻侧边缘与通过视盘中心的垂直线相切;

视野 5:颞下方,图像的下方边缘与通过视盘上方边缘的水平线相切,图像的鼻侧边缘与通过视盘中心的垂直线相切;

视野 6:鼻上方,图像的下方边缘与通过视盘上方边缘的水平线相切,图像的颞侧边缘与通过视盘中心的垂直线相切;

视野 7:鼻下方,图像的上方边缘与通过视盘上方边缘的水平线相切,图像的颞侧边缘与通过视盘中心的垂直线相切。

(张世杰)

第九节 视野检查法

要点提示

1. 视野是指眼睛固视时所能看到的空间范围。

2. 检查视野的方法分为动态视野检查和静态视野检查。

3. 视野检查对于眼底疾病、视路和视中枢疾病的定位和鉴别诊断极为重要。不同的疾病常有其特定的视野损害特征。

4. 视野检查结果的判读要注意排除其他非疾病因素的影响。

一、视野定义及其原理、检查的意义

眼睛注视某一物体时,不仅能看清该物体,同时也能看清注视点周围一定空间的物体,眼睛固视时所能看到的空间范围

147

称为视野。视野的范围是由眼与注视目标的距离和被注视物体的大小决定的。视网膜的敏感度以黄斑中心凹为最高,距黄斑部越远,则敏感度越降低。测量中心视力时采用大小不同的视标,测量周边视力亦一样。视力表的视标是按视角的大小制定的,根据视野检查所用视标的大小和检查距离也可同样计算出视角的大小,并借以测量周边视力的好坏。所用视标的大小不同,测量出的视野范围也有所不同。实验证明,视标的视角最大限度为9°,超过9°不会使视野再度扩大,但小于9°视野就会随视标的减小而缩小。

如果用不同大小的视标测出不同大小的视野,按照大小顺序排列,堆积在一个空间内,就能形成一个"视野山"(图5-9-1),Traquair称之为盲海中的视岛。岛上任一点的垂直高度即表示为该点的视敏度,在同一垂直高度各点的连线表示视觉等高度的线圈,称为等视线(visual isopter)。正常视岛的顶峰相当于最敏感的黄斑中心注视点,由此点做一垂直线可将视岛分为鼻侧和颞侧两部分,鼻侧山坡是陡峭的,颞侧山坡是倾斜的。在顶峰附近有一深洞直达水平面,此洞相当于生理盲点区。海拔较低的视岛周边部对应于视野光敏度较低的周边视网膜。

测量视野不仅要测量岛的海岸线,也要测量岛内部的海拔高度。岛的海岸线是用最大视角的视标测出来的范围。顶峰是用小视角的视标测出来的范围而且只限于中心部。视野的大小是相对的,完全取决于视标的大小、颜色和检查距离,所以在检查时必须注意这几点。

周围视野非常重要,因它不仅能使人辨识周围的环境和物体的方位,并可辨识物体移动的速度。没有周围视野就看不清中心视野以外的人和物,会对生活有很大影响。在临床上,有很多疾病其视野显示一定的改变,所以视野检查对于眼底病、视路和视中枢疾病的定位和鉴别诊断极为重要。

二、视野检查一般注意事项

检查视野除注意缺损和暗点的部位和形状外,还要分析它们的大小、致密度、均匀性、边缘、动态、单双侧和其他特殊性质。这些对于了解疾病的性质、定位和预后都是非常重要的。

1. 大小 视野缺损的大小在诊断上意义不太大,但对于预后是非常重要的。必须用不同的等视线来确定缺损和暗点的大小。如果缺损边缘是倾斜的,则小视标查得的结果比用大视标查出者大而清楚,例如3/1 000等视线检查仅能发现小的中心暗点,而改用1/1 000检查则出现中心盲点暗点。视野缺损和暗点的大小根据病情的进展和改善随时改变。密度高、边缘陡峭的缺损的大小比较稳定,病变恢复也较困难;密度低、边缘倾斜者(例如用5/1 000等视线查出的缺损很小,1/1 000者则很大)容易改变,病情恶化时则暗点进一步变得致密,病情好转时则暗点缩小或消失。

2. 浓度 这是由视野缺损区所在部位的视力确定的,程度不等。轻者仅有视力低下,最重者则缺损区完全失明。后者少见。大多数有一定视功能,例如用1/330检查是完全失明,但用20/330检查则缺损区消失。视野的浓度在自动静态定量视野检查的灰度图上显示更明显。

高浓度的视野缺损说明神经纤维传导完全受阻。在一个暗点区内可能有一个或几个浓度高的核心,而在其周围有视力减低区。暗点可根据浓度分为绝对性和比较性:比较性者可以

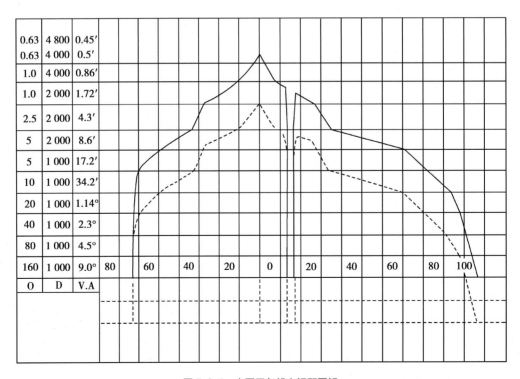

图5-9-1 水平子午线上视野图解
O:视标的大小(mm);D:距离(mm);V.A:视角

分辨一定大小的白色视标,但对较小的白色或其他颜色视标都不能辨识。记录时,以平行线表示之。绝对性者对所有视标和光感完全看不见。临床上这种暗点少见,一般为对某一小视标呈绝对性,而对较大视标呈比较性;或者对白色为比较性,而对其他颜色则为绝对性。例如,视神经病变患者的中心暗点对红绿色常为绝对性,而对黄色则为比较性;相反,视网膜疾患引起的中心暗点对黄色呈绝对性,而对绿色则呈比较性。生理盲点对各种颜色都是绝对性暗点。记录时,以交叉线条或全涂黑色表示绝对性暗点。

3. 均匀度　视野缺损区内的均匀度可以是一致的,也可以是不一致的。凭借暗点的均匀度和核心的排列可以分析出它的组成部分。这对于了解病变的性质和定位是很重要的。例如,颞侧偏盲性暗点的颞上方比颞下方致密则说明,病变时以下方直接压迫黄斑部纤维的交叉处,这对诊断疾病性质就有了线索,同样地,分析早期青光眼旁中心暗点的均匀度,则可以发现暗点核心的排列呈弓形。均匀一致的高密度暗点用视野计粗略检查即可测出,但有些暗点需要细致的定量方法才能查出它的真实情况。

检查方法:①增加检查距离或用小视标以减小视角,也可既减小视标又增加距离;②用滤光片减低光度或用电流量控制光度;③根据病情用不同颜色的视标检查。

4. 边缘　如果缺损的边界进退宽宽且逐渐改变,用不同大小的视标产生不同的等视线,这一种称为"倾斜"边缘;如果可见区与不可见区的分界线很清楚,即所有的等视线都相同而且重叠在一个位置上,这种边缘称为"陡峭"边缘,见于生理盲点和偏盲的正中垂直分界线。分析边缘可以了解疾病进展的情况,例如倾斜边缘的暗点表示病情容易变化,可进展,可逆性也大;陡峭边缘时表示病情稳定,进展缓慢。必须用不同的视标或检查距离确定缺损边缘。

5. 动态　是指暗点的发生和疾病进展急剧或缓慢状态,从而反映出疾病的性质。例如,烟草中毒的中心暗点的开始和进展都是缓慢的,而多发硬化症的中心暗点在几小时内即可出现,消失也比较快;又如血管性缺损开始快,压迫性缺损的开始和发展都慢。

6. 单双侧　单眼视野改变多见于视网膜脉络膜疾患和视交叉以前的视路疾病。发生在视交叉后的视路疾患、多发性硬化症、慢性球后视神经炎和中毒性弱视者多为双侧性。当然视网膜、脉络膜也可以双眼受累。

7. 特殊性质　有些暗点在某种情况下特别明显,例如,视神经纤维损伤所致的视野缺损用红色视标容易显示出来,视网膜脉络膜疾患所致的暗点用蓝色视标容易检出;有些缺损,如青光眼视野在暗光下明显。此外,有的暗点患者自己能感觉到者,称为阳性暗点,多发生于视网膜脉络膜疾患。玻璃体混浊视野可发生阳性暗点。有的暗点必须经过检查时才发现,称为阴性暗点,多由于视盘以后的视路传导的一部分或视中枢细胞一部分被破坏而发生。视网膜脉络膜疾病严重者也可出现阴性暗点。

三、视野检查种类

检查视野时不仅要检查视野周边的界限,而且要检查其中有无缺损区,即暗点。注视点 30° 以内的视野范围称为中心视野,30° 以外称为周边视野。世界卫生组织规定,无论中心视力如何,视野小于 10° 者属于盲。检查视野的方法分为动态视野检查和静态视野检查。

(一)普通视野检查法

一般动态视野检查(kinetic perimetry)是指用同一刺激强度光标从某一不可见区,如视野周边部向中心移动,以检测视野可见范围的方法。常用的动态视野检查方法包括对照视野检查法、弓形视野计检查法、平面视野计检查法等。虽然有各种新型视野计,但这些普通视野检查法操作简单、易于掌握,视野计价廉,仍是常用方法。

1. 对照视野检查法　此法系以检查者的正常视野与受检者的视野作比较,以确定受检者的视野是否正常。这种方法只适用于下列情况:①初步视野测量;②急于求得结果;③不能进行详细视野检查的卧床患者;④不能很好注视的患者,如小儿和精神病患者。

此法的优点是简单易行,不需要任何仪器而且可以随时随地施行。对于有明显视野改变的视神经萎缩、视网膜脱离和偏盲患者,用此法能立即测知患者视野的大概情况。

检查方法:令受检者背光与医生对坐或对立,彼此相距约为 1m,两眼分别检查,检查右眼时受检者闭合左眼(或用眼罩遮盖),医生闭合右眼,同时嘱受检者注视医生的左眼,然后医生伸出手指或持视标于检查者和受检者中间,从上下左右各不同方向由外向内移动,直到医生自己看见手指或视标时即询问受检者是否也已看见,并嘱其看见视标时立即告知。这样医生就能以自己的正常视野比较出受检者视野的大概情况。

2. 弓形视野计检查法　弓形视野计是比较简单的动态周边视野检查计,最常用的弓形视野计是由 Purkinje(1825 年)发明、由 Förster 用于临床的,以后又经过多次改进。目前常用电光投影弓形视野计(图 5-9-2),由一个半径为 33cm 的半弧形的

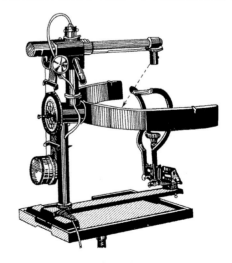

图 5-9-2　电气投射弓形视野计

金属板、发光的照明管和头颌固定架组成。弧形金属板的背面有度数,中央为0°,左右各为90°,半弧板的中央固定在一支架上,固定处有一方向盘,可随意向任何方向转动。照明管向弧板的内面照射出一圆形光点作为光标,在弧形板的中央有×形光点为注视目标。视标的光度、大小和颜色均可随意调换。用手操纵转动方向盘使光标在弧板上移动。这种视野计的优点是视标的大小、颜色、亮度都有一定的规格,检查方便、迅速,也便于掌握。

检查方法:将视野计的凹面向着光源,受检者背光舒适地坐在视野计的前面,将下颌置于颌架上,先检查视力较好的眼,使受检眼注视视野中心白色固定点,另一眼盖以眼罩。一般开始用3~5mm直径白色或其他颜色的视标,沿金属板的内面,在各不同子午线上由中心注视点向外移动,到受检者看不见视标为止,或由外侧向中心移动,直至受检者能看见视标为止。反复检查比较,以确定视野或缺损的边界,并记录在视野表上。如此,每转动30°检查一次,最后把所记录的各点连接起来,就是该眼视野的范围。

3. 平面视野计检查法 平面视野计是比较简单的动态中心视野检查计,常用的视野计是Bjerrum屏,为1m见方的黑色屏,在它上面以不明显的条纹按照视角的正切,每5°画一向心性圆圈,其方法如图5-9-3所示。CD为黑色屏面,O为屏的中心,A为眼的位置,AO为1m的检查距离,∠OAB为5°角,由OAB可求出OB的长度。$OB=OA×\tan∠OAB$,$OB=100×\tan5°=8.75cm$。所以以O为中心,以8.75cm为半径所画出的度数即5°视角的度数,同样10°视角的度数由∠OAE可得出。$OE=100×\tan10°=17.63cm$。所以以O为中心,以17.63cm为半径所画出圆圈为第二个圆圈,其他以此类推。此外,再由中心向外画放射状的直线,每两根直线之间相隔30°角。在视野计的中心放置一5mm直径的白色圆盘作为注视点。此法主要检查视野30°以内有无暗点。

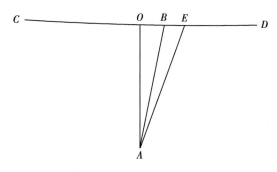

图5-9-3 平面视野计度数说明图
$OB=OA×\tan∠OAB$。$OB=100×\tan5°=8.75cm$

检查方法:令受检者坐在视野计的前面1m处(个别情况下用2m距离),受检眼注视视野计中央的固定点,另一眼遮以眼罩,置颌于持颌架上,先测出生理盲点,借以了解受检者是否理解检查和回答方法,以及会不会合作注视。然后用2mm视标由视野计的正中向周边或由周边向正中移动,在各子午线上检查,同时询问受检者何处看见或看不见视标,随时用小黑头针

记录暗点的界限,然后把所得的结果转录在视野表上。

4. Amsler方格表检查法 Amsler首先提出用此表进行中心注视区的视野检查。方格表是10cm见方的黑纸板,用白线条划分为5mm宽的正方格400个,板中央的白色小圆点为注视目标(图5-9-4),检查距离为30cm。这也是一种普通简单的检查方法。

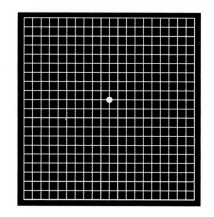

图5-9-4 Amsler中心视野检查表

检查时询问受检者以下几点:

(1)是否看见黑纸板中央的白色注视目标。如果看不清或看不见注视目标则说明有比较性或绝对性中心暗点,令受检者指出看不清(比较性暗点)或看不见(绝对性暗点)区域的范围。如果两者同时存在,则令受检者指出它们之间的关系,以便找出比较性暗点的"核心"(绝对性暗点)。

(2)是否能看见整个黑纸板,如果看不见则令受检者指出哪一部分看不见。

(3)方格有无变形,线条是否扭曲。

此法简单易行,方格表携带方便,可以迅速而准确地查出中心视野的改变。

5. 普通视野检查法的注意事项 在视野检查的全部过程中,注意受检眼必须始终注视中心固定点,此外应注意以下各项:

(1)照明度:普通视野检查多用人工照明,也可在日光下进行,但天气变化容易影响检查结果,因此最好使用人工照明,把灯放在受检者头的后面,使光线均匀地照在视野上。最好设有可变异的照明装置,对某些疾病如青光眼,减低照明度更容易发现视野异常。

(2)视标及其移动方向:视标大小不同,有1~2mm的,也有1~2cm的,对于视力严重减退患者可选用较大视标。不同疾病的患者对颜色的敏感度各不相同,因此,除用白色视标外检查视网膜疾病患者,应采用蓝色和黄色视标;对视神经疾病患者则采用红色和绿色视标。根据物理学原理,视标越小,视野越小。例如,用2mm视标查得的视野不仅比用5mm者小5°~10°,而且各子午线也相应地一致缩小。如果用5mm视标查得的视野是正常的,而用2mm时,则可发现某一方向的视野不是相应地而是明显地缩小,这就提示在这方向有病变;如果用5mm视标检查时发现某一方向有缺损,但不能确定该缺损为病变抑或是为其他原因所致时,可用 2mm 视标再检查一次。如果在这一方向同样也发现有缺损,则表示该处确有病变。有时用强大刺激(大视标)不能发现轻微的视野改变,但用小而弱的刺激反而可以发现,所以必要时用大小不同视标测量视野。检查视路疾病时,需用三种视标检查:即 5mm 白色、2mm 白色和 5mm 红色。视标的颜色必须保持原有的浓度,如果褪色就影响视野的大小,检查就不可能正确。

视标移动方法:移动视标要与进行方向垂直摆动,因为视网膜特别是它的周边部对断断续续的刺激最为敏感。白色视野以看见视标之处作为视野的边界。颜色视野以能明确分辨视标颜色之处为视野的界限。关于颜色视野,各医生检查结果常不相同,这是因为颜色视标由外向内移动时颜色逐渐改变的缘故。例如,红色视标由周边向中心移动时,最初为灰色,继而为黄色、橙色,最后才是红色。如果预先不向受检者解释清楚,受检者往往以看见灰色时就认为已看见。所以再检查时应告知受检者,在真正看见红色时才说看见,但不要求其颜色的浓度和中心注视点一样。

(3) 视野记录方法:视野表上必须注明受检者的姓名、检查的年月日、检查当时的视力和光源的种类。如果是在明室检查,应记录天气阴晴和检查的时间,也要记录视标的大小、颜色和检查距离。视标的大小和检查距离可用分数记录,以视标大小为分子,距离为分母,例如 5/330 是视标为 5mm,距离为330mm。最后检查者在记录表上签名。

(二) Goldmann 动态定量视野计检查法

Goldmann 视野计是一种半定量的视野检查法。Goldmann

视野计检查背景为一半径为 300mm 的半球壳,内壁为乳白色,在其上方中间边缘处有背景光源光度调节器(图 5-9-5),每次使用前调节背景光度到 31.5asb。背景的中心有注视点,距此300mm 处有受检者的固定头架。视野计背面右上方有调节视标亮度和大小的装置,有三个横行的槽穴和横杆。

第一横槽:即上方的横槽,为视标光度滤光器调节装置,根据检查的需要横杆在 a、b、c、d、e 五个位置移动,分别代表各视标调节光度通过情况为 40%、50%、63%、80%、100%,e 处无滤光片,光线可完全通过。各滤光片间阻挡光线的亮度相差 1.25倍,即 0.1log 单位。

第二横槽:位于第一横槽下方,为视标光度,根据检查的需要横杆可在 1、2、3、4 四个位置上移动,在 e 处分别代表光度为31.5asb、100asb、315asb、1 000asb。各滤光片间所阻挡光线亮度相差 3.15 倍,即 0.5log 单位(表 5-9-1)。

表 5-9-1　Goldmann 视野计照明度(asb)与视标滤光器的标记

标记	e	d	c	b	a
1	0.031 5	0.025	0.02	0.016	0.012 5
2	0.1	0.08	0.063	0.25	0.04
3	0.315	0.25	0.2	0.15	0.125
4	1.00	0.8	0.63	0.5	0.4

第三横槽:位于第一、二横槽的右侧,为调节视标大小(mm²)的装置。根据需要横杆可在 0、Ⅰ、Ⅱ、Ⅲ、Ⅳ、Ⅴ六个位置上移动,分别各代表 1/16、1/4、1、4、16、64,各数间相差 4 倍,即

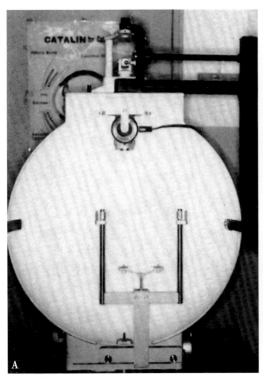
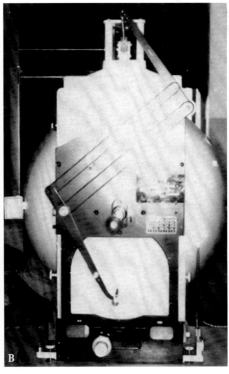

图 5-9-5　Goldmann 视野计

A. 正面观;B. 背面观

0.6log 单位。当前述三个横杆推向最右侧时,视标面积与亮度均为最大,即 V4e,面积为 64mm²,亮度为 1 000asb,调节滤光为 100%。又如检查时用的视标为 I 2e,即表示视标为 1/4mm²,亮度为 100asb,调节滤光为 100%。

视野计背面上方中心部有望远镜筒,以便于注视受检者瞳孔是否是中心注视,并可测知瞳孔大小。背面左上方有视野操纵杆固定钮,操纵杆的一端活动在视野纸上,另一端视标光点反映在视野计的背景上,操纵杆按检查的需要来来回回在视野纸上移动,令受检者辨识。例如操纵杆在记录纸(视野纸)的左侧时是代表视标在受检者左侧视野半球上。如果想把视标从左侧移到右侧时,必须先将操纵杆小心地移向下方,经过视野纸的下边,才能转向右侧,完成右侧视野的检查。视野计背面下方是视野纸放置处,视野计右侧面有视野纸夹的螺旋,当拧松时露出夹间裂隙,可从此裂隙插入视野记录纸,轻轻移动,对准位置,然后拧紧两侧的固定螺旋。

视野计背面右下方有视标控制开关钮,向下压钮即在视野背景上显露小光点视标,放松时可自动关闭,光点消失。在开关钮附近还有矫正眼镜架座。

检查方法:通电源后校正视野计背景亮度,一般维持在31.5asb,即把第二横杆推向 0.315,视标在 V 校正投射光源的亮度,然后安装视野纸。

装置矫正眼镜,特别是老年人要加用与年龄相应的眼镜(表 5-9-2)。白内障摘除人工晶状体植入术后因丧失调节能力,需要在最佳远视力矫正后加用 +3.25 球镜。

表 5-9-2　矫正眼镜对应表

年龄	35~40 岁	41~45 岁	46~50 岁	51~56 岁	56~60 岁	60 岁以上
镜片	+1.00	+1.50	+2.00	+2.50	+3.00	+3.25

使受检者下颏和前额舒适地紧靠在头部固定的下颏托及额带上。双眼检查先查视力好的眼。

训练受检者正确理解视野检查的方法,并说明积极配合是获得正确检查结果的关键。其方法即,令受检者注视背景的中心点,可由望远镜监视之。先选用最大最亮的刺激物 V4e 在注视点周围闪烁光亮,受检者手持回答电钮,嘱其看见光点出现即按钮,以示受检者对检查方法的理解。然后用 I4e 最小最亮的光点检查生理盲点。

在常规视野检查中,I 号视标为标准视标,从 1a 到 4e 有 20 个不同亮度如表 5-9-1。只有当 I4e 看不到时才改用 II ~ V 号大视标。

视标移动每秒 3°~5°,由周边向中心移动。

在颞侧 25°水平线用 I 2e 视标选取中心阈值做中心视野检查,注意有无暗点。

在鼻侧 55°水平线用 I4e 选取周边阈值,做周边视野检查。也可根据不同疾病有重点地检查,如青光眼注意鼻侧阶梯,偏盲注意垂直线的两侧。

做视野检查的整个过程中,检查者应通过望远镜观察受检者的眼位,特别应注意受检者回答时的眼位,若其眼球注视欠佳有轻微移动,则不做记录。

(三)自动静态定量视野检查法

视野学的发展及其研究一直与视野计的更新换代和检查方法的改进有关。计算机自动视野计的应用已成为视野检查的划时代标志。自动视野计的主要特点是具有不同的检测程序,阈上值筛选检测能用来判定视野的范围是否正常,而阈值检测可以精确地定量视野的敏感。根据不同疾病及其可能受累视野而设计有专用的检查程序,如青光眼程序、黄斑部疾病程序和神经性疾病程序等。检查者可根据不同疾病及其可能的视野特点选择相应检查程序有效地进行视野检查。

1. Humphrey 视野计　Humphrey 视野计是由电脑自动控制的投射型视野计。不断有新的机型更新换代,统计软件也由一般的视野分析发展到多种统计软件的统计分析,如 Statpac、Statpac2、回归分析、多个视野检测结果分析、概率图分析及青光眼半视野对照分析等。以现在常用的 Humphrey(HFA II)750型全功能视野计为例进行说明(图 5-9-6)。

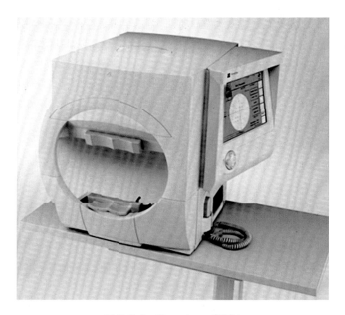

图 5-9-6　Humphrey 视野计

Humphrey 视野计是一整体机型,由视野屏、光学系统、中央处理器和受检者部分组成,可进行人机对话。视野屏是一个非球面的屏幕,由计算机控制将光标投射到白色半球状的检查背景内的不同部位,光标的大小与 Goldmann 视野计的 I ~ V 号光标相同,III 号视标为常用光标,但在蓝/黄视野检测时应选用 V 号光标。通过滤光片调整亮度,产生的投射光标亮度在 0.08~10 000asb 之间,光标持续时间为 200ms,背景亮度为31.5asb。通过彩色滤光片可以进行彩色视野检查。其前端有头颏固定装置。中央处理器不仅要控制光学系统,还配有程序和数据储存的硬盘、磁盘驱动器和显示屏,并连接有打印机。

检查方法:

(1)首先输入受检者的一般资料(包括姓名、出生年月日、视力、矫正镜片、眼压值、C/D 值等)。受检者将头颏固定在视野计前,由检查者用光电笔或触摸屏根据受检者的病情选择合适的检测程序(筛选程序/阈值程序)。

(2) 给受检者进行检测示范并进行检测训练。确认受检者已完全理解检测方法时,开始检测。检查时,光标点将在视野计的半球壳内背景上自动出现,受检者看见光点则按钮回答。检查开始时,光标随机地投射到生理盲点区,如果受检者按钮应答,则说明该受检者的固视情况不良。当错误应答次数超过规定标准时,机内的报警系统就会发出铃声,提示检查者重新训练受检者怎样进行检查。

(3) Humphrey 视野计采用生理盲点固视监测技术,受检者的眼被摄入后显示在显示器上,并可通过调节瞳孔的位置,使其位于显示器的十字中心以监视其固视状态。检测过程中应随时观察受检者的检测状况,如有固视丢失率过高、假阴性率过高等现象,应及时终止检测,重新开始。全部检测完成,有铃声提示,可进行存储并打印。

(4) 检查结果由 Humphrey 视野计的 Statpac 统计软件进行分析。Statpac 软件主要是建立在广泛正常视野检测的基础上,自动地将视野结果与各年龄的正常视野模式进行比较。

Humphrey 视野计有三套检查程序:筛选程序、阈值检测程序和自动诊断程序(表 5-9-3,表 5-9-4)。筛选程序包括三个青光眼检查程序,三个中心视野检查程序,三个全视野检查程

表 5-9-3　Humphrey 视野计的筛选程序

	检查点数	缺损特点
Armaly 中心区	84 点	青光眼
Armaly 全视野	98 点	青光眼
AKPW 青光眼筛查	15~20 点	青光眼
中心 40 点	40 点	一般
中心 80 点	80 点(向心性排列中心点致密)	一般
中心 166 点	166 点(中心部点致密)	一般
全视野 81 点	81 点(中心 30° 点致密)	一般
全视野 120 点	120 点	一般
全视野 246 点	246 点(30°~60° 点致密)	神经疾病
自定义程序		

表 5-9-4　Humphrey 视野计的阈值程序

	检查点密度	检查点数
中心 30-1	6°	71 点格子排列
中心 30-2	6°	76 点格子排列
周边 30/60-1(视野 30°~60°)	12°	63 点格子排列
周边 30/60-2(视野 30°~60°)	12°	68 点格子排列
黄斑(中心视野 5°)	2°	16 点×2 次
颞侧半月	8.5°	37 点
神经病性 20	N/A	16 点
神经病性 50	N/A	22 点沿着垂直中线呈 X 形

序,还可以选择自定义检查程序随意增加检查位点,并可根据需要将增加的位点加入上述各检查程序中。阈值程序包括八个标准检查程序,覆盖黄斑中心和视野 30°~60° 及颞侧半月形视岛区。

打印形式:Humphrey 视野计阈值视野检测结果打印包括上方的患者姓名等资料、左上方的可靠性数据,及六个视野图:数字图、灰度图、总偏差数字图、模式偏差数字图、总偏差概率图和模式偏差概率图(图 5-9-7)。

2. Octopus 视野计　Octopus 视野计是投射式电脑自动视野计,由半球形投射视野计和数据处理用电脑组成,可以提供不同的程序应用于普查及定量阈值测量。本视野计有不同的类型和不同的软件程序供不同临床需要,以 2000R 型专供青光眼早期视野检查的 G1 程序为例说明。由于青光眼早期损害多发生于中心和鼻侧视野区,在该检测程序中,整个视野范围内安排 73 个光刺激点,其中 59 个位于中心 26° 以内,其余 14 个点安置于中周部和周边区内,但在鼻侧视野内的刺激点比较密集。G1 程序的特点是对检查结果的定量评价。视野检查结果不仅可用灰度图和数字表示,也可以通过计算机直接演算出一组视野指数。如下列数项:①平均光敏度(mean sensitivity,MS):代表所有检查点不同光敏感度的算术平均值,其病理含义是视野的弥漫性损害;②平均损害(mean damage,MD):是各个检查点上测得的光敏感度数值与其正常值差数的平均值,此值的增加则标志视野的弥漫性损害;③丢失差异(loss variation,LV):此值的增加标志局限性视野损害,特别是对早期小的视野缺损有意义;④矫正丢失差(corrected loss variation,CLV):当 LV 较小且接近正常边界值时,则需继续检查此值,因为一个小的 LV 值可以由视野检查过程中的扩散或一个小暗点所所致,为了做出区别,则需双向检查以计算 CLV;⑤短期波动(short-term fluctuation,SF):代表一次视野检查期的扩散数值,亦需应用双相检查确定,其目的是为验证第 1 相检查结果的重复性,早期青光眼损害可为 SF 值增高,但患者不合作亦可导致类似结果。

检查方法:

(1) 检查分为三相(phase):首先检查第 1 相,即检查中心 59 个点的差异性光敏感度(differential light sensitivity),由计算机直接算出 MS、MD 和 LV。如果得到的 MD 和 LV 在正常限内,或 LV 有明显病理范围,则直接进入第 3 相检查,对周边 14 个点进行测试,如果 LV 为边界值,则用第 2 相,对中心 59 个点重复检查,计算出 CLV 和 SF 值。检查结束后,根据需要可用数字、符号或灰度图及视野指数进行显示。

(2) 结果判定:首先根据视野指数作出判定。假如 MD 超出正常范围,而 LV 或 CLV 在正常范围内,则为弥漫型视野损害,无暗点。若 LV 或 CLV 增加,则为局限型缺损。若 MD 正常,LV 或 CLV 增加则有小暗点。当 LV 轻度增加时,则通过检查第 2 相,计算出 CLV 和 SF,以鉴别由真实暗点而致的离差和由扩散而致的离差,同时也可区别青光眼的早期损害与由于患者不合作而致的误差。在上述分析断定的基础上,再根据图示法标出视野缺损的性质和形态。

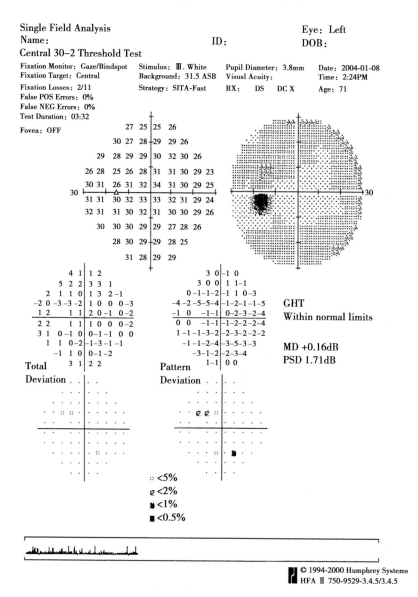

图 5-9-7　Statpac 单视野分析图例

3. 几种新型视野计

(1) 短波长自动视野计(SWAP):SWAP 检测对蓝黄光敏感的小双层节细胞(small bistratified ganglion cells)亚群,其光标为蓝色,背景光为黄色,比常规的白色光标、白色背景能更早发现青光眼的视野缺损。其 SWAP-SITA 模式是临床上使用较多的模式,平均每人大约需要 4min,与白白视野计相比,SWAP 更易受屈光间质的影响,在老年人群中应用有一定的限制。研究显示,对早期 POAG 患者,SWAP 较白白视野计的敏感度高,能够早 3~5 年发现视野损害。OHTS(Ocular Hypertension Treatment Study)研究发现在高眼压症人群中,白色视野计正常者有 21%SWAP 出现了异常。

(2) 倍频对比敏感视野计(FDT):FDT 的光标为倍频正弦格栅图形,仅对占视网膜节细胞 3%~9% 的 M(magnocellular)细胞敏感,M 细胞对低空间频率及高时间频率的刺激敏感,易感受宽大物体进行快速闪烁的刺激。青光眼早期损害首先侵犯 M 细胞,FDT 提高了青光眼视野检查的针对性,其结果提供 MD、PSD 和 GHT 等视野指数。FDT 的敏感性和特异性均较高。Kimberley 等在 254 个正常人和 230 个青光眼患者中对比了 FDP C-20 与 Humphrey 30-2 检查结果,结论如下:对早期青光眼,FDP 敏感度为 85%,特异性为 90%;中期青光眼,敏感度为 96%,特异性为 96%;晚期青光眼,敏感度为 100%,特异性为 100%,显示了极佳的敏感性和特异性,提示我们其检测青光眼性视野缺损的能力与传统自动视野计之间具有良好的可比性。FDT 测试速度快、不易疲劳,可重复性高及学习曲线短,故在临床中应用较广泛,但有些研究显示其受晶状体混浊的影响较大。

(3) 高通分辨视野计(HRP):高通分辨视野计(HRP)是Ophthimusring Perimeter 的程序,注视光标是不连续的环形,由一暗环包绕一亮核。如果一定体积的环不被受检者看见,视野计自动增大环的体积。环是通过对比敏感度测得视网膜的敏感度的。Frisen 认为 HRP 是通过发现节细胞间的空间得知节细胞丢失的数量。Helmholtz 认为区别两点的最小距离是一个锥细胞直径。HRP 的检查时间较常规自动视野计短,而其结果可能更直接反映有功能的节细胞的数量。Lindblom 用 HRP估计了年龄对节细胞间距的影响,并证明随着年龄的增长,节细胞间距也增长。从 28.4 岁到 71.4 岁,节细胞功能的降低为21.55,这一点支持与年龄相关的视觉敏感度的降低是由于神经元减少造成的理论。

四、影响视野检查的因素

1. 受检者的合作 应先向受检者解释检查视野的方法及其重要性,以便争取其合作,在检查过程中不应分散受检者的注意力,如果受检者感觉太疲乏,可嘱其暂时闭眼休息片刻,否则将影响检查结果。

2. 面型 受检者的脸型、睑裂的大小、鼻梁的高低、眶缘的凹凸以及眼球在眶内的位置,均可影响视野的大小及形状。

3. 瞳孔的大小 缩小的瞳孔可使视野缩小,对青光眼患者尤为重要。如果检查前瞳孔药物性缩小则视野缩小,反之,瞳孔开大则视野增大。因为用药改变瞳孔的大小影响视野,因而在观察病变过程中要注意到这一点。

4. 屈光不正 远视眼的视野比近视眼者稍大,但差别不大,无临床意义。用平面视野计检查时未矫正的屈光不正,常常使视野缩小。检查周边视野时,受检者最好不戴眼镜,以免镜框阻碍视线。如果受检者有高度屈光不正,可令其戴镜而用较小视标使测得的视野范围缩小,不受镜框的影响。

5. 屈光间质的改变 白内障可引起视野普遍缩小,手术前、后有明显不同。如一例青光眼患者伴有白内障,视野极度收缩呈管状,待白内障摘除后视力矫正到正常,视野扩大,可见弓形暗点(图 5-9-8)。

6. 对随访观察的患者,每次检查的条件必须一致,方可比较。

7. 检查者要技术熟练,认真负责,耐心做解释工作,使受检者在检查的全部过程中能充分合作。

五、视野检查结果的判读

(一)正常视野

正常视野的大小可因视标的大小、颜色、检查距离、光线的强弱以及背景的不同而有所不同。此外,生理解剖的不同,例如睑裂的大小、鼻梁和眼眶的高低以及瞳孔的大小等都可影响视野的范围。单眼的正常视野和双眼的正常视野不同。

1. 单眼视野(monocular field) 正常的单眼视野略近圆形,颞侧稍大于鼻侧。这种视野是视网膜有光感部分的投影,称为绝对视野。正常视野因受眼附近组织的影响而使其鼻侧视野显著减小,称为相对视野。一般视野系指相对视野。正常单眼视野的范围以下方为最大,上方最小。一般正常单眼视野外界上方 60°,下方 75°,鼻侧 60°,颞侧 100°。用白色视标查得的视野最大,蓝色者次之,红色者更次之,绿色者最小。原北京医学院(1964 年)曾用电投影视野计以 5mm 视标检查 31 026只正常眼的视野,发现我国正常人的上方视野比日本人的稍窄,而鼻下视野则比欧美人的稍宽些。因此曾建议用 5mm 视标的正常视野作为投影视野计的对照标准图(图 5-9-9,表5-9-5)。

2. 双眼视野(binocular field) 双眼同时注视一点所能看见的视野范围称为双眼视野。双眼视野较单眼视野为大,除双颞侧新月区外,其他部分均为双眼同时都能看见的区域(图5-9-10)。利用双眼视野可以识别伪盲。

3. 生理盲点(blind spot) 在中心注视点外约 15°,水平偏下约 3°处有一竖椭圆形的视野缺损,称为生理盲点,由于是Mariotte 于 1663 年发现的,所以又称为 Mariotte 盲点。生理盲点的横径为 6°~8°,相当于视盘的大小,因为视盘处无视网膜,所以无感光功能,因此视野上呈现为绝对暗点。在生理盲点的上下方仔细检查,可见一弧形弱视区,为视盘附近大血管的投影,名为血管暗点(angioscotoma)。当眼压升高或压迫眼球时,血管暗点扩大而且更为明显。

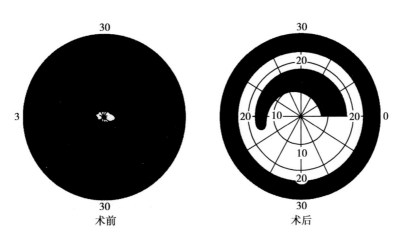

图 5-9-8 青光眼患者白内障手术前后的视野

表 5-9-5 中国人正常视野范围

		内	上	外	下
白色	右眼	61.1° ±0.22° (60°)	48.5° ±0.24° (60°)	92.6° ±0.23° (100°)	65.5° ±0.24° (65°)
	左眼	59.9° ±0.25°	49.6° ±0.20°	93.9° ±0.21°	66.0° ±0.25°
蓝色	右眼	53.5° ±0.28° (46°)	41.6° ±0.28° (40°)	83.2° ±0.32° (83°)	58.1° ±0.31° (58°)
	左眼	52.9° ±0.28°	41.8° ±0.23°	84.9° ±0.30°	58.0° ±0.29°
红色	右眼	47.8° ±0.34° (36°)	35.0° ±0.28° (35°)	75.7° ±0.35° (70°)	50.1° ±0.26° (50°)
	左眼	46.2° ±0.30°	35.0° ±0.24°	76.9° ±0.34°	51.6° ±0.30°
绿色		(25°)	(23°)	(50°)	(30°)

括号内的数值为日本人的正常视野范围。

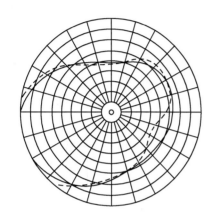

图 5-9-9 中国人与欧美人正常视野的比较
实线示中国人(5mm 白色视标),虚线示欧美人

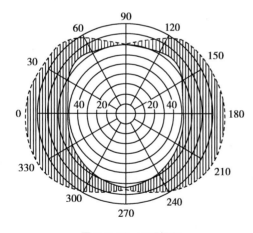

图 5-9-10 双眼视野

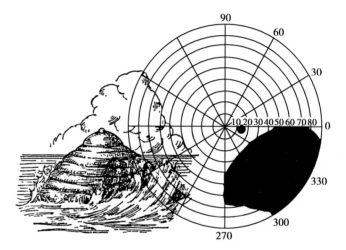

图 5-9-11 视野部分缺损边缘峻陡

(二)异常视野改变的类型

视野的改变主要是周边视野改变和视野中出现暗点:

1. 周边视野的改变 周边视野改变可根据视功能损伤的程度分为视野收缩和视功能低下。

视野收缩是指视野障碍从周边部开始,真正的收缩指对所有的视标都是全盲,不管刺激的强弱如何,视野缺损都相同,边缘峻陡(steep),这是比较少见的(图5-9-11)。

大部分视野缺损是视功能低下,这要靠视野的定量检查才能发现,至少要查2个等视线或用定量视野计检查。刺激越大,

视野越大,则等视线就越大。这种视野收缩的边缘是倾斜状的(sloping)。分析视野的收缩或低下对疾病的早期诊断和估计预后有重要临床意义,尤其是部分低下对分析疾病的性质更为重要。功能普遍低下可见于屈光间质不清的患者。

视野的收缩或低下根据缺损的部位又可分为向心性、不规则性、偏盲性和水平性缺损。

(1)向心性收缩或低下:视野形状不变,仅周围界限均等地收缩,患者常有一般性的视力减退,这是由于视网膜周边部的功能相应地丧失所致。轻度的向心性收缩患者并无感觉,高度的向心性收缩(视野呈管状)使患者感到行动极为不便。

(2)不规则收缩:视野周围的境界呈不规则收缩,形状不一,以尖端向中心扇形或三角形者较多见。不规则收缩性状有以下几种:①扇形尖端位于生理盲点,如中心动脉某一分支栓塞;②扇形尖端位于中心注视点,如视路疾患;③象限盲:为1/4视野缺损,如视放射的前部损伤;④鼻侧视野显著收缩,如青光眼;⑤颞侧视野显著收缩,如视路疾患或视网膜鼻侧疾患。

(3)偏盲性收缩:偏盲是视野的一半缺损,通常为垂直中线所分。真正的偏盲多系双眼同时发生,为视交叉和视交叉以上视路病变所发生的视野缺损。由于病变的位置和程度不同,因而偏盲的形态也有所不同。所以,检查视野对脑部病变的定位诊断极为重要。偏盲性收缩或低下有以下几种:

1) 同侧性偏盲:为一眼的颞侧偏盲和另一眼的鼻侧偏盲,多为视交叉以后视路的病变所引起,可分为右侧同侧和左侧同侧偏盲;有完全性、部分性和象限性同侧偏盲。部分性同侧偏盲最为多见,缺损边缘呈倾斜性,双眼呈对称性或不对称性。上象限性同侧偏盲见于颞叶或距状裂下唇的病变;下象限性同侧偏盲则为视放射上方纤维束或距状裂上唇病变所引起。

2) 异侧偏盲:分为双颞侧偏盲和双鼻侧偏盲。双颞侧偏盲为视交叉病变所引起,程度可以不等,从轻度颞上方视野低下到双颞侧全盲。双鼻侧偏盲不是真正的偏盲,常由一个以上病变所致,为不规则不对称的视野缺损。

偏盲有完全性及不完全性,也可以是绝对性或相对性视力低下。双眼视野缺损的形状、大小完全相同者称为一致性缺损,不对称者称为不一致性缺损。前者多见于皮质性疾患。同侧偏盲中心注视点完全二等分者称为黄斑分裂,见于视交叉后视路的前部病变,检查时受检者必须充分合作,否则不易查出。偏盲时注视点不受影响者称为黄斑回避,见于脑皮质后部疾病也可能是缺损的早期,最后形成黄斑分裂。视路的各种视野改变如图5-9-12所示。

3) 水平性缺损:为视野上半部或下半部缺损,有单侧或双侧,前者为视交叉前部病变所致,例如,视网膜中央动脉的鼻下和颞下支阻塞或下方的缺血性视盘病变可引起上方水平缺损。双上方或下方水平性偏盲见于距状裂的双侧下唇或上唇病变。

2. 暗点 暗点是视野中的岛状缺损,可发生于任何部位,但多位于视野的中心部。当暗点伸到视野的周边或与周边部缺损相连接时则称为"突破"(broken through),例如青光眼的进展期。

暗点按部位可分为:①中心暗点(central scotoma):位于中心注视点;②中心周围暗点(pericentral scotoma):缺损部位几乎均等地在中心注视点的周围;③旁中心暗点(paracentral scotoma),亦位于中心部,但大部分偏向中心点的一侧,有的接近中心注视点,也有的一小部分和中心注视点相重合,由于偏向的方向不同,又分为上中心暗点、下中心暗点、鼻侧中心暗点和颞侧中心暗点;④周围暗点(peripheral scotoma):位于视野的周边部,见于周边部视网膜脉络膜疾患或距状裂的前部病变;⑤盲点性暗点(caecal scotoma):为包括生理盲点在内的暗点,如生理盲点扩大、血管性暗点和中心盲点暗点(centrocaecal scotoma)。中心盲点暗点为中心注视点和生理盲点相连的视野缺损,见于轴性视神经炎和烟草中毒等。神经纤维束性暗点也属于盲点性暗点,从生理盲点开始随神经纤维走行分布。

暗点按形状可分为:①圆形。②椭圆形即中心盲点暗点,常呈哑铃形或不规则椭圆形。③弓形或弧形暗点及神经纤维束型暗点,由生理盲点或其附近伸向鼻侧。Bjerrum区的上下纤维受影响则形成双弓形暗点,上下终止于鼻侧水平线上,此类型暗点见于青光眼。如果视盘鼻侧纤维发生病变,则视神经纤维型的视野呈楔形缺损。④环带型暗点,有的环形暗点的凹面向着中心注视点,但不符合神经纤维的走行。这种暗点可发生于视野的任何部位,典型者见于视网膜色素变性(图5-9-13)。⑤偏盲性或象限性中心暗点是中心部偏盲或为一象限尖端受影响的缺损,一般很小。半盲性暗点也与全视野的偏盲相同,分为同侧性偏盲和异侧性偏盲。

(三)各种异常视野改变的常见疾病

1. 中心暗点

(1) 黄斑部疾患:中心性脉络膜视网膜病变,黄斑部变性、囊肿、裂孔、出血等。

(2) 视神经疾患:球后视神经炎、视盘炎。

(3) 中毒性弱视(中心暗点型)。

(4) 家族性视神经萎缩。

(5) 枕叶皮质疾患。

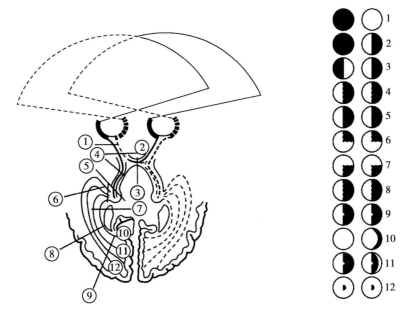

图5-9-12 视路不同部位视野缺损的形态特征

157

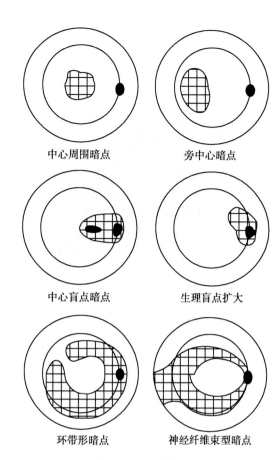

中心周围暗点　　　　　旁中心暗点

中心盲点暗点　　　　　生理盲点扩大

环带形暗点　　　　神经纤维束型暗点

图 5-9-13　各种暗点

(6) 维生素 B_1 缺乏。

2. 生理盲点扩大

(1) 视盘水肿。

(2) 视盘乳头炎。

(3) 青光眼。

(4) 有髓神经纤维。

(5) 视盘玻璃膜疣。

(6) 视神经缺损。

(7) 视盘旁脉络膜炎。

(8) 伴有弧形斑的高度近视。

3. 弓形暗点

(1) 青光眼。

(2) 视盘玻璃膜疣。

(3) 视盘先天性缺损。

(4) 缺血性视盘病变。

(5) 视神经孔脑膜瘤。

(6) 视盘小凹。

4. 周边视野收缩

(1) 视神经萎缩。

(2) 视网膜色素变性。

(3) 周边部视网膜脉络膜病变。

(4) 青光眼。

(5) 视神经炎。

(6) 癔症。

(7) 中毒性弱视(周边收缩型)。

(8) 慢性萎缩性视盘水肿。

5. 水平性偏盲

(1) 上或下视网膜动脉阻塞。

(2) 青光眼。

(3) 视盘先天性缺损。

(4) 缺血性视盘病变。

(5) 距状裂两侧的上唇或下唇病变。

6. 双鼻侧偏盲

(1) 视交叉蛛网膜炎。

(2) 多发硬化的双侧球后视神经炎。

(3) 颈内动脉硬化。

(4) 双侧视网膜颞侧对称病变。

(5) 青光眼双眼对称性鼻侧周边收缩。

7. 双颞侧偏盲

(1) 脑下垂体肿瘤。

(2) 视交叉部疾患,血管性疾患如动脉硬化血栓;视交叉神经炎、肿瘤。

(3) 鞍周围疾患,颅咽管瘤、鞍上脑膜瘤、松果体瘤等。

(潘英姿)

第十节　荧光素眼底血管造影

要点提示

定义:是一种采用荧光素钠为造影剂,能够在活体眼上显示眼底视网膜脉络膜病理生理状况,为进行眼科诊断和治疗的现代检查技术。

关键要点:基本原理与方法、造影步骤、相关名词概念、正常眼底荧光图像和常见的异常眼底荧光图像。

荧光素眼底血管造影(fundus fluorescein angiography,FFA)是眼科临床诊断和治疗眼底病的最常用检查技术之一。由于一般常规眼底检查只能观察到如红(出血)、黄(黄白色渗出)、黑(色素)、白(灰白色水肿)等疾病的表面现象,而不能更深层次地了解病变发生的病因、病机。因此,若要在活体眼上深入认识眼底病变的病理生理改变,临床上最常应用的方法是行眼底血管造影检查。自 20 世纪中期 FFA 问世以来,此项检查技术已广泛应用于眼底病的临床诊断与鉴别诊断、疗效观察和预测、发病机制及解剖、病理研究,等等。本节将涉及 FFA 的发展简史、基本原理与方法、临床释义注意要点、相关的组织解剖、正常与异常的眼底荧光图像等内容的讲解。

一、发展简史

眼底照相机及所采用的造影剂是进行眼底血管造影检查必不可少的两大构成要素。

眼底血管造影剂——荧光素钠在 1871 年由 Von Baeyer 首先合成。由于荧光素钠在蓝色光照下会产生黄绿色荧光,因而其最早的一个用途是用于研究河的水流。因此，除了FFA外，为了判断角膜上皮有无缺损及其缺损的部位及范围，另一个眼科最常见的用途是将荧光素钠液涂于下穹窿部结膜上，用蓝色光源观察角膜内有无呈黄绿色的染色灶呈现。

20世纪20年代以前，Honry Noyes等人曾首先尝试在兔眼上行眼底照相术，但效果不理想。直到1926年，当Carl Zeiss和Nordense研制出首台性能良好的商品化眼底照相机后，才真正实现了对人眼的眼底照相。此后的1955年，Carl Zeiss再次将电子闪光技术引进眼底照相机后，因而诞生了现代的眼底照相机。

为了进一步在活体上观察到眼底血流动力学表现并记录下来，早在1910年，Burke采用口服荧光素钠的方法首次见到脉络膜视网膜荧光。1930年，Kikai在动物静脉内注射荧光素，并采用特殊滤光片观察到眼底血管荧光现象。1959年，Flocks等人在动物的颈动脉系统注入不同类型的染料，通过视网膜电影照相术（cinephotography）研究视网膜循环。1960年，Maumenee和Maclean在人静脉内注射荧光素，通过在裂隙灯或双目间接检眼镜照射光源路径的前方放置一钴蓝滤光片，来观察脉络膜肿瘤的荧光表现并进行临床诊断，但当时还不能将荧光图像记录下来作深入研究。

美国印第安纳大学（Indiana University）医学院学生Novotny及实习医生Alvis在1961年首先用胶片记录到了荧光素流经视网膜循环的动态过程，因而产生了世界上第一张荧光素眼底血管造影图片，从而在《循环》(Circulation)杂志发表了第一篇有关人眼的FFA论文，自此开启了FFA临床应用及研究的新篇章。此后，又有不少学者对诸如高质量眼底照相机、立体照相技术及理想的滤光片组合等进行了一系列深入研究，同时，许多眼科医生采用FFA研究了不同类型眼底疾病的荧光特征，使得眼科学界眼底病的认识水平进一步得到极大的提高。

我国FFA的研究起步于20世纪70年代初，但真正得到较广泛的推广应用是在20世纪80年代以后，随着国外眼底照相机的引进及国际医学科技的交流，国内许多城市先后开展了这项技术并举办了一系列全国性的FFA学习班。当时，河北医学院首先出版了《眼底荧光血管造影释义》一书。1985年，《眼底病杂志》(后更名为《中华眼底病杂志》)创刊。这些都大大提高了我国FFA的临床研究水平。目前，我国绝大部分医院已拥有FFA设备，FFA已经成为眼底病的诊断与治疗、科研与教学必不可少的检查手段之一。

二、基本原理与方法

FFA的最基本原理是利用能发荧光的物质（荧光素钠），将其从肘前静脉快速注入后，用装有屏障滤光片和激发滤光片组合的眼底照相机连续拍摄或经数字化图像采集记录荧光素钠经血循环进入眼底血管时，在蓝色激发光激发下所发出的黄绿色荧光形态，从而动态、客观、真实地记录眼底血管结构、血流动力学改变、血管病理生理变化及其相关结构病理改变。

（一）荧光素钠

荧光素钠（sodium fluorescein）是一种具有强烈荧光特性的染料物质，为中性、橘红色结晶，不参与机体代谢，不被人体吸收，无毒性，分子式为$C_{20}H_{12}O_5Na_2$，分子量为376.27Da。其激发光波长在紫蓝色波段(465~490nm)，激发出的荧光波长在黄绿色波段(520~530nm)。

血液中大约60%~80%荧光素钠将与血浆蛋白（主要与白蛋白）结合，不能发出荧光。大约20%游离的荧光素钠在蓝色激发光照下才能发出强烈的黄绿色荧光。静脉注射后1min内，荧光素即可分布至全身组织。正常情况下，中央神经系统和视网膜组织因为生理屏障的存在，不会发生荧光素渗漏，但全身其他组织血管均可发生荧光素渗漏而致组织染色。随着时间的延续，血管内的荧光素将逐渐稀释而消失。荧光素大约24h内经肝肾排出体外，因此注射荧光素后皮肤黄染可持续6~12h，而尿液变黄可持续24~36h。

荧光素钠静脉注射剂量为15~20mg/kg，成人使用的最大剂量为1g，临床上常用浓度一般成人为20% 3~5ml静脉注射。注射荧光素钠后发生不良反应及副作用的概率较少，主要有：①一过性胃肠道反应，如恶心、呕吐等；②荧光素钠不慎漏注到血管外，可致局部严重疼痛或局部血栓形成；③过敏性反应如瘙痒、荨麻疹、支气管痉挛等。罕见因注射荧光素钠而致死的病例。因此，造影室应常规准备一些急救药品和器械，以供出现严重反应时使用。特殊患者需请内科会诊，协同紧急处理。此外，对患有严重高血压、全身严重过敏反应史、心脑血管疾病及严重肝肾功能不良的患者，应忌做或慎做FFA检查。

（二）眼底照相机

近代眼底照相机由数码照相机和计算机影像处理系统构成。一般均具有组合滤光片、高速连续拍摄、自动计时、高频连续闪光、多角度和范围拍摄、大容量存储分析系统和立体拍摄等功能。

为确保荧光图像的清晰度，组合滤光片包括激发滤光片和屏蔽滤光片。由于血液中的荧光素钠在吸收波长为490nm的蓝色光后能激发出最强烈的荧光，即最高吸收光谱为490nm，因此将激发滤光片设置于激发光源前方，只允许460~490nm的蓝色光进入眼底，而不让其他波长的光线进入，以避免干扰荧光的产生。另外，由于血液中游离的荧光素钠在受到蓝色光激发后能发出波长为520~530nm的黄绿色荧光，最大激发光谱为520nm，因此，为了能清晰成像，在眼底和数码相机的感光元件之间设置一个屏蔽滤光片，只允许520nm波长的光线通过，而阻挡残余的蓝色激发光进入相机感光元件。此外，滤光片的透射率及两张滤光片光谱重叠区的大小也是影响荧光图像清晰度的重要指标，透射率愈高，成像效果愈好，光谱重叠区愈小，假荧光出现的概率也就愈少。一般相机上还装有无赤光绿色滤光片，供进行无赤光眼底检查之用。

三、造影步骤

（一）造影前准备

检查者在造影开始之前必须首先熟悉及掌握眼底照相机的各部件功能是否正常，注射消毒及抢救药物等是否准备妥善。其次,详细询问受检者有无严重心脑血管疾病、过敏史、高血压、支气管哮喘及肝、肾疾病等,有明显过敏体质、严重全身疾病及孕妇患者应忌做、慎做造影。此外,尚应注意有无诸如青光眼等散瞳禁忌情况及其是否得到妥善处理。

复核造影申请单上所填写全身与眼部检查是否齐全,临床印象与眼底病变要求需造影重点了解的部位是否清楚。检查患者的屈光间质及眼底病变情况,确定造影重点拍摄的部位及时间。

向患者介绍造影过程及注意事项,消除其紧张心情和思想顾虑,取得患者充分配合并签署知情同意书。个别患者可酌情给予止吐剂和抗过敏药物。充分散大瞳孔。

(二)造影过程

登记患者的一般情况及造影资料,让患者舒适地坐在相机前,固定好头部,将肘部垫高至与心脏等高的位置。检查者调整目镜,同时助手准备进行静脉注射。

拍摄彩色眼底像、无赤光黑白像及放置激发和屏障滤光片后的对比照片。

先吸取10%荧光素钠0.1ml,经注射用水稀释至5ml后于肘前静脉缓慢注入,观察有无不适,如无述不适即可在4~8s内快速注入20%荧光素钠3~5ml,并同步计时。

每隔1s连续拍摄造影早期像,约30s后可每5s拍一张,直到1min,至静脉完全充盈后选择性重点拍摄。一般在注射后2min、5min、10min、15min各拍摄一张,视病情需要可延长或缩短间隔时间。造影过程中尽可能同时穿插拍摄另一眼。一般情况下应按顺序拍摄眼底像,尽量包括全部眼底,一般约有7~9个视野。先为后极部(黄斑和视盘),然后按照逆时针或顺时针顺序拍摄周边部。此过程中需要患者眼球向各方向转动或操作者移动镜头,以更好地观察及拍摄眼底周边部位。此外,根据病变需要,有时还需进行双眼对比拍摄和晚期相延迟拍摄等。

造影结束时告知患者造影后6~12h内皮肤会发生黄染,24~36h内尿液变黄属于正常现象,并确定取报告日期。

临床上有少数患者注射荧光素后30~60s可出现恶心、呕吐,这时应暂停造影,嘱其放松并深呼吸,待其恢复后继续检查。如荧光素不慎外漏可进行冷敷,24h后改热敷。但如果出现支气管痉挛及休克等严重的过敏反应,则应立即停止检查,给予静脉滴注肾上腺素、皮质类固醇或氨茶碱,辅以吸氧并保持呼吸道的通畅。

(三)造影后影像的存储与处理

近代数码眼底照相机可以实时显示和存储眼底血管造影图像,海德堡眼底照相系统还可以同步实时记录荧光素和吲哚菁绿血管造影,造影完毕后立即挑选和组合图像,删除不清晰和重复的影像,然后储存于电脑专用硬盘中,并可当即传送至诊室的电脑系统中,以便临床医师能够进行实时诊断和治疗。

(四)阅读及书写造影报告的要点

判定造影结果必须紧密结合患者的临床资料。阅片时应连续、全面地观察造影图像。如注意将彩色眼底像和无赤光黑白像对照观察分析;早期像与晚期像的对照观察分析;对某些疑难、细微的病变,应注意双眼底同一部位、同一拍摄角度、相近拍摄时间的对比观察。并应与相关的临床病理及血流动力学特点结合分析。总之,造影报告应以协助临床诊断及指导治疗为宗旨,对不同的眼底疾病有所侧重,力争做到重点突出、描述准确形象,切忌千篇一律。如眼循环障碍患者疾病早期应注意观察循环动态特征,如动脉充盈时间如何、有无充盈迟缓、充盈缺损或无灌注区形成、静脉回流时间是否正常、有无回流迟缓等。晚期病例还要注意继发的缺血区大小、侧支循环存在与否和有无视盘或视网膜新生血管形成等。尽量使用简练的描述供临床参考。

此外,除了报告正文外,完整的造影报告内还应包括造影诊断、根据造影结果拟作的临床诊断、建议需要增加的其他检查,以及治疗上的建议等。

四、相关的名词概念及眼部解剖生理学特点

1. 自发荧光(autofluorescence) 正常人眼中的某些组织如维生素A及钙盐、RPE细胞中的脂褐质等具有发出荧光的特性;一些眼部病理改变如视网膜上的星状细胞错构瘤(hamartoma)、RPE上的大玻璃膜疣和视盘玻璃膜疣等,在荧光素注射前也可发出相当强烈的荧光,均称为自发荧光。

2. 假荧光(pseudofluorescence) 指实际并不存在的荧光像在感光系统上显影。其主要产生的原因有:眼底的一些白色组织(如有髓神经纤维、白色的瘢痕、苍白的视盘、硬性渗出及裸露的巩膜等)反射进入感光系统而显影;屏障滤光片和激发滤光片组合的选择欠佳,两者光谱重叠区太大,或波长不理想、光谱不纯,导致有些光谱未能被屏障滤光片有效去除,因而使眼内本不存在的荧光错误地出现于眼底图像上;此外,若拍摄闪光灯的闪光强度过高、相机镜头不清洁等均可造成人为的假荧光。

3. 弱荧光(hypofluorescence) 任何原因使正常眼底荧光强度降低或消失,均称为弱荧光。主要包括遮蔽荧光、充盈迟缓、充盈缺损、逆行充盈和充盈倒置。

4. 强荧光(hyperfluorescence) 指在眼底任何部位出现荧光强度增加或出现不应有的荧光,均称为强荧光。包括透见荧光、渗漏和染色等。

5. 荧光素渗漏(fluorescein leakage) 任何原因使RPE的紧密连接破坏或视网膜血管的屏障功能受损或出现异常血管(新生血管)等,均可导致荧光素分子渗出,称为渗漏。若荧光素渗漏后弥散到周围组织使其染上荧光,称为组织染色或着染(staining);若渗漏出的荧光素于组织间隙内逐渐积蓄起来,称为染料积存(pooling),如浆液性视网膜神经上皮脱离等。

6. 遮蔽荧光或阻挡荧光(blocked fluorescence) 存在于视网膜前(包括角膜、前房、晶状体、玻璃体)或视网膜内的任何不发荧光的结构,令脉络膜、视网膜或视盘的正常荧光影像缺损或减弱,均称为遮蔽荧光或阻挡荧光。

7. 相关的眼部解剖生理学及血流动力学特点

（1）脉络膜血管：正常情况下,脉络膜由睫状血管系统供应。因脉络膜毛细血管内皮细胞间孔隙较大,允许荧光素和一些小分子蛋白自由渗漏到血管外,因此形成弥漫性的脉络膜背景荧光。而脉络膜的大、中血管是不渗漏荧光素的,脉络膜血管为三维立体结构,大血管呈三角形分布,中血管呈扇形分布,毛细血管则呈多角形或圆形小叶状分布,因此脉络膜灌注不良的荧光血管造影表现依受累血管的不同呈现各种不同（多角形、三角形、扇形）的形态。

（2）视神经的血供：正常情况下,视神经具有双重血供,筛板平面及筛板前区视神经的血供由睫状后短动脉供应,而视盘周围辐射状毛细血管及视盘表层辐射状毛细血管由视网膜中央动脉分支而来。因此,凡累及睫状血管系统和/或中央血管系统的疾病,都可导致视神经荧光异常。

（3）脉络膜-视网膜屏障：视网膜色素上皮位于脉络膜之上,细胞间存在紧密的封闭小带,可阻止荧光素分子及血中物质向视网膜内渗漏,因而形成脉络膜-视网膜屏障。

（4）血-视网膜屏障：视网膜血管和毛细血管的内皮细胞连接紧密,其间孔隙很小,在正常情况下荧光素分子不能透过血管扩散到视网膜组织中,因而形成血-视网膜屏障。

（5）血-视盘屏障：视盘上的毛细血管和视网膜毛细血管一样,不允许荧光素分子穿过其血管壁进入视神经周围组织,形成血-视盘屏障。

（6）Bruch 膜（玻璃膜）：Bruch 膜位于脉络膜毛细血管与视网膜色素上皮之间,与色素上皮连接紧密,荧光素分子可自由通过此膜。但不能进入正常的色素上皮。Bruch 膜具有疏水性及离子转运功能,它的异常改变可引起一些病理改变,如玻璃膜疣、色素上皮脱离等。

（7）黄斑区组织结构：黄斑部视网膜外丛状层的 Henle 纤维呈放射状排列,形成星芒状间隙。因而一旦发生液体渗漏,往往会积存于黄斑周围的外丛状层间隙,形成黄斑囊样水肿,在造影晚期呈现花瓣样强荧光。若脂质类物质聚集于黄斑周围的外丛状层,则表现为临床上常见的眼部体征,即黄斑区星芒状渗出。

正常情况下,黄斑区的视网膜色素上皮细胞密集分布,含有丰富的色素颗粒和脂褐素；加上位于外丛状层的叶黄素含量高,它们也能吸收很大一部分激发光线。因而大大减弱此处脉络膜荧光的强度,导致眼底血管造影时黄斑暗区形成。

五、正常眼底荧光图像

（一）臂-视网膜循环时间

荧光素自肘前静脉注入血管后,随静脉血回流到右心,再通过肺循环到左心,最后经主动脉、颈动脉、眼动脉而到达眼底,这段时间称为臂-视网膜循环时间（arm-retina circulation time,A-RCT）。A-RCT 受多种因素影响,如受检者的年龄、心脏排血功能、血管阻力、注射部位血管管径大小、血液黏度、观察者的注射技术及计时误差等,因而各家统计的数值差异较大。一般认为正常的 A-RCT 为 10~15s 之间,两眼间差异为 0.2s。

（二）造影分期

一般分为五期：

1. 脉络膜期（choroidal circulation phase）　又称为视网膜动脉前期,在视网膜中央动脉充盈前 0.5~1.5s 出现,系睫状后短动脉的充盈,表现为眼底脉络膜呈现斑块状或地图状荧光,且各部位充盈时间可略有差异。视盘则为朦胧荧光。此期可有睫状视网膜动脉充盈。

2. 视网膜动脉期（retinal arterial phase）　从视盘上视网膜中央动脉充盈开始至视网膜小动脉充盈,一般为 l~1.5s,为视网膜中央动脉的充盈。

3. 视网膜动静脉期（retinal arteriovenous phase）　从视网膜小动脉完全充盈之后至微静脉充盈之前,为视网膜毛细血管的充盈期,一般为 1~2s。在此期,毛细血管网显影特别清晰,如中心凹毛细血管拱环、视盘表层辐射状毛细血管、视盘周围辐射状毛细血管。

4. 视网膜静脉期（retinal venous phase）　从任何一支静脉出现层流至静脉荧光减弱,为视网膜中央静脉的回流过程。静脉层流出现至静脉充盈成均匀荧光约需 7~10s,而荧光素从视网膜动脉充盈到静脉出现层流约需 2.5~3s,整个静脉荧光可持续 15~20s 以上。此后随着荧光素一次一次地再循环到眼底,荧光强度逐渐衰减。

5. 后期（late phase）　指荧光素从视网膜血管消退之后所见到的残余荧光,一般为造影 10min 后,正常情况下,可见到视盘颞侧弧形斑荧光、视盘晕轮和微弱的脉络膜背景荧光。病理情况下,可见组织荧光染色和/或染料积存荧光影像更加明显。

另有一些学者为简化分期,建议将荧光血管造影分为早、中、晚三期：①造影早期：指从脉络膜出现荧光至视网膜静脉层流出现之前,即包括前述的动脉前期、动脉期和动静脉期；②造影中期：即指视网膜静脉期；③造影晚期：则为造影 10min 后。

六、异常眼底荧光图像

（一）注射前荧光（preinjection fluorescence）

1. 自发荧光（autofluorescence）　即指在注射荧光素前,由眼部的一些正常和/或异常组织结构自行发出的荧光,称为自发荧光。如眼部病理改变时视盘玻璃膜疣、视网膜星状细胞错构瘤（hamartoma）等；正常人眼组织结构,如视网膜色素上皮细胞中的脂褐质、钙盐和维生素 A 等。

2. 假荧光（pseudofluorescence）　即指实际并不存在的荧光像在感光系统上显影,称之为假荧光。其主要产生的原因有：眼底的一些白色组织（如有髓神经纤维、白色的瘢痕、苍白的视盘、硬性渗出及裸露的巩膜等）反射进入感光系统而显影；屏障滤光片和激发滤光片组合的选择欠佳,两者光谱重叠区太大,或波长不理想、光谱不纯,导致有些光谱未能被屏障滤光片有效去除,因而使眼内本不存在的荧光错误地出现于眼底图像上；此外,若拍摄闪光灯的闪光强度过高、相机镜头不清洁等均可造成人为的假荧光。

（二）强荧光（hyperfluorescence）

1. 透见荧光（transmitted fluorescence）　又称窗样缺损（window defect），是由于视网膜色素上皮细胞内的色素脱失，但其细胞间紧密连接仍然完整从而阻止荧光素的渗漏，因此，虽然脉络膜荧光可透过视网膜色素上皮的脱色素区而显影，但并不发生荧光素的渗漏。因此荧光素血管造影中透见荧光的特点是与脉络膜荧光同步出现，其形态大小与色素缺失区相同，造影过程中随脉络膜背景荧光的增强而增强，又随其减弱而减弱，但形态与大小始终不变。

2. 荧光素渗漏（fluorescein leakage）　渗漏的发生主要有以下几种形式：

（1）视网膜-脉络膜连接功能损害发生的渗漏：正常情况下，视网膜色素上皮细胞之间的紧密连接可以阻止荧光素自脉络膜组织向视网膜下腔渗漏。因而倘若任何原因导致视网膜色素上皮细胞间的紧密连接受损，均可引起液体成分从脉络膜向视网膜下渗漏，如 Vogt-小柳原田综合征、中心性浆液性脉络膜视网膜病变等。

（2）血-视网膜屏障功能损害发生的渗漏：视网膜血管性疾病或其他累及视网膜血管的病变均可使视网膜血管内皮细胞间的紧密连接受损，屏障功能破坏，管壁通透性增加，荧光素从管腔内渗漏到血管外。荧光素血管造影显示为荧光素渗漏和管壁染色。如黄斑囊样水肿，即是由于黄斑中心凹周围毛细血管内皮细胞的紧密连接受损，致荧光素渗漏入视网膜外丛状层的囊样间隙内，从而在血管造影时呈现出造影晚期的花瓣样染料积存外观。另外，糖尿病视网膜病变时，微血管囊样扩张形成，屏障功能受损，致血管内的蛋白质和浆液成分从毛细血管内皮细胞间渗漏到视网膜组织中去，血管造影显示为荧光素的渗漏。

（3）新生血管性渗漏：包括脉络膜新生血管和视网膜新生血管。脉络膜新生血管起源于脉络膜毛细血管的异常生长，通过病变的 Bruch 膜进入视网膜色素上皮下，由于脉络膜新生血管内皮屏障功能障碍常常发生出血和渗出，如年龄相关性黄斑变性、黄斑部特发性脉络膜新生血管膜等。荧光血管造影时，在动脉前期或动脉期可见车辐状、花边状的脉络膜新生血管显影，并随造影时间的延续荧光素迅速渗漏扩大，边界模糊；另外，不管任何原因引起视网膜发生缺血性改变，均可引起视网膜或视盘血管异常生长而形成视网膜新生血管，如视网膜血管炎、糖尿病性视网膜病变和视网膜静脉阻塞等。由于新生血管的内皮细胞缺乏紧密连接，因此这种新生血管在荧光血管造影时可发生迅速的渗漏，形成异常醒目的强荧光团。

（4）Bruch 膜损害发生的渗漏：视网膜色素上皮细胞间的紧密连接，使荧光素仅局限于视网膜色素上皮下，而不能进入视网膜。如果 Bruch 膜发生了病理改变，荧光染料就可异常积蓄于 Bruch 膜与视网膜色素上皮细胞之间。如浆液性视网膜色素上皮脱离，荧光血管造影显示造影早期就出现的强荧光灶，多呈类圆形，随时间延续荧光增强，但大小形态始终不变；年龄相关性黄斑变性的玻璃膜疣，则显示透见荧光或玻璃膜疣的染色。

（三）弱荧光（hypofluorescence）

1. 遮蔽荧光或阻挡荧光（blocked fluorescence）　存在于视网膜前（包括角膜、前房、晶状体、玻璃体）或视网膜内的任何不发荧光的结构，致脉络膜、视网膜或视盘的正常荧光影像缺损或减弱，均称为遮蔽荧光或阻挡荧光。常见于出血、瘢痕组织、色素斑块、肿瘤、致密渗出、屈光间质混浊及异物等。

2. 充盈迟缓（delayed filling）和充盈缺损（filling defect）　任何病理原因影响眼部的血供，导致脉络膜、视网膜和视神经血管或其供应区域的荧光充盈不良，称为充盈迟缓，而不充盈、无灌注则称为充盈缺损。一般而言，脉络膜充盈时间>5s 者为脉络膜充盈迟缓，视网膜动脉充盈至视网膜静脉完全充盈时间>15s 者为视网膜动静脉充盈迟缓；视网膜动脉充盈到静脉出现层流>3.5s 为视网膜静脉回流迟缓。此外，可见视网膜动脉充盈前峰也是视网膜动脉充盈迟缓的一个指征。充盈迟缓和充盈缺损临床上常见于脉络膜缺血性疾病、视网膜动静脉阻塞、缺血性视神经病变、视网膜血管炎、糖尿病性视网膜病变和脉络膜视网膜萎缩等。

3. 逆行充盈（retrofilling）和充盈倒置（reverse filling）　逆行充盈是指当某支动脉阻塞时，它所供应的毛细血管初期并没有染料灌注，后来因相邻的由正常开放小动脉所供应的毛细血管荧光充盈，并通过交通支使该处无灌注的毛细血管得到灌注；当这些毛细血管内的压力提高到一定程度时，染料便向原来阻塞的小动脉末梢推进。此时荧光血管造影显示阻塞动脉的近端主干虽无充盈而末梢却有染料逆行充盈，这种逆行充盈现象多在静脉期出现。而充盈倒置则指正常生理情况下，睫状后短动脉比视网膜中央动脉提前充盈 0.5~1.5s。但有些病理情况下可出现视网膜中央动脉先充盈而睫状后短动脉晚充盈的次序颠倒情况，如前部缺血性视神经病变、青光眼晚期和某些眼底萎缩性改变等。

（刘瑜玲）

第十一节　眼底自发荧光

要点提示

关键特点：

1. 正常眼底的自发荧光物质主要来源于眼底 RPE 细胞吞噬光感受器外节产生的脂褐素、黑色素脂褐素复合体、黑色素等物质。

2. 眼底荧光团在某些特殊疾病中具有重要临床意义。

正常影像特点：NIR-FAF 影像显示视盘盘沿为暗区，视杯明亮，血管色暗。黄斑区相对较暗，后极部视网膜呈均匀白色亮点。SW-FAF 像显示中心凹周围荧光较弱，视盘和血管为暗区。血管弓区域亮度增强，向周边逐渐减弱。

异常自发荧光特点：分为高自发荧光、低自发荧光或等自发荧光。

自发荧光（autofluorenscence，AF）是一种物理现象，当用一定波长的光照射某种物质时，这种物质会在极短的时间内发射出比照射光波长更长的可见光,这种光就称为自发荧光,这种发光物质称为荧光物质。研究发现,自然界与正常人体中都存在荧光物质。眼底自发荧光(fundus autofluorenscense,FAF)就是利用视网膜特别是视网膜色素上皮细胞(RPE)内的荧光物质,检测 RPE 的功能和感光细胞的状态,是一种非侵入性的眼底成像技术。

一、眼底自发荧光的产生机制

正常眼底的自发荧光物质主要来源于眼底 RPE 细胞吞噬光感受器外节产生的脂褐素、黑色素脂褐素复合体、黑色素,其他还包括 Porphyrin 衍生物、胶原蛋白、弹力蛋白、维生素 A 等。其中,脂褐素是眼底的最主要自发荧光物质。

1. 脂褐素(lipofuscin) 脂褐素位于 RPE 中,是一种主要的黄斑荧光团,吸收蓝光,峰值激发波长为 470nm,发出黄绿光,峰值波长为 600~610nm。脂褐素是异质混合物,其自发荧光来自类视黄醇(bis-retinoids)复合物,是维生素 A 即视紫红质的光循环代谢的副产物,最初在光感受器外段形成,RPE 细胞吞噬光感受器外节盘膜后作为脂褐素沉积在 RPE 中,主要由蛋白、脂质及小的载色体组成,随着年龄的增长积聚在 RPE 溶酶体中。脂褐素会在退行性疾病中增加,包括年龄相关性黄斑变性(AMD)和黄斑营养不良,如 Best 和 Stargardt 病。脂褐素的分布以及其所致的自发荧光的分布,在后极部最明显,但在黄斑中央凹有限,并向周边减少。

2. A2E N-视黄基-N-亚乙烯基乙醇胺(A2E,$C_{42}H_{58}NO$,分子量:592)是脂褐质内最有特点、最主要的荧光物质,命名 A2E 是因为当维生素 A 醛(全反式视黄醛)和乙醇胺以 2:1 的比例组合时,可以形成视黄醛衍生物吡啶盐。A2E 不能被酶消化,在 RPE 溶酶体中积累,在体外对 RPE 细胞发挥多种毒性作用,并且涉及多种退行性视网膜疾病。当被蓝光照射时,A2E 经历光氧化并产生活性氧。此外,A2E 已被证明会干扰胆固醇代谢,破坏细胞膜的稳定,损害 DNA,引发细胞凋亡。但也有其他研究表明,A2E 实际上可能保护视网膜免受光氧化应激,A2E 产生单线态氧物质的效率远低于其全视网膜前体,转换为 A2E 可保护视网膜免受全反式视黄醛的毒性作用。A2E 积聚可能仅仅是异常视觉周期活动的标志,而不是视网膜损伤的来源。此外,A2E 在人眼周边分布,而不是像脂褐素一样在中心分布,这表明 A2E 可能不是导致黄斑 FAF 随时间增加的主要荧光团。以上研究结果表明,A2E 在视网膜疾病中的作用复杂,需要进一步阐明其功能。A2E 激发波长为 430~450nm,最大发射波长为 560~575nm。当被 488nm 波长蓝光激发光照射时,可产生大于 500nm 波长的荧光。由于这种荧光波长较短,被称为短波长眼底自发荧光(shortwave-FAF,SW-FAF)。

3. 黑色素(melanin) 黑色素是位于 RPE 细胞和葡萄膜黑素细胞中的眼部色素。在眼底,黑色素主要分布在中央凹、黄斑和周边。在 RPE 细胞内,黑色素颗粒位于顶部,脂褐素位于基底外侧。与脂褐素相反,黑色素在 787nm 的较长波长处具有峰值激发,因此是近红外自发荧光中的主要荧光团。在传统 FAF 中,黑色素吸收短波激发光束,降低整体自发荧光信号。

黑色素以多种方式保护视网膜免受光致损伤。黑色素位于虹膜等眼前节结构中,吸收并阻挡可见光和紫外线辐射,保护视网膜免受过多的光能照射。此外,RPE 黑色素可作为抗氧化剂,防止自由基、氧化还原反应性重金属、光氧化和脂褐素等的积累。虽然这种效果随着年龄的增长而降低,黑色素甚至可能随着时间的推移而获得促氧化特性。浅虹膜,RPE 黑色素含量少的个体,年龄相关性黄斑变性的发病率和严重程度均较高。

黑色素的激发光波长较长,在 650~850nm 近红外光的照射下,可发射出 770~880nm 波长的荧光,因此称为红外自发荧光 NIR-FAF(图 5-11-1)。红外自发荧光反映的是视网膜脉络膜组织内黑色素的含量与分布。

4. 视紫红质(rhodopsin) 视紫红质是一种视觉色素,浓缩在视杆细胞外部,吸收激发光束并减少自发荧光。然而,随着持续暴露于光线下,视紫红质经历光异构化并丧失其吸收能力,导致自发荧光信号逐渐增加。此现象称为漂白效应,但仅见于短波长激发光,近红外激发光束时不发生。与视紫红质最大活性的暗适应眼相比,暴露于光线,强烈漂白视紫红质后,FAF 可增加 30% 以上(图 5-11-2)。在涉及光感受器功能障碍的视网膜营养不良中,由于漂白效应导致的光密度变化减少,包括视锥视杆营养不良,Stargardt 病和无脉络膜症。

5. 其他眼部荧光团 其他具有临床意义的眼底荧光团包括卵黄样病变和视盘玻璃膜疣。卵黄样病变是指临床上圆形、黄色的视网膜病变,让人联想到蛋黄。虽然脂褐素位于 RPE 溶酶体内,但卵黄样病变由细胞外荧光团组成,由于 RPE 功能障碍和光感受器与 RPE 之间的连接受损,脱落的外段碎片在视网膜神经上皮下累积。

视盘玻璃膜疣是丝状蛋白质基质中细胞外线粒体的沉积物,如果是表面的,可能会产生增加的 FAF。这些病变可能与视野缺损、视神经功能障碍和各种玻璃体视网膜病变有关,包括视网膜色素变性、Alagille 综合征和弹性假黄瘤。

视网膜前面的结构包括角膜和晶状体,自然发出自发荧光并且可能引起干扰,降低 FAF 系统中的图像分辨率。角膜在 365~480nm 处具有激发峰,在 620nm 处具有发射峰,虽然镜头的激发峰在 420~430nm 处,发射峰在 520nm 处。涉及这些结构的疾病可进一步影响 FAF 的发现。例如,患有糖尿病的患者角膜自发荧光增加,并且被认为是由晚期糖化产物的积累引起的。白内障增加了镜片的光吸收和散射,导致对比度差的自发荧光图像,随着白内障摘除和人工晶状体植入而改善。

为了最大限度地减少镜片和角膜的干扰,眼底照相机采用了具有红移波长的屏障滤光片。共聚焦扫描激光检眼镜(cSLO)利用空间针孔形式的共聚焦光学器件,从眼底水平的单个光学平面收集光线,同时去掉离焦光(详见后文)。

二、不同的自发荧光成像系统与特点

可用的 FAF 系统目前主要包括眼底照相机、共焦扫描激光检眼镜(cSLO)和超广角技术。

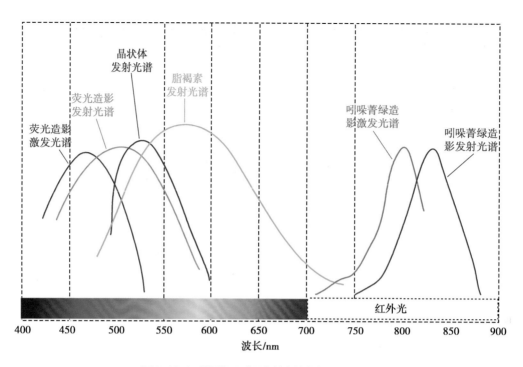

图 5-11-1　常见视网膜影像检查的激发与发射光谱

荧光造影与眼底自发荧光在可见光蓝光光谱范围内,吲哚菁绿造影用红外光谱。晶状体因为发射峰与脂褐素接近,易干扰眼底自发荧光

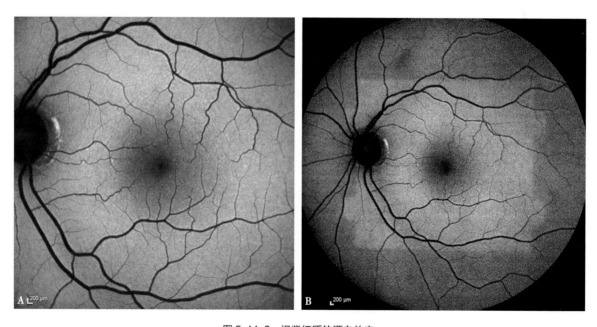

图 5-11-2　视紫红质的漂白效应

A. 30° 自发荧光照;B. 50° 自发荧光照

30° 自发荧光照完后,立刻行 50° 自发荧光检查,可以看到边界清楚的高自发荧光区域(B),与图 A 光照射后产生的光感受器漂白相对应

(一) 眼底照相机

眼底照相机通过单次闪光获取 AF 图,因不具共聚焦性,故获取的 AF 图源于全层视网膜。此类照相机是通过滤光片获得的特定波段内的混合波,而不是单波长波。为了减少晶状体和角膜的假荧光,Spaide 引入了改进的滤光片,具有红移波长,激发光谱为 535~585nm,发射屏障滤光片为 615~715nm。使用红移波长可减少黄斑色素的吸收,检测微小的 RPE 变化。该激发光谱还降低了晶状体的吸收,在白内障的情况下保持了图像质量。但即使进行改进,与共焦系统相比,眼底照相机因为捕获更多的反射和散射光,来自视网膜平面外的结构的散射光可能错误地增加 FAF 信号。由于眼底照相机的激发光谱与荧光血管造影的激发光谱不同,因此,两种成像方式可以以任意顺

序使用而不受干扰。眼底照相系统的其他优点包括彩色成像能力,单次闪光使得泛光照明对于患者更舒适,但产生图像的对比度可能较低。

(二)共聚焦扫描激光检眼镜(cSLO)

cSLO 系统利用光学系统将低功率激光以二维光栅模式聚焦到眼底。平台使用 488nm 的蓝色激发波长,检测 500~700nm 的发射波长。共聚焦光学器件将光检测减少到单个光学平面,消除了散射光和视网膜外部结构的干扰,如晶状体,并通过即时平均以产生高对比度和高分辨率图像。cSLO 系统提供实时平均图像,平均图像数量没有限制。然而,实时平均可能会导致信息丢失,尤其是固视不良和眼球运动过度的患者。cSLO 成像之前不能进行荧光素血管造影,因为荧光血管造影具有相似的激发和发射光谱。大部分激发光束也被黄斑色素吸收,黄斑色素的吸收光谱类似于激发光束波长。

FAF 图像是单色的,缺乏色彩信息的眼底摄影。cSLO 系统提供基于反射的多色成像,可以与 SD-OCT 结合使用。该技术同时获取蓝色(486nm)、绿色(518nm)、红外(815nm)三种不同波长的反射率图像,然后将这些图像叠加形成最终的彩色图像。彩色眼底像代表了记录各种眼底变化(例如,玻璃膜疣外观)的成像"金标准",对于 FAF 发现的解释有帮助,有时甚至是必需的。由于 cSLO 使用激光作为激发光,它主要记录单色图像。通过组合低功率红色、绿色和蓝色激光反射率图像,可以产生逼真的彩色 SLO 图像,类似于使用红色、绿色和蓝色荧光粉形成彩色电视图像。激光脉冲成像装置通过三种颜色快速、连续照射视网膜各点,获得了准同时彩色 SLO 基底图像。值得注意的是,这些图像反映的是离散光谱的眼底反射率,而不是眼底照相机的白色闪光灯的连续光谱。

cSLO 系统可以可靠地定量黄斑色素密度,黄斑色素密度由叶黄素、玉米黄质和中玉米黄质组成。黄斑色素的吸收光谱为 400~540nm,峰值为 460nm,可以滤过蓝光,同时作为抗氧化剂保护视网膜。黄斑色素密度的变化可能反映视觉功能和视网膜疾病,如年龄相关性黄斑变性、黄斑旁毛细血管扩张症 2 型(MacTel 2)等。

尽管 cSLO 和眼底照相机使用不同的激发和发射波长,但由于脂褐素具有广泛的自荧光光谱,这两种系统在视网膜病理学上基本上是一致的。虽然眼底摄像机成本较低,图像采集时间较短,但研究表明,在 70% 的病例中,使用 cSLO 可以获得更好的图像。

(三)超广角系统

超广角系统将共焦扫描激光技术与椭球镜相结合,实现了眼底高达 200° 的视角(视网膜表面积)。与眼底照相机相似,该系统同时使用两种波长的红光(633nm)和绿光(532nm),发射滤光片 >540nm,较长的波长光谱减少了黄斑色素的吸收,允许荧光血管造影后可以获得清晰的图像,并显示后极部相对周边自发荧光更强,因为后极部 RPE 细胞更密集(图 5-11-3)。超广角成像可以改善对许多视网膜病变的检测和分析,包括糖尿病视网膜病变和其他视网膜血管疾病、年龄相关性黄斑变性和近

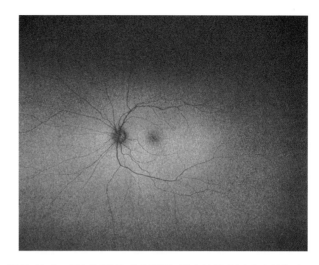

图 5-11-3 超广角 FAF,中心凹周围荧光较弱,视盘和血管为暗区,后极部血管弓区域亮度相对增强,向周边逐渐减弱

视变性等。但由于系统缺乏即时平均,对比度较差。

总的来说,各种检测系统各有利弊,但现有 FAF 的局限性包括低信号强度(比荧光血管造影的峰值信号低两个数量级)和来自眼前节结构的假自发荧光。此外,蓝光激发光束可能引起患者不适并对视网膜有潜在毒性,但尚未有正式研究证明 FAF 的不良反应。

三、自发荧光的临床应用

自发荧光模式是由释放自荧光信号的脂褐素等荧光团与黑色素和视紫红质等元素的复杂相互作用形成的。其他结构,如视网膜血管和晶状体也可能通过阻止和干扰影响自发荧光。正常背景下自发荧光的空间变化反映了脂褐素和其他荧光团的分布,而这些荧光团又反映了光感受器和 RPE 细胞的分布。同时,自发荧光信号的总强度由个体因素综合决定,如年龄、光照、基因型等。

1. 正常眼底自发荧光　正常眼底 NIR-FAF 影像显示视盘盘沿为暗区,视杯明亮,血管色暗。黄斑区由于色素密集,相对较暗,后极部视网膜呈均匀白色亮点。正常 SW-FAF 像显示中心凹周围荧光较弱,视盘和血管为暗区。血管弓区域亮度增强,向周边逐渐减弱(图 5-11-2A,图 5-11-3)。

2. 异常自发荧光　异常自发荧光可简单区分为高自发荧光(hyper-autofluorescence)、低自发荧光(hypo-autofluorescence)或等自发荧光(iso-autofluorescence),可以由多种视网膜病理机制产生。

大部分高自发荧光性病变是由脂褐素代谢改变引起的。RPE 细胞中脂褐素的积累、光感受器外节段中双维 A 酸类物质的积累、脂褐素中双维 A 酸类物质的光氧化均可促进自发荧光的增强。具体的机制因疾病而异,例如,Stargardt 病中不能清除感光细胞中的双维 A 酸导致脂褐素堆积,Best 病视网膜下卵黄样物质(脂褐素代谢障碍)的积累等(图 5-11-4)。

高自发荧光也可能是由于窗样透见,比如在多发性一过性白

点综合征(multiple evanescent white dot syndrome,MEWDS)中，由于视网膜外层结构损害，对其下 RPE 自发荧光的遮蔽减弱(图 5-11-5)。当然，MEWDS 的高自发荧光机制复杂，还与 RPE 功能异常、脂褐素增加有关。视紫红质衰减和高自荧光可

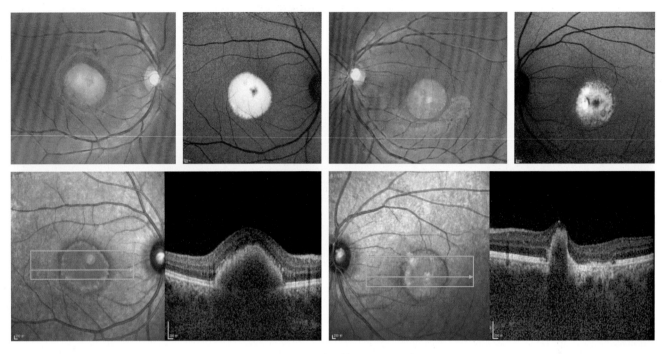

图 5-11-4　37 岁男性，双眼 Best 病

右眼卵黄期，自发荧光像上可见到黄斑区边界清楚的高自发荧光，OCT 显示卵黄样物质位于视网膜神经上。左眼相对进展，卵黄破碎期，高自发荧光不均匀，OCT 显示已有 RPE 和视网膜外层萎缩

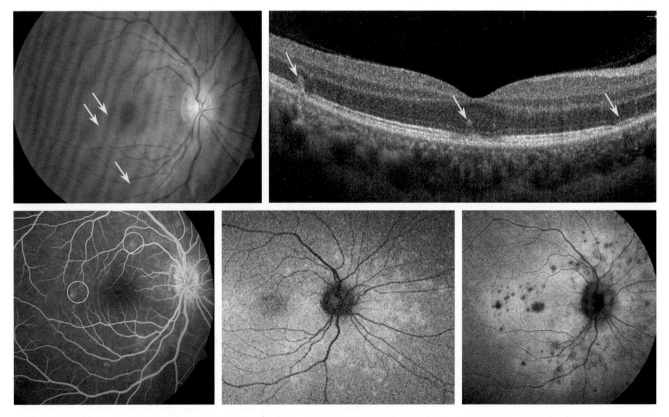

图 5-11-5　窗样透见引起的强自发荧光

37 岁 MEWDS 患者，女性，ICG 上弱荧光病灶多于眼底与 FFA 上所见，自发荧光表现典型，后极部、围绕视盘周围可见大量高自发荧光病灶，OCT 上表现为椭圆体带(EZ 带)的断裂，以及 RPE 上突向视网膜的不规则形态的高反射

以发生在生理上的漂白效果。此外，脂褐素以外的荧光团，包括视盘玻璃膜疣，也可形成强荧光性病变。再比如，陈旧的视网膜前或视网膜下出血，因含铁血黄素也是荧光物质，也会产生高自发荧光，但因并非脂褐素堆积引起的，也有人称之为假自发荧光。

相反，弱自发荧光可由脂褐素减少或 RPE/光感受器前部物质遮蔽引起。由于脂褐素减少而导致的低自发荧光最显著的例子可能是在 RPE 撕裂处缺乏自发荧光，在那里 RPE 完全缺失。其他涉及脂褐素减少的病理包括地图样萎缩中的 RPE 萎缩等。同时，RPE/光感受器前的任何物质都可能发生遮蔽，包括血管和黄斑色素等生理结构，以及屈光间质混浊、视网膜腔内或视网膜下新鲜出血和纤维化等病理结构。

RPE 细胞的不寻常之处在于它们暴露于可见光，却同时容纳积聚为脂褐素的光反应性分子。有证据表明，RPE 脂褐素的过量积累可导致细胞功能障碍，并导致视网膜老化和退化。对 RPE 脂褐素的组成、生物合成及其光反应性的深度洞察帮助我们了解了这些色素究竟积累到什么程度能对黄斑产生影响。眼底自发荧光是一项具有革命性意义的成像技术，可以清晰地对色素上皮层脂褐素的分布情况进行成像，也可以对外层视网膜及神经上皮下疾病相关的荧光性物质进行成像，有助于了解疾病的病理生理机制，是疾病预后评估、随访的重要指标。

（石璇）

第十二节　吲哚菁绿脉络膜血管造影

要点提示

关键特点：

1. 激发光为红光和发射光为红外光。

2. 过敏反应发生率低于荧光素钠，部分因过敏而无法接受荧光血管造影的患者可用吲哚菁绿学管造影替代。

正常影像特点： 分为动脉期、动静脉期、静脉期和晚期。

异常影像特点：

1. 强荧光：血管扩张、脉络膜新生血管、脉络膜异常血管、脉络膜肿瘤血管、透见荧光、荧光渗漏和染色。

2. 弱荧光：荧光遮蔽、血管闭塞/脉络膜占位、脉络膜缺损、脉络膜水肿、色素上皮脱离。

一、发展简史和原理

虽然荧光血管造影可以很好地显示视网膜血管的循环动态并了解脉络膜循环的大致状态，但却不能清晰地显示脉络膜血管，因为：①荧光素钠分子小于脉络膜血管内皮窗孔，因而很容易从脉络膜血管中漏出，难以显示血管形态；②荧光素钠的发射波长为 500~530nm，很容易被视网膜色素上皮中的黑色素和黄斑部的叶黄素遮蔽。为了克服上述缺点，学者们进行了大量探索性研究，并于 1956 年首先将吲哚菁绿（indocyanine green，ICG）用于心脏和肝脏血流动力学的观察；1972 年，Flower 等将 ICG 用于人眼脉络膜血管成像并获得成功，而 1980 年扫

描激光检眼镜（scanning laser ophthalmoscope，SLO）的发明，将 ICG 血管造影与荧光素血管造影联合，可同时观察视网膜和脉络膜的血液循环动态。

ICG 是一种三羧花菁系红外感光染料，遇可见光可分解，分子量为 774.96。静脉注射入血后，ICG 可迅速与血清蛋白结合，最大吸收峰由水溶液的 780nm 变为 805nm。结合后的 ICG 可迅速被肝细胞摄取，经代谢后以原形经胆汁排泄入胆道，随粪便排出体外。正常人静脉注射 ICG20min 后即有 97% 从血中迅速排出。ICG 无肝肠循环，无淋巴回流，不被肝外组织摄取，也不从肾脏等肝外器官排泄，不沉着于皮肤，亦不参与体内生物转化，因此是一种安全的造影剂。由于 ICG 的激发光和发射光波长均为红外光，由于红外光很少被视网膜色素上皮和叶黄素吸收且穿透性强不易散射，对屈光间质混浊，如早期白内障的患者也可造影。故应用 ICG 和近红外光作激发光源可得到较满意的脉络膜血管图像。

早期的 ICG 血管造影仍使用类似荧光血管造影连续拍照的方式获得图像，但由于脉络膜血流量大，血流速度快，且血管层次多，交通吻合支多，加之 ICG 的发射光强较弱且早期的胶片光敏度较差，过短的曝光时间难以形成非常清晰的图像，因此，早期的 ICG 血管造影很难捕捉较早阶段的脉络膜血管图像，图像多为血管完全充盈之后的中晚期图像。随着电子感光元件的发展和数字影像学技术的进步，现今的 ICG 血管造影可以通过数字摄像机实时摄录整个造影过程，进而可全程动态观察脉络膜血管的动态充盈过程，为脉络膜血管性疾病的观察提供更多的细节。

二、检查方法

（一）器械和方法

ICG 血管造影所用眼底照相机基本与荧光血管造影相似，但所用激发滤光片波长为 775.5nm，屏障滤光片波长为 854nm。应用激光扫描检眼镜（scanning laser ophthalmoscope，SLO）及计算机图像处理系统，可同步行荧光血管造影和 ICG 血管造影，并可同时动态观察视网膜和脉络膜血流的情况。结合超广角眼底照相技术，ICG 血管造影也可像荧光血管造影那样同时观察到近 200° 视野的脉络膜，可同时显示后极部和涡静脉等位置远离后极部的脉络膜血管结构，为探索更多疾病的发病机制提供影像学线索和证据。

ICG 血管造影前患者的准备与荧光血管造影相同。ICG 按 0.25~0.5mg/kg 剂量溶于 3ml 或 5ml 药厂配制好的蒸馏水内备用；另用 5ml 注射用蒸馏水注入残存 ICG 的瓶内作为稀释液作为预试验用。将稀释液注入肘前静脉等待 5min 后，如无不良反应，则在 5s 内注入 ICG 并同时开始计时摄像。如果同步进行荧光血管造影和吲哚菁绿血管造影，则将荧光素钠液体混溶于 ICG 溶液内同时注射，并同时计时摄像。

（二）不良反应

ICG 虽然也可引起过敏、恶心、呕吐、头晕、心律不齐、血压降低、呼吸紧迫甚至死亡等类似荧光素钠的不良反应，但发生

率明显小于荧光素钠。因此,若患者对荧光素钠过敏而无法进行血管造影检查时,有时可用 ICG 血管造影代替。

三、正常 ICG 血管造影的参数和图像特点

Prudnte 等测量正常人平均脉络膜动脉充盈时间为 2.8s±1.0s(从造影开始),平均脉络膜毛细血管充盈时间为 4.95s±2.35s,平均脉络膜动脉至脉络膜静脉通过时间为 10.8s±2.9s。

ICG 血管造影的分期尚无统一标准,因为脉络膜血管是睫状后短动脉分区供应,而每一支睫状后短动脉走行的距离均不相同,因而荧光充盈的速度也有差异。大体上,可按脉络膜血管充盈顺序把 ICG 血管造影分为动脉期、动静脉期、静脉期和晚期:

1. 动脉期　脉络膜动脉充盈比视网膜动脉提前 1s 左右,后极部脉络膜动脉走行迂曲。

2. 动静脉期　脉络膜动脉和静脉交叉重叠,紧接着脉络膜毛细血管充盈。由于脉络膜毛细血管壁有孔洞,故造影时可见弥漫均匀的荧光而不易分辨毛细血管形态。

3. 静脉期　脉络膜动脉荧光减弱,静脉荧光增强,可见涡静脉充盈。

4. 晚期　脉络膜荧光减弱模糊。

四、异常荧光的种类和常见疾病的 ICGA 图像

与荧光血管造影类似,异常的 ICG 血管造影荧光可分为强荧光和弱荧光两大类。

(一)强荧光

脉络膜血管扩张、异常血管、新生血管、肿瘤血管、透见荧光和荧光渗漏等因素可引起局灶性、象限性或弥漫性脉络膜荧光增强,分述如下:

1. 脉络膜血管扩张　随着多模式眼底成像技术的发展,脉络膜肥厚病(pachychoroid disease)这一以脉络膜大血管扩张、脉络膜毛细血管层变薄消失伴/不伴脉络膜厚度增加的一组疾病越来越受到学者的重视。目前,该疾病谱包括脉络膜肥厚性色素上皮病变、中心性浆液性脉络膜视网膜病变、脉络膜肥厚性新生血管和息肉状脉络膜新生血管等。ICG 血管造影上,该类病变均可见脉络膜大血管明显扩张,超广角模式下还可观察到涡静脉和壶腹部的扩张(图 5-12-1)。在息肉状脉络膜血管病变中,大血管扩张区域还可见到成簇分布的与息肉状病灶对应的强荧光热点伴弱荧光环绕(图 5-12-2)。

2. 脉络膜新生血管　ICG 血管造影最早的应用之一便是用来显示脉络膜新生血管,特别是位于色素上皮层下的 2 型脉

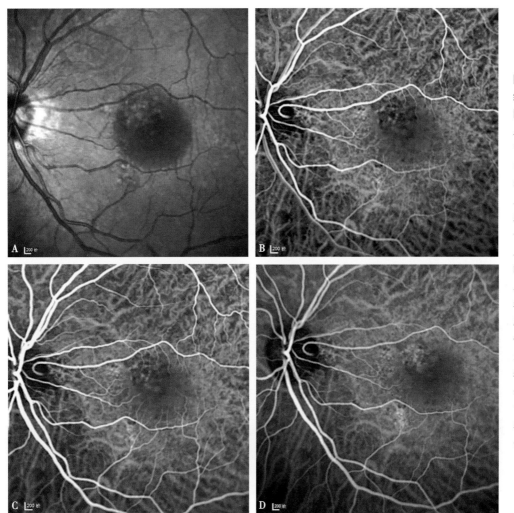

图 5-12-1　中心性浆液性脉络膜视网膜病变患者吲哚菁绿眼底血管造影所见

A. 红外眼底相可见以黄斑中心凹为中心的边界清晰的圆形视网膜神经上皮脱离,因局部组织隆起曲率改变而在红外相上呈低反光,病灶区鼻上方可见斑驳的高反光,代表视网膜色素上皮异常;B. 吲哚菁绿眼底血管造影动静脉期,可见红外眼底相上斑驳高反光处脉络膜血管扩张荧光增强;C. 吲哚菁绿眼底血管造影静脉期,脉络膜静脉迅速充盈,眼底荧光整体增强,黄斑区的血管扩张更为明显;D. 吲哚菁绿眼底血管造影晚期,脉络膜毛细血管充分充盈,眼底荧光整体减弱趋于均匀,黄斑区可见斑驳的强弱荧光,表明视网膜色素上皮受损而存在组织染色

络膜新生血管,进而将继发于湿性年龄相关性黄斑变性的脉络膜新生血管分为经典型和隐匿型,这在以光动力疗法为主要治疗治疗手段的时代有重要意义。在 ICG 血管造影上,经典型脉络膜新生血管呈盘状强荧光灶,内部可见走行混乱的血管结构,部分病例可清晰观察到起自脉络膜的滋养血管;隐匿型脉络膜新生血管虽然也可观察到盘状强荧光灶,但由于色素上皮层的遮蔽,内部血管形态不甚清晰(图 5-12-3)。

3. 脉络膜异常血管　在息肉状脉络膜血管病变等疾病中,经常可在局部扩张的息肉状病灶附近观察到成团分布的分支血管网,与周围正常脉络膜血管走行明显不同(图 5-12-2)。

4. 脉络膜肿瘤血管　多种发生在脉络膜的富含血管的肿瘤均可在 ICG 血管造影上观察到其内部的血管分布,如脉络膜血管瘤和黑色素瘤等。

5. 透见荧光　与荧光血管造影相似,当色素上皮色素脱失但脉络膜血管并无显著萎缩或闭锁时,病灶范围内脉络膜荧光可因没有色素上皮的遮蔽而呈相对强荧光(图 5-12-4),如继发于中心性浆液性脉络膜视网膜病变的色素上皮撕裂等。

6. 荧光渗漏和染色　与荧光血管造影相似,当血管的通透性发生显著改变时,ICG 也可从血管内漏入周围组织发生并发生染色。与荧光素相比,ICG 分子体积较大,通常很难从血

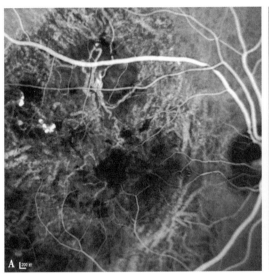
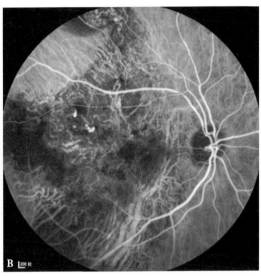

图 5-12-2　年龄相关性黄斑变性患者吲哚菁绿眼底血管造影所见

A. 造影静脉期可在黄斑中心凹处清晰地观察到边界清晰的自脉络膜的新生血管;B. 造影晚期由于组织染色,脉络膜新生血管更为清晰

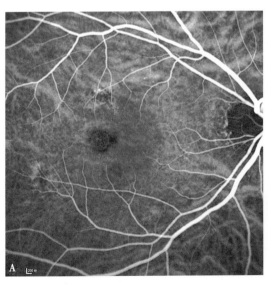
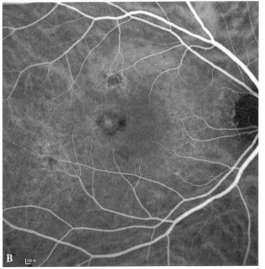

图 5-12-3　息肉状脉络膜血管病变患者吲哚菁绿眼底血管造影所见

A. 造影晚期可在黄斑颞上方观察到点状强荧光,对应息肉状病灶,而黄斑正上方可见息肉鼻侧存在扩张且走行异常的脉络膜血管,呈强荧光;B. 造影晚期可见眼底后极部因弥漫色素上皮和脉络膜毛细血管受损而呈相对弱荧光,脉络膜大血管显影更为清晰

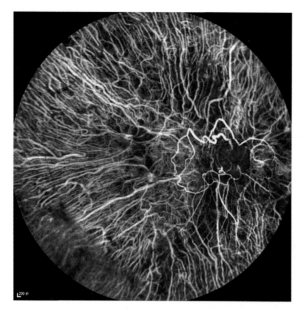

图 5-12-4 病理性近视患者吲哚菁绿眼底血管造影所见

因视网膜色素上皮弥漫脱色素,脉络膜血管显示更清晰

管内漏出,特别是大血管。但当脉络膜毛细血管用于炎症等原因发生破坏和闭锁时,荧光渗漏和染色较为常见,如匍行性脉络膜炎的活动性边缘等。

7. 其他 由于 ICG 的发射光为红外光,穿透力明显强于荧光素的黄绿光,因而当视网膜表面或之下出血较多使荧光造影上遮蔽现象非常明显无法判断病因时,ICG 血管造影有时可观察到位于出血遮蔽之下的强荧光病灶,进而明确诊断,如息肉状脉络膜血管病变的息肉状病灶、视网膜大动脉瘤等。

（二）弱荧光

虽然 ICG 的激发光穿透力强,但也可因出血和色素增生

等原因在局部出现弱荧光。此外,脉络膜血管闭锁、缺乏血管的占位性病变和脉络膜缺损也可在 ICG 血管造影上呈弱荧光。脉络膜血管因炎症或通透性增加性疾病而发生弥漫或局部水肿时,脉络膜血管密度相对下降,也会出现像荧光的表现。

1. 荧光遮蔽 大量的视网膜前、视网膜下出血以及严重的色素增殖均会对脉络膜血管荧光造成遮蔽,而在局部形成相对弱荧光表现,如继发于息肉状脉络膜血管病变的大量视网膜下出血等(图 5-12-5)。

2. 血管闭塞、乏血管占位和脉络膜缺损 脉络膜血管间存在丰富的交通支因而极少发生区域性闭锁,但当眼球血运来源的更高位置(如眼动脉或颈内动脉)发生闭锁时,可发生区域性血管闭锁,如三角综合征。由于免疫、感染或变性等因素,脉络膜毛细血管可发生急性或进行性闭锁,此时病变区域由于只存在大血管荧光且缺乏毛细血管在造影中后期形成的弥漫状荧光而呈相对弱荧光,如匍行性脉络膜炎等。脉络膜骨瘤等发生在脉络膜的缺乏血管的占位性病变和脉络膜裂伤等各种原因造成的脉络膜组织缺损性异常在 ICG 血管造影上呈弱荧光(图 5-12-6)。

3. 脉络膜水肿 Vogt-小柳原田综合征等弥漫性脉络膜炎症性疾病可使脉络膜弥漫性水肿增厚,脉络膜血管密度下降,此时 ICG 血管造影上脉络膜大血管影像模糊,血管间隙增大,呈相对弱荧光表现;当炎症消退时,脉络膜大血管影像重新变得清晰,眼底荧光强度恢复。息肉状脉络膜血管病变的息肉状病灶周围常因局部水肿呈环形弱荧光。

4. 视网膜色素上皮脱离 在中心性浆液性脉络膜视网膜病变、脉络膜肥厚性血管病变等疾病中常存在视网膜色素上皮脱离。该区域在 ICG 血管造影上为边界清晰的弱荧光灶,与视网膜色素上皮脱离区域完全对应。

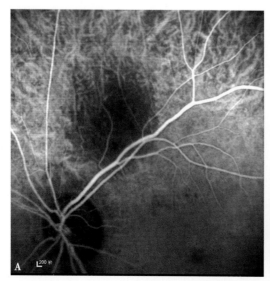
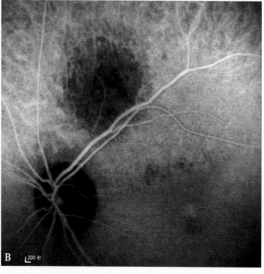

图 5-12-5 脉络膜黑色素瘤患者吲哚菁绿眼底血管造影所见

A. 造影动静脉期;B. 造影晚期,显示瘤体所在位置均因黑色素遮蔽而呈弱荧光

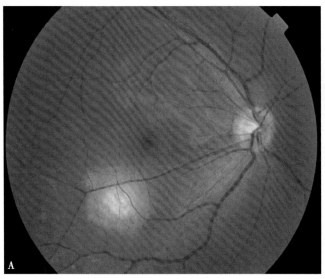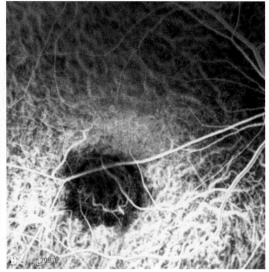

图 5-12-6　脉络膜结核瘤患者彩色眼底像和吲哚菁绿眼底血管造影所见

A. 彩色眼底相可见右眼颞下分支动脉下边界清晰的黄斑色圆形病灶,伴周围环形视网膜神经上皮脱离;B. 吲哚菁绿眼底血管造影动
静脉期,因结核瘤内部无血流,占位效应导致病灶呈弱荧光灶

(苗恒)

第十三节　OCT 和 OCTA

要点提示

关键特点:

1. OCT 原理:基于相干干涉测量法,对生物组织不同深度入射弱相干光背向反射或散射信号,通过扫描得到视网膜二维或三维的成像。

2. OCTA 原理:通过测量连续横断面扫描中 OCT 信号的变化,来探测血管腔中的血细胞运动,再合并扫描图像信息,得到完整的视网膜脉络膜三维血管图像。

OCT 及 OCTA 图像解读:应熟悉、理解并掌握正常 OCT 和 OCTA 图的特点,从形态学、反射性等方面,配合算法提供的厚度、容积和面积的定量分析方面分别予以定性和定量判读。

相干光断层成像(optical coherence tomography,OCT)通过测量不同生物组织光反射,对组织内部结构完成断层成像;作为一种无创非侵入性医学成像技术,现已广泛应用于眼底疾病的诊疗随访。在经历时域 OCT、频域 OCT 等技术演进后,新近又推出 OCT 血管成像(OCTA)技术,无须注射造影剂即能安全、快速地获得视网膜脉络膜微血管三维成像。

一、OCT 的时代变迁与技术演进

1987 年,Takada 发明光弱(低)相干测量法以及 Youngquist 发明的光相干反射计为 OCT 的理论和技术奠定了基础。1991 年 11 月,以 David Huang 为首的美国麻省理工学院团队在 *Science* 杂志刊出应用 OCT 观察的第一幅离体视网膜和视盘图像。

眼用 OCT 技术二十多年的发展应用里程大致可分为四个时代:

1. 第一个时代　从 1992 年至 1995 年,塔夫茨大学(Tufts University)医学院的新英格兰眼科中心研究者开发出 OCT 原型机,基于原型机该研究团队证实了 OCT 作为黄斑诊断工具的能力。

2. 第二个时代　从 1995 年至 2000 年,出现早期商业化 OCT。最初德国生产的设备由于图像质量和分辨率不理想(100A 扫描/s,轴向分辨率 16μm),临床应用不多。

3. 第三个时代　从 2000 年至 2005 年,Stratus OCT 成为临床广泛使用的黄斑疾病诊断工具。这一时期恰逢抗血管内皮生长因子(VEGF)药物引入眼科临床应用,OCT 作为其疗效评价指标的重要工具而得以更加广泛应用,推动了 OCT 在全球眼科应用的爆发式增长。

4. 第四个时代　从 2005 年至今,新一代频域(Spectral Domain,SD)OCT 系统引入了许多重要新功能。透过高速 CCD 摄像头同时获取所有的光回声信号,并以傅里叶变换将信号函数从时域转换为频域(频率为横坐标,频率信号幅度为纵坐标),并在频域中进行数据分析,扫描速度可达 25 000~40 000A 扫描/s。也由于采用宽带光源(波长约为 820~870nm),因而能达到约 3~7μm 的轴向分辨率。特别是扫频源 OCT(swept sauce OCT)使用扫频激光光源、超高的扫描速度和密集的光栅扫描,可得到任意径线的视网膜横断面图像以及视网膜任意层次的层面透视图像,拓展了观察视网膜断层结构的新视角。层面透视图像的优势在于浓缩了三维 OCT 数据集信息,使视网膜显微结构可见且有更高的轴向分辨率、更深的穿透力,从而有助于深入了解视网膜脉络膜结构。但它仍然仅仅是结构性 OCT,

不包含血流信息。

被视为视网膜血管成像"金标准"的荧光素眼底血管造影(FFA)技术,需要注射造影剂的单平面上视网膜血管的二维成像。OCTA则无须注射造影剂,拥有更快的扫描速度和更密集的采样技术以及冠状面(en face)OCT视网膜成像。OCT血管成像(OCTA)成为现实,是频域OCT功能的又一扩展,是OCT研发应用第五个时代到来的标志。OCTA可以获得更高精度的视网膜脉络膜血管三维成像,具有无创、安全、快速、便捷的优点。

二、基本原理

OCT基于弱(低)相干干涉测量法的基本原理,对生物组织不同深度入射弱相干光背向反射或散射信号,通过扫描得到二维或三维的成像。其工作原理类似于超声扫描,只是用光波代替声波。OCT系统由低相干光源和Michelson光纤干涉仪组成。

从低相干光源所发出的连续、相干、波长为810nm的近红外光,被光纤偶联器平均分成两束,一束为探测光路,直接入射患者眼内的探测光经屈光间质达视网膜,被眼内不同组织的界面反射,这种反射光包括多次类似A型超声波的纵向扫描的"回声",可以提供各种眼内组织厚度与距离的信息;另一束送入干涉仪的参照光路,参照光束由已知空间距离的参照镜反射回来。两个光路中的反射或反向散射的光线在光纤偶联器被重新整合为一束,当两束光重叠时,产生干涉现象,被光敏测量仪探测到。只有发射到参照镜光束来回的距离与发射到眼内给定结构来回距离精确匹配时,从参照镜反射回来的光束与从患者眼内某结构反射回来的光束同时到达,两束光才能产生相干叠加,形成光的干涉现象。

时域OCT(time domain OCT)的参照镜的位置根据发射到眼内各种结构的距离调整,从而可以通过干涉精确地测量眼内结构。当连续的横向位置点的轴向距离被测量,所获信息经计算机分析处理,以图形或数字形式显示,即可获得眼内被检测组织的断层图像。频域OCT将傅里叶变换技术引入OCT,取消了干涉镜的纵向移动,一次取样一整条视网膜扫描并获取相干信号。通过光栅分隔波长及分光计分析各个通过的波长信号,只需进行侧向移动即可迅速获得整条视网膜扫描结果。最后通过傅里叶转换,将所有信号还原成A扫描,进一步分析信号的频率结构,并能对病变细节特征进行描述。由于取消了机械摆动,提高了扫描速度,从而实现了效率的飞跃。更高的轴向分辨率也使活体视网膜黄斑病变检测接近组织病理学检查水平。OCT的三维数据是由任意方向的一系列二维横断面图像组成的,最常见的SD-OCT横断面图像指的就是X-Z平面和Y-Z平面与视网膜表面垂直的B扫描图像,En Face OCT图像则是指和视网膜表面平行的断层图像,即X-Y平面或称C扫描(图5-13-1)。

以OCT为基础成功显示活体视网膜脉络膜血管网的血管成像则通过不同的算法来实现。不同OCTA的基本原理都是对同一位置进行多次扫描。每次扫描时OCT信号的变化,表明在该像素位置内有物体移动,如视网膜血管中红细胞的实时流动。通过测量连续横断面扫描中OCT信号的变化,来探测血管腔中的血细胞运动,再将所有的B扫描图像信息合并,从而得到完整的视网膜脉络膜三维血管图像。但实际情况下,除血液流动以外,眼的其他运动来源还包括眼球运动及组织的布朗运动。成像技术必须处理和消除这些不需要的运动伪迹。目前商用OCTA按照演算方法主要分为全频谱带幅度法(full-spectrum amplitude method),分频幅去相关血管成像(split-spectrum amplitude

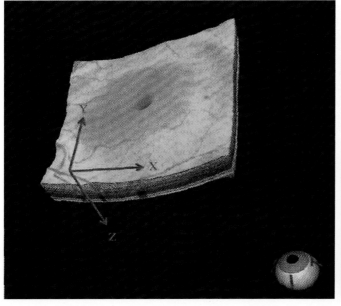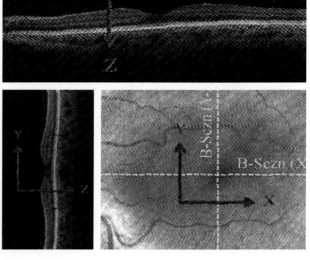

图 5-13-1 En Face OCT 图像

左图为三维数据的 X,Y,Z 轴及三种扫描平面;右图右下显示与视网膜表面平行的 En face 图像

decorrelation angiography,SSADA),以及同时计算幅值与相位的光学微血管成像(optical microangiography,OMAG)三种。

三、黄斑区 OCT 与 OCTA 图像特点与解读

(一) OCT 图像特点与解读

OCT 图像的色彩呈现主要有两种形式:伪彩及灰度图。

1. 伪彩图 伪彩图中使用不同颜色代表不同结构的光学特性:红色(偶见白色)表示最强反光,代表对光的反射性或反向散射较强的区域;以黑色表示最弱反光,代表对光的反射性弱的区域。伪彩图虽易于观察 RPE 的完整性,但有时过度的信号噪声会干扰成像细节,灰度图较能更清晰地分辨细节。

2. 灰度图 灰度图中,灰阶代表了由最暗到最亮之间不同亮度的层次级别。这中间层级越多,所能呈现的画面效果也就越细腻。因此建议在临床应用中尽量使用灰度图,并使用黑色背景上强反射为白色。熟悉正常黄斑区 OCT 图像形态及组织结构是正确解读分析 OCT 图像的基础。现代频域 OCT 产生的黄斑图像已非常接近真实黄斑的组织形态学水平,但仍应谨记,OCT 图像上的分层与组织学上的分层不是完全等同。此外,随着 OCT 技术的发展,临床应用与疾病病理机制理解的互相促进,于是 2014 年 *Ophthalmology* 上发表了《国际 OCT 分层命名共识》(*International Nomenclature for Optical Coherence Tomography Panel*)(图 5-13-2)。随着技术的发展,对组织病理学认识的加深,现有的各层结构在今后发展中也可能会被再次赋予新的含义。

(二) OCT Angiography 图像特点与解读

目前 OCTA 设备均有系统自动默认的视网膜及脉络膜分层,随着技术的进展,分层也越发精细,但视网膜基本都至少分为浅层毛细血管网、深层毛细血管网、外层视网膜或无血管层三层(图 5-13-3)。正常视网膜浅层视网膜血管呈向心性分布,血管襻朝向中央凹,形成特征性的网状血管结构。深层视网膜血管丛也呈网状围绕在无血管的视网膜中央凹区周围。浅层血管丛和深层血管丛外端垂直吻合。OCTA 临床应用增多而积累的大量数据证明,视网膜毛细血管网的 En Face 成像与既往组织学研究高度一致,而且 OCTA 呈现的视网膜毛细血管网密度远高于 FFA。这在黄斑中心凹无血管区附近的终末毛细血管尤其明显。对脉络膜默认分层可显示脉络膜毛细血管层,为分布均匀的蜂窝状结构。目前的技术因 RPE 及脉络膜毛细血管层的散射,对脉络膜中大血管层显示能力有限,但穿透力更强、扫描速度更快、扫描范围更广的扫频源 OCTA 值得期待。

对 OCTA 的结果判读同样要首先熟悉正常黄斑区 OCTA

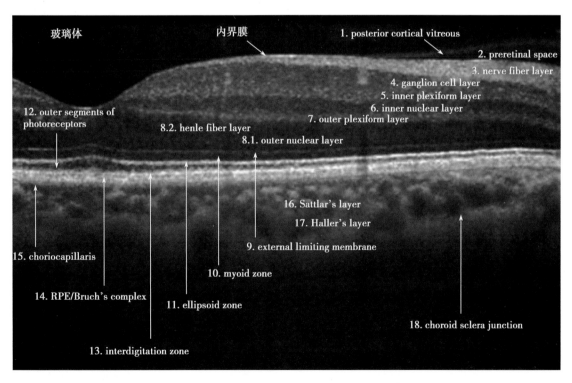

图 5-13-2 正常黄斑区的 OCT B 扫描图及各层次命名

1. 后玻璃体皮层(posterior cortical of vitreous);2. 视网膜前腔(preretinal space);3. 神经纤维层(nerve fiber layer);4. 神经节细胞层(ganglion cell layer);5. 内丛状层(inner plexiform layer);6. 内核层(inner nuclear layer);7. 外丛状层(outer plexiform layer);8.1 外核层(outer nuclear layer);8.2 Henle 纤维层(Henle fiber layer);9. 外界膜(external limiting membrane);10. 肌样带(myoid zone);11. 椭圆体带(ellipsoid zone);12. 视细胞外段(outer segments of photoreceptors);13. 指状分裂带(interdigitation zone);14. RPE/Bruch 膜复合体(RPE/Bruch's complex);15. 脉络膜毛细血管(choriocapillaris);16. Sattler 层(Sattlar's layer);17. Haller 层(Haller's layer);18. 脉络膜巩膜结合部(choroid sclera junction)

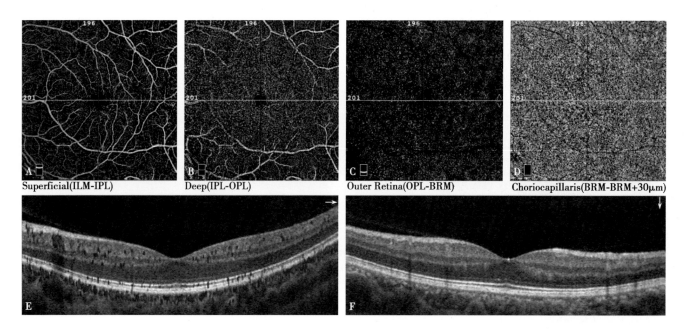

Superficial(ILM-IPL)　Deep(IPL-OPL)　Outer Retina(OPL-BRM)　Choriocapillaris(BRM-BRM+30μm)

图 5-13-3　OCTA 视网膜扫描图

A~D. 分别显示正常的浅层、深层、外层视网膜血流图,脉络膜毛细血管层 en-face 血流图;E 图和 F 图分别为 B 扫描血流图与结构图

图像。但基于其技术特点与原理,我们在此特别提出两个方面。第一是要注意分层。尽管 En Face 自动分层系统经过多年改进,但对于一些疾病状态下的解剖状态的分层与显示依然无法做到尽善尽美。因此,手动调节和手动分层对临床医生判读 OCTA 结果至关重要。OCTA 设备中,用户可以通过自定义调整成像层次与位置以更好显示病变特征。第二是要注意识别伪影。投射伪迹是由于浅层血流运动信号投射到深层致密组织上产生的投影效果。这种真假血流信号在这些投射位置的混合重叠,易造成图像识别判读干扰。投射伪迹去除方法主要以削弱外层视网膜对包含椭圆体带与 RPE 层面的投射。目前去投射技术也逐渐发展,因此,如何准确消除投射伪迹还需要 OCTA 应用者对比浅层视网膜血管与深层视网膜血管,结合经验综合判读。此外,在判读 OCTA 时,需注意 OCTA 成像建立于 OCT 扫描之上,不仅仅是血管成像,B 扫描血流图与结构图同样重要,en-face 血流图与结构图也需要结合对比判读。

四、在相关眼底疾病中的应用

OCT 自进入临床应用以来的几十年时间,作为一种无创、非侵入性医学成像技术,是视网膜影像检查技术发展的里程碑事件,现已广泛应用于眼底疾病,诸如黄斑裂孔、糖尿病性视网膜病变、视网膜静脉阻塞、湿性老年性黄斑变性等的诊疗随访。理解并掌握正常 OCT 的图形特点,从形态学、反射性,以及有些仪器提供的厚度、容积和面积的定量分析方面分别予以判读。

1. 黄斑旁毛细血管扩张症 2 型　应该说目前黄斑区血管性疾病是 OCTA 最具优势的检查项目。黄斑旁毛细血管扩张

症 2 型(MacTel 2)的 OCTA 研究发现,病变最先出现于视网膜深层血管,表现为黄斑颞侧毛细血管扩张;随病程进展,可扩展至黄斑全周并累及视网膜浅层血管,并可出现明显扩张的深浅血管层交通支。此期在 OCTA 的表现极具特征性,提示其进入增生期生成视网膜下新生血管(SNV)。因其来自视网膜层血管,也与老年性黄斑变性(AMD)的脉络膜新生血管(CNV)不同;晚期 SNV 可与视网膜血管及脉络膜血管都有交通。利用 OCTA 获得的这些前所未有的发现,进一步揭示了 MacTel 2 血管异常与进展的病理过程,有助于 MacTel 2 的诊断、鉴别与治疗。

2. 糖尿病视网膜病变　糖尿病视网膜病变(DR)是目前 OCTA 应用研究较多的疾病之一。非增生型 DR 患眼 OCTA 可较 FFA 更早、更精确显示其黄斑中心凹无血管区(FAZ)扩大,后极部微血管扩张纡曲、丢失,并显示微血管囊(aneurism)。增生型 DR 患眼无造影剂渗漏遮蔽,通过血管形态和血流改变能更清晰显示无血管区边界,对新生血管范围形态进行准确评估。OCTA 还能提供血流密度量化分析,已有正常眼黄斑中心凹、旁中心凹视网膜、脉络膜血管密度 OCTA 测量观察的文献报道。新生血管面积、无灌注区面积和血流密度的 OCTA 测量丰富了 DR 量化评估信息,对其早期客观评估、治疗决策、随访监测都有重要意义。对视网膜静脉阻塞,同样证实 OCTA 对黄斑无灌注区、浅层及深层毛细血管扩张等微血管异常等改变的检测等于或优于 FFA。

3. 脉络膜新生血管(CNV)　研究表明,OCTA 对 2 型 CNV 成像与 FFA 检查结果高度一致,但对抗 VEGF 药物治疗后 CNV 消退生长情况的判读则更具有优势。1 型 CNV 患眼 OCTA、FFA 比较的多中心研究发现,OCTA 联合结构 OCT 显示 1 型

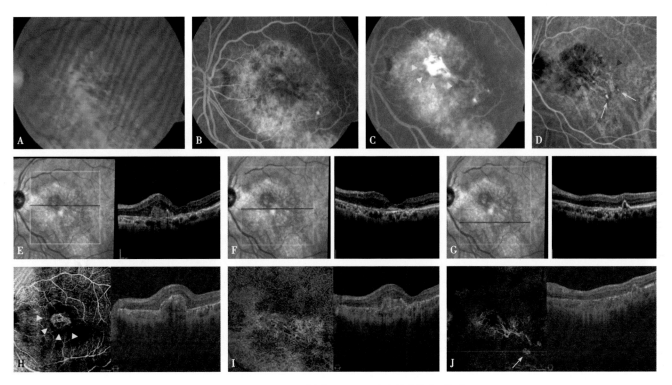

图 5-13-4 PCV 同时合并 2 型 NV 患者的多模式影像图

A. 眼底彩照;B.,C. FFA 的早晚期,黄斑区明显渗漏强荧光(黄箭头);D. ICGA 上可见 BVN 与黄箭显示息肉状病灶强荧光;E~G. OCT 不同部位的 B 扫描,E 图可见 RPE 上的视网膜内圆顶状高反射(2 型 NV);F. 显示双线征(BVN);G. 显示对应于息肉状病灶的指状突起;H~J. OCTA 的 B 扫描与 en-face 血流图;H. 黄箭头可见明确的 CNV 成分;I. 红箭头显示 BVN;J. 黄箭可见息肉状病灶

CNV 的敏感度为 85.7%;单独 FFA 或单独行 OCTA 的敏感度均为 66.7%。但 OCTA 参数是否可作为渗出型 AMD 引起的 CNV 临床试验终点指标仍需要进一步验证。对息肉样脉络膜血管病变(PCV)的研究显示,最初文献报告吲哚菁绿脉络膜血管造影(ICGA)检查发现的异常扩张血管网(BVN)100% 能够在 OCTA 成像,而且更清晰;但对息肉状病灶(polyps)的成像检出率,OCTA 则低于 ICGA,仅为 50%。但随着 OCTA 应用增多,自身的图像判读解析能力加强,通过手工调节分层,对 polyps 的检出率也在提高。中心性浆液性脉络膜视网膜病变(CSC)研究显示,OCTA 对 CSC 合并 CVN 的发现优于 FFA;还有部分 FFA、ICGA 均未显示 CNV 者,OCTA 检查发现异常脉络膜血管。Roisman 等也报道,萎缩型 AMD 患者中发现的 FFA、ICGA 晚期片状强荧光但未见渗漏者,其 OCTA 发现了 1 型 CNV。提示 OCTA 不仅有助于发现鉴别 CNV,而且还将有助于进一步加深 CNV 病理过程的全面认识。

随着 OCTA 技术在扫描范围、计算算法、扫描速度等方面的改进完善,OCTA 图像判读解析能力提高,以及对 OCTA 图像本质意义认识的深入,OCTA 将提供探讨眼底疾病发生、发展的病理生理机制的更多新信息。

鉴于在不同病中的 OCT 与 OCTA 影像特点会在其他章节中详细介绍,此处仅简单列举一例 PCV 患者的多模式影像图。结合 OCTA 逐层显示,得到更多视网膜、脉络膜不同层次病变的细节信息,不仅可见 RPE 下的息肉状病灶、RBE 与 Bruch 膜之间的 BVN(即 1 型 NV),还可看到与之相连的突破 RPE 的 2 型 NV 成分,使我们对 PCV 的病程演变、病理过程有了进一步认识(图 5-13-4)。

(石璇)

第十四节 角膜地形图

要点提示

1. 角膜地形图是指能反映角膜前后表面形态、曲率和厚度的变化以及眼前节三维结构的图像。角膜地形图仪是获得这些图像的计算机图像分析系统。

2. 其已较普遍地应用于临床,尤其广泛用于角膜塑形镜的验配、白内障手术、屈光手术和角膜移植手术中。

3. 其中,Pentacam 眼前节全景仪,在筛查圆锥角膜、指导屈光和白内障手术中发挥了重要作用。

角膜地形图(corneal topography)的概念源自地质学用于描述地球表面地势高度的"地形图",即采用颜色编码的方法,用颜色代表角膜的弯曲度、相对高度和厚度等。传统的角膜地形图仪是从 Placido 盘衍变产生的,它利用计算机图像分析系统,将投射到角膜表面上的影像进行摄影,经程序软件处理后将影像数字化,再用彩色编码绘制出地形图,可以直观、详尽而准确地获得角膜前表面曲率的定性和定量信息。当前的三维角膜地形图测量系统则结合了 Placido 盘镜面反射测量和 Scheimpflug 角膜成像断层扫描技术,不仅能更精确地反映角膜前表面的信息,还可以充分反映后表面形态、角膜厚度变化,以及三维眼前节结构等。

1880 年,Placido 发明了手执 Placido 盘,通过中央观察孔,观察盘上黑白相间的同心环反射在角膜表面的映像有无扭曲、变形或环距不同等改变。1896 年,Gullstrand 在观察孔后安装照相机制成照相角膜镜,可将资料保存以供分析。1981 年,Rowsey 最早将角膜环上很多点用数字表示其屈光力。1984 年,Klyce 引入计算机辅助分析系统,并用编码彩色地形图将角膜前表面的屈光力分布状况展现出来。随着屈光手术数量的快速增长,角膜地形图得到了飞速发展。在屈光手术的术前筛查中,角膜地形图已成为常规检查项目。

1992 年,Belin 使用光栅摄影测量技术测量角膜高度制成角膜地形图,称为 PAR 法。其精确性与以 Placido 环为基础的测量角膜曲率的方法相比无明显差异。

此后,临床上出现了很多计算机辅助角膜地形图系统,如 TMS,Eyesys System 2000,Alcon EyeMap EH-290,Humphrey Mastervue,Humphrey Atfas,Dicon CT2000,Technomed C-scam 等。随着研究的进展,陆续又有一些新型的角膜地形图仪用于临床,如 ATLAS 995,Allegro Topolyzer,OPD-Scan 和 Orbscan 等。OPD-Scan 结合屈光检查和角膜地形图于一体,又可图形化、定量化整个眼球光学系统的像差状况;Orbscan 角膜地形图仪不仅能检测角膜前表面的形态,而且可同时检测角膜后表面的曲率以及整个角膜的厚度,其检测获得的信息量更多。近年来,随着屈光手术的进展和临床需要,更多新型的角膜地形图系统已用于临床,如 Oculyzer 角膜地形图仪和 Pentacam 眼前节全景仪,前者采用旋转照相机系统,能全方位测量角膜,厚度精确到 $5\mu m$,并可真实反映角膜前后表面,后者以 Scheimpflug 摄像原理为基础,光源为 475nm 的二极管激光,采用 $360°$ 旋转的测量探头进行眼前节扫描,通过旋转摄像得到 Scheimpflug 图像,根据测量数据计算分析并模拟眼前节的三维图像。

一、基本原理

角膜地形图仪由四部分组成:

1. 投射系统　一种是以 Placido 环为基础,将同心圆环投射到角膜的前表面上。1992 年后又有一种 PAR 角膜地形图测绘装置,向角膜表面投射光栅图形。

2. 实时图像监测系统　对投射到角膜上的圆环图像进行实时观察、监测和调整,当角膜表面图形处于最清晰状态时进行摄像并储存于电脑中。

3. 计算机图像分析系统　计算机将储存的图像数字化,并按一定的程序软件进行处理分析。

4. 彩色编码系统　将分析结果(角膜不同的曲率和屈光力总值)转换为编色地形图并显示出来。

二、临床意义

1. 对角膜曲率的评价更为充分、准确,它可以对角膜中央 3mm 以外及非球面或不规则平面的曲率改变进行检测。不仅获得的信息量大、详尽、准确,而且可以迅速直观编色地形图上区域的变化。

2. 研究某些角膜膨隆性疾患的早期诊断特点,如可疑圆锥角膜、早期圆锥角膜、角膜屈光手术后发生的圆锥角膜或角膜后膨隆。其共同特点为:角膜中央曲率增加、下方角膜变陡、角膜中央或下方变薄、双眼角膜曲率及厚度差值增加。观察角膜地形图的改变可深入了解圆锥角膜的发展过程,明确诊断并可指导治疗。

3. 监测各种类型眼部手术后角膜的变化,如上睑下垂矫正术、翼状胬肉切除术、斜视矫正术、巩膜手术、视网膜脱离的外加压和环扎术、白内障手术、角膜移植术、角膜成形术等角膜的前表面曲率均可发生一定的改变。可以多个图形同时显示同一眼手术前后或疾病前后的改变,利于直观比较,有助于手术改进或疗效观察。角膜地形图在现代白内障手术中扮演重要角色,尤其是散光的治疗,规则散光可以通过术中角膜松解切口或散光型人工晶状体得以矫正,不规则散光的确定对于预测术后视力及选择可干预的手段有重要作用。

4. 指导角膜屈光手术(包括 PRK、LASEK、TransPRK 等表层手术和 LASIK、飞秒辅助 LASIK、全飞秒等板层手术)。包括对术前患者的筛选,避免在禁忌眼(如圆锥角膜、角膜过平、过凸或过薄)上做手术;根据术前地形图像,设计合理手术方案;术后进行疗效评价和随访。不规则散光、角膜移植和外伤后所致的角膜不规则、角膜屈光手术后的偏心等可采用地形图引导的"个体化"准分子切削来矫正。

5. 其他屈光性手术中的应用,如有晶状体眼的人工晶状体植入术(ICL)和白内障手术中散光型人工晶状体的选择,以及手术切口的设计等。

6. 设计和指导配戴角膜接触镜和角膜塑形镜以及评估配戴效果。

7. 观察干眼症患者角膜表面较差的规则性及使用人工泪液后的改善情况,对于干眼症的程度评估和疗效评估是有量化意义的,并可能在干眼症的用药选择方面有指导意义。

8. 外伤后,了解角膜表面地形的改变及尽可能地恢复其正常形态来提高患者的视力。

三、检查方法

1. 指导患者检查时固视 Placido 盘的靶心,以免出现假圆锥角膜等异常图像。

2. 患者坐位,下颌置于托架上,额头顶住头架。

3. 选择适宜的角膜镜镜头投影。

4. 调试焦点,嘱患者眨眼数次后睁大双眼,先右后左,分别检测。当监视器屏幕上影像最清晰时摄影。

5. 选用已设定的计算机程序将影像转换为数字,结果可用绝对等级(absolute scale)图和标化等级(normalized scale)图显示地形图形态。

四、结果分析

目前临床上应用的角膜地形图仪有很多种,但以 TMS-1 及 EyeSys 系统为主。TMS-1 可从角膜表面测到 6 400(25 环)或 7 680(30 环)个数据点,EyeSys 从角膜表面可测到 5 760 个数据点。它们经计算机处理后,所显示的地形图图表现为:

1. 彩色显示　每个角膜以 15 种色泽(或称 15 个级阶)区分其屈光程度,将中数屈光度标为深绿色,陡区(屈光力大者)以暖色(如红、黄色)标示,扁平区(屈光力小者)以冷色(如深浅不同的蓝色)标示。正常角膜彩色编码图从中央到角膜缘,颜色由暖色逐渐过渡到冷色。绝对等级图跨越范围为 9~100D,标化等级图的跨越范围为 28~65.5D。Klyce 与 Wilson 设置的标化图间距为 1.5D。

2. 形态识别　角膜地形图的图形可以分为:①圆形;②椭圆形;③对称蝴蝶结形;④不对称蝴蝶结形;⑤不规则形。另外,在 PAR 和 Orbscan 角膜地形图系统中,角膜的高度地形图图形可分为:①对称嵴形;②不对称嵴形;③不完全嵴形;④岛形;⑤未分类。Orbscan 角膜地形图系统的全角膜厚度图形又可分为圆形、椭圆形、偏心圆形及偏心椭圆形四种。

3. 其他参数　①图形位置;②最陡点位置;③最平点位置;④散光度及轴向;⑤最陡点距视轴中心距离;⑥K 值等。

4. 角膜表面的分区(四区划分法)

(1) 中央区:为角膜中心 3mm 范围,近似球面,为光学区。

(2) 旁中央区(中间区或中周区):为角膜中央区外 2mm 环形区。

(3) 周边区(过渡区):为旁中央区外 2mm 环形区。

(4) 角膜缘区:角膜缘周边 0.5~1.0mm 宽之环形区。

5. 角膜地形图常用的几种描述的含义

(1) SAI(surface asymmetry index,表面不对称指数):10 环内各环相距 180°的两相应屈光度差值的总和。理论上,正常角膜中央区附近近似球面,屈光力呈高度对称性分布,SAI 应接近于 0,小于 0.3。刘祖国报道,我国正常眼为 0.3±0.1。SAI 值愈大,表示角膜表面愈不规则,当角膜呈高度不对称性(如圆锥角膜)时,SAI 可达 5.0 以上。

(2) SRI(surface regulating index,表面规则指数):为 10 环内表面规则情况。理论上亦应接近于 0,SRI 值愈小,角膜表面愈规则,刘祖国报道,我国正常人为 0.2±0.2。

(3) SimK(simulated keratoscope reading,模拟角膜镜读数)值:为子午线上最大屈光力在第 7、8、9 环上的平均值,以及距离此子午线 90°方向的相同 3 环的平均值,同时标出所在轴向。

(4) MinK(mininum keratoscope reading,最小角膜镜读数)值:为最小屈光度子午线上第 7、8、9 环的平均值以及轴向。

(5) PVA(potential visual acuity,角膜预测视力):指眼的屈光、视网膜、视神经及屈光间质正常时,此角膜可获得的视力。PVA 与 SAI 和 SRI 明确相关,通过比较 PVA 与患者实际矫正视力,可分辨出视功能障碍是否角膜源性。

6. 正常角膜地形图　正常角膜 Placido 盘检查呈规则的同心圆映像,地形图呈比较均匀的颜色改变,中央屈光度大,周边屈光度小。按照角膜中央颜色划分各种形态图形所占比例为(Bogan):22.6% 圆形,20.8% 椭圆形,17.5% 对称蝴蝶结形,32.1% 不对称蝴蝶结形,7.1% 不规则形。国人正常角膜中央曲率为 43.45±1.47,角膜中央与角膜缘屈光度差值为 1.78D±0.89D,与旁中央的差值为 0.65D±0.47D,同一个体双眼中央曲率差值为 0.6D±0.3D。角膜表面不对称指数(SAI)为 0.247±0.008,角膜表面规则指数(SRI)为 0.194±0.181,绝大多数角膜散光为循规性,逆规性散光较少。角膜顶点的位置在不同的个体不同,多位于视轴的 0.5mm 以内。中央角膜屈光力大于 47.2D 或者下方和上方屈光力差值(称 I-S 值)大于 1.4D 为异常。

7. Pentacam 眼前节全景仪　近年来在圆锥角膜筛查中发挥了重要作用(图 5-14-1)。在临床使用时可采用以下阅读流程:①Overview 总览图:判断采集数据的可靠性并查找原因;②Belin/Ambrosio Enhanced Ectasia Ⅲ(BAD Ⅲ)圆锥筛查:根据圆锥角膜隆起和变薄的特征,利用大样本数据库筛查圆锥可疑改变,具有高敏感性;③4 Maps Refractive 屈光四图:观察角膜前后表面高度、角膜厚度及屈光度的变化,根据有无角膜后表面异常隆起和角膜厚度分布异常来判断是否圆锥角膜。圆锥角膜高度图参考值:前表面最薄点高度值为 +8~+11,后表面最薄点高度值为 +11~+13;④Show 2 Exams 双眼对照:对比双眼高度和厚度数据对称性,根据"双眼不对称改变"共识,作出圆锥角膜风险判断,具有高特异性;⑤Topometric/KC Staging 圆锥角膜分级:对圆锥角膜严重程度进行评估,用于随访或指导治疗。该流程可以解决临床大多数病例,筛查逻辑是先敏感再特异,BAD Ⅲ 筛查出有圆锥风险的患者,屈光四图进行具体判定,针对疑似病例双眼对照作出特异性诊断。此外,临床上圆锥角膜的诊断还要结合患者年龄、近视进展情况、接触镜配戴、角膜感染、揉眼或类似不良习惯等情况来综合判断。

角膜地形图能客观地记录全角膜前表面状态,能提供角膜屈光力的可靠数据,有助于对某些角膜病如圆锥角膜等的诊断,对角膜接触镜配戴状况的评估,了解各种眼科手术对角膜曲率的影响并指导治疗,尤其是在角膜屈光手术中进行患者的筛选、设计手术方案、追踪评价手术效果、地形图引导 LASIK 手术等方面,都起到重要的作用。此外,很多数字指标已用来辅助诊断退行性疾病、判断术后视觉质量等。目前,我国已较普遍地应用于临床,尤其广泛用于白内障手术、屈光手术和角膜手术中。

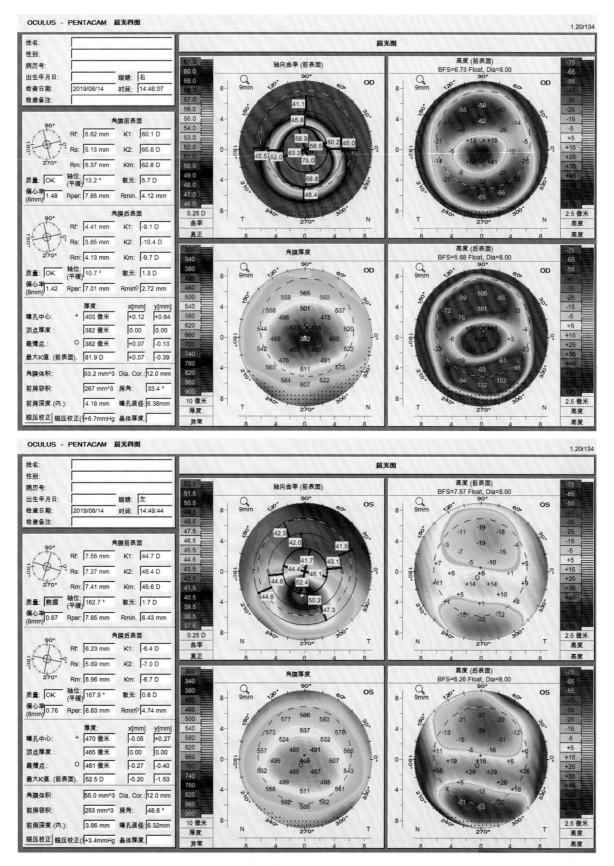

图 5-14-1 Pentacam 角膜地形图显示双眼圆锥角膜

患者为 18 岁男孩，双眼进行性近视和散光加重，角膜地形图显示双眼角膜中央前后表面隆起，局部变薄、屈光度增大，符合圆锥角膜诊断

（李海丽　吴静安）

第十五节 眼生物测量

要点提示

眼生物测量就是应用各种相关的检查方法(声学或光学等)对眼的结构参数进行测量,如角膜厚度、前房深度、晶状体厚度、玻璃体腔长度以及眼球的轴长。

一、角膜曲率

角膜曲率测量(keratometry)是了解角膜屈光力、散光及轴向以及某些角膜病变的常用检测技术,在视光学、白内障和屈光手术方面具有非常重要的作用。临床常用的检查设备有:角膜曲率计、角膜地形图、Pentacam 和 Sirius。角膜曲率计(手动或自动)所测量的角膜曲率基本是距离角膜中心 3.3mm 左右的角膜曲率值,即中央角膜的曲率值。

(一)角膜曲率计

1. 原理 是一种以反射为基础定量检测角膜曲率的仪器。它通过测量角膜前表面中央 3mm 范围内各条子午线的弯曲度即曲率半径并计算出屈光力,以曲率半径(mm)或屈光力(D)表示。在角膜前特定位置放置一特定大小的物体,该物体经角膜反射后产生像,测量此像的大小即可计算出角膜前表面的曲率半径。

2. 测量步骤

(1)调暗室内光线。

(2)被检者取舒适坐姿,外眦部与颌托纵杆刻度相平。

(3)检查者洗手后使被检者睑裂充分开大且始终注视光标。

(4)操作手柄使观察视野中出现标像,调整目镜使标像清晰,调整焦距使右下环双像合一。操作垂直和水平手轮,调整垂直和水平光标距离,使标像重叠。读出或外读窗口到读盘上的读数。"V"读数为角膜垂直向曲率半径,"H"读数为角膜水平向曲率半径。

(5)若水平和垂直标像符号的中心轴不能对齐,说明角膜散光的轴位不在 180° 和 90° 上,须转动光标轴向,直至标像符号中心轴重合,读出角膜散光的轴方位。

(6)根据测得的角膜曲率半径值可换算出角膜前表面的屈光度,垂直向与水平向的屈光度差即为角膜的散光度。测定 3 次,取平均值。

3. 临床意义 只能测前表面角膜曲率,周边角膜信息缺乏,眼球的运动、偏心注视或泪膜不稳定都可能影响数据的准确性。

(二)角膜地形图

1. 原理 角膜地形图(corneal topography)是基于 Placido 盘投射原理将角膜假设成一个光滑反射的球柱面体,并预置了参数,再用一阶微分方程分析光学测量得到的角膜的阶梯数据,通过计算机图像处理系统将角膜形态进行数码化分析,并将所获得的信息以不同特征的彩色图来表现,因其貌似地理学中地形表面高低起伏的状态,故称角膜地形图。它能够精确测量分析全角膜前后表面任意点的曲率,检测角膜屈光力,是研究角膜表面形态的一种系统而全面的定量分析手段。现代的角膜地形图仪种类很多,主要由三部分构成:

(1)Placido 盘投射系统:将 16~34 个同心圆环均匀地投射到从中心到周边的角膜表面上,中心环直径可小至 0.4mm,圆环可盖整个角膜。

(2)即时图像摄像系统:投射在角膜表面的环形图像可通过即时图像摄像系统进行即时观察、监测和调整,使角膜图像处于最佳状态下,然后用数码视频照相机进行摄影,并将其储存于计算机内。

(3)计算机图像处理系统:计算机先将储存的图像数码化,然后应用事先设定好的计算公式和程序进行分析,再将不同的分析结果用不同颜色的彩色图像显示在显示幕上,同时分析统计的资料也一起显示出来,并可通过连接的彩色打印机进行打印。

2. 测量步骤

(1)开机后将患者姓名、年龄、性别、诊断等输入计算机。

(2)患者取舒适坐位,下颌放在下颌托上。

(3)调暗室内光线,嘱患者受检眼注视角膜镜中央的固定灯光。

(4)检查者操作角膜地形图仪手柄,使显示幕上的交叉点位于瞳孔中心,使角膜镜同心圆中心点与瞳孔中心点重合,并调整好焦距,使显示幕上的 Placido 盘同心圆影像清晰,再压按钮使图像固定。摄影前应嘱咐患者眨眼数次,使眼表反光均匀。摄影时,应嘱咐患者双眼同时睁大。可做多次,选择最佳影像进行分析。

(5)检查者根据需要选择显示角膜图像。

3. 临床意义 与角膜曲率计相比,角膜地形图仪不仅能测量角膜前表面曲率,且可以测量角膜后表面的曲率,还能测量角膜像差,在临床的应用越来越广泛。

(三)Pentacam 三维眼前节分析诊断系统

1. 原理 Oculus Pentacam 是通过旋转式的 Scheimpflug 摄像扫描原理,从 0°~180° 旋转拍摄 50 幅角膜的裂隙图像,每张图像可获取 500 个真实的角膜高度点,最终测量和分析 25 000~138 000 个角膜数据点,从而获得眼前节的三维立体图像,同时自动跟踪与校正测量过程中患者的眼球运动,测量时间一般约为 2s。

2. 测量步骤

(1)开机后将患者姓名、年龄、性别、诊断等输入计算机。

(2)患者取舒适坐位,下颌放在下颌托上。

(3)调暗室内光线。

(4)嘱患者受检眼注视照相机中心的蓝色光缝并尽量睁大。

(5)根据屏幕提示调整手柄,位置及距离调好后机器自动开始采集数据,也可手动点击按钮开始采集数据,嘱患者保持注视不眨眼。

(6)检查者根据需要选择显示角膜图像。

3. 临床意义 Pentacam 系统的 Scheimpflug 扫描原理可以

从根本上避免单一角度扫描角膜所带来的鼻侧阴影误差,以及阴影对角膜三维成像精确性的影响。所有角膜的断层图像均交汇于角膜中央,不断精确重复。其最大特点就是它的旋转测量可在角膜中心获取更多的数据,使角膜中心的测量数据结果更加准确,还可以显示全角膜中央及周边厚度,准确反映早期圆锥角膜与顿挫型圆锥角膜,显示角膜前后表面膨隆和角膜后圆锥,同时还能测量角膜像差、角膜厚度、前房深度、前房容积以及晶状体密度和厚度,可用于角膜病、角膜屈光手术、白内障手术、青光眼筛查、人工晶状体计算、有晶状体眼人工晶状体植入前的前房空间测算等。

(四) Sirius(天狼星)眼前节分析系统

1. 原理　Sirius 采用了含 22 环的 Placido 盘与 Scheimpfiug 相机结合的拍摄技术,不但可以通过 Scheimpfiug 相机获取角膜后表面数据的精确性,还可以通过 Placido 盘获取的数据来弥补 Scheimpfiug 技术的前表面周边数据不足的问题。

2. 测量步骤

(1) 调暗室内光线。

(2) 被检者取舒适坐姿,外眦部与颌托纵杆刻度相平。

(3) 检查者洗手后使被检者睑裂充分开大且始终注视光标。

(4) 调整操作手柄,使角膜顶点处于两条绿线之间、角膜视轴十字交叉处于绿色方框内,完成聚焦和对准后,按下拍摄按钮。

(5) 临床意义　将 Scheimpflug 成像与 Placido 盘相结合的 Sirius 眼前节分析系统,可测量角膜前后表面、前房、晶状体及虹膜,在此基础上还衍生了视觉质量分析及角膜接触镜的配适分析。

二、角膜厚度

角膜厚度的测量有助于某些角膜病变的诊断和预后判断,在屈光性角膜手术和角膜移植术前的手术设计中具有重要意义。还能够发现由于角膜厚度因素导致眼压测量值的偏差。目前,临床上可进行角膜厚度测量的设备很多,包括超声角膜测厚、前节 OCT、角膜内皮镜和超声生物显微镜(UBM)及裂隙灯光学测厚计等。其中超声角膜测厚仪最为常用。

超声角膜测厚仪

1. 原理　超声角膜测厚仪可以发生并接收高频超声波脉冲,分析这些超声脉冲在传播过程中的信息,当声波脉冲撞击第一个界面时,部分声波被反射,另一部分声波则穿透折射界面继续前进至第二个界面,又有部分声波被反射,利用测得声波的两次反射产生的两个波峰之间的距离计算得到角膜厚度。

2. 测量步骤

(1) 让患者仰卧在检查床上,检查者坐在患者头侧。

(2) 向被检眼结膜囊滴入表面麻醉眼药,嘱被检者闭眼数分钟。

(3) 用 75% 乙醇消毒超声探头,待乙醇挥发干燥。

(4) 让被检者睁开双眼,并注视正上方某一固定目标。

(5) 检查者一手可辅助轻轻撑开被检眼眼睑,另一手持探头从一侧逐渐移近被检眼。

(6) 探头接近角膜表面时,垂直轻轻接触角膜表面。

(7) 在同一点上重复测量多次,取其平均值。

(8) 根据临床需要,在角膜中央、旁中央、周边等不同位置进行测量。

(9) 完成测量后,向被检眼滴入氯霉素眼药水。

(10) 消毒探头,置于原位。

3. 临床意义　超声角膜测厚的测量精确度可达 $1\mu m$,对角膜无损害,操作简便,准确性高,可重复性强,不受观察者个人因素影响,可以连续测量同一部位的数点或不同部位的数点取其平均值,还可测量混浊角膜的厚度。

三、前房深度

前房深度的测量在白内障、青光眼术前手术方案设计,有晶状体眼人工晶状体植入术前的安全性分析中具有十分重要的临床意义。临床常用的测量前房深度的方法有:A 超、UBM、前节 OCT、IOLMaster、Pentacam 等。其中 A 超、UBM 测量的结果较其他光学测量方法略小,可能是由于其测量的角膜厚度不包括泪膜层导致的。各仪器的具体操作方法详见其他章节。

四、眼轴长度

眼轴长度是决定眼的屈光状态的最主要因素,也是临床上一些与眼球结构密切相关病变如小眼球、闭角型青光眼、轴性高度近视等的重要诊断依据。眼轴长度的测量主要用于评估屈光不正的性质,确定白内障手术拟植入人工晶状体的度数。目前,临床常用测量眼轴长度的方法有超声测量(A 型超声扫描)和光学测量如 IOL Master。

(一) A 型超声扫描

1. 原理　A 超是眼轴长度测量的"金标准"。A 超的频率通常为 7~10MHz,测量范围是 1~60mm,测量精度 0.1mm。超声波遇到不同组织界面会发生反射,当超声波由角膜顶点垂直入射后,会依次在角膜顶点、晶状体前缘、后缘以及视网膜黄斑处产生四个反射峰。

2. 操作步骤

(1) 在系统中录入患者信息。指导患者平卧在检查床上,头朝检查者。

(2) 取消毒棉检一根,向下拉住下眼睑,同时嘱患者向上注视,将表面麻醉药滴在结膜囊内,用棉签擦试流出的药液。

(3) 75% 乙醇棉签消毒探头,待干。

(4) 按键盘 A 超键,进入 A 超检查,根据患者情况选择检查类型(Phakic 有晶状体眼,Aphakic 无晶状体眼,Cataract 白内障)。选择测量眼别。踩脚踏或控制面板按键进入测量界面。

(5) 遮盖被检眼,嘱患者另一眼注视固视灯,观察被检眼眼位,眼位异常的患者可调整固视灯位置,直至被检眼为第一眼位。

(6) 一手的拇指及示指分别撑开被测眼的上下眼睑。注意不能对眼球施压。

（7）另一手持探头，测量过程中始终保持探头垂直居中于角膜中心，减少对被检眼施加的压力。测量者不得将视线转移，以保持测量的稳定性。若测量时数据难以获取，可能是由于屈光间质混浊导致的，此时可提高增益，以便数据的获取。

3. 临床应用　眼轴长度在 A 超中测量的为角膜顶点至黄斑的距离。对于屈光间质明显混浊，如角膜白斑、严重的白内障、玻璃体积血，以及注视不良的患者仍可应用。硅油可使超声声速降低，硅油填充眼时不能应用超声测量眼轴。在后巩膜葡萄肿患者中应用时测量的是眼轴而非视轴，引起人工晶状体计算误差。

（二）IOL Master 光相干生物测量仪

1. 原理　应用激光二极管通过干涉测量仪使激光分裂为两束独立的轴线光，沿视轴方向分别到达眼内不同结构层后反射，经光线分离器分离后，被图像探测器捕获而自动得到测量结果。测量精度为 0.01mm。

2. 测量步骤

（1）开机后将患者姓名、年龄、性别、诊断等输入计算机。

（2）患者取舒适坐位，下颌放在下颌托上。

（3）让患者保持注视中间的红色固视灯。

（4）从 AL 设置菜单中选择相应模式（Phakic 有晶状体眼，Aphakic 无晶状体眼，人工晶状体眼，硅油填充眼）。

（5）调节仪器和患者间的距离直到显示屏上的 6 个光斑位置都处于聚焦状态，按下手柄上的释放按键开始测量。

（6）在状态栏中显示眼轴长度和测量信号的信噪比（SNR）。测量的 SNR 在 100 以上可认为结果可信，至少测量 6 次，取平均值。

3. 临床应用　IOL Master 为非接触式测量，减少了对角膜的损伤以及对眼球施压造成的误差。测量的眼轴长度为角膜顶点至视网膜色素上皮光学路径的距离。能够识别黄斑中心凹，沿视轴光路测量，对后巩膜葡萄肿的患者避免了 A 超沿眼轴测量引起的误差。

（鲍永珍）

第十六节　色觉检查与色觉障碍

要点提示

本节主要内容包括色觉原理，四种主要的色觉检查法，以及色觉障碍。色觉障碍分为色盲和色弱，先天性和后天性色觉障碍。

一、色觉原理

（一）可见光与颜色

波长在 380~760nm 之间的光称之为可见光，当光的总量达到一定程度时可被正常人眼辨识。波长<380nm 和>760nm 的光，即使给予足够光量，人眼也是无法识别的。Newton 在 1672 年用三棱镜将可见光分解为红、橙、黄、绿、青、蓝、紫，由之组成

的色带称之为光谱。颜色都具备三个属性，即色调、明度和饱和度。

（二）色觉

色觉即颜色视觉（color vision），是视觉的三大功能（光觉、形觉、色觉）之一。色觉原理研究学说很多，涉及视锥细胞的色敏性、视网膜的各级神经元、外侧膝状体，以及整个视系统各级水平的感光功能。

1. 三原色学说　目前，更多人熟悉和认可的三原色学说（trichromatic theory），是最初在 1807 年由 T.Young 根据 Newton 三原色概念而提出，1852—1866 年间经 Helmholtz 加以改进，故又称 Young-Helmholtz 学说。该学说认为，视网膜由分别对红、绿、蓝敏感的三种视锥细胞组成，每一种视锥细胞的色感受器主要对一种基本颜色发生兴奋，而对其他颜色只表现有限程度的反应，一切颜色的感知均由这三种视锥细胞不同兴奋程度引起，视锥细胞可以有不同的活动形式（化学的、电的及其他），在受到三种基本颜色刺激时，三种活动形式可以独立发生作用，最终作用于脑而产生色觉。如三种锥体受同等刺激则产生白，都无刺激则为黑。目前这三种细胞的存在已被解剖学与电生理学所证实，在人视网膜上对红、绿、蓝敏感的三种视锥细胞比例为 32：16：1。另外，眼底反射分光光度法、显微分光光度法、超微电极法更是三原色学说的有力支持。

2. 其他理论

（1）Hering 学说：由 E. Hering 在 1876 年提出，他假定视网膜上有三种光化学物质，由它们破坏和再合成可形成四种不同颜色，即红、绿、青、黄，故又名四色说（tetrachromatic theory）。

（2）Ladd Franklin 学说：由 Ladd Franklin 于 1892—1926 年提出，认为色觉是在人类进化过程中逐渐发展起来的，在初期视网膜只能感黑和白（视杆细胞阶段），后进化到周边视锥细胞功能可感知黄、蓝两色，最终发展到有中央视锥细胞能感知红绿颜色。

（3）阶段学说：由 Walraven 在 1966 年提出，是现代色觉的新概念，也是三色说与四色说的结合，他提出色觉分两个阶段。第一阶段为视网膜阶段，这一阶段是三色机制，指视网膜上三种独立的锥体分别对红、绿和蓝光起反应，在强光刺激下产生白反应，无光刺激下产生黑反应。第二阶段指在视觉信息向大脑传递过程中的四色（红、蓝、绿、黄）机制。

二、色觉检查法

多种职业（如交通、美术、医学、化学、冶炼、织染等）要求从业者具备正常的色觉。色觉检查是就业、就学、服兵役等体检检查的常规项目。在正常人群中，色觉异常发现率在 4%~8% 之间，男女比例约为 10：1。目前的色觉检查方法包括心理物理学检查法和客观电生理方法，其中后者包括视网膜电图、视觉诱发电位和视动性眼球震颤等，尚不成熟，在摸索阶段。而心理物理学检查法简便有效，是目前临床色觉检查的主要手段，介绍如下。

1. 假同色图（pseudo-isochromatic plates）　俗称"色盲本"，

常用于兵役、高考、驾驶员体检。最早由美国 Stilling 设计出版，后又有日本石原忍色盲检查表和美国的 AO H-R-R 和 Ishihara 等多个版本，还有 CVTME 等有简单有趣的动物图案设计，适用于不识字的幼儿和无法交流的成人。国内常用由俞自萍、贾永源等共同设计的色盲检查本。假同色图利用色调深浅程度相同而颜色不同的斑点组成图形、数字、字母或曲线，正常人可以根据颜色进行分辨，色盲者只能以明、暗来判断。检察过程为，应在自然光线下，让受检者在半米左右距离识读，每图不超过 5s，通常第一图为正常人及色觉异常着均可读出，如不能读出则为伪色盲。为具体鉴别是何种色觉异常（如红色盲、绿色盲、红色弱、绿色弱），可按色盲表的目录进行查询，用不同的图表进行检查并加以区分。

2. 彩色绒线团试验 在一堆混有各种颜色和深浅度的绒线团中，检查者取出一束作为样本，令受检者挑出与样本颜色相同或接近的绒线束。如不能选出则为色觉异常。也可让受检者将绒线团根据颜色分组，以判断其色觉有无异常。

3. 色觉镜（anomaloscopic examination） Rayleigh 发现黄色可以通过红与绿的混合而形成，因此创立了红 + 绿 = 黄的理论。具体混合比例在正常眼与色盲眼是不同的。1907 年，Nagei 根据这个原理设计了色觉镜。色觉镜将视野分为两半，上半视野为红光（670nm）和绿光（536nm），下方为视野为黄光（589nm）。检查前需受检者明适应 5min，双眼分别检查。一眼通过目镜看，另一眼被遮盖，让受检者旋转调节旋钮至其认为上方混合野的颜色和亮度和下方试验野完全一致，检查者记下配比范围，并确定配比的中点，平均检查 3 次，每次间隔时应进行明适应 10s。正常人红、绿平均中点为 49，范围变化在 45~53 之间，红色觉障碍者红比例高于绿，绿色觉障碍者则绿比例高于红。根据配色时所需红、绿比例大小可判断色弱还是色盲。

4. 色相排列法 分为 F-M100 色彩（Farnsworth-Munsell 100-Hue）试验和 Panet D-15 色盘试验两种，广泛用于定性及定量测定以及机制研究。

（1）F-M100 色彩试验：是基于正常人能辨认出 100 个颜色不同的样本，将其依次排列成一个色环（即 Munsell 环）。对于色觉障碍的人，在色环的某个区域会因为颜色接近而产生辨认困难，导致排列错误。根据错误集中的区域、错误的数目和范围，检查者能判断其色觉障碍的类型和严重程度。检查工具包括 93 个色相子，其中 8 个为固定参考子，85 个为可移动的色相子，共分 4 盒，每盒有 2 个固定子分别固定于盒的两端作为指示颜色，而 21~22 个可移动的色相子供受检者匹配排列用。4 盒的颜色不同，分别为红到黄，黄到蓝，蓝到紫，紫到红。检查在大于 270lm 的自然光线或 CIE 标准照明的人工光源和自然瞳孔下进行。两眼分别检查，要求受检者按颜色变化顺序排列好色相子。每盒排列时间一般为 2min，可适当延长时间，重点是保证准确。检查者把色相子背面标明的序号记录在记分纸上，画出其轴向图，计算总错误分，以此判断色觉异常的类型和严重程度。正常图形为接近最内圈的圆形图。若某区域色觉分辨力异常，则相应的色盘区图形向外移位呈锯齿状，与标准

图像对照，即可判断正常或异常。蓝色盲锯齿形轴接近于垂直，错误集中在黄和蓝色部分，红色盲轴接近于水平，绿色盲是斜轴，错误的聚集主要在红和绿的部分。

（2）Panel D-15 色盘试验：设一标准色为参考相子，固定在木盒左侧，再设 15 个不同颜色的色相子，让受检者按与前一个色彩相近的色相子依次排列，将色相子背后的编号记录于纸上，描画于图上，此方法更方便容易，检查时间仅需 1min。正常色觉者记录呈一环形，如有两个色相子位置改变即可判断出有色觉异常。

对于后天性色觉障碍者，假性同色表若不能查出异常时，色觉镜和色相排列法更有意义。

三、色觉障碍

色觉障碍包括色弱和色盲。色弱是指对颜色辨认能力降低，分为红色弱（长波长视锥细胞缺陷）、绿色弱（中波长视锥细胞缺陷）和蓝黄色弱（短波长视锥细胞缺陷）。色盲指辨色力消失，丧失一种颜色的辨色力称为二色视。丧失红色辨色力为红色盲，丧失绿色辨色力为绿色盲，这两类比较常见，而蓝黄色盲较少，丧失两种颜色的辨色力称为一色视，三种原色均不能辨识称全色盲，只有白、灰、黑的明暗之分。这类患者对亮度极为敏感，常有畏光表现，暗适应反而比正常人快，可伴低视力、垂直性眼球震颤、视野小的中心暗点，多为先天遗传性视锥细胞营养不良。

色觉障碍根据原因可分为先天性和后天性。

1. 先天性色觉障碍 先天性色觉障碍为性连锁隐性遗传，其遗传基因带在 X 性染色体短臂上，即有色盲的男性将遗传基因（X 染色体）经过其女儿传给外孙一代，只有携带色觉障碍基因的母亲和患有色盲的父亲，他们的女儿才发生色盲。因此，男性发生率高，约为女性的 5 倍。不同国家、民族、地区色盲的发病率不同，国内一项 6 个城市 69 679 人的调查报告显示，色觉障碍发生率为男性 5.14%，女性 0.73%。视锥细胞营养不良全色盲为常染色体隐性遗传。先天性色觉障碍是双眼病，最常见的是绿色弱，其次是红色弱、绿色盲、红色盲。除视锥细胞营养不良的全色盲外，通常有正常的视网膜功能。

2. 后天性色觉障碍 后天性色觉障碍是后天获得的，即原来色觉正常者由于视网膜、视神经直到大脑枕叶皮质任何一处发生病变或受到严重损伤（如局部或全身病变、药物等）后引起的色觉异常，可以侵犯红绿色觉、黄蓝色觉，严重者甚至引起全色盲。Kollner 最早提出视网膜病是以蓝黄色障碍为主，而视神经疾病则以红绿色障碍表现，临床上也证实视网膜脱离患者蓝色视野收缩，而视神经萎缩患者红色视野偏小，老年黄斑变性早期可有蓝色觉异常。后天性色觉障碍可以是单眼或双眼，如为双眼，两眼受累程度可有不同，常伴有视网膜功能（如视力、视野等）异常。后天性色觉障碍的预后随疾病转归而不同，部分疾病痊愈视力得到恢复后，色觉也可随之恢复正常。

（荣蓓）

第十七节　超声生物显微镜

要点提示

1. 超声生物显微镜(UBM)是一种眼前节组织的重要检查方法,尤其在观察不透明组织内部及其后结构方面有独特的优势。

2. UBM 可以提供高分辨率的房角、虹膜、睫状体、晶体前部及悬韧带的形态信息,与房角镜检查互相补充,是各种类型青光眼尤其是闭角型青光眼诊断和鉴别诊断的重要手段。巩膜突是 UBM 图像中判断房角状况的标志性结构。

3. UBM 也常用于各种其他眼前节疾病的诊断中。

一、概述

超声生物显微镜(ultrasound biomicroscopy,UBM)是加拿大医生 Pavlin 等于 1991 年研制并用于眼科临床的高频超声显像系统。UBM 与传统 B 型超声相似,成像显示为二维断层图像,但其探测频率远高于传统 B 超的 1~10MHz,达到 50~100MHz,因而图像分辨率更高,是传统 B 超的 5~10 倍,侧向分辨率约为 50μm,相当于低倍光学显微镜的分辨率水平,故称为超声生物显微镜。UBM 的扫描宽度和深度不及普通 B 超,约为 5mm×5mm。

超声波可以穿透不透明组织的特性加上 UBM 因高频而获得的良好分辨率,使 UBM 成为观察眼前节组织的重要手段之一,对许多疾病有很好的诊断价值,例如,UBM 可以在角膜混浊时观察到后弹力层的形态和位置、前房的情况,可以显示虹膜基质及后部、后房、睫状体和晶状体悬韧带等结构,对闭角型青光眼、恶性青光眼及其他继发性青光眼、后弹力层脱离、虹膜囊肿、睫状体病变等疾病的诊断和鉴别诊断有重要指导意义。

二、UBM 的检查技术

(一)检查前准备

1. UBM 为水浴法检查,可引起患者短暂轻微的不适,应向患者解释检查过程及注意事项,以取得患者很好的配合。

2. 患者仰卧位,注视上方天花板,检查者坐于患者的头侧。

3. 眼部表面麻醉后,根据睑裂大小置入合适的眼杯。

4. 眼杯内放耦合剂,可使用 0.9% 生理盐水,也可使用各种角膜接触镜全护理液、透明的人工泪液等。小儿可不用眼杯,直接使用黏稠度高的透明眼用凝胶。

5. UBM 是接触性检查,眼杯会对眼球造成一定压力,因此眼球有新鲜穿通伤口、角膜或结膜有炎症者不宜行此检查,近期有内眼手术史的患者若必须行此项检查时应非常小心。

(二)检查方法

1. 探头的使用

(1)沿眼球的矢状切面扫描:检查者左手固定眼杯,右手控制探头,使探头与扫描部位的角膜缘垂直,依次在 12 点、3 点、6 点、9 点方位扫描(有时在此四点间均匀各增加 1 个扫描点,共扫描 8 个位点,或根据需要在相应部位扫描)。这是 UBM 最常用的检查方法,可以显示房角结构、虹膜、后房及睫状体病变、晶状体悬韧带等。

(2)沿眼球的冠状面扫描:将探头与角膜缘平行扫描,观察一个断面图像上睫状突的形态、数量,同时显示睫状体与巩膜的附着情况。也可用于界定病变的侧向范围。

2. 获取满意的 UBM 图像　在检查过程中,检查者要根据病变的部位,移动探头或让患者转动眼球,保持探头与检测部位垂直,以期获得高质量的影像,表现为图像清晰、各相邻组织间分界明显。探头与所检测组织不垂直会使声束倾斜致组织结构显示不清或导致图像扭曲变形。

另外,仪器相关参数的选择也至关重要。如:仪器的增益范围应设定在 60~90dB 之间。正确选择增益才能使各组织结构的回声特点显示出来,获得清晰的图像。增益调节过高,正常组织与病变部分的结构不易区分,而增益调节过低,会造成诊断信息丢失。时间增益补偿系统(time gain compensate,TGC)一般设在 4~5dB/mm。延迟(delay,DLY)指换能器从发出脉冲到获得图像的时间,物理学上代表换能器与所显示图像顶部的距离,其设置与屏幕上的聚焦线的位置有关,一般不低于 2.24mm。图像的后处理:仪器可提供 7 种不同的图像转换功能(transfer function,TF)可以提高存贮图像的质量,第一种功能(TF1)为机器默认也是最常用的方法,显示的图像亮度和灰度水平比例最为理想。

三、正常眼前节的 UBM 图像

1. 角膜、巩膜及角巩膜缘　角膜在 UBM 图像上分为四层,角膜前表面两条窄的强回声光带分别代表薄的上皮层和前弹力层(Bowman 膜)的回声反射,后表面的强回声光带为后弹力层(Descemet 膜)和角膜内皮层的混合条带。前后表面强回声光带间较宽的均匀低回声带为角膜基质层(图 5-17-1)。

巩膜由致密的纤维组成,回声强,是眼内回声最强的结构。UBM 可以显示前部巩膜,呈均匀的强回声光带(图 5-17-1)。

巩膜强回声与角膜弱回声的移行区为角巩膜缘。

2. 前房、前房角及后房　在 UBM 图像上前房显示为角膜后表面至晶状体虹膜隔前表面间的无回声区。角膜后表面中央至晶状体前囊前表面间的垂直距离为中央前房深度。

UBM 可以显示前房角的相应结构,如果探测频率为 80MHz,甚至可以显示 Schlemm 管的形态。在 UBM 图像中,房角的外侧壁可见一个呈三角形向前房内凸起的强回声嵴,称之为巩膜突(scleral spur),为角膜内侧面向后的延线与前部巩膜内侧面的交界部位,是眼前节重要的标志性结构(图 5-17-1)。巩膜突为小梁网向后附着的部位,其前即为功能小梁网,因此,确定巩膜突的位置是判断房角是否关闭以及对房角相关的重要参数进行定量测量的基础。如果虹膜根部与房角外侧壁间空隙消失的范围达到巩膜突前,即提示功能小梁网被遮挡,可视为存在房角关闭。巩膜突前 500μm 处角膜内皮面上(通常位于前

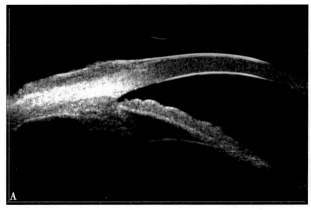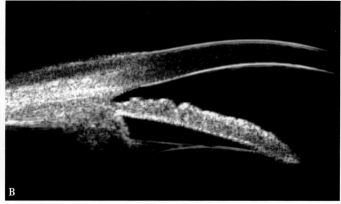

图 5-17-1　正常眼前节 UBM 图

A.角膜、巩膜及巩膜突;B.虹膜、后房、睫状体、晶状体前表面和悬韧带

部小梁网上),做一垂直于此处小梁网平面的直线达到虹膜前表面,此线段的长度为房角开放距离。以巩膜突为顶点(也有学者以房角隐窝为顶点),以巩膜突前 500μm 处小梁网平面的位点为一端点做该平面的垂线,垂线与虹膜前表面的交点为另一端点,三者的夹角为房角开放度。

UBM 图像上后房为形状不规则的狭小的无回声间隙。UBM 是唯一能在活体上完整展现后房形态的检测方法,能清楚显示虹膜、睫状体及晶状体周边部的相对位置关系,有利于观察病理情况下后房形态的变化。

3. 虹膜和睫状体　在前房、后房无回声区衬托下,UBM 图像上从虹膜根部至瞳孔缘的虹膜结构均清晰可见,呈均匀一致的中强回声。虹膜前表面组织及后表面色素上皮层均为高反射。正常虹膜前表面常有凸起和凹陷,而后表面非常平滑。

睫状体在 UBM 图像上形态不完全相同,因扫描部位不同而异。矢状切面为类三角形,前部显示隆起的睫状突,向后逐渐变至睫状体平坦部,内回声与虹膜组织相近;在冠状切面上,睫状突呈平行排列的高低不等的小柱状突起,呈中强回声。睫状体与巩膜相贴附,两者间出现无回声间隙提示有睫状体脱离。

在虹膜附着于睫状体处虹膜后表面与睫状体前表面之间的夹角为睫状沟,正常人可达 45°。

4. 晶状体、晶状体悬韧带及前部玻璃体　UBM 图像上晶状体前囊为强回声光带,晶状体皮质和核为无回声,晶状体后囊无法显示;晶状体悬韧带为晶状体赤道部及附近前囊与睫状突间规则排列的中低强度条状、带状回声(图 5-17-1);前部玻璃体为无回声暗区。

四、青光眼的 UBM 表现

(一) 原发性闭角型青光眼的 UBM 表现

UBM 检查可以清晰呈现房角、虹膜、睫状体及后房等结构,为我们深入了解原发性闭角型青光眼(primary angle-closure glaucoma,PACG)的发病机制提供极其便利的条件,对原发性闭

角型青光眼的诊断和鉴别诊断有非常重要的意义。

PACG 的特征是房角狭窄或关闭,在 UBM 图像上显示为巩膜突及其前部组织被周边虹膜遮盖或两者间距离很窄。PACG 的房角狭窄和关闭主要有以下三种机制所致:单纯瞳孔阻滞型、单纯非瞳孔阻滞型、混合型,其 UBM 表现各有特点。

1. 单纯瞳孔阻滞型　常见于急性闭角型青光眼和少数慢性闭角青光眼。在 UBM 图像上显示前房浅,晶状体位置靠前,瞳孔缘相对位置偏前。虹膜向前明显膨隆,后表面呈弓样前突。周边虹膜切除术后,UBM 显示虹膜膨隆消失,后表面平坦,房角增宽或开放。这类患者通常虹膜根部较薄,附着相对偏后,睫状体位置靠后(图 5-17-2A)。

2. 单纯非瞳孔阻滞型　常为慢性患者,在 UBM 图像上表现为前房中轴深度大致正常,虹膜比较平坦,在房角入口处房角突然变窄,甚至关闭。包括虹膜根部肥厚、虹膜附着靠前、睫状体肥厚前位。虹膜根部肥厚表现为虹膜肥厚(图 5-17-2B),缩瞳可使其变薄,改善房角的拥挤状态;虹膜附着靠前指虹膜附着在睫状体前表面的前部,甚至附着在巩膜突上(图 5-17-2C);睫状体肥厚前位指睫状体前部较正常人增厚前旋,睫状沟变窄甚至消失,睫状体前表面与虹膜后表面广泛接触,睫状体向前顶压虹膜致房角狭窄甚至关闭(图 5-17-2D)。对于单纯非瞳孔阻滞型患者,周边虹膜切除术不能明显加深房角。

3. 混合机制型　我国慢性闭角青光眼的主要类型,也可见于部分急性闭角型青光眼。UBM 显示前房偏浅,晶状体位置靠前,虹膜有一定程度膨隆,同时存在虹膜根部肥厚、虹膜附着靠前、睫状体肥厚前位中的一种或多种因素,周边虹膜切除术仅可以部分缓解房角的拥挤状态。

(二) 继发性青光眼的 UBM 表现

1. 恶性青光眼　恶性青光眼的 UBM 表现为晶状体虹膜隔前移,虹膜与角膜内皮广泛接触,前房普遍变浅或消失;虹膜与晶状体完全相贴,后房完全或近乎全部消失,睫状体水肿增厚,睫状突肿胀前旋(图 5-17-3)。根据恶性青光眼的 UBM 表现,可将其分为两类:一类是典型的恶性青光眼,出现睫状体与

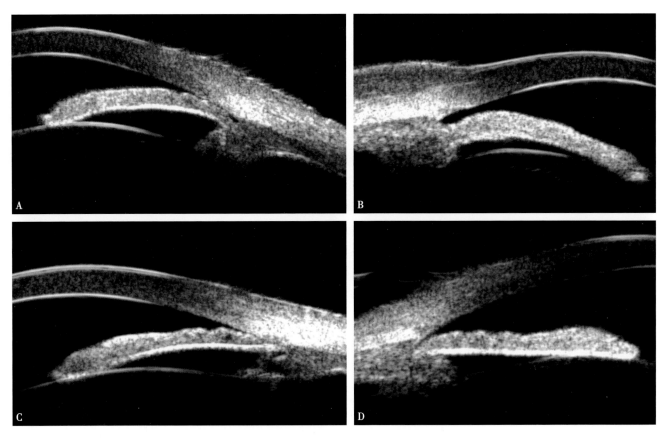

图 5-17-2　闭角型青光眼的 UBM 图像

A.虹膜膨隆;B.虹膜根部肥厚;C.虹膜附着靠前;D.睫状体肥厚前位

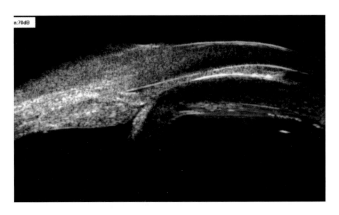

图 5-17-3　恶性青光眼 UBM 图像

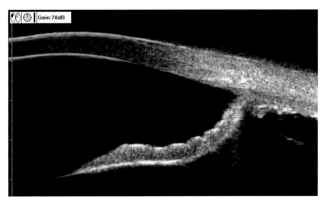

图 5-17-4　色素性青光眼 UBM 图像

晶状体紧密相贴,其发病机制为睫状环阻滞,称之为睫状环阻滞型恶性青光眼;另有一些患者 UBM 图像上睫状突与晶状体并未接触,仅表现为虹膜与晶状体广泛接触,考虑为睫状环阻滞以外的因素引起的,称之为非睫状环阻滞型恶性青光眼或非睫状环阻滞型恶性青光眼。

2. 色素播散综合征和色素性青光眼　色素播散综合征(pigment dispersion syndrome)患者中 UBM 扫描所见(图 5-17-4):①中央前房深;②前房角宽;③虹膜向后凹陷,虹膜后表面与晶状体前面、晶状体悬韧带广泛接触;④典型者虹膜中周部变薄;⑤使用缩瞳剂或虹膜周边切除术后,虹膜变平坦。

3. 虹膜角膜内皮综合征　UBM 可以显示虹膜向前粘连越过 Schwalbe 线,粘连为连续或桥状,虹膜组织受牵拉,层间可以出现空腔(图 5-17-5)。

（三）先天性青光眼的 UBM 表现

先天性青光眼的 UBM 图像常显示虹膜平坦变薄、附着靠前甚至附着在巩膜突上或巩膜突之前,睫状体细小,有些患者巩膜突标志不是很清晰或无法辨认。

（四）UBM 在抗青光眼术后的应用

UBM 是了解周边虹膜切除术房角拥挤状况是否改善及观察滤过术后滤过通道状况的有用工具。

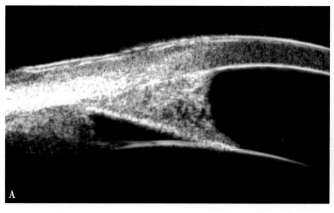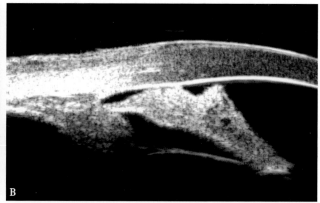

图 5-17-5　虹膜角膜内皮综合征 UBM 图像

A.虹膜连续前粘于角膜后表面；B.虹膜呈桥状粘连于角膜后表面

滤过通道通畅的功能性滤过泡呈中低回声，有的可见小的低回声液腔，巩膜瓣下的通道为一无回声间隙；囊样包裹型滤过泡为限局的囊性液腔，周围被薄的高反射层包裹，已无滤过功效。滤过口内有虹膜或玻璃体阻塞也可被发现。非穿透小梁切除术后，UBM 扫描可显示在巩膜瓣下的液性无回声间隙，同时可见非穿透区保留的小梁网组织及深层巩膜床（图5-17-6）。

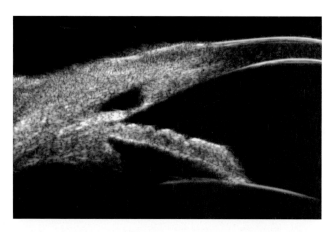

图 5-17-6　非穿透小梁手术后 UBM 图像

五、其他眼前节疾病的 UBM 表现

（一）UBM 在眼外伤及内眼手术后的应用

UBM 的应用使眼前节外伤的诊断更加及时、准确。当存在角膜混浊、前房积血时，使用光学仪器检查受限，UBM 探查可提供眼前节损伤的详细信息。如发现虹膜根部离断（图5-17-7A）、房角后退（图 5-17-7B）、睫状体脱离、晶状体脱位等，对虹膜后面、睫状体部位的微小异物可以显示和定位，使眼前节损伤的诊断水平提高，为正确治疗提供可靠依据。

1. 房角后退　房角后退常发生在比较严重的钝挫伤后。UBM 显示虹膜根部后退，巩膜突至房角隐窝的距离加大，房角变深（图 5-17-7B）。

2. 睫状体脱离　睫状体脱离常发生在严重的眼球挫伤、眼球破裂伤或内眼手术后。UBM 是显示睫状体脱离最直观、准确的方法，能发现临床上不易被觉察的浅脱离。

睫状体脱离的范围一般为 360°，在 UBM 图像上表现为睫状体与巩膜间出现楔形、条形无回声区暗区。此外，睫状体脱离的患者 UBM 上还可见其他异常。如睫状体上腔液体积存使睫状突位置前移、前旋，虹膜根部膨隆，前房变浅等，有时可致房角变窄，甚至关闭（图 5-17-8）。

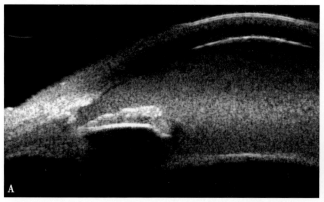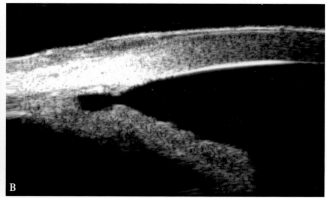

图 5-17-7　眼部钝伤 UBM 图像

A.前房积血患者 UBM 示虹膜根部离断移位；B.房角后退

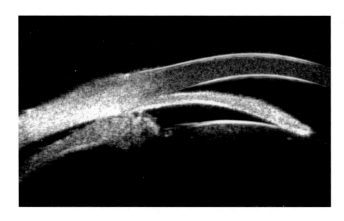

图 5-17-8　睫状体脱离 UBM 图像

3. 睫状体离断　常为外伤所致。睫状体离断在 UBM 图像上表现为睫状体上腔与前房存在完全沟通的瘘口(图 5-17-9A),在附近扫描可探明离断的方位和范围。有的睫状体离断患者未显示断离口,通常是因虹膜向断离口移位,虹膜根部甚至中周部与巩膜突或巩膜相贴所致,应仔细甄别(图 5-17-9B)。

UBM 可准确显示睫状体固定复位术是否成功,手术成功者睫状体与巩膜间的无回声暗区消失。如仍存在暗区,需进一步查明残余断离口位置和范围,为下一步治疗提供依据。

4. 眼内异物　UBM 可以用于检测眼前节异物,尤其是细

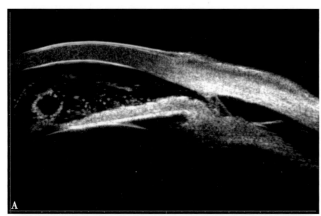

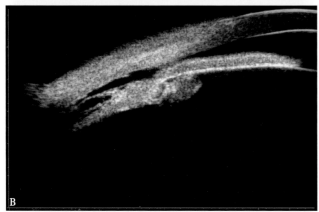

图 5-17-9　睫状体离断 UBM 图像

A. 睫状体上腔与前房明显沟通;B. 虹膜异位与角膜及巩膜突相贴

小的存留在虹膜后、晶状体赤道部或睫状体附近的异物,甚至 0.5mm 的细小异物也可以被检测到。无论是金属异物或碎石、塑料等非金属异物,在 UBM 图像中均呈强回声,与周围组织界限清楚。

5. 内眼术后后弹力层脱离　UBM 检查可以帮助判断内眼术后角膜水肿的原因。后弹力层脱离表现为水肿区域角膜后高反射的条状结构,与角膜间有明显的暗区,至少一端连于角膜后壁(图 5-17-10)。

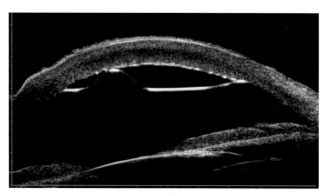

图 5-17-10　白内障术后弹力层脱离

(二)虹膜、睫状体肿物 UBM 图像

UBM 对虹膜基质及后部的肿物以及睫状体部位较小的肿物显示十分准确,若睫状体肿物较大,UBM 有时不能完整显示,需与常规超声扫描或彩色多普勒超声相结合才能完整地展现肿瘤的全貌。

1. 虹膜囊肿(iris cyst)　在 UBM 临床应用之前,虹膜囊肿容易与虹膜黑色素瘤相混淆。虹膜囊肿在 UBM 图像上显示高反射的囊壁和低反射囊腔,很容易与实性虹膜黑色素瘤区别开(图 5-17-11A,B)。

2. 虹膜实性肿物　虹膜实性肿物中以虹膜痣(nevus of iris)最常见,其次为黑色素瘤、转移癌,其他肿瘤均很少见(图 5-17-11C)。

(1)虹膜痣:虹膜痣在 UBM 图像上表现为限局隆起的实性病变,表面为低反射,瘤体形状不规则,边界清楚,比较小,较薄,厚度约 50~150μm,病变下方虹膜弥散性增厚,瘤体一般限定在虹膜组织,不越过虹膜根部。部分患者虹膜色素痣的 UBM 表现典型,可以此与虹膜黑色素瘤的鉴别,但有时两者鉴别困难,需随诊观察。

(2)虹膜黑色素瘤:虹膜黑色素瘤(iris melanoma)分局灶性和弥漫性两种,前者较常见。UBM 影像中,黑色素瘤与虹膜痣有时很难区分,需随访观察变化。病变部位常为实性限局增厚,呈梭形、半球形隆起,边界清楚,肿瘤大小不一,厚度常在 1mm以上,肿瘤表面呈线状高回声反射,瘤体内一般为均匀中低回声,无明显声衰减。

(3)虹膜转移癌:虹膜、睫状体的转移癌较少见,UBM 显示虹膜表面弥漫性或多灶性实性病变,边界清楚或不十分清楚,形状不规则,病变部位虹膜隆起,表面高低不平,可有大小不等的

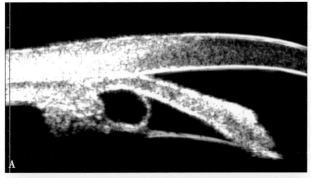
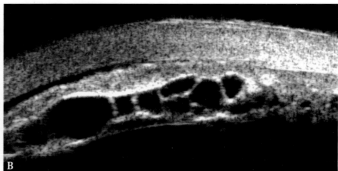
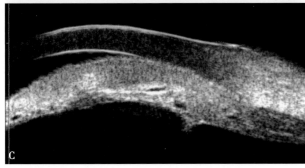

图 5-17-11　虹膜肿物 UBM 图像
A.虹膜囊肿;B.冠状面扫描示虹膜多发囊肿;C.虹膜实性肿物

结节突向前房。瘤体内回声均匀,呈中低回声,或回声强弱不等,分布不均。多数瘤体声衰减不明显。病变可不同程度地与周边部角膜接触或粘连使房角关闭,瞳孔缘可被肿瘤侵犯,发生后粘连。肿瘤若累及睫状体,UBM 扫描可以发现同样声学性质肿瘤。

　　3. 睫状体肿瘤　睫状体肿瘤相对比较少见,实性肿瘤中睫状体黑色素瘤(ciliary body melanoma)最为多见,其他有黑色素细胞瘤、睫状体腺瘤、神经鞘瘤、转移癌、平滑肌瘤等。睫状体肿瘤早期无症状,常规检查难以发现,UBM 是揭示早期睫状体小肿瘤的最佳方法,可以准确显示肿瘤的形状、边界、肿瘤内回声等信息,但定性诊断还缺乏特征性的影像依据。睫状体肿瘤在 UBM 图像上为睫状体部位局限隆起的实性肿物回声,多呈半球形,若肿瘤较大已突破色素上皮亦可呈蘑菇形。肿瘤边界清楚,与周围组织界限分明,多为中低回声,一般病变近巩膜侧回声较强,远离巩膜方向回声减弱,有声衰减,部分瘤体内回声不均匀。有时在病变内可见圆形、椭圆形管腔样暗区,为病变内血管回声。肿瘤边缘可伴假性囊肿。睫状体黑色素瘤可侵及虹膜和房角,也可以侵犯巩膜,继发脉络膜渗漏,大的睫状体黑色素瘤经常累及脉络膜。

　　本节中的 UBM 图像由北京大学第一医院眼科王捷老师提供,在此致谢!

(李梅　李立新)

参考文献

1. WESTHEIMER G. Specifying and controlling the optical image on the human retina. Prog Retin Eye Res,2006,25(1):19-42.
2. BORRELLI E,SARRAF D,FREUND KB,et al. OCT angiography and evaluation of the choroid and choroidal vascular disorders. Prog Retin Eye Res,2018,67:30-55.
3. SPARROW J R,DUNCKER T,SCHUERCH K,et al. Lessons learned from quantitative fundus autofluorescence. Prog Retin Eye Res,2020,74:100774.
4. PAQUES M,MEIMON S,ROSSANT F,et al. Adaptive optics ophthalmoscopy:Application to age-related macular degeneration and vascular diseases. Prog Retin Eye Res,2018,66:1-16.
5. 李凤鸣,谢立信. 中华眼科学. 3 版. 北京:人民卫生出版社,2014:1960-1701.
6. WEINREB R N,LIU J H. Nocturnal rhythms of intraocular pressure. Arch Ophthalmol,2006,124(2):269-270.
7. PRATA T S,MORAES C G,KANADANI FN,et al. Posture-indused intraocular pressure changes:Considerations regarding body position in glaucoma patients. Surv Ophthalmol,2010,55(5):445-453.
8. CAPRIOLI J,COLIMAN A L. Intraocular pressure fluctuation a risk factor for visual field progression at low intraocular pressures in the advanced glaucoma intervention study. Ophthalmology,2008,115(7):1123-1129.
9. KLEIN B E,KLEIN R,KNUDTSON M D. Intraocular pressure and systemic blood pressure:longtudinal perspective:the Beaver Dam Eye Study. Br J Ophthalmol,2005,89(3):284-287.
10. 梁树今,廖菊生. 眼底荧光血管造影释义(上册). 石家庄:河北人民出版社,1980:1-102.
11. Macular Photocoagulation Study Group. Subfoveal neovascular lesions in age-related macular degeneration. Guidelines for evaluation and treatment in the macular photocoagulation study. Arch Ophthalmol,1991,109(9):1242-1257.
12. 陈跃国. 三维角膜地形图的临床应用. 北京:人民卫生出版社,2017:1-133.
13. 刘家琦,李凤鸣. 实用眼科学. 3 版. 北京:人民卫生出版社,2015:218-220.
14. FOSTER C S,AZAR D T,DOHLMAN C H. 角膜理论基础与临床实践. 李莹,译. 4 版. 天津:天津科技翻译出版公司,2007:177-186.
15. 刘祖国. 角膜地形图学. 广州:广东科技出版社,2001.

第六章

眼视光学和屈光手术

第一节　光学基本原理

要点提示

光的反射和折射定律;角膜、房水、晶状体、玻璃体等屈光介质的屈光指数。

一、眼视光发展简史

现代视光学(optometry)是一门以保护人眼视觉健康为主要内容的医学领域学科,是眼科学、视觉科学、光学、高等数学、材料学、生物医学工程等多学科交叉形成的一门实用性很强的临床学科。眼视光学的专业范畴涵盖了框架镜验配、接触镜验配、青少年近视防控、双眼视觉、低视力与视觉康复、屈光手术等内容。

1886 年,Landolt 等首先提出了配镜师和验光师(optometrist)的概念;1896 年,Bill 在美国纽约开设了眼视光诊所,开始了真正意义上的"眼视光实践"。世界上第一所视光学院是 1894 年在美国波士顿成立的新英格兰视光学院,距今已有 100 多年的历史,是世界最经典的视光学院之一。到了 20 世纪初,视光学正式在美国和澳洲成为职业,而最早的视光学法律是 1901 年在美国通过的。视光学的诊断性用药最早由 Rhode Island 在 1971 年首先使用,而相关的治疗性用药是 1976 年由 West Virginia 率先开始使用的。美国发展至今,全美共有 24 所视光学院。我国的眼视光学专业开设相对较晚,最早是由温州医科大学在 1997 年成立,经过数代眼视光人的发展,我国现有五年制本科眼视光医学专业院校 11 所,而相关的专业学校还在不断拓展。

二、光源、光速、光线

(一) 光源

凡本身能发光的物体均称为发光体或光源。自然界中太阳是最大的自然光源,而烛光、灯光等则为"人工光源"。还有一些物体其本身是不发光的,但能将原光源照射来的光向各方向反射出去而成为"次光源",但这些物质的本质是不发光的,因而称为非发光体或黑体。当光源大小可以忽略其径线时,就可以认为是一个"点光源",而一个发光物体可以看成是无数点光源构成的集合。

(二) 光速

在真空中,光的传播速度(c)取决于它的频率(ν)和波长(λ),即 $c=\lambda\nu$。光在真空中的传播速度为 3.0×10^{10}cm/s,即 300 000km/s。光在不同媒质(光传播时所处的介质)中,因介质的材料性质不同,其光速也不相同。如在水中光速为 225 000km/s,在玻璃中为 200 000km/s。因此将在真空中传播的光速称为"绝对光速",而将在不同介质中传播的光速称为"相对光速"。光在密度高的屈光媒质(光密媒质)中传播速度慢,在密度低的屈光媒质(光疏媒质)中传播速度快,也就是说,光线穿过不同密度的媒质时,所受到的阻力是不同的,如空气光学密度为 1,水

为 1.33,玻璃为 1.53。所以,光的传播速度与其所在媒质的折射率(光密度)成反比。如光在两种不同的均匀介质中传播,则 $V_1/V_2=n_2/n_1$(其中,V 为速度,n 为折射率)。

(三) 光线

在几何光学中,一条表示光前进方向的直线叫作光线,是假想的几何线,其传播方向在各向同性的媒质(均匀介质)中,与光波的波阵面(wavefront,亦称"波前")相垂直。根据光线的聚散度(vergence),光线可分为以下三种:

1. 散开光线(divergent light)　任何发光物质发出的光线最初都是分开的(图 6-1-1),眼科学上,将 5m 以内的一点所发之光称为散开光,理由是眼球为了看清 5m 以内的物体,需要动用至少 0.2D(5m 的倒数)的调节力。

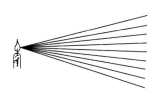

图 6-1-1　散开光线

2. 平行光线(parallel light)　任何发光物质发出的光线,距离越远越接近于平行,到无限远处即为平行光线。在眼科临床上,将 5m 以外光源所发出的光线视作平行光线。

3. 集合光线(convergent light)　光线通过一凹面镜反射或通过凸透镜折射均可产生集合光线(图 6-1-2,图 6-1-3)。

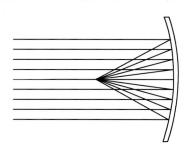

图 6-1-2　平行光线经凹面镜反射而成集合光线

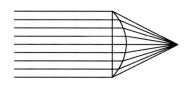

图 6-1-3　平行光线经凸透镜片屈折而成集合光线

三、光的物理现象

在几何光学范畴,光的主要现象有三种,即吸收(absorption)、反射(reflection)和折射(refraction)。

(一) 光的吸收

光线照在物体上,可部分或全部被吸收,如果一个物体能完全吸收照射它的光,则该物体表面呈现黑色。绝对的黑体是不存在的,地球上自然界最黑的材质是极乐鸟的羽毛,其可以

吸收 99.95% 的光线;人造碳纳米管的吸光率可以达到惊人的 99.965%,是目前最黑的人造物质。

(二) 光的反射

当光线投射在两种均匀媒质的分界面上时,其中一部分光线在分界面上返回到原来的屈光媒质中,但行进方向发生了变化,这一现象称之为光的反射。

1. 反射定律

(1) 入射光线、反射光线、法线在同一平面上。

(2) 入射光线及反射光线位于法线的两侧。

(3) 入射角等于反射角(图 6-1-4)。

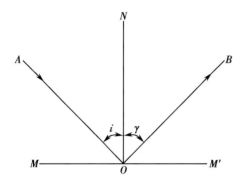

图 6-1-4　光的反射

MM′:一平滑面;*NO*:垂直此平面之垂直线(法线);*AO*:入射线;*i*:入射角;*OB*:反射线;*γ*:反射角

2. 平面镜反射与成像　能发生反射的光滑平面称为平面镜(plane mirror),如果投射光线为平行、集合或分开,则反射光线亦分别为平行、集合或分开。当一束平行光投射至平面镜表面时,发生规律性反射,反射后的光线也相互平行,这种规律性反射称为光的单向反射或平面镜反射(图 6-1-5)。

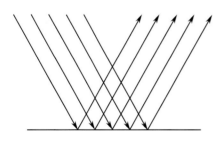

图 6-1-5　平行光的平面镜反射

在平面镜前放置一物体,则镜内可见一物像,该物像具有以下特点:

(1) 物距镜的距离等于像距镜的距离。

(2) 物与像大小相等,左右倒置。

(3) 当倾斜平面镜时,镜内的像向镜倾斜的对侧移动(图 6-1-6,图 6-1-7)。

根据以上原理可以推论平面镜成像的特点为:物体经平面镜反射所成之像为正立的虚像,物与像的大小相等,左右相反,与镜面等距。这一原理可用于眼科一些检查中,如在视力表前放一平面镜(2.5m 处),可节省一半检查距离。视力表内的"**E**"

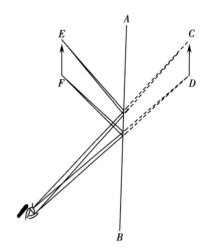

图 6-1-6　平面镜的反射

AB 为一平面镜,*EF* 为箭,箭的两端发出光线,由平面镜 *AB* 反射到观察者的眼中,看来好像是自镜内 *CD* 发出,*CD=EF*,*CD* 与 *AB* 的距离等于 *EF* 与 *AB* 的距离

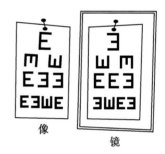

图 6-1-7　平面镜成像

字与像中的"**E**"字大小相等,左右倒置。在检影中,无论哪种检影镜,其构造主要为一平面镜,当倾斜平面镜时,镜内的影像朝镜倾斜的对侧移动。其他如三面镜、房角镜等均利用了平面镜反射原理。

但物体的光滑程度是相对的,一般物体的表面多粗糙不平,投射光线虽然为平行光线,但反射后的光线则可向各个方向发散,这种现象称为光的弥散反射或漫反射(图 6-1-8)。人眼之所以能看清物体的全貌,主要是靠弥散反射光在眼内的成像。如是全部单向反射的物体表面,不但看不清物体的全貌,还会引起某一方向上的眩光干扰现象。

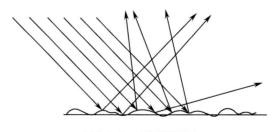

图 6-1-8　光的弥散反射

3. 球面镜反射与成像

(1) 有关球面镜(spherical mirror)的一些概念:分隔两不

同介质的界面为能反射光线的球面,即称为球面镜,球面镜的反射面为球面的一部分。球面镜分为两种:一种为凹球面镜(concave spherical mirror),其反射面为球的内表面,另一种为凸球面镜(convex spherical mirror),其反射面为球的外表面。相关概念:①顶点:镜面的中心点;②弯曲中心:球面镜所属球面的圆心;③弯曲半径:球面镜所属球面的半径;④主轴:通过顶点及弯曲中心的直线;⑤主焦点:平行光线被屈折后集合之点;⑥焦距:由镜片光学中心到主焦点的距离;⑦虚焦点:光线经过镜片后,如散开而不能聚焦于一点,则可将其向后延长而相交于一点,此点即为虚焦点。

(2) 凹面镜的反射:平行光线(S)与凹面镜相遇,反射的光线集合在镜的前面成一焦点,此点为主焦点 F。凹面镜的主轴(CO)位于由镜经过主焦点与弯曲中心(C)所做的直线上,O 为凹面镜的顶点。此外,凡经过弯曲中心的任何直线都是副轴(图6-1-9)。

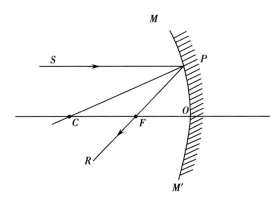

图6-1-9 凹面镜的反射

(3) 凹面镜的成像:先做两条直线,一条由物体(AB)的一定点(A)连向凹面镜,此线必须与主轴平行,且由凹面镜的反射必须经过主焦点(F)。另一条线由物体的同一点(A)经过弯曲中心(O)做副轴,此副轴与反射光线交叉点,就是该物成像之处。假如两线不能相交,则可向镜后延长,相交点即该物成像(ab)之处。凹面镜成像与物体的位置有关,假如将一物放在比主焦点(F)距镜面近的地方,可成虚的放大的正像(图6-1-10)。假如将物体(AB)放在主焦点(F)与弯曲中心(O)之间,则形成实的放大的倒像(ab)(图6-1-11)。如果物体距主焦

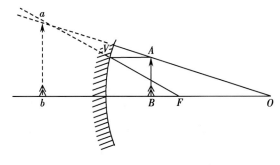

图6-1-10 凹面镜的成像,物在主焦点内

AB:物;bO:主轴;F:主焦点;ab:像;$VA//bO$;O:弯曲中心

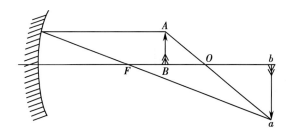

图6-1-11 凹面镜的成像,物在主焦点与弯曲中心之间

AB:物;ab:像;F:主焦点;O:弯曲中心;FO:主轴

点近,则像略增大,如果距弯曲中心近,其像即变小,如果正在主焦点上,则不能成像。

(4) 凸面镜的反射:当平行光线与凸面镜相遇时,反射光线均呈散开状,如果将反射光线向镜后延长,则集合于一点,即凸面镜的主焦点(F),此焦点为虚焦点。

(5) 凸面镜的成像:其像均为虚的正像(ab),较原物体(AB)小,物体距镜面越近则像越大,越远则像越小(图6-1-12)。

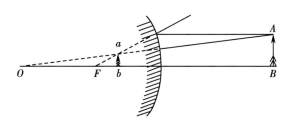

图6-1-12 凸面镜的成像

AB:物;ab:像;F:焦点;OF:主轴;O:弯曲中心

(三)光的折射

当光线遇到两种不同密度媒质的界面时,除一部分光线被反射回原介质中(发生反射)外,还有一部分光线则进入另一种介质中,这部分光线将发生一定程度的光行进方向的改变,这种光的偏折现象称为光的折射或屈光(refraction)。但与媒质表面垂直的光线不被屈折(图6-1-13,图6-1-14)。

1. 折射定律

(1) 入射光线(A)、折射光线(C)、法线(NN')位于同一个平面上。

(2) 光线由一疏的媒质(比如空气)进入一密的媒质(比如水),则其折射光线向法线屈折,当光线由一密的媒质进入一疏的媒质,其折射光线远离法线屈折。

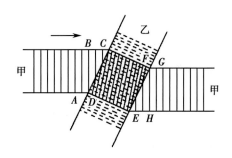

图6-1-13 光线的屈折

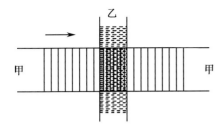

图 6-1-14　与表面垂直的光线不被屈折

（3）入射角（i）的正弦与折射角的正弦（γ）之比，等于第二媒质折射率与第一媒质折射率之比，即 $\sin i/\sin \gamma =n_2/n_1$（图 6-1-15）。

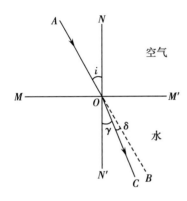

图 6-1-15　光的折射

2. 屈光指数　指透明物质的比较密度或光通过透明物质一定距离所需的时间。各透明物质的光学密度并不相同，在计算各种媒质的光学密度时，都应以真空时的光密度为标准，称为"绝对屈光指数"。真空时的光密度为 1，而空气的光密度为 1.000 29，与真空近似，所以实际应用时，均以空气的光学密度为标准，称为相对屈光指数。与眼屈光有关的屈光指数如表 6-1-1 所示：

表 6-1-1　与眼屈光有关的屈光指数

媒质	屈光指数	媒质	屈光指数
空气	1.000 29	晶状体	1.42
水	1.333	玻璃体	1.3
角膜	1.337	玻璃	1.53~1.7
房水	1.333	合成树脂镜片	1.489

根据折射定律，光线被屈折的程度与透明物质的密度（屈光指数）以及光线投向透明物质的角度有关。即透明物质的屈光指数越大，光线被屈折的程度亦越大。投射光线与透明物质表面相接触的斜度越大，则光线被屈折的程度也越大。

第二节　光学透镜

要点提示

三棱镜的物像向尖端偏移；透镜边缘存在三棱镜效应，已

知透镜性质、度数以及光心距离，可以计算 $P=S \times d$，其中 P 为棱镜度，S 为球镜度，d 为光心距离，单位为厘米（cm）；球镜柱镜处方可以相互转化。

一、三棱镜

（一）三棱镜的构成

三棱镜（prism）为一楔形的屈光媒质，有两个彼此不平行的光滑面，简称为面或屈折面。两面相遇处称为边或尖，其对侧厚部称为底，由尖到底中心的线称为底尖线，两面相遇所成的角称为屈光角（图 6-2-1）。

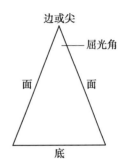

图 6-2-1　三棱镜

常见的三棱镜为长方形，眼科多用圆形的三棱镜，一般用无铅玻璃制成。三棱镜的位置是按底的方向决定的，在开具镜片处方时必须注明底向上、向下、向内、向外等。

（二）三棱镜的屈光

光线遇到三棱镜的第一个屈折面时，因为是由光疏质进入光密质，因而折射后靠近法线，而当三棱镜内的折射光线遇到另一个光学面时，则发生第二次折射，这次折射却是由光密质进入光疏质，因而折射远离法线，而向三棱镜的基底方向偏折（图 6-2-2）。而透过三棱镜看物体，可见物体向三棱镜尖端移位（图 6-2-3，图 6-2-4）。在眼科临床上，常应用这一原理进行复视的矫正、隐斜的测量以及斜视的检查与训练等。

（三）三棱镜的色散作用

经过三棱镜的白色光在经历了两次折射后被分解而产生红、橙、黄、绿、青、蓝、紫的连续光谱，这种现象称为三棱镜的色散作用，或称分光作用，即光的分解。这是由于棱镜的媒质

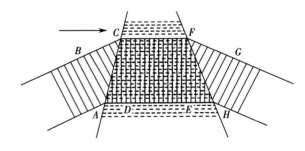

图 6-2-2　三棱镜的屈光现象

光线折向底边：射入线于 A 点遇三棱镜后光传播速度变慢，因此 AD 较 BC 为短，故进入三棱镜后即屈折而行至 EF，至光线的上部（FG）在空气中光传播速度较快，而在三棱镜中（EH）仍较慢，因此光线向底屈折

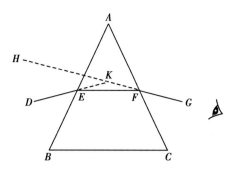

图 6-2-3　三棱镜的成像

将图 6-2-2 简化，*DE* 由密度小的空气中射入密度大的玻璃内，则向垂线屈折，由密度大的玻璃射入密度小的空气，则背垂线屈折。因此向三棱镜底屈折，屈折的量名偏向角（angle of deviation），以∠ *EKH* 表示，如果观察者在 *G* 处，物体在 *D* 处，则透过三棱镜所见的 *D* 移位到 *H* 处

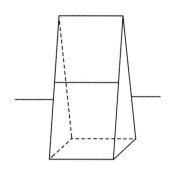

图 6-2-4　透过三棱镜观察，直线向尖端移位

对于不同波长的光线具有不同的折射率，因此，不同波长（颜色）的光，虽然入射角相同，但各波长的光各按其固有的折射角折射，于是射出的光线按波长（颜色）分离开。因此，三棱镜也被称为色散棱镜。屈光媒质的折射率是随波长的增加而减少的，因此，色散棱镜使可见光中的紫色光偏折最大，红色光偏折最小（图 6-2-5）。由于球面透镜在镜片旁中心具有棱镜效应（下文"球镜片的棱镜力"），因此，折射率越大的镜片材料，在镜片边缘产生的色散越明显。

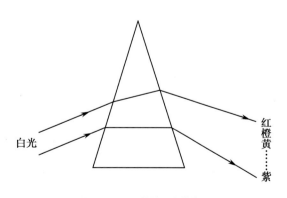

图 6-2-5　三棱镜的色散作用

（四）三棱镜的定度

三棱镜的屈光力取决于两个因素：①屈光角越大，光线被屈折的程度亦越大；②三棱镜折射率越大，屈折力亦越大。

常用的三棱镜定度法有两种：

1. 狄氏法（Dennett）　单位为三棱镜度或向心度，简写为"▽"。当三棱镜能屈折光线的程度为 1m 半径圆弧的 1/100 时，即为 1 个三棱镜度（图 6-2-6）。

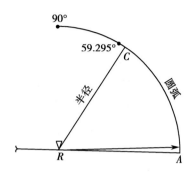

图 6-2-6　狄氏三棱镜定度法

2. 裴氏法（Prentice）　单位为三棱镜屈光度，简写为"△"。是国际标准三棱镜单位，目前眼科常使用此单位，其定义为：通过三棱镜观察 1m 处的物体，如物体向棱镜尖端移位 1cm，则称为 1 个三棱镜屈光度（图 6-2-7）。裴氏法与狄氏法在 20 个三棱镜度以内相差甚少（图 6-2-8），而眼科临床很少使用 20 度以上的三棱镜，因此实际上两者没有什么差异。

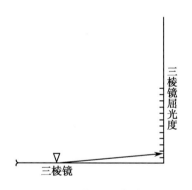

图 6-2-7　裴氏三棱镜定度法

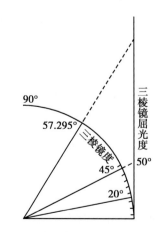

图 6-2-8　狄裴三棱镜定度法的比较

（五）三棱镜的辨认法和测量法

1. 辨认法　将欲测量的三棱镜放在一直线的面前，假如直线断开，则表示为三棱镜，根据三棱镜的屈光作用，被看物体

向尖端移位,由此可知三棱镜尖的所在位置(图6-2-4)。

2. 测量法　将一已知屈光力的三棱镜片底,与一欲测量的三棱镜的尖相对合在一起,假如所见的断线成为一直线,则所测定镜片的屈光力即为已知三棱镜片的屈光力。

(六)三棱镜在眼科的应用

1. 抵消因眼外肌麻痹而造成的复视　比如一患者右眼外直肌麻痹,当看一个光点时,左眼(L)在黄斑"M"成焦点,而右眼因外直肌麻痹转向鼻侧,光线便落在黄斑的鼻侧视网膜上,因而向外右侧投射光线,并在右侧构成一个虚影。假如将一屈光力合适的三棱镜放置在右眼前面,底向颞侧,则由光点来的光线可以落在黄斑上,于是复视即可被消除(图6-2-9)。

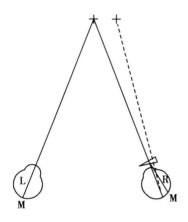

图6-2-9　三棱镜矫正复视

2. 测试眼外肌的力量　让患者双眼注视远距离的一个光点,在任一眼前放置一6$^\triangle$BI(base in)(底向内6$^\triangle$)的三棱镜,该患者看到两个并列的光点,即产生了复视;假如改用5.5$^\triangle$的三棱镜即不发生复视,则可知其外直肌的力量是5.5$^\triangle$。假如将三棱镜的底分别向外、向下或向上,也可分别测知内、上、下直肌的力量。

3. 训练或矫正眼肌功能不足。

4. 检查或矫正上下、内外隐斜　在眼视光临床中,常常在综合验光仪上采用Von Graefe法定量测量水平远/近隐斜。方法如下:在标准照明下,受试者在综合验光仪上置入远距处方,以受试者最好视力上一行单个字母作为视标(远距在5m、近距在40cm处);右眼前放置12$^\triangle$BI,左眼前放置6$^\triangle$BU(base up),12$^\triangle$BI作为测量镜;询问受试者是否看到右上左下两个视标,如果不是,予以调整;对受试者以适当的语言进行检查的指导;以2$^\triangle$/s的速度减少右眼棱镜度;第一次对齐后向同方向转动棱镜直至患者又看到两个视标;反方向转动棱镜直至又将两个视标对直;标准记录两次对齐时的棱镜度数和底的方向,作出判断。测量近距离时方法相同,但需调整为近距离处方。

5. 复视试验法　用于检查一眼伪盲的患者,即复视试验法。用一个6$^\triangle$的三棱镜,BU或BD(base down)放置,与一遮眼片同时放在伪盲眼前的试镜架上,安放时勿让患者看见,健眼不放镜片。戴镜后先试看视力表,然后突然将遮眼片取下,若患者很快说看见两个视力表或字成双行,即可判断为伪盲。

二、透镜

镜片(lens)为一种薄透镜,由透明物质(常为玻璃、有机玻璃及高分子聚合物)制成。有一个或两个弯曲面,通常分为三类,即球镜片、柱镜片及球柱镜片。

(一)球镜片(spherical lens)

简写为"球"或"S"或"SPH",其弯曲面为球面的一部分,故称球镜片。其特点为各子午线的屈光力相等。

1. 球镜片的种类　分凸球镜片(以"+"表示)和凹球镜片(以"−"表示)两种。凸球镜片的中心较四周厚,凹球镜片的中心较四周薄。凸球镜片又分为双凸、平凸或凹凸三种(图6-2-10);凹球镜片也分为双凹、平凹和凸凹三种(图6-2-11)。

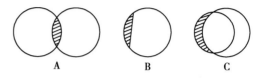

图6-2-10　凸球镜片的种类
A. 双凸;B. 平凸;C. 凹凸

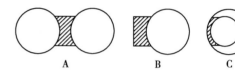

图6-2-11　凹球镜片的种类
A. 双凹;B. 平凹;C. 凸凹

平凸镜片的两面为一平一凸,由一圆球切下所成。双凸镜片为两面皆凸,是两个圆球相结合部分。凹凸镜片的两面为一凹一凸,小球的弯曲面为凸面,大球的弯曲面为凹面。

平凹镜片的两面为一平一凹,其凹面正与圆球密接。双凹镜片两面皆凹,两个凹面分别可与两圆球密接。凸凹镜片的两面为一凸一凹,小球的弯曲面为凹面,大球的弯曲面为凸面。

2. 球镜片的构成及其屈光作用　球面透镜实际上可理解为由许多三棱镜构成。

(1)凸球镜片:将两个三棱镜底相对,平行光线经过两镜后屈折聚焦于一点(图6-2-12);假如将数个三棱镜相组合,基底朝向中心,则平行光线经过后亦聚焦于一点(图6-2-13);假如三棱镜增多至无限,其组合的三棱镜边即变为无限小,最终接合成为一条曲线,即形成一凸球镜片。凸球镜片的屈光作用

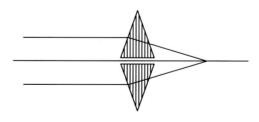

图6-2-12　两个棱镜底相对,屈折光线的情形

为:平行光线或一定程度的散开光线,经过此镜片后屈折,并向中央汇聚成一焦点(F),平行光线所形成之焦点又称主焦点(图6-2-14)。

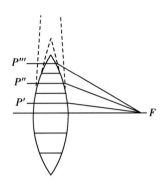

图6-2-13 凸球镜片的构成

P′″:平行光线经过三棱镜构成的凸球镜片后,向底屈折;*P″*:同上;*P′*:平行光线经过凸球镜片中心,不屈折;*F*:主焦点

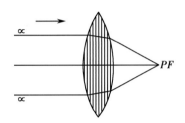

图6-2-14 主焦点

∝:无限远来的光线;*PF*:主焦点

(2) 凹球镜片:将两个三棱镜尖相对,平行光线经过之后,呈散开光线(图6-2-15);假如将数个三棱镜相组合,尖朝向中心,平行光线经过屈折后同样为散开光线(图6-2-16);假如三棱镜增多至无限,其组合的三棱镜边即变为无限小,最终接合成为一条曲线,即形成一凹球镜片。凹球镜片的屈光作用为平行光线或一定程度的散开光线,在经过该镜之后散开,不能汇聚形成一实焦点;然而沿着散开的光线反向延伸,则可在投射光线的同侧形成一虚性焦点,简称虚焦点(图6-2-17)。

3. 球面透镜的应用 凸透镜用于矫正远视或老视,凹透镜用于矫正近视。配镜时常采用凹凸或凸凹镜片,前者又称周视凸镜片,而后者又称周视凹镜片。这种周视镜片又称为弓形镜片,其优点是减少镜片周边部的斜向散光以及使镜片更贴近角膜。高度远视或近视时分别采用平凸或平凹镜片,双凸或双凹镜片均不采用。

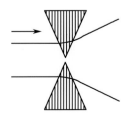

图6-2-15 两个棱镜尖相对,屈折光线的情形

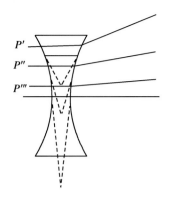

图6-2-16 凹球镜片的构成

P′、*P″*、*P′″*:平行光线到三棱镜后光线向底曲折,由于球面像差的存在,*P′*光线被折射的最厉害;通过凹透镜中心的光线不发生折射

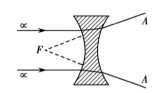

图6-2-17 虚焦点

F:虚焦点;*FA*:散开光线及其延长线

4. 与镜片有关的名词

(1) 主轴:即两弯曲面中心点的连接线,在凸球镜片中心的很小部分,可认为其两面平行(图6-2-18)。因此其作用与平板玻璃相同,即光线经此中央部分(即主轴)不被屈折。

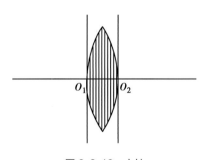

图6-2-18 主轴

O_1O_2:主轴

(2) 副轴:在斜向进入镜片的光线中,有一条光线可不被屈折。

如图6-2-19所示,*PQ* 及 *RS* 即代表此线,光线穿经 *QR* 两点如同穿过一平板玻璃,因此光线虽经两面分别屈折,但投射光线 *PQ* 与出射光线 *RS* 在同一方向,即两者平行。假如镜片很薄,则其轻微的屈折可被忽略,而把 *PQRS* 当作一条直线,此线即为镜片的副轴。

(3) 光学中心点:即镜片光学系统的中心,所有副轴与主轴相遇在这一点(见图6-2-19 *O* 点)。

(4) 主焦点:见图6-2-14。

(5) 焦点距离(焦距):由镜片中心到主焦点的距离。

(6) 虚焦点:见图6-2-17。

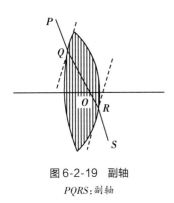

图6-2-19 副轴

PQRS：副轴

(7) 联合焦点：由无限远以内的一点 A 所发出的光线为散开光线，经凸透镜片后屈折聚焦于一点 B，此点位于主焦点 F 之外。因光线所行进之路往返不变，所以光线由 B 点发出经过凸透镜片后，集合于 A 点，A 点与 B 点即为联合焦点又称共轭焦点(图6-2-20)。

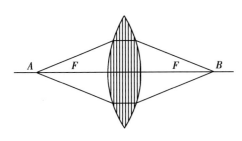

图6-2-20 联合焦点

F：主焦点　A 与 B：联合焦点

(8) 像：光线经过镜片所成的像，为许多焦点相连而成，即每一焦点与物体的一点相对应。像分为两类，即实像与虚像，前者为光线相遇所成之像，而后者为散开光线反向延长所成之像。

5. 成像　像的位置和大小可用两条直线表示，一条直线起始于物体(AB)的一端(A)，与主轴(F_1F_2)平行，遇镜片后即折向焦点(F_2)，或其屈折线延长至焦点。另一条直线为自物体的同一端做一副轴，即经过镜片的光学中心点(O)。这两条直线相交点即为物体一端的像(a)(图6-2-21)。

(1) 凸球镜片的成像：其成像性质与物体距离镜片的远近有关。假如物体(AB)在焦点 F_1 以外，则在镜片的对侧形成小而倒立的实像(ab)；物体距离镜片越近，则在镜片对侧所形成的倒像越大，距离焦点 F_2 也越远(图6-2-21)；但假如将物

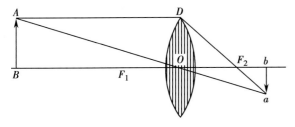

图6-2-21 凸镜片的成像——物体 AB 在焦点 F_1 之外，像 ab 为小而倒立的实像

体(AB)向镜片移近并置于焦点 F_1 以内，则在镜片的同侧形成一直立放大的虚像(ab)，该像位于焦点 F_1 之外(图6-2-22)。

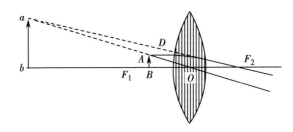

图6-2-22 凸镜片的成像——物体 AB 在焦点 F_1 之内，像 ab 为大而直立的虚像

(2) 凹球镜片的成像：所成的像为虚而缩小的正像(ab)，与物体(AB)位于镜片的同侧(图6-2-23)。

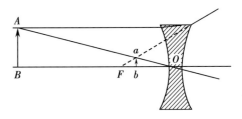

图6-2-23 凹镜片的成像

像 ab 为小而直立的虚像；AB：物；ab：像

6. 镜片的定度　镜片的力量取决于构成镜片物质的屈光指数、入射光线的方向、镜片的弯曲度，以及镜片所处周围媒质的屈光指数。以屈光度(diopter,D)为单位表示镜片力量的大小。当平行光线经过镜片后，在 1m 处成焦点时，则该镜片的屈光力即屈光度为 1D。镜片的屈光能力越强，焦点距离越小；反之，镜片的焦点距离越大，屈光能力越弱。用 f 代表焦距，则镜片的屈光力(屈光度)=1/主焦距(m)，即 $D=1/f$，其中 f 以米(m)为单位。假设焦点距离为 2m，则屈光力为 1/2=0.5D；再假设焦点距离为 0.5m，则屈光力为 1/0.5=2D。

7. 镜片的辨认和测量

(1) 凸球镜片：镜片中央比四周厚，所见物像变大；假如将镜片上下左右移动，所见物像逆镜片而动，镜片屈光度低则像动慢，镜片屈光度高则像动快。用已知屈光度的凹球镜片与被测凸球镜片相合后再移动，假如物像仍动，则可加减凹球镜片屈光度，直至物像不动，则所测凸球镜片的屈光度等于已知凹球镜片的屈光度。

(2) 凹球镜片：镜片中央比四周薄，所见物像变小；假如将镜片上下左右移动，所见物像顺镜片而动，镜片屈光度低则像动慢，镜片屈光度高则像动快。用已知屈光度的凸球镜片与被测凹球镜片相合后再移动，假如物像仍动，则可加减凸球镜片屈光度，直至物像不动，则所测凹球镜片的屈光度等于已知凸球镜片的屈光度。

8. 球镜片的棱镜力　一个球镜片相当于由多个棱镜所构成的屈光体，越近周边部，其棱镜效应越强。如图6-2-24所示，

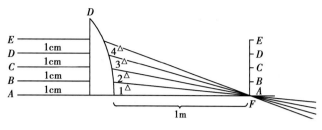

图 6-2-24 +1D 凸球镜片的棱镜力

为屈光力 +1D 的凸球镜片,一束平行光线经该镜片后会聚于 1m 处的焦点 F 上,B 光线具有 $1^\triangle$ 的棱镜力,而 E 光线则具有 $4^\triangle$ 的棱镜力。因此,可以看出越靠近周边部,其镜片的棱镜力越强。同时镜片屈光度越高,其三棱镜效应亦越大。镜片上某点的三棱镜效应 $P^\triangle$ 等于该镜片的屈光度 D 与距光学中心的距离 d [以厘米(cm)为单位]的乘积,即 Prentice 公式:$P^\triangle = d \cdot D$。假如屈光度为 1D 的凸球镜片,距光学中心 4cm 处的三棱镜效应为 $P^\triangle = 4 \times 1 = 4^\triangle$。因此在配镜时,应强调光学中心与视轴的重合,以免产生三棱镜效应,使戴镜后出现视觉疲劳及彩色边的感觉。

举例:患者 18 岁,右眼近视 −5.00D,采用远用瞳距配框架镜,则配戴后患者在读书时产生的棱镜效应为?

计算过程:看近时由于瞳距缩短,单眼缩短 2mm 左右,因此对于右眼而言,其棱镜效应 =BI |−5.00D|×0.2=BI $1^\triangle$。因此,看近的时候,对于此患者而言,其集合需求会比隐形眼镜减少 $1^\triangle$。

(二)柱镜片(cylinder lens)

柱镜片可简写为"柱"或"C"或"CYL"。柱镜片的曲面为圆柱的一部分,其轴与圆柱的轴平行,在轴的方向无屈光力,与轴垂直的方向屈光力最大。

1. 种类 分凸柱镜片和凹柱镜片两种。凸柱镜片为从圆柱(ABCD)纵切下来的一部分(EFGH)(图 6-2-25);凹柱镜片为与一圆柱外密接的柱镜片(图 6-2-26)。

2. 构成及作用

(1)凸柱镜片:见图 6-2-25,在轴(XY)方向的作用如同一平板玻璃(PQRS),与轴垂直方向的作用如同一凸球镜片(LM)。

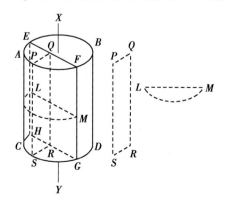

图 6-2-25 凸柱镜片

XY:圆柱轴;PQRS:与轴同向的玻璃镜片面;LM:与轴垂直方向凸球镜片面

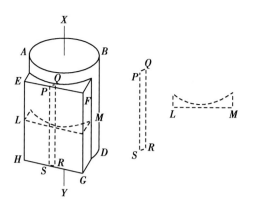

图 6-2-26 凹柱镜片

PQRS:与轴 XY 同方向的玻璃镜片面;LM:与轴 XY 成垂直方向的凹球镜片面

平行光线被屈折后成一直线,是由无数焦点所合成而称为焦线(focal line),此焦线与镜片的轴 y 平行(图 6-2-27)。

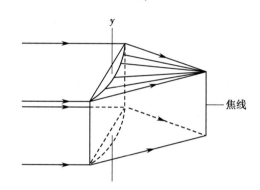

图 6-2-27 凸柱镜片的作用

(2)凹柱镜片:如图 6-2-26 所示,在轴(XY)方向的作用,如同一平板玻璃(PQRS),与轴垂直方向的作用如同一凹球镜片(LM)。平行光线被屈折后呈散开之势,如同由镜片后的直线(焦线)所散开(图 6-2-28)。

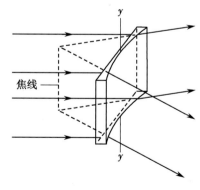

图 6-2-28 凹柱镜片的作用

3. 应用 在眼科临床上,柱镜片即为散光镜片,其中含轴的径线称为弱主径线,即轴的位置;与轴直交的径线称为强主径线,通常以强主径线的球面屈光力表示柱镜的屈光度。凸柱镜片矫正远视散光,凹柱镜片矫正近视散光。

4. 辨认及测量

（1）凸柱镜片：顺轴的方向无厚薄变化，与轴垂直的方向中央比两边厚。假如将镜片顺轴移动，所见物像不动；假如沿垂直于轴的方向移动，则物像逆镜片而动。用已知力量的凹柱镜片与之相合，即轴相重合，然后再移动，直至移动镜片而所见之物像不动时，则凹柱镜片的屈光度即为凸柱镜片的屈光度。

（2）凹柱镜片：顺轴的方向无厚薄之分，与轴垂直的方向中央比两边薄。假如将镜片顺轴移动，所见物像不动；假如沿垂直于轴的方向移动，则物像顺镜片而动。用已知力量的凸柱镜片与之相合，即轴相重合，然后再移动，直至移动镜片而所见之物像不动时，则凸柱镜片的屈光度即为凹柱镜片的屈光度。

（3）球柱镜片（spherocylinder lens）：为球镜片与柱镜片的合成，即一面为球镜片，另一面为柱镜。球镜片与柱镜片可以都是凸的或都是凹的，也可以是一凸一凹的，其屈折作用必定是一条子午线屈折力最大，而与其垂直的子午线屈折力最小（图6-2-29）。图中所示子午线 VV 较水平子午线 HH 的弯曲度大，因此当平行光线穿过时，垂直子午线先成焦点，水平子午线后成焦点，因此在不同的切面就可见到不同的像，如在 A、B、C、D、E、F、G 各处所见者。在 B 处时，垂直子午线的光线已成焦点，而水平子午线仍在集合中，故形成一水平线；在 F 处时，水平子午线的光线成为焦点，而垂直子午线的光线又散开，因此形成一垂直线。两线所在的面称为焦面，两线间的距离称为焦点间距离。

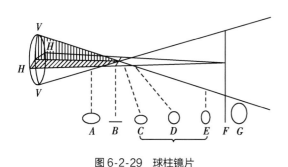

图 6-2-29　球柱镜片
VV：垂直子午线　HH：水平子午线

临床上，将两面均为凸的球柱镜片用于矫正复性远视散光；将两面均为凹的球柱镜片用于矫正复性近视散光；将两面为一凸一凹且柱镜片屈光度大于球镜片者，用于矫正混合散光。

5. 镜片联合　在验光配镜时，经常需要不同种类、不同屈光度的镜片互相联合。当需要两个镜片以上联合时，各镜片的光学中心必须一致，取其屈光度的代数和即为总体屈光度。由于眼镜片一般均为薄透镜，所以镜片的厚度及镜片间的距离均可忽略不计。镜片与镜片的联合符号用"/"来表示。镜片联合时，可将球镜片的屈光力或柱镜片的屈光力和轴用两条互相垂直的直线来表示。

球镜片，其各子午线的屈光力相等。

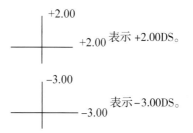

柱镜片的屈光力，在与轴垂直的子午线上。

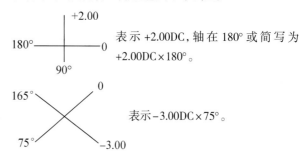

（1）球镜片的联合：两个球镜片的光学中心相对而联合，其结果等于两个镜片的代数和。

1）+2.00DS/+1.00DS=+3.00（DS 远视球镜片联合）

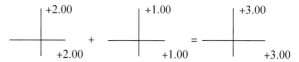

假如为近视球镜片的联合，则改变上述表达式的符号即可。

2）+4.50DS/-2.50DS=+2.00DS（远视球镜片与近视球镜片联合）

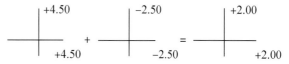

3）-1.50DS/+1.50DS =0（近视球镜片与远视球镜片联合）

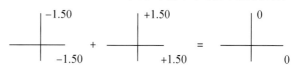

（2）柱镜片的联合：可分为轴向重合与轴向垂直两种。

1）轴向重合：如：-3.00DC×175°/-2.50DC×175°=-5.50DC×175°

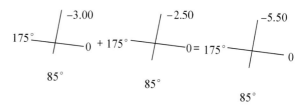

又如：-4.50DC×10°/+2.50DC×10°=-2.00DC×10°

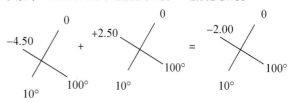

即轴向重合的两个柱镜片联合后,其屈光度的总和等于各镜片屈光度的代数和,其轴不变。

2) 轴向垂直:又分各种不同情况。

①符号相同、屈光度相等时,联合后就等于原来符号、原来屈光度的球镜片。

如:−2.00DC×180°/−2.00DC×90°=−2.00DS

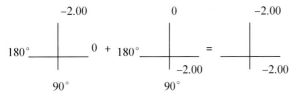

②符号相同而屈光度不等时,联合后即等于同符号的一个球镜片与一个柱镜片,球镜片的屈光度等于屈光度低的柱镜片的屈光度,而柱镜片的屈光度等于两个柱镜片相差值,其轴与较高柱镜片的轴相同。

如:+3.00DC×90°/+4.00DC×180°=+3.00DS/+1.00DC×180°

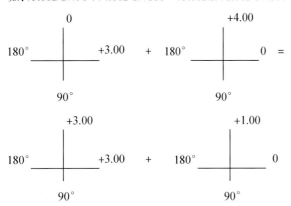

③符号不相同而屈光度相等时,联合后即等于一个球镜片和一个柱镜片。可以有两种形式,一种是负球镜片联合正柱镜片;另一种是正球镜片联合负柱镜片。球镜片的屈光度等于原来柱镜片的屈光度,柱镜片的屈光度等于原柱镜片的 2 倍,而球镜片与柱镜片的符号相反,柱镜片的轴与原来同符号柱镜片的轴相同。

如:+2.00DC×90°/−2.00DC×180°=+2.00DS/−4.00DC×180°

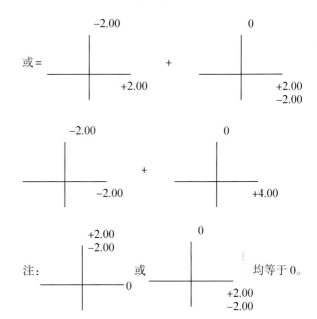

注:　或　　　均等于0。

(3) 球柱镜片的联合:又分为以下各种情况。

1) 球镜片与柱镜片的符号不同,而屈光度相等,联合后等于一柱镜片,屈光度相等,但符号与原来的柱镜片相反,轴与原来的轴相差 90°。

如:+3.25DS/−3.25DC×180°=+3.25DC×90°

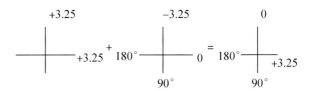

2) 球镜片与不同符号、不同屈光度的柱镜片联合,假如柱镜片屈光度较低,则等于符号相同的球镜片与柱镜片,其符号与原来的球镜片相同。球镜片的屈光度等于原来的球镜片与柱镜片的差值,柱镜片的屈光度与原来柱镜片的屈光度相同,轴相差 90°(即轴大于 90°则减去 90,小于 90°则加上 90)。

如:+5.00DS/−3.00DC×180°=+2.00DS/+3.00DC×90°

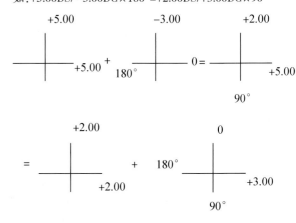

(4) 通用情形:散光的傅里叶分解。

任意两个球柱镜片 $S_1/As_1×Ax_1$ 与 $S_2/As_2×Ax_2$(其中 S 为球镜,As 为柱镜,Ax 为散光轴向),其叠加结果是什么呢? 解决此类问题需要用到散光的傅里叶分解。对于任意 $S/As×Ax$ 的球

柱镜,需要将其分解为三个互相正交的成分:

$$SER=S+0.5\times As$$

$$J_0=-0.5\times As\times\cos(2Ax)$$

$$J_{45}=-0.5\times As\times\sin(2Ax)$$

其中 SER 即等效球镜,J_0 和 J_{45} 为散光的两个正交成分。三个成分由于互相正交,所以可以直接进行代数运算,之后再合成为一个球柱镜。

例:$-3.00DS/-1.50DC\times175°$ 与 $+1.75DS/-1.25DC\times67°$,其叠加结果是?

计算过程:对于 $-3.00DS/-1.50DC\times175°$,其 SER、$J_0$ 和 J_{45} 分别为 $-3.75D$、$+0.74D$、$-0.13D$;$+1.75DS/-1.25DC\times67°$ 的分解结果为 $+1.13D$、$-0.43D$、$+0.45D$。将其组成成分分别相加,得到新的球柱镜的 SER、J_0 和 J_{45} 分别为 $-2.63D$、$+0.30D$、$+0.32D$(由于小数点位数保留差异,所以此处的值和仅保留小数点后两位的结果稍有差异),将此三个值代入上述傅里叶分解公式,解方程得到新的球柱镜为:$-2.18/-0.88\times23.2°$。

(5)三棱镜与镜片联合

1)几何中心点:为镜面直径的正中心。

2)光学中心:在凸球镜片最厚及凹球镜片最薄处,一般与几何中心一致,假如不一致则可产生三棱镜作用:光学中心从几何中心点移位愈少,则三棱镜作用愈小,反之愈大。正常情况下,患者所戴眼镜的光学中心点与几何中心点必须与眼睛的视轴吻合才无三棱镜作用。此外,三棱镜作用的大小还与镜片屈光力大小及镜片的种类有关。

3)球镜片与三棱镜的联合:可采取球镜片加上三棱镜片,或使球镜片中心移位,使其既有屈光作用又可产生三棱镜作用。凸球镜片中心点移位后所产生的三棱镜作用,其底始终倾向于移动中心点;而凹球镜片中心点移位后,其底的方向与移动中心点正相反。

4)柱镜片与三棱镜的联合:这两种镜片的联合,决定于柱镜片轴在子午线上的位置以及在这条子午线上镜片中心点移动的位置。

第三节 眼球的光学解剖

要点提示

角膜的屈光力占全眼屈光力的约 2/3;晶状体是变折射率组织;Stiles-Crawford 效应:光感受器细胞的敏感性随着光线入射角度的变化而变化。

一、模型眼

眼球作为一种特殊的视觉器官,有着精密的光学构造和复杂的视觉机制。尽管不同的个体眼球参数差异很大,但对于共性的特性建立模型眼,研究其光学特性对眼视光学研究具有重要的应用价值。

第一个正确的模型眼是 Listing 在 1851 年提出的,其包括一个简单的角膜面,一个近似晶状体的结构,以及晶状体前方

的约 0.5mm 直径的孔径光阑。Gullstrand 提出的模型眼更为复杂:角膜包括两个面,晶状体有四个面,由一个精密的透镜组成,该透镜能使晶状体的折射率有变化,包括两种调节状态的参数,称为 Gullstrand 精密模型眼。Gullstrand 还提出了一个简化的版本,也包括两种调节状态,这个简化的模型眼只有一个角膜面,且晶状体厚度为 0(表 6-3-1)。

表 6-3-1 Gullstrand 模型眼参数

曲率半径/mm	精密眼		简化眼
	放松状态	调节状态	放松状态
角膜前表面	7.7	7.7	7.8
角膜后表面	6.8	6.8	—
晶状体前表面	10	5.333 3	10
晶状体核前表面	7.911	2.655	
晶状体核后表面	-5.76	-2.655	
晶状体后表面	-6	-5.333 3	-6
折射率			
角膜	1.376	1.376	1.377 1
前房水	1.336	1.336	1.337 4
晶状体			1.42
前皮质	1.386	1.386	
核	1.406	1.406	
后皮质	1.386	1.386	
玻璃体	1.336	1.336	1.336
厚度/mm			
角膜	0.5	0.5	—
前房	3.1	2.7	5.85
晶状体	3.6	4.0	0
前皮质	0.546	0.672 5	—
核	2.419	2.655	
后皮质	2.419	2.655	
等效折射力	58.636	70.57	59.74
眼轴/mm	24.385	24.385	24

二、眼的光学生理

眼球是非常精密的光学器官,在进化的过程中,一些光学特性的形成,对于改善视觉质量有着十分重要的作用。

(一)角膜的非球面特性

尽管模型眼采用同一曲率半径去描述角膜的前表面形态,但角膜实际是一个非球面表面,中央陡,周边平,从角膜中央到周边,其屈光力不断减弱。如采用 Zernike 多项式描述角膜像差,角膜的球面像差在大多数人中通常为正值,这一光学特性有利于改善全眼的球面像差,提升视觉质量。

(二)瞳孔的形状

不同物种的瞳孔形态有着很大差异,推测是自然选择的结果。掠食者,例如许多猫科动物,往往具有竖直的瞳孔(图

6-3-1，上），这样的瞳孔形状对于增加景深范围、判断猎物的前后位置有着天然的优势；而食草动物的瞳孔往往为横向水平（图 6-3-1，下），这样能获得相对较大的前后视野以便于发现掠食者从而增加逃生机会。灵长类动物的瞳孔往往为圆形，能够更好地提升视觉质量。

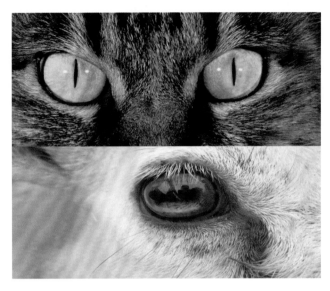

图 6-3-1　不同物种的瞳孔差异

猫科动物往往具有竖直方向的瞳孔，而食草动物的瞳孔很多为水平横向

（三）晶状体的变折射率特性

人眼的晶状体本身是一个变折射率的光学透镜。晶状体的中央部分是晶状体核，其折射率高。以直径为 9.0mm 的正常人眼晶状体为例，从中央到周边，晶状体的折射率从 1.41 逐渐递减至 1.32 左右。这种中央屈光力高、边缘屈光力低的特性，同样可以改善球面像差。人眼在调节放松状态下，全眼球面像差往往为正值（Zernike 多项式描述），是角膜的正球差与人眼负球差综合的结果。但在调节状态下，晶状体的形变导致晶状体的球面像差负值增大，导致全眼的球面像差从正值向负值方向变化。这种调节状态下的球面像差改变实际对于看清近处物体有利，理由是调节滞后状态的本质是负离焦，而负离焦 + 负球差的状态有利于改善像质。

（四）光感受器

人眼红、绿、蓝三种光感受器的敏感波长分别为 565nm、535nm、440nm。由于波长的差异，人眼的红绿色差约为 0.50 D，而蓝绿色差约为 1.50 D。由于蓝色视锥细胞的相对数量较红色和绿色视锥细胞少，且在中心凹 3° 以外才开始出现，因此在视光学临床中做红绿平衡，而非红蓝平衡。光感受器的另一个有趣的光学特性是具备全反射特征，仅对低于某一入射角度的垂直入射光线敏感，因此造成了 Stiles-Crawford 效应，即锥细胞的敏感性，随入射角度而异，对通过瞳孔中心直射在视网膜上的光的敏感度最高，而对于离中心如 4mm 的周边处入射的光敏感度可减至 1/3 以下，这一现象在中央凹处十分显著，但在

视网膜周边区却不明显。

第四节　经典赛德尔像差概述

要点提示

人眼的色像差，红绿之间可以达到 0.50D；经典赛德尔像差（Seidel aberrations）包括畸变、像场弯曲、像散、彗差和球面像差。

光学系统像差（aberration）的一般概念是指系统实际成像与理想成像相比较的缺陷。以前对于像差的概念关注较少，随着各种屈光手术的普遍开展，因术后球面像差（spherical aberration）和彗差（coma）等的增加而出现的视觉质量问题（眩光、光晕、晚间视力下降等），使得人们开始关注像差的影响，并且用像差理论来指导屈光手术。

一、色像差

像差分两大类：色像差和单色像差。色像差简称色差，是由于透镜材料的折射率是波长的函数，由此而产生的像差，可分为位置色差和放大率色差两种。一束混合光（白光）射向透镜的边缘，相当于射向一棱镜，经棱镜折射后，可使不同波长的光射出时呈分离状态，形成色散；因透镜边缘对波长较短的紫色光线的折射指数较大，因此对紫光的折射程度较强，其焦点距透镜最近；红色光的波长较长，折射指数较小，而焦点距透镜较远；其余颜色光的焦点则依次位于紫色光与红色光之间，这一现象称为色像差（chromatic aberration）（图 6-4-1）。在临床上，无晶状体眼配戴大屈光度凸透镜矫正时，患者常诉戴镜后看物体都有彩色边，就是由于透镜的色像差所致。

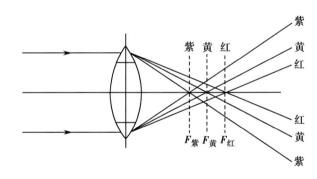

图 6-4-1　色像差的形成

单色像差是指波长相对单一的情况下也会产生的像差。经典赛德尔像差是用来描述单色像差的数学工具，由一串用来描述各个成分的多项式叠加而成。初级赛德尔像差包括球面像差、彗差、像散、场曲和畸变，当然还有更高阶的赛德尔像差。初级四阶赛德尔像差的数学描述如下：

$$\phi^{(4)} = Ay_0^3\rho\cos\theta + By_0^2\rho^2 + Cy_0^2\rho^2\cos^2\theta + Dy_0\rho^3\cos\theta + E\rho^4$$

这五个成分分别对应畸变、像场弯曲、像散、彗差和球面像差。其中，A、B、C、D、E 为常数，y_0 为物高，ρ 为单位圆内的极坐标半径，θ 为单位圆内极坐标的角度。

二、球面像差

通过透镜周边的光线(远轴光线)因其入射角较大,所以其折射作用也较强,因此,经过透镜周边折射的光线较近轴光线更接近于透镜形成焦点,这种现象称为透镜的球面像差(spherical aberration),简称球差(图6-4-2)。其中,F_1为近轴光线①通过透镜后所形成的焦点,F_2为远轴光线②通过透镜后所形成的焦点,F_1与F_2之间的距离表明此透镜存在球面像差。从上述公式可以看出,赛德尔球面像差仅与单位圆内极坐标半径的四次方成正比。

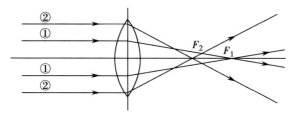

图6-4-2 球面像差的形成

在临床上,由于球面像差的存在,使得在瞳孔散大的情况下,来自周边的光线(提前聚焦)与中央的光线不能同时聚焦于视网膜上,从而导致成像模糊或夜间近视。由于数学工具选择的不同,赛德尔像差描述的球差不可等同于Zernike多项式描述的球差,但两者之间可以通过数学工具变换。

三、彗差

当入射光线不与主光轴平行,而是成一定角度时,则通过透镜边缘的光线与通过透镜中心的光线所成像的位置不同,因此在像平面上得到的不是清晰的像点,而是形成一系列交错叠加的光斑,其形状如同带尾巴的彗星,其尖端亮度较大,这种像差即称为彗形像差(comatic aberration),简称彗差(图6-4-3)。

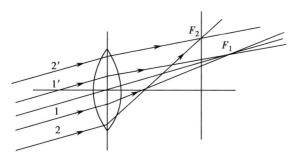

图6-4-3 彗形像差的形成

以通过光学中心的光线为依据做一辅助光轴,靠近辅助光轴的平行光线1及1′通过透镜后相交于点F_1;远离辅助光轴的周边光线2及2′通过透镜后相交于另一点F_2,如在F_2处垂直于光轴置一屏来观看光的成像情况,则可见到一个非均等照射的梨形光斑,此现象即为彗形像差所成的像(图6-4-4)。

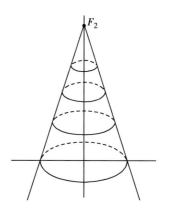

图6-4-4 彗形像差所成的像

四、像散

当一束斜行光线射向透镜,经过不含光学中心的透镜部分所发生的折射现象,其情形如同sturm光锥那样,平行光线所成的像并不成焦于一点,而是形成两个互相垂直的焦线F'_m和F'_n,以及程度不同、方向不一的许多椭圆形像,这样的像差称为像散现象(图6-4-5)。

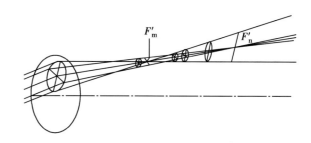

图6-4-5 像散现象

五、像场弯曲

当我们通过透镜来观察一长的直线AC时,长直线上各点所发射的光线向透镜表面倾斜,所以周边部光线的焦点较中央光线的焦点更近于透镜。因此,各个焦点不是在一个平面上,而是在一个曲面上。将物体各部所成焦点连接起来后,则像$A'C'$呈弯曲的外观,这种现象称为像场弯曲(curvature of the field)(图6-4-6)。

这种现象对眼的成像造成的影响很小,因为人眼视网膜是弯曲面。对近轴光线而言,像场弯曲可以忽略不计。

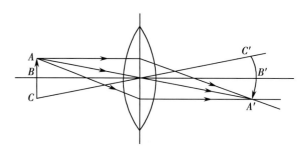

图6-4-6 像场弯曲的形成

六、畸变

当通过一高度凸透镜看一方格形物体时,方格的边缘成凹形内陷;而通过高度凹透镜时,则方格的四边成凸形向外隆起,这种现象称为透镜的像畸变(distortion)。和其他像差不同,像畸变与焦点的锐利度无关,而是和像的形状有关。假如透镜的放大率在所有部分都相同,那么这个物的像才是真实的不发生畸变的像。但是光线愈近透镜的周边部则折射后的偏向愈明显。因此,透镜的放大率并不恒定,从而导致像畸变(图6-4-7)。

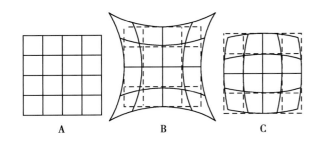

图6-4-7 透镜的像畸变
A. 正常方格形态;B. 凹透镜的像畸变;C. 凸透镜的像畸变

第五节 波阵面像差与 Zernike 多项式

要点提示

波阵面像差是理想波阵面与光学系统实际波阵面之间的光程差;Zernike 系数是单位圆域内波阵面像差的正交数学分解,已知 Zernike 系数的离焦项可以计算球镜、柱镜以及散光轴;视网膜像是点扩散函数和理想倒像的卷积。

波阵面像差(wavefront aberration)是物理光学领域中早已被描述的概念,用来表示光学系统所存在的缺陷。从波阵面像差的角度研究影响视觉质量的问题和改善视觉质量的方法,已成为当前角膜屈光手术、晶状体屈光手术等领域所关注的热点和前沿。

一、波阵面像差的概念

光是传导中的电磁波,波阵面(wavefront)是距光源的光程为常数的表面或与点光源发出的所有光线垂直的表面,即连续的等相位面(isophase surface),它的形状被直接用于表征光学系统的像差。波阵面与光的传播方向垂直,如果光束通过光学系统折射后相交于一点,那么波阵面将是球面;反之,波阵面是球面的光线通过光学系统后相交于一点。这样,点的理想成像就有两个等效定义,即所有成像光线相交于一点,或所有的波阵面是球面,而平行光线所形成的波阵面为平面(图6-5-1)。

为了更好地理解波阵面的概念,可以将光子想象成一个个的运动员,平行光线的传播方向好比赛道。在初始时刻,所有的"运动员"都在同一起跑线上,起跑后,所有的光子都以同样

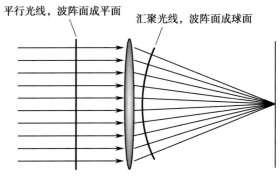

图6-5-1 理想的波阵面

的速度向前运动。凸透镜本身是阻碍光子运动的,由于中间厚两边薄,处于中间赛道的光子会首先接触到凸透镜,并且由于它经过凸透镜的路径最多,在它跑出凸透镜的一瞬间,它会"惊讶地发现"其他小伙伴们都跑到了它的前面去了(图6-5-1),因此"波阵面"会从原来的平面变成球面。

然而,光学元件没有完美的,凸透镜也不例外。因此,光子跑出凸透镜形成的波阵面,不可能是理想的球面并最终形成一个焦点。这种理想波阵面与实际波阵面的差异,就是波阵面像差(图6-5-2,图6-5-3)。所谓的波阵面像差就是实际的波阵面与理想波阵面之间的光程差,相当于空间中两个曲面间的差。

用光线的矩阵形成波阵面并和理想的波阵面比较,可以发现两者存在偏差。人眼的波阵面像差主要来源于眼光学系统

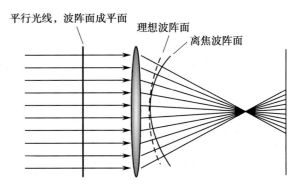

图6-5-2 离焦(近视)的波阵面,中心与理想波阵面重合,周边则超前

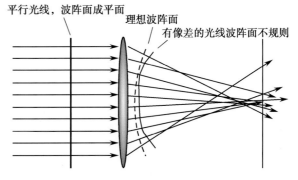

图6-5-3 不规则波阵面

的缺陷：角膜和晶状体表面不理想，其表面存在局部偏差；角膜与晶状体不同轴；角膜和晶状体的内含物不均匀，以致折射率有局部偏差，从而使经过偏差部位的光线偏离了理想光路。假如物体上一点在视网膜的对应点不是一个理想的像点，而是一个发散的光斑，其结果是整个视网膜接收到的图像的对比度下降，视觉模糊。这就是点扩散函数的概念，它描述的是当光学系统的输入物为一点光源时其输出像的光场分布。而人眼视网膜接收到的图像，数学上可以描述为点扩散函数和理想倒像的卷积（图6-5-4）。

如图6-5-4所示，A图为0.7μm的彗差形成的点扩散函数；B图为 **E** 视标；C图为视网膜成像效果。由于彗差的存在，本应清晰的图像发生明显的模糊，虽然还可以认清开口方向，但视觉质量较差。

二、波阵面像差的描述方法

目前最常用的定量表达波阵面像差的方法是Zernike多项式（polynomials）和波阵面像差图。

（一）Zernike 多项式

为一组正交于单位圆上的序列函数，可将波阵面像差分解定量，来观察每一阶像差的大小。其常用表达形式为：

1. 双指数（极坐标）表达式 $Z_n^m(\rho,\theta)=N_n^m R_n^m(\rho)\cos m\theta$（当 $m\geq0$ 时）；或 $Z_n^m(\rho,\theta)=-N_n^m R_n^m(\rho)\sin m\theta$（当 $m<0$ 时）。其中 ρ 为径向坐标（radial coordinate），范围从 0 至 1；θ 为方位角向量（azimuthal component），范围从 0 至 2π。n 为径向阶（radial order），m 为方位角频率（azimuthal frequency）。当 n 值确定时（n=0、1、2、3、4……），m 值为 $-n$、$-n+2$、$-n+4$……n。

2. 单指数表达式 可以将 Zernike 多项式（0 至 5 阶）用金字塔形式表示如下（表6-5-1）。

此单项指数 j 从金字塔顶端为 0 开始，从上到下、从左到右依次递增，其与上述 n、m 值的关系为：$j=\dfrac{n(n+2)+m}{2}$。

常用的 Zernike 多项式为 7 阶 36 项。眼科通常认为 3 阶以下为低阶像差，3 阶及以上为高阶像差。低阶像差与传统的像差即近视、远视、散光相对应，而高阶像差则对应于一些非经典的像差。如 Z_1 表示 X 轴的倾斜，Z_2 表示 Y 轴的倾斜，Z_3 表示 0°方向上的散光，Z_4 表示离焦（近视、远视），Z_5 表示 45°方向上的散光，Z_7 表示 X 轴上的彗差，Z_8 表示 Y 轴上的彗差，Z_{12} 表示球面像差。

每一阶中的单个 Zernike 系数值有正值也有负值，在计算每一阶的总体像差或眼整体像差时，须引入均方根（root mean square，RMS）的概念。RMS 是指理想波阵面的每一点到实际波阵面的光程差的平方和均值，因此不受正值或负值的影响，能反映眼的整体像差。

3. 坐标系统表达式 在入瞳平面计算人眼的波阵面像差，将两眼用一坐标系统进行表示。坐标中心位于入瞳平面中心，x 轴为水平轴，箭头向右；y 轴为垂直轴，箭头向上；z 轴为入瞳平面中心与黄斑中心凹的连线，箭头向外。$r=\sqrt{x^2+y^2}$；$x=r\cdot\cos\theta$；$y=r\cdot\sin\theta$。

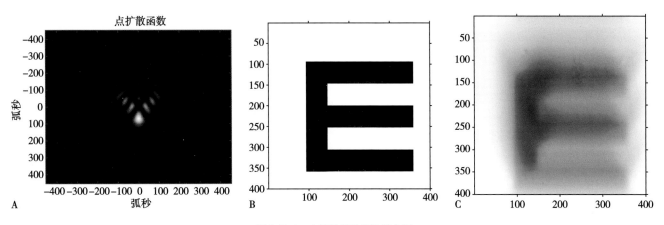

图6-5-4 点扩散函数相关概念图

A. 点扩散函数；B. 理想的视标倒像；C. 卷积后的视网膜图像

表6-5-1 波阵面像差单指数表达式

n/m	−5	−4	−3	−2	−1	0	+1	+2	+3	+4	+5
0						j=0					
1						1	2				
2				3		4		5			
3			6		7		8		9		
4		10		11		12		13		14	
5	15		16		17		18		19		20

$W(x,y)=\sum_{m,n}C_n^m\times Z_n^m(x,y)$。$W(x,y)$ 为入瞳平面的波阵面像差函数,计算单位为微米(μm),在此平面上,理想眼波阵面为平面,因此以此平面为参照面计算眼的波阵面像差。Z_n^m 代表 Zernike 多项式,C_n^m 代表 Zernike 系数。系数的值代表了相应的像差值,某些可以转换为屈光度单位。例如,如果已知离焦行 C_2^0、C_2^{-2}、C_2^2 三个系数和瞳孔半径,则球镜、柱镜、散光轴三者可以直接用 Zernike 系数计算出来:

$$SPH=-\frac{4\sqrt{3}C_2^0}{R^2}-\frac{2\sqrt{6}\cdot\sqrt{(C_2^{-2})^2+(C_2^2)^2}}{R^2}$$

$$CYL=\frac{4\sqrt{6}\cdot\sqrt{(C_2^{-2})^2+(C_2^2)^2}}{R^2}$$

$$\theta=0.5\cdot\tan^{-1}\left(\frac{C_2^{-2}}{C_2^2}\right)$$

其中,R 为瞳孔半径。例如,如 $C_2^0=-3.55\mu m$、$C_2^{-2}=-1.05\mu m$、$C_2^2=-0.98\mu m$,瞳孔半径为 3mm,则计算的结果为 +1.95 DS/+1.56DC×67°。从上述公式不难看出,所谓的等效球镜 $SER=-\frac{4\sqrt{3}C_2^0}{R^2}$,是指在这一瞳孔大小下,采用最小二乘法让波阵面像差的 RMS 降低到最小的离焦成分。与角膜地形图寻找最佳拟合球面的方法类似,通过最小二乘法,可以寻找最佳的拟合球面波阵面,即等效球镜表示的离焦。但是,近轴曲面拟合的赛德尔离焦并不等于等效球镜,如果用 Zernike 系数计算,应为:

$$\frac{4\sqrt{3}C_2^0-12\sqrt{5}\cdot C_4^0}{R^2}$$

这里面考虑到了 C_4^0 球面像差对成像质量的影响。临床中我们常常看到,同样是 −1.00D 的近视患者,有些只有 0.3 的视力,有些却有 0.6 甚至 0.8 的视力,就可以理解了。

（二）波阵面像差图

Zernike 多项式是眼波阵面像差的数学表达形式,在临床上便于医生观察的更直接的表达是将 Zernike 函数重建成在瞳孔平面二维的眼波阵面像差图,其表述方法类似于角膜地形图。角膜地形图用来表示角膜表面的曲率,而波阵面像差图则反映实际光波阵面与理想参照波阵面的差异。常用的眼像差图分析是通过光线经过屈光介质后其光程(optical path length, OPL)的差异得出的。

此处显示的是典型的离焦,在中心点位置光程差为 0,旁边区域为正值,呈现超前状态,为典型的正离焦,"碗"口向上。

OPL 的概念为光在穿过某一介质时,从出发点至目标点之间其波长必须振荡的次数,它是由物理光径长度及屈光介质所决定的。若所有的光线有同样的 OPL,则在每条光线末端有同样的位相,这种带有共同位相点的轨迹组成了光的波阵面。为了确定光学系统的像差,在眼入瞳处设置了坐标系统,在入瞳平面上经过任何点(X,Y)的光线的 OPL 和通过瞳孔中心$(0,0)$的光线比较,其结果被称为光程差(optical path difference, OPD),即 $W(x,y)=-OPD(x,y)$。于是,眼光学系统的像差结构可以用三维的图形表示为像差图(图 6-5-5)。

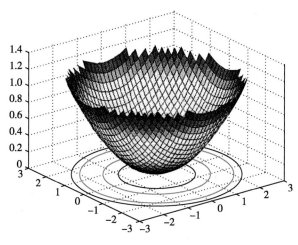

图 6-5-5　波阵面像差图

无像差的理想眼,其 OPD 值在入瞳平面任何点上均为 0。而实际上人眼的光学系统是存在像差的,光线经过不同的瞳孔点时,其 OPL 不同,即光线经过瞳孔不同位点后产生不同的位相,因此在瞳孔平面所获得波阵面与理想波阵面相比会产生变形。

第六节　双眼视觉

要点提示

调节与集合是联动关系,一定的调节对应一定的集合;调节指标包括相对调节、调节幅度、调节灵敏度、调节反应;常见的非斜弱视双眼视异常包括集合不足、集合过度、散开不足、散开过度、基本外隐斜、基本内隐斜,以及融像性聚散功能异常等。

一、调节作用及其机制

当正视眼不用调节时,平行光线入眼后,成焦点在视网膜 R 上(图 6-6-1)。假如物体在无限远之内,例如 A 点,则成像在联合焦点 A',即在视网膜的后面,因此在视网膜上不能形成清晰的像。但假如眼的屈光力增加,则可成焦点在视网膜上,这种自动改变眼的屈光力,使近距离物体仍能在视网膜上成焦点的能力,称为眼的调节作用(accommodation)。调节作用只能将不同距离的光线在不同的时间点分别成焦点在视网膜上,而不能把不同距离的光线在同一时间点成焦点在视网膜上。

关于调节作用形成的真正机制,至今仍存在不同的意见,现就所公认的意见简述如下:眼球在不用调节时,晶状体是由

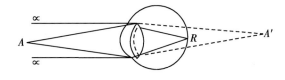

图 6-6-1　调节作用

A:物体;*R*:视网膜上焦点;*A'*:像(联合焦点)

紧张的悬韧带所固定。悬韧带主要附着于睫状突上,注视近处的物体时,睫状肌收缩,睫状突形成的环缩小,悬韧带的张力松弛,晶状体变凸,因而屈光力加大。当晶状体变凸后,其前面的凸度增加较大,因此距角膜较近;而后面凸度稍增,后极部不离原位,总体积不变(图 6-6-2)。

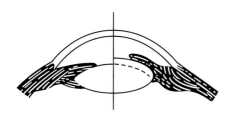

图 6-6-2　调节作用的机制

二、调节的组成成分

调节为调整眼屈光力以看清外物。调节包括张力性调节、集合性调节、近感性调节和模糊性调节四类。张力性调节是指眼处于休息时的调节状态,约为 1D。例如长时间阅读后,如闭眼休息,眼仍处于张力性调节,只有远眺才能使调节放松。集合性调节是由于集合作用带动的那部分调节,由于集合和调节是联动的,一定的集合作用一定带来一定程度的调节。近感性调节是指对近距离物体的知觉引起的调节。模糊性调节是由于视网膜模糊引起的调节反应,它对中空间频率(2~5 周/度)的轻中度模糊反应最佳,而随意性调节对高空间频率(5~30 周/度)反应最佳。

三、调节近点与调节远点

眼在不用调节时,能看清的最远点称为调节远点;能看清的最近点为调节近点,此时所动用的调节力最强。

四、调节相关指标及其测量

(一)调节范围和调节幅度

调节远点与调节近点之间的距离称为调节范围。在该范围内,眼可以利用不同程度的调节看清不同距离的物体。眼睛看远时的屈光度(静态屈光)与看近点所产生最大调节时的屈光度之差,即表示眼可以使用的全部调节力,称为调节幅度(amplitude of accommodation,AMP)。

在 Donders 的调节公式 $A=P-R$ 中,P 为看近点时所用屈光度,R 为看远点时所用屈光度,A 为调节幅度。正视眼 R 为 0。如果近点在 10cm,则 P 为 10D［距离以米(m)为单位的倒数］,A 亦为 10D。远视眼远点在眼后方,远点屈光度 R 为负值,因此调节幅度为近点屈光度与 R 绝对值之和。例如,2D 远视眼,其调节近点在 25cm,则调节幅度为 $A=4+2=6D$。当眼注视远点与近点之间的某一点时,所需调节为 $A=V-R$,其中 V 为注视该点时的屈光度。

从年幼到年老,人眼逐渐失去其调节力,其原因为晶状体纤维硬化失去弹性、睫状肌力量减弱,或两者兼而有之。表

6-6-1 是年龄在 10~70 岁之间,以每 5 岁为一组,各组正常的调节近点与调节幅度(依据 Donders 的调节公式)。

该表所列均为正视眼或者是已经矫正的非正视眼。非正视眼的屈光度虽然不同,但其调节幅度在相应的年龄段则基本相同。为了临床工作方便,可以重点记忆几个年龄段的数据,例如 10、20、30、40、50 及 60 岁各个年龄段的调节近点及调节幅度。

年龄是影响调节力的一个最主要的因素,Hofstetter 通过统计学的研究,得出以下公式:最大调节幅度 =25-0.4×年龄,平均调节幅度 =18.5-0.3×年龄,最小调节幅度 =15-0.25×年龄。

表 6-6-1　不同年龄正视眼的屈光度调节表

年龄	近点/cm	调节幅度/D
10	7.0	14.0
15	8.5	12.0
20	10.0	10.0
25	12.0	8.50
30	14.0	7.00
35	18.0	5.50
40	22.0	4.50
45	28.0	3.50
50	40.0	2.50
55	55.0	1.75
60	100.0	1.00
65	133.0	0.75
70	400.0	0.25
75	∞	0.00

(二)调节反应

调节刺激为诱发个体产生调节的物体,一般指放置在眼前某近距离的注视视标,以该视标至眼镜平面的距离(m)的倒数来表达调节刺激的量。调节反应为个体对应某调节刺激所产生的实际调节量。以调节反应大于调节刺激、调节反应小于调节刺激来说明个体对同一调节刺激所做出的反应的准确性,并以"调节超前"和"调节滞后"来表达。

对一定量的调节刺激,不同个体有不同的调节反应。对近距离物体进行调节时,视网膜共轭点较所视物体偏后,即:对于近点视标的调节反应通常比调节刺激稍微低些,调节反应小于调节刺激的屈光度的量就是调节滞后,调节反应大于调节刺激时称为"调节超前"。在 40cm 距离做测量时,多数人会表现为"调节滞后",而"调节超前"相对少见。

比如:一个放置于眼前 40cm(0.4m)的物体产生的调节刺激是:1/0.4=2.5D。如果实际眼睛产生的调节是 2.3D,则实际产生的调节小于调节刺激,用调节刺激减去实际调节,+2.50D-2.30D=+0.20D,即有 0.2D 的调节滞后(以正号表示);同理,如果实际眼睛产生的调节是 2.8D,则实际产生的调节大于调节刺激:2.50D-2.80D=-0.3D,即有 0.3D 的调节超前(以负号表示)。

(三) 相对调节

相对调节是指患者在双眼注视状态下，集合需求保持不变时，调节放松和收紧储备的能力。正相对调节是指被检双眼在看近处某一物体时，同时接受负镜片刺激后产生的调节，用 PRA(positive relative accommodation, PRA) 表示，符号为负；负相对调节是指被检双眼在看近处某一物体时，同时接受正镜片刺激后产生的调节放松量，用 NRA(negative relative accommodation, NRA) 表示，符号为正。例如，正视眼者注视 33cm 处物体时，所需调节力为 3D，集合作用为 3 米角。此时在双眼前同时加凹球镜片直至不能看清目标为止，假如所用镜片为 -3D，即表示所运用的调节作用由 3D 增加至 6D，额外使用 3D 的调节力。去掉凹球镜片后改用凸球镜片试验，直至增加到 +2D 时视力开始模糊，即表示其调节作用松弛 2D，由 3D 变为 1D。在此例中，双眼的注视点一直没有改变位置，即集合量没有改变，始终为 3 米角，理论上在 33cm 处使用的调节应为 3.00D，但实际上其能在 1.00~6.00D 的范围内保持物像清晰。则其相对性调节的幅度范围为 5.00D(即 6.00D-1.00D)，其中 -3.00D 为正相对性调节，+2.00D 为负相对性调节。由此可见，物体愈近眼球，正相对性调节愈小，负相对性调节愈大。

检查相对调节正负两部分的目的，主要在于尽量保持多余的正相对调节，使患者在看近时无不适感，最低限度也应使正负相对调节大致相等，因为只有尽量保持多余的正相对调节，才不会使调节作用完全丧失。假如正相对调节作用过低，则表示看近时睫状肌几乎使用了全部肌力，此时如果患者看近处过久，必然出现眼疲劳症状。因此，必须保留三分之一的调节，才能在阅读时感觉舒适而能持久。

(四) 调节灵敏度

调节灵敏度是人眼对不同的调节刺激所做出的调节反应速度，即快速的放松调节和动用调节的能力。调节灵敏度也是评价眼睛是否能够平稳有效地改变调节量的指标。临床上常用 ±2.0D 的反转拍测量调节灵敏度。测量方法如下：在照明充足的环境下，被检者戴上远用矫正眼镜，注视眼前 40cm 处的阅读卡(阅读卡字体大小一般为 20/60)，让被检者手持反转拍，先将反转拍的 +2.00D 置于双眼前，开始计时，嘱被检者先在阅读卡看清楚(儿童要读出阅读卡上的字母或数字)后，再将 -2.00D 置于双眼前，再次变清晰后，再反转至 +2.00D 面，重复该步骤，记录 1min 内翻转的循环次数并做好记录。之后遮盖左眼，重复第三步检查右眼并记录，再遮盖右眼，重复第三步检查左眼并记录。需要注意的是，儿童和成人调节灵敏度的正常值是不同的。双眼调节灵敏度，6 岁正常低限是 3 周/min，7 岁 3.5 周/min，8~12 岁 5 周/min，30 岁以下成人 10 周/min；单眼调节灵敏度，6 岁正常低限是 5.5 周/min，7 岁 6.5 周/min，8~12 岁 7 周/min，30 岁以下成人 11 周/min。

五、调节微波动及其测量方法

在工作距离保持不变的情况下，调节本身也并非完全稳定，而是存在调节的微小波动，其本质是小范围内的不断变化

的光学离焦。临床上常用的检测调节微波动的方法是采用开放视野红外验光仪进行测量。不同的开放视野红外验光仪，其采样频率不同，常用的一般为 5Hz 左右，而高频信号的频率上限为采样频率的一半，即 2.5Hz。让人眼注视 33cm 的调节视标，该调节刺激为 3.0D，如果存在 +0.25D 的调节滞后，则其调节反应为 2.75D。由于存在调节微波动，可以发现调节反应是围绕 2.75D 的水平做微小颤动，这就是调节微波动(图 6-6-3)。

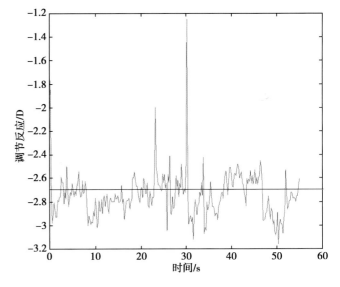

图 6-6-3 调节微波动

六、调节异常

调节异常包括调节不足、调节灵敏度下降、调节不能持久、调节过度四种类型。

(一) 调节不足

调节不足包括生理性和非生理性两大类。前者指老视，后者可由多种因素引起。

1. 老视 随着年龄增长，晶状体逐渐硬化、弹性降低、睫状肌收缩力量变弱，以上因素均使调节作用减退，造成看近困难，这种状况称为老视(presbyopia)，俗称"老花眼"。因原来的屈光状态不同，出现老视症状的年龄也不同：正视眼者一般从 40~45 岁开始；远视者出现较早；而近视者老视症状出现较晚或不出现。例如，一位 4D 远视患者，看近时应再加 3D 的调节，共 7D，相当于 30 岁的调节幅度，因此该患者在 30 岁时即可出现老视症状。又如 -3D 未矫正的近视患者，其远点就在 33cm 处，因此看 33cm 处的物体时，无须调节即能看清。但需要指出的是，近视患者中近视代偿了近距离工作的调节需求，并不意味着其调节功能没有下降，很多近视患者，其调节幅度和 PRA 常常不如远视或者正视者。

非手术治疗是目前主要的治疗方法，即给予凸透镜(正镜)，但在给镜前须了解双眼的屈光状态，正视眼给镜度数与年龄的关系大致如下：40~45 岁为 +1.00~+2.00D，50~60 岁为 +2.25~+3.50D，60 岁以上为 +4D 左右。此外还应了解患者平时

近处工作的距离及调节幅度等,以便给予合适的镜片。该镜片不仅要补足其减退的调节功能,还需有剩余调节,一般情况下,老视眼应保留 1/3 调节,这样可减轻视物疲劳,使近距离工作更加持久。老视眼镜可单独在看近时配戴,也可配双焦点(双光)眼镜或渐变多焦点眼镜,此外也可配渐变多焦点角膜接触镜解决看近问题。

手术治疗老视多数尚处于临床验证阶段,又分为非调节性手术与调节性手术两大类。非调节性手术包括单眼视设计,比如主要用于看近眼在屈光手术矫正时保留 -0.50~-1.50D 的近视,而对侧眼(通常为主眼)则完全矫正。此外,非调节性手术还包括传导性角膜成形术(conductive keratoplasty,CK),双焦点人工晶状体植入,以及多焦点准分子激光角膜消融技术等。而调节性手术主要为巩膜扩张手术以及可调节性人工晶状体植入术。

2. 其他原因引起的调节不足 主要表现为看近模糊。眼科门诊中,调节不足是引起看近视疲劳最常见的原因之一。青少年近视儿童如果长期不戴镜,一旦配戴足矫的近视镜片后,往往看远清晰,看近模糊,这是典型的调节不足的表现。调节不足患者,表现为调节幅度、PRA、NRA 均低,调节滞后增加,调节灵敏度测试负镜不能通过或通过困难,需要做调节功能训练。

调节不足需要和很多功能性异常进行鉴别,例如集合不足、基本外隐斜、调节灵敏度下降等。此外,很多全身疾病或者药物均可导致调节不足,需要引起警惕。酒精、抗组胺药、毒品、睫状肌麻痹等药物可导致调节不足;虹膜炎、青光眼、巩膜炎、阿迪氏瞳孔等眼部疾病可导致调节不足;贫血、糖尿病、多发性硬化、松果体瘤、Parinaud 综合征以及一些感染性疾病可导致调节不足。因此,调节不足经调节训练后没有明显改善者,应警惕这些全身性疾病的可能性。

(二)调节灵敏度下降

调节灵敏度下降的患者,表现为近距离工作一段时间后,看远出现视物模糊;或者看远一段时间后,看近不能马上清晰,需要过一段时间才能逐步适应近距离工作。此类患者调节幅度和调节反应相对正常,调节灵敏度测试指标明显降低,PRA、NRA 均降低。需要做调节功能训练。

(三)调节不能持久

调节不能持久的患者,在近距离工作时一开始正常,但很快就出现看近视物模糊、头痛等调节不足的相关症状。表现为阅读 15min 以上,调节幅度、灵活度、PRA 均降低,调节滞后增加。对于此类患者,需要进行调节功能训练或者附加正球镜进行治疗。

(四)调节过度

多发生于儿童及青少年,由于睫状肌收缩力量过强,常导致"假性近视"。此外,在远视性屈光不正中,为了看清远、近目标,时常需用调节,假如远视度数较高,则可发生调节过强现象,其症状有头痛、眼球压迫感、眉弓部疼痛,重者可有恶心、远视力下降等。

调节过度需要和某些双眼视功能异常进行鉴别,例如集合过度、基本内隐斜、调节不足以及调节灵敏度下降。可能导致调节过度的因素包括药物和感染因素。胆碱能药物、吗啡、洋地黄、磺胺类、碳酸酐酶抑制剂等均可导致调节过度。梅毒、三叉神经痛、脑炎、脑膜炎等感染性疾病可引起调节过度。

七、聚散作用

聚散(vergence)为调整两眼视线夹角对准注视物体,以达双眼单视,获得最佳立体视。聚散包括两个方向,"聚"即集合,而"散"为散开。与调节类似,聚散的成分也分为四类:张力性聚散、调节性聚散、近感性聚散和融像性聚散。

八、调节与聚散的关系

正常眼看 1m 处物体,其调节力为 1D,其集合为 1 米角;当视线移近注视 33cm 处的物体时,其调节力为 3D,集合角为 3 米角,由此可见调节作用与集合作用是有密切关系的,是协调的。但有时候这两种作用也可不协调,甚至出现有调节无集合或有集合无调节的状态。例如当注视一固定距离的物体时,在眼前加低度的凹球镜片或凸球镜片,借助调节作用的增减,仍可以看清所注视的物体,此时便是集合作用固定而调节作用发生增减变化。又比如在眼前加三棱镜,也仍然能够看清所注视的物体,即调节作用固定而集合作用发生增减变化。在老视眼中,调节作用逐渐消失,但集合作用仍可保持不变;在眼内直肌麻痹时,集合作用丧失而调节作用可以独立存在。

在屈光不正患者中,两者不协调的情形也很显著。例如一正视眼者,在注视 33cm 处物体时,需用 3D 的调节力和 3 米角的集合;但是一个具有 2D 远视的患者,在注视 33cm 处物体时,则需要 5D 的调节力和 3 米角的集合,其调节作用强于集合作用;而一个具有 -2D 近视的患者则仅需 1D 的调节力和 3 米角的集合,其调节作用弱于集合作用。以上在屈光不正中调节与集合不协调的情形,有一定的适应限度,超过此限度,患者即发生不适,甚至发生内斜视或外斜视。

远视眼因调节作用强于集合作用而容易发生内斜视。假如一只眼的远视程度比另一只眼更为严重,其集合与调节作用更不容易协调。例如,远视眼者右眼为 +3D,左眼为 +4D,假如两眼用 6D 注视 33cm 处物体,那么左眼必然会比右眼多用 1D 的调节,才能使视网膜成像与右眼同样清晰。多用调节的结果,造成内直肌过度兴奋,因此左眼即向内斜,久而久之便形成内斜视。临床上常见内斜视眼的屈光度大于对侧眼。

相反,近视眼因调节作用弱于集合作用而容易发生外斜视。例如一患者双眼为近视 -8D,在注视眼前 12cm 处物体时,需用 8 米角的集合,但无须做任何调节。此时,内直肌必须使用很强的力量,假如持续时间太久会产生眼疼症状,结果导致集合松弛,一只眼保持注视,而另一只眼向外转。假如一只眼的近视程度远大于对侧眼,则更容易出现外斜视。

九、聚散异常及其处理原则

聚散异常的种类包括集合不足、集合过度、散开不足、散开过度、基本外隐斜、基本内隐斜、融像性聚散功能异常等。

1. **集合不足**　集合不足表现为视近时出现眼球酸胀、疲劳、视物模糊、交叉性复视等，希望避免近距离阅读。检查可发现集合近点 NPC>6cm，近距眼位表现为明显的外隐斜，近距离汇聚储备明显降低，低 AC/A，调节检测可以正常。当动用调节性集合时，表现为 NRA 降低，PRA 增加。集合不足需要和假性集合不足进行鉴别，后者的本质是调节不足，由于调节不足导致调节性集合减弱所致。治疗首选集合训练。

2. **集合过度**　集合过度表现为同侧性复视、疲劳、希望避免近距离工作、喜欢书本放得很近、晚上眼眶上方疼痛等。体征表现为近距眼位明显内隐斜，高 AC/A，近距离外展储备低，而汇聚储备高，集合近点 NPC 甚至可直达鼻尖；调节灵敏度降低，负镜通过困难，NRA 增加而 PRA 降低。治疗考虑矫正屈光不正，阅读时可附加正镜。

3. **散开不足**　散开不足表现为远距离工作视疲劳、头痛、同侧性复视。典型症状的患者，在开车时头痛明显，看信号灯时甚至出现复视。体征表现为近距离眼位正常，远距离内隐斜，远距离 NRC 降低，低 AC/A。治疗需矫正屈光不正，远距离附加 BO 三棱镜。一般而言，散开不足训练较为困难，但亦可考虑 BI 三棱镜训练。

4. **散开过度**　散开过度表现为眺望远距离目标时，闭上一眼更清晰，以及视疲劳、交叉性复视。近距离眼位正常，远距高度外隐斜，甚或出现间歇性外斜视。远距 PRC 降低，AC/A 增高。治疗包括远距离处方适当增加负球镜（相当于近视过矫），通过 BO 三棱镜进行训练。

5. **基本外隐斜**　近读时出现视疲劳，调节痉挛、交叉复视。远近距离均为外隐斜，但 AC/A 正常，远近距离 PRC 均降低，NRA 降低。矫治：通过 BO 三棱镜训练，或采用 BI 三棱镜缓解症状。

6. **基本内隐斜**　可出现视疲劳，重症有向鼻侧的牵拉感、球结膜充血、同侧复视。远近距离均为内隐斜，AC/A 正常，远近距离 NRC 均降低，PRA 降低。可采用 BI 三棱镜训练，或采用 BO 三棱镜缓解症状。

7. **融像性聚散功能异常**　融像性聚散功能失常（fusional vergence dysfunction，FVD）是一种容易被忽略的双眼视觉功能异常，有时无法将其归纳为一种特定的类型，患者的症状和检查结果有时也并不完全一致。因此，此功能异常的诊断比集合不足、集合过度等的诊断要困难得多。FVD 一般出现于学龄儿童和青少年，也可出现在成年人中，特别是当患者有双眼视觉功能异常时，如集合不足，长时间处于一种代偿状态，容易出现症状。患者可表现为视物模糊、近距离工作疲劳、希望避免长时间近距离工作，一般晚上症状更重，且常规双眼视功能检查不能解释。临床上可以发现此类患者隐斜、AC/A、集合近点可以正常；单眼调节灵活度明显好于双眼；集合灵活度下降，小于 15/min；NRA/PRA 降低；NFC/PFC 降低等。治疗主要通过反转三棱镜进行功能训练，矫正屈光不正，调节训练亦可能改善症状。

聚散异常的一般处理原则：首先要根据眼位确定 AC/A 的类型。高 AC/A 的类型包括集合过度、散开过度；低 AC/A 的类型包括集合不足、散开不足；正常 AC/A 包括基本外隐斜和内隐斜，以及 FVD。一般而言，集合过度和散开不足，通过附加镜片处理较为容易；而集合不足则通过训练效果较好。高 AC/A 的类型，当改变球镜方时，对眼位的影响较大，通过附加球镜往往起到立竿见影的效果。而低 AC/A 的类型，附加球镜效果不好，像散开不足，往往需要附加 BO 三棱镜改善症状。

第七节　屈光不正

要点提示

验光的方法包括客观验光法和主觉验光法；正视化和远视储备的概念；近视性屈光不正的分类和近视的危害；远视眼与调节的关系；散光的定义与分类；屈光参差的矫正原则；角膜塑形镜的原理；接触镜的优缺点；各类屈光手术的原理、适应证和相对禁忌证。

一、屈光不正的检查方法

对于任何视力减退的患者，均应在排除屈光不正的基础上，确定其视力障碍的性质。任何视力正常而主诉有眼睛疲劳的患者，也应该在排除屈光不正之后，才能确定眼睛疲劳的原因。临床工作中，常有将屈光不正误诊为球后视神经炎，或把视力正常但有明显视物疲劳的远视、远视散光、混合散光误诊为青光眼或神经性眼眶疼痛等，并做了一系列的检查和治疗，给患者造成了不必要的痛苦及负担。以上情况的发生，主要是没有常规进行屈光检查或屈光检查不准确所致。所以，正确的屈光检查对视功能不良原因的判断及最终作出正确的临床诊断具有重要意义，也是判断眼病治疗效果和预后效果的重要手段。同时，准确的屈光检查结果，也为屈光矫正提供了必要的依据。此外，屈光不正的患者，其眼病治疗后的视力是否有所提高，也必须以治疗前后的矫正视力为基础进行分析比较。

屈光检查有两种方法，即客观验光法及主观验光法。客观验光法不凭被检者的感觉，只凭检查者熟练的检影技术来决定被检眼的屈光状态。客观检影后，当瞳孔恢复正常后，再进行主观试镜。主观验光法只凭被检者主观的感觉，需要有被检者的密切合作。小瞳孔下检查，因为有调节因素的影响，所得结果不一定准确，必要时需要睫状肌麻痹验光（散瞳验光）。儿童、青少年因其调节能力较强，应当做睫状肌麻痹验光。

（一）客观验光法

客观验光法不凭被检查者的主观知觉，而是客观地测定被检眼眼底反射光线所形成像的位置，借此来判断眼球的屈光状态。通过测定被检眼的远点距离，即可知被检眼是否有近视、远视或散光；而通过测定角膜表面的曲率半径，则可知角膜散光的程度。客观检查法中以视网膜检影法最常使用，它能迅速正确地判断被检眼的屈光状态。进行屈光检查时，最好先用客观验光法(检影法),然后再进行主观插片矫正,最后得出较准确的眼镜处方。

1. 直接检眼镜检查法

(1) 光学原理:假如检查者及被检查者均为正视眼,那么由被检查者眼底发出的光线必为平行光线,并在检查者视网膜上形成清晰的像。假如被检查者为远视眼,其眼底发出的光线则为散开光线,因此检查者必须用调节力或借助凸透镜片,才能在视网膜上成清晰的像。假如被检查者为近视眼,其眼底发出的光线则为集合光线,检查者必须借助一凹透镜片,才能在视网膜上成清晰的像(图6-7-1)。

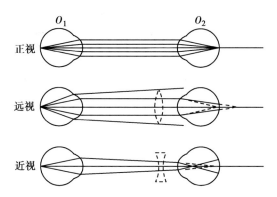

图 6-7-1　直接检眼镜检查法的光学原理

O_1:被检查者眼;O_2:检查者眼

(2) 检查方法:用此法测定屈光时,检查者必须看清被检者视盘周围的眼底,同时了解自己的屈光状态及准确屈光度数,这样才容易得出被检眼的屈光情况及度数。例如:检查者为正视眼,当其看清被检眼眼底而未用任何镜片时,则被检眼必为正视;当用−4.00D看清被检眼眼底时,则被检眼为−4.00近视;当用+3.00D看清被检者眼底时,则被检眼为+3.00远视;假如检查者有−2.00D近视,而须用−4.00D才能看清被检者眼底,则被检眼为−2.00D近视,因为用−2.00D先矫正了检查者的近视,其余−2.00D才矫正了被检眼的近视。检查时,检者的屈光不正必须矫正,另外检者与被检者的调节必须放松,以免加大误差。这种检查方法只能大致了解屈光状态及屈光度,不能据此开出眼镜处方。

2. 视网膜检影法　借助平面镜或凹面镜,将光线射入被检眼内,然后摇动镜面通过观察瞳孔区的光影移动,来客观测量眼屈光状态。

(1) 光学原理

1) 光源移动与视网膜像移动的关系:光源由瞳孔进入眼内,在眼底照亮一点,假如光源由下向上移动,则视网膜像由上向下移动(图6-7-2)。假如O'代表光源,在眼底形成一照明区X,当O'向上移动至O'',那么X必将移行到X'。在正视眼、近视眼、远视眼中均是这种情形。

2) 平面镜移动与光源移动的关系:平面镜的像位于镜后(图6-7-3),如图所示,AB为一平面镜,O为一灯光,O'为当平面镜在AB时灯光O所成之像。当平面镜向下倾斜至$A'B'$时,

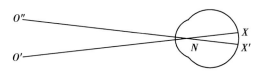

图 6-7-2　光源移动与视网膜像移动的关系

$O'O''$:为光源;N:结点;XX':网膜上$O'O''$的影像

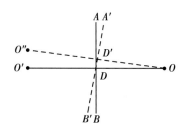

图 6-7-3　平面镜移动与光源移动的关系

AB:平面镜;OO:光源;$O'O''$:光源O在AB平面镜倾斜到$A'B'$时的像

O之像向上移行至O''。

3) 屈光不正眼所见:将眼底照明区作为光源,由眼底射出后,在各种屈光不正眼中所见情况不同。

在远视眼中,由眼底发出的光线为散开光线,类似由眼后的某一点发出(图6-7-4),如图所示,X为眼底照明区,光线似由A点发出,假如X移至X',则光线似由A移至A',即当照明区向下移动时,所见光影也是向下移动。

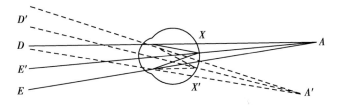

图 6-7-4　在远视眼中,眼底照明区移动与光影移动的关系

XX':眼底照明区;AA':光线发出点(虚焦点);DE、$D'E'$:光影

在近视眼中,光线由眼底的照明区射出后为集合光线,在眼前某一距离形成焦点(图6-7-5)。如图所示,光线由眼底照明区X发出,于眼前A处形成一焦点,假如照明区向下移动,即由X移至X',则其像由A移至A',即当照明区向下移动时,所见光影向上移动。

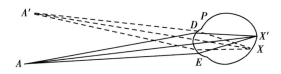

图 6-7-5　在近视眼中,眼底照明区移动与光影移动的关系

XX':光线发出点;AA':像

检影法实际上是根据透镜的共轭焦点理论而产生的。在正视眼不用调节时,5m以外投射来的平行光线在视网膜上成焦点,此时5m以外的发光点与视网膜上的焦点互为共轭焦点。

上述视网膜的影像,也可看作一个发光点,它向外发出的光线出了眼外就是平行光线;同样,由近视眼视网膜上一发光点向外发射光线时,则必定是向远点聚合的光线;而由远视眼视网膜上一点向外发射的光线必定是散开光线,此散开光线的逆向延长线相交于眼后的一点即远视眼的远点。视网膜上的像总是与其远点互成共轭焦点的。

在检影时,假如检查者在无限远,则可见远视眼的像为顺动,近视眼的像为逆动,正视眼的像为不动。当顺动或逆动转换为不动时即称作返转点或中和点。一般检查者不可能在无限远处,常需选择一定的距离,因此被检查者的远点,假如正是检查者眼的所在处,即出现返转点。比如检查者与被检查者的距离为1m,即被检查眼的远点为1m,则表明该被检查眼有1D的近视。假如检查距离为2m,即被检者的远点在2m处,则有0.5D近视。假如检查距离为0.5m,即被检者的远点在0.5m,则该眼有2D近视。目前不论使用哪种检影镜检影,其检查距离多为1m,因为1m距离看影动最清楚,取放镜片亦方便,假如距离太近,则计算距离稍有偏差会对验光结果影响较大。

(2) 注意事项:检影时应注意影动的方向、速度和形态。

1) 影动的方向有顺动、逆动和不动三种。顺动即瞳孔区的影动与平面镜倾斜的方向一致;逆动即瞳孔区的影动与平面镜倾斜的方向相反;不动即平面镜倾斜时瞳孔区光影不动。所见为顺动时,被检眼为远视、正视或小于1D的近视;逆动为高于1D的近视;不动为1D的近视(一般指检查距离为1m时)。

2) 影动的速度与屈光不正的高低有关。屈光不正度数越高,影动越慢;屈光不正度数越低,影动越快(图6-7-6)。如图所示,近视眼成像于眼前远点处,近视度数越高,远点越近;近视度数越低,远点越远。因此当镜动时,近视度数高者影动 Dd 较慢;近视度数低者影动 Cc 较快。而远视眼因其像成于眼后的远点处,远视度越高,远点越近影动 Dd 越慢;远视度数越低,远点越远影动 Cc 越快(图6-7-7)。

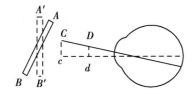

图6-7-6 在近视眼中,影动速度与屈光不正度数的关系
Cc:近视度低者的影像;Dd:近视度高者的影像

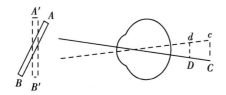

图6-7-7 在远视眼中,影动速度与屈光不正度数的关系
Dd:高度远视远点影像;Cc:低度远视远点影像

3) 影动的形式:大而圆形的影动,多为单纯近视或单纯远视,有时合并散光(图6-7-8)。假如瞳孔区出现一光带,则为散光的表现(图6-7-9)。

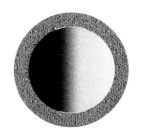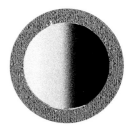

图6-7-8 检影时所见的圆形

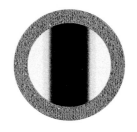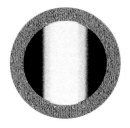

图6-7-9 检影时所见的散光带

根据以上不同的影动形态,顺动者加正球镜片;逆动者加负球镜片;散光加柱镜片。此外,可根据影动的速度来加减镜片度数,直至不动。

(3) 检影时所见的几种特殊情况

1) 剪动:在瞳孔区可见两个光带,多在水平子午线上或相距不远。当平面镜移动的方向在垂直子午线时,此两条光带相向或相反而动,因其动作很像剪刀二刃的活动,故称为剪动。这种情况常见于不规则散光、角膜瘢痕或晶状体位置倾斜时(图6-7-10)。

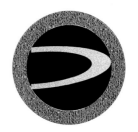

图6-7-10 剪动

2) 球面像差:当瞳孔中央部分与周边部分的屈光不同时出现球面像差,分为正、负两种。正球面像差即周边部的屈光力强于中央部,即当瞳孔中央部达到返转点时,其周边部的映光变宽且为逆动(图6-7-11)。近视性准分子激光角膜屈光手术后,可能出现较显著的正球面像差。负球面像差即周边部的屈光力弱于中央,即当瞳孔中央部达到返转点时,其周边的映光为顺动(图6-7-12)。

3. 带状光检影法 基本操作与一般点状光平面镜检影法

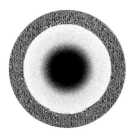

图 6-7-11　正球面差

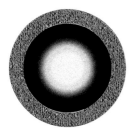

图 6-7-12　负球面差

相似(图 6-7-13)。检查者与患者相距 1m,右手握镜拇指将套管推至最高位,示指中段置于缺口前面与内管壁接触,使内管旋转而置光带于不同径线。移动镜柄,同时由平面镜中央小孔观察被检眼瞳孔内光带的活动及特征。假如为高度屈光不正,其光带较暗、宽,移动缓慢;而低度屈光不正,光带明而窄,移动快。须注意镜柄偏动的方向应与光带垂直,检查 180°径线屈光状态时,光带置于 90°,左右偏动;检查 90°径线上屈光状态时,光带于 180°上下偏动;检查 45°径线方向上屈光状态时,光带置于 135°,沿 45°径线方向偏动,依此类推。凡远视眼、正视眼及－1D 以下的近视眼,光带均为顺动;凡－1D 以上的近视眼,光带均为逆动;当被检眼恰为－1D 近视时,光带充满瞳孔区,称为中和光带。在带状光检影时,除观察光带是顺动、逆动或中和

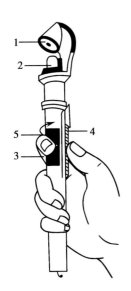

图 6-7-13　带状光检影镜

1.平面镜与镜柄成 45°;2.头部套管顶装 +20D 透镜;3.镜柄外管缺口处;4.推板;5.示指旋动内管壁

外,还要注意光带的宽窄、明暗及逆动的快慢,以判断屈光不正的性质及度数的高低。当检查被检眼是否有散光时,可用示指旋转灯座管,检查者可观察被检眼瞳孔内各径线的光带有无区别,假如无区别,则说明无散光;倘若光带宽窄度、明暗度及顺逆方向不同,则说明有散光存在,应找出互相垂直的两条主要径线,一般比较 90°与 180°子午线上光带有无差别即可。

4. 角膜曲率计　其主要功能是测量角膜前表面的曲率半径(屈光力),可测出因各种角膜疾患或手术后引起的角膜散光,对有正常范围屈光力(40~46D)的规则角膜具有很高的准确性和可重复性,精确度可达±0.25D;可作为主观验光以及计算人工晶状体度数的参考,有一定的实用价值。但其测量区域较局限,只能测量角膜中央 3mm 的平均屈光力,而不能测量角膜其他部位的屈光力。

5. 自动验光仪　随着光学及电子技术的发展,出现了多种不同类型、不同功能的自动(电脑)验光仪,它们综合了以往的许多原理和方法,并附有放松调节的装置,操作快捷、简便,可迅速客观地测出眼的屈光度数,是快速和有价值的屈光筛检方法。目前广泛应用的自动验光仪,以红外线为光源,根据 Schreiner 双针孔原理设计视标,并与电脑自动化系统相配合,使测量的精确度达到 0.12~0.25D,假如结合睫状肌麻痹剂消除眼的调节作用,可与静态检影法的结果相符。当被检眼对好位置后,只需 1~2s 即可测出其球镜、柱镜度数及轴位,并可将结果打印出来。

6. 睫状肌麻痹剂的使用　临床上,通常在被检眼的调节作用处于完全松弛状态下进行检影(静态检影法)或做自动验光仪检查。常用睫状肌麻痹剂来抑制眼调节作用,同时使瞳孔扩大以助于光影的观察。多用于儿童、青少年及远视性屈光不正。滴用睫状肌麻痹剂后,眼的调节麻痹或很弱,这时所得到的检影验光或自动验光仪检查结果,在缩瞳、睫状肌麻痹作用消除后不一定完全接受,所以需要试镜复验,然后再给予配镜处方。

常用的睫状肌麻痹剂如下:

(1) 阿托品:1% 阿托品眼用凝胶的睫状肌麻痹效果最强,持续时间久,适用于 7 岁以下的近视儿童,尤其是远视和斜弱视的患者首选使用阿托品眼用凝胶散瞳。1% 阿托品眼用凝胶的使用方法为 2~3 次/d,连用 3d;对于内斜视的患者来说,1~2 次/d,连用 5d。复验时间为 21~28d 内。用药后最好压迫泪道 1~2min,以避免不良反应(口干、面红、心跳加速等),其麻痹作用一般持续 2~3 周。

(2) 盐酸环喷托酯:1% 盐酸环喷托酯滴眼液的睫状肌麻痹效果仅次于阿托品眼用凝胶,且作用时间较短,可考虑作为不能接受阿托品眼用凝胶时的替代,以及 7~12 岁近视儿童的散瞳验光。1% 盐酸环喷托酯滴眼液的使用方法为验光前相隔 5min 滴 2 次,35min 后验光。复验时间为第 3 天~1 周内。

(3) 复方托吡卡胺:本药物成分为托吡卡胺及去甲肾上腺素,前者具有阿托品样的副交感神经抑制作用,可引起睫状肌麻痹及瞳孔散大;后者具有肾上腺素样的交感神经兴奋作用,

表现为散瞳及局部血管收缩作用。复方托吡卡胺滴眼液持续时间短,作用强度在三者中最弱,适用于12~40岁人群,临床上也可用于7~12岁近视儿童的散瞳验光。复方托吡卡胺滴眼液的使用方法为,验光前相隔5min滴3次,25min后验光。由于洗脱期很短,需要在点3次药后25min左右验光才能起到良好的睫状肌麻痹效果,切不可拖延时间过久验光。复验时间为第2天~1周内。验光前每5min点药1次,连续4次,最后一次点药后20min即可验光。点药后5~15min开始散瞳,15~90min散至最大,维持1.5h左右开始缩小,一般持续5~10h后恢复正常。

上述睫状肌麻痹剂,青光眼患者在多数情况下禁用。高血压、冠状动脉供血不足者,应禁用或慎用复方托吡卡胺或复方托吡卡胺眼液。

(二)主觉验光法

主觉验光通常是在客观验光的基础上,对客观验光结果进行精细调整,以更符合被测者的视觉要求。

1. 显然验光法　规范的显然验光应在综合验光仪(phoropter)上进行。综合验光仪是将各种测试镜片组合在一起,不仅用于验光,还可用于隐斜等检测,是目前为达到最佳矫正视力而需要的最佳主觉验光设备。

其检查程序如下:

(1)首次最正球镜时的最佳视力(maximum plus to maximum visual acuity,MPMVA)检查在检影或电脑验光的基础上进行。被检者坐在距远视力表5m处,将镜架置于眼前,调整瞳距,一眼先用黑色不透光遮片遮挡,两眼分别检查。按检影或电脑验光所测得的结果,将矫正球、柱镜片置于被检眼前,循序使用+0.25D球镜、−0.25D球镜,叠加于原镜片前以增减原镜片球镜度数,使被检眼在最正的球镜度数下,获得最佳的视力。例如,对于+1.00D远视者,依次递增+0.25D,直到视力开始减退为止,如加到+1.50D视力尚正常,而加到+1.75D时视力减退,则+1.50D即为其远视度数。而对于近视者,比如用−1.50D矫正视力为1.2,用−1.25D矫正视力仍为1.2,而用−1.00D矫正时视力开始下降,则−1.25D为其近视度数。

(2)首次红绿试验:是根据眼的生理性光学缺陷——色像差而设计的。不同波长(颜色)的光线在通过眼的屈光系统后,并非全都聚焦在视网膜上。对于正视眼,假如波长为570~590nm的黄光汇聚在视网膜上,则波长较长的红光由于折射率小而聚焦于视网膜后,而波长相对较短的绿光折射率大聚焦于视网膜前。因此,如果眼对于黄光是正视眼,则对红光来说是远视眼,对绿光来说是近视眼。根据这一原理,可以用红、绿玻璃交替置于眼前,比较有无差别。如用红玻璃看得较清楚,即为近视眼,应加凹透镜;如用绿玻璃看得较清楚,即为远视眼,应加凸透镜,直至两色的清晰度相等为止。

(3)交叉柱镜调整散光轴位和度数:交叉柱镜是将两个屈光度相等、符号相反的柱镜片磨制在一个透镜的正反面上,且两轴向互相垂直,常用者为±0.25DC及±0.50DC。轴向在镜片上以正负号标出,在两符号中间是交叉柱镜正负屈光力相抵消

之处,其屈光力为0,交叉柱镜的持柄即位于此。检查者在捻转持柄而翻转镜面时,使镜片的正负轴向做了90°改变,即正负轴向对换。

检查时,将交叉柱镜的持柄置于所矫柱镜片的轴位上,来回翻转试之。如果前后视力无变化,说明所用柱镜片的轴位正确;如果觉得某一面较清楚,就将柱镜片的轴向朝交叉柱镜相同符号的方向移动5°,再将持柄与新轴重合,重新翻转测试,反复调整柱镜片轴向,直至两面清晰度相同为止。此时的柱镜片轴向即该眼所需矫正柱镜片的轴向(图6-7-14)。

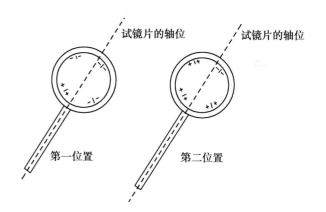

图6-7-14　交叉柱镜调整散光轴向

然后,将交叉柱镜的一个轴与柱镜片的轴相重合,翻转测试比较两面清晰度。如原负柱镜片的轴位于180°,当交叉柱镜的负轴与之重合时视力增进,则表明原负柱镜片度数不足,应换一较强者;反之,如交叉柱镜的正轴与之重合时视力增进,则表明原负柱镜片度数过强,应换一较弱者。当交叉柱镜的两面放在与柱镜片相同的轴上都不能使视力增进时,则表明所用散光镜片度数合适(图6-7-15)。

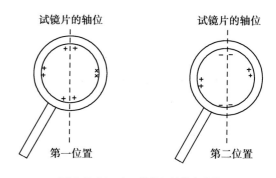

图6-7-15　交叉柱镜调整散光度数

(4)再次最正球镜时的最佳视力检查:再次循序使用+0.25D球镜、−0.25D球镜,叠加于原镜片前以增减原镜片球镜度数,使被检眼在最正的球镜度数下,获得最佳的视力。

(5)再次红绿试验:再次用红、绿玻璃交替置于眼前,比较有无差别。调整球镜度数直至两色的清晰度相等为止。

(6)双眼平衡:双眼屈光状态分别检查完成后,分别测试比较清晰度,并进行适当调整,使两眼视力尽可能保持一致。

最后,根据屈光检查结果,试戴眼镜进行活动及阅读,观察舒适度。

2. **雾视法**　将一凸球镜片置于受检眼前,使患者的睫状肌处于放松休息状态,而视力明显下降,呈现近视状态视物模糊不清,有如处于云雾之中,故称为雾视法。此方法对于青光眼患者及对睫状肌麻痹剂过敏的患者而言最好,一般用于远视及远视散光者,也可用于假性近视的诊断。其方法为:在眼前放置一凸球镜片,比如用检眼镜预测为 +2.00D,则可放置 +4.00D 的球镜片,此时嘱患者观看远视力表 30min 后,睫状肌逐渐松弛,直至调节功能暂时处于休息状态(这与应用睫状肌麻痹剂的作用相似)以后,再逐渐减少凸透镜的度数(每次约减少 0.5D,在更换镜片时必须先放后取),必要时加凹柱镜片,直至获得最佳视力。雾视使用多大屈光力的镜片,取决于综合验光时达到的效果,一般要求雾视后顺利在 0.6 或以下。

3. **散光表验光法**　可以较快确定有无散光及散光的轴向。由于规则散光是互相垂直的两条子午线上屈光力不等,故其看散光表时,线条浓淡不一,且最清楚的线条与最模糊的线条垂直相交。如近视散光,眼的散光存在于所见散光表上线条最清楚的方向上。而矫正近视散光要将负柱镜的轴放在线条模糊方向。而远视散光时,由于调节作用的影响,看散光表线条的浓淡,清晰度可以变化,为获得正确矫正结果,需结合雾视法放松调节,即将远视散光变成近视散光,然后再用上述近视散光的矫正方法进行矫正。例如−2.00DC×180° 的散光眼,其散光力量在垂直子午线上,水平线是正视的,即其散光轴在 180°。此散光眼将水平光集焦在视网膜上,而垂直光在视网膜前形成焦线,因而把每个黑点看成上下两端带着尾巴的模糊黑点。此散光眼所看到的垂直线,都是由无数的黑点纵向重叠而成,所以比正视眼看到的线条细而黑,线条两边的边界很清楚,但线的上下端是模糊的。水平线是由无数的上下端带着尾巴的黑点并行排列而成,这种线条粗而淡,边界非常模糊,所以散光表上的模糊线条,代表散光轴位(图 6-7-16)。

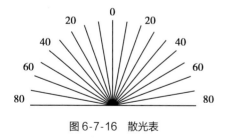

图 6-7-16　散光表

4. 针孔片及裂隙片检查法

(1) 针孔(pin hole)片:即中央有一直径为 1mm 圆孔的黑遮片,根据针孔成像的原理,用来增加物像在视网膜上的清晰度以提高视力。置此片于受检眼前,可阻止周围光线干扰,将瞳孔人为地缩小,消除眼屈光系统中周边部分的光学作用,克服部分散光,并可增加所观察的外界物体的景深。比如在判断视力减退是由屈光不正引起还是由眼病所致时,最简单的方法就是利用针孔片进行检测:如系屈光不正者,其中心视力会有

所提高;如系屈光介质病变、眼底病变等,则视力不能提高。这样就可对屈光异常和屈光介质病变、眼底病变进行定性鉴别。但是,仅依此点不能确定屈光异常的性质及度数。

(2) 裂隙片:其中央刻有一长 25mm、宽 2mm 的裂隙黑遮片,对于那些低视力又不能做出满意检影的患者可使用裂隙片。利用裂隙可以遮挡裂隙方向以外的光线,对散光眼而言,不同子午线方向上的屈光力不同,所以,当裂隙处在散光力量最小的子午线方向时,视力增进。用此法可以确定散光的轴向。检查时,将裂隙片放在试镜架上,缓慢旋转裂隙的方向,记录患眼距 5m 远处获得最好视力之裂隙方位。然后用插镜片法变换不同的凸或凹球镜片矫正其视力,找出使视力提高最多的最强度凸球镜片或最弱的凹球镜片,即为此径线的屈光度。然后将裂隙片旋转 90°,再用各种球镜片试验,同样获得最好视力的镜片度数。这样,两个主径线的屈光不正度数都被测出来了。例如,裂隙处于垂直位时,患眼视力可达 1.0,且在裂隙片前放置凸球镜片即变模糊,则其垂直方向为正视。又比如,将裂隙放在水平方向上视力提高,用−2.00D 可得到最好视力,然后将裂隙旋转 90°,再进一步矫正,用−3.00D 得到最佳矫正,则验光结果为:−2.00DS/−1.00DC×180°。

二、正视眼与眼球正视化过程

(一)正视眼

眼球在调节完全松弛的状态下,来自 5m 以外的平行光线,经过眼的屈光系统屈折后,恰好在视网膜黄斑部成像,为正视眼(emmetropia)。正视眼的屈光与眼轴长完全适应:当眼调节静止时,由眼外某一点发出的光线恰好在视网膜成焦点,眼外的这一点即为该眼的远点,眼的远点与视网膜上的焦点永远互为共轭焦点或称联合焦点(图 6-7-17)。

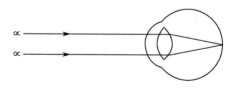

图 6-7-17　正视眼的屈光状态

(二)非正视眼(屈光不正)

当眼球在调节松弛状态下,来自 5m 以外的平行光线,经过眼的屈光系统屈折后,不能在视网膜上清晰成像者称为屈光不正(ametropia),即眼球的屈光与眼轴长不能完全适应(图 6-7-18)。

低阶的屈光不正分为近视、远视和散光三大类:

1. **远视**(hyperopia)　当调节静止时,平行光线入眼后,成焦点在视网膜之后。

2. **近视**(myopia/near-sightedness)　当调节静止时,平行光线入眼后,成焦点在视网膜之前。

3. **散光**(astigmatism)　当调节静止时,平行光线入眼后,不能在视网膜上成焦点而是形成焦线。

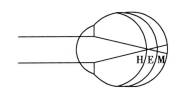

图 6-7-18　正视眼及屈光不正眼的屈光状态
E. 正视；H. 远视；M. 近视

(三) 眼球正视化（emmetropization）

动物一出生睁开眼睛后，外界光线通过屈光系统成像到视网膜上，一开始并不会形成清晰的物像。在生长发育的过程中，眼球在物像的刺激作用下不断发生调整，最终物像准确地落在视网膜上形成清晰的图像，这一过程叫作眼球的正视化。动物实验的结果表明，如果在发育中的动物眼前加上凸透镜，像成像在视网膜前方，则眼球发育减缓，形成远视；反之，如果加凹透镜，则眼轴加速增长，形成近视。当把眼前额外增加的透镜当作眼屈光系统的一部分时，可以理解眼球的对应变化实际为眼球的正视化反应，即视网膜要努力朝向物像所在的位置进行调整。

人在刚出生时几乎都为远视，新生儿的眼轴平均为 16mm 左右，出生后第一年生长最快，到 3 岁时眼轴可以增加 5mm；3 岁之后眼轴增加逐渐减慢，5~6 岁时接近成人；到青春期又有一个较快的增长阶段。刚出生的婴儿，散光可以达到 6.0D 左右，生后 8 个月散光迅速降低至 2.0D 左右。一般而言，4~5 岁的儿童，应该具有 +1.50~+2.00D 左右的远视储备，6~7 岁时 +1.00~+1.50D 左右，到了初中应该有 +0.50~+0.75D 的远视储备。现实中，由于各种不良光信号刺激以及近距离用眼过度、户外运动过少等因素，导致儿童青少年远视储备迅速消失，而随着生长发育眼轴继续增长，即随后发生近视和近视进展。

在眼球正视化的过程中，角膜由于 3 岁后即趋于稳定，因此角膜对屈光变化的贡献并不显著。在整个正视化的过程中，前房深度、晶状体厚度以及眼轴等屈光成分的变化，是导致全眼屈光力变化的原因。青少年近视几乎都是轴性近视，理由是 3 岁后角膜趋于稳定，近视出现几乎都是眼轴增加的结果。

三、屈光不正的原因

1. 各屈光媒质弯曲度的异常　角膜或晶状体的弯曲度小于正常为远视倾向，大于正常为近视倾向；角膜或晶状体弯曲度不规则可产生散光。

2. 眼轴的异常　正常眼球前后径平均为 24mm，大于 24mm 者为近视倾向，小于 24mm 者为远视倾向。

3. 屈光指数的异常　房水或晶状体的屈光指数降低或玻璃体屈光指数增高为远视倾向；房水或晶状体屈光指数增高或玻璃体屈光指数降低则为近视倾向。

4. 屈光媒质位置的异常　晶状体向前移位为近视倾向；向后移位则为远视倾向。当晶状体倾斜或部分脱位时可产生散光。此外，视网膜发生倾斜，如高度近视的后巩膜葡萄肿，当其顶端不在黄斑中央凹时则发生散光。

5. 屈光系统中某种屈光媒质缺如　如无晶状体眼可形成高度远视倾向。

四、近视眼

(一) 近视眼的定义

眼在调节放松状态下，平行光线经眼的屈光系统屈折后聚焦在视网膜之前，称为近视眼（myopia；near-sightedness）。

(二) 近视眼的屈光

近视眼想在视网膜上获得清晰的像有两种方法，一种是使入眼前的平行光线变成散开光线，即将看见物体移向眼前的某一点，假如这一点正好与视网膜像互为共轭焦点，则眼前的这一点为近视眼的远点，从此点发出的光线，必将在视网膜上形成一清晰的像。另一种方法为使用凹透镜，镜片的力量是使平行光线变为散开光线，其散开的程度正如由该近视眼远点所发出者，因此可以在视网膜上形成一清晰的像（图 6-7-19）。

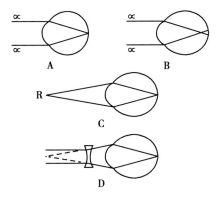

图 6-7-19　近视眼的屈光
A. 正视眼；B. 近视眼；C. 近视眼的远点；D. 近视眼用凹镜片矫正

(三) 近视眼的原因

主要为先天遗传因素及后天环境因素两大类。

1. 遗传因素　近年来，一些学者通过对有近视的双生子进行遗传与近视眼的研究，取得成果。1979 年，上海胡诞宁对高度近视的遗传规律进行探讨，发现双亲均为高度近视者，其子代均为高度近视；双亲一方为高度近视，另一方为正视者，其子代患高度近视者占 57.5%；双亲均无高度近视，其子代患高度近视占 22.2%。因此，作者认为，我国高度近视的遗传，基本上是一种常染色体隐性遗传。1980 年，胡诞宁又对 90 对年龄在 7~19 岁之间有近视的双生子，进行遗传与近视眼的研究。结果表明，同卵双生子之间近视一致率为 81.6%；异卵双生子之间的近视一致率为 57.6%，两者之间有显著性差异。同时还发现同卵同对之间相关系数为 0.72，异卵同对之间的相关系数为 0.26，两者有显著性差异。从近视一致率之间显著的差别说明近视眼与遗传密切相关。但同卵同对之间的差值大于 0，相关系数又小于 1.0，说明环境因素亦在起作用，因此提出一般近视眼属于多因子遗传。

此外，不同种族的近视眼发生率有很大差异，黄种人发生率最高,白种人次之,黑种人最低。即使在同一环境条件下,不同种族的近视眼发生率仍有明显差异,表明遗传因素是种族差异的主要原因。

2. 环境因素 当眼球发育成熟后,假如没有先天遗传因素,环境的改变对近视的发生发展也有很大影响。比如青少年从入学起,直到升入大学,近视发病率呈直线上升。国内徐宝萃(1983年)分析了黑龙江省六个大中城市的大、中、小学生的屈光状态和视力情况,共调查 11 632 人,23 261 只眼。结果发现近视的发病率是:小学生为 11.07%,初中生为 19.31%,高中生为 31.40%,大学一年级学生为 41.31%,大学二年级学生为 42.13%,大学三年级学生为 47.04%,而体育学院的大专学生的近视率仅为 9.64%。此外,城市学生比县镇的发病率显著增高。以上可称为"学校性近视",一般不超过 −6.00D,多在青春期后停止发展。青少年由于调节力很强,假如近距离用眼时间太久,可引起调节痉挛,远视力减退,称为"假性近视"或"功能性近视",经过休息或用睫状肌麻痹剂后,视力可部分恢复。

近视的危险因素包括近距离工作强度大、电子产品的广泛使用、户外运动缺乏等。近年来,随着电子产品的普及和教学方式的变化,我国的近视患病特点呈现低龄化、高度数的特点,近视防控形势严峻。

(四)近视眼的类型

1. 按照屈光特性分

(1)轴性近视:因眼球前后径过长所致。由于 3 岁以后角膜曲率基本稳定,我国的青少年近视患者几乎都是轴性近视。

(2)曲率性近视:角膜或晶状体表面弯曲度过陡所致,典型的代表为圆锥角膜。

(3)屈光指数性近视:因眼内屈光媒质指数过高所致。典型的代表为核性白内障。

(4)位置性近视:因眼球内某屈光媒质位置前移(如晶状体向前脱位),可引起近视。

2. 按照近视的程度分

(1)低度近视或轻度近视:−3D 以下。

(2)中度近视:−3~−6D。

(3)高度近视:−6D 以上。

3. 按照病程进展及有无病理变化分

(1)单纯性近视:多为学校性近视,发展缓慢,20 岁以后基本稳定,屈光度多在 −6D 以下,多数眼部没有病理改变,用适当镜片即可将视力矫正至正常。

(2)变性性近视:又称为病理性近视病、先天性近视、高度近视、进行性近视、恶性近视等,通常有遗传因素,病程多为进行性。随着眼球逐渐加长,近视屈光度持续增高,一般在 −6D 以上,其眼球的病理变化也逐渐加重。−10D 以下,眼球变性不明显者,可用镜片矫正至正常视力;−10D 以上,眼球变性明显者,用普通眼镜或角膜接触镜视力均不易矫正至正常,假如有并发症,有可能成为低视力,严重者可致盲。

4. 按照调节作用参与的多少分

(1)调节痉挛("假性近视"):多见于儿童或青少年,患者

远视力低于正常,近视力正常。假如在小瞳下验光,常能接受负球镜片使远视力提高,但不能使调节放松,视物疲劳症状依然存在甚至加重。假如用强睫状肌麻痹剂(如 1% 阿托品)散瞳,则远视力通常可恢复正常,检影验光为正视、轻度远视或轻度近视(一般不超过 −0.75D)。

(2)真性近视:患者远视力差,近视力正常。用睫状肌麻痹剂散瞳验光时,其散瞳后的远视力变化不大,用负镜片可矫正远视力。这种近视不是因为调节过强所致,而是因为过强的全眼屈光力与眼轴不匹配所致。小瞳孔下验光与散瞳验光的结果差别不大。

(3)混合性近视:患者远视力差而近视力正常,用睫状肌麻痹剂散瞳验光时,其散瞳后的远视力有所提高,但不能达到正常。散瞳后视力提高这部分为调节过强所致,即假性近视,余下视力差这部分为真性近视,须用负镜片矫正。因此,小瞳验光与散瞳验光的结果不同,前者所需镜片屈光度大于后者。

(五)近视眼的临床表现

1. 远视力下降,近视力正常。

2. 视物疲劳 不如远视眼明显,但在低度近视较常见,它不是因调节强引起,而是因为调节与集合不协调所致。高度近视由于所观看的目标很近,集合作用"无能为力",多采用单眼注视,反而很少引起眼疲劳。

3. 眼位异常 因近视眼多为调节不足,其集合作用相应减弱,易发生外隐斜或外斜视,斜视多出现在近视度数较高的一眼。

4. 眼球改变 低度、中度近视眼,眼球一般无变性改变。而高度近视多属于轴性近视,其伸长主要限于眼球后极部。可有轻度眼球突出,前房稍加深。玻璃体及眼底的变性改变较为显著。

(1)豹纹状眼底:由于眼球加长,视网膜血管离开视盘后即变细变直,同时脉络膜毛细血管亦伸长,从而影响了视网膜色素上皮的营养,使浅层色素消失,脉络膜血管外露形成豹纹状眼底。

(2)弧形斑:视盘周围的脉络膜在巩膜伸张力量的牵引下,多从视盘颞侧脱开,使其后面的巩膜暴露,形成白色弧形斑。假如眼球后极部继续伸长,则脉络膜可从视盘四周脱开,形成环形的弧形斑,有时亦可形成鼻侧、上方、下方各种不同类型的弧形斑,斑内可见不规则的色素以及硬化的脉络膜血管(图 6-7-20)。

(3)漆裂纹样病变:眼底可见不规则的黄白色条纹,如同旧漆器上的裂纹,为玻璃膜出现网状或枝状裂隙,亦称玻璃膜裂纹。主要见于眼底后极部及黄斑区,有的与弧形斑相连,可引起视物变形及相对旁中心暗点,并可诱发视网膜下血管新生及黄斑出血,是视力进一步受损的先兆。

(4)黄斑部病变:可发生形状不规则的萎缩斑,脉络膜新生血管可反复发生出血,时间久了可形成黑色圆形稍隆起的斑块,称为 Fuchs 斑。亦可发生黄斑裂孔。

(5)后巩膜葡萄肿:由于眼球自赤道部向后过度延伸,后极

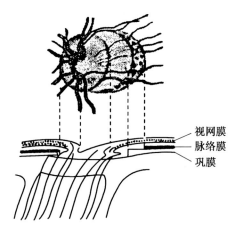

视网膜
脉络膜
巩膜

图6-7-20 近视弧形斑

部巩膜明显变薄,发生局限性扩张,在眼内压的作用下,巩膜膨出,形成大小不等的后巩膜葡萄肿,其发生与屈光度的高低及眼轴的长短明显相关。

(6) 周边视网膜及脉络膜病变:主要表现为弥漫性脉络膜退行性病灶、带状脉络膜退行性病灶及视网膜囊样变性。其发生率与年龄无关,与屈光度显著相关。病变分布以颞侧居多。主要表现为格子状变性、霜样变性、牵引灶、囊样变性及裂孔等。

(7) 玻璃体变性:发生玻璃体液化、后脱离及各种形状的混浊。

(六) 近视眼的并发症

1. 白内障 晶状体混浊可为后极型,亦可呈核性。色棕黄,病程进展较慢。核性混浊者,因晶状体屈光力增加,可使近视程度一时性加深。除白内障外,近视眼亦有可能引发晶状体脱位。

2. 青光眼 在近视患者中,开角型青光眼患病率为正常人的6~8倍。正常眼压性青光眼及可疑青光眼的比例也明显高于其他人群。由于高度近视眼的巩膜壁较薄,采用Schiötz眼压计测定的眼压多数偏低,早期容易漏诊。

3. 视网膜脱离 近视眼人群中的发生率为其他人群的8~10倍,多见于中、高度近视眼(−5~−8D)。由于变性的玻璃体与有退行性变或囊样变性的视网膜粘连,在玻璃体长期不断牵引下,包括外力作用下,一些部位的变性视网膜被拉出裂孔或撕裂。液化的玻璃体可从此裂口处流入视网膜下,从而使视网膜隆起而脱离。早期由于变性玻璃体对视网膜的牵引,可引起一些刺激征象,如闪光感等。

(七) 近视眼的治疗

1. 假性近视的治疗 主要目的是解除睫状肌的紧张状态,如使用睫状肌麻痹剂滴眼、近雾视法、远眺练习、针刺疗法、眼保健操、眼部按摩及使调节放松的各类治疗仪等。更为重要的是应鼓励青少年多到户外活动,锻炼身体,均衡饮食,减少每次近距离用眼的时间,避免过度使用调节。

2. 真性近视的治疗 首选的方法为光学矫正。为了得到较好的光学效果,减少眼疲劳,在给镜片处方时,应以综合验光

仪的标准验光流程为原则,同时需要根据患者的眼位以及双眼视功能检测结果个性化处方。对高度近视或两眼屈光参差较大者,可选配角膜接触镜以减少双眼影像缩小及影像不等。

对近视增长迅速的青少年近视患者,可采取角膜塑形镜、渐变多焦点软性角膜接触镜、离焦型框架眼镜等特殊设计的镜片进行近视控制。近年来,低浓度阿托品滴眼液在控制近视进展方面也取得一定的效果。

至于成年近视患者,近年来角膜屈光性手术及晶状体屈光性手术已在世界范围内广泛开展,并取得了一定的疗效。角膜屈光性手术是通过手术的方法改变角膜表面的形态,以矫正屈光不正。20世纪进行的放射状角膜切开术(radial keratotomy,RK)曾经名噪一时,现已被淘汰。基质内角膜环植入术(intrastromal corneal ring,ICR)用以矫正低度近视及治疗早期圆锥角膜,但非主流屈光手术。准分子激光屈光性角膜切削术(photorefractive keratectomy,PRK),准分子激光原位角膜磨镶术(laser in situ keratomileusis,LASIK),准分子激光上皮下角膜磨镶术(laser subepithelial keratomileusis,LASEK),以及近年来流行的飞秒激光小切口角膜基质透镜取出术(small incision lenticule extraction,SMILE)等均是通过去除部分角膜组织以使角膜前表面变平。与前三种靠准分子激光去除角膜基质组织不同,SMILE手术的方式是通过全飞秒激光先在角膜基质层间制作透镜,之后通过小切口将透镜取出。晶状体屈光性手术包括透明晶状体摘除植入人工晶状体,以及有晶状体眼的人工晶状体植入术,主要用于高度近视的矫正。总体上讲,屈光手术均属于类似美容的可选择性手术,需要在患者自愿并理解手术风险的前提下,有条件地开展。

(八) 近视眼的预防

在屈光不正中,远视、散光多与先天性因素有关,不易预防。而近视眼的病因比较复杂,有遗传和环境两种主要因素。在目前尚不能进行基因治疗的情况下,改善视觉环境应当作为预防近视的重点。

1. 保护远视储备 远视储备是近视发生的保护伞,一旦远视储备消失,青少年儿童就极易发展成为近视。因此,3岁后要定期检查视力,一旦发现视力异常要及时就医,进行必要的临床咨询,保护现有的远视储备不被过快、过早地消耗掉。

2. 合理的采光和充足的户外运动 学生在户内学习时,窗户的透光面积与室内地面之比不低于1:6,另外窗外不应有高大的遮挡物。黑板表面避免直射光反射及眩光,室内灯具不要过低,一般不低于1.7m,否则易产生眩光。台灯照明的标准应不低于600lx。避免晚上开灯睡觉。

3. 提高亮度、对比度、清晰度 提高印刷品的明度和字体的黑度,提高亮度、对比度以及清晰度。否则,假如纸不白、字不黑、字迹模糊,则会因为形觉剥夺更容易近视。

4. 正确的读写姿势 书桌椅的高低设计须符合人体工程学的要求,阅读时坐姿要端正,持续时间不宜太长。阅读时保持"一尺"(眼睛离书本一前小臂的距离),"一寸"(指尖离笔尖一寸的距离),"一拳"(胸口离书桌一横拳的距离)的正确读写

姿势。

5. 适当的看近时间　每次阅读或看电脑的时间,最好不要超过 40min,稍微休息几分钟后再继续近距离阅读或工作。

6. 适当的阅读距离及良好的阅读习惯　阅读距离不宜太近,不要在走路时或运动的交通工具内阅读,否则由于字体不稳定,容易引起形觉剥夺而导致近视。应鼓励儿童及青少年多参加户外活动,放松调节,以免形成假性近视。定期检查视力,发现问题早处理。

7. 平衡饮食　多吃蛋白质、钙质丰富的食物,少吃甜食,适当补钙。

8. 遗传咨询　近视眼尤其是高度近视眼,与遗传有明显关系,假如双方均为高度近视,则婚后子女的遗传概率很高,所以,有条件的地方应建立眼科遗传咨询门诊。

五、远视眼

(一)远视眼的定义

远视眼(hyperopia)是指在调节松弛状态下,平行光线经眼的屈光系统屈折后,所形成的焦点在视网膜之后,在视网膜上形成一个弥散环,不能形成清晰的物像(图 6-7-21)。

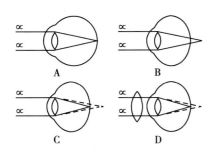

图 6-7-21　远视眼的屈光
A. 正视眼;B. 远视眼;C. 远视眼用调节矫正;D. 远视眼用凸镜片矫正

(二)远视眼的屈光

远视眼如想在视网膜上获得清晰的像有两种方法。一种是动用眼的调节,由于晶状体变凸,增强其屈折能力,使入眼的光线具有一定的集合性。至于光线集合的程度,则要看光线是否来自眼后的某一点,该点即为远视眼的远点。因为远点与视网膜中央凹总是互为共轭焦点,所以只有位于远点上的物体才能通过调节在视网膜上形成清晰的像。另一种方法为使用凸透镜,假如该镜片的主焦点与远视眼的远点互为共轭焦点,则可以在视网膜上形成清晰的像(图 6-7-21)。

(三)远视眼的原因及分类

1. 轴性远视　眼球前后径较短产生远视。比如新生儿的眼球几乎都是远视眼,高度远视眼的眼球外形通常比正视眼或近视眼小。

2. 弯曲性远视(或称曲率性远视)　眼球任何屈光面的弯曲度变小均可形成远视眼,最常见为角膜弯曲度较小所致。

3. 屈光指数性远视　眼内各屈光媒质的屈光指数降低均可引起,但不多见。

4. 眼内某个屈光媒质缺如　比如无晶状体眼(aphakia),一般都是高度远视眼。

远视眼还可根据其程度分为轻度远视(+3.00D 以下)、中度远视(+3.00~+5.00D)及高度远视(+5.00D 以上)。

(四)远视眼与调节的关系

根据调节作用的有无及大小,将远视分为以下几种类型:

1. 总远视　使用睫状肌麻痹剂,调节作用完全消失后所显示的全部远视屈光度。

2. 绝对远视　调节作用所不能克服的远视。

3. 能性远视　能用调节作用克服的远视。

4. 显性远视　能性远视与绝对远视之和。

5. 隐性远视　为总远视与显性远视之差。

(五)远视眼的症状

1. 视力　远、近视力的好坏与屈光度高低及调节强弱有关。轻度远视由于自身的调节,一般远、近视力均好。中度远视的远、近视力均不好,但假如是儿童、青少年,其调节力很强,视力也可增加,但易出现调节痉挛及眼疲劳现象,中年人由于调节力逐渐减退,近视力更差些,可出现老视提前现象。高度远视者,其远、近视力更差,靠自身调节难以克服,必须戴镜。未经矫正的中、高度远视患者,为了看清楚,常将所看的物体放在眼前较近处,这样视网膜上的成像会因为加大而显得清晰些,所以常误认为是近视而就诊。

2. 视物疲劳　是远视眼最主要的症状。轻度远视,由于调节力不强,一般无明显症状,长时间看近时可有轻度眼疲劳;中、高度远视在未矫正前,调节力过强,视物疲劳明显,患者用眼时间稍久则出现视物模糊、字迹串行、眼球酸胀,以及不同程度的头痛,严重者还会引起恶心、呕吐等。假如患者闭目休息一段时间或在进行户外活动、戴凸透镜后,症状可减轻或消失,则这种视物疲劳为调节性视疲劳。

3. 眼位　中、高度远视眼,一般调节过强,相应的集合亦过强,易发生内隐斜或内斜视,斜视多发生在远视度数较高的眼,且常有弱视发生。

4. 其他　中、高度远视眼,眼轴较短,可伴有小角膜及浅前房,其晶状体一般无显著改变;眼底改变明显,视盘较正常小,边缘不清,色稍红,呈假性视盘炎状。此外,常伴有结膜炎、睑腺炎或睑缘炎。由于远视眼解剖上的特点,可发生闭角型青光眼。

(六)远视眼的诊断及鉴别诊断

根据检查远、近视力,睫状肌麻痹下的验光检查等可作出诊断。

1. 与正视眼的鉴别　轻度或中度远视,常可通过调节自行矫正,远、近视力均可正常,表现与正视眼无异,这种远视可称为"假性正视"。为了鉴别,除用睫状肌麻痹下散瞳检影外,还可使用一简单易行的方法,即在眼前放置一片(+0.5D)凸透镜,如加镜后视力减退,则为正视,如加镜后视力不变或上升,则为远视。

2. 与近视眼的鉴别　儿童及青少年远视眼,常用自身调节看清目标,当调节痉挛时,则形成假性近视,使远视力减退,如果此时误戴凹透镜,会加重调节痉挛,出现更明显的调节性眼疲劳。而高度远视患者,未矫正前为了获得清晰视力,往往将物体移近,睑裂缩小,以便使视网膜像放大些,外观上很像近视眼,为了鉴别诊断,可采用睫状肌麻痹验光。

3. 与老视眼的鉴别　远视与老视虽然均采用凸透镜矫正,但其发生原因并不相同。前者为屈光不正,后者为老年人晶状体弹性降低、调节力减退所致。远视眼戴凸透镜可放松调节,增进远、近视力,而老视眼戴凸透镜则只能看近,不能看远。

(七) 远视眼的治疗

主要为镜片矫正,部分患者可用药物及手术治疗。

1. 镜片矫正　伴有内斜的远视眼需足矫;不伴有眼位问题的青少年远视患者,可根据年龄保留与之年龄对应的生理性远视储备后进行处方。儿童、青少年均应在麻痹睫状肌后检影验光(一般使用阿托品或盐酸环喷托酯)。低度远视,如无任何症状可不戴镜,随着眼球发育可成为正视。假如有症状,尤其伴有斜视时则必须配镜。成年人中、高度远视患者,初次配镜时一般不易接受,可适当降低度数,逐步给予矫正,通常所降低的度数不应超过原度数的1/3。为了避免高度远视镜片成像放大的作用,单眼高度远视或无晶状体眼,最好选配角膜接触镜或植入人工晶状体。

2. 药物治疗　因远视导致的调节痉挛,可滴睫状肌麻痹药物,以消除调节紧张。

3. 手术治疗　对于高度远视眼,尤其是无晶状体眼,首选人工晶状体植入术;没有条件植入人工晶状体的,可考虑接触镜矫正。

对于经过严格筛选的某些低度远视眼,亦可采用激光角膜热成形术(laser thermokeratoplasty,LTK),传导性角膜成形术(conductive keratoplasty,CK),以及准分子激光角膜屈光手术(PRK、LASIK、LASEK及Epi-LASIK)。

六、散光眼

(一) 定义

眼球在不同子午线上屈光力不同,平行光线入眼经过屈折后,不能在视网膜上成焦点,而是形成两条焦线和最小弥散斑的屈光状态,称为散光(astigmatism)。

(二) 屈光情况

散光眼借调节作用或移动被看目标与眼的距离,均不能成一清晰的像,只有配戴合适的散光镜片,才能在视网膜上形成清晰的像。

(三) 散光的原因及类型

1. 曲率性散光　角膜两个主要径线的曲率半径不一致是造成规则散光的主要原因,多为先天因素所致。后天的常为角膜疾病引起,如圆锥角膜、角膜周边退行性病变或因角膜炎症后留下的瘢痕,多引起不规则散光。此外,手术后(如白内障、角膜手术等)或眼睑肿物压迫眼球,亦可引起不规则散光。晶状体弯曲度异常所致的散光多为低度的,通常无须矫正。

2. 指数性散光　见于晶状体各部分屈光指数不等时,如白内障进行中可以出现,常很轻微。

(四) 散光的分类

1. 不规则散光　由于各子午线或同一子午线上的角膜曲率半径不一致而产生,用镜片不易矫正。

2. 规则散光　两条主要子午线(即屈光力最大的与屈光力最小的子午线)互相垂直,可用镜片矫正。为了便于数学上描述,角膜地形图在分析时,是假定角膜本身是环曲面的,即事先假定屈光力最大和最小的两条子午线垂直。需要指出的是,绝对的环曲面角膜在实际中几乎没有,角膜本身在各条子午线上的屈光力只是近似环曲面。

规则散光又可根据两条主要子午线力量的大小不同而分为以下五类:

(1) 单纯远视散光:当眼不用调节时,平行光线入眼后,一条主要子午线可成焦点于视网膜上,而另一条主要子午线则在视网膜后成焦线(图6-7-22)。处方举例:+1.50DC×90°。

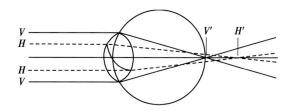

图6-7-22　单纯远视散光

H:水平的平行光线;*V*:垂直的平行光线;*H'*:水平的平行光线所成之焦点;*V'*:垂直的平行光线所成之焦点

(2) 单纯近视散光:当眼不用调节时,平行光线入眼后,一条主要子午线可成焦点于视网膜上,而另一条主要子午线则在视网膜前成焦线(图6-7-23)。处方举例:-2.00DC×180°。

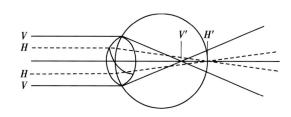

图6-7-23　单纯近视散光

H:水平的平行光线;*V*:垂直的平行光线;*H'*:水平的平行光线所成之焦点;*V'*:垂直的平行光线所成之焦点

(3) 复性远视散光:当眼不用调节时,平行光线入眼后,两条主要子午线均在视网膜后面形成两条焦线(图6-7-24)。处方举例:+1.00DS/+0.50DC×90°。

(4) 复性近视散光:当眼不用调节时,平行光线入眼后,两条主要子午线均在视网膜前面形成两条焦线(图6-7-25)。处方举例:-1.25DS/-0.75DC×180°。

(5) 混合散光:当眼不用调节时,平行光线入眼后,一条主要子午线成焦线于视网膜前面,另一条主要子午线成焦线于视

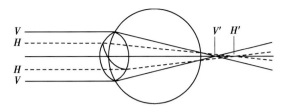

图 6-7-24　复性远视散光

H:水平的平行光线;*V*:垂直的平行光线;*H′*:水平的平行光线所成之焦点;*V′*:垂直的平行光线所成之焦点

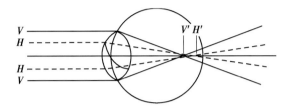

图 6-7-25　复性近视散光

H:水平的平行光线;*V*:垂直的平行光线;*H′*:水平的平行光线所成之焦点;*V′*:垂直的平行光线所成之焦点

网膜后面(图 6-7-26)。处方举例:①+1.00DS/−1.75DC×180°;②−1.50DS/+2.00DC×90°。

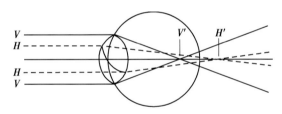

图 6-7-26　混合散光

H:水平的平行光线;*V*:垂直的平行光线;*H′*:水平的平行光线所成之焦点;*V′*:垂直的平行光线所成之焦点

在规则散光中,又因两条主要子午线力量的关系而分为以下三种:

1. 合例散光[又称循规性散光或顺规性散光(with the rule astigmatism)]　是指垂直方向子午线的屈光力大于水平子午线的屈光力,可用正柱镜片×90°±30°或负柱镜片×180°±30°矫正。一般而言,正柱镜片在90°±30°之内范围都认为是顺规性散光。

2. 不合例散光[又称逆规性散光(against the rule astigmatism)]　是指水平子午线的屈光力大于垂直子午线的屈光力,可用负柱镜片×90°±30°或正柱镜片×180°±30°矫正。一般而言,正柱镜片在180°±30°之内范围都认为是逆规性散光。

3. 斜轴散光　凡散光镜片的轴在垂直或水平子午线30°以内的均属于合例的或不合例的散光,即合例散光用负柱镜片轴在180°±30°,不合例散光用负柱镜片轴在90°±30°;而在这个子午线范围以外的则称为斜轴散光,即两条子午线距水平或垂直子午线均大于20°,例如−1.25DC×45°或+1.00DC×135°。

临床上循规性散光多见于青少年及中青年,而逆规性散光多见于老年人。

（五）散光眼的症状

1. 视力　低度散光的视力一般不受影响,中、高度散光则远、近视力均不好。单纯散光视力轻度减退;复性散光尤其是显著的混合性散光,视力减退较严重,且因矫正不良而易形成弱视。散光眼视力减退的程度与散光性质、屈光度高低及轴的方向有很大关系。另外,散光眼的视力与调节功能亦有一定的关系:单纯远视散光常因调节过强变为单纯近视散光,即远视子午线变为正视,而正视子午线则变为近视状态。复性远视的屈光度较低的主要子午线,由于调节可表现为单纯远视散光状态。混合性散光,由于调节,使屈光度低的主要子午线得到矫正,而高的主要子午线变为高度单纯近视散光,结果使视力更差。

2. 视物疲劳　最常见,表现为眼痛、头痛,尤以前额部明显,有重影,近距离工作不能持久。查体时有以下表现:①为了看得清楚些,常眯眼将睑裂变窄,以达到针孔或裂隙的作用,近视眼在看远时将睑裂变窄,而高度散光眼在看远、看近时均将睑裂变窄;②为了得到较大的视网膜像,常把物体拿到近处,很像近视眼;③在高度不对称或斜轴散光时,常表现为头部倾斜或斜颈,矫正散光后,可逐渐消失;④高度散光时,为了看清楚常有扭转头部的表现;⑤眼底检查时,视盘常呈椭圆形,高度散光者,视盘的垂直缘能看清,而水平缘看不清,或相反。从视盘的形态大致可了解散光的轴向。

（六）散光眼的治疗

1. 柱镜片矫正　对度数较低、视力尚好且无视物疲劳者,可暂不戴镜。但对视力明显减退且有视物疲劳者应及早配镜。对于成年患者,给镜原则是防止过矫,低度者可给足;而高度者(3D 以上)或斜轴散光者,患者一次不易接受,因高度柱镜所产生的畸变对视觉干扰较大,故可分次给予矫正,使患者有一适应过程。青少年儿童患者,由于眼球壁偏软,上睑压力可造成顺规性散光。故对于青少年散光患者,顺规性散光可适当低矫,理由是眼睛睁大时散光会减少。

2. 角膜接触镜矫正　1.0~1.5D 以下的散光可尝试仅采用软性接触镜矫正,而超过1.50D 以上的散光,由于对视觉质量影响明显,则需要用散光软镜或硬性高透氧角膜接触镜矫正。

3. 手术治疗　可用于先天性或眼部手术后所造成的散光。术式包括横向角膜切开术、弧形角膜切开术(AK),以及角膜缘松解切口(limbal relaxing incisions,LRI)。横向角膜切开术主要用作联合放射状角膜切开术(RK)矫正近视性散光,但目前已被淘汰。AK 以往主要用于矫正自然产生的散光,但现在主要用来矫正角膜移植术后散光。LRI 则用来处理白内障超声乳化和人工晶状体植入术后散光。目前主要用于散光矫正的手术为角膜屈光性手术,包括 PRK、LASIK、LASEK 以及 SMILE,通过对角膜组织的圆柱形消融,或角膜基质透镜取出,使得角膜两条主径线上的屈光力达到一致。

七、屈光参差

(一) 屈光参差的定义

两眼的屈光状态在性质或程度上有显著差异者称为屈光参差(anisometropia)。一般认为两眼屈光状态完全相同者较少,而轻度不同者较多。临床上将屈光参差分为生理性与病理性两种,多数作者将两眼屈光度相差 2D 或以上者列为病理性屈光参差。全国儿童弱视斜视防治学组(1985)提出的统一试行标准定义为:两眼屈光度相差为球镜≥1.5D,柱镜≥1.0D。

(二) 屈光参差的原因

1. 两眼远视消退的程度不同。
2. 近视加深,且双眼不平衡。
3. 由外伤、手术和眼病引起的屈光参差,如角膜各种手术及内眼手术后,角膜破裂、溃疡穿孔等引起的角膜瘢痕,外伤性白内障等均可形成屈光参差。
4. 由某种先天性疾病引起的屈光参差,如 Duane 眼球后退综合征,患眼的轴长较对侧短而致屈光参差。

(三) 屈光参差的分类

1. 一眼为正视,另一眼为非正视眼,包括近视、远视及散光。
2. 两眼均为非正视眼,但程度不等,又可分为近视性、远视性、散光性及混合性。

(四) 屈光参差的症状

1. **双眼单视障碍、不等像和视疲劳**　轻度屈光参差,一般不影响双眼单视,但屈光参差超过一定程度后(多为 2.5D 以上),则因其一眼可看清目标,另一眼视物模糊而失去双眼融像能力,只能用好眼注视目标,称为单眼视。视力较差的眼因长时间失用,容易形成弱视、斜视。临床上因屈光参差而丧失双眼单视的两眼屈光度差值,各家报道不一,但多数作者认为两眼屈光度差在 2.5D 以上时,则发生融合困难,破坏双眼单视。因为矫正框架眼镜镜片屈光度相差 0.25D 即可导致两眼视网膜上的物像大小相差约 0.5%,而两眼物像相差 5% 为大脑融合的最大极限,故一般主张两眼矫正镜片以不超过 2D 为原则。一旦双眼不等像超过个体大脑融合极限,会出现明显的视疲劳现象。高度屈光参差者的两眼视网膜上物像大小悬殊,导致融合功能丧失,甚至会出现失用性弱视、斜视。但在近视性屈光参差时,即使双眼度数相差高些,经过矫正,也有人能获得双眼单视。其原因是屈光度高的眼在一定的距离可看到清晰的像,不致完全失用。

2. **交替视力**　当双眼视力比较好时才会出现,如一眼正视或轻度远视,而另一眼为轻度近视,这样的患者在看远时,习惯性地用正视或轻度远视的眼,看近时则使用近视的眼,即为交替视力。患者很少使用调节,眼疲劳较少见。

3. **单眼视力**　两眼视物时,不论看远或看近,多用视力较好的那只眼,视力不好的眼被抑制而失用,这种情况多出现在高度屈光参差时,所以应尽早给予适当的矫正。

4. **弱视、斜视**　高度屈光参差所产生的弱视程度与年龄有关,年龄越小弱视程度越重,且容易发生失用性外斜。

(五) 屈光参差的检查

1. **验光**　对儿童、青少年及远视性屈光不正最好在睫状肌麻痹下验光,对成年人的近视可用主觉验光。

2. **仪器检查法**　如角膜曲率计、角膜地形图仪检查;A 型超声波测量眼轴长度;亦可用裂隙灯检查角膜及晶状体的混浊程度。

(六) 屈光参差的治疗

1. **普通眼镜矫正**　双眼屈光度相差最好不超过 2.5D,在患者能耐受的情况下,可适当扩大范围至 2.0~4.0D,假如不能耐受,首选接触镜或者屈光手术。

2. **角膜接触镜矫正**　其效果比较好,能显著缓解屈光参差患者因不等像导致的视疲劳。对于儿童近视性屈光参差患者,角膜塑形镜可优先选择。

3. **人工晶状体植入**　它对单眼无晶状体眼屈光参差的矫正最理想,双眼像差显著减小。

4. **手术矫正**　各种角膜激光类屈光手术、眼内晶状体手术等。

八、无晶状体眼的屈光矫正

(一) 定义

无晶状体眼(aphakia)在屈光学上是指瞳孔区无晶状体者,多数为手术或创伤所致,如手术摘除晶状体、外伤性晶状体脱位等。

(二) 屈光状态

无晶状体的眼球,由于缺少了一个重要的屈光成分,因此其屈光能力大大降低,原为正视眼者可变为高度远视眼。

(三) 临床表现

1. 假如为单眼无晶状体眼,则双眼屈光参差很大,可产生严重的成像差异,假如不及时矫正,则难以建立双眼单视,并造成严重视疲劳。

2. 无调节作用,看近及看远必须有两副镜片。

3. 因外伤所致者,多伴有角膜瘢痕及不规则散光。

4. 单眼无晶状体眼不易接受普通高度远视镜片,因为成像放大且镜片的外周可发生三棱镜效应,影响视野。

(四) 矫正

目前,无论是单眼还是双眼无晶状体眼,均很少使用普通镜片矫正,可使用角膜接触镜或植入人工晶状体。

第八节　接触镜

要点提示

接触镜的种类;角膜塑形镜的原理及适应证;RGP 镜片矫正散光的适应证;巩膜镜的适应证;接触镜相关的并发症。

接触镜(contact lens)直接戴在眼表,不易被人发现,所以又称"隐形眼镜"。早在 18 世纪初,John Herschel 设计出一种透镜装置,其中充满水放在眼球表面,用来消除因角膜不平所致的不规则散光,这种设计的原理是由于玻璃、水及角膜的屈光指数相近,三者联合在一起,可形成一个简单的屈光系统,并能矫正角膜表面的缺陷。但这一直到 19 世纪末才在眼科应用,如用玻璃制成假眼式接触镜,用于睑裂闭合不全的患者,避免角膜并发症。亦有人设计角膜接触镜治疗圆锥角膜及矫正屈光不正。近年来,角膜接触镜发展日新月异——从玻璃到高分子化合物,从硬性接触镜到亲水性软性接触镜再到硬性透气性(RGP)接触镜,从大的角巩膜型到微型角膜接触镜,从单焦点到双焦点等。其用途不仅包括矫正屈光不正,在治疗眼病、预防某些并发症、美容及特殊用途方面已显示出很大的优越性。

一、角膜塑形镜

角膜塑形镜(Ortho-K lens,OK 镜)是一种特殊的逆几何设计的硬性高透氧夜戴型角膜接触镜。患者在夜间睡眠时配戴,可临时改变角膜前表面的形态,达到日间摘镜恢复生活视力的作用。近年来,我国青少年近视的发病率逐年升高,已经成为我国的公共卫生问题。在近视控制领域,角膜塑形镜对于近视快速进展的青少年近视患者有很好的控制效果,相对于普通框架眼镜而言,角膜塑形镜能够使近视增长的速度降低约 50% 左右。

1. 原理　角膜塑形镜的设计分成 VST(vision shaping treatment)与 CRT(cornea reshaping treatment)两大类。传统的 VST 镜片一般分成四个弧段设计(图 6-8-1),包括基弧(base curve,BC),反转弧(reverse curve,RC),定位弧(alignment curve,AC),以及边弧(peripheral curve,PC)。其中,基弧决定了角膜塑形术的近视降幅,同时在一定程度上将角膜中央区压低;反转弧在角膜前表面的对应位置产生负压,提高局部的角膜高度;定位弧又叫平行弧,起到让镜片定位、居中的作用;边弧则在一定程度上起到泪液交换的作用。CRT 设计包括三区,基弧和反转弧与 VST 设计作用一致,第三区为着陆区,非弧段而是直线

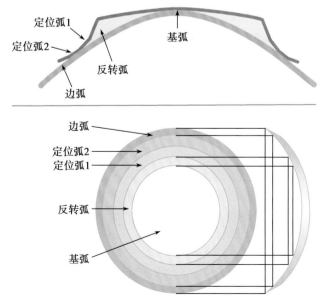

图 6-8-1　角膜塑形镜的 VST 设计

设计,同时合并了定位弧和边弧的作用。

角膜塑形镜能够控制青少年近视快速加深的原理,现在被认为与角膜塑形镜配戴后能够提供视网膜旁中心区域的正离焦光学信号有关。在经典的眼视光动物实验中,如果给视网膜负离焦信号刺激,会促进近视增长;反之,给正离焦信号刺激,会延缓近视增长。

2. 适应证　角膜塑形镜适用于近视快速增长的青少年近视患者,一般近视增长>0.50D/年或较早出现近视并伴高度近视家族史者;近视但不希望配戴框架眼镜或白天配戴接触镜者。一般而言,近视度数应介于-0.75~-6.00D 之间,K 值介于 40~46D 之间,散光≤2.00D。较高的近视度数、角膜过平或者过陡、过高的角膜散光验配有难度,且度数越高,角膜耐受性越差,应根据医师经验以及患者具体情况决定。

在一般接触镜适应证与非适应证的基础上,重点强调未成年儿童需要有家长监护配合治疗。年龄过小(<8 岁)的儿童如有特殊需求,由医师酌情考虑并增加对安全的监控,且须有家长理解并签署知情同意书。

3. 非适应证

(1) 一般性非适应证:有不良的工作环境或卫生习惯的人群;依从性差,不能按照医师要求定期复查,不能认真护理和清洁镜片的人群;期望值过高,对视觉质量有极端要求的人群。

(2) 眼部非适应证:眼部活动性炎症,例如结膜炎、角膜炎、睑缘炎、葡萄膜炎等;严重的干眼;重度眼睑闭合不全(轻度眼睑闭合不全不是角膜塑形镜的禁忌证);有器质性眼病而不适合配戴角膜接触镜者。

(3) 全身性非适应证:急慢性鼻窦炎、糖尿病、风湿免疫疾病的活动期、重度过敏体质患者等。

二、硬性高透氧角膜接触镜(RGP)

硬性高透氧角膜接触镜(RGP)是眼视光学专科用来矫正屈光不正的治疗器械。RGP 的材料和角膜塑形镜基本相同,但是光学面设计不同。一般而言,普通 RGP 的面型设计要根据人眼角膜地形图设计,尽可能贴合患者的角膜前表面形态。由于 RGP 与角膜前表面存在泪液层,因此能够极大地矫正角膜前表面来源的规则或者不规则散光。RGP 根据其散光设计的类型,可以分成普通球性 RGP 和散光 RGP,而后者又可根据其散光设计所在的前后表面位置不同分成前环曲面和后环曲面散光 RGP。普通的球性 RGP 一般能够矫正的角膜前表面散光可以到 3.00D 左右,超出此范围要使用环曲面设计的 RGP。散光或者普通 RGP 的选择,一般有以下几种情况:

1. 如果患者全眼散光很大,且大部分来源于角膜前表面,当超过 2.50~3.00D 时,需采用后环曲面 RGP 矫正角膜散光。

2. 如果患者全眼散光很大,且大部分来源于眼内,而角膜散光很小时,理论上虽可以考虑前环曲面 RGP,但是由于镜片的旋转效应,效果往往欠理想。此时,应该考虑采用框架眼镜解决或者采用特殊设计控制 RGP 镜片的旋转。

3. 如果全眼散光很小,角膜散光很大,眼内散光抵消角膜

散光,这时候采用 RGP 矫正屈光不正要谨慎,有可能因为角膜散光被矫正后,眼内散光暴露反而造成视力下降,正确的做法是采用普通软性角膜接触镜矫正,如果一定要用 RGP 矫正,可以考虑双环曲面设计的 RGP 矫正此类患者。

三、软性角膜接触镜

软性角膜接触镜在市场上很常见,顾名思义,其材质偏软,不能维持固定的形状。软性角膜接触镜在临床的应用非常广泛,除了矫正屈光不正和屈光参差,还可以用作角膜绷带镜,治疗顽固性角膜上皮缺损和角膜损伤。近年来,渐变多焦点软性角膜接触镜的光学设计有了长足进步,可以用来矫正老视和用于控制青少年近视度数的快速增长,其近视控制效果与角膜塑形镜接近。渐变多焦点软性角膜接触镜尤其适用于倒睫且近视快速增长的青少年患者,此外,对于高度数的青少年单纯近视患者尤其适用。

四、巩膜镜

巩膜镜是特殊设计的硬性高透氧镜片,其特点是定位区在巩膜对应的球结膜上,主要光学区跨过角膜前表面,在角膜前表面和镜片后表面间形成泪液池。一般而言,直径大于 12.5mm 的镜片广义上都属于巩膜镜,而有些巩膜镜的设计并非完全着陆于巩膜对应的结膜。若再细分,12.5~15.0mm 称为角巩膜片、轮部(limbal lens)或半巩膜片(semi-scleral lens),因为此种尺寸镜片的定位区有部分会落在角膜上,有部分落在巩膜上;大于 15.0mm 者即为真正的巩膜片,因其定位区完全落在巩膜上,15.0~18.0mm 称为小巩膜片(mini-scleral lens),18.0~25.0mm 称为大巩膜片(large-scleral lens)。

1. 巩膜镜的优点 光学质量优异;能够矫正更大的角膜不规则或规则散光,尤其是对圆锥角膜 RGP 不能配适的圆锥角膜患者,以及眼外伤或角膜移植后明显的角膜不规则散光;对严重的干眼、眼睑闭合不全、化学灼伤或是长期角膜上皮缺损等患者有明显的改善角膜的效果。

2. 巩膜镜的缺点 缺少泪液交换,必要时需要每隔数小时取下清洗镜片,减少泪液池的代谢产物堆积;长期配戴对眼表的影响尚需要进一步研究。

五、接触镜的优缺点

(一)优点

1. 消除三棱镜作用 普通框架眼镜具有三棱镜作用,其作用的大小与透镜中心到瞳孔中心的距离以及透镜的屈光力量有关,透镜屈光度越高,三棱镜作用越大。假如两眼屈光参差较大,则其三棱镜作用对维持双眼视有较大影响,是产生复视、视觉抑制及其他各种不适症状的原因。角膜接触镜位于角膜表面,随眼球运动而运动,其中心移位较少,因此可避免三棱镜的干扰作用。

2. 消除斜向散光 戴普通框架眼镜时,因眼球在镜片后转动,当通过镜片周边部视物时,不仅影响屈光的矫正,还同时

产生斜向散光。这种现象在透镜的度数较高时更加明显。而角膜接触镜可随眼球而动,双眼接触镜中心移位很小,因此可消除斜向散光。

3. 减少双眼视网膜像差 如一眼为正视眼,另一眼为无晶状体眼。无晶状体眼戴普通凸透镜片后视网膜成像较对侧眼放大 25%~33%。而镜片越靠近眼球,放大率越小。倘若戴上角膜接触镜,可使放大率减少至 5%~10%,可基本恢复双眼融合功能,保证双眼单视。

(二)缺点

1. 可引起干眼症状及其他眼部不适,以及角膜刺激症状等。

2. 戴镜及护理比较麻烦,有引发角膜感染的风险。

3. 不适合于不合作的儿童,有些工种及场所比如户外工作者、风沙较大或粉尘较多的环境下,不宜戴用角膜接触镜。

六、并发症

1. 角膜急性或慢性缺氧 结膜充血、角膜上皮缺损、角膜上皮微囊、角膜基质水肿、角膜新生血管。

2. 干眼。

3. 巨乳头性结膜炎。

4. 角膜擦伤。

5. 角膜感染。

6. 配戴不当 过紧或过松。

7. 护理液毒性及过敏反应。

七、配戴及保养

(一)角膜接触镜的配戴

角膜接触镜验配是一个严格而科学的医疗过程,配戴前必须了解配戴者的一般健康状况及有无精神异常等。对眼部有关组织进行全面的检查和评价,检测视力,精确验光,开出角膜接触镜处方,指导配戴过程;配戴后要进行配戴评价、戴镜验光,同时要制订随访计划,对配戴者进行配戴教育等。这样才能科学地确定镜片类型、配戴方式和护理系统,对配戴后的效果有更高的预见性。在眼部检查时,应特别注意检查有无角膜、结膜炎症,必要时通过角膜知觉及泪液试验检查。外观上应注意睑裂高度、眼球突出度、眼位、眼球大小、眼睑松紧度。角膜接触镜的安放过程因人而异,初次戴镜者,由于精神紧张,手眼不协调有时导致安放失败,但大多数人在经过短时间练习之后,即可顺利安放镜片。

(二)接触镜的清洁及消毒

清洁是把堆积在镜片上的污物清除干净,而消毒是使用化学或物理的方法对清洁好的镜片灭菌。镜片清洁、消毒的程序是在晚上取下镜片时,先置于左手掌心,然后滴上清洁液或全护理液数滴,用右手示指将镜片的正反两面轻擦 10 多次,再用左手拇指及示指轻轻捏住镜片,用新鲜生理盐水或全护理液充分冲洗,然后在镜片盒内注入 2/3 容量的消毒液或全护理液,把清洁冲洗过的镜片放入镜盒,盖好后,浸泡消毒 4h 以上,最

好过夜。次日晨取出镜片,用生理盐水或全护理液冲洗后即可配戴。一般先右后左依次清洁消毒。为了更好地清除镜片上沉积的蛋白质,每周可使用高效清洁片 1 片,放入有镜片的清洁液或全护理液中,浸泡 3~4h,然后再冲洗、消毒后使用。这样处理过的镜片更加清洁、明亮,光学效果好。经常使用的保养剂有清洁剂、消毒剂、蛋白清除剂、冲洗剂及全护理液等。

(王凯 陈跃国)

第九节 屈光手术

要点提示

屈光手术的种类和每种手术方式的原理、适应证和可能出现的并发症。

一、屈光手术的分类和原理

屈光手术是指通过手术改变眼的屈光状态,达到矫正或部分矫正近视、远视及散光,从而提高裸眼视力及视觉质量,摆脱或减少对于眼镜依赖的方法。按手术部位,可分为角膜屈光手术及晶状体屈光手术两大类,现代的白内障手术以及角膜移植手术也越来越多地采用了屈光手术的概念。

(一) 角膜屈光手术

由于角膜的屈光力约为 +43.05D,占眼球总屈光力的 70%,而且角膜位于眼表面,因此成为屈光矫正的主要工作界面。当前,角膜屈光手术主要采用激光手术的方式,其基本原理是通过激光消融或切割,去除部分角膜基质组织,使角膜表面变平(矫正近视)或变陡(矫正远视);如在角膜上皮下(表层)进行的准分子激光屈光性角膜切削术(photorefractive keratectomy,PRK)、准分子激光上皮下角膜磨镶术(laser subepithelial keratomileusis,LASEK),以及在角膜基质内(板层)进行的准分子激光原位角膜磨镶术(laser in situ keratomileusis,LASIK),飞秒激光小切口角膜基质透镜取出术(small incision lenticule extraction,SMILE)等(图6-9-1)。

准分子激光(excimer laser)的波长为193nm,属远紫外线激光,其工作物质为受激活的氟氩(ArF)二聚体。每一个光子的能量为 6.4eV,远大于角膜组织中维持分子键所需的能量(3.4eV)。当准分子激光作用于角膜组织时,可使其分解成小

片段产生气化效应,也称为消融性光化分解效应。由于激光波长短,除了光子能量大以外,其穿透力弱(每一脉冲约 0.25μm),因此对于组织的切削边缘整齐,不损伤周围组织,对眼内组织无影响。现代准分子激光系统借助自动 kappa 角补偿、瞳孔跟踪、虹膜识别定位系统,提高了激光定位的精确性。同时,准分子激光的消融模式,已经从单一的基于镜片加工的 Munnerlyn 公式,演变为减少球面像差以及彗形像差的个体化模式,以提高术后视觉质量,如波阵面最优化或引导、角膜地形图引导等。也可进行角膜 Q 值调整,使非主导眼的角膜中央区变陡,引入负性球面像差,以补偿老视(改良的单眼视治疗)。

飞秒激光(femtosecond laser)是以激光脉冲宽度飞秒(10^{-15}s)来命名的激光,主要用于辅助 LASIK 手术,替代显微角膜板层切开刀制作角膜瓣,也称为飞秒激光辅助的LASIK(FS-LASIK)。与显微角膜板层切开刀相比,飞秒激光减少了与角膜瓣制作不良相关的并发症,所制作的角膜瓣更薄更均匀、重复性更好,已经被越来越多的医生所接受,但其缺点是费用较昂贵。此外,通过全飞秒激光在角膜基质内的两次扫描,形成角膜层间的透镜,通过 2~4mm 切口将透镜取出,可以矫正近视及散光,效果良好。近年来,飞秒激光小切口角膜基质透镜取出术亦被用作远视眼的屈光矫正手术,远期效果仍需进一步观察。

(二) 晶状体屈光手术

属于眼内屈光手术,包括有晶状体眼人工晶状体植入术(phakic intraocular lens,PIOL),及屈光性晶状体置换术。前者是在自身的晶状体前,多数是后房内直接置入一片人工晶状体,如 ICL(implantable collamer lens);而后者为先摘除自身的晶状体,再植入人工晶状体,类似于白内障手术。主要用于矫正角膜薄或角膜形态不适宜做角膜屈光手术的患者,以及高度近视患者。ICL 植入手术对于高度近视,尤其是−12.00D 以上的超高度近视或者角膜过薄无法进行激光手术的患者,优势明显。

二、屈光手术的适应证

患者本人有摘镜需求与愿望,理解手术大致过程及可能出现的并发症,心理健康对手术效果有合理的期望值;近 2 年内屈光度基本稳定,即每年的屈光度变化小于 0.5D。排除全身及眼部可能影响手术预后的疾病,如未控制的自身免疫性或免疫系统介导的疾病、胶原与结缔组织疾病、圆锥角膜(角膜屈光手术)及重度干眼、未控制的青光眼、显著的眼睑畸形及睑裂闭合

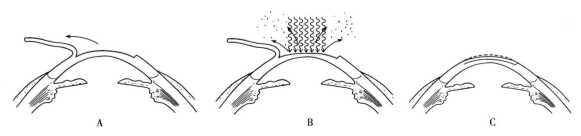

图6-9-1 LASIK 手术示意图

A.切割分离掀开角膜瓣;B.准分子激光消融角膜基质;C.角膜瓣复位

不全、眼部活动性炎症或感染等。女性未在怀孕或哺乳期。

（一）角膜屈光手术的适应证

1. 年龄≥18周岁。

2. 屈光度建议控制在近视−12.00D以下（表层手术−8.00D以下，SMILE−10.00D以下），散光6.00D以下，远视6.00D以下。

3. 角膜形态基本正常、无圆锥角膜；术后留有足够的角膜厚度，角膜板层术式建议角膜瓣下或帽下厚度保留280μm以上。或角膜组织变薄率（percentage of tissue altered，PTA）小于40%，$PTA=(FT+AD)/CCT$，其中FT为角膜瓣厚度，AD为激光消融深度，CCT为术前中央角膜厚度。

（二）晶状体屈光手术的适应证

1. 年龄 PIOL建议为21~45周岁；屈光性晶状体置换术建议为>45周岁。

2. 屈光度（以ICL为例）建议为−3.00~−18.00D，散光2.50D以下。

3. 角膜内皮细胞≥2 000个/mm²，无角膜内皮营养不良，前房深度≥2.8mm。

4. 无显著影响视力的视网膜脉络膜病变。

三、屈光手术相关并发症

（一）角膜屈光手术相关并发症

1. 术中并发症　威胁视力预后的并发症多见于板层角膜屈光手术，包括：角膜瓣相关的并发症，如角膜瓣不全、偏心、破碎、游离等，SMILE术中可发生负压失吸导致的透镜或角膜帽制作不全、角膜帽撕裂、角膜基质透镜破碎残留等。

2. 术后并发症　主要有：干眼加重，欠矫或过矫，视疲劳或阅读困难，屈光回退，弥漫性层间角膜炎（diffused lamellar keratitis，DLK），层间积液综合征（interface fluid syndrome），角膜瓣移位皱褶或丢失，角膜瓣下或帽上上皮植入或内生，角膜感染或无菌性浸润，角膜上皮愈合不良或延迟愈合，复发性角膜上皮糜烂，角膜融解或穿孔，角膜膨隆，角膜上皮下雾状混浊或瘢痕，最佳戴镜矫正视力下降，夜间视觉质量及对比敏感度下降，激素性高眼压或青光眼。

须注意，由于角膜厚度减少，术后眼压测量值比实际偏低。

（二）晶状体屈光手术相关并发症

1. 术中并发症　主要有角膜内皮损伤、外伤性白内障、瞳孔撕裂等。

2. 术后并发症　欠矫或过矫、视疲劳或阅读困难、角膜内皮细胞丢失及失代偿、最佳戴镜矫正视力下降、夜间视觉质量及对比敏感度下降、眼内炎症或感染、激素性高眼压或青光眼；其他类型的青光眼如色素性青光眼、急性闭角型青光眼、恶性青光眼；人工晶状体移位、并发性白内障；黄斑囊样水肿、视网膜脱离。

（陈跃国　王凯）

参考文献

1. SUHEIMAT M, VERKICHARLA P K, MALLEN E A, et al. Refractive indices used by the Haag-Streit Lenstar to calculate axial biometric dimensions [J]. Ophthalmic Physiol Opt, 2015, 35(1): 90-96.

2. LIU Y, CHENG Y, ZHANG Y, et al. Evaluating internal and ocular residual astigmatism in Chinese myopic children [J]. Jpn J Ophthalmol, 2017, 61(6): 494-504.

3. VOJNIKOVIĆ B, TAMAJO E. Gullstrand.s optical schematic system of the eye—modified by Vojniković & Tamajo [J]. Coll Antropol, 2013, 37(Suppl 1): 41-45.

4. PIERSCIONEK B K, REGINI J W. The gradient index lens of the eye: an opto-biological synchrony [J]. Prog Retin Eye Res, 2012, 31(4): 332-349.

5. KE B, MAO X, JIANG H, et al. The relationship between high-order aberration and anterior ocular biometry during accommodation in young healthy adults [J]. Invest Ophthalmol Vis Sci, 2017, 58(13): 5628-5635.

6. HOFSTETTER H W. A longitudinal study of amplitude changes in presbyopia [J]. Am J Optom Arch Am Acad Optom, 1965, 42: 3-8.

7. CHARMAN W N, HERON G. Microfluctuations in accommodation: an update on their characteristics and possible role [J]. Ophthalmic Physiol Opt, 2015, 35(5): 476-499.

8. XIONG S, SANKARIDURG P, NADUVILATH T, et al. Time spent in outdoor activities in relation to myopia prevention and control: a meta-analysis and systematic review [J]. Acta Ophthalmol, 2017, 95(6): 551-566.

9. HUANG J, WEN D, WANG Q, et al. Efficacy comparison of 16 interventions for myopia control in children: A network meta-analysis [J]. Ophthalmology, 2016, 123(4): 697-708.

10. WALLINE J J, GREINER K L, MCVEY M E, et al. Multifocal contact lens myopia control [J]. Optom Vis Sci, 2013, 90(11): 1207-1214.

11. LI M, LI M, CHEN Y, et al. Five-year results of small incision lenticule extraction (SMILE) and femtosecond laser LASIK (FS-LASIK) for myopia [J]. Acta Ophthalmol, 2019, 97(3): e373-e380.

12. PRADHAN K R, REINSTEIN D Z, CARP G I, et al. Small incision lenticule extraction (SMILE) for hyperopia: 12-month refractive and visual outcomes [J]. J Refract Surg, 2019, 35(7): 442-450.

13. TIAN Y, JIANG H B, JIANG J, et al. Comparison of implantable collamer lens visian ICL V4 and ICL V4c for high myopia: A cohort study [J]. Medicine (Baltimore), 2017, 96(25): e7294.

14. DOS SANTOS A M, TORRICELLI A A, MARINO G K, et al. Femtosecond laser-assisted LASIK flap complications [J]. J Refract Surg, 2016, 32(1): 52-59.

15. KRUEGER R R, MEISTER C S. A review of small incision lenticule extraction complications [J]. Curr Opin Ophthalmol, 2018, 29(4): 292-298.

16. ZHENG K, HAN T, LI M, et al. Corneal densitometry changes in a patient with interface fluid syndrome after small incision lenticule extraction [J]. BMC Ophthalmol, 2017, 17(1): 34.

第七章

角膜和眼表

第一节　角膜和眼表的解剖生理及相关基础

要点提示

1. 角膜从前向后包括了上皮细胞层、前弹力层、基质层、后弹力层、内皮细胞层等五层。其高度透明,神经丰富,具有屈光、透光及保护的功能。

2. 角膜上皮及结膜上皮的各个组成部分共同构成了眼表的概念。眼表上皮和泪膜毗邻,相互依存并相互影响。

一、结膜的解剖结构和生理

(一)结膜的解剖结构

结膜(conjunctiva)是眼睑和眼球之间一层薄而透明的黏膜,覆盖在眼睑后面和眼球前面,与角膜缘相接。由结膜形成的囊状间隙称为结膜囊(conjunctival sac)。按其不同的解剖部位可分为睑结膜、球结膜及穹窿结膜三部分。

1. 睑结膜(palpebral conjunctiva)　起始于睑缘的皮肤黏膜交界处,与睑板紧密连接,不能推动。正常者薄而透明,表面平滑,可见垂直走行的小血管,并隐约可见睑板腺。在上眼睑距离睑缘后唇约 2mm 处,有一与睑缘平行的浅沟,称睑板下沟,常为异物存留之处。

2. 穹窿结膜(fornical conjunctiva)　为睑结膜和球结膜的移行部分,多皱褶,便于眼球活动,其上皮细胞为复层柱状上皮细胞,上皮细胞下含有多量淋巴细胞,有时形成滤泡。

3. 球结膜(bulbar conjunctiva)　覆盖于眼球前面的巩膜表面,与巩膜前面的眼球筋膜疏松相连,易推动。易因水肿或出血而隆起。在角膜缘处结膜上皮细胞移行为角膜上皮细胞,因而结膜疾病易累及角膜。

半月皱襞(plica semilunaris)位于结膜的内眦部,泪阜的颞侧。为一半月形皱褶,宽约 2mm,游离面朝向角膜。半月皱襞相当于低等动物第三眼睑。泪阜(lacrimal caruncle)位于睑裂的内眦部,结膜半月皱襞的鼻侧。高约 5mm、宽约 3mm,呈黄红色。泪阜为介于皮肤和黏膜之间的变态皮肤组织,表面为不角化的复层上皮,并有皮脂腺、汗腺、副泪腺和细毛。

(二)结膜的组织学

结膜组织包括上皮层和固有层。结膜上皮层由 2~4 层柱状上皮构成,含有杯状细胞和黑色素细胞。杯状细胞可以见于各处的结膜。杯状细胞是一种单细胞黏液腺,呈圆形或椭圆形。核靠近基底部,分泌黏液。多见于球结膜,而睑缘部缺如。其主要作用是分泌黏液湿润角膜和结膜。结膜固有层位于结膜上皮层下,可分为浅层的腺样层和深层的纤维层。腺样层由纤细而松弛的结缔组织网构成,含有淋巴细胞、肥大细胞、浆细胞及中性粒细胞。纤维层由致密的纤维结缔组织和弹力纤维构成,较腺样层厚,但在睑板部几乎缺如。

结膜组织中除了杯状细胞分泌黏液外,还有几种副泪腺。Krause 腺是一种与泪腺类似的副泪腺,大小为 0.1~1.0mm,为浆液性泡管状腺体。位于穹窿部结膜,也可见于泪阜。腺体内的排泄管汇合成导管,开口于穹窿部结膜。Wolfring 腺较 Krause 腺大,结构也和泪腺相似,位于上眼睑睑板上缘和下眼睑睑板下缘。腺体的基底细胞呈方形,浅表的细胞为圆柱形,排泄管短粗并开口于穹窿部结膜。

(三)结膜的血管、淋巴和神经

结膜的血管来自眼睑的动脉弓及睫状前动脉。眼睑动脉弓包括睑缘动脉弓和睑周围动脉弓。睑缘动脉弓于睑板下沟处穿过睑板分布于睑结膜。睑周围动脉弓发出下行及上行支供给睑结膜、穹窿结膜及距角膜缘 4mm 以外的球结膜,在球结膜下向下走行延续为结膜后动脉,此血管充血称为结膜充血。睫状前动脉在角膜缘外 3~5mm 处穿入巩膜,其末梢细小的巩膜上支不进入巩膜,继续前进组成角膜周围的血管网,此血管充血时为睫状充血。两种不同的充血对疾病的诊断极为重要。睫状前动脉继续前进过程中向表层分支,分布于球结膜,称为结膜前动脉,与结膜后动脉吻合。

结膜淋巴管丰富,有时可见球结膜上有类似串珠的透明物,即淋巴管潴留所致。

结膜受三叉神经分支所支配。结膜的交感神经来自眼动脉的交感神经。

(四)结膜的生理功能

结膜的主要功能为保护眼球表面,提供泪膜黏蛋白层,提供免疫组织。结膜表面高度血管化,是丰富的感觉神经和淋巴组织的载体。

二、角膜的解剖结构和生理

(一)角膜的解剖结构

角膜(cornea)和巩膜(sclera)主要由纤维组织构成,共同组成纤维膜(fibrous tunic),是眼球的外膜。其中前 1/6 为角膜,后 5/6 为巩膜,两者之间的移行处为角膜缘(limbus)。

角膜完全透明,约占纤维膜的前 1/6,从后面看角膜为正圆形,从前面看为横椭圆形。我国孙世珉等用 Wissely 管形角膜计测量 2 261 人,测得成年男性角膜横径平均值为 11.04mm,女性为 10.95mm,竖径平均值男性为 10.13mm,女性为 10.08mm,3 岁以上儿童的角膜直径已接近成人。角膜前表面面积大约为 107.76mm^2,占眼球表面的 1/16。角膜的体积大约为 144.8mm^3。中央瞳孔区约 4mm 直径的圆形区内近似球形,其各点的曲率半径基本相等,而中央区以外的中间区和边缘部角膜较为扁平,各点曲率半径也不相等。从角膜前面测量,水平方向曲率半径为 7.8mm 垂直方向为 7.7mm;后部表面的曲率半径为 6.2~6.8mm。角膜厚度各部分不同,中央部最薄,平均为 0.5mm,周边约为 1mm。

(二)角膜的组织学

在经典的角膜组织学理论中,角膜分为五层,由前向后依次为:上皮细胞层(epithelium);前弹力层(lamina elastica anterior),又称 Bowman 膜;基质层(stroma);后弹力层(lamina elastica posterior),又称 Descemet 膜;内皮细胞层(endothelium)(图 7-1-1)。

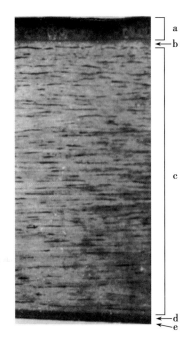

图7-1-1　角膜横切面

a.上皮细胞层；b.前弹力层；c.基质层；d.后弹力层；e.内皮细胞层

1. 上皮细胞层　上皮细胞层厚约 50μm，占整个角膜厚度的 10%，由 5~6 层细胞所组成，角膜周边部上皮增厚，细胞增加到 8~10 层（图7-1-2）。

上皮细胞层为复层上皮，细胞分为三种：基底细胞（basal cells）、翼状细胞（wing cells）、表层细胞（superficial cells），在基底细胞与翼状细胞层间偶尔可见淋巴细胞及吞噬细胞。

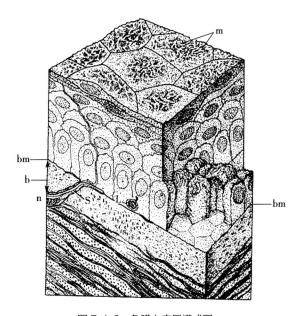

图7-1-2　角膜上皮层模式图

角膜上皮细胞为复层上皮，细胞分为三种：基底细胞、翼状细胞及表层细胞。角膜上皮细胞的表层细胞，其前表面具有广泛的微皱褶及微绒毛（m），角膜神经（n）穿过前弹力层（b），在基底细胞的基底膜（bm）附近失去神经鞘（S）进入上皮层。在两个基底细胞之间可见淋巴细胞（L）。（s）为基质层的浅层

（1）基底细胞：基底细胞层为一单层细胞，位置最深，细胞的底部紧接前弹力层，细胞的顶部与翼状细胞连接，每个细胞的大小及形状基本一致。细胞为多角形、高柱状，其高 18μm，宽 10μm。

（2）翼状细胞：翼状细胞为多角形，在角膜中央区有 2~3 层，周边部变为 4~5 层，翼状细胞的前面呈凸面，其后面呈凹面，它向侧面延伸变细，形似翼状，与其相邻的细胞及基底细胞相连接，当基底细胞进行有丝分裂向前移入翼状细胞层时，仍保持其多角形，但逐渐变细。细胞核变为扁平，且与角膜表面平行，细胞质致密。

（3）表层细胞：表层细胞分为两层，细胞长而细，细胞长约 45μm，厚度约 4μm，其细胞核扁平，长约 25μm。

若细胞的表面层保护完好，其前面的细胞膜显示出许多小的微皱褶（microplicae）及微绒毛（microvilli），微绒毛高 0.5~1.0μm，粗约 0.5μm，微皱褶高 0.5μm，粗 0.5μm。微绒毛及微皱褶是表层上皮细胞正常结构的一部分，对角膜前泪膜的滞留起着重要的作用。

2. 前弹力层　过去认为前弹力层是一层特殊的膜，用电镜观察显示该膜主要由胶原纤维所构成。

前弹力层厚约 8~14μm，由胶原及基质所构成。除了施万细胞延伸到该层以外，前弹力层没有细胞成分，施万细胞的延伸部分沿着神经穿过的隧道到达角膜上皮层。前弹力层的前面是光滑的，与角膜上皮基底膜相毗邻，其后面与基质层融合在一起。角膜周边部，前弹力层变薄，可出现细胞甚至毛细血管。

3. 基质层　角膜基质层由胶原纤维所构成，厚约 500μm，占整个角膜厚度的 9/10，基质层共包含有 200~250 个板层，板层相互重叠在一起。每个板层厚约 2μm，宽 9~260μm 不等，其长度横跨整个角膜。板层与角膜表面平行，板层与板层之间也平行，角膜板层由胶原纤维组成，胶原纤维集合成扁平的纤维束，纤维束互相连合，形成规则的纤维板，纤维板层层紧密重叠，构成实质层。

在板层中，除其主要成分胶原纤维以外，尚有成纤维细胞（fibroblasts）及基质。纤维细胞也称角膜细胞（keratocytes）。还可以看到施万细胞并偶见淋巴细胞，巨噬细胞及多形核白细胞。

4. 后弹力层　后弹力层是角膜内皮细胞的基底膜，该膜很容易与相邻的基质层及内皮细胞分离。后弹力层坚固，对化学物质和病理损害的抵抗力强。当整个角膜基质层破溃化脓时，它仍能存留无损，故临床上可见后弹力层膨出。正常角膜后弹力层可以再生，如有损伤撕裂为裂隙，将为内皮细胞形成新的后弹力层所修复。假若后弹力层被撕裂为大的裂口，则裂口的边缘向后卷曲进入前房，这显示后弹力层有一定的弹性。

在角膜周边部，后弹力层增厚，向前房突起，其表面为内皮细胞所遮盖。这些突起在 1851 年和 1866 年分别由 Hassall 和 Henle 所发现，故称为 Hassall-Henle 小体或疣，这种疣起始于青年时期，随着年龄的增长而逐渐增多。

5. 内皮细胞层　角膜内皮为一单层细胞，约由 500 000 个

六边形细胞所组成,细胞高 5μm,宽 18~20μm,细胞核位于细胞的中央部,为椭圆形,直径约 7μm。在婴幼儿,内皮细胞进行有丝分裂,但在成年后不再进行有丝分裂,当内皮细胞损伤后,其缺损区由邻近的内皮细胞增大、扩展和移行滑动来覆盖。

6. 角膜前 Descemet 层(Dua 层) 2013 年,诺丁汉大学(The University of Nottingham)Harminder Dua 等人对角膜基质底部注气,在角膜内皮面形成大气泡进行观察。在对 I 型大气泡进行观察的时候,发现在揭去后弹力层的时候,大气泡仍能维持,推测在后弹力层之前,角膜基质层之后,还有一层较为坚韧的膜状结构。经光镜和电镜进行组织学确定后,这一层膜被命名为 Dua 层,也叫前 Descemet 层。Dua 层大约 15μm 厚,位于基质层后、后弹力层前,韧度较好,对一些特殊的角膜疾病的发生、发展有一定的临床意义。

(三)角膜的血管和神经

角膜之所以透明,其重要因素之一是角膜组织内没有血管,血管终止于角膜缘,形成血管网,营养成分由此扩散入角膜。角膜缘周围的血管网由睫状前血管构成,睫状前动脉自四条直肌肌腱穿出后,在巩膜表层组织中向前,行至距角膜约 4mm 处发出分支穿入巩膜达睫状体,参与虹膜大环的组成。其本支不进巩膜,继续前行至角膜缘,构成角膜缘周围的血管网。本支在形成血管网之前发出小支至前部球结膜,为结膜前动脉,与来自眼睑动脉弓的结膜后动脉相吻合。

角膜的感觉神经丰富,主要由三叉神经的眼支经睫状神经到达角膜,睫状神经在角膜缘后不远处,自脉络膜上穿出眼球,发出细支向前伸延互相吻合,并与结膜的神经吻合,在巩膜不同深度形成角膜缘神经丛,自神经丛有 60~80 支有髓神经丛从角膜缘进入角膜,进入角膜后神经鞘消失,构成神经丛分布于角膜各层。浅层的神经丛发出垂直小支穿过前弹力层,并分成细纤维分布于上角膜上皮之间,所以角膜知觉特别敏感。

(四)角膜的生理功能

角膜位于眼球的最前极,是屈光间质的主要组成部分。角膜屈光系统(包括角膜和房水)的屈光力约为 43D。它以高度的透明性、敏感性和特殊的代谢形式完成正常的生理功能。

1. 角膜的透明性 透过角膜的电磁波范围为 365~2 500nm。透射性在电磁波长 400nm 时为 80%,500~1 200nm 时为 100%。超过 1 200nm 时的透射性也是较高的。1 000nm 以上的电磁波不刺激视网膜的光感受器,而是以热的形式消散。低于 365nm 的紫外波主要被角膜吸收。

角膜的透明性是下列因素的结果:

(1)解剖结构:角膜无血管、无色素。角膜上皮细胞和内皮细胞排列规则,实质层纤维板排列规则,直径<30nm,之间距离<30nm,因而减少了光线的散射,上皮不角化,角膜表面的泪液形成规则的屈光面,角膜不同层的细胞具有相同的屈光指数,使光线顺利通过角膜。

(2)内皮细胞间的紧密连接:形成角膜房水屏障功能,使房水不能向角膜渗透。

(3)角膜内皮具有泵功能:它不断地将实质层内的水分泵入房水,维持实质层内离子与水的平衡,控制角膜脱水。角膜实质层相对的脱水对维持角膜透明度是必要的。角膜的每一板层含水 75%,就能保证贴紧。如果实质层暴露,即使范围很小,也会引起明显的水肿,使角膜变成半透明。角膜上皮或内皮的疾病、损伤都可以引起角膜水肿。

2. 角膜的渗透性 周边部角膜的代谢主要依靠角巩膜缘血管网,而中央部角膜的营养物质是通过角膜上皮细胞或内皮细胞进入到角膜内。由于角膜上皮表面覆盖泪液膜,通过上皮渗入的物质必须是水溶性的。上皮层构成了角膜对离子渗入的首要屏障。角膜上皮对脂溶性物质易于渗透,因为细胞膜由脂蛋白组成。透过实质层和内皮细胞的化合物必须是水溶性的。因此,眼局部药物要穿过正常角膜既要水溶又要脂溶。

3. 角膜的代谢 角膜的代谢需要能量。能量是以三磷酸腺苷(ATP)的形式由葡萄糖代谢提供。中央部角膜从房水中摄取葡萄糖,从泪液膜中获得大气中的氧,周边部角膜从角巩膜缘血管网获得这些代谢物质。葡萄糖被细胞利用时要先磷酸化成 6-磷酸葡萄糖。这一步需要己糖激酶的参与。角膜内大约 65% 的 6-磷酸葡萄糖是通过糖酵解代谢的,其余通过磷酸戊糖途径。

4. 角膜的修复 角膜上皮损伤可以自身修复。缺损大时,1h 之内邻近未损伤的上皮细胞扩大变平,伸出伪足,移行到角膜上皮的裸露区,发生有丝分裂。6 周后上皮细胞与基底膜完全贴紧。麻醉药、抗生素抑制上皮细胞修复过程中的有丝分裂,而上皮生长因子可促进其修复。

损伤前弹力层(Bowman layer)和角膜基质层将导致瘢痕形成。前弹力层是基质层缩聚成的,因此损伤的修复过程也是相似的,由未损伤的角膜细胞和血液中的成纤维细胞增生修复。修复时,先合成氨基葡萄糖聚糖,然后以硫酸软骨素为主,愈合后期角膜实质由角蛋白取代,直至上皮覆盖损伤面,完成这一修复。

角膜内皮损伤后不能再生,靠邻近细胞增长覆盖缺损区。角膜内皮具有角膜-房水屏障功能,损伤后角膜基质层和上皮细胞层发生水肿,如大泡状角膜病变。

三、角膜缘的解剖结构和生理

(一)角膜缘的解剖结构

在角巩膜交界处的角膜缘(limbus)是许多内眼手术的入路,同时和前房角关系密切,其结构复杂,组织精细,位置和功能十分重要。角膜缘通常是指从透明角膜到不透明巩膜的过渡区,此处巩膜表面凹陷如沟状,称为外巩膜沟。

角膜缘宽约 2mm,靠近角膜的 1mm 外观上呈半透明的青灰色,靠近巩膜的 1mm 外观上呈不透明的灰白色,两部分对应的眼内结构为 Schwalbe 线。此处是角膜后弹力层的终点。与角膜缘前界相对应的眼内结构是角膜前弹力层的终点。与外巩膜沟相应的巩膜内侧面有相符的内巩膜沟(internal scleral furrow),内沟的后唇向前突,称为巩膜突。巩膜突和角膜缘的后界对应,此处也是睫状肌的附着点。Schlemm 管位于内巩膜沟的基底部,在 Schlemm 管的内侧为前房角的小梁网结构。

（二）角膜缘的组织学

角膜缘组织包括连接角膜和结膜的上皮组织和下方血管化的松散的结缔组织。角膜缘上皮和角膜上皮相似，可见散在分布的黑色素细胞和朗格汉斯细胞。此处的基底细胞细小而含有色素，上皮细胞常向下生长，形成上皮柱，两个上皮柱之间，结缔组织可向上形成乳头，含有血管和淋巴管。上皮柱和乳头在角膜缘交替排列，形成放射状皱纹样外观，形似栅栏，称为 Vogt 栅栏（palisades of Vogt）。上皮柱之间的距离大约为 1.5~2.0mm。

（三）角膜缘的血管和淋巴

角膜缘血管网主要来自睫状血管系统，一小部分来自结膜后动脉。这两个系统的血管在角膜缘处吻合，形成角膜缘血管网。角膜缘淋巴管仅限于有血管的区域。

（四）角膜缘的生理功能

角膜、结膜上皮细胞具有高度的修复能力，依赖于干细胞的存在。角膜上皮的干细胞就位于角膜缘上皮基底细胞层处。每天有 1/7 的上皮细胞死亡、脱落和更新，周边的角膜上皮细胞呈向心性运动，修复角膜上皮的损伤。角膜上皮的增殖修复起始于角膜缘，如果角膜缘的干细胞发生衰竭或者功能不良时，角膜表面的稳定性便会遭到破坏。

正常情况下，角膜缘上皮还可以阻止结膜上皮侵入角膜。当角膜缘受损时，除了角膜上皮愈合延迟外，还会出现新生血管侵入和角膜结膜化。

角膜缘和前房角相邻，此处是房水流出的关键通道。角膜缘的后部就是前房角的外壁，Schlemm 管和小梁网等房水流出通道位于此处。房水流出通道的组织学特点详见第十二章"青光眼和低眼压"第一节。

四、巩膜的解剖结构和生理

（一）巩膜的解剖结构

巩膜占纤维膜的后 5/6，质地坚韧，不透明，呈瓷白色，由致密相互交错的纤维所组成。其外表面为眼球筋膜所包裹，前面又被球结膜所覆盖，三者于角膜缘附近相连接。巩膜内面邻接脉络膜上腔，内有色素细胞分布，故呈棕色。儿童因巩膜薄，在白色的背景上透出葡萄膜的颜色而呈蓝色。老年人的巩膜可因脂肪物质沉着略呈黄色。巩膜向前与角膜相连，向后至视盘。

巩膜的厚度各个部位不同，最厚部分在后极部，约 1mm。从后极部向前逐渐变薄，赤道部约为 0.4~0.6mm。在四直肌附着部，巩膜最薄，仅为 0.3mm。直肌腱的厚度一般也为 0.3mm。附着部之前的厚度是两者厚度之和，约 0.6mm。过此前行，巩膜厚度又稍增加，接近角膜缘增厚为 0.8mm。至角膜缘由于巩膜内、外沟，巩膜再度变薄。

在眼球后极部的鼻侧，有巩膜后孔，又称巩膜管，为视神经的出口，管为漏斗形，内口直径较小，约 1.5~2mm，外口直径较大，约 3~3.5mm。形成内口的边缘向视神经方向突出，嵌着视神经，并与脉络膜相连。在这个区域，巩膜外 2/3 的组织沿视神经向后掺和到视神经硬脑膜鞘中，内 1/3 向巩膜后孔的中央扩展，形成薄板，被视神经纤维穿过，构成许多小孔，称为巩膜

筛板（lamina cribrosa）。此外由于缺少巩膜，是眼球纤维层最薄弱的部分。青光眼病，若筛板不敌眼内压而致后退，形成病理凹陷，当然形成病理性凹陷的原因也可能与筛板部位的缺血有关系。

在眼球前部也有一个大孔，称为巩膜前孔，即角巩膜交界处，不规则的巩膜纤维掺和到角膜周边部的基质层。从后面看，巩膜前孔为圆形，其直径为 12mm。从前面看，巩膜前孔为横椭圆形，是由于上下方巩膜纤维的伸展多于水平方向之故，孔径为 11~12mm。

（二）巩膜的组织学结构

巩膜的组织结构从外往里分为三层：巩膜上层、巩膜实质层和巩膜棕黑板。

1. 巩膜上层（episclera）　也称巩膜表层、巩膜外层。是一层疏松而纤细的纤维结缔组织，富含弹性纤维，是巩膜实质层表面的一部分。向外与球结膜下组织及眼球筋膜相连接，深部并入巩膜实质层。前巩膜上层由于眼球筋膜及直肌周围的血管组织参与而增厚，该层含有色素细胞、巨噬细胞及淋巴细胞。

巩膜上层的胶原纤维束较细，排列方向不规则，所含基质较丰富，纤维细胞较少见。巩膜上层中的血管有睫状前动脉的主要分支、小动脉、毛细血管及小静脉，巩膜上层中含有无髓鞘神经纤维及有髓鞘神经，神经纤维末端不具有特殊结构。

2. 巩膜实质层（scleral stroma）　巩膜实质层由胶原纤维束、纤维细胞及一定量的基质所组成，几乎不含血管。巩膜胶原纤维束由平行排列的胶原原纤维构成，每束纤维的边缘有弹力纤维辅助。胶原原纤维呈纺锤形，粗细和长短不一。巩膜胶原纤维束表面相互平行，内部向各个方向发出分支又相互融合，形成纤维束之间的交错，致使巩膜呈瓷白色外观。弹力纤维在前后两端及赤道部分布较多，其他部位分布较少。

3. 巩膜棕黑板（lumina fusca）　巩膜棕黑板是三层巩膜组织中最内的一层，也是脉络膜上腔的外侧壁。组成该层的胶原纤维束较实质层更为细小，巩膜最内层的胶原纤维束分离为更细的纤维束，这些细微的纤维束具有分支，与脉络膜上腔及睫状体上腔的纤维束相连接，致使巩膜的内面与脉络膜及睫状体的外面之间的分界线不明显。该层胶原纤维束之间有较多的色素细胞及载有色素的巨噬细胞，使巩膜内面呈棕色外观，所以称为棕黑板。

（三）巩膜的血管和神经

巩膜被许多血管和神经穿过，但本身血管很少。巩膜的血管几乎全分布于巩膜上层，巩膜实质层基本上不含血管。巩膜的血管来自眼动脉，睫状后动脉的分支睫状后短动脉在视神经周围的巩膜中形成视神经动脉环或称 Zinn 动脉环，主要供给眼后部。眼动脉发出的睫状后长动脉向前行至角膜缘，构成巩膜的深层血管丛及表层血管网，主要供给表层及前部。

巩膜的感觉神经来自三叉神经的眼支。眼支的睫状神经分出睫状短神经和睫状长神经，睫状短神经支配巩膜后部，和睫状后短动脉伴行。睫状长神经前行，和睫状后长动脉伴行，在睫状体平坦部发出分支，一部分进入睫状体，一部分穿出巩

膜到达表层巩膜。巩膜表层的知觉敏感,炎症时疼痛感明显。

在眼球后部视神经周围,睫状后长动脉和睫状后短动脉及睫状神经穿入眼内。睫状后短动脉和睫状短神经一部分直着穿入,另一部分斜着穿入;睫状后长动脉和睫状长神经斜着穿入,从后向前,向内把巩膜凿成小管。管中血管与神经之间有纤维组织分隔,在眼球赤道部之后约4~6mm处,有4~6个涡静脉穿出眼球,上直肌两侧的一对静脉及下直肌两侧的一对静脉,自眼球内后斜着穿出眼球外壁,把巩膜凿成3~4mm的小管。眼球前节与角膜缘相距约2~4mm,睫状前动脉和静脉穿入及穿出眼球。

(四)巩膜的生理功能

巩膜和角膜一起构成眼球的纤维膜,主要起到保护作用。巩膜具有一定的弹性和韧性,承受着眼内容物向外的压力。同时巩膜是不透明的,参与形成眼内的"暗箱",保证了光线只通过屈光系统进行眼内成像。另外巩膜也是眼外肌的附着点,眼外肌借此牵引眼球,形成眼球的运动。

五、眼表的概念和生理

眼表(ocular surface)的解剖学含义是指起始于上下眼睑的眼球表面全部上下黏膜上皮,包括角膜上皮、结膜上皮两个部分,其中结膜上皮又包括球结膜、睑结膜和穹窿结膜。这一概念的提出强调了角膜上皮和结膜上皮在维系眼表健康时相互依赖的关系。从来源上说,角膜上皮来源于角膜缘的干细胞,可以不断增殖、分化和迁移,进行自我更新。结膜上皮可能来源于结膜穹窿部或者睑缘的皮肤黏膜结合处,也有研究认为结膜的干细胞是均匀分布在眼表的。

角膜上皮为复层扁平上皮,从内向外依次为基底细胞、翼状细胞及表层细胞。结膜上皮也为复层扁平细胞,夹有杯状细胞。该细胞可以分泌黏蛋白。

眼表泪液由泪腺及副泪腺分泌。基础分泌主要由Kraus副泪腺(67%)和Wolfring副泪腺(33%)分泌的泪液来完成,保障眼表的日常湿润。当精神受到刺激(哭泣)或三叉神经受到刺激(反射性流泪)时,大量泪液由泪腺分泌。主要的泪流在睑缘和结膜穹窿部。周期性不自主的瞬目动作使泪液分布到眼球表面,并对泪液引流系统起到泵的作用。正常情况下,结膜囊容纳3~7μl泪液,超过25μl时发生泪溢。泪流速度约为1μl/min。

泪液呈略碱性(pH7.6),渗透压相当于0.9%的氯化钠水溶液。泪液中葡萄糖浓度低,电解质含量与血浆相近,但蛋白质含量稍高,平均为7μg/ml。蛋白质浓度随年龄增长而下降,其中泪蛋白是泪液系统的缓冲物。此外,泪液中还存在免疫球蛋白、溶菌酶、补体系统和抗炎性因子等。泪液中的免疫球蛋白主要是IgA,其次是IgG。IgA使病毒失活,抑制细菌在结膜囊表面的附着;IgG诱导吞噬作用和补体介导的溶菌作用。结膜炎时,这两种免疫球蛋白在泪液中的含量增加,过敏性炎症时,泪液中免疫球蛋白E(IgE)的含量增加。

在角膜和结膜的表面,有一层相对不流动的泪液层,称为泪液膜。泪液膜厚7~10μm。经典的理论认为泪膜分为三层,即脂质层、水液层和黏蛋白层:①表层为脂质层,厚度为0.2~0.9μm,由睑板腺、Zeis腺和Moll腺分泌;②中层为水液层,厚度为6.5~7.5μm,由副泪腺分泌;③深层为黏蛋白层,较薄,由结膜的杯状细胞分泌的黏蛋白以及角结膜上皮细胞表达的跨膜蛋白构成。泪液膜的脂质层可以延缓水层的蒸发,形成光滑、规则的角膜前光学面。水液层的功能是保持角膜、结膜湿润,提供上皮正常代谢的营养物质。黏蛋白层填补角膜上皮细胞间的缝隙,减少散光,提高角膜的光学性能。最新的研究认为,泪膜层的厚度大约为40μm,由黏蛋白凝胶构成,且水液层和黏蛋白层之间没有明确的界限。

泪膜的稳定性受很多因素的影响。维生素A缺乏或结膜瘢痕可造成黏液层缺损。甲状腺功能亢进和反射性流泪时,黏液层增多。绝经期前后的妇女、红斑狼疮、干燥综合征等全身性疾患时,常发生干燥性角膜炎,泪液膜表现为水层不足、黏液层相对过多。某些药物如抗组胺药和抗胆碱药,可引起泪液分泌减少。正常人50岁以后,泪液分泌减少,泪液膜发生变化。各种原因的干眼症都可出现眼部烧灼、干燥等不适的感觉。

正常而稳定的泪膜是维持眼表上皮正常结构及功能的基础。眼表上皮和泪膜之间也存在相互依赖和相互影响的作用。一方的异常可以影响另一方。影响眼表功能并导致眼部不适、视力下降。鉴于此,Nelson于1980年首次提出眼表疾病(ocular surface disease,OSD)的概念,泛指角膜、结膜等眼表正常结构和功能疾病,并沿用至今。眼表是一整体概念,对于任何引起眼表改变的疾病,均要从眼表结构整体出发去考虑,才能使疾病的诊断和治疗获得理想的效果。

(吴元)

第二节　结膜病

要点提示

1. 结膜位于眼表,易受外界物理、化学和微生物侵害,且结膜血管和淋巴管丰富,易受全身疾病的影响,故易发生结膜疾病。

2. 结膜炎是最常见的一类结膜病,类型繁多,病因复杂,主要分为感染性和非感染性。明确结膜炎类型和病因,对于确定治疗方案非常重要。

3. 结膜炎的治疗以局部用药为主,严重或特殊感染时需要全身用药。

4. 结膜囊肿不少见,手术需完整切除,刺破只是临时缓解。

5. 皮样瘤或皮样脂瘤为先天异常,可选择观察或手术切除。

一、概述

结膜(conjunctiva)由覆于上下眼睑内面的睑结膜,位于眼球前部巩膜表面的球结膜和眼睑、球结膜之间移行部呈横皱襞状的穹窿结膜三部分组成。上、下睑缘为其开口,形成囊袋状,称为结膜囊。由于结膜囊为一开放性组织,直接暴露于外界环境中,各种外来刺激、微生物、致敏原等常可致其发生损伤及病变。结膜是一易患病组织。

(一)致病原因及途径

1. 外因 存在于外界环境中的各种微生物(细菌、病毒、衣原体、真菌、寄生虫等)及有害物质,通过一定的传播媒介(通常是污染的手、生活用品、水和空气)进入结膜囊后,造成结膜的炎症感染、变性、机械和化学性损伤。外来因素是引起结膜疾病的主要来源。

2. 内因 人体各器官的炎症病灶、恶性肿瘤及某些寄生虫等,可通过血液或淋巴循环转移到结膜引起结膜病。此外,结膜组织免疫过敏反应(如泡性结膜炎)和全身代谢障碍性疾病(如糖尿病、维生素 A 缺乏症)也可引起结膜病变。

3. 邻近组织病变的蔓延与扩散 眼睑、泪器、眼眶、颜面部皮肤及鼻窦等处的炎症、肿瘤、损伤都可直接蔓延到结膜。眼睑位置异常使结膜失去保护也可致病。

(二)结膜囊的微生物

结膜囊是一对外界开放的组织,暴露在空气中,眼泪蒸发及其并不丰富的血液供应使其温度较低,加之泪液不是一个良好的培养基,所以细菌、病毒、衣原体等各种微生物常不能迅速自身繁殖。存留在结膜囊中的微生物常通过瞬目、泪液排泄等机械作用排出。当绷带包扎时,由于眼睑运动受限,结膜囊温度升高,从而使微生物易于生长繁殖。

正常结膜囊中存在的细菌等微生物,大多数是非致病的,如白色葡萄球菌、枯草杆菌等。有些如肺炎球菌、葡萄球菌也存在于结膜囊中,但并不致病,当混合感染时则可饰演重要角色。链球菌是致病菌,但在正常结膜囊中很少。其他淋病双球菌、铜绿假单胞菌、白喉杆菌等均为致病菌。

病毒在近年来是引起结膜病的主要病原,其次是衣原体。常见的是单纯疱疹病毒、腺病毒。柯萨奇病毒常造成出血性结膜炎的暴发流行。

在人群中,大约 10% 的正常结膜囊中可以发现真菌,青霉菌、曲霉菌、丛霉菌、镰刀菌、白色念珠菌最为常见。

(三)结膜循环障碍

1. 结膜充血 因病变影响的血管系统不同,充血分为两种,即结膜充血和睫状充血。结膜充血又称浅层充血、结膜周边充血。充血血管主要是结膜前、后动脉。睫状充血又称深层充血。当两者并存且程度相近时称为混合充血。充血仅限于球结膜某一部位时称为局限性充血。局限性充血也可主要是结膜浅层充血或深层充血,前者见于泡性结膜炎,后者见于巩膜炎。以上充血多见于急性病变。慢性、复发性结膜充血患者见于久处于烟尘、通风不良房间、湿热环境中,也可见于嗜烟酒、屈光不正及长期近距离工作之后。

睫状充血从充血发生机制又可分为主动充血和被动充血。前述各种均为主动充血,是由于微生物感染、化学物质刺激、异物等引起。被动充血是由于机械性血流受阻、血黏稠度改变引起,见于急性闭角型青光眼、内分泌性眼球突出、真性红细胞增多症及眶内肿瘤等。

正确区分充血性质,对临床诊断、鉴别诊断各种眼病具有重要价值(表 7-2-1)。

2. 结膜下出血 结膜下出血系由于结膜小血管破裂。见于外伤和眼部手术后,更为常见的是自发性出血。见于严重急性结膜炎的结膜下出血,可能是由微小血管栓塞所致。自发出血多见于老年人、背驮重物、恶心呕吐、剧烈咳嗽、喷嚏、便秘等诱因,而致小血管破裂出血。坏血症、各种血液病、紫癜、动脉硬化、糖尿病、高血压以及疟疾等高热性传染病中亦可发生。

当颅骨底部骨折后,出血沿眶底向前扩延到下穹窿部、下方球结膜及下眼睑皮下,出血量一般较大。蝶骨骨折晚期出血出现在颞侧较其他部位多。一般,这种出血多发生在头颅外伤后,是颅底骨折重要体征之一。严重眼球钝挫伤,结膜下出血量大,呈黑红色者应注意排除巩膜破裂之可能。结膜下出血呈鲜红色。平坦、境界清楚、点或片状,出血量多时呈黑红色,除急性结膜炎引起的出血外,不伴炎症体征。出血逐渐吸收,颜色由红色变为棕、黄色而消失,不留痕迹。局部无须治疗,通常 1~3 周可吸收消退。反复出血者应查找致病原因,予以治疗。

表 7-2-1 结膜周边充血和睫状充血鉴别表

	结膜充血	睫状充血
充血部位	愈近穹窿部,充血愈明显,愈近角膜缘,充血愈不明显	愈近角膜缘,充血愈明显,愈近穹窿部,充血愈不明显
血管形态	结膜血管清楚,分支繁多而不规则,呈树枝状或网状	绕角膜缘向四周呈放射状排列,分支少,血管较模糊
颜色	鲜红色	粉红、玫瑰红色
血管移动性	推移球结膜时血管随之移动	推移球结膜时,仅见透明的球结膜在充血的血管上移动,血管本身并不移动
血流走行方向	结膜血管之血液流向是由穹窿部走向角膜缘。当用手指通过下睑加压,将血管内之血柱由角膜缘向周边挤出后,排出的血管不会立即充盈	深层血管的血流由角膜缘走向穹窿部。在同样加压的情况下,被挤压排空的血管立即充盈
扩展的可能性	结膜血管可侵犯伸入角膜形成角膜血管翳	睫状血管停止于角膜缘
滴肾上腺素试验	充血消失	充血不消失,可能更为清晰
临床意义	结膜炎的表现	角膜或眼球深层组织炎症的表现

3. 结膜淋巴管扩张　淋巴循环在正常结膜不能见到,在结膜轻度炎症,结膜淋巴循环因变性、瘢痕压迫而受阻时,便可见到一串充满透明液体的串珠状、囊状或小管状扩张的淋巴管出现于球结膜。这种扩张的淋巴管通常不引起不适,日久可自行消失,病变明显,伴有刺激症状,有碍美观者可用激光烧灼或切除之。

4. 结膜水肿　结膜水肿(conjunctival edema)是临床上常见的体征之一。可发生于:①急性炎症,称为炎性水肿;②血液、淋巴循环障碍;③血液成分异常。后两种又称为非炎症性水肿。

炎症性水肿最为常见,且伴有结膜充血。睑结膜因与睑板紧密相连,水肿时只限于结膜增厚。球结膜、穹窿结膜组织疏松,与其下组织无粘连,蓄积的液体使其隆起,严重时可突出于睑裂之外。或将角膜周边部埋没,常见于各型急性结膜炎(如淋病性结膜炎)、全眼球炎、角膜溃疡、眼睑丹毒、睑腺炎、急性泪囊炎、眶蜂窝织炎、眶骨膜炎等。非炎症性结膜水肿,局部原因见于眼眶肿瘤压迫淋巴和血液循环障碍,也见于搏动性眼球突出。全身情况见于心力衰竭、慢性肾炎、严重贫血、妊娠中毒症等。血管运动性水肿和荨麻疹性水肿发病急促,消退迅速。

结膜水肿也与结膜充血一样,是某种病的重要体征,应详查病因并针对病因治疗。

(四) 结膜损害的愈合

结膜损伤在没有合并感染的情况下愈合迅速。以角膜缘为基底的结膜瓣在几天内即可愈合。单纯球结膜裂伤,在修复愈合后可以与其下巩膜组织不发生粘连,有时在创伤愈合处附近有细小珍珠状透明小泡,这是由于瘢痕影响了淋巴循环引起淋巴液淤积所致。

当创伤同时累及眼睑和球结膜尤其是面积较大时,由于两部分同时失去上皮细胞,损伤面彼此接触,互相愈合粘连,称为睑球粘连,粘连面积较大时常造成眼球运动障碍,见于广泛结膜烧伤后或复发性翼状胬肉手术后。

二、结膜炎和免疫性结膜病

(一) 结膜炎概述

结膜炎(conjunctivitis)类型繁多,致病原因较复杂,可分为许多类型,通常可分感染性和免疫性。

临床上各类结膜炎的共同特点是结膜充血和分泌物增多。充血在程度上和分布上可有不同,分泌物的性质和量亦有差异。

结膜炎诊断通常是根据发病急缓和临床表现。但要确定病原诊断则需要做细菌学检查、分泌物涂片、结膜上皮刮片、血清学检查,尤其在特殊感染中,细胞学检查更为重要。

【临床表现】根据结膜充血、结膜局部病变、分泌物、症状和邻近组织改变,通常可以明确诊断。

1. 眼睑　各类急性结膜炎都伴有眼睑充血、水肿,严重者甚至上睑不易翻转。睑缘变化对某些结膜炎的病原诊断可有参考价值。溃疡性睑缘炎者或曾患过睑腺炎者常表明为葡萄球菌感染。合并有眦部睑缘炎的慢性结膜炎通常是摩-阿

(Morax-Axenfeld)双杆菌感染,睫毛粘着脂溢性鳞屑者可能为睑腺分泌过多性结膜炎,结膜合并面部皮肤脓疱病者可能是葡萄球菌感染,口、鼻、眼睑有疱疹者表明其结膜炎可能为疱疹病毒感染。

2. 结膜　急性结膜炎充血、水肿明显,慢性结膜炎则程度轻。除充血、水肿外,结膜改变主要有乳头增生、滤泡形成、分泌物增多、假膜形成、出血、溃疡、瘢痕等。

(1) 结膜炎的充血水肿:轻者和慢性时,充血水肿多局限于眼睑及穹窿结膜。急性者眼睑及穹窿结膜一片赤红,由于水肿渗出而失去透明度,球结膜周边充血水肿。淋菌性结膜炎中,球结膜水肿可覆盖角膜周边部,甚至突出于睑裂之外。

(2) 乳头增生、滤泡形成:乳头由结膜上皮细胞增生及炎性细胞、淋巴细胞组成。浆细胞,嗜酸性细胞浸润形成,中央有血管通过。乳头多位于睑结膜睑板上缘和近内、外眦部的睑膜,呈红色天鹅绒状,细小隆起。直径大于1mm者称为巨乳头。红色乳头多见于细菌性结膜、沙眼。春季角结膜炎和巨乳头结膜炎的乳头为乳白色,大而扁,呈多角形。

滤泡是由淋巴细胞集聚而成。较乳头大,位于睑结膜者较小,呈微黄色,位于穹窿结膜者大而呈圆形或不规则形,不透明。多数滤泡可互相融合呈岗状,见于沙眼、各类病毒性结膜炎、一些特殊综合征和细菌感染。正常儿童和青少年有时在穹窿部可以有少量小滤泡,但滤泡出现于睑结膜者则为异常。沙眼的滤泡多见于穹窿部及睑结膜。而发生在小儿的结膜滤泡症通常都在下穹窿部。

(3) 结膜下出血:结膜炎早期在网状充血之间有小点状、片状结膜下出血,炎症增重充血明显时,在穹窿部及球结膜下可有大片状出血。柯-魏双氏杆菌感染时,常可见点状、小片状出血,流行性出血性结膜炎时常伴有大片结膜下出血。

(4) 分泌物:分泌物可为水样(浆液)、黏液、黏液脓性和脓性。水样分泌物状如泪液,见于麻疹等急性热性传染病引起的结膜炎之早期。病毒性结膜炎的分泌物量中等,多为黏液性,较稀。细菌性感染时分泌物量多且黏稠,为黏液脓性或脓性。葡萄球菌感染时分泌物呈淡黄而黏稠的脓性。分泌物呈乳白色者见于春季结膜炎。

(5) 膜和假膜:结膜表面的假膜在很多情况下都可发生。由炎性渗出纤维蛋白沉积形成。春季卡他结膜炎在扁平的乳头表面可以形成假膜,膜薄而白,易消失。肺炎球菌、柯-魏双氏杆菌性急性结膜炎也常形成假膜,特点是色灰白而不透明,易剥离,消失快。真膜厚而污秽、灰白,不易剥离。见于白喉杆菌性结膜炎。

(6) 结膜瘢痕:弥漫性结膜瘢痕见于膜性结膜炎(白喉杆菌性)、类天疱疮、多形性红斑、严重化学及热烧伤之后。沙眼瘢痕多发生在上眼睑结膜及穹窿部,呈线状、网状和片状。

3. 耳前淋巴结　急性滤泡性结膜炎,伴有肿大、质软、无压痛的耳前淋巴结时是病毒性感染的特征,这种情况很少见于细菌性感染。在疱疹病毒和腺病毒感染时耳前腺压痛。结膜结核、梅毒感染的耳前腺肿大、压痛,有时可形成瘘管。

【并发症】结膜炎多属于良性、自限性眼病,通常并发症不多,且多不影响视功能。也有些类型结膜炎可合并有眼睑、角膜、前葡萄膜、眼肌等的损害,造成不同程度的视力受损。急性细菌性结膜炎在角膜缘内可有细小点状、灰白色浸润点,排列成行,小点状浸润相互融合,形成线形,平行角膜缘的浅层溃疡,主要见于柯-魏双氏杆菌感染。流行性出血性结膜炎角膜多合并浅层点状上皮炎,发病率高。流行性出血性结膜炎可合并前葡萄膜炎、眼肌麻痹和神经系统损害。流行性角结膜炎的角膜病变为浅点状角膜炎,点状浸润波及上皮细胞及上皮下组织,呈大小不一的混浊,多集中在角膜中央部,持续数月或经数年后方消失,视力影响不大。沙眼的角膜合并症主要是血管翳前端新月形溃疡,血管翳之间的小圆形溃疡和角膜中央部的浅层圆形溃疡。角膜血管翳、眼睑内翻倒睫可造成角膜混浊、视力影响严重。

【细胞学检查】结膜炎细胞学检查有分泌物涂片、结膜刮片及滤泡挤压物涂片等。可以用来作为区别细菌性、病毒性或过敏性疾患的重要参考。

正常结膜刮片中上皮细胞的胞核较大,位于中央,胞浆颗粒纤细。结膜炎之刮片中则可见到许多炎性渗出细胞,包括多形核白细胞、淋巴细胞、嗜酸性粒细胞、嗜碱性粒细胞、浆细胞,以及渗出纤维和黏液。刮片中还可见到一些特殊细胞如杯状细胞,上皮细胞内包涵体。下述细胞学所见是值得注意的。

1. 多形核白细胞　见于急性细菌性感染。亚急性期则相对减少,同时出现单核细胞,分泌物中黏液增多,纤维素减少。

2. 单核细胞　病毒性感染疾患的刮片中,以出现大量单核细胞为特点。在慢性感染性炎症和慢性刺激炎症中,结膜刮片中淋巴细胞增多。

3. 嗜酸性粒细胞　变态反应性结膜炎,如春季卡他性结膜炎,多出现大量嗜酸性粒细胞。但在细菌性过敏和泡性眼炎时则不见。

4. 浆细胞　除了在沙眼刮片中可见到较多的浆细胞外,其他类型结膜炎中很少见到。

5. 上皮细胞的变化

(1) 角化:在维生素A缺乏的结膜干燥症刮片中,上皮细胞角化明显。上皮细胞浆染为淡红色,含有角蛋白颗粒、胞核变性或消失。长期暴露的结膜干燥症刮片中,也能见到上皮细胞角化。

(2) 变性:上皮细胞扁平,形状不规则,细胞核染色不良,见于沙眼和一些慢性结膜炎。

(3) 多核上皮细胞:是病毒性感染的表现,疱疹病毒感染时尤为显著,而细菌性感染中则见不到这种变化。

6. 滤泡挤出物涂片　滤泡挤出的内容物涂片对鉴别沙眼和滤泡性结膜炎很有价值。沙眼滤泡中多为未成熟的淋巴母细胞,少量淋巴细胞、浆细胞和巨噬细胞,细胞有变性和坏死的变化。结膜炎的滤泡中为淋巴细胞,没有巨噬细胞,也没有细胞变性和坏死。

细胞内包涵体对沙眼、包涵体结膜炎诊断有重要价值。

【治疗】结膜炎的治疗主要是局部用药治疗,严重或特殊感染的情况下需要全身用药。局部药物有滴剂、眼膏、冲洗溶液等。

滴剂有各种抗生素和磺胺类药的溶液。抗菌药物应选用对微生物针对性强、敏感度高者。但在通常情况下,临床上很少做细菌学检查,故以选用广谱抗生素或磺胺类药物为佳。皮质激素药物对变态反应性结膜炎效果较好。对细菌性结膜炎,可以与抗生素合并应用,以减少炎症渗出,降低炎症反应。对病毒性结膜炎宜不用或慎用。

眼膏剂所含的药物与滴剂相同,作用较缓而较持久。宜于每晚睡前使用,除抗菌作用外,同时还可避免分泌物使上下睑及睫毛粘在一起。

【预防】结膜炎多为传染性炎症,加强预防工作对于避免发病和控制蔓延流行十分重要。微生物感染性结膜炎的传播方式是接触传染。要控制并消灭传染源和加强个人卫生,切断传播途径是最重要的方法。在结膜炎暴发流行的情况下,特别要对公共场所(浴池、理发店、游泳池、公用车辆等)加强卫生管理和流通货币的消毒处理。加强个人卫生也是十分重要的,具体措施在各论中叙述。

预防为主和积极治疗患者是控制结膜炎蔓延、解除患者痛苦的相辅相成的两个方面,缺一不可。治疗是消灭传染源的重要手段。

(二) 细菌性结膜炎

细菌性结膜炎是指结膜因遭受致病细菌感染而致。正常情况下,90%的正常人的结膜囊里可以分离出细菌,这些菌群称为正常菌群。正常菌群主要是表皮葡萄球菌、类白喉杆菌和痤疮丙酸杆菌,这些细菌通过释放抗生素样物质和代谢产物,减少其他致病菌的侵袭。当宿主免疫力低下,或者致病菌的侵袭能力超过宿主的防御能力的时候,可以发生感染。按照疾病发生的快慢,可以分为超急性(24h之内)、急性或者亚急性(几小时到几天)、慢性(几天到数周)。

1. 急性细菌结膜炎　急性细菌性结膜炎(acute bacterial conjunctivitis)是常见的细菌感染性眼病。特点是明显结膜充血,脓性或黏液脓性分泌物,有自限趋势。

【病因】传染来源各有不同,多以手帕、毛巾、手、水等为媒介。在集体单位、公共场所、家庭之中不讲究卫生的情况下最易蔓延,尤以春秋两季为甚。在这两季节中,由于呼吸道流行病较为普遍,所以患急性细菌性结膜炎者,同时也可能患有呼吸道流行病。在鼻腔分泌物中也可能含有与结膜炎相同的细菌,借助咳嗽、喷嚏传播。通常最常见的细菌有金黄色葡萄球菌、肺炎链球菌和流感嗜血杆菌。这些细菌在发病3~4d内繁殖旺盛,晚期则不易找到。

【临床表现】本病发病急速,可单发,有时引起暴发流行。初起,眼干涩、痒感、异物感。病变发展,眼部有灼热感、眼睑沉重、异物感加重和畏光。异物感和分泌物于清晨较轻,由早至晚逐渐加重,晚间尤甚。本病对视力无影响,但当分泌物附着在角膜表面时,也可视物模糊,如将分泌物除去,则视力立即恢复。

发病初期和轻型者,眼睑轻度充血、水肿。眼睑及穹窿结膜充血呈红色、网状,球结膜轻度周边充血。角膜、前房正常。结膜囊有少量浆液或黏液性分泌物。较重者眼睑红肿明显,睑及穹窿结膜充血一片赤红,球结膜中度周边充血,分泌物为黏液性,量较多。严重者眼睑水肿,充血显著。眼睑及穹窿结膜血管高度扩张充血。由于充血、水肿、渗出,使其失去透明度,不见正常纹理。球结膜重度周边充血及水肿。肺炎链球菌感染者,穹窿部及其附近球结膜下常见有点、片状结膜下出血。分泌物量增多,为黏液脓性,分布在结膜囊、内眦部及睑缘。有时分泌物黏附于角膜表面瞳孔区,以致一时影响视力,因分泌物的三棱镜作用使患者在夜晚看灯光周围有虹晕围绕。这种虹晕应与青光眼所致者有所区别。分泌物经一夜的蓄积,在睑缘、睫毛处变干,结成黄痂,使患者在翌晨醒来时上下眼睑粘合在一起。

肺炎链球菌感染的结膜炎通常水肿更为明显,结膜表面可形成假膜。本病多为双侧性,双眼同时或先后发病,轻症和无角膜合并症者,通常在 3~4d 内发展到最高峰,8~14d 消退。肺炎球菌所致者,持续 8~10d 开始消退,而后立即好转。葡萄球菌所致者常侵犯下睑及角膜下部点状染色,伴有睑缘炎或睑腺炎,易复发或转为慢性。急性结膜炎重要的合并症是角膜溃疡,其主要症状为疼痛和畏光。开始在角膜缘内侧出现灰色小点状混浊,排列成行,形成点状角膜浸润。数日后灰色浸润点增大,互相融合,最后表面坏死脱落,形成新月形浅层溃疡。若及时治疗可迅速痊愈,仅留一弓形角膜薄翳。肺炎球菌性结膜炎如果发生角膜损害,可能发展成为角膜溃疡。

婴幼儿有时并发泡性结膜炎,多见于葡萄球菌感染者。

【治疗】急性发作较重者可用冷敷以减轻不适症状。脓性分泌物较多者可用 3% 硼酸溶液或生理盐水眼浴法或冲洗法除去。眼部严禁包扎,以利于分泌物排出。如畏光可戴黑色眼镜。

最重要的治疗是选用药物控制感染。最理想的有效方法是选用细菌敏感的抗菌药物局部滴用。由于需要做细菌敏感试验,这在临床上难以做到。最常用的是选 ~ 两三种广谱抗生素,同时交替频繁滴用。晚间结膜囊内涂用眼膏,这可保持结膜囊内药物浓度,又预防分泌物存留,免除上下睑被粘在一起而睁眼时的疼痛。

急性期过后,要继续滴用抗菌眼液,直至结膜逐渐恢复正常状态,以避免迁延成慢性。治疗细菌性结膜炎的常用抗菌眼液有利福平、氯霉素、庆大霉素、妥布霉素、环丙沙星、诺氟沙星、氧氟沙星、左氧氟沙星、莫西沙星等。

【预防】本病虽然预后良好,但传染性极强,常造成广泛流行,所以预防工作十分重要。一旦发现患者,个人和集体单位都要做好严密消毒隔离工作。本病通过接触传染,所以对患者日常用品如毛巾、手帕、脸盆、玩具、文化用品等应予消毒。医务人员接触患者及检查用具后都应注意消毒,以免扩散传染。

2. 淋菌性结膜炎　淋菌性结膜炎(gonococcal conjunctivitis)是急性化脓性结膜炎,是急性传染性眼病中最剧烈的一种,也称超急性细菌性结膜炎。病情严重,常造成严重视力危害。

病原菌是奈瑟淋球菌,为面包型双球菌,在结膜上皮细胞、炎性细胞内存在。革兰氏染色阴性,形态上与脑膜炎球菌不易区分,两者需通过凝集试验鉴别。

(1) 成人淋球菌性结膜炎:淋球菌直接来自性器官或通过传染的手或衣物等作为传染媒介间接传播到眼部。男多于女,右眼多先发病。潜伏期为几小时到 3d。初起,眼睑和结膜轻度充血水肿,继则症状迅速加重。眼睑高度水肿、痉挛。眼睑及球结膜高度水肿充血,有小出血点及薄层假膜。高度水肿的球结膜可掩盖角膜周边部。分泌物初起时为血水样,耳前淋巴结肿大,3~4d 后眼睑肿胀渐消,但分泌物剧增,呈黄色脓性,不断从结膜囊排出,俗称脓漏眼。2~3 周后分泌物减少转为亚急性,1~2 个月内眼睑肿胀消退。睑结膜充血肥厚,表面粗糙不平,呈天鹅绒状,球结膜轻微充血,持续数月之久,此时淋菌仍存在。

角膜合并症常导致失明。最初角膜表面轻度混浊,继则形成灰色浸润,迅即变灰黄,坏死,破溃,穿孔。角膜溃疡可发生在角膜各部位,由角膜上皮坏死,细菌直接侵入引起。最终形成粘连性角膜白斑、角膜葡萄肿或全眼球炎。淋菌性关节炎、败血症、心内膜炎也是重要的合并症。

细菌学检查对诊断十分重要。在分泌物涂片和结膜刮片中可见到上皮细胞内外聚集成对的革兰氏阴性(红色)奈瑟淋球菌。

本病为接触传染。患淋病性尿道炎者尤应注意保持清洁,经常用肥皂洗手,对用品消毒,并积极治疗尿道炎。若一眼已罹病,必须设法避免波及健眼和传染他人。在为患者检查治疗时应戴防护眼镜,接触患者后应认真消毒双手。用以拭眼的棉花纱布等物须焚毁,脸盆毛巾等煮沸消毒。发现淋病患者,应进行病源追查,对传染源给予抗淋病治疗。

治疗要局部与全身用药,以下药物可供选用:青霉素钠盐或氨苄青霉或阿莫西林,肌内或静脉给药。近年抗药菌株较多疗效欠佳。头孢曲松、先锋霉素Ⅳ(头孢氨苄 cephalexin)、先锋霉素Ⅴ(头孢唑林钠 cefazolin sodium)肌内注射,头孢曲松(菌必治 ceftriaxone)0.5g 肌肉注射。大观霉素(淋必治 spectinomycin)2g 肌肉注射,伴服丙磺舒 1g。有良好疗效。

在全身治疗的基础上,局部治疗可以加强治疗效果。局部用 1∶10 000 高锰酸钾、氯己定、生理盐水等冲洗结膜囊。用 2 000~5 000U/ml 青霉素液、氯霉素、杆菌肽、红霉素、四环素眼膏。

(2) 新生儿淋球菌性结膜炎:原因是胎儿出生时被患淋菌性阴道炎的母体分泌物污染,也有时被污染淋菌的纱布、棉花等所污染。

潜伏期一般少于 48h,双眼发病,轻重程度不同,症状与成人淋病眼同,但不那么猛烈。特点是球结膜高度水肿,脓性分泌物中常有血,有些结膜有假膜形成。角膜合并症发生较迟而轻,但多发生在角膜中央,严重影响视力。

诊断可根据产妇的淋病史、典型脓漏眼症状及结膜刮片细菌检查而确诊。

新生儿淋球菌性结膜炎是新生儿眼炎的一种。新生儿眼炎的病原菌除淋菌性外,也可有衣原体、链球菌、肺炎球菌或其他微生物引起,通常较轻。由于新生儿出生后无泪液,在新生儿出生后第1周内,任何眼部分泌物都应怀疑有新生儿眼炎。

对于新生儿可滴用1%硝酸银溶液(Crede法)或2 000~5 000U/ml青霉素眼溶液预防。但值得注意的是,硝酸银虽然对淋球菌效果较好,但是对细菌作用很弱,对病毒和支原体基本无效,而且会破坏角膜上皮细胞,增加了感染的概率。

该病治疗与成人淋球菌性结膜炎相同,全身用药按体重计算。有报道用头孢氨噻肟(cefotaxime)效果良好。

(3) 转移性淋病性脓漏眼:患淋病性尿道炎数月后,双眼突然发炎,睑结膜球结膜充血水肿,分泌物为黏液性或脓性。此病为淋球菌通过血行转移到眼部,患者常伴有淋病性关节炎。无并发症时,1~2周可痊愈。治疗与成人淋病脓漏眼同。

3. 膜性结膜炎(membranous conjunctivitis) 又称白喉性结膜炎(diphtheritic conjunctivitis)。病原为白喉杆菌。在我国,由于白喉疫苗的广泛接种,本病目前已极为少见。特点是急性化脓性结膜炎,结膜表面覆盖灰白色不易剥脱的厚膜。患者多为儿童。

【临床表现】为急性化脓性炎症,似淋病性结膜炎。通常双眼发病。患者体弱不安,多合并鼻、咽部白喉。有体温升高和昏迷等全身中毒症状。

临床分为轻和重两型。

轻型:眼睑轻度充血水肿,分泌物为黏液脓性,翻转眼睑后可见睑结膜表面有一层灰白色膜覆盖,此膜与睑结膜浅层组织粘连,较易剥脱。膜下面结膜充血水肿,无组织缺损及出血。此膜约在发病1~2周后逐渐消退,而结膜仍显充血水肿等炎症反应。愈后不留瘢痕。此型很少造成角膜损害。

重型:病变侵犯结膜深层组织。表现为眼睑高度充血水肿、硬韧、难以翻转。眼睑及穹隆结膜表面覆以灰黄色类固体的厚膜,此膜与其下结膜、结膜下组织连接牢固,不易分离,强行剥离则造成组织损伤及出血,此膜部分或全部覆盖睑结膜,通常起始于睑缘部,很少见于球结膜。由于炎症浸润渗出深及睑板,且渗出物在组织内凝结,眼睑变硬,压迫血管,更兼白喉毒素造成血管栓塞,妨碍正常血液供应而使结膜、角膜坏死。

约在发病6~10d时,角膜形成溃疡,且多伴继发感染。大约在此时膜开始脱落,分泌物增多。结膜呈鲜红色,愈后结膜瘢痕形成,且易发生睑球粘连。

【治疗】此病为法定传染病,要及时进行传染病报告。严格消毒隔离,单眼患者应特别注意防止另眼发病。

治疗要局部和全身治疗并重。局部可按急性卡他结膜炎、淋病性结膜炎治疗方法。更需要涂较大量抗菌眼膏,以预防睑球粘连及保护角膜。有角膜并发症时,应滴阿托品散瞳。此外,眼局部滴白喉抗毒血清。全身疗法应注射抗白喉血清,用药愈早效果愈好,血清用量宜大,以减少角膜受损害的危险性。轻者可注射2 000U,严重病例首量用4 000U、6 000U,甚至

10 000U,且于注射12h后重复给药。同时局部全身联合应用抗生素。

4. 假膜性结膜炎 假膜性结膜炎(pseudo-membranous conjunctivitis)是以在睑结膜、穹隆结膜表面形成灰白色、不透明假膜为特点的急性化脓性结膜炎。假膜易剥离。多见于学龄前儿童及青年人,新生儿及老年人少见。

病原菌主要是肺炎球菌、链球菌、葡萄球菌、柯-魏双氏杆菌,常为混合感染。链球菌中溶血性链球菌为病原菌,非溶血链球菌为腐生菌。链球菌性假膜性结膜炎是非常严重型,主要发生在伴有麻疹、猩红热、百日咳等热性传染病的小儿。老年人多见于面部、眼睑皮肤丹毒者。非微生物感染原因可见于化学物质,如氨、石灰、硝酸银等腐蚀,以及热、创伤、手术等,假膜只在上皮细胞缺失处形成。

本病自觉症状与急性卡他性结膜炎相似,除结膜充血水肿、分泌物外,在眼睑及穹隆结膜附有一较薄的灰白色假膜,此膜由渗出的纤维蛋白、黏液、炎性细胞等组成,易于剥离,但假膜又迅速形成。炎症约在第5天达高峰,2~3周后消退。链球菌性结膜炎常引起角膜感染坏死,造成视力损害。

治疗与急性黏液脓性结膜炎相同,但需要局部和全身联合应用抗生素,按细菌敏感度来选用抗生素。

5. 结膜结核 为外源性原发结核杆菌感染,典型病例是在身体他处没有临床结核体征。结膜多发生溃疡,临床上结膜溃疡如无异物存在,应怀疑其为结核或梅毒。继发者系患者有原发结核灶,经血行、接触或由邻近组织蔓延到眼部,如粟粒结核血行播散、泪囊或皮肤结核扩延等。

结膜结核病为慢性、无痛性溃疡和肉芽组织增生,常伴有耳前淋巴结肿大、化脓。只有当溃疡面积大时可有疼痛和刺激症状。

结膜结核病临床上可有:发生在睑及球结膜上的单个或多发粟粒性溃疡;经久不愈,可向邻近组织扩延的溃疡型;发生在结膜下灰黄色结节,有滤泡及肉芽增生,可发展成为菜花状的结节型;穹隆部肉芽组织增生的乳头增生型;其他有息肉型、结核疹型和结核病型。结核病诊断主要根据结核刮片找到结核杆菌,组织病理切片有巨细胞等。

原发病灶治疗以手术切除、搔刮和透热烧灼,所有病例均都要局部和全身应用抗结核药物治疗。

(三)病毒性结膜炎

病毒性结膜炎(viral conjunctivitis)是一类非常常见的眼表,是常见的"红眼"的病因之一,常伴有角膜和全身感染。这一类结膜炎多数具有一定的自限性。常见的致病病毒有腺病毒、柯萨奇病毒、疱疹病毒等。

1. 流行性角膜结膜炎 流行性角膜结膜炎(epidemic keratoconjunctivitis,EKC)是一种曾在全世界广泛流行的眼部传染病。散发病例遍及世界各地,也常造成流行。临床特点是急性滤泡性或假膜性结膜炎及角膜上皮细胞下浸润。

【流行病学】本病由腺病毒感染所致,目前世界各地所分离出的腺病毒已有数十种,其中与EKC相关的为腺病毒8、19、

37 型。常造成暴发流行。其他型者多为散发病例。通过接触传染,在家庭、学校、工厂中很易流行,在医疗单位通过医务人员的手传染者也非罕见。

发病多见于 20~40 岁的成人,男多于女。秋冬季多见。

【临床表现】潜伏期为 5~12d,以 8d 为最多。常双眼发病,开始单眼,2~7d 后另眼发病。初起,结膜突然充血水肿,特别在半月皱襞处更为明显,有异物感、烧灼感和水样分泌物。通常在发病第 3 天睑结膜出现滤泡,迅速增加,以上、下穹窿部为最多,有时由于结膜表面覆有薄层伪膜而不能看清。此时耳前淋巴结肿大,有压痛,甚至颌下腺和锁骨上淋巴结也被侵犯。结膜炎发病 8~10d 后,出现角膜损害,并伴有明显畏光、流泪和视物模糊。

角膜病变为浅层点状角膜炎,侵及上皮细胞及上皮下组织。点状损害数量多少不等,多位于角膜中央部,少侵犯角膜周边部,故对视力有不同程度的影响。混浊点大小不等,可达 0.4~0.7mm,呈圆形或多角形。偶尔病变较深,引起后弹力层皱褶,虹膜充血,但无虹膜后粘连。角膜不形成溃疡,无新生血管翳。角膜知觉减退。角膜损害可在持续数月或数年后消失。较重患者可遗留圆形薄层云翳,对视力影响不大。

【诊断】急性滤泡性结膜炎和角膜上皮下浸润是本病的典型特征,可结合病毒 PCR 检测、血清学检查等协助病原学诊断。

【鉴别诊断】见表 7-2-2。

【治疗】目前尚无针对腺病毒的特效药,所以本病的治疗主要为支持疗法。4% 吗啉双胍、0.2% 阿糖胞苷、0.5% 阿昔洛韦、0.1% 碘苷等药物可以局部使用抗病毒,但此类药物往往只是在体外实验中观察到抗病毒作用,在临床试验中对减轻结膜炎病情并无明显作用。糖皮质激素对于 EKC 的治疗尚有争议,对于明显的炎症、水肿及伪膜,可以考虑使用以缓解症状和炎症。但是糖皮质激素可明显提高病毒的复制,因此在急性感染期不建议使用。局部使用非甾体类消炎药可以提高患者的舒适度,但是对于减少病毒复制、预防角膜浸润无明显效果。如无合并细菌感染,不需要同时使用抗生素滴眼液。如累及虹膜,应使用睫状肌麻痹剂。

【预防】本病属于接触传染,传染性强,容易流行。传染期间患者应该注意隔离,患者接触过的用具应该严格消毒,避免交叉感染。

2. 咽-结膜热　咽-结膜热(pharyngoconjunctival fever, PCF)为急性高度传染性结膜炎。特点有三:发热、咽炎和非化脓性急性滤泡性结膜炎。可同时发病或单独出现。多伴有耳前淋巴结病变。常流行发病,侵犯年轻人和小儿。病原主要是腺病毒 3、7 型。

潜伏期 5~6d。直接接触传染,也可由游泳传染。

发病可逐渐或突然开始。体温升高,可突然升高达 39℃以上,约持续 3~7d。伴有肌肉酸痛、头痛、胃肠不适或腹泻。咽炎的特点是咽部不适、咽后壁充血、散在的透明滤泡。有无痛性淋巴结肿大。

发病最初几天传染性最强。可单眼或双眼同时发病,有痒感、烧灼感和流泪。结膜充血、弥漫性水肿,以下穹窿部尤为明显。滤泡形成主要在下眼睑及下穹窿部结膜,可融合成横行堤状。分泌物为典型浆液性,很少为黏液脓性。本病有时合并角膜炎,开始为浅层点状,最后可扩展到上皮细胞下组织。病程一般 2~3 周,平均 7~10d。连同角膜损害逐渐消失,预后良好。

预防和治疗与 EKC 同。感染有免疫作用。

3. 急性出血性结膜炎　急性出血性结膜炎(acute hemorrhagic conjunctivitis, AHC)是一种暴发流行的、剧烈的急性结膜炎。1971 年曾在我国流行。特点是发病急、传染性强、刺激症状重、结膜滤泡、结膜下出血、角膜损害及耳前淋巴结肿大。

【病原及流行病学】1969 年,本病首次暴发流行于非洲的加纳、尼日利亚,蔓延到亚洲的新加坡、马来西亚、日本、印度以及欧洲的一些国家。1971 年,在我国北京、上海、广州、河南等省市暴发流行。流行期间从患者眼拭标本中分离出致病毒株,经双份血清中和试验及理化性能测定证明,这次流行的病原为一种微小型核糖核酸病毒,为新型肠道病毒。在国外也分离出了相同毒株,主要是新型肠道病毒 70 型(EV70)、柯萨奇病毒(coxsackie virus)A24 型。

表 7-2-2　几种病毒性结膜炎的鉴别

	流行性角结膜炎	流行性出血性结膜炎	咽-结膜热	牛痘疫苗性结膜炎	单纯疱疹性结膜炎	急性疱疹性结膜炎
潜伏期	5~12d	24~48h	5~6d	3d	平均 6~7d	原发损害,小儿多见
病原	腺病毒 7 型多	微小核糖核酸病毒	腺病毒 3 型	牛痘疫苗	单纯疱疹病毒	单纯疱疹病毒
发热	有时轻度	有时轻度	明显高热	轻或无	有时发热	
淋巴结肿大	常有	常有	必有	有	常有,不伴颜面部损害,睑缘部多发小溃疡	常有,伴颜面部损害
滤泡	有	有	有,且多	无	有,较多	有,较多
角膜损害	经常有较大点状上皮细胞或上皮下混浊,多在结膜炎近消退时出现,持续较久	常有浅层点状上皮细胞脱落,早期即与结膜炎同时出现	偶有浅层点状角膜炎	点状浸润、树枝状、地图样、盘状甚至角膜脓肿	点状浸润小,树枝状角膜炎	树枝状角膜炎
病程	2 周以上	数日~数周	2d~3 周	1 周	2~3 周	

传播系通过接触传染。主要通过患眼—手—物品—手—健眼、患眼—水—健眼的方式。前者为家庭、同学、同事之间的主要传播方式。后者为游泳池、家庭之间传播的重要途径。

【临床表现】本病潜伏期短，根据国内外的观察，接触传染源后，大部分在 24~48h 内发病。起病急速，有时在稍感眼部不适 1~2h 内就开始眼红。自觉症状明显，有剧烈异物感、刺痛以及畏光、流泪和分泌物。

本病多同时侵犯双眼，也可先后发病。主要表现为眼睑红肿、眼睑及球结膜高度充血、水肿，球结膜水肿严重时可高出于角膜面，眼睑及穹窿结膜有大量大小不等的滤泡，尤以下眼睑结膜及穹窿部较多，大约 80% 的患者发病第 1 天即有结膜下出血。发病早期裂隙灯下即可观察到细小点状出血，继之结膜下出血扩大呈点、片状，严重者可遍及全部球结膜。角膜损害发病率高，早期即可出现，最常见的是上皮细胞点状脱落，荧光素染色后裂隙灯下为绿色细小点，呈散在、群集或排列成线状和片状。重症病例可发生小片状上皮细胞下及实质浅层混浊。个别严重病例也可发生轻度葡萄膜炎。此外可有病毒性上呼吸道感染和神经系统症状。多伴有耳前或颌下淋巴结肿大。

根据病情严重程度和病程长短，可分为轻型、中型和重型。轻型病程约 1 周，无角膜损害，中型病程约 1~2 周，角膜有少许浅层点状染色，角膜损害常与结膜炎同时消退。重型病程在 2 周以上，症状重，角膜损害广泛而顽固。在结膜炎消退后，角膜损害仍持续数月或 1~2 年，且常复发，但最终痊愈不留瘢痕。

【诊断】依据本病有滤泡性结膜炎、伴显著的结膜下出血而且淋巴结肿大等临床表现，结合患者的疾病接触史，以及是否处在疾病流行阶段可作出诊断。

【治疗】无特效药，可予以充分的支持疗法。卧床休息、镇痛、冷敷等。抗病毒、抗生素和糖皮质激素滴眼液均无明显效果。结膜下出血一般可在 1~2 周内消失。

【预防】预防的原则是控制传染源，切断传染途径。前者在于早期发现、严格隔离、积极治疗患者。后者应加强公共场所的卫生管理，禁止患者到公用浴池、游泳场所，加强个人卫生，不用手揉眼，不用公共面具及经常洗手等。集体单位如幼儿园、学校、工厂等，不宜采用集体滴药方法预防。

4. 疱疹病毒性结膜炎　疱疹病毒是一群中等大小的、有包膜的 DNA 病毒，可引起多种疾病。通常在初次感染后会在人类体内潜伏，待激活后再次感染，出现症状。

(1) 急性疱疹性结膜炎(acute herpetic conjunctivitis)：为疱疹感染的原发表现。通常见于小儿，为接触了病毒携带者而感染。可能伴有颜面部水疱性损害。耳前淋巴结肿大。眼部表现为急性滤泡性结膜炎，滤泡通常较大。可能合并角膜损害，常见的是树枝状角膜炎，伴角膜知觉减退。

(2) 单纯疱疹性结膜炎(herpes simplex conjunctivitis)：为单纯疱疹病毒的复发感染，常呈典型急性滤泡结膜改变，但通常不伴有颜面、眼睑、角膜损害，临床表现似流行性角膜结膜炎，结膜损害的另一特点是在靠近睑缘内侧有针尖大小的局限性溃疡，荧光素染色可以见到。角膜可有小的树枝状损害。角膜知觉减退，角膜可有血管翳。

本病临床上在无角膜损害时难于与 EKC 区别，化验室试验上皮内病毒抗原只能通过荧光抗体测定或发病后 1~2 周时血清抗体滴度升高及病毒分离来证明。

(3) 眼带状疱疹：病因为带状疱疹病毒感染半月神经节或三叉神经分支。三叉神经节第一、二分支感染者影响到眼部，皮肤出现剧烈烧灼痛、刺激、潮红、肿胀、小疱疹，单侧发病。病变只局限在三叉神经分布区。病变愈后留有色素沉着及瘢痕；眼部改变为结膜充血、水肿，有时可见滤泡，分泌物为浆液性，量少而稀。本病除结膜炎外，易合并角膜炎、虹膜睫状体炎、青光眼、视神经炎，视网膜损害及眼外肌麻痹者很少。

5. 痘病毒感染引起的结膜炎　痘病毒(poxvirus)是体积最大和结构最复杂的 DNA 病毒，可引起人类疾病的有天花病毒和传染性软疣病毒。其中，天花病毒因牛痘疫苗接种的发明已很好控制。WHO 于 1980 年宣告天花已被消灭。牛痘病毒(vaccinia virus)是在实验室里经过传代、增殖所得的用于天花预防接种的变异毒株，在抗原上和天花病毒相似，一般接种后对人无害，偶尔可引起局部感染。

(1) 牛痘疫苗性结膜炎(vaccinal conjunctivitis)：本病系由减毒牛痘疫苗引起。在接种牛痘过程中疫苗溅入眼部或通过手指将疫苗带入眼部而发病。由于各人对天花病毒免疫力不同，局部反应不一。未种过牛痘及多年前接种过牛痘，对天花病毒免疫力低下者都可能发病。

潜伏期约为 3d。绝大多数患者伴有眼睑、睑缘部牛痘疱疹。眼睑水肿、充血。睑结膜充血，有多发性小溃疡，溃疡表面覆以坏死性假膜，边缘绕以增生的肉芽组织。病变约 7~10d 愈合。

发生角膜病变者预后较差。轻者出现浅层点状角膜浸润。重者可发展成树枝状、地图样、环形或盘状角膜炎，造成视力损害。

预防在本病发生中十分重要，防止被接种牛痘疫苗的婴幼儿搔抓接种部位。医务人员在接种过程中应戴眼镜。一旦疫苗溅入结膜囊，应立即冲洗，并滴用抗病毒药物。

治疗应尽早。局部滴抗病毒类眼液或天花免疫血清。全身治疗以注射抗天花病毒效价高的免疫血清最佳。丙种球蛋白、干扰素等亦有良好疗效。

(2) 传染性软疣性结膜炎：传染性软疣是由痘病毒引起的皮肤感染性疾病，传播方式为接触传染和自身种植，通常为良性、自限性丘疹。发生在睑缘者可引起慢性结膜炎。

临床表现为慢性的、单眼的刺激症状，可有少量分泌物。

检查可见睑缘部苍白的、蜡黄色、中央微凹的结节，结膜病变表现为滤泡性结膜炎，可有黏液性分泌物，有时可见角膜上皮炎症以及角膜缘血管翳。

在免疫功能正常的人中，疾病常呈自限性，也可以对软疣进行手术或激光切除，结膜炎可随着软疣的去除而痊愈。

6. 呼吸道病毒引起的结膜病变　以呼吸道为侵入门户，在呼吸道上皮内增殖，引起呼吸道局部感染，以及呼吸道以外器官病变的病毒统称为呼吸道病毒，是多类病毒的统称。可引起结膜炎的包括正黏病毒科的流感病毒,副黏病毒科的麻疹病毒、腮腺炎病毒等。

(1) 麻疹:麻疹潜伏期约 10d,在潜伏期内,眼部即有充血、流泪、畏光等症状。表现为眼睑、球结膜充血,分泌物初为水样,后为黏液性。有时结膜下有出血。结膜炎常合并有肺炎球菌、葡萄球菌等细菌性混合感染。结膜炎症加重,分泌物变为黏液脓性或脓性,有时结膜面有假膜形成。个别病例早期在泪阜处可出现麻疹斑(koplik 斑)。合并症有浅层点状角膜炎、疱疹性角膜炎、化脓性角膜炎。这种患儿由于消耗过多,常发生维生素 A 缺乏引起的结膜、角膜干燥和角膜软化,要引起警惕。

(2) 流行性感冒:结膜炎可发生在流感早期,结膜表现充血、水肿,分泌物一般较稀薄、黏液性,有滤泡形成。结膜下点状出血。结膜炎常合并细菌性感染,单纯疱疹病毒感染或并发角膜炎。

(3) 流行性腮腺炎:结膜炎表现为充血、水肿,分泌物为浆液性,量少,有时伴结膜下出血。严重病例可合并弥漫性浅层巩膜炎、浅层点状角膜炎、角膜溃疡、深层基质性角膜炎。

7. 获得性免疫缺陷综合征引起的结膜病变　获得性免疫缺陷综合征(acquired immunodeficiency syndrome, AIDS)是由人类免疫缺陷病毒(HIV)引起的性传播疾病。眼部受侵可出现在本综合征各期,由于患者免疫系统受损,抵抗力极度低下,导致最易发生各种机会性感染。病原体为巨细胞病毒(CMV)、单纯疱疹病毒(HSV)、带状疱疹病毒(VZV)、多种细菌、多形体原虫、霉菌等,以及由于营养吸收障碍和消耗而引起的营养缺乏病变,并可发生卡波西肉瘤等恶性肿瘤。

结膜的改变主要是非特异性结膜炎,大约 10% 的 AIDS 患者有非化脓性结膜炎,10%~15% 的患者有干燥性角膜结膜炎,也有发生 Reiter 病和淋巴肉芽肿性结膜炎的报道。结膜也可发生卡波西肉瘤。

多数 AIDS 患者结膜有微血管改变。表现为毛细血管阶段性扩张,各段管径不一,血管呈逗号状或球形血管瘤样改变,这些变化常出现在狭窄的结膜血管两端或一侧,由于血球凝聚力增加,血纤维蛋白原水平增高,结膜血流淤滞呈球样外观或血柱消失呈线状。如角膜受累表现为 HIV 诱导的浅表性角膜炎。

(四) 衣原体性结膜炎

衣原体(chlmydiae)是一类严格细胞内寄生,有自己独特的发育周期,能通过常用的细胞滤器的原核细胞型微生物。其大小介于细菌和病毒之间,属于立克次体纲,衣原体目,衣原体科,衣原体属。衣原体曾经被认为是病毒,后逐渐认识到其与病毒的不同,成为一类独立的微生物。衣原体广泛地寄生于哺乳动物和鸟类,但仅有少数可引起结膜炎。

衣原体的共同特征是:①圆形或者椭圆形,革兰氏染色阴性;②同时含有 DNA 和 RNA;③严格真菌内寄生,有独特的发育周期,二分裂方式繁殖;④具有类似革兰氏染色阴性菌的细胞壁;⑤有核糖体和较复杂的酶类,能独立进行一些代谢活动,但必须由宿主细胞提供所有的代谢活动的能量来源;⑥对多种抗生素敏感。

根据衣原体的抗原结构以及 DNA 的同源特点,可将衣原体分为 4 个种,分别是沙眼衣原体、肺炎衣原体、鹦鹉热衣原体和兽类衣原体。其中,沙眼衣原体和鹦鹉热衣原体可引起结膜炎。沙眼衣原体种又可以分为 3 个亚种,分别是沙眼衣原体亚种、性病淋巴肉芽肿亚种和鼠亚种,其中鼠亚种不引起人类疾病。用微量免疫荧光法可将沙眼衣原体分为 18 个血清型。其中沙眼衣原体亚种有 14 个血清型,A、B、Ba、C 血清型为沙眼型,可引起沙眼;D、Da、E、F、G、H、I、Ia、J、K 血清型为眼-泌尿生殖系型,可引起成人及新生儿包涵体结膜炎;性病淋巴肉芽肿亚种有 4 个血清型,为 L1、L2、L2a、L3 血清型,引起性病淋巴肉芽肿性结膜炎。鹦鹉热衣原体可引起急性结膜炎和弥漫性上皮性角膜炎。

1. 沙眼(trachoma)　沙眼最初源于埃及,后流传于中东和欧洲,现今广泛流行于世界各地,特别是亚洲各国及太平洋诸岛及南美各国。它不是种族民族性疾病,是由于沙眼衣原体引起的传染性眼病。其传播与环境卫生不良、居住拥挤、通风不良、尘埃、营养欠佳、医疗条件差等因素密切相关。所以在发展中国家和地区此病多盛行。

沙眼在我国曾广泛传播,发病率高而并发症亦多,在新中国成立前是我国致盲的主要原因之一。新中国成立后,由于经济发展,人民生活水平不断提高,居住条件改善,医疗卫生条件逐步改善,人民政府的重视,以及广大医务人员的努力,沙眼这一严重危害劳动人民健康的疾病得到了有效的控制,发病率显著下降。

沙眼以结膜表面的粗糙状态而得名,中医称为粟疮,英文名 trachoma,是由希腊字 trachys 而来,都是粗糙不平之意。病变侵犯结膜角膜。结膜有乳头增生和滤泡形成。这两种病变逐渐消失形成瘢痕而自愈。但也可引起各种并发症和后遗症,造成视力减退甚至失明。

【病因】有关沙眼病原的研究历史已久,学说很多。在这方面作出贡献的当推 1907 年 von Prowazek 和 Halberstaedter 发现上皮细胞内包涵体,1955 年中国学者汤飞凡等首次成功地用鸡胚卵黄囊接种,分离出第一株沙眼病原体,为沙眼病原研究作出了世界性贡献。

通过对沙眼病原体的分子生物学及代谢功能的研究,证明该病原体的很多特点不符合病毒。故 Bergey 于 1973 年将这一类微生物另立一目,称为衣原体(chlamydia),其中之一为沙眼病原的衣原体。

沙眼衣原体只感染结膜细胞。生长繁殖过程中有两种生物相,即原体和始体。原体是感染相,原体吸附于结膜上皮细胞表面,由细胞吞噬作用进入细胞内,在细胞质内发育。在酶的作用下,合成 DNA 和蛋白质,成为始体。始体较大,呈球形,以二分裂方式在细胞内繁殖,直至在细胞内充满较多的中间体,停止分裂,浓缩为成熟较小的原体。这些成熟的原体从受感染的细胞内释出,再感染新的细胞,又开始了另一新的生活周期。整个过程约需 40~48h。衣原体在结膜上皮细胞内繁殖期形成集落。结膜刮片吉姆萨染色,显微镜下观察原体染色呈红色,始体呈深蓝色或暗紫色。原体中央有致密类核结构,始体无类核结构。统称为细胞内包涵体。包涵体在细胞内呈散在形、帽形、桑葚形或填塞形。一般查找包涵体阳性率约为

30%~40%。

沙眼衣原体感染结膜上皮细胞,衣原体毒素可向深部组织进展,除上皮细胞外,上皮下组织、睑板产生弥漫性细胞浸润,滤泡形成,角膜血管翳甚至睑内翻倒睫。

沙眼衣原体感染后,可检出血清及泪液中特异性体 IgA、IgM 滴度升高,但病变痊愈后抗体消失或降低。尚未能证明 IgA 具有抗沙眼感染作用。但临床已证明沙眼病后免疫力不强,极易发生再感染。

沙眼衣原体接种于猴、猿、狒狒眼结膜,可产生典型的滤泡病变。在结膜上皮细胞内也能找到包涵体。小白鼠接种不能造成感染。

沙眼衣原体对温度较敏感,在 56~60℃下能存活 5~10min,70℃仅能存活 1min。在冰冻条件下衣原体菌株可保存数年。常用消毒剂如 0.1% 甲醛、75% 酒精、1% 石炭酸均能迅速杀死衣原体。紫外线、肥皂无杀灭作用。磺胺类制剂(如磺胺醋酰钠)抑制衣原体繁殖作用较好。大多数抗生素如四环素、红霉素、氯霉素都有抑制繁殖作用,但新霉素、链霉素无效,青霉素在试管内有抑制作用,但在临床上只对继发感染有效,对沙眼无效。

【临床表现】沙眼的自觉症状一般轻微,甚至无何不适,仅于体检时才被发现。少数病例有痒感、异物感、烧灼和干燥感等症状。当合并有睑内翻、倒睫、角膜溃疡时,则出现明显刺激症状。视力也可同时减退。

沙眼自然感染起始于儿童时期,表现为急性、亚急性过程,以浸润、滤泡为主。通常临床所见者为慢性炎症过程。表现为弥漫性结膜睑眼及穹窿结膜充血,乳头肥大,滤泡形成,瘢痕和角膜血管翳。

(1) 乳头增生肥大:乳头的形成是由于慢性炎症刺激,使上皮细胞增生,淋巴细胞浆细胞浸润,其下有扩张的新生毛细血管及少量结缔组织,呈细小颗粒状、成簇聚集,外观呈天鹅绒状。好发于睑结膜近穹窿部及内外眦部。此种改变于任何慢性炎症刺激均可发生,非沙眼所特有。

(2) 滤泡形成:滤泡是由结膜上皮细胞下淋巴细胞、浆细胞浸润而成,滤泡中央部变性坏死呈胶样。发生在眼睑结膜处的滤泡较小。轻微隆起;发生在穹窿部者一般较大,呈圆形或椭圆形,色黄红,外观呈胶状不透明。滤泡多时,可互相融合呈平行岗状。多见于上下穹窿部。滤泡见于多种结膜炎,亦非沙眼的特异性病变。乳头、滤泡均为沙眼的活动性病变。

(3) 瘢痕:沙眼是一种自限性传染性眼病,在炎症过程中,

伴随有修复退行、瘢痕形成。沙眼瘢痕呈线状、网状、片状。灰白色线状、网状瘢痕穿行于乳头、滤泡之间,将其分割成岛状,是典型 II 期沙眼的特有临床表现。瘢痕广泛者,呈白色片状,炎症消退,血管中断。由于瘢痕收缩使穹窿部变浅,称为睑球后粘连。睑结膜、睑板纤维化,瘢痕收缩变形,使睑板呈舟状畸形,睑缘钝圆、内翻。睫毛毛囊处瘢痕使睫毛位置变化,形成倒睫,是沙眼重要合并症。

(4) 角膜血管翳:沙眼性血管翳是沙眼衣原体侵犯角膜造成的原发损害,为沙眼特异性改变,具有诊断意义。新生血管形成开始于角膜上缘,呈垂帘状。位于角膜透明部分浅层,众多新生血管停留在同一水平线上。血管之间有细胞浸润,使角膜失去透明度。有时在血管翳之间形成小的隆起滤泡,这些滤泡经粗糙的上睑结膜机械性摩擦破溃形成浅的溃疡。当上皮修复后呈小凹状,称 Herbert 小凹。

角膜血管翳因其长入角膜的长短、伸入方向、充血浸润程度不同可分为血管性血管翳、厚血管翳、干性血管翳等。因其侵入角膜范围不同,可分为四级。将角膜水平分为四等份,侵入上 1/4 以内者为(+),达到 1/4~1/2 者为(2+),达到 1/2~3/4 者为(3+),超过 3/4 者为(4+)。血管翳侵及部分或全部角膜,角膜混浊明显,可导致视力极度下降。

【沙眼分期】在国际上有多种分期法,现仅介绍 MacCallan 分期法、我国现行(1979 年)分期法及世界卫生组织分期法:

(1) MacCallan 分期法:分为四期。

第 I 期(浸润初期):眼睑及穹窿结膜充血、红肿、组织混浊粗糙。有乳头增生及胚胎滤泡,有短而稀疏的角膜血管翳。此期诊断的主要依据是穹窿部结膜血管模糊,睑结膜表面粗糙,有短小角膜血管翳。轻者可自行消退,多数转入第 II 期。

第 II 期(浸润进展期):结膜充血,混浊增厚,乳头增生显著,结膜血管不复能见,同时滤泡形成。乳头多位于睑结膜,滤泡多见于穹窿部。乳头占大多数者称为乳头型沙眼(papillary trachoma),滤泡占多数者称为滤泡型沙眼(follicular trachoma),如果两者数量相近则为混合型沙眼(mixed trachoma)。

第 III 期(瘢痕形成期):沙眼活动病变部分被吸收、破坏变为瘢痕。瘢痕可为白色线状、网状或片状。瘢痕之间仍有活动病变。

第 IV 期(痊愈期):活动病变消失,完全结瘢呈淡灰白色,无传染性。

(2) 1979 年 11 月,中华医学会眼科学会决定将沙眼分为三期(表 7-2-3)。

表 7-2-3 中华医学会眼科学会沙眼分期(1979 年)

期别	名称	依据	分级	活动病变占上睑结膜总面积
I	进行期	上穹窿部和上睑结膜有活动病变(血管模糊,充血,乳头增生,滤泡形成)	轻(+)	<1/3
			中(++)	1/3~2/3
			重(+++)	>2/3
II	退行期	有活动性病变,同时出现瘢痕	轻(+)	<1/3
			中(++)	1/3~2/3
			重(+++)	>2/3
III	完全瘢痕期	仅有瘢痕,而无活动性病变		

（3）1987年,世界卫生组织(WHO)沙眼分期标准:

1) 滤泡性沙眼(TF):上睑结膜有5个以上滤泡,其直径≥0.5mm。

2) 浸润性沙眼(TI):上睑结膜水肿、肥厚、弥漫性浸润,半数以上血管模糊不清。

3) 瘢痕性沙眼(TS):睑结膜出现瘢痕。

4) 沙眼性倒睫(TT):至少有1根倒睫摩擦眼球,包括新拔除者。

5) 角膜混浊(CO):混浊侵及瞳孔区,且视力低于0.3者。

新标准意义:

● TF表明有沙眼性炎症和近期有感染,应采用局部治疗。

● TI表明有严重的沙眼性炎症和有严重的近期感染,并有形成瘢痕的危险,需采用局部加全身治疗。

● TS表明患者有或曾经有沙眼。

● TT表明患者可能出现角膜混浊和视力损害,需进行睑内翻矫正术。

● CO表明此患者有视力损害或已失明。

新标准中对评估沙眼严重性的关键性指标:

● TF和TF+TI在10岁以下儿童中所占比例表明沙眼在该地区感染的广度。

● TI和TF+TI在10岁以下儿童中所占比例表明沙眼在该地区的严重程度。

● TS所占比例表明过去该地区中沙眼是否常见。

● CO在人口中所占比例表明该地区中由沙眼造成的视力损坏情况。

【诊断】典型的沙眼在临床上很容易作出诊断。轻型早期病例则较为困难,因为乳头滤泡并不是沙眼的特异性改变,在其他的结膜病中也可出现。按照中华医学会眼科学会(1979年)决定,沙眼诊断依据为:

（1）上穹窿部和上睑板结膜血管模糊充血,乳头增生或滤泡形成,或两者兼有。

（2）用放大镜或裂隙灯角膜显微镜检查可见角膜血管翳。

（3）上穹窿部和/或上睑结膜出现瘢痕。

（4）结膜刮片有沙眼包涵体。

在第一项的基础上,兼有其他三项中之一者可诊断沙眼。

由于睑结膜的乳头增生和滤泡并非沙眼所特有,因此,在临床病变尚不完全具备时,只能诊断疑似沙眼。疑似沙眼:上穹窿部及毗邻结膜充血,有少量乳头或滤泡,并已排除其他结膜炎者。

WHO要求诊断沙眼时至少符合下述四项体征中的两项:①上睑结膜5个以上滤泡;②典型的睑结膜瘢痕;③角膜缘滤泡或Herbert小凹;④广泛的角膜血管翳。

【鉴别诊断】见表7-2-4。

【并发症和后遗症】

（1）上睑下垂:上睑提举无力,呈欲睡状。由于沙眼浸润、水肿、充血而使上睑重量增加,或者由于提上睑肌浸润、破坏、纤维化所致。

（2）睑内翻倒睫:是由于沙眼病变修复结瘢的结果。沙眼病变侵犯毛囊根部、睑结膜及睑板组织,修复结瘢后,瘢痕收缩,使睫毛位置异常,产生倒睫。睑板纤维化呈舟样弯曲畸形,睑缘钝圆、内翻。睑内翻多见于上睑。

倒睫及睑缘内翻使睫毛接触并摩擦角膜,长期刺激造成角膜上皮增生,新生血管长入,伴有浸润,而致角膜混浊,是沙眼致盲的最主要原因。

（3）慢性泪囊炎:由于患眼长期处于慢性炎症中,普遍混合有细菌感染,可因为泪道黏膜炎症瘢痕化而发生鼻泪管阻塞导致慢性泪囊炎。

（4）角膜溃疡:沙眼性角膜溃疡主要有三种。

表7-2-4　沙眼的鉴别诊断

	沙眼	结膜滤泡症	滤泡性结膜炎	春季角结膜炎
病原	沙眼衣原体	多为儿童及青年与淋巴体质有关	细菌、病毒或其他刺激	过敏
好发部位	上穹窿结膜	下穹窿结膜	下穹窿结膜	上睑结膜
病变损害	乳头、滤泡	滤泡	滤泡	乳头
病变形态	滤泡为圆形,椭圆或不规则形,乳头肥大	滤泡圆而规则较小,一致	多为圆形,椭圆,不规则形滤泡较大而多	乳头形状不规则,大而扁,较硬韧
病变颜色	色暗红、灰红,胶状不透明	透明	混浊,灰红色	乳白色
病变排列	不规则,散在或融合成堤状	整齐成行,或散在	可散在,多密集,融合	铺路石子样排列
周围组织	充血、水肿、混浊、血管纹理不清	不充血无炎症,血管走行清楚	明显充血水肿球结膜血管周边性充血	充血不明显穹窿部血管清楚
角膜血管翳	垂帘状血管翳	无	无	无
分泌物	少量白色	无	黏液,脓性,多	量少,黏,呈丝状,刮片中含多量嗜酸性粒细胞
临床转归	慢性过程,结瘢呈线状、网状,常发生后遗症	自然吸收,不结瘢无后遗症	吸收,不结瘢	季节发病,春夏好发,自然痊愈,通常不留瘢痕

1) 位于角膜血管翳之间的圆形溃疡。此型溃疡实为小的滤泡,被粗糙的上睑结膜摩擦破溃而致。溃疡小而圆,位置靠近角膜缘,可单发或多发,易于愈合,可反复出现。溃疡愈合后存留圆形小凹,称为 Herbert 小窝。

2) 位于角膜血管翳前端的新月形溃疡。这种溃疡刺激症状明显。溃疡位于血管翳前端,一般不紧靠血管翳,特点是新月形浅层溃疡,角膜知觉稍减退。

3) 位于角膜中央圆形溃疡,较少见,刺激症状轻,病变浅在,浸润不重,病程较长,愈合缓慢,对视力有一定影响。

(5) 睑球粘连:见于下穹窿,下穹窿结膜因瘢痕收缩缩短,甚至结膜囊穹窿部可完全消失。

(6) 干眼:严重沙眼病变破坏了结膜、结膜下组织,也破坏了结膜杯状细胞、副泪腺、睑板腺、泪腺管等分泌黏液、泪液、脂性物质的组织,致使结膜角膜失去这些物质的湿润保护作用,变干燥,失去光泽,丧失弹性,继而上皮变性增生,血管长入,呈灰白色混浊,角膜混浊而丧失视力,称为实质性干燥。

【预防】既往沙眼发病率高,是我国主要致盲原因之一。随着沙眼普查和防治工作的进行,在预防为主、防治结合方针的指导下,目前,沙眼在我国已经基本消失。

【治疗】有些药物局部和系统用药对沙眼有效,但到目前为止尚无理想的抗衣原体药物。

(1) 药物疗法:以局部用药,坚持长期用药为主,严重浸润性沙眼要局部与系统给药。

1) 局部用药:红霉素、四环素、利福平、氯霉素及磺胺类药物,能抑制微生物生长繁殖。临床效果尚佳。常用滴眼液有10%~15%磺胺醋酰钠、0.25%氯霉素、0.1%利福平、0.5%红霉素等,眼膏剂主要是四环素族的各种眼膏。眼液 4~6 次/d,睡前涂眼膏于下穹窿部结膜囊内。

局部用药需坚持每日滴用,连续 2~3 个月,根据病情变化延长滴用时日。

局部结膜囊下注射给药法,只适用于严重浸润性沙眼,一般每周注射 1 次。

2) 系统给药:四环素、红霉素、利福平、磺胺类制剂,在系统给药时有效。但是,每种药均有毒副作用。除特殊情况外,应避免全身用药。

(2) 手术疗法:眼睑及穹窿结膜滤泡大而密集者,宜采用手术疗法——滤泡挤压术,清除所有滤泡,以促使修复。乳头较多者可用摩擦术或冷冻治疗。不论滤泡挤压还是摩擦术、冷冻治疗后,都应继续药物疗法,直至病变消失。有明显的并发症,如睑内翻,倒睫等,可以行手术矫正。

2. 包涵体性结膜炎 包涵体性结膜炎(inclusion conjunctivitis)是一种性源性(venereal origin)、急性或亚急性滤泡性结膜炎。特点是主要在下眼睑及下穹窿结膜有滤泡形成,几周后吸收消退,不留瘢痕,无角膜血管翳。组织学检查很像早期沙眼。病原分离可发现有和沙眼衣原体形态,生物特性都相同的衣原体。所以多数学者认为两者都由 TRIC(trachoma inclusion conjunctivitis)衣原体引起。只是在抗原性上有所不同。沙眼

是 TRIC 的眼型,包涵体结膜炎是从泌尿生殖器到眼的传染,为 D-K 血清型沙眼衣原体感染所致。包涵体性结膜炎有两种类型:

(1) 新生儿包涵体性结膜炎(neonatal inclusion conjunctivitis):为轻型、良性、病程有一定限度的新生儿眼病。本病系婴儿出生时眼部被母体非淋菌性阴道炎排泄物侵入,而这些分泌物中含有 TRIC 衣原体而致病。结膜刮片瑞氏或吉姆萨染色可找到与沙眼包涵体相同的细胞内包涵体。此病潜伏期比淋菌性脓漏眼长,多数为 1 周以上。通常为双眼病。睑结膜充血,穹窿结膜水肿。由于新生儿淋巴系统尚未发育成熟,无滤泡形成。分泌物为黏液脓性。结膜病变持续数周后逐渐转入慢性结膜炎状态,结膜于 3~6 个月即恢复正常,仅重症患儿有时遗留细小瘢痕。本病确诊前应按淋菌性脓漏眼处理,确诊后按沙眼行药物治疗。

(2) 成人包涵体性结膜炎(adult inclusion conjunctivitis):也称为游泳池结膜炎。临床特点是睑结膜水肿,结膜显著充血水肿,睑结膜滤泡形成,有黏液脓性分泌物,耳前淋巴结肿大和结膜刮片上有上皮细胞内包涵体。

传染途径可由于患者本身患有 TRIC 衣原体尿道炎、子宫颈炎,通过污染的手或毛巾等直接传染到眼,也可由游泳池水不洁而污染,传染到游泳者的眼。

症状为眼红、异物感及畏光。潜伏期 3~4d,常单眼先发病,在 2~3 周内另一眼也受染发病。最初,结膜微充血,眼睑略水肿,耳前淋巴结肿大。3~4d 后结膜极度充血水肿,粗糙不平,组织不清,有黏液脓性分泌物。7~10d 后,滤泡开始出现,3~4 周后,急性症状逐渐消退,但睑结膜肥厚和滤泡仍继续存在 3~6 个月之久才恢复正常。在发病过程中,大约 50% 可发生浅层点状角膜炎、角膜上皮下浸润等合并症。

治疗和沙眼用药相同。口服四环素 0.25g 每 6h 一次,共服 14d,有较好疗效。

3. 性病淋巴肉芽肿性结膜炎 性病淋巴肉芽肿是一种急性传播的急性/亚急性腹股沟淋巴结腺炎,由 L1、L2、L2a、L3 血清型感染所致,主要引起生殖器丘疹、脓疱、脓瘘及溃疡。侵犯眼部可引起眼结膜炎,较少见。眼部表现为急性滤泡性结膜炎,伴有耳前、颌下、颈淋巴结肿大,角膜上皮及上皮下点状浸润。开始侵犯上部角膜,后可累及全角膜。一般症状可于 3~4 周消退,严重者可伴发巩膜外层炎、葡萄膜炎、视神经炎,等等。治疗包括口服四环素、多西霉素、红霉素、阿奇霉素,以及局部使用利福平、红霉素眼膏。

4. 鹦鹉热性结膜炎 鹦鹉热性结膜炎非常少见,人眼感染表现为亚急性滤泡性结膜炎,有少量黏脓性分泌物。滤泡反应不局限于睑结膜,还可累及球结膜。可发生弥漫性上皮角膜炎,但不会有角膜血管翳。如不治疗,疾病可持续数月。口服四环素可好转。

5. 结膜梅毒 梅毒螺旋体也可以导致结膜病变,但是很少见,是由感染的口腔传播而来。结膜型原发树胶肿较其他部位树胶肿硬度稍低。当眼睑和球结膜发生慢性溃疡或树胶肿,

尤其伴有耳前淋巴结肿大时,应怀疑此病。睑结膜原发树胶肿常易误诊。结膜刮片在黑色背景显微镜下查找螺旋体可确诊。

(五) 过敏性结膜炎

过敏性结膜炎(allergic conjunctivitis)也称为眼过敏,是由于眼部组织对过敏原产生超敏反应所引起来的炎症的总称。全球约有 1/3 的人群患有过敏,其中 40%~60% 的患者存在眼部症状。

临床上,过敏性结膜炎可以分为急性过敏性结膜炎和慢性过敏性结膜炎两大类,分别占过敏性结膜炎的 80%~90% 和 10%~20%。急性过敏性结膜炎包括季节性过敏性结膜炎(seasonal allergic conjunctivitis,SAC),常年性过敏性结膜炎(perennial allergic conjunctivitis,PAC),接触性过敏性结膜炎(contact allergic conjunctivitis,CAC)。慢性过敏性结膜炎包括春季结膜炎(vernal kerato-conjunctivitis,VKC),特应性角结膜炎(atopic kerato-conjunctivitis,AKC)和巨乳头性结膜炎(giant papillary conjunctivitis,GPC)。

1. 季节性过敏性结膜炎和常年性过敏性结膜炎　季节性过敏性结膜炎(SAC)和常年性过敏性结膜炎(PAC)是由 I 型超敏反应引起的眼部超敏性疾病,除了有眼痒、流泪、结膜充血等眼部临床症状外,很多患者还同时伴有鼻部症状,所以有的教科书也将其称为过敏性鼻结膜炎(allergic rhino-conjunctivitis),季节性过敏性鼻结膜炎(seasonal allergic rhino-conjunctivitis),以及常年性过敏性鼻结膜炎(perennial allergic rhino-conjunctivitis)。

SAC 多在春秋发病,PAC 则常年存在,这两种疾病占过敏性结膜炎的 90% 以上,是最常见的眼部急性过敏性疾病。SAC 的过敏原主要以户外的过敏原为主,包括树木、草等植物的花粉以及户外的真菌孢子等。由于这些过敏原呈季节性释放,发病呈季节周期性,呈春秋高发趋势,故过去也称其为枯草热结膜炎(hay fever conjunctivitis)。引起 PAC 的过敏原主要存在于室内生活环境中,包括尘螨、动物皮屑、昆虫及存在于室内的真菌孢子等。故 PAC 可常年发病,部分人会有季节加重的趋势。

该病的发病机制为 IgE 介导的 I 型超敏反应。正常结膜及附属器组织含有肥大细胞(mast cells,MC),每个肥大细胞中,含有数百个异染颗粒,颗粒内有组胺、白介素、肝素等多种化学介质,细胞膜上有数十万个 IgE 受体。当致敏原(抗原)溶于泪液膜中,进入结膜与结膜内 B 淋巴细胞结合,产生浆细胞,浆细胞能合成并释放出特异性 IgE 抗体,这些 IgE 抗体与肥大细胞结合,当再次接触致敏原时,致敏原通过泪液膜与位于肥大细胞表面的 IgE 抗体起作用,导致肥大细胞膜和胞浆发生化学反应、物理特性改变,肥大细胞内异染颗粒产生脱颗粒变化,释放出组胺。组胺与位于结膜细胞上的组胺受体结合。组胺受体有 H1 和 H2 两种,和 H1 受体结合可导致结膜血管性扩张,血管通透性增加,产生痒、充血、水肿和流泪现象。和 H2 受体结合,可使细胞释放花生四烯酸、白三烯等致炎因子,刺激黏液分泌,增加血管通透性,进而可产生一系列的免疫和炎症反应,后期可出现结膜组织中炎症细胞浸润。

SAC 和 PAC 的眼部典型症状是双眼突然眼痒,可以达到剧烈、不可忍耐的程度。PAC 因常年接触过敏原,症状可较轻。伴有眼睑水肿、结膜水肿、结膜充血、浆液性分泌物增多等体征,很多同时伴有过敏性鼻炎的症状,泪液血浆中 IgE 可升高。如果将过敏原去除,数小时内反应即可消退,不留遗迹。再次接触过敏原时以上症状又立即出现,直到脱离过敏原为止。

根据典型的季节性或者常年性存在的眼痒症状,典型的临床体征,以及全身过敏症状可作出临床诊断。

治疗手段可分为非药物治疗和药物治疗。非药物治疗的核心是避免接触过敏原。如 SAC 患者要在过敏季节遮盖口鼻,减少户外活动,PAC 患者要定期清洗更换床上用品。除此外,冷敷也可以对缓解症状有一定的帮助。药物治疗是主要针对 IgE 介导的超敏反应的各环节,阻断反应的发生。常用的药物有组胺受体拮抗剂、肥大细胞稳定剂、双效作用制剂、非甾体抗炎药物及糖皮质激素等。药物的使用以局部使用为主,如果合并有过敏性鼻炎或哮喘等,可根据病情考虑全身使用组胺受体拮抗剂。

2. 接触性过敏性结膜炎　此处的接触性过敏性结膜炎专指由于接触了药物或其他的抗原而引起的超敏反应导致的结膜炎。通常习惯使用"结膜过敏"或者"过敏性结膜炎"去表述这一类因接触物体导致的结膜炎症,实际上这样的表述并不规范。因物质接触而导致的结膜炎实际分为两种,因直接接触毒性物质而产生的直接损伤反应不需要致敏,已经接触就发生,这种是刺激性接触性结膜炎。另一种是眼表、结膜接触了致敏原,当再次接触致敏原时因超敏反应而导致的结膜炎症才是过敏性接触性结膜炎,也可以称为接触性过敏性结膜炎(CAC),但实际临床上将两种情况截然区分并不容易。

接触性过敏性结膜炎有速发型和迟发型两种类型。一般认为,速发型是以 I 型超敏反应为主,而迟发型是以 IV 型超敏反应为主、多种超敏反应参与的一个过程。

常见的引起 CAC 的物质包括药物、化妆品、有机试剂、保存剂、装修物等。由于长期局部应用某种药物引起的迟发型接触性过敏性结膜炎是临床上最常见的类型,临床上几乎所有种类的滴眼液均有潜在的致敏风险,如 β 受体拮抗药、散瞳药、缩瞳剂、抗生素、抗病毒药、抗组胺药、非甾体抗炎药甚至糖皮质激素等。因常伴有眼睑皮肤的变态反应,也可表现为接触性皮炎。

临床表现为眼睑、结膜极度瘙痒,并有烧灼感和刺激症状。眼睑潮红、水肿、湿润或湿疹样损害。病变多于眦部开始,迅即遍及上下眼睑,下眼睑多较显著。睑结膜充血水肿,有乳头增生及多数排列成行的滤泡。球结膜轻度充血,水肿较重呈粉红色隆起。有少量浆液或黏液性分泌物。角膜炎不常见,为上皮或上皮下损害,极个别严重病例可发生角膜基质层损害及虹膜炎。如接触性过敏累及皮肤,可出现眼周皮肤湿疹等。

根据长期用药史、局部改变、极度瘙痒、停药后症状自行消退、细菌学检查阴性、结膜刮片有嗜酸性粒细胞等即可作出正确诊断。治疗上以避免接触过敏原、冲洗稀释眼表刺激物为主,停用致敏药物后症状和体征可在较短期内消退,不留遗迹。如再次接触致敏药物则症状可又出现。症状严重者可使用糖皮质激素控制。

3. 春季角结膜炎　春季角结膜炎（VKC）过去也称之为春季卡他性角结膜炎（vernal catarrhal keratoconjunctivitis），简称春卡，是一种季节性反复发作的过敏性结膜炎。常在儿童或者青春期起病，双眼居多，男性患者居多，约是女性患者人数的2倍。春夏发病，秋冬或者天气转凉后缓解。次年天热时，症状复出现。反复多年，但有脱敏趋势，反复数年后症状可缓解或消失。该病在非洲、中东和拉美发病率高，而在寒冷的国家和地区少见。

VKC的发病机制为Ⅰ型和Ⅳ型超敏反应，目前没有找到特定的致敏原，一般认为与花粉、微生物的蛋白质成分、动物皮屑以及羽毛等有关。

主要症状是眼部奇痒，伴有黏稠样分泌物增多，眼部烧灼感及异物感。病变特点是睑结膜上有巨大、形状不规则、扁而平的乳头增生。分泌物呈乳白色，量少而黏，内含大量嗜酸性粒细胞。根据病变部位可分为三种类型：①睑结膜型；②角膜缘型；③混合型。

（1）睑结膜型：病变位于上睑结膜，一般不侵犯穹窿部结膜，下睑结膜很少受侵，如有病变亦很轻微。病变损害为结膜充血，在上睑结膜发生扁平、肥大、地图样、形状不规则、硬韧的乳头。乳头色粉红，颇似铺路石子样外观。此型常伴有角膜盾形溃疡，可能和上睑巨大乳头对角膜的摩擦有关。角膜盾形溃疡多出现在角膜中央偏上部，为卵圆形，浅层，无菌性溃疡，可持续数周甚至数月，愈合后可以形成角膜薄翳。

组织学上结膜下有淋巴细胞、浆细胞、嗜酸性粒细胞浸润，胶原纤维增生，上皮细胞增生，细胞层增多，毛细血管增生，形成乳头而非滤泡。初起时乳头较小，众多小乳头增大，簇拥在一起形成典型的扁平巨大乳头。分泌物量较少，色乳白、黏稠，可拉成丝状，内含大量嗜酸性粒细胞及嗜酸性颗粒。

（2）角膜缘型：初始病变发生在上方角膜缘附近，出现增厚和半透明的胶样结节，多为灰黄色或者粉红色，外观污浊。严重者病变可扩展波及整个角膜缘，增厚的结节绕角膜形成堤坝样改变。在增厚隆起的胶状结膜内出现多个黄白色结节。在病变区内有时出现小的灰白小点，称为Horner-Trantas点。在病变附近结膜轻度充血，通常以上方及睑裂部明显。

（3）混合型：同时兼有以上两种病变，刺激症状明显。

VKC可以根据典型的病史、体征得以诊断。本病季节性强，随着秋冬季节的到来，症状和病变会自行缓解消失。在春夏季节，应尽量避免接触以花粉、杂草为主的过敏原。病变严重且影响视功能者，可以考虑移居相对寒冷的地区。冷敷可以帮助减轻症状。

在药物的使用上，可以考虑使用抗过敏药、糖皮质激素和免疫抑制剂等。对症状较轻的患者，可以单独使用抗组胺制剂、肥大细胞稳定剂或者双效作用制剂。可以在一定程度上减轻症状，减少发作。对中重度患者，可以选用糖皮质激素局部使用。糖皮质激素可以抑制肥大细胞炎症释放，阻断炎症细胞的

趋化，减少细胞因子及趋化因子的释放，抑制磷脂酶等。较轻的患者可以加用0.1%氟米龙滴眼液，中重度可以使用0.1%地塞米松或者0.5%氯替泼诺滴眼液。对于严重的VKC患者需要联用免疫抑制剂滴眼液。常用的免疫抑制剂滴眼液有环孢素A滴眼液和他克莫司（FK506）滴眼液。环孢素A可抑制嗜酸性粒细胞与肥大细胞的活化，抑制过敏性介质和细胞因子的释放，4次/d 1%的环孢素A滴眼液可有效治疗VKC。FK506可抑制脱磷酸酶的钙调神经磷酸酶特异性地阻碍T细胞活化，0.1%的FK506滴眼液2次/d可有效地治疗VKC，尤其是睑结膜的巨大乳头。在使用糖皮质激素和免疫机制及滴眼液的时候，要密切观察其副作用。

4. 特应性角结膜炎　特应性角结膜（AKC）是一种发生于面部特应性皮炎（atopic dermatitis）患者双侧眼睑和角结膜的慢性、过敏性炎症。特应性皮炎是湿疹的一种，是渗出性皮炎的通用名，又称异位性皮炎、特应性湿疹、遗传性过敏性湿疹。1953年，Hogan首次使用AKC这一名称报道了特应性皮炎合并慢性角结膜炎的病例，并沿用至今。

AKC多发生于20~50岁，和特应性皮炎相关，有一定的遗传倾向。其具体的发病机制尚不十分清楚，目前认为是由Ⅰ型和Ⅳ型超敏反应共同作用的结果。AKC的主要症状是眼痒，可伴有眼红、异物感、干涩等。如累及角膜，可出现眼痛、畏光流泪和视物模糊。症状没有明显的季节性。患者可出现结膜充血、水肿，睑结膜乳头，并伴有上皮下纤维化。开始可出现线状或者星状瘢痕，随着病情进展，可以导致睑球粘连及穹窿部短缩。近角膜缘偶尔可以有胶样增生，个别患者可以出现类似春季角结膜炎的Horner-Trantas点。AKC常累及角膜，早期以浅层点状角膜炎多见，后逐渐发展成持续性上皮缺损，角膜浅层溃疡，如病变损坏角膜缘干细胞后，可以形成广泛的角膜缘血管翳及新生血管。部分患者可有并发性白内障。

依据典型的眼部表现和皮炎病史可诊断此病。在治疗AKC的同时，一定要请皮肤科医生会诊治疗特应性皮炎。药物治疗和VKC类似，对合并细菌和病毒感染者要给予相应的治疗。

5. 巨乳头性结膜炎（giant papillary conjunctivitis，GPC）　巨乳头性结膜炎（GPC）是一种以上睑结膜巨大乳头增生为特点的慢性过敏性结膜炎。眼表的慢性刺激是GPC发病原因，常见的病因包括接触镜、义眼配戴，以及暴露在眼表的缝线（白内障术后、角膜移植术）等。附着在接触镜、义眼表面的细菌蛋白质及其他蛋白质颗粒，作为抗原进入上睑结膜淋巴组织内，发生免疫反应，释放出免疫介质，产生新的胶原蛋白，使嗜酸性粒细胞、嗜碱性粒细胞、肥大细胞增生和组胺释放。通过刺激导致黏液性分泌物增加、沉淀物增加和结膜乳头增生。接触镜上的抗原沉积以及结膜微创导致GPC的发生。

GPC的临床表现为摘镜后的眼痒、眼红、烧灼感、晨起黏液性分泌物增多、畏光、戴镜适应性下降等。主要体征是上睑部出现特异性的巨大乳头。起病初期仅表现为乳头增生，呈有扁平、巨大、形状不规则，外观似铺路石子样，后逐渐变成大乳头（直径>0.3mm），最终可变为巨乳头。乳头直径>1mm时称为

巨乳头。GPC 很少累及角膜，如累及角膜，也可以出现浅点状角膜病变及 Horner-Trantas 点。

可根据典型病史及体征进行诊断。过去 GPC 的诊断强调要有巨乳头的出现，现在认为存在眼痒等症状以及典型病史，存在大乳头（直径>0.3mm）也可以诊断。

GPC 的治疗首先解除病因，培养患者良好的个人卫生习惯。要做到合理清洁接触镜片，减少蛋白的沉积，减少接触镜配戴的时间。选择高透气的接触镜或者减少硬性接触镜的配戴时间。症状明显时，应该停戴接触镜。义眼者的弥补物要每日清洗。对于眼表缝线要及时拆除。药物治疗和 VKC 类似。

（六）免疫性结膜病

1. 泡性角结膜炎　泡性角结膜炎（phlyctenular kerato-conjunctivitis，PKC）是一种特异性内源性迟发型超敏反应。根据病变发生部位不同，临床上也可将其分别称为泡性结膜炎、泡性角结膜炎和泡性角膜炎。

本病确切病因尚不清楚，通常认为是结膜、角膜上皮组织局部对内源性微生物蛋白质的超敏反应所致。由于患者多数对结核菌素试验呈阳性反应，又兼一些患者肺部有陈旧性结核病灶，或有淋巴结核、骨结核等病，所以认为 PKC 是局部组织对结核菌素蛋白的反应性病变。在结核发病率较低的地区则发现，金黄色葡萄球菌是和 PKC 最相关的抗原。

在结核导致的 PKC 患者中，肺部感染后，结核菌素抗原经血行达到眼表，或者直接经接触到达结膜囊，激活免疫反应，引起疾病。而葡萄球菌引起的 PKC 则可在睑缘、结膜囊内聚集，致敏眼表组织并启动超敏反应。PKC 主要的致病机制是上述抗原引起的Ⅳ型超敏反应。对隆起的泡进行组织学检查，可发现大量的单核巨噬细胞、朗格汉斯细胞和中性粒细胞。

PKC 的症状和发生的部位有关。结膜病变症状较轻，可有轻度到中度的流泪、畏光、烧灼感、异物感和痒感，症状可随着病损上皮的修复而逐渐缓解。角膜病变同样有上述症状，但明显很多，严重者还可以出现眼睑痉挛。

结膜水泡初期呈圆球形隆起结节，不透明，色灰红，直径 1~4mm，四周局限性球结膜充血，此期很短暂，临床上不易见到。病变进展，在结膜中央顶部组织坏死、脱落，形成火山口状溃疡，初时溃疡底部脏污，荧光素染色呈黄色，继而四周有上皮细胞长入，修复愈合，愈后局部不留瘢痕。整个病变过程约 8~10d，但此病变常多发，且结节出现时间不一，故可此起彼消，病程延续数月或终年。有时病变直径较大，达 4~5mm，病变可深达巩膜浅层，称为巨泡或坏死性泡性结膜炎，这种情况病程较长。泡性病变发生在睑结膜及睑缘者较少，病变通常较大，隆起不明显，溃疡呈灰白色，愈后常留瘢痕。

泡性病变位于角膜缘处，形态、病变过程与泡性结膜炎相似。泡性病变一般 1~2mm，可单发或多发。位于角膜部分病变荧光素呈绿色，位于结膜部分呈黄色。痊愈后角膜部分留有瘢痕，结膜部分无瘢痕，使角膜缘呈虫蚀状不齐。有时病变直径小于 1mm，几个或十几个沿角膜缘排列，称为粟粒型泡性角膜结膜炎。此类病变有时未形成溃疡即吸收消失，或互相融合呈

溃疡。粟粒型者刺激症状及局部充血明显。

角膜水泡常从角膜缘开始，表现为近角膜缘处的角膜浅层出现一灰黄色炎性小结（直径约 0.5~3mm），如泡状，故名泡性浸润（为淋巴细胞、单核细胞、巨噬细胞和嗜中性粒细胞的堆集）。数日后，泡顶端坏死脱落，形成火山口状浅层溃疡。溃疡虽小，偶有穿破角膜致使虹膜脱出而形成粘连性角膜白斑者。本病双眼可同时或相继发病，泡可单个或多个，时好时坏，易于复发，每次发作可在 2~3 周内消退，可因反复发作持续数月以至数年之久。病变活动期，常有浅层血管由角膜缘四周向中央进展，血管不多，散布均匀。束状角膜炎（fascicular keratitis），为泡性角膜炎的一种特殊表现，浸润多发生在角膜缘，不向深层进展而向角膜中央进行。这种浸润为半月形向前推进，留有浅槽，槽中含一小束平行而不分支的新生血管，自角膜缘随浸润前进，因而得名。溃疡边进行边愈合。痊愈后血管即渐闭塞，遗留浅层束状混浊，以溃疡停止处为最厚。这种溃疡始终位于角膜浅层，并不穿破角膜。由于向角膜中央进行，倘若达到或越过瞳孔区，便会影响视力。有人推论这束血管与一般角膜血管的促进痊愈作用完全相反，可能借助血液循环将变态反应物质运输到有过敏性的角膜处产生细胞毒性作用。若把血管切断，则溃疡便停止进展，即其明证。

PKC 本质是一种免疫反应，使用糖皮质激素可以很好地控制疾病。可使用 1% 醋酸泼尼松龙局部使用，根据临床反应调整药物使用。非结合相关的 PKC 可能对糖皮质激素的反应较差，治疗疗程较长。对于糖皮质激素反应较差的患者，可以使用免疫抑制剂替代进行治疗。需要积极治疗原发病，减少抗原刺激，减少复发。对结核相关 PKC，可根据情况进行抗肺结核治疗。对葡萄球菌相关的 PKC，应清洁睑缘，清洁结膜囊，减少眼表的细菌载量。对难治性 PKC，可使用四环素（250mg，3 次/d），多西环素等口服治疗。对儿童患者，可使用阿奇霉素［5mg/(kg·d)，1 次/d］替代上述抗生素全身治疗。

2. 眼瘢痕性类天疱疮　瘢痕性类天疱疮（cicatricial pemphigoid）是一种慢性、进行性自身免疫病，可在上皮下引起疱样病变。主要影响黏膜，可侵犯鼻、咽、口、肛门、生殖器各处黏膜组织，也可累及皮肤。眼表是瘢痕性类天疱疮容易累及的部位之一。当累及眼部时，该病也被称为眼瘢痕性类天疱疮（ocular cicatricial pemphigoid，OCP）。

OCP 多侵犯 60 岁左右的老年人，女性是男性的 2 倍。OCP 双眼先后发病，初期表现为单纯性卡他性结膜炎，以后结膜发生多数水疱，疱壁甚薄，易破溃出血，形成结膜糜烂，糜烂面覆以白色、黄白色假膜，假膜脱落后，形成瘢痕。根据下穹窿结膜病情严重程度制定的 Foster 分期法可用于评估 OCP 的严重程度。该分期法中，分为四期：Ⅰ期结膜下瘢痕化和纤维化，Ⅱ期可见任何程度的穹窿部缩窄，Ⅲ期可见任何程度的睑球粘连，Ⅳ期为广泛的睑球粘连导致眼球运动障碍。由于病变反复发作破坏了结膜分泌腺及结膜瘢痕收缩，造成穹窿变浅、结膜干燥、角膜混浊。约 1/4 患者导致失明。

根据进行性瘢痕挛缩这一典型临床表现可诊断此病，注意

定期比较结膜囊深度的变化。口腔及皮肤黏膜溃疡有助于本病的诊断。结膜活检见基底膜免疫荧光物质沉积可确诊此病。但因结膜活检可能会激惹病变发展，所以临床实践中不建议行结膜活检。

本病无特效疗法，目前尚没有任何一种局部治疗可以有效地控制眼部炎症和瘢痕化的进程。有研究认为口服氨苯砜和环磷酰胺可能对部分患者有效。还有研究表明静脉注射免疫球蛋白或达克珠单抗均有一定的治疗效果。可治疗此类疾病。很多患者因常年的角膜干燥、完全性睑球粘连等导致失明，此时人工角膜是唯一可行的重获视力的方法。

3. Stevens-Johnson综合征(SJS) Stevens-Johnson综合征也称重症多形性红斑，是一种急性的、重症的皮肤黏膜炎性水疱样病变。SJS和服用某些药物，或者某些微生物感染有关。其发病机制是免疫复合物沉淀在皮肤和结膜基质引起的超敏反应。常见可以导致SJS的药物包括磺胺药、抗惊厥药、水杨酸盐、青霉素、氨苄西林、异烟肼等。可导致SJS的微生物有单纯疱疹病毒、金黄色葡萄球菌、链球菌、腺病毒和支原体等。

SJS可发生于任何年龄，以年轻人居多。开始的时候有1~14d不等的潜伏期，出现发热、关节痛、身体不适以及呼吸道症状。潜伏期后出现皮肤黏膜病灶，表现为红斑、丘疹和水疱。皮肤病变在躯干部较少，在四肢呈对称性。水疱可出现典型的"靶心"样病变，皮肤病变恢复后可遗留色素沉着和瘢痕。

病变可累及各处黏膜，包括结膜、口腔黏膜、生殖器黏膜以及肛门黏膜等。眼部可表现为严重的双侧弥漫性结膜炎，可有黏液性、脓性、出血性渗出以及膜和假膜的形成。病变持续2~6周，有一定的自限性。到晚期，眼部可出现结膜瘢痕化、倒睫、睑内翻、泪液缺乏等异常，因结膜杯状细胞的破坏可引起严重的干眼症，同时由于泪液及眼睑位置异常，可导致角膜混浊、新生血管形成、假性胬肉等。

治疗主要是局部使用人工泪液润滑，伴有感染者可使用抗生素滴眼液。全身使用激素可延缓病情，但局部使用激素无助于眼部的治疗。在疾病的稳定期，可酌情处理眼部的并发症，包括倒睫、内翻等。如果角膜已经血管化或瘢痕化，只能通过角膜移植或者人工角膜改善视力。

4. 干燥综合征(SS) 干燥综合征是一种主要累及外分泌腺体的慢性炎症性自身免疫病。典型的症状有眼干、口干、关节炎。眼部症状的发生与泪腺受累、泪液分泌下降有关。

本综合征病因不明确，可能是由于先天性免疫系统缺陷，在获得性抗原的刺激作用下，引起免疫反应。这种获得性抗原通常为病毒感染。组织学显示泪腺有淋巴细胞和浆细胞浸润。患者以中年以上女性较多见。

SS眼部的典型症状是干眼，患者有眼干燥、烧灼感、畏光、视力减退等。本病早期表现为泪液减少，结膜轻度充血，结膜失去光泽，角膜表面粗糙无光，有浅层点状上皮脱失、丝状角膜炎。病变发展，角膜干燥、角化、混浊，视力严重受损。结膜囊内少量黏丝状分泌物，穹窿部可有细小束状睑球粘连。Schirmer试验显示泪液分泌量减少。

临床检查见泪膜消失、泪液异常，角膜结膜染色阳性有助于干眼的诊断。唾液腺活检可见炎症细胞浸润可助于确诊。

局部治疗主要是泪液补充和缓解症状。泪小点封闭有助于保存泪液和减少泪液流失。系统用药，口服必嗽平(溴苄环己胺)有助于缓解眼干口干症状，剂量为16mg,3次/d。可连续服用2~3个月。病因治疗主要是应用类固醇类及免疫抑制剂类药物。

5. 移植物抗宿主疾病 移植物抗宿主疾病(graft-versus-host disease,GVHD)主要发生在异体骨髓移植后。随着骨髓移植开展得越来越广泛，此类疾病也在逐渐增加。

GVHD是指移植的细胞攻击患者自身组织造成的病变，受累的组织有皮肤、肺、肝、消化系统，以及眼部。

GVHD眼病多数为慢性病程，主要表现为结膜炎症，伴有结膜的纤维化、严重的泪液缺乏、结膜干燥以及干细胞缺乏等。

局部使用人工泪液，泪小点栓塞可改善症状。同时还需要由内科医师指导，全身应用进行免疫抑制剂。

6. 眼-尿道-滑膜综合征(Reiter综合征) 本综合征包括急性卡他或黏液脓性结膜炎、尿道炎和多发性关节炎。

多见于19~38岁的青壮年，其他年龄组发病较少。发病期间有轻度体温升高、白细胞总数升高、血沉增快等。约3/4的患者以尿道炎，1/4的患者以结膜炎为先导。大多数患者在1~5周内这三种症状都将出现。

眼部症状多轻而短暂。常表现为黏液脓性结膜炎。持续2~8d,但也有迁延数周者。结膜急性充血、水肿。如果炎症持久则可有滤泡形成。痊愈后不留瘢痕。可伴有睑缘炎及角膜损害。后者主要是周边部浅层上皮糜烂或前弹力层下点状浸润。巩膜炎、虹膜炎、视盘炎等极少见。

治疗效果差，多为对症治疗。可局部和全身联合应用抗生素和大剂量皮质激素。除了关节炎影响关节活动之外，本病为良性自限性。

(吴元)

三、结膜囊肿和肿瘤

(一) 结膜囊肿

1. 先天性结膜囊肿 结膜囊肿并不少见，但先天性结膜囊肿少见。较小的见于结膜痣中含有透明的小囊肿(图7-2-1);较大的见于隐眼畸形，有的为一小眼球并发囊肿，有的为一大囊肿后壁上附有极小眼球，这种囊肿多见于下穹窿部。

2. 上皮植入性结膜囊肿 结膜裂伤或手术中，将上皮细胞植入结膜下，这些上皮细胞存活，增生成团，继而在中央部分发生变性液化，形成囊腔。腔内充以透明液体，囊壁由上皮细胞组成，菲薄透明，附着在浅层巩膜。

3. 上皮内生性结膜囊肿 由于结膜长期慢性炎症刺激，上皮细胞增生，向内陷入增长，形成细胞团，中央部变性液化形成囊腔(图7-2-2)。这种情况好发于上睑结膜、上穹窿部及泪阜半月皱襞处。其形态与上皮植入性结膜囊肿相似，鉴别主要通过病史。

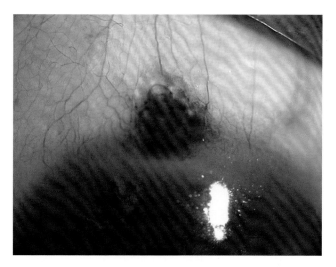

图 7-2-1　结膜囊肿
结膜囊肿处见微小透明囊样改变

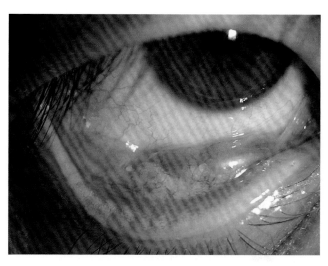

图 7-2-3　腺体滞留性结膜囊肿
76 岁,男性,沙眼患者,下穹窿处结膜囊肿

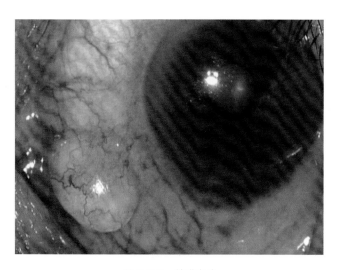

图 7-2-2　结膜囊肿
鼻下方局部透明隆起病变

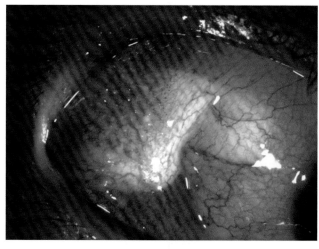

图 7-2-4　结膜皮样瘤
结膜皮样瘤处有白色细小毛发

4. 腺体滞留性结膜囊肿　由于结膜慢性炎症刺激,浸润压迫及瘢痕收缩,使结膜腺体(副泪腺)排泄口被阻塞、闭锁,腺体分泌物不能排出而滞留、淤积,形成囊肿,囊肿内含黏液及上皮碎片,多见于沙眼患者(图 7-2-3)。

5. 寄生虫性结膜囊肿　常见于猪囊虫病患者。儿童、青少年较多见。猪绦虫的囊尾蚴游行到结膜下,呈圆球形,黄豆粒大小,周围绕以扩张的血管,活的囊尾蚴可游动改变位置,偶可见头节伸出,强光刺激可使其蠕动。囊尾蚴死亡则引起局部炎症反应,充血加重。好发部位为下穹窿部及鼻侧球结膜下。

(二) 结膜良性瘤

1. 皮样瘤　为先天性良性瘤。初始较小,青春期有发展增大趋势。瘤好发部位为睑裂部的颞侧角膜缘及球结膜。瘤体呈淡红黄色,隆起,表面不平呈皮肤样。其下与角膜、浅层巩膜紧密相连,不能移动。瘤体表面有纤维毛发,瘤组织由表皮、真皮、结缔组织、毛囊、皮脂腺、汗腺等组成(图 7-2-4)。

瘤体表面毛发可刺激使眼球充血、畏光,增大的瘤体压迫角膜产生散光,或遮盖角膜使视力受损,并有碍美观,应手术切除瘤体,侵及角膜和巩膜深层者需同期行部分板层角膜移植及巩膜移植。

2. 皮样脂瘤　皮样脂瘤或称纤维脂肪瘤,为先天性瘤。好发部位在外眦部、外、上直肌之间。小儿有时伴有耳及其他组织先天性缺损。瘤由纤维组织及脂肪组成,表面不形成包囊,与眶脂肪组织粘连。瘤色淡黄、质软。手术切除时需注意不要损伤外直肌。

3. 乳头状瘤　结膜乳头状瘤通常发生在一种上皮转变为另一种上皮的交界处(图 7-2-5)。人类乳头状病毒(human papilloma virus,HPV)感染是其启动因素。主要发生在角膜缘处及泪阜、内眦皱襞及穹窿部结膜。外形似菜花状或桑葚状,质软色红,隆起于结膜表面,与其下组织粘连紧密,有时基底甚小,有小蒂连接瘤体与结膜。裂隙灯下瘤体表面由多数蕈状突

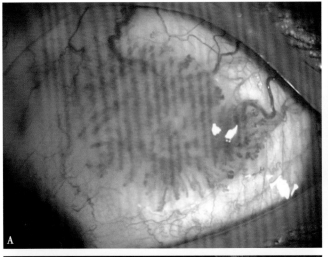

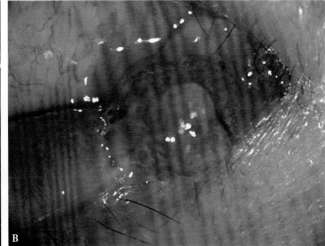

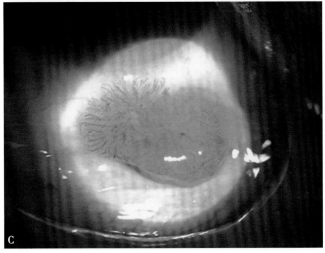

图 7-2-5　乳头状瘤

A、B 为带蒂乳头状瘤,C 为不带蒂乳头状瘤

起组成,内含扩张弯曲血管。发生于角膜缘者起始于球结膜,而后向角膜扩展。乳头状瘤虽属良性瘤,但可癌变,且手术后易复发,手术应彻底,可术中辅助局部冻融避免复发。不带蒂者可侵及角膜,切除后宜行板层角膜移植。术后局部使用干扰素 α2b 可降低其复发率。

4. 结膜血管瘤　结膜血管瘤(angioma)有毛细血管瘤及海绵状血管瘤两种。

毛细血管瘤为先天性良性瘤,一般范围较小,除侵及结膜外,亦侵及眼睑及眼眶部等邻近组织。海绵状血管瘤范围较大,除结膜外,常侵及眼睑、眼眶组织、颜面部及眼球内,甚至颅内,有时合并青光眼,称为 Sturge-Weber 综合征。

5. 痣　痣(nevus)为先天性良性瘤,可发生在结膜各部,为最常见的结膜瘤,源于神经外胚叶,位于上皮下组织内。初始较小,可长期无变化,多数随年龄增长而增长,青春期有增长趋势。痣由小黑色素细胞、巨细胞、上皮样细胞组成,呈棕黑色、黑蓝色或棕红色。有混合痣、上皮痣、蓝色痣等。痣体微隆、境界清楚,表面平滑无血管,常有较小透明的结膜囊肿。痣好发于角膜缘及睑裂部球结膜(图 7-2-6)。很少转化为恶性者。

痣体较小,表面光滑,不继续增长者无须治疗。痣体较大,表面不平滑,突然增生长大者表明有恶变征象,宜手术完整切

除并送病理检查。

6. 骨瘤　骨瘤(osteoma)为先天性瘤,很少见,好发于近外眦部颞下侧球结膜下,质硬,黄豆大小,境界清楚,可移动。

(三)结膜恶性瘤

1. 恶性黑色素瘤　恶性黑色素瘤(malignant melanoma)原发于结膜者很少见,可由结膜色素痣或黑变病恶变而来,也可由邻近色素性肿瘤蔓延而来,如睫状体黑色素瘤穿破巩膜到结膜。黑色素瘤增长迅速,色黑,表面不平滑呈分叶状,与其下组织粘连牢固。瘤体周围结膜散在黑色素性团块或斑点(图7-2-7)。此瘤恶性程度高,常于早期即转移到身体各重要器官而导致死亡。应尽早广泛切除。此瘤对放射治疗不敏感。术后辅助化疗和免疫治疗。

2. 上皮癌　见"眼表鳞状上皮肿瘤"部分。

3. 卡波西肉瘤　卡波西肉瘤(Kaposi sarcoma)是艾滋病患者中最常发生的恶性肿瘤。在眼部最早和最易发生的部位为下睑及下穹窿部结膜。瘤体呈红色、暗红或青紫色,可单发或多发,扁平斑状或蕈状、结节状。肉瘤由纺锤状细胞、毛细血管、血管内皮细胞增生,裂隙样血管组成。本病是艾滋病最常见的并发症,有时是艾滋病首先出现的病变。

4. 黏膜相关淋巴组织淋巴瘤　黏膜相关淋巴组织(mucosa-

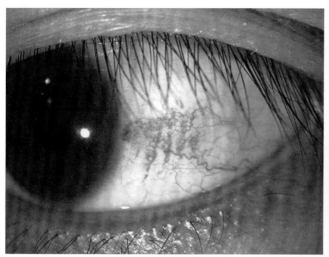

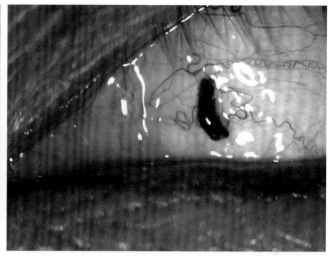

图 7-2-6　结膜色素痣

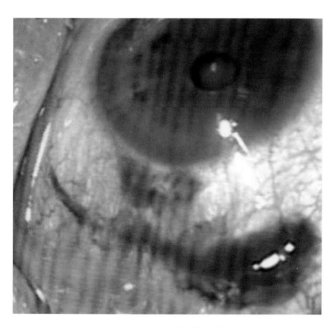

图 7-2-7　结膜黑色素瘤

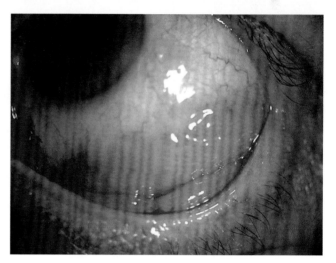

图 7-2-8　结膜黏膜相关淋巴组织淋巴瘤

组织呈现"鲑鱼肉"样改变

associated lymphoid tissue,MALT)淋巴瘤是起源于黏膜相关淋巴组织的 B 细胞淋巴瘤,属非霍奇金淋巴瘤的一种独立类型,呈低度恶性。结膜 MALT 淋巴瘤主要表现为近穹窿处"鲑鱼肉"样增生物(图 7-2-8)。治疗主要有单纯的手术切除,或切除后联合放疗、化疗、根除鹦鹉热衣原体的抗生素治疗、免疫治疗等。与其他类型的眼附属器淋巴瘤相比,MALT 淋巴瘤预后较好,全身症状较少见。

(李明武　冯耀庭)

四、结膜变性和色素异常

随着年龄增长,眼球表面由于长期受到物理、化学因素的刺激或由于代谢异常可导致结膜组织发生慢性炎症、异常增生、血管增殖或物质沉积,从而引起结构和功能的变化,称为结膜变性。主要包括:睑裂斑、翼状胬肉、结膜结石等。其中,睑裂斑和翼状胬肉的病因和病理基础可能相同。无症状者不需要处理,若引起不适或影响视力和外观者,则需进行治疗。应注意早期防护,并根据不同病情选择适当治疗。

(一)睑裂斑

睑裂斑(pinguecular)为睑裂区近角巩膜缘处球结膜增生变性所形成的椭圆形或三角形、水平生长、隆起的黄白色斑块,既往也称睑裂黄斑。鼻侧多见,且早于颞侧,多为双眼。多见于中老年人及长期户外工作者,大多 80 岁以上老人可有一定程度的睑裂斑。

【病因和发病机制】是由于结膜长期暴露在阳光、烟尘、风沙、电焊等环境下,引起睑裂区结膜变性所致。病理表现为弹性变性,并伴有结膜基质的玻璃样变。发病机制尚未确定,有人认为是由于反射的阳光落在鼻侧角巩膜缘处发生光化学损伤所致,也有人认为是眼睑对睑裂区球结膜造成的重复性机械损伤,还有研究认为泪液中黏液层的变化是导致睑裂斑形成的主要原因。一般来说,睑裂斑常与干眼伴发。

【临床表现】通常无不适症状,不影响视力,常因影响外观而就诊。肉眼或裂隙灯下可见斑块似脂肪物(图7-2-9),底向角膜缘,稍隆起,表面略粗糙,有黄色小点,有时略侵入角膜缘(图7-2-10),四周有小血管分支包围,不充血。当结膜炎症充血或结膜下出血时,斑块尤为明显。偶尔发生睑裂斑炎,表现为轻度眼红、眼疼、异物感等不适,睑裂斑区充血、水肿,表面荧光素点染或不着色。随着年龄增长而增大,结膜上皮可与病变组织相黏合,不能移动,少数发生钙质沉着。如果睑裂斑侵犯到角膜,则发展为翼状胬肉。有人认为睑裂斑是翼状胬肉的前期,也有人认为睑裂斑很少发展为翼状胬肉。

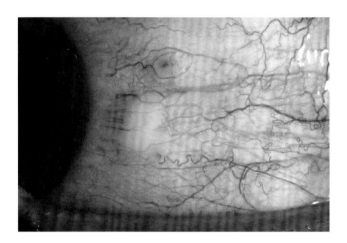

图 7-2-9 睑裂斑

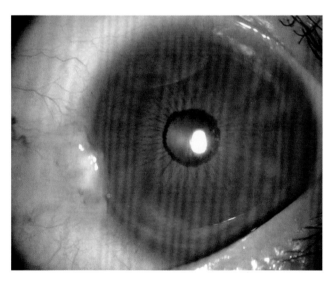

图 7-2-10 睑裂斑侵入角膜缘

【诊断】根据患者年龄、户外工作史、双眼对称发生的睑裂区黄白色斑块、无不适症状等特点可以明确诊断。睑裂斑炎应与泡性结膜炎和结膜肿物相鉴别。

【治疗】睑裂斑进展缓慢,不影响视力,患者无不适,一般无须治疗。斑块较大或反复发生炎症而影响美观者可考虑手术切除。发生睑裂斑炎则给予糖皮质激素(如0.1%妥布霉素地塞米松滴眼液、0.1%氟米龙滴眼液)或非甾体类抗炎药(如双氯芬酸钠滴眼液、普拉洛芬滴眼液)及润滑剂局部点眼。伴有干眼或睑板腺功能障碍(meibomian gland dysfunction,MGD)者给予润滑剂治疗,并可辅以热敷和按摩等物理治疗。

(二)翼状胬肉

翼状胬肉(pterygium)是一种球结膜及结膜下组织异常变性增生、横跨角巩膜缘、进行性生长、侵入角膜表面所形成的慢性炎症性的纤维血管病变,外观呈三角形,酷似昆虫的翅膀,故而得名。俗称攀睛、胬肉攀睛或余肉,是临床上最常见的一种古老眼病。和睑裂斑类似,常双眼发病。主要位于睑裂区角膜的鼻颞两侧,单侧者多见于鼻侧,双侧者鼻侧先于颞侧发病。国人患病率3.01%~22.79%,随年龄增长而患病率增加。男性多见,近地球赤道部和从事户外活动者多见,是非户外工作者的2倍,户外常戴太阳镜者患病较少。

【病因和发病机制】具体病因和发病机制不甚清楚。与地理、环境、性别、年龄、遗传和种族等有关,尤其与阳光、沙尘、干燥气候等环境的慢性刺激有关,紫外线可能是主要致病因素。慢性炎症刺激是胬肉发病的必要条件。关于发病机制有很多学说,如紫外线照射、角膜缘干细胞缺乏、细胞增生凋亡、免疫及细胞因子异常、细胞外基质重塑和氧化应激等。胬肉的发生可能是多种因素相互作用的结果。

组织病理学上,胬肉的特点是胶原纤维组织的弹性变性、角膜前弹力层的破坏以及结缔组织的增生长入。胬肉形成过程中可伴发睑裂斑,两者临床和病理过程相似,但睑裂斑并不是胬肉形成的必要基础,胬肉是否由睑裂斑引起尚不清楚。

【临床表现和分期】较小的胬肉一般无明显自觉症状,或仅有轻度眼红和异物感,胬肉较大时,因造成角膜散光或遮挡瞳孔而引起视力下降,也可有刺激、流泪、运动受限、复视等表现,且影响外观。

胬肉分为头、颈、体三部分。初起时角膜缘发生灰色混浊,结膜向角膜方向生长,伸入角膜内的尖端名头部,位于角膜缘处为颈部,位于球结膜的宽大部分为体部。胬肉处球结膜增厚,其下有多数较大囊状空腔,与巩膜有稀疏粘连,粘连处较体部稍窄,使上下边缘两侧形成皱褶。角膜实质浅层及前弹力层均被破坏。

胬肉按病变进行情况可分为进行期和静止期。进行期胬肉的头部隆起,侵及角膜前弹力层及实质浅层,有细胞浸润,所以头部附近的角膜混浊,有时见色素性铁线(Stocker线);颈部宽大,体部肥厚、表面不平,有粗大而扩张充血的血管(图7-2-11)。静止期胬肉的头部扁平,角膜浸润吸收,所以混浊区较小而境界清楚;颈部血管纤细收缩;体部不充血,表面平滑,呈薄膜状,可透见巩膜血管。

【诊断和鉴别诊断】根据病史和检查见鼻侧或颞侧睑裂区结膜异常增生呈翼状侵入角膜即可诊断。需与睑裂斑和假性翼状胬肉相鉴别。

1. 睑裂斑 发生于睑裂区鼻侧或颞侧靠近角膜缘的球结膜处,呈水平带状、三角形或椭圆形的黄白色病灶,隆起,无充

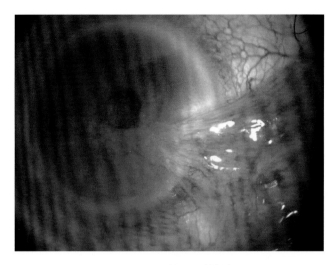

图 7-2-11　进行期翼状胬肉

血,形态与胬肉不同,底部方向相反,一般不侵犯角膜。

2. 假性翼状胬肉　是角膜发生溃疡、灼伤或化学伤时,高度水肿隆起的球结膜与邻近的角膜上皮细胞缺损部位愈合粘连所致。是一种继发性疾病,可以发生在角膜缘的任何部位而不仅限于鼻侧或颞侧。临床上可见一索条或三角形结膜皱襞固定在角膜混浊部位。结膜只在头部与角膜粘连,在角膜缘处无粘连而呈桥形,可容探针通过。这一点可与真性翼状胬肉鉴别。

【治疗】包括药物治疗和手术治疗。不影响视力、美观及眼球运动者,无须治疗。否则可考虑手术治疗。

1. 药物治疗　静止期胬肉较小且无症状者无须治疗,嘱患者避免阳光和风沙刺激。进展期胬肉或伴发干眼、睑缘炎、MGD 及其他眼表异常时,可酌情给予润滑剂(如玻璃酸钠、聚乙烯醇等)、糖皮质激素或非甾体类抗炎药,并辅以热敷、按摩等物理治疗。过去曾应用抗代谢药物治疗进展期胬肉,如平阳霉素局部注射(1 次/周,共 3~6 次)、塞替派(1∶2 000,4 次/d)滴眼等,效果不甚理想,且易引起角膜和巩膜溶解、眼内炎等严重并发症。近年来研究发现,TGF-β 抑制剂可通过抑制细胞增殖、胶原合成及炎症细胞浸润来控制胬肉的发展。也有学者曾尝试将抗 VEGF 抗体、多激酶抑制剂等用于抑制胬肉进展或复发,取得了一定的成效。

2. 手术治疗　翼状胬肉进行性向角膜中央进展而引起散光和视力遮挡或影响美观时,最佳治疗方法是手术切除(见第七章第八节"翼状胬肉切除术"部分)。按照术式的发展时间顺序,目前的主要手术方式有:单纯翼状胬肉切除术、胬肉切除联合自体结膜瓣移植或转位术、胬肉切除联合羊膜移植术、胬肉切除联合自体角膜缘干细胞移植术。术后均会遗留瘢痕,有一定复发率,且生长较快。其中,单纯切除手术后复发率最高,可达 30% 以上,角膜缘干细胞移植手术效果最好,术后很少复发。复发性胬肉可考虑二次手术治疗。

为减少术后复发,过去曾采用以下方法:①用丝裂霉素C 棉片(0.02% 浓度)术中置于巩膜表面 20~30s,或配制溶液

(1∶2 500)术后点眼(3 次/d,共 2 周),该药物可引起上皮延迟愈合、巩膜变薄、浅层点状角膜炎、虹膜炎、青光眼以及长期眼痛等并发症,故现仅选择性用于单纯性胬肉切除术后。②β 射线照射,1 次/周,共 3 次,也会造成巩膜变薄坏死。

【预防】减少外界环境的刺激因素对于预防翼状胬肉的发生有一定作用。流行病学发现,在长期配戴眼镜的人群中,翼状胬肉的发生率较低,因此,配戴防紫外线和风沙的护目镜应该是预防胬肉发生的简便易行的方法。另外,要积极治疗干眼、睑缘炎等胬肉易伴发的眼表疾病。

（三）结膜结石

结膜结石(conjunctival concretion)是一种常见的结膜疾病,指出现于睑结膜表面的黄白色点状凝结物。多见于慢性结膜炎患者和中老年人。因其无钙化,故并非真正的结石。

【病因和发病机制】尚不十分清楚,目前普遍认为,结膜结石是由结膜腺管内或结膜上皮陷凹脱落的上皮细胞和变性白细胞及腺体分泌物凝结而成。有研究认为该病影响泪膜稳定性,与干眼相关。

【临床表现】早期位置较深,可无任何症状,随着病情进展,局部隆起,当突出于结膜面时可摩擦刺激角膜产生异物感,重者可致角膜擦伤。肉眼或裂隙灯检查可见睑结膜上黄白色颗粒物,单个或多个,散在或密集,大小深浅不一,形状多样,边界清晰,软硬不同,多发生于上睑(图 7-2-12)。大的位置较深,直径可达 0.5~1.0mm,结石突起处结膜变薄或缺损,周围结膜充血。可有角膜上皮细胞损伤或脱落。

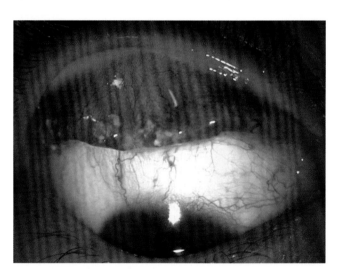

图 7-2-12　形态各异、大小不一的结膜结石

【诊断】根据患者异物感、磨疼等症状,以及检查见睑结膜上黄白色颗粒状物即可作出诊断。

【治疗】无症状者一般无须治疗,摩擦角膜时,需在表面麻醉后于裂隙灯或手术显微镜下用注射器针尖或尖刀予以剔除(图 7-2-13)。数量较多且配合度较差者,可分次剔除。位置较深者可暂不取出,以免形成瘢痕对角膜造成持久的磨损。积极治疗结膜炎、睑板腺功能障碍等原发病。

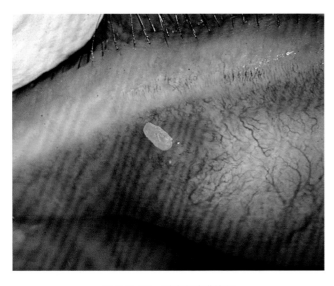

图 7-2-13　剔除之结膜结石

感谢北京大学国际医院李明武教授、北京美尔目医院郑亚洁和张磊主任、呼伦贝尔市人民医院胡础图主任提供图片

（李海丽）

第三节　角膜病

要点提示

1. 角膜是屈光系统重要组成部分，其病变可引起视功能损害，影响生活质量，角膜病的防治十分重要。

2. 角膜病包括炎症、变性、营养不良、肿瘤、先天异常和外伤，以角膜炎最常见。

3. 角膜炎的病原诊断对于治疗至关重要，要尽可能明确病因，指导治疗。

4. 真菌性角膜炎和棘阿米巴角膜炎急性期禁用皮质类固醇激素，以免加快病情进展。

5. 角膜皮样瘤可能是某些综合征的一部分，需注意其他伴随体征的检查。

6. 眼表鳞状上皮肿瘤需病理检查进行确定，但临床诊断后的化疗逐渐被重视。

一、概述

角膜病是常见的致盲性眼病之一。角膜位于眼球最前面，直接与外界接触，受到损害的机会较多。角膜本身无血管，抗体少，抗感染的能力差，营养的供应不及其他器官，一旦有微生物入侵，则易发生感染。其病理过程缓慢，愈合后形成不同程度的瘢痕，因而影响视力。虽然角膜和巩膜同为维持眼球外形及保护眼内容的组织，但角膜还必须具有良好透明和屈光的特性。否则，眼球后部组织纵然十分完好，视力也会受到影响。因此，角膜病的防治十分重要。

角膜病种类甚多，主要包括炎症、变性、营养不良、肿瘤、先天异常和外伤等，其中又以角膜炎（keratitis）最为常见。

二、角膜炎

（一）角膜炎概述

角膜炎主要分为溃疡性角膜炎［又名角膜溃疡（corneal ulcer）］和非溃疡性角膜炎（即深层角膜炎）两大类。溃疡性角膜炎是角膜发生组织降解的炎性病变，又分为感染性角膜炎（绝大部分）和非感染性角膜炎，前者主要包括细菌性角膜炎、真菌性角膜炎、病毒性角膜炎和棘阿米巴角膜炎，后者主要包括基质性角膜炎（梅毒性角膜炎、非梅毒性角膜炎）、神经营养性角膜炎、暴露性角膜炎和蚕食性角膜炎等。

【病因】

1. **外因**　外因所致的角膜炎，多数要同时具备两个条件：①角膜上皮细胞的损伤和脱落；②合并感染。只有在这两个条件都具备的情况下才容易发生感染性角膜溃疡。因为完整的角膜上皮层是很好的天然屏障，微生物不易入侵，当它受到破坏时，如未得到及时、正确的处理，常引起病原微生物的感染，导致角膜炎。

2. **内因**　有些全身性疾病可以导致角膜炎，诸如维生素 A 缺乏、Stevens-Johnson 综合征、干燥综合征、类风湿性关节炎等一些全身或免疫性疾病。角膜没有血管，所以急性传染病不易侵及角膜。但角膜参与全身免疫反应，而且因其无血管，新陈代谢较迟缓，免疫反应持续时间较长。

3. **局部蔓延**　指由角膜邻近组织蔓延所致。由于胚胎学上的同源关系以及解剖学上的连续性，结膜病常会蔓延至角膜上皮层及浅基质层，巩膜病则累及角膜基质层，前葡萄膜炎常影响到角膜内皮层和深基质层。

【病理过程】 病因不同，但病理过程相似，尤以感染性角膜炎最为典型。大致分为三个阶段：炎症浸润期、溃疡期和瘢痕期（图 7-3-1）。

1. **角膜浸润（corneal infiltration）期**　炎症初起时，角膜缘血管扩张充血，称为睫状充血。一般同时兼有结膜充血，称为混合充血。随后角膜组织内出现刺激原和炎症细胞，渗出及水肿使局部肿胀而混浊，甚至高出角膜表面，此时为角膜浸润阶段。角膜浸润的临床征象是略高出角膜表面、灰白色、无光泽的混浊。角膜浸润的进展结局有：①早期角膜浸润尚未达到高峰时就得到治疗，病情得到控制，浸润吸收，炎症消退，角膜完全恢复透明；②病情进一步发展，角膜组织因炎症的损害或营养障碍，发生坏死脱落，溃疡形成，进入溃疡期。

2. **角膜溃疡期**　溃疡初期边缘稍微混浊，继而进一步恶化。溃疡基底不平，呈灰色，边缘不清，为进行性角膜溃疡。溃疡可向一侧或四周扩展，也可向深层进展，暴露出有韧性的后弹力层，在眼内压作用下向前方形成后弹力层膨出（descemetocele）。若病变破坏了后弹力层，即可发生角膜穿孔，房水涌出，前房变浅或消失，虹膜贴附穿孔处。若穿孔较小或位于周边，则虹膜堵住穿孔，前房形成，加快溃疡愈合，后期形成粘连性角膜白斑（adherent leucoma）；若穿孔较大或位于角膜中央，瞳孔边缘嵌顿在角膜穿孔区域内，房水经常沿瞳孔缘外渗，上皮细胞不易

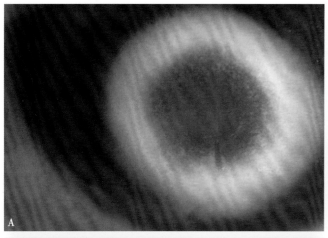
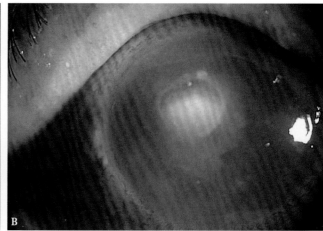
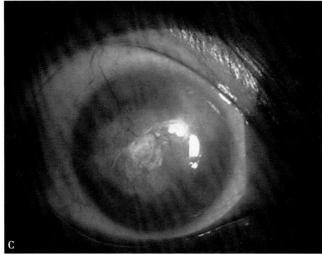

图 7-3-1　角膜溃疡

A. 角膜浸润期；B. 角膜溃疡期；C. 角膜瘢痕期

修复,形成角膜瘘(corneal fistula)。角膜瘘可用荧光素染色法进行诊断,即 Seidle 征阳性(漏液将绿色泪膜冲开向下形成条状角膜黑区)。毒素集中于溃疡中部,可渗入前房引起虹膜睫状体炎(iridocyclitis)。当前房有大量纤维素渗出和炎症细胞沉积时,形成前房积脓(hypopyon)。治疗后,无菌性前房积脓可以完全被吸收。严重感染者可引发眼内炎,若未得到控制,最终可至眼球为萎缩。溃疡四周被多行核白细胞包围。白细胞吞噬细菌和坏死组织。溃疡周围的上皮细胞迅速向溃疡中心生长,溃疡逐渐减轻,趋向平滑、透明,此为退行性角膜溃疡。

3. 角膜瘢痕期　角膜炎症得到控制,溃疡区结缔组织增生,修复缺损,溃疡愈合。根据病情轻重和溃疡深浅不同,形成不同程度的角膜瘢痕。溃疡小而浅,仅累及上皮细胞层者,角膜可以完全恢复透明。如果前弹力层和角膜实质浅层受累,则遗留致密混浊的瘢痕。角膜瘢痕的消失仅限于乳儿,年龄稍大者将遗留永久的瘢痕,从而引起视力障碍。浅层的瘢痕薄如云雾状,透过混浊部位能看清虹膜纹理者称为角膜薄翳(corneal nebula);混浊较厚呈灰白色,但仍可透见虹膜者称为角膜斑翳(corneal macula);混浊很厚呈瓷白色,不能透见虹膜者称角膜白斑(corneal leucoma)(图 7-3-2)。瘢痕组织与虹膜粘连者称粘连性角膜白斑。前房炎性纤维渗出物形成结缔组织,可产生虹膜周边前粘连,影响房水排泄,可导致继发性青光眼。长

期高眼压作用下,角膜瘢痕和粘连的虹膜一起向外膨出,形成黑色隆起、状如葡萄的角膜葡萄肿(corneal staphyloma)。

【临床表现】除麻痹性角膜炎外,多数角膜炎患者都有较强的炎症刺激症状,如疼痛、畏光、流泪和眼睑痉挛。此因角膜内的三叉神经末梢受炎症刺激后,引起反射性眼轮匝肌收缩及泪液分泌过多之故。角膜本身虽无血管,但邻近区域富有血管(角膜缘和虹膜睫状体的血管)。当炎症累及邻近组织时,则有充血和炎性渗出。因此,角膜炎患者不但有睫状充血,也有虹膜充血。后者表现为虹膜变色和瞳孔缩小。重症患者的球结膜甚至眼睑都会发生水肿。角膜炎发展至退行期后,临床刺激症状明显减轻。角膜缘血管扩张,致白细胞向角膜病灶处移动而发生角膜浸润。角膜炎症导致角膜混浊,使视力或多或少地受到影响,尤以炎症侵犯瞳孔区域者最为显著。溃疡愈合后可形成角膜瘢痕,不但阻碍光线进入眼内,还能使角膜表面弯曲度和屈光折射力发生改变,使物体不能在视网膜上聚焦形成清晰物像,从而导致视力下降。

【诊断】临床上初学者对于角膜点状浸润、进行性角膜溃疡、退行性角膜溃疡和角膜瘢痕的鉴别诊断较困难,以下供参考(表 7-3-1)。

【并发症】

1. 虹膜睫状体炎　严重病例多合并有虹膜睫状体炎。炎

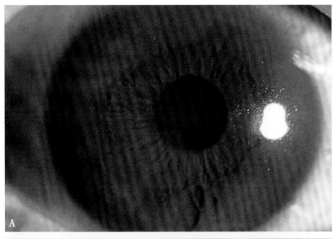

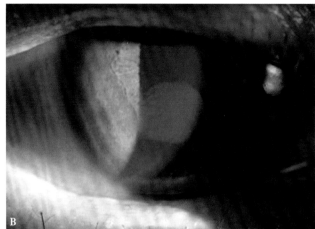

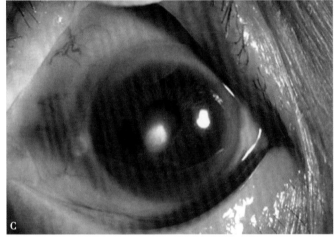

图 7-3-2 角膜瘢痕

A. 角膜薄翳；B. 角膜瘢翳；C. 角膜白斑

表 7-3-1 角膜混浊的鉴别诊断

	点状浸润	进行性角膜溃疡	退行性角膜溃疡	角膜瘢痕
刺激症状（包括睫状充血、畏光、流泪、疼痛等）	轻微	极为显著	轻微	无
混浊边缘	不清楚	锐利	钝	清楚
混浊颜色	灰色	深灰色达溃疡边缘	淡灰色(洁净)不达溃疡边缘	瓷白色
混浊高度	隆起或与角膜弯曲度相同	凹陷，基底不平，充满浸润	凹陷，基底不平，几无浸润	与角膜弯曲度一致
混浊色泽	晦暗	晦暗	微有光泽	有光泽

症渗出的白细胞使前房房水混浊，沉着于房角下部，称为前房积脓(hypopyon)。因其为液体呈水平面。当头部倾斜时，液体向低处改变方向。前房积脓的多少极不一致，轻者仅见一黄色新月形线条在前房下角，重者则充满前房(图 7-3-3)。前房积脓可以完全被吸收(愈稀薄愈容易被吸收)。炎性纤维渗出物形成结缔组织，可产生虹膜周边前粘连(如果粘连广泛，影响房水排出，可发生继发性青光眼)或虹膜后粘连，甚至使瞳孔闭锁。睫状体受累者，角膜后壁有沉着物。

2. 后弹力层膨出 当角膜即将穿孔时，在溃疡基底可出现一薄层透明组织，形如"黑色小泡"向前突出，其周边为灰色溃疡所围绕。此突起是后弹力层所形成，故名后弹力层膨出(descemetocele)。这是因为后弹力层质地坚韧、富有弹性，不但能抵抗炎症的破坏，还可抵抗眼内压。老年人的后弹力层较

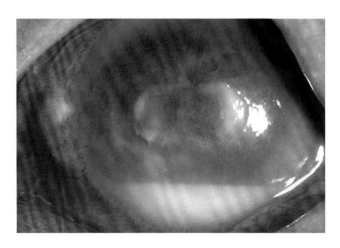

图 7-3-3 角膜溃疡前房积脓

年轻者为厚,某些老年患者,后弹力层膨出可以持续数周。青年和幼儿患者,则很少见到,因其常被瞬息间的眼压增高如咳嗽、打喷嚏、眼睑痉挛等所穿破。检查时不小心,强力分开眼睑,也常会使之发生穿孔。

3. 角膜穿孔　当发生角膜穿孔时,患者会突感猛烈疼痛和热泪(房水)流出,但原有的疼痛症状则消失。穿孔后房水溢出,使前房变浅甚至消失,虹膜及晶状体向前移位而与角膜后壁接触,眼球变软。瞳孔虽曾使用阿托品散大,穿孔时也会缩小。角膜穿孔后,由于穿孔的大小和部位不同,结局各有不同。

4. 前极白内障　如果穿孔小,位于角膜中央部,虹膜可不脱出。当房水流出后,穿孔处尚未被足够浓厚的纤维渗出物堵塞时,则晶状体与角膜后壁持续接触。待前房形成,晶状体前囊与角膜后壁脱离接触时,晶状体中央部的前囊表面及囊下组织已发生永久性混浊,形成后天性前极白内障。

5. 虹膜脱出　较大的穿孔或穿孔发生在距离角膜中央较远处,虹膜被后房的液体推向前面,从破孔脱出,堵塞破孔。使前房与外界隔绝,前房迅速恢复。瘢痕开始形成,虹膜脱出处渐趋平复,虹膜固定于穿孔内。临床所见虽为角膜瘢痕,其实有部分虹膜在内,有时嵌入很少,肉眼几乎不能见(如果发现角膜白斑上有棕黄色素点,便说明虹膜被嵌入在瘢痕内)。这种嵌有虹膜的致密瘢痕称为粘连性角膜白斑(adherent leucoma)。角膜穿孔时,眼压突然下降,可使眼前节血管破裂,发生出血。少数患者在虹膜全部脱出时,晶状体或玻璃体也随之脱出,严重甚至可发生驱逐性出血。一般说来,穿孔对于角膜溃疡是有利的。穿孔后溃疡不但立即停止进展,而且开始好转。除了毒性很强的感染以外,很少因角膜溃疡穿孔引起眼内炎或全眼球炎。

6. 角膜葡萄肿　在角膜溃疡穿孔和虹膜脱出后,正常的眼压就可使脱出的虹膜突出于角膜表面。在愈合期可被形成的瘢痕固定于原位,从而在角膜表面形成一半球形或圆锥形的隆起,颜色灰白,称为部分角膜葡萄肿(partial corneal staphyloma)。这种病变多发生在近角膜边缘处,而瞳孔正常或仅部分受累,视力降低,眼压可正常。如果角膜溃疡穿孔范围大,脱出的虹膜较完全,形成瘢痕并隆起成半球形或圆锥形,则名为完全角膜葡萄肿(total corneal staphyloma),眼压升高。其颜色因瘢痕的厚薄而异,有灰白色、瓷白色或黑蓝色。病程较长者,常在葡萄肿的表面见有粗糙的血管。此外,由于瘢痕的玻璃样退行性变可变为黄色。严重葡萄肿高度突出睑裂,表面形似皮肤组织,色红而暗,并有暴露性角膜干燥,视力仅为光感,甚至黑矇。

7. 角膜瘘　有时角膜穿孔后愈合不完全而形成角膜瘘(corneal fistula)。此时前房消失,眼球变软。之后,眼球发生代偿作用,增加房水产量以维持眼球的正常硬度(图7-3-4)。如瘘孔被新生的薄膜所封闭,则增加的房水产量将使眼内压逐渐升高,引起继发性青光眼。如眼压继续增高,可引起急性青光眼发作症状,使这一薄膜突破,症状随即消失,眼球复又变软。之后瘘孔再次被新生薄膜封闭,眼压复又增高。如此反复发生,最终由于强力细菌的感染,而发生眼内炎、全眼球炎。眼球长

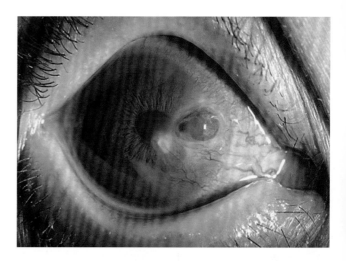

图7-3-4　角膜瘘

期变软,角膜变平,晶状体混浊,甚至发生视网膜脱离或眼球缩小,可形成眼球痨而以失明告终。角膜瘘并非一瘘管,乃是一疏松组织嵌在角膜破孔内,房水从裂缝渗出。角膜瘘最容易发生在瞳孔边缘组织嵌顿在角膜穿孔区域内的患者。房水经常沿瞳孔缘外渗,上皮细胞不易修复。角膜瘘可用荧光素染色法进行诊断,即Seidle征阳性(漏液将绿色泪膜冲开)。

8. 角膜血管形成　溃疡性角膜炎常伴有浅层血管新生,多呈网状,发生在溃疡附近的角膜缘。初期血管由角膜缘向溃疡呈放射形推进,当溃疡开始痊愈时即展宽。溃疡愈合后血管渐即萎缩消失,但也有永不消失者,特别是在有虹膜前粘连时。深部炎症也可有深层血管新生。确定血管的位置,常可借以诊断角膜炎的类型。新生血管可来自角膜缘的血管网或来自角膜缘较深层的血管,前者为浅层血管,直接与结膜血管相连接,一般呈弯曲的河流状;后者为深层血管,呈毛刷或扫帚状,不与结膜血管相连接,在角膜缘即终断。以下为浅层和深层血管的鉴别(表7-3-2)。

表7-3-2　角膜浅层和深层血管鉴别

	浅层血管	深层血管
来源	来自结膜血管	来自较深层血管
颜色	色鲜红	色暗紫
形态	呈弯曲河流状或树枝状	呈毛刷状或扫帚状
彼此联合	可联合成网状	不互相联合
深浅	位于实质浅层前1/3处,容易看见	位于实质深层后2/3处,不易看见,在角膜缘中断
角膜表面	不平	平

【治疗原则】由于大多数溃疡性角膜炎为外因所致,因此去除致病外因极为重要。为了有助于病因诊断,应从角膜溃疡的进行缘取材做涂片,并做病原学培养和药物敏感试验,以便有针对性地选择药物。但不要为等待检测结果而贻误治疗,应尽快采取必要的措施,迅速控制感染,争取溃疡早日愈合。使并发症减少到最低程度。

1. 冲洗　如分泌物多,用生理盐水或 3% 硼酸溶液冲洗结膜囊,以便将分泌物、坏死组织、病原体及其毒素冲出。既可减轻感染,又可使局部滴药浓度不致降低。

2. 抗微生物治疗　对于细菌培养及药物敏感试验结果尚未知晓,而病情较为严重,疑为细菌感染的角膜溃疡,开始可联合两种广谱抗生素滴眼液(或凝胶),局部频繁交替滴用(如强化的 1.4% 妥布霉素或氟喹诺酮类联合 5% 头孢唑啉)。疑为病毒感染者,可用阿昔洛韦或更昔洛韦眼液(或凝胶)。抗真菌药则有两性霉素、氟康唑和那他霉素等。抗棘阿米巴的药物很少,可选用羟乙磺酸丙氧苯脒、新霉素及抗真菌药物咪康唑、克霉唑、酮康唑和伊曲康唑等,还可用消毒剂 0.02% 洗必泰和聚六亚甲基双胍。除局部滴用外,亦可采用联合结膜下注射的给药途径。但有些药物结膜下注射后会发生结膜坏死,应予以注意。

3. 其他病因治疗　如为暴露性角膜炎和神经麻痹性角膜炎等,则应治疗原发病。又如角膜软化,如不注意全身营养,补充维生素 A,角膜软化会更加恶化。

4. 散瞳　阿托品为主要常用药物(0.25%~2% 的溶液或软膏,每次 1 滴,1~2 次/d,滴药时注意压住泪囊,以免溶液被黏膜过分吸收,引起中毒)。对单纯性角膜溃疡或刺激症状不显著者可以用 0.5% 复方托品酰胺滴眼剂,对刺激症状显著和病情严重的溃疡必须使用阿托品,以防治虹膜睫状体炎及其所引起的瞳孔粘连等后果,并使瞳孔括约肌和睫状肌得到休息,解除眼内肌痉挛,起到减轻疼痛的作用。

5. 热敷　使眼部血管扩张,解除淤滞,同时促进血流,增强局部抵抗力和营养,加速溃疡修复。

6. 包扎　为使眼球停止转动,促使溃疡早日痊愈,可予以包扎。但切记,如结膜囊内有黏脓性分泌物者,不应包扎或热敷。

7. 角膜接触镜　如果溃疡势将穿破,除给予轻泻剂与降眼压药物并嘱患者避免突然使腹内压增加的动作外,还应配戴治疗性角膜绷带镜,既可继续滴药,又起包扎作用。美容性软性接触镜可遮挡有碍美观的角膜白斑。

8. 中药及其他全身支持疗法　可增强全身抵抗力,促进角膜炎的愈合。

9. 手术治疗　对即将穿孔的角膜溃疡,可行前房穿刺使房水缓慢流出,以避免溃疡自行穿破的不良后果(如虹膜脱出或晶状体脱出等)。也可行结膜瓣遮盖或羊膜移植术。溃疡愈合进入瘢痕期后,为了增进视力,依实质受损深度可施行治疗性准分子激光角膜切削术(PTK)或增视虹膜切除术。对于较大的白斑,可行角膜移植术(板层或穿透)。

(二) 细菌性角膜炎

细菌性角膜炎是最常见的化脓性角膜炎。正常角膜不易感染细菌,而某些易感因素(如配戴角膜接触镜者、角膜创伤、眼表疾患、糖尿病及全身应用免疫抑制者)使眼表防御机制破坏,细菌得以入侵。发病急,发展迅速,如未得到控制,可导致角膜穿孔甚至眼内炎。常见革兰氏阳性致病菌有肺炎链球菌和葡萄球菌,革兰氏阴性杆菌有铜绿假单胞菌及其他革兰氏阴性杆菌。

1. 匐行性角膜溃疡　匐行性角膜溃疡(serpiginous corneal ulcer),又名前房积脓性角膜溃疡(hypopyon ulcer),是一种常见、比较严重的溃疡性角膜炎,因病变呈中央匐行扩展而得名。常发生于角膜中央部位,由中心向周边进展。严重时,角膜可被完全破坏。由于溃疡位于中央,因而视力受到严重影响。

【病因】典型的匐行性角膜溃疡是由肺炎链球菌引起,轻型者可由克雷伯肺炎杆菌或 Moraxella 菌及变形杆菌等引起。常同时患有慢性泪囊炎或慢性结膜炎。患眼多有角膜上皮脱落的病史,有时亦可发生于年老体弱、长期口服糖皮质激素或糖尿病患者,以及疱疹性角膜炎、神经麻痹性角膜炎、重度干眼和绝对期青光眼等角膜上皮不健康的眼。近年来,随着喹诺酮类抗生素的广泛应用,对于该类药物不敏感的肺炎链球菌角膜炎有增多趋势。多发生于老年人,以农村多见。

【临床表现】匐行性角膜溃疡起病急,常发生于角膜糜烂 3~4d 之后,主要症状为眼痛、畏光和流泪等刺激症状及视力障碍。眼睑可轻度水肿,球结膜高度充血,以角膜缘的睫状充血为著。球结膜有轻度水肿,呈红黄色。角膜中央,相当于瞳孔区,出现灶性灰黄色圆盘状溃疡(图 7-3-5)。

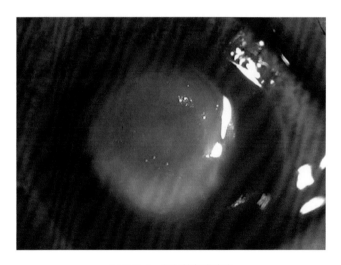

图 7-3-5　匐行性角膜溃疡

溃疡的典型特征有两个:①为进行性边缘,即溃疡的浸润越过溃疡的边缘,类似黄色新月,在基质内向周边蔓延,同时亦向深层进展,这种新月形进展常出现在溃疡的一侧,其对侧边缘尚较清洁;②为前房积脓,溃疡进展时,虹膜也发生剧烈炎症,如虹膜变色、瞳孔缩小、虹膜后粘连、前房水混浊、前房积脓和角膜后纤维蛋白沉积。溃疡向周边进展一般较向深层为速。当达到周边时,积脓可充满前房。这时已无法辨认溃疡的边缘。在溃疡中部,角膜深层组织内有成团的化脓浸润,直达后弹力层。这一成团化脓浸润即为穿孔的征兆。在穿孔前先有后弹力层膨出。最后,后弹力层破坏,角膜穿孔。前房积脓流出后,虹膜脱出。此后,除极少数严重病例于穿孔后眼球后部发生感染而引起全眼球炎外,多数病例即开始愈合。角膜近周边部分,因靠近营养的供给而得以保留,其他部分按发展情形的不同而有不同的结果,最常见的是单纯性角膜白斑和粘连性角膜白斑,其次为部分或完全角膜葡萄肿。如果感染进入眼内则发生全眼球炎,最终形成眼球痨。

【诊断】

(1) 临床诊断:根据有相关危险因素的存在、起病急、中央溃疡病灶呈椭圆形匐行性向周边和深层进展、很快形成深部溃疡甚至穿孔、常伴有前房积脓和角膜后纤维蛋白沉积等特点,可以作出初步诊断。

(2) 实验室诊断:尽早从溃疡的进行缘取材做涂片镜检,发现有革兰氏染色阳性球菌,进一步支持匐行性角膜溃疡的诊断;同时做细菌培养和药物敏感试验,肺炎链球菌阳性结果证实该诊断。

【治疗】对肺炎链球菌引起的匐行性角膜溃疡,当前的最佳治疗是局部频繁滴用氟喹诺酮类抗菌药物(左氧氟沙星滴眼液,每 30min 1 次,6h 后改为 1 次/h),睡前涂用 0.5% 红霉素眼膏或 0.5% 四环素眼膏。亦可选用 5% 头孢唑啉滴眼液,局部频繁滴用或结膜下注射(每次 100mg/0.5ml)。治疗期间可根据临床用药效果及药物敏感试验结果加以调整或改变抗菌药物,重症病例可全身用药。对氨基糖苷类抗生素不敏感;5% 万古霉素对革兰氏阳性菌包括一些耐药菌有较强抑菌作用。

对于同时患慢性泪囊炎者,应立即施行泪囊摘除术,以断绝肺炎链球菌的来源。为预防匐行性角膜溃疡,对患慢性泪囊炎者应及早施行泪囊摘除术或鼻腔泪囊吻合术。角膜损伤(如角膜异物取出)后,应立即给予防感染药物。药物治疗不能控制病情发展或角膜穿孔者,应施行板层或穿透性角膜移植术。

2. 铜绿假单胞菌性角膜溃疡　铜绿假单胞菌性角膜溃疡(pyocyanic corneal ulcer)是一种极为严重的急性化脓性角膜溃疡,因其可在极短时间内破坏整个角膜而无法挽救。该病由革兰氏阴性杆菌-铜绿假单胞菌引起,这种杆菌常附着于异物上(如角膜接触镜及镜盒内)或存在于污染的眼药水(如接触镜护理液、表面麻醉剂和荧光素眼液内),尤以后者为最常见。因此,该病常发生于配戴角膜接触镜者或手术、外伤及角膜异物取出之后,在角膜上皮受损时,由于用具和药液未能做到彻底消毒所致。

【临床表现】起病急、发展迅猛、病情严重、预后较差为其特征。铜绿假单胞菌毒性很强,其外膜脂多糖可激活炎症效应细胞,分泌有害物质,并在繁殖过程中产生一些蛋白溶解酶,使角膜的胶原纤维及其他防御成分融解坏死。本病的临床症状极重,可在角膜上皮损伤后数小时内发病,患者有剧烈眼痛、畏光流泪及视力障碍、眼睑痉挛和红肿、球结膜重度充血和水肿。角膜从中央附近的灶状小浸润开始,迅速向深层及四周扩展,直到角膜全部组织水肿,混浊如毛玻璃状。溃疡初起时为环状,把角膜中部与其周围的血管网完全割断,从而使角膜中央迅速坏死。在坏死组织上附有大量黄绿色不易擦拭的脓性分泌物,具有特殊臭味。常伴有大量前房积脓,角膜可在 2~3d 内穿孔,以致虹膜全部脱出,形成完全角膜葡萄肿,甚至感染进入眼内发生全眼球炎,而毁坏整个眼球(最严重者可于发病后 1~2d 内毁坏全眼球)(图 7-3-6)。

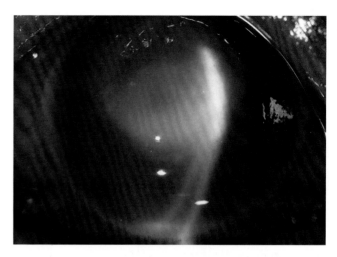

图 7-3-6　铜绿假单胞菌性角膜溃疡
黄绿色脓性分泌物及前房积脓

【诊断】根据病史与临床特点:发病前有角膜外伤、配戴接触镜和角膜异物取出等相关危险因素的存在,起病急,溃疡发生快,典型的环行浸润或溃疡,前房积脓,大量的黄绿色脓性分泌物,应尽快作出诊断。并应立即从溃疡的进行缘取材涂片镜检,并做细菌培养和药物敏感试验。

【治疗】必须在角膜组织被铜绿假单胞菌完全破坏之前采取紧急措施。可局部频繁(每 15~30min 1 次)滴用:①氟喹诺酮类(如第三代的 0.5% 左氧氟沙星、第四代 0.5% 莫西沙星、0.5% 加替沙星滴眼液);②可选用 1 万 U/ml 多黏菌素 B 滴眼液(或结膜下注射 1 万~2.5 万 U/ml);③加强浓度至 1.4% 的妥布霉素(或结膜下每次注射 2 万~4 万 U/ml);④5% 阿米卡星;⑤第三代头孢菌素,5% 头孢他啶(ceftazidime)(或结膜下注射 100~125mg/0.5ml)。上述药物也可全身使用,以增强疗效。此外,应同时采用阿托品散瞳、冲洗结膜囊及一般支持疗法。对于严重病例还可以局部滴用胶原酶抑制剂或口服四环素类药物,以减少角膜组织的溶解坏死。为挽救眼球不致完全破坏,亦可在感染深达球内之前,施行角膜移植手术。

【预防】应严格执行手术器具及角膜接触镜系列产品的消毒及无菌操作,勿用自来水冲洗角膜接触镜,按时更换门诊所用的眼药水,尤以荧光素钠滴眼液为主。

3. 其他细菌性角膜溃疡　常见的其他致病菌有金黄色葡萄球菌、表皮葡萄球菌、Koch-Weeks 双杆菌、大肠埃希菌及肺炎杆菌等。这些细菌性角膜溃疡的严重程度主要根据细菌毒力的强弱和角膜抵抗力的大小而异。角膜中央部因无血管供应其营养,故而抵抗力较低,尤其是年老、体弱、嗜酒和糖尿病患者,以及疱疹性角膜炎、神经麻痹性角膜炎和绝对期青光眼等角膜上皮不健康的眼,其抗感染的能力则更差,一旦上皮屏障被破坏,很多原来毒力并不猛烈的细菌也可引起中央性角膜溃疡,甚至伴有前房积脓。

【临床表现】革兰氏阳性球菌引起的溃疡多为局灶性,圆形或卵圆形,边界较清楚;而革兰氏阴性杆菌引起者,其炎症毁坏过程较快,实质层有致密浸润。

葡萄球菌虽然多见于睑缘及结膜等处，但引起中央性角膜溃疡者为数不多。其毒素及过敏引起的免疫反应常损伤角膜上皮而引起点状上皮性角膜炎（多位于角膜下 1/3，呈小点状上皮混浊，荧光素可着色）。临床症状有眼部摩擦、烧灼感，亦可有轻度畏光、流泪现象，一般以早上醒来后症状明显。这是因为夜间睡眠时毒素堆集在角膜前的泪液膜内，而白天泪液冲淡了毒素，上皮可以随时愈合。

此外，继发于细菌性结膜炎或睑缘炎的单纯边缘性卡他性角膜溃疡，临床上较为常见。主要致病菌为金黄色葡萄球菌、Koch-Weeks 双杆菌，其主要症状为伴有卡他性结膜炎，同时有疼痛和畏光。最初在角膜边缘附近出现数个灰白色小点，与角膜缘平行，排列成行，卡他性点状浸润。继则小点增大，互相融合，且有坏死脱落，最后形成一新月形溃疡。唯不向深层及中央部进展，在结膜炎消退的同时可迅即痊愈。

【诊断】结合临床与涂片镜检及细菌培养和药物敏感试验。

【治疗】与急性卡他性结膜炎略同。如能分离出致病细菌，则应施以有针对性的抗菌治疗。否则可选用广谱抗生素局部滴用。为减轻炎症，可酌情联合皮质醇局部滴用。偶有慢性经久不愈者，可行薄结膜瓣遮盖术。

（三）真菌性角膜炎

真菌性角膜炎（fungal keratitis）好发于炎热潮湿的南方及夏秋农忙季节。真菌广泛存在于泥土和空气中，也寄生于植物和大多数动物体表，与细菌共生。长期局部使用广谱抗生素和皮质类固醇会扰乱细菌和真菌的共生现象，并使角膜组织抵抗力下降，导致真菌在角膜内增殖、扩展。真菌在角膜内生长时产生蛋白分解酶，毁坏角膜组织。

【病因】尽管有些致病的真菌株是人类的寄生物，但绝大多数是存在于泥土中的，所以本病多见于农业性角膜外伤（树枝、稻草、麦秆等擦伤）或剔除泥土、砂石、栗子刺等角膜异物后。最常见的致病菌株为曲霉菌（aspergillus），其中多为烟色曲霉菌［烟曲菌（aspergillus fumigatus）］，继之则为镰刀菌和白色念珠菌。此外尚有单孢子菌属，奴卡菌、毛霉菌以及头孢菌等。引起角膜感染的主要真菌菌种在不同地区差别很大。在发达国家及气候较寒冷的地区，最常见致病菌为念珠菌属，在我国以镰刀菌属和曲霉菌属为主。

【临床表现】与细菌所致匍行性角膜溃疡相似，亦有眼睑浮肿、畏光、流泪、疼痛及视力障碍等，唯进展缓慢，自觉症状亦较轻微。球结膜可有混合充血，角膜中央部溃疡灰暗，呈不规则形，浸润浓淡不一，表面发干易碎、粗糙不平，稍隆起（图7-3-7）。病变早期，浅层炎症时，即出现后弹力层皱褶；并有角膜后壁沉着物（内皮斑）。溃疡进展时，可见其周围实质内有免疫环和"卫星"状浸润蔓延，浸润边缘呈羽毛状，突伸向外（为分枝状菌丝）形成伪足，同时也向深层进展，伴有严重的虹膜睫状体炎反应，前房出现积脓。如病情未被控制，坏死组织脱落，角膜穿孔，前房消失，终致失明。

【诊断】主要根据该病的菌丝苔被、伪足、卫星灶、免疫环、内皮斑和前房积脓等典型临床特征，以及必要的真菌实验室检

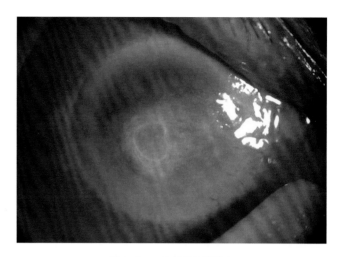

图 7-3-7　真菌性角膜溃疡

查（涂片和培养）和共聚焦显微镜检查。任何匍行性角膜溃疡，病程进展缓慢者应考虑真菌感染的可能性，尤其对免疫功能低下者或曾经使用过皮质类固醇治疗的角膜溃疡，用广谱抗生素治疗亦不奏效时，更应考虑真菌感染的可能性。

【治疗】本病治疗较困难，有时需联合应用药物及手术等多种疗法方可奏效。首先应将溃疡表面发干、易碎的坏死组织尽可能地刮除，并用碘酊烧灼其溃疡面。除热敷、散瞳及一般支持疗法外，可根据真菌种类选用抗真菌药物：①首选 5% 那他霉素（natamycin）混悬液滴眼，滴用勿多于 8 次/d（过于频繁滴用可对角膜上皮产生毒性），此为广谱抗真菌药。②同时配合用两性霉素 B（amphotericin B），它对念珠菌、隐球菌和曲霉菌有抑制作用，但毒性较大，不宜全身应用。该药的水溶液不稳定，局部应用时须新鲜配制成 0.05%~0.15% 滴眼液或 0.5% 软膏。③制霉菌素（nystatin）滴眼液为 2.5 万~5 万 U/ml，每 1h 滴用 1 次，或用 10 万 U/g 眼膏局部涂用。④金褐霉素（aureofusin，R-22）对酵母菌、曲霉菌及镰刀菌属均有抑制作用，为我国生产的一种四烯类抗真菌药物，常用浓度为 0.1% 的滴剂或 1% 的眼膏。⑤咪唑（imidazole）类：为一类广谱抗真菌药，其中氟康唑（fluconazole）具有水溶性好、口服吸收快、全身分布广、半衰期长、肝毒性低等优点。常用剂量为 0.2%~0.5% 溶液滴眼或 2% 结膜下注射，1ml/次。根据病情还可口服或静脉注射。其他咪唑类如咪康唑（miconazole）1% 滴剂或眼膏；克霉唑（clotrimazole）1%~3% 滴剂或膏剂；酮康唑（ketoconazole）可配成 1%~2% 滴眼液，亦可口服全身治疗；伊曲康唑（itraconazole）局部滴用 1% 滴眼液或全身用药（200mg 1 次/d 口服），均有效。⑥氟胞嘧啶（flucytosine）（1% 局部滴用）对酵母菌有抑制作用，对少数曲霉菌亦有一定抗菌活性，而对其他真菌则活性较差；临床多与两性霉素 B 合用以提高疗效。

其他方案：可局部滴用 0.1% 尼泊金滴眼液、1.5% 大蒜素滴剂、0.05% 氯己定溶液、30% 磺胺醋酰钠溶液，或局部滴用 1%~3% 碘化钾溶液（亦可口服）。此外，早期在药物治疗效果不满意时，可在清创烧灼后做结膜瓣遮盖术以促使溃疡愈合。病变累及深基质层时，可及早行深板层或穿透性角膜移植术，

或辅以羊膜移植术。同时须继续用抗真菌药。前房炎症反应重时,可用 1% 硫酸阿托品眼膏散瞳。临床治愈后,应维持用药 2~4 周以防复发。由于糖皮质激素可使真菌感染扩散,急性感染期禁用。

(四) 病毒性角膜炎

1. 单纯疱疹性角膜炎　单纯疱疹性角膜炎(herpes simplex keratitis,HSK)多见于 30 岁左右的青壮年。90% 为单眼发病。

【病因】绝大多数为单纯疱疹病毒(herpes simplex virus,HSV)1 型所致,新生儿约 75% 为 HSV-2 型感染,两者均是 DNA 病毒,存在比较广泛。对于神经组织和来源于外胚叶的上皮细胞有亲和力。6 个月以上的婴儿由于从母体内获得的丙种球蛋白日益减少,对疱疹病毒没有免疫力。当眼、唇、口腔黏膜和皮肤等处上皮受到损害时,该病毒即可经接触传染,进入基底细胞内。

【临床表现】分两型,初发型与复发型。

(1) 初发(原发性)感染:单纯疱疹病毒进入人体后,仅有 10% 的人产生临床症状,多数不引起细胞学改变,呈潜伏状态。眼部原发感染在发展中国家,多见于 6 个月~5 岁的小儿、血清中无中和抗体者(成人约 90% 人群的血清抗体阳性)。此病常继热病而起,特别是上呼吸道感染之后,眼部发生急性角膜结膜炎。它是一种急性滤泡性疾病,伴有耳前淋巴结肿大。临床可见眼睑水肿,睑缘上有时可见疱疹的水疱,结膜充血(结膜反应较重,常有伪膜形成),角膜知觉减低,有时甚至完全消失。初起时,角膜有成团成簇、类似大头针大小的水疱,由于不时眨眼极易溃破。溃破后疱内液体流出形成树枝状浅层溃疡。经过约 2~3 周,常可自限。愈后常不留瘢痕,但严重者亦可影响视力。因小儿检查时不合作,初期的角膜损害常未被看到,所以很多原发性单纯疱疹性角膜炎常被漏诊。

(2) 复发(继发性)感染:发生于曾有过病毒感染、血清中已有中和抗体者。引起复发感染的真正因素尚不明。很多非特异性刺激,如感冒、发热、紫外线照射、外伤、眼部手术、变态反应、月经来潮、情绪激动、精神压力、劳累、前列腺素类抗青光药及皮质类固醇治疗等,或可成为诱因,使原发感染后潜伏于体内的病毒再活化而复发。

1999 年,美国学者 Holland E J 与 Schwartz G S 提议,根据解剖学(病变主要位于上皮层、实质层、内皮层)及病理生理学(炎症的原因是免疫、感染、神经营养)将 HSK 分类为四个主要范畴:①感染性上皮性角膜炎:包括角膜微疱、树枝状溃疡、地图状溃疡和边缘性溃疡;②神经营养性角膜病变:包括点状上皮糜烂和神经营养性溃疡;③基质性角膜炎:分为坏死性和免疫性;④角膜内皮炎:临床表现为盘状、弥漫和线状。

现将临床常见类型分述如下:

1) 感染性上皮性角膜炎(infectious epithelial keratitis):感染早期,在角膜上皮层散在出现针头大小的微疱,通常在发病后的 24h 内出现,并且很快破溃,荧光素可以着色,名为点状角膜炎(punctate keratitis),有时呈星状,名为星状角膜炎(stellate keratitis)。免疫力低下者,微疱不破,融合成水泡,并可形成轻度隆起的树枝状损害,但荧光素染色阴性,虎红染色阳性。有

时上皮层损害较粗大,呈斑点晕状,名为晕状角膜炎(areolar keratitis)。

2) 树枝状角膜炎(dendritic keratitis):为 HSK 的基本类型,也是上皮性损害中最常见的一种类型,通常见于免疫功能正常者,由上皮微疱在 24h 内破溃、融合而形成。一般常在热病之后 1~2 周,眼部出现轻度刺激症状,有眼睑痉挛、额部反射性疼痛、畏光、流泪、异物感以及视物模糊。球结膜睫状充血,常于近角膜中央部的上皮细胞层出现灰白色弯曲细线,有时呈分支状,枝的末端膨大,每一枝很少超过 1mm,中央形成一窄沟,边缘围以失活细胞,形成典型的树枝状溃疡(图 7-3-8)。荧光素染色可见溃疡上皮缺损区染成深绿色,周围肿胀的上皮细胞隆起,荧光素染色阴性(但可因上皮水肿、荧光素渗透呈淡绿色),而虎红染色阳性。病变继续发展可扩展为地图状。角膜知觉减低或消失。此病常可自限,愈合后很少遗留显著瘢痕,亦很少有新生血管形成,影响视力较小。但第一次发病者约有 25% 在 2 年内复发,而第二次发病者其复发率则上升达 50%。树枝状损害如发生在近角膜缘处,其下浅实质层内有细胞浸润,称为边缘性角膜溃疡,与葡萄球菌引起的边缘性角膜溃疡相似,临床需加以鉴别。后者常伴有睑缘炎的表现,且溃疡与角膜缘平行,并与角膜缘间有透明带相隔,可帮助鉴别。

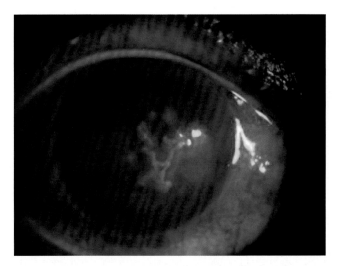

图 7-3-8　树枝状角膜溃疡

3) 神经营养性角膜病变(neurotrophic keratopathy):也称神经营养性角膜溃疡或变性疱疹(metaherpes)。这是由于疱疹感染使泪液分泌减少且损伤了角膜神经及上皮的基底膜,使再生的上皮细胞不能牢固地附着其上,加以抗病毒药物的毒性作用所致。其特点为反复发生非常浅、卵圆形、边缘光滑的一片上皮性溃疡(图 7-3-9)。其内多不含有病毒。角膜知觉可以减退或正常,病程缓慢,经久不愈。病损小而多发散在者称慢性点状上皮糜烂。

4) 基质性角膜炎(immune stromal keratitis):分为免疫型和坏死型,免疫型是由基质内病毒抗原引起的免疫反应,使角膜发生炎性细胞浸润,胶原纤维坏死的结果。严重时可侵犯整个

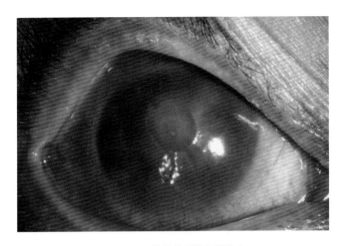

图7-3-9　神经营养性角膜溃疡

角膜基质呈弥漫性基质性角膜炎,也可呈散在限局的多灶性分布。反复发作后有角膜血管新生(图7-3-10A,B),愈合后形成致密瘢痕,对视力影响严重。常因伴随前葡萄膜炎和小梁炎而继发青光眼。坏死型虽不多见,却是基质性角膜炎中更为严重者。其机制可能是病毒直接侵入角膜基质以及严重的免疫反应同时作用的结果,这与感染病毒的基因及宿主免疫状态有

关,即免疫力低,病毒毒力强。有时是上皮性损害,经局部滴用皮质类固醇治疗后,溃疡加深、扩展而成(图7-3-10C)。溃疡形态经常还保持着宽得多的树枝形态(地图形),但很深,常伴有前房积脓。约一半以上的病例继发真菌或细菌感染。深的溃疡可导致穿孔。

5)角膜内皮炎(corneal endotheliitis):其发病机制是:①疱疹病毒直接感染内皮细胞;②病毒抗原在内皮细胞内引起免疫反应性炎症,使其局部失代偿,导致基质层水肿;③前房相关性免疫偏离(anterior chamber associated immune deviation,ACAID)。因角膜无知觉,故刺激症状较轻,视力却有明显障碍。以结膜轻微充血,角膜水肿及水肿区或边缘角膜沉着物(keratic precipitate,KP)为其特征,通常有轻度前房炎症,部分患者伴眼压高,可复发,也可发生于术后,同时角膜基质并无明显炎症变化。

A. 盘状角膜内皮炎(disciform corneal endotheliitis):该型最常见,可表现畏光、轻或中度眼部不适,当伴虹膜炎时可表现睫状充血,视力下降程度与盘状水肿位置和轻重有关。裂隙灯显微镜下可见圆形或盘状基质水肿(图7-3-11A),病灶位于角膜中央或旁中央,基质水肿可达全层,呈类似毛玻璃样改变,在水肿与非水肿区可见明确界限,但基质无浸润、无新生血管。盘

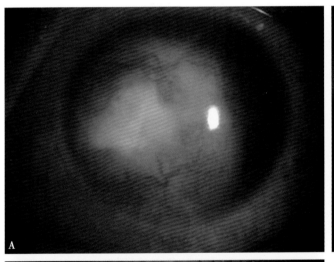

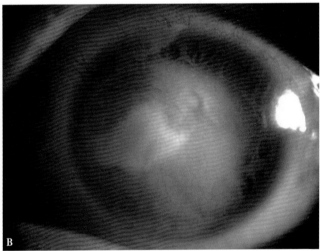

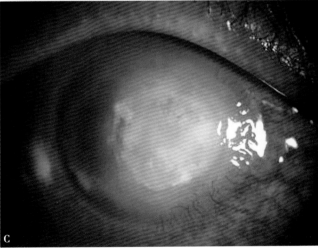

图7-3-10　反复发作角膜基质炎

A. 角膜基质炎治疗前;B. 角膜基质炎治疗后2周,可见大量新生血管;C. 坏死型角膜基质炎

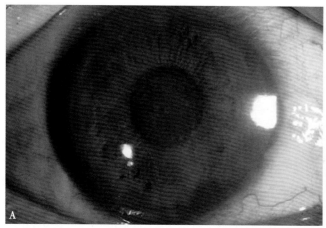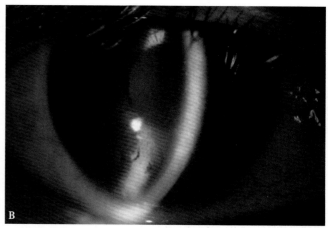

图 7-3-11　盘状角膜内皮炎

A. 角膜中央盘状水肿;B. 角膜水肿区可见灰白色 KP

状病变区的角膜上皮可呈微囊样水肿,严重者可呈大泡样改变。KP 通常位于基质水肿区(图 7-3-11B),当基质水肿严重时,可能看不清 KP,当基质水肿减轻时,这些隐藏的 KP 可被发现,因为 KP 的消退通常比基质水肿消退慢。当角膜水肿明显干扰 KP 的观察时,可利用眼前节相干光断层扫描(optical coherence tomography,OCT)或角膜激光共聚焦显微镜发现 KP。此类型角膜内皮细胞减少不明显,预后良好。

B. 弥漫性角膜内皮炎(diffuse corneal endotheliitis):该型较少见,可表现眼红、痛、畏光及视力下降。典型者为角膜基质弥漫性水肿,伴水肿区散在于整个角膜后的 KP(图 7-3-12),可有

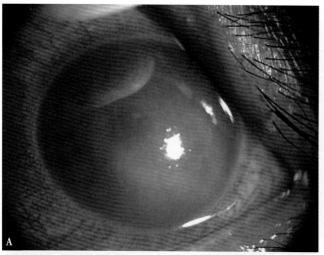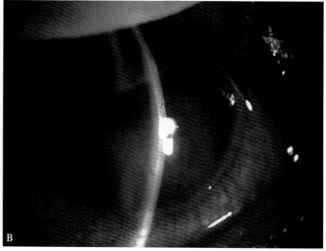

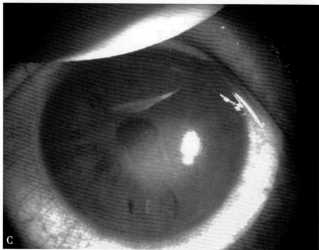

图 7-3-12　弥漫性角膜内皮炎

A,B. 角膜水肿严重,KP 不见;C. 治疗后 1 周角膜水肿减轻,KP 可见

上皮水肿和轻或中度虹膜炎。由于患者角膜水肿明显,虹膜炎不易发现;严重病例可有角膜内皮斑和前房积脓。角膜水肿可在几周内自动消退,但角膜内皮细胞不同程度减少。

C. 线状角膜内皮炎(linear corneal endotheliitis):该型角膜内皮细胞损伤呈进行性,是病情最为凶险的类型。临床表现为周边部角膜呈扇形或地图形水肿,KP 呈线形位于水肿区边缘,与非水肿区形成明显分界线,KP 线从角膜缘向中央进展。有时 KP 形成钱币样病灶(图 7-3-13),病灶区可有或无角膜水肿。患者睫状充血及前房反应轻微,可出现间歇性眼压升高,其表现类似于青睫综合征。本型通常单眼发病,可见于穿透性角膜移植和白内障等内眼手术后,多发生于术后约 1 周,也可见于术后 2~10 年,手术过程顺利。

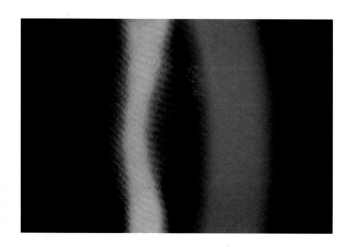

图 7-3-13　钱币状 KP

值得注意的是,线状角膜内皮炎既可以是单纯疱疹病毒感染,也可以是巨细胞病毒感染,尤其是当病变表现为钱币状损害时,极有可能为巨细胞病毒感染,应借助角膜共聚焦显微镜和房水病毒学检查帮助诊断,因为两种病毒感染的治疗方案不同。

总之,复发(继发性)单纯疱疹性角膜炎对视力损害的主要原因是其复发性造成病程迁延容易演变为深层基质损害之故。复发的原因可能是当各种诱因激活病毒后,病毒从潜伏部位释出,沿神经轴运送到眼部,如眼的抗病毒防御力不足(如局部使用皮质类固醇抑制了抗病毒物质干扰素的产生,炎症引起 IgG增加,阻止了泪液中 IgA 的抗病毒作用)或机体免疫力低下,则易引起复发。

【诊断】对单纯疱疹性角膜炎的诊断主要依靠临床病史和眼部检查所见,有条件时应做实验室检查以肯定诊断。

(1)临床诊断:①询问既往有无皮肤疱疹性损害或单纯疱疹病毒性角膜结膜炎的病史,近期有无诱发因素(如发热病史)。眼部是否出现异物感、畏光、流泪及视物模糊等刺激症状。②眼部检查:原发感染常有眼睑或睑缘的疱疹性皮损,并常伴有无痛性耳前淋巴结肿大。除眼睑痉挛、结膜呈滤泡性结膜炎改变外,角膜可出现典型的树枝状或其他形式(如点状、星状、地图状、有免疫环的盘状等)的损害。角膜知觉减退是帮助诊

断此病的一种较具特征性的体征,但也要注意糖尿病患者和药物毒性角结膜炎患者也可表现角膜知觉减退,应加以鉴别。

(2)实验室诊断:①细胞学检查:将结膜与角膜刮片做Giemsa 染色,可发现细胞核内嗜伊红包涵体,并可见多核(2~15个核)巨细胞。②荧光抗体染色:将角膜组织或刮片做荧光抗体染色常可检出疱疹抗原。③病毒培养:对上皮性及溃疡性病变阳性率较高,而对实质性者则常无价值。④应用聚合酶链反应(PCR)技术检测单纯疱疹病毒 DNA,是特异性和敏感性均高的检测方法。⑤角膜共聚焦显微镜检查:上皮型,树枝状溃疡区表现为上皮细胞间裂隙,溃疡边缘上皮细胞肿胀,并有大量炎性细胞,前弹力层聚集较多激活的朗格汉斯细胞;基质型,角膜基质细胞活化、肿胀,基质间较多炎性细胞,反复发作者可见不规则高反光瘢痕及新生血管;内皮型,可见角膜内皮假性滴状病变(Guttata)并可融合形成孔状改变、细胞间隙增大、细胞边界不清、内皮细胞间和表面炎细胞浸润、内皮细胞缺损和 KP,KP 可突破内皮细胞间的连接,使内皮细胞出现缺损区。除了内皮细胞的改变外,也可见病变区角膜上皮细胞肿胀,细胞间出现大小不一的空泡;基底细胞层可见朗格汉斯细胞聚集,患眼上皮下神经纤维丛密度明显下降甚至消失,神经纤维变细;后角膜基质细胞肿胀、活化,病情迁延患者基质内可见多量炎症细胞的浸润。

【治疗】由于原发性单纯疱疹性角膜炎多为自限疾患,一般愈后不留混浊,因此只需热敷、散瞳、局部包扎或盖以眼垫,防止继发感染即可。如局部涂用 0.15% 更昔洛韦凝胶或滴眼液,4 次/d,或 0.1% 阿昔洛韦滴眼液,每 2h 1 次,则可能缩短病程,防止病变恶化。对复发性单纯疱疹性角膜炎,由于临床经过复杂,迁延不愈,易于复发,对眼功能的损害较大,因此临床上常用的疗法较多,简述如下:

(1)抗病毒药物:理想的抗病毒药应该只对病毒起作用而不影响宿主细胞;低浓度即能完全抑制病毒的分裂、繁殖。目前临床应用的有以下各种(对宿主细胞均有损伤)。

1)局部抗病毒药:国内对于 HSK 常选用 0.15% 更昔洛韦(ganciclovir,GCV)凝胶或滴眼液、0.1% 阿昔洛韦(acyclovir,ACV)滴眼液,上皮型者通常应用 10~14d,一般用药 5~7d 减量。用药 2 周应重新评估角膜病变,并注意抗病毒药物的毒性反应。①GCV 为选择性抗疱疹病毒类药物,半衰期长。0.15%GCV 凝胶,4 次/d,或 0.15% GCV 滴眼液,4 次/d,1 周左右减为 3 次/d。②0.1% ACV 每 2h 1 次,1 周左右减为 3 次/d。其优点为对角膜的毒性作用小,但其水溶性差为其缺点。长期应用可出现药物毒性角结膜炎、过敏性结膜炎及泪小点狭窄等并发症。由于 ACV 滴眼液角膜穿透性较差,仅对上皮型 HSK 疗效满意,对基质型及内皮型角膜炎疗效欠佳。③三氟胸腺嘧啶核苷(trifluorothymidine,F3T):具有选择性抗病毒作用,对宿主细胞损害较少、毒性小,很少引起过敏反应。此药溶解度高(可制成 3%~5% 溶液),组织穿透力强,对深层单纯疱疹性角膜炎和疱疹性葡萄膜炎疗效较好,是北美治疗单纯疱疹病毒性角膜炎的首选药物。常用剂型为 1% 滴眼液及 1% 眼膏,5~9 次/d。国内目前尚缺乏此药。④干扰素和干扰素诱导剂:干扰素是

一种可溶性蛋白质,具有广谱抗病毒和免疫调节的能力。当机体受到病毒侵犯后,宿主细胞在感染早期可以释放出这种蛋白质,叫内源性干扰素,它促使机体产生抗击感染的酶以达到治疗效果。采用非病毒因子刺激机体产生内源性干扰素的物质叫干扰素诱导剂。内源性干扰素的提取价格昂贵。采用基因工程方式制备的干扰素能大量获得,可局部(滴用或结膜下注射)及全身应用。干扰素诱导剂,如聚肌胞,亦可局部(0.1%滴用或结膜下注射0.5mg/次)及全身应用。如与其他抗病毒药合用,疗程缩短,复发减少。

2) 全身抗病毒药物:其适应证包括角膜基质炎、严重盘状角膜内皮炎、严重弥漫性角膜内皮炎、所有的线状角膜内皮炎、局部滴眼药困难的儿童患者及预防性用药。①ACV 是目前临床上最常用的抗 HSV 药物,病程初期静脉给药疗效更佳,可每次 5mg/kg,3 次/d,静脉滴注,共 2 周,后改为口服 ACV 200mg,5 次/d。由于口服 ACV 的眼内通透性良好,也可无须静脉给药,建议成人口服剂量为 ACV 200~400mg/次,5 次/d。ACV 全身应用的副作用包括恶心、呕吐、腹泻及其他胃肠道反应。②口服 GCV 1g,3 次/d,共 8 周。GCV 主要不良反应是血象变化,表现为白细胞下降(粒细胞减少)、血小板减少,用药全程每周测血象 1 次。其他不良反应尚有发热、腹痛、恶心、呕吐、厌食、稀便、瘙痒、出汗、视觉变化、继发感染等。对口服 ACV 和 GCV 治疗无效者,也可给予广谱抗病毒药。

3) 预防:国外文献报道口服 ACV 400mg,2 次/d,持续 12~18 个月,可明显降低 HSK 复发,尤其是对预防基质型 HSK 复发的效果优于上皮型 HSK。也有文献报道口服 VCV 500mg,1 次/d,共 12 个月,与口服 ACV 400mg 2 次/d 的预防 HSK 复发的作用相同。

(2) 糖皮质激素:对于上皮性病变应禁用。因皮质类固醇抑制机体的免疫力,减少干扰素的产生,促进病毒的繁殖,加强病毒的侵袭能力,又延缓上皮愈合,延长病程,增加了细菌和真菌继发感染的机会,促使病变进展恶化。对于深层非溃疡型病变,包括免疫性角膜基质炎和角膜内皮炎,因其发病机制与抗原抗体反应有关,局部滴用皮质类固醇可以抑制免疫炎性反应,减轻水肿,减少瘢痕形成,有利于治疗,但不应单独使用,应与抗病毒药物联合应用。

1) 局部应用:对于局部糖皮质激素的用药频率和持续时间尚无统一标准,最关键的是避免快速减量或突然停药以免出现反跳。根据美国疱疹性眼病研究组治疗免疫性角膜基质炎的研究结果,建议治疗免疫性基质性角膜炎和内皮炎时局部糖皮质激素治疗期应超过 10 周。具体方法为:第 1 周,1% 泼尼松龙滴眼液 4~8 次/d(轻度 4 次/d、重度 6~8 次/d),病情控制后开始逐渐减量,将作用强的糖皮质激素改为作用弱的(泼尼松龙改为氟米龙或氯替泼诺)。剂量越低,使用时间越长,当剂量减至 1 次/d 时需使用大约 3 周,共计用药 10~12 周。如不能用皮质类固醇,而病情又未能控制时,可局部滴以 1% 环孢素 A 滴眼液。为了减少基质性角膜炎和角膜内皮炎的复发,在使用局部糖皮质激素时,必须联合抗病毒药物(如 GCV 凝胶或滴眼液,4 次/d),在局部

激素减量过程中,保持抗病毒药物的用药频率与糖皮质激素相同。也有建议口服 ACV 400mg,2 次/d,或 VCV 500mg,1 次/d。

2) 全身应用:部分病情严重的角膜内皮炎,如线状角膜内皮炎和弥漫性角膜内皮炎可联合口服糖皮质激素,通常的用法为口服泼尼松 40~60mg,1 次/d。如果炎性反应迅速得到控制、角膜水肿明显减轻、泼尼松口服不超过 1 周,可立即停药,并继续局部药物治疗;否则应根据病情逐渐减药。

(3) 神经营养性角膜溃疡:应停用局部抗病毒药物,辅以角膜润滑剂、绷带镜等,促进角膜上皮修复。

(4) 手术疗法:对神经营养性溃疡,经滴用润滑剂或配戴治疗性角膜接触镜后仍不愈者,可选用结膜瓣成形术或睑缘缝合术。对有穿孔趋势者,可以考虑角膜移植手术,但效果不理想。为提高视力而行角膜移植手术时,眼部须无活动病变(3 个月无复发),以深板层或穿透性移植更为适宜。术后应继续服用 ACV 或 GCV。需要注意的是,在角膜移植术后,疱疹性角膜炎仍可复发。

(5) 其他:除散瞳、垫盖外,局部可热敷,并可应用胶原酶抑制剂(口服多西环素或局部滴用 1%~3% 乙酰半胱氨酸(acetylcysteine)滴眼剂、1%~2% EDTA 钠溶液)及表皮生长因子以促进愈合。

2. 带状疱疹病毒性角膜炎(herpes zoster keratitis,HZK)

【病因】本病是水痘-带状疱疹病毒侵犯三叉神经眼支所致。

【分类及机制】HZK 分为早期和晚期。早期 HZK 包括:上皮点状角膜炎和树枝状角膜炎;晚期 HZK 包括迟发性树枝状角膜炎、钱币状角膜炎、角膜内皮炎、神经营养性角膜炎、暴露性角膜炎、盘状角膜炎、边缘性角膜溃疡等。上皮点状角膜炎和树枝状角膜炎出现在病程早期,可能是病毒直接损害的结果或对复制病毒颗粒的反应;晚期病变的机制可能与血管炎、对病毒抗原的免疫反应、迟发型超敏反应及病毒对神经及组织的损害有关。

【临床表现】发病急剧。在三叉神经眼支分布区的皮肤上出现疱疹为其特点,多为单侧性。患者除有神经痛、发热、不适等全身症状外,还伴有局部刺激症状及淋巴结肿大。约 1/3 的病例角膜被侵犯,当出现 Hutchinson 征时,即皮损波及鼻翼者,则有 3/4 病例角膜受累。角膜病变可出现在急性期,亦可在皮疹消退后数月至数年出现。除眼睑和球结膜充血、水肿外,角膜知觉减退或消失。角膜的改变形态多样、轻重不一,此时常继发虹膜睫状体炎、巩膜炎及青光眼,亦可伴有视神经和眼外肌的损害。常见角膜损害的类型如下:

(1) 上皮点状角膜炎:发生率 51%,出现在 HZK 的最早期,表现为角膜上皮细胞水肿,角膜表面粗糙,荧光素不规则着色,可能是树枝状角膜炎的早期改变。

(2) 树枝状角膜炎:发生率 51%,角膜小泡融合、扩大,形成溃疡,与单纯疱疹病毒性角膜炎树枝状病变不同,常表现为多发,小树枝状,混浊程度轻,中央无溃疡,分支短、隆起、末梢不膨大、光滑,虎红染色明显,荧光素染色不明显(图 7-3-14)。约

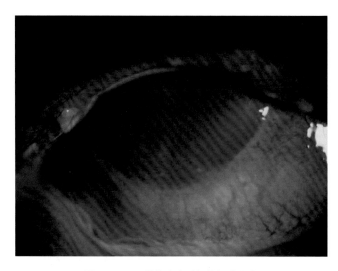

图 7-3-14 带状疱疹引起的角膜炎症
角膜边缘多发、细小树枝

70% 位于周边部。

(3) 迟发性树枝状角膜炎:发生率为 13%,也称黏液斑角膜炎(mucous plaque keratitis,MPK),通常于急性眼带状疱疹后 2 个月~2 年内发生,发病突然,睫状充血,黏液斑产物沉积于弥漫肿胀的角膜上皮,黏液斑隆起、混浊、白色、呈线状、树枝状或星状,虎红染色明显,荧光素染色淡。本病常伴周边角膜炎、基质角膜炎、角膜知觉减退、眼前节炎症、眼压升高及白内障形成。MPK 对局部激素和 10% 乙酰半胱氨酸治疗有效,且激素治疗时间较长,由于患者常因眼睑瘢痕导致角膜暴露及角膜知觉减退,长期局部激素的应用可能导致角膜融解。

(4) 角膜前基质浸润:发生率为 41%,发生于上皮点状角膜炎或树枝状角膜炎后,可消退,也可转为慢性。表现为上皮下圆形或钱币状浸润,直径约 0.5~3mm,可能是抗原抗体形成的免疫复合物。

(5) 盘状角膜炎:发生率为 10%,表现为局限性角膜深层水肿、后弹力层皱褶,病变多位于中央,也可在旁中央,常伴虹膜炎、KP 细小。慢性角膜炎症可导致角膜内皮细胞丢失或角膜瘢痕形成。

(6) 神经营养性角膜炎:发生率为 25%,为 VZV 侵犯感觉神经所致,角膜知觉减退或消失。角膜知觉的改变平均在感染 VZV 后 3d 出现,但何时恢复尚不清楚。由于角膜知觉减退导致瞬目减少、角膜暴露和干眼,临床表现为顽固性、复发性角膜上皮点状糜烂或溃疡、角膜变薄甚至穿孔,但因角膜知觉障碍患者症状不明显。通常角膜溃疡为无菌性,边界清楚,无化脓性改变(图 7-3-15),也可合并感染。本病可伴球结膜和睑缘麻痹。神经营养性角膜炎也可导致永久性角膜瘢痕。

(7) 暴露性角膜炎:发生率为 11%,通常是眼睑异常(瘢痕性睑外翻、睑内翻、倒睫)的并发症。

(8) 边缘性角膜溃疡:罕见,需与 Mooren 角膜溃疡鉴别。本病常伴前葡萄膜炎和角膜基质炎,同时应注意是否存在局部角膜暴露和神经营养性角膜炎。

【诊断】本病诊断多依据临床皮肤损害。在不典型和复杂病例时,亦可进行病毒培养、抗原检查和核酸测定。

【治疗】在发病的早期(72h 内),口服抗病毒药,可以减轻眼病损害和缩短病程。对免疫正常的患者可选用更昔洛韦 1g,3 次/d,服用 7d;或者阿昔洛韦 800mg,5 次/d,服用 7d;或者伐昔洛韦(valaciclovir)1g,3 次/d,服用 7d;或泛昔洛韦(famciclovir)500mg,3 次/d,服用 7d。对免疫异常者,可用阿昔洛韦 15~20mg/(kg·d),静脉滴注,共 10d。用药前后查血、尿常规及肝肾功能。同时积极治疗带状疱疹皮损。

局部治疗视病情而定,可参照单纯疱疹角膜炎的治疗方案。

由于 HZK 在病变早期即出现角膜知觉障碍,上皮损伤修复极为困难,因此,治疗的早期就要预防神经营养性角膜病变的发生,如给予小牛血清或角膜润滑剂,夜间涂眼膏并以医用

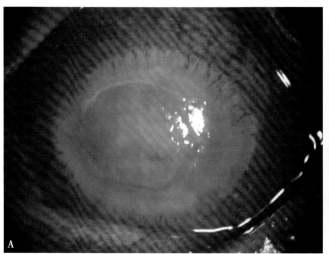

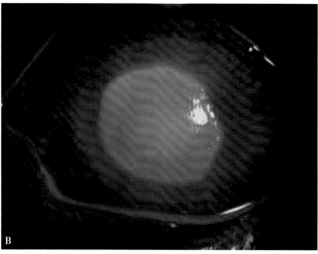

图 7-3-15 带状疱疹神经营养角膜溃疡
弥散光(A)及荧光素染色后裂隙灯照相(B)均显示边界清楚,无化脓性改变

胶带封闭眼睑。

（晏晓明 吴静安）

（五）棘阿米巴性角膜炎

棘阿米巴角膜炎（acanthamoeba keratitis）是由棘阿米巴原虫感染引起的严重危害视力的慢性、进行性角膜溃疡。病程长，可持续数月之久。

【病因和发病机制】棘阿米巴原虫（主要有棘阿米巴科的棘阿米巴属和双鞭毛阿米巴科的耐格里属，以棘阿米巴属最常见）以活动的滋养体和潜伏的包囊形式普遍存在于自然界，包括泥土、空气、淡水、海水和各种污物中。自来水中的漂白粉含量不足以将其杀灭。一旦角膜接触镜及其护理液受其污染，该原虫极易黏附于角膜上皮表面，当角膜上皮损伤时即可导致此病。尽管阿米巴性角膜炎在感染性角膜炎中所占比例不足1%，却是一种严重的致盲性角膜病。在发达国家，71%~85%的患者与配戴接触镜有关，我国是近视大国，随着配戴各种角膜接触镜人数的增多，患病率也在增高。

阿米巴原虫首先与莱膜上皮细胞膜的脂多糖结合，黏附在上皮表面，之后释放活性酶，破坏上皮屏障，原虫侵入角膜基质。

【临床表现】患者多为年轻人，无性别差异，多有角膜接触镜配戴史或眼外伤史，大多数为单眼受累。常有与病变程度不成比例的剧烈眼疼，以及视力减退、眼红、畏光、流泪。并常伴三个危险因素：①配戴角膜接触镜的历史；②有角膜外伤史；③眼部有接触不洁用水的病史。本病为急性发病，却呈慢性进行性，病程迁延，可达半年之久，视力损害严重。角膜病变早期为假树枝状上皮性混浊，反复破溃与愈合，其间可见放射状纤细的浸润（角膜神经炎），角膜知觉减退，常被误诊为单纯疱疹性角膜炎。渐向深层进展，可有大小不等斑片状或中央盘状基质层水肿混浊，并可出现环形角膜浸润（部分或完全性），称免疫环。进而形成脓肿、溃疡、溶解，可有后弹力层皱褶、角膜后沉积物，晚期时，溃疡加深，并有卫星灶形成和前房积脓，有时可穿孔。晚期常伴有前巩膜炎。可与细菌、真菌及病毒混合感染。

【诊断】对早期发病的上皮性病变，有迁延不愈倾向，同时有外伤或接触镜配戴史及污水接触史的患者要高度怀疑此病，若有眼部剧烈的疼痛或放射状角膜神经炎的表现，更要考虑到此诊断。及时行角膜刮片细胞学检查，看到阿米巴包囊或培养出阿米巴原虫，均能明确诊断。共焦显微镜检查可在活体角膜中观察到阿米巴包囊有助于临床诊断。但共聚焦显微镜检查阴性并不能完全否定临床诊断。有条件行抗原检测和核酸测定则更为敏感。

【治疗】

1. 发病早期可行局部病灶区清创搔刮术 角膜上皮刮除后再以0.02%氯己定（chlorhexidine）液冲洗。

2. 药物治疗 局部可滴用0.02%氯己定（chlorhexidine）液，0.2%~0.4%甲硝唑（metronidazole）或0.02%聚六亚甲基双胍（polyhexamethylene biguanide，PHMB）液，并涂以0.1%羟乙磺酸丙氧苯脒（propamidine isethionate，Brolene）眼膏或0.15%

羟乙磺酸双溴丙脒（dibromopropamidine isethionate）眼膏。局部滴用5%新霉素液或1%克霉唑悬液，全身应用酮康唑或氟康唑均可获得一定疗效。皮质类固醇的应用有恶化病情的危险，一般不主张使用。

3. 手术疗法 在药物治疗下，加用羊膜移植术可减轻炎症。角膜移植术适用于药物治疗失败或炎症消退后形成的严重影响视力的角膜基质混浊。

棘阿米巴感染蔓及巩膜时，药物或手术治疗效果不佳，预后很差。

预防为主，要加强对角膜接触镜配戴者的教育，做好镜片护理，避免长时间及过夜配戴，避免用自来水等液体清洗镜片。

（六）基质性角膜炎

基质性或称间质性角膜炎（interstitial keratitis，IK），是一种少见的角膜慢性病变，它是指发生于角膜基质内的弥漫性、非溃疡性、以细胞浸润和新生血管形成为特征的角膜炎。尤其是指那些不以累及上皮和内皮为主的角膜炎。大多是角膜基质内的外源性和/或内源性抗原引起的免疫反应。一般分为两大类：梅毒性角膜基质炎（包括先天性和获得性）和非梅毒性角膜炎。相对来说，梅毒是基质性角膜炎较常见的原因，另外也可见于结核（tuberculosis）、病毒和某些真菌的感染。

1. 梅毒性角膜基质炎（syphilitic parenchymatous keratitis）梅毒（syphilis）是由于感染梅毒螺旋体而发生的一种常见的疾病，可分为先天性和获得性两种，前者从母体通过胎盘传给胎儿，后者通过性接触传播。有时，因缺乏幼年病史和母亲怀孕病史，很难区分成年人和性活跃期的青少年的基质性角膜炎的病因是先天性梅毒还是获得性梅毒。它可以侵犯人体很多组织和器官，如皮肤、黏膜、神经、心脏和血管等。Hutchinson最早报道了该病，1886年，晚期先天梅毒出现的三个体征，即基质性角膜炎、牙齿切迹、耳聋，合在一起被称为Hutchinson三联征。眼部结膜、角膜、巩膜、葡萄膜、视神经和视网膜、瞳孔、眼肌等均可受累。角膜主要表现为梅毒性角膜基质炎，在青霉素使用之前，它占眼部梅毒病变的20%。抗生素的大量使用改变了先天性梅毒的流行病学，现在仅有不到1%的基质性角膜炎是由于梅毒引起的。

【病因】一般认为是一种变态反应，也就是在角膜内发生的一种由于梅毒螺旋体引起的抗原抗体反应或抗原-抗体-补体反应。梅毒性角膜炎的特点是单核细胞浸润和血管化，但是至今尚不清楚是什么物质刺激了这种免疫介导的反应。发病年龄大多在5~15岁，早于2岁和晚于30岁者极少，女性多于男性（约3∶1），一般为双眼发病，有时同时发作，但常是一先一后，大多在数周或数月内另一眼发病，有时可间隔数年，易于复发。

此外，根据父母后天梅毒的历史和流产史以及梅毒血清反应阳性也有助于诊断。

无论是先天性还是获得性梅毒，梅毒早期阶段螺旋体容易侵犯眼前节，但梅毒晚期的角膜感染是否为非化脓性基质性角膜炎的病因尚未明确，因为在这些患眼中，很难发现梅毒螺旋体。

【临床表现】

(1) 先天性梅毒性角膜基质炎(congenital syphilitic paren-chymatous keratitis):是先天性梅毒最常见的迟发表现,发病率为10%~30%。基质性角膜炎可以是先天性梅毒晚期仅有的体征,但是一半的患者还具有一些其他表现,常见的有牙齿变形(50%)、胫骨畸形(5%)、口周皮裂(10%),以及鼻骨畸形(5%)。膝关节以及其他关节的滑膜炎可以和梅毒性角膜炎同时出现或者更早出现,主观症状有疼痛、畏光,流泪和视物模糊,严重时甚至仅有光感。通常影响深部基质,故其也曾被称为深部角膜炎。

本病多为慢性病程,可分为四期:

1) 初期:即病变的最早期,症状不明显,轻度结膜充血,裂隙灯下可见角膜内皮水肿及少量细小沉着物,基质呈雾状混浊水肿,内有轻微细胞浸润。随着症状的出现,患者可有眼睑痉挛及睫状充血。角膜病变大多由周边部(角膜上方多见)开始,逐渐向中心扩展。

2) 进展期:刺激症状明显,眼痛、畏光、流泪、眼睑痉挛、睫状充血,混浊居于深层,呈灰白色。上皮水肿,可有水疱形成。睫状血管充血明显,并开始由角膜边缘向内发展。角膜缘因水肿呈隆起状,形如军官的肩章,称为肩章血管翳。当角膜周边水肿消退后,睫状充血消失。但角膜缘的深层血管向角膜中央伸入,有似推动混浊向前进展之势。这些血管居于角膜深层,呈典型的毛刷或扫帚状,直而平行,不相吻合,可持续十数年之久,终则硬化。同时他处角膜缘亦发生类似混浊,并向中心进展。这种弥漫混浊迅速广泛发展,以致全角膜变暗,失去光泽。如果用裂隙灯检查,则见角膜水肿变厚;角膜深层灰色混浊呈雪片状、细小点状或线条状。此时伴有虹膜睫状体炎,因角膜混浊而观察不清,经2~4周后达到最高峰。也有进展期长达数月者。

3) 高峰期:重度急性炎症,视力严重减退。角膜表面呈云雾状,极似毛玻璃。严重者,角膜极为混浊,虹膜完全看不见。当炎症达最高峰时,角膜完全混浊。因角膜深层布满血管,又被角膜灰色混浊所被覆,故呈一致性污红色,如红布状。此时难以看见虹膜组织,同时视力减退至眼前指数或手动。炎症高峰期经历约2~4个月即进入退行期。

4) 退行期:混浊首先由角膜边缘消退,角膜逐渐恢复透明,血管变细甚至闭塞。唯中部混浊持续最久,终则消退,仅留极少淡薄混浊和一些深层血管,对视力影响不大。多年后仍能根据角膜的深层混浊及遗留的毛刷状血管诊断患者曾罹患此病。退行期需半年,甚至1年或更长时间方能终止。上述临床病程并不代表一切病例的经过,也有病情较轻,经过较短,混浊不但少且可以完全消退;但也有严重病例,混浊永不消退,甚至变软,并由于眼球压力而发生角膜膨胀,产生不规则散光,极度影响视力,有时最严重的病例角膜变为扁平,名扁平角膜(applanatio cornea),视力有时完全丧失。虹膜睫状体炎为常见的并发症,轻者虹膜充血,角膜内皮水肿,有沉着物,后弹力层有皱褶,而在严重患者可见虹膜后粘连、瞳孔膜闭、锁闭或为成形性虹膜睫状体炎,终致眼球萎缩。眼压一般减低,在病

程晚期,眼压可能增高而发生继发性青光眼,以致引起角膜扩张(corneae ectasia)。也有时患周边性脉络膜炎。这种炎症在角膜发生完全混浊时自然是见不到的。但是在本病终了而散大瞳孔时,可以看到周边部有多数黑色素斑,也有时,在另一眼尚未发炎时即见有周边性脉络膜炎。本病预后较好,大多数患者能够恢复有用视力。

(2) 获得性梅毒性角膜基质炎(acquired syphilitic parench-ymatous keratitis):是由后天梅毒所致的角膜基质炎,最常发生于晚期潜伏性梅毒,临床少见,多单眼受累,也可双眼同时或先后患病,但第二只眼的病变要比第一只眼轻许多。炎症反应比先天性梅毒引起的角膜基质炎要轻,小的角膜混浊通常症状轻微并可迅速治愈,常侵犯角膜的某一象限,新生血管很少见,伴有前葡萄膜炎。此类患者一般无症状,体格检查有时可以发现皮肤上的低色素和高色素斑点、头皮斑秃、眉毛脱落、睫毛脱落或者关节炎。临床上可分为潜伏期、泛发期和晚期,或分别称1期、2期和3期。晚期角膜混浊引起散光致视力下降,混浊区可有幻影血管互相交织成线一样的网络交织,可以出现后弹力层嵴样或者带样增生。患者年龄较大,有梅毒病史,血清华氏反应阳性。

【诊断】

(1) 父母既往有梅毒病史,母亲有流产及死产史,梅毒血清学检查阳性。为确诊梅毒,梅毒螺旋体及非梅毒螺旋体的血清学检测可依序进行。

(2) 眼部体征除角膜基质炎外,还常有"椒盐样"脉络膜视网膜炎或视神经萎缩,或其他先天性梅毒晚期症状和体征,均支持本病诊断。

【治疗】

(1) 针对病因进行治疗,如使用肌肉注射苄星青霉素G驱梅治疗等。

(2) 应用皮质类固醇:局部滴用或结膜下注射即可收到明显疗效,不仅迅速改善症状,并可抑制病情的发展和血管的侵入,以促进病变的吸收。局部可滴用0.5%可的松眼药水、0.1%醋酸泼尼松龙或0.1%氟米龙眼药水。结膜下注射地塞米松的量和频度可根据病情轻重而定,必要时也可隔日注射1次,每次3mg。

(3) 手术疗法:在角膜中央部遗留下的混浊斑,经过2年治疗不退,对视力有较大影响时,可以采用穿透性角膜移植术。

(4) 其他:包括局部热敷、散瞳、全身支持疗法、口服维生素或采用异性蛋白疗法等。发现眼压增高时,可加服乙酰唑胺以降低眼压。在消退期间为求得最大的角膜透明度,可使用刺激药物,如氯化氨基汞软膏与乙基吗啡溶液。消退期亦可用角膜周围穿线疗法,促进混浊吸收。

(5) 对患梅毒的孕妇进行抗微生物治疗可以预防先天性梅毒性角膜炎的发生,对获得性梅毒进行早期治疗可避免出现成年期发病的梅毒性角膜炎,但是,青霉素对梅毒性角膜炎的炎症没有直接作用。

(6) 患者教育:患者需要被告知该诊断结果和预后。

2. 非梅毒性角膜基质炎　此类角膜基质炎的病因包括分枝杆菌(主要有结核分枝杆菌和麻风杆菌)、病毒(水痘-带状疱疹、单纯疱疹等病毒感染、EB病毒、风疹病毒)、原虫(莱姆氏病、棘阿米巴性角膜炎、盘尾丝虫病、利氏曼病、Chagas病、微孢子虫病)、Cogan综合征(眩晕、耳鸣、听力丧失和角膜基质炎)等。

(1) 结核性角膜基质炎(tubercular parenchymatous keratitis)：结核至今仍然是严重危害国人健康的慢性传染性疾病。它可累及全身多器官系统，最常见的部位是肺脏。原发的眼部结核极其罕见，常常与全身结核有关。眼睑、眼眶、泪器、结膜、角膜、巩膜、葡萄膜、视网膜以及视神经均可受到直接或间接侵犯。可引起的角膜病变包括：结核性巩膜角膜炎和硬化性角膜炎、结核性角膜基质炎、结核性中央性角膜炎、结核性角膜溃疡、泡性角膜炎等。引起人类结核性角膜基质炎的主要是结核分枝杆菌，大多是在周围其他部位结核病灶基础上发生的继发性病变。该病较少见，多发生于年轻女性，单眼受累。

【临床表现】临床表现多样，眼部刺激症状和睫状充血较轻。可侵犯部分角膜基质的不同层次，在基质深层可出现灰黄色团块状或结节状浸润灶，以下方多见，有分支状新生血管侵入。急性期，由于局部炎症反应，畏光、流泪、眼红等症状比较常见；疾病后期，主要特征为角膜瘢痕形成，角膜透明度下降，最终影响最佳矫正视力。病程缓慢，可反复发作，晚期角膜留有浓厚的瘢痕或钙化。

【诊断】根据患者有结核病史，结合MTB检出、结核菌素试验、血清学检查、X线片、CT等检查，单眼患病及角膜特征性诊断。需与梅毒性角膜基质炎相鉴别。诊断的最终标准是临床、放射学和微生物学资料相结合的结果。

【治疗】①全身抗结核治疗：目前，对于治疗药物敏感的初发结核患者，美国疾病预防控制中心推荐的治疗方案是6个月(26周)疗程，包括四种一线药物：异烟肼、利福平、乙胺丁醇、吡嗪酰胺，成功率达85%以上。②局部治疗：链霉素、利福平滴眼液。可以辅助用糖皮质激素滴眼液点眼以促进TB相关性角膜炎症消退，并可同时应用睫状肌麻痹剂来减轻患者的疼痛和畏光症状。

(2) 麻风病性角膜基质炎：麻风病是由麻风杆菌(Mycobacterium leprae)引起的慢性感染性疾病，挪威的医生Gerhard Armauer Hansen于1873年报道了首例确诊病例，故又称为汉森氏病。该病原微生物可以感染皮肤、外周神经、上呼吸道黏膜、眼部以及其他组织。根据皮肤涂片结果可分为两类：所有涂片部位的结果均为阴性的患者为少菌型麻风病(paucibacillary leprost，PB)，任一部位皮肤涂片阳性的患者为多菌型麻风病(multibacillary，MB)。

按照临床表现主要分为麻风结节型和结核结节型，麻风结节型麻风病以皮肤和神经的广泛病变为特征，而结核结节型麻风病主要累及神经系统，很少有皮肤病变。眼部表现包括点状角膜上皮病变、角膜知觉减退、角膜血管翳、角膜神经受累、局灶性缺血性角膜炎和角膜基质炎。一般累及双眼角膜，细菌贯穿角膜的基质，支持该病病因是感染而不是免疫机制。发病初期，上方角膜深层组织常常被淋巴细胞、巨噬细胞和麻风杆菌侵犯，伴发角膜基质水肿，进而累及角膜中央。疾病后期可发生角膜血管化，导致永久角膜混浊，侵犯角膜神经者预后很差。

WHO推荐的MB麻风病的治疗包括利福平、氯苯吩嗪和氯苯砜；PB麻风病的治疗为利福平和氯苯砜。利福平是最重要的抗麻风病的药物。如果仅用一种抗麻风病药物来治疗将引起耐药的产生。局部可以使用糖皮质激素治疗角膜，散瞳剂治疗葡萄膜炎，但要仔细观察角膜上皮的神经营养性和神经麻痹性病变以及药物毒性反应。

(3) 莱姆氏病(包柔螺旋体病)：莱姆氏病是由博氏疏螺旋体(borrelia burgdorferi)引起的，是通过被感染的黑腿蜱叮咬传播的。莱姆氏病是美国最常报告的虫媒疾病，主要集中在美国东北部和中西部。

【临床症状】典型的临床症状包括发烧、头痛、乏力和游走性红斑皮疹(1期)，若未经治疗，感染可发展到关节、心脏和神经系统(2期和3期)，眼部一般在此阶段出现症状，1期可见到结膜滤泡，眼部炎症仅见于3期，包括浅层巩膜炎、角膜炎、葡萄膜炎、血管炎、渗出性网脱和眼内炎。

莱姆氏病角膜炎以基质性角膜炎为主，一般累及双眼，有时也可以单眼发病。表现为多形态或星云状基质混浊，浸润边界不清，可贯穿角膜基质，基质水肿不常见，对视力无明显影响。后期新生血管形成，葡萄膜炎可引起角膜后壁沉积物(KP)。

【诊断】根据症状、体征和在蜱流行区有感染的可能性而作出诊断。

常用的血清学检测有免疫印迹和ELISA，美国疾病预防控制中心推荐的是双检测法：首先进行ELISA敏感试验，阳性或可疑者行免疫印迹检测。

【治疗】给予局部糖皮质激素治疗有效，未经治疗的患者出现角膜水肿、血管化和混浊(Haze)，后期采取局部糖皮质激素治疗仍然有效。糖皮质激素防止炎症进展、血管化和瘢痕形成有效，但须同时全身使用恰当的抗生素。全身治疗取决于患者个体反应和疾病的分期，首选口服多西环素(8岁以内的小孩和处于孕期或哺乳期的妇女除外)，也可以采用阿莫西林、头孢呋辛和阿莫西林。出现心脏病、顽固性关节炎、脑膜炎或脑炎等神经系统症状的患者首选静脉滴注头孢曲松(2g，1次/d，共14d，或10~28d)。10%~20%的患者使用2~4周抗生素，可以减轻乏力、疼痛和关节肌肉痛症状，有些患者，症状可以持续6个月以上。

【预防】包括使用驱虫剂尽快驱除蜱、使用杀虫剂减少蜱的流行。

(4) Cogan综合征：Morgan和Baumgartner在1934年首次描述了1例伴有眩晕、耳鸣以及听力丧失的非梅毒性间质性角膜炎患者。10年后，David G. Cogan报道了4例伴有前庭-耳蜗综合征的间质性角膜炎病例，并首次将其定义为Cogan综合征。病因尚不明确，认为与内耳及角膜的自身免疫反应相关。目前尚无该病的发病率或患病率相关数据，平均发病年龄约为30

岁(14~47岁),无性别差异,多为高加索人,无遗传倾向。

根据病理生理学机制可分为典型和非典型Cogan综合征。前者眼部病变主要为间质性角膜炎,可伴/不伴有结膜炎、结膜下出血或虹膜炎,可出现类似梅尼埃病的听觉前庭症状,伴有进行性的听力下降,通常在1~3个月内出现耳聋。除间质性角膜炎、结膜下出血或虹膜炎外,出现其他眼部病变时,应怀疑非典型Cogan综合征。

【临床表现】约一半Cogan综合征患者表现出典型和/或非典型眼部症状,1/3患者伴有前庭听觉症状,余者两种症状均有。

急性炎症期可有发热、头痛、血性腹泻、关节痛、肌痛等非特异性全身症状,或表现为进行性上呼吸道感染的前驱症状。若未治疗,75%患者在5个月内可出现眼部和前庭听觉症状,此后,60%~80%的患者发生因角膜瘢痕所致的视力减退和永久性听力丧失。

典型Cogan综合征眼部以非梅毒性间质性角膜炎为主要表现,常伴有虹膜炎或结膜下出血。单眼或双眼发病,通常伴有剧烈的眼痛、流泪、畏光、视力下降。急性期可见角膜中基质层的片状浸润,有时会累及角膜前基质层,可被误诊为病毒性角膜炎;后期常见角膜缘新生血管,并出现鲑鱼肉色浸润灶;晚期表现有基质瘢痕和鬼影血管。前庭听觉功能障碍表现为恶心、眩晕,以及进行性的双侧听力丧失。部分患者的这些症状可能先于眼部病变,其余患者通常也不晚于眼部症状出现后1~6个月。未经治疗者3个月内可完全失聪。

非典型Cogan综合征的特征为伴有前庭听觉功能障碍的眼部炎症,包括:间质性角膜炎、虹膜炎、结膜炎、巩膜炎、巩膜外层炎、后部葡萄膜炎、玻璃体炎、视乳头炎、视盘水肿、视网膜出血、视网膜动脉阻塞、筋膜炎、眼眶炎症和眼球突出等。50%的非典型Cogan综合征患者可有潜在的系统性自身免疫性疾病。既往研究显示其与结节性多动脉炎、肉芽肿性多血管炎、风湿性关节炎、克罗恩病、复发性多软骨炎、结节病和Vogt-小柳原田综合征等相关。也有报道认为可能与主动脉瓣关闭不全、怀孕、HIV、肥大细胞增多症等有关。

【诊断】Cogan综合征主要通过临床表现和排除法来诊断。关键的检查项目有前庭功能、必要的影像检查和血清学试验。基于临床病史,需要考虑进行如下检查:血常规分类、ESR、CRP、肌酐、尿液分析、RPR及FTA-Abs或MHA-TP、EB病毒滴度、莱姆病检查、C3/C4水平、p-ANCA、c-ANCA、RF、ANA和PPD检查。用自身免疫指标检查Cogan综合征阳性结果并不多,但结果阴性也不能排除此病。

【鉴别诊断】Cogan综合征应与先天性梅毒相鉴别。先天性梅毒导致的间质性角膜炎起病隐匿,病灶位于角膜缘,通常导致角膜瘢痕。Cogan综合征导致的间质性角膜炎进展迅速,病灶片状分布,由于早期便可诊断和治疗,故很少引起进行性的角膜瘢痕。这两种疾病都可引起听力丧失,但先天性梅毒很少出现伴有眩晕、恶心、呕吐的前庭症状。先天性梅毒患者血清中梅毒阳性,并且伴有骨骼和牙齿异常的全身体征。

诸如衣原体、结核、风疹、带状疱疹和腮腺炎等许多感染,都可以并发间质性角膜炎和听力丧失,但不会引起类似梅尼埃样的前庭功能障碍症状。

【治疗】基质性角膜炎患者采取局部低剂量激素点眼。1%醋酸泼尼松龙从1次/h递减到4次/d,每次1滴,对于典型或非典型的眼部炎症均有效。眼部症状相对较轻时,间质性角膜炎和虹膜炎可用糖皮质激素和睫状肌麻痹剂继续治疗。

大部分患者用药物治疗即可控制病情,包括单独或联合使用全身免疫抑制剂(糖皮质激素、环孢素、FK506、环磷酰胺、甲氨蝶呤)和生物制剂[肿瘤坏死因子α(TNF-α)抗体及抗白介素-2受体的抗体]治疗。眼部和听觉前庭症状对治疗可能有不同的反应,间质性角膜炎的预后通常比听觉障碍好。

(5)原虫性角膜炎

1)盘尾丝虫病:又称为河盲,是由旋盘尾丝虫引起的一种热带寄生虫病,是通过生活繁殖在湍急的溪流或小河边的蚋属黑蚊反复叮咬传播的。WHO统计显示,盘尾丝虫病是仅次于沙眼的致盲性感染眼病。

当雌性黑蚋叮咬人并吸血的时候,把感染的幼虫注入人体皮下组织寄生。在宿主体内,经过3个月~1年的时间,幼虫成熟到成年,大多数生活在皮下的纤维结节中,该结节是宿主和寄生虫之间相互作用后围绕虫体形成的,在这个结节中,成虫从人体的免疫反应中被保护下来。成年雌性盘尾丝虫的微丝蚴后代可以成千上万地进入眼内组织,它们死后释放出寄生虫抗原,激活了辅助T细胞的炎症反应。

盘尾丝虫病的角膜表现包括:活的微丝蚴、点状上皮病变、上皮下浸润、基质水肿、瘢痕和新生血管。一种特殊形式的硬化性角膜炎常发生于生活在西非草原地区的中年人,即角膜基质全层有由周边向中央不断生长的新生血管引起的周边角膜水肿。

首选治疗方法是按照成虫的生命周期或被感染者出现皮肤和眼部感染时间的长短,每6个月给伊维菌素1次。伊维菌素可以杀死幼虫,阻止幼虫引起的破坏,但杀不了成虫。可用多西环素辅助治疗,它能通过杀死成虫赖以生存的沃尔巴克氏体(Wolbachia)细菌来清除成虫。

2)利什曼病:利什曼病是由利什曼寄生虫感染引起的,是通过在亚洲、非洲、拉丁美洲和地中海能见到的白蛉沙蝇叮咬而传播的。人体感染后表现形式不同,最常见的是皮肤型利什曼病(皮肤溃疡)和内脏型利什曼病(通常累及脾脏、肝脏和骨髓)。

皮肤型利什曼病继发于巴西利什曼原虫,以黏膜、鼻腔和面部感染为主,眼睑和角膜也可能被感染。利什曼角膜炎分两种类型:①溃疡性角膜炎,可发展成角膜脓肿、坏死和穿孔;②基质性角膜炎,表现为局部或弥漫的角膜基质浸润和特征性的深层血管形成,多年后角膜可能形成瘢痕并变薄。组织病理检查结果可见利氏曼原虫和炎性结节。内脏型利什曼患者中,部分周边角膜也会发生与角膜缘结节相连的扇形瘢痕。眼部病变的治疗是采用葡萄糖酸锑钠(pentostam)和米替福斯[恶噻酰胺(impavido)]进行全身治疗。其他替代药物如两性霉素 B、酮康唑、巴龙霉素等可能也有效。

3) 锥虫病:美洲锥虫病(T. Cruzi 感染)也称 Chagas 病,是巴西医生 Carlos Chagas 于 1909 年发现并以其名字命名的。该病是由美洲锥虫引起的,是昆虫媒介、人和动物共患的疾病,主要见于拉丁美洲的农村地区。非洲锥虫病(T. Brucei 感染)也叫嗜睡病,是由布氏锥虫中的微小寄生虫引起的,是仅在非洲农村才可见到的舌蝇传播的。

Chagas 病眼部病变包括结膜炎、眶周的水肿和苍白、泪囊炎等。嗜睡病可发生严重的基质性角膜炎,以角膜弥漫性血管化和瘢痕化为主,有角膜穿孔的可能,可以累及视神经,也可见前节炎症。

可采用硝呋莫司(nifurtimox)和苯硝唑(benznidazole)治疗 Chagas 病,用苏拉明(suramin)、潘他米丁(pentamidine)、美拉肿醇(melarsoprol)、依氟鸟氨酸(eflornithine)来治疗嗜睡病。

4) 微孢子虫病:一种可引起基质性角膜炎的很难诊断的罕见病,是微孢子虫感染所致。临床表现为从角膜前中基质浸润到前葡萄膜炎均可发生,可有严重的角膜坏死和穿孔。患者的治疗包括穿透性角膜移植和全身应用抗原虫的伊曲康唑等药物,效果不尽相同。

治疗眼部感染可以选择局部点烟曲霉素 B(fumagillin bicyclohexylammonium,Fumidil B)3mg/ml 加盐水配制的 70μg/ml 的滴眼液,每 2h 1 次,每次 2 滴点眼,共 4d,然后改为 4 次/d,每次 2 滴,同时 2 次/d 口服阿苯达唑(albendazole)400mg 治疗全身感染。

(七)神经营养性角膜炎

神经营养性角膜炎也称神经麻痹性角膜炎(neuroparalytic keratitis),是由于支配角膜的三叉神经眼支受到损害而引起的角膜营养障碍和炎症性改变。

【病因】三叉神经受到创伤、手术、肿瘤、炎症等损害后,失去神经支配的角膜敏感度下降以及营养障碍,对外界有害因素的防御能力减弱,因而角膜上皮出现干燥并易受机械性损伤。例如,颅内或头部的外伤、三叉神经手术、角膜手术、角膜局部病变、长期滴用抗青光眼药或双氯芬酸钠等药物、听神经瘤及糖尿病等全身性疾病。遗传性原因包括遗传性感觉神经缺失和家族性自主神经异常。

【临床表现】经过缓慢,症状轻微,在三叉神经受伤 6 个月内可有睫状充血,但因角膜敏感性下降,即使是严重的角膜炎患者也无流泪、畏光、疼痛或眼睑痉挛等角膜炎常具有的症状。只有出现肉眼可见的眼红、分泌物增多或视力下降等症状方来就诊。神经营养性角膜病变通常发生在中央或旁中央下方角膜,角膜最初为点状上皮损害,可见浅层点状角膜上皮荧光素着染,之后中央部轻度水肿、混浊,上皮细胞迅即脱落,继则扩大,出现片状上皮缺损,甚至大片无上皮区出现,直至距离下方角膜缘仅 2~3mm 处,反射性瞬目减少。此为神经麻痹性角膜炎最典型的征象。同时,角膜混浊愈来愈浓厚、干燥、发暗,特别是中央部最明显,渐向边缘则变淡;随后颜色变黄,如果伴

有前房积脓,终则继发感染则演变为化脓性角膜溃疡,极易穿孔,以致虹膜脱出,最后形成粘连性角膜白斑。在大多数患者中,角膜渐趋扁平。也有不化脓而愈合的,但往往遗留相当大的瘢痕。

遗传性感觉神经病变患者由于髓鞘神经纤维的减少,导致出现大范围、持续性的角膜上皮缺损。家族性自主神经异常的患者通常具有情绪不稳定、高血压、皮肤色斑、多汗、痛觉不敏感、反复呼吸道感染等特点。眼部表现为哭泣时无泪和角膜知觉减退,角膜炎随个体而不同,轻者点状上皮缺损,严重的发展为神经营养性溃疡。

【诊断和鉴别诊断】依据三叉神经损害的病史、面部和角膜知觉减退及特征性临床表现,可作出诊断。角膜知觉减退或消失是诊断该病的必备条件。

本病应与基质型单纯疱疹病毒性角膜炎和带状疱疹病毒性角膜炎相鉴别。前者有反复发作基质性角膜炎的病史,后者一般都有三叉神经支配分布区域皮肤的损害。

【治疗】三叉神经受损伤后,应尽早预防处理,措施包括使用不含防腐剂的人工泪液(膏)保持眼表的湿润,用抗生素滴眼液(膏)等预防感染,一旦上皮出现损害,将眼包扎或配戴治疗性角膜绷带镜。如果上皮细胞脱落且经久不愈,药物治疗无效可做部分睑缘缝合术、结膜瓣遮盖术或羊膜移植术,促进角膜缺损灶的愈合。如果发生角膜溃疡,则按角膜溃疡处理。持续性角膜溃疡可采用自家血清点眼,口服或肌注维生素 B_1,出现角膜基质溶解时,可使用胶原酶抑制剂,如乙酰半光氨酸和四环素等。有研究表明,局部应用神经生长因子可以促进慢性上皮溃疡的愈合,部分患者的角膜感觉亦得到改善,但尚需进一步临床验证。此病预后一般较差。

(八)暴露性角膜炎

暴露性角膜炎(exposure keratitis)又名兔眼性角膜炎(lagophthalmus keratitis),是指由于眼睑闭合不全等原因致眼睑不能完全遮盖角膜,使角膜失去眼睑保护而暴露于空气中,引起干燥、上皮脱落进而继发感染的角膜炎症。

角膜暴露的常见原因有:眼睑缺损、眼球突出、睑外翻、手术源性上睑滞留或闭合不全。此外面神经麻痹、深麻醉或昏迷也可导致此病。

【病因】①眼球过度突出(如严重突眼性甲状腺肿或眼眶肿瘤);②眼睑闭合不全(如面神经麻痹所致,或瘢痕性睑外翻);③眼睑缺损;④由于重症昏迷、深度麻醉而不能眨眼。

【临床表现】疾病初期,暴露在睑裂部位的球结膜发生红肿,继则角膜暴露部位(常在下 1/3)粗糙,表面失去光泽,颜色暗淡,出现干燥斑,微凹陷,呈灰白色,为细小点状上皮性损害,荧光素可着色。如无继发感染,进一步干燥可使上皮角化,其下实质浅层轻混,有浅层血管伸入。但通常都因表面上皮细胞脱落,继发感染而形成角膜溃疡,甚至全角膜被破坏,前房积脓,以致发生全眼球炎。

病变多位于下 1/3 角膜。初期角膜、结膜上皮干燥、粗糙,暴露部位的结膜充血、肥厚,角膜上皮逐渐由点状糜烂融合成

大片的上皮缺损,新生血管形成。继发感染时则出现化脓性角膜溃疡症状及体征。

【治疗】如治疗及时则预后良好。主要应治疗致病原因(见第八章"眼眶和眼整形"第二节"眼睑疾病"中眼睑位置异常部分),必要时可行睑缘缝合术或眦部缝合术。作为临时措施,角膜应经常保持湿润,可滴润滑剂,并戴防护眼镜。睡前或昏迷患者应在结膜囊内涂以大量眼膏,不使角膜暴露。如发生继发感染,则按一般角膜溃疡处理。

治疗目的是驱除暴露因素、保护和维持角膜的湿润状态。具体措施有:根据角膜暴露原因行眼睑缺损修补术、睑植皮术等。上睑下垂矫正术所造成的严重眼睑闭合不全,应立即手术处理恢复闭睑功能。夜间使用眼膏预防感染,或形成人工湿房保护角膜,其他措施同神经麻痹性角膜炎。

(九) 蚕食性角膜溃疡

蚕食性角膜溃疡(rodent or chronic serpiginous corneal ulcer)是一种起始于角膜周边部向中央进展的特发性、慢性、进行性、疼痛性角膜溃疡。1967 年,Mooren 详细描述了该病,故又称 Mooren 角膜溃疡。它可以发生在包括儿童在内的所有年龄,但主要见于 40~70 岁的中老年人。男女均可发病,但男性多于女性。单眼发病更常见,主要表现为周边角膜溃疡。病灶主要见于睑裂区角膜缘,其次是下方及上方角膜缘。其致盲率较高,治疗较困难,预后较差。

【病因及发病机制】其确切病因和发病机制尚不十分明确,但已有的研究显示本病与多种疾病有关,如隐匿型风湿性关节炎、复发性多软骨炎、结节性多动脉炎、感染(病毒、梅毒、结核、寄生虫等)、外伤、手术及遗传易感性。这些因素改变角膜抗原性或使隐蔽的角膜抗原释放,激活机体体液和细胞免疫反应,产生自身抗体,对沉积在周边角膜内的抗原-抗体复合物进行免疫应答,抑制性 T 细胞的质和量均有异常,局部浆细胞增多,补体活化,趋化嗜中性粒细胞,释放胶原酶和金属蛋白酶,引起角膜溶解,并使角膜抗原进一步暴露,循环往复,直至整个角膜溶解。

【临床表现】患者表现为眼红、眼痛、畏光、流泪等症状,其中疼痛最为突出,且与体征不符,通常不能缓解(由于长期疼痛,患者甚至要求摘除眼球)。当继发虹膜炎,中央区角膜受累,或因周边角膜变薄继发不规则散光时,可伴随视力下降。

查体可见睫状充血,初期在角膜缘出现灰色浸润点,几周内逐渐融合,进而上皮损伤,基质溶解发展成典型的周边角膜新月形或浅沟状溃疡,溃疡边缘被破坏、浸润,上皮缺损,并向邻近健康角膜进展,它潜行于上皮层与基质浅层下,形成穿凿状边缘,其上浅层组织呈灰白色,为本病的典型体征,名潜行性边缘。溃疡一面进展,一面修复,表现为新生血管形成、结膜化、瘢痕以及变薄。其进展方向有三,即:①向角膜中心;②沿角膜缘环行;③向巩膜。以第一种最为常见,第三种极少见。疾病的特点为角膜进行性变薄。进展期的患者,大部分角膜受侵犯,只残余混浊的角膜中央岛,周围包围着变薄、瘢痕化以及血管化的组织。部分患者可致前房积脓或穿孔,可并发青光眼和白

内障。溃疡穿孔更多见于周边,在年轻患者中的比例更高。双眼发病者病情更严重,发展迅速,且难以治愈,预后极差。

根据病情可分为两型:①良性型:常为单眼发病,年长者居多,溃疡逐渐向角膜中央和另一侧扩展,深度达 1/3~1/2,不向更深层侵蚀,表面可有上皮覆盖和新生血管长入,治疗效果较好,很少引起后弹力层膨出或穿孔;②恶性型:常为双眼发病,可同时,也可一先一后。多为年轻人,治疗效果差,病变进展快而不易控制。溃疡进行缘有灰白色浸润线,深达后弹力层易发生角膜穿孔,未被累及的角膜仍保持透明。病变有时也向巩膜发展,严重者表现为部分睫状体被新生上皮和血管膜覆盖。

Watson 在 1997 年根据临床表现和前节荧光素血管造影结果将其分为三型:①单侧蚕食性角膜溃疡,是一种发生于老年人的进展性、痛性的角膜溃疡,伴随前节上方血管丛无灌注。②双侧进展性蚕食性角膜溃疡,主要发生于年轻患者,周围进展比中央区进展迅速。伴随有血管渗漏以及新生血管的形成,延伸至溃疡基底。③双侧无痛性蚕食性角膜溃疡,通常发生于中年患者,表现为双眼进展性的周边角膜沟状溶解,几乎不伴随炎症反应。除了溃疡区内新生血管扩张,几乎没有血管结构的改变。

【诊断和鉴别诊断】蚕食性角膜溃疡是一种特发性疾病,不伴全身疾病,另外,尽管蚕食性角膜溃疡有特征性的临床表现,但其他疾病也可表现为周边角膜炎和溃疡。因此,该病是一种排除性诊断。所有表现为周边角膜炎和角膜溃疡的患者必须进行系统的全身病史询问,并进行眼部及全身检查。鉴别诊断包括 Terrien 角膜变性、透明性边缘性角膜变性、特发性沟状角膜变性、葡萄球菌边缘性角膜炎、酒渣鼻性角膜炎等。应排除全身病,如结核、梅毒、水痘带状疱疹病毒、肉状瘤病、胶原血管病、类风湿关节炎、肉芽肿性多血管炎、结节性多动脉炎、系统性红斑狼疮、复发性多软骨炎等,方能诊断此病。实验室检查包括全血细胞计数、血沉、风湿因子、胸部及骶髂关节 X 线检查、肝功、荧光梅毒螺旋体抗体吸收试验、丙肝抗原、尿便常规检查。根据全身检查增加其他化验。感染性病原体需通过微生物学检查排除。

【治疗】蚕食性角膜溃疡的治疗相当困难。目的主要是阻止溃疡进展,促使角膜上皮愈合。除一般疗法外,多采用药物治疗和手术治疗。

主要包括:①局部免疫治疗,皮质类固醇、FK506 及环孢素 A 的局部滴用,有一定疗效;②全身免疫治疗;③清除局部刺激抗原;④清除其他刺激抗原。大部分医生会遵循以下阶段治疗:①局部糖皮质激素,需要每 1h 1 次使用,联合免疫抑制剂(0.5% 环孢霉素 A 滴眼液 4~6 次/d,结膜下注射或滴用干扰素 α),以及预防性抗生素滴眼液、睫状肌麻痹剂使用。②结膜切除。③全身免疫抑制剂:双侧或进展性蚕食性角膜溃疡患者最好早期开始使用以避免手术。口服泼尼松龙的推荐剂量 1~1.5mg/(kg·d)。剂量需根据疾病的严重性进行调整,当疾病控制时,需要逐渐减量。对有活动性炎症导致角膜损伤危及眼球结构的患者,可静脉输注甲强龙。其他全身免疫抑制药物

271

主要有:环磷酰胺[2mg/(kg·d)],甲氨蝶呤(7.5~15mg,每周 1次),咪唑硫嘌呤[2mg/(kg·d)],环孢霉素 A[3~4mg/(kg·d)],需密切随访,确保白细胞计数不要超过危险的低限。④手术治疗(结膜切除术、生物胶和角膜绷带镜、羊膜移植术、板层角膜移植术、角膜修补或穿透性角膜移植术)。此病通常需要联合治疗,可以使用胶原酶抑制剂(口服四环素类药物,局部滴用10%~20% 乙酰半胱氨酸液及 0.5% 依地酸二钠液,4~6 次/d滴用)亦有助于减轻病变的进展。手术治疗是为了抑制来自结膜的胶原酶和清除局部刺激抗原,产生生物屏障。可采取结膜切除术(将病区附近角膜缘的球结膜切除 4~7mm 宽的条带,其余结膜不加缝合,让其自行后退,暴露巩膜)。亦可行板层角膜移植术、物理化学性割烙术(即切除或冷冻潜行性边缘,或用石炭酸、三氯醋酸、碘酊彻底烧灼活动病变处),结膜瓣遮盖术及羊膜移植术。术后继续应用环孢霉素 A 或 FK506预防复发。

【预后】蚕食性角膜溃疡的临床过程、治疗反应以及预后与疾病的程度相关。单侧患者通常治疗反应较好,预后较好。双侧同时发病患者预后较差。双眼非同期发病患者预后介于两者之间。

(李海丽　吴静安)

三、角膜营养不良

(一)前膜营养不良类

1. Meesmann 角膜营养不良(Meesmann corneal dystrophy)为少见的常染色体显性遗传病,各年龄组均可见。是因角蛋白 K3 或 K12 的基因突变所致。本病起病于婴儿期,病情进展极慢,早期无症状,需在裂隙灯下用后照明法,方可见双眼角膜上皮层内对称散在着无数细小圆形透明囊泡。直接聚焦照明,则为均匀散在的灰色小点,荧光素不着色,病变弥漫分布,睑裂部明显。患者中年后由于部分囊泡破裂可引起磨痛、溢泪与畏光。角膜表面不规则,视力轻度减退。如反复发生上皮糜烂可形成角膜瘢痕,使视力中度减退。一般无须治疗。

2. 上皮细胞基底膜营养不良(epithelial basement membrane dystrophy) 又名 Cogen 微囊状角膜营养不良(Cogen microcystic corneal dystrophy)或地图状-点状-指纹状角膜营养不良(map-dot-finger print corneal dystrophy),是前膜营养不良中最常见的一种,由上皮细胞基底膜异常所致,可以引起复发性角膜糜烂。由于表面不平,常使视力下降。本病多无遗传史,主要见于成人,女性稍多。本病多为双眼病,但双眼病变形态各异且不对称。病变时消时现,呈多变性。病变形态时有变化,有以下几种:①点状:病变为数个较集中的灰白色混浊点,位于上皮细胞层内,约 0.1~0.5mm,形状为圆点、长点或逗点状。②地图状:可见大小、形状不一的地图形,浅淡混浊区,有的边界呈灰白色,使地图形状相对更明显;有时边缘不清,逐渐隐入正常角膜中。③指纹状:散瞳后以红色眼底反光为背景,可见角膜上皮层有一串同心弯曲的折光细条纹,有的条纹可有分支或螺旋状终端,形似指纹状。④泡状:可见很多小的圆泡,位于上皮内。以

上几种形态可单独存在,但多数患者同时存在两种以上。本病可自发改善症状,预后较好。治疗:伴有轻度不适症状患者为消除症状,临睡前可涂高渗氯化钠眼膏或机械性刮出角膜上皮和针刺角膜基底膜或前基质层,对重症病例可选用准分子激光角膜磨镶术重塑角膜上皮细胞。

3. Reis-Buckler 角膜营养不良(Reis-Buckler corneal dystrophy)又名 I 型 Bowman 层角膜营养不良(CDB I 型)或颗粒状角膜营养不良Ⅲ型,或颗粒状角膜营养不良浅层变异型。为外显率很强的常染色体显性遗传病,是转化生长因子 β-诱导基因(TGF-β1)的产物发生突变所致。为双眼对称性疾患,5 岁前即可发病。早期症状为复发性角膜糜烂。周期性发作,每次历时数周,每年发作 3~4 次。20 岁后发作频度减少,但视力开始下降,角膜知觉减退。早期裂隙灯下,可见角膜上皮下,相当于前弹力层的水平,有多个小的散在的灰白色不规则斑片状、地图形混浊,位于角膜中央及中周部。混浊进行性增多,并有融合,且较前更加致密,因而影响视力。本病无新生血管伸入角膜。后期角膜表面不平,上皮不规则地加厚而形成乱散射,视力进一步下降,知觉进一步减退,可见实质浅层有颗粒状混浊。早期针对复发性角膜糜烂治疗。后期为改善视力,可行机械式或准分子激光 PTK 浅层角膜切除术。

4. 胶滴状营养不良(gelatinous drop-like corneal dystrophy)又名家族性上皮下角膜淀粉样沉着病(familial subepithelial corneal amyloidosis)。本病是一种严重影响视力的少见的前部角膜营养不良。为常染色体隐性遗传病,常有亲代近亲通婚史,可有同胞数人发病。本病为 M1S1 基因突变所致。多为儿童期起病。双眼进行性视力下降(可先后发病)。幼年便出现明显视力障碍,严重者视力在 0.1 以下。有轻或中度畏刺激症状,常伴结膜充血,易误诊为角膜炎。裂隙灯下可见双眼角膜中央部对称性表面粗糙不平,多处微隆起;上皮下有密集的凝胶状半球形结节,呈桑椹样或鹅卵石样外观,白黄色混浊。晚期实质浅层亦可波及。有时会出现上皮剥脱。早期针对复发性角膜糜烂治疗。后期为改善视力可行准分子激光 PTK 角膜切削术,也可行板层或穿透角膜移植。术后可恢复一定视力,但数年后往往再有复发。

(二)中膜营养不良类

1. 颗粒状角膜营养不良(granular corneal dystrophy) 又名 I 型 Groenouw 角膜营养不良。为常染色体显性遗传。无性别差异,发病较早。童年发病,青春期变明显,视力一般无严重损害。为双侧对称性。裂隙灯下可见中央部角膜实质浅层,有散在的灰白色细小面包渣样混浊。病变缓慢进展,数目逐渐增多,且融合变大,唯混浊间角膜透明,混浊边缘清楚但不规则,形成局限的圈状、星状、雪片状、链状等不同形状。病变渐向四周和深部扩展,但角膜周边 2~3mm 始终保持透明。50 岁后混浊间透明带开始轻度混浊,略呈毛玻璃状,视力开始减退。角膜表面一般较光滑,少数患者轻微不规则,引起上皮糜烂。多数患者无须治疗。出现上皮糜烂时,可以实施糜烂上皮清创术或板层角膜移植和准分子激光角膜磨镶术,通常可以得到理想

结果。较少需要行穿透性角膜移植手术,但病变累及深基质层、视力严重受损患者可实施穿透性角膜移植手术。但术后病变可能复发。

此病分四型:上述典型者为Ⅰ型;Ⅱ型,即 Avellino 角膜营养不良,患者有眩光和夜视下降的症状,早期同Ⅰ型,随年龄增加,上皮下发生弥漫混浊,于中后实质层可散在线形格子样条纹;Ⅲ型即 Reis-Buckler 角膜营养不良;Ⅳ型也称法国变异型,病变程度介于Ⅰ型与Ⅲ型之间。四型均为 TGF-β1 基因突变所致。

2. 斑状角膜营养不良(macular corneal dystrophy) 又名Ⅱ型 Groenouw 角膜营养不良,是常染色体隐性遗传,为散发病。家族中有近亲结婚史并有发病者,病情重。是碳水化物转磺酶(carbohydrate sulfotransferase,CHST6)基因突变所致。3~9岁即发病,为双眼对称性,视力呈进行性减退。20岁后视力已严重受损。偶有复发性角膜糜烂,因知觉减退,除有畏光外,磨痛并不明显。双角膜呈轻度弥漫性,磨玻璃样混浊。用裂隙灯宽光带斜照法,早期在角膜中央前实质层弥漫混浊中可见多个形状不规则、边界不清楚的小斑块状白色致密混浊。随时间增长,渐向周边及深层扩展、融合,不到20岁即可侵及全角膜,可达角膜缘及全层角膜,混浊程度加剧。角膜前表面不规则,后表面后弹力层呈灰色,并出现赘疣状角膜小滴(corneal guttata),但因角膜水化异常,厚度反而变薄。最佳治疗为穿透性角膜移植术。虽有复发的可能,但常在数年后方出现。

3. 格子状角膜营养不良(lattice corneal dystrophy) 为常染色体显性遗传病,10岁前(多于2~7岁)即已发病,出现复发性角膜糜烂及视力减退。10岁后症状加剧,常于30~40岁时需角膜移植手术。多数患者为对称性双眼病,也有单眼或不对称双眼发病者。这些不典型者,发病较晚,病变较轻。早期可见角膜中轴部呈轻度弥漫性混浊,角膜实质浅层与 Bowmann 层内,有不规则的分支状细条和点状结节,逐渐扩展粗大,交织成网或有结节的格子状。格子线条及结节为折光性。此种有折光特性的格子线条为本病的特征。在角膜上皮下还可见另一种非折光性圆形或卵圆形、大小不一的混浊斑点。病变可向周边(一般不达角膜缘部)及实质深层融合扩展,也可向上皮层伸延,使角膜表面不规则。穿透性角膜移植术可改善视力,但术后植片中复发的可能性比斑状和颗粒状更大。

格子状角膜营养不良的临床表型和遗传型都具多样性,除上述典型者为Ⅰ型外,尚有ⅠA型(基因突变不同);Ⅱ型伴全身病变(为 GSN 基因突变);Ⅲ型为常染色体隐性遗传,40岁后发病,无复发角膜糜烂,有粗大格子条;ⅢA型相似于Ⅲ型,但有复发角膜糜烂,且为常染色体显性遗传;ⅢB型为介于Ⅰ型与ⅢA型之间的格子条不对称者;Ⅳ型为70岁发病,病变达实质深层。除Ⅱ型外,均为 TGF-β1 基因突变所致。

4. 中央结晶状角膜营养不良(central crystalline dystrophy)又名 Schnyder 角膜营养不良,临床少见,为常染色体显性遗传病,多同时患有高脂血症。双眼对称,婴儿期发病,病程缓慢,一般不大进展,多数患者视力不受影响,无眼部不适感。裂隙灯下可见在角膜中轴部的前实质层内,有一圆形环状或略呈盘

状的黄白色混浊,周边部角膜保持透明。混浊由多数细小、针状胆固醇结晶组成。患者常同时患有角膜环与 Vogt 角膜缘部条带。角膜表面光滑,角膜知觉多正常。混浊之间的实质层除有散在细小白点外,基本上透明。多无须治疗,视力明显减退时,可行角膜移植手术。

(三)后膜营养不良类

1. Fuchs角膜内皮营养不良(Fuchs corneal endothelial dystrophy)为常染色体显性遗传病,常于50~60岁时发病,但年轻人也可偶见,女性多见。是临床进程极慢的双眼病(可不对称),是Ⅷ型胶原 α2(COL8A2)基因突变所致。先后达20年以上,分为三期。①Ⅰ期(角膜滴状赘疣期):无自觉症状,视力和角膜厚度正常。裂隙灯下可见角膜中央部的后表面,有多个细小的、向后突起的、有色素的滴状赘疣,略带青铜色。内皮表面有散在的圆形折光性金色小凹;在角膜内皮镜检查中内皮细胞正常镶嵌形态下出现一些黑洞。后弹力层呈金箔状变厚及不规则的灰色混浊斑。随着病程进展,滴状赘疣数目逐渐增多,互相融合并向周围扩展,侵及全角膜的后部,内皮细胞生物泵的功能丧失。②Ⅱ期(实质性与上皮性水肿期):此期亦称原发性角膜失代偿。患者视力下降,出现疼痛并进行性加重。当角膜内皮细胞密度下降,生物泵功能失常后,可见从后弹力层前的实质层开始水肿,后弹力层出现皱褶,角膜厚度增加,实质层如磨玻璃样混浊。继而角膜上皮呈微囊状水肿,角膜表面不平。患者在清晨视力恶化,日间由于前角膜表面的水分蒸发,上皮水肿有所好转,视力因而改善。眼压增高时,上皮水肿加剧。上皮及上皮下水肿可融合成水泡及大泡,泡破时眼痛剧烈。③Ⅲ期(结瘢期):角膜长期水肿可导致角膜血管增生,在上皮下形成弥漫的结缔组织层。多次发生大泡破裂者更易形成瘢痕。角膜结瘢后知觉减退,上皮水肿减轻,疼痛有所缓解,但视力更趋下降。本病早期无须治疗。角膜失代偿早期可局部应用高渗药物(5%氯化钠溶液或眼膏、20%葡萄糖软膏等)局部辅以消炎及降眼压药。清晨时也可用吹风机帮助角膜前表面的水分蒸发。配戴角膜绷带软镜可减轻磨痛,并可提升视力。后期视力严重受损但未形成上皮下或基质层瘢痕时可行角膜内皮移植手术,或行穿透性角膜移植术。

2. 先天性遗传性内皮细胞营养不良(congenital hereditary endothelial dystrophy,CHED) 本病为角膜内皮细胞在婴儿出生前后发生变化所致。有常染色体显性和隐性两种遗传形式。本病多为常染色体隐性遗传,出生时即已发病,病情一般不进展。双眼呈弥漫性角膜水肿,角膜变厚,可出现程度不同的角膜混浊,尤以中央部明显。视力较差,常伴内斜视与眼球震颤,角膜横径不大,眼压亦属正常,很少出现角膜上皮糜烂和大泡性角膜病变。显性遗传型较少见,此型出生时角膜透明,在1岁左右发病,角膜水肿缓慢进展,可有疼痛、畏光。病变早期可试以高渗药物局部滴用,混浊致密时亦可行穿透性角膜移植术。

3. 后部多形性角膜内皮营养不良(PPCD) 是一种少见、进展缓慢的常染色体显性遗传眼病。由 Koeppe 在1916年首次报道,命名为内部大泡性角膜病变。患者常在幼年时期双眼

对称发病,早期无临床症状,用裂隙灯检查可发现角膜后表面有孤立的或成簇的小囊泡,随病情发展,可出现地图形的分散的灰线,有的为宽带状不整齐,类似贝壳状的边界,各种形式的角膜基质水肿,还可发生周边虹膜前粘连,10%~20% 患者可出现高眼压。角膜内皮显微镜检查可发现典型的囊泡、内皮带或岛状异常的内皮细胞。治疗同 Fuchs 角膜内皮营养不良。

(许永根)

四、角膜变性和扩张

(一) 角膜老年环

角膜老年环(arcus senilis)是角膜的老年退行性变和脂肪性变,指胆固醇、磷脂和甘油三酯等脂质在角膜周边部基质内的灰白色环形沉积,是最常发生于老年人的双眼角膜周边变性,故称老年环(图 7-3-16)。在青年或中年亦有时可见,临床上称为青年环(arcus juvenilis)或早老年环(arcus presenilis),它与动脉粥样硬化和高胆固醇血症有密切关联,是角膜缘毛细血管通透性增强所致。免疫组化和免疫荧光法证实老年环内的脂质是低密度脂蛋白。随年龄增长,发病率增加,50~59 岁人中,约 60% 发病,60~69 岁人群中 80% 有此环,80 岁以上老人几乎都有此环。男性比女性多见,病因不清,有遗传倾向。

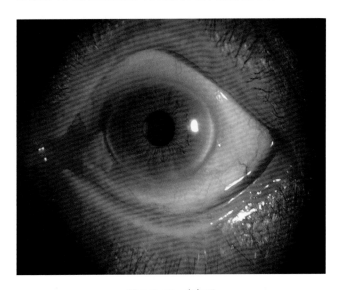

图 7-3-16　老年环

【临床表现】脂质最初出现于近周边部的后弹力层,为一周围灰色环。通常由下部角膜先起,其次为上部角膜,然后鼻颞侧,最后于角膜缘内形成一宽约 1.5~2mm 的整环。此环外缘与角膜缘之间有一透明区域(宽度 0.3~1mm,不超过 1mm),界限清晰。此环内缘通常暗淡不清,中央角膜不会受累。组织学可见沉积的脂质分布呈两个三角形,两基底分别位于前后弹力层,顶点与顶点在角膜基质中相对。

【治疗】老年环一般无自觉症状,亦不会无限扩展,不影响视力,无须治疗。

(二) 边缘性角膜变性

边缘性角膜变性(marginal corneal degeneration)是一组发生于角膜缘的慢性非炎症性角膜变薄的扩张性疾病。主要包括 Terrien 边缘变性(Terrien's corneal degeneration)、透明性角膜边缘变性(pellucid marginal corneal degeneration)、角膜周边部沟状变性等。男性多见,常于成年(20~30 岁)时发病,多为双眼,但可先后发病,可不对称。病程较长,进展非常缓慢。患者常在 15~50 岁之间因角膜不规则散光导致视物模糊而就诊。

【病因】病因不明,可能与内分泌紊乱、结缔组织病、神经营养障碍或角膜缘部毛细血管的营养障碍有关,也有人认为是自身免疫性疾病。病理组织检查发现 Bowman 缺如,结缔组织中胶原纤维变性和脂肪浸润。电镜发现角膜变薄处有胶原电子致密区。

【临床表现】主要症状为进行性视力减退,因高度散光所致。炎症发作时,患者有刺激症状及异物感。病变可位于角膜缘任何部位。

透明角膜边缘变性多位于角膜下方 4 点~8 点处,带状变薄,局限于上皮层,角膜透明、无血管,无脂质沉积,病灶上方角膜突出,与下方角膜缘间 1~2mm 角膜正常,中央角膜正常。

Terrien 边缘变性多始于角膜上方,初期可见周边部基质内有点状混浊,自角膜上缘有新生血管侵入角膜,然后在角膜实质层向中央和两侧继续进展(图 7-3-17),浅层组织渐被融解吸收,角膜变薄,在角膜缘形成半月形沟状凹陷,形成血管沟(图7-3-18)。沟内近角膜中央部,可见小球状黄色脂质沉着物。角膜上皮始终保持完整无缺。此血管沟持续扩展变薄,薄区周边为坡,中央陡峭,直到末期厚度不能抵抗正常眼压时,角膜膨隆前突,引起高度逆规散光而致视力下降。严重者仅有一层变性的角膜上皮和后弹力层,可因外伤后发生或自发性穿孔(约 10% 左右)。同时上半部常有结膜跨过角膜变薄区,形成斜向的假性翼状胬肉。

【诊断】根据其缺乏疼痛、裂隙灯下所见典型临床表现,如缺乏穿凿样改变和完整上皮等特征,结合角膜地形图、曲率等可作出角膜缘变性诊断。进一步可区分是 Terrien 边缘变性、透明角膜边缘变性、角膜周边部沟状变性(表 7-3-3)。

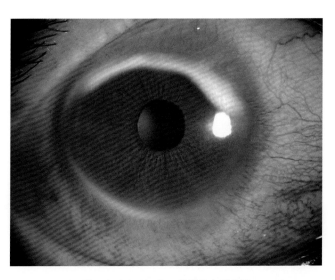

图 7-3-17　Terrien 边缘性角膜变性

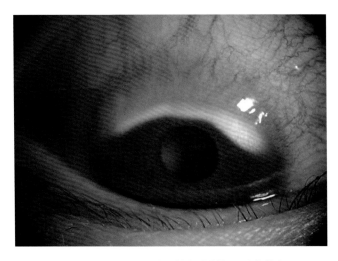

图 7-3-18 Terrien 边缘性角膜变性,上方血管沟

表 7-3-3 三种边缘角膜变性的鉴别

	透明角膜边缘变性	Terrien 边缘变性	角膜沟状变性
发病年龄	10~15 岁	大多为老年人	老年人
性别	男女无差异	男性居多	男女无差异
发病眼	双侧	双侧	双侧
散光	常见	常见	无
变薄	位于角膜下方	通常始于上方	发生在沟内
炎症	无	偶尔	无
上皮缺损	无	通常无	无
血管化	无	穿过变薄区	无
脂质沉积	无	常见,变薄区中心	角膜沟内
穿孔	水肿更常见	不常见	无

【治疗】目前尚无有效的药物治疗。早期可采用光学法矫正近视和散光,当框镜无法充分矫正时,可采用大直径硬性透气性角膜接触镜(RGP)、新一代巩膜镜或混合性接触镜。局部充血炎症反应明显时可给予适量糖皮质激素或非甾体抗炎药物,以缓解症状。应注意避免外伤导致眼球破裂。若角膜过薄、穿孔或担心外伤相关穿孔,可行周边部结膜瓣遮盖术或变薄区行板层角膜移植术,植片覆盖范围超过变薄区 1mm 以上。也有学者尝试用角膜胶原交联手术或角膜基质环植入。该病预后良好。

(三)带状角膜变性

带状角膜变性(band-shaped corneal degeneration)是一种以钙质沉着于角膜前弹力层(Bowman 层)为病理特征的角膜病变,多继发于葡萄膜炎、晚期青光眼、角膜炎、外伤、硅油眼、眼球萎缩等慢性眼病,或长期使用某些含汞的滴眼液,高钙血症、甲状旁腺功能亢进及维生素 D 中毒时亦可出现此病。因其呈带状而得名,也有称带状角膜病变(band keratopathy)、钙沉着性角膜病变(calcific band keratopathy)。确切病因尚不清楚,可能与眼病患者泪液中二氧化碳减少、磷酸钙盐在这种碱性环境

中容易沉着有关,故伴有暴露性角膜炎和干眼的患者病情进展迅速。本病可发生于不同年龄、单眼或双眼发病,以单眼为多。病因不明的原发性患者多见于老年人,且双眼发病。

【临床表现】早期无症状。病变分别开始于睑裂暴露区角膜的鼻、颞两侧近周边部,相当于 Bowman 层内,陆续出现细点状、灰白色钙质沉着,并向中央缓慢扩展,边界清楚,与角膜缘之间有一宽约 1mm 的透明带。病程可经历多年,两端混浊可相遇于中央,融合成带状混浊,宽 3~5mm,引起视力下降。裂隙灯下可见钙斑混合区内有透明小孔,是三叉神经末梢穿过 Bowman 层的通道。混浊逐渐致密加厚,隆起高于上皮表面,致角膜粗糙不平及上皮糜烂,引起畏光、流泪及磨痛等刺激症状。晚期患者视力可严重受损(图 7-3-19)。

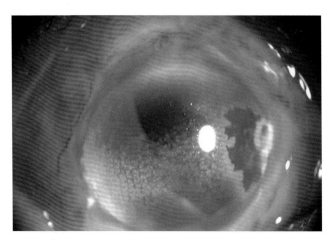

图 7-3-19 带状角膜变性

【诊断】根据病史、典型临床表现、伴有眼部原发病等即可诊断该病。

【治疗】首先要积极治疗原发病,抑制疾病进展。轻症患者无须治疗,或用钙螯合剂[0.35% 依地酸二钠(EDTA-2Na)]滴眼剂点眼。当上皮糜烂引起刺激症状时,可配戴治疗性角膜绷带镜。如出于美容需要或希望增加视力者,可采用 EDTA 去除钙质。方法如下:局部表面麻醉后,先刮除角膜上皮,再在病变处敷以浸有 0.35%EDTA 的纤维海绵片,数分钟后再刮去钙质。此法可重复施行使钙质刮尽,然后用羊膜覆盖或配戴角膜绷带镜直至上皮愈合。该治疗方法修复快、瘢痕少,但易复发。有条件者可考虑用准分子激光行治疗性角膜切削术(phototherapeutic keratectomy,PTK)治疗。后期角膜混浊严重时,可行深板层角膜移植术。

(四)气候性滴状角膜变性

气候性滴状角膜变性(climatic droplet keratopathy)是一组与地理环境或气候条件相关的慢性角膜变性。各个国家对该病的报告所用名称不一致,如类角质性角膜变性(keratinoid corneal degeneration)、球状角膜变性(spheroidal keratopathy)、慢性光化学性角膜病变(chronic actinic keratopathy)等,它们有共同的病理特征,即退行性角膜变性。本病的发病率有地域性,好发

于日照时间较长的地区,我国内蒙古地区的农牧民发病率较高。

【病因和发病机制】确切病因不明,与日光辐射、风沙和灰尘引起的微创伤、温度极端变化以及既往存在的角膜炎症等有关。病变主要位于睑裂区角膜缘附近的结膜和角膜上皮下,油滴状混浊物沉积于前弹力层和浅基质层内。组织病理学特征是弹性纤维组织变性,沉积物聚集成细胞外凝集物。虽然临床表现为油滴状外观,但免疫组化显示沉积物主要成分是蛋白而不是脂类。病变源于角膜缘附近的结膜,随着病情的发展,逐渐由结膜向角膜扩展。

【临床表现】本病好发于男性户外工作者,多为双眼。一般无自觉症状,晚期侵犯瞳孔区时可有视力减退。在青年时期开始,表现为角膜的鼻侧和颞侧角膜结膜缘积聚若干细小的乳白色或灰黄色油滴状沉积物,对视力影响不大。随着年龄和暴露时间的增加,缓慢向角膜中央扩展,也可向基质浅层发展,使组织混浊增厚,侵及瞳孔区后,视力明显减退。后期这些油滴状物结节状增大并融合成片,呈黄色或灰白色带状隆起,高出角膜上皮面,致泪膜形成不良、角膜上皮干燥或缺损,患者出现异物感和眼红、眼痛、畏光、流泪等刺激症状。严重时可形成溃疡,也有继发感染或角膜穿孔的报道。

【诊断】根据本病的流行病学、慢性病史、典型的临床表现可以诊断该病。应与角膜脂肪样变性进行鉴别,后者多有原发病,单眼多见,有角膜新生血管伴行,无地域流行病学可询。

【治疗】高寒、干燥地区的户外工作者需要配戴风镜或太阳镜等护目镜,利于预防本病的发生或减轻其进展。早期角膜受累轻微,不影响视力,可以改善环境因素,或滴用人工泪液改善症状。如果角膜中央受累,严重影响视力,可以行表层病变切除联合羊膜覆盖术,或行板层角膜移植术治疗。准分子激光PTK手术治疗也是一个很好的选择。

(李海丽 吴静安)

(五)大泡性角膜病变

各种原因导致角膜内皮细胞数量减少、功能下降,不足以维持角膜的正常厚度和透明性,这种病理状态被称为角膜内皮失代偿(corneal endothelial dysfunction,CED),因临床上会出现角膜基质水肿、上皮水泡等典型体征,又称为大泡性角膜病变(bullous keratopathy,BK)。

大泡性角膜病变不仅可以影响患者的视力,一旦水泡破裂,角膜上皮下神经丛暴露,还会出现疼痛、畏光、流泪和异物感。长期慢性病变还可伴随新生血管的出现和纤维增生,导致视力进一步下降,部分患者还可发展为久治不愈的角膜溃疡。

根据角膜内皮细胞受损的原因分为先天性和后天性,前者包括Fuchs角膜内皮营养不良、先天性遗传性角膜内皮营养不良等先天性遗传性角膜内皮疾病,后者多继发于各种内眼手术、外伤和眼部疾病(如角膜内皮炎、虹膜角膜内皮综合征、青光眼、葡萄膜炎等)。

大泡性角膜病变形成的必要条件有两个:①角膜内皮细胞功能受损至一定程度;②角膜基质板层结构相对正常。如角膜本身由于既往病变已形成大片基质瘢痕,水分就无法通过瘢痕

达到上皮细胞层面形成大泡。

若致病因素解除后,角膜内皮细胞数量及功能仍在临界值之上,则大泡性角膜病变为可逆性,若其数量及功能始终在临界值之下,则是真正意义的角膜内皮细胞失代偿,导致不可逆性大泡性角膜病变。

【临床表现】

1. 症状

(1) 视力下降:角膜内皮细胞处于失代偿早期时,可出现晨起雾视,这是因为夜间睡眠时眼睑闭合导致眼表蒸发能力降低,角膜上皮和基质内液体滞留。随着日间睁眼时间延长,角膜前表面的蒸发增强,水肿减轻,视力有所好转。但随着角膜内皮细胞数量和功能进一步减少和下降,视力就会呈现持续稳定的降低。角膜基质水肿本身对视力影响不大,但角膜上皮水肿由于引起角膜表面不规则散光可导致明显的视力下降。角膜长期水肿可导致角膜基质纤维增生、混浊和新生血管长入,将导致视力进一步下降。

(2) 异物感、疼痛:因角膜上皮水肿形成,患者早期会出现异物感,常常进行性加重。水泡破裂时,角膜上皮下三叉神经眼支的神经丛暴露,患者会出现剧烈的眼痛、畏光、流泪、瞬目时尤为明显。上皮修复后水泡会再次破裂,疼痛反复发生。大泡反复多次破裂、角膜上皮下形成结缔组织瘢痕后,角膜知觉可减退,疼痛反而会有所缓解。

2. 体征

(1) 裂隙灯:裂隙灯下可见角膜上皮水肿形成水泡或微囊,角膜表面不平。水泡破裂后角膜上皮荧光素着染,甚至形成溃疡。反复多次发生大泡破裂后,角膜上皮下形成弥漫的结缔组织瘢痕。早期角膜基质水肿增厚,透明性下降,后期角膜基质混浊呈磨砂玻璃样,可伴新生血管长入。可伴后弹力层皱褶。

(2) 超声角膜厚度:测量结果显示角膜厚度增加,中央角膜厚度常常>600μm。临床上通常将600~800μm定义为角膜轻度水肿,800~1 000μm为角膜中度水肿,超过1 000μm为角膜重度水肿。

(3) 角膜内皮数量:病变早期角膜透明性尚可时,应用角膜内皮显微镜或角膜共焦显微镜检查可观察到角膜内皮细胞数量明显减少,通常<800个/mm²,并失去正常六角形细胞形态。后期角膜中重度水肿或基质明显混浊时,内皮细胞无法计数。

(4) 眼前节OCT:检查可显示角膜上皮大泡,基质水肿、增厚或瘢痕形成,后弹力层皱褶。

【诊断】主要依靠患者的病史、临床症状及典型眼部体征进行诊断。诊断依据包括:①有内眼手术史、眼外伤史或眼部疾病史。②视力明显下降伴异物感和不同程度的眼痛。③裂隙灯下可见角膜上皮水肿形成水泡或微囊。水泡破裂后角膜上皮荧光素着染,可形成溃疡。早期角膜基质水肿增厚,透明性下降,后期角膜基质混浊呈磨砂玻璃样,可伴新生血管长入。④超声角膜测厚显示角膜厚度增加,中央角膜常常>600μm。⑤早期角膜透明性轻度下降时,应用角膜内皮显微镜或角膜共焦显微镜检查可见角膜内皮细胞数量明显减少,通常<800

个/mm²,并失去正常六角形细胞形态。⑥眼前节 OCT 检查可显示角膜上皮大泡,基质水肿增厚或瘢痕形成,后弹力层皱褶,可帮助诊断。

【鉴别诊断】

1. 后弹力层脱离　后弹力层脱离表现为内眼手术后短期内发生的角膜水肿,常常在切口附近(也多是脱离的起始端)水肿最明显,应与内眼术后的大泡性角膜病变相鉴别。鉴别要点是裂隙灯下仔细观察(角膜水肿明显时可应用高渗剂辅助)在角膜后方脱离的膜状物,与角膜组织有一定距离。应用 UBM 或眼前节 OCT 可帮助明确诊断。

2. 毒性前节综合征　是非感染性物质诱发的眼前节组织的毒性破坏,通常发生于内眼手术(白内障手术多见)后 24h,通常手术过程顺利,多与手术器械浸泡消毒未彻底冲洗、错误使用低渗灌注液以及结膜下注射的药物逆流入眼内等有关。也表现为弥漫的角膜水肿,应与内眼术后的大泡性角膜病变相鉴别。这类患者常有眼红和非常显著的视力下降,角膜内皮面呈"龟背样"改变。可伴严重的前节反应、纤维素性渗出甚至假性前房积脓。

3. 角膜内皮炎　多见于中青年,但发生于内眼术后者多为老年人,有虹膜炎或糖尿病史者更易发病,故需要与内眼术后的大泡性角膜病变相鉴别。这类患者多有病毒性角膜炎的病史,内眼手术后早期视力恢复良好,角膜透明,多在 1 周左右出现视力明显下降,伴眼红、眼痛,裂隙灯下除角膜基质水肿和内皮粗糙,上皮多完整,且在角膜水肿区或水肿区边缘可见灰白色 KP 分布,前房反应相对较轻。单纯抗炎治疗效果不明显。

【治疗及预后】目前大量有关体外角膜内皮细胞的增殖培养、干细胞诱导分化成角膜内皮细胞、刺激离体和在体角膜内皮细胞再生的研究都已取得了一定的进展,但真正应用于临床治疗大泡性角膜病变以及其安全性和有效性还有待进一步研究。目前主要治疗包括:

1. 保守治疗

(1) 抗炎药物:内眼手术或外伤后引起的大泡性角膜病变在早期(3 个月内)应加强糖皮质激素药物的应用,积极抗炎,去除炎症对内皮细胞的损害,改善内皮细胞的功能。根据临床经验,可使用抗炎作用强且角膜穿透性好的糖皮质激素滴眼液,如 1% 醋酸泼尼松龙滴眼液或 0.1% 妥布霉素地塞米松滴眼液,6 次/d。炎症反应或角膜水肿严重时可增加到 1 次/h,或分组频点,如每 1d 3~4 组,每组为每隔 5~10min 1 次,共×3 次。晚上可应用 0.1% 妥布霉素地塞米松眼膏。病情控制好转后逐渐减量至 4 次/d 或 3 次/d。也可改为抗炎作用稍弱且对眼压升高作用较小的药物,如 0.5% 氯替泼诺滴眼液或 0.1% 氟米龙滴眼液,3~4 次/d,酌情逐渐减量。部分病情重的患者术后可短期联合口服糖皮质激素,通常的用法为口服醋酸泼尼松(龙)30~40mg,1 次/d。口服不超过 1 周,继续局部药物治疗。用药期间密切监测眼压。

(2) 降眼压药物:当角膜内皮细胞功能下降时,即使轻度的眼压升高也可加重角膜上皮水肿,因此适当应用降眼压药物可改善角膜上皮水肿。β 受体拮抗药、α 受体激动剂、碳酸酐酶抑制剂均可酌情应用,因前列腺素衍生剂和缩瞳剂会加重炎症反应而一般不使用。

(3) 绷带式角膜接触镜:可促进上皮愈合,保护暴露的角膜神经纤维,避免眨眼引起的刺激,减轻疼痛;亲水的接触镜增加了泪液蒸发,上皮水肿减轻,并且因为接触镜与角膜表面的间隙被泪液填充,修复了眼表的不平整,可提高部分早期患者的视力,对晚期角膜混浊、瘢痕形成后的视力改善没有帮助;联合药物应用时还可起到药物缓释的作用。但长期应用可能会加重新生血管的形成,并有感染的风险,应密切观察,定期更换镜片,并酌情使用抗菌药滴眼液以预防感染。绷带式角膜接触镜多用于等待手术、暂不愿手术或不适合手术的患者短期配戴。

(4) 高渗剂的应用:通过增加角膜表面的蒸发来减轻角膜水肿。早在 1942 年,Cogan 和 Kinsey 就将其用于临床。目前常用的高渗剂有 20% 葡萄糖、5% 氯化钠或甘油,因甘油引起疼痛明显,目前较少临床应用。晚间可应用 20% 葡萄糖眼膏或 5% 氯化钠眼膏。同理,将吹风机的热风吹向角膜也可以一定程度帮助前表面的水分蒸发。但此类方法均治标不治本,只能暂时、轻度地改善角膜水肿,且长期应用高渗剂还会引起角膜基质混浊,使患者丧失后续角膜内皮移植的机会,应谨慎应用。

2. 手术治疗

(1) 角膜移植手术:对不可逆性大泡性角膜病变应实施角膜移植手术。对轻、中度角膜水肿,尚未形成角膜基质瘢痕者,有条件的可行角膜内皮移植术。对重度角膜水肿或大泡性角膜病变时间过久已形成明显瘢痕,或没条件进行角膜内皮移植手术者,可行穿透性角膜移植术。角膜移植手术不仅可以消除患者的症状,更可明显提高患者的视力。

(2) 姑息手术:对眼部合并其他严重疾病,预期角膜移植术后难以恢复视功能的患者,或因角膜材料匮乏或因各种原因拒绝接受角膜移植手术的患者,可采取姑息手术,主要目的是缓解症状,减轻疼痛,但对提高视力没有帮助。此类手术方式较多,如角膜层间灼烙术、角膜错位神经根切断术、角膜板层切除术、角膜表面镜片术、羊膜覆盖术、角膜层间羊膜填塞术、板层角膜移植术、角膜前基质针刺术、紫外光核黄素交联术等。有些手术方式可以根据病情联合进行或重复进行。接受姑息类手术的患者,当条件具备时仍然可行穿透性角膜移植术或角膜内皮移植术。

(荣蓓)

(六) 圆锥角膜

圆锥角膜(keratoconus)是一种以角膜扩张为特征的角膜病变,主要表现为角膜中央或旁中央进行性变薄,后表面异常隆起,角膜呈圆锥形向前膨出(图 7-3-20),可产生高度散光及角膜瘢痕。好发于青春期,9~40 岁均可发病。流行病学研究显示圆锥角膜的患病率为(8.8~229)/10 万。有种族差异,亚洲人患病率高于白种人,尤以中国北方和印度中部的发病率高,北京地区患病率为 40/10 万。通常累及双眼,可造成角膜组织结构改变,晚期可发生角膜水肿或瘢痕,严重影响视力,甚至失明。

圆锥角膜的发病机制复杂,病因仍然不十分清楚,可能是在遗传或遗传易感因素的基础上,由外界环境刺激角膜所导致

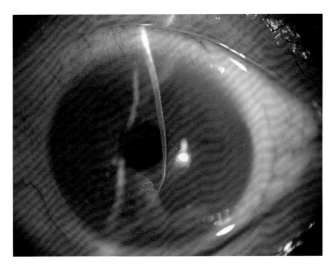

图 7-3-20　圆锥角膜
裂隙灯下见圆锥角膜局部变薄、向前突出

的一系列的角膜改变。其与遗传、炎症、胶原与胶原酶代谢失衡、氧化应激、角膜生物力学特性改变、变态反应、揉眼等众多因素有关。该病的发生过程是非炎症性的，无炎症浸润和新生血管形成。常染色体显性或隐性遗传，可伴有其他疾患如先天性白内障、马方综合征、先天性无虹膜、视网膜色素变性等。

LASIK 术后角膜扩张（post-LASIK keratectasia，PLK）是一种继发性圆锥角膜，是角膜屈光手术后的严重并发症，多发生于术后数月内。其发病率尚不确定，文献报道约为 0.04%~0.6%。发病机制不明，与术前角膜形态、角膜厚度和屈光度、剩余角膜基质床厚度、眼内压及角膜生物力学特性等有关。

【临床表现】单眼或双眼进行性视力下降，其中一只眼近视和散光进行性加剧。通常，患者在十几岁或二十几岁因视物模糊或视物变形并逐渐加重而就诊。一般认为，发病年龄越小，病程进展越快。角膜中央或旁中央圆锥形扩张，圆锥可大可小，角膜基质最薄处位于圆锥的顶端，可导致严重的不规则散光和高度近视，视力下降加重。

临床上常把圆锥角膜分为以下四期：

1. 潜伏期　圆锥角膜不明显，角膜曲率<48D，常为一眼已确诊为圆锥角膜，另一眼为潜伏期。大于 2~3D 角膜散光者或近视和散光每年有加剧者，应高度怀疑圆锥角膜。潜伏期圆锥角膜通常无症状，很难确诊，是激光角膜屈光手术后发生扩张的重要危险因素。

2. 初期　以屈光不正为主，角膜曲率一般在 48~50D，开始为渐进性近视，逐渐发展成为散光或不规则散光，一般用框架眼镜可矫正，散光较大者可用硬性角膜接触镜矫正。角膜地形图可表现为后圆锥，即角膜前表面曲率正常，仅表现后表面曲率异常，可伴有视力下降，角膜中央基质可变薄。

3. 完成期　出现典型的圆锥角膜症状和体征。有高度不规则近视散光，视力显著下降，框架眼镜不能矫正。角膜曲率>50D，中央角膜明显变薄，仅有正常角膜厚度的 1/3，用视网膜检影法可观察到剪刀样影动。裂隙灯检查会发现以下特征性改变：

（1）Munson 征：患眼下转时，前突的锥体压迫下睑缘形成的角状皱褶称 Munson 征（图 7-3-21）。锥顶通常位于经过瞳孔的水平轴的下方，有时圆锥角膜也可发生于上方。

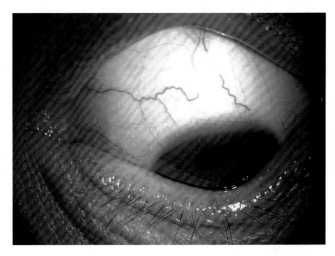

图 7-3-21　圆锥角膜 Munson 征
前突的锥体压迫下睑缘形成的角状皱褶

（2）Fleischer 环：在钴蓝光照射下，半数病例在圆锥底部可见泪液浸渍、铁质沉着形成的完整或不完整的褐色 Fleischer 环（图 7-3-22，图 7-3-23），该环可提示圆锥周边的界限。

（3）Vogt 线：于角膜后弹力层之前的深基质层可见由于基质板层皱褶增多而引起的垂直性 Vogt 条纹，平行于圆锥较陡峭的散光轴，角膜表面轻轻加压可使此线消失。Vogt 线应与角膜顶端的线性瘢痕相鉴别，光镜和电镜证实后者是由于前弹力层断裂所致。

（4）角膜呈锥状前突和中央变薄，当后弹力层破裂时可发生急性圆锥角膜，表现为角膜急性水肿，视力明显下降。

4. 瘢痕期　一般角膜水肿可持续数周或数月，大部分 6~8 周后可消退，遗留中央区灶性混浊，后弹力层也有不同程度混浊。因长期配戴接触镜磨损角膜表面，在中央角膜的圆锥顶部

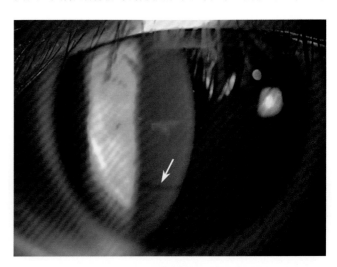

图 7-3-22　圆锥角膜 Fleischer 环
圆锥底部可见泪液浸渍、铁质沉着形成的不完整的棕褐色 Fleischer 环

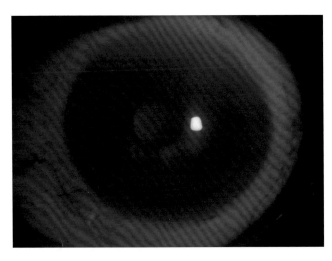

图 7-3-23 圆锥角膜 Fleischer 环
荧光素染色加钴蓝光下

可见丝网状及片状混浊(图 7-3-24),视力严重下降,各种眼镜均不能矫正。

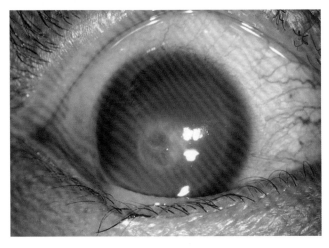

图 7-3-24 圆锥角膜后期遗留灰白色角膜混浊

【诊断】完成期后的圆锥角膜易于确诊,但当外观及裂隙灯所见不典型时,早期圆锥角膜的诊断较困难。近年来,随着角膜屈光手术的增加,潜伏期和初期圆锥角膜的诊断变得越来越重要。随着科技的进步、眼科检查设备的更新,圆锥角膜的诊断方法也在不断更新。目前,最有效的早期诊断方法为角膜地形图检查,其次是角膜厚度的测量,另外还有前节 OCT、角膜曲率计、角膜生物力学检测、角膜镜、视网膜检影等检查。

1. 角膜地形图 目前,圆锥角膜的诊断主要依赖于角膜地形图,这种非侵入性技术已广泛应用于临床,它可以获得大量角膜前后表面的数据,计算出一系列地形评估指标,可提供准确和可靠的临床诊断。临床常用的地形图检测仪有 TMS、EyeSye、Orbscan、Pentacam 等,其中,Pentacam 地形图可精准测量角膜曲率、高度和厚度,并能分析其变化。

如角膜地形图显示角膜前表面中央屈光度>47D,角膜中

心下方 3mm 处与上方 3mm 处屈光度差值>3D,双眼角膜中央屈光度差值>1D,可以诊断圆锥角膜。地形图中表面对称指数(SAI)及表面规则指数(SRI)值可作为圆锥角膜早期诊断的指标。如果患者并未进行任何角膜手术,排除角膜瘢痕等致膜不规则因素,角膜地形图示 SAI 及 SRI 值大于 0.5,结合其他症状,可高度怀疑圆锥角膜;SAI 及 SRI 值大于 1,则圆锥角膜的可能性更大。

Pentacam 地形图的解读流程为:总览图、BAD Ⅲ 圆锥筛查、屈光四图、双眼对照、圆锥角膜分级五步,同时结合年龄、近视发展史、眼睑情况、接触镜配戴史、角膜感染、揉眼或类似不良习惯等综合判断。圆锥角膜高度图参考值为:前表面最薄点高度 +8~+11μm,后表面最薄点高度 +3~+16μm。

对患有变性近视和散光的青少年,建议常规进行角膜地形图检查。

2. 角膜厚度 比较每个角膜的总体角膜厚度、顶点位置和最薄点位置是很重要的。同一角膜中,上下相对应位置的角膜厚度和角膜最薄点的差异均应不超过 30μm;双眼之间包括最薄点在内的角膜厚度差异不超过 10μm。最重要的指标是最薄点在角膜中的位置,异常角膜最薄点向下方或颞下方偏移,而正常角膜中心区域具有大致均匀的厚度。另外,最薄点与几何中心之间存在显著的相关性,这也是圆锥角膜的显著特征之一。

随着圆锥角膜的进展,角膜厚度会逐渐变薄。有学者提出角膜厚度低于 450μm 即有圆锥角膜倾向。角膜厚度对于区分圆锥角膜和正常角膜有重要意义,特别是角膜中央 3.5mm 和 7.0mm 范围内的角膜厚度变化比较明显。

3. 角膜曲率计 是一种用来测量角膜曲率的很重要也很广泛的工具。一般来说,中央角膜环的曲率无法测出,说明角膜有不规则散光,这也是圆锥角膜的一个典型特征。先测量中央角膜曲率,然后令患者向上看,再次测量中央角膜曲率,当出现下方角膜变陡峭的特征,可提示圆锥角膜早期改变。所以,角膜曲率计对圆锥角膜的诊断有重要价值。

4. OCT 检查 可以测量圆锥角膜精确的角膜厚度,还可以发现早期圆锥角膜上皮厚度增加、下方基质的不规则。

5. 角膜生物力学测量 可以测量角膜对于气流反应的生物力学特性。其中,角膜的黏滞性能体现角膜的黏弹性,角膜抵抗能力在圆锥角膜患者中下降。角膜地形图结合角膜力学检测对于可疑圆锥角膜的诊断有很大帮助。

【治疗】潜伏期和初期圆锥角膜可根据验光结果配戴框架眼镜或软性角膜接触镜提高视力。随着疾病的进展,当框架眼镜矫正视力不佳,可能需要使用硬性透气性角膜接触镜(rigid gas-permittable,RGP)或各种特殊角膜接触镜。圆锥角膜发展较快者,可考虑行紫外线-核黄素角膜胶原交联(corneal collagen crosslinking,CXL)手术。后期因严重不规则散光或角膜混浊视力矫正不佳者,需行深板层角膜移植(DALK)或穿透性角膜移植(PKP)手术,规范、精确的显微技术可降低手术源性散光,使患者获得满意视力。

PKP 是传统的治疗后期圆锥角膜的术式,成功率高达 95%

以上,常见的并发症主要有移植排斥,眼内组织如虹膜、晶状体的损伤,术后散光,术后再次出现圆锥角膜。DALK 最大限度保存了受体的角膜内皮细胞,有利于降低排斥反应的发生,恢复快,对供体材料的要求低,既可以用新鲜的角膜材料也可以用干燥保存的角膜材料,眼内并发症少,最终视力可以与 PKP 相当,可作为替代 PKP 的治疗方式,近年来临床应用逐年增多。但该术式难度大、手术时间长,移植界面瘢痕的形成也会造成患者术后视力的低下。

急性圆锥角膜因后弹力层破裂引起角膜水肿,处理方法有配戴角膜绷带镜、麻痹睫状肌、高渗氯化钠滴眼液/膏,前房注气术可以减少房水通过破裂口进入基质中。角膜水肿持续 3~4 个月不消退者可行 PKP 手术。

近年来,紫外线-核黄素角膜胶原交联手术越来越多地用于治疗早中期圆锥角膜,其基本原理是使用 370nm 波长的紫外线 A 照射感光剂核黄素,使核黄素激发为三线态,产生活性氧族,后者进一步与各种分子相互作用,诱导胶原纤维的氨基之间发生化学交联反应,在根本上加强角膜胶原纤维之间的交联,增加角膜刚度生物力学稳定性,有效阻止圆锥角膜的进展。由于角膜内皮可能发生毒性反应及损伤,所以不建议角膜厚度<400μm 的患者接受该项治疗,可尝试选择低渗透 CXL 进行治疗。CXL 手术对于完成期圆锥角膜和 LASIK 术后发生的角膜扩张治疗效果欠佳。手术风险包括角膜内皮细胞毒性作用、角膜感染、基质混浊和浸润。

其他手术治疗方式包括角膜基质内环植入术(ICRS)、有晶状体眼的后房型人工晶状体植入术(ICL)等。前者最初用于治疗低度近视,后也用于治疗轻度到中度的圆锥角膜,对角膜中央 6mm 区域内厚度超过 450μm 的中度至进展性圆锥角膜患者,ICRS 联合 CXL 可使病情稳定,是一种可行的治疗方法。后者适用于那些用框镜和角膜接触镜无法矫正而尚未达到角膜移植手术程度的、高度近视和散光的圆锥角膜患者。

(李海丽　吴静安)

五、角膜肿瘤

(一)皮样瘤

皮样瘤(dermoid tumors)为先天性迷芽瘤,约占儿童外眼肿瘤的 20%,常跨越于颞下侧或颞侧角膜缘。呈灰白至黄色的半球形小肿物,增大时可发展至角膜中央,甚至整个角膜。肿物轻微隆起,瘤体旁有时有一脂类浸润的边,其间有一透明带与瘤相隔,使之界限清楚。瘤体表面有细小毛发(图 7-3-25)。组织学显示肿瘤中含有纤维脂肪组织、毛囊、汗腺、皮脂腺等。合并有耳异常(耳屏前皮肤赘等)、脊柱裂者称 Goldenhar 综合征。较大的皮样瘤需与 Peters 先天异常(后角膜缺损)和角膜葡萄肿相鉴别。超声生物显微镜(ultrasound biomicroscopy,UBM)或前节相干光断层扫描检查可帮助了解其深度及与周围组织的关系。手术治疗的时机存在争议,无症状时可不治疗,诱发散光或影响外观时可考虑切除病变,因病变可能侵及深部组织,手术前需准备角膜植片,必要时施行板层角膜移植术。需要注意的是,

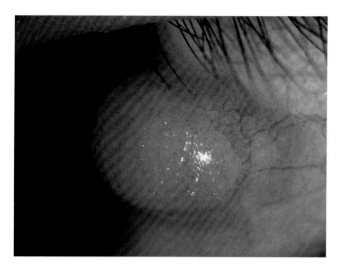

图 7-3-25　皮样瘤

患者女性,6 岁,病变出生时即有,缓慢增大,边界清晰,表面有毛发

手术可能诱发较大散光导致术眼弱视,且切除不完整会复发。

(二)眼表鳞状上皮肿瘤

眼表鳞状上皮肿瘤(ocular surface squamous neoplasia,OSSN)是结膜及角膜的鳞状上皮增生性疾病,包括非典型增生(squamous dysplasia)、上皮内增生性病变(intraepithelial neoplastic lesions)、侵袭性鳞状细胞癌(invasive squamous cell carcinoma)。三者的临床表现可相似,主要依靠病理诊断。患者多为 60 岁以上的男性,尤多见于紫外线照射强的地区。单眼或双眼发病,常发生在以前有过病的眼上(炎症、外伤或烧伤)。典型表现为跨越角膜缘呈灰色胶冻样微隆起的肿物,可见细小的新生血管长入(图 7-3-26),也可呈白斑样(图 7-3-27)或乳头状(图 7-3-28)。

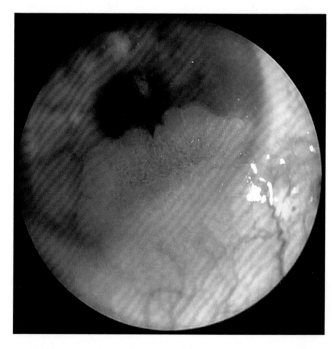

图 7-3-26　原位癌

患者男性,56 岁,病变呈现胶冻状改变,其内有多量细小血管。病理提示为原位癌

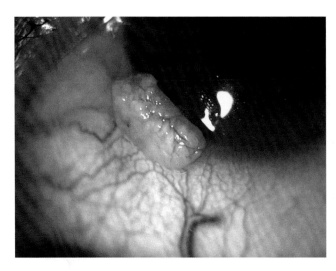

图 7-3-27　鳞状细胞癌
患者女性,55 岁,病变呈白斑样。病理提示为鳞状细胞癌

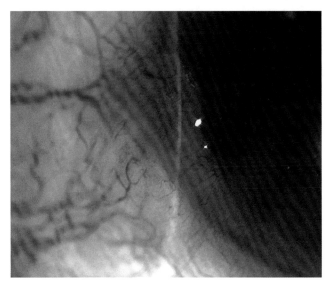

图 7-3-28　非典型增生
患者男性,67 岁,病变呈乳头状。病理提示为非典型增生

原位癌又名上皮内上皮瘤(intraepithelial epithelioma)或鲍恩病。本病为癌前角化不良病(precancerous dyskeratosis)或原位癌(carcinoma in situ),系角结膜上皮层的基底细胞增生,不超越前弹力层,大多为低度恶性。可向角膜中央生长,但生长缓慢。

共聚焦显微镜(confocal microscopy)及前节 OCT 检查可帮助判断病变性质及深度,对治疗后的随访也具有十分重要的作用。

传统上多采用切除及冷冻治疗,标本常规送病理检查。近年来,局部化疗逐渐受到重视并取得了良好的效果。化疗药物包括干扰素-α2b［1MIU/ml(1 000 000IU/ml)］、0.02%~0.04% 丝裂霉素、1% 5-氟尿嘧啶等,丝裂霉素和 5-氟尿嘧啶对眼表的毒副作用较大,而干扰素局部使用的副作用很小。使用 3MIU/0.5ml 干扰素-α2b 结膜下注射,1~3 周重复 1 次,或 1MIU/ml 干扰素-α2b 局部点眼,4 次/d 至临床治愈。侵及深部组织的鳞状上皮癌需要辅助放疗或扩大切除。基于病变具有复发的特点,临床

治愈的病例仍需要长期随访。

(李明武　吴静安)

第四节　巩膜病

要点提示

1. 巩膜外层炎具有自限性,多数与全身性疾病无关,大多可观察或局部使用非甾体抗炎药治疗。

2. 巩膜炎多数与全身免疫性疾病相关,需进行相关血清学、影像学等检查,除眼局部的治疗外,多数需要系统治疗。

3. 巩膜葡萄肿可由先天性或后天性因素引起。

4. 蓝色巩膜可能与多种遗传性结缔组织病相关。

5. 巩膜黑变病通常不用治疗。

一、概述

巩膜占眼外壁的 5/6,表面由球结膜和眼球筋膜所覆盖。由于质地坚韧,可以保持眼球形状,并保护眼内结构,形成眼球有力的外保护层。巩膜组织由细胞和细胞外基质两部分组成。细胞成分,即成纤维细胞,对基质的合成和组织排列的分布起重要的作用;细胞外基质成分有两类:一类为纤维性蛋白,由胶原纤维和弹力纤维构成,另一类为无形态的基底物质,包括有蛋白糖类(如硫酸软骨素、硫酸角质素、硫酸皮肤素等)和糖蛋白类(如纤维连接蛋白)。巩膜本身没有血管,它的营养靠紧粘其上的浅层巩膜血管和其下含有丰富血管的脉络膜供给。

巩膜的成纤维细胞对某种抗原刺激产生反应,形成免疫复合物,并合成补体成分。补体系统通过经典途径被免疫复合物激活,或通过旁路途径被微生物激活后,参与免疫炎性反应。表现为血管通透性增加、肥大细胞脱颗粒、免疫复合物的调理化、白细胞的趋化作用和细胞溶解等。巩膜多在内外因素作用下,发生慢性、迁延、易复发的免疫性炎症。其发病原因主要有:①内源性:由自身体内引起的过敏反应(免疫系统活化,自身免疫病);②结缔组织病:为结缔组织病的眼部表现,如红斑狼疮、结节性多动脉炎等;③外源性:如细菌、真菌、单纯疱疹病毒等感染因素激活补体;④继发感染:由结膜、角膜、葡萄膜或眼眶周围组织病变直接蔓延而来。

巩膜炎症按病变部位的深浅分巩膜外层炎(浅层)和巩膜炎(深层)两种。

二、巩膜外层炎

巩膜外层炎为巩膜表层组织的炎症,分为单纯性巩膜外层炎和结节性巩膜外层炎两种类型。具有自限性,只有少数患者与全身其他疾病相关,因此临床上不对巩膜外层炎患者常规进行全身免疫性疾病筛查。

(一)单纯性巩膜外层炎(simple episcleritis)

好发于青年人,女性多见。常单眼发病。亦可双眼发病。急性发作时眼部有不同程度畏光、流泪,局部有轻微疼痛。浅层巩膜有局限性或弥漫性充血、水肿,结膜可以推动(图 7-4-1)。

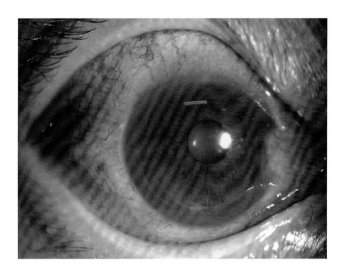

图 7-4-1　弥漫性巩膜外层炎

病程常自限,约 2~4 周消退,但易复发。

(二)结节性巩膜外层炎(nodular episcleritis)

临床表现与单纯性者相似。巩膜表面有局限性结节样隆起,直径约数毫米,呈暗红色,圆形或椭圆形,不与巩膜固定在一起,结节及其上的结膜可推动,并有触痛。结节不化脓,也不形成溃疡(图 7-4-1)。病程约 4~6 周自限,紫红色结节变为灰白色,较为扁平,最后完全吸收。但可在其他处继发,可多次反复绵延数月甚至数年,视力一般不受影响。轻症一般无须治疗,症状较重者可局部滴用非甾体类抗炎药,少数对非甾体类抗炎药不敏感者可短期局部使用皮质类固醇药物,但须警惕其副作用。复发病例可口服非甾体抗炎药,如吲哚美辛等。

三、巩膜炎

巩膜炎(scleritis)是巩膜深部组织的炎症,大多与全身免疫性疾病相关。根据病变部位的不同分为前巩膜炎和后巩膜炎两种类型。前者又分为弥漫性、结节性和坏死性三种。大多数巩膜炎患者有眼部放射至头部的疼痛和视力障碍,并伴畏光、溢泪和压痛。症状较巩膜外层炎重,结膜中度充血及水肿,呈破坏性过程。40~60 岁多见,女性较男性为多,约一半患者双眼先后发病。为明确伴随疾病,推荐初诊时做如下检查:血常规,血沉,C-反应蛋白,血清抗体筛查(抗核抗体、抗 DNA 抗体、类风湿因子、抗中性粒细胞胞质抗体),尿常规,血清尿酸检查,梅毒血清筛查,胸部 X 线检查,结节病筛查(血清血管紧张素酶和溶菌酶检查)。

(一)前巩膜炎

病变位于赤道前方巩膜,占全部巩膜炎患者的 95%。

1. 弥漫性前巩膜炎　此类型占巩膜炎的 40%,为巩膜炎中症状最轻、最具良性过程者。眼红,水肿较弥散,早期易误诊为单纯性巩膜外层炎。但眼红略带蓝紫色,呈深蓝红色;有触痛;巩膜的正常血管严重扭曲变形,有异常血管新生。约 1/3 患者的病变波及眼前段的所有区域。部分患者伴有类风湿性关节炎、痛风或以往患带状疱疹眼病。

2. 结节性前巩膜炎　此类型约占巩膜炎的 45%。其炎症范围边界清楚。前巩膜有深蓝红色小结节,结节质硬,固定不能移动,有触痛,将表层巩膜抬起,结膜中度水肿及充血(图 7-4-2)。近一半患者的结节为多发。常伴发硬化性角膜炎(邻近结节象限的角膜,自角膜缘向中央角膜出现渐进的灰白色基质层混浊)。另有 20% 患者伴继发性巩膜外层炎。

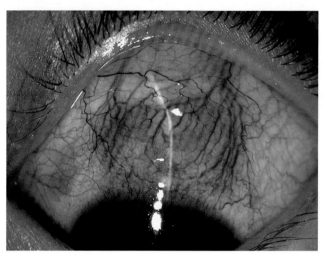

图 7-4-2　结节性前巩膜炎

3. 坏死性前巩膜炎　占巩膜炎的 14% 左右,是前巩膜炎中最严重的类型。多数患者视力丧失,且合并有全身性胶原血管病。炎症型者开始为局部炎性斑块,上覆有白色无血管区,周围巩膜水肿、充血,患者疼痛剧烈,如不及时治疗,炎症扩展为弥漫性。受损巩膜组织严重破坏、变薄,半透明,露出下方葡萄膜色泽。常同时发生周边性溃疡性角膜炎(peripheral ulceric keratitis,PUK),巩膜炎相邻角膜缘内出现灰白浸润,继而形成溃疡,并向深层及平行角膜缘环形进展。炎症消退后,巩膜遗留蓝色瘢痕。如眼压上升可形成巩膜葡萄肿。非炎症型称为穿孔性巩膜软化(scleromalacia perforans),开始为巩膜上出现灰黄色斑片,逐渐缓慢坏死,脱落,露出脉络膜,四周巩膜缺血。病程可迁延数月至数年。患者无自觉症状,常无意中发现巩膜变色。

(二)后巩膜炎

病变位于眼球赤道后部,临床诊断困难,许多患者仅因同时患前巩膜炎而得以诊断。患者表现为眼部疼痛与眼球压痛、视力减退。眼球向上凝视时下睑退缩,侵犯眼外肌时,出现眼球活动受限,复视和眼球转动疼。可以伴有脉络膜皱褶、渗出性视网膜脱离、视乳头和黄斑部水肿等。眼部 B 超、相干光断层扫描、荧光素眼底血管造影(fundus fluorescein angiography,FFA)等有利于诊断。

治疗:①局部滴用非甾体抗炎药和/或皮质类固醇;②局部滴用环孢霉素 A 或他克莫司;③局部滴药无效时,口服非甾体抗炎药,如吲哚美辛;④坏死性前巩膜炎、后巩膜炎及反复发作的巩膜炎需全身应用皮质类固醇,或免疫抑制剂,或生物制剂,如肿瘤坏死因子抗体;⑤必要时考虑手术治疗(如巩膜移植);

⑥治疗并发症。

四、巩膜葡萄肿

当眼内压增高或在正常眼内压作用下，巩膜的先天缺陷或病理损害使其抵抗力减弱，巩膜可向外突出、扩张。如果突出、扩张部分仅为巩膜，不包括葡萄膜时，称为巩膜膨隆(ectasia)；如果葡萄膜组织融于其中则称为巩膜葡萄肿(staphyloma)。巩膜葡萄肿根据膨出的范围，分为部分巩膜葡萄肿和全部巩膜葡萄肿。

(一) 部分巩膜葡萄肿(partial staphyloma)

1. 前葡萄肿(anterior staphyloma)　发生于赤道前部。有时单独隆起，也有时融合形成一环，分为睫状体葡萄肿(ciliary staphyloma)和间插葡萄肿(intercalary staphyloma)。两者的区别在于前睫状动脉通过的位置。睫状体葡萄肿发生在睫状体区域，前睫状动脉穿过其间；间插葡萄肿由于虹膜突向前房，其周边粘连在角膜后面而形成葡萄肿的前缘，睫状体与原来虹膜的根部则形成葡萄肿的后界，前睫状动脉通过其后。多见于深层巩膜炎、巩膜损害及慢性青光眼等。

2. 赤道部葡萄肿(equatorial staphyloma)　发生在涡静脉穿出巩膜处，常见于慢性闭角型青光眼晚期和青光眼绝对期，为黑色单独隆起，不融合成环。

3. 后葡萄肿(posterior staphyloma)　最常见于视盘周围及后极部，多见于高度近视眼。

(二) 全部巩膜葡萄肿(total staphyloma)

眼球整体变大，为先天性青光眼(水眼，hydrophthalmus)或后天性婴儿青光眼(牛眼，buphthalmus)所致。治疗较困难。但因其病变为进行性，为保持眼功能、减少并发症的发生，有人主张做一些预防性手术，如虹膜全切除术以防治前葡萄肿时的继发性青光眼。

五、蓝色巩膜

正常巩膜为瓷白色，如果巩膜的胶原纤维结构改变或巩膜变薄，使其下面的葡萄膜组织能透见时，巩膜则发蓝色，称为蓝色巩膜。这种病变可能见于多种遗传性结缔组织病，如变形性成骨不全症(Paget 病)、埃勒斯-当洛斯综合征(Ehlers-Danlos syndrome)以及弹性假黄色瘤(pseudoxanthoma elasticum)等。

六、巩膜黑变病

巩膜前部约距角膜缘 3.5mm 处的色素斑点。这些斑点为紫灰色或瓷灰色，特别多见于前睫状血管穿过处。无须治疗。另外，太田痣患者巩膜多有灰蓝色、深浅不一、大小不一的斑片状改变。

(李明武　吴静安)

第五节　干眼

要点提示

1. 干眼是多危险因素导致的，基本分型为：水液缺乏型、蒸发过强型和混合型。

2. 自身免疫疾病引发的干燥综合征可以导致严重的不良预后，一般需要结合全身的治疗。

一、概述

干眼(dry eye disease，DED)是一种常见的慢性疾病，在国际上受到广泛关注。干眼会导致眼部不适、疼痛、视力下降，严重影响生活质量。干眼患者日常活动受限出现的可能性是正常人 2~3 倍，其可能表现在阅读、工作、使用电脑、看电视、白天或夜间驾驶等活动中。患有干眼的屈光不正患者不适合进行屈光手术，并且在隐形眼镜配戴和化妆品使用上也存在限制。干眼也可能影响白内障手术的效果。

2017 年，泪膜和眼表学会(Tear Film and Ocular Surface Society，TFOS)国际干眼研讨会将干眼定义如下：干眼是一种由多种因素引起的泪液及眼表的异常，进而导致眼表不适症状、视物模糊以及泪膜稳定性下降，同时可能伴有眼表的损伤。干眼伴发泪膜渗透压升高以及眼表炎症反应的增加。

干眼困扰高达 35% 的人群，其中女性占到 2/3，绝经后妇女的风险更高。50 岁以上的中老年人中，8% 的女性和 4% 的男性会受到严重干眼的困扰。眼部干涩是干眼患者就医的主要原因。

二、干眼的危险因素和发病机制

干眼高患病率的相关危险因素包括：①年龄；②女性，绝经后妇女应用雌激素治疗和雄激素缺乏，睑板腺的功能受雄/雌激素平衡影响，普遍认为雄激素相对缺乏或雌激素相对过量可促进睑板腺功能障碍；③电子屏幕等视频终端的使用；④环境因素；⑤全身抗组胺药应用；⑥LASIK 和屈光手术：干眼是屈光手术的并发症，角膜感觉神经的破坏导致相对的神经营养障碍和正常泪道反射弧的破坏；⑦放射治疗；⑧维生素 A 缺乏症；⑨丙型肝炎感染；⑩造血干细胞移植：骨髓移植后患者可发生移植物抗宿主病(表 7-5-1)。

(一) 环境因素在干眼发生中的作用

能够引起泪液蒸发增加以及泪液渗透压增高的环境、行为因素都会加重干眼的患病。因此，环境因素会加剧干眼患者的症状，而对于那些本身具有干眼倾向的患者，这些环境因素会诱发干眼的发生。在平时的生活中，这些可能加重干眼的环境因素无处不在，比如周围环境干燥、天气状态恶劣、吹风时风速过高等，再比如患者长期处于空调的环境中以及高海拔环境(如经常搭乘飞机)。

同样，蒸发增加也会由一些个人因素导致，这些因素可以看作个人的内部环境因素。因此，泪液高渗透压状态可能由一系列会引起瞬目间隔增长、睑裂增宽的因素所导致。长期的视频终端、阅读、显微镜、高难度视觉任务工作(比如在高的货架上寻找货物)，会导致人的瞬目频率降低，同时注视时间增长，进一步导致泪液渗透压增高。此外，一些全身性药物的使用会减少泪腺分泌，可能导致泪液渗透压升高，也是干眼的危险

表 7-5-1 干眼的危险因素

证据等级		
最可靠	建议	不清
老龄	亚洲人	吸烟
女性	药物	西班牙人
绝经后雌激素治疗	● 三环类抗抑郁药	药物
omega-3 和 omega-6 脂肪酸	● 选择性 5-羟色胺再摄取抑制剂	● 抗胆碱药物
药物	● 利尿药	● 抗焦虑药
● 抗组胺药	● β 受体拮抗药	● 抗精神病药物
结缔组织病	糖尿病	酒精
LASIK 以及屈光手术后	HIV/HTLV1 感染	月经
放射性治疗	全身化疗药	肉毒素注射
造血干细胞移植	大切口 ECCE 以及穿透性角膜移植术	痤疮
维生素 A 缺乏	异维 A 酸	痛风
丙型肝炎感染	环境干燥	口服避孕药
雄激素缺乏	结节病	怀孕
	卵巢功能不良	

因素之一。目前,已经有研究探索了干眼症状与日常生活的相关性。

这些环境因素在一些工作条件下(如机组人员需长期进行飞行工作),对于干眼的发生起到了重要的作用。暴露于这些环境因素且容易受到这些因素影响的人群的工作受到了极大的干扰。此外,一些眼部手术(如 LASIK)的预后也受到影响。对这些可能的影响的了解,能够帮助设定预防干眼的措施。

(二)泪液高渗透压

泪液高渗透压被认为是所有类型干眼发病的核心机制。泪液高渗透压的发生可能由直接因素导致,即泪液流量减少或蒸发过多;也可能由间接因素导致,即泪膜的不稳定性。一旦眼表泪液高渗透压状态建立,进一步会形成恶性循环,首先导致眼表症状,产生上述眼表稳态的代偿反应,同时促进炎症反应,产生慢性的眼表损伤,最终导致疾病自发逐渐加重。

泪液高渗透压诱发了眼表上皮细胞内的层级炎症反应,包括 MAPK 和 NF-κB 信号通路,以及 IL-1α、TNF-α、MMP 等炎症因子。这些炎症因子会激活眼表炎症细胞,导致黏蛋白表达的下调、眼表上皮细胞的凋亡以及杯状细胞的缺失。上皮细胞损伤或死亡是干眼患者眼表染色点染的基础,这主要是由黏蛋白的缺失引起的。黏蛋白缺失导致隔离眼表染色剂的屏障受损,同时也使得眼表湿润环境难以维持。杯状细胞缺失是所有类型干眼共有的特征,可以通过结膜活检以及印记细胞学检查明确,干眼患者黏蛋白 MUC5AC 水平显著降低(图 7-5-1)。

上述事件发生后,通过刺激角膜以及少部分结膜的神经末梢,对干眼的临床发展具有几个方面的影响。不适症状主要由几方面原因导致:①泪液高渗透压、藻酸盐性炎症介质;②瞬目或眼球运动时因缺乏由杯状细胞分泌的具有润滑作用的黏蛋白而产生的眼表剪切力。眼表损伤,尤其是表面黏蛋白的缺失,会导致眼表保湿性下降、泪膜不稳定性增高,引起泪膜破裂时

间缩短。如果疾病继续进展,当泪膜在两次瞬目之间破裂,就可能到达了干眼发生的临界点。主要机制是当泪膜破裂时,泪膜破裂区会形成一个高渗透压的区域,并沿着角膜表面向四周传递,泪液高渗透压的峰值就在泪膜最先破裂的区域。因此,泪膜破裂时间越短,局部的泪液高渗透压状态越强,且眼睛暴露于高渗透压的时间越长(图 7-5-1)。在瞬目之间发生泪膜破裂,也会导致干眼的恶性循环,并使得疾病病程迁延。泪膜破裂区域引起了眼表的高渗透压损伤,反过来,眼表高渗透压损伤又会加剧泪膜不稳定性,可能进一步增加泪液高渗透压状态。到了这一阶段,干眼可能已经进入一个自发加重的状态,导致干眼的原发因素已经不起主要作用了。

三、干眼的临床表现及分类

(一)干眼的临床表现

干眼是一种有明显症状的疾病,通常会引起慢性的眼部功能损害。常见的临床表现为眼干、眼涩、磨痛、异物感、眼痒、分泌物增多,有的患者甚至伴有畏光、畏风、流泪等症状。然而,临床中可能遇到一部分患者,偶然发现他们具有眼表点染、泪膜破裂时间缩短、泪液高渗透压,然而却没有临床症状。

干眼的症状是由于眼表病理改变导致的,然而,目前发现患者的干眼症状和客观记录的干眼体征相关性较弱。这个现象在临床试验中也常常存在,一些治疗能够对临床体征有明显的改善作用,然而患者的临床症状并没有显著改善。这种不一致性存在很多可能的原因,对这一现象最可能的解释是,导致干眼不适感的因素很多,而这些因素对症状的作用随着疾病的进展而发生改变。泪液高渗透压是常见干眼的核心特点,而且研究发现眼表应用高渗溶液会引起疼痛,因此,泪液高渗透压在这种情况下被认为是早期眼部疼痛的原因。

泪液高渗透压刺激眼表将导致炎症介质释放入泪液,能

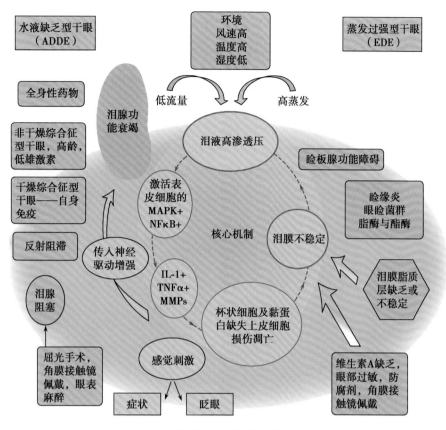

图 7-5-1 干眼的发病机制

一旦眼表泪液高渗透压状态建立,进一步会形成恶性循环,首先导致眼表症状,并产生上述眼表稳态的代偿反应,同时促进炎症反应,产生慢性的眼表损伤,最终导致疾病自发逐渐加重

够刺激感觉神经末梢。同时,随着干眼严重程度的增加,杯状细胞密度进行性下降,导致眼表润滑功能受损,引起眼表、眼睑以及眼球之间的摩擦和牵拉,可能增加眼部的不适症状。这种症状可能源于干眼相关状态,包括原发疾病(如睑板腺功能障碍)或者明显继发于干眼的疾病(如结膜松弛、眼睑摩擦所致上皮病变等)。

(二)干眼的分类

干眼的分类最好依据其病因进行,这意味着寻求病因即寻求导致泪液高渗透压以及眼表损伤的原因。

泪液高渗透压状态可能由两个直接原因导致,而这两个直接原因就是干眼的两种主要分类(图 7-5-2):①水液缺乏型干眼(aqueous-deficient dry eye,ADDE);②蒸发过强型干眼(evaporative dry eye,EDE);③混合型。

水液缺乏型干眼是由于泪腺疾病或功能失调导致泪液容量减少,泪液蒸发,进而引起泪液高渗透压。泪腺分泌的减少可能由以下原因导致:①泪腺的器质性疾病,如干燥综合征;②泪液从泪腺流出障碍,如瘢痕性类天疱疮;③对机体稳态的干扰。

表面麻醉或三叉神经异常可能导致感觉传入阻滞,而翼腭神经节和第三神经元的损害可能导致反射传出阻滞。此外,泪腺分泌可能因为一些全身性药物的使用而产生药物性抑制。

蒸发过强型干眼是泪膜的蒸发增加,但患者的泪腺功能正常。由于泪膜脂质层是阻止眼表蒸发的主要屏障,所以毋庸置疑,导致泪膜脂质层异常的疾病——睑板腺功能障碍(meibomian gland dysfunction,MGD)是蒸发过强型干眼的主要病因。此外,泪液蒸发增加也可以由瞬目间隔增长、睑裂过宽等因素导致,因此这两者也可导致蒸发过强型干眼。

应该重视的是,以上的分类方法在临床上十分方便,临床上最常见的干眼患者往往两种都包含,即混合型。

四、干眼的检查

一个实用的诊断方法需要简洁且有效。检查的顺序非常重要,前一项检查必须不影响后面检查的结果。

我们推荐的检查顺序如下:①症状学问卷评估;②临床病史采集;③角膜荧光素染色观察泪膜破裂时间(TFBUT);④角膜素荧光染色观察是否有角膜点染;⑤Schirmer I 试验;⑥睑缘检查;⑦睑板腺检查。

具体检查方法如下:

(一)症状学问卷评估

识别干眼症状,可以使用有效的干眼问卷,临床上最常用的是 OSDI 问卷(眼表疾病指数表,Ocular Surface Disease Index)(表 7-5-2)。

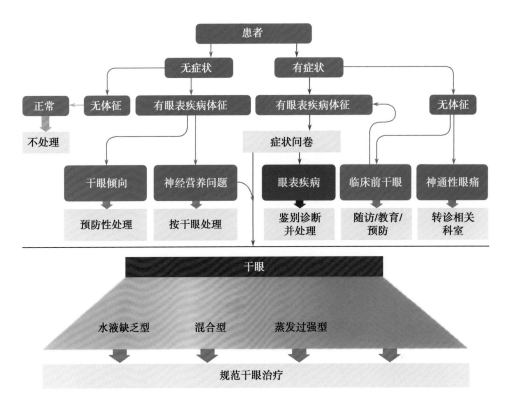

图 7-5-2　干眼的分类（Dry Eye Workshop Ⅱ,DEWS Ⅱ,国际干眼工作小组报告）

表 7-5-2　眼表疾病指数问卷

在过去的 1 周内,是否曾经感觉过以下症状?	总是	经常	有一半时间是	有时	从不	
1. 眼睛对光敏感	4	3	2	1	0	
2. 异物感	4	3	2	1	0	
3. 眼部疼痛或酸胀	4	3	2	1	0	
4. 视野模糊	4	3	2	1	0	
5. 视力下降	4	3	2	1	0	
1~5 题的总分					(A)	
在过去的 1 周内,是否有因眼部不适而影响以下活动?	总是	经常	有一半时间是	有时	从不	N/A
6. 阅读	4	3	2	1	0	N/A
7. 夜间开车	4	3	2	1	0	N/A
8. 用电脑工作	4	3	2	1	0	N/A
9. 看电视	4	3	2	1	0	N/A
6~9 题的总分					(B)	
在过去的 1 周内,遇到以下情况是否会感觉到眼部不适?	总是	经常	有一半时间是	有时	从不	N/A
10. 有风的时候	4	3	2	1	0	N/A
11. 干燥环境中	4	3	2	1	0	N/A
12. 有空调的环境	4	3	2	1	0	N/A
10~12 题的总分					(C)	
A、B、C 分数相加					(D)	
回答的问题总数(不包括 N/A)					(E)	

请患者回答以上 12 个问题,圈出可以代表患者的评分。然后按要求在 A、B、C、D 和 E 处填写。OSDI 评分 =D×25/E

计算患者最终的 OSDI 评分见图 7-5-3。

评估OSDI得分
OSDI分数在0~100之间，分数越高越严重。使用OSDI指数区分正常患者和干眼患者的敏感性和特异性都很好。OSDI是评估干眼（轻度、中度、重度）及其对视觉影响的可靠工具。

评估患者的干眼状况
将患者的得分D和E分别对应到以下表格，患者评分对应的区间所显示的数字就是患者的OSDI评分。

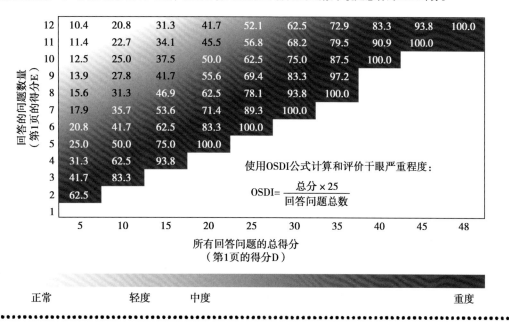

图 7-5-3　OSDI 评分说明

（二）Schirmer Ⅰ检查

Schirmer Ⅰ检查阳性结果，即试纸浸润小于 10mm 更能说明问题。10 分以上重复性较差。因此，Schirmer 试验更适用于进展期疾病。

通常在第一次就诊时做 Schirmer Ⅰ试验从而判断干眼的严重性，并判断是否存在水液缺乏。但是 Schirmer Ⅰ不利于随访。泪膜破裂时间（TFBUT）更适用于随访。

Schirmer Ⅰ试验做法：①将试纸条放入下睑结膜囊中外 1/3；②嘱患者闭眼；③记录时间，5min 后移除试纸条，如果 5min 内试纸条全部浸润，则全部浸润时移除试纸条。

（三）泪膜破裂时间（TFBUT）

1. TFBUT 的值与荧光素染色的方法密切相关。例如，荧光色染色剂的类型、浓度以及染色与检查之间间隔的时间。

2. TFBUT 对干眼诊断的敏感性和特异性好于泪液渗透压。

3. TFBUT 检查方法：①向每只眼睛结膜囊内滴入 0.5% 荧光素染色剂；②嘱患者用力眨眼，挤出多余染色剂；③等 2min 让荧光素弥散，使泪膜及泪河染色；④嘱患者眨眼 1 次，并保持睁眼状态；⑤TFBUT 是患者最后一次眨眼到角膜表面第一次出现干燥斑的时间；⑥需连续测量 3 次并记录平均值。

（四）角膜荧光染色下观察角膜点染

1. 根据 DEWS 分类，角膜点染的出现提示干眼已经进展到中度或重度，因此即使患者症状不明显，角膜点染也是警告信号。

2. 角膜点染评估方法　①操作步骤与 TFBUT 相同；②记录角膜上皮点染个数（punctate epithelial erosions, PEE）；③如果 PEE 为 1~5 个，记录 1 分，6~30 个，记录 2 分，大于 30 个，记录 3 分；④以下情况各加 1 分，最高加到 6 分：如果 PEE 在视轴上（角膜中央 3mm），如果任何位置上存在角膜点染连成片状，如果角膜上任何位置存在角膜丝状物。

（五）睑缘检查

上睑和下睑都应检查，包括：

1. 睑缘炎及范围。

2. 睑板腺腺口阻塞。

3. 挤压睑板腺　睑板腺挤压是干眼的推荐检查。干眼与可以挤压出液体样分泌物的睑板腺数量相关。但睑板腺挤压在每次随访当中变异性比较大，除非应用同一方法及设备，例如 Korb 按摩可以对一定面积的眼睑产生一定力量的挤压力。用示指按压下睑显然不能在每次随访中提供恒定的压力，且不能保证按压同样的部位。睑板腺挤压标准程序如下：

（1）理想的方式是通过用 Korb 按摩对一定面积（8.76mm×4.45mm=38.95mm²）的眼睑产生一定力量的挤压力（1.25g/mm²）。

（2）如果没有可用仪器，可以用手指、木棍、压舌板等向中央睑板腺施加外力。据估计，标准化的仪器所产生的外力相当于使眼压增加到 30mmHg 的压力。

（3）睑板腺按压和分泌物的评估可以根据表 7-5-3 评分。

4. 血管化程度。

5. 睑缘圆盾　血管化及睑缘圆盾是严重慢性 MGD 的重要体征。在眼部红斑痤疮的患者中更加明显。睑缘圆盾意味着睑板腺萎缩,即慢性 MGD 最终结果。

(六) 检查结膜

判断是否有特殊病因,临床中很容易忽略结膜的检查。

结膜检查方法如下:

1. 拉开下睑,暴露结膜囊,检查是否存在以下体征:

(1) 睑球粘连(瘢痕性类天疱疮,Stevens-Johnson 综合征);

(2) 结膜松弛。嘱患者向下看,因为结膜松弛在患者向下看时更加明显。

2. 拉开上睑,嘱患者向下看,检查是否存在以下体征:

(1) 结膜血管增粗(上缘角膜结膜炎);

(2) 小梁切除术的滤过泡。

3. 翻上睑,检查睑结膜是否存在以下体征:

(1) 沙眼瘢痕;

(2) 视乳头(过敏/角膜接触镜过敏)。

(七) 检查角膜

寻找可能的内在因素,角膜是否有如下损伤:

1. 角膜边缘溃疡/瘢痕(睑缘炎/红斑痤疮);

2. 地图状线状上皮(前弹力层萎缩或地图-点状-指纹样萎缩)。

(八) 检查头颈部寻找相关因素

1. 甲状腺相关性眼病,例如:眼球突出,眼睑退缩;

2. 红斑痤疮,例如面部毛细血管扩张。

(九) 新的诊断技术

目前,很多医院没有开展新兴的诊断技术,但随着新仪器的普及,其临床应用越来越广泛。

1. 泪液渗透压　高渗的泪液是干眼的病理生理发展的核心内容。一个相对新的仪器,TearLab,可以用来评估泪液渗透压。试纸条通过毛细作用收集泪液,把试纸条放入测试仪器中,即可读出泪液渗透压值(图 7-5-4)。

一项前瞻性的多中心研究提示,泪液渗透压在轻度到中度干眼患者中的敏感性和特异性很好。但是 TFBUT 的结果对于重度干眼患者更加具有提示性。可重复性差是 TeraLab 的主要问题。在中国,TearLab 并没有大范围使用。

2. 干涉成像仪　干涉成像仪不是新的诊断技术。干涉成像仪使用红外相干成像,可以呈现出泪膜脂质层的高质量图

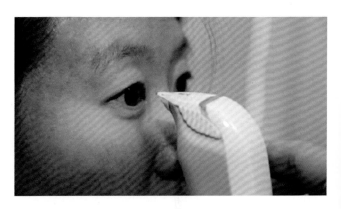

图 7-5-4　TearLab

像(图 7-5-5)。目前,一些更新的仪器可以测量泪膜脂质层的实际厚度,且有内置的软件可以测量 TFBUT,但是仍然不能取代荧光素染色的 TFBUT 测量。

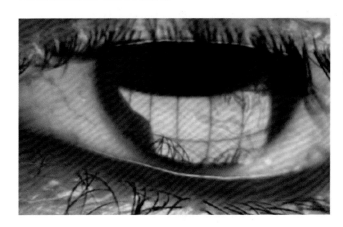

图 7-5-5　干涉成像仪

3. 睑板腺照相　可以检测睑板腺的形态和萎缩程度(图 7-5-6)。照相图片能预测治疗的有效性。例如,萎缩的睑板腺可能对任何治疗效果都很差。

4. 角膜活体共聚焦显微镜检查　能够实时观测角膜神经、角膜炎症以及睑板腺的形态(图 7-5-7)。

总而言之,使用标准化的诊断方法格外重要,标准化的诊断方法应当包括泪膜破裂时间(TFBUT)、Schirmer 检查、荧光素下角膜点染情况。通过使用标准的检查方法,可以对干眼进行标准化分级和标准化管理,如此可大大提高干眼治疗的成功率。此外,寻找眼部及系统性的疾病也很重要,因为这些因素

表 7-5-3　用于指导治疗的睑板腺分期总结

分期	MGD 分级	症状	角膜染色
1	+(微小的表达改变和分泌物性质变化)	无	无
2	++(轻度的表达改变和分泌物性质变化)	无到轻度	无或局限
3	+++(中度的表达改变和分泌物性质变化)	中度	轻度到中度,局限在周边
4	++++(重度的表达改变和分泌物性质变化)	重度	重度,中央受累
附加疾病	眼表或眼睑伴随疾病		

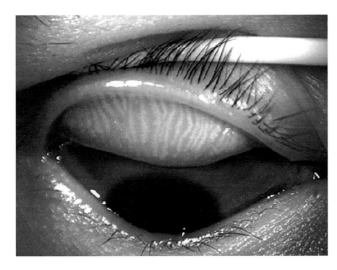

图 7-5-6　睑板腺照相

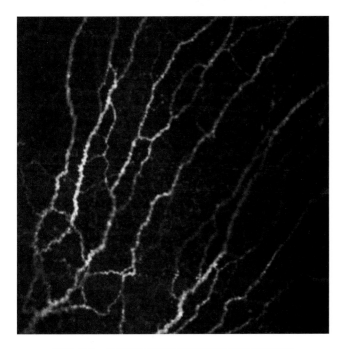

图 7-5-7　角膜活体共聚焦显微镜观察到的角膜神经

可能影响或加重干眼。

五、干眼的诊断

根据我国 2013 年干眼专家共识,干眼的诊断应包括以下内容:①是否干眼;②干眼的病因和分类诊断;③干眼的严重程度。

(一)干眼的诊断标准

1. 有干燥感、异物感、烧灼感、疲劳感、不适感、视力波动等主观症状之一和 BUT≤5s 或 Schirmer Ⅰ试验(无表面麻醉)≤5mm/5min 可诊断干眼。

2. 有干燥感、异物感、烧灼感、疲劳感、不适感、视力波动等主观症状之一和 5s<BUT≤10s 或 5mm/5min<Schirmer Ⅰ试验结果(无表面麻醉)≤10mm/5min 时,同时有角结膜荧光素染

色阳性可诊断干眼。

(二)干眼严重程度诊断标准

1. 轻度　轻度主观症状,无角结膜荧光素染色。

2. 中度　中重度主观症状,有角结膜荧光素染色,但经过治疗后体征可消失。

3. 重度　中重度主观症状,角结膜荧光素染色明显,治疗后体征不能完全消失。

六、干眼的治疗

(一)治疗目标

干眼治疗的目标为缓解眼不适症状和保护患者的视功能。轻度干眼患者主要是缓解眼部症状,而严重干眼患者则主要是保护患者的视功能。一旦患者被诊断出干眼,在临床中就需要达成下述特定的治疗目标:①缓解症状;②提高润滑性;③稳定泪膜;④保护眼表细胞;⑤延缓泪液蒸发损失;⑥抑制炎症;⑦稳定睑板腺功能;⑧维持充足的泪液分泌。

现如今,干眼的治疗方法均是围绕干眼的发病机制孕育而生,如图 7-5-8,干眼的治疗主要有:①人工泪液;②凝胶/眼膏;③潮湿室眼镜(moisture chamber spectacles);④抗炎治疗(局部应用环孢素 A 和类固醇激素,ω-3 脂肪酸);⑤四环素;⑥泪点塞;⑦泪液促泌剂;⑧血清;⑨接触镜系统性免疫抑制;⑩手术(AMT、眼睑手术、睑缘缝合术、MM 及 SG 移植术)。

(二)药物治疗

1. 人工泪液　人工泪液是首选的治疗方法,而且在很长时间内是治疗干眼的唯一方法。人工泪液是通过以下一种或多种机制治疗干眼的:①在上睑睑缘睑结膜与眼表之间形成润滑层,减轻眼睑刷上皮病变(眼睑刷上皮病变在 88% 的有症状但是没有临床体征的干眼患者中被发现)。②稳定泪膜,减少眼表磨损,提高视觉质量。③可能提供了一种"假性抗炎"效应,通过物理冲刷掉致炎物质;通过稀释效应,降低泪液的渗透压;减少眼睑刷上皮病变导致的摩擦,减少致炎压力;帮助角膜上皮愈合,减少眼表炎症。

人工泪液的选择:临床医师应根据干眼患者的类型、程度及经济条件等特点进行个体化选择。轻度干眼宜选择黏稠度低的人工泪液;对中重度干眼伴蒸发过强者,宜选择黏稠度高的人工泪液;对眼表面炎症较重、泪液动力学异常患者,优先选用不含防腐剂或防腐剂毒性较少的人工泪液。

2. 润滑膏剂(眼用凝胶、膏剂)　眼用凝胶、膏剂在眼表面保持时间较长,但可使视物模糊,主要应用于重度干眼患者或在夜间应用。

3. 抗炎及免疫抑制剂　在干眼中使用抗炎治疗是基于炎症在干眼发生及播散中的重要作用。眼表面炎症反应与干眼患者症状的严重程度成正相关。抗炎和免疫抑制治疗适用于有眼表面炎性反应的干眼患者。常用药物为糖皮质激素、非甾体类抗炎药及免疫抑制剂。可根据不同的干眼类型和疾病发展情况单独或者联合使用。①糖皮质激素:局部使用糖皮质激素是一种有效的治疗方法。其被用来破坏炎症与上皮损伤的

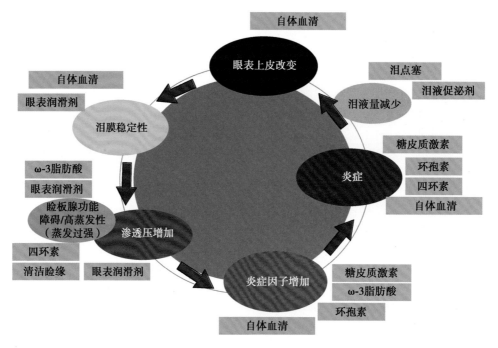

图 7-5-8 干眼治疗汇总

恶性循环,并且快速缓解患者的不舒适感。使用原则为低浓度、短时间,一旦炎症反应控制即减量至停止使用,可间断使用。但应注意糖皮质激素引起的并发症。②环孢素 A:用于中重度干眼伴有眼部炎症反应的患者,最常见的副作用是眼痛和眼红,而出现上述副作用并非说明需停用环孢霉素。③FK506:用于中重度干眼伴有眼部炎症反应的患者。④四环素类衍生物:主要用于睑板腺功能障碍或酒渣鼻中的抗炎和脂质调整作用。

4. 自体血清 血清含有多种可以抑制眼表炎症因子作用的抗炎因子。这也可以在一定程度上解释它改善干眼患者症状体征的功能,用于重度干眼合并角膜并发症及常规人工泪液无效的重症干眼患者。

5. ω-3 脂肪酸 研究发现,每日接受 ω-3 脂肪酸治疗(DHA 350mg,EPA 42.5mg,DPA 30mg)将使得非严重性干眼组中患者的低水平的炎症介导因子 IL-1β、IL-6 和 IL-10 的量更加降低,但仍需大规模、多中心、随机对照临床试验的证实。

6. 其他 雄激素、促泪液分泌药物可用于干燥综合征的治疗,在临床上未广泛应用;重组人表皮生长因子和维生素 A 棕榈酸酯等可提高干眼患者结膜杯状细胞数量。

(三)非药物治疗

1. 环境及生活方式调整 在干眼治疗中,患者教育常被忽视。大量个人日常活动可加剧患者的干眼情况,使用电脑、长时间处于刮风的环境中、驾驶以及阅读都会涉及干眼的发生。十分重要的一点是,轻度干眼可以通过生活方式的调整被成功治疗,从而最大程度减少药物使用。

2. 泪点栓塞 泪点塞可以缓解症状,改善客观体征。

3. 物理疗法 对睑板腺功能障碍患者应进行眼睑清洁、热敷及睑板腺按摩。

4. 湿房镜 通过提供密闭环境,减少眼表面的空气流动

及泪液的蒸发,达到保存泪液的目的。

5. 角膜接触镜 适用于干眼伴角膜损伤者,尤其是角膜表面有丝状物时,但使用时需要保持接触镜的湿润状态。也可选择高透氧的治疗性角膜接触镜。

(四)手术治疗

泪液分泌明显减少而且常规治疗方法效果不佳,从而导致视力严重受损的严重干眼患者,可以考虑手术治疗。

手术的种类和方式主要包括:结膜松弛矫正术、泪小点的部分烧灼、热治疗器尖端探查睑板腺、睑缘缝合术、颌下腺及唇腺移植术等。

(李学民)

第六节 其他眼表疾病

要点提示

1. 睑缘相关性角结膜病变抗炎治疗是重点,糖皮质激素的使用要早起且足量,可以减少之后的血管翳、溃疡、瘢痕的形成,但要注意监测激素使用后出现眼压升高以及角膜融解等并发症。对于反复发作者,要考虑长期局部免疫抑制剂的使用。

2. 对于流行性角结膜炎,虽然没有特效药物,但要关注假膜性结膜炎的形成,糖皮质激素的使用和伪膜的及时清理可以减少远期睑球粘连和严重睑球粘连造成的睑内翻、干眼的出现。

一、睑缘相关角结膜病变

【病因】睑缘相关角结膜病变(blepharokeratoconjunctivitis,BKC)是指继发于睑缘病变的一类角结膜病变。BKC 病因并不

明确,与睑缘的感染、炎症刺激有关。其中主要包括前部睑缘炎、后部睑缘炎(睑板腺功能障碍)、睑板腺炎,以及红斑痤疮。

【临床表现】BKC多见于成人,但是儿童也可发病。男女比例无明显差异。本病常双眼发病,但是多单眼先发病。轻症患者会有眼干、异物感、眼痒、眼红等症状,病变加重会出现分泌物增多、视物模糊、畏光、流泪等症状,反复发作者或累及角膜中央区的患者视力可以明显下降,反复发作的患者有时被误诊为病毒性角结膜炎。BKC早期会出现角膜上皮的点状混浊以及周边的角膜浸润,浸润区会出现浅层的新生血管(图7-6-1)。角膜浸润多发生在2点、4点、8点和10点的角膜边缘。治疗不及时或反复发作后,病变也可侵及中央区角膜。当病变进展后,浸润加重,形成角膜溃疡和角膜血管翳,严重病例反复发作或迁延不愈,角膜可出现穿孔。经过治疗的病变会形成角膜薄翳或者斑翳。一些患者可见面部红斑痤疮、脂溢性皮炎或酒渣鼻。儿童BKC由于儿童睑缘薄,较少睑缘肥厚充血现象,低龄儿童对症状表述的困难,会造成患病后常常被忽视。以至于经常在出现较严重角膜病变后,才由家长发现后就诊。所以对于儿童出现有睑缘炎、睑板腺炎、睑板腺囊肿或者红斑痤疮者,要警惕BKC发病的可能性。

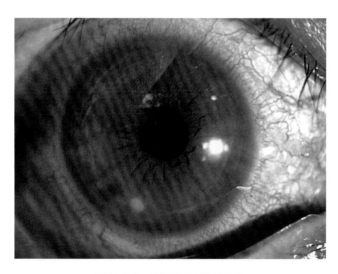

图 7-6-1　睑缘相关角结膜病变

【诊断】对于双眼发病或反复发作,有睑缘病变,出现结膜充血,角膜出现中央区点状混浊,或周边出现角膜浸润、溃疡,浅层新生血管形成者,考虑BKC的诊断。

【治疗】睑缘的治疗是BKC治疗的重点。对于睑缘的治疗主要有:眼睑局部的热敷、按摩及清洁。但要提出的是,当出现结膜较重充血、角膜浸润或溃疡时,应考虑眼局部冷敷减轻炎症反应及疼痛。对轻症的BKC局部使用润滑剂,另外可以加用局部非甾体抗炎药或局部低浓度糖皮质激素,同时夜间涂用抗生素眼膏治疗睑缘炎。对中重度患者,局部使用糖皮质激素治疗,夜间使用抗生素眼膏,还应同时选用促进角膜愈合的药物。对激素使用后出现不良反应者,可选用局部免疫抑制剂治疗。在局部治疗的同时或局部治疗效果不佳时,全身可选用

四环素类药物口服治疗。

二、复发性角膜上皮糜烂

【病因】眼外伤(锐利物擦伤)或上皮基底膜营养不良,致使角膜上皮基底膜复合物(半桥粒体)缺失或异常。角膜上皮反复发生脱落而引起临床症状。目前研究认为,基质金属蛋白酶(MMP-2和MMP-9)活性上调导致了上皮锚定系统(层粘连蛋白和VII型胶原)的变性,从而导致上皮基底细胞和基底膜黏附的异常,继而造成了此病。也有研究认为此病患者的COL17A1基因发生了突变。

【临床表现】眼部突发性疼痛,常于晚上或清晨睁眼时发生,同时伴有眼红、畏光、流泪。轻症患者持续30min到数小时,重症患者可持续数天,伴随着更剧烈的疼痛、畏光、眼睑痉挛和视力下降。裂隙灯下可见角膜上有一小片局限性上皮粗糙、水肿或缺损区,后部反光照明法下常可见上皮微囊泡样改变。急性发病期,上皮常常会表现为愈合或水肿状态,但是荧光素染色后在病变区域会有明显的荧光素集聚(图7-6-2)。愈后数周或数月,在病变处的上皮细胞由于长得不牢固而稍突起。在夜间开灯或在清晨见光时由于猛然睁眼,上皮细胞被上睑擦掉脱落,以致再次复发。

【治疗】多用保守治疗,急性期局部给予润滑剂、抗生素软膏,再加垫盖包扎,或配戴角膜接触镜。高渗剂如20%葡萄糖软膏涂抹,可造成局部高渗透压环境,减轻上皮水肿,理论上可以促进上皮细胞的黏附。低剂量口服多西环素和局部点用糖皮质激素也非常有效,可能和抑制了基质金属蛋白酶有关。有文献报道采用治疗性准分子角膜切削术(PTK)也可获得满意疗效。

三、Thygeson 浅层点状角膜炎

1950年,Phillips Thygeson发现一组双眼发病、角膜上皮粗糙混浊、不伴有基质受累以及角膜水肿的疾病,之后为了纪念他的发现,将此疾病命名为Thygeson浅层点状角膜炎(Thygeson's superficial punctate keratitis,TSPK)。研究发现,本病全年龄均可发病(但青中年居多),无性别差异。

【病因】病因不明,有报道认为其和病毒感染有关。另有研究认为其和HLA-DR3有关。

【临床表现】本病常反复发作,病程较长,可以持续数月,甚至常常要经数年之久。典型的常常双眼发病,有时可以一眼先发病。主要症状有畏光、流泪,以及眼部刺激感或异物感、视力下降。裂隙灯下可见粗糙的灰白色圆形或椭圆形成团或碎屑状的角膜上皮混浊,高倍镜下观察每个点状混浊里又是一簇针点样的混浊。混浊在中央角膜处密度最大,结膜一般不受累,有时可有轻度球结膜充血。荧光素和虎红可以着色,但染色较淡。角膜知觉不受损害。患者的畏光和异物感症状常常远重于其表现出的轻度上皮病变的体征,出现症状与体征的分离。在体角膜共聚焦显微镜检查可见病变处角膜上皮层面高反光无细胞结构沉着物,病变旁上皮下朗格汉斯细胞数量增多,部分患者出现前弹力层结构异常(图7-6-3)。

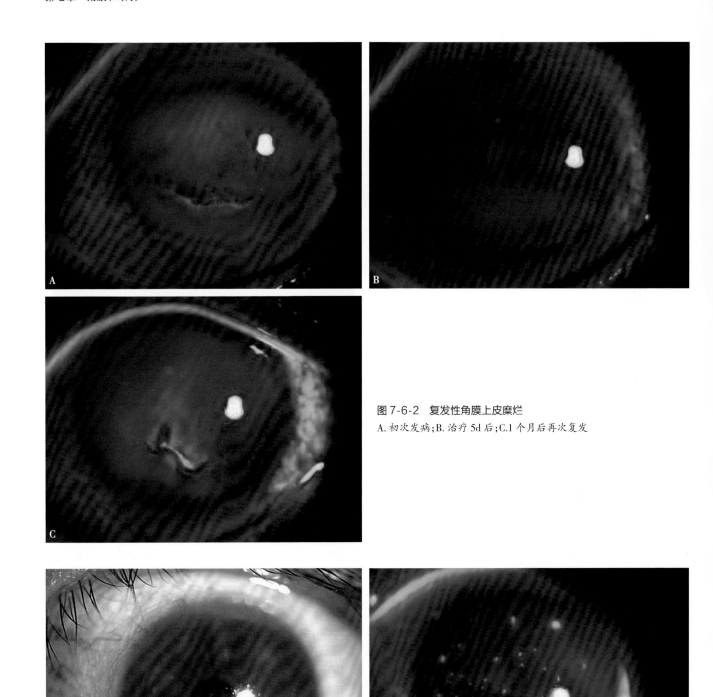

图 7-6-2 复发性角膜上皮糜烂
A.初次发病;B.治疗 5d 后;C.1 个月后再次复发

图 7-6-3 Thygeson 浅层点状角膜炎

1961 年,Thygeson 曾指出此疾病诊断的标准:①双眼的点状角膜上皮病变;②慢性病程同时伴有加重和自行缓解;③病变修复后没有瘢痕;④抗生素治疗无效;⑤对局部激素治疗的反应非常好。但之后的学者报道发现,病程持久的Thygeson 浅层点状角膜炎可以出现前弹力层甚至基质层永久性的混浊。

【治疗】对轻症患者,支持疗法如人工泪液点眼通常就足够了。但对症状持续者,可选用眼局部低剂量激素或角膜绷带镜治疗。局部滴用较弱的皮质类固醇激素,可明显抑制角膜点状损害的发生,并可减轻症状。但病变常常于停用激素后在角膜同样或不同的位置复发。局部滴用环孢素 A 或他克莫司滴眼液亦可获得疗效。虽然没有证据证明免疫抑制剂治疗优于激素治疗，但是其在安全性上优于局部激素使用。

四、丝状角膜炎

【病因】目前认为丝状角膜炎（Filamentary keratitis）和眼表的损伤、炎症、泪膜的异常或者机械性的摩擦有关，常作为眼部和全身疾病的并发症出现。

【临床表现】本病是一种慢性、复发性的角膜病变，女性和老年人多见，可单眼或者双眼发病。常继发于眼部及全身疾病，如干眼、上方角膜缘角结膜炎、病毒性角结膜炎、神经营养性角膜炎、大泡性角膜病变、穿透性角膜移植后、上睑下垂术后、干燥综合征、造血干细胞移植术后眼部移植物抗宿主反应等。患者常会有异物感、黏液分泌物、畏光、流泪等症状。结膜是否充血以及充血程度由原发病种类决定。裂隙灯检查可见角膜上丝状物，一端或者两端均附着于角膜上。研究发现丝状物为上皮细胞形成的核心，其外包裹着黏蛋白、炎细胞以及已被破坏的细胞等。丝状物可被荧光素、虎红和丽丝胺绿着染（图7-6-4）。

【治疗】治疗首先要针对原发病，控制全身疾病及相关的眼表疾病。局部治疗主要包括机械性去除丝状物，减轻眼表的炎症以及润滑眼表。局部激素、免疫抑制剂、自体血清治疗有效，配戴角膜绷带镜也是可选用的方法。还有研究认为 A 型肉毒素注射对治疗丝状角膜炎有效。

五、腺病毒性角结膜炎

【病因】腺病毒性角结膜炎（adenoviral keratoconjunctivitis），人腺病毒分为 50 多种血清型，6 个亚群，是一种双链 DNA 病毒。腺病毒除了眼部外还可以造成各种临床表现，如上呼吸道感染、脑膜炎、儿童腹泻等。其中 D 亚群与流行性角结膜炎密切相关。造成流行性角结膜炎，腺病毒 8 型最常见，其次腺病毒 64 型和腺病毒 37 型也是常见类型。

【临床表现】流行性角结膜炎是腺病毒感染造成的各种病变中唯一角膜受累的类型。本病潜伏期为 9d 左右（2~14d），双眼可同时或 1 周内先后发病（第二眼较轻），部分患者发病前有上呼吸道感染病史。传染性较强，主要是接触传染。起初症状与急性卡他性结膜炎相似，常误诊为急性卡他性结膜炎。但很快会出现严重的滤泡性结膜炎，伴有点状上皮角膜病变，同时，除睫状充血外，还有重度刺激症状，如畏光、流泪、异物感和视力障碍及同侧耳前淋巴结肿大等。伪膜和真的膜状物有时会出现在睑结膜。角膜中部弥漫散在粗糙、细小浅层损害，也可出现大的中央地图样角膜上皮糜烂。眼部症状出现 7~14d 后，多灶性角膜上皮下浸润灶出现。上皮下浸润造成的畏光和视力下降有时可以持续数月甚至数年。角膜上皮炎主要源于腺病毒在角膜上皮内的复制，而上皮下的浸润与病毒感染造成免疫反应相关（图 7-6-5）。

【诊断】双眼的滤泡性结膜炎，伴有结膜伪膜或真膜，以及之后出现了双眼多灶性角膜上皮下浸润是诊断流行性角结膜炎的要点。实验室诊断尤其是病毒培养是区别腺病毒和单纯疱疹病毒的可靠方法，但是临床上常常病情减轻或缓解后才等到实验室检查的结果。所以实验室诊断仅用于很少的病例中。

【治疗】腺病毒感染主要的治疗是支持治疗。冷敷和人工泪液可缓解症状。局部抗生素只有在出现脓性分泌物，考虑到有继发性细菌感染时才使用。局部糖皮质激素的使用可以减轻畏光症状并改善角膜上皮下浸润造成的视力损害，但是可能会延长病程，所以一般在出现结膜伪膜或真膜以及出现角膜上皮下浸润造成视力下降时才使用。但要需要了解的是，局部使用糖皮质激素不能改变疾病的自然病程。非甾体抗炎药对角膜上皮下浸润的治疗无效，但是其可以减少糖皮质激素减量后造成的病变复发。预防和控制传染源非常重要。对局部仍有充血和流泪者，需要考虑其仍在传染期，但对局部使用糖皮质激素治疗者，虽然其症状很轻，但患者可能仍然处于传染期。

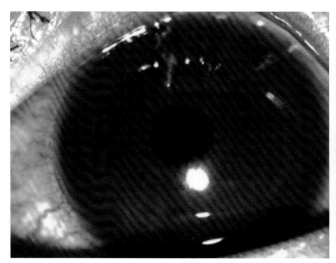
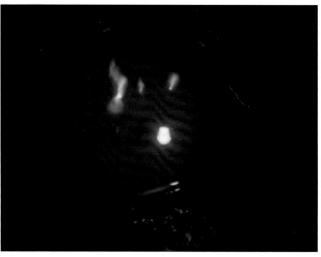

图 7-6-4　丝状角膜炎

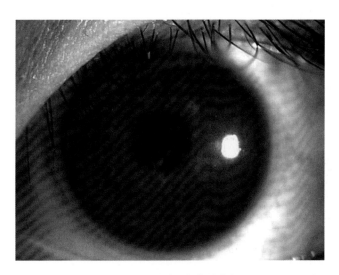

图 7-6-5 腺病毒性角结膜炎

(张钦)

第七节 角膜移植

要点提示

角膜内皮移植是不同于穿透和板层角膜移植手术的全新术式。切口位于角膜缘处 3~3.5mm,保留了角膜表面的完整性,避免术后散光,视力恢复快,并发症少。手术方式为:将供体角膜制备成厚度在 120μm 左右植片,包含角膜内皮细胞和部分后基质层,植片植入前房后无须缝合,通过前房内注射消毒气泡支撑植片使其贴附于角膜的后表面,术后患者面向上平卧位。角膜内皮移植有其特殊的并发症即植片脱位,因植片与植床之间没有缝合,仅靠气泡支撑,因此植片脱位是术后最常见的并发症,尤其发生在后囊膜缺失、玻璃器切割术后或低眼压的患者。一旦发生,仅需前房再次注射消毒空气即可。

一、角膜移植手术

角膜移植术是用健康透明的供体角膜替换已遮挡患眼视轴的或即将导致丧失眼球完整性的病变角膜。供体角膜的来源有自体、同种和异种之分。依据手术目的可分为:①光学性角膜移植术:主要为改善视力者;②治疗性角膜移植术:主要为去除感染病灶或为减轻疼痛、阻止病变恶化;③整复性角膜移植术:为保持组织结构的完整性;④美容性角膜移植术:为改善外观。

角膜移植技术可追溯到 19 世纪后半叶和 20 世纪早期,例如 Reisinger、von Hippel 和 Elschnig 等先驱。角膜移植是最常见和最成功的人类移植手术。每年在美国进行超过 30 000 例角膜移植手术。由于组织选择和保存、环钻和术后散光处理的进展,光学结果大大改善。目前,根据手术部位和方法的不同,角膜移植分为:

1. **穿透性角膜移植** 是针对全层角膜病变和混浊的患者,应用全层的供体材料恢复角膜的结构和/或恢复视力的手术过程。

2. **板层角膜移植**(前板层角膜移植和后板层即角膜内皮移植) 是一种使用供体组织的部分厚度移植物来提供构造稳定性和/或光学改善的过程。手术使用供体基质部分厚度。前板层角膜移植手术中,移植组织不包括角膜内皮。该过程避免了内皮排斥,因此供体组织可以从老年人和内皮细胞活性差的供体获得或为冷冻的角膜组织。后板层角膜移植即角膜内皮移植术,其主要目的是在保持角膜前表面完整的同时替换患病角膜内皮细胞,保留患者全部的基质层恢复角膜的透明性,使其解除痛苦和/或恢复视力。板层角膜移植术角膜内皮移植对内皮细胞质量的要求较高,其标准要高于穿透性角膜移植。

3. 角膜缘干细胞移植。

二、穿透性角膜移植术

穿透性角膜移植术(penetrating keratoplasty,PKP)是切通全层角膜的移植手术。由于显微手术的引进,缝线、显微手术器械的发展,使技术操作更为精湛。加以人们对角膜内皮细胞功能的了解,使供体材料的保存和选择更加完善。此外,新的免疫抑制药物的问世,使手术后的排斥反应明显减轻。以上这些因素都使穿透性角膜移植的成功率大为提高,手术的适应证也得以扩大,成为当今主要的复明手术之一。但因为本手术的并发症较多,且有些还较严重,因此,术后并发症的早期发现、早期防治极为重要。除此之外,获得患者及其家属术前的理解和术后的合作,也是取得手术成功的重要环节。穿透性角膜移植术可用于提供构造支持(如角膜变薄和穿孔),改善视力(如替换角膜瘢痕)。

由于穿透性角膜移植涉及大量的术后护理,因此仔细进行术前评估尤为重要,并与患者彻底讨论手术、视力期望、可能的并发症,特别是术后护理的漫长过程。接受者必须准备好终身管理眼睛的预期才能考虑手术。

【影响手术成功的主要因素】

1. **供体组织** 为避免疾病传播,有污染和混浊的供体角膜或患有全身脓毒血症及病毒性中枢神经系统疾病患者的供体角膜不宜选用。为保持角膜内皮细胞有足够的功能,供体眼球应于死亡后 6h 内摘取;供体角膜内皮细胞密度最好在 2 000 个/mm^2 以上;选用 4℃ 湿房保存者应在 24h 内使用,采用 M-K 液保存者应在 48h 内使用,应用 K-液或 Optisol 液保存者则不宜超过 7d。

2. **受体组织** 宿主角膜本身原有病变的性质和严重程度,直接影响手术的成功率。有活动性炎症与深层角膜新生血管者,预后较差;伴随患眼的其他眼病,如青光眼、葡萄膜炎和干眼症等均应事先予以治疗,否则会导致手术失败。

3. **其他** 完善的手术器械、手术技巧的娴熟程度、术前准备、术后护理等均可影响手术的成功率。

【手术适应证】

1. **视力** 双眼视力均小于 0.02 者可考虑手术。双眼视力虽可达 0.1 但视力日趋下降者(如角膜斑状营养不良),可考虑先在视力较差的眼上手术。如为独眼者应慎重,并应向患者及家属详细交代病情和预后。

2. 疾病　穿透性角膜移植术可用于提供构造支持(如角膜变薄和穿孔),改善视力(如替换角膜瘢痕)。适应证包括:圆锥角膜,合并中央瘢痕的大泡性角膜病,移植失败,角膜瘢痕,化学烧伤,角膜溃疡(细菌、真菌、寄生虫或病毒),角膜营养不良,创伤。所列出的前四种适应证的穿透性角膜移植术的成功率非常好,但在活动性或复发性感染、炎症、角膜血管形成或之前的移植排斥的情况下,移植排斥的概率显著增加。

【手术禁忌证】

1. 全身性　患者心肺功能不良,不能承受手术者为绝对禁忌证。严重肝、肾功能不全且失代偿期的患者,其他如年老体弱、营养不良、糖尿病、智力低下及术后不能随访者为相对禁忌证。

2. 眼部　严重化学烧伤、放射性烧伤、中重度干眼如眼类天疱疮与 Stevens-Johnson 综合征、神经麻痹性角膜病变、眼睑缺损、青光眼、上皮植入、前房裂隙综合征、多次角膜移植失败、弱视及眼底病影响视功能者为相对禁忌证。内眼手术后的炎症反应及其他原因引起的活动性炎症均为相对禁忌证,应待炎症完全消退 6 个月以后再行手术。

【手术方法】

1. 术前准备　与一般内眼手术相同,包括泪道冲洗及结膜囊内滴用抗生素等。此外,对有透明晶状体的眼拟行手术者,术前 1h 开始,应局部滴用 2% 毛果芸香碱,每 10min 1 次,共 3 次,使瞳孔缩小,或术中用卡巴胆碱缩瞳,以保护晶状体不致受损伤。对合并有白内障者,拟同期施行角膜移植联合白内障摘除术时,术前应不散瞳或轻度散瞳,以免晶状体核娩出后玻璃体前突带来的风险。

由于穿透性角膜移植术涉及开窗手术(open sky)后眼内容物暴露风险,所以在穿透性角膜移植术之前充分减压是非常重要的,否则面临增加脉络膜爆发性出血的风险。可以考虑没有全身禁忌证时候使用静脉注射甘露醇。

2. 消毒、麻醉和降眼压的方法　与白内障手术相同,而且更强调降眼压的重要性。如果行角膜移植联合白内障摘除加人工晶状体植入联合手术时,要求眼压低于 10mmHg。术中无后房正压可以明显减少术中并发症的发生。

3. 暴露、固定与支撑眼球　使用的开睑器不能对眼球有压迫,眼裂过小时可行外眦切开。在手术过程中,如果担心眼球塌陷,可以使用巩膜支撑环,主要是在无晶状体眼、玻璃体切除术后水眼或球壁较软的儿童患者中。常用的固定与支撑眼球方法是在角膜缘外的浅层巩膜上缝 Fleiringa 环,缝合时要注意匀称,勿使眼球扭曲。将支撑环用 6-0 可吸收缝线缝合到巩膜上,小心平衡缝合位置和张力。无意中环错位可能导致缝合不规则。亦可采用上直肌与下直肌腱同时牵引的方法固定眼球(图 7-7-1)。

4. 决定植片的大小　理想植片的大小为 7.5mm±1.0mm,过小的植片易引起术后散光,植片太大则邻近角膜缘,易形成新生血管、周边虹膜前粘连及继发性青光眼。可先试放环钻于

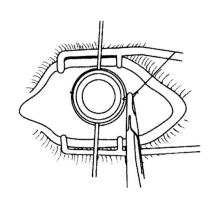

图 7-7-1　缝合眼球固定环

宿主角膜中心病变处,轻压使之成环形划痕,以估量植片大小是否合适。

5. 切取供体角膜　此步骤一定要在切除宿主病变角膜之前施行,以免供体角膜切取失误时无备用角膜材料。切取供体角膜的方法有两种:一种是从完整供体眼球的角膜上皮细胞侧切取;另一种是从角巩膜片的内皮细胞侧钻取。实践证明,从内皮面切取比从上皮面切取对角膜内皮细胞的损伤要小,而且边缘整齐。角巩膜片可从贮存液中获取,亦可从湿房保存的完整供体眼球上剪切下来。剪切时应在手术台旁另设一无菌操作台,用消毒纱布将已用无菌盐水及抗生素液先行冲洗过的供体眼球在角膜缘外 6mm 处包紧固定;以锐利尖刀在角膜缘外 2~3mm 处行与角膜缘平行的巩膜切开,此时切勿损伤其下的葡萄膜组织,勿进入玻璃体腔内,仅达睫状体上腔。用角膜剪在睫状体上腔扩大切口达 360°。查验切口无未断的巩膜纤维组织后,用牙镊轻轻提起巩膜瓣,另一手同时用虹膜铲压睫状体向下,将角巩膜片在无前房消失的情况下取下,将内皮细胞侧向上放置于聚四氟乙烯(Teflon)切割台上。选用比切植床大 0.25mm(无晶状体眼可大 0.5mm)的环钻,在供体角膜片中央垂直冲切。听到组织断裂声后,轻轻前后摇摆环钻,检查无残留未切透的组织后再提出环钻。套在环钻上的角巩膜残边送做细菌培养,于切割台上的供体角膜片上滴以黏弹物质或组织培养液后盖罩以防干燥(图 7-7-2)。

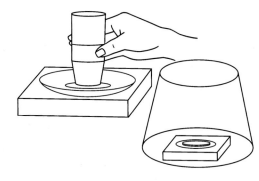

图 7-7-2　自内皮侧钻切角膜

6. 制备受床　即切除宿主角膜中心部病变。术者一手用镊抓住支撑环或水平方向角膜缘外浅层巩膜,以固定眼球,另一手将环钻置于已环形划痕的病变角膜中央部,用拇、中或拇、

示两个手指正反旋转环钻下切角膜。为避免眼内其他组织受损伤,最好钻深达角膜全厚的3/4为宜,再以锐利尖刀在鼻侧或颞侧切透全层,前房注入缩瞳剂卡米可林和透明质酸钠。分别用左、右手角膜剪将病变角膜片垂直剪下,注意勿损伤虹膜与晶状体(图7-7-3)。

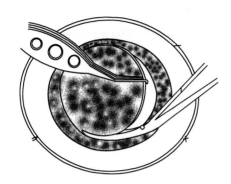

图7-7-3　剪切病变角膜

7. 植受联结　先将黏弹物质注入晶状体及虹膜前植孔内,用Paton铲将供体植片自上皮面移出切割台(在移出过程中要注意保持内皮面向上,勿让器械触及,以免损伤内皮细胞),小心谨慎地将其覆盖于植床上,稍加对位。以锐利的铲针用10-0尼龙线将植片缝于受体植床上(图7-7-4)。

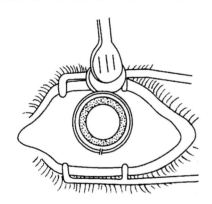

图7-7-4　放植片于植床

缝合方法有几种,有间断缝合、单连续缝合、双连续缝合或间断加连续缝合(图7-7-5)等。无论采用何种缝合方法,都须先缝4根定位基线,依次为12点、6点、3点和9点处。其中第二针6点处出植床的位置至为重要,摆放适宜可使植片与植床均匀对位,术后散光较小。缝合时每针力求深达90%厚度,呈放射状。每象限最好缝合4~6针,结扎缝线要松紧适度,线结埋于受床侧上皮下。术中应保持前房不消失,结束手术前要用纤维海绵轻压创缘,查看有无溢水现象,必要时需加针缝合,以便达到创缘闭合呈水密程度。在手术显微镜下用散光盘指导下调整缝线,消除术中散光。最后,拆除支撑环或牵引线,结膜下注射抗生素与糖皮质激素,结膜囊内涂以消炎眼膏,双眼垫盖,术眼加盖铅罩,手术结束。

【术后处理】

1. 体力活动程度　由于现代显微手术方法已使植受联结

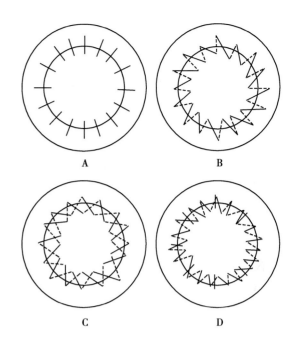

图7-7-5　植片缝合法

A. 间断缝合;B. 连续缝合;C. 双连续缝合;D. 间断加连续缝合

处的创缘达水密程度的闭合,因而不再需要患者绝对安静卧床、固定头部及进流质饮食等。患者可保持日常起居与饮食。但要使患者充分理解创缘闭合的薄弱性,术后要绝对避免对眼球的直接碰撞。术后1年内不宜做剧烈运动,儿童患者尤应注意。

2. 术后用药　前3d可全身静脉滴注广谱抗生素及糖皮质激素,以防止眼内感染并减轻炎症反应。术后第4天起,改为局部滴用广谱抗生素及糖皮质激素,2~4次/d。如无感染迹象而且角膜上皮层完好无缺时,术后3周可停止滴用局部抗生素。糖皮质激素的滴用可由4次/d开始,随着炎症的消退,滴用频度可逐渐递减。通常在术后1个月时每1d滴药3次,以后每月减1次。到每1d滴用1次后,可持续到术后半年,再改为隔日滴药1次,继用半年。为防止产生激素性青光眼,可选用氟美龙(FML)滴用。

3. 拆线　由于现代显微手术采用10-0尼龙缝线缝合创缘,使得创缘处的炎症反应明显减轻,因而角膜植片透明率大为提高。但是创缘的愈合时间也较前更为延长,因而绝不能按照丝线缝合创缘愈合早的传统拆线时间来拆线,以免导致创口裂开、前房消失等并发症。有时创缘已愈合却未及时拆线,瘢痕收缩使线套变松成为刺激原,不仅增加分泌物,还可诱发血管新生,导致排斥反应。

一般拆线时间约在术后3个月开始陆续拆除间断缝线,约在术后半年或更多一些时间,方能全部拆除。每次拆除的缝线要选择对眼有刺激而又不起连接作用的缝线,如周围有血管新生或线套变松者。对于连续缝线可酌情延迟拆线时间,有些老年患者创缘愈合程度较差,则应在术后7个月~1年或更长一些时间再拆除。儿童则相反,因其创口愈合快,则应早日拆除。拆线时要注意眼压及结膜囊清洁情况,要在眼压正常、结膜囊无分泌物时拆线。

4. 追踪观察 术后 1 周内应每日行裂隙灯检查,如无特殊改变,第 2 周可隔日检查 1 次,第 3 周可每周检查 2 次,1 个月后每周检查 1 次,3 个月后可由每 2 周检查 1 次递减为每 6 周检查 1 次。1 年后复查次数可再减少,但应提醒患者,术眼有不舒适症状时,应及时就诊检查,以免贻误病情。

术后早期应注意观察植片透明度及中心角膜厚度,同时应注意创缘闭合情况、供体角膜上皮缺损范围、前房深浅程度、虹膜炎症反应轻重、眼内压是否正常,以及有无感染迹象等。随后的复查除仍应观察植片透明度外,还应注意观察原发病的复发及并发症的出现。

【术后并发症的防治】

1. 浅前房 术后 24h 发现前房浅时,多为创缘闭合不佳或伤口裂开所致。如范围超过 30°(1 个钟点位)者应修复,重新缝合。小范围者,用绷带包扎眼部后即可形成前房。术后数日前房开始变浅者,多为瞳孔阻滞所致,应予散瞳或行激光虹膜切开术。

2. 青光眼 是导致手术失败的主要原因之一。除原已患本病外,术后由于炎症、房角塌陷、药物副作用等因素亦可引发青光眼。其发生率高达 34%。因此,术后要经常注意观察眼内压。并且在用药物控制炎症时,尽量选择非激素类药物。控制眼内压的方法除局部和全身用药(如 β 肾上腺素能阻滞剂、左旋肾上腺素、缩瞳药及碳酸酐酶抑制剂等)外,还可行激光小梁成形术、经巩膜睫状体光凝术及睫状体冷凝术。如行小梁切除等渗漏手术时,需极为小心地保护植片内皮活性,维持前房不消失。

3. 感染 轻者仅为缝线脓肿(约术后 1 个月出现),应做脓液细菌培养,局部滴用广谱抗生素,并拆除此感染缝线。术后早期如发生眼内感染,应按眼内炎积极治疗。

4. 排斥反应 当宿主的免疫系统识别出植片中的异源性抗原时,即产生免疫反应,并将其摧毁,使植片失活,手术失败。其发生率约为 23%,但年轻患者较老年患者高。角膜新生血管较多者,其发生率大于 50%。由于及时应用免疫抑制剂,可明显减轻病情,挽救植片使之存活,因而要早期诊断、早期治疗。排斥反应的诊断依据是,术后一直透明且无眼前节炎症的植片于 10d 后(如为再次角膜移植手术,排斥反应可提前)迅速发生眼前节的炎症,如睫状充血、角膜水肿、KP 增加、前房闪辉阳性等。植片多数在邻近血管新生处出现节段性炎症和混浊,其临床分型有:

(1) 上皮型:此型炎症反应较轻,充血不明显,其特点是出现一条微高起的界限清楚的弧形上皮排斥线,自植片周边开始向中央进展,排斥线用荧光素或玫瑰红染色可着色,是植片上皮被毁的表现,排斥线后面的上皮粗糙不平,是受体上皮移行修复的结果。此型对视力影响小,病程较短(数日至数周)。据统计,发生率约为 10%,但多伴随有其他型排斥反应相继出现。

(2) 上皮下浸润型:在上皮下紧邻 Bowman 层处散在有灰白色浸润斑,直径约 0.2~0.5mm 大小,与流行性角膜结膜炎的表现很近似,但无结膜炎症状,而且只限于供体植片上发生。可有轻度前房反应及虹膜炎表现,往往是更为严重的排斥反应(多为内皮型)的先兆。

(3) 内皮型:是排斥反应中较为严重的一种,患者可有眼红、疼痛和视力下降的主诉,前房有中度反应,KP 可以弥漫散在,也可以呈链条状排列,出现在植片的内皮上,由周边向中央移行,称为内皮排斥线(亦称 Khodadoust 线)。当内皮细胞被毁严重时,角膜实质层水肿,后弹力层皱褶出现,角膜出现混浊。如治疗及时,终止排斥反应,植片内皮尚能保留一定的功能贮备时(内皮细胞密度至少应在 500 个/mm²),约有 12% 的病例的植片可以恢复透明。所以一旦出现排斥反应征象,应局部加强滴用糖皮质激素,如 1% 泼尼松龙眼药水,白天 1 次/h。并可根据病情给予结膜下注射糖皮质激素、口服泼尼松龙 80mg,1 次/d。1 周后如病情有好转,全身激素可停用,局部滴药可减为每 2h 1 次。第 3 周后递减,至 6 个月时减至隔日滴用 1 次,再维持半年。对有糖尿病和消化性溃疡的患者,应避免全身应用糖皮质激素。

其他的免疫抑制剂,如 1%~2% 的环孢素 A(cyclosporin A,CsA)滴眼液局部滴用每 2h 1 次,联合 1% 泼尼松龙滴眼液,病情严重者可口服 CsA 加泼尼松联合应用。FK506 的免疫抑制特性与 CsA 类似,但效力更强,目前尚无商品化的滴眼液。对于高危角膜移植者,有文献报道在手术结束时前房内植入 CsA 药物缓释系统,可有效减少角膜移植术后排斥反应。

5. 大散光 光学性角膜移植术后,不仅要求植片存活透明,而且要达到提高视力的目的。穿透性角膜移植术后出现大散光的现象屡见不鲜。其原因有:

(1) 供体角膜原有散光:如有条件,术前用角膜镜映照供体角膜可进行筛选。

(2) 切割供体角膜方式:从完整眼球的角膜上皮侧钻取的供体角膜片,不如从角巩膜片的内皮侧冲切的角膜片边缘锐利、整齐、垂直,故后一种切割方式为佳。

(3) 宿主固有的疾病,使其曲率或厚度不正常:如原有圆锥角膜或原有血管形成,使创口愈合的速度不一致。

(4) 受体钻切角膜片时的误差:由于眼内压过低,开睑器或直肌牵引线压陷眼球,可将受体角膜钻成椭圆形。有时 Fleiringa 环未能均匀地缝在浅层巩膜上,也可以造成形状扭曲。

(5) 环钻时偏离光轴中心(供体和/或受体)。

(6) 供-受角膜不匹配。

(7) 缝合方式的影响:定位的 4 针中,第二针一定要与第一针呈一直线,否则植片扭曲。缝合的每针间距要尽量均一。有人认为单根连续缝合可减少术后散光。亦有人主张采用间断缝合联合单连续缝合可早期拆除已愈合的间断缝线,减少散光。

(8) 手术中未使用手术角膜曲率计协助调整缝线的松紧程度。

防治术后大散光的方法除注意防范以上所提及的各种原因外,术后可在角膜地形图指导下,早期采用选择性拆线法进行矫正。为减少术后发生大散光,有人主张创口缝合方式为用 10-0 尼龙缝线间断缝合 12 针,再同时以 11-0 尼龙缝线连续缝合 12 针。术后 1 个月开始,每 2 周 1 次将引起散光大于 3D 的较紧间断缝线拆除 1 或 2 针,此为选择性拆线法。虽然拆线较早,但连续缝线仍存在,既起闭合创口的作用,同时还起到调整创缘、对合松紧适度的作用。

待全部缝线均已拆除后,观察 1~3 个月。若散光仍较大,可行松解性角膜切开术或准分子激光角膜散光切削术治疗。

三、三联术

近 20 年来,对于角膜混浊与白内障同时存在的患眼,多主张采用三联手术(triple procedure),即穿透性角膜移植术、白内障囊外摘除术联合后房型人工晶状体植入术同时施行的术式。

【适应证】

1. Fuchs 角膜内皮营养不良 多见于老年女性患者,有原发性角膜失代偿的表现,常合并有白内障。

2. 角膜白斑合并白内障 由于单纯疱疹性角膜炎或角膜实质炎长期治疗后形成的角膜白斑常合并有白内障。如因白内障尚属早期而先行穿透性角膜移植术,术后不久白内障即迅速发展成熟。再行白内障手术,不仅对植片的角膜内皮有一定损伤,并可增加角膜移植排斥率。

【人工晶状体度数的计数】由于穿透性角膜移植术后,角膜曲率值较术前有很大差异,影响人工晶状体度数计数的准确性,加上患者角膜混浊,无法准确测量 K 值,临床上三联术后的患眼常显示有近视。笔者采用的方法是参照对侧眼的角膜曲率与患眼的轴长计算出度数,再减去 2D。

【术后并发症】据统计,三联术后并不比单独分别施行 PKP 及白内障术后发生的并发症增加。

四、板层角膜移植术

板层角膜移植术(lamellar keratoplasty,LKP)是一种切取部分角膜厚度(板层、非穿透性)的角膜移植手术,必要时可以仅留下后弹力层及内皮细胞层,称为深板层角膜移植(deep lamellar keratoplasty)。由于没有使用供体内皮细胞,板层角膜移植供体组织的标准比穿透性角膜移植术中使用的标准要严格;组织无须要像穿透性成形术那样新鲜。角膜基质可以在死后 7d 内使用。应该使用新鲜或冷冻的整个供体眼用来做板层角膜移植的供体组织。在板层角膜移植术中,使用手术刀在供体角膜的角膜缘内形成切口以达到期望的解剖深度。通常,供体组织比接受者的植床略大(0.25~0.5mm)。

【手术适应证】患眼角膜内皮细胞功能正常而角膜病变位于实质层者适宜行 LKP 术,如角膜炎症、外伤或感染遗留的基质瘢痕;深基质层以前的角膜变性、营养不良等。

【手术禁忌证】

1. 粘连性角膜白斑。

2. 角膜有活动性炎症。

3. 角膜缘干细胞缺乏。

4. 有明显干眼者。

【术前检查及准备】与 PKP 术相同。

【手术方法】由于分离病变角膜、制备制床时有可能过深,甚至穿入前房,因此,最好在做此手术时,按 PKP 术准备好新鲜角膜,先做植床,后制备植片。

1. 术前准备和麻醉与 PKP 相同。

2. 先制备宿主植床 首先依据病变的大小选择合适的环钻,环钻的大小以能全部切除病灶为依据。以角膜中央为中心与眼球垂直环钻,钻切深度约 0.3mm,用角膜分离器和虹膜恢复器做板层分离,并切下病变角膜,若切除深度不够,可再进一步多次板层切除病变组织,直至将病灶全部切除。深板层移植使用空气大气泡法或湿剥去除全部角膜基质,仅留下菲薄的后弹力层组织,对术者技术要求高,但是术后视力好。

3. 植片的制备 按照植床的形状与大小,在供体角膜上剖切比植床直径大 0.5~1mm 的深板层植片,用于板层移植的角膜材料不要求供体角膜内皮具有活性,所以经常使用干燥保存和甘油保存的角膜片。使用前需先将角膜片在含有广谱抗生素的生理盐水中灭菌复水 0.5h。角膜片复水后因水肿混浊,剖切时应注意要有足够深度,以免缝合后植片脱水厚度不足。剖切角膜片时,笔者采用睑板腺囊肿夹协助完成。先用纱布包一约 2cm 大小、约 1cm 厚的硅海绵,将角膜片置于其上,用睑板腺囊肿夹将角膜片连同其下纱布包裹的硅海绵一同环形夹住,角膜片如同位于完整的眼球上一样,具有一定曲率和坚韧度,剖切时毫无困难。

4. 缝合 以 10-0 尼龙线对位缝合,可行连续缝合或间断缝合 16 针,线结应埋藏于受体侧植床上。

5. 结膜下注射广谱抗生素和糖皮质激素。

6. 结膜囊内涂以消炎眼膏后加压包扎。

【术后处理】术后眼部包扎 48h 后换药,观察植片位置、透明程度、有无并发症。术后前 2d 可全身给予广谱抗生素和糖皮质激素,以预防感染和减轻炎症反应,术后第 3 天开始局部滴抗生素与糖皮质激素眼药,4 次/d,0.5%CsA 点眼,3 次/d,术后 3~6 个月拆线。

【并发症的预防】一般来说,板层角膜移植与穿透性移植相比,并发症的发生率较低。板层角膜移植的并发症包括受体角膜穿孔、界面瘢痕形成和血管形成、持续性上皮缺损、移植物的炎性坏死和移植物融化、感染、散光,以及同种异体移植物排斥。仔细灌洗和清洗植床可减少并发症的发生。关于同种异体移植排斥,由于没有外源内皮移植,所以板层角膜移植的发生率显著降低。

1. 制备植床时穿入前房 应以预防为主。一旦穿入而且裂口很大时,应改为 PKP。

2. 层间积血 术中彻底切除或灼烙封闭血管,缝合前充分冲洗,不使层间积血。

3. 术后双前房 因术中植床穿孔所致,穿孔小时,加压包扎可使假前房中液体逐渐吸收消失。观察 1 周后不见好转者,可再行 PKP。

【板层角膜移植手术的评价】

1. 优点

(1) 对供体材料质量要求不高,保存方法简单。

（2）手术过程不进行眼内操作,眼内感染的危险性较小,手术安全性高。

（3）创口愈合时间短。

（4）供体不含角膜内皮细胞,抗原含量远低于 PKP,术后排斥反应发生率低。

2. 缺点

（1）不能置换病变角膜内皮细胞,适应证有限。

（2）界面混浊与血管形成,对视力改善不及 PKP。但如果做仅留后弹力层的深板层移植,一般视力和 PKP 相当,或是更好,这也是深板层角膜移植越来越流行的原因。

（冯云）

五、角膜内皮移植术

角膜内皮移植(endothelial keratoplasty,EK)是选择性地去除病变的角膜后弹力层和内皮层,保留患者自身的角膜基质层,移植带有健康角膜内皮细胞的薄层内皮植片的手术方法。角膜内皮移植是现代手术史上的重大飞跃,具有里程碑式的意义。它完全改变了传统的手术方式,将开放式角膜移植术变为隧道切口的闭合式手术。通过如同白内障超声乳化手术一样的角膜缘隧道小切口完成全部手术操作,减少了手术风险和术中及术后的并发症,术后视力得到更快和更好的恢复。目前,角膜内皮移植术已经成为治疗大泡性角膜病变的首选术式。角膜内皮移植术的术式有多种,目前临床应用最多、最普遍的方法是 DSAEK/DSEK（角膜后弹力层剥除自动角膜刀取材内皮移植术）。

【手术适应证】理论上,临床上各种原因导致的角膜内皮失代偿均适用于角膜内皮移植术。然而患者的眼部条件及全身情况将最终决定是否适合行角膜内皮移植。

角膜内皮移植的适应证主要包括先天性角膜内皮营养不良、手术和外伤导致的大泡性角膜病变、角膜内皮病变所致的角膜内皮失代偿等（表 7-7-1）。

表 7-7-1　角膜内皮移植术适应证

先天性角膜内皮营养不良
先天性遗传性角膜内皮营养不良
Fuchs 角膜内皮营养不良
后部多形性角膜内皮营养不良
内眼手术后的角膜内皮失代偿
白内障术后人工晶状体眼、无晶状体眼、眼内人工晶状体植入术
青光眼滤过手术、青光眼引流阀植入术后
角膜移植后（穿透移植或内皮移植后）
玻璃体切割术后
角膜内皮病变导致角膜内皮失代偿
角膜内皮炎
虹膜角膜内皮综合征(ICE)
其他原因所致角膜内皮失代偿
内眼手术引起的后弹力层脱离复位失败
产钳伤
眼外伤

【角膜内皮移植术的绝对禁忌证和相对禁忌证】角膜内皮移植术的特点决定了适应证的选择要具备一定的条件。这些条件包括:①虹膜的弹性和完整性;②前房的深度;③角膜混浊、水肿的程度和部位;④眼压的情况;⑤全身的情况（能否平卧）。上述因素决定能否行角膜内皮手术。

1. 虹膜缺损和/或萎缩　虹膜缺损或萎缩会使前房稳定性下降,手术过程或手术结束前房注气的环节都会严重影响手术的操作和术后气泡的稳定性,手术难度大,失败率高。虹膜广泛前粘连、虹膜无力等均影响植片展开和贴附,如 ICE 等并不是 EK 手术的适合病例,但这些条件也不能列为手术的绝对禁忌证,应对经验丰富的术者仍然可以选择做 EK。虹膜大范围缺损或无虹膜患者术后前房内气泡容易进入玻璃体,术后植片脱位的发生率非常高。因为角膜内皮植片没有任何缝线固定,仅靠前房内的气泡支撑,一旦气泡移位,植片很容易脱落。

2. 前房浅　植片植入到前房后需要有足够的空间展平植片并贴附到角膜的后表面,如果前房过浅会导致植片无法展开并增加植片内皮损伤的风险。

3. 角膜混浊　角膜中央区的混浊会影响视力不适合行 EK 手术。但如果角膜混浊或瘢痕不在视轴区,患者在角膜水肿发生前曾经有过较好的矫正视力,也可以考虑做 EK 手术,毕竟穿透角膜移植术后的视力恢复需要更长的时间,同时还会出现与缝合相关的并发症及显著的不规则散光。

4. 全身状态　如果患者不能接受术后平卧位,也不能接受角膜内皮移植术。

随着手术技术水平的提高,DMEK 的适应证被进一步拓宽。一些曾被列为 DMEK 绝对禁忌证的病症逐步成为相对禁忌证或者适应证（表 7-7-2）。

表 7-7-2　角膜内皮移植术的相对禁忌证

中央区角膜基质混浊,对术后视力恢复有严重影响
严重浅前房通过前房分离手术无法恢复深度,影响植片植入和展开
不能控制的青光眼
低眼压/接近眼球痨的眼球（低于 5mmHg）
角膜瘢痕位于中央或严重角膜水肿,术后角膜难以恢复透明
全身状况不能耐受手术
因身体原因术后不能平卧

【角膜内皮植片的取材方法】角膜内皮移植所需的植片可以在手术当时由手术医生现场制备,也可以由眼库工作人员提前准备。美国眼库均为预先在眼库取材,这样可以缓解手术医生取材的困扰。但在中国,因为眼库机构并不成熟,也没有专职的眼库工作人员从事这方面的工作,因此,几乎都是有手术医生在现场制备内皮植片。

1. 手工取材　特指用手工取材的角膜内皮移植术(descemet stripping endothelial keratoplasty,DSEK)。手动取材不需要昂贵的设备,但要有一定的经验,否则穿孔的风险比较高。一般需要的器械为人工前房、三通管、BSS 溶液、舌型隧道刀、虹膜恢复器、20ml 注射器等。方法如下:供体角膜片（直径 16~18mm）内皮面涂少许黏弹剂,内皮面向下放置在人工前房上,在人工前房内加入BSS,同时将表面的固定密封环加盖在供体表面的巩膜上,密封后通过向人工前房内注入BSS溶液来提高眼压,前房内压力一般在30mmHg左右。刮除水肿角膜上皮。在角膜缘处制备切口深达基质深层,最好用可以设置深度的宝石刀,切割深度为最终保证内皮植片厚度在100~150μm。深度确定后,可以用隧道刀做一个水平的囊袋,然后用隧道刀或虹膜恢复器水平分离角膜基质层,将角膜从层间分开形成前后两个板层。后板层即为角膜内皮植片,前板层可用于板层角膜移植。

2. 自动角膜刀取材 自动角膜刀取材内皮移植(Descemet stripping automated endothelial keratoplasty, DSAEK)特指应用自动角膜刀而非手工取材进行的角膜内皮移植术。自动角膜刀取材的方法包括机械性微型角膜刀和飞秒激光。与手工取材相比,这些设备的优势是增加了工作效率,减少了植片穿孔和取材厚薄不均匀的风险。尽管使用这些设备仍有可能出现组织的穿孔,但与手工操作相比,发生率已大大减少。然而,当使用飞秒激光取材时,因为有能量的传递,供体固定于人工前房上时眼内压有骤然升高的过程,因此,有可能造成角膜植片的内皮损伤。

制备的方法如下:将角膜片放置在人工前房上,前房内注入BSS溶液,然后将人工前房的外环固定在供体的巩膜处,升高人工前房内的压力约60mmHg。去除角膜上皮,然后用微型角膜刀切过角膜来获得角膜前板层,残留的角膜厚度大约为100~180μm。目前更偏向于植片厚度薄于100μm,称为超薄DSAEK。这种超薄的植片可以通过一两次微型角膜刀的操作来获得。获取超薄切片的风险是可能植片切穿。切削后可以在植片的基质面做标记,一般用标记笔写上S或F等非对称的符号,目的是避免植片植入前房时发生反转。

3. 飞秒激光取材 飞秒激光切取DSAEK内皮植片的步骤如下:将角膜材料放置到人工前房后,通过灌注管向人工前房内注入角膜保存液或者BSS以充盈前房并升高前房内的压力,一般压力在30mmHg左右。去除角膜上皮层,用激光平锥负压环固定好供体材料后,启动飞秒激光,做直径约9~10mm的板层切割,残余角膜床的厚度约100~150μm。

【手术方法】DSAEK是目前的主流术式,主要介绍此术式。

1. 切口的制备 DSAEK手术的切口一般有1个主切口,2~3个侧切口,侧切口的多少和选择的方位依据术者的习惯、植片植入方法的不同存在差异。主切口的位置通常选择在上方或偏颞侧,利于手术的操作。如果想减低散光,还可沿散光轴做切口。切口的位置可以选择在巩膜、角膜缘和透明角膜,不同部位各有优缺点。亚洲人角膜小,前房浅,如果选择透明角膜切口,切口的内口处会进入更多的透明角膜区,这样会严重影响植片的贴附和居中,因此,尽量选择角膜缘的切口。

2. 角膜后弹力层剥除 关于病变的角膜后弹力层是否剥除有不同的观点,有些术者倾向于剥除后弹力层,认为很多病变的后弹力层失去了正常的透明性和组织结构增厚和纤维化并带有病变的组织存在,因此,后弹力层的保留会影响术后的视力,影响植片的黏附,保留了病变的组织。然而,有些术者不建议剥离后弹力层而直接植入内皮植片,认为保留后弹力层减少了手术步骤,使手术变得更加简单。对此各家观点不一。笔者认为,针对不同病因的患者要区别对待。根据以往的经验,继发性的角膜内皮功能障碍可保留角膜后弹力层,如白内障手术、前房人工晶状体等内眼手术后的角膜内皮失代偿,其病变的原因是角膜内皮细胞的损伤,这样的患者可以保留后弹力层。然而对原发性角膜内皮病变的患者,诸如先天性角膜内皮营养不良,如Fuchs角膜内皮营养不良、后部多形性角膜内皮营养不良、先天性角膜内皮营养不良或病毒性角膜内皮炎等原因所致的角膜内皮失代偿者,患者的后弹力层的组织病理和电镜结果均已经证实后弹力层有增厚和特殊病变的存在,保留后弹力层会增加术后复发的概率,也会影响视力的提高,这样的患者应该剥除后弹力层。

根据角膜的大小用直径7.5~9.0mm的标记环在角膜中央压出印痕,用标记笔标记印痕,作为角膜后弹力层剥除的范围,其大小设计为保留周边角膜1.5mm后弹力层区域。前房在黏弹剂、水灌注或者消毒空气支撑的条件下用Sinskey或Price钩即钝头的反向剥离钩沿角膜上皮的定位环线划开或刻切内皮/后弹力层。在划开后弹力层时,要轻微施压,不要撕裂或破坏角膜基质纤维。留有1~2mm后弹力层边缘的目的是为后期的供体内皮细胞爬行时提供更好的附着界面。如果后弹力层撕除过大,外周后弹力层的缺损区不会被供体内皮细胞覆盖,之后慢性微囊泡或大泡性上皮水肿都将会在此区域发生。随着时间的推移,供体内皮可能向没有内皮/后弹力层的区域迁移,这会导致内皮细胞的多形变和内皮细胞数量的减少。一旦完成了内皮/后弹力层复合体360°的刻切,用宽的反向剥离钩将划开的后弹力层从后基质表面完整剥下,然后可以从前房取出病变的后弹力层。为了降低术后植片脱位的风险,一些术者喜欢在后弹力层剥除后在旁中央区即中央光学区4mm外的范围用宽的剥离钩将后基质刮粗糙,以增加植片和植床间的摩擦力,避免植片脱位。

3. 植片植入 植入过程是角膜内皮移植非常重要的环节。自角膜内皮移植术问世以来,植入方法的改进一刻都没有停止过,从植入镊到植入器,其目的是使手术变得更加简单、方便,对植片内皮细胞的损伤更小。

(1)植入镊:植入镊是早期应用的方法,将植片内皮面向内折叠,然后用镊子夹在角膜基质面,如同人工晶状体镊子植入的方法一样,然后从主切口将植片植入到前房。这种植片的折叠镊并非普通的植入镊,应选用非对称DSEK镊,这种特殊镊子的设计是镊子的前端呈一小圆形平面,镊子的顶端会以两个界面对合而非尖锐的头部,另外镊子头下面的体部对合时呈弧形不能闭合,呈中空的状态,这样在夹取植片时只有一个顶端的小平面接触植片的基质部,镊子的其他部位对植片没有挤压,因此不同于普通人工晶状体植入镊。另外植片的折叠也有一定的技巧,50∶50的对称折叠在前房内植片不宜展开,尤其是对前房浅的亚裔眼,植片展平更加困难,对内皮细胞影响非常大。因此,后期多采用非对称折叠的方式,即 60∶40 折叠基质面向上、朝外,植片内皮面朝下、朝内,经扩大的切口植入到前房,在植片植入的过程中保持水灌注充盈前房,不对称折叠的植片一般在水流的冲击下多可自然展开,这样就减少了内皮细胞的丢失。在植入过程中,前房内水流灌注的控制非常重要,水流太小前房过浅容易塌陷,植片植入过程中会与眼内组织产生摩擦,即增加了内皮细胞的损伤,又会损伤虹膜或者晶状体(尤其对于有晶状体眼),也容易导致人工晶状体偏位。但如果水流过大,在撬开切口植片尚未植入前就会出现虹膜脱出,影响植片的植入。另外,在植片植入前房后如果水流大,眼内压高会导致植片从眼内弹出来。

(2) 植入器:植入镊的方法是在植片开放的情况下植入,对角膜内皮的保护不够,内皮损伤的风险大,因此,植入器的应用很快取代植入镊成为植片植入的主要方法。供体植入器作为一个进入前房的平台,使得植片以正确的方向被拉入前房而不需要被折叠。供体植入器建立在人工晶状体植入器的概念上,将植片卷曲放入植入器内并将供体推注或拉入前房。

Busin glide 是一种可重复利用的漏斗型金属仪器,是对镊子折叠技术和植入板滑行技术的有效结合和改良。其方法是将制备好的植片内皮面朝上放置在植入器的平坦部,并在内皮表面放少量黏弹剂,以在植入过程中起保护作用。用显微镊将植片拉至植入器的漏斗状开口时,植片将自行内皮朝里卷曲起来。然后将滑行器翻转,将其放置在上方 3.5mm 的主切口前缘,显微鸭嘴镊通过一个对侧的穿刺口进入前房,抓住植片并将其拉入前房,使植片在正确的方向自行展开。因植片在植入器内呈盘绕状态,可避免内皮的接触。在植片植入的过程中,前房内放置一灌注管,通过持续灌注 BSS 来维持前房的深度,保持前房的充盈状态,但是前房灌注所致的压力可能导致虹膜通过开放的角膜切口脱出,或者甚至使植片从眼内或 Busin Glide 植入器中逐出。在这种情况下,对应的措施是可以简单地将 Busin Glide 和卷曲的植片刚好放置在切口外,用显微镊从对侧的侧切口穿过前房并从角膜主切口穿出,抓住植片,然后将植片从角膜切口拉入前房。这一做法的唯一不足是植片在通过角膜切口时仍处于相对不受保护的状态。

植入器联合镊子牵拉的方法对内皮的损伤明显减小,但对于前房浅、晶状体虹膜隔不完整、玻璃体切割后的水眼患者,在镊子穿入并从主切口穿出夹取植片的过程中,很容易出现虹膜脱出、眼内压骤降、眼球塌陷等风险,容易引发严重并发症,因此我们对植入器的方法又加以改进,即应用缝线引导植入器植入的方法。因为这种方法成本低、方法简单,因此,目前已经成为我国 DSAEK 手术的主流植入方法。即当植片已经装置在 Busin Glide 植入器内后,在植片的顶端基质面缝合一根 10-0 尼龙线,将缝线从主切口送入到眼内,从对侧侧切口将缝线拉出,然后将植入器放入切口内,通过拉动缝线将植片拉入前房,此项技术对前房的影响很小,因此,对于眼前节结构异常,尤其有晶状体眼有很大的优势。

(3) 一次性带灌注的植入器:目前,国外有很多一次性角膜

内皮植入器的问世,如 Endo Glide(英国)、EndoSerter(美国)和 Nsusidl 角膜植入器(NCI)(美国)等。这些植入器都是建立在人工晶状体植入器的概念上,与 Busin Glide 有很多相似之处,区别在于植入器本身带有灌注,同时将植片顶部的牵拉改进为植片后部的推注,如同人工晶状体植入器。因为这些植入器比较昂贵,目前在中国没有取得 CFDA 的通过,因此在临床上少有应用。

4. 植片调位、前房注气　一旦植片进入前房,封闭切口是首要的步骤。根据切口的大小用 10-0 尼龙线缝合 2~4 针。切口较小时,可以选择不予缝合如果前房浅或非常狭窄,为了减少虹膜-内皮接触的风险,应在缝线关闭切口之前通过侧切口向前房内注入少量 BSS。一旦封闭了切口,可以通过穿刺口注入 BSS 或空气来完成植片展开过程。BSS 可以更安全地完成最初的展开,因为空气可能推动植片聚集,使植片上下翻转。在前房极浅或薄供体材料的情况下,展开可能是困难的,用两个反向 Sinskey 钩从两个对称的穿刺口轻柔地钩住植片边缘可以机械地将其展开。但应尽可能避免钩子的多次使用,因为在钩子接触内皮的地方都会产生内皮损伤,但是机械展开有时也是必要的,因为它可以减少多次尝试展开植片中对组织的操作。在展开之后,为了使组织居中,可能需要在角膜表面轻柔扫动或通过侧切口注入 BSS,使植片漂浮到中央区。两种方法都可以避免对内皮的操作。

一旦植片被放置居中且内皮面朝下时,更多的气体将被注入植片下方,以充满前房,使植片与植床形成良好的贴附关系。这一步骤通常用 30 号套管或 30 号针头完成。如果发生气体通过角膜穿刺口或切口从前房溢出现象,则应重新缝合创口来防止后续气体注射时的外溢。如果发生植片偏心,可能需要使用套管或滚筒在角膜将组织扫动到位,通过在角膜前表面沿着预想的组织运动方向做清扫运动。也可通过穿刺口使用反向 Sinskey 钩接触内皮将组织回复至适宜的位置,但是这应该作为最后一步,因为在与钩子接触时,内皮细胞会被损伤。

植片居中后,要向前房注入更多的消毒空气。保证足够高的前房压力,以保证植片保持正确的位置并贴附良好,因为在手术中不能实现高压力的状态是脱位的最重要的危险因素。但另一方面,压力也不应该太高,因为过高的压力会使视神经和视网膜的血管缺血,一般压力维持在 10min 左右,就可以释放出少量气体,这可以避免因前房气体过多引起的瞳孔阻滞。部分术者提倡行下部虹膜周切,尤其可对瞳孔区气体覆盖的患者减少瞳孔阻滞的风险。通常手术结束后会遗留 60%~70% 的气体,但最终以气泡的直径超过植片的直径,完整地顶住植片为宜。

前房内注入的气体为消毒空气,不必选用惰性气体。一般顶压 4h 后,即使气泡被大部分吸收,植片也可以很好贴附。而惰性气体在前房内滞留时间过长反倒会影响角膜内皮细胞。

【术后并发症及处理】

1. 植片脱位　植片脱位是指在植片和基质床间出现缝隙,缝隙被液体或黏弹剂等填充,或是植片从后基质床完全脱

离,漂浮在前房内。植片脱位是 EK 手术中最常见、最主要的并发症。

植片脱位分为全脱位、部分脱位和层间微裂隙三种类型。植片全脱位指植片从角膜后表面全部掉下,漂浮在前房内,此种情况需要处理,常规的处理方法是前房内重新注入气泡复位脱落的植片,这种方法对于大多数患者是可行的,其复位率在 80% 以上,但晶状体虹膜隔缺失和玻璃体切割术后水眼的患者采用这种方法往往失败。对这类患者,可采用黏弹剂辅助复位的方法。植片部分脱位指植片的一部分尚与后基质相黏附,一部分在界面出现缝隙,如果观察到部分植片脱离或液体残留,当范围较小或位于下方时,植片可能自行贴附,可以暂时观察不处理,如果脱离范围进一步扩大,必要时再行前房注气。植片与植床的微裂隙指在裂隙灯显微镜或前节 OCT 检查中方能发现的界面有微缝隙的存在。发生这种情况多见黏弹剂处理不净,在界面有残留,导致微缝隙的形成。这种情况一般无须处理,随着手术后时间的延长,缝隙会慢慢消失。如果黏弹剂残留在层间留下灰白色的混浊界面,很长时间都难以吸收,则会影响术后的视力。

2. 瞳孔阻滞性青光眼 瞳孔阻滞性青光眼是 EK 手术又一独特的并发症,虽然发生率不高,但常引起严重的不良反应,对植片的内皮细胞有直接的影响,严重者会导致视力丧失。这一并发症的发生与前房内注入的气泡有直接的关系。一是由于前房内气体过多压迫瞳孔,使房水流通阻滞,另一个可能是气泡移动至虹膜后方,将虹膜向前推移,不但导致瞳孔阻滞,还会引发全房角关闭,引起眼内压升高。当这种情况发生时,应进行散瞳,并让患者保持坐位,使气体上移解除阻滞或从侧切口将前房内气体释放。

3. 排斥反应 与穿透性角膜移植手术相比,DSEK 手术发生植片排斥的概率更小。术后 2 年 DSEK 的植片排斥率为 0~45.5%。一项大型研究发现,术后 3 年的植片排斥率约为 4%。植片排斥与类固醇滴眼液的间断使用相关。EK 后的排斥反应无论在发生率还是在严重程度上均低于 PKP。EK 术后植片排斥反应的临床表现与 PKP 比较既有相同之处,又有所区别。由于 DSEK 或 DSAEK 排斥反应发生时没有上皮排斥线,缺乏上皮下的浸润,无内皮排斥线,也没有与缝合相关的基质新生血管的出现,大约 1/3 以上的患者在排斥反应发生时无任何自觉症状,仅在常规检查时发现。排斥反应的临床表现通常为结膜充血、KP 和/或水肿。这种 KP 的表现常为弥漫性 KP 而不表现为 KP 排斥线。排斥反应一般发生于激素减量或与不规则停药有关,EK 手术排斥反应发生的危险因素与术前存在的青光眼和术后激素性高眼压有关,与年龄、性别和是否为双眼手术无关。对急性植片排斥的治疗包括频繁地局部使用类固醇以及口服或结膜下给予类固醇药物。当治疗无效时,可以考虑再次进行角膜内皮移植术。

4. 界面层间混浊 界面间的雾状混浊在 DSAEK 术后并不常见。表现在植片和植床之间出现灰白色混浊的现象,这种情况的发生主要与术中层间黏弹剂清除不彻底有关,在层间形成灰白色的膜状混浊,这种混浊通常在术后 6~12 个月会自行缓解,但在早期会严重影响视力的恢复,也可能长期存在。若该情况不能缓解,可以使用平衡盐溶液冲洗交界面并使供体内皮组织重新贴附。

5. 术后青光眼 术后青光眼无论是对角膜内皮植片还是对患者的视功能均有严重的影响,因此应早发现、早治疗。角膜内皮移植术后青光眼的发生有几方面的因素:①可能由于内皮植片与虹膜及房角粘连所致,此类情况应及时给予手术分离处理。②部分患者因外伤或房角狭窄的解剖因素在手术前即存在房角异常的隐患,术后炎症反应和手术刺激会更进一步加重房角阻塞,引起眼压升高,针对这类患者可及时给予药物治疗,治疗无效者再考虑行青光眼手术治疗,手术方式的选择应根据患者的具体情况而定,一般青光眼滤过性手术对植片内皮细胞的影响最小,但降眼压的效果有限。青光眼引流阀植入和睫状体光凝手术对植片的内皮细胞均有明显的影响,但在其他治疗措施无效的情况下也可考虑这些手术方式。③激素性眼压升高是角膜移植术后常见的情况,尤其以青少年最易发生。应及时减量(包括给药次数和浓度降低)或停用糖皮质激素类的药物,加强免疫抑制剂的浓度以预防排斥反应的发生。

6. 术后远视 目前的研究均证明,无论是 DSAEK 还是 DSEK 均有术后远视的发生,远视发生的程度与植片的厚度密切相关。目前,通过超薄植片尤其是 DMEK 手术的开展,术后远视偏移已经得到了很好的解决。由此可见 DMEK 手术更具优势,也充分体现了它的先进性。

(洪晶)

第八节 其他眼表手术

要点提示

眼表疾病是最常见的眼科疾病。除了常规药物治疗,各类眼表手术是治疗眼表疾病的重要手段。眼表疾病病因和临床表现多种多样,常常需要选择和制订个性化眼表手术方案。本章节总结介绍各类最新眼表手术,详细说明相关手术适应证、具体手术方法及技巧,以及存在的手术风险,重点介绍了羊膜移植和覆盖术、结膜瓣覆盖术、翼状胬肉切除术、眼表重建术、眼睑缝合术,以及角膜交联术等,为我们治疗临床各类眼表疾病提供了重要的治疗方法。

一、羊膜移植和覆盖术

1995 年,Kim 和 Tseng 重新将羊膜引入眼科治疗领域并取得成功,他们首次用经过处理和保存的羊膜治疗化学性烧伤,使眼表得以重建。此后,羊膜手术在眼表重建中得到广泛应用。

(一)羊膜的特性

羊膜从细胞滋养层衍化而来,是人两层胎膜的内层。正常羊膜薄而透明,无血管,厚度为 0.02~0.05mm,从内向外依次分为上皮层、基底膜、致密层、纤维母细胞层和海绵层。经过处理保存的羊膜具有极低抗原性,几乎不发生排斥反应。羊膜的基底膜含有Ⅳ型、Ⅴ型、Ⅶ型胶原以及纤维连接蛋白和层粘连蛋白。羊膜手术可以达到促进眼表上皮化、减轻炎性反应、抑制新生血管形成、抑制纤维组织增生等作用。

（二）羊膜的取材与保存

Lee 和 Tseng 建立了羊膜的现代保存方法。羊膜取自健康剖宫产产妇的胎盘，供者应通过检测，排除各种传染性疾病，如乙型肝炎、丙型肝炎、梅毒、艾滋病等。新鲜羊膜粘有大量血块、黏液，必须马上处理。要在净化工作台中用生理盐水冲洗干净新鲜胎盘。在无菌条件下，用含抗生素溶液（含青霉素 50g/L、链霉素 50g/L、新霉素 100g/L 和两性霉素 25g/L）的生理盐水浸泡 5~10min。分离羊膜后，将上皮面朝上平铺于硝酸纤维素滤纸，然后将其修剪成 3cm×4cm 大小，放入含 50% 甘油的 DMEM 培养液小瓶中，在–80℃低温冰箱中可以长期保存。

（三）手术分类

根据手术目的、羊膜在治疗中的作用及所希望达到的治疗效果，将羊膜手术分为羊膜移植术（inlay/graft）、羊膜覆盖术（overlay/patch）和羊膜充填术（filling）三种。

1. 羊膜移植术 羊膜的作用在于提供一个使眼表上皮在其上生长的基底膜，从而完成眼表的重建。羊膜应比角膜上皮缺损区和结膜缺损区大，覆盖缺损区并延续至剪开的球结膜下，缝合固定于浅层巩膜。

2. 羊膜覆盖术 羊膜起到生物接触镜的作用。将羊膜覆盖于整个角膜及结膜表面，并不剪开球结膜。

3. 羊膜充填术 在修复某些累及角膜基质深层的非化脓性角膜溃疡时，羊膜可起到填充物作用。将多层羊膜填充于溃疡区，最表层羊膜应上皮面向上，以利于角膜上皮的修复愈合。

【适应证】

1. 非感染性、持续性角膜上皮缺损或溃疡。

2. 眼表烧伤。

3. 复发性胬肉。

4. 角膜缘干细胞功能障碍。

5. 结膜肿物切除后结膜缺损区的修复。

【禁忌证】

1. 感染尚未控制的角膜溃疡。

2. 眼表已无泪膜的重度睑球粘连。

【手术要点及术后处理】 术中清除病灶组织时要注意对相对健康组织的保护，尽量予以保留，特别是角膜缘及结膜上皮。缝合羊膜时要注意将羊膜紧密贴附于创面，无皱褶，羊膜下尽量不要形成血肿，不要缝穿眼球壁。当羊膜重建的结膜缺损面非常大时，术后每日换药时应该适当延长绷带加压包扎的时间，尽量减少患眼的运动。点眼时宜使用抗生素滴眼液预防感染，使用激素类滴眼液减轻炎症反应，应用人工泪液和表皮生长因子等促进眼表上皮生长和移行。

二、结膜瓣遮盖术

自 20 世纪 50 年代由 Gundersen 推广以来，结膜瓣遮盖手术是治疗难治性角膜溃疡的一种有效的手术方式，它可以缓解刺激症状减轻疼痛，减少对频繁局部用药的需求，促进病变组织的愈合。

部分结膜瓣遮盖术后，会因结膜的弹性与牵引张力发生结膜瓣退缩，而失去对病变的遮盖修复作用。大面积的结膜瓣遮盖特别是全结膜瓣遮盖会给角膜病灶的观察判断带来一定的困难。此外，结膜瓣在角膜上愈合后，会影响外观，累及角膜中央区的会影响视功能，结膜瓣本身的血运及继发的新生血管可能会增加后期角膜移植手术免疫排斥反应的发生率。因此，在显微手术技术和角膜移植手术技术取得显著进步的今天，结膜瓣遮盖手术在临床上已较少使用。

当患者年老体弱、医疗技术或供体角膜受限时，结膜瓣遮盖手术是一种在临床上简单易行的手术方式，它通过结膜瓣填塞或覆盖于角膜溃疡或穿孔处，来改善角膜溃疡病灶的营养供应，以达到促进溃疡愈合的目的。

【手术步骤】

1. 头巾式（van Lint flap） 结膜瓣遮盖手术 适用于角膜边缘部的溃疡病变。

（1）表面麻醉及手术区结膜下浸润麻醉。

（2）刮除角膜病灶区的坏死组织和角膜病灶周围的角膜上皮。

（3）沿角膜病灶近侧的角膜缘剪开球结膜，剪开的宽度要宽于角膜病灶的宽度，然后用显微剪在结膜下向穹窿方向行潜行分离，为了减少结膜瓣的牵引张力，分离范围应够大，形成松弛的带蒂的结膜瓣，用显微齿镊夹住结膜瓣的游离端覆盖于角膜病灶表面。结膜瓣必须完全盖住病灶，否则术后结膜瓣收缩拉豁缝线会露出病灶；结膜瓣的蒂部不能太窄，否则结膜瓣可能发生血液供应不良，导致手术失败；为了减少对结膜瓣的牵引张力，可以补充做结膜松弛切口，避免张力导致结膜瓣退缩撕裂。

（4）覆盖于角膜病灶区的结膜瓣应当超过病灶区 2~3mm，用 10-0 缝线将结膜瓣间断固定缝合在相对正常的角膜组织上，使结膜瓣确实固定在角膜表面，并转线避免线头引起的刺激症状；使用 10-0 缝线将结膜瓣的远端和相邻结膜边缘行间断缝合，最好能同时固定于浅层巩膜上。

（5）抗生素眼膏 + 绷带加压包扎。

2. 桥形结膜瓣遮盖手术 适用于角膜中央的范围较大的溃疡病变。

（1）表面麻醉及手术区结膜下浸润麻醉。

（2）刮除角膜病灶区的坏死组织和角膜病灶周围的角膜上皮。

（3）沿角膜缘 180° 剪开球结膜（不带眼球筋膜），在此切口外再做一个平行于角膜缘切口且长度略长于角膜缘切口的切口，两个切口间的距离取决于角膜病灶的大小，一般比角膜病灶区宽 2~3mm，形成一桥形结膜瓣。

（4）将桥形结膜瓣完全覆盖于角膜病灶表面，用 10-0 缝线间断缝合将结膜瓣边缘固定于相对正常的角膜组织上，角膜缘附近的结膜瓣最好固定于局部浅层巩膜上，转线。

（5）应用抗生素眼膏，绷带加压包扎。

三、翼状胬肉切除术

翼状胬肉是一种以睑裂区增生肥厚的球结膜及其下的纤维血管组织横跨角膜缘长入角膜为主要特征的良性增生性眼表疾病。作为我国常见的眼表疾病，翼状胬肉除了影响美观，还会导致眼部不适、视力下降、眼球运动障碍。翼状胬肉的发病机制目前尚不明确，手术是目前唯一的有效治疗方法。临床常用术式均以切除翼状胬肉为基础，并联合自体结膜移植、角膜缘干细胞移植、羊膜移植等。

【适应证】

1. 进行性翼状胬肉。
2. 翼状胬肉影响视力。
3. 翼状胬肉妨碍眼球运动。
4. 翼状胬肉有碍美容或妨碍进行其他眼部手术。

【手术步骤】

1. 翼状胬肉切除手术

（1）表面麻醉及翼状胬肉体部颈部结膜下浸润麻醉，可用甲紫记号笔标记出翼状胬肉的范围。

（2）有齿镊夹住翼状胬肉的头部，用刀尖在胬肉头部外0.5mm的透明角膜区做一浅层划切，深度达角膜前弹力层，沿此界线分离出的平面行角膜浅层剥离，将胬肉头部包括在内分离至角膜缘部。

（3）再用Wescott剪沿胬肉体部的上下边缘将球结膜剪开并从巩膜分离，为了最大限度减少胬肉复发的风险，在保护内直肌的前提下，要完全去除胬肉结膜下增生纤维组织，但要避免损伤半月皱襞及泪阜，少用烧灼止血。

（4）将角膜创面及巩膜表面刮干净，将球结膜的边缘铺平，用10-0缝线将结膜创缘固定在距角膜缘3~4mm的浅层巩膜上。

（5）结膜囊涂抗生素眼膏，眼垫包术眼。

2. 翼状胬肉切除联合游离结膜瓣移植术（干细胞移植）

（1）同"翼状胬肉切除手术"（1）、（2）、（3）。

（2）用镊子将结膜创缘内卷的边缘拉平，测量出结膜缺损区的面积；嘱患者向下注视，暴露出远离胬肉的球结膜（一般取颞上方球结膜），用甲紫记号笔标记出和结膜缺损区等大的结膜取材范围；局部结膜下注射约0.2ml麻药将结膜与其下的筋膜分开；用Wescott剪和无齿镊将结膜瓣自筋膜上分离，制作出略大于标记笔标记范围的游离结膜瓣；注意辨别结膜瓣的正反和方向。

（3）嘱患者向胬肉的对侧注视；检查巩膜创面，确保巩膜创面无凝血块和明显活动性出血，将球结膜创缘铺平；用滑动移行的方法将游离结膜瓣移至结膜缺损区，确保结膜瓣上皮面向上，近角膜缘端对应在角膜缘，且距离角膜缘约2mm处，留出2mm左右的巩膜裸露区；球结膜的创缘和结膜瓣的边缘对合好，用10-0缝线缝合固定结膜瓣；缝合要点是先缝合近角膜缘的两顶角，缝合深度达浅层巩膜，将结膜瓣和结膜创缘对合好

并将其固定在浅层巩膜上，再依次对位间断缝合其余两个顶角及对边。

也有使用纤维蛋白胶来黏着固定游离结膜瓣。方法是分别将一滴凝血酶和纤维蛋白原涂抹于相对干燥的巩膜植床和结膜瓣创面，将结膜瓣迅速对位贴合在结膜缺损区的巩膜表面，通过凝血酶和纤维蛋白原之间的反应将结膜瓣黏附在巩膜植床上。

（4）制作结膜瓣后留下的创面不必缝合，结膜上皮可自行修复。

（5）联合干细胞移植是基于翼状胬肉的发生是局部干细胞功能衰竭的理论，所以移植的带有角膜上皮干细胞的健康角膜缘组织可以作为一个屏障阻止翼状胬肉的复发。具体操作方法大部分和游离结膜瓣移植相同，不同的是制作的游离结膜瓣要带有0.5mm宽的周边部表层角膜缘上皮细胞，移植时将带有干细胞的结膜瓣一侧对位贴附在原胬肉颈部下的角膜缘上。

（6）结膜囊涂抗生素眼膏，眼垫包术眼。

【围手术期用药】术前3d预防性应用抗生素滴眼液，胬肉肥厚充血严重者可用抗炎滴眼液减轻炎性反应。

术中使用抗代谢药物应局限在胬肉高危复发人群；常用浓度为0.02%~0.04%，使用时间一般为初发胬肉2~3min，复发胬肉3~5min，随后彻底冲洗，避免在眼表残留。

术后应用抗生素滴眼液预防感染，当上皮完全愈合后就可以及时停用，避免长期应用抗生素。

当上皮基本愈合后，可加用糖皮质激素滴眼液和/或非甾体类滴眼液，逐渐减少抗炎药物的浓度、抗炎活性和用药频率，直至眼表炎症反应完全消失；用药过程中注意监测药物可能出现的副作用。

适时加用人工泪液，稀释局部炎症因子，促进泪膜修复，缓解不适感。

对术后出现角膜或巩膜小凹、上皮持续不愈合，特别是合并有糖尿病的患者，可酌情加用生长因子类滴眼液。

四、眼表重建术

角膜、结膜和泪膜及其相应的影响要素在眼表重建的过程中应当视为一个整体概念。在重建眼表时，应当充分考虑角、结膜和泪膜之间的相互关系，眼表上皮的来源，移植床的微环境状况。以全局的观念和个体化的原则进行眼表重建手术。

广义的眼表重建手术应包括：重建眼表的上皮或干细胞；重建泪液分泌或泪膜稳定性；保护或恢复眼表相关的神经支配；重建眼睑的解剖和功能。狭义的眼表重建仅指通过手术恢复眼表的上皮表型和稳定。此处仅介绍干细胞移植方面的单纯角膜缘上皮移植手术和异体角膜缘移植手术。在干细胞移植术前，务必先治疗青光眼和眼睑异常。

（一）单纯自体角膜缘上皮移植手术

【适应证】单侧角膜缘干细胞功能障碍的患者。

此术式不存在免疫排斥反应。术前评估对侧供体眼角膜缘干细胞功能，要尽量正常，如果对侧供体眼角膜缘干细胞功

能有轻微异常,一定要谨慎进行。

【手术方法】

1. 制备供体眼　在供体眼上方角膜缘标记一块 2mm× 2mm 大小的区域,沿标记线从远离角膜缘一侧剪开球结膜,在结膜下分离至角膜缘,并潜行在角膜缘上皮下分离至透明角膜内 1mm,将剪下的角膜缘组织放在平衡盐溶液内备用。

2. 受体眼移植　受体眼 360° 沿角膜缘剪开球结膜,去除角膜表面纤维血管膜;烧灼止血;把供体角膜缘组织剪成 8~10 小块,上皮面向上放置在角膜表面,注意避开角膜视轴区均匀放置;将常规复苏的羊膜紧密覆盖在放有制备好的角膜缘组织块的角膜表面,羊膜边缘塞在剪开的球结膜下;使用 10-0 缝线将羊膜固定在结膜下浅层巩膜上。

3. 术后处理　术毕给受体眼戴绷带镜。术后局部应用抗生素滴眼液、糖皮质激素滴眼液和人工泪液。

(二)异体角膜缘移植手术

异体角膜缘移植是把尸体眼来源的角膜缘组织以角膜为载体移植到受体眼上。可以提供大量的角膜缘干细胞。适用于严重角膜缘干细胞缺乏的患者。术前必须治疗眼睑异常并控制眼表炎症。

角膜缘干细胞存在于狭窄又薄弱的角膜缘位置,所以在移植时要利用局部的角膜巩膜组织作为载体一起移植,确保异体角膜缘干细胞安全有效地黏附在受体角膜缘。

【手术方法】

1. 沿角膜缘 360° 剪开球结膜,如存在睑球粘连,则尽量保留角膜表面的纤维膜作为球结膜的一部分,来弥补睑球粘连导致的结膜缺损,将结膜分离后退到角膜缘后 4~5mm 处,暴露角膜缘及局部巩膜为放置异体角膜缘组织提供植床。

2. 将置于角膜保存液中的角膜组织取出,上皮面向下放置于钻台上,分别用直径 7.5~8mm 的环钻和直径 12.5~13mm 的环钻钻取角膜,初步形成包含全部角膜缘干细胞的环形角膜缘干细胞植片,之后对环形角膜缘干细胞植片进行剖切分离,取近上皮面的前 1/4 的板层形成最终的角膜缘干细胞植片。

3. 将异体角膜缘干细胞植片放置于受体角膜缘解剖学位置上,10-0 缝线间断缝合环形植片外缘,将其平坦固定在浅层巩膜上,常规复苏的羊膜上皮面向上紧密贴附于角膜及干细胞植片表面,羊膜边缘置于球结膜下,10-0 缝线间断缝合将羊膜固定于球结膜下的浅层巩膜上。

4. 术毕绷带加压包扎。

5. 术后局部应用抗生素滴眼液、免疫抑制剂滴眼液、糖皮质激素滴眼液及人工泪液,必要时全身应用糖皮质激素及免疫抑制剂。

五、睑裂缝合术

睑缘缝合手术是通过手术将上下眼睑睑缘缝合在一起,从而达到保护角膜促进角膜修复的目的。根据病情需要,上下眼睑睑缘被缝合在一起的时间可以有相对"临时"的缝合和相对"永久"的缝合之分。将上下眼睑睑缘缝合 5~14d,手术中

不切除睑缘组织的手术称之为单纯性睑缘缝合手术;手术切除部分睑缘组织,将上下睑缘缝合使之愈合在一起,睑缘愈合时间可长达 2~3 个月甚至更久的手术称之为粘连性睑缘缝合手术。当角膜病变修复良好并处于稳定状态时,可以将睑缘打开,恢复眼睑的启闭功能。单纯性睑缘缝合手术拆除睑缘缝线后睑缘形态较术前没有改变,粘连性睑缘缝合手术剪开愈合睑缘后,睑缘常有不同程度的变形。

(一)单纯性睑缘缝合手术

近睑缘皮肤下局部浸润麻醉,可以用输液管制作 4 个 3mm×5mm 左右大小的胶垫备用,在睑缘内、外 1/3 处分别缝合上下睑缘。

【手术方法】用 5-0 外科缝线穿过胶垫 1,由上睑内中 1/3 处,距上睑缘 3mm 处皮肤进针,穿过浅层睑板组织后,从上睑缘灰线处出针,再由相对应的下睑缘灰线处进针,穿过浅层睑板组织,于距下睑缘 3mm 的皮肤处出针,穿过胶垫 2;再穿回胶垫 2,从距下睑缘 3mm 处皮肤进针,穿过浅层睑板组织,从下睑缘灰线处出针,再由相对应的上睑缘灰线处进针,穿过浅层睑板组织,于距上睑缘 3mm 的皮肤处出针,穿过胶垫 1,拉紧缝线,使上下睑缘接触,在胶垫 1 上打结,这样就完成第一组睑缘褥式缝合。之后在睑缘中外 1/3 处,用同样方法褥式缝合上下睑缘。

术中注意缝线不可缝透眼睑暴露于睑结膜面,否则会刺激角膜产生损伤。术后 7~14d 根据情况拆除缝线。

(二)粘连性睑缘缝合手术

近睑缘皮肤下局部浸润麻醉,可以用输液管制作 4 个 3mm×5mm 左右大小的胶垫备用,在睑缘内、外 1/3 处分别缝合上下睑缘,与单纯性睑缘缝合的不同点在于要在上下睑缘内外 1/3 处分别横跨灰线切除大约 2mm×4mm 的睑缘组织。

【手术方法】用镊子固定睑缘,分别于上下睑内中 1/3 以及外中 1/3 处的缘间部,横跨灰线用刀片垂直睑缘各做两道垂直睑缘的浅层切口,切口间距约 4~5mm,然后将两个切口间横跨灰线的包括皮肤的一部分睑缘组织去除,或沿灰线做 2~3mm 深切开。之后在上下睑缘相对创面行褥式缝合,具体进针、出针缝合方法同单纯性睑缘缝合手术。结扎缝线后,应使上下睑缘创面完全对合,睑缘略呈轻度外翻为宜。术后 7~10d 可以拆除缝线,去除胶垫。

(肖格格)

六、角膜交联手术

20 世纪 90 年代末,角膜纤维交联能增强角膜强度和硬度的理论极大地促进了角膜胶原交联技术的应用。紫外线核黄素角膜交联技术源于欧洲,紫外光照射核黄素浸泡过的角膜,通过氧化反应可使角膜胶原纤维发生交联,不但增加强度,而且还使胶原分子量增大,不易被酶降解。

(一)基本原理

1. 角膜胶原纤维交联的原理及效应　角膜胶原纤维交联是利用核黄素(即维生素 B_2)作为光敏剂配合紫外光照射治疗

进展性圆锥角膜的一种治疗方法。一般情况下,圆锥角膜的角膜抗张力会下降近40%,而纤维交联能够使角膜纤维的生物"坚韧"性增加3倍,而且对抗胶原酶消化能力显著提高。因此,纤维交联逐渐在世界范围内广泛应用,现已经成为圆锥角膜主流治疗手段之一。交联的本质是纤维蛋白等大分子间物理化学连接的增强,产生大分子聚合作用。

紫外线是指波长在200~380nm的太阳光线,按波长不同又包括三类:UVA波长315~380nm,UVB波长280~315nm,UVC波长200~280nm。对交联反应而言,需要使用UVA。核黄素在角膜交联中,作为光敏剂能够使紫外光本身的光氧化效应增强数倍,而波长370nm的紫外线可使核黄素的能量吸收峰值。光氧化介导的交联可限制性避免破坏目标交联区外围或深层组织。核黄素分子由一个特有的异咯嗪环系统和一个核糖基侧链组成,光敏剂特性主要由前者介导。选择370nm波长是因为紫外光的交联效率较高,而对视网膜的潜在损伤可能性极小,在紫外光的作用下,核黄素在极短时间内分解为光黄素和光色素。通过有氧反应和无氧反应,使胶原分子和糖蛋白分子间生成新的化学共价键,但此种光化学反应并不产生热量。通过上述反应,交联能够显著加固组织,但同时也有损伤活细胞的可能。

2.角膜胶原纤维交联的基本效应

(1)增强生物力学强度;

(2)提高胶原纤维的收缩温度;

(3)众多生物化学因素均可影响交联效果;

(4)角膜透明性可能会降低;

(5)可降低交联密集区域的角膜基质发生水肿的趋势;

(6)可通过一系列机制预防和治疗一些感染性角膜病,效果明显。

(二)常见角膜交联设备及药品

角膜交联离不开紫外光发射设备和光敏剂核黄素。自1996年问世以来已过20余年,众多角膜交联设备和核黄素不断问世。然而,在我国,角膜交联设备进入眼科领域仅数年,应用于圆锥角膜治疗较为常见。

(三)角膜交联适应证及患者选择原则

1.一般适应证　主要用于抑制角膜膨隆的持续进展,因此,对那些进展活动期病变疗效显著。尽管角膜胶原交联无明显的手术禁忌,但还是推荐选择角膜曲率小于58D、年龄小于35岁、最佳矫正视力达20/30或更好的患者进行手术,以降低术后视力减退风险。采用标准的角膜胶原交联技术,角膜厚度不低于400μm是降低紫外线导致内皮细胞出现损伤的一个重要排出标准。如果手术遵循该标准,则可有效保持角膜内皮细胞的安全,避免出现大量内皮细胞的损伤。

2.圆锥角膜患者行角膜胶原交联选择标准　应用于成人(年龄大于18岁)角膜进行性异常扩张患者。轻中度圆锥角膜(角膜曲率小于65D)应该考虑进行角膜交联治疗。若去除角膜上皮层时角膜厚度小于400μm,则要避免采用Dresden角膜胶原交联技术,转而选择保留角膜上皮的角膜交联或低渗性角膜交联。

3.角膜交联患者的排出标准　并不是所有患者都适合进行角膜交联手术。角膜厚度低于400μm、有单纯疱疹病毒感染史、合并角膜感染、严重的角膜瘢痕或角膜混浊、角膜修复愈合能力差、严重的眼表异常以及合并有自身免疫异常的患者,都不适合进行紫外线核黄素角膜交联。一旦确认患者不适合进行角膜交联,无论病变程度如何,都可以考虑进行前深板层角膜移植。

(四)手术基本操作

经典的去上皮角膜交联术的标准操作步骤为常规眼部消毒及眼表面麻醉,去除中央区角膜上皮(7~9mm),0.1%核黄素点眼10min,紫外线照射波长365nm,强度3mW/cm²,时间4min。

(五)常见并发症及处理

1.去除角膜上皮相关并发症　①角膜上皮愈合不良;②感染性角膜或结膜炎;③无菌性角膜溃疡。

2.创伤愈合相关并发症　①无菌性角膜溃疡;②角膜瘢痕;③一次性或永久性Haze;④一过性角膜基质水肿。

3.UVA暴露相关并发症　①一次性或永久性Haze;②一过性角膜基质水肿或炎症;③角膜内皮损伤。

(六)术后处理及随访

经典的去角膜上皮法角膜交联术术后应予以一定的抗炎抗感染治疗:氯替泼诺眼水4次/d,0.1%~0.3%玻璃酸钠4次/d,妥布霉素地塞米松眼膏每晚涂术眼1次,术后1周可减少激素用量,可依术后反应情况酌情调整。糖皮质激素一般使用时间不超过1个月,人工泪液可长期使用(至少3个月)。

(许永根)

参考文献

1. WIERINGA W G, WIERINGA J E, TEN DAM-VAN LOON N H, et al. Visual outcome, treatment results, and prognostic factors in patients with scleritis [J]. Ophthalmology, 2013, 120 (2): 379-386.

2. SAINZ DE LA MAZA M, MOLINA N, GONZALEZ-GONZALEZ L A, et al. Clinical characteristics of a large cohort of patients with scleritis and episcleritis [J]. Ophthalmology, 2012, 119 (1): 43-50.

3. JEONG J, SONG Y J, JUNG S I, et al. New surgical approach for limbal dermoids in children: simple excision, corneal tattooing, and sutureless limboconjunctival autograft [J]. Cornea, 2015, 34 (6): 720-723.

4. CICINELLI M V, MARCHESE A, BANDELLO F, et al. Clinical management of ocular surface squamous neoplasia: A review of the current evidence [J]. Ophthalmol Ther, 2018, 7 (2): 247-262.

5. KUSUMESH R, AMBASTHA A, KUMAR S, et al. Retrospective comparative study of topical interferon α2b versus mitomycin C for primary ocular surface squamous neoplasia [J]. Cornea, 2017, 36 (3): 327-331.

6. CARROLL J N, WILLIS Z I, DE ST MAURICE A, et al. Human

papilloma virus vaccination and incidence of ocular surface squamous neoplasia[J]. Int Ophthalmol Clin,2017,57(1):57-74.

7. YEN M T,BILYK J R,WLADIS E J,et al. Treatments for ocular adnexal lymphoma:A report by the American Academy of Ophthalmology[J]. Ophthalmology,2018,125(1):127-136.

8. 李凤鸣. 中华眼科学[M]. 2 版. 北京:人民卫生出版社,2005.

9. FOSTER C S,AZAR D T,DOHLMAN C H. 角膜理论基础临床实践[M]. 李莹,主译. 天津:天津科技翻译出版公司,2007.

10. 刘家琦,李凤鸣. 实用眼科学[M]. 3 版. 北京:人民卫生出版社,2015.

11. 葛坚,王宁利. 眼科学[M]. 3 版. 北京:人民卫生出版社,2016.

12. MANNIS M J,HOLLAND E J. 角膜[M]. 史伟云,主译. 北京:人民卫生出版社,2018.

13. SANTHIAGO M R,SMADJA D,GOMES B F,et al. Association between the percent tissue altered and post-laser in situ keratomileusis ectasia in eyes with normal preoperative topography[J]. Am J Ophthalmol,2014,158(1):87-95.e1.

14. GOMES J A,TAN D,RAPUANO C J,et al. Global consensus on keratoconus and ectatic diseases[J]. Cornea,2015,34(4):359-369.

15. CHAN C. 干眼实用手册[M]. 王薇,李学民,主译. 北京:科学出版社,2019.

16. 刘祖国. 干眼[M]. 北京:人民卫生出版社,2017.

17. CRAIG J P,NICHOLS K K,AKPEK E K,et al. TFOS DEWS II definition and classification report[J]. Ocul Surf,2017,15(3):276-283.

18. WOLFFSOHN J S,ARITA R,CHALMERS R,et al. TFOS DEWS II diagnostic methodology report[J]. Ocul Surf,2017,15(3):539-574.

19. STAPLETON F,ALVES M,BUNYA V Y,et al. TFOS DEWS II epidemiology report[J]. Ocul Surf,2017,15(3):334-365.

20. JONES L,DOWNIE L E,KORB D,et al. TFOS DEWS II management and therapy report[J]. Ocul Surf,2017,15(3):575-628.

21. 中华医学会眼科学分会角膜病学组. 中国干眼专家共识:治疗(2020 年)[J]. 中华眼科杂志,2020,56(12):907-913.

22. ANSHU A,PRICE M O,TAN D T,et al. Endothelial keratoplasty:a revolution in evolution[J]. Surv Ophthalmol,2012,57(3):236-252.

23. BAYDOUN L,HAM L,BORDERIE V,et al. Endothelial survival after descemet membrane endothelial keratoplasty:Effect of surgical indication and graft adherence status[J].

JAMA Ophthalmol,2015,133(11):1277-1285.

24. BOURNE W M,NELSON L R,HODGE D O. Central corneal endothelial cell changes over a ten-year period[J]. Invest Ophthalmol Vis Sci,1997,38(3):779-782.

25. HASHEMI H,ASGHARI H,AMANZADEH K,et al. Descemet stripping automated endothelial keratoplasty performed by cornea fellows[J]. Cornea,2012,31(9):974-977.

26. PRICE M O,BIDROS M,GOROVOY M,et al. Effect of incision width on graft survival and endothelial cell loss after Descemet stripping automated endothelial keratoplasty[J]. Cornea,2010,29(5):523-752.

27. NAKAGAWA H,INATOMI T,HIEDA O,et al. Clinical outcomes in descemet stripping automated endothelial keratoplasty with internationally shipped precut donor corneas[J]. Am J Ophthalmol,2014,157(1):50-55.e1.

28. PRICE M O,FAIRCHILD K M,PRICE D A,et al. Descemet's stripping endothelial keratoplasty five-year graft survival and endothelial cell loss[J]. Ophthalmology,2011,118(4):725-729.

29. ANSHU A,PRICE M O,PRICE F W Jr. Descemet stripping automated endothelial keratoplasty for Fuchs endothelial dystrophy-influence of graft diameter on endothelial cell loss[J]. Cornea,2013,32(1):5-8.

30. ROBERTS H W,MUKHERJEE A,AICHNER H,et al. Visual outcomes and graft thickness in microthin DSAEK—One-year results[J]. Cornea,2015,34(11):1345-1350.

31. 洪晶. 角膜内皮移植进展简介及其国内现状[J]. 中华移植杂志(电子版),2011,5(01):11-13.

32. CARVALHO L A,PRADO M,CUNHA R H,et al. Keratoconus prediction using a finite element model of the cornea with local biomechanical properties[J]. Arq Bras Oftalmol,2009,72(2):139-145.

33. DE MEDEIROS F W,SINHA-ROY A,ALVES M R,et al. Differences in the early biomechanical effects of hyperopic and myopic laser in situ keratomileusis[J]. J Cataract Refract Surg,2010,36(6):947-953.

34. SPOERL E,TERAI N,SCHOLZ F,et al. Detection of biomechanical changes after corneal cross-linking using Ocular Response Analyzer software[J]. J Refract Surg,2011,27(6):452-457.

35. KIM J C,TSENG S C. Transplantation of preserved human amniotic membrane for surface reconstruction in severely damaged rabbit corneas[J]. Cornea,1995,14(5):473-484.

36. 陈家祺,袁进. 羊膜手术的分类和发展趋势[J]. 眼科,2006(03):151-153.

第八章

眼眶和眼整形

第一节　眼眶的解剖与影像

要点提示

眼眶的解剖由骨性结构、视神经及其他多种神经、血管网络、眼外肌及眼附属器构成。本节主要介绍前三个组成部分。诊断眼眶病时需注意特征性的症状和体征，还要辅助多种影像学检查，比如超声、CT及磁共振等。CT能够显示眼附属器及眼眶的多种主要结构和位置关系，是最常用的眼眶病诊断方法。应熟悉眼眶的CT影像解剖。

一、眼眶的骨性解剖

骨性眼眶由额骨、蝶骨、筛骨、腭骨、泪骨、上颌骨和颧骨七块颅骨构成（图8-1-1），为四棱锥状骨腔，左右各一。锥形的底向前，为眶缘，四边形，尖端向后，为眶尖。锥形骨腔有上、下、内、外四个壁。眼眶的平均测量参数如下：眶缘的横径40mm，垂直径35mm，眶深40mm，眶内缘距25mm，眶外缘距100mm，眼眶最大直径在眶缘后1~1.5cm。眶内壁与外壁呈45°，两侧眶内壁平行，两侧眶外壁夹角90°。

（一）眶缘

眶缘圆滑而质硬，呈圆角四边形，具有保护眼球免受外力击打的作用。眶上缘最为突出，男性更加显著，骨内为额窦，上缘的主体由额骨眉弓构成，外侧部分为额骨颧突。眶上缘内1/3处经眶上孔或切迹穿出眶上神经血管束。

眶缘的内上角后5mm，有一圆形凹陷，名滑车凹，为滑车的附着点。滑车为U形软骨环，上斜肌肌腱穿过此环。眶内缘的中部向下移行为泪后嵴，由泪骨构成，止于鼻泪管上口。泪前嵴起始自内眦韧带前支的上方，由上颌骨额突构成，向下过渡

为眶下缘。眶下缘由内侧的上颌骨和外侧的颧骨构成。眶下孔在眶下缘下方4~10mm的中央部，眶下神经和眶下动脉经此孔穿出支配面颊部的皮肤感觉和血供。眶外缘最为坚实，由额骨颧突和颧骨额突衔接而成。衔接的骨缝称为额颧缝，在其下方约10mm即眶外缘的中点，其内侧边缘骨面有一小的隆起，名眶外结节，外直肌节制韧带、眼球悬韧带、外眦韧带及提上睑肌腱膜的外角均附着于此。

（二）眶顶

眶顶呈三角形，前后径长约50~55mm，前部由额骨眶板构成，后部小部分由蝶骨小翼构成（图8-1-2）。眶顶的前外侧有一较大骨凹陷，位于额骨颧突之后，下界为颧额缝，名为泪腺窝。它容纳眶部泪腺和部分脂肪。泪腺发生肿瘤时，可将该处骨壁压迫变薄或形成骨侵蚀。额骨内的额窦位于眶顶的前内侧。眶顶向后终结在视神经管和眶上裂，视神经管位于蝶骨小翼的根部，眶上裂位于眶顶和眶外壁之间，是由蝶骨大、小翼夹合而成的裂隙。

（三）眶内壁

眶内壁大致呈矩形，前后径长44~50mm（图8-1-3）。从前向后依次由上颌骨额突、泪骨、筛骨纸板和小部分蝶骨体组成，筛骨纸板厚度仅为0.2~0.4mm，因此外伤时极易发生爆裂性骨折。筛窦内的气房间隔有支撑内壁、抵御外力的重要作用。内壁的终点为视神经管，蝶窦外侧壁构成视神经管的内壁。额骨眶板的内侧部向下与筛骨纸样板衔接，名额筛缝，它是前颅底和筛骨迷路的分界线，也是内壁减压手术安全范围的上界。额筛缝或邻近骨壁有筛前孔和筛后孔，位置变异较大。筛前孔在泪前嵴后16~24mm，筛后孔在视神经管前5~10mm，孔内有同名的神经和动、静脉穿过。这两孔是手术的重要标志点，有助于避让前颅底和视神经。

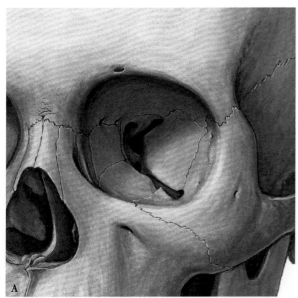
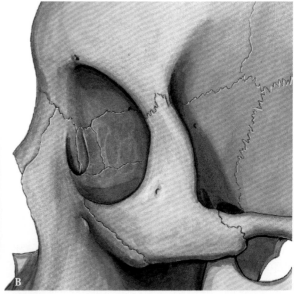

图8-1-1　左侧骨性眼眶

A. 正面观；B. 侧面观

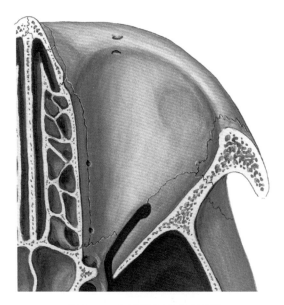

图 8-1-2　左侧骨性眼眶的眶顶壁

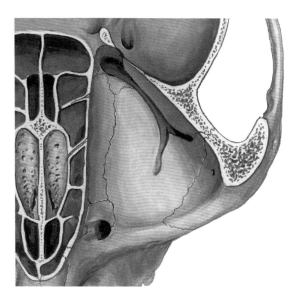

图 8-1-4　左侧骨性眼眶的眶下壁

筛-上颌骨支撑结构对于稳定内壁和下壁至关重要。从眶内的角度看，它以泪上颌缝为起点，经筛上颌缝，向后延伸至腭上颌缝。从上颌骨的角度看，它其实是上颌骨顶壁的内侧缘，是位于上颌窦开口上方的一条前后走行的坚硬骨嵴。内、下壁联合骨折可累及至此处，它也是眼眶骨性减压术中需分辨的重要解剖部位。

（五）眶外壁

眶外壁呈三角形，前后长 45~50mm。后 2/3 由蝶骨大翼眶面构成，前 1/3 由额骨颧突和颧骨眶面构成（图 8-1-5）。眶外壁以眶上裂的外缘为终点，眶外壁骨折向深部挤压眶上裂内的众多神经，临床上表现为眶上裂综合征。眶尖部的眶外壁以眶上裂为上界，眶下裂为下界。眶外壁是四壁中唯一不与鼻窦相邻的骨壁。眶外壁中部骨质最厚，骨髓腔内血供丰富，是眼眶转移癌或血液系统肿瘤的好发部位。

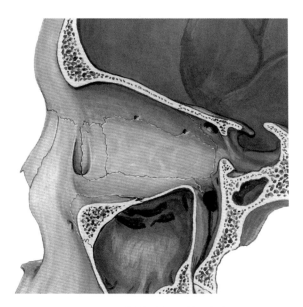

图 8-1-3　左侧骨性眼眶的眶内壁

（四）眶下壁

眶下壁呈三角形，是最短的眶壁，长 35~40mm，厚 0.5~1mm，面积 3~5cm²（图 8-1-4）。眶下壁由上颌骨眶板、颧骨眶面和腭骨眶突构成，其中以上颌骨眶板为主，颧骨眶面参与构成下壁的前外侧，是整个眼眶的最低点。腭骨仅参与构成下壁后部很小的部分。眶下壁的内侧平滑地呈 45°向上倾斜，通过筛上颌缝与内壁自然过渡。下壁的形态特征对于维持眼球的突出程度和眼位亦至关重要，骨折重建时应尽量恢复。眶下壁最薄弱的地方位于眶下神经沟以内和筛上颌缝间，是最易发生爆裂性骨折的部位。眶下沟（管）起自眶下裂，沿下壁外缘向内侧走行。走行至半，即眶下缘后 15mm，进入眶下壁骨内，形成眶下管，穿行在上颌窦的顶部，自眶下神经孔穿出。眶下沟（管）内有眶下神经束并伴行动、静脉。

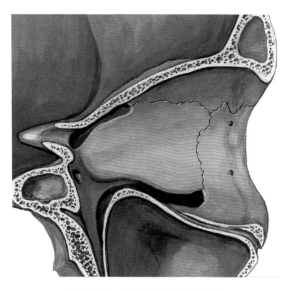

图 8-1-5　左侧骨性眼眶的眶外壁

311

二、眼眶的神经

（一）视神经

视神经是第Ⅱ对脑神经,是视路的重要组成部分,位于视盘与视交叉间,由视网膜神经节细胞的轴突汇集而成的神经束,长约45~50mm(图8-1-6)。根据位置将其分为四段:球内段、眶内段、管内段和颅内段。球内段为视盘至巩膜后孔,长0.7~1mm。眶内段指巩膜后孔至视神经管眶口部分,是视神经最长的一段,长约25~30mm,横径3~3.5mm,色瓷白略带黄,表面光滑,呈S形走行,自内向外被覆软脑膜、蛛网膜和硬脑膜,在眶尖部与总腱环和眶骨膜融合。视神经周围有眶脂肪包绕,能够缓冲外伤的冲击力。眶内段视神经与眼眶手术关系最为密切。管内段是指走行在视神经管内的部分,长4~9mm,被覆的硬脑膜与骨膜融合。由于限制在骨管内,此段视神经是视神经挫伤的好发部位。

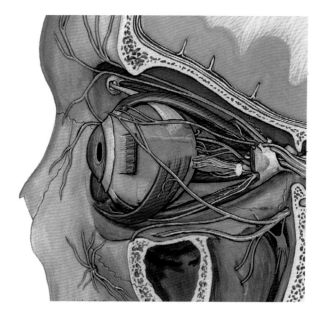

图8-1-7　侧视图显示左眼眶内部分运动神经和感觉神经

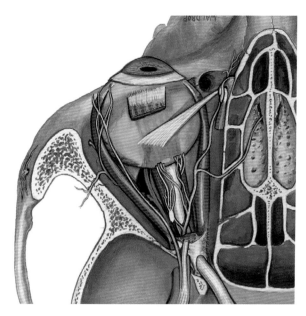

图8-1-6　俯视图显示左眼视神经及眶内部分神经

（二）运动神经

1. 动眼神经　是第Ⅲ对脑神经,经小脑幕切迹和海绵窦外侧壁向前发出上、下两支,经眶上裂入总腱环进入眶内中央间隙(图8-1-7)。上支较小,在视神经上方行走,末梢分布至上直肌和提上睑肌;下支较大,支配内直肌和下直肌,末梢沿下直肌外侧前行入下斜肌。下支还分出副交感纤维入睫状神经节,节后纤维支配眼内的睫状肌和瞳孔括约肌,可调节瞳孔收缩。支配直肌和提上睑肌的末梢分支从肌肉的腹面后1/3处进入肌肉。手术造成动眼神经下支损伤常表现为眼球外上方偏斜,内转和下转受限,瞳孔散大;上支损伤则表现为上睑下垂和上转受限。是否合并上转受限,也是区别上睑下垂是肌源性或神经源性的关键点之一。

2. 滑车神经　是第Ⅳ对脑神经,是脑神经中最细长的,经海绵窦外侧壁自眶上裂在总腱环之外入眶,在提上睑肌和眶顶

骨膜间向前内侧走行,在上斜肌第一幅的背面入肌腹。由于走行在肌锥外,眼眶外伤或手术很少伤及。

3. 展神经　是第Ⅵ对脑神经,由于展神经与颞骨岩部尖端十分接近,颅骨骨折、颅内高压等,使展神经易受压麻痹。自眶上裂底部的总腱环内入眶,在动眼神经上、下支间的外侧,末梢走行至肌腹的后1/3入外直肌。

（三）感觉神经

1. 眼神经　是第Ⅴ对脑神经的第一支,进入眶上裂前分为三支,即鼻睫神经、额神经和泪腺神经。经眶上裂内侧部入眶。

（1）鼻睫神经:于总腱环内通过眶上裂入眶,先于视神经和上直肌间,后达上斜肌和内直肌间。先后分出以下几支:

1）睫状神经节长根或感觉根:节后纤维通过睫状神经节汇入睫状短神经,于视神经四周贯穿巩膜入眼内,司眼内组织的一般感觉。

2）睫状长神经:鼻睫神经在视神经上方发出两条,向前于视神经两侧穿巩膜入眼内,感觉纤维分布于角膜、巩膜、虹膜、瞳孔开大肌和睫状体等。

3）筛后神经:在内直肌和上斜肌间与筛后动脉伴行入筛后孔,分布于蝶窦及后组筛窦黏膜。

4）筛前神经:在内直肌和上斜肌间与筛前动脉伴行入筛前孔。动眼神经核发出的副交感神经纤维在眼球之后,于睫状神经节更换神经元,与筛前神经合并,构成既有感觉纤维又含副交感纤维的混合神经,分布于鼻腔、额窦黏膜及鼻根、鼻背的皮肤。

5）滑车下神经:紧贴上斜肌下缘向前,于滑车下方出眶,分布于内眦附近结膜、泪囊及鼻根部皮肤。

（2）额神经:是眼神经最大的分支,于总腱环上方经眶上裂内侧部入眶,在眶顶骨膜和提上睑肌间向前走行。多数在眶顶中部分成两支。

1）滑车上神经：是额神经的内侧分支，在滑车上方出眶，分布于内侧的眼睑、眉和结膜。

2）眶上神经：在提上睑肌上方经眶上切迹（孔）出眶，支配前额至头皮、上睑。眶上缘骨折或眉部横行切口易损伤该神经，造成皮肤感觉障碍。

（3）泪腺神经：在总腱环上的眶上裂外侧部入眶，沿外直肌上缘与泪腺动脉伴行分布至泪腺，司泪腺分泌。在入泪腺前，与上颌神经的颧颞神经支有吻合，后者含来自翼腭神经节发出的泪腺分泌纤维。

2. 上颌神经　是第V对脑神经的第二支，由三叉神经节前缘中央发出，向前于海绵窦下角通过圆孔，达翼腭窝，再经眶下裂入眶，更名为眶下神经。眶下神经与同名动脉伴行经眶下沟、眶下管，于眶下孔穿出达面颊部。

（四）自主神经

自主神经分为交感和副交感神经。交感纤维来自颈内动脉周围的交感神经丛，经眶上裂入眶，司平滑肌和血管的收缩。部分随动眼神经上支走行，支配Müller肌；部分入睫状神经节，司眼内血管及瞳孔开大肌。副交感纤维主要来自动眼神经，经动眼神经至睫状神经节，换元后组成睫状短神经入眼，止于睫状肌和瞳孔括约肌。

（五）睫状神经节

睫状神经节为副交感神经节，呈扁平长方形，色灰红，大小为1mm×2mm。位于眼动脉的外侧，视神经和外直肌间，在总腱环前约10mm。节前有感觉、运动（副交感）和交感三个根，节后纤维形成6~10条睫状后短神经，在视神经周围穿过巩膜入眼，分布于睫状体、虹膜、角膜和血管的平滑肌。

三、眼眶的血管

（一）动脉

眼眶的动脉包括：来自颈内动脉分出的眼动脉（图8-1-8），来自上颌动脉的眶下动脉和脑膜中动脉的眼眶回返支。

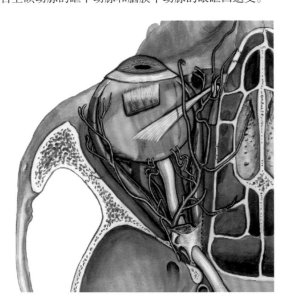

图8-1-8　俯视图显示左眼眼动脉及其分支

1. 眼动脉　是眼眶的主要供应血管，起源于颈内动脉，位于视神经的内下方，近心端直径1.39~1.45mm。在视神经管内眼动脉被硬脑膜包绕，在视尖部向外侧穿透硬脑膜，向外、向内、向上绕行视神经，在眶内上方前行。眼动脉眶内依次分支如下：

（1）视网膜中央动脉：是眼动脉进入眶内的第一分支，在视神经下方迂曲前行，在距眼球后极8~10mm处以近直角穿过视神经鞘进入视神经，在视神经中心前行直达视盘。由于缺乏侧支循环，该动脉痉挛、栓塞或断裂将导致视力丧失。

（2）睫状后动脉：以2或3支主干起自眼动脉，在视神经两侧前行，至眼球后极分为10~20支，贴近视神经进入眼球内，供血脉络膜，称睫状后短动脉。另两支在巩膜和脉络膜间前行，与睫状前动脉吻合，形成虹膜动脉大环，供血睫状体、虹膜和脉络膜。

（3）泪腺动脉：起自眶尖，沿外直肌上缘向前，与脑膜中动脉的回返支吻合，主干进入泪腺，终末支穿过泪腺和眶隔，分布于上、下睑外侧皮下组织。

（4）肌支：常分外侧和内侧两支。外侧支供应外直肌、上直肌、上斜肌和提上睑肌；内侧支供应内直肌、下直肌和下斜肌。

（5）眶上动脉：起自眼动脉越过视神经后，沿上直肌内侧向前至提上睑肌上方，经眶上切迹达额部皮下。

（6）筛前、筛后动脉：分别与同名神经伴行入筛前、筛后孔，供应颅前窝骨膜、额、筛窦及鼻腔黏膜。

（7）额动脉和鼻背动脉：为眼动脉的终末支，前者在眶内上角穿过眶隔达皮下，后者达鼻背区皮下。这些终末支与颈外动脉的面动脉、眶下动脉等形成吻合。

（8）睑内侧动脉：有上、下两支，在内眦韧带上、下方前行，抵睑部轮匝肌与睑板间，与泪腺动脉的眼睑外侧动脉吻合，形成眼睑动脉弓。

2. 眶下动脉　由上颌动脉的翼腭部起始，可与上牙槽后动脉共干，向上方经眶下裂入眶后，伴随眶下神经经眶下沟、眶下管最终出眶下孔到面部。在眶下沟内走行的过程中，有细小分支为眶底骨膜和眶软组织供血。该段与眶下壁骨折关系最为密切。

3. 脑膜中动脉的眶支　脑膜中动脉穿棘孔入颅腔，贴颅骨内面的脑膜中动脉沟内走行，分前、后支供血颅骨和硬脑膜。前支向上爬升至颅中窝眶上裂的外侧发出眶支入眶，与泪腺动脉吻合。

（二）静脉

眼眶的静脉回流有三个方向（图8-1-9）：①向后：经眼上、下静脉回流至海绵窦及颈内静脉系统；②向前：经内眦静脉注入面静脉系统；③向下：经眶下裂入翼丛静脉。

1. 眼上静脉　由内眦静脉、鼻额静脉、眶上静脉汇合而成，向上、向外、向后，至眼球后进入肌锥内，在上直肌与视神经之间，后向外经眶上裂进入海绵窦，长约40mm，横径2.7mm。

2. 眼下静脉　起自眶底前端静脉丛及内眦静脉，向后分支经眶下裂与翼丛静脉联系，眼下静脉主干与眼上静脉汇合或单独经眶下裂入海绵窦。

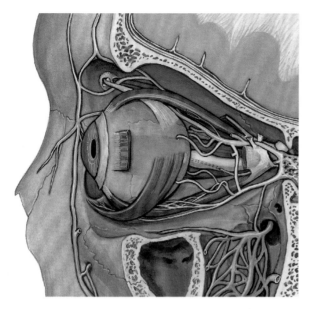

图 8-1-9　侧视图显示左眼眶的引流静脉

四、眼眶病的影像诊断方法

眼眶疾病虽不是眼科常见病,但种类繁多,部位广泛,常涉及全身及周边器官疾病,特别是颅脑、鼻窦及颌面部疾病常与之相互影响,给诊断和治疗带来困难。常见眼科疾病可借助光学仪器探测,而眼眶疾病位于皮下和球后,光学仪器无法穿透,因此常需借助特殊的检查仪器使之显像。近几十年发展起来的超声、CT 及 MRI,均属于使用物理学原理探查人体组织结构的影像技术,使眼眶病的诊治有了突破性进展。但初学者不应忘记收集主诉、病史、年龄、家族史等信息,以及掌握最基本的临床查体技能。

(一)一般情况和临床查体

1. 眼球突出　国人的正常眼球突出度为 12~14mm,两侧差异不超过 2mm。儿童和老年人眶内脂肪较少,突出度较低。80% 的眼眶病可发生眼球突出,原因不外乎眶内新生物的占位效应、正常组织的体积膨大和眶腔的变小。突发的眼球突出多见于眶内出血、气肿和静脉阻塞。数日至数周内快速发展的眼球突出可见于化脓性炎症、恶性程度高的肉瘤,比如横纹肌肉瘤。炎性假瘤和血管炎也可急性发作。良性肿瘤和甲状腺相关眼病一般呈缓慢进展。后者有自发缓解,也可短期快速进展。眼眶肿瘤导致的眼球突出一般为单侧发病,炎性假瘤、血管炎、甲状腺相关眼病、淋巴瘤和转移癌可致双侧眼球突出。体位性眼球突出是在低头、憋气或用力时,颈静脉压力升高,眶内畸形静脉扩张所致的特殊类型。搏动性眼球突出可见眼球伴有与脉搏同周期的搏动,见于严重的颈动脉海绵窦瘘和眶内动脉畸形,可闻及血管杂音,压迫同侧颈动脉,搏动和杂音消失。各种原因导致的大面积眶顶骨缺失,使脑组织与眶内组织接触,可继发眼球搏动性突出,但不伴杂音,压迫颈动脉不消失。假性眼球突出可见于高度近视眼、水眼、牛眼等眼球增大,也可见于骨纤维异常增殖症、骨瘤或 Crouzon 综合征等眶腔变小,全眼外

肌麻痹也可引起眼球向前突出。

2. 眼球移位　发生在眼球赤道部附近的病变可挤压眼球向对侧移位。比如泪腺肿瘤可致眼球向内下方移位。额窦黏液囊肿可致眼球向外下方移位。

3. 眼球凹陷　最多见于眼眶骨折,原因在于骨折导致眶腔扩大和软组织外疝。也可见于静脉曲张,因为长期的静脉扩张导致脂肪吸收。偶见于乳腺癌眶内转移。

4. 疼痛　一般发展缓慢的眼眶疾病不伴疼痛。肿瘤巨大压迫眼球和感觉神经可以发生钝痛和胀痛。明显的疼痛多与急性眶蜂窝组织炎、慢性特发性炎症及恶性肿瘤有关。急剧的眶压增高,比如眶内出血可继发剧烈的疼痛。痛性眼肌麻痹由于海绵窦和眶上裂区受炎症刺激,可出现疼痛和眼外肌麻痹。

5. 视力下降　除了巨大肿瘤长期压迫所致,一般眼眶肿瘤不出现视力下降。早期即出现视力下降多见于视神经本身的疾病,比如炎症和肿瘤。眶尖微小肿瘤可压迫视神经,早期出现视力下降,缺乏眼球突出等阳性体征,易漏诊、误诊。甲状腺相关眼病多条眼外肌增粗,可在眶尖部压迫视神经,出现视力下降。

6. 复视和眼球运动障碍　原因有多种。眼外肌本身的炎性病变和肿瘤、甲状腺相关眼病、眼眶骨折及运动神经疾病,均可出现复视和眼球运动障碍。巨大肿瘤机械性阻碍眼球运动,也可出现复视。

7. 眼眶扪诊　是指用双手拇指沿眶缘及眼球周向眶深部触摸,如肿物表浅常可触及。扪诊要评估肿物的位置、形状、边界、硬度、光滑度、活动度及有无压痛,这些对于鉴别诊断至关重要,所提供的信息是影像检查不具备的。比如,在眶外上方触及光滑、边界清、质硬、不活动、无压痛的类圆形肿物,泪腺上皮性良性肿瘤可能性最大。同样位置的肿物如为囊性感,则考虑皮样囊肿。触诊眶周的海绵状血管瘤则表现为光滑、边界清、质地稍软、无压痛的类圆形肿物,活动度良好。扪诊还包括耳前、耳后、颌下及颈前淋巴结的触诊,这些位置是眼睑和结膜恶性肿瘤好淋巴转移的部位。

8. 眶压　目前尚无临床广泛应用的可精确测量眶压的仪器。需要凭医生经验自行判断,方法为双手拇指分别按压两侧眼球,比较向后推动眼球时遇到的后方阻力。稍有阻力为轻度增高,用"+"表示,无法推动用"+++"表示,介于两者之间为中度增高,用"++"表示。球后中等大小的海绵状血管瘤为"++",严重的甲状腺相关眼病和硬化型炎性假瘤则为"+++"。

9. 性别与年龄　有些眼眶病具有性别倾向,比如甲状腺相关眼病和脑膜瘤好发于女性。不同年龄阶段好发的眼眶病疾病谱有显著差异。比如毛细血管瘤发生于婴儿时期。儿童和青少年阶段好发静脉性血管畸形、皮样囊肿、视神经胶质瘤、神经纤维瘤病、横纹肌肉瘤、组织细胞增生症、白血病及转移瘤等。成年人好发甲状腺相关眼病、炎性假瘤、海绵状血管瘤、泪腺良性上皮性肿瘤、神经鞘瘤等。而老年人更好发淋巴瘤,继发于鼻窦、泪道及眼睑的上皮性癌。

(二) 超声及多普勒超声

不同组织间具有声阻差,有声阻差的两种物体间会形成声学界面,并形成反射。超声检查仪利用该原理,发射超声波进入人体,在不同组织间形成反射并由接收器接收显示在屏幕上。超声可显示出晶状体、玻璃体腔、球壁、眼外肌、眶脂肪等正常结构和病变结构。描述肿瘤的声学表现包括部位、形状、边界、内回声、声衰减和可压缩性。眶脂肪富含声学界面,呈高回声,一般的肿瘤呈中、低回声。多普勒超声可探测血流信号和运动结构,可显示眼动脉、睫状后动脉和视网膜中央动脉,可显示肿瘤内部的血流情况和血流参数。对于诊断动脉性病变、颈动脉海绵窦瘘、毛细血管瘤具有不可替代的价值。

(三) CT 扫描

该仪器发射 X 线,根据人体组织密度不同而吸收 X 线的能力不同,由探测器接受衰减后的 X 线,再由计算机重建形成图像。与传统 X 线的叠加成像不同,CT 扫描为断层成像,能更好地分辨人体组织结构。眼眶 CT 图像上,骨骼结构为高密度,眼球壁、眼外肌、视神经及多数病变为中等密度,眶脂肪、鼻窦腔为低密度。CT 的优势是能同时显示骨骼和软组织,解剖结构直观,检查廉价快速。

(四) 磁共振成像

该仪器是利用射频脉冲激发强磁场内的氢原子核,然后发出 MRI 信号,由接收器接收信号并转化为图像。信号强度反映弛豫时间,不同组织的弛豫时间不同,正常组织和病变组织的弛豫时间也不同,使图像具有解剖显像和鉴别诊断的功能。MRI 成像参数多,提供的诊断信息丰富,软组织分辨力高于 CT,尤其适用于观察软肿瘤内部结构、囊性病变、出血性疾病、眶内肿瘤的颅内蔓延、黑色素肿瘤等,优势明显。缺点是骨骼结构不显影,体内有心脏起搏器和磁性异物者禁用,检查时间长,费用高。

(五) 数字减影血管造影术

数字减影血管造影术(digital subtraction angiography,DSA)是利用计算机减去血管以外的组织结构影像,只显示出充满造影剂的血管,使血管显示更为清晰。是确诊含动脉成分的血管畸形、颈动脉海绵窦瘘的"金标准"。

(六) 正电子发射计算机断层显像

正电子发射计算机断层显像(positron emission tomography,PET)是把具有正电子发射的同位素标记药物注入人体内,如[^{18}F]-氟代脱氧葡萄糖,这些药物参与人体的生理代谢过程。根据人体不同部位吸收标记化合物能力的不同,同位素在各部位的浓聚程度不同,湮灭反应产生的光子强度也不同。光子信号经计算机处理后获得人体断面图像。凡代谢率高的组织或病变,在 PET 上呈现明亮的高代谢信号,凡代谢率低的组织或病变在 PET 上呈现出低代谢暗信号。PET-CT 是将功能代谢显像和解剖结构显像融合,既可准确地对病灶进行定性,又能准确定位,尤其适合恶性肿瘤全身转移的检查。

五、正常眼眶影像解剖

熟悉和掌握正常眼眶的影像学特征是诊断眼眶疾病的先决条件。如今,影像技术的清晰度不断提高,给外科医生提供了丰富的解剖信息。眼眶外科医生必须将这些影像特征熟记于心,再结合手术中的解剖观察,反复印证并逐步加深理解。现介绍正常眼眶水平位和冠状位各层面的 CT 影像解剖要点。

(一) 水平位

眼眶水平位 CT 是最常用的扫描方法,一般从眼球下极或眶底开始向上至眶顶或颅底,层面厚度 1~3mm。

1. 眶下部 在此层面(图 8-1-10),眼眶呈尖端圆钝的三角形或半弧形,由于扫描角度不平行于眶下壁和下直肌,因此不能显现出眶下壁的正常形态,下壁的内侧可见鼻泪管和筛窦下方气房。筛窦后方为蝶窦。下直肌显示为起自眶尖的长椭圆形,前缘略毛糙,与眼球不连续。眼球壁后外侧的局限性增厚,为下斜肌的附着点。在眶底部,眶后外方的骨裂隙为眶下裂。层面向上,眶下裂增宽,并出现眶外壁,外壁较厚,外侧有颞肌附着。

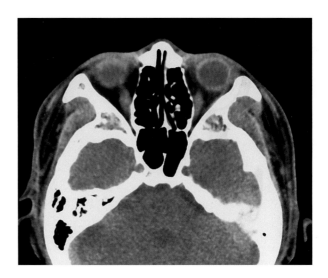

图 8-1-10 轴位眼眶 CT 显示眶下部

2. 眶中部 至中部,眼眶渐呈三角形或梨形(图 8-1-11),尖端为眶上裂,后方延续为鞍旁和海绵窦,两侧颞叶位于颅中窝。在眼球水平赤道层面,可见内、外直肌全程走向,球内可见晶状体。眶内段视神经呈 S 形生理弯曲。眶内、外壁笔直,两侧内壁平行,外壁夹角 90°。眶外壁后 2/3 增厚,骨髓质呈三角形,后方为颞叶前极;前 1/3 较薄,外侧为颞窝,有颞肌附着。眶外缘质厚,呈近三角形,内含骨髓质。两侧内壁间为筛窦,前、中、后组均可显示,可见近乎平行排列的骨性间隔。

3. 眶上部 至眶上部,眼眶形态近似三角形(图 8-1-12)。眶部泪腺出现在泪腺窝内,紧贴眼球壁,边缘稍毛糙,呈杏仁状。眶外壁逐渐变短变厚,近似三角形,为蝶骨嵴。视神经管位于眶尖的内侧,向内延伸入脑,汇合为视交叉,前方为蝶窦。视神经管颅内口的外缘为前床突,内含骨髓质,其后方为蝶鞍和后床突。眶上裂位于视神经管的外侧,直径较在眶中部层面变窄。眶尖肌锥内向前发出的细小迂曲影为眼动脉及其分支。紧贴眶内壁的条形软组织为上斜肌第一幅,向前延伸至滑车。

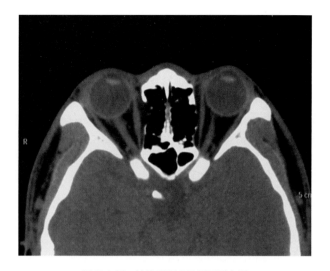

图 8-1-11　轴位眼眶 CT 显示眶中部

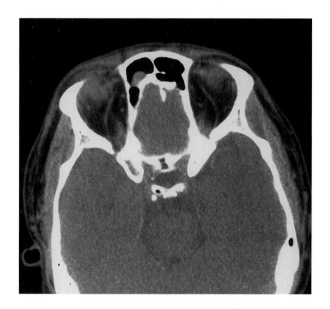

图 8-1-12　轴位眼眶 CT 显示眶上部

眼上静脉起自眶上裂,向滑车方向走行,呈S形。在近眶顶层面,可见提上睑肌和上直肌复合体,显示为长矩形,前端止于眼球上方。

(二) 冠状位

术者在术中观察人体结构的角度更接近冠状位。CT 检查眼眶病时多从眼球赤道部向后扫描至眶尖。

1. 眶前部　从前至后,首先显示的是眶上缘和额骨颧突(图 8-1-13)。泪囊前方可见内眦韧带。眼球内可见晶状体。眶前部在眶内缘和上缘交界处可见滑车。

继续向后可见眶顶、内壁和眶下缘。眶内侧可见泪囊窝和骨性鼻泪管,鼻泪管下端开口于下鼻甲基板下方。泪囊窝外侧可见下斜肌,沿眶底斜向外延伸至眼球后外侧。眼球四周可见眼外肌附着点,呈扁平状,提上睑肌腱膜位于上直肌上方偏鼻侧。在滑车与眼球间的水平条索为上斜肌第二幅。

眶下缘向后 1cm 可见眶下壁最低点。内壁与下壁衔接处

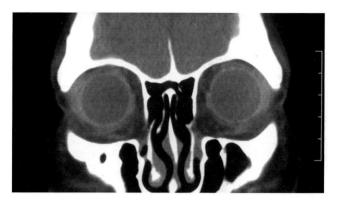

图 8-1-13　冠状位眼眶 CT 显示眶前部

称内下隅角,在其下方可见筛-上颌骨支撑结构,垂直于眶壁,骨质厚,对内、下壁起到重要的支撑作用。筛-上颌骨支撑结构的下方为上颌窦开口和钩突。在眼球赤道部以后,眼外肌逐渐与眼球分离,肌肉横断面变宽。在眶外上方泪腺窝内可见眶部泪腺。

2. 眶中部　眼眶四壁显示清晰,眶壁衔接的角度锐利(图 8-1-14)。但内、下壁的衔接形成圆钝的角度,下方有筛-上颌骨支撑结构。眶下壁从外向内逐渐向上倾斜。

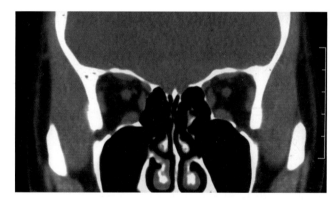

图 8-1-14　冠状位眼眶 CT 显示眶中部

眶内可见四条直肌、上斜肌第一幅及提上睑肌的肌腹部。肌锥内视神经鼻上方可见眼动脉,在视神经和上直肌间为眼上静脉。眶中部是筛窦窦腔体积最大处,窦腔内有不规则分布的气房间隔。在眶中部的后段出现眶下裂。眶外壁外侧为颞窝,颞肌逐渐增厚。

3. 眶后部　颧弓在此层面出现,越向后变得越薄,并在其内下方出现下颌骨喙突。在眶后部层面,上颌窦窦腔变小,眶外侧壁变厚,可见骨髓质,颞叶脑组织的前极出现在眶外侧壁以外。眶下裂继续向后过渡为翼腭窝。在双眶之间,后组筛窦被蝶窦取代。

眶内、下壁由钝角衔接转变为连续的线,眶腔形状变为三角形。眼外肌逐渐向视神经汇集,最后汇合为总腱环。眶尖部(图 8-1-15)的外下方为翼腭窝和颞下窝,外上方为眶上裂,通向颅中窝,上方为前床突,其中包绕的圆孔为视神经管。

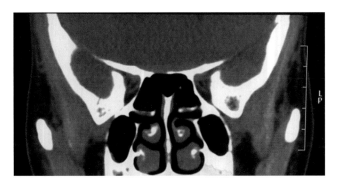

图 8-1-15 冠状位眼眶 CT 显示眶后部

（王毅）

第二节 眼睑疾病

一、眼睑的组织解剖

要点提示

眼睑由前向后分为皮肤层、皮下组织层、肌层、纤维层、睑结膜层。眼睑血运丰富,主要功能肌肉为眼轮匝肌和提上睑肌。

眼睑（eyelid）分上睑和下睑,覆盖眼球前面,上睑较下睑大而宽。上睑上界为眉,与额部皮肤分界清楚,下睑下界与颊部皮肤相连续,无明显分界。眼睑游离缘名为睑缘（palpebral margin）。上、下睑缘间的缝隙名为睑裂（palpebral fissure）,在成人其长度平均为 27.88mm,其宽度平均为 7.54mm。睑裂在颞侧联合处名为外眦（lateral canthus）,呈锐角;在鼻侧联合处名为内眦（inner canthus）,略微圆钝,其间有一小湾叫泪湖,湖内有一肉粉色隆起,称为泪阜（lacrimal caruncle）。泪阜外侧有一半月形皱襞,贴附于球结膜上,称为半月皱襞,在低等动物中相当于第三眼睑,是退化的组织。上、下睑缘近内眦处,各有一稍突起的小孔,称为泪小点。睑缘宽约 2mm,分前后两唇。前唇钝圆,后唇呈锐角,两唇间皮肤与黏膜交界处形成浅灰色线,称为灰线,将睑缘分为前后两部分。前唇有睫毛 2~3 行,上睑有睫毛 100~150 根,下睑有 50~70 根。毛根深居结缔组织和肌肉内,此处有变态的汗腺和皮脂腺（即 Moll 腺和 Zeiss 腺）,其导管开口于睫毛囊。后唇有多量小孔排列成一行,这些小孔是睑板腺（即 Meibom 腺）导管开口,腺体本身位于睑板内。上睑皮肤有一沟,称上睑沟,有此沟者形成双重睑。

眼睑组织分为五层,由前向后顺序为:皮肤、皮下疏松结缔组织、肌层、纤维层和睑结膜。

（一）皮肤层

皮肤层是人体最柔薄的皮肤之一,厚约 1mm,容易形成皱褶,即皮肤真皮层中的胶原纤维和网状纤维形成的朗格线（Langer's line）。

（二）皮下组织层

为疏松结缔组织所构成,故易引起水肿。

（三）肌层

肌层包括眼轮匝肌、提上睑肌及 Müller 肌。眼轮匝肌（orbicularis muscle）由面神经支配,司眼睑闭合,为横纹肌。位于皮下结缔组织和睑板之间,形似一多圈扁环,以睑裂为中心环绕上、下眼睑。眼轮匝肌分为近眶缘的眶部和近睑缘的睑部。前者的纤维位于眶骨内缘,由上颌骨的额突开始,纤维走行呈环形,止点仍固定在额突处;后者的纤维起自眼睑内眦韧带,转向外侧呈半圆形,终于眼睑外眦韧带。

眼轮匝肌除以上两部外,尚有泪囊部,也叫泪囊肌或 Horner 肌。此部虽小,功能颇大。此肌的深部纤维起始于泪后嵴后方的骨面,经泪囊后方到达睑板前面,加入眼轮匝肌睑部的纤维中。泪囊肌这样附着,可使眼睑接触眼球表面。起于泪后嵴深部的眼轮匝肌纤维与起自泪前嵴浅部的纤维,共同包绕泪囊。泪囊部肌纤维还紧紧包绕泪小管。这些肌纤维在排出泪液之功能上有重要意义。日常闭眼与睁眼时,眼轮匝肌收缩与弛缓,可使泪囊规律地收缩与扩张,借此吸入泪液,并驱使泪液由结膜囊流入鼻腔。

在眼轮匝肌纤维中,尚有一单独而纤细的纤维束,向睑板腺开口处的后方行走,这是眼轮匝肌的睫毛部,亦名 Riolan 肌。此肌收缩时,可向眼球方面压迫睑缘,使腺体的分泌物排出至睑缘。

提上睑肌（levator palpebrae superioris）由视神经孔周围的纤维环上方附近开始,沿眶上壁在上直肌上面向前呈扇状展开,最后附着在上睑板上缘、眼睑皮肤、眼轮匝肌和结膜上穹窿部。此肌受动眼神经支配。由于提上睑肌纤维分布的特点,收缩时可同时提起上睑各部分,包括眼睑皮肤、睑板和睑结膜。

Müller 肌,分别起自提上睑肌下面和下直肌的筋膜,并附着在上、下睑板的上、下缘,为平滑肌。此肌受交感神经支配,使睑裂开大。在 Graves 眼病中所见眼睑退缩即为交感神经刺激增加使此肌兴奋所致。

（四）纤维层

由睑板和眶隔两部分组成。

睑板（tarsal plate）为致密的结缔组织所构成,质硬如软骨,是眼睑的支架。上睑板较下睑板宽而厚,呈半月形,两端移行于内外眦韧带上。睑板内有垂直排列的皮脂腺,称睑板腺（Meibom 腺）,上睑约有 30 个,下睑约有 20 个。每个腺体中央有一导管,各中央导管彼此平行,垂直排列并开口于睑缘,分泌油脂,有防止泪液外流作用。

眶隔（orbital septum）或称睑筋膜（palpebral fascia）,为一弹性结缔组织膜,围绕眶缘,与眶骨膜连接,向前则附着于睑板前面,因此睑板与眶隔互相融合,犹如一体,在上睑,眶隔与提上睑肌的鞘膜掺杂,且随之前行,直连皮肤;在下睑眶隔完整,与睑板融合。眶隔形成睑与眶的隔障,在渗出性病变时,可防止双方渗出物相互渗透。

（五）睑结膜层

紧贴于睑板后面（见第七章第一节"角膜和眼表的解剖生理及相关基础"）。

眼睑的血管:眼睑的血液供应来自颈外动脉的面动脉支(包括面动脉、颞浅动脉和眶下动脉)及颈内动脉的眼动脉分支(包括鼻梁动脉、眶上动脉和泪腺动脉)。

眼睑的浅部组织由上述血管分支形成丰富的动脉网所供应。深部组织由睑内外侧动脉形成的睑动脉弓供应。

来自鼻梁动脉的睑内侧动脉有上、下两支,分布到上睑的称为上睑内侧动脉,下睑的称为下睑内侧动脉,分别与来自泪腺动脉的上睑外侧动脉及下睑外侧动脉相互吻合,形成睑缘动脉弓及周边动脉弓。睑缘动脉弓较大,位于靠近睑缘的睑板与眼轮匝肌之间。周边动脉弓较小,位于睑板上缘,提上睑肌与眼轮匝肌之间。从睑缘动脉弓发出分支向前分布于眼轮匝肌,向后至睑板腺与结膜。静脉则汇入眼、颞及面静脉中,这些静脉皆无静脉瓣,因此,化脓性炎症有可能蔓延到海绵窦而导致严重后果。

眼睑的淋巴管:分为内外两组引流,下睑内侧 2/3 和上睑内侧 1/3 由内侧淋巴组引流至下颌下淋巴结;上下睑的其余部分则分浅深两组,分别由外侧淋巴组引流至耳前淋巴结和腮腺淋巴结。

眼睑的感觉:由第Ⅴ对脑神经第一、二支支配(图 8-2-1,图 8-2-2)。

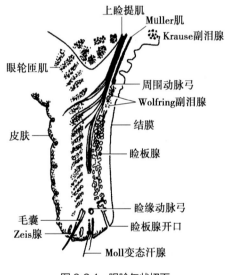

图 8-2-1　眼睑矢状切面

（图中标注：上睑提肌、Müller肌、Krause副泪腺、眼轮匝肌、周围动脉弓、Wolfring副泪腺、结膜、皮肤、睑板腺、睑缘动脉弓、睑板腺开口、毛囊、Zeis腺、Moll变态汗腺）

眼睑位于眼球外表面,起到保护眼球的屏障作用。眼睑的前面是皮肤,为颜面皮肤的延续,睑缘为皮肤结膜的移行处,后面是睑结膜,与眼球穹窿结膜相连,皮肤与睑结膜之间有皮下组织、肌纤维和睑板。由于皮下组织疏松,如发生出血、水肿、炎症等易于向四周扩散至邻近组织,而眼周围组织的病变也易蔓延至眼睑,眼睑由于其位置的关系易受到外伤,又由于有着丰富的血液循环,伤口易于愈合,睑缘由于各种腺体的存在,表现为独立病变的过程。

二、眼睑充血、出血、水肿

要点提示

眼睑血流丰富,皮肤菲薄,皮下组织疏松,炎症、外伤、物理

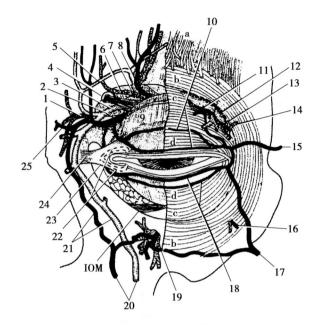

图 8-2-2　眼睑的血管

a. 额肌;b. 眶部眼轮匝肌;c. 眼隔前眼轮匝肌;d. 睑板前眼轮匝肌;IOM,下斜肌;1. 滑车下神经;2. 眼动脉;3. 鼻睫神经;4. 滑车;5. 上斜肌;6. 滑车上神经;7. 眶上静脉;8. 眶上动脉、静脉、神经;9. 提上睑肌腱膜;10. 上睑周边和睑缘动脉弓;11. 泪腺动脉、神经;12. 泪腺眶部;13. 泪腺睑部;14. 颧颞神经;15. 颞动脉前支;16. 颧面动脉神经;17. 面横动脉颞支;18. 下睑周边和睑缘动脉弓;19. 眶下动脉、神经;20. 面动脉静脉;21. 内眦动脉静脉;22. 泪小管;23. 泪囊;24. 内眦韧带;25. 鼻背动脉

化学刺激等均可引起眼睑的充血、出血或水肿,病理过程同全身其他部位相同。

(一) 眼睑充血

眼睑充血(congestion of the eyelids)可因眼睑皮肤的炎症、睑腺炎症、睑周围组织炎症的蔓延,虫咬,化学物质刺激,物理性刺激,如热、辐射等造成。睑缘充血可由睑缘炎、屈光不正、眼疲劳、眼睑位置异常、卫生条件差等一系列因素引起。充血一般为亮鲜红色。暗红色的充血为血液回流障碍,凡是血液回流障碍的疾病均可引起,常同时伴有眼睑水肿。

【治疗】根据发病的原因治疗。

(二) 眼睑出血

造成眼睑出血(hemorrhage of the eyelids)的全身原因如咳嗽、便秘、高血压动脉硬化、败血症、有出血素质者、胸部挤压伤等,一般出血较局限。

局部原因造成的眼睑出血多为外伤,可以是眼睑直接外伤引起,也可以是眼眶、鼻外伤或颅底骨折引起,出血渗透到眼睑皮下,可以沿着皮下疏松的组织向四周蔓延,一直跨过鼻梁侵入对侧眼睑。严重的是颅底骨折所致的出血,一般沿着眶骨底部向鼻侧结膜下和眼睑组织渗透,多发生在受伤后的数日。眶顶骨折所致的出血沿提上睑肌进入上睑,眶尖骨折沿外直肌扩散。随血量的多少及新鲜程度,出血可为鲜红色、暗红色、紫红色或黑红色。

【治疗】

1. 少量浅层出血无须治疗,数日后可自行吸收,但需向患

者解释清楚。

2. 出血多时,于当时立即行冷敷以减少出血,同时可使用止血药物等。数日后不再出血时可行热敷促进吸收。

3. 用绷带加压包扎。

4. 有眶顶、眶尖、颅底骨折需请神经外科会诊,治疗。

(三) 眼睑水肿

眼睑水肿(oedema of the eyelids)系眼睑皮下组织中有液体潴留,表现为皮肤紧张、光亮感,触之柔软。

1. 炎性水肿 多为局部原因,眼睑炎症或附近组织炎症如眼睑疖肿、睑腺炎、睑皮肤炎、泪囊炎、眶蜂窝织炎、丹毒、严重的急性结膜炎、鼻窦炎等。眼睑皮肤肿、红,局部温度升高,有时有压痛,可伴有淋巴结肿大,严重者全身畏寒、发热。

2. 非炎性水肿 为血液或淋巴液回流受阻。局部原因可为眶内肿物压迫回流所致。全身病见于心、肾病、贫血等,非炎性者皮肤色苍白,皮温不高,一般无压痛。

【治疗】根据病因进行治疗。

三、眼睑皮肤病

要点提示

定义:眼睑皮肤是全身皮肤的一部分,因此眼睑皮肤病的病因、临床表现、治疗也遵从皮肤病的诊治原则。

关键特点:特殊之处在于,眼睑内面即眼球,眼睑皮肤病可蔓延侵袭结膜、角膜等组织,因此在治疗皮肤病患的同时还需对症处理眼球本身的疾病。

关键治疗:病因治疗,对症治疗。

(一) 病毒性感染

1. 眼睑热性疱疹

【病因】热病性疱疹(herpes febrilis palpebrae)又称单纯疱疹(herpes simplex),是由单纯疱疹病毒1型感染所致。常发生流感、发热、肺炎等呼吸道感染,同时有眼睑疱疹出现。

【症状】

(1) 自觉局部症状轻微,有痒及灼热感。

(2) 典型的病损在红斑的基础上有成簇的粟粒或绿豆大小的水疱,壁薄,潴留液破溃后形成糜烂或小溃疡,结痂、痊愈后不留瘢痕或留有暂时性色素沉着,常同时在口唇、鼻翼旁出现同样的病损。

(3) 全身可有热病性传染病的症状。

(4) 本病有自限性,一般1~2周可自愈,无免疫性,可再发。

【治疗】

(1) 局部滴用更昔洛韦(ganciclovir)或阿昔洛韦(acyclovir)眼水和涂以眼膏。

(2) 有继发感染时,可酌情使用抗生素。

2. 带状疱疹

【病因】带状疱疹(herpes zoster)由水痘-带状疱疹病毒引起,初次感染表现为水痘,常见于儿童。以后病毒长期潜伏于脊髓后根神经节内,当机体抵抗力下降、免疫功能减弱或某种诱发因素致使水痘-带状疱疹病毒再度活化,侵犯三叉神经第

一支或第二支引起眼睑带状疱疹,本病无免疫性,当机体抵抗力再度下降,可再发病。

【症状】

(1) 发病前可有发热、倦怠、食欲不振等前驱症状。

(2) 病初起时在患侧三叉神经分布区发生皮肤灼热、神经痛,疼痛往往年龄愈大,疼痛愈重。有时剧烈难忍,疼痛可发生于皮疹出现前或与皮疹同时发生,疼痛常持续至皮疹完全消退,甚至持续数月、数年。

(3) 皮疹病损在红斑基础上群集,粟粒至绿豆大小水疱,有的中央有脐窝,疱内容清,严重时呈血性,水疱彼此融合,可发生坏死溃疡。皮疹多发生于三叉神经第一支配区,第二支较少。发病为单侧是本病的特点,不越过鼻中线,呈带状分布,向上达前额、头皮,侵犯鼻睫状神经时可并发角膜病变和虹膜睫状体炎,偶有眼肌麻痹。

(4) 不发生坏死溃疡者水疱干瘪、结痂,遗留色素沉着,发生坏死溃疡者则留永久性瘢痕。

【治疗】

(1) 局部用药:红斑水疱可用炉甘石洗剂、阿昔洛韦眼药水或碘苷眼药水,糜烂坏死用0.1%雷夫奴尔(rivanol)湿敷,外用阿昔洛韦软膏或用喷昔洛韦(penciclovir)乳剂,4~5次/d,早期外用明显减少带状疱疹后神经疼痛的发生。

(2) 全身用药:阿昔洛韦200~800mg口服,5次/d,连服10d,有阻止病毒繁殖、缩短病程、减少神经痛的作用。严重的病例可静点阿昔洛韦,5mg/kg,每0.5mg加入注射用水10ml,充分溶解、摇匀,再用生理盐水或5%葡萄糖液稀释到至少100ml,点滴不少于1h,3次/d,连用药10d,或注射重组人干扰素α-2a(recombinant human interferon α-2a),其有抗病毒作用。但此两种药合用要慎重。也可用调节免疫功能药物如转移因子(transfer factor)皮下注射,1~2支/次(每支2ml),每周或每2周一次。

(3) 激素类药物:在足够量的阿昔洛韦治疗下,病变在3d内口服泼尼松可减轻炎症及神经痛,开始剂量为每天30~40mg,隔日递减,10~12d内撤完。

(4) 神经营养药及止痛药:可注射维生素 B_1、B_{12}。疼痛剧烈可口服止痛类药物。

(二) 细菌性感染

1. 毛囊炎

【病因】毛囊炎(folliculitis)系由金黄色葡萄球菌感染毛囊引起的炎症。

【症状】

(1) 自觉痒痛,好发于年轻人,面部皮肤也有散发的毛囊炎。

(2) 粟粒大的丘疹,顶端化脓呈小脓肿,不融合,破后有少量脓血,无脓栓,愈后不留瘢痕。

【治疗】

(1) 外用消炎止痒药物,也可外用0.5%林可霉素液(lincomycin)或0.2%聚维酮碘。

(2) 早期可用超短波治疗。

（3）根据病情可适当给予抗生素。

（4）反复发作的病例，应检查有无糖尿病、贫血等全身疾病。

2. 眼睑疖肿和脓肿

【病因】眼睑疖肿（furuncle）和脓肿（abscess）是由金黄色葡萄球菌侵犯毛囊深部及周围组织引起皮肤炎症，发病与体质有关，与皮肤不洁、多汗和搔抓也有关系。

【症状】

（1）自觉灼热及疼痛明显。

（2）眼睑皮肤红肿，有硬结，触痛显著，严重时有发热、全身不适，数日后顶部发黄，疼痛加剧，耳前淋巴结肿大、压痛，破溃后有脓血流出。眼睑疖肿有脓栓（甚至有数个脓栓及多房性脓肿，称为痈）。周围组织坏死形成腔隙，以后深部有肉芽组织充填，愈合后结瘢痕。

（3）睑部疖肿和脓肿受挤压后因眼睑及面部静脉无瓣，脓液有可能进入血液形成海绵窦脓栓，甚至引起脑脓肿、脓毒败血症等危及生命。

【治疗】

（1）局部治疗：早期热敷，超短波可缓解炎症、止痛。

（2）全身治疗：全身用抗生素首选耐青霉素类葡萄球菌感染的药物，如苯唑西林（oxacillin）肌注，4~6g/d，分 4 次给药，或氯唑西林（cloxacillin），2g/d，肌肉注射或口服 0.5g/次，4 次/d。或用头孢菌素类肌肉注射或静脉滴注，如对青霉素类过敏可用林可霉素 0.6g/次肌肉注射，1~2 次/d（注意肾功能）。或肌肉注射克林霉素（clindamycin）0.6g/d，分 2~4 次用（对林可霉素过敏者禁用）。因金黄色葡萄球菌对多种抗生素耐药，在严重的病例用以上药均无效时，方可使用万古霉素（vancomycin），成人每次 500mg 静点，每 8h 一次。

（3）严禁挤压病变区。

（4）化脓后切开排脓，有脓栓者可用镊子轻轻取出，切口内放置引流条，每日换药，待脓汁排净后始取去引流条。

3. 眼睑丹毒

【病因】眼睑丹毒（erysipelas）为 β 型溶血性链球菌引起的急性眼睑皮肤炎症。多有皮肤轻微的损伤，细菌侵入感染。由眼睑丹毒可扩散及面部，也可由面部丹毒引起眼睑丹毒。

【症状】

（1）发病前有畏寒、全身不适，继之发热。

（2）皮肤表面为略高于皮面的红色水肿性斑，表面紧张发亮，边界清楚，严重者可有水疱、压痛明显、局部皮肤温度升高。

（3）淋巴结肿大，遇寒冷或外伤可在原病灶复发。

【治疗】

（1）超短波、红外线有缓解炎症、止痛作用。

（2）局部用药：呋喃西林湿敷，外用抗生素软膏。

（3）全身用药：首选青霉素 400 万~800 万单位静点，或用头孢菌素类点滴，如头孢唑林钠 2~4g/d 静脉点滴也可用红霉素 1~1.5g/d 静脉点滴，分 2~4 次用，也可用阿奇霉素 0.5g/次口服，1 次/d。用药 3~7d。

（三）过敏性皮肤炎

1. 接触性皮炎 接触性皮炎（contact dermatitis）是指皮肤接触外界某种物质后主要在接触部位发生炎症反应。引起本病的物质主要是化学物质，根据发病机制可分为变态反应性接触性皮炎及刺激性接触性皮炎（能造成直接损伤，任何人接触均可发病，如强酸、强碱等，不属于过敏范畴，故不赘述，可参见第十五章第二节）。

变态反应性接触性皮炎（allergic contact dermatitis）是由于接触变态反应原后引起第Ⅳ型变态反应（迟发反应），致敏原多为小分子化学物质，本身多无刺激性，作用于皮肤后引起少数具有特异性过敏体质的人发病，一般初次接触并不立即发病，而需要数小时或数日或更长时间的潜伏期，或反复接触后才发生接触性皮炎。

【致敏原】常为化工原料、染料、化妆品、洗涤剂，药品如碘、汞、磺胺类、丁卡因、普鲁卡因、抗生素、阿托品、毛果芸香碱或配制药品的赋形剂等。此外，染发剂、乌发剂中的对苯二胺是较常见的致敏原。

【症状】

（1）发病前有接触化学物质的历史。自觉眼睑或眼睑附近的皮肤有剧烈的痒感、烧热感。全身症状不多，染发液或洗发水引起的皮炎伴有头皮剧痒（又称染发性皮炎）。

（2）发病急，轻时眼睑皮疹为红斑，稍有水肿或有粟粒大小密集的红色丘疹，重者红斑肿胀，密集丘疹、水疱，甚至大疱、糜烂、渗出，临床上症状单一（图 8-2-3）。

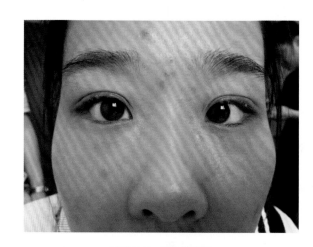

图 8-2-3 接触性皮炎

（3）一般皮肤的炎症仅限于接触部位，边界清楚，但可由于搔抓或渗液流出带到其他部位，而引起该处同样的炎症反应。

（4）发病有一定的潜伏期，多于 1~2 周可愈，治愈后再接触会再发病。

【治疗】

（1）局部用药：红斑可用炉甘石洗剂（注意勿进入眼内），水疱、渗液用 4% 硼酸溶液冷湿敷。如有继发感染可用 0.05% 呋喃西林冷湿敷，涂以 1% 氢化可的松霜，2~3 次/d，渗液可涂 40% 氧化锌软膏。

（2）全身用药：口服抗组胺药如马来酸氯苯那敏 4mg，3 次/d，或去氯羟嗪 25mg，3 次/d。为防止药物引起嗜睡、困倦，可用特非那定 60mg，2 次/d，或盐酸西替利嗪 10mg，1 次/d，睡前服。

（3）激素类药物：病情严重者可酌情用泼尼松，30~40mg/d，炎症控制后在 2 周内停用。

（4）病情严重也可静脉注入 10% 葡萄糖酸钙 10ml，1 次/d，或 5% 葡萄糖内加入维生素 C 2~3mg，静点，1 次/d。

（5）有继发感染可全身用抗生素。

（6）不能确诊变态反应原者，可于皮炎痊愈后作皮肤斑贴试验，寻找过敏原，避免再次接触。

2. 眼睑湿疹　眼睑湿疹（eczema）是一种常见的与过敏有关的皮肤病。发病原因比较复杂，致敏原往往不易查清，眼睑湿疹可单独发病，也可是面部或全身湿疹的一部分。

【症状】

（1）自觉瘙痒剧烈。婴幼儿可以是身体他处有湿疹，同时眼睑有湿疹，有时夜间难以入睡，哭闹、烦躁，常搔抓。

（2）皮疹以潮红的丘疹及小水疱为主，严重时渗出、结痂，局限性皮疹边界不清楚，皮疹不断向外扩展，周围有散在丘疹水疱，治愈后有反复发作及慢性化的倾向。

（3）慢性泪囊炎或结膜炎分泌物的刺激引起的皮炎为暗红色或棕红色斑，融合增厚呈苔藓样改变，表面有脱屑、抓痕及血痂，表现为湿疹的慢性期改变，分泌物中酶为致敏因素。

【鉴别诊断】变态反应性接触性皮炎应与急性湿疹相鉴别。前者病变多局限于接触部位，皮疹形态单一、边界清楚，病程是急性经过，去除接触性病因后，易治愈或自愈。再接触会再发病。

【治疗】

（1）局部用药：与接触性皮炎相同，如有慢性泪囊炎、结膜炎，应及时治疗。

（2）全身用药：使用抗组胺药同接触性皮炎，影响睡眠可给镇静，如非那根（异丙嗪）、羟嗪，或口服安定。

（3）严重者可静脉给 10% 葡萄糖酸钙 10ml 加维生素 C 0.5mg，1 次/d，一般不主张用激素类药物，合并感染可用抗生素。

（四）眼睑血管神经性水肿

【病因】眼睑血管神经性水肿（angioneurotic edema）又称巨型荨麻疹，原因不明，主要由于血管运动系统不稳定，有人认为与过敏、内分泌、毒素有关。

【症状】

1. 慢性血管神经性水肿影响皮下组织，形成绷紧、圆形、非可凹性、边界不清楚的荨麻疹，表面皮肤正常，不痒。

2. 突然发病，持续几天或几周，周期性、无规律、无原因反复发作，有时每月 1 次，有时清晨，有时持续几年。

3. 发作几年后产生永久性组织增厚，组织学类似慢性炎性渗出和增生，有时有色素增生，重复发作几年皮肤和皮下组织形成可悬垂的皱褶。

【治疗】假使找到病因，按原因治疗，消除病灶。

四、睑缘炎

要点提示

定义：睑缘炎是睑缘皮肤、睫毛毛囊及其腺体的亚急性或慢性炎症。

关键特点：眼科常见病，分为鳞屑性，溃疡性及眦部睑缘炎。致病原因多样，主要与病菌侵袭、眼部本身病变及生活方式有关。

关键治疗：病因治疗；眼部清洁对这三种睑缘炎的治疗非常重要。

睑缘炎是睑缘皮肤、睫毛毛囊及其腺体的亚急性或慢性炎症，为眼科常见的疾患之一。病因复杂，睑缘为皮肤与结膜移行处，富有腺体组织和脂性分泌物，暴露于外界易于沾染尘垢和病菌而发生感染；同时与屈光不正、慢性结膜炎、溢泪、理化刺激、不良卫生习惯及机体免疫力下降等有关。根据临床特点可分为三型。

（一）鳞屑性睑缘炎

【病因】鳞屑性睑缘炎（blepharitis squamosa）是由于眼睑皮肤皮脂腺及睑板腺分泌亢进，局部存在的卵圆皮屑菌分解皮脂产生刺激物质有关。加上轻度感染，其他如物理、化学性刺激、睡眠不足、屈光不正及不注意眼部卫生都可促使发生。

【症状】

1. 自觉症状轻微，或有睑缘轻度发痒。

2. 睑缘充血，在睫毛处皮肤表面有头皮屑样的鳞片，由于皮脂的溢出可与鳞屑相混形成黄痂，取去黄痂后露出充血、水肿的睑缘，没有溃疡，睫毛可脱落，但可再生。

3. 病变迁延者留有永久性的水肿、肥厚，丧失锐利的内唇而变得钝圆，下睑可外翻露出下泪小点，引起泪溢及下睑皮肤湿疹。

【治疗】

1. 病因治疗，预后较好。

2. 局部用 3% 硼酸溶液湿敷，去除黄痂，涂以抗生素眼药膏。病愈后至少应继续用药 2 周，防止复发。

3. 症状较重者可全身应用抗生素，如四环素（250mg，2 次/d），红霉素（250mg，3 次/d），多西环素（50mg，2 次/d）等亲脂类抗生素，利用降低细菌产生脂肪酶而发挥治疗作用。

（二）溃疡性睑缘炎

【病因】溃疡性睑缘炎（ulcerative blepharitis）系睫毛毛囊及其附属腺体的慢性或亚急性化脓性炎症，多由葡萄球菌感染所致，附加致病因素同鳞屑性睑缘炎。

【症状】

1. 炎症与病情均较鳞屑性睑缘炎重，系睫毛毛囊、Zeis 腺和 Moll 腺化脓性炎症，开始睑缘毛囊根部充血，形成小脓肿，继之炎症扩展进入周围结缔组织，皮脂溢出增多，与破溃脓肿的脓性物混合形成黄痂，睫毛被粘成束状，拭之可出血。

2. 移去黄痂，睑缘高度充血，有小溃疡，睫毛可脱落，形成瘢痕。在睑缘有脓肿、溃疡和瘢痕同时存在。愈来愈多的睫毛破坏,形成睫毛秃。个别残留的睫毛由于瘢痕收缩,形成倒睫可触及角膜,引起角膜上皮脱落,甚至发生溃疡,脱落的睫毛不再生长。

3. 睑缘肥厚、水肿,长期不愈可致永久性眼睑变形,上下睑变短不能闭合,形成兔眼及暴露性角膜炎,甚至失明。下睑外翻导致泪溢、眼睑湿疹。

【治疗】

1. 局部治疗同鳞屑性睑缘炎。因本病较顽固,故治疗必须彻底,需要较长疗程。局部清洁至关重要。为使药物易于吸收,可挑破脓肿,拔除睫毛,清洁溃疡面再上药。

2. 因本病可形成秃睫、倒睫、兔眼、下睑外翻及泪溢等一系列并发症,故预后欠佳,因此早发现早治疗,早期做细菌培养及药敏试验,选用敏感抗生素,会收到较好的效果。

(三)眦部睑缘炎

【病因】眦部睑缘炎(angular blepharitis)多由摩-阿(Morax-Axenfeld)双杆菌感染所致,体质原因为维生素 B_2 缺乏或营养不良。

【症状】

1. 眦部发痒,刺痛。

2. 眦部皮肤发红、糜烂,常伴有近眦部的球结膜炎症性充血,也常同时伴有口角发炎。

【治疗】0.5%硫酸锌滴眼液为治疗本病的特效药,2~3次/d,眦角可涂以抗生素眼药膏,口服复合维生素 B 或维生素 B_2。

五、睑腺疾病

要点提示

定义:睑腺疾病临床相当常见,睑板腺功能障碍是主要病因。

关键特点:症状明确,易于诊断。

关键治疗:病因及对症治疗,必要时通过手术切除或切开引流。

睑板腺分泌亢进或皮脂溢是常见的眼病,睑板腺分泌亢进的主要症状是睑缘有白色泡沫状分泌物,好集中于眦角,特别是在早晨。睑板腺分泌亢进可以伴有皮脂溢,在青春期更显著,有时在更年期也可以是孤立的和局部的皮脂溢。分泌物也可变成半固体和奶酪样,黄色油状如脓,患者常有眼痒、磨等不适感。裂隙灯下可见睑板腺开口处隆起,轻挤压有分泌物自开口处溢出。分泌物量大时可挡住角膜造成雾视,眨眼后视物变清楚。严重的病例睑板增生和水肿,而产生皮脂溢性鳞屑性睑缘炎或慢性睑板腺结膜炎,有的病例有慢性感染而恶化。

睑腺疾病指眼睑腺体急性、慢性、化脓或非化脓性炎症。因睑腺位于眼睑组织深部,但开口于睑缘,细菌可通过开口处进入腺体而引起睑腺炎症。睑腺炎又称麦粒肿,分为外睑腺炎及内睑腺炎。

(一)外睑腺炎

【病因】外睑腺炎(external hordeolum)俗称"针眼",又称睑缘疖或叫外麦粒肿,为睫毛毛囊根部 Zeis 腺或汗腺(Moll 腺)的急性化脓性炎症。多为葡萄球菌感染所致,其中金黄色葡萄球菌最常见。

【症状】

1. 自觉眼睑胀痛或眨眼时疼痛,尤其发生在眦角者疼痛更明显。

2. 初起眼睑局限性红肿,如炎症严重可以是上睑或下睑弥漫性红肿,指触有硬结及压痛,严重者常伴有球结膜水肿。

3. 轻者经治疗消退或未治疗自行消退,或过 3~5d 后硬变软、化脓,脓头在睫毛根部,破溃排脓后红肿、疼痛逐渐消退。

4. 重者伴有耳前或下颌下淋巴结肿大。致病毒力强者或全身抵抗力弱者,可发展成为眶蜂窝织炎,伴有畏寒、发热等全身症状。

【治疗】

1. 早期用超短波治疗或局部热敷,促进浸润、硬结吸收,或促进化脓。局部滴抗生素眼药水及眼药膏。

2. 如已出现脓头,在皮肤消毒后切开排脓,切口应平行于睑缘以免损伤眼轮匝肌,痊愈后瘢痕不明显。如脓腔大未能排净脓液,应放入引流条,每日换药更换引流条,直至无脓时不用引流条。1~2d 后伤口即可愈合。

3. 局部炎症重者或伴有淋巴结肿大者应口服抗生素,必要时可静脉滴注。

4. 顽固反复发作者,可行脓液培养,结合药敏结果选用敏感的抗生素。

注意睑腺炎未成熟或已破溃出脓,切忌不可挤压,因眼睑及面部静脉无静脉瓣,挤压有引起感染扩散的危险,引起蜂窝织炎、海绵窦脓栓等严重并发症。

(二)内睑腺炎

【病因】内睑腺炎(internal hordeolum)为睑板腺(Meibomian腺)急性化脓性炎症或睑板腺囊肿继发感染。多为葡萄球菌所致。

【症状】

1. 眼睑红肿、疼痛,由于炎症为致密的睑板纤维组织所包绕,红肿一般较外睑腺炎轻、范围小,但因炎症受睑板所限疼痛却较之为重,相应地,睑结膜面充血明显。

2. 数日后化脓,脓点出现在睑结膜面,并从该处自行穿破,向结膜囊内排脓,也有从睑板腺开口处或皮肤面排脓者。

【治疗】

1. 同外睑腺炎治疗。

2. 化脓后切开应作在睑结膜面,切口应与睑缘垂直,避免伤及过多的睑板腺。但注意切开勿达及睑缘,以免愈合后留有切迹。

(三)睑板腺囊肿

【病因】睑板腺囊肿(chalazion)为睑板腺非化脓性、慢性炎症,又称霰粒肿,本病系由睑板腺排出受阻,分泌物的潴留而形成慢性炎性肉芽肿。

【症状】

1. 可发生于任何人、任何年龄,尤以青少年或中年人更常见,自觉症状很少,常在闭眼时发现囊肿处皮肤隆起,皮肤颜色正常,可单发、多发、单眼或双眼,也有上下睑同时发生的。

2. 囊肿局限于睑板腺内者,仅于皮肤面囊肿处摸到硬结,无压痛,与皮肤不粘连,相应的结膜面为限局性紫红或棕红色充血,较小的囊肿如小米粒大小,大的可达豌豆大小。较大的囊肿压迫角膜可引起散光,偶有因囊肿压迫角膜引起的散光而致视力下降者。

3. 小的囊肿可自行吸收,大的囊肿可自结膜面破溃,排出半透明的胶样物,该处常留有红色息肉,少数囊肿也可自睑缘或皮肤面突出,呈一淡红色隆起,该处皮肤极薄,破溃后则肉芽组织形成。

4. 年龄较大多次复发或非典型囊肿者,须送病理检查以排除恶性病变。

【治疗】

1. 较小的囊肿可热敷待其自行吸收。长期不吸收者可囊肿内注射激素。

2. 较大的囊肿应手术切除。切除时如不能刮出胶样物质,应考虑有睑板腺癌的可能性,应切除一块送病理检查以进一步确诊,尤其是老年患者,更应送活检。

3. 眼睑皮下脱出或睑缘脱出的肉芽组织可手术治疗,但因皮肤破溃,切除肉芽组织后皮肤极脆,难以对合,缝合易豁开。

六、眼睑位置异常

要点提示

定义:眼睑内翻、眼睑外翻和上睑下垂是临床常见疾病。

关键特点:症状明确,易于诊断。

关键治疗:一般需要手术治疗。

正常眼睑位置:眼睑应紧贴眼球表面,上下睑与眼球保持一相适应的弯曲度,上睑睫毛向外上,下睑睫毛向外下,且弯曲,睫毛不致触及眼球,睁眼时睑裂开大,上睑缘应遮盖上角膜缘2mm,不影响注视,闭眼时上下睑缘应紧密闭合,不暴露角膜。保持眼球湿润,眼睑内面与眼球表面形成一窄的间隙——结膜囊,泪液在结膜囊内自颞上向鼻侧泪湖部流动。

保持上下睑位置正常主要依靠以下结构:

1. 睑板起到支架作用　睑板的病变如肥厚、变形,则会影响眼睑的位置,睑板或睑缘的瘢痕可致倒睫、内翻等。

2. 内外眦韧带　内外眦韧带分别附着于前后泪嵴及颧骨的眶结节,如韧带断裂或松弛则引起睑裂横径变短或下睑外翻。

3. 眼轮匝肌作用　眼轮匝肌作用是闭合眼睑,如肌肉麻痹可引起眼睑闭合不全,造成兔眼和引起暴露性角膜炎,如肌肉抽搐则产生眼睑紧闭(眼睑痉挛)。

4. 提上睑肌作用　提上睑肌的作用是提举上睑,如发育不良、麻痹、外伤可造成上睑下垂。此外,眼球突出,眼球萎缩不能在后方支撑眼睑,也可造成眼睑位置异常,如产生内翻、倒睫、外翻、眼睑塌陷等。

(一)倒睫

倒睫(trichiasis)是指睫毛的位置不是向外下或外上,而是向后方生长,可以刺激角膜及眼球造成损伤,不规则的乱生则称为乱睫。倒睫可以一根、数根或多数,细而短小的需仔细检查才能发现。

【病因】沙眼、睑缘炎、睑外伤、皮肤及结膜瘢痕等。

【症状】

1. 自觉畏光、流泪、异物感。

2. 睫毛刺激角膜可引起外伤性浅层点状角膜炎、角膜上皮脱落,荧光素染色可见点状着染,长期摩擦刺激角膜,可出现角膜混浊或继发感染形成角膜溃疡、血管新生、角膜角化等。

【治疗】

1. 少数倒睫可行电解术。单纯拔除倒睫可再生,新生长的倒睫刺激可能更明显。

2. 有多数倒睫者需手术矫正,有内翻者可行内翻矫正术,少量局部倒睫者,可自灰线切开将倒睫行一皮瓣转移手术。

3. 用冷冻方法破坏毛囊,倒睫不会再生。

(二)睑内翻

【病因】睑内翻(entropion)　是指睑缘方向向后转,睫毛随之而内翻刺激角膜,引起角膜炎,甚至角膜溃疡,影响视力。睑内翻常伴有倒睫。

根据病因可分为:

1. 痉挛性睑内翻(spastic entropion)　由于眼轮匝肌痉挛,主要发生在下睑,由于结膜炎、结膜异物、角膜炎的刺激而引起,长期包扎绷带也是诱因。又无眼球、小眼球、眶内脂肪不足和眼睑皮肤松弛者容易发生,老年人皮肤松弛、眶组织萎缩、脂肪减少、眼睑后面缺乏足够的支撑而致痉挛性睑内翻称为老年性痉挛性睑内翻。

2. 瘢痕性睑内翻(cicatricial entropion)　由于睑结膜睑板瘢痕收缩,主要见于沙眼、结膜烧伤、天疱疮等引起,常伴随倒睫。

3. 先天性睑内翻(congenital entropion)　少见,主要发生在下睑,主要由先天内眦赘皮、鼻根发育不饱满、下睑赘皮等引起。也可伴有其他异常,如睑板发育不良、小眼球等。

【症状】

1. 自觉症状同倒睫,但较之为重。

2. 睑缘常钝圆,睫毛后卷刺激角膜,引起外伤性浅层点状角膜炎,甚至角膜溃疡,血管新生、角膜混浊、瘢痕性者睑结膜可见瘢痕形成。

【治疗】

1. 根据原因治疗　痉挛性睑内翻为暂时缓解刺激症状,可用胶布将下睑牵拉。老年性可行眼睑皮肤及轮匝肌切除术或眶部轮匝肌折叠术(见"Wheeler眼轮匝肌重叠缩短术"部分),无眼球者可安装义眼,由包扎绷带引起者可去除绷带。

2. 瘢痕性睑内翻作睑内翻矫正术　参见Hotz内翻矫正术和潘作新睑板切断术。

3. 先天性睑内翻年龄较小者可暂时观察,一般随生长发育,睑内翻会自行消失时。不消失者3~5岁时可做缝线术,青少年可做眼睑皮肤及轮匝肌切除术。内眦赘皮所致者可先做眼睑按摩,在发育过程中常可自行消失,不能恢复者做内眦赘皮成形手术(参见眼部成形术)或缝线术。

(三)睑外翻

【病因】睑外翻(ectropion)指眼睑向外翻,下睑比上睑更常见。轻者睑缘后唇离开眼球,外翻如涉及内眦侧泪点外转则引起泪溢,重者睑结膜暴露,甚至眼睑闭合不全。

临床上可分为:

1. 痉挛性睑外翻(spastic ectropion) 眼睑皮肤紧张而眶内容又充盈的情况下,眶部轮匝肌痉挛所致。见于青少年,特别是在患泡性角膜炎及眼球突出的患者可见。

2. 老年性睑外翻(senile ectropion) 为常见病,见于下睑。睑部轮匝肌及睑外眦韧带松弛所致,加之泪点外转产生泪溢,频繁擦拭泪液加重外翻及泪溢程度。

3. 瘢痕性睑外翻(cicatricial ectropion) 眼外伤、睑皮肤溃疡、丹毒、骨髓炎穿破皮肤形成瘢痕,而瘢痕收缩所致。

4. 麻痹性睑外翻(paralytic ectropion) 见于下睑。面神经麻痹,眼轮匝肌弛缓,由于下睑的重力使之外翻。

5. 先天性睑外翻(congenital ectropion) 很少见。一般为先天性睑轮匝肌无力导致,原因不明。

6. 机械性睑外翻(mechanical ectropion) 一般由眼睑或面颊部巨大的肿瘤因重力作用所致。

【症状】

1. 轻度外翻产生泪溢,眦部皮肤湿疹,重度者睑结膜暴露,充血、粗糙、干燥、肥厚。

2. 眼睑闭合不全者可使角膜暴露、充血、干燥、上皮脱落,引起暴露性角膜炎,严重者可引起角膜溃疡,甚至穿孔。

【治疗】

1. 根据原因治疗 痉挛性睑外翻可用绷带包扎,使眼睑恢复原位。

2. 老年性睑外翻 教会拭泪方法(向上拭或横向拭泪),严重者可行Byron-Smith手术矫正。

3. 瘢痕性睑外翻 小的下睑瘢痕可取V-Y矫正术,横切纵缝术及Z成形术(参见眼成形术)。大片的瘢痕需切除瘢痕做皮肤移植术。

4. 麻痹性睑外翻 首先治疗面神经麻痹,为防止发生暴露性角膜炎,可行外眦部睑缘缝合术。也可采用治疗老年性睑外翻的术式进行矫正。

5. 机械性睑外翻 切除肿瘤,按照眼睑缺损进行修复(参见眼成形术)。

不论何种原因造成的睑外翻,在未矫正外翻前均应注意保护角膜,涂大量眼药膏,睡前可将患眼遮盖。

(四)眼睑退缩

【病因】正常人上睑遮盖角膜缘1~2mm,下睑缘与角膜缘相切。如正视前方时,上睑缘或下睑缘超过正常位置,暴露出上方角膜或下方巩膜时,称为眼睑退缩(eyelid retraction)。

临床上分为肌源性、神经源性和机械性:

1. 肌源性眼睑退缩(myogenic eyelid retraction) 最常见的是甲状腺功能亢进和Graves眼病。

2. 神经源性眼睑退缩(neurogenic eyelid retraction) 最多见于Parinaud综合征,这是一种中脑病变,眼部表现为双眼不能同时上视、瞳孔不等大、上睑下垂、复视、退缩性眼球震颤等。

3. 机械性眼睑退缩(mechanical eyelid retraction) 炎症、外伤、Müller肌功能亢进及眼部手术均可引起。

【症状】患者睑裂开大,暴露巩膜,"怒目圆睁",有时由于眼睑闭合不全可引起结膜充血水肿、干燥角化、角膜上皮脱落,严重者角膜溃疡影响视力。

【治疗】

1. 病因治疗 甲状腺疾病引起的眼睑退缩首先要控制甲状腺功能。机械性眼睑退缩也要按照病因做相应处理,必要时需内分泌科、神经内科/外科联合会诊。

2. 对症治疗 结膜角膜干燥者使用人工泪液或凝胶保持湿润,角膜炎或角膜溃疡需积极控制感染,同时增加角膜营养药物促使上皮愈合。

3. 手术治疗 上睑退缩轻者可Müller肌注射肉毒素2.5~5U,重者需手术减轻提上睑肌及Müller肌的作用。下睑退缩采用异体巩膜或生物材料移植术。

(五)上睑下垂

【病因】上睑下垂(ptosis)是由于提上睑肌或Müller肌功能不全或丧失,以致上睑不能提起,而使上睑呈下垂的异常状态。遮盖部分或全部瞳孔,可能引起视力障碍。临床上分为先天性与后天性两大类。

1. 先天性上睑下垂(congenital ptosis) 最常见的上睑下垂类型。出生即有,多为双侧,也可为单侧,有遗传性。绝大多数为提上睑肌发育不良引起,或由于支配它的中枢性或周围性神经障碍所致。按照患者是否同时合并其他病变,先天性上睑下垂分为三种:

(1) 单纯性上睑下垂:最常见,不伴有眼外肌或眼睑其他病变(图8-2-4)。

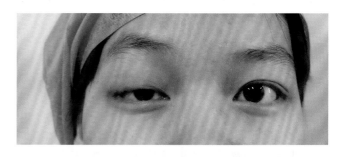

图8-2-4 单纯性上睑下垂

(2) 上睑下垂伴眼外肌麻痹:多合并上直肌麻痹,表现为上睑下垂的同时眼球上转不能,这是因为提上睑肌和上直肌在胚胎发育时共同起源于中胚叶。也可见合并其他眼外肌麻痹,这主要是由动眼神经核发育障碍或异常脑神经支配引起。

（3）上睑下垂合并其他眼睑畸形：如下颌瞬目综合征（Macus Gunn's Jaw-Winking syndrome），睑裂狭小综合征（blepharophimosis syndrome）等（参见眼睑先天异常）。

2. 后天性上睑下垂（acquired ptosis） 根据病因不同可分为以下几种：

（1）腱膜性上睑下垂：后天性上睑下垂中最常见的一种，各种原因引起的提上睑肌腱膜损伤导致，如老年性腱膜退化、眼部手术后、长期配戴角膜接触镜等。

（2）动眼神经麻痹性上睑下垂：因动眼神经麻痹所致，多为单眼，常合并动眼神经支配的其他眼外肌或眼内肌麻痹，可出现复视。

（3）交感神经麻痹性上睑下垂：为 Müller 肌的功能障碍或因颈交感神经节受损所致（多见于颈部手术、外伤等）。

（4）肌源性上睑下垂：多见于重症肌无力患者，常有全身随意肌疲劳现象，但也有单纯出现于眼外肌而长期不向其他肌肉发展的病例。

（5）机械性上睑下垂：由于眼睑本身的重量引起上睑下垂，如重症沙眼、淀粉样变性、眼睑肿瘤、组织增生等所致。

（6）其他：如外伤伤及提上睑肌引起的外伤性上睑下垂。此外单纯性上直肌麻痹、小眼球、无眼球、眼球萎缩等及各种原因导致眶脂肪或眶内容物减少，而引起假性上睑下垂，另外还有癔病性上睑下垂。

【症状】

1. 先天性上睑下垂 睑裂变窄，如压迫眉弓阻断额肌的作用时，上睑部分或完全不能上举，所以需要皱缩额肌以提高眉部使睑裂开大，因此常呈现耸眉皱额现象，额部皱纹明显。单眼或双眼发生，如为双眼，患者常需抬头仰视。先天性上睑下垂常合并其他先天异常，如内眦赘皮、斜视、小睑裂及眼球震颤等。

2. 动眼神经麻痹性上睑下垂 常可伴有其他动眼神经支配的眼外肌麻痹，因而可产生复视。

3. 颈交感神经受损的上睑下垂 可同时出现同侧瞳孔缩小（瞳孔开大肌麻痹）、眼球内陷（眶内平滑肌麻痹）、颜面无汗、皮肤潮红、温度升高，称为 Horner 综合征，滴可卡因加肾上腺素可兴奋交感神经使睑裂开大。

4. 肌源性上睑下垂 一般早晨症状轻、下午重，休息后好转，连续眨眼后立即加重，用甲基硫酸新斯的明（prostigmin）0.3~0.5mg 皮下注射后 15~30min，症状明显减轻或缓解可作出诊断。

【鉴别诊断】Marcus-Gunn 综合征（下颌瞬目综合征）为一种特殊的、单侧性、先天性、部分性上睑下垂，当患者咀嚼或张口时，患侧上睑突然开大，出现比对侧睑位置提举还高的奇特现象。可能是动眼神经核与三叉神经核外翼部分或下行神经纤维之间发生联系所致。

先天性上直肌麻痹性假性上睑下垂，健眼注视时，患眼上睑下垂。用麻痹眼注视时睑裂开大为正常，下垂消失，而健眼位置上升。

【治疗】

1. 先天性上睑下垂不伴有上直肌麻痹者（即闭眼时眼球能上转，称为 Bell 现象阳性）需手术治疗。儿童手术视下垂程度而决定手术时间，如因上睑下垂遮盖瞳孔，足以引起弱视者宜早手术。或行美容手术，但因幼小需全身麻醉，否则可待年龄稍长大在局部麻醉下进行手术。手术可采用提上睑肌缩短术或借助于额肌力量的手术（参见上睑下垂矫正术）。额肌悬吊材料有丝线、阔筋膜、异体巩膜等，用于治疗重度上睑下垂患者。

2. 腱膜性上睑下垂者应采用腱膜修补手术恢复提上睑肌功能。

3. 神经麻痹性上睑下垂应根据原因治疗，加用神经营养药物如维生素 B_1、B_{12}、ATP（三磷酸腺苷）等肌肉注射，如无效，待病情稳定后再考虑手术。单纯上直肌麻痹的假性上睑下垂不能错做提上睑肌手术，而应做眼外肌手术，使两眼位于同一水平才能矫正上睑下垂。

4. 重症肌无力者应神经内科诊治，不宜手术治疗。

5. 机械性上睑下垂者应切除病变组织，外伤性者早期可能找见提上睑肌进行修复。

（六）眼睑闭合不全

【病因】眼睑闭合不全（hypophasis）又称兔眼（lagophthamus），是指睑裂不能完全闭合，暴露出部分或大部分眼球。可由于：

1. 面神经麻痹而致眼轮匝肌麻痹。

2. 睑外翻、眼睑皮肤瘢痕眼睑缩短、先天性眼睑缺损。

3. 严重眼球突出，如眶内肿物、甲亢、牛眼等。

4. 重症昏迷患者及全身麻醉时眼睑不能完全闭合。

又如有的正常人睡眠时，睑裂不能完全闭合，暴露出下部的球结膜，称为生理性兔眼症，无临床意义。

【症状】

1. 轻度眼睑闭合不全闭眼时有窄的裂隙，但用力闭时尚能闭合眼睑或睡眠时暴露下部球结膜，由于 Bell 现象，角膜一般不致受累。

2. 重度眼睑闭合不全暴露的球结膜充血、干燥，睡眠时因眼睑不能闭合，角膜因而干燥、混浊，发生暴露性角膜炎，继发感染发生角膜溃疡，甚至角膜穿孔。

【治疗】

1. 首先保护好眼球，滴用润滑眼水、凝胶或油性眼膏涂眼，配戴湿房或亲水角膜镜。

2. 按原因治疗，重症者可行睑裂缝合术。

3. 皮肤瘢痕所致者应切除瘢痕组织进行植皮术或眼睑再造术。

七、眼睑痉挛

要点提示

定义：一种原因不明的面神经支配区肌肉的痉挛。

关键特点：原因不明，易于诊断，有时合并面肌痉挛。

关键治疗：肉毒素注射是目前主要的治疗手段。

【病因】眼睑痉挛（blepharospasm）是一种原因不明的面神经支配区肌肉的痉挛。多发于中老年人，为眼科常见的疾病之一，有的也与精神因素有关，如癔病。

【症状】

1. 轻者眼轮匝肌阵发性、不自主、频繁的小抽搐，不影响睁眼。

2. 重症者抽搐明显以致睁眼困难，影响视物，无其他可致睑痉挛的眼病，也有单独为面肌痉挛者。病程长者上睑皮肤松弛明显加重视物困难。

【治疗】

目前眼睑痉挛的病因尚不明确，所以无法进行病因治疗。肉毒素治疗是目前治疗眼睑痉挛的主要方法。

方法：取肉毒毒素 A（botulinum toxin A）注射（每瓶含 100 单位，每单位 0.04ng 毒素，加盐水 4ml，轻振荡，均匀溶解，每 0.1ml 含 2.5 单位）。在上下眼睑内中 1/3、外中 1/3 处，外眦部皮下眼轮匝肌浅层内注射，每点注射 0.1ml，共注射 4~5 个点，注射后短期内（2~7d 内痉挛迅速缓解）见效。疗效可维持 3~4 个月，需反复注射维持长期效果。对肉毒素治疗效果差的患者，可采取肌肉切除术和周围面神经分支切断术。

【作用机制】肉毒杆菌毒素为厌氧梭形芽孢杆菌属，是神经毒素，作用于胆碱能神经末梢，有拮抗钙离子的作用，干扰乙酰胆碱从运动神经末梢释放，使肌纤维不能收缩，引起肌肉松弛性麻痹，缓解痉挛。

【副作用】深层内注射可引起上睑下垂、瞬目减少、眼睑闭合不全、眼干燥等，但随着药物代谢均可恢复。

八、眼睑皮肤松弛症和眼睑松弛症

要点提示

定义：眼睑皮肤松弛症和眼睑松弛症是两种截然不同的疾病。

关键特点：眼睑皮肤松弛症临床常见，多发生于老年人，易于诊断。眼睑松弛症临床少见，病因不明，发病初期或症状不典型者容易漏诊。

关键治疗：眼睑皮肤松弛症患者可为改善视觉质量或美容行手术切除。眼睑松弛症多为改善并发症如上睑下垂、泪腺脱垂等施治手术。

（一）眼睑皮肤松弛症（dermatochalasis）

【原因】与年龄相关。随着年龄增长，皮肤变松弛、下垂，同时眶隔张力也降低，后面的眶脂肪向前膨隆，使眼睑向下下坠，进而加重眼睑皮肤松弛。

【症状】上下睑均可出现。皮肤松弛下垂，弹性变差，皱褶增多，松弛的皮肤遮挡睑裂，造成假性上睑下垂，严重者遮挡瞳孔从而影响视力。

【鉴别诊断】

1. 眼睑松弛症　多出现于青少年，双眼眼睑反复发作水肿，后期出现眼睑皮肤松弛，同时可伴有泪腺脱垂等。

2. 老年性上睑下垂　提上睑肌肌力有不同程度减弱，有时同时合并眼睑皮肤松弛。但上睑下垂者推开松弛的眼睑皮肤，睑裂仍不变大。

【治疗】手术治疗。切除眼睑多余的松弛皮肤。

（二）眼睑松弛症（blepharochalasis）

【原因】原因不明，可能与先天因素有关。

【症状】

1. 以慢性复发性水肿为特点，男女均可发病，主要在青年人，特别是青春期，为双侧性。

2. 疾病开始常不被注意，上睑间歇性、周期性水肿，发作持续 1~2d，无痛，但皮肤稍发红，类似血管神经性水肿。

3. 以后发作变得频繁，皮肤变薄、弹性降低，产生永久性改变，皮肤松弛，如囊状悬垂达睑缘，甚至遮盖睫毛。

4. 皮肤随着下垂出现深的皱纹，更进一步发展到眶隔松弛，眶脂肪进入松弛的眼睑皮下，加重皮肤下垂，睑裂变窄，常常并发泪腺脱垂、上睑下垂。

【鉴别诊断】老年性眼睑皮肤松弛症，眼睑皮肤随年龄增长而松弛，无复发性水肿。

【治疗】手术治疗。可行眶隔加固术加强眶隔张力，减轻眼睑松弛。如出现泪腺脱垂，可行手术使脱垂的泪腺复位至泪腺窝。皮肤松弛严重者可切除多余皮肤。

九、眼睑先天异常

要点提示

定义：先天性眼睑异常种类繁多，包括双行睫、眼睑缺损、内眦赘皮、睑裂狭小综合症等

关键特点：各种异常临床表现各不相同，常合并全身其他器官发育异常。

关键治疗：为避免致盲性并发症或改善外观，考虑手术治疗。

（一）双行睫

双行睫（distichiasis）是少见病，多有家族性，除正常睫毛外，在皮肤结膜连接部的后部，常见在睑板腺开口处有另一排睫毛，是睑板腺发育成毛囊的异生现象。通常这种睫毛是短小的，很少引起刺激症状，但偶然可以产生严重的角膜损伤，轻的无须治疗，引起眼损伤者可用冷冻、电解术或手术破坏睫毛。

（二）眼睑缺损

眼睑缺损（eyelid coloboma）为先天性单眼或双眼，部分或全部缺损，发生在上睑的中央部与内侧 1/3 交界处，成一三角形或凹陷状的缺损，暴露眼球。发生在下睑者少见。常合并其他眼部或全身先天异常，如小眼球、虹膜脉络膜缺损或有唇裂、腭裂等，如发生在下睑外眦部者常有颧骨发育不良，应行眼睑整形术。

（三）内眦赘皮

内眦赘皮（epicanthus）为先天性皮肤发育异常，有遗传因素，双侧性，见于幼儿，特别是鼻梁扁平、发育不饱满者。临床上见到为鼻根部内眦侧有垂直的半月形皮肤皱襞，遮盖内眦、泪阜、半月皱襞，由上睑延续向外下为内眦赘皮，也有由下睑上的皮肤皱褶为反向内眦赘皮，或称为下睑赘皮。常伴有小睑裂、内眦侧倒睫，也有的伴有其他眼部畸形。外观上双眼内眦

距离较宽,常被误认为有内斜视(假性内斜视)。

轻者伴随年龄增长和鼻梁的发育而自行消失,无须治疗。

严重者影响美容,可做内眦赘皮或下睑赘皮手术(参见眼成形术)。

(四) 睑裂狭小综合征

睑裂狭小综合征(blepharophimosis ptosis and epicanthus inversus syndrome,BPES),又称Komoto综合征,常染色体显性遗传。包括睑裂狭小、上睑下垂、反向内眦赘皮等一系列发育异常,病容非常特殊。可行手术整复。

(五) 宽睑综合征

宽睑综合征(euryblepharon)很少见。眼睑横径变宽,与眼球眼眶不成比例。同时眼睑的垂直径变短,可引起眼睑闭合不全和暴露性角膜炎。同时可合并其他先天异常,如上睑下垂、眼球震颤等。病变可累及四个眼睑,也可单独一个眼睑发病。可通过整复手术治疗。

(六) 睑球粘连

先天性睑球粘连(ankyloblepharon)少见,常伴有无眼球,多为部分粘连,少见全部粘连而仅内眦留有一窄缝。

十、眼睑肿瘤

要点提示

定义:眼睑部位生长的新生肿物,分为良性与恶性两大类。

关键特点:眼睑良性肿瘤一般可通过手术切除获得治愈,但不能防止复发。

关键治疗:恶性肿瘤早期发现,通过手术结合放、化疗,预后尚可。若发现晚期或转移,预后较差。

(一) 良性肿瘤

1. **色素痣**　眼睑色素痣(nevus pigmentosus)多为出生时即有,少数为青春期出现。婴儿期生长较快,而1岁后生长缓慢,到成年逐渐停止发展,还有一部分可自行消失,仅有极少一部分可以恶变成黑色素瘤。色素痣的大小、色素量多少因人而异,根据表面形态而分为:

(1) 斑痣:表面平滑而不隆起,没有毛发长出。

(2) 毛痣:高出于皮肤表面,其上有毛发长出。

(3) 乳头状痣:突出呈乳头状,色深黑,小至米粒,大至绿豆。

(4) 睑分裂痣:在上下眼睑皮肤上,包括睑缘有色素痣,大小范围因人而异,当闭眼时两者合而为一,有的可侵犯结膜。此系胚胎时期睑裂尚未分开时即已形成。

(5) 先天性眼皮肤色素细胞增多症:又称太田痣(nevus of Ota),常于出生时或稍晚在眼及上颌部皮肤出现淡褐色、青灰色或蓝褐色无浸润不隆起的斑片,在巩膜上也可见到蓝色斑块,有时也见于结膜、葡萄膜或视网膜。罕有恶变。

【治疗】

(1) 色素痣无症状,为良性肿物,一般无须治疗。但注意避免搔抓以免刺激发生恶变,如短期增大、色素加重、表面粗糙、毛细血管扩张,且有出血倾向者,应考虑恶变的可能性,应尽早完整切除并送病理检查。

(2) 为美容目的,可用冷冻、二氧化碳激光治疗或手术治疗,但应治疗彻底,避免残留诱发恶变。

2. **黄色瘤**　黄色瘤(xanthelasma)并非真正的肿瘤,多见于老年人,女性更常见,双上睑和/或双下睑皮肤内侧,对称性,扁平稍隆起于皮肤表面的橘黄色斑块,略为椭圆形或长三角形,病理为真皮内多数泡沫状组织细胞,本病为脂肪代谢障碍性皮肤病。原发性者常有家族高脂蛋白血症,继发者常有某些血清蛋白升高疾病,也有不伴有血脂异常者。

【治疗】

(1) 本病无自觉症状,因与脂肪代谢有关,因此应注意饮食调配。

(2) 为美容目的,可行手术切除或激光治疗,但不能防止复发。

3. **血管瘤**　血管瘤(hemangioma)较常见,是由新生血管组成的良性肿瘤,属于血管发育畸形。多发生于婴幼儿。临床上分为鲜红斑痣、草莓状血管瘤、海绵状血管瘤。

(1) 鲜红斑痣(naevus flammeus):又称火焰痣,出生时或出生后即发生,为淡红色或暗红色斑片,边缘不整,边界清楚,压之褪色,有时其表面有小结状增生。随年龄增长而扩大,但成年期可停止生长,无自觉症状,有的在2岁时自行消退。

(2) 脑三叉神经血管瘤综合征(encephalotrigeminal angiomatosis syndrome):即Sturge-Weber综合征。本病为眼、皮肤、脑血管瘤,眼部表现有眼睑紫葡萄红色斑或火焰痣、结膜和巩膜有血管瘤、虹膜颜色变暗、青光眼(可能是房角结构异常和上巩膜压力增加所致,可呈水眼或牛眼,也可表现为后天性高眼压),可伴有脉络膜血管瘤,视力减退甚至失明。面部血管瘤沿三叉神经分布区发病,有火焰痣或葡萄酒样色斑。全身表现因颅内血管瘤可致癫痫发作、对侧半身麻痹、智力低下,X线颅内可能看到特殊的线状钙化斑。

(3) 草莓状血管瘤(strawberry hemangioma):又称毛细血管瘤。一般在出生后数周内出现,初发为粟粒或绿豆大的半球形丘疹,色红,边界清楚,质软,表面光滑。生后数月内生长较快,逐级增大呈桑葚状或分叶状如草莓,压之不褪色,无自觉症状。1岁内长到最大限度,约3/4皮损在7岁前自行消退。

(4) 海绵状血管瘤(cavernous hemangioma):于出生后不久即出现,病变区为暗红色或青紫色,隆起性皮下结节状肿块,由血窦组成,质软、易于压缩,形状不规则,大小不等,色紫蓝,哭泣时肿瘤增大,无自觉症状。病变生长较快,但多数在5岁左右由于瘤内血栓或炎性纤维化而萎缩消退。

【治疗】

(1) 鲜红痣:可随访观察,也有采用激光治疗者。

(2) Stuger-Weber综合征:应及早治疗青光眼,降低眼内压。

(3) 草莓状血管瘤:多数不必治疗而自行消退,据国外有报道,对大而影响视线者,可肿瘤内注射糖皮质激素,效果良好。残存肿瘤或激素治疗效果不明显时,可行外科手术切除。

(4) 海绵状血管瘤:手术切除。

4. **皮样囊肿**　皮样囊肿(dermoid cyst)为先天发育异常,

源于胚胎,常于出生时即有,婴幼儿时期缓缓增大,部分在 5 岁内发现,所以就诊较早。囊肿主要在骨缝附近生长,多为眶外上角(从颧额骨缝发生),也见于眶内上角(鼻额骨缝处起源)或眶内部。囊肿大小不一,初起时小,坚实如豌豆,逐渐长大可达乒乓球大小,呈圆形或椭圆形,表面光滑,界限清楚,与皮肤无粘连,有弹性。因与骨壁相近,可压迫骨壁凹陷。

组织学检查:为复层鳞状上皮构成囊壁,可有汗腺、皮脂腺,囊腔可为单房或多房,囊腔内含有皮脂腺样油脂、角化物质,还有毛发。

穿刺时如抽出黄色、酸臭如牛油样液,则称之为油囊肿。

【鉴别诊断】本病应与脑膜膨出相鉴别。脑膜膨出多发于眶内角骨缝,不能移动,有波动,压迫时可缩小,在无菌操作下穿刺出透明的脑脊髓液。

皮样囊肿需手术摘除。

(二) 恶性肿瘤

1. 基底细胞癌　基底细胞癌(basal cell carcinoma)是眼睑皮肤恶性肿瘤常见的一种。好发部位为眼睑皮肤,罕见从黏膜起源,以下睑内眦部为多见,男性比女性多发,老年人多于年轻人。

病变初起为微小、轻度隆起的半透明的结节,如含有色素则类似黑痣。结节外围可有曲张的血管围绕,表面有痂皮或鳞屑覆盖,经数年或数月缓缓增大,表面破损成浅溃疡,边缘参差不齐、变硬、隆起、内卷,是因为溃疡边缘部皮肤鳞状上皮向下高度增生所致,溃疡边缘常带色素,周围充血,溃疡呈潜行在皮下穿掘,向四周扩展。因此,溃疡底部较表面皮肤范围要大,故亦称侵蚀性溃疡。溃疡继续进行才使表面皮肤溃烂,溃疡较浅,其基底在一平面上,易出血,如不治疗或治疗不当,癌扩大常改变其原来的面貌,形成菜花状,可能会误诊为鳞状细胞癌或黑色素瘤。患者早期多无自觉症状,很少淋巴结转移。但继发感染,严重破坏组织后可引起剧烈疼痛,甚至可侵及鼻窦或颅内而死亡。

【治疗】早期治疗预后较好,未能确诊前应做组织活检,确诊基底细胞癌后应彻底切除,但活检时取材应在溃疡穿掘区,因溃疡基底有坏死肉芽组织,又如太浅易误诊为鳞状细胞癌。基底细胞癌对放射治疗敏感,但放射治疗并发症较多,故仍以手术切除为主,或先行放射治疗为手术创造条件,然后再手术治疗。

2. 鳞状细胞癌　鳞状细胞癌(squamous cell carcinoma)是起自皮肤或黏膜上皮层的一种恶性肿瘤。皮肤黏膜交界处的睑缘是好发部位,发病率较基底细胞癌少,但其恶性程度却较基底细胞癌为重,发展也快,破坏力也大,可破坏眼眶组织、鼻窦或颅内而死亡,淋巴常有转移。男性较女性多,老年人多于年轻人。

鳞状细胞癌好发于下睑,围绕睑缘,病变初起为限局性隆起如疣状、乳头状、结节状或菜花状,基底为蒂状或较宽,无自觉症状。逐渐长大,外观与基底细胞癌不易区别,但病变发展快,一面向浅层组织发展,一面向深部进行,表面破溃形成溃疡、出血、感染,有奇臭,能区别于一般良性的乳头瘤。也有的一发病即以溃疡形式出现,溃疡的特点是以边缘高起,参差不齐,有时可有潜行边缘,外观似基底细胞癌,但溃疡深,基底不在一平面,而是深浅不一,溃疡可呈火山喷口状,边缘甚至外翻较饱满,最后破坏眼球,蔓延至颅内死亡。通过活检能与基底细胞癌相鉴别。

【治疗】鳞状细胞癌中为高度未分化的梭形细胞对放射治疗较敏感。离睑缘较远者可用放射治疗,而分化好的则对放射治疗不敏感,因此以手术治疗为主。手术切除的范围较基底细胞癌大,切除后可做整形手术。如病变已累及穹窿结膜、球结膜,则要考虑行眶内容摘除术,对肿大的淋巴结要做清扫,也可考虑术后转肿瘤科进行化疗。

3. 睑板腺癌　睑板腺癌(meibomian gland carcinoma)是原发于睑板腺的恶性肿瘤。发病率介于基底细胞癌和鳞状细胞癌之间。由于分化程度不同,有的历时几年,有的则发展迅速,对放射治疗不敏感。临床上,女性较男性多,老年人多,上睑较下睑发病多,病变位置在睑板腺,无自觉症状,仅在皮肤面上摸到小硬结,相应的结膜面显得粗糙,可见到黄白斑点,形似睑板腺囊肿。早期不破溃,肿瘤发展后可至睑板以外,此时在眼睑皮下则可摸到分叶状的肿块,表面皮肤血管可扩张。进一步发展,可有乳头瘤样物从睑板腺开口处脱出。少数肿瘤弥漫性发展,使睑板变厚,眼睑变形,皮肤结膜不破。也有肿瘤坏死,结膜破溃显露出黄白色结节状肿瘤组织,摩擦角膜引起角膜溃疡。

晚期睑缘受累,皮肤溃疡,黄白色癌瘤由破溃处露出,一部分还可以沿结膜向眼眶深部发展,引起眼球突出,可转移至淋巴结,尤其分化不好的鳞状细胞型睑板腺癌较基底细胞型睑板腺癌转移发生率高。

本病早期应与睑板腺囊肿相鉴别,如在切除睑板腺囊肿时,切开的内容物不是胶冻样物质,而是黄白色易碎的物质,应高度怀疑睑板腺癌,送病理进一步检查以免漏诊。

【治疗】睑板腺癌为恶性肿瘤,不治疗则溃疡出血,感染或转移而死亡,放射治疗不敏感,以手术治疗为主。分化好的很少转移,仅局部切除即可。分化不良的可转移至耳前、颌下或颈淋巴结,如有淋巴结转移,除应切除局部病灶外,更行眶内容摘除术,还需要行淋巴结清扫术,术后化疗,以挽救生命。

4. 恶性黑色素瘤　恶性黑色素瘤(malignant melanoma)部分来源于黑痣恶变,部分来源于正常皮肤或雀斑,各年龄都可发生,但老年人多见,儿童罕见。黑痣恶变原因不详,外伤或外来刺激(搔抓、紫外线等)可能是诱因。恶性黑色素瘤发展过程变异性很大,有的发展迅速,短期内即增大破溃,广泛转移,有的多年静止,缓缓增大,也有的病灶很小而早已转移到内脏(肝、肺等)。黑色素瘤好发于内外眦部,向皮肤和结膜两个方向发展,初起似黑痣或大小不等、高低不平的黑色素结节,表面粗糙,色素可浓淡不一,有的甚至无色素(无色素性黑色素瘤),大的结节的外围还有卫星小结节,附近色素弥散,血管充盈,有的迅速发展成肿块,也有发展成菜花状被误诊为鳞癌。患者疼痛不明显,但终究病灶形成溃疡,易出血,合并感染可以引起疼痛。病程长短不一。

恶性黑色素瘤应与黑痣鉴别。黑痣表面光滑,色素浓,质软,有的有毛。而黑色素瘤表面粗糙,色素不等,质硬,表面有裂隙,形成溃疡,基底不平,易出血,早期即可有淋巴结或内脏转移。有毛痣脱毛也应考虑恶变的可能性。

【治疗】因本病为高度恶性肿瘤,一经确诊应立即治疗,对放、化疗均不敏感,应手术切除。切除范围要大,距离病变区需8~10cm,如有睑及球结膜受累,应行眶内容摘除术。如有淋巴结转移,应进行清扫,预后不良。

(郭丽莉)

第三节　眼睑手术

要点提示

眼睑手术种类繁多,包括眼睑肿物切除、眼睑位置异常及眼睑先天异常等的矫治修复,目的是尽可能恢复眼睑的正常解剖位置及功能或者改善外观。

一、眼睑小手术

(一)外睑缘疖切开术

这种手术不需要麻醉。在眼睑皮肤消毒后,用小尖刀刀刃向上在脓头处做一与睑缘平行的切口,拭尽脓血,盖眼垫。切勿挤压脓头,以免感染扩散,引起眼眶蜂窝织炎和海绵窦血栓等严重并发症。

(二)内睑缘疖切开术

用表面滴药麻醉,局部消毒,用小尖刀在睑结膜脓头处做一与睑缘垂直的切口,注意不可破坏睑缘。刀刃应背向眼球,以免误伤角膜。滴抗生素眼药水,盖眼垫。

(三)睑脓肿切开术

局部消毒,沿脓肿最软处的下缘做一横行切口,放出脓液后,填入一窄条橡皮引流条,盖眼垫。换药时抽出引流条,拭净伤口。如脓腔不大或已较清洁,可不再放引流条。每日换药1次,直至愈合为止。做眼睑皮肤切口必须与睑缘平行,这样才能与眼睑皱襞一致,愈合后瘢痕不显。如做垂直切口,则瘢痕收缩时能产生睑缘切迹和闭合不全。睑结膜面的切口,一般应与睑缘垂直,这样不致切断多数睑板腺。

(四)睑板腺囊肿刮除术

滴入表面麻醉剂后,行皮肤面及穹窿结膜下浸润麻醉。用囊肿镊子夹住睑板腺囊肿(图8-3-1),在结膜面做一与睑缘垂直切口,勿过睑缘,刮出囊肿内容,用有齿镊子和弯剪分离囊壁后摘除之。如囊壁去除不尽,可用小尖头棉签蘸2.5%碘酒涂抹囊壁,烧灼黏膜,防止复发(注意烧灼时保护好角膜)。用4%可卡因中和碘酒或用生理盐水冲洗。去掉囊肿镊子,上抗生素眼药水和眼膏,盖眼垫,压迫10~15min,到无活动性出血为止。次日换药。

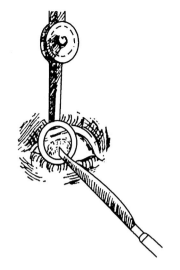

图8-3-1　睑板腺囊肿刮除术

注意事项:①在剪除囊壁底部时不要剪透皮肤。②有肉芽组织增生时,先剪除肉芽组织。③如囊肿已从皮肤面破口,可做皮肤切口,摘除囊肿后缝合皮肤。④在切除下睑近内眦部的睑板腺囊肿时注意勿损伤泪小管。

二、倒睫及睑内翻手术

(一)电解倒睫术

少数的和分散的倒睫可用电解法治疗。如果倒睫太多或密集一处,则不适于行电解法,因电解的区域太大,易引起广泛瘢痕,后者的收缩可产生新的和更多的倒睫。

【手术步骤】在睑缘倒睫部位行皮下浸润麻醉,将电解器的阳极与锌板或手持器相连,用盐水纱布包裹锌板,或浸湿手持器后,放在患者的面颊部或颈部,紧贴皮肤,将拔睫毛针接在阴极。将电针刺入倒睫的根部毛囊处,通电后即有细小泡沫由睫毛根部冒出。拔出电针,用拔毛镊子将倒睫轻轻取下。手术的目的是用电解法破坏睫毛囊,睫毛脱落后不再生长。如果睫毛囊未被破坏,则电解过的倒睫不易拔出,应再电解一次,务必把针深深刺入毛囊,将其彻底破坏,否则仍有复生的可能。电解时注意,切勿将阴阳电极弄错。

(二)睑内翻手术

痉挛性睑内翻多见于老年人的下睑。手术种类很多,今仅将简单易行、效果较佳者叙述于后。

1. Wheeler眼轮匝肌重叠缩短术

【手术步骤】

(1)表面麻醉和局部浸润麻醉。

(2)在下睑下缘5mm处做一与睑缘平行的皮肤切口,与睑缘等长。

(3)将切口以下部分的皮肤与它下面的眼轮匝肌剥离。

(4)在下睑板下缘处解剖出一条4~6mm宽的肌肉,将这条眼轮匝肌在中央处切断。将切断的两段肌肉重叠约4~5mm,用两根可吸收线缝合;缝线穿过肌肉后再穿过在睑板下缘下2mm处的眶筋膜,然后结扎。

（5）缝合皮肤切口,术后 5~7d 拆去皮肤缝线(图 8-3-2)。

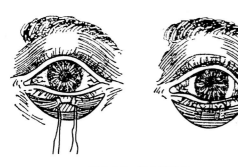

图 8-3-2 睑内翻手术

2. Fox 下睑内翻矫正法

【手术步骤】

（1）表面和局部浸润麻醉。

（2）在外眦部皮肤上用亚甲蓝画一梭形印,长 15mm、宽 8~12mm(具体的宽度根据患者下睑皮肤松弛的情况而定)。梭形的顶端比外眦高 5mm。在内翻下睑的结膜面中央部也画一个底向穹窿、尖端向着睑缘的三角形,底宽约 5mm。

（3）把三角形的结膜和睑板,外眦部的梭形皮肤及其下面的外眦水平线以下的眼轮匝肌纤维切除,不动外眦水平线以上的轮匝肌。

（4）把剪子由三角形结膜睑板切口的颞侧伸入,将两个切口之间的睑板结膜层和皮肤肌肉层分开,剥离的区域上至睑缘,下至梭形切口的下端,使皮肤在缝合后不发生皱褶。

（5）用丝线把结膜切口和皮肤切口分别间断缝合,缝合后者时注意把剪断的肌肉也一并缝合在内;也可以分两层缝合,肌肉层用可吸收线,皮肤层用丝线。术后处理与一般处理相同。

3. Hotz 内翻矫正术 多为矫正沙眼性结膜瘢痕和肥厚的睑板所引起的睑内翻。

【手术步骤】

（1）表面和局部浸润麻醉。

（2）把金属板的一端插入上穹窿部,把另一端轻往下压,这样上睑即被撑起,既能减少出血,又能保护眼球,避免刀剪误伤角膜。

（3）在上睑睫毛后约 2mm 处做一与睑缘平行和等长的切口,切透皮肤和眼轮匝肌。

（4）把轮匝肌和它下面的睑板分离,上至睑板上缘,下至睑缘。用剪刀把切口下的窄条轮匝肌切除。

（5）用解剖刀把肥厚的睑板削薄,注意勿将睑板切通,同时应在睑板上缘处保留一定的厚度,以便穿过固定缝线。

（6）做三根固定缝线,中央一根,中央与内、外眦之间各一根。固定缝线由皮肤切口的下唇穿入,在睑板上缘横穿一针,再由皮肤切口上唇穿出。在三根固定线都穿过后再个别结扎。

（7）把固定缝线之间的皮肤切口对拢缝合。这些缝线不必穿过睑板。

手术后的处理与一般处理相同,5~7d 后拆去缝线。

三、睑外翻手术

（一）Kuhnt-Szymanowski 老年性睑外翻矫正术

此术式为经典术式,老年性睑外翻仅见于下睑,多因眼轮匝肌变性和皮肤松弛而引起。可做此手术紧缩下睑皮肤和睑板以矫正睑外翻。

【手术步骤】

1. 表面滴药和下睑皮下及下穹窿结膜下浸润麻醉。

2. 用小尖刀沿“灰线”将下睑缘由中 1/3 与内 1/3 交接处起向颞侧剖开直达外眦部(重者可全长),深约 10mm,将下睑分为两层,外层包括皮肤和肌肉,内层包括睑板和睑结膜。

3. 在剖开的下睑中央部切除一块三角形的睑板和结膜,三角的尖端向着下穹窿,底向着睑缘(图 8-3-3A①~③)。

4. 在外眦部也切除一块三角形皮肤(图 8-3-3 ①′~ ③′)。①′、②′切口是下睑缘切口的延长线,其长度与三角形睑板缺损的底①、②相等。由①′点向下做一垂直切口成为①′③′线,它是①′、②′的 2 倍长。把②′点与③′点接连成②′③′线,把①′②′③′三角形皮肤与皮下组织剥离并切除。

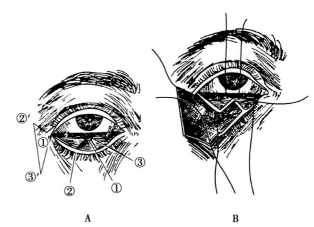

图 8-3-3 Kuhnt-Szymanowski 老年性睑外翻矫正术
A. 结膜、睑板和皮肤切口;B. 缝合

5. 用丝线把睑板缺损①②③缝合。在结膜面结扎以便日后拆去。

6. 切除下睑缘外眦部的睫毛,用丝线缝合皮肤伤口,①′缝在②′上,这样下睑缘的皮肤不仅缩短而且向上扯移,能很好地矫正睑外翻。

7. 为了避免在下睑缘中央部(睑板切口缝合处)形成切迹,应在该处做一褥线缝合。缝线跨过睑板缝合处,由结膜面穿入,由皮肤穿出。

（二）Byron-Smith 改良手术

Smith 提出的改良法是在下睑外侧一半做皮肤切口(重者可全长),切口刚好在睫毛的下方而不剖开灰线,目前临床上多用此术式。结膜睑板三角形切除同 Kuhnt-Szymanowski 手术。令患者抬眼注视自己的额头,在外眦部切除多余的皮肤,丝线缝合。手术后处理与一般相同。术后 7d 拆线。

恢复迟缓或不能恢复的麻痹性睑外翻可以做外眦部睑缘

缝合术。

【手术步骤】

1. 用甲紫标出需要缩短的范围。

2. 局部麻醉。

3. 切除标记处以外的上、下眼睑睑缘组织。

4. 做睑缘劈开,深 2mm 即可。

5. 对合上、下眼睑睑缘创面,做埋藏缝合。

6. 间断缝合眼睑前层创缘(图 8-3-4)。

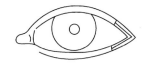

图 8-3-4 外眦睑缘缝合术

(三) Snellen 缝线法下睑外翻矫正术

痉挛性睑外翻可用 Snellen 缝线法矫正。

【手术步骤】下睑行浸润麻醉后,用两根褥线(每端穿一长而较直的针),一根做在睑缘的内 1/3 和中 1/3 交界处,另一根做在中 1/3 和外 1/3 交界处。缝针由外翻近睑缘处的结膜面穿入,经过睑板和眼轮匝肌之间,在离睑缘 2mm 的皮肤面穿出。每根褥线缝针之间的距离约 3mm。把褥线拉紧直到矫正睑外翻为止,然后结扎。每日换药,术后 8d 拆线(图 8-3-5)。

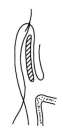

图 8-3-5 下睑外翻矫正术(Snellen 缝线法)

(四) 瘢痕性睑外翻矫正术

轻症者于局麻下做 Z 成形术或 V-Y 缝合予以解决。也可采用转移皮瓣矫正。重症者应用游离皮片移植术。皮肤缺损范围小者,可用全厚皮片移植,皮片取自对侧眼睑、耳后、颈部锁骨上区或上臂内侧。范围较大的则取自大腿内侧的中厚皮片。重度外翻有时需要 2~3 次手术。术中睑缘缝合。

【手术步骤】游离皮片移植术以下睑为例。

1. 局麻或全麻。

2. 切口距睑缘 2~3mm,平行睑缘,长度应超过内、外眦角。

3. 切除瘢痕组织,特别于内、外眦部常可见粗大的瘢痕条索,松解所有的牵引力量,使眼睑自然恢复正常位置。清除创面内的瘢痕,暴露健康组织,有利于游离皮片成活,但也不宜过深,避免术后出现凹陷,或骨质暴露血运不佳。如有下睑增长现象,可做楔形切除,使之恢复眼睑正常大小。充分止血。

4. 做 2~3 个睑缘缝合。

5. 切取大腿内侧的中厚皮片,大小范围应比创面略大。

6. 将游离皮片自然地铺于受皮区,边修边,边缝合。创面四周留 4~6 根长线头用来打包结扎(图 8-3-6)。

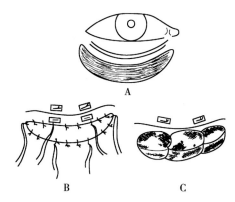

图 8-3-6 瘢痕性睑外翻游离植皮术

A. 瘢痕切除;B. 睑缘缝合;C. 打包结扎缝线

7. 皮片上做几个小的引流切口。

8. 皮片表面覆盖浸以 75% 酒精或其他抗生素的细纱布(拧干)。达一定厚度后打包结扎。

9. 术区盖消毒纱布,压迫包扎。

一般术后 5~7d 首次换药,以后隔日换药,术后 10d 可拆除缝线。继续用弹力绷带包扎 2~3 周。打开后局部可涂以维生素 E 油、抗生素眼膏,按摩,理疗等,减轻瘢痕。睑缘缝合半年后切开。游离植片失败的原因常见的有出血、感染、皮片移动、血运不佳、皮片收缩等。

四、上睑下垂手术

当提上睑肌部分或完全麻痹时,即发生上睑下垂,瞳孔的一部分或全部被上睑遮盖。上睑下垂有先天性和后天性两种。部分先天性患者伴有上直肌功能减退,眼球上转运动受限,或伴有睑裂狭小和内眦赘皮等畸形。后天性上睑下垂多因提上睑肌的直接创伤、眼外肌麻痹或为全身病的眼部表现如重症肌无力。上睑下垂可用手术疗法矫正或戴特制的眼镜。

(一) 术前检查

明确上睑下垂的病因和下垂的程度是手术成功的关键。

1. 确定上睑下垂是部分性或是完全性。上睑下垂患者常收缩额肌,借以提高上睑。在检查时应将双手紧压在患者的眶上缘眉际,使额肌松弛,然后令患者向上看,检查提上睑肌的功能。如果上睑仍能轻度上举超过 2mm 者(提上睑肌的正常运动范围为 14~15mm,其中 2mm 是由于它与上直肌连接所起的作用),则为部分性麻痹。如果上睑完全不能上举则为完全性下垂。此外,还可翻转上睑并暴露上穹窿结膜,嘱患者向上看,如果上穹窿结膜能轻度上提者为部分性下垂。

2. 检查眼外肌运动的六个主要方向。应特别注意上直肌的功能,检查上直肌功能时应扶起患者的上睑。

3. 测量眼球在"原位""向上看"与"向下看"三个不同位置时的睑裂的大小(睑裂宽度的垂直距离)。如果双眼的差别为 2~4mm,则为轻度下垂,5~7mm 者为中度,差别大于 7mm 者为重度下垂。

4. 嘱患者轻轻闭合双眼,检查者用手扶起上睑,观察闭眼时患者的眼球是否上转(Bell 现象)。

5. 如患者幼年时有相片可进行比较,以利诊断。术前摄影以备做术后对照。

(二)手术时机

婴幼儿的上睑下垂如不影响视力和头位者可等长大到能用局部麻醉或基础加局麻时再进行手术。当双侧性上睑下垂严重到使患儿产生异常头位或因单侧性下垂遮挡瞳孔有发生弱视的可能时,则在 2 岁左右或患儿能站立走路时进行手术。

(三)手术种类和选择原则

矫正上睑下垂的手术繁多,大致可分为以下三种:

1. 部分切除和前徙提上睑肌　在提上睑肌部分麻痹时,最适于做这种手术,既合乎生理要求,结果也比较满意(但有些完全性麻痹者做这手术也能取得良好效果)。这些患者的提上睑肌一般发育良好。

2. 利用额肌　在提上睑肌完全麻痹时可用阔筋膜、缝线、硅条或一小条眼轮匝肌把睑缘与额肌连接,借后者的收缩力量以提高眼睑。

3. 利用上直肌　当提上睑肌完全麻痹而上直肌功能健全时,可把 1/3 的上直肌移植到上睑,代替麻痹的提上睑肌;眼球上转时上直肌的收缩可把眼睑扯起。上直肌功能薄弱时,不宜做此手术;单侧性上睑下垂也不应做此手术,因术后能产生暂时性或永久性上隐斜。目前多不主张利用上直肌矫正下垂,因术后合并症较多,如角膜部分暴露、垂直性复视、瞬目困难和上穹窿变浅等。

(四)Blaskovic 部分切除和前徙提上睑肌手术

本手术可由皮肤面或结膜面做切口,也有将两者结合进行手术者。经皮肤面手术的优点是术野暴露好,容易辨认肌肉附着点,操作简易,矫正度数大,尤适用于重度下垂的提上睑肌作用微弱者。部分性下垂者经结膜面手术能得到较满意结果,即便手术过矫,通常随着术后时间的延长,过矫能逐渐消失。但术野的暴露较差,切除肌肉量大也比较困难,并有损伤副泪腺、泪腺导管和 Müller 肌的危险。

1. 经皮肤面切除和前徙提上睑肌

【手术步骤】

(1) 表面和浸润麻醉。除皮肤和结膜下注射外,从上眶缘中央往上向眶内 2cm 做提上睑肌浸润麻醉。在麻醉前先用亚甲蓝或甲紫在相当于上睑皱褶处(上睑缘上 4~5mm)做标记。如果是单眼手术,则参照对侧眼皱褶(重睑)的高低来决定皮肤切口的位置。

(2) 在上穹窿结膜顶端与球结膜转折处用黑丝线做一标记缝线。

(3) 用眼钩翻转上睑,在上穹窿结膜下注入麻药使穹窿结膜隆起。在上穹窿结膜外侧做一垂直于睑板的小切口,用硬虹膜恢复器或钝头剪子在结膜与 Müller 肌之间进行钝性分离,上方不超过标记线。

(4) 去眼钩使眼睑复位,放入垫眼板后做皮肤切口,沿标记点从内眦到外眦切开皮肤、皮下组织及眼轮匝肌,暴露睑板及眶隔。在睑板上缘打开薄层眶隔,即可见纵行走向的提上睑肌纤维。

(5) 在肌肉颞侧缘做一垂直分离后,伸进一肌肉夹,夹住全层提上睑肌,在夹子下方沿上睑板上缘肌肉附着处剪断提上睑肌及其内、外角。在剪内角时注意切勿伤及滑车。此时就能较容易地从眶内把肌肉牵引下来。用尺测量并在肌肉表面画出要切除的部分。用三根双针白丝线在睑缘上 6mm 处横穿睑板,深达睑板的 1/2(缝线如过低可能产生睑内翻)。并分别在提上睑肌应切除的后方 2mm 的中、内、外 1/3 处各出一对针。中间一针要比两侧高 1mm。先结扎一道缝线,观察矫正是否合适。达到满意程度后,再行结扎并剪去多余的肌肉。间断缝合皮肤(对侧上睑有皱褶者在缝合皮肤时做三针固定在睑板的缝线)。在下睑中央近睑缘处做一牵引线(Frost 缝线)。结膜囊内涂抗生素眼膏,将下睑缝线用胶布固定于额部皮肤上,使眼睑闭合良好。术后用绷带包扎,2d 后去绷带每天换药,5~7d 后拆除皮肤缝线(图 8-3-7)。

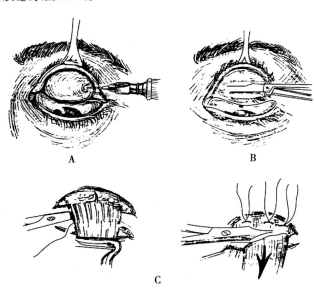

图 8-3-7　上睑下垂矫正术经皮肤面切除和前徙提上睑肌

A. 结膜下注射麻药;B. 分离穹窿结膜;C. 肌肉固定线

2. 经结膜面切除和前徙提上睑肌(Blaskvic 手术)

【手术步骤】

(1)、(2)、(3) 同经皮肤面切除和前徙提上睑肌手术步骤。

(4) 从上睑板上缘结膜附着处逐渐剪开结膜。

(5) 切除一条 2~3mm 宽半月形睑板,用固定镊子夹住切除的睑板条,向后、向下解剖出提上睑肌。后者的大部分附着在睑板上缘。

(6) 去除眼钩使眼睑复位。放眼板保护眼球。用眼钩把提上睑肌前面的眼睑组织往上牵引,用剪刀把提上睑肌内、外角剪断。

(7) 在结膜缘安置三对褥式缝线,先缝中间一对,一根针穿过睑板上缘,另一针不穿睑板,两针均在提上睑肌应切除的后方 2mm 处出针,两针间距约 3mm。穿过睑板的那根针从距睑缘 2~3mm 处穿出皮肤。不穿睑板直接穿过提上睑肌的那根针从距睑缘 5~6mm 处穿出皮肤。用相同的方法缝内、外侧缝线。将缝线结扎在一棉卷上,先结扎一道,观察矫正是否满意,合适时则在结扎后剪去多余的提上睑肌。在下睑缘做一 Frost 牵引线,用橡皮膏贴在额部。用绷带包扎术眼,2d 后换药,4d 去除绷带,术后 10d 拆线(图 8-3-8)。

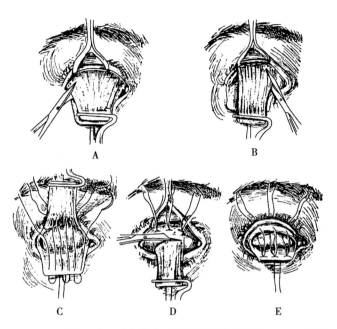

图 8-3-8 上睑下垂矫正术经结膜面切除和前徙提上睑肌(Blaskovic 法)

A,B. 剪肌肉两角;C. 安置结膜肌肉缝线;D. 剪除肌肉;E. 缝合

(五) 利用额肌手术

1. 改良 Friedenwald-Guyton 手术

【手术步骤】

(1) 表面麻醉和手术部位浸润麻醉,注射量不要过多(可用 4% 普鲁卡因溶液 1.5~2ml)。

(2) 在眶上缘眉际中做三个皮肤切口,切口之间的距离各为 1.5cm,深至骨膜。

(3) 在距上睑缘 3~5mm 处做一与睑缘平行长 2cm 的皮肤切口,穿透皮肤和眼轮匝肌,剥离睑缘附近的轮匝肌,露出睑板。

(4) 把长弯针和白丝线由眉弓内上角切口刺入,沿眶上缘额肌筋膜至中间切口出针,再由此切口穿入沿外半侧眶上缘额肌筋膜至眉毛外上角切口穿出。再由此切口穿入向下,经眼轮匝肌后面而到眼睑皮肤切口外侧出针。再将缝针和线分三次横着穿过睑板,在皮肤切口内侧经眼轮匝肌后面到内上角切口处穿出。

(5) 结扎时拉紧缝线,直到上睑被扯起到角膜上缘以上 1mm 处。间断缝合皮肤切口。眉际三个小皮肤切口各缝合一针。做一 Frost 牵引缝线,用抗生素眼膏后把它用橡皮膏贴在前额。皮肤缝线 5~7d 后拆除。手术后额肌与睑板的联合缝线圈徐徐松懈,2~3 周后渐趋稳定,上睑一般下降 2mm,这样上睑缘恰好

位于角膜上缘下 1mm 处(上睑的正常位置)。在眉际做三个皮肤切口可以保证缝线经过眶上缘的额肌筋膜。做眼睑皮肤切开是为了绝对保证把缝线穿过睑板组织,在眼睑皮肤切口下唇与睑板做三针固定缝线,以防止上睑缘内翻和倒睫。如果上睑皮肤松弛,可切除一条半月形皮肤,然后缝合睑缘切口。当上睑缘被扯起时,上睑的皮肤皱褶不至于遮盖睑缘,术后能形成很美丽的重睑(图 8-3-9)。

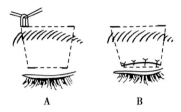

图 8-3-9 上睑下垂矫正术,改良 Friedenwald-Guyton 手术法(利用额肌)

A. 线圈位置;B. 缝合

2. 额肌筋膜瓣悬吊术额肌筋膜瓣悬吊术 适用于提上睑肌功能极差或完全丧失的患者。手术的优点是没有悬吊缝线,可免除术后晚期感染(图 8-3-10)。

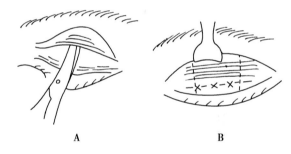

图 8-3-10 额肌筋膜瓣悬吊术

A. 向上分离;B. 拉下额肌瓣固定在睑板上

【手术步骤】

(1) 术前做好切口标志。

(2) 麻醉用全麻或局麻加表面麻醉。

(3) 从标志线处切开皮肤、皮下组织眼轮匝肌达睑板。在上睑缘中央部做一牵引缝线。

(4) 用眼钩把皮肤向上牵,并与眼轮匝肌做分离达眉弓处。在眶上缘上方做一平行于眶上缘的切口,把额肌及腱膜切开向内下分离,宽约 1.5~2.5cm,注意鼻侧不越过眶上切迹,避免损伤眶上神经。

(5) 把分离的额肌及其腱膜拉下来同时用镊子把睑板上提,观察上睑位置,如合适则在睑板上缘做三针褥式固定缝线(亦可把分离的额肌从中间剪断,经眼轮匝肌深部拉达睑板上缘,固定在睑板上)。

(6) 切口皮肤间断缝合,做三针睑板固定线。

(7) 下睑做一暂时性皮肤牵引缝线,向上牵引下睑,缝线固定在额部。

（六）腱膜修复术腱膜修复术

由于提上睑肌腱膜薄弱及损伤而造成上睑下垂，是成年人上睑下垂最通常的原因。此型下垂可逐渐或突然发生在老年人。可能腱膜先天性薄弱。正常提肌功能也可能随年老发生退行性变。也可能是外伤引起或对眼睑牵拉力量过大。各种眼部手术如老年性白内障术后也可发生此病，但其原因尚不清楚，可能与眼睑肿胀有关。

【手术步骤】

1. 麻醉 表面和浸润麻醉。麻药只要注射在皮下就行，不影响提肌运动功能。麻醉前，先做好上睑皮肤切口的标志，在上睑皱褶处（上睑缘上4~5mm）或参照对侧眼。

2. 在上睑皮肤切口的标志线处做一与睑缘平行的皮肤切口。

3. 小心地垂直拉开眼轮匝肌，避免穿透很薄的腱膜。轮匝肌的后面就是垂直方向的提肌腱膜。如睑板上缘处看不到腱膜或只有粉红色很薄弱的腱膜，则从轮匝肌处向上分离解剖到眶隔与腱膜的结合部（注意应随时止血），可见到一条清楚的界线，下端是粉红色的腱膜，其上端是白色腱膜。把正常的腱膜和睑板上缘的残膜间断缝合，先打活结，观察眼睑缘高度，调整缝线，最好过矫0.5~1mm。当眼睑高度及睑缘达到满意位置时，用缝线固定（如果下方腱膜极薄，可于睑板上缘做三针褥式缝合，也可做眼部折叠或缩短）。

4. 缝合皮肤，做三针睑板固定缝线（图8-3-11）。

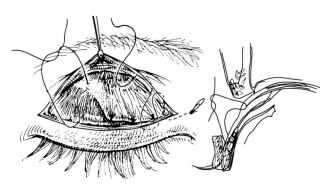

图8-3-11 腱膜修复面

（郭丽莉）

第四节 眼眶和泪器疾病

要点提示

眼眶病主要包含五类疾病：甲状腺相关眼病、眼眶外伤、眼眶炎症、眼眶肿瘤及类肿瘤和先天畸形。其中，前三类病例数量最多，在基层医院和眼科门诊较为常见，眼科医生应熟悉和掌握诊治的基本原则。眼眶肿瘤及类肿瘤的病种最繁多，需要积累较丰富的眼眶病知识才能诊断和处置，本章节仅介绍一些

临床常见眼眶肿瘤。眼眶先天畸形病种少，非常罕见，本节未阐述。

一、甲状腺相关眼病

甲状腺相关眼病（thyroid associated ophthalmopathy，TAO）是成人最常见的眼眶疾病之一，属自身免疫性疾病，确切发病机制尚不清。过去命名混乱，如：内分泌性突眼、恶性突眼和浸润性突眼，眼球突出伴Graves甲亢者称Graves眼病，不伴Graves甲亢者称眼型Graves病，现统一命名，均称甲状腺相关眼病，患者多伴有Graves病所致的甲状腺功能亢进，少数为桥本氏甲状腺炎所致的甲状腺机能低下，也可为甲状腺机能正常者。Graves病（Graves' disease，GD）又称弥漫性毒性甲状腺肿，以高代谢症候群和弥漫性甲状腺肿大为主要表现，TAO是其最常见的甲状腺外临床表现。20%~50%的GD有眼部受累表现，其中3%~5%会发展至严重程度，危及视功能。青、中年乃至老年人均可发生，40~60岁是好发年龄段，多累及双眼，可先后发病。

【发病机制】TAO是一种器官特异性自身免疫疾病，体液免疫和细胞免疫均参与其中，遗传、环境、吸烟等因素可能参与了发病过程。现认为，胰岛素样生长因子1受体（IGF-1R）和促甲状腺激素受体（TSHR）在TAO的发病机制中起到重要作用。两者被自身免疫反应攻击，激活T淋巴细胞，释放细胞因子，引起眶内炎症反应；两者还可以刺激眼眶成纤维母细胞增殖，后者合成亲水的高分子物质糖胺聚糖，吸收过多的水分，继发眶内组织水肿，引起眶压增高和静脉回流障碍。疾病晚期炎症反应自限性消退，病情演变为脂肪和眼外肌的纤维化，形成不可逆改变。40岁以下的青壮年多以脂肪增生为主，60岁以上的老年人多以眼外肌增粗为主。

【临床表现】常见症状包括：畏光、流泪、异物感、眼肿、眼睑闭合不全、复视和视力下降等。双侧或单侧眼球突出，眼睑充血水肿，眶周组织饱满。上眼睑或下眼睑退缩，上眼睑下落迟缓，称迟落征（图8-4-1），瞬目增多或减少。球结膜充血水肿，严重者脱出睑裂外（图8-4-2），肌肉止点附着处结膜血管增多。眼外肌受累及时，出现限制性眼球运动障碍（图8-4-3）。如多条肌肉受累，可致眼球运动明显受限。睑裂闭合不全和角膜暴露可致暴露性角膜炎，甚至形成眼内炎，危及视力（图8-4-4）。长期眶压升高，眶尖部肌肉肥厚继发压迫性视神经病变（DON），视神经萎缩，出现视野缺损、色觉障碍、视觉电生理异常等表现，严重者视力下降，甚至丧失。长期眶内静脉回流障碍还可继发开角型青光眼。

【活动性评分】甲状腺相关眼病的活动期约0.5~1.5年，随后进入静止期。活动期的治疗原则是抑制免疫反应，减少炎症造成的组织损伤；而静止期的治疗以修复外观和功能为主。因此评价TAO的活动性非常重要。目前国际公认的评价方法是CAS评分（表8-4-1）。

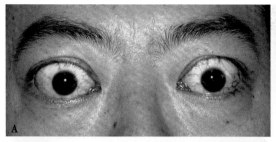
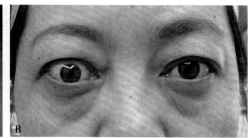
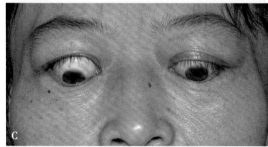

图 8-4-1　甲状腺相关眼病眼睑体征

A. 双眼突出伴上、下眼睑退缩；B. 右眼上睑退缩；
C. 双眼上睑迟落征

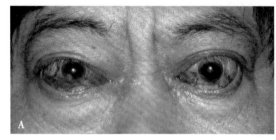
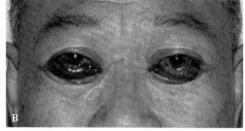

图 8-4-2　甲状腺相关眼病球结膜体征

A. 双眼球结膜充血；B. 双眼球结膜充血水肿脱出至睑裂外

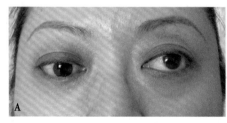
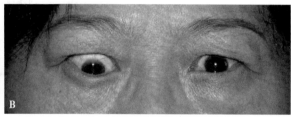

图 8-4-3　甲状腺相关眼病限制性眼球运动障碍

A. 左眼限制性外上斜，为上直肌强直挛缩所致；B. 右眼限制性下斜，为下直肌强直挛缩所致

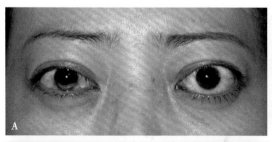
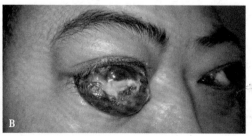
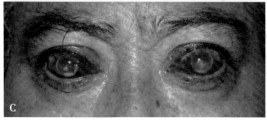

图 8-4-4　甲状腺相关眼病暴露性角膜炎

A. 右眼角膜下缘暴露性溃疡，睫状充血；B. 右眼下方
球结膜水肿脱出至睑裂外，导致眼睑不能闭合，继发
下方角膜溃疡；C. 双眼暴露性角膜溃疡伴前房积脓

表 8-4-1　TAO 活动性评分表

疼痛	眼球或球后的压迫感、疼痛
	眼球向上、下或侧方转动时疼痛
充血	眼睑充血
	结膜弥漫充血
水肿	结膜水肿
	泪阜水肿
	眼睑水肿
眼突度	最近 1~3 个月眼球突出度增加 2mm 或以上
功能下降	最近 1~3 个月视力下降 1 行或以上
	最近 1~3 个月眼球运动减弱 5° 或以上

评分办法:每项临床表现积 1 分,初次检查 CAS≥3/7 分或随访 ≥4/10 提示为活动期。

【严重程度分级】TAO 的严重程度与活动性不同,是用来说明疾病对眼部功能和外观损害程度的。欧洲 Graves 眼病协作组(EUGOGO)将严重程度分为视功能丧失危险、中重度和轻度三个等级。视功能丧失危险包括压迫性视神经病变和角膜溃疡。中重度和轻度的分级标准见表 8-4-2。

表 8-4-2　EUGOGO 对中重度和轻度 TAO 的分级

特征	轻度 GO	中重度 GO
眼睑退缩	<2	≥2
眼球突出	<3	≥3
软组织受累	轻	中至重
眼外肌受累	无或间歇性复视	变化中或恒定复视
角膜受累	无或轻度,润滑剂有效	中度

【影像学表现】B 超可见眼外肌肌腹部增粗,内回声增多。CT 及 MRI 可显示眶脂肪的增生和眼外肌增粗,以肌腹部和肌肉后段增粗为著,压迫性视神经病变表现为多条肌肉增粗,眶尖部视神经明显受挤压(图 8-4-5)。眼外肌增粗以上、内、下直肌和提上睑肌最常受累。可单独一条肌肉增粗,也可同时多条肌肉增粗。眶压增高,静脉回流障碍时可伴眼上静脉增粗。

【诊断标准】

1. 眼睑退缩结合以下之一即可确诊:实验室检查发现甲状腺功能紊乱、眼球突出、压迫性视神经病变或眼外肌增粗。

2. 缺乏眼睑退缩者,需具备甲状腺功能紊乱并结合以下之一:眼球突出、压迫性视神经病变或眼外肌增粗。

【治疗】

1. 一般支持治疗　控制甲状腺功能保持平稳,避免波动。戒烟并避免二手烟危害。避免劳累和熬夜,注意休息,避免情绪激动和应激刺激。减少强光等物理刺激,外出戴墨镜。复视明显时可遮挡一侧视觉。戒辛辣刺激食物,清淡饮食,减少盐的摄取。睡眠头高位,睡前少饮水。由于睑裂开大导致眼表泪液蒸发过快,可使用人工泪眼,夜间涂眼膏,严重者可配戴湿房镜。冰敷有助于缓解眼睑的充血和水肿。

2. 糖皮质激素治疗　糖皮质激素可抑制自身免疫反应,减少病情活动程度,缓解组织水肿,抑制纤维瘢痕化,在一定程度上逆转病情发展。口服泼尼松龙片的常规起始剂量 48~64mg,2~4 周后逐渐减量。静脉甲强龙冲击效果更好,副作用小,中重度活动性病变可静脉给予每周 1 次 250~500mg,持续 6 周后减量至每周 1 次 125~250mg,再维持 6 周。总剂量不宜超过 4.5g。注意激素并发症的防护,尤其要监测肝功能和循环系统。大剂量激素冲击适用于压迫性视神经病变,用法是静

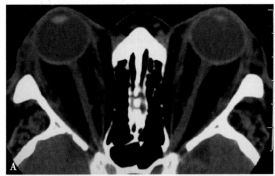
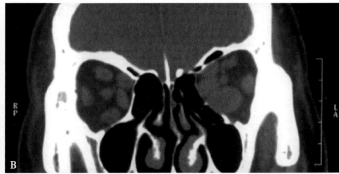
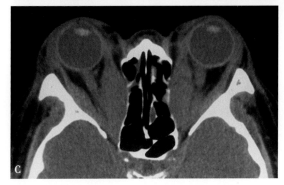

图 8-4-5　甲状腺相关眼病的 CT 表现

A. 轴位 CT 显示双眶脂肪增生,眼球突出,视神经生理弯曲消失;B. 冠状位 CT 显示双眼各眼外肌增粗,以左眼下直肌和内直肌为著;C. 轴位 CT 显示双眼内、外直接增粗,眶尖拥挤,视神经受压

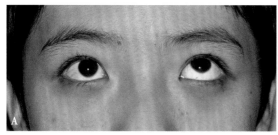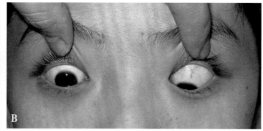

图 8-4-6 垂直方向眼球运动受限

A. 儿童右眼下壁 trapdoor 骨折,导致眼球上转受限;B. 下转受限

脉给予甲强龙 1g,持续 3d,观察视功能变化,如不缓解应尽快行眼眶减压手术。局部长效激素注射对于缓解加重的眼外肌挛缩有帮助,比如在下直肌周围注射有助于缓解限制性下斜视的发展,在提上睑肌腱膜周围注射有助于缓解上睑退缩的发展。眶周局部注射还有助于缓解眶内水肿和充血,但要监测眼压。

3. 放射治疗 对于有激素使用禁忌证而没有手术指征的患者,放射治疗可以作为一种选择。对持续加重的眼球偏斜和眼球突出有意义。常规剂量 10~20Gy,在 1~2 周完成。

4. 手术治疗 主要包括眼眶减压术、斜视矫正术和上睑退缩矫正术,适用于静止期需要改善外观者。如果三种手术都需进行,应按上述顺序依次完成,期间间隔至少 1~3 个月。斜视矫正术以病变肌肉的后徙为常用术式,尽量不骚扰正常肌肉,以改善主要功能位无复视为目的。上睑退缩矫正术可根据退缩的量有多种术式选择,上睑退缩 1~2mm 可采用 Müller 肌切除术,3~4mm 可采用提上睑肌切开松解术,严重病例选择"长城式"延长术更易控制肌肉延长的量。

二、眼眶爆裂性骨折

车祸、运动、生产劳动及斗殴是眼眶爆裂性骨折的主要致伤原因,随着人们对外观及生活质量的不断追求,这类外伤就诊的人数呈逐年增多趋势。眼眶爆裂性骨折的定义是由直径大于眶口的钝性物体击打眼眶软组织和眶缘,导致眶压突然增高而继发眶壁坍塌;或钝性物体直接击打眶缘,压力沿骨传导致眶壁碎裂,以上原因继发眶内软组织嵌顿或疝入鼻窦,表现为眼球凹陷、运动受限和复视等一组症候群的综合征。青壮年是主要受伤群体,多累及单眼。主要发生在眼眶下壁和内壁。

【早期临床表现】

1. Trapdoor 型骨折好发在儿童和青少年时期,偶见于成人,是指柔软的骨折裂隙像活瓣一样回弹夹持了眼外肌及其周围软组织。因为外观上仅表现出轻微的结膜下或眼睑皮下淤血斑,无眼球突出或凹陷,又称为"白眼骨折"。由于儿童常主诉不清,易漏诊误诊。好累及眶下壁,内壁较少见。发生在下壁,表现为垂直方向的眼球运动受限伴复视(图 8-4-6),可伴代偿头位。发生在内壁,以外斜视更为常见,同时伴内转明显受限。由于眼外肌受牵制,在眼球转动时可诱发眼心反射,表现为心率减慢、恶心甚至晕厥。

2. 眼睑水肿和皮下淤血斑,球结膜水肿和结膜下淤血斑

(图 8-4-7)。可合并结膜、角膜及球壁损伤或破裂;球内或眶内异物;周边软组织损伤,比如内眦韧带断裂和泪小管断裂等。内、下壁骨折常同时伴少量鼻出血。

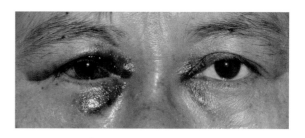

图 8-4-7 右眼外伤后眼睑水肿

皮下和球结膜下可见淤血斑

3. 外伤早期由于眶内出血和组织水肿,可表现为眼球突出和眶压增高,伴疼痛和视物模糊。

4. 眼球运动受限和复视多与眼外肌损伤和支配神经麻痹有关,可合并上睑下垂。

5. 外伤后用力擤鼻或打喷嚏,可致眶内气肿,表现为眼球突出、眶压增高和眼睑肿胀。触诊眼睑松软,有捻发感。

6. 眶下神经支配区感觉障碍,累及范围包括同侧的面颊部、鼻翼和上唇,甚至齿龈。为下壁骨折碎片压迫眶下神经所致。

【晚期临床表现】

1. 外伤造成的眼眶软组织出血和水肿,一般 1~2 周后逐渐消退,出现骨折晚期临床表现。3 个月后软组织的瘢痕粘连和骨折错位愈合基本完成,称为陈旧性骨折。

2. 眼球凹陷是眼眶骨折晚期最重要的临床体征(图 8-4-8)。

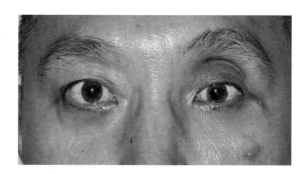

图 8-4-8 眼球凹陷

左眼眼眶骨折后晚期出现明显的眼球凹陷和上睑沟凹陷

眶腔扩大、软组织疝出及脂肪萎缩是导致眼球凹陷的主要原因。≤2mm的凹陷为轻度，≤4mm为中度，超过4mm为重度。超过6mm的凹陷为极重度，严重影响外观。

3. 眼球运动障碍和复视。造成复视的原因主要为眼外肌嵌顿造成的坏死和瘢痕化，眼外肌与骨折区破损骨膜和骨碎片形成的瘢痕粘连。

4. 严重的下壁骨折可导致眼球下移位和上睑沟加深。

【诊断方法】眼眶CT是诊断眼眶爆裂性骨折的"金标准"（图8-4-9）。骨窗条件（窗宽2 000~4 000Hu，窗平300~700Hu）虽能清晰显示骨折，但不利于显示软组织，肌肉和眶脂肪难以分辨，软组织窗条件能同时兼顾骨壁和软组织的显影，窗宽350~400Hu和窗平40Hu是比较适宜的条件。水平位、冠状位和平行于视神经的斜矢状位对于显示不同位置的骨折价值不同。水平位适合显示内、外壁骨折，冠状位可显示眼眶四壁骨折，斜矢状位适合显示眶顶和下壁骨折。阅片应注意观察骨折的范围和边界，眼外肌及脂肪的移位或嵌顿，以及周边合并的异常，比如颅底或泪道骨折、球内或眶内异物、眼球损伤及鼻窦炎症等。

【治疗】

1. 保守治疗　口服或静脉滴注糖皮质激素，使用5~7d。成人泼尼松口服方案为：初始60mg×2d，减量至40mg×2d，减量至20mg×2d。根据治疗效果可适当延长用药1周。糖皮质激素能够缓解眼外肌及眶内软组织的水肿反应，减轻眶压，抑制和减轻眼外肌和脂肪的纤维化。外伤48h内局部冰敷，减轻眼

睑及眶周的渗血和水肿。避免用力擤鼻和打喷嚏，防止眶内气肿的发生。口服广谱抗生素1~3d。晚间休息时抬高头位。给予鼻黏膜血管收缩药物滴鼻，减少鼻黏膜的出血和水肿。

2. 手术治疗　具有手术适应证且患者有手术愿望者均可行手术治疗。目前国内可采用高分子聚乙烯、可吸收降解或钛合金等多种骨折修复材料。

三、复合性眼眶骨折

额眶骨折、眶颧颌骨折、鼻眶筛骨折和多发性骨折统称为复合性骨折，多由车祸伤或坠落伤引起。复合性眼眶骨折在早期和晚期不但具备爆裂性骨折的所有特征，而且更为严重。由于波及范围广泛，复合性骨折还具备特定损伤部位的典型临床表现。

【临床表现】

1. 额眶骨折（图8-4-10）　常合并头皮撕裂伤，重者出现颅脑损伤，甚至危及生命。范围广泛的额眶骨折可致额部明显塌陷或外观畸形，骨折块向下挤压可致眼球突出和向下移位，甚至上睑下垂和上转受限。这种骨折在儿童时期较常见，与儿童额骨面积占颅面部的比例较大，且抗击打力弱有关。眶上神经支配区可出现感觉障碍，合并筛骨水平板骨折可继发脑脊液鼻漏和嗅觉减退。

2. 鼻眶筛骨折　如合并眶内壁骨折，可致眼球凹陷（图8-4-11）。鼻骨骨折可致鼻外形偏曲或塌陷，内眦韧带附着点处的鼻骨骨折可致韧带脱离或断裂，外观畸形表现为内眦移位和

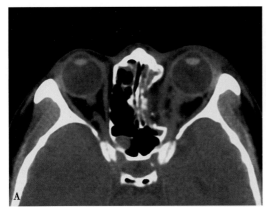

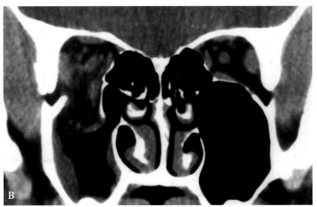

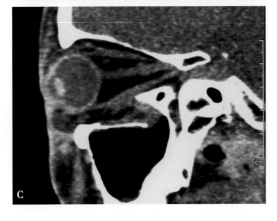

图8-4-9　眼眶爆裂性骨折眼眶CT
A.轴位CT显示左眶内壁骨折；B.冠状位CT显示右眶下壁骨折；C.斜矢状位CT显示下壁骨折

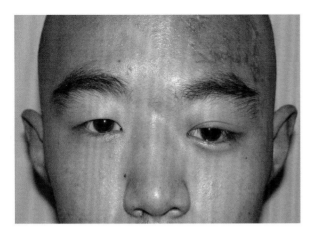

图 8-4-10　左侧眶额骨折

患者眼球突出伴下移位,额部塌陷

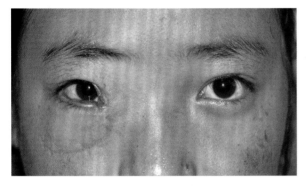

图 8-4-11　右侧鼻眶筛骨折

患者眼球凹陷伴内眦移位、下睑外翻畸形

上浮,眦距增宽,睑裂缩短,眦角圆钝或畸形等。内眦移位多向外侧和下方。鼻眶筛骨折导致鼻骨、上颌骨额突骨折,合并泪道系统的损伤,出现溢泪、溢脓或外伤性泪囊炎。

3. 眶颧颌骨折　是最常见的复合性眼眶骨折(图 8-4-12A)。典型表现为颧面部塌陷,向后、外移位,颜面部不对称,眼

球凹陷和下移位,眼球上转明显受限。合并颧弓骨折可表现为颞部塌陷或隆起,压迫下颌骨喙突,导致张口受限和咀嚼无力。上颌骨骨折轻者仅累及眶下缘,表现为下睑凹陷,严重的上颌骨前壁骨折颜面部塌陷明显,可伴咬合关系错乱。

【诊断方法】复合性眼眶骨折除了需要观察水平位、冠状位和斜矢状位外,还需要观察三维骨窗重建 CT(图 8-4-12B),可清晰显示颅颌面部骨折块的移位、形态和空间位置关系,术前利用计算机辅助设计技术,根据三维 CT 数据重建出个性化的骨修补材料,或规划骨折复位的精确位置。

【治疗】复合骨折的骨折块大,晚期形成严重的骨痂粘连,给手术修复带来困难,因此宜在伤后 1 月内手术修复。手术应联合相应专业的医生共同完成,比如脑外科、耳鼻喉科、整形外科及颌面外科等。手术的目的是将错位的骨折块解剖复位并使用固定材料牢固固定,比如钛合金或可吸收降解的钉和板,实现修复外观和改善功能的目的。

四、眶内异物残留

当眼眶开放性损伤伴有高速和冲击力强的致伤物进入眶内,可形成异物伤。异物清理不净,可残留眶内。异物的处理要考虑性质、大小、位置等多种因素。植物性异物无论大小、位置都会引起感染性炎症反应,甚至形成瘘道,均应尽早取出。金属异物,比如枪弹、铁屑,如体积微小、无功能障碍,或手术可能危及视力可保守观察。砂石、玻璃、塑料等处理原则与金属异物相似,但这些异物表面常比较污秽,如反复继发炎症反应或体积巨大伴机械性障碍,比如压迫眼球或影响运动,应取出。爆炸物碎屑化学成分复杂,还常混杂有砂石和纸质碎屑,应彻底清除。液压喷枪喷射的油脂异物进入眶内,冲击力强,油脂的化学成分对人体有害,应彻底清除,但油脂不成形,清除难度大,易残留。橡胶类异物长期存留人体会分解释放有害物质,应尽早取出。CT 扫描对于上述异物均能实现准确的定位,测量 CT 值及准确的受伤史有助于判断异物的性质。金属异物禁

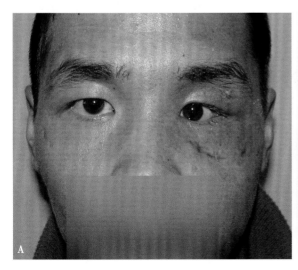
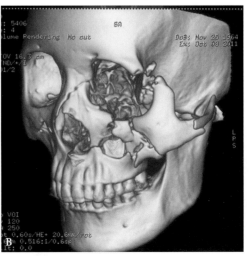

图 8-4-12　左侧眶颧颌骨折

A. 左侧眶颧颌骨折患者眼球凹陷,颧面部塌陷,颧弓外突;B. 三维重建 CT 显示颧骨体、上颌骨前壁、颧弓骨折

用 MRI 检查,含有电镀涂层的塑料异物和爆炸物碎屑 MRI 检查产生金属伪影,影响诊断。如果伤道的皮肤入口尚未闭合,可沿原入口向深部探查,便于寻找异物,减少新的创口。但选择眼眶手术入路的首要原则是保护视神经,在探查的路径上应避让开视神经,如原入口不能满足该原则,应设计新的切口和入路。异物经眶入颅、鼻窦或颌面部,需联合相关专业医生共同手术,必要时术前行 DSA 检查,排除合并大动脉损伤的可能性,同时防范颅内感染和脑脊液鼻漏等后续风险。

五、海绵状血管瘤

海绵状血管瘤(cavernous hemangioma)因瘤内有较大的血管窦腔,呈海绵状而得名,是成人时期最常见的眼眶良性肿瘤。具有病程缓慢、预后良好的特点。女性略多于男性。多单眼发病,罕见双眼。可一眶多发。

【临床表现】肿瘤体积过小或发生部位较深,可无任何症状,常在查体头部 CT 时发现眶内占位而就诊。肿瘤发生在眶深部或肌锥内常导致眼球突出,发生在眶前部或眶周可致眼球移位。肿瘤压迫眼球后极部,眼轴缩短,引起远视和散光,继发脉络膜皱褶和视盘水肿。肿瘤发生在眶尖,长期压迫视神经导致继发性视神经萎缩。肿瘤过大可导致眼球运动受限,出现复视。肿瘤较表浅者,可在眶周扪及软性肿物,光滑,边界清,无触痛,可推动。眶压与肿瘤体积、发生位置有关,一般为"+"~"++"。

【诊断方法】超声检查肿瘤呈圆形或椭圆形,边界清,光滑,周边有肿瘤晕(图 8-4-13)。肿瘤内回声丰富,中等强度,分布均匀,中等衰减。轻度可压缩。彩色多普勒超声下,缺乏彩色血流信号,或散在点状血流信号,静脉频谱。CT 扫描显示肿瘤可发生在肌锥内、眶周或眶尖部,少数肿瘤可经眶上裂向颅内蔓延。CT 图像上肿瘤呈圆形或椭圆形,少数呈肾形、梨形、条形和不规则形等。边界清,光滑,内密度均匀,密度值 30~55Hu。注射造影剂肿瘤可灶状强化(图 8-4-14)。可有眶腔扩大、眼球受压变形等继发改变。肿瘤 MRI 扫描 T_1WI 呈中等

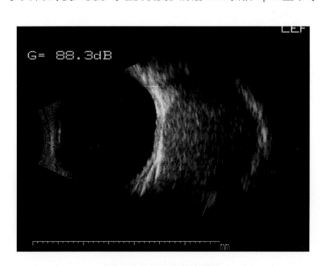

图 8-4-13　B 型超声检查
球后圆形肿瘤,边界清,内回声中等,均匀衰减

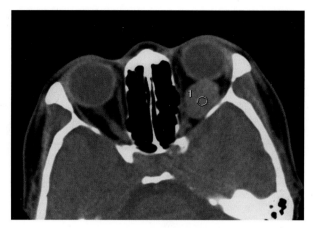

图 8-4-14　轴位 CT 图像
左眼球后类圆形肿瘤,边界清,中等密度,均匀分布

信号,T_2WI 可呈中或中高信号,注射造影剂肿瘤可强化,强化的形状与摄片时间相关,可呈点状、花蕊状、斑块状或均匀强化(图 8-4-15)。

【治疗】位置表浅,体积适中的肿瘤可经结膜入路前路开眶术切除。如暴露困难,可联合外眦切开。体积较大或较小,部位较深,尤其是位于眶尖、与视神经关系密切者均应行外侧或内外侧联合开眶手术。位于视神经内侧的眶尖微小肿瘤在鼻内镜下经筛窦入路摘除创伤小,手术效果好。肿瘤完整切除,预后良好。

肿瘤位于眶尖,且视力良好,或高龄、全身情况差者宜保守观察。对手术风险高且不能接受手术风险者,伽马刀治疗可作为一种选择。

六、毛细血管瘤

毛细血管瘤(capillary hemangioma)由血管内皮细胞和毛细血管构成,无包膜,浸润生长。多见于婴儿时期,又名婴儿型血管瘤。多发生于皮肤和皮下组织,头颈部好发,发生率为新生儿的 1%~2%。多数可自发消退。

【临床表现】最多发生于生后 3 个月内,随后 3 个月增长较快。多数 1 岁后病变静止,可自发消退。按发生部位和范围可分为表层、深层和综合三类型。表层毛细血管瘤仅限于真皮层,位于眼睑皮肤,形状不规则,边界清楚,稍隆起,鲜红色,表面有小凹陷,形同草莓,故名"草莓痣"(图 8-4-16)。深层毛细血管瘤侵犯眼睑深部和眶隔之后,眼睑肥厚或扁平隆起,质软,边界不清,呈蓝紫色,哭闹时增大,压之褪色,严重者可至上睑下垂,影响视觉发育。综合型者同时具有前两者临床表现。

【诊断】发生在婴幼儿时期,具有典型的皮肤及眼睑征,且常伴头颈、口腔或躯干其他同类病变。彩色多普勒超声检查(图 8-4-17)具有一定特异性,可发现肿瘤内弥漫的点状红蓝血流,并可探及动脉频谱。CT 检查(图 8-4-18)病变可位于皮下、眼睑和眶内,呈软组织密度,形状不规则,弥漫生长,边界尚清,与眼球呈"铸造征"。MRI 检查 T_1WI 为中信号,T_2WI 为高信号,有时表现为信号混杂或斑驳状。肿瘤发展较快,需要与横纹肌

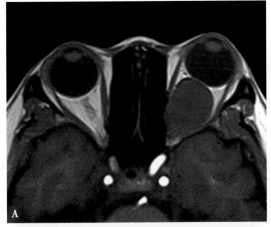
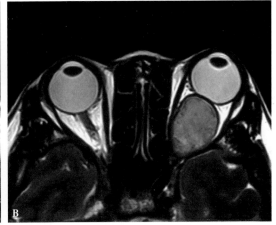
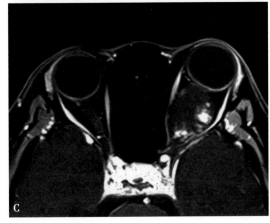

图 8-4-15　左眼球后海绵状血管瘤轴位 MRI 扫描

A. T$_1$ 加权像呈均匀的中信号；B. T$_2$ 加权像呈均匀的中信号；C. T$_1$ 加权像增强并脂肪抑制显像呈灶状增强

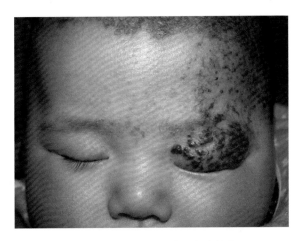

图 8-4-16　左上睑及额部毛细血管瘤

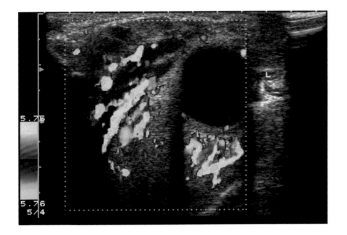

图 8-4-17　彩色多普勒超声

球后和球旁病变内丰富的红蓝血流信号

肉瘤鉴别，后者在眶周常可扪及质硬肿物，超声检查肿瘤内部有少量低弱回声，彩色多普勒超声检查可见肿瘤内粗大分支动脉血流。静脉性血管瘤急性出血，也发展较快，但多见于青少年时期，皮下肿瘤呈紫黑色，超声检查肿瘤呈多个低回声腔，形状不规则。

【治疗】首选方法是口服或瘤内注射糖皮质激素。口服泼尼松 1.5~2.5mg/(kg·d)，2 周后逐渐减量，14 周（总量 1 400~2 200mg）约 1/3 患者可治愈。瘤内注射长效激素全身副作用较小。常用方法是复方倍他米松 3.5mg，注入的量以不引起眶压增高为宜。可间隔 4~6 周反复注射。局部注射可因患儿哭闹和瘤内出血导致眶压升高，应在有经验的医师指导下进行。

肿瘤范围广、巨大、无法采用局部激素注射或激素治疗效果不佳的病例可口服普萘洛尔治疗。该药使局部毛细血管供血量减少引起血管收缩，并阻断血管形成的相关信号通路，抑制肿瘤生长，最终诱导血管内皮细胞凋亡，促进肿瘤消退。治疗剂量为 1~2mg/(kg·d)，服药时间 3~5d 为 1 个疗程。普萘洛

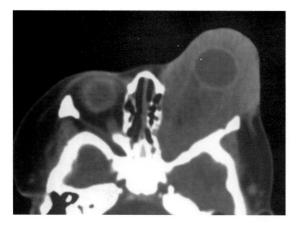

图 8-4-18　轴位 CT 检查

左眶及眼睑皮下毛细血管瘤弥漫分布,包绕眼球和眶内正常结构

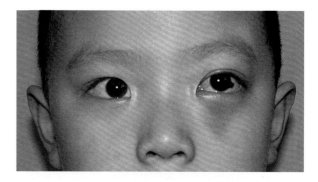

图 8-4-19　左眶静脉性血管瘤

眼球突出伴上移位,结膜下和皮下淤血斑

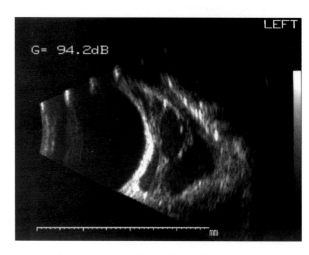

图 8-4-20　B 型超声检查

静脉性血管瘤为球后多个不规则形状的低回声腔,具有可压缩性

尔已知的不良反应为,在成人中多见低血压、中枢神经系统毒性、抽搐,较少见支气管痉挛、低血糖等;在婴幼儿中多见低血压、情绪改变、心动过缓等。

瘤内注射硬化剂也有效,适用于皮下较小或表层肿瘤,常见硬化剂有 5% 鱼肝油酸钠、50% 尿素、无水酒精等。但深层注射可引起严重并发症,表层注射皮肤会遗留瘢痕。表层肿瘤也可采用近距离放疗,[90] 锶或 [32] 磷敷贴器直接接触肿瘤,治疗4~6 次。

手术适应证包括:①保守治疗无效;②肿瘤较大,上睑下垂,遮盖瞳孔,影响视力发育;③反复出血、感染的表层肿瘤控制感染后可切除;④外观畸形影响心理发育;⑤眶深部肿瘤,生长过快,需切除行病理检查。手术需准备输血。较大的肿瘤可适量切除大部分,避免切除过多导致外观畸形或功能障碍,残余肿瘤可采用瘤内皮质激素注射治疗。

七、静脉性血管瘤

静脉性血管瘤(venous hemangioma)是青少年时期最常见的眶内肿物,但不是真性肿瘤,由成熟的大小不等的静脉血管组成,伴有纤维脂肪组织。

【临床表现】儿童和青少年时期发病,较毛细血管瘤发病晚,较海绵状血管瘤早。女多于男。身体其他部位的皮下或黏膜下可发生同类病变。眼球缓慢进展性突出。体位性不明显或有一定体位性。瘤内出血,或血栓形成的活塞作用可致眼球突出突然加重,伴皮下或结膜下淤血(图 8-4-19),可隆起青紫色或紫红色质软包块,可反复出血。肿瘤还可侵犯结膜下、眼睑、额部、颞部皮下,甚至眶周骨质等。

【诊断】儿童时期发病,反复出血史,肿瘤表浅时可见结膜下或眶周紫蓝色肿物。但眶深部者,需借助影像学确诊。超声检查(图 8-4-20)示肿瘤形状不规则,边界不清或不光滑,内回声多少不等,可见多个片状无回声区。探头加压,无回声区缩小或闭锁。少数患者可探及静脉石,数量不等,表现为强回声光斑及其后部声影。彩色多普勒超声可探及静脉血流信号或血流缺如。CT 扫描显示肿瘤形状不规则,边界不清或不光

滑,密度均质或不均质,部分病例可发现数量不等的静脉石,呈圆形高密度。如有出血,肿瘤与眼球呈"铸造征"(图 8-4-21)。MRI 扫描的信号复杂,与瘤内出血时间、瘤内液体成分、纤维间质多少有关,T_1WI、T_2WI 都可呈低、中或高信号,不均质,表现为大小不等的弥漫的泡沫状影。瘤内出血沉淀可显示液平,有

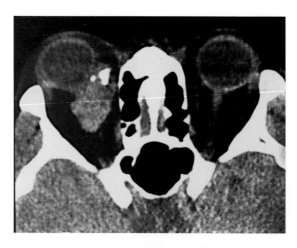

图 8-4-21　轴位 CT 扫描

右眶静脉性血管瘤,球后不规则形状软组织团块,前部有多个高密度点状影,为静脉石

特异性。需与静脉曲张鉴别，后者多成年发病，因导血管明显粗于静脉性血管瘤而得名。特征是端坐时眼球内陷，低头时眼球突出。影像学检查可发现病变加压前后体积明显不同。

【治疗】手术治疗效果确切，但难度大，风险高，需根据肿瘤位置和大小决定手术进路。因肿瘤无边界，包膜菲薄，粘连严重，发现肿瘤后，应钝性分离，尽量使肿瘤减少破损，注意保护肌肉、神经等正常结构。侵犯眶尖、包绕视神经等重要结构的肿瘤可予保留。术毕彻底止血，放置引流条，缝合睑裂。患儿术后哭闹易反复出血。不适合手术切除的病变可采用平阳霉素(博来霉素)瘤内注射，使血管闭塞，瘤体纤维化，甚至消失。具体用法为8mg平阳霉素溶于2%利多卡因1ml和生理盐水3ml，细针穿刺进入瘤体，注射0.2~0.4ml，分1~4个点注射，直至瘤体变白和肿胀。一次注射最大剂量为8mg。注射完毕加压包扎，间隔6~8周可再次注射。症状不严重或病变较小者、包绕视神经等重要结构者，可观察随诊，注意避免憋气、剧烈活动或外伤。

八、静脉曲张

静脉曲张(varix)是发生在眶内的静脉畸形性扩张，此为临床命名。病理上静脉曲张与静脉性血管瘤的管壁均为成熟的静脉血管，都属于静脉畸形，但前者具有更显著的体位性眼球突出，说明血管腔及导血管更大，与体循环沟通通畅。无性别倾向，多见于成年人。

【临床表现】直立或端坐位眼球位置正常或内陷，低头或压迫颈静脉后眼球突出(图8-4-22)，眶周肿胀，上睑下垂，眼球运动障碍，甚至一过性视力丧失，并伴恶心呕吐，眼眶胀痛等。突出程度与压迫颈静脉的强度和低头时间成正相关。恢复到端坐位后上述表现逐渐消退，消退的速度与导血管的直径、体循环沟通的通畅程度有关。情绪激动、擤鼻、鼓气、咳嗽、便秘、用力憋气、俯卧位、头向患侧侧卧或搬重物等同样可诱发上述表现。症状可逐渐加重，影响日常生活。畸形血管破裂可诱发眶内急性血肿，危及视力，需急诊手术清理积血，抢救视力。

【诊断】直立位眼球内陷及体位性眼球突出具有特异性。B超探查平卧时多如正常所见，颈静脉加压后，眶脂肪内出现逐渐增大的形状各异的无回声区，是为扩张的畸形静脉腔。探头向眼部加压，可见无回声区可被压缩甚至消失。CT扫描(图8-4-23)可对比颈部加压前后的畸形血管的位置和范围。加压前眶内可能无法发现病变或只显示微小病变，加压后可见

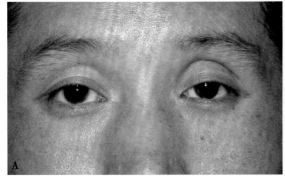
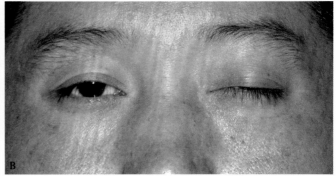

图 8-4-22　左眶静脉曲张外观像

A. 直立位时左眼凹陷，上睑沟加深；B. 低头、憋气等导致颈静脉压力升高时，继发左眼突出、眶压升高、上睑下垂及上睑沟消失

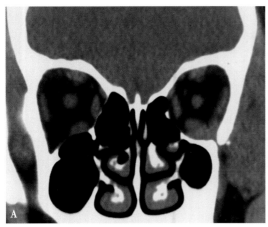
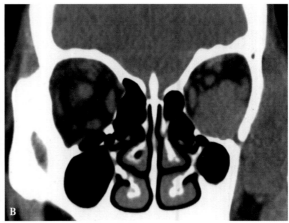

图 8-4-23　冠状位 CT 扫描

A. 冠状位 CT 显示左眶静脉曲张，在颈静脉压力正常时静脉曲张呈萎缩状，表现为左眶外下方扁平软组织影；B. 颈静脉压力升高时，静脉曲张充血膨胀，表现为巨大的软组织团块

软组织密度病变充满全眶或偏于一侧,或呈分叶状、团块状。CT 扫描还能发现病变内的静脉石,呈高密度,形圆,大小数量不等。

【治疗】进展缓慢,范围甚广而视力良好者不主张手术,宜采用各种保守措施,比如避免长时间低头、过力、情绪激动等诱因,睡眠头高位,喷嚏或咳嗽时用手压迫患眼,女性分娩时眼部绷带加压等。手术治疗静脉曲张的风险甚大,疗效因人而异,复发率和手术并发症的发生率都居眼眶各种手术之首。直视下血管内介入栓塞术是近年开展的有望治愈该病的新方法。手术暴露畸形血管后,将栓塞剂(比如 GLUBRAN2)缓慢推入。栓塞剂与血液接触后可迅速凝固,达到闭塞血管并填充眶容积的目的。术中注意避免静脉管壁破裂出血。表浅的病变组织可手术切除,导血管要止血彻底。术中颈部适度加压,有利于发现畸形血管。为减少术中出血,可采用头高位,静脉给予止血药,控制性低血压麻醉等。

九、颈动脉海绵窦瘘

颈动脉海绵窦瘘(carotid cavernous fistula,CCF)指海绵窦段的颈内动脉本身,或颈动脉分支与海绵窦形成异常的动静脉沟通,动脉血逆流灌注眼上、下静脉,属脑血管疾病,发病率随近年车祸、外伤的增多呈上升趋势。按病因可分为外伤性和自发性两种,自发性与动脉粥样硬化、高血压、血管炎症或动脉瘤等先天畸形有关。按供血来源可分为颈内动脉海绵窦瘘和硬脑膜海绵窦瘘。多首诊于眼科,多单眼发病,也可累及双眼。

【临床表现】常见主诉为眼痛、头痛、复视、耳鸣、视力下降等。患眼突出伴与脉搏同周期的搏动,在眶内上方听诊可闻及与脉搏同周期的吹风样杂音。结膜血管迂曲扩张,以角膜缘呈放射状排列(图 8-4-24),有特异性。结膜水肿,甚至脱出至睑裂外。眼底改变:静脉迂曲扩张,按压眼球可见到静脉搏动,严重者可见静脉出血。眼压升高,巩膜静脉窦充血,可继发开角型或闭角型青光眼,如未得到及时治疗,最终形成绝对期青光眼。严重者可出现眼球突出、外下方移位,眼球运动障碍,视力下降,甚至视力丧失。

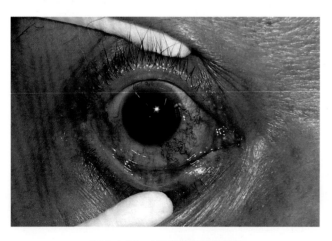

图 8-4-24　右眼颈动脉海绵窦瘘
结膜血管迂曲扩张,以角膜缘呈放射状排列

【诊断】外伤性颈动脉海绵窦瘘具有以下典型特征可确诊:搏动性眼球突出,眶周闻及血管杂音,结膜血管迂曲怒张,沿角膜缘放射状排列。眼 B 超可发现眼上静脉迂曲扩张伴与脉搏同周期搏动。彩色多普勒超声(图 8-4-25)可探测到眼上静脉内的动脉频谱。CT 扫描显示(图 8-4-26)眼上静脉增粗,呈 S 形迂曲。因流空效应,增粗的眼上静脉在 MRI 扫描 T_1WI、T_2WI 均呈低信号。DSA(数字减影血管造影术)是显示颅内血管病变的"金标准",不但可显示瘘血的供应动脉,还可显示瘘血的引流方向及引流量。

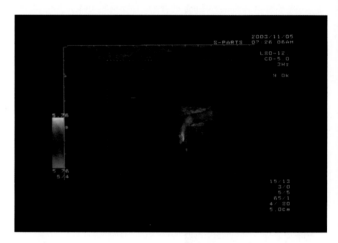

图 8-4-25　彩色多普勒超声
眼上静脉增宽,其内为动脉血流频谱

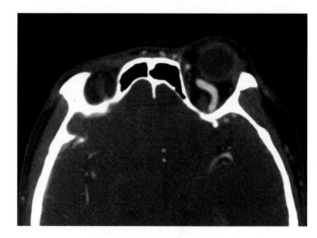

图 8-4-26　轴位增强 CT 扫描
左侧眼上静脉 S 形增粗迂曲,动脉期明显增强

【治疗】介入栓塞海绵窦或参与供血的动脉可治愈该病。症状轻微者可压迫供血一侧的颈总动脉,间断放松,促使末梢血流减慢,诱发血栓形成,有可能达到治愈目的。

十、神经鞘瘤

神经鞘瘤(neurilemmoma/schwannoma)是由周围神经的鞘膜细胞,又称施万细胞,形成的良性肿瘤,眶内分布有第Ⅲ、Ⅳ、Ⅵ对脑神经和第Ⅴ对脑神经的第一、二支,这些神经的轴突外被覆神经鞘细胞,均可发生神经鞘瘤。肿瘤灰白色或黄白色,有完整而透明的包膜,肿瘤质地较硬,如有液化腔,可有囊性感。肿瘤细胞分 Antoni A 和 Antoni B 两型,前者细胞紧密排列,后者分散在疏松的黏液基质中。该肿瘤是眶内较常见的良性肿瘤,成年人好发。

【临床表现】慢性进展性眼球突出是主要的就诊原因,肿瘤好发于肌锥内或眶上部,导致眼球轴位突出或向下移位。肿瘤表浅者,可在眶周扪及肿物,表面光滑,中等硬度,实性或囊性感,轻推动,无触痛。可因肿瘤压迫眼球后极部,眼轴缩短,引起远视和散光,继发脉络膜褶皱和视盘水肿。肿瘤发生在眶尖长期压迫视神经导致继发性视神经萎缩。肿瘤过大可导致眼球运动受限,出现复视。

【诊断】临床表现缺乏特异性。B 超显示为圆形、类圆形或不规则形状的占位病变,边界清晰,内回声较弱,分布欠均匀,肿瘤内可见片状无回声区,较具特征性。彩色多普勒可见肿瘤内多少不等的红、蓝血流。CT 扫描(图 8-4-27)显示肿瘤多位于眶上部和眶后段,呈圆形、类圆形、圆锥形、串珠状、梭形、葫芦形、分叶状等,边界清晰、光滑。肿瘤如延伸至眶尖,

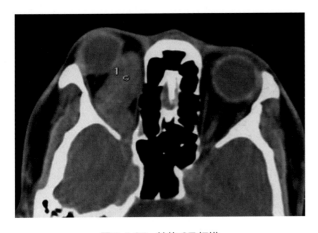

图 8-4-27　轴位 CT 扫描

右眶神经鞘瘤呈香肠状 S 形迂曲,从球后鼻上方蔓延至眶尖,边界清,均质

应行 MRI 检查排除颅内蔓延的可能。MRI 扫描显示肿瘤内部 T₁WI 呈中低信号,T₂WI 呈高信号(图 8-4-28),肿瘤内如有液化腔则信号不均一。运用脂肪抑制和增强技术可使肿瘤明显增强,液化腔则不被增强(见图 8-4-28),与海绵状血管瘤的斑驳样或花蕊样渐进性强化不同,为重要鉴别点。

【治疗】手术切除是治疗神经鞘瘤最有效的方法。肿瘤与周围组织粘连紧密,术中注意保护视神经、眼外肌等重要结构。如分离困难,可采用包膜下切除法:切开包膜,刮匙刮出肿瘤实质,使肿瘤体积缩小后再分离包膜与周围组织的粘连,最后将包膜完整取出。不完全切除可复发。对于包绕视神经紧密而视力良好者可尝试行放射治疗。

十一、脑膜瘤

脑膜瘤(meningioma)起源于脑膜上的蛛网膜细胞,发生在颅内常见,在眶内相对少见。发生在眶内可起源于视神经鞘脑膜、眶骨膜和异位的脑膜细胞。视神经鞘脑膜瘤如未穿破硬脑膜,表面光滑,淡红色。如穿破硬脑膜,表面粗糙,与眶脂肪粘连紧密,灰白色,质脆硬。病理分五型:上皮型、砂粒型、成纤维型、血管型和肉瘤型。男女发病率约为 1:2,成年好发,发病年龄越小,越具恶性趋势。

【临床表现】视神经鞘脑膜瘤早期多只有视力减退、视野改变等。少数肿瘤呈偏心性生长,可到晚期才出现视力改变。眼球突出呈慢性进展。眼底改变:肿瘤发生在视神经前端者,早期可表现为视盘隆起,边界不清,色灰白;发生在后端者,早期即可出现视神经萎缩,呈继发性水肿性萎缩,具特征性。视神经由于长期静脉高压,视网膜中央静脉与脉络膜静脉间形成侧支循环,即视网膜睫状静脉,具特征性(图 8-4-29)。发生在蝶骨骨膜的脑膜瘤常使眼球向内、向下移位。肿瘤体积较大时可出现颞侧弥漫性隆起。

【诊断】典型的视神经鞘脑膜瘤具有四联症:一侧性眼球突出,视力丧失,特征性视盘萎缩和视睫状静脉。超声探查视

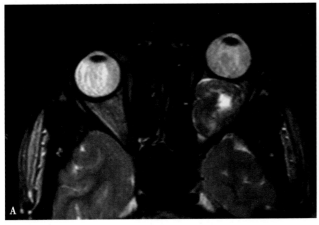
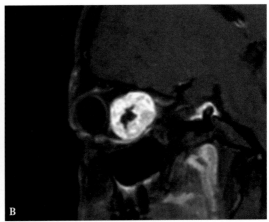

图 8-4-28　MRI 扫描

A. 轴位 MRI T₂ 加权像显示左眶圆锥形肿瘤,肿瘤中、低信号不均匀分布,内有片状高信号区;B. 矢状位 MRI T₁ 加权像脂肪抑制联合增强显像肿瘤增强明显,内有片状不增强区,与 T₂ 加权像高信号区对应,提示为瘤内液化

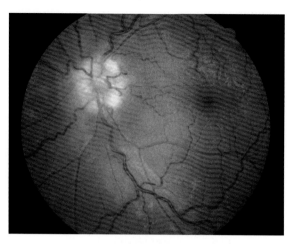

图 8-4-29 视神经鞘脑膜瘤眼底照相

视盘水肿性萎缩,视盘颞侧可见视睫状静脉

神经鞘脑膜瘤可显示视神经明显增粗,边界尚清,内回声较少,分布不规则,衰减显著。偶见强回声光斑,是为肿瘤内钙化斑。视神经鞘脑膜瘤的 CT 扫描可见视神经增粗呈管状、串珠状、梭形、圆锥形等,部分患者可表现典型的"车轨征",强化更明显。肿瘤偏心性生长时可呈类圆形或不规则块状。肿瘤如有颅内蔓延,可见视神经管增粗。发生于眶骨膜的脑膜瘤(图 8-4-30)

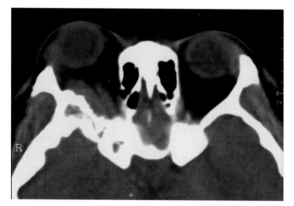

图 8-4-30 视神经鞘脑膜瘤轴位 CT 扫描

右眶蝶骨脑膜瘤,骨质增生,表面毛糙,眶外侧扁平软组织病变

可见骨质增生肥厚、密度增高,骨质表面呈毛刺样或虫噬样破坏,累及蝶骨大、小翼多见,并伴眶外壁扁平软组织肿物。如骨壁的颅内面不光滑,高度怀疑肿瘤颅内蔓延。

肿瘤的 MRI 扫描 T_1WI 呈中低信号、T_2WI 呈中高信号,信号较均质,明显增强,视神经鞘脑膜瘤呈"车轨征",颅内蔓延可见鞍上区高信号影(图 8-4-31)。蝶骨脑膜瘤(图 8-4-32)增强常可见眶内、颅内和颞窝同时受累。肿瘤沿硬脑膜浸润,呈典型的"脑膜尾征"。

【治疗】儿童时期脑膜瘤发展快,死亡率高,应尽早手术切除。视力良好、肿瘤位置靠近视神经前端的视神经鞘脑膜瘤可保守观察或放射治疗,定期复查 MRI。视力极差、肿瘤巨大且有颅内蔓延趋势者应手术切除。发生于骨膜的脑膜瘤常同时侵及颅内硬脑膜,应行开颅手术彻底切除病变脑膜和骨壁,并用人工脑膜修补。为防止复发,术后应补充放射治疗。视神经鞘脑膜瘤如已颅内蔓延,也可行开颅手术,同时切除颅内和眶内病变。

十二、神经纤维瘤

神经纤维瘤(neurofibroma)不但具有神经鞘细胞增生,还混杂有神经内成纤维细胞的增生,病理可分三型:局限、弥漫和丛状型,都可合并神经纤维瘤病发生。

【临床表现】多在幼年即出现症状和体征,缓慢进展,范围可累及眼睑、眶内、颞部和鼻部等,身体其他部位也可受累。上、下眼睑弥漫性隆起,软性肥厚,下垂状(图 8-4-33)。眼睑及颞侧皮肤常有棕褐色色素斑,毛发增多。上睑下垂、外翻,眼球突出伴移位,但眶压并不高。蝶骨、颞骨、额骨等常变薄、增厚或缺失,眶缘不整齐,可触及颅骨缺损区。眶壁大面积缺失导致脑膜脑膨出,引起搏动性眼球突出。合并神经纤维瘤病时可见躯干或四肢多个片状色素斑(图 8-4-34)。

【诊断】有神经纤维瘤家族史和身体其他部位该病体征者多可提示诊断。CT 扫描(图 8-4-35)显示软组织密度斑驳状占位,弥散的分布在眼睑和眶内。眶骨畸形或缺失,好累及蝶骨、颞骨、额骨等。视神经管、眶上裂等扩大、变形甚至缺失。颞叶

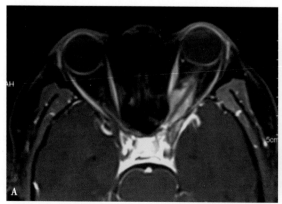

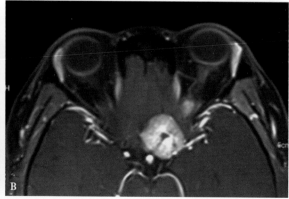

图 8-4-31 视神经鞘脑膜瘤 MRI 扫描

A. 轴位 MRI T_1 加权像脂肪抑制联合增强显像显示左侧视神经鞘脑膜瘤,肿瘤明显强化,与不强化的视神经纤维对比鲜明,称"车轨征";B. 同例肿瘤蔓延至颅内,在鞍上区可见球形增强影

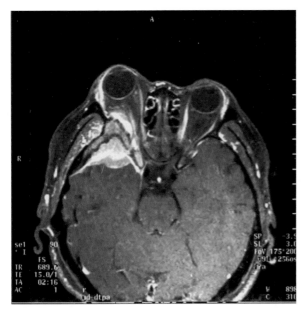

图 8-4-32 轴位 MRI T_1 加权像脂肪抑制联合增强显像

右眶蝶骨脑膜瘤。肿瘤向眶内、颅内及颞窝生长,其中颅内肿瘤沿脑膜向后蔓延,称"脑膜尾征"

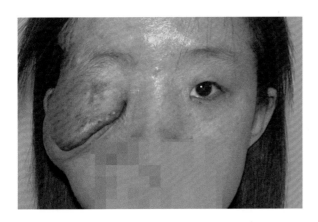

图 8-4-33 右眼睑神经纤维瘤患者外观像

眼睑肥厚下垂,睑裂变长,皮肤表面可见色素斑

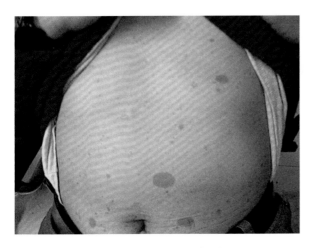

图 8-4-34 神经纤维瘤病患者

腹部皮肤多个大小不等的色素咖啡斑

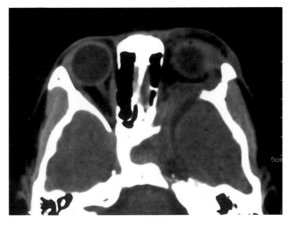

图 8-4-35 神经纤维瘤轴位 CT 扫描

左眶外壁骨质缺失伴畸形,伴眶外侧边界欠清的软组织病变

脑实质和脑膜可疝入眶内,多伴蛛网膜囊肿。该病在儿童时期需与眼睑淋巴管瘤鉴别。后者眼睑软性隆起,范围弥漫,结膜下淡黄色透明肿物是其特征,但不是必有体征。淋巴管瘤不具有色素斑、皮下肿物等神经纤维瘤的体征。CT 扫描肿物可呈斑驳状或团块状,不伴骨质改变。瘤内如有出血,MRI 扫描可发现液平。

【治疗】反复手术切除病变,维持正常外观和功能是该病的治疗原则。全切困难,术后容易复发。眼睑及颞部病变切除出血量大,术前应准备输血。可行双重睑、下睑睫毛下切口,切除外侧多余的肥厚睑缘,外眦成形并固定,如提上睑肌尚存功能可行提上睑肌缩短术,否则可行额肌悬吊术或筋膜悬吊术。小范围的眶骨缺失可不予处理,大范围眶骨缺失导致的脑膜脑膨出应开颅行骨修补术。术中还纳脑组织至颅内,根据骨缺失的范围塑形钛网,重建眶壁。

十三、多形性腺瘤

多形性腺瘤(pleomorphic adenoma)是泪腺上皮性肿瘤中最多见的一种,约占 50%,青壮年好发。肿瘤是上皮和间质成分构成,肿瘤表面有假包膜,常有芽状突起,突起处的肿瘤侵及包膜,因此易破碎和复发。

【临床表现】单侧眼球缓慢进行性突出和内下方移位,眶外上方可触及肿物,质硬,表面光滑,边界清,不能推动,无触痛,少数患者可有压痛或自发痛。

【诊断】CT 扫描显示肿瘤呈圆形、类圆形或椭圆形,边界清,光滑,位于泪腺窝,呈高密度,均质,少数有液化腔可呈片状低密度区(图 8-4-36)。泪腺窝骨质因长期压迫而骨质吸收变薄,甚至骨缺失。MRI 扫描肿瘤 T_1WI 呈中信号,T_2WI 呈中高信号,明显强化。肿瘤内有骨化生或液化腔者,可显示点片状不强化区。该病需要与泪腺炎性假瘤和淋巴增生性病变鉴别,后两者均好双眼发病,激素治疗有效但易复发,CT 扫描泪腺肿大呈扁平状或杏仁状,可向眶尖延长,但无骨质改变。

【治疗】完整手术切除是最佳的治疗方法。因肿瘤常侵及包膜,且包膜和眶壁骨膜融合紧密,术中应从眶缘处分离至骨

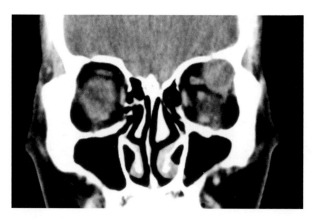

图 8-4-36　多形性腺瘤冠状位 CT 扫描

左眶泪腺多形性腺瘤位于泪腺窝,圆形,边界清,周边骨质受压凹陷

膜下,连同肿瘤和骨膜一并切除。尽量直视下操作肿瘤后极部,防止盲目操作导致肿瘤残存或破碎。肿瘤质脆,向眶后部分离时,切忌组织钳钳夹肿瘤,可用粗线缝扎并轻轻牵引肿瘤。肿瘤一旦破碎,应立即用盐水反复冲洗术区并仔细清除播散的肿瘤组织。

十四、腺样囊性癌

腺样囊性癌(adenoid cystic carcinoma)是最常见的泪腺恶性上皮性肿瘤,发生率占泪腺上皮性肿瘤的第二位。肿瘤由群集成巢或条索状、核深染而胞浆较少的小圆细胞构成。分三种分布形态:筛状型、管状型和实体型。极易局部复发和肺转移。

【临床表现】发展较快的眼球突出伴下移位,眶外上方可触及肿物,呈团块状,质硬,不活动,边界欠清。自发痛和触痛是该病的特征表现,与肿瘤的噬神经性有关。肿瘤侵犯范围广,向内侧可超过垂直中线,向下可至水平中线以下。

【诊断】CT 扫描早期的肿瘤呈扁平形或梭形,沿眶外壁向眶尖生长,无骨破坏;晚期呈不规则形状(图 8-4-37),骨破坏呈虫噬样,可沿眶上裂或骨壁向颅内侵犯。偶见瘤内钙斑。MRI

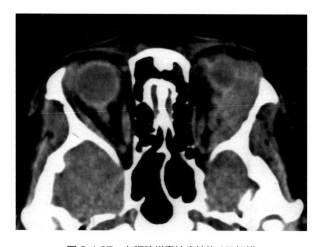

图 8-4-37　左眶腺样囊性癌轴位 CT 扫描

泪腺腺样囊性癌位于眶外上方,蔓延至眶尖,形状不规则,边界欠清,外壁骨质受侵蚀

检查可显示肿瘤内部结构是否均一,比如液化坏死腔在强化显像时呈片状低信号区。MRI 还有利于发现肿瘤微小的颅内侵犯。而泪腺炎性假瘤双眼发病多见,泪腺肿大呈扁平状,对激素治疗有效。

【治疗】怀疑腺样囊性癌者术中可行冰冻病理检查,证实诊断后行扩大的局部切除。肿瘤侵蚀骨壁者应连同骨膜一并切除,磨除或烧灼受累骨质。复发性腺样囊性癌应行眶内容摘除术。无论是否为复发性,术后均应行局部放射治疗,剂量不少于 60Gy,终身密切随访。

十五、横纹肌肉瘤

横纹肌肉瘤(rhabdomyosarcoma)不是从成熟的横纹肌细胞恶变而来,而是由分化为横纹肌潜能的未成熟间叶细胞发生。恶性程度高,据细胞成分三型,胚胎型、腺泡型和多形型,以腺泡型恶性程度最高。多见于 10 岁以下的儿童,平均 7~8 岁,是儿童时期最常见的眶内恶性肿瘤。进展迅速,如不及时治疗,多在 1 年内死亡。近年,手术、放射及药物的综合治疗使治愈率明显提高。

【临床表现】发生、发展迅速的眶部肿物和眼球突出为最显著特征。肿瘤常发生在眶上方,质硬、固定、光滑,眼球突出伴下移位,眼睑隆起,遮盖眼球(图 8-4-38)。晚期就诊时,眼球突出于睑裂外,结膜充血坏死,角膜暴露溃疡。眼睑充血水肿,皮温升高。少数发病前有外伤史,可能为诱因或巧合,易与眶内出血混淆。

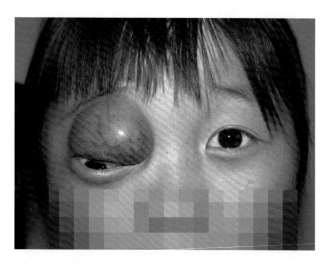

图 8-4-38　右眶横纹肌肉瘤患儿外观像

上睑高度隆起,肿瘤位于眶上方,眼球受压向外下方移位

【诊断】儿童时期突然发生,进展迅速的眶部肿物应首先考虑此病。B 超检查显示肿瘤呈不规则形或类圆形,边界清,内为不规则的低回声区或无回声区,回声稀疏而散在。声衰不显著,无压缩性。彩色多普勒超声显示肿瘤内为丰富的动脉血流信号。CT 扫描显示肿瘤多位于眶上部,形状不规则、锥形或类圆形,边界清晰或不清晰,密度均一,肿瘤内如有出血,密度不均质(图 8-4-39)。MRI 扫描显示肿瘤 T_1WI 呈中等信号,

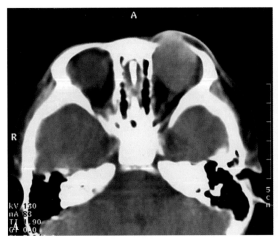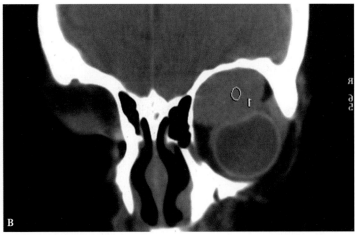

图 8-4-39　横纹肌肉瘤 CT 扫描
A. 轴位 CT 显示左眶前部类圆形肿瘤,边界清,均质;B. 冠状位 CT 显示肿瘤位于左眶内上方,眼球受压变形

T_2WI 呈中高信号,增强明显。肿瘤内如有坏死腔或出血腔时,则可见到与肿瘤实质信号不一的片状区。需要与多种儿童时期进展迅速的疾病鉴别。比如眶蜂窝组织炎,表现为发热,外周血检查白细胞明显升高。眼睑、结膜、眶部严重充血水肿,不能扪及肿物,影像学检查见眶内及眶周弥漫软组织密度影,斑驳状,边界不清。常伴感冒、眶周化脓灶等。绿色瘤为急性白血病的眼眶侵犯。患者贫血貌,多双眼发病,影像学检查肿瘤多位于眶外侧,外周血和骨髓穿刺检查均可见异常增多的幼稚造血细胞。眶内静脉性血管畸形伴急性出血,眼球突出进展迅速,甚至脱出于睑裂外,眶压增高,结膜下可见淤血斑。MRI 扫描可显示多个出血腔伴液平面形成。眶顶骨膜下血肿由外伤所致,眼球下移位,影像学显示眶顶扁平占位。MRI 信号符合出血。眶内毛细血管瘤在生后 3 个月发展迅速,可触及皮下质地稍软的肿物,哭闹时眼球突出明显加重。影像学检查可发现眶内弥漫占位病变,边界不清,彩色多普勒超声具有鉴别意义,表现为弥漫的红、蓝点状血流,可探及动脉频谱。

【治疗】综合治疗、密切随访是有望彻底治疗这种恶性程度很高的肿瘤之关键。比较成熟而易掌握的方案如下。各项检查高度怀疑该病后,外周血白细胞正常情况下,给予根据体重给予化疗方案:环磷酰胺 100~400mg,长春新碱 1~1.5mg 和阿霉素 10~30mg,分别于第 1、2 和 3 日静注,1 次/d,为 1 周用量。后行手术切除肿瘤,术后再给予一疗程化疗。病理证实诊断后行放射治疗 60Gy,眶正、侧位野各半。而后每 10 周重复以上化疗方案一次,间隔期口服环磷酰胺 2.5mg/(kg·d),共 1~2 年。

病变局限者可单纯切除肿瘤及部分瘤周组织。瘤体巨大、眶周广泛侵犯者明确组织学诊断后应行眶内容摘除术。该病的治疗应首先考虑抢救生命,功能和外观问题放在其次。

十六、骨瘤

骨瘤(osteoma)是眼眶良性骨性肿瘤的代表,较常见,大多单侧发生,眼眶骨瘤多起源于鼻旁窦。

【临床表现】额窦、筛窦是骨瘤的好发部位。发生于额窦、

眶顶的骨瘤可使眼球向下移位和突出。发生于筛窦的骨瘤可使眼球向外移位、鼻泪管阻塞。缓慢进程,可伴眼眶钝痛。发生部位在眶前部者可在眶周扪及硬性肿物,光滑,边界不清,与骨质连续,无压痛,不活动。

【诊断】CT 扫描显示肿瘤呈均质的高密度,类圆或不规则形,边界清晰,基底部多与前颅底骨壁相连,周围没有软组织病变(图 8-4-40)。而骨纤维异常增殖症好发于青少年,多累及多块颜面骨,比如额骨、蝶骨、颞骨、颧骨、筛骨等。面部不对称,额颞部扁平隆起,眼球移位和突出,累及视神经管出现视功能障碍。CT 显示病变骨密度不均,边界不清。蝶骨脑膜瘤 CT 扫描可见骨质增生,密度增高,骨质表面呈毛刺样或虫噬样,病变骨质周围可见软组织病变。MRI 能清晰显示软组织病变,增强明显。

【治疗】瘤体微小、症状轻微者可保守观察。瘤体较大、症状严重者需手术切除,完整切除预后良好。病变累及颅底者,为避免颅脑损伤并发症和脑脊液鼻漏风险,可适当保留部分瘤体。

十七、非霍奇金淋巴瘤

发生在眼眶的淋巴瘤以非霍奇金淋巴瘤为主,非霍奇金淋巴瘤种类很多,临床表现相似,缺乏特异性,恶性程度不同,最常见的是低度恶性的黏膜相关组织淋巴瘤。

【临床表现】多发生在中老年人,双眼多见,恶性度低的淋巴瘤发病隐匿,缓慢无痛性眼球突出,眶周可触及数量不等的硬性肿物,肿瘤表面光滑,泪腺区者为多。肿瘤蔓延至结膜下,可在穹窿结膜和球结膜下见粉红色片状"鲑肉样"状病变(图 8-4-41),边界不清,具有一定特征性。恶性度高的淋巴瘤发展快,眼球突出严重,可包绕眼球、视神经及眼外肌生长。

【诊断】临床及影像学表现缺乏特异性,与炎性假瘤、淋巴组织反应性增生有很多相似点,需组织学检查确诊。CT 扫描肿瘤呈软组织密度,形状不规则,可呈团块状或与眼球呈"铸造征",或包绕视神经、眼外肌呈条索状或腊肠状(图 8-4-42)。肿

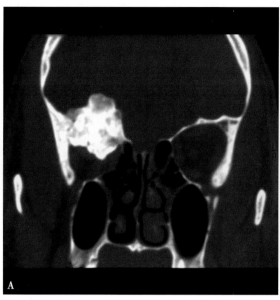 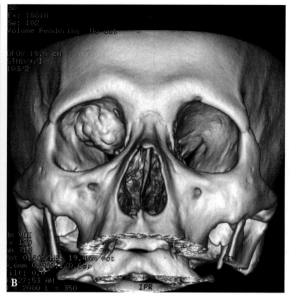

图 8-4-40 骨瘤 CT 扫描

A. 冠状位骨窗 CT 显示右眶上壁巨大骨性肿瘤,团块状,内密度不均,边界清;B.骨窗三维重建 CT 显示肿瘤的立体形态,表面多个隆起的结节

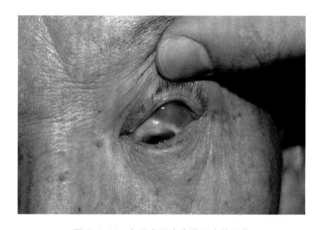

图 8-4-41 左眼非霍奇金淋巴瘤外观像

左眼上方球结膜下可见粉红色"鲑肉斑"状病变,边界不清,多见于淋巴瘤

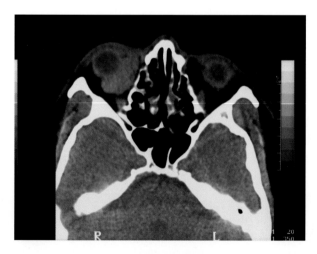

图 8-4-42 非霍奇金淋巴瘤轴位 CT 扫描

右眶淋巴瘤位于眼球鼻下方,包绕眼球壁生长,边界欠清,称"铸造征"

瘤边界欠清,边缘呈斑驳状。骨破坏少见。MRI 检查缺乏特异性,同一般实体瘤。由于缺乏特异性,多需病理组织学确诊。

【治疗】全身检查无其他淋巴瘤病灶者,应行眼眶肿物活检,并经免疫组织化学确诊。眼眶局部放疗多可治愈,剂量为 20~40Gy。全身检查发现其他淋巴瘤病灶者,应给予化疗,常用 CHOP 方案,眼眶病变可结合局部放疗。大多数眼眶非霍奇金淋巴瘤预后良好,但要注意全身病灶的发现与治疗。

十八、白血病

白血病(leukemia)是最常见的造血系统恶性肿瘤,儿童时期好发。白血病累及骨髓外的器官,比如眼眶,称髓外白血病。最常累及眼眶的白血病是急性粒细胞性白血病,多见于 10 岁前的儿童,因肿瘤含骨髓过氧化物酶,肉眼检查时呈绿色,又称绿色瘤。

【临床表现】发展迅速的眼球突出伴移位,单侧较双侧多见。病变表浅者可于眶周触及肿块,多见眶外上方和下部。部分患者颞部因肿瘤浸润而肿胀。全身受累的患儿呈贫血貌,神志差,哭闹不止。

【诊断】血常规及幼稚细胞计数检查,白细胞计数可有异常发现,外周血幼稚细胞数量明显高于正常。确诊需行骨髓穿刺检查。骨髓象呈多量的不同阶段的幼稚细胞增生活跃表现。影像学表现缺乏特异性。

【治疗】活检或骨髓穿刺确诊后应在血液病医生指导下行全身化疗。化疗能控制病情发展,但治愈较困难,骨髓移植是最佳的根治办法。

十九、组织细胞增多症

组织细胞增多症 X(histiocytosis X lesions)是一组组织细胞

在眼眶或全身各脏器、软组织和骨中堆积引起的病变。以嗜酸性细胞肉芽肿最为常见，预后最佳。

【临床表现】多见于 3~10 岁儿童，好累及颅骨、骨盆、脊柱、肋骨和四肢长骨等。额骨和颞骨是常见发病部位。可表现为颞部或眶顶弥漫隆起。眼眶受累时，颞上眶缘是最常见部位，表现为眼睑红肿，伴压痛或自发痛。病变突破骨膜，引起软组织炎症或泪腺炎的表现，穿破皮肤则形成瘘管。

【诊断】CT 扫描眶骨呈溶骨性破坏，骨质边缘锐利，如虫噬样。破坏的骨质周围可见软组织肿物，形状不规则，边界清（图 8-4-43）。病变可侵入颅内或颞窝。MRI 扫描肿瘤增强明显，如有出血腔，则有不增强区。皮样囊肿也多见于儿童时期，颞上部好发，如囊壁破裂亦可有炎性表现，甚至形成瘘管，易与嗜酸性肉芽肿混淆。皮样囊肿 CT 扫描多有负值区，骨质改变多为骨压迹。眼睑红肿需与泪腺炎鉴别，后者影像学检查可发现泪腺呈杏仁状肿大，不伴骨破坏。

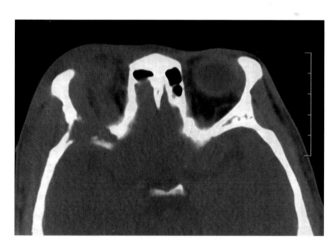

图 8-4-43　组织细胞增多症轴位 CT 扫描
右眶外壁骨质呈虫噬样破坏，眶外侧伴扁平软组织影

【治疗】手术的目的为明确病理结果，因此应从最安全的部位行活检术。确诊后应全身化疗，密切随诊。

二十、皮样囊肿

皮样囊肿是一种只有上皮结构，囊壁有皮肤附属物，如毛发和皮脂腺，在囊腔内有角化物和毛发的囊性肿物。如只有鳞状上皮结构，称为表皮样囊肿。囊肿的成因是在胚胎发育期，表皮的残余物陷入骨缝，随着生长发育，囊内容物逐渐积蓄增多并表现出临床症状。眼眶最好发的位置是颧额缝、额筛缝和眶外侧。

【临床表现】出生后至青春期是就诊的高峰年龄段。表浅的囊肿可触及眶周皮下肿物，光滑、囊性感，活动度各异，缓慢生长。深部的囊肿表现为缓解进展的眼球突出和移位。如囊肿自发破裂，可刺激强烈的炎性反应，甚至因破溃形成眶周经久不愈的瘘管。

【诊断】CT 扫描（图 8-4-44）囊肿呈圆形、哑铃形或半球形，邻近骨壁凹陷，呈隧道状、指压状或波浪状，甚至骨壁缺失。由于囊内含有油脂成分，CT 扫描多可显示囊内负 CT 值区。MRI 扫描囊内物 T_1WI 和 T_2WI 均为高信号，脂肪抑制显像变为低信号，不增强。

【治疗】手术切除彻底可以治愈，需选择合适的手术入路充分暴露囊壁的骨内部分。表浅者可选择前路开眶术，深部病变需外侧开眶术。术中应小心清理全部囊壁和内容物，囊壁残留必然复发，内容物残留会刺激炎症反应。无法切除的囊壁需用苯酚腐蚀后生理盐水冲洗。已形成瘘管的囊肿需将瘘口周围炎性肉芽、瘘管和囊肿一并切除。

二十一、黏液囊肿

黏液囊肿原发于鼻窦，是由于鼻窦开口堵塞，窦内黏液积聚形成的囊肿。如向眼眶一侧膨胀，骨壁可压迫吸收，出现眼球突出和移位，则首诊于眼科。以额窦和筛窦最好发生，查体可触及眼眶内上方囊性感肿物，固定，光滑，如表面有骨质包裹，则质地坚硬。CT 扫描显示鼻窦软组织密度肿物，压迫眶壁骨质吸收。MRI 有助于囊肿的诊断。治疗应以鼻科为主，开放

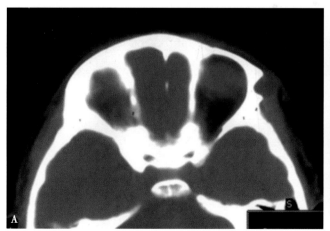
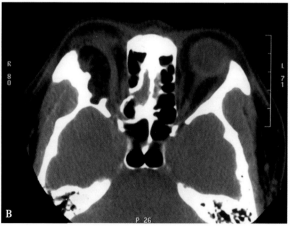

图 8-4-44　皮样囊肿 CT 扫描
A. 轴位 CT 显示左眶外上缘的外侧圆形低密度病变，局部骨凹陷；B. 轴位 CT 显示右眶外侧低密度病变，外壁骨质受压呈波浪状改变

和清理堵塞鼻窦开口的黏膜和炎性组织,形成通畅的鼻窦引流即可。如果眶顶或内壁被压迫并向眶内隆起,则需眼眶辅助切口,使骨壁恢复正常形态。

二十二、眼眶继发性肿瘤

眼眶继发性肿瘤是指继发于周边组织的肿瘤,比如来源于眼球内、结膜、眼睑、鼻窦的恶性肿瘤侵入眶内。视网膜母细胞和黑色素瘤分别是儿童和成人最常见的眼内恶性肿瘤,治疗不及时或治疗无效,可突破眼球壁或沿视神经侵入眶内甚至颅内,危及生命。老年人好发的眼睑基底细胞癌和鳞癌也可向后侵入眶内,眼睑局部形成癌性溃疡,散发恶臭,可伴耳前、耳后和颈前淋巴结转移。鼻窦来源的鳞癌、腺癌、未分化癌、NK/T淋巴瘤恶性程度均很高,侵及眶内早期即可危及视力和眼球运动功能,同时伴鼻衄、血涕、恶臭和鼻腔堵塞。

继发性肿瘤属晚期,治疗困难,需行眶内容摘除术或扩大眶内容摘除术,鼻窦来源还需彻底切除鼻窦肿瘤。切缘干净,术后联合放疗和化疗,可延长生命,如没有全身转移灶,预后尚佳。如发生全身血行转移或淋巴转移,手术只有姑息意义,预后很差。

二十三、眼眶转移性肿瘤

儿童和成人均可发生,可单眼或双眼转移。可以眼部症状为首发表现,也可为全身病灶控制不佳转移至眼眶。眼部症状发展快速,眼球突出、运动障碍伴疼痛。儿童常见的原发灶为肾上腺神经母细胞瘤、尤因肉瘤、肾母细胞瘤和肝母细胞瘤,恶

性程度均很高,腹部超声和骨扫描有助发现原发灶。成人原发灶常见于乳腺癌、肺癌和肝癌。影像学表现可表现为眶骨的破坏和增生,或眶内占位病变,缺乏特异性。确诊需结合原发灶和眶内病变的病理学检查。眼部手术目的为明确病理结果或姑息治疗,结合放疗和全身化疗,预后依然较差。

二十四、炎性假瘤

炎性假瘤是一种特发性增殖性炎症,病因不清,可能与自身免疫有关,是最常见的眼眶病之一。细胞成分复杂多样,包含淋巴细胞、浆细胞、巨噬细胞、上皮样细胞、网状细胞等,并伴有纤维间质结构。中年人好发,但儿童至老年人均可发生,可单眼或双眼发病,无男女差别。

【临床表现】临床表现缺乏特异性,可急性发作,也可缓慢发生,可累及眶内单一组织,也可多种组织同时受累。急性发作时眼睑和结膜充血水肿,眼球运动受限,疼痛明显。表浅者可触及皮下质硬结节,深部者可在眶尖部挤压视神经,危及视功能,也可眶内弥散分布,继发眼球突出和眶压升高。根据受累部位和形态分为五种类型,肌炎型、泪腺炎型、肿块型、巩膜及视神经周围炎型和弥漫型,以前三种最常见。

【诊断】影像学上可表现为泪腺肿大、眼外肌增粗、团块状肿物、包绕视神经或眼球壁的肿物或弥漫肿物,也可多种表现同时存在(图8-4-45)。临床和影像学表现与淋巴组织增生类疾病非常相似,常需病理学检查确诊,后者包括淋巴瘤、淋巴组织不典型增生和反应性增生,细胞成分较单一,主要由淋巴细胞

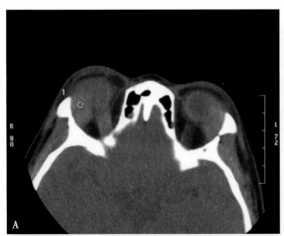
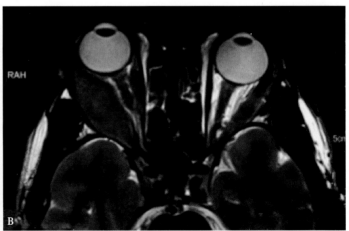
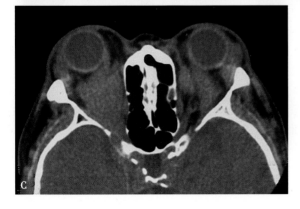

图 8-4-45　炎性假瘤影像学

A. 轴位 CT 显示双侧泪腺肿大,呈杏仁状,为泪腺炎性假瘤的典型表现;B. 轴位 MRI T_2 加权像显示双侧外直肌和右侧内直肌增粗,累及肌肉的全程,为肌炎型炎性假瘤的典型表现;C. 轴位 CT 显示双眶炎性假瘤呈团块状,形状不规则,边界不清,包绕视神经,伴双侧泪腺肿大

构成。炎性假瘤还需和真菌、寄生虫等感染性疾病、Wegener肉芽肿、IgG4相关病、系统性红斑狼疮、结节性多动脉炎等多种疾病鉴别，多需病理检查。

【治疗】急性发作首选糖皮质激素治疗，起始剂量40~80mg/d，逐渐减量，维持至少1个月。如症状迅速好转，可视为诊断性治疗。快速停药易反复。肿块型和泪腺炎型可手术切除，术后结合糖皮质激素治疗或放射治疗，放疗剂量20Gy。环磷酰胺和环孢霉素等免疫抑制剂也有效，但应注意药物的毒副作用。淋巴细胞丰富的病变对治疗敏感，而伴有血管炎和纤维增生的治疗效果差。

二十五、眶蜂窝组织炎

眶蜂窝组织炎是眶隔后在网状纤维和脂肪构成的蜂窝组织内的急性化脓性炎症，如不及时治疗，组织溶解坏死，形成眶脓肿，甚至蔓延至颅内，继发脓毒性海绵窦血栓静脉炎，可危及生命。溶血性链球菌和金黄色葡萄球菌是常见病原菌。病灶多来自邻近结构，比如鼻窦、眼内炎、眶内植物性异物、内眼手术后继发感染、牙源性和颅脑等，也可血源性感染，比如肝脓肿和脑脓肿。

【临床表现】儿童多见，多为鼻窦来源。快速发展的眼睑、结膜充血水肿、皮温升高、眼球突出、眶压增高、上睑下垂和眼球运动受限。严重时可危及视力。主诉疼痛，可伴发热和白细胞升高。如形成脓肿，可触及波动感。感染波及颅内会出现意识障碍，甚至死亡。

【诊断】结合原发感染灶及红、肿、热、痛等炎症表现多可作出正确诊断。B超可见T形征，为筋膜囊水肿的表现，提示眶内炎症反应。CT表现为眶内弥漫的软组织影，边界不清。脓肿形成时，边界相对清晰。如来源自鼻窦，可见同侧筛窦或额窦混浊，窦间隔增厚，说明有长期鼻窦炎病史。MRI显示为T_1WI中信号、T_2WI高信号的弥漫、边界不清的软组织病变，增强明显，形成脓肿后可见不增强的脓腔。

【治疗】延误治疗，可以危及生命，故应高度重视。静脉给予广谱抗生素为首选治疗，同时做血、脓液、鼻腔细菌培养及药物敏感试验。根据结果选择敏感抗生素，5~7d会显著改善。局部热敷有助于炎症消退。如影像检查证实脓肿形成，应尽快切开引流，放置引流条，每日换药冲洗。

二十六、眶周瘘道

眶周瘘道是指在眼眶周围的皮肤面形成经久不愈的感染性伤口，伴脓液或恶臭分泌物溢出。感染灶多在眶深部，如得不到有效处理，瘘道无法愈合。常见原因不外乎以下几种：①皮样囊肿破溃或手术残留，囊壁分泌的豆渣样代谢产物从破损的囊壁向外排溢，如合并感染伴有恶臭；②植物性异物残留，植物的孔隙内存留大量的细菌，继发感染；③组织细胞病突破骨膜，继发炎症反应，最终在皮肤表浅处形成破溃，肿瘤坏死组织和积血不断排出；④眶周结核形成冷脓肿，继发皮肤破溃；⑤眶周骨髓炎，儿童多见，多为鼻窦炎症蔓延而来；⑥既往植入的眼眶

骨折修复材料继发感染，在眶周不断排溢脓液，以缺少网孔结构的人工骨片为多见。以上这些原因均需找到病因，彻底清除感染灶，清创引流，必要时结合全身治疗。

（王毅）

第五节　眼眶外科常用术式

要点提示

1. 眼眶手术总体风险大，术者需有充分认识。

2. 熟悉病变周围组织的解剖结构及精细的操作对预防术后并发症至关重要。

3. 眼眶手术术式较多，均有其适应证。术者需根据病变的部位、大小、性质等特点，结合术者的经验和对术后外观的综合考虑进行选择。

一、经结膜入路前路开眶术

经结膜入路前路开眶术是眶前部肿瘤切除的常用术式。适用于眶前、中部肿瘤及结膜肿瘤，眶深部海绵状血管瘤如果没有眶尖部的粘连，也可采用该术式。不遗留外观瘢痕。但仅限于切除眶外下、内下及内上象限的肿瘤。外上象限由于可能伤及泪腺导管和空间狭小，而上穹窿结膜入路会伤及提上睑肌腱膜，视为结膜入路的禁忌。

【适应证】

1. 结膜及眶前部肿瘤。

2. 眶下方、外下、内侧的肿瘤切除或活检。视神经肿瘤或眼外肌肿瘤活检也可经此入路。

3. 位于眶中、后部的海绵状血管瘤，如果CT显示眶尖部存留有脂肪三角区，说明后极部粘连不严重，可经结膜入路切除。

【手术步骤】

1. 全身麻醉适合所有患者。眼球周表浅肿瘤和结膜肿瘤可采用表面麻醉和局部浸润麻醉。2%利多卡因和0.75%布比卡因等量混合浸润于结膜切口下和瘤周。

2. 眼睑拉钩拉开眼睑，充分暴露结膜囊。剪开穹窿部结膜，为避免损伤眼外肌，肌肉附着点可做牵引线。联合外眦剪开，剪断外眦韧带下支，可明显松解睑裂张力，扩大术野。剪开结膜下的筋膜组织，可见松软的眶内脂肪。

3. 根据影像学显示肿瘤的位置，钝性分离眶脂肪，进入球后空间，用脑压板遮挡术野周边的眶脂肪，并保护眼外肌。入路的选择应当避开视神经。比如肿瘤在视神经外下方，应当从外下方入路，禁忌从内侧入路。肿瘤较小时，会隐没在眶脂肪中，暴露困难。可用示指探查肿瘤位置，标定后放入2~3个脑压板，阻挡术野周边眶脂肪的干扰，撤出示指，保持脑压板不动，此时肿瘤即在手指的底部，再用止血钳钝性分离肿瘤表面包裹的脂肪组织，即可显露肿瘤。

4. 如为海绵状血管瘤，可钳夹肿瘤包膜，小心分离肿瘤周围及后极部粘连的脂肪组织，轻轻剜出肿瘤。术中注意保护视

神经、动眼神经、眼外肌等重要结构,止血要确切而适度,可电烧、压迫止血,并填塞明胶、海绵等促凝血材料。眶尖部离视神经很近的出血,切忌电烧,如止血困难,可放置引流条。

5. 观察无明显活动性出血后,探查眼外肌等重要结构完好,且未遗留肿瘤,可缝合结膜切口。

6. 术后常规给予激素、止血药 3~5d,加压包扎 5~7d。

二、外侧开眶术

外侧开眶术适应证广泛,是最经典、最古老的眼眶外科术式,切口有多种设计,最传统的方式为外眦水平切开。采用双重睑切口水平向外延伸为改良外上开眶术式,适合切除眶外上方肿瘤;也可采用下睑睫毛下皮肤切口至外眦外水平延伸,或外下方结膜切口,联合外眦水平切开,为改良外下开眶术式,适合切除眶外下方深部肿瘤。

【适应证】

1. 适合绝大部分眶后部及眶尖部肿瘤的切除,尤其是巨大的实体性肿瘤或眶尖部微小的肿瘤切除、异物取出等。外壁骨内有蜿蜒隧道的皮样囊肿也应采用该术式。

2. 眶尖部的海绵状血管瘤,CT 显示肿瘤后方缺乏脂肪三角区者,眶尖部视神经受挤压明显伴视力下降者,说明粘连严重,剜出困难,应采用外侧开眶术。

3. 静脉性血管畸形或静脉曲张,因术中静脉管腔易破裂出血,止血难度大,应采用该术式。

4. 巨大的泪腺肿瘤或泪腺复发性肿瘤,延伸至眶尖,为减少复发概率,应采用改良外侧开眶术。

【手术步骤】

1. 术前 1d 剃鬓角毛发。全身麻醉。

2. 标准术式采用外眦水平切开,断外眦韧带下支。沿皮下组织分离并暴露眶外缘。上至眶顶水平,下至眶底水平,单极电刀沿眶缘工字形切开眶缘骨膜。向后剥离眶缘骨膜,显露眶骨。

3. 电锯截取眶外缘,上方截骨线在颧额缝以上,与眶上缘平齐,下方截骨线位于外壁下端,与颧弓上缘平齐。截骨深度约 2cm。骨凿凿断眶外缘与外壁连接的薄弱处,即蝶骨大翼与额骨、颧骨的衔接处,取下眶外缘骨瓣,湿纱布包裹备用。如肿瘤较深,咬骨钳将残余外壁咬除至颞窝深部。改良外上开眶术上方的截骨线可向内上延伸至眶上缘外 1/2,可充分暴露泪腺区及后方空间。改良外下开眶术下方的截骨线可向内下延伸至眶下神经孔外侧,可充分暴露外下及正下方空间。

4. T 形剪开眶骨膜,暴露外直肌。根据肿瘤位置,选择经外直肌上方或下方进入肌锥内和眶尖部。直视下分离肿瘤表面的神经及血管,脑压板遮挡眼外肌及脂肪对术野的干扰。神经鞘瘤的切除可采用包膜下切除,即剪开包膜,分块切除肿瘤实质成分,肿瘤体积缩小后再钳夹包膜一并切除。而泪腺肿瘤力求完整切除,避免钳夹肿瘤,破碎的肿瘤组织极易播散复发。可使用粗大的牵引线缝扎肿瘤,并缓缓牵引肿瘤出来。眶尖部汹涌出血应直视下确切电凝,但距离视神经很近的出血应格外

小心,可采用压迫止血法和填塞明胶、海绵等促凝血材料,必要时放置引流条。

5. 肿瘤切除后冲洗术野,确认无残留、无活动性出血、无重要结构损伤后,可吸收线缝合眶骨膜。外侧骨瓣复位,钛钉钛板固定,或可吸收钉板固定。可吸收线缝合眶缘骨膜、皮下组织、外眦韧带。6-0 丝线缝合皮肤切口。

6. 术后单眼包扎,常规给予激素和止血药 3~5d,围手术期广谱抗生素使用 1d。术后每 2h 监测光感。术后隔日换药,第 7 天拆线。

三、经眶缘前路开眶术

经眶缘前路开眶术是眼眶外科常用术式,适应证广泛,手术难度适中。

【适应证】

1. 位于周围间隙或骨膜下的眶上方肿瘤,比如神经鞘瘤、骨瘤、黏液囊肿、皮样囊肿等。

2. 位于肌锥内的眶内上方肿瘤,比如海绵状血管瘤、静脉性血管畸形。

3. 泪腺肿瘤。

【手术步骤】

1. 全身麻醉。切口皮下注射 2% 利多卡因及少量 1/100 000 的肾上腺素,达到分离皮下组织并减少出血的目的。

2. 切口位于眉下缘皮肤,根据肿瘤的位置可采用内下缘、外下缘及全眉下切口。切口应呈弧形,应符合皮纹走行,不宜过平。也可采用双重睑皱褶切口。切口深度不宜接近眶缘骨面,避免损伤眶上神经。分离皮下组织,暴露眶上缘和眶隔。

3. 在眶缘下沿眶缘剪开眶隔,剪刀不宜指向深部,避免损伤提上睑肌。眶隔打开后会疝出眶隔后脂肪,提上睑肌腱膜在其下方。如为骨膜下肿物,应在眶缘骨面切开骨膜,避让眶上神经,分离至眶顶骨膜下间隙。

4. 为避免损伤,应用脑压板遮挡脂肪和下方的提上睑肌。进入眶内上象限必须辨认滑车和上斜肌第二幅的位置,并从提上睑肌腱膜的内侧进入。继续向深部分离,应用脑压板保护上直肌、上斜肌第一幅和内直肌。眶上部神经鞘瘤多起源自眶上神经,位于周围间隙,手术难度较小。肿瘤包膜即神经外膜,与周围组织粘连不紧密,钝性分离后可将肿瘤剜出。如肿瘤巨大,可采用包膜下切除。如摘除泪腺多形性腺瘤,应将邻近眶骨膜及周围少许正常泪腺组织一并摘除,以免肿瘤瘤芽破碎,播散复发。眶上方静脉血管畸形多和眼上静脉有沟通,切除至末端时易出血,止血应格外小心,因为内上象限距离视神经最近,可压迫止血或填塞促凝血材料,并放置引流条。另有一种从骨膜下入路切除骨膜内肿瘤的方法,适合眶尖体积较小的海绵状血管瘤,沿眶缘切开骨膜,经骨膜下间隙向眶尖分离,在肿瘤表面纵行划开骨膜,进入眶内后组织钳夹持肿瘤,小心剜出。优点在于骨膜下操作对眶内影响小,损伤小,出血少,术野干净,但暴露不充分,不适合复杂肿瘤的操作。

5. 肿瘤切除后盐水冲洗术野,确认没有活动性出血和重

要结构损伤后,5-0 可吸收线缝合眶隔和皮下组织,6-0 丝线缝合皮肤切口。

6. 术后单眼加压包扎,常规激素和止血药 3~5d,术后第 7 天拆线。

四、内外联合开眶术

经内眦部皮肤切口的内侧开眶术由于瘢痕明显已很少使用,多被鼻内镜下经筛窦入路取代,或经泪阜结膜入路完成眶内侧的手术操作,具体步骤在第四节"眼眶爆裂性骨折"部分已介绍。本节介绍的内外联合开眶术是一种比较复杂的术式,所治疗的疾病也属难度较大,需由经验丰富的眼眶外科医生完成。

【适应证】

1. 起源自筛窦或额窦的巨大骨瘤。

2. 肌锥内视神经内侧的肿瘤,尤其肿瘤体积大、位置深、性质不明确或为多发病变。

3. 范围广泛的静脉性血管畸形或静脉曲张,累及视神经内侧。

4. 内直肌肿瘤。

【手术步骤】

1. 术前 1d 剃鬓角毛发。全身麻醉。

2. 先行标准外侧开眶术。外眦水平切开,断外眦韧带上、下支,松解睑裂张力。其余步骤同外侧开眶术。T 形剪开眶骨膜,使眶内组织和眼球尽量向外侧移位。

3. 泪阜结膜弧形切口,沿 Horner 肌斜向眶内壁分离,在泪后嵴后方抵达眶内壁。脑压板保护内直肌及眶内侧软组织,进入肌锥内视神经内侧空间。如为海绵状血管瘤,可钳夹瘤体轻轻分离肿瘤与周围组织的粘连,小心剜出。如为骨瘤,切口长度要能满足剜出肿瘤,因骨性肿瘤无压缩性,如剜出困难,可劈开后分块取出;尽量直视下操作,由于骨瘤与骨膜等软组织粘连紧密,盲目的拉拽会严重损伤眶内重要血管、神经。如为肌锥内血管畸形或实体性肿瘤,应行内侧球结膜弧形切口,斜视钩暴露内直肌,环扎内直肌附着点,在肌肉附着点剪断内直肌,暴露内直肌与视神经之间的肿瘤。此术野离视神经非常近,切忌脑压板压迫视神经或近距离电烧止血。如眶尖部止血困难,可咬除部分筛骨纸板,向筛窦开窗引流。

4. 眶内侧手术操作完成后,视情况修补眶内壁骨缺损。骨瘤切除后的内壁缺损巨大,为避免术后眼球凹陷可使用人工材料重建眶内壁。

5. 其余步骤同外侧开眶术。

五、经颅开眶术

经颅开眶术是通过颅腔切除眶顶和/或外侧壁,进入颅内和眶内摘除肿瘤的手术方法,需脑外科与眼科医生联合完成。位于前颅底的肿瘤、视神经肿瘤颅内蔓延可采用经额入路,侧颅底肿瘤、泪腺肿瘤或神经鞘瘤颅内蔓延或蝶骨脑膜瘤可采用翼点入路。

【适应证】

1. 原发于前颅底或中颅窝的肿瘤侵入眶内。

2. 视神经肿瘤颅内蔓延至视交叉或鞍上,比如胶质瘤和脑膜瘤。

3. 眶内的神经鞘瘤经眶上裂蔓延至颅内海绵窦旁。

4. 蝶骨脑膜瘤、泪腺恶性上皮性肿瘤侵蚀眶外壁侵入颅内。

5. 侵犯额部及眶壁的骨纤维异常增殖症。

6. 神经纤维瘤病因眶壁缺失导致的脑膜脑膨出。

7. 颅眶复合骨折。

【手术步骤】

1. 发迹内冠状切口,不影响外观。切口深至骨膜表面,向下翻转皮肤—皮下组织—帽状腱膜瓣。切开颅骨骨膜,向下剥离。沿颞肌缘切开颞肌,向下翻转颞肌,暴露颞窝。

2. 颅骨骨面钻 4~5 个骨孔,骨孔的位置决定颅骨骨瓣的位置,经额入路的骨瓣位于额部,翼点入路的骨瓣位于颞部。铣刀切割骨孔间颅骨,取下颅骨瓣。

3. 剪开硬脑膜,释放脑脊液,暴露前颅底和侧颅底手术空间。如为颅外骨病变或外伤修复,不需要此步骤。

4. 电锯截取眶上缘,湿纱布包裹备用。咬除眶顶残余骨壁和外侧壁。剪开眶骨膜,经提上睑肌内侧或外侧进入肌锥内。如为视神经肿瘤,可先在视神经管的近心端剪断视神经,烧闭眼动脉,再从眼球后极部剪断视神经,剪开总腱环,将眶内肿瘤和管内段肿瘤一并切除。泪腺恶性肿瘤和蝶骨脑膜瘤侵犯脑膜和骨壁,需彻底清除,人工硬膜修补硬膜缺损,钛网重建眶壁。泪腺恶性肿瘤常侵犯至外上方穹窿结膜下,经颅切除肿瘤有结膜破损可能,如同时切除了病变脑膜,术后有脑脊液结膜漏的风险。蔓延至颅内的神经鞘瘤常在海绵窦内,位于前床突下方,比较隐蔽,需咬除部分前床突,从海绵窦侧壁小心剥离肿瘤,切除肿瘤后使用促凝血材料填塞海绵窦,压迫止血。

5. 骨纤维异常增殖症或神经纤维瘤病所致的骨缺失,术前使用三维 CT 重建并计算机模拟出正常形态的颅骨,结合 3D 打印技术制作钛制或高分子材质的颅骨修补材料。术前消毒,术中直接植入人体,节省手术时机,修复更加精准。

6. 眶上缘骨瓣复位并固定。缝合硬膜。颅骨瓣复位并固定。硬膜外置引流管,接引流袋。

7. 骨膜、颞肌、头皮瓣复位,逐层缝合。

8. 术后必要时转 ICU 观察。常规给予广谱抗生素、止血药、激素、脱水药和镇静药,3~5d 撤引流,7d 拆线。

六、眶内容摘除术

眶内容摘除术是一种破坏性手术,切除范围包括所有眶内软组织,必要时还包括眼睑。根据病情需要,有部分眶内容摘除术、全眶内容摘除术和超眶内容摘除术之分。本书仅介绍全眶内容摘除术。随着放、化疗等综合治疗水平的提高,眶内容摘除术的适应证在缩小。

【适应证】

1. 复发性恶性肿瘤,且对放疗、化疗均不敏感的肿瘤,比如泪腺腺样囊性癌。

2. 眼眶继发性肿瘤,侵犯眶内大部分结构,无法局部切除,比如眼睑、眼球、结膜及鼻窦的恶性肿瘤眶内蔓延。

3. 转移癌的姑息治疗。

4. 多次复发且无有效治疗手段的眼眶良性肿瘤,比如泪腺多形性腺瘤、视神经鞘脑膜瘤、血管外皮细胞瘤及纤维组织细胞瘤等。

5. 炎性病变,比如硬化型炎性假瘤和 Wegener 肉芽肿,导致眶压升高,疼痛无法忍受,且视力丧失,为缓解痛苦可行姑息手术。

6. 无法控制的感染性疾病,已视力丧失,病变有侵及颅内危及生命的风险,比如真菌感染或绿脓杆菌感染。

【手术步骤】

1. 全身麻醉。常规眼部消毒。

2. 沿上、下睑睫毛外 1mm 处 360° 切开皮肤和轮匝肌,在内、外眦部汇合切口。沿轮匝肌层面潜行分离至眶缘。

3. 单极电刀 360° 切开眶缘骨膜,剥离子分离至骨膜下间隙,将全眶骨膜与骨壁紧密粘连的部位松解开。

4. 组织钳夹紧上、下眼睑,提拉眶内组织,脑膜剪从骨膜下间隙探查至眶尖部,剪断眶尖部组织,完整取出全眶内容物。

5. 眶尖部眼动脉汹涌出血,双极电凝确切电烧止血。单极电刀切除泪囊,避免上皮组织残留眶内。

6. 鼻窦来源肿瘤还需彻底切除窦腔内肿瘤,并充分开放眼眶和鼻窦之间的引流通道。碘仿纱条填塞眶腔和鼻窦,从同侧鼻孔引出纱条末端。

7. 上、下睑皮肤对合,3-0 丝线褥式减张缝合,6-0 丝线对端缝合。

8. 术后常规给予广谱抗生素、止血药 3~5d,术后 7~10d 拆线。眶内残留积血无须引流,一般 2~3 个月自行吸收。

七、眼眶减压术

眼眶减压术是治疗甲状腺相关眼病的重要方法,同时也可作为眶尖肿瘤压迫视神经导致视功能下降的姑息性手术。经过近百年的发展,术式多样,但按减压的部位不外乎分为外壁减压术、内壁减压术、下壁减压术和脂肪切除减压术。术者可根据病情需要、眼球突出程度及切口的位置个性化选择或组合以上四种术式。外壁减压术的术后新发复视风险最小,三壁减压联合脂肪切除对 DON 效果最好。内壁和下壁减压术对缓解眼球突出作用明显,手术难度小,但新发复视发生率高。以下介绍较为常用的内、外壁平衡减压和内、下壁减压术,基本涵盖眼眶减压的常用外科技术。

【适应证】

1. 压迫性视神经病变。

2. 暴露性角膜病变。

3. 改善眼球突出的外观。

4. 眼眶充血和回流障碍。

5. 糖皮质激素使用有禁忌证、无效或副作用明显者。

6. 眼压高,同时眶压高,常规降眼压治疗效果不佳。

(一) 内、外壁平衡减压术

1. 全身麻醉,双眼消毒,消毒巾暴露双眼,便于比较手术结束时的双眼对称程度。

2. 外眦水平切开,或双重睑水平外延切口,或 Swinging 切口(下睑结膜切口联合外眦切开)。分离皮下组织暴露眶外缘,单极电刀切开眶缘骨膜并向后剥离。电锯截取包含泪腺窝眶缘的眶外侧骨瓣,咬除眶外壁前部骨质。磨钻磨除眶外侧壁后部骨质,磨骨的重点是蝶骨嵴、泪腺窝和外壁下方较厚的骨质,深度以显露蝶骨大翼颅内面骨皮质为宜。DON 可继续磨除全外侧壁,缓解眶尖压力。

3. 剪除外壁的眶骨膜,分离肌间膜,使外直肌和脂肪向外侧移位至颞窝。压迫眼球,钝性分离并切除少量眶周和眼外肌间疝出的脂肪。

4. 泪阜结膜弧形切口,沿内侧眶隔向眶内壁深部分离,脑压板保护眶内组织,并向外侧推移,充分暴露眶内侧壁,在泪后嵴后 1.5cm 处切除眶骨膜,鼻窦钳咬除筛骨纸样板,向上至筛骨水平板,深至视神经管内缘的前方,向下至筛-上颌骨支撑结构,该处骨质坚硬,对眶内组织有支撑作用,可减少肌锥向内下方移位的概率,需保留,严重病例可切除。

5. 需行三壁减压的 DON,可继续咬除眶下沟内侧的后 1/2 眶底骨壁。

6. 眶外缘骨瓣复位并固定,依次缝合泪阜结膜切口、骨膜、皮下组织和皮肤切口,颞窝放置橡皮引流条。术后加压包扎 1 周,常规静脉给予 3~5d 广谱抗生素、激素和止血药。

(二) 内、下壁减压术

1. 全身麻醉,双眼消毒,消毒巾暴露双眼,便于比较手术结束时的双眼对称程度。

2. 下睑板下缘结膜切口,沿下睑眶隔潜行分离至眶下缘并剪开眶隔,轻压眶隔后脂肪团,将疝出的部分切除。

3. 脑压板将眼球及其下方脂肪托起,沿骨膜表面向眶下壁深部分离,在眼球后极以后的深度打开眶下壁,将骨膜和骨壁一并咬除,外至眶下沟,内至筛-上颌骨支撑结构,深至眶下壁终点。切除眶外下象限脂肪 1~3ml。

4. 保留筛-上颌骨支撑结构前 1/2,咬除后 1/2,向上延伸至眶内壁。脑压板将内下方的眼眶软组织托起,咬除眼球后极以后的眶内壁,向上可至筛骨水平板,向深部可至眶尖。咬除筛窦气房间隔及黏膜组织。内壁减压术也可另做泪阜结膜切口完成。

5. 6-0 可吸收线缝合结膜切口。术后加压包扎 1~3d。余处理同前。

八、眼眶爆裂性骨折修复术

【适应证】

1. "白眼骨折"应急诊手术救治,最常发生在儿童时期,最常见于眶下壁,也可见于眶内壁。

2. 视觉障碍性复视持续存在,无明显改善。

3. 被动牵拉试验阳性,CT 扫描显示眼外肌嵌顿于骨折处,或眼外肌与周围脂肪向骨折区疝出明显,或眼外肌走行扭曲,形态异常。

4. 超过 2mm 的眼球凹陷。

5. 即使尚未发生明显的眼球凹陷,但 CT 显示眶壁骨折范围较大,超过眶壁面积的 50%,或骨折面积大于 >2cm²,或骨壁移位超过 3mm,均提示将发生晚期眼球凹陷。

6. 外伤后不可缓解的眶下神经支配区麻木或感觉异常,且 CT 显示下壁骨折累及眶下神经沟。

7. 眼球下移位明显,影响外观,甚至下睑遮挡瞳孔区,产生下方视野缺损。

(一)下壁骨折修复术

1. 全身麻醉,双眼消毒,消毒巾暴露双眼,便于比较手术结束时的双眼对称程度。

2. 可选择下睑板下缘结膜切口,必要时联合外眦剪开,断外眦韧带下支。也可选择下睑睫毛下皮肤切口。下直肌做牵引线。

3. 分离至眶下缘,避让下斜肌骨壁起点。切开眶下缘骨膜,剥离子分离至骨膜下间隙。脑压板将掀起的眶下壁骨膜向上提拉,显露骨膜下空间。

4. 一般在眶下缘向后约 10mm 处可见骨折前缘,多位于眶下神经沟内侧。直视下用剥离子或吸引器分离疝入上颌窦内的眶脂肪和下直肌。在骨折区或骨折边缘,破损的骨膜与脂肪、肌肉间会形成瘢痕粘连,晚期骨折粘连严重,新鲜骨折粘连较少。在分离与眶下神经粘连的瘢痕组织时,与眶下神经伴行的眶下动脉极易破裂出血,应小心用双极电凝准确止血。

5. 将疝入上颌窦内的软组织从前至后逐渐分离,在此过程中脑压板将已分离的软组织和肌肉托起并保护,直至全部分离并还纳眶内。

6. 骨折的各个边缘暴露充分,适当修剪植入材料,材料的边缘应超过骨缺损区 2~3mm。理想的眶壁修复应具备以下三个条件:①植入修复材料后,应基本覆盖整个骨折区域,不应遗留过大的缺损或裂隙,以免软组织或肌肉再次疝出;②钳按压修复材料不应出现移位、脱离或"翘板式"运动;③反复牵引下直肌标记缝线,植入的材料不应出现被动运动或移位。这是为了检验植入材料的后缘是否挤压了肌肉的后部或周围软组织。

7. 探查无活动性出血和重要结构损伤后,缝合结膜切口或皮肤切口。

8. 单眼包扎,术后常规给予激素、止血药 3~5d。术后第 7 天拆线。术后早期去除绷带,嘱眼球运动训练,有助于防止粘连形成。

(二)内壁骨折修复术

1. 麻醉与消毒同前。

2. 外眦剪开有助于松解睑裂的张力,扩大内侧术野,眼睑钩拉开上、下眼睑,在半月皱襞以内,经泪阜或泪阜的外缘纵行剪开结膜,长约 1.5cm,必要时可向下穹窿延伸。3-0 丝线标记并牵引内直肌。

3. 剪开泪阜下质韧的纤维层,沿 Horner 肌纤维斜行进入泪后嵴后方。脑压板向外侧牵拉眼球和内侧骨隔,内侧骨壁前缘一般位于泪后嵴 1cm 以后,剥离子分离至骨膜下间隙。

4. 钝性分离疝入骨折区的眶脂肪,松解内直肌的嵌顿,将分离出的组织用脑压板保护并还纳眶内,逐渐深入骨折区。正常情况下,内直肌以内仅有非常薄的脂肪与眶壁相隔,远少于下直肌下方的脂肪。因此,分离疝入筛窦骨折区的软组织时,会直接在内直肌表面操作,应格外轻柔和小心,尤其在肌腹部。

5. 筛窦黏膜血供丰富,内壁骨折术野狭小,可用含有肾上腺素的脑棉片压迫止血。

6. 完全还纳疝入筛窦的软组织,显露骨折区的四个边缘,修剪适当大小的植入材料,材料的边缘应超过骨缺损区 2~3mm。材料的上缘、下缘均应得到稳固的骨壁支撑。修复材料应具有薄且坚硬、一定的可塑性等特征,可吸收材料及钛网均是理想的内壁修复材料。

7. 牵拉内直肌牵引线,确认无明显阻力或材料的被动运动。获得稳定支撑的片状植入材料一般不需要固定,少有发生移位或脱出。

8. 缝合泪阜结膜切口和外眦部皮肤切口。余同下壁骨折修复术。

九、眼眶手术常见并发症

眼眶手术多在眶尖和视神经周围操作,是眼科手术中致盲风险最高的。眼科医生应熟悉各种手术并发症及机制,并尽量避免。

(一)视力意外丧失

视力意外丧失是最严重且难以挽救的眼眶手术并发症,发生率 1%~3%,常见原因有以下几种:

1. 视神经损伤 压迫、钳夹、电烧可造成视神经直接或间接损伤。术后早期眼底检查常正常。术中应避免脑压板长时间压迫视神经,骨折修复材料后缘应避免挤压视神经,在眶尖操作应始终使视神经在直视下。视神经周围操作轻柔,避免电烧。术后应按视神经挫伤抢救。

2. 视网膜中央动脉痉挛或中断 眶内手术操作会刺激视网膜中央动脉痉挛、栓塞或中断,应避免脑压板长时间在眶尖部挤压,电烧止血应慎重,尽量压迫止血。但当肿瘤的滋养血管与视网膜中央动脉存在共用上游动脉时,肿瘤摘除后视网膜中央动脉断裂几乎无法避免。术后眼底如证实视网膜动脉缺血,应立即启动视网膜动脉栓塞的抢救流程。

3. 眶内血肿压迫 术后持续出血导致眶压急剧升高,压迫视神经可致视力丧失。多见于静脉曲张和儿童时期的静脉性血管畸形,患儿术后哭闹加重眶内出血,并影响监测视功能。术后如发现眶压极高,光感不确,瞳孔对光反射消失,应尽快急诊手术清理眶内积血,减低眶内压力,并放置通畅的引流。治疗及时,视力挽救成功的概率比较大。

(二) 上睑下垂

上睑下垂是前路开眶术和外侧开眶术的常见并发症,术中的牵拉、剪断提上睑肌及动眼神经上支的损伤都是可能的原因。如果肌肉和神经保持完整,多在 3 个月内恢复。如果仍不恢复,考虑肌肉或神经的断裂。术中应注意保护肌肉和肿瘤周围的神经组织,直视下操作,不轻易剪断或烧灼任何判断不清的组织。

(三) 眼球偏斜和运动受限

机制同上睑下垂。眶尖部密集分布着眼球运动神经,肿瘤切除过程中神经或肌肉的损伤都可造成眼球偏斜和运动受限,可逆性的损伤多在 3 个月内恢复。剪断或烧灼将造成不可恢复的损伤。

(四) 瞳孔散大

睫状神经节和睫状神经的损伤会造成瞳孔偏心性散大或圆形散大,直接和间接对光反射迟钝或消失。完全恢复困难。

(五) 眶上或眶下神经损伤

眶顶区域手术可能损伤眶上神经,眶上缘手术切口过深时可能割断神经。眶下壁骨折邻近眶下神经沟,尤其在伴行的眶下动脉出血时,烧灼止血会伤及神经。神经割断或烧毁产生永久性的皮肤感觉障碍,轻微损伤多在半年内逐渐恢复。

(王毅)

第六节　泪道疾病

要点提示

1. 泪道引流功能的下降可由于泪点位置的异常、泪道狭窄或阻塞导致。

2. 泪小管炎常常被误诊为慢性化脓性结膜炎,需注意鉴别。

3. 泪囊肿瘤相对少见,但要引起重视,特别是泪囊炎术前行泪道 CT 造影可避免漏诊。

泪液分泌过多,而泪道系统排出正常,以致泪液溢出眼外者称为流泪。泪液分泌正常,由于泪道疾病引起泪液排出障碍而流出眼外称为泪溢。引起泪溢的疾病有泪小点外翻、泪道功能不全、泪道狭窄或阻塞、泪道炎症等。泪溢是常见病,通过滴荧光素溶液在结膜囊内或冲洗泪道,可了解泪道排出能力。

一、下泪点外翻

下泪点外翻(eversion of the lower punctum)是常见病(图 8-6-1),下泪点、下泪小管对排出泪液起重要作用。正常泪点紧贴眼球表面,当眼球上转时,从正面看不到泪点。泪液借毛细管作用和泪囊的负压而被吸进泪囊,当下泪点外翻时则产生泪溢。凡能造成下睑外翻的疾病都可引起下泪小点外翻,如老年性、麻痹性、瘢痕性睑外翻,老年人由于拭泪不当会更加重睑外翻,治疗下睑外翻或结膜面电凝以矫正泪点位置。

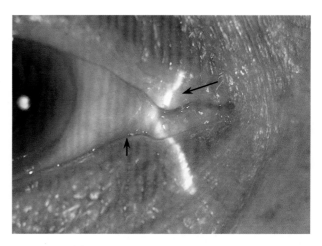

图 8-6-1　泪小点外翻

短箭头示下泪小点开口向上,长箭头示上泪小点开口向外

二、泪道功能不全

泪道功能不全是指有泪溢症状,但无明确泪道器质性病变。冲洗泪道通畅,在结膜囊内滴入荧光素溶液在鼻腔内不能查出。

(一) 泪囊功能不全

眼轮匝肌在引流泪液进入泪囊起重要作用,当眼轮匝肌收缩或闭合眼睑时,泪小管被压迫和缩短,而肌肉放松,开睑时泪小管扩张产生负压,泪液从结膜囊吸入泪小管内。眼轮匝肌纤维附着于泪囊壁的方式有着同样的机械作用。轮匝肌收缩时,泪囊上部扩张,下部压缩,泪液从泪小管进入泪囊,当轮匝肌放松(开睑时),泪囊上部塌陷,下部扩张,迫使泪液向下进入鼻泪管,在眼轮匝肌功能不足或麻痹时,这种机械作用减弱或消失,产生泪溢。泪囊功能不全需鉴别于泪道狭窄或泪道阻塞,可通过冲洗泪道证明通畅,本病不少见,严重者可行结膜囊泪囊吻合术。

(二) 瓣膜功能不全

在正常情况下,在鼻腔内鼻泪管下口处有一跨越管口的黏膜活瓣,名 Hasner 瓣,对鼻泪管起活门作用,当瓣关闭时能阻止鼻腔空气流至泪囊,如此瓣膜先天薄弱或细小,则瓣膜关闭不全,空气上行至泪囊,由于空气在泪囊内使泪囊壁弹性减低,以致泪溢。当触及泪囊时有捻发音。

三、泪道阻塞

(一) 泪点阻塞

可以是先天性泪点缺如,外伤、炎症后瘢痕形成或泪点息肉。息肉(图 8-6-2)为泪溢常见的原因,息肉似一小盖将泪点部分或全部遮盖,息肉有一蒂,蒂端连于泪小点开口,有一束血管随之进入息肉内,如推开息肉冲洗泪道通畅。息肉的治疗需用微型剪、镊在显微镜下剪除,对泪溢有效。泪小点狭窄者也可先用泪小点探针扩大泪点(见第七节"泪点扩张术"部分),如不能维持通畅可做泪小点咬切或植入带孔泪点塞。如泪点完全闭塞,可从相当于泪点开口的突起处中央,用探针刺入,再行扩张、咬切或植入泪点塞。

(二) 泪小管阻塞

泪小管阻塞(obstruction of lacrimal canaliculus)可以是部分

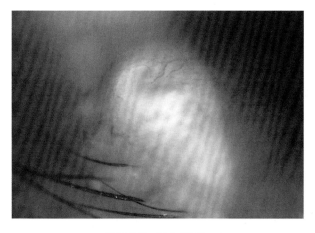

图8-6-2　泪小点息肉

的(泪小管狭窄),也可以是完全性的。泪小管管口阻塞可见有睫毛插入或异物堵塞,也可为真菌菌丝所致。泪小管阻塞常见在靠近泪囊端,用探针或冲洗泪道针头可探知阻塞的位置,原因有先天畸形、泪小管及其周围组织炎症后瘢痕、外伤泪小管断裂未得到适当处理。

治疗方法很多,泪小管口为异物堵塞则取出异物。如瘢痕性阻塞在泪囊端,如外端尚留有8mm正常泪小管,可考虑切除阻塞部,做泪小管泪囊吻合术。如阻塞在泪囊端及外伤泪小管断裂缝合后通畅再次阻塞,都可用Nd:YAG激光(倍频掺钕-钇铝石榴石激光)通过光导纤维击射阻塞部位并植入人工泪管治疗。阻塞过长则可做泪湖部结膜泪囊吻合术。

(三)鼻泪管阻塞

常发生在泪囊与鼻泪管连接部,也可位于鼻泪管下口处,多由于沙眼、炎症性阻塞,也可以是先天性异常、外伤、肿瘤压迫等。鼻泪管阻塞是引起泪囊炎的重要原因。

治疗方法颇多,如探通后放入义管。义管有多种,如丙烯酸酯、硅胶等做成,也有用理化性质稳定的金属物质,但都有义管脱出的危险性。对无分泌物的鼻泪管阻塞,有条件的可用YAG激光治疗,治疗后用抗生素加少量激素冲洗,效果好,对有脓性分泌物的慢性泪囊炎则应做泪囊鼻腔吻合术。

冲洗泪道可对泪道阻塞的部位作出初步的判断:

1. 冲洗液自下泪点注入仅有部分液体进入鼻咽部,而部分液体从上泪点返流者为泪道狭窄。

2. 冲洗液全部由上泪点返流,为泪总管泪囊端阻塞或鼻泪管阻塞,如有大量的黏液性或脓性分泌物冲出,为鼻泪管阻塞慢性泪囊炎。

3. 冲洗液全部由下泪点返回,冲洗时阻力大,应再从上泪小点冲洗,如泪道通畅,则为下泪小管阻塞,如上泪点冲洗也从原上泪小点返流,则为泪总管(上下泪小管汇合处)阻塞。

4. 冲洗时眼睑发生肿胀,既不从泪点返流,鼻腔、口腔也无液体,说明冲洗针头进入周围皮下组织,应立即停止冲洗,并给予抗生素以防止发生感染。

进一步判断阻塞部位则可做泪道造影,拍X线片或断层扫描(CT)。

四、泪道炎症

(一)泪小管炎

泪小管炎(canaliculitis)可由多种微生物感染引起,但具体机制不明。部分患者可由既往植入泪小管栓子治疗干眼而诱发。表现为患侧眼反复出现脓性分泌物,因冲洗泪道不少是通畅的,常常误诊为感染性结膜炎,而泪道冲洗不通畅者易被误诊为慢性泪囊炎。仔细观察可发现,除结膜囊分泌物外,患侧泪小点常常局部红肿并轻度隆起,局部挤压可见脓性分泌物或凝结物自泪小点排出,冲洗泪道可见米渣样凝结物返出(图8-6-3)。

药物治疗效果不理想,常常需要取出泪小管内凝结物(结石)再配合药物治疗才有效。取出凝结物的方法包括挤压法、泪小管切开等。但挤压法治疗复发率高。

(二)慢性泪囊炎

慢性泪囊炎(chronic dacryocystitis)为常见病。主要由于鼻泪管阻塞或狭窄,泪液潴留,细菌在泪囊内繁殖,多见于沙眼及泪道形成瘢痕,其次见于外伤。

临床上患者主诉泪溢、眼分泌物增多,外观皮肤正常或内眦部皮肤湿疹,泪阜,半月瓣及内眦部结膜充血,泪囊部无压

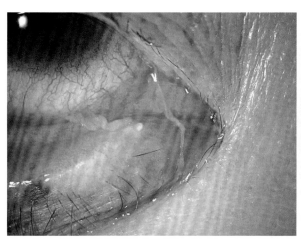
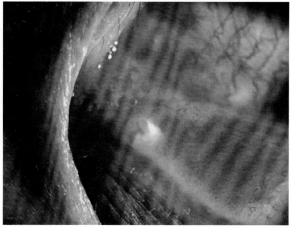

图8-6-3　泪小管炎

痛,挤压泪囊部有黏液性、黏液脓性或脓性分泌物自泪小点溢出,细菌培养多为肺炎链球菌或葡萄球菌。

慢性泪囊炎的危害在于角膜受外伤,如角膜擦伤、角膜异物等,可引起匐形性角膜溃疡,甚至角膜穿孔造成失明。如做内眼手术,则可能引起眼内炎、全眼球炎而失明。因此不论做外眼手术还是内眼手术,都必须冲洗泪道,证明泪道通畅,无分泌物溢出,这是必不可少的程序。如有慢性泪囊炎,应先做泪囊手术,痊愈后始可做眼的其他手术。

有时由于分泌物的聚集,泪囊丧失张力,在皮肤表面可看到泪囊部有一半球形隆起,皮肤颜色正常,按之较硬,但用力挤压后有大量黏液性分泌物自泪小点溢出,称为泪囊黏液性囊肿,可手术治疗。

【治疗】慢性泪囊炎需手术治疗。首选内窥镜下的经鼻鼻腔泪囊吻合术,或经皮肤切口的传统泪囊鼻腔吻合术。手术成功后可无泪溢。在条件不允许时可做泪囊摘除术,术后仍有泪溢,但较术前减少,也有用溶菌酶冲洗泪道或插义管等。但均不如泪囊鼻腔吻合术好。用 YAG 激光治疗慢性泪囊炎不如治疗泪道阻塞无脓者效果好。

(三) 急性泪囊炎

急性泪囊炎(acute dacryocystitis)可以由于慢性泪囊炎急性发作,或由于细菌毒力强或身体抵抗力弱导致,也可以无泪溢史但突然发作。临床上为泪囊区红肿,严重者可波及上下睑、鼻根部(图 8-6-4),状如丹毒,局部压痛,全身不适,体温升高,白细胞增高,耳前淋巴结肿大,数日后脓肿形成,局部有波动感,可自行穿破,脓排出后症状减轻,但局部会形成瘘道,瘘道闭合后又引起急性发作。

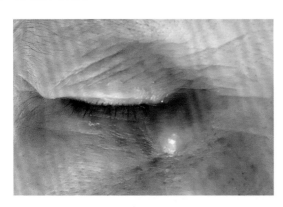

图 8-6-4　急性泪囊炎

【治疗】全身用抗生素促使炎症消退。经鼻内窥镜下的鼻腔泪囊吻合术为急性泪囊炎的治疗提供了新的手段。无条件者,如脓肿已形成则切开排脓,放入引流条,待急性炎症完全消退后,再作泪囊鼻腔吻合术。有瘘道者剔除瘘道或做泪囊摘除术。

(四) 新生儿泪囊炎

新生儿泪囊炎(neonatal dacryocystitis)以慢性泪囊炎为多见,主要为鼻泪管下端先天 Hasner 膜出生时未吸收,阻塞鼻泪管所致,也可由于结膜炎、炎性分泌物堵塞鼻泪管导致。一般在出生后数日或数周,亲属发现患儿泪溢或伴多量分泌物。检查时压迫泪囊即可见有黏液脓性或脓性分泌物自泪小点溢出。

【治疗】早期发现可施行泪囊按摩术。用示指自泪囊上方向下方(鼻泪管方向)挤压,同时压住泪小管部,使分泌物向下冲破先天残膜,挤压后滴入抗生素眼药水,经一到多次按摩绝大多数均能获得成功,未能成功者在 4~6 个月时可加压冲洗或行泪道探通术,有人主张在探通的导管顶端置一气球,探通后充气加压较单纯探通效果好。探通时要特别慎重,避免造成假道。

五、泪囊肿瘤

泪囊肿瘤(lacrimal sac tumors)不常见,可引起泪溢,因为易与泪囊炎症或其他原因引起的泪道阻塞产生泪溢相混淆,因此慢性泪囊炎术前可行泪道 CT 造影,排除合并的泪囊肿瘤。检查时在内眦韧带上方皮下有硬的肿块,不可压缩,无压痛,冲洗泪道可能通畅或部分通畅。也可能有黏液血性分泌物冲出。

泪囊肿瘤起源于上皮的乳头状瘤属于良性,占泪囊肿瘤的大多数。而表皮样癌是最常见的恶性肿瘤,此外有鳞癌、腺癌等恶性肿瘤。有血性液体或分泌物溢出者就要考虑恶性的可能性极大。泪囊黑色素瘤虽少见,但属于恶性,可有耳前、下颌下淋巴结肿大或转移。恶性泪囊肿瘤可蔓延至眼眶、鼻窦,甚至颅内而导致死亡。

早期诊断、早期手术摘除恶性度低的泪囊肿瘤,预后有希望。恶性度高的肿瘤需摘除内眦组织和邻近的骨组织,虽经广泛切除、术后化疗、放疗,预后仍不良。淋巴肉瘤对放射敏感。

六、泪道先天异常

(一) 先天性泪点闭锁

泪点开口甚小或表面为上皮遮盖,泪小管可正常。泪点开口小者可用泪点扩张器扩张泪点,泪点闭锁者该突起中常有一小凹,可以从此凹进行探通或切开。

(二) 双泪小点及双泪小管

有时在眼睑有两个泪小点及泪小管分别进入泪囊,可不予治疗。

(三) 先天性泪囊瘘

可为单侧或双侧,开口于鼻外侧、内眦韧带下方,与泪囊相通,常流出透明液体(泪液),可烧烙封闭或手术剔除(图 8-6-5)。

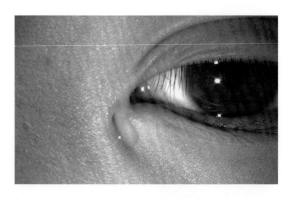

图 8-6-5　先天性泪囊瘘

(李明武　陈玖)

第七节　泪道手术

要点提示

治疗前应认真进行检查，根据病变的不同部位及不同病情决定手术方式。首先裂隙灯检查，再做泪道冲洗检查，以了解泪点开口的大小、位置及泪道的通畅情况，必要时行泪道(X 线、计算机断层扫描或磁共振成像)造影检查。

1. 如果泪点过小或闭锁，可行扩张术；无效时可考虑泪点切开术。

2. 如果泪道冲洗时有水入咽，但阻力太大，且部分水回流，则说明泪道有狭窄；水由原泪点返回，则表明有泪小管或总泪管阻塞，可从上、下泪点分别进行冲洗。上或下泪小管阻塞时，可试用泪道探针探通泪小管阻塞部位。不成功时可选择泪道穿线插管术、泪小管插管术或泪小管泪囊吻合术等。

3. 慢性泪囊炎或泪囊黏液囊肿患者可做泪囊鼻腔吻合术或泪囊摘除术。

一、泪点及泪小管手术

(一) 泪点扩张术

将一蘸有表面麻醉剂(如 0.5% 丁卡因液、0.5% 丙美卡因、0.4% 奥布卡因)的棉签夹在内眦部上、下泪点之间，约 5min 后去掉棉签，用泪点扩张针垂直伸入泪点，来回旋转扩大泪点。然后把扩张针向外转 90°，沿着泪小管的方向向管内推进至不能再前进时为止。停留数分钟再拔出。隔日 1 次或每周 2 次至泪点正常大小为止(图 8-7-1)。

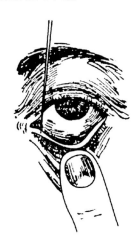

图 8-7-1　泪点扩张术

(二) 泪小管三角形切除术

适用于泪点狭窄及泪小管近端狭窄。

【手术步骤】表面麻醉加浸润麻醉。充分扩张下泪点到能容纳一尖剪子尖，剪子一叶的尖垂直插入下泪点直达壶部，剪子的另一叶在结膜面剪 1.5mm。这样做没有破坏泪小管的毛细管的虹吸作用，能解决一部分患者的泪溢。如仍无效，则可再重复一次垂直切开，并在切口的下端，剪刀刃向上稍向后沿

着泪小管剪开 2mm，这叫两剪手术。如果泪点小或反复扩张后又闭塞则需做三剪手术：第一剪由泪点到壶部，第二剪将泪小管水平切开 3mm，用带齿小镊子夹住这一小块泪点泪小管瓣，再沿着这小块组织的底部做第三剪，把第一剪的开端与第二剪的终端连接起来，剪除一个三角形组织片。紧压手术区约 2min 以止血。内眦部涂含糖皮质激素的抗生素眼膏。每日换药。隔日 1 次扩张下泪小管，共 2 周(图 8-7-2)。

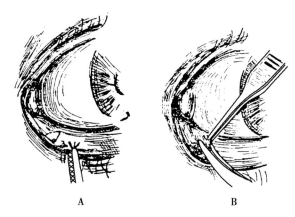

图 8-7-2　泪小管三角形切除术
A. 三角形切开；B. 切除三角形组织片

(三) 下泪点外翻矫正术

由于老年性眼睑组织松弛引起的泪点和睑缘外翻可行成形术矫正。

【手术步骤】在表面和局部浸润麻醉后，用小钩将泪点轻轻向外和向下翻出，用线状或圆刃刀在下泪点后面的结膜上划出一小条椭圆形、宽约 5mm、长约 8mm 的切口。先划出切口的后缘，后划出它的前缘。前缘的中心应位于下泪点后 2mm 处。切除这块椭圆形睑结膜和结膜下组织，不包括眼轮匝肌。间断缝合切口的前后缘。术后 4~5d 拆线(图 8-7-3)。

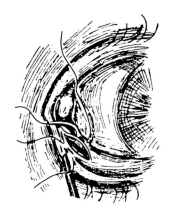

图 8-7-3　下泪点外翻矫正术

二、泪道置管术

适用于泪小管及泪总管的狭窄或阻塞。

【手术步骤】表面麻醉后，充分扩张下泪点和下泪小管后，用空心的泪道探针(内装导丝)做泪道探通术。将探针垂直插

入泪点约 2mm,有抵触时把探针向颞侧转 90°放平伸入下泪小管,到达泪骨时(探针尖端已入泪囊)将探针向上转 90°再向下经过泪囊、鼻泪管而进入下鼻道,此时患者有感觉。用鼻镜检查,在下鼻道可见探针。把导丝的一端从鼻孔拉出,把探针从原泪道拔出(有的探针不是空心的,但在头部有一小孔,探针到鼻孔处穿上塑料管、尼龙线、硅胶管逆行向上拉,一端从下泪点拉出,另一端在鼻孔外)。用胶条把上、下两端固定于脸颊部,保留 3 个月左右再拔出。或可自上泪小点将管的另一端引入鼻道,将泪道支撑物的两端系于鼻腔。术后结膜囊滴抗生素眼药水,每周冲洗 1~2 次泪道(图 8-7-4)。

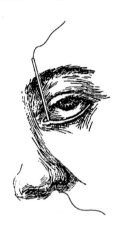

图 8-7-4　泪道穿线术

三、泪囊摘除术

【适应证】

1. 年老体弱的慢性泪囊炎患者或患有其他全身疾患不适于做泪囊鼻腔吻合术者。

2. 泪囊恶性肿瘤。

3. 结核性泪囊炎。

【手术步骤】

1. 沿前泪嵴皮下注射 0.5ml 麻醉剂,把注射针在内眦韧带上缘垂直刺入深入骨部,注射 1ml,最后在鼻泪管部位再注射 0.5ml。

2. 做皮肤切口,由内眦部内侧 3mm、内眦韧带上 3mm 处开始沿前泪嵴向下、向外引长 1.2~1.5cm。将切口颞侧的皮肤与皮下组织分离,鼻侧的皮肤不必分离以免误伤内眦静脉,引起大量出血。

3. 撑开皮肤切口,用钝头剪沿前泪嵴把皮下浅层筋膜、眼轮匝肌和深层筋膜划开,剪断内眦韧带(在内眦韧带的两端缝上黑丝线做标记,以便术毕缝回原位),露出下面的泪囊。初学者要看到泪囊后再剪断内眦韧带,以免失掉韧带的标记再找泪囊困难。

4. 用钝头剥离器把泪囊与其附近组织分开,上至内眦韧带,下至鼻泪管,先分离泪囊内壁与泪囊窝,分离时紧贴前泪嵴和泪囊窝,以免撕破泪囊。再分离后壁和上方的泪囊盲端,最后分离外侧壁。

5. 从下泪点伸入一泪道探针达泪囊。此时沿着探针尽量夹住泪小管的近泪点端,用剪刀剪断泪小管。对泪小管或总泪管有扩张的,尤须注意剪除干净,否则术后该部分仍有慢性炎症。

6. 在鼻泪管处剪断,摘出泪囊,并检查是否完整摘出。

7. 滴几滴 4% 可卡因或 1% 丁卡因及肾上腺素于伤口内,用探针由鼻泪管伸入鼻腔,并用锐刮匙把鼻泪管上部的黏膜刮除剪尽,再用蘸有 2.5% 的碘酒棉签涂抹鼻泪管处,并用生理盐水冲洗(注意保护眼球),防止黏膜再产生分泌物(图 8-7-5)。

8. 检查伤口,缝合内眦韧带。连续缝合皮下组织,缝线两头置于皮肤切口两端外面,间断缝合皮肤。涂抗生素眼膏于结膜囊内。在手术区垫一纱布小枕加压包扎,防止术后出血。摘除组织送病理检查。次日换药去绷带。5~7d 拆线。

【注意事项】

1. 术前用生理盐水冲洗泪道,排出泪囊分泌物。

2. 勿将麻醉剂注入内眦静脉,手术时勿伤及该静脉,以免引起大出血。

3. 解剖泪囊时紧贴前泪嵴,定能找着泪囊,否则极易进入眶内,使眶内脂肪脱出,初学者每误认为是泪囊。

4. 泪囊必须完全摘除,如果有部分残留,黏膜增殖后产生分泌物,使慢性泪囊炎症状复发。

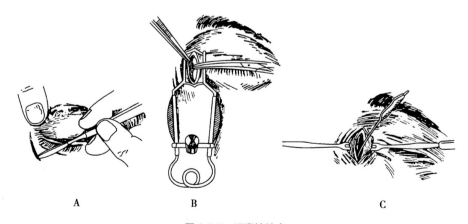

| A | B | C |

图 8-7-5　泪囊摘除术

A. 皮肤切口;B. 暴露并剥离泪囊;C. 泪囊已被摘除,探针在鼻泪管内

5. 泪囊摘除后,必须把泪小管尽量切除,把鼻泪管黏膜刮尽,以免黏膜增殖或泪小管扩张,又产生慢性泪囊炎症状。

四、经皮泪囊鼻腔吻合术

手术目的是把泪囊与鼻黏膜直接吻合,使分泌物和泪液由泪囊直接达鼻道。此种手术较泪囊摘除术优越。新造的泪道能很大程度改善患者的泪溢。随着经鼻内窥镜的泪囊鼻腔吻合术的普及,本手术的数量在逐渐减少。

【适应证与禁忌证】泪囊黏液肿和慢性泪囊炎最适合于做这手术。泪囊肿物不建议采用本术式。

【术前准备】

1. 应详细检查鼻腔,凡有鼻中隔严重向手术侧弯曲或中鼻甲过度肥大阻塞中鼻道者,应在术前2~3周先处理鼻腔疾患,以免影响鼻腔泪囊吻合的通畅。

2. 挤压泪囊部,可根据挤出分泌物的多少估计泪囊的大小。常规做泪囊CT造影。泪囊过小者手术成功率降低。

【手术步骤】

1. 麻醉与泪囊摘出术相同。此外,术前先用2~3片1%丁卡因和肾上腺素浸湿的棉片充填中鼻道的前1/3,充填物尽量向前、向上以麻醉鼻黏膜和减少手术时的出血。

2. 皮肤切口、暴露和剪断内眦韧带同泪囊摘除术。

3. 暴露出前泪嵴,用尖刀划开骨膜,用钝头分离器分离骨膜,暴露出整个泪骨将泪囊连同骨膜推向颞侧。

4. 用小血管钳在薄弱的泪骨或在其后缘处向鼻侧顶一孔(注意勿将鼻黏膜捅破)。用咬骨钳咬去泪骨凹槽(亦可用骨凿)。所咬得的窗孔为边光圆角的椭圆形,约10mm×15mm。窗孔的前后边界为前后泪嵴,上至内眦韧带,下至鼻泪管开始处。孔在泪窝下端略偏向前,则手术结果多半成功。

5. 在窗孔中暴露的鼻黏膜上做工形切口,形成前后两唇(图8-7-6)。

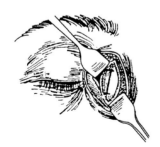

图8-7-6 泪囊鼻腔吻合术
鼻黏膜上的工字形切口

6. 钝头泪道探针由泪小管伸入泪囊,将其内侧壁支起,在内侧壁稍靠后连同骨膜一起用刀切开达泪囊的整个长度,然后用剪刀在切口两端完成工形切口,形成前后两唇,切口的大小与鼻黏膜的切口相等。

7. 将鼻黏膜后唇与泪囊后唇间断缝两针,形成后壁;鼻黏膜的前唇与泪囊前唇间断缝两针,形成前壁。结扎后再将前壁

缝线与泪囊前附近的骨膜或韧带缝合结扎,以便撑起新的泪囊通道。

8. 可吸收线连续缝合皮下组织。间断缝合皮肤切口。单侧包扎。

9. 取出鼻腔充填的棉片。

【注意事项】

1. 术中要充分止血,以免凝血块堵塞吻合处。

2. 骨孔应足够大,位置要靠下靠前。

3. 缝鼻黏膜时要轻、准,不要过分牵拉,以免撕豁。

【术后护理】

1. 术后患者取半坐卧位,24h后第一次换药。鼻腔滴1%麻黄素液或置换液。滴药时要注意嘱患者头向后向上仰,使鼻孔垂直向上。

2. 7d后拆去皮肤缝线,第3天开始即可用生理盐水或糖皮质激素与抗生素复合制剂冲洗泪道,1次/d,10d后改为每周1~2次,1个月后停止冲洗。

3. 患者如果患感冒,则应每日冲洗泪道,到鼻内分泌物减少为止。

五、鼻内泪囊鼻腔吻合术

鼻内泪囊鼻腔吻合术(endonasal endoscopic dacryocystorhinostomy,EES-DCR)是经鼻腔行泪囊鼻腔吻合术,其优点为面部不留皮肤瘢痕,同时可在一次手术中矫正阻塞鼻泪管引流的各种因素及中鼻甲肥大、鼻息肉等。此法适应于鼻泪管阻塞、泪囊囊肿、慢性泪囊炎或不愿做皮肤切口者,泪道激光、置管甚至外路手术失败的患者;分为平中鼻甲腋DCR手术及高位DCR手术,且有逐渐取代经皮泪囊鼻腔吻合术的趋势。但此手术的医师必须熟悉鼻的解剖和有使用内窥镜手术的经验。近年来,有采用本术式治疗急性泪囊炎也取得良好效果的报道。

【手术步骤】

1. 平中鼻甲腋DCR手术

此术式适用于泪囊较大,泪囊条件较好,没有进行过前期泪道激光、置管、外路手术失败的患者。

(1) 麻醉:鼻腔外侧壁、中鼻甲、鼻中隔黏膜行表面麻醉。结膜囊滴表面麻醉剂。在鼻腔中道黏膜下行局部浸润麻醉,能够耐受全身麻醉的患者可以全麻,患者痛苦小,手术时术者操作比较从容。

(2) 切口:在中鼻甲相对的鼻腔外侧壁黏膜前上1~2mm处做一水平切口,长1~1.5cm。中鼻道与下鼻甲相接处做一水平切口,长约1~1.5cm。在两水平切口的中间做一垂直切口,连接上下两个水平切口形成工字形,鼻黏膜切口均深达骨膜。分离骨膜,暴露出骨壁。在此区做一个1~1.5cm²大小的骨孔,注意动作要轻、稳,勿伤泪囊壁。暴露出泪囊内侧壁(注意骨孔不能小于1cm²)。从下泪小点插入一泪道探针至泪囊。从鼻腔骨孔处可看到此探针。在探针引导下,在泪囊内侧壁做一与鼻黏膜相对应的工字形切口。

363

（3）吻合：将鼻外侧壁黏膜瓣覆盖在泪囊瓣上，用凡士林油纱条压迫，防止泪囊鼻腔吻合口关闭。或用一双两端带有探针的硅管，分别从上下泪点探经泪囊鼻腔吻合口进入鼻腔，把它拉出套上袖套（硅管套）固定两个硅管，拔除探针，并调节硅袖套，剪除多余的硅管，整复鼻内切口黏膜，使与泪囊切口对合好。如有出血，鼻顶垫油纱条止血。

由于目前手术技术的进步，常规无须填塞凡士林纱条，可以使用小块膨胀海绵填塞进入泪囊腔，压迫黏膜瓣，甚至仅使用可吸收的填塞材料填塞压迫，患者痛苦小，恢复较快。

2. 高位 DCR 手术

此式式适合于各种类型的鼻泪管阻塞的患者，即使小泪囊、前期有手术病史，只要泪总管是通畅的，即可采用此种术式，也有人称为泪总管吻合手术。

（1）全麻：采用反 Trendelenburg 体位（头高脚低约 30°），但头略后仰 15°，这样在零度镜下也可以很好地暴露泪囊区域，鼻腔充分收缩，并行鼻腔黏膜局部浸润麻醉。

（2）将平中鼻甲腋上方 8mm 为上界，上颌线前 8mm 为前界，下甲附着缘上方为下界，以 15 球刀切开黏膜做蒂在后方的"]"形的黏膜瓣，深至骨表面，分离局部黏膜并向后翻转固定，暴露上颌骨额突后部及泪骨前部，用耳科小圆铲刀分离两者之接合骨缝，也就是手术窗口的位置。

（3）用 Kerrison 咬钳咬除上颌骨额突下部较薄骨质，上部较厚骨质用骨钻磨除，分离并暴露泪骨前部并将其钳除，如果鼻丘气房气化较好，可磨除鼻丘气房前壁，充分暴露泪囊内壁。

（4）经泪小点、泪小管导入探针并撑起泪囊，梭形刀纵行切开泪囊，形成前后两个泪囊瓣，在前后泪囊瓣上下各做一切口，形成一个工形的泪囊黏膜瓣，并将泪囊瓣分别向前后铺开。

（5）暴露 Rosenmüller 瓣，去除鼻腔外侧壁中央部分的黏膜瓣，保留上下各一小条黏膜瓣，分别将上、下端的一小条鼻腔黏膜覆盖部分裸露的上颌骨额突骨质上，后方的泪囊黏膜瓣向后与鼻丘气房和中央的鼻腔黏膜端端对合，前方的泪囊黏膜瓣覆盖前方上颌骨额窦裸露的骨质，用小块明胶、海绵覆盖固定黏膜瓣（图 8-7-7）。

【术后护理】

（1）用抗生素眼药水，4 次/d。用抗生素麻黄素混合液滴鼻，3~4 次/d，鼻喷糖皮质激素，1~2 次/d，以收缩造孔黏膜，减轻水肿。

（2）2~3d 后抽去鼻腔填塞物。

（3）内镜下复诊，清除造孔处血痂、分泌物、白色膜状物，防止粘连，如果发现有粘连要尽早处理。

（4）冲洗泪道，用抗生素及含少许地塞米松的混合溶液冲洗，隔日 1 次。1 周后改为每周 2 次。

（5）拔管：如同期置管，术后 2 周到 1 个月拔管。如硅管无刺激症状，可放置时间长一些再抽管。如对角膜有刺激或对泪点、泪小管有损伤则放置时间短一些。拔管时先活动一下硅管，然后在内眦角处剪断硅管，从鼻腔拉出。拔管后，每周冲洗泪

道 1 次，共 4 次。如鼻内造孔处有肉芽组织增生，应用小钳咬除。

【注意事项】①此类手术是采用内窥镜经鼻腔做鼻腔泪囊吻合术，术前应接受内窥镜手术训练并熟悉鼻部解剖。②骨孔不能太靠后，损伤眶纸样板而误入眶脂肪内将引起严重并发症。故须牢记：鼻丘的筛房和中鼻甲附着处的前部为泪囊在鼻内的上界标志（图 8-7-8）。

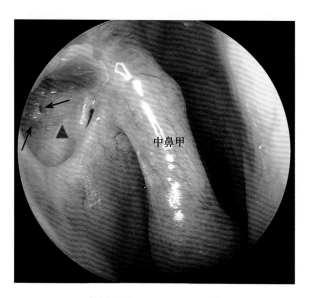

图 8-7-7 Rosenmüller 瓣

黑色箭头指向 Rosenmüller 瓣，注意此患者 Rosenmüller 瓣并未融合在一起，而是上下各形成一个单独的开口，这种类型并不多见，红色三角显示泪囊的鼻腔吻合口，荧光素试验提示泪道泵的功能良好

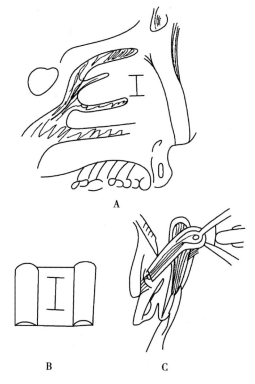

图 8-7-8 鼻内泪囊鼻腔吻合术

A. 鼻黏膜工字形切口；B. 泪囊工字形切口；C. 从泪点穿引硅胶管，自鼻腔拉出

六、泪小管泪囊吻合术

【适应证】泪总管或下泪小管内 1/3 阻塞而下泪小管的长度大于 7~8mm 者。

【手术步骤】

1. 局部浸润麻醉。

2. 皮肤切口同泪囊摘除术。

3. 撑开皮肤切口,分离眼轮匝肌,暴露泪囊前壁和前外侧壁和泪囊与泪总管或下泪小管接连处。

4. 用泪道探针从下泪点伸入至泪小管阻塞部。

5. 紧贴泪道探针头部切断泪小管或泪总管。

6. 在泪囊前外侧壁靠近下泪小管或泪总管处做一工形切口。

7. 用人工泪管或泪道支架从上、下泪点插入,经上、下泪小管到泪囊,从鼻泪管穿出鼻孔,也可从上泪点进入经上泪小管、泪囊,再由下泪小管、下泪点引出。

8. 用 6-0 缝线将泪囊与泪小管前后壁各缝一针。

9. 缝合皮肤。

10. 将人工泪管两端系于鼻腔。

七、结膜-泪囊吻合术(Stallard 手术)

【适应证】上、下泪小管及泪总管广泛阻塞而泪囊和鼻泪管通畅者。

【手术步骤】

1. 表面及局部浸润麻醉。

2. 结膜切口　用小钩尖端插入下泪点前缘使睑缘外翻。通过结膜从泪小管壶部向下、向内直到泪湖底部做一长约 6mm 的斜行切口。

3. 暴露泪囊同泪囊摘除术　将泪囊盲端和泪囊内侧壁与泪囊凹分离。在泪囊盲端做一个能容纳一个注射器头的 1mm 长切口,注入少量液体,试验泪囊和鼻泪管是否通畅。

4. 泪道插管　把一根 2mm 内径的硅管(或塑料管)由泪囊盲端的切口穿入,经过泪囊、鼻泪管直达下鼻道。用 2cm 长 5-0 黑丝线贯穿硅管的上端,丝线同时也穿过泪囊盲端,在盲端上 1mm 处切除硅管,这样硅管的上端就不会缩进泪囊。如果鼻泪道是阻塞的,则应在泪骨处开一椭圆窗,将泪囊与鼻黏膜吻合。

5. 吻合泪囊和结膜　将泪囊盲端的黑丝线和硅管向外侧和稍向前牵拉,以检查泪囊的移动度。如泪囊已松解,则将它向前下弯折,用双面刀由泪湖处斜着向下内及稍向后对准泪囊窝中央刺入,切口约 6mm 长。撤出双面刀。将蚊式镊由此结膜切口伸入,夹住通过泪囊盲端及硅管的黑丝线,把泪囊拉进泪湖。注意泪囊必须很松弛地、毫不扭曲地伸进泪湖约 1~3mm。把钝头小钩插入下泪点并向下牵引使下睑缘外翻,暴露出结膜切口和泪囊切口(图 8-7-9)。

6. 缝合切口　用 3-0 黑丝线把结膜切口与泪囊的切口做四针间断缝合。缝线穿过泪囊壁的同时也穿过硅管,在做完第二针间断缝合后,将贯穿泪囊底部及硅管的黑丝线抽出。将眼

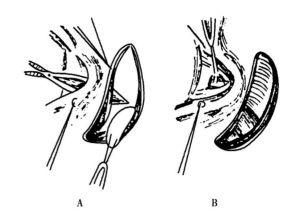

图 8-7-9　结膜-泪囊吻合术(Stallard 手术)
A. 泪湖处切口;B. 泪囊拉至切口

轮匝肌及泪囊皮肤切口用羊肠线和丝线分层做间断缝合。包扎伤口。

术后 1 周拆除皮肤缝线。结膜与泪囊硅管吻合的缝线保留 6~8 周后拔除硅管(或塑料管),冲洗泪道。必要时可用探针扩张新的通道。

(李明武　王旻　沈亚云)

参考文献

1. JIA R,XU S,HUANG X,et al. Pingyangmycin as first-line treatment for low-flow orbital or periorbital venous malformations:evaluation of 33 consecutive patients. JAMA Ophthalmol,2014,132(8):942-948.

2. YUE H,QIAN J,ELNER V M,et al. Treatment of orbital vascular malformations with intralesional injection of pingyangmycin. Br J Ophthalmol,2013,97(6):739-745.

3. SCHIESTL C,NEUHAUS K,ZOLLER S,et al. Efficacy and safety of propranolol as first-line treatment for infantile hemangiomas. Eur J Pediatr,2011,170(4):493-501.

4. BARTALENA L,BALDESCHI L,BOBORIDIS K,et al. The 2016 European Thyroid Association/European Group on Graves' orbitopathy guidelines for the management of Graves' orbitopathy. Eur Thyroid J,2016,5(1):9-26.

5. BARRIO-BARRIO J,SABATER AL,BONET-FARRIOL E,et al. Graves' ophthalmopathy:VISA versus EUGOGO classification, assessment,and management. J Ophthalmol,2015,2015:249125.

6. PILLAR A J,RICHA D C. Treatment options for thyroid eye disease. Curr Treat Options Neurol,2014,16(8):303.

7. GROB S,YONKERS M,TAO J. Orbital fracture repair. Semin Plast Surg,2017,31(1):31-39.

8. JURDY L,MERKS J H,PIETERS B R,et al. Orbital rhabdomyosarcomas:A review. Saudi J Ophthalmol,2013,27(3):167-175.

9. OLSEN T G,HEEGAARD S. Orbital lymphoma. Surv Ophthalmol,2019,64(1):45-66.

10. 王毅,肖利华,杨忠昆,等. 改良眼眶减压术治疗重度甲状腺相关眼病的疗效观察. 中华眼科杂志,2013,(03):242-249.

11. 王毅,杨娜,李月月,等.微创多壁眼眶减压术治疗轻和中度甲状腺相关眼病的眼球突出.中华眼科杂志,2017,53(02):128-135.

12. GÜNDÜZ A K,YEŞILTAŞ Y S,SHIELDS C L. Overview of benign and malignant lacrimal gland tumors. Curr Opin Ophthalmol,2018,29(5):458-468.

13. ESPINOZA G M. Orbital inflammatory pseudotumors:etiology, differential diagnosis,and management. Curr Rheumatol Rep, 2010,12(6):443-447.

14. PARKER R T,OVENS C A,FRASER C L,et al. Optic nerve sheath meningiomas:prevalence,impact,and management strategies. Eye Brain,2018,10:85-99.

15. BEACONSFIELD M,WALKER J W,COLLIN J R. Visual development in the blepharophimosis syndrome. Br J Ophthalmol,1991,75(12):746-748.

16. BEARD C. Blepharoptosis:clinical evaluation and therapeutic rationale. Int Ophthalmol Clin,1970,10(1):97-115.

17. BLEI F. Basic science and clinical aspects of vascular anomalies. Curr Opin Pediatr,2005,17(4):501-509.

18. BRADLEY E A,HODGE D O,BARTLEY G B. Benign essential blepharospasm among residents of Olmsted County, Minnesota,1976 to 1995:an epidemiologic study. Ophthalmic Plast Reconstr Surg,2003,19(3):177-181.

19. CALACE P,CORTESE G,PISCOPO R,et al. Treatment of blepharospasm with botulinum neurotoxin type A:long-term results. Eur J Ophthalmol,2003,13(4):331-336.

20. DOXANAS M T,ANDERSON R L. Oriental eyelids. An anatomic study. Arch Ophthalmol,1984,102(8):1232-1235.

21. HARAMOTO U,KUBO T,TAMATANI M,et al. Anatomic study of the insertions of the levator aponeurosis and Müller's muscle in Oriental eyelids. Ann Plast Surg,2001,47(5):528-533.

22. MEYER D R,LINBERG J V,WOBIG J L,et al. Anatomy of the orbital septum and associated eyelid connective tissues. Implications for ptosis surgery. Ophthalmic Plast Reconstr Surg,1991,7(2):104-113.

23. SEIFF S R,SEIFF B D. Anatomy of the Asian eyelid. Facial Plast Surg Clin North Am,2007,15(3):309-314.

24. TAHERIAN K,SHEKARCHIAN M,ATKINSON P L. Surgical excision of periocular basal cell carcinomas. Indian J Ophthalmol,2007,55(2):137-138.

25. LIMAWARARUT V,LEIBOVITCH I,SULLIVAN T,et al. Periocular squamous cell carcinoma. Clin Exp Ophthalmol, 2007,35(2):174-185.

26. PETRIS C,LIU D. Probing for congenital nasolacrimal duct obstruction. Cochrane Database Syst Rev,2017,7(7): CD011109.

27. ZHANG Q,XU B,LI X X,et al. Clinical characteristics, treatment patterns,and outcomes of primary canaliculitis among patients in Beijing,China. Biomed Res Int,2015,2015: 904756.

28. MISHRA K,HU K Y,KAMAL S,et al. Dacryolithiasis:A review. Ophthalmic Plast Reconstr Surg,2017,33(2):83-89.

29. CHAK M,IRVINE F. Rectangular 3-snip punctoplasty outcomes:preservation of the lacrimal pump in punctoplasty surgery. Ophthalmic Plast Reconstr Surg,2009,25(2):134-135.

30. 王旻.鼻腔泪囊吻合术治疗鼻泪管阻塞的技巧.中国耳鼻咽喉颅底外科杂志,2016,22(01):8-13.

31. 王旻,王思祁,张杰,等.泪囊鼻腔吻合术中暴露Rosenmüller瓣治疗难治性鼻泪管阻塞.中华耳鼻咽喉头颈外科杂志, 2016,51(07):522-527.

第九章

斜视与弱视

第一节 眼外肌的解剖和眼球运动

要点提示

1. 眼外肌临床解剖是理解眼球运动理论基础,眼外肌各自的走行方向以及水平、垂直运动功能是分析诊断眼位和斜视手术设计的重要依据。

2. 熟悉各眼外肌原在位和各个功能位置上的主要作用和次要作用对于理解分析眼外肌的检查与眼球注视位置的关系具有重要的意义。

一、眼眶

眼眶是一个漏斗形的骨腔,前面有隆起的骨缘。眼眶最大的直径在眶缘后 1cm 处,眼球就位于该处。再向后眼眶逐渐变窄,成为锥形,尖端向后。眼眶的内侧壁与头颅的矢状平面几乎平行。如果将两外侧眶壁向后延长,则两线可在蝶鞍的后壁相交,中间的夹角约为 90°。眼眶的内侧壁与外侧壁之间的夹角约为 45°。两侧眼眶的内壁基本平行。眶轴与颅的矢状平面构成 25° 角,所以两侧眼眶不是平行而是向外偏斜。

在六条眼外肌中,只有下斜肌起源于眼眶的鼻下缘后方,其余均起源于眶尖端视神经孔周围的肌环(annulus of Zinn)处。

眼眶是由额骨、上颌骨、颧骨、筛骨、泪骨、蝶骨、腭骨组成。其上方及后方为颅腔所包围。眶尖部有两个重要的孔道,即视神经孔,有视神经与眼动脉通过。另为眶上裂,位于视神经孔外侧,有动眼神经、滑车神经和展神经由此通过。眼眶后方有眶下裂,有眶下神经通过。眼眶上方鼻侧近眶缘处为上斜肌滑车凹。眶下鼻侧缘内有一骨小凹,下斜肌自此起始。

二、筋膜系统

它的主要作用是使眼球能自如地悬挂在眼眶内。

球筋膜(Tenon 筋膜)包裹着眼球的后 2/3,从视神经开始向前在角膜缘后 3mm 处与结膜牢固地融为一体,除了这个融合区之外,球筋膜与结膜之间有一空腔称球结膜下腔。Tenon 囊与巩膜之间也有一空腔,叫 Tenon 囊腔。从 Tenon 囊又延长出三个重要部分:

(一)眼外肌肌鞘

眼外肌穿过 Tenon 囊进入囊下空腔而附着于巩膜上。在眼外肌肌腱穿过 Tenon 囊处该囊又反折回来,沿着眼外肌向后伸展,包裹在肌肉上,这部分筋膜称为肌鞘(图 9-1-1)。

(二)节制韧带

又称翼状韧带,它是肌鞘向前向外伸展的部分,一端与肌鞘相接,另一端通过内眦和外眦韧带,附着在眶壁上(见图 9-1-1)。内直肌的节制韧带为三角形,附着在后泪嵴后面的泪骨、眶隔、结膜内眦部以及泪阜等处。外直肌的节制韧带也呈三角形,其顶端位于外直肌穿过 Tenon 囊处,它向前伸展呈扇形,附着在颧骨突外眦韧带的后方以及结膜外眦部。节制韧带的主要功能是:①固定眼球;②对抗四条直肌的作用,使眼球不致内

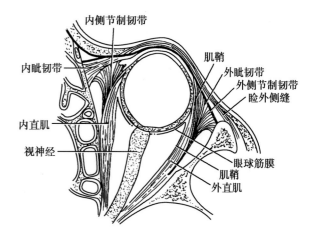

图 9-1-1 眼球被膜和节制韧带

陷;③使眼球的转动圆滑而有节律;④节制眼外肌的过度收缩,例如内侧节制韧带能节制内直肌的过度收缩,制止眼球过度内转;⑤当外直肌收缩,内直肌松弛时,内侧节制韧带可节制眼球的过度外转。其临床意义在于做眼外肌后徙手术时,必须把节制韧带完全离断,才能获得最大的手术效果。

(三)悬韧带(suspensory ligament)

又称为 Lockwood 韧带,在眼球的下面,下直肌和下斜肌重叠处,其肌鞘融合为一,同时又与该处的 Tenon 囊相连接,形成一个较厚的吊床式的筋膜,即为悬韧带。它有支托眼球的作用,即便上颌部分切除或骨折时,由于有悬韧带的支托,眼球也不致下坠(图 9-1-2)。

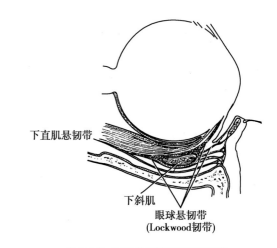

图 9-1-2 下直肌筋膜和眼球悬韧带

三、眼外肌临床解剖

眼外肌共有六条,四条直肌、两条斜肌。

(一)外直肌

起源于眶尖,沿眼眶外壁内侧向前行进,附着在距角膜缘 6.9mm 处的巩膜上,肌肉全长约 46mm,它的肌腱较长,约 8.8mm,所以做外直肌截除术可以截除 8mm 甚至 10mm。由于外直肌肌纤维的平面与眼球的视轴重合,所以肌肉的收缩(当

眼球在原在位时)仅能使眼球外转而无其他动作。外直肌的特点是它与眼球的接触弧长,因此做外直肌后徙术时可将外直肌后退7mm甚至8mm。术后外直肌的新附着点虽然位于眼球赤道部的后方,但是因为它与眼球的接触弧长,因此眼球的功能性赤道还要靠后些,所以肌肉收缩时所起的作用仍然很大(图9-1-3)。外直肌由展神经支配。

(二)内直肌

是直肌中最肥大、力量最强的眼外肌,全长约41mm,起源于眶尖端,附着于鼻侧角膜缘外5.5mm处的巩膜上。内直肌由眶尖端向前行进时,肌纤维的平面与眼球的视轴重合(图9-1-3)而且与眼球旋转中心在一个平面上,因此当它收缩时,只能使眼球内转,无其他动作。内直肌由动眼神经支配。

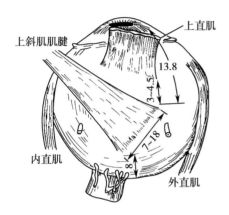

图9-1-3　上斜肌肌腱的宽度和附近的解剖关系(图中数据单位为mm)

(三)上直肌

起源于眶尖端的肌环处,向前,向上,稍向颞侧伸展,经过赤道部时它跨过上斜肌,附着在角膜上缘后7.7mm的巩膜上。因为附着处不与角膜平行而是鼻侧较颞侧靠前些(图9-1-4),附着处的中心位于眼球垂直子午线的鼻侧,肌肉平面与眼球的前后轴形成25°角。因此当眼球在原在位时,上直肌的主要作用是使眼球上转,次要作用为内转及内旋。当眼球沿水平方向外转25°时,上直肌的平面与视轴重合,该肌收缩时仅能使眼球上转,而内转、内旋作用则完全消失。当眼球内转65°时(假设),上直肌肌肉平面与视轴成90°角,上直肌收缩时,仅能引起眼球的内转和内旋而不能使眼球上转(图9-1-4、图9-1-5)。上直肌由动眼神经支配。

(四)下直肌

起自眶尖端,向前、向下、向外进行,附着于角膜下缘外6.5mm处的巩膜上,其全长约为40mm。由于附着处的鼻侧端较颞侧端靠前些,它的中心点稍偏于眼球垂直子午线的鼻侧,肌肉平面与视轴成25°角,所以当眼球在原在位时下直肌的主要动作是使眼球下转,次要动作为内转和外旋。当眼球外转25°时,下直肌的平面与视轴重合,它的收缩仅能使眼球下转。当眼球内转65°时(假设),则肌肉的平面与视轴成90°角,此时下直肌的主要动作就变成使眼球内转、外旋而失去了下转的功能(图9-1-6~图9-1-8)。下直肌由动眼神经支配。

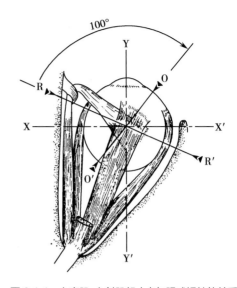

图9-1-4　上直肌、上斜肌起止点与眼球视轴的关系
X:横轴;Y':矢状轴;OO':四条直肌将眼球向内牵拉的方向;RR':二条斜肌将眼球向前外方牵拉的方向;OR间形成100°角

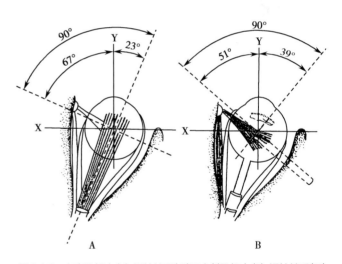

图9-1-5　上直肌起止点与视轴关系(A)及上斜肌起止点与视轴关系(B)

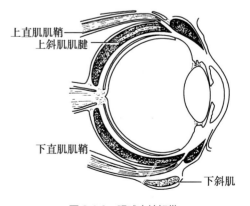

图9-1-6　眼球支持韧带

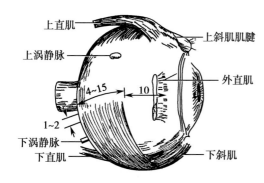

图 9-1-7　下斜肌与附近组织的关系(图中数据单位为 mm)

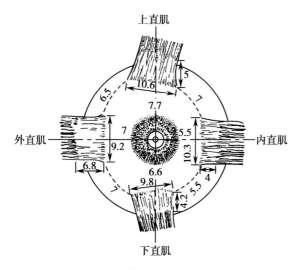

图 9-1-8　四个直肌腱的终止状态(图中数据的单位为 mm)

(五) 上斜肌

起源于眶尖端,顺着眶顶与内侧眶壁之间的内上角向前,穿过滑车后即向后、向外转折,经过上直肌的下面,附着于眼球赤道部后边颞上象限的巩膜上(眼球的旋转中心的后面)。肌肉的全长约 60mm,一般认为上斜肌由起端到滑车的全长约40mm,由滑车折回到附着点的肌腱长约 20mm。该肌肉的特点是:①虽然起源于眶尖端,但是因为它的肌腱穿过滑车向后向颞侧转折,所以它的动作却起源于滑车;②肌腱的平面与眼球视轴成 51°角,而且位于眼球垂直子午线的鼻侧,因此眼球在原在位时上斜肌的主要动作是使眼球内旋,次要动作是使眼球下转、外转。如果眼球内转 51°,则肌腱的平面与眼球视轴重合,此时上斜肌的收缩仅能使眼球下转,眼球外转 39°时,上斜肌的平面与视轴成 90°角,肌肉收缩时将引起内旋和外转(见图 9-1-3~图 9-1-5)。上斜肌受滑车神经支配。

(六) 下斜肌

起源于眶底的鼻下方,在眶缘内下角后面的凹陷处由此处向后及向外上方伸展,在下直肌的下面经过,附着于眼球后外下象限的巩膜上。如果从眶上切迹向下做一垂线,该线与眶下缘交点处即为下斜肌之起点。下斜肌与视轴成 51°角。当眼球在原在位时下斜肌的主要动作是使眼球外旋,次要动作为外转及上转。下斜肌的附着点距外直肌较近,因此在手术分离外直肌时,注意勿损伤下斜肌(图 9-1-7)。下斜肌由动眼神经支配。

各眼外肌的动作见表 9-1-1。

表 9-1-1　各眼外肌的主要及次要动作表

眼外肌	主要动作	次要动作
外直肌	外转眼球	—
内直肌	内转眼球	—
上直肌	上转眼球	内转、内旋
下直肌	下转眼球	内转、外旋
上斜肌	内旋眼球	下转、外转
下斜肌	外旋眼球	外转、上转

四、眼外肌的检查与眼球注视位置的关系

检查内、外直肌的功能并不困难,因为它们仅有一个主要动作而无其他次要动作,但是,上、下直肌和上、下斜肌都有一个以上的动作,检查这些肌肉时就比较困难,必须使眼球向某个方向注视。在这个适当的注视位置,某一肌肉仅有主要动作而不伴有其他动作。例如当眼球外转 25°时,上直肌仅能起上转眼球的作用而无内转和外旋的功能,所以眼球外转 25°时是检查上直肌的注视位置。检查各条眼外肌的注视位置见表 9-1-2。

表 9-1-2　眼外肌检查的六个注视位置

注视位置	被检查的眼外肌	
向右看	右外直肌	左内直肌
向左看	右内直肌	左外直肌
向右上看	右上直肌	左下斜肌
向右下看	右下直肌	左上斜肌
向左上看	右下斜肌	左上直肌
向左下看	右上斜肌	左下直肌

向正上方及正下方注视是检查 A-V 综合征的眼位。

(一) 眼球的位置

1. 原(在)位(primary position)注视　当双眼单视者的眼球向前直视,双眼视轴几乎平行,头正直,双侧角膜的垂直子午线互相平行并且都垂直,注视物位于头颅矢状平面线上(从100cm 起至无限远的任何距离),这时的眼球位置叫作原(在)位注视。

2. 次(在)位(secondary position)注视　原(在)位以外的其他眼球位置都叫次(在)位。眼球所有次(在)位都可以归纳为围绕眼球的三根原轴——Fick 轴的动作(图 9-1-9)。①X= 横轴,眼球围绕着它可以上下转动;②Z= 纵轴,眼球围绕它可以向内外转动;③Y= 矢状轴或前后轴,眼球围绕它可以向内外旋转。这三根原轴彼此垂直而且交叉于眼球的旋转中心。围绕着纵轴 Z 或横轴 X 的动作受意志支配,所以是随意动作。围绕着矢状轴 Y 的旋转动作(内旋或外旋)不受意志支配,是非随意动作。围绕 Y 轴的旋转,内旋由上直肌及上斜肌共同完成。

外旋由下直肌及下斜肌共同完成。检查眼外肌的位置除原在位(第一眼位)即向正前方注视外,还有第二眼位即内转、外转、上转及下转;第三眼位即眼球向内上、内下、外上及外下转动(图9-1-9)。

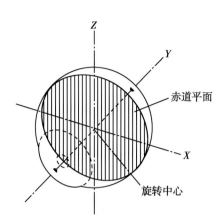

图 9-1-9　旋转中心、旋转轴和赤道平面
X:横轴;Y:矢状轴;Z:纵轴

(二) 协同肌、对抗肌和配偶肌

1. 协同肌(synergist)　因为每个眼球有六条眼外肌,每条肌肉在不同的位置有其不同的主要动作,而其中有四条肌肉又有一个以上的动作,所以眼球的任何运动,不论向哪个方向注视,都必然牵扯到一条以上的肌肉。当某一条眼外肌在完成其主要动作时,另有其他眼外肌来协助完成这一项动作,后者叫作协同肌,例如外直肌的功能是外转,而上斜肌和下斜肌的次要作用(眼球在原在位时)也是外转,因此当眼球外转时,上、下斜肌是外直肌的协同肌,见表9-1-3(1)。

表 9-1-3(1)　各眼外肌运动时之相互关系

眼外肌	主要动作	次要动作	协同肌
外直肌	外转	无	上斜肌及下斜肌
内直肌	内转	无	上直肌及下直肌
上直肌	上转		下斜肌
		内转	内直肌及下斜肌
		内旋	上斜肌
下直肌	下转		上斜肌
		内转	内直肌及上直肌
		外旋	下斜肌
上斜肌	内旋		上直肌
		下转	下直肌
		外转	外直肌及下直肌
下斜肌	外旋		下直肌
		上转	上直肌
		外转	外直肌及上直肌

2. 对抗肌(antagonist)　一条眼外肌的动作也可以被另一条或几条作用方向相反的眼外肌的动作所减弱(对抗),例如,

当眼球由原在位向外转动时,内直肌是外直肌的主要对抗肌,但是上直肌和下直肌也是外直肌的对抗肌,因为它们的次要动作是内转(与外直肌的动作相反)。在内转时,外直肌是内直肌的主要对抗肌;上、下斜肌因有外转的次要动作,所以也是内直肌的对抗肌。其他眼外肌也可以此类推,见表9-1-3(2)。

表 9-1-3(2)　眼外肌运动时之相互关系

眼外肌	动作	对抗肌	
		主要动作	次要动作
外直肌	外转	内直肌	上直肌及下直肌
内直肌	内转	外直肌	上斜肌及下斜肌
上直肌	上转	下直肌	上斜肌
	内转		外直肌、上斜肌及下斜肌
	内旋		下直肌及下斜肌
下直肌	下转	上直肌	下斜肌
	内转		外直肌、上直肌及下斜肌
	外旋		上直肌及上斜肌
上斜肌	内旋	下斜肌	
	外转		内直肌、上直肌及下直肌
	下转		上直肌及下直肌
下斜肌	外旋	上斜肌	上直肌
	上转		下直肌及上直肌
	外转		内直肌、上直肌及下直肌

上述表格仅在眼球在原在位时适用,眼球在次在位时眼外肌的次要动作,甚至主要动作都可能改变。

3. 配偶肌(yoke muscle)　双眼的动作必须一致,例如向右注视时,右外直肌和左内直肌必须同时而且相等地收缩,否则不能获得双眼单视,这种同时发生动作的肌肉叫作配偶肌。在同向共同运动时共有六组配偶肌。

(1) 向右侧注视:右外直肌和左内直肌。

(2) 向左侧注视:左外直肌和右内直肌。

(3) 右上方注视:右上直肌和左下斜肌。

(4) 左上方注视:左上直肌和右下斜肌。

(5) 右下方注视:右下直肌和左上斜肌。

(6) 左下方注视:左下直肌和右上斜肌。

为了便于记忆可按下列规律推论(内外直肌例外):右配左,上配下,直配斜,例如右上直肌配左下斜肌,右下直肌配左上斜肌。

检查右上直肌时,右眼球必须外转25°,这样就能使右上直肌仅有上转运动,成为单纯的上转肌,但是要使它的配偶肌,左下斜肌,也成为单纯的上转肌时,则左眼球必须向内转51°。因为在实际情况下,这两个角度(右25°、左51°)不可能同时存在,所以在临床工作中,只有采取折中办法,使双眼球向右转约35°,以检查这两条配偶肌的单纯上转动作。检查其他垂直运动的眼外肌时采用同样办法。

五、神经支配

眼外肌是横纹肌,经常保持着一定的紧张力,这种紧张力是受神经支配的。在眼球动转自如的情况下,不但某些眼外肌受到神经冲动而收缩,同时它的对抗肌也必定受神经支配而松弛,否则眼球的转动就不能灵活、准确及及时。展神经支配外直肌。动眼神经支配眼外肌中的内直肌、上直肌、下直肌、下斜肌及上睑提肌和眼内肌中的瞳孔括约肌。滑车神经支配上斜肌。

六、眼动脉血液供应

眼外肌的血液供应主要来自眼动脉的肌肉分支。外侧肌肉分支供应外直肌、上直肌、上斜肌和上睑提肌;内侧肌肉分支比较大的有两支,供应下直肌和下斜肌。另外还有部分血液供应,外直肌的部分血液供应来自泪动脉。眶下动脉的部分血液供应下斜肌和下直肌。前睫状动脉来自肌肉分支,伴随直肌前行,直至附着点进入球内,向前节供应血液。每一条直肌有1或2条前睫状动脉,有的直肌伴随3条前睫状动脉。上、下直肌提供了大量的血液。

静脉血液回流:眼外肌的静脉系统和动脉系统并行,最终流入眶上和眶下静脉。一般认为四条涡静脉位于眼球赤道后、上直肌和下直肌的鼻侧和颞侧缘。

(牛兰俊　郭静秋)

第二节　眼外肌生理

要点提示

1. 眼球运动生理和基本定律与眼外肌的力学特点不可分离,也是斜视检查的理论基础。

2. 正常双眼视觉形成的基本条件是双眼中心凹注视、正常眼球运动功能、两眼视力相当、眼轴不偏位、正常视网膜对应关系。

一、眼球运动生理

眼球运动是一种机械运动,它遵守机械运动的规律。主要有三种形式,即眼球围绕垂直轴转动的称为水平运动,又称为内转和外转;眼球围绕水平轴转动的称为垂直运动;眼球围绕前后轴做的称为旋转运动。有关动力学和运动学的几个基本概念简要介绍如下:

1. 旋转中心　眼球向各个方向运动都是围绕一个中心进行的,这个中心称为眼球旋转中心。一般认为眼球旋转中心位于角膜顶点后13.5mm(眼球位于原在位时),在眼球赤道平面后1.3mm。在临床上为了便于估计眼球旋转中心的位置,可以认为两只眼的旋转中心位于两眼颞侧眶缘的连线上。

2. Fick轴和Listing平面　通过眼球的旋转中心假设有三条互相垂直的轴,即横轴,也称水平或X轴,眼球围绕它可以上下转动;纵轴,也称垂直轴或Z轴,眼球围绕它可以做内外转

动;矢状轴,也称前后轴或Y轴,眼球围绕它做旋转运动。围绕前两个轴做水平或垂直运动受意志支配,所以是随意动作。围绕前后轴做旋转运动不受意志支配,所以眼球内旋或外旋是非随意动作(见图9-1-9)。

3. 肌肉平面　一般地说,肌肉起点、附着点的中心和眼球旋转中心确定的平面称为某一条眼外肌的肌肉平面。眼外肌与眼球的切点位于该肌肉的平面上。在确定上斜肌的肌肉平面时,可以认为上斜肌的起点是滑车。

4. 眼球旋转轴　假设某一条眼外肌可以单独行使其功能,这时候眼球的旋转轴是通过旋转中心与肌肉平面垂直的直线。

5. 眼外肌与眼球的切点和接触弧　当眼球旋转的时候,眼外肌和眼球的关系好像绳子和滑轮的关系。其有效附着点是肌肉刚接触到眼球的一点,即肌肉与眼球的切点。眼外肌收缩时的作用力是个矢量,切点是眼外肌收缩力的作用点。所以,切点也称作眼外肌生理附着点,又称功能赤道部。眼外肌在解剖附着点与切点之间与眼球接触,称为眼外肌与眼球的接触弧。当眼球运动的时候,切点的位置会发生改变,接触弧的长短也可能随之发生变化。接触弧的长短与眼球转动的最大幅度有关系。例如,外直肌的接触弧比较长,其力学状态能够使眼球充分外转。在眼外肌手术的时候,应该考虑到接触弧的长度,手术后眼球在生理范围内运动,生理附着点应该在解剖附着点之后,使眼外肌充分发挥其生理作用,双眼共同运动协调一致。

(一)眼球运动的基本定律

1. Sherrington定律　某一条眼外肌的收缩必然同时伴有其直接对抗肌相应的松弛。例如,右眼外直肌收缩时,右眼内直肌必然同时松弛。松弛的程度还必然与外直肌收缩的程度相适应,否则眼球不能平滑有节奏地向外侧注视。

2. Hering定律　双眼运动是相等的和对称的。中枢系统发出的任何使眼球运动的神经冲动一定同时和等量的抵达双眼的配偶肌。神经冲动的强弱是由注视眼决定的。所以Hering定律又称等量神经支配定律。Hering定律能够解释麻痹性斜视的原发偏斜与继发偏斜的关系,是诊断麻痹性斜视的理论基础。

3. Donders定律　无论眼球经过什么运动路径使视轴从原在位移到某一眼位,视网膜水平和垂直子午线的方向会发生微小的旋转,旋转角度的大小与眼球运动的最终位置相关联。当眼球再回到原在位时,视网膜水平和垂直子午线的方向也准确地恢复到运动前的位置。这个定律说明,眼球由原在位运动到其他任何眼位上,视网膜子午线都会发生相应的固定不变的旋转角度。旋转角度仅与最终眼位有关系。

4. Listing定律　当眼球离开原在位向其他眼位运动的时候,并非先做水平运动再做垂直运动或者先做垂直运动再做水平运动,而是选择最短的运动路径,直接由原在位运动到最终位置。眼球运动的旋转轴垂直于视轴始末位置确定的平面。实际上旋转轴位于Listing平面上,通过旋转中心。Listing平

面又称眼球赤道平面,当眼球处于原在位时,这个平面位于眼眶内,通过眼球的旋转中心和赤道。眼球从原在位开始做水平和垂直运动的时候,其旋转轴与 Fick 轴重合,即与 Z 轴和 X 轴重合。

(二) 眼球的位置

1. 原在位(primary position) 当头位正直,双眼向正前方(100cm 以外)注视,注视目标位于头颅矢状平面上,双眼角膜垂直子午线互相平行,而且垂直于视轴,这时候眼球位置称为原在位,又称第一眼位。

2. 第二眼位(secondary position) 当眼球内转、外转、上转或下转时的眼位称为第二眼位。

3. 第三眼位(tertiary position) 当眼球向斜方向即眼球向内上、内下、外上及外下转动的眼位称为第三眼位。

4. 诊断眼位(cardinal positions) 为了比较一对配偶肌的功能,在相关注视野内忽略眼外肌其他方向的作用力,在某一共同方向,对某一对配偶肌的作用力进行比较,观察其力量的强、弱。根据六对配偶肌的主要和次要作用方向,有六个重要注视方向,分别突出显现六对配偶肌的垂直或水平方向的作用力,这六个位置称为六个基本眼位,也称为六个诊断眼位(图 9-2-1)。

左上	右上
左侧	右侧
左下	右下

图 9-2-1 六个诊断眼位

因为正上方和正下方是诊断 A-V 征的重要眼位,后来有的作者把正上方、原在位和正下方也称为诊断眼位,这样诊断眼位由六个基本诊断眼位变成九个诊断眼位。这符合临床的实际需要(图 9-2-2)。

左上	正上方	右上
左侧	原在位	右侧
左下	正下方	右下

图 9-2-2 九个诊断眼位

在非共同性斜视的诊断和手术设计之前,只检查原在位上的斜视度是不够的。有六个基本眼位上能够显示各条眼外肌功能的异常程度,这些基本眼位上斜视度的变化趋势能够显示眼外肌功能异常的情况,对各个基本眼位上的斜视度进行分析,在病因诊断上是十分重要的。

在比较经典的著作中称诊断眼位为基本眼位,基本眼位有

六个,即右上、右侧和右下;还有左上、左侧和左下。各个基本眼位分别显示六对配偶肌的功能状态。比如右上方诊断眼位,也就是眼球向右上方运动,显示的是右眼的上直肌和左眼的下斜肌的功能。把六个诊断眼位的斜视度进行比较,比如从下到上,垂直斜视度的变化趋势,从左到右,垂直斜视的变化趋势,再连贯起来分析,如果眼球上转,垂直斜视度逐渐变大,眼球右转,垂直斜视度逐渐变大,右上方垂直斜视度最大。再观察哪一只眼落后,如果是右眼落后,可能是右眼上直肌力弱,如果是左眼落后,可能是左眼下斜肌力弱。

(三) 单眼运动

单眼运动是指一只眼向各个注视眼位的运动。六条眼外肌分别承担着向六个诊断眼位的转动作用。向六个诊断眼位转动的状态代表各条眼外肌的力量。

根据 Sherrington 定律,在单眼运动的时候,主动肌(agonist)必定收缩产生原动力,而且拮抗肌(antagonist)必定松弛,使眼球平滑的运动。

当眼球向某一诊断眼位运动的时候,除一条主动肌起主要作用外,还有同一只眼的其他眼外肌协同完成这一动作,后者称为协同肌(synergist)。或者说在一只眼互相协助完成一个动作的肌肉称为协同肌[表 9-1-3(1)]。单眼运动包括外转、内转、上转、下转、内旋和外旋。

(四) 双眼运动

1. 双眼平行运动 两只眼向一个共同的方向做共轭运动,称为双眼平行运动。

2. 配偶肌 在正常的情况下,两只眼向一个共同的注视方向做共轭运动,两只眼的视轴总是平行的。Hering 定律指出,视觉中枢发出等量的神经冲动,同时到达两只眼的配偶肌,使眼球向预定的注视方向运动。同时,两只眼的协同肌也接受等量的神经冲动,协同主动肌完成预定的眼球运动。双眼平行运动包括:双眼右转(dextroversion)、双眼左转(levoversion)、双眼上转(supraversion)、双眼下转(infroversion)、双眼右旋(dextrocycloversion)、双眼左旋(levocycloversion)。在两只眼上有一对肌肉同时收缩,能使眼球向某一注视点做共轭运动,这一对肌肉称为配偶肌。在同向共同运动时共有六组配偶肌(参见第九章第一节描述)。

双眼同时做旋转运动时,垂直直肌和上、下斜肌也有配偶肌的关系。

在检查垂直肌肉功能的时候,应该注意眼球内转和外转的角度,使其垂直作用充分显示出来。例如检查右上直肌的时候,右眼必须外转 25° 左右,使右上直肌仅有上转作用,成为单纯上转肌。但是,要使它的配偶肌左下斜肌也成为单纯上转肌,则左眼必须内转 50° 左右。在实际情况下,眼球不可能同时转到这两个位置上来。临床上只有能采取折中的方法,使双眼右转 35° 左右,借以比较这两条配偶肌的单纯上转作用,分析肌肉力量正常与否。检查其他垂直肌肉也采用相同的方法。

(五) 眼球运动范围

当头部固定,眼球转动后所能注视到的最大范围称为注视

野(field of fixation)。注视野实际上就是眼球的运动范围。当某一条眼外肌麻痹的时候，眼球的注视野缩小。随访注视野的变化，能够观察疾病的转归过程。

检查方法如下：利用周边视野计，视标选用 **E** 字视标，大小根据视力而定。令患者用麻痹眼注视视野计上的视标，视标由中央向周边移动，直到视标变模糊为止，此时，眼球不能继续外转，记录此时视野计上的度数，以相同的方法检查各方向的注视范围。把各个方向的注视范围连接起来，即是麻痹眼的注视野。正常注视野的大小变异很大，因眶内组织解剖、面形及眼球屈光状态的不同而异。一般认为向下方的范围最大，向内次之，向外更次之，向上看幅度最小。

注视野分为单眼注视野和双眼注视野，双眼注视与单眼注视野相似或稍微小一些。

实用注视野(practical field of fixation)：在日常生活中，眼球无须极度转动，可通过转动头部协助注视即可获得足够的注视范围。向上看时，眼球只需上转所需要范围的1/3，其余部分靠抬头来解决。由原在位向两侧转动的平均范围不超过6°~8°，最大12°。其余部分靠头部转动来完成。

无晶状体眼和高度屈光不正戴镜矫正以后，患者阅读时，眼球转动范围不超过6°。

如果外直肌麻痹后，经治疗能够使注视野恢复到12°~15°，就能解决患者实际需要。

(六) 核上控制性眼球运动

核上性眼球运动异常是眼球运动神经核以上部位病变引起的眼球运动异常。这些部位病变位于动眼神经核、展神经核和滑车神经核之上。核上性眼球运动系统受到损害之后，则出现同向水平方向、垂直方向运动、集合与分开运动等障碍。

核上性眼球运动分为五种系统：

1. 扫视运动系统　扫视系统产生速度最快的眼球运动，或者称为再注视运动。其功能是把感兴趣的目标移动到黄斑中心凹，把视线从一个目标移向另外一个目标。扫视运动中枢位于大脑的额叶，右额叶控制向左方的水平扫视运动；左额叶控制向右方的扫视运动。

2. 平滑的追随运动系统　本系统产生追随运动，其中枢位于顶-枕叶，追随运动平滑，速度比较慢。右顶-枕叶控制向左方的追随运动；左顶-枕叶控制向右方的追随运动；双侧顶-枕叶控制着垂直方向的追随运动。

3. 集合与分开运动系统　本系统控制双眼的异向运动，即集合与分开运动。目前认为其中枢位于中脑。

4. 非视觉反射系统　本系统能够使眼球运动与身体的运动成为一体。临床上最重要的视迷路反射系统，包括内耳的半规管。另外还有起次要作用椭圆囊和球状囊。亦有颈部感受器提供非视觉反射系统的输入信号。

5. 眼位维持系统　使眼球保持在一个特殊的位置，使感兴趣的目标形成的物像直接落到黄斑中心凹。这个系统在中枢的确切位置仍不明确。这些中枢的所在部位发生病变，则出现核上性眼球运动异常。比如，扫视运动、侧向运动麻痹、异向

运动麻痹、垂直运动麻痹、平稳追随运动、前庭性眼球运动等发生异常。

(七) 近距离注视复合动作

在注视近距离物体的时候，双眼同时调节，晶状体变凸，瞳孔变小和视轴集合。这种联带动作称为近距离注视复合动作(near version complex)。关于调节和集合的机制可参阅第六章。

调节性集合(accommodative convergence)与调节(accommodation)的比率(以下简称 AC/A)：一定量的调节必然伴随比较恒定的调节性集合。通常认为正常人行使 1D 调节时产生 1m 角的集合，实际上个体之间存在一定的差异，集合幅度是 1m 角左右。

调节变化对集合的影响不仅对双眼单视者有重要的生理意义，即使对共同性斜视患者，检查 AC/A 对斜视发生的机制和正确处理也有实用价值。每单位调节引起的集合反应量可用具体数值表示，即 AC/A 比值。

测量 AC/A 的方法很多，最简单易行又不需要特殊条件的办法有以下两种：

1. 隐斜法(heterophoria method)　检查之前矫正全部屈光不正，先测看远(6m)的斜视角(三棱镜度)；再测看近(33cm)的斜视角。用下列公式计算 AC/A。

$$AC/A=PD+(\triangle_n-\triangle_D)/D$$

公式中的 PD 代表两眼瞳孔之间的距离；$\triangle_n$ 表示看近时的斜视角的三棱镜度数，$\triangle_D$ 表示看远时的斜视度；D 表示看近时需要的调节量，在 33cm 处是 3D。内斜用"+"表示，外斜用"–"表示。

例如：患者瞳距为 6cm，看 6m 时，为 $2^{\triangle}$ 的外隐斜，看近时为 $8^{\triangle}$ 的外隐斜，AC/A=6+［ $-8-(-2)$ ］/3=6+(-6/3)=4($\triangle$/D)

临床上常用看远与看近的斜视度估计 AC/A，如果两者相等则认为 AC/A 正常。如果内斜患者看近斜视角比看远大 10或更多，则认为 AC/A 相当高。

2. 梯度法(gradient method)　这种方法是在双眼前加球镜诱发调节的变化，不改变视标距离。于双眼前加负镜片可以增加调节，加正镜片可以使调节放松。一般认为双眼前各加 –1.00D 球镜能产生 1D 的调节；加 +1.00D 球镜，能使调节松弛 1D。在一定范围内调节和附加镜片的度数呈线性关系。计算公式如下：

$$AC/A=(\triangle_1-\triangle_0)/D$$

$\triangle_0$ 代表未加镜片时的斜视度。

$\triangle_1$ 代表加镜片后的斜视度。

D 代表所加镜片的屈光度数。

举例：患者外隐斜 $2^{\triangle}$，双眼各加 –2.00D 球镜以后，变为内隐斜 $8^{\triangle}$。

$$AC/A=［8^{\triangle}-(-2^{\triangle})］/2D=10^{\triangle}/2D=5(\triangle/D)$$

用隐斜法求出的 AC/A 比梯度法算出的值大些。这主要是接近性集合(proximal convergence)所致。接近性集合是指从 6m 注视改为 33cm 注视时，视觉感到物体接近了，这样就引起集合冲动加强，出现接近性集合，从而使集合幅度变大。所以，

用梯度法检查 AC/A 比隐斜法准确。

二、双眼视觉

双眼视轴指向空间同一物体,两眼视网膜中心凹注视,两眼视网膜上的物像同时被大脑感知,而且融合成一个完整的具有立体感的物像。大脑还把这个物体定位于视空间某一特定的位置,这种功能称为双眼单视功能(binocular single vision),也称融合功能(fusion)。有了双眼视觉,人类不仅能够获得物体的形状、大小和颜色的概念,还能获得物体的空间方向的概念。能够正确地判断自身与客观环境之间的相对位置关系。双眼视觉过程是一个非常复杂的机制,研究双眼视觉对了解斜视弱视的发病机制、预防和治疗都有重要意义。

双眼视觉的形成:双眼视觉是动物进化过程中形成的最完善的高级视功能。低等动物的眼球位于头颅的两侧,视神经完全交叉,两只眼的视野互不重叠。它们的两只眼分别都有自己的视力,但是双眼没有融合功能。动物由低级向高级进化,直到哺乳动物或灵长类动物,眼球逐渐由头颅的两侧移到面部,两眼视轴平行,视野大部分重叠。视觉系统还必须具备正常的知觉和运动功能。

(一) 正常双眼视觉

正常双眼视的形成必须具备下列条件:

1. 双眼中心凹注视 被注视的外界物体必须在两眼中心凹成像,然后被大脑感知。视网膜中心凹不仅具有形觉功能,而且具有空间知觉功能。

2. 正常的眼球运动功能 为保证双眼中心凹注视,当眼球向各个诊断眼位运动的时候,必须保持双眼运动的协调一致,视轴始终平行。

3. 视网膜上的物像必须相似 注视目标在两只眼视网膜上形成物像的大小、形状、颜色及亮度等都必须相同或近似。

在下列情况下,两只眼视网膜上形成的物像不同。

(1) 若两只眼屈光状态不同,例如屈光参差能够引起两眼视网膜上物像的大小不同,清晰度不同。大小差别超过 5% 就不能融合。

(2) 颜色:视神经和黄斑区器质性病变能够引起知觉水平上的颜色差异。

(3) 亮度:如果发生单眼轻度白内障或其他屈光间质混浊会引起两眼视网膜上物像亮度不同。

(4) 斜视:两眼视轴偏斜后,视网膜上接受不同的物像。

4. 正常的视网膜对应 只有两只眼的视网膜存在正常的对应关系,才能产生正常的双眼单视功能。若对应关系异常,融合功能也不能正常进行。

除以上条件,还必须建立一系列的基础反射。出生后 5~6 周的新生儿开始追随光亮或彩色有响声的玩具而转动眼球,这是定方位反射。在视力发育的过程中,婴儿对周围环境逐渐发生兴趣,经常转动眼球,运用注视再注视反射,更换注视目标。

当注视目标移近时,双眼集合,同时晶状体调节和瞳孔缩小。在物体移远时,双眼散开。这种反射称为非平行运动反射。

本体感受性反射是由耳迷路和颈部肌肉调整平衡的。头向右侧倾斜时引起前庭反射,产生双眼左旋,即右眼内旋肌(右眼上直肌和上斜肌)和左眼外旋肌(左眼下直肌和下斜肌)同时收缩,使右眼内旋,左眼外旋(图 9-2-3)。即使失明的人也能出现这种非条件反射。有人利用这个反射来解释 Bielscltowsky 征的机制。

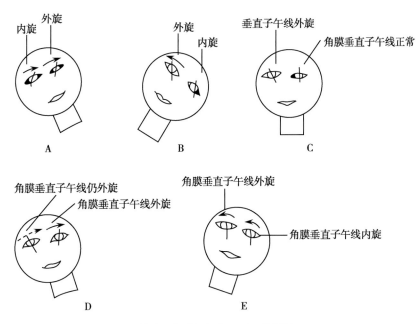

图 9-2-3　Bielscltowsky 的机制

A、B. 正常的前庭矫正反射;C. 右上直肌麻痹后的旋转偏斜;D. 右上直肌麻痹后,头向右侧
倾斜的结果;E. 右上直肌麻痹后,头向左侧倾斜的结果

随着视觉系统组织结构的发育成熟，各种反射的建立和反复使用，眼的知觉和运动系统互相配合，双眼动作协调一致，双眼单视功能才不断巩固和完善。

（二）双眼视觉的生理机制

1. 视网膜成分（retinal elements） 单位面积的视网膜受到刺激以后，神经冲动沿视路传到视皮质，以视网膜到视皮质所有参与这一知觉过程的组织总称为视网膜成分。视网膜成分不仅指视网膜本身，还包括视皮质及连接两者的视路上的所有组织。视网膜成分不仅能够感知外界物体，而且还有方向知觉，能够判断目标的视觉方向。

2. 主观视觉方向 如果视空间内的物体的影像落到黄斑中心凹，我们感觉物体位于正前方。如果视网膜中心凹左侧的视网膜成分受到刺激，即外界物体的影像落到中心凹的左侧，我们感觉这个物体位于右半侧视野。如果物像落到中心凹的右侧，我们认为物体位于左半侧视野。视网膜成分的方向知觉是其本身固有的相当稳定的特性。两只眼视网膜中心凹具有共同的主观视觉方向，称之为主要的共同的主观视觉方向，这个视觉方向具有特殊的意义。主观视觉方向随观察者的位置及头部位置而变化，而且都以中心凹的视觉方向为参照。所以，把中心凹以外的视网膜成分的视觉方向称为相对的主观视觉方向。在主观视觉空间中，除此之外，其他所有的视觉方向都是相对的，都是以这个视觉方向作为参照来确定的。相对于这个主要的共同的主观视觉方向，其他视网膜对应成分的视觉方向都是非常稳定的，这些对应的视网膜成分的视觉方向称为共同的相对的主观视觉方向（common relative subjective visual direction）。由于所有视网膜成分都具有特殊的空间定向功能，各自主要视觉方向之间存在相当稳定的空间关系。所以，视觉系统不仅能够感知各种物体的存在，而且，还能够确定它们的空间方位。伴随着共同的相对的主观视觉方向的视网膜对应成分的存在是形成双眼视觉的根本条件。

视网膜中心凹的视力最好，其主观视觉方向总是指向正前方，称为主要视觉方向，或称第一视觉方向。其他视网膜成分的视觉方向称为第二视觉方向。两者的关系是稳定有序的。

当眼位发生偏斜以后，第二视觉方向可能随同主要视觉方向同时发生变化。

3. 视网膜成分的运动价值（retino-motor value）或称运动导向功能 所有视网膜成分都有自己的相对视觉方向。其视觉方向是稳定有序的。如果在周边视野出现一个物体引起了观察者的注意，眼球则转向这个物体，使之成像在黄斑中心凹。这种眼球运动形式称为扫视运动（saccade），其运动速度快，运动方向和幅度特别精确。周边视野出现物体的信号（包括物像、其相对视觉方向及与主要视觉方向的关系）传到大脑视皮质，然后大脑发出相应的神经冲动传到眼外肌，眼球发生扫视运动，视轴从一个物体转到另一个物体。在扫视运动中视网膜成分起到导向作用，也可以称为视网膜成分的运动价值。黄斑中心凹是所有视网膜成分运动导向价值的中心，或称"运动零点"。视网膜成分的导向功能从中心到周边不断增强，中心凹是零点，当物像落到中心凹，则不再引起眼球运动。在临床上，利用视网膜成分的这个特性进行三棱镜遮盖法检查眼位。

4. 视网膜对应（retinal correspondence） 在两只眼的视网膜上具有共同视觉方向的视网膜成分称为视网膜对应点。双眼黄斑中心凹是一对最重要的对应点，它们的视觉方向指向正前方。

两只眼视网膜的对应关系以黄斑中心凹为中心，各视网膜成分互相对应。如果以中心凹为原点，画一个直角坐标系，两个轴分别与水平子午线和垂直子午线重合。再把两只眼视网膜上的坐标系重合，则所有互相重叠的点都是对应点。以上是从几何学的角度试图说明视网膜的对应关系，实际上视网膜对应关系相当复杂。

5. 双眼单视圆和 Panum 空间 一百多年以前 Vieth 和 Müller 提出双眼单视圆的概念。通过注视点和两只眼节点所画的圆称为双眼单视圆（图 9-2-4）。当两只眼的中心凹注视空间某一点，由于两眼中心凹是对应点，就产生双眼单视。这时候，注视点以外其他外界刺激如果也落到两只眼视网膜的对应点上，它们所产生的视觉也是双眼单视。这些产生双眼单视的各点都位于这个圆上。双眼单视圆（singleness horopter），

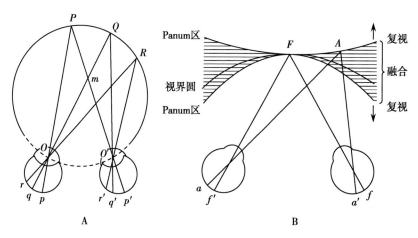

图 9-2-4 Vieth-Müller 双眼视界圆和 Panum 空间

A. 双眼单视圆；B. Panum 空间

简称 Vieth-Müller 圆。根据同弧上的圆周角相等的原理,说明双眼单视圆周上的物体将分别成像在两眼视网膜的对应点上(图 9-2-4)。

当两只眼注视一个外界目标的时候,另一些略远或略近于注视点的目标,虽然没有刺激视网膜的对应点,只要刺激到对应点附近一定范围内的视网膜成分,也能产生双眼单视。即当注视一个目标的时候,远于或近于注视点的目标,在两眼视网膜上形成的物像没有超出双眼的融合范围,也会产生双眼单视。视网膜对应点附近这个很小的范围称为 Panum 空间。有人报告视网膜中心凹部位的 Panum 空间小于 5′视角,在偏离中心凹水平方向 10°时,Panum 空间可达 10′视角。偏离中心凹越远,Panum 空间越大。

6. 融合功能　融合功能在眼肌学上有两个不同概念,即知觉性融合和运动性融合。

知觉性融合是指大脑视皮质把落在两眼视网膜对应点上的物像综合成一个完整的影像,而且还能在视空间内确定这个物体的方向,这个物体位于视网膜对应点的视觉方向上。知觉性融合形成的条件就是双眼视觉形成的基本条件,知觉性融合的范围是建立在两眼视网膜对应关系和 Panum 空间的基础上。

运动性融合是指物像偏离视网膜对应点时,会产生眼球运动,使偏离对应点的物像重新回到对应点上来,以保持知觉性融合功能。Panum 空间以外的视差刺激能够产生融合性眼球运动,两眼运动方向相反,即集合与散开运动。临床上测定的融合范围属于运动性融合范畴。运动性融合与知觉性融合不同,它是周边视网膜(除视网膜中心凹以外的视网膜)特有的功能。

7. 视网膜竞争(retinal rivalry)　当两只眼视网膜对应区域的物像不同或相差悬殊的时候。例如,物像的轮廓、亮度或颜色不同,两个物像不能融合,则发生视网膜竞争现象。在同视机里很容易观察到视网膜竞争现象。两只眼分别看不同的画片,两张画片不能融合,一会儿看见这一张,一会又看见另一张图片,或者看到两张画片互相镶嵌,但是,不能同时看见两张完整的画片。例如,两只眼看两张互相垂直的条栅画片,观察者可能看到一张由许多小块互补的条栅,呈镶嵌状。

视网膜竞争是双眼视的基础,不同的刺激同时兴奋视网膜的对应区域,不能产生融合,两种刺激出现在相同的视觉方向上,即两个不同的物体定位在相同的地方,这样会出现视觉矛盾和混淆,为避免视觉混淆,一只眼看到的物像暂时被抑制,或两只眼看到的物像交替抑制或视野中局部出现交替抑制,抑制发生在哪一只眼取决于双眼的优势状态。了解视网膜竞争现象以后就很容易理解斜视性抑制和屈光参差性抑制。

8. 生理性复视(physiologic diplopia)　位于双眼单视圆上的目标成像在视网膜的对应成分上,都能融合为单一物像。如果一个目标不是位于双眼单视圆上,而且超出一定范围,则两个物像落在视网膜非对应成分上,便出现复视,称为生理性复视。

具有正常双眼单视功能的人很容易发现生理性复视。当我们平视远处目标的时候,把铅笔放在双眼正前方,铅笔与地面垂直。这时候,我们会发现铅笔出现双像。如果闭上右眼,左侧的物像消失;闭上左眼,右侧的物像消失。这类复视称为交叉复视(crossed diplopia)。因为右侧物像来自左眼;左侧物像来自右眼。如果我们注视铅笔,远处的物体便会出现复视。这时候,闭上右眼,右侧物像消失;闭上左眼,左侧物像消失。这种复视称为非交叉复视(uncrossed diplopia)或同侧复视(homonymous diplopia)。因为右侧的物像来自右眼;左侧的物像来自左眼。了解生理性复视对诊断麻痹性斜视或治疗共同性斜视是很有帮助的(图 9-2-5)。

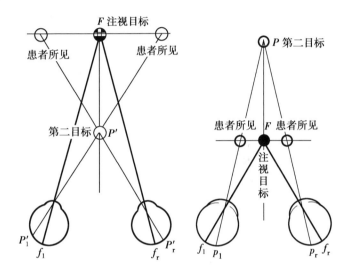

图 9-2-5　生理性复视示意图

9. 立体视觉(stereoscopic vision)　立体视是一种高级的双眼单视功能。在同时视和融合功能的基础上形成的独立的双眼视功能,是三维空间的深度知觉。由于人类两只眼睛相距约 60mm,在观察立体目标的时候,两只眼是从不同角度观察这个目标的,左眼看到目标的左侧部分多一些,右眼看到右侧的部分多一些。这样左右眼视网膜上的物像存在一定的差异,造成两只眼视觉上的差异,即双眼视差。两眼视网膜非对应部位的视觉刺激,以神经兴奋的形式传到大脑皮质,便产生立体视觉。

当头位正直,双眼注视一个目标的时候,远于或近于注视点的物体,在视网膜上形成的物像存在水平方向的差异,称为水平视差。近于注视点的物体,即位于双眼单视圆以内的物体,形成的水平视差称为交叉视差(crossed disparity),远于注视点的物体,即位于双眼单视圆以外的物体形成的水平视差称为非交叉视差(uncrossed disparity)。位于双眼单视圆周上的物体的水平视差为零,称为零视差。

10. 立体视力(stereoscopic acuity)　称立体视锐度,是人类视觉系统对视差刺激反应的极限,超出此阈值以后不产生立体视觉。立体视力的高低受许多因素影响,同时受各种检查方法的影响。

临床上常用的检查方法分远、近距离两种,远距离的有同视机、Dolman 深径计等,近距离的有 Titmus 偏振光立体图、TNO 随机点立体图、Frisby 立体板,我国颜少明第三代随机点立体视觉检查图等。一般认为立体视力低于或等于 40″或 60″为正常范围。

在临床上融合功能分为三级,这种分级方式是 Worth 于1901 年提出的,为临床诊断和治疗带来许多方便,目前仍然广泛应用。Worth 把融合功能分为同时视(simultaneous perception)、融合视(fusion)和立体视(stereoscopic vision)。利用同视机检查三级功能非常简便。

(三)双眼单视功能失调的后果

如果产生双眼单视的基本条件受到破坏,则会干扰双眼单视的健全发育或者使健全的双眼单视功能发生失调。例如双眼知觉功能或运动功能发生障碍,精神变态性障碍都会造成双眼单视功能失调。随之会产生混淆视和复视,抑制、代偿头位、弱视、旁中心注视和异常视网膜对应等一系列的视觉和运动方面及心理状态的变化。

1. 混淆视(confusion)和复视(diplopia) 当双眼突然出现明显斜视时,空间中不同的物体成像在两眼视网膜的对应点上,例如,两只眼中心凹接受不同方向上的不同物体的刺激,在主观视空间中,两个不同的物体位于同一个视觉方向,即不同的物像互相重叠。这种视觉分辨困难现象称为混淆视(图 9-2-6)。

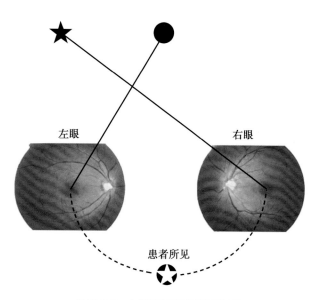

图9-2-6 内斜视患者混淆视示意图

在眼位偏斜时,同一个物体成像在两只眼视网膜的非对应点上,例如,注视眼的中心凹接受正前方物体的刺激,而偏斜眼的周边视网膜接受同一个物体的刺激,两个视网膜成分的视觉方向不同,感觉同一个物体来自不同的视觉方向,把同一物体看成两个物体,称为复视。

常见的复视有两种,即同侧复视和交叉复视。

同侧复视(homonymous diplopia)又称非交叉复视(uncrossed diplopia):同侧复视常见于内斜视患者。当注视眼观察前方物体时,物像落在注视眼视网膜的中心凹,主观视觉方向是正前方;同一物体的影像落到内斜眼鼻侧视网膜,其主观视觉方向位于颞侧视野。这样,右眼(注视眼)看到的物像位于正前方,左眼(内斜眼)看到的物像位于左侧(颞侧),称为同侧复视(图 9-2-7A)。

交叉复视(crossed diplopia):交叉复视常常发生在外斜视患者,正前方物体的影像落到注视眼的中心凹,同一个物体的影像落到外斜眼视网膜的颞侧,两只眼视网膜上的两个物像的视觉方向分别位于正前方和外斜眼的鼻侧视野。也就是右眼看到的物像位于左侧,左眼看到的物像位于右侧(图 9-2-7B)。

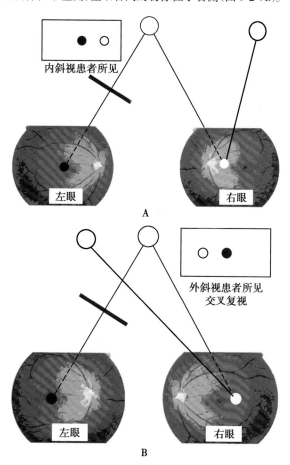

图 9-2-7 水平斜视患者的复视示意图

A. 内斜视患者的同侧复视示意图;B. 外斜视患者交叉复视示意图

用一句简单的话来说明眼位偏斜和复视像的关系:眼(双眼视轴)交叉(内斜视),影(物像的视觉方向)不交叉(同侧复视);影(物像的视觉方向)交叉(交叉复视),眼(双眼视轴)不交叉(外斜视)。

复视和混淆视常常发生在显斜视患者,主诉中经常没有混淆视的症状,多有复视症状。但是,两只眼视网膜中心凹的物像不同,发生重叠,会给患者带来严重的困扰。知觉系统和运动系统会采取各种代偿机制避免出现复视和混淆视。有些患者可能采取特殊的异常头位,使复像距离缩小或消失,恢复融合功能,或加大复像之间的距离以减轻困扰。年幼的儿童则很快出现偏斜眼视网膜抑制。

2. 抑制（suppression）　抑制是指在双眼状态下，一只眼的视觉印象消失，目的是消除复视和混淆视的困扰。多数学者认为其发生机制是皮质水平的主动抑制。也有人认为抑制发生在视网膜水平。斜视患者的偏斜眼抑制的范围、深浅变异很大，但是不累及整个视网膜。患者难以忍受复视和混淆视的干扰，努力通过各种途径，消除或减弱复视和混淆视的干扰。最常见的代偿方式有两种：第一是选择代偿头位；第二是单眼抑制。采取代偿头位，借以减少视轴偏斜，使两只眼视网膜上物像之间的距离尽量缩小，恢复融合功能。在头部转向麻痹肌的作用方向的时候，支配麻痹肌和协同肌的神经冲动增加，再动用运动性融合，使视轴恢复平行，恢复双眼单视。如果动用以上代偿方式，仍然不能恢复视轴平行，在婴幼儿或年幼的儿童，则常常出现单眼抑制，从皮质水平上出现抑制，在意识上，斜视眼接受的物像消失，融合功能遭到破坏。

为了避免复视和混淆视，在偏斜眼的视网膜上，有两个重度抑制区出现：一个是斜视眼的中心凹暗点，另一个是注视点暗点，即"假黄斑"上的暗点。所谓的"假黄斑"，即斜视眼的一个非黄斑区，与对侧注视眼黄斑区相对应的视网膜部位。这个部位的视网膜与对侧眼黄斑接收的是同一个物像，即注视点的物像。这个部位产生的暗点称为注视点暗点。后一个暗点面积比较大，有时能够覆盖盲点到黄斑整个区域，形成一个椭圆形大暗点。这个暗点的抑制也比较深。有人称这个暗点为Harm暗点。这两个暗点或者两者融合后的大暗点属于功能性暗点（图9-2-8）。

3. 弱视（amblyopia）　偏斜眼的视力经常处于抑制状态下，日久则产生弱视。弱视的程度与患者发生弱视的年龄有关系，发病越早，弱视越重，视觉系统发育的可塑期（9~12岁）过后不

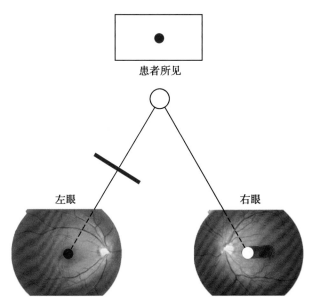

患者所见

左眼　　　　　　　　右眼

图9-2-8　内斜视患者单眼抑制示意图

患者右眼内斜视，右眼的视网膜出现黄斑中心凹抑制和注视点抑制，两个暗点融合起来，也称为Harm暗点。当患者注视前方点光源的时候，左眼通过红玻璃能够看到正前方一个红灯，灯光成像在右眼的抑制区，未觉察到灯光。所以患者只能看见一个红色灯光

容易发生弱视。弱视的程度与双眼的屈光状态与斜视的类型有关系。例如，屈光参差的患者当中，有些人一只眼近视度数较大，而另一只眼是低度近视或低度远视，他们看近时用近视度数较大的眼，看远时用另一只屈光不正较轻的眼；又如，固定性内斜视患者，有时候用右眼看左侧物体，用左眼看右侧的物体。这些患者间歇地应用或交替地应用两只眼，单眼视力可能正常或者弱视程度较轻。

内斜视的弱视程度较外斜者重，一般地说，外斜视发病比内斜视晚，而且多有间歇期，所以外斜视患者双眼视觉发育较好，而且有一定的融合功能。外斜患者的眼位及时矫正以后，重建双眼单视的可能性较大。

4. 异常视网膜对应（abnormal retinal correspondence，ARC）　在知觉适应过程中，有两种代偿形式，一是视觉抑制，这样复视和混淆视随之消失；二是两只眼的视网膜成分建立新的对应关系。第二种代偿形式不仅消除了复视和混淆视，而且偏斜眼视网膜成分的主观视觉方向发生改变，抑制得到解除，两只眼视网膜成分建立新的对应关系，又恢复一定程度的双眼视觉。

在双眼状态下，斜视眼黄斑外的一个区域获得新的主观视觉方向，注视眼（非斜视眼）黄斑区的主观视觉方向相同，这两个点成为对应点。而两只眼的黄斑中心凹不再具有相同的主观视觉方向，便形成了异常视网膜对应关系。

在幼年时期，异常视网膜对应是一种适应形式。不仅注视眼的黄斑和斜视眼黄斑外的视网膜成分建立新的对应关系。同时，周边视网膜也随之建立相应的新的对应关系。一个斜视患者除去异常视网膜对应之外，可能还存在抑制和弱视，一个患者几种异常的知觉状态可能同时存在。

异常视网膜对应形成的条件：

（1）视觉系统的可塑性：在出生后关键期和可塑期内，特别是关键期内，知觉视觉系统（sensory visual system）存在一定的可塑性，才能形成异常视网膜对应。这种可塑性随着年龄的变大，逐渐降低。所以，只能在年幼的时候，眼位发生偏斜，才能产生异常视网膜对应。有的作者指出，在18月龄之前，经过长时间的适应，确实主观斜视角和客观斜视角的大小能够发生改变。敏感期可以延长到6~9岁（各家看法不一），这个敏感期和弱视形成的敏感期是相同的。成人之后，视网膜对应关系不再发生改变。即使发生眼位偏斜，正常的视网膜对应也会继续维持。因为人类的异常视网膜对应没有通过实验获得的，敏感期的准确年龄不十分清楚。通过临床治疗，使异常对应改变成正常对应关系的年龄是个参照指标。

（2）异常视觉环境足够长：在漫长的异常视觉环境中，视网膜不断获得异常刺激，使原有的（固有的）视网膜-外膝体-视皮质之间关系被打破。因为，视网膜-外膝体-视皮质之间的固有关系也是非常稳固的，新的异常的视觉环境必须维持足够长的时间，原有的对应关系才能被打破，新的对应关系才能建立。即使新的对应关系已经建立，原有的正常视网膜对应关系也可能像一棵大树的根一样，在土壤里"深深掩埋起来"。一旦给予适当的视觉刺激，就可能立即显现出来。

（3）斜视比较角小：斜视度比较小的内斜视患者容易形成异常视网膜对应，通常斜视度在 $15^\Delta \sim 20^\Delta$，一般不超过 30^Δ。斜视度数比较小，注视点上的目标刺激视网膜部位比较靠近斜视眼的黄斑中心凹，知觉状态比较好，容易形成新的对应关系。即使是先天性的、发病非常早的大角度内斜视，注视眼黄斑中心凹接收的物像，同时刺激斜视眼周边视网膜的某一个区域，这个区域距离斜视眼黄斑中心凹太远，视网膜成分的空间分辨能力太低。即使视觉皮质接受之后，也很难形成融合功能。斜视度小于 10^Δ 的微小斜视，有的用遮盖法很难发现显性斜视，患者具有异常视网膜对应，由于异常对应点位于斜视眼黄斑中心凹附近，这种对应关系非常牢固，具有相当好的融合功能。

（4）斜视角稳定：斜视一旦产生，斜视角必须稳定，注视点的目标（实际包括视野中所有的目标）才能连续刺激斜视眼某一个部位的视网膜成分。如果斜视角不稳定，斜视度不断变化，则不能连续刺激新的、相互对应的视网膜成分，不能达到足够的刺激时间，则不能形成异常视网膜对应。间歇性斜视患者不容易形成异常视网膜对应。

（5）注视眼稳定：某一只眼是注视眼，另一只眼是偏斜眼。这种眼优势关系扎根在视觉皮质，表现出注视的主、次关系，这种关系不能随机改变，一旦改变，就需要相当长的时间，在临床上见到的异常视网膜对应者多为单眼斜视，注视眼总是处于优势状态；比如屈光参差性斜视患者容易形成异常视网膜对应，而交替注视者多维持正常视网膜对应。

（6）异常视网膜对应的形成需要一个过程：原有的视网膜对应关系消失，新的对应关系建立。因为没有实验支持，确切的变化过程也是一个值得研究的问题。在异常双眼视觉研究的过程中，观察到不同的异常双眼视觉形式，罗列出来，供大家参考。也许是双眼视觉变化过程中，不同阶段，不同的表现形式。

用同视机检查一位恒定性外斜视患者，检查结果可能是视网膜广泛抑制，或者称为视网膜对应缺如，用其他仪器的检查，结果也是两只眼的视网膜（中心视野）没有同时知觉。但是，斜视矫正手术后，患者原有的正常视网膜对应关系依然能够得到恢复，甚至，恢复到接近正常水平。这一点说明，在视觉发育期，患者曾经有过双眼正位，曾经接受过正常的视觉刺激，正常视网膜对应关系已经确立。

5. 视网膜对应缺如　在双眼状态下，斜视眼视网膜的中心视野存在大面积的抑制，只有周边视网膜没有抑制。比如外斜视，只有鼻侧周边视网膜不存在抑制，用同时视觉画片检查主观斜视角，患者确实两只眼能够同时看到两张画片。无论把两侧镜筒调整到哪个位置，两张画片之间的距离很远，不能靠拢，更不能重合。经过治疗，这种视网膜对应缺如的转归是什么样呢？一般地说，有两种不同的结果：其一是双眼视觉不能恢复；其二是曾经是间歇性外斜视的患者，经过漫长间歇期的、成人之后，表现出上述视网膜对应缺如的现象。经过斜视矫正手术治疗之后，眼球完全恢复正位，有的患者能够恢复正常的双眼视觉，立体视觉也可能够恢复正常。

（牛兰俊）

第三节　眼球运动和双眼视觉检查法

要点提示

1. 临床常用的斜视角定量检查是角膜映光法和三棱镜遮盖试验法，当单眼盲和单眼视力低下、不能注视的患者采用三棱镜角膜映光法（Krimsky method）。同时注意排除眼睑大小和头位异常对眼位的影响。

2. 斜视主要知觉检查包括复视检查、马氏杆检查、视功能检查；运动检查包括单眼和双眼眼球运动检查、Parks 三步检查法、同视机检查和集合开散等检查。

一、眼睑及睑裂

在各项检查以前，应该注意观察患者两只眼的睑裂、内眦以及外眦的形态，特别是睑裂的长度、宽度以及睑裂的方向。在正常情况下上眼睑随眼球的转动而移位，当眼球上转时，上眼睑随之上升，眼球下转时，上睑随之下落。故而垂直斜视患者的双侧睑裂不等大。在这种情况下，首先应凭借内外眦连线来判断上睑的位置，然后令患者分别用左右眼注视来鉴别是真性下垂还是假性下垂。先令患者用高位眼注视，此时低位眼的上睑呈下垂状，再令其用低位眼注视，若低位眼的睑裂开大至正常，说明其为假性下垂，反之则为真性。上直肌麻痹时常常伴有真性上睑下垂。在双上转肌麻痹而导致的假性上睑下垂者，当患者用麻痹眼注视时，大脑需发出更强的神经冲动，根据 Hering 法则，健眼也接受到同样强的神经冲动而使眼球上转更加明显，睑裂过度开大，对于假性上睑下垂患者施行上睑提肌手术是错误的，只有行眼外肌手术矫正垂直斜视后，才能纠正上睑下垂。

Marcus Gunn 现象患者在咀嚼或移动下颌时，下垂的上睑抬起，睑裂开大。Duane 综合征患者在眼球内转时，出现眼球后退的同时还表现出上睑下垂，睑裂变小。

二、头位异常

由于各种原因，人的头部向一侧肩头倾斜，或是面部转向一侧，俗称"歪头"或"歪脖子"，专业术语称之为"斜颈"。

斜颈的原因很多，通常分为三大类：眼性斜颈、外科斜颈和耳源性斜颈。所谓眼性斜颈，是由于斜视引起斜颈，当头部倾斜到这个位置，具有代偿眼外肌力量不平衡的作用。在代偿头位状态下，患者能够获得双眼融合功能。所以无论是先天性或是后天性的斜视引起的斜颈，只要遮盖患者的一只眼，消除融合功能，歪头通常可能减轻或消失。与外科斜颈相鉴别时，单眼遮盖法具有一定的参考价值。

麻痹性斜视患者常用代偿头位来避免复视，少数患者因融合无望而采取相反头位来加大复像距离，减少干扰。代偿头位包括三方面：头颅的倾向，颜面的转向以及下颌的上抬或下收。例如，在右眼内直肌麻痹时，患者常将脸转向左侧，双眼转向右侧，以避开麻痹肌的作用方向，从而避免复视；在右眼上斜肌麻痹时,患者常将头倾向左肩,同时脸也向左转,下颌内收,代偿右眼上斜视,采取这种头位便能避开麻痹的上斜肌的作用方向。A-V型斜视,患者可以通过下颏上举或是内收的方式,使双眼正位消除复视,保持融合功能。

眼球震颤的患者也常有异常头位,例如当水平震颤患者在右侧有一中间带时,患者就会表现出面向左转,双眼向右注视的异常头位。总之,患者选择合适的异常头位,最终收到的效果是避开视轴分离的方向,使麻痹肌与直接拮抗肌以及其他眼外肌的力量保持相对的平衡,两只眼的视轴维持平行,消除复视,保持融合功能。

三、斜视角检查

检查斜视度数的方法分两类:客观检查法和主观检查法。客观检查法分为角膜映光法(corneal light reflex test)、遮盖法(cover test)。主观检查法分为单视标(不同物像)检查法(dissimilar image tests)和双视标(异样视标)检查法(dissimilar target test)。临床上最常用的,斜视角大小的度量单位有度和三棱镜度。

(一) 角膜映光法

是一种检查眼位和测量斜视角最简单的方法,由于其方便易行,在临床中广为使用。

1. Hirschberg检查法 检查者与患者对面而坐,令患者注视前方33cm处点状光源,然后观察光点映在患者角膜上的部位。若光点落在双侧瞳孔中心,表明无明显斜视,若光点落在瞳孔中心的鼻侧表明有外斜视,在颞侧则为内斜视,上斜视和下斜视以此类推。判断斜视角大小的方法如下:光点位于瞳孔缘内为15°、瞳孔缘外为25°~30°、角巩缘处为45°、瞳孔缘与角巩缘连线的中点处为35°,角巩缘外为>45°(图9-3-1)。

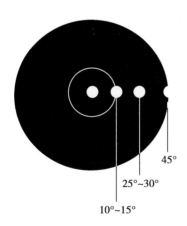

45°

25°~30°

10°~15°

图9-3-1 角膜映光法示意图

对于少数有Kappa角的患者,单纯使用角膜映光法检查不能正确判断眼位和斜视角的大小。当视轴与瞳孔轴之间存在有夹角时就出现Kappa角。若视轴位于瞳孔轴的鼻侧,角膜映光点就落于瞳孔中心鼻侧,造成外斜视的假象,此为正Kappa角;当视轴位于瞳孔轴颞侧时则为负Kappa角,患者表现为"内斜视"。Kappa角多为双侧性,亦可为单侧。为了避免Kappa角的存在而引起误诊或漏诊,常常在行角膜映光法检查时配合

使用遮盖试验。如果需要进一步准确测出Kappa角的度数,需要用弓形视野计。令患者坐于视野弓后,被测眼正对视野弓的中心点,将另一眼遮盖。检查者手持一聚光电筒,放在自己的注视眼前,沿视野弓缓慢移动。此时嘱患者一定注视好中心点。当光点落在患者角膜中心时,电筒位于视野弓处的度数即为这只眼的Kappa角的度数。

准确测量Kappa角的目的是为使手术设计更为合理。斜视矫正术对于儿童是为了尽早使双眼视轴平行,建立双眼单视功能;而对于成年人则主要是为了美容。故此在施行手术时,前者应准确按照斜视角大小来设计,对后者则应考虑到Kappa角对外观的影响,以获得更为满意的效果。

此外,使用角膜映光法不能打破患者双眼的融合,例如间歇性外斜视,就常常可能漏诊。在检查看远时的斜角时,由于双眼外转,检测不可能十分准确。

2. 三棱镜角膜映光法(Krimsky method) 最常用的是把三棱镜放置在注视眼前,不断调整三棱镜的度数,通过观察患者两只眼角膜映光点的位置,直至注视眼和斜视眼角膜映光点的位置都移动到瞳孔中央。确定斜视是否得到中和。所用三棱镜的度数,就是患者的斜视度。适用于单眼盲和单眼视力低下、不能注视的患者。斜视眼是中心注视或是旁中心注视也不影响检查结果。

(二) 遮盖试验

交替遮盖试验主要是发现斜视,但不能区分隐斜与显性斜视。遮盖去遮盖试验区分隐斜和显性斜视。

1. 交替遮盖试验 双眼正位时,每一只眼均能注视目标,无论遮盖哪只眼均不能引起对侧眼的注视移动。当遮盖注视眼时,斜视眼由偏斜方向向注视方向移动,因此可确定是否存在斜视。嘱患者注视前方33cm或6m处目标,然后用挡眼板交替遮盖患者的一眼,使另一眼交替注视目标,观察判断未遮盖眼的移动方向和幅度,由外向内移动为外斜视,反之为内斜视,垂直方向则为上斜视或下斜视。斜视角越大则移动的幅度越大。

2. 遮盖去遮盖试验 单眼遮盖去遮盖试验,可检查出双眼被融合机制控制的偏斜。令患者注视前方33cm或6m处目标,检查者用挡眼板遮盖一眼,打破融合功能,被遮盖眼发生偏斜,当去除遮盖时,检查者观察判断被遮盖眼在去遮盖板后是否已经发生偏斜,并在去遮盖时形成一个融合运动,回到正位为隐斜;由外向中移动,则表示有外隐斜,反之为内隐视,同样道理可以检查垂直斜视。如果检查者用挡眼板遮盖一眼,使融合功能消失,去遮盖眼出现偏斜不能回到正位,而是处于斜视位或交替斜视,则为显性斜视。

(三) 三棱镜遮盖试验

是一种采用遮盖试验联合三棱镜定量测量斜视度的常规方法,用三棱镜可以准确地检查斜视角的大小。分为三棱镜交替遮盖试验(priam and alternate cover test)和三棱镜遮盖去遮盖试验(prism cover-uncover test),注视目标采用小型调节视标或点光源。

斜视眼视网膜上注视目标的物像向黄斑中心凹移位,当三棱镜的度数逐渐变大,注视目标的物像也逐渐接近黄斑中心凹;做遮盖试验时,引起的眼球运动幅度也逐渐缩小。当三棱镜的度数等于患者的斜视度的时候,注视目标的物像恰好落到黄斑中心凹上。中心凹的导向功能为0,中心凹是导向功能的原点。再做遮盖试验,眼球就不再出现运动,说明三棱镜中和了患者的斜视度,所用三棱镜的度数代表患者的斜视度。使用三棱镜时,应尽量将镜块靠近患者的眼睛,并尽可能避免将镜块叠加使用,以减少误差。还可以分别定量的测量九个诊断眼位上的斜视度以帮助判断分析。

令患者注视前方33cm或6m处的目标,将三棱镜置于偏斜眼前。外斜视须将三棱镜底向内,内斜视底向外,上斜视底向下,下斜视底向上,然后做交替遮盖试验或遮盖去遮盖试验,逐渐加大棱镜度数,直至遮盖注视眼时,偏斜眼不再移动为止,此时三棱镜的度数即为斜视角的大小。所测得的斜视角以三棱镜度表示。用三棱镜中和法检测斜视角能充分去除双眼融合,也不须考虑Kappa角,是一种能准确测量斜视角的方法,但对那些一只眼为盲眼或者是重度弱视而不能注视的患者难以采用。Krimsky试验可在一定程度上解决这个问题。

(四) 弓形视野计法

所测得的斜视角同角膜映光法一样为弧度。检查时患者端坐于视野计后,斜视眼对准中心,注视眼注视6m处目标或视野弓中心,检查者持一点光源沿视野弓移动,当光点落在偏斜眼瞳孔中心时视野弓上所示度数即为斜视角的大小。这种方法较为麻烦,又不准确,且目前手术设计多以三棱镜度计算,故已少用。

(五) 马氏杆检查

主要用来检查隐斜,如加用三棱镜还可准确测定隐斜度数。将马氏杆横放于非注视眼前,另一眼注视前方6m处点光源,此时非注视眼透过马氏杆看到的是一条垂直亮线。如无隐斜,灯线重叠,当灯不在线上时,表明患者有隐斜。外隐斜时灯线交叉,内隐斜时两者为同侧分离。检查垂直隐斜时,将马氏杆垂直放于非注视眼前,看到的是一条水平直线,如果注视眼所看的光点与这条线不重叠,表明患者有垂直隐斜。光点在线上方,非注视眼为高位眼,反之为低位眼。若在检查时,在非注视眼前同时加三棱镜,还可准确测出隐斜度数。装有旋转三棱镜的马氏杆就是这个原理,只是使用起来更加简便。

(六) 同视机检查

可以测量看远时的主观与客观斜视角。令患者坐在同视机后,双眼通过镜筒分别注视前方,检查者将一套Ⅰ级画片分别插入两个镜筒内,然后移动镜头角度,直至患者将两张画片重合为一个画面,此时同视机刻度盘上所示的度数即为患者的主观斜视角。有些患者没有双眼同时视,或者有异常视网膜对应,则需要测定客观斜视角。令患者注视其中一张画片,检查者移动斜视眼前的镜头,至光点正落于斜视眼角膜中心时,交替点灭双侧镜头内的光源,注意眼球有无转动,如仍有转动,可稍加调整镜头角度,至双眼完全静止时,刻度盘上所示的数字即为客观斜视角。

四、异向运动检查

(一) 集合近点检测

将一把小尺置于患者一眼的眼眶外侧缘,O点对准外眦角,检查者手持一只削尖的铅笔,在患者前方由远向近缓慢向其鼻尖移动,要患者双眼注视笔尖,检查者注意观察患者双眼的表现。患者双眼随着笔尖的移近而逐渐向鼻梁靠拢,当其中一只眼不再向内转动而是向外转时,此时铅笔尖所对尺的部位即为患者的集合近点。集合近点在5~10cm为正常,>10cm为集合不足,<5cm为集合过强。

(二) 分开测定

有两种方法,一种是三棱镜法,将三棱镜底向内置于患者一只眼前,令患者双眼注视远处目标,逐渐加大三棱镜度数,至前方目标分开时的度数即为患者的分开力。为了方便起见,常用三棱镜串镜。第二种方法是同视机法,用Ⅱ级画片测定患者向外转的幅度。

五、AC/A 的测定

(一) 隐斜法

由于其简便易行而最为常用。首先要矫正患者的屈光不正,然后用三棱镜和遮盖试验先后测定患者看远及看近时的斜视角,将所得数值代入公式 AC/A= 瞳孔距离(cm)+(△近－△远)/3。公式中外斜用"－"表示,内斜用"+"表示。举例:

看近斜视角为 $-30^{\triangle}$,看远斜视角为 $-45^{\triangle}$,瞳距为 6cm,则

$$AC/A=6+ \left[(-30)-(-45) \right]/3=11$$

(二) 梯度法

利用凸、凹透镜对调节的作用,分别测定患者在加镜片前后的斜视角,然后代入公式 AC/A=(△后－△前)/D。公式中 D 为所插镜片的度数。

举例:给患者双眼前加 -2D 镜片后测得斜视角为 $+8^{\triangle}$,其原来的斜视角为 $-2^{\triangle}$,则

$$AC/A=\left[+8-(-2) \right]/2=5$$

(三) 同视机法

用Ⅰ级画片,首先测定患者的自觉斜视角,然后在患者前加 -3D 的凹透镜。重复前一检查,然后将两次的结果代入公式

$$AC/A=(\triangle 2-\triangle 1)/3$$

六、眼球运动检查

通过检查眼球运动可以判断眼外肌的功能。

(一) 双眼运动(version)

首先检查双眼运动,令患者双眼追随目标,先后向两侧做内转、外转,然后做鼻上、颞上及鼻下、颞下方向的转动。检查双眼在眼外肌的六个单一作用方向上的运动是否同时、等力、平行和协调,各条肌肉有无功能亢进或减弱的现象。

(二) 单眼运动(duction)

在双眼运动检查发现异常后,还应进行单眼运动的检查,特别是在怀疑两条或两条以上的肌肉麻痹时,更是如此。当眼

球内转时,瞳孔内缘到达上、下泪小点连线为内直肌功能正常,超过者为亢进,未达到则为力不足。眼球平行外转时,外侧角膜缘到达外眦角者为外直肌功能正常,不到位或跳跃到达者均为外直肌肌力不足。眼球做水平运动时出现向上或向下的趋势,则表示相应的垂直肌肉有病变。例如上斜肌麻痹时,患眼在内转时同时还有向上的运动;在上直肌麻痹时,患眼在外转时同时伴有下落现象。

(三) Bielschowsky 歪头试验

Bieschowsky 歪头试验是通过头部向右肩或是向左肩倾斜诱发眼球旋转,观察一对旋转方向的协同肌的力量平衡状况,上直肌和上斜肌的协同作用使眼球内旋;下直肌和下斜肌协同收缩使眼球外旋。除旋转作用之外,在垂直方向上,这对协同肌变成拮抗肌。当眼球右旋或是左旋的时候,两只眼的四条垂直肌肉同时收缩,其中某一条肌肉麻痹之后,支配该肌肉的神经冲动会增强,同一肌组的另一条正常肌肉同时接受超常量的神经冲动,收缩力量增强,帮助受累的肌肉,代偿其旋转功能的不足,伴随而来的是两者的垂直作用就失去平衡,表现出眼球上转或下转,垂直斜视变大。

在检查垂直性麻痹性斜视时,常需要用这一体征来做鉴别诊断。当头向一侧肩部倾斜时,由于前庭反射,双眼发生旋转,同侧眼内旋,对侧眼外旋。无论是内旋还是外旋,都是由两条肌肉协同完成的,因而当某一条垂直肌发生异常,在头向肩部倾斜时,其协同肌的作用就会表现得十分突出而暴露出麻痹肌。以右上斜肌麻痹为例,当令患者头向右肩倾斜时,右眼发生内旋,此时参与这一动作的肌肉为右眼上直肌和上斜肌,由于上斜肌的麻痹,而使上直肌占有优势,上直肌的主要功能为上转眼球,因此右眼在内旋的同时还表现出上转。

(四) Parks 三步检查法

这是诊断垂直肌麻痹的特殊眼外肌运动检查法,分为三步:①利用角膜映光法或遮盖去遮盖试验找出原在位时的高位眼;②双眼做水平转动,明确向右转动还是向左转动时垂直偏斜更明显;③做 Bielschowsky 歪头试验,令患者头先后向两肩倾斜,看向哪侧倾斜时垂直分离更明显。即 Parks 三步检查法是分为三步进行检查,正确地回答这三个问题之后,最终就能得出正确诊断。

第一问:原在位是否存在垂直斜视? 哪一只眼是高位眼? 哪一只眼是低位眼?

第二问:向左侧注视或是向右侧注视,垂直斜视的度数变大?

第三问:头部向右肩倾斜或是向左肩倾斜的时候,垂直斜视的度数变大。

举例说明,左眼上斜视,可能的麻痹肌有左眼的上斜肌和下直肌,右眼的上直肌和下斜肌。令双眼做水平转动,若向右转时分离加大,则可能的麻痹肌中去除了向左转的肌肉,仅剩左眼的上斜肌和右眼的上直肌。再令患者头先后向两侧肩部倾斜,若向左肩倾时左眼明显升高,此为 Bielschowsky 征阳性,即可明确诊断左眼上斜肌麻痹;反之若向右肩倾时,右眼下落明显,分离加大,则麻痹肌为右眼上直肌(图 9-3-2)。

七、复视检查

麻痹性斜视患者常有复视,准确检查和分析复视像有助于正确诊断麻痹肌肉。

(一) 红玻片检查法

复视像检查时把烛光或条形灯作为视标放置在患者的正

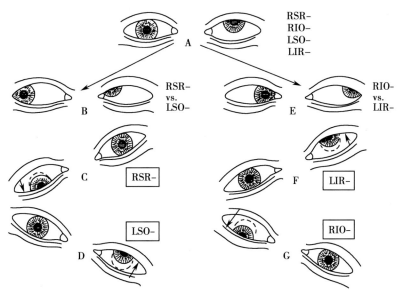

图 9-3-2　诊断左上斜视的三步法

RSR:右上直肌;LSO:左上斜肌;RIO:右下斜肌;LIR:左下直肌

A. 左眼上斜;B. 双眼向右注视;C. 头向右肩倾;D. 头向左肩倾;E. 双眼向左注视;F. 头向右肩倾;G. 头向左肩倾

前方。让患者注视点光源,点光源在注视眼的黄斑中心凹成像,在斜视眼黄斑中心凹以外的视网膜部位成像。如果在视网膜鼻侧成像,鼻侧视网膜成分的主观视觉方向指向颞侧,即空间定位于颞侧视野;如果在视网膜的颞侧成像,则空间定位与鼻侧视野;在中心凹的上方成像,患者感觉物像位于下方;反之物像位于上方。内斜视(外直肌、上斜肌或下斜肌麻痹)的患者出现同侧复视;外斜视(内直肌、上直肌、下直肌麻痹)的患者出现交叉复视;当垂直旋转肌肉发生麻痹的时候,不仅出现水平复视垂直复视,而且还有旋转复视。复视像与眼位的关系是眼交叉(两只眼的视轴交叉,即内斜视),影不交叉(复视像不交叉,右眼看到的物像位于右侧,左眼看到的物像位于左侧,称为同侧复视);眼不交叉(即两只眼的视轴左右分开,即外斜视),影交叉(右眼看到的物像位于左侧,左眼看到的物像位于右侧,复视像交叉,称为交叉复视)。

令患者端坐,头位固定,右眼前放置红玻片。检查者在前方1m处手持一点燃的蜡烛,按照眼外肌的作用方向顺序将烛光置于不同位置,让患者描述所见:看见几个烛光。两个烛光相隔的距离和性质。检查者按其所述记录或绘图,然后按以下要点进行分析:复视是水平还是垂直的,若是水平的还须进一步弄清是同侧还是交叉的;复视像有无倾斜,在哪个方向的复视像距离最大,哪一种颜色的在最外边(周边物像属于麻痹眼)。临床上检查复视像适合于急性麻痹性斜视者。

(二)Hess 屏检查法

令患者端坐在屏前50cm处,头位固定,双眼分别配戴红绿互补颜色的镜片,一般右眼先戴红镜片,手持绿色投射灯去追踪屏上的红灯,使两灯重叠。屏上红灯由检查者控制,按照眼外肌的诊断方位顺序开亮。将绿灯所示图形描在图纸上,记录的为左眼眼外肌状况。然后令患者交换双眼镜片,进行同样检查并记录下右眼眼外肌状况。在图形上向内收缩表示此方向的肌肉功能低下,向外扩张则表示肌肉功能增强。

八、牵拉试验

首先在患者双眼结膜囊内滴以0.5%丁卡因眼液进行表面麻醉,然后进行检查。

(一)被动牵拉试验

检查眼球运动异常的原因,确定是否存在机械性限制因素。例如眼外肌挛缩、纤维化、甲状腺相关性眼病出现的垂直斜视、过量的眼外肌截除、结膜或筋膜囊挛缩或瘢痕等。用有齿镊夹住靠近角膜缘处的结膜,依次向各个方向牵拉眼球,如眼外肌有抗力,眼球不能到位,说明眼外肌发生挛缩,或有嵌顿等机械性牵制因素存在。被动牵拉实验可以用于手术前、手术中、甚至手术后,为了观察手术前眼球运动的限制性因素是否解除,或者观察手术肌肉是否截短过量,限制眼球运动。

眶底骨折造成眼外肌嵌顿、眼外肌纤维化与上转肌麻痹的鉴别。前两者向上牵拉眼球阻力增大,被动牵拉实验阳性;单条上转肌或双上转肌麻痹,下方没有限制因素,向上牵拉眼球不受限,被动牵拉试验阴性。

Brown 综合征与下斜肌麻痹的鉴别诊断。Brown 综合征表现为,在患眼处于内转位的时候,向上牵拉眼球,眼球仍然不能上转。如果内转时向上牵拉,眼球上转不受限则考虑为下斜肌麻痹。

(二)主动收缩试验

检查者用有齿镊夹住结膜后不要施力,令患者转动眼球,通过镊子来感受眼外肌收缩力的强弱。检查时令患者顺序向眼外肌作用的六个方向扫视,以检查各条眼外肌的功能,并应做双眼比较。

(三)预测患者在行斜视矫正手术后是否可能出现复视

令患者平卧,注视上方点状光源。检查者用有齿镊夹住非注视眼角膜缘外3mm以内处的结膜,将眼球牵拉至正位,此时询问患者是否有复视。如果有复视,还应询问复视的性质,患者能否分清真假及能否耐受。如果无复视,应该进一步牵拉眼球至矫正位,检查耐受范围。必要时可缝一牵引线,将眼球牵拉至正位,然后用胶布将线固定在面部皮肤上,令患者起身走动,进一步观察是否有复视及对复视的耐受程度。若患者出现不能耐受的复视,则手术不宜施行。

九、双眼视功能检查

最常用检查方法有 Worth 四点试验、Bagolini 线状镜试验、同视机检查法和后像法等检查双眼视觉功能状况。

(一)Worth 四点试验

这是利用红绿互补的原理粗略判断双眼视功能的一种检查法。令患者配戴一副红绿眼镜,右红左绿,双眼同时注视前方的四点,上方的一点是红色,下方是白色,左右两点为绿色。查近时,检查者手持四点电筒置于患者眼前33cm处,看远时将专门配置的四点光屏置于6m处。检查结果若是:①同时看见四点,有双眼单视;看见两红两绿者右眼是主视眼,三绿一红者左眼是主视眼;②只看见两个红点,表明左眼发生抑制;③只看见三个绿点为左眼单视,右眼抑制;④看见五个点,三绿二红,表明患者有复视(图9-3-3)。

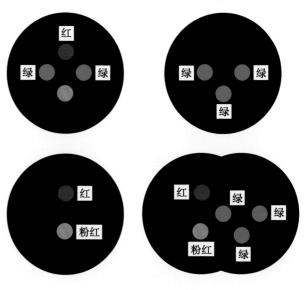

图9-3-3 Worth 四点试验结果示意图

（二）Bagolini 线状镜试验

应用线状镜检查抑制和异常视网膜对应。检查时无须分离双眼，两只眼同时注视一个点光源目标，在正常状态下，这些注视目标都是能够融合的，所以称之为融合视标。检查时患者须配戴一种磨制有密集细条纹的特殊镜片，透过这种镜片注视前方的光点，光点变成为一条与镜片条纹相垂直的光线，双侧镜片的条纹的方向分别为45°和135°两者相互垂直。检查结果：①患者看到两条光带十字交叉，有两种可能的情况：其一是双眼正位（用遮盖法检查，遮盖-去遮盖法，对侧眼都不出现运动，而且是中心注视），说明患者存在正常视网膜对应。②右眼看到的一条完整的光带，点光源位于中央，左眼看到的光带中央有中断，说明存在左眼中心凹抑制，伴有周边融合功能。③看见两条光线，但不呈中央交叉状，表明患者有复视。④只看见一条光线，表明单眼抑制无双眼同时视（图9-3-4）。

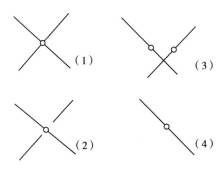

（1）　（3）

（2）　（4）

图9-3-4　Bagolini 线状镜试验

（三）同视机检查

同视机可用于双眼知觉状态和运动状态的检查，还可用于知觉和运动异常的训练和治疗。同视机主要由光学系统、机械系统和电源三大系统组成。可以准确地查出患者具备双眼单视功能的哪一级及其范围。检查时首先测出患者的瞳距，然后令其坐在同视机后，调整好两镜筒的间距和高度，并注意将患者的下颌落实在镜筒下方的下颌托上，前额紧贴镜筒上方的额托，以便在检查过程中能使患者的双眼位置保持固定。然后顺序使用Ⅰ、Ⅱ、Ⅲ级画片检查。

1. Ⅰ级功能　为双眼同时视功能，双眼能同时视物。所用画片为两张完全不同的画面，例如狮子和笼子，拖拉机和房屋。两张画片分别置于双眼的镜筒内，推动扶手如果能使狮子进入笼子或将拖拉机放入房子，两张完全不同的画片融合成一个画面，即表明具有Ⅰ级功能，此时刻度盘上所示即为重合点。在同视机检查时表现为主客观斜视角不一致。用Ⅰ级画片例如狮笼画片，当狮子进入笼子后此为主观斜视角，然后检查者交替或间断点灭一只眼前的灯，若患者眼球转动，即为主客观斜视角不一致。如果两张画片不能融合为一，狮子在逐渐靠近笼子时，却一下跳到笼子的另一侧，此为交叉抑制现象，表明一只眼有抑制。正常Ⅰ级功能的重合点 =0 或 -2°~+2°，主觉斜视角与客观斜视角相差 >3°说明有视网膜对应异常。

2. Ⅱ级功能　为双眼融合力的检测。用两张大体相同，细

节部位不同的画片，此细节部位被称作"控制点"。分别置于患者双眼前，检查患者是否能将两张画片看成一张完整画面，若能便是具有融合功能。然后锁住同视机的双臂，使双臂只能做异向运动。先检查外转融合范围，后检查集合性融合范围，分别记下患者在外转和内转时控制点丢失的位置，两者相加即为他的融合范围。以猫、蝶画片为例，两张均有一只猫，两只猫完全相同。但一只没有尾巴，前方有一只蝴蝶，另一只猫有尾巴而没有蝴蝶，蝴蝶和尾巴即为这一组画片的控制点。把两张画片分别插入并把镜筒放在重合点上时，可看到一张完整画面，即一只有尾巴的猫扑蝴蝶。然后缓缓向外移动镜筒，至两像分开或控制点丢失，记下此时位置，再向内推移镜筒，同样方法得到集合范围，两者相加就是患者的融合范围。正常Ⅱ级视功能（房子树）融合范围 -12°~+26°。

3. Ⅲ级功能　是立体视觉。传统画用两张完全相同，但水平有偏差的画片分别置于双眼前，这种视差经大脑视皮质处理后产生立体视觉。例如画片火车和桥洞，由于视差的作用产生深度感，被检查者可以看出火车是否已通过桥洞在桥的前面，还是尚待过洞在桥的后面。没有立体视觉的人看见的画面为火车在桥下方。随机点立体画片：颜少明同视机随机点立体图对可定量测定立体视觉。

（四）立体视觉检查

检查立体视觉的方法很多，国内使用较多的有 Titmus、Lang、Frisby 和颜少明随机点立体视觉检查图等。

1. Titmus 立体视觉检查图　设计原理是应用偏振光眼镜分离两眼，两眼分别接受有水平视差的图形，转变为神经冲动传递到视皮质，经过大脑对视差的加工和处理，就会产生近距离的立体视觉。临床常用于近立体视的筛查，只能测定局部非中央眼立体视。Titmus 检查图由三组图片和一副偏振光眼镜组成（图9-3-5）。第一组为苍蝇，检查患者是否具有较粗的立体视觉（阈值：3 000″）。第二组为动物定量图，包括三排动物，每排有一个动物存在水平视差，视差分别为：400″、200″、100″。第三组为圆环图，包括 9 套菱形排列的 4 环图，每张图中，有一个圆环水平分裂为两个环，两者存在水平视差。视差从 800″~40″共分为 9 个等级（图9-3-5）。

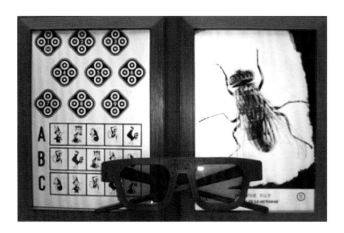

图9-3-5　Titmus 立体视觉检查图

操作方法:首先让被检者戴上偏振光眼镜,将检查图片放于被检者面前,距离为40cm,并与视线垂直。立体图苍蝇的水平视差比较大,可以作筛查用,如果被检查者有立体视觉,就会看到一个有立体感的苍蝇,像展翅飞翔一样;若被检查者无立体视觉,就会看到一个平面图画,没有浮起的感觉。检查儿童时,可以让儿童捏住苍蝇的翅膀,如果受检儿童出现立体感,就会把手伸到苍蝇翅膀的上下两侧,去捏翅膀;如果没有立体视觉,患儿就会把手指按到立体图的纸面上,不是捏苍蝇翅膀,而是按苍蝇的翅膀。

第二用动物定量图检查,检查时间儿童哪一个动物是站出来的,要求儿童依次辨别出较为突出的一个动物,记录最终识别的立体视力。这些动物图像包含误导线索,双眼观看时每一排均有一动物颜色较重,无立体视的儿童会说这个动物是站出来的;第三用圆圈定量检查图,检查时要求儿童依次辨别出较为突出的一个圆圈,记录最终识别的立体视力。

在临床上,应用Titmus立体视觉检查图做双眼视功能筛选,由于单眼视觉线索的干扰,检查结果可能出现假阳性。表现为患儿看到的是其中一个圆圈与其他圆圈不一样或偏位的圆圈,说明不具有辨认立体图像能力。有以下几个方法可以鉴别:

(1)遮盖一只眼:遮住受检者一只眼,再看大苍蝇,询问受检者是否仍然存在立体感。如果仍然存在立体感,检查结果可能是假阳性。

(2)把立体图旋转90°,这个时候图片的水平视差消失,受检者的立体感也应该随之消失。如果受检者仍然存在立体感,检查结果可能是假阳性。

(3)把立体图倒转方向,原来的交叉视差就会变为非交叉视差,突起的图形变为凹陷的图形。若患者的回答能随之改变,说明患者有立体视觉,否则没有立体视觉。

2. Lang立体视觉检查板 Lang检查图为一张随机点立体图,其表面为圆柱透镜板。在随机点图片中隐藏有汽车、五星和猫等图形,分别具有不同的水平视差,反映不同等级的立体视力。利用柱镜折光的原理分离双眼,双眼可以分别看到测试卡上具有水平视差的图像。

检查方法:检查时,将检查板放于被检查者面前,视线与检查板垂直,头部保持不动,检查距离为40cm,以避免产生单眼线索。让被检者指出板上无图案,有什么图案,各个图案与检查板的距离相同吗,哪一个图案脱离检查板的距离最远,哪一个最近。

Lang立体板的优点:被检者不用戴偏振光或红绿眼镜,而且检查者可以观察到被检者的眼位。随机点立体视觉检查图,检查比较准确,但不同的检查方法所得结果变化较大。

3. Frisby立体视检查图 由三块厚度分别为6mm,3mm,1mm的透明塑料板组成。每块板的边长为6cm,检测板上各自有一组四个正方形图案,图案中许多蓝色三角形,其大小和方向随机排列,其中一块板的正中央有一圆形区域,区域内蓝色三角形图案印在塑料板的一面,周围的三角形图案印在另一

面,这就使检测板中央部分与周围部分的图案不在一个平面上,而是相差一个板的厚度,检测板越厚,两个中央和周围图案所在平面之间的距离越大,测试板的厚度不同,产生深度感也不同。参见表9-3-1立体视力查询表。

表9-3-1 Frisby立体视力查询表

检查距离/cm	立体视力检查板的厚度		
	6mm	3mm	1mm
30	600″	300″	100″
40	340″	170″	55″
50	215″	110″	35″
60	150″	75″	25″
70	110″	55″	20″
80	85″	40″	15″

检查方法:检查时,首先选用6mm厚的检查板,把板放在盒盖上,以盖内白纸背景衬纸,放在患者面前,使视线与检查板垂直,患者的头部不能左右摆动或前后移动,检查距离为30cm,让其识别4个正方形图案中哪一个隐藏有中央圆形图案,如果能够正确指出,则认为该患者能够辨认这块检查板。然后,增加检查距离,并更换3mm,1mm检查板,重复检查,直到患者能够辨认最远距离、最薄检查板上的图案为止。最后查表,找出相应的立体视力。

这种检查方法的优点:①不需要特殊的眼镜,检查时翻转检查板的正反面,即可重复试验;②没有单眼线索,检查时,只要被检查者头位固定,使视线与检查板垂直,保持正确姿势,便能查出准确的结果。

4. 颜少明《立体视觉检查图》

(1)第二代《数字化立体视觉检查图》:1981年颜少明应用随机点新技术,研制出我国第一部《立体视觉检查图》,在眼科临床检查、诊断、疗效评估、视觉科学研究中得到广泛使用和好评。随后又先后研制出《随机点同视机远立体视检查图》《双眼影像不等视检查图》等。2006年研制了第二代《数字化立体视觉检查图》,是应用电脑数字化图像处理技术研制而成的随机点立体视觉检查图。

共有6类:大视野立体盲筛查图(图9-3-6),视差分别为2 400″、1 600″、800″立体视锐度检查图:视差从800″~40″分6个等级;交叉视差测定图:视差为1 200″~7 200″,分6个等级;非交叉视差测定图:视差从1 200″~7 200″,分6个等级。检查方法:让被检查者戴上红蓝眼镜,检查距离为40cm,视线与检查图垂直。检查者首先使用大视野立体盲筛查图,做立体视功能的定性测定,正常人多在1min以内看见三个图形从背景上凸起,上面是五星(2 400″),中间是圆形(1 600″),下面是正方形(800″)呈垂直排列,即可确认具有立体视功能,如果在10min以内不能分辨,则初步诊断为立体盲;立体视力检查图:确认具有立体视功能以后,再进行立体视力测定,先从800″开始,按图序先后进行检查,依次辨认,记录最终识别的立体视力,正

常立体视力≤60″,交叉视差检查是一组凸起的立体图形,用于测定 Panum 融合区的前界。先从 1 200″开始,依次辨认,正常阈值≥6 000″;非交叉视差检查,是一组凹陷的立体图形,用于测定 Panum 融合区的后界,先从 1 200″开始,依次辨认,正常值≥6 000″;立体视觉相关检查图:用于对立体视觉异常者进一步检查分析(图 9-3-6)。

(2) 第三代《立体视觉检查图》:2015 年出版第 3 代《立体视觉检查图》中英文升级版(图 9-3-7),包括大视野多层立体盲检查图、低噪声立体视锐度检测图,实现了随机点立体图(RDS)电子化、数字化、智能化、光栅化和去镜化,提高了立体盲诊断准确率,更加精确地检测中央整体立体视功能。它可以不需要受各种匹配眼镜的束缚,大幅提高了立体盲的诊断准确率,更

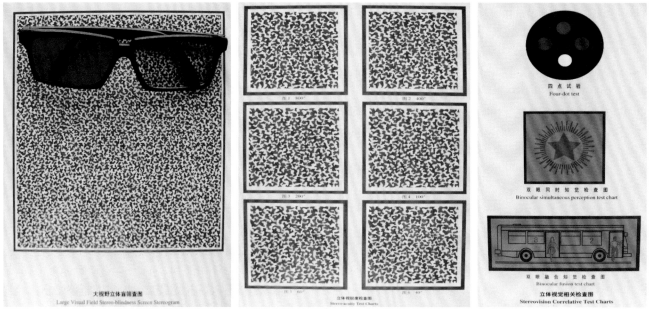

图 9-3-6　立体视觉检查(非定量和定量)图和单眼抑制检查示意图

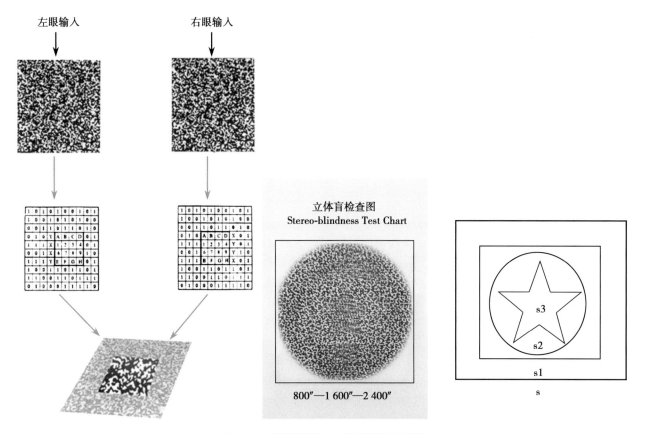

图 9-3-7　颜少明随机点立体视觉检查示意图

精确地检测中央眼整体立体视功能,更加具有可操作性和实用性,为我国普及和推广立体视觉检查创造了条件。

操作要求:检查应在良好的自然光线下进行,检查距离40cm。凡有屈光不正者,应同时戴屈光矫正眼镜。被检者双手持检查图板,双眼固视图的中央,集中注意力,可使用双手上下左右微微晃动图板,调整最佳注视角度。

检查方法:首先使用800″~1 600″立体盲检查图,正常人在1min内即可见两个图形从背景上跃然而起。第1层图为正方形,视差800″,第2层图为圆形,视差1 600″,前后立体层次分明。当遮挡一眼或将图板向左或向右转动90°,立体图形消失,即可确认具有立体视功能。如果数分钟后依然不能正确识别,可使用800″-1 600″-2 400″立体盲检测图检查,第1、2层同上,第5层为五星,视差2 400″,若重复多次检查均不能通过,应疑诊立体盲。通过立体盲检测后,继续进行立体视锐度定量测定。先从1 200″开始,立体视正常者可见一个清晰的圆形图漂浮在背景之上。确认后,再按视差大小图序继续进行检查,随着视差递减,凸起高度越来越低,正常立体视锐度是60″。

(牛兰俊 吴夕)

第四节 儿童视力检查与评估

要点提示

3岁以下儿童视力检查主要借助视觉生理学和注视行为学等方法来进行评估,检查合作儿童采用远近视力表评估视力。婴幼儿视力筛查和屈光筛查是早期发现影响视力危险因素的有效方法。

视觉功能检查包括视觉心理物理学检查(视力、视野、色觉、暗适应、立体视觉和对比敏感度)。视力指形觉视力,视力其实还包含觉察力、分辨力以及超级视力等几个层级。

婴幼儿常常不会用语言表达,主观检查方法的可靠性差,因此婴幼儿的视力检查具有特殊性,采用注视行为学检查方法可以粗略地对视力进行评估,常用的估计婴幼儿视力的方法是视觉生理学方法,如视动性眼球震颤、选择性观看和视觉诱发电位。还有观察单眼注视能力和观察双眼注视优势来判断区分两眼视力的差别。

3岁以上儿童采用图形视力表或字母卡图形检查单眼或双眼眼的裸眼视力,合作儿童则采用国际标准视力表、国际标准对数视力表、LogMar视力表等测定视力。

双眼视功能检查和评估包括Worth四点试验、Bagolini线状镜检查、近立体视和远立体视检查等。

一、儿童视力检查

(一) 视动性眼球震颤

视动性眼球震颤(optokinetic nystagmus,OKN)是Helmholtz最早发现的一种生理现象。适用于新生儿、婴幼儿盲和非盲的鉴别诊断。它发现行驶的列车上的旅客观察车外景物的时候,眼球会诱导出有规律的震颤。目前最经典的是条栅转鼓检查仪。

检查方法:将视动性眼球震颤仪置于受检儿童眼前方33cm左右顺光处,缓慢转动视动性眼震仪,观察受检儿童双眼是否随着转鼓的转动呈现相同频率的水平眼震。如果出现视动性眼震,提示该儿童可以看到视动性眼震仪上的条栅(图9-4-1)。可以分别遮盖一眼检测单眼情况,进行比较判断。注意要重复检查以得到较为准确的判断,检查时让受检儿童两眼避开窗外阳光或灯光等强光刺激。视动性眼球震颤仪一般只有1~2个空间频率的条栅,不能精确检查条栅视力水平。正常新生儿的OKN视力至少能够达到6/120,即0.05,出生后几个月内视觉发育非常迅速。

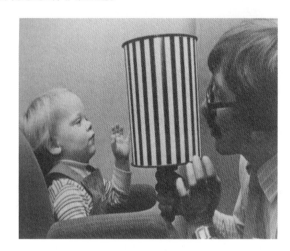

图9-4-1 视动性眼球震颤示意图

(二) 选择性观看

选择性观看又称优先注视法(preferential looking,PL),心理学家Robert Fantz发现与均匀一致的灰色视标相比,婴儿更喜欢注视有图案的视标。1962年,Fantz根据这个心理学原理,把黑白相间的,高对比度的方波条栅和同等平均亮度的灰板放置在婴儿的视野之内,条栅对婴儿的吸引力大,能够引起婴儿的关注,婴儿的面部和视线就转向条栅视标。观察者从窥孔观察婴儿的注视行为,测定婴儿注视方向和注视两个图案的时间百分比。如果婴儿一次实验时间(30s)内注视条纹图案的时间百分比达到75%,就认为婴儿可以分辨该条纹。逐渐增加条栅的空间频率(条纹变细),直到婴儿不再出现注视倾向,以婴儿能识别的最高的条栅空间频率为其视力阈值。

PL法测得的视力是可分辨的条栅的最高空间频率,即条栅视力。在临床研究中为了方便科学统计,可将其换算成Snellen视力:可分辨条栅频率F的单位为周/度,1周为一对黑白条纹,1个条纹宽度所对应得视角为可分辨视角。可分辨视角$A=1/(2\times F)$,如果将单位换算成"分",则条栅的可分辨视角$A=60/(2\times F)=30/F$,Snellen视力 $=1/$视角$=$条栅频率$/30$。

PL法适合于1个月~3岁儿童,以及所有认知有障碍的患者。目前最常使用的是条栅视力卡,Teller acuity card II。测试卡条栅由粗至细(由低空间频率至高空间频率,记为cycle/cm,cy/cm)。Teller acuity card II共有17块检测板,其条栅空间频率分别为0.23、0.32、0.43、0.64、0.86、1.3、1.6、2.4、3.2、4.8、6.5、9.8、

13.0、19、26.0、38.0，还有一块灰色空白板。儿童不容易长时间集中注意力，检测时间拖延愈久，儿童注意力分散检查准确性将受到影响。为了减少检查时间，可依据年龄预估儿童视力后选择可能使用的条栅检测板空间频率范围，然后将检查板按条栅的空间频率级别排序，分为两列，一列为降序排列，一列为升序排列，首张为起始板。确定起始板频率:<6个月者起始板设为0.86cy/cm，6~18个月起始板设为1.6cy/cm，18个月以上者起始板设为3.2cy/cm。检查板图案向下放置，检查者也不知道条栅位于检查板的左侧还是右侧半。

检查应设置在一个独立安静的房间。检查前将检查目的和检查过程告知家长，避免各种提示行为，取得合作。检查时小儿坐在家长膝上，或自行坐在检查椅上，面对检查者。检查距离依据年龄设定为38cm、55cm或84cm，被检者双眼高度与视力板中心高度平行。检查者手持检查板，或于展示窗口出示检查板，先令被检者观看起始板，并反转检查板，改变条栅位置，观察被检查者对条栅刺激的反应，包括手指、语言表达、注视方向、眼球运动、头部转动及表情上的反应变化，判断是否能辨认该条纹，若可以辨别，换高一级空间频率的检测卡，直到被检查者不表现出注视倾向即认为其不能辨认出条栅，则换低一级空间频率的检测卡。记录可以分辨的最大条栅空间频率即为该受检眼的条栅视力，并记录被检者辨认条栅的行为变化、检查者主观判断的自信度以及检查时间。如检查不能继续进行，注明检查停止的原因。相同方法分别测定左右单眼视力，必要情况下检测双眼条栅视力。根据小儿配合的情况，中间适当休息，并用玩具、食物等激发兴趣。在检查过程中需至少2次以上重复测量，以尽量保证判断的准确性。而且检查应尽量选择在小儿精神状态最佳时进行。使用Teller acuity card检测有水平性眼球震颤的儿童，还可以将检测板竖起来出示，以使条栅处于水平方向，然后观察受检儿童能否向上方或下方追视条纹图案，以判断眼球震颤儿童的条栅视力水平。

目前，也有一些其他条栅检测板，例如形状像乒乓球拍的Lea Gratings条栅视力检测板(图9-4-2)。检测时，检查者一只手出示有条纹图案的检测板，另一只手出示没有条纹的灰板，通过观察受检测眼有无追视条纹图案的视觉倾向，判断受检儿童能否看到该空间频率条栅。

需要强调的是，尽管条栅视力的数值与Snellen视力的数值可以通过数学公式的换算进行对应，两者检查的视力则是两种不同层次的视力水平。Snellen等字母视力需要认知、大脑综合分析判断、语言、运动等多种因素的集合反馈，是更高级的视力层级，而且与条栅视力的发育进程也可能不同，在临床应用中两者不能混淆。Peter等研究显示，在2.5~6岁的正常儿童中，Landolt C字母视力高于条栅视力，字母视力随年龄增长的速度比条栅视力快。他认为单个字母视力和条栅视力的发育追随不同的时间过程。在学龄前期，字母视力的发育占优先地位。6岁时字母视力和条栅视力仍然低于成人水平。因此对于3~4岁已经具备一定认知能力及表达能力的儿童，应用图形视力、HOTV表、Snellen视力表、标准对数视力表及Landolt C等方法进行的视力检查能更加准确地反映视力水平。

(三)视觉诱发电位评估视力

用视觉诱发电位(visual evoked potential，VEP)测定婴幼儿视力是一种客观检查法。使用棋盘格翻转刺激或使用图形，为患儿做瞬态视觉诱发电位。检查时，由低至高变换刺激图形的空间频率，观察记录的视皮质反应波。大多数研究表明1个月婴儿测得的VEP视力达到6/120，6个月时达到成人水平，如果受检眼不能分辨刺激图形时，记录的视皮质反应波仅为低平的噪音，即没有明确反应波形。

二、注视行为观察评估婴幼儿视力的方法

除了询问家长了解患儿是否视物距离很近或眯眼畏光等情况，对于不能进行定量视力检查的儿童，或者在定量检查工具不方便使用的情况下，可以采用观察注视行为的方法，粗略评估儿童视力。这些方法包括:

(一)注视行为偏好与注视反应

检查者手持一个点光源或者视标放置在受检者眼前33cm处，观察有眼位偏斜患者的注视行为。如果受检两眼能交替注视，提示两眼视力较为平衡;如果始终由一只眼注视，另一只

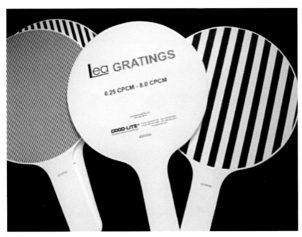
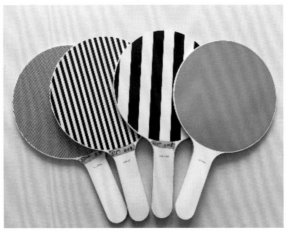

图9-4-2 Lea Gratings条栅视力检测板

眼处于偏斜位不注视,提示偏斜眼可能视力较低。此时,遮盖注视眼,观察偏斜眼能否转为注视眼,如果偏斜眼仍然处于偏斜位不注视,或者呈搜寻样转动不注视,或者注视不稳定有细小眼球震颤,均提示该眼视力低下;如果偏斜眼转为注视眼,能稳定注视,此时,去除遮盖眼前的挡眼板,继续观察原偏斜眼,如果仍然处于注视眼位,并于瞬目后仍然保持注视状态,提示两眼视力较平衡;如果原偏斜立即失去注视眼位状态而转为偏斜眼,或者瞬目后即失去注视状态转为偏斜眼,即为注视有偏好,注视反应不对称,均提示该眼视力明显低于对侧眼。

(二)平滑追随运动

在儿童眼的正前方,分别向左、右侧方及上、下方慢速移动聚光手电灯或者醒目的小玩具,如果儿童两眼能够追随目标,且多次检测均能在多个方向稳定追视目标移动,说明眼球有良好追随运动。单眼分别检测可以观察追随运动的对称性。如果双眼追随运动不良,提示双眼视力低下或有视野缺损。如果一只眼明显追随不良,两眼追随运动不对称,提示该眼视力低下或有视野缺损。

(三)单眼遮盖试验(拒绝遮盖反应)

选择受检儿童喜欢的图书或玩具给孩子翻看或玩耍,然后分别遮盖两眼,观察受检儿童的行为反应,如果遮盖右眼孩子行为自如,继续翻看或玩耍,遮盖左眼孩子抗拒明显或哭闹,提示两眼视力差距大,右眼视力低下;如果遮盖两眼孩子均不抗拒,或者均抗拒,提示两眼视力差异不明显。

(四)16D 三棱镜试验

对于没有眼位偏斜的儿童,不方便观察注视偏好和注视反应,可以在一只眼前放置一个 16D 底向下的三棱镜,人为造成两眼的垂直分离,方便观察注视偏好。方法是:先在受检儿童眼前 33cm 放置一个可以吸引其注意力的小玩具视标,然后从外侧在左眼前迅速放置 16D 底向下的三棱镜,同时观察右眼的眼动情况,如果右眼球同时出现向上的移动,说明左眼原为注视眼;如果右眼没有出现眼位移动,仍然注视眼前目标,说明右眼为注视眼,左眼视力低下为非注视。同样方法再在右眼前置此三棱镜,同时观察左眼眼动情况,以验证前面的检查结果。

三、定量视力检查方法

(一)儿童图形视力表

常用图形视力即象形视力表,如 LEA Sympols 图形视力。还有便携式的图形视力检测卡,有成行的图形视力表灯箱或检测卡,也有单个图形视力检测卡。我国国内也有自行设计的儿童图形视力表。

图形视力表的检测和记录方法与字母视力相同。检测距离因视力表设计而有所不同,有 6m、5m、3m、2.5m 几种检测距离。有些图形视力检测还配备了图形匹配卡片,匹配卡片上的图形与视力表上的图形相同,方便检测那些有辨识能力而不会说或者害羞不说话的孩子的图形视力,他们在检测过程中可以从匹配卡中找出与视力表上所指图形一样的图案。

远近视力配合检查有助于疾病的诊断。但是要注意,无论是字母视力还是图形视力在 2.5m 和 3m 距离检测所得视力可能优于在 5m 或者 6m 距离测出的视力;单个字母或图形视力优于成行视力。因此,比较视力时,应使用相同类型和照明度的视力表,并选择相同检测距离。

(二)视力表

1. 远视力　国内常用的有国际标准视力表和标准对数视力表。Snellen 创立的第一个视力表是用拉丁字母作为视标的。把字母绘成正方形,以小数记录视力;标准对数视力表,以 5 分制记录视力;两种视力表均使用 E 字母作为视标,检查距离为 5m。检查航空驾驶员使用的 Landolt 缺口环形视力表,也以小数记录视力,检查距离 5m。国际上使用较多的 Snellen 字母视力表,以英文字母为视标,检查距离 6m,以分数记录视力(如 6/60=0.1,6/6=1.0)。LogMAR 视力表以 E 字母或其他英文字母或图形为视标,检查距离 4m,最大视标为 10 分视角(lg10=1.0),正常视力为 1 分视角(lg1=0)。还有适用于小儿用的图形视力表,记录方式有小数、分数、LogMAR 视力几种。近年来国内外都有采用投影仪视力表,按国际标准视力表、Snellen 视力表或 LogMAR 视力表设计,视标为字母或图形。检查距离多样,可呈现单个视标、单行或多行视标。还有滚动显示屏式视力表,其视力表形式和检测距离与投影式视力表相同。

对于眼球震颤的患者,除了单眼视力检查,还应进行双眼视力检查,必要时行各个注视方位的单眼、双眼视力检查以及代偿头位下的双眼视力检查。检查单眼视力时,在非检查眼前放置 +5D 的球镜而不是遮眼板,雾化该眼影像,较利于检测出受检眼的真实视力。

投影仪视力表的检测距离有 5m、2.5m 者,还有检测距离在 0.6~5m 之间可调的模拟远视力检查。

2. 近视力　通常使用 Jaeger 近视力表或国际标准近视力表。检查近视力表的距离可以不严格限制,令患者自己持近视力表前后移动,直至能看出最小号字的合适距离。正常者应在 30cm 看清 Jaeger 1 或国际标准视力表 1.0 行。Landolt 环用小数记录,最小一行为 2.0。

点状视力表检查法(dot acuity)是让患儿在白色背景上发现黑点的存在,按照圆点直径的大小和检查的距离计算出该点所对应的视角大小再推算出相应的视力。适用于评估 2~4 岁儿童的近视力。

四、对比敏感度检查

对比敏感度(contrast sensitivity,CS)是人眼辨别在平均亮度下两个可见区域的差别的能力,即人眼对刚好能识别的某一空间频率黑白条栅的最低对比度阈值。将对不同空间频率的 CS 值连接起来,就形成了 CS 曲线。前面所述的视力,是指人眼在一定距离内分辨高对比度的最小目标的能力,是黄斑中心凹的中心视力。视觉功能其实是复杂的,除了视力之外,对比、适应、颜色、运动等因素均参与了人的视觉感知,而对比敏感度往往是比视力更为敏感的判断视功能受损程度的指标。一些疾病可能中心视力尚好,但是对比敏感度已经下降,从而影响其视觉功能、视觉质量。比如在青光眼、年龄相关性黄斑变性、视网膜色素变性等，在视力损害不明显或较轻微时，对比敏感度可能已经有明显降低。弱视眼也存在对比敏感度降低。

对比敏感度有空间对比敏感度和时间对比敏感度。如果两个区域在空间范围内相互靠近，辨认它们之间亮度差异的能力即为空间对比敏感度（spatial contrast sensitivity，SCS）。如果可见区域随时间先后出现，辨认其亮度差异的能力为时间对比敏感度（temporal contrast sensitivity，TCS）。

对比敏感度检测可以使用对比敏感度检测卡或者检测仪，每一空间频率的条栅均有不同的对比度，将受检眼能够辨别出的每一空间频率的最低对比度值连接成曲线，即得到该受检眼的 CS 值，与该年龄段正常值曲线作对比，可以判断是否存在异常。检测最常使用条栅，也有使用字母或阿拉伯数字进行对比度设计的检查卡，临床使用较为方便，但空间频率设计较为单一，检查精度受一定限制。

对比敏感度还可以通过视觉电生理仪进行检测，使用正弦波调制的光栅作为刺激图形，光栅的空间频率和对比度均随时间有规律地发生改变，记录大脑初级视皮质反应波形，最终得到受检眼对比敏感度曲线。视觉电生理法检测 CS，可以客观评价受检眼 CS，并且即可以检测空间对比敏感度，还可以检测时间对比敏感度。

五、婴幼儿屈光和视力筛查

人类视觉发育自胚胎期开始，在出生后还需要经历一段时间才能逐渐发育成熟。很多因素影响儿童正常视觉发育过程，导致弱视发生，其中，屈光不正是最常见因素。早期发现屈光不正并予以矫正，是防治弱视的重要措施之一。屈光不正与某些类型的斜视密切相关，很多儿童眼病也常常伴有屈光不正，屈光不正的矫正与这些疾病的诊治密切相关。后天发生的屈光不正是视力下降的最常见原因，近年来，近视眼已经成为儿童青少年视力不良的主因。因此，了解患儿屈光状态并矫正屈光不正是眼病诊治的重要方面，并且在儿童视力保健中发挥着越来越大的作用。

屈光筛查是指在不使用睫状肌麻痹剂散瞳的情况下，通过屈光检查仪器迅速获得相对眼部屈光状态的数据，初步了解儿童屈光状态、两眼屈光是否相平衡。屈光筛查仪可以用于屈光筛查，包括国产和进口设备。其特点是免散瞳、非接触、数据自动记录等。可以在距离受检者 50cm 或 100cm 使用，不需要近距离接触儿童眼睛和头部，儿童易于接受。尽管名称有所不同，但是基本原理相似，都是通过测量视网膜的反光能力来度量眼睛的屈光力。不同屈光度其反射的光学影像不同，眼位不正，两眼光学影像也有差异。在使用之前，检查者应仔细了解所使用设备的工作原理及检查方法。

屈光筛查仪在结果报告中主要评估其屈光度数据，包括等效球镜度、散光度及散光轴的数据。目前大多数学龄前儿童可配合 Spot 的检查，Spot 可同时评估双眼的屈光状态，同时在屈光性弱视危险因素的筛查中具有一定的临床应用价值。使用不同设备应参考该设备标示的屈光异常范围作为屈光异常风险判断的参考指标。当屈光筛查结果提示受检眼可疑超出正常屈光度范围，并且在复查后仍然得到相同结论时，应及时转诊或告知家长，做进一步确诊。

（李晓清）

第五节 共同性斜视

要点提示

1. 婴儿型内斜视发病早斜视角大合并垂直型斜视，治疗以获得亚正常双眼视为最佳结果。

2. 调节性内斜视强调首次治疗应采用麻痹睫状肌充分散瞳后进行完全矫正远视，消除过度调节，以便确定内斜视的类型和治疗方案。

3. 急性共同性内斜视重要原因是未矫正的近视，近距离用眼诱发调节性集合过度，导致眼的集合与分开不平衡，外转融合力不能克服内直肌张力而引起视远处明显复视和内斜视。

4. 间歇性外斜视的双眼融合功能损伤程度和代偿状态不同，临床表现也各有不同，注意斜视角和视觉功能检查的特殊性和评估眼位控制能力把握好手术时机。

斜视是指由于双眼视觉异常或控制眼球运动的神经肌肉异常或各类机械性限制引起了眼轴的偏斜。临床上斜视分为共同性斜视和非共同性斜视两大类。共同性斜视（comitant strabismus）是指眼位偏斜不随注视方向的改变而变化，也不因注视眼的变化而变化。眼球运动无明显异常。共同性斜视的病因并不明确，为多元性的，与眼部解剖、神经支配、调节与屈光、视系统功能发育以及家族遗传均有关联。而非共同性斜视主要包括麻痹性斜视和限制性斜视等。临床表现为各注视方向斜视角不一致，眼球运动异常和代偿头位以及空间定位失误等，其病因需要神经内科、神经外科、耳鼻喉科及内分泌科等联合诊治。

一、内斜视

当眼球的运动系统处于完全平衡状态，即便去除融合机制的作用仍能维持双眼视轴平行而不发生偏斜，称为正位（orthophoria）。当眼球有偏斜倾向，但由于有良好的融合机制控制能维持双眼视轴平行，当融合机制受到干扰时（如单眼遮盖）就显示眼位偏斜，这种被融合机制所控制的潜在偏斜，称为隐斜（heterophoria）。当视轴偏斜不能被双眼融合功能所克服，称为显斜（heterotropia）。有些患者的融合状态时好时差，则显斜呈间歇性，而有些患者的融合功能完全丧失，在任何情况下都不能控制眼球达到正位，则显斜呈恒定性。根据注视情况，显斜又分为单侧性和交替性。

视轴有向内偏斜趋势但能被融合机制所控制者为内隐斜；间歇地被融合机制所控制则为间歇性内斜视；不能被融合机制所控制则为显性内斜视（esotropia）。现将本节涉及的内斜视做如下分类:婴儿型内斜视、获得性内斜视包括调节性内斜视、部分调节性内斜视、非调节性内斜视(高AC/A)、急性共同性内斜视等及其他类型内斜视如微小内斜视、继发性内斜视和知觉连续性内斜视等。

(一)内隐斜与间歇性内斜视

【病因】内隐斜(esophoria)与间歇性内斜视(intermittent esotropia)的区别只在于融合控制程度的不同。神经支配异常(动态因素)、解剖构造异常(静态因素)以及调节和各种非调节因素异常,均与其发病有关。

【临床特点】事实上小度数的内隐斜在正常人群中较为常见,因良好的融合代偿,很少有明显的临床症状,故内隐斜是否有症状以及耐受能力如何主要取决于外转融合的幅度。

内隐斜的主要症状是视疲劳,每于用眼后出现眼痛、头痛、眼红及干涩感,休息后症状减轻甚至消失。内隐斜若为间歇性,还可能出现周期性复视,而间歇性内斜视常有复视。为了克服视疲劳和复视,遂形成单眼抑制或视网膜异常对应,在双眼视的情况下,一眼中心凹抑制会造成立体视的降低,故隐斜者可能缺乏立体视觉,而隐斜出现抑制意味着已接近间歇性显斜视。

【诊断】对于有症状的患者,要在33cm以适当大小的视标作三棱镜交替遮盖试验。注意快速重复交替遮盖,以完全清除融合作用,才能得出准确结果。有些可疑病例,用交替遮盖不能立刻显出问题,则需单眼遮盖数日甚至数周才能揭示隐斜,还有些病例因看近内斜视造成复视干扰,就采用放松调节,以模糊的双眼单视来克服清晰的复视,这时只有用小视标刺激调节才能暴露斜视角,以免漏诊。测出隐斜角大小之后,还应用同视机检查融合范围,以了解患者的抗衡能力。

【治疗】首先要强调,只有视疲劳症状或双眼视功能减退者才需治疗。治疗目的是设法消除患者症状,使其具备完善的双眼视功能。不同病例的治疗方法也有所不同。

有症状的内隐斜多为远视,至少为+1.25DS,可通过戴足正球镜来治疗,如无远视但AC/A高可采用双光镜或缩瞳药物治疗。

对于非调节性内隐斜,用底向外三棱镜可减轻症状,但不能去除斜视的病因,可用三棱镜只矫正1/3~1/2斜角,因为完全矫正会使外转融合能力丧失,患者需不断加大三棱镜度数才能改善症状。尤其是由动态因素造成的内斜,使用三棱镜矫正,最终会加大内斜角度,故只在某些情况下采用这种治疗方法,如老年人非调节性内斜;年轻患者斜视手术前用三棱镜正位化以保持融合功能。

对于小于15$^\triangle$的非调节性内隐斜,可做正位视训练、脱抑制和增加外转融合范围,虽不能减少斜角,但可改善症状。在完全矫正远视仍有视疲劳症状且斜角稳定(至少12)的情况下可考虑手术。注意,融合控制视轴偏斜的能力随年龄而减低,年轻人若术后轻度过矫可被融合所代偿,但老年人不管过矫量多少都可能造成不可克服的困难,故除非所有非手术疗法均不奏效才能考虑手术。

(二)婴儿型(先天性)内斜视

婴儿型(先天性)内斜视(essential infantile esotropia)是指于生后6个月之内发生的持续不能缓解的内斜视,具有发病早、内斜视角度大,可伴有垂直性斜视等临床特点,先天性内斜视占所有内斜视28%~54%,占足月健康新生儿1%,由于早产或缺血/缺氧脑病等围产期并发症的患病率更高。von Noorden提出一种假说,认为正常新生儿头三个月视觉系统的感觉和运动功能均不成熟,表现为眼球运动不稳定、视动性眼球震颤不对称以及视觉系统的易损性。新生儿常有一过性的小角度内斜,一般3个月左右消失。婴儿型内斜视的发病机制并不清楚,有两个主要的观点:一是Worth的知觉缺陷学说,认为这种大脑融合中枢存在的缺陷无法弥补,视觉功能的损害无法恢复;另一个是Chavasse神经反射理论,视皮质不能抑制婴幼儿期较强的集合,Tychsen双眼失联理论等推测理论。由于各种导致斜视因素(如集合张力过强、高AC/A、远视、屈光参差和各种尚属未知的情况)作用于不成熟的视觉系统,如运动融合机制正常发育,就会克服这些不利因素,维持眼正位,视动性眼球震颤也转为对称性。如运动融合机制原发缺陷或延迟发育,就无法抵御斜视因素而发生内斜,遂使视皮质双眼神经元减少,立体视丧失,而视动性眼球震颤表现为永久性不对称。

【临床特点】婴儿型内斜在生后6个月内发病,斜角大(30$^\triangle$~60$^\triangle$)而且比较稳定,中枢神经系统正常,有交叉注视(向右看时用左眼注视,向左看时用右眼注视),可呈现内转过强、外转不足、视动性眼震不对称,并伴发斜肌异常、分离性垂直偏斜、眼球震颤、弱视、异常头位,双眼视功能不正常。

1. 发病年龄 经询问病史了解发病年龄,如家长叙述病史不确,可查看新生儿期照片或视频,并详细检查有无其他伴随病症以得出准确判断。

有些被家长认为出生后即斜眼的患儿,以假性内斜为多,也有些从假性变为真性,那么因其在发病前有机会获得双眼单视,故治疗后双眼视功能的预后好。生后3个月仍眼位不正的婴儿要做眼科检查,积累临床资料有助于日后治疗处理。

2. 斜视角度 婴儿型内斜视的斜角多大于40$^\triangle$,斜角比较稳定,看远看近的斜角相似,说明AC/A正常。

3. 屈光不正 婴儿内斜视的屈光不正分布,多数为轻度或中度远视(占90%),与调节关系不大,戴镜与不戴镜基本上相差不大。配镜之后,斜视度并没有明显改变。少数为高度远视或近视。

首次检查时的远视度数和就诊年龄有关。1~2岁时正视或远视+3.00DS以下属正常范围,一般认为这种生理性远视将随年龄增长而消失,但近年有作者报告在生后头几年远视不变甚或增加,至5~7岁才开始减小。

4. 眼球运动 多数患儿表现为外转受限、内转过强,或两者兼备。如伴发弱视,则弱视眼外转受限更明显。发现外转不足,要注意是不能外转还是不愿外转,因为检查幼儿极度注视眼位有时较为困难,可用娃娃头试验或遮盖注视眼数日,来区别假性外转麻痹的交叉注视与真正的外转麻痹。婴儿外直肌假性麻痹比真性麻痹更多见,在内直肌后徙后,原来似乎功能不足的外直肌多数运转正常。

5. 弱视　交替注视者,弱视发生机会不大;伴有中高度远视者可常见弱视,单眼伴有弱视约35%~48%,由于婴幼儿不会检查视力,可以通过拒绝遮盖优势眼的方法或者两眼屈光度的差别来加以判断评估,依据行为学方法或其他手段测试视力。发现后尽早治疗,否则会严重妨碍双眼视功能的恢复。

6. 合并垂直斜视　最为常见的是伴有单侧或双侧下斜肌亢进和上斜肌麻痹,其表现为眼球向内转时出现上斜视,有报道其发病率高达68%。检查婴幼儿的眼球运动具有一定的难度,漏诊可能是各家观察结果不同的重要原因。有些患儿做内直肌后徙后,同侧下斜肌亢进会消失;还有些患儿是在水平肌手术正位后数年,又出现垂直肌异常,这些都使得婴儿内斜与下斜肌亢进的关联难以解释。

7. 合并分离性垂直偏斜　婴儿型内斜视常伴发DVD比率可高达50%,可以伴发A-V型斜视,需要详尽检查婴幼儿眼球运动并非易事,有时可能将DVD诊断为下斜肌亢进,要注意两者的区别,以利于合理的手术治疗。采用眼球运动异常机制来解释婴儿内斜视伴有DVD,眼球运动控制系统的传导不均衡性,造成大脑特别是纹状皮质、上丘部(第二视觉中枢)神经传导的异常,最终双眼传入有"鼻侧优势",产生垂直偏斜等分离(图9-5-1)。

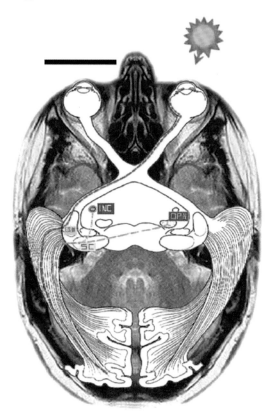

图9-5-1　婴儿型内斜视合并分离性垂直偏斜(DVD)"鼻侧优势"学说

8. 合并眼球震颤　这里只讨论与婴儿型内斜视相关的眼球震颤类型。

(1) 隐性和显-隐性眼球震颤:单眼遮盖后出现眼震为隐性眼球震颤(latent nystagmus);单眼遮盖后使眼球震颤加重的为显-隐性眼震(manifest-latent nystagmus)。这两种类型在婴儿内斜视中发生率很高,眼外转时加重,内转时减轻,许多病例有异常头位和面转向注视眼方向以改善视力。婴儿内斜视中隐性眼震与DVD相伴,反映了前庭和眼运动系统之间协调关系的紊乱。

(2) 显性眼球震颤:婴儿型内斜视中显性眼震不多见,但如伴有其他眼、脑部疾患(如眼白化病、脑瘫等)可出现显性眼震。

(3) 视动性眼球震颤不对称:正常人用条纹转鼓引发的视动反应是眼球向条纹运转方向的平滑追踪运动,伴随向相反方向的矫正扫视运动,无论条纹从鼻侧转向颞侧,还是从颞侧转向鼻侧,眼的追踪运动都具有相同的流畅性。基本婴儿内斜视则表现为这种视动性眼球震颤的不对称性,当视动性转鼓由鼻侧向颞侧转动时,引发的追踪运动不规则或难以引发,这种现象被解释为视运动处理缺陷,还可见于视系统未发育成熟的正常婴儿以及生命早期有视觉剥夺(如屈光参差、单眼白内障等)非斜视患者,说明这是双眼视紊乱的标志之一,因其多发生在6个月以前患病儿童中,故视动性眼球震颤不对称可作为一种临床体征,有助于判断斜视发生时间,而不对称的严重性又往往与隐性眼震的强度密切相关。

【鉴别诊断】需要进行鉴别诊断的常见眼病包括先天性展神经麻痹、Duanes眼球后退综合征I型、Mobius综合征。知觉性内斜视是出生后几个月之内发生内斜视,由于眼病视力丧失之后导致双眼视觉发育受阻出现内斜视,多为眼部病变如白瞳症、先天性脉络膜缺损、眼内肿瘤等,因此,初诊的内斜视患儿首先应该进行系统的眼部检查,排除眼部器质性的病变。

婴儿型屈光调节性内斜视,不仅发病年龄早,屈光状态还多为中度以上远视,初为间歇性,戴镜后内斜视好转甚至转变为正位。Duanes眼球后退综合征I型,不仅表现眼球外转受限,还应注意内转时伴有眼球后退和睑裂变小。

【治疗】婴儿型内斜视治疗的手段主要包括屈光矫正、弱视预防和治疗以及斜视的矫正。

1. 非手术治疗

(1) 屈光检查与矫正原则:首次睫状肌麻痹下屈光检查应使用1%阿托品眼凝胶进行散瞳验光,了解真实的屈光状态同时与调节性内斜视进行鉴别,异常的屈光状态,依据美国眼科临床指南中婴幼儿屈光矫正指南进行光学矫正,对2岁以内婴儿远视≥2.00D、2岁以上远视≥1.50D,首先选择戴足矫眼镜,观察眼位变化,检查看远和看近斜角,判断有无非调节性内斜视,一定要注意除外小婴儿在检查视远时因精力不集中出现不稳定的注视。在多数情况下,婴儿内斜的斜角大小与其屈光不正的类型和度数并无关联,除非伴有调节因素,否则矫正远视并不能阻止病情发展。只有在经过观察后光学矫正对内斜视的矫正效果不佳才考虑手术。在散瞳期间应该同时进行眼底检查,排除眼部其他器质性的疾病。

如果先天性的婴儿内斜视不具备手术条件,如单眼内斜视,可以先通过遮盖主导眼将单眼斜视转化为交替性内斜视,遮盖时间为婴幼儿清醒时间的1/2~3/5。如果由于种种原因,放任不管甚至放弃治疗,单眼内斜视可能最后会发展成为严重的弱视。

（2）肉毒毒素治疗术：使用肉毒毒素治疗内斜视已有报道，一般经过肉毒毒素注射后能矫正 <30$^\triangle$内斜视，认为这样可以减少或者消除全麻手术的风险。但是目前麻醉安全系数高，而肉毒毒素治疗需要反复的注射，据报道还会出现 1% 连续性外斜视，27% 上睑下垂，12% 垂直性斜视。

2. 手术治疗 一旦诊断明确，应尽早手术。

（1）手术时机：关于婴儿型内斜视的最佳手术年龄一直存在争议。目前大多数都主张在 1~2 岁完成手术，早期手术正位建立双眼单视，为正常双眼视功能恢复和发育提供了机会，术后的美容效果对儿童正常的心理发育也很重要，长期持续内斜视会继发眼外肌、球结膜和筋膜挛缩变化，使日后矫正手术的结果不好预测；而 4 岁之后矫正眼位，极少形成融合功能。过早手术担心对患儿不利，小婴儿不能配合检查，远距离斜角测定困难，A-V 征、DVD、下斜肌亢进等易被忽略，难以准确设计手术，使过矫和欠矫发生率高，术后的功能和美容效果都不比晚些手术更好，而且认为婴儿型内斜视因其融合机制先天缺陷，即使早期手术也无法获得正常的双眼视功能。在手术时机中适合尽早手术的条件是：斜度大而且稳定，双眼能交替注视者，无调节因素或仅有小部分调节因素存在，能比较准确检测其斜视度，有垂直斜视或代偿头位者应尽早手术。如果斜度小且不稳定，或单眼严重弱视者则可先行弱视治疗，可以暂缓手术。

（2）手术设计和手术类型：对于婴儿型（先天性）内斜视，一般采用内直肌减弱术。以往手术在非主眼做内直肌后徙加外直肌截除，手术量是依斜角大小和水平运动情况而定，一般后徙为 3~5mm，截除为 5~8mm，如不够，再作另眼水平肌的截退手术，有适应证时，做双下斜肌部分切除。经多年随访观察，这种手术方案往往欠矫，再次手术率很高。近年来提倡双内直肌非常规大量后徙 5~8mm，使一次手术成功率提高达 80% 左右，并未造成术后内转受限。少数残余大角度内斜者，二次手术截除双外直肌。只有那些单眼弱视治疗效果不佳者，仍在非主眼做水平肌的截退手术。伴有 A-V 型斜视或垂直性斜视可以同期手术矫正或分期手术。

（3）术后疗效和治疗：斜视治愈应指在实用视野内恢复双眼单视，即正位或无症状的隐斜，两眼视力正常，感觉及运动融合稳定，随机点检查立体视正常。对基本婴儿型内斜，完全恢复正常双眼视和立体视是不可能的，这点已形成共识，但在立体视缺陷的情况下，也会建立正常的感觉和运动融合。判断术后是否取得满意的功能效果，与双眼视的检查方法有关，粗略的立体视以及四点试验和 Bagolini 线状镜阳性并不能确认已建立了融合，残余内斜伴异常视网膜对应也能得到阳性检查结果。

von Noorden 把婴儿性内斜视的术后结果分为四种。①亚正常双眼视，为最佳结果。正位或无症状的隐斜，双眼视力正常，融合范围正常，双眼注视时一眼有中心凹抑制，立体视低下或无立体视。②微小内斜，为理想结果。遮盖试验几乎不动，眼位基本稳定，单眼轻度弱视、旁中心凹注视、异常视网膜对应、立体视低下或无立体视。③小角度过矫或欠矫（<20$^\triangle$），外观满意，斜角不稳，异常视网膜对应，立体视低下或无立体视。应防治弱视，眼位无须进一步治疗。④大角度过矫或欠矫（>20$^\triangle$），为不能接受的结果。外观不满意，斜角不稳，多无异常视网膜对应，以抑制为主，无立体视，眼位须进一步处理。以上述分类标准分析在生后 4 个月、2 岁、2~4 岁、>4 岁时手术的婴儿型内斜视，发现随着手术年龄的增加，最佳和理想的结果减少，证实 2 岁以前手术效果最好，但与"延期手术不能获得有效的双眼视"这一观点不同的是，许多 2~4 岁以后手术的孩子也获得了最佳和理想的手术结果。可见，手术年龄和术后效果的关系不是绝对的。术后可改善运动融合范围，但用随机点检查立体视无一能达到正常。因立体视与视皮质双眼神经元的存在有关，分析其立体视低下可能源于内斜视造成双眼神经元的减少，而双眼神经元的丧失是不可逆的。术后的另一个残余知觉缺陷是中心凹抑制暗点，可存在于最佳和理想结果的患者单眼，暗点 2°或更小，可能只在双眼注视时发生在非主眼，但能快速交替转换，形成交替性中心凹抑制，用 4$^\triangle$底向外三棱镜试验可作出诊断。由此可见，多数婴儿内斜术后是靠周边融合来保持眼位，尽管其双眼视功能不完善，但对患儿仍有极大的功能益处。

婴儿型内斜视手术后主要是预防斜视性弱视和矫正屈光不正。因多数患儿术后存在小角度内斜视和异常视网膜对应，故很少有复视和其他不适主诉。术后正位视训练对婴儿型内斜视效果未必满意。美国眼科临床指南中指出，有再次手术的可能性为 33.3%，再次手术的危险因素包括外转缺陷、大于 30PD 的先天性内斜视、欠矫及过矫、年龄比较大才手术及斜视家族史，出现垂直性斜视或 DVD 等。

（三）调节性内斜视（AC/A 正常）

调节性内斜视（refractive accommodative esotropia）发病与远视未矫正和外转融合不足有关。没有矫正的远视眼视物不清，其转归有三种可能：①患者通过加强调节使视网膜成像清晰，而过强的调节伴随过强的集合，当其外转融合幅度能够代偿这种过强的集合张力时，形成内隐斜；②患者运动融合缺陷，其外转融合幅度无法克服过强的集合张力，表现为显性内斜视；③患者并不通过加强调节以获得清晰视力，而宁愿视物模糊、放弃调节，AC/A 比值低于甚至为 0，眼位正或为小角度内隐斜，但双眼形成屈光不正性弱视。

【临床特点】调节性内斜视，是指未矫正的远视性屈光不正引起过度的调节，过度的调节带来过度的集合，分开性融合性外转功能不能对抗过度的调节性集合所造成的集合性内斜视。一般情况下调节性内斜视是后天发病，其诱因为发热、惊吓、摔伤或长期遮盖一眼等。发病年龄多在 2~3 岁，也可能延迟到青春期甚至成年，还可能见到 1 岁以内的孩子具备调节性内斜视的全部临床特点。近年来研究表明，有关婴儿期无调节活动的旧观点不能成立，4 个月的婴儿其调节已达成人水平。

调节性内斜视，斜角多变化，看近大于看远，其变化与患者全身状态及调节程度有关。多数病例在间歇性内斜视阶段主诉视疲劳、间歇性复视、做近距离工作时常闭一眼。

【治疗】对调节性内斜视,治疗上采用麻痹睫状肌充分散瞳后进行完全矫正远视,观察戴镜后眼位的变化。初次散瞳检影结果 ≥+1.50D,首次配镜,将远视全部矫正是非常重要的。在治疗初期阶段,只有把远视全部矫正之后,才能使调节功能正常化。美国基础与临床教程中指出,首次戴镜 2~3 个月之后,可再次用阿托品散瞳检影,把进一步发现的远视性屈光不正给予充分矫正,以消除过度调节,促使调节功能正常化。如果戴镜后正位或有小的内隐斜,再逐渐减低球镜度数,最后至+1.00~1.50D,确保患者无症状以及维持隐性内斜。如果患者系首次戴镜难以适应,可以短期双眼阿托品化放松调节。

调节性内斜视如果在发病前双眼视功能正常,治疗后也多能恢复正常双眼视功能。预后有以下几种:①恢复融合功能,一直维持双眼正位,不必手术;②恢复后又出现内斜视,或者称为调节性内斜视蜕变,表现出非调节成分,可能需要手术矫正;③转变为继发性外斜视,也需要手术。所以,在光学矫正过程中应该定期复查,根据眼位视力屈光度数以及弱视治疗的情况等变化参数来决定整体的最佳治疗方案。

Dyer 提议用手术取代眼镜或术后减少眼镜度数,他认为患者常年戴眼镜有继发外斜的可能,而 von Noorden 不同意这种治疗方法,认为与本病的病因机制相矛盾,临床经验证实,患者术后摘镜眼位正位,但出现难以克服的视疲劳症状,而戴眼镜后则出现外斜和复视。

(四)部分调节性内斜视

部分调节性内斜视(partially accommodative esotropia)指一部分是由调节因素引起的,另一部分不属于调节因素引起的内斜视。部分调节性内斜视有三类,第一类是内斜视患者的远视性屈光不正完全矫正后,表现出斜视度降低,弱视治疗后仍然存在内斜视。第二类是完全屈光性内斜视失代偿之后,转变为部分调节性内斜视。第三类是婴儿型内斜视,属于非调节性内斜视,后来远视度数变大,又出现调节因素引起的内斜视,因而两种成分并存。

【临床特点】部分调节性内斜视常常合并散光以及屈光参差,甚至伴有垂直性斜视,这类内斜视多为单侧性并有弱视和异常视网膜对应。需要注意的是调节性内斜视治疗后仍有残余内斜,也可能与屈光不正矫正不足有关,必须采用睫状肌麻痹来排除这种情况。

【治疗】部分调节性内斜视的术前正确的屈光矫正和弱视治疗是手术成功的重要基础;光学矫正和弱视治疗之后,针对内斜视的非调节成分,即在戴足远视眼镜、缩瞳、双光镜等治疗仍不能完全矫正内斜视时,内斜视≥20△,则需要手术矫正眼位,有利于双眼视觉功能的恢复。要强调只有非调节成分才考虑手术,并向患者及家长讲清病情,术后仍需戴镜治疗。手术设计按照非调节成分的内斜视度数是合理的,如果手术轻度过矫,适当降低远视度数是一种较为理想的补救措施,但是如果术后发生明显欠矫或过矫后再企图通过调整屈光状态来矫正眼位效果不佳。部分调节性内斜的球镜度数在 +4.00D 以上、

内斜视度较小的患儿应该首选保守疗法。

(五)非调节性内斜视(高 AC/A 型内斜视)

【临床特点】非调节性内斜视(nonrefractive accommodative esotropia),特点是看近斜角比看远斜角大(>15△),看远时可以正位。可发生在正视眼或远视眼或近视眼,而中度远视最常见,但本病的病因与屈光不正无关,而是由于调节和调节性集合之间的异常联带运动造成的。AC/A 值高于正常。这类病例的屈光度数不大,但调节近点远,必须用过强的调节才能使近距离视物清晰,故而引发过强的调节性集合。如果运动融合能够代偿这种在近距离增加的集合张力,则为内隐斜,如果运动融合不能代偿,则为显性斜视。多数非调节性内斜视发病于儿童早期,也有些延迟至成年甚至更晚。

诊断基于准确的检查。应在完全矫正屈光不正的情况下测量斜视角,近距离检查要采用能充分调动调节来识别细节的视标,因为如果患者注视时只部分调节或放松调节,则能使眼球正位而误诊。

【治疗】非调节性内斜视在看近时眼位偏斜,妨碍正常双眼视,使用双光镜(看近正球镜)即双焦眼镜,研究表明知觉结果并未得到改善,反而可能增加了视近斜视度数和因失代偿需要手术的概率。目前临床更推荐采用斜视矫正手术。可根据视角大小,做 1~2 条内直肌后徙,通常会有满意疗效,而且视远并不发生连续性外斜视。

正位视觉训练可去除抑制,增大外转融合幅度,使患者在停用双光镜或缩瞳剂后仍能维持正位和近距离的良好视力。这种非手术疗法的疗效并非造成患者的调节与调节性集合联带运动的分离,而是使外转融合幅度增加,克服了并未变化的斜角。

(六)基本型内斜视

基本型内斜视(basic esotropia)是指 6 个月以后发病的内斜视,无调节因素,无有意义的屈光不正,看远看近斜角相等。发病初的内斜角比基本婴儿内斜的角度要小,逐渐增大。在全麻下眼位可正,甚至呈分开位,牵拉试验阴性,说明这种斜视病因属神经支配异常,而非机械因素所致。Costenbader 推测,这种患者存在过强的集合张力,早期被分开融合机制所控制,各种外源因素(如外伤、疾病、情绪变化等)很容易破坏融合,表现出斜视。一经诊断,应尽快治疗,包括消除弱视、手术正位。因发病前具备正常双眼视,及早治疗,恢复双眼视的预后好。

对于获得性非调节性内斜视的患儿,尤要注意有无中枢神经系统的损害和畸形,因为这些疾患并非总是急性发病,每个病例要常规作眼底检查,有无视盘水肿或萎缩,除外肿瘤或其他危及生命的情况,再行斜视治疗。

(七)急性共同性内斜视

急性共同性内斜视(acute aquired comitant esotropia,AACE),年长儿童或成人急性内斜视的主要表现为突然发生复视,甚至可准确描述出发病日期、时间。无复视者突然复视,经检查可能是普通的屈光性调节性内斜视。双侧展神经麻痹常是中枢神经系统病变的首发症状,可造成急性内斜视,看远大于看近,

又很快变为共同性，难以识别麻痹成分，故对任何急性内斜视有突然复视主诉者，首先要提高警惕，除外中枢神经系统疾患。目前主要分为3型：

1. Ⅰ型（Swan 型） Swan 型与双眼融合功能破坏有关系。注意询问有无融合破坏病史，临床最常见的急性共同性内斜发生于短暂遮盖单眼后（如眼外伤、睑板腺囊肿切除、弱视治疗），去除遮盖发现被遮眼内斜。多数患者具有良好的融合功能，在隐斜、未矫正的屈光不正，高 AC/A 等各种异常情况下，仍能控制眼球正位，而一旦人为打破融合，失去代偿机制作用，则出现显斜。有些患者会自发好转；2017 美国眼科临床指南发现，减少遮盖时间可能对于急性共同性内斜视的预防有一定的好处。

2. Ⅱ型（Burian-Franceschtti 型） Burian-Franceschtti 型是突发大角度内斜视，可能与身心受冲击有关系，比如抑郁、情绪障碍。它的特殊点就是开始可能是内隐斜，接着就是间歇性内斜视，然后很快变为恒定性内斜视，当然这类型我们除了考虑急性共同性斜视外，一定要排除器质性病变的疾病，之后才根据它的特征因素（通常伴有小度数远视，无调节因素存在，不影响斜视度，AC/A 正常）确诊。

3. Ⅲ型（Bielschowsky 型） Bielschowsky 型在急性共同性斜视里面是最多的，基本都合并有近视眼。多发生在≤-5.00D 的近视者中，发病初期仅看远复视，斜视度小。通过文献的分析，导致它发生的重要原因是未矫正的近视，近距离用眼诱发调节性集合过度，导致眼的集合与分开不平衡，外转融合力不能克服内直肌张力而引起斜视，但是我们过去做的研究里面，不仅仅是这个原因。

通过大量的研究对病因分析，首先发现急性共同性内斜视与近距离用眼过度有关，不管近视患者是否戴镜；然后通过韩国 2012 年报道 12 例该类型患者与沉迷智能手机的文献研究，它可能与调节功能有关；AACE 病因复杂，诊断前需要排查多种疾病；目前发现 AACE 患者是呈增长趋势的。应尽量避免长时间过度近距离用眼，加强锻炼；早期使用肉毒毒素注射对抗肌可能是一个比较好的选择；<30△内斜视选择配戴底向外的三棱镜，改善复视，效果不佳者可考虑手术矫正。由于发病前患者具有正常的双眼视觉，因此经过及时治疗，预后通常较好。

(八) 微小斜视

微小斜视（microtropia）是指双眼"正位"和斜视角 8△~10△，具有异常的双眼视觉功能，双眼保持周边融合和存在中心凹抑制的这一类型斜视。

【临床特点】微小内斜视发生在单眼，其斜角之微甚至用遮盖试验都难以查得，这种患者有其相同之处，如斜眼有弱视、中心凹有抑制或旁中心凹注视、异常视网膜对应、正常或接近正常的周边融合及融合范围、可测出立体视；同时，这种患者也可能各具不同之点，如斜角大小、注视性质、旁中心凹注视程度与斜角大小的关联，屈光参差存在与否，遮盖试验阳性与否，皆因人而异。

原发性微小斜视在某种机械或神经支配因素影响下可能失代偿，发展为大角度内斜，而继发性微小斜视是婴儿型内斜

视术后最常见的情况。

【诊断】斜视角小，遮盖法检查不能发现显性斜视，三棱镜检查 <10△；应注意区别微小斜视伴弱视与无斜视的其他原因造成单眼视力低下。首次检查必须作睫状肌麻痹散瞳，因为屈光参差性弱视常造成微小斜视。检查注视性质，如弱视眼为旁中心注视即可诊断；如屈光不正双眼相同或仅发现轻微注视异常，应用 Bagolini 线状镜联合遮盖去遮盖试验能发现知觉状态下为双眼视，遮盖去遮盖是内斜视，说明具有异常视网膜对应，属于和谐异常视网膜对应，客观斜视角、异常角是相等的，这类微小斜视的知觉功能和运动功能是互相对应的，同时伴有融合性集合和融合性分开功能。非注视眼存在中心凹暗点，用 4△底向外三棱镜试验、Worth 四点试验等检查，可以发现中心暗点。同样，立体视低下可能是功能性弱视，也可能是器质性病变损害了黄斑部功能所致，对这些病例，要做 Cüppers 中心凹试验或作 Haidinger 刷视网膜对应检查，查出小角度异常视网膜对应就可证实患者有微小斜视，即使遮盖试验因斜角甚微而得阴性结果。

微小斜视可能是原发性的，也可能是继发性的。继发于大角度斜视术后，例如婴儿型内斜视经过手术后最后出现继发性微小斜视。有些屈光参差性弱视治疗后存在旁中心注视，可能表现为微小斜视。

【治疗】成人和年长儿童的微小斜视无须治疗，这种患者有良好的周边融合幅度和接近正常的双眼视功能。对尚处于视觉发育可塑期的儿童，应尽早治疗弱视，存在屈光参差性弱视患儿，则应该给予全部的屈光矫正、遮盖注视眼，待弱视眼视力治愈或稳定后，按照普通屈光参差进行矫正。通过遮盖治疗后注视性质会发生改变，从旁中心注视转变为稳定的中心注视；视力恢复到 1.0，视网膜对应关系恢复正常，立体视恢复，微小斜视消失。

(九) 知觉性内斜视

【临床特点】知觉性内斜视（sensory esotropia）常常由于一眼视力减低会严重妨碍感觉融合并可使融合机制完全丧失时，斜视是原发性知觉缺陷的直接结果，即为知觉性斜视，最常见于屈光参差、外伤、角膜混浊、先天或外伤性白内障、黄斑损伤及视神经萎缩等造成单眼视力障碍。

单眼视力丧失后，知觉性斜视的偏斜方向与患者集合张力的程度不同有关，儿童或某些成人，集合张力强，则形成知觉性内斜视。知觉性内斜视多为共同性，但长期知觉性内斜视可有外转受限或内转过强，牵拉试验阳性，说明已出现内直肌、鼻侧球结膜和筋膜的挛缩。

在此强调，斜视可能是单眼视力障碍甚至是盲眼的首发临床体征，需要全面检查。有报告内斜是视网膜母细胞瘤和视神经萎缩病儿最常见的继发改变。

【治疗】治疗主要是通过手术改善外观，达到美容效果，因为多数知觉性内斜术后不能恢复双眼视功能。

单眼白内障，应早做白内障手术，用接触镜矫正斜眼视力，再做斜视手术。斜视的时间越长，术后恢复双眼视的可能性越小。

如患者为单眼盲,治疗目的只是改善外观,用底向外三棱镜可使内斜不甚明显。

儿童知觉性内斜的远期变化可能会自然正位甚至成外斜,但不应因此而拖延手术,因为带着严重的美容障碍长大,势必影响其正常的心理发育。

知觉性内斜视可在斜眼手术,内直肌后徙加外直肌截除。如伴有下斜肌亢进,同时做下斜肌减弱手术。如牵拉试验阳性,做鼻侧球结膜和筋膜后徙,暴露巩膜。知觉性内斜的手术结果不好预期,调整缝线有利于术后处理。许多患者术后正位,但数年后可能内斜复发或出现连续性外斜,应预先告知患者这种可能性。

(十)连续性内斜视

连续性内斜视(consecutive esotropia)是指原发性外斜视自发转为内斜视或因外斜视手术过矫形成内斜视。前一种情况既无机械原因亦无麻痹成分,外斜视自然转为内斜视,十分少见。共同性斜视是各个方向的斜视角度是相近的,各个方向的斜视角度不相近可考虑为非共同性。侧方位非共同性就是正前方的外斜视度数大,往两侧看度数小。例如基本型外斜视只按照正前方的度数设计手术量,不考虑侧方位非共同性因素,施行双眼外直肌后退,就可能出现向两侧注视时过矫,外直肌力量减弱会慢慢波及内直肌,内直肌会越来越短缩。手术的过矫设计可以看成是连续性内斜视的一种危险因素。尤其是术后,当内斜视度数大于 15$^\triangle$,这种连续性内斜视很难指认。对于低年龄幼儿,双眼视觉发育不成熟,外斜视手术矫正之后,本来是间歇性外斜视对视功能的影响不大,但是一旦出现这种连续性内斜视,长时间不能恢复正位,双眼视功能就会遭到破坏。后一种情况在本章节外斜视治疗中重点讨论。

二、外斜视

(一)原发性外斜视

外斜视(exotropia)是分开性偏斜,由于双眼融合功能不良,不能控制视轴正位所导致的视轴偏斜。在注视一个目标时,双眼视轴本应指向同一个目标,当只有一只眼的视轴指向目标,而另一只眼的视轴出现散开性偏斜,不能指向这个目标即为外斜视。美国眼科临床指南中指出,外斜视是视轴异常分离。外斜视多在儿童时期发病,发病初期,外斜视总是处于间歇阶段,双眼知觉状态基本正常,眼外肌正常,眼球运动的范围正常或基本正常,即运动范围不受限制或很少受限制。由于融合功能的差异,致使控制视轴眼位的能力不同,表现为三种常见的不同的外斜视,即外隐斜、间歇性外斜视和恒定性外斜视。外斜视与内斜视的发生比例约为 1:3。

目前还不清楚外斜视的发病病因,多数学者综合 Duane 的神经支配理论和 Bielshowsky 的机械因素理论来说明其发病机制。遗传因素也是外斜视形成的一个重要因素。发病越早、斜视出现的频率越高,时间长,遗传倾向越明显。遗传方式是常染色体显性遗传和隐性遗传。

1. 神经支配因素 Duane(1897 年)提出外斜视是由于神经支配失调,扰乱了集合与分开机制的矛盾关系。他认为分开运动是受相应神经支配的主动过程而不是集合的松弛。根据这一假说,他提出了外斜视的分类法,并用以解释各型外斜视的基本病因,例如:看远的外斜角大于看近,是由于分开过强,看近的外斜角大于看远,是因为集合不足,看远和看近时外斜角一致的是分开过强合并集合不足。虽然他的论点得到许多学者的认同,大多数眼科医师也沿用他的分类法,但迄今还没有临床和实验资料证明在外斜视时存在着过强张力的分开神经支配,此外,将看近时外斜角大于看远归之于集合不足也似较牵强,事实上所谓集合不足型外斜的集合近点可能正常并具备正常或过强的集合融合幅度,在近距离注视时可能正位,甚至为内隐斜。

2. 解剖因素 Bielshowsky(1934 年)对 Duane 的学说提出异议。Duane 认为多数外斜视是由于分开张力过强,Bielshowsky 反驳说这种理论无法解释在休息时眼球也处于外斜位,而事实上这种位置是解剖和机械因素造成的,如眼球外组织的位置及其生理特性、眼眶的形状、眶轴、瞳孔距离、眼球大小等。Weiss(1896 年)报告了眼眶的生长和深度、水平直肌的长度及其附着点位置都会影响内、外直肌的功能平衡,可见,解剖异常确为外斜视的重要因素。支持这一观点的另一个临床依据是患有颅面骨发育不全者(Crouzon 病),其眼眶浅,眶轴朝外,这种患者的外斜视发生率很高。

3. 二元论观点 目前对外斜视病因学的认识集中于 Duane 和 Bielshowsky 两人的观点,即外斜视源于解剖和神经支配两种因素。解剖和机械因素属静态异常,形成眼位基本偏斜。神经支配因素属动态异常,正常情况下集合与分开相互作用使眼球基本维持正位,这种相互作用的任何异常都会构成外斜视的病因。

4. 屈光影响 屈光不正会改变神经支配从而影响眼位。未经矫正的近视,看近时比正常人少用调节,会减弱调节性集合,长期低刺激的集合将发展为外斜视。必须指出,近视对于外斜的发病远不及远视对于内斜的发病那样至关重要。未经矫正的高度远视,不会努力使用调节来克服屈光不正以获得清晰视力,长期低活动的集合机制造成 AC/A 比值低,发生外斜;而中等度远视经矫正后,因减弱了调节会使原来被调节性集合所控制的潜在外斜视角度增大。双眼屈光参差,无论球镜或柱镜都会造成两眼视网膜成像清晰度不一致,妨碍融合,发生单眼抑制,进而造成外斜。近年来研究表明,外斜视中屈光不正类型的分布与非斜视人群相似,可见屈光不正对外斜视的发病影响不大。

根据患者的不同融合状态,可将外斜视分为外隐斜(exophoria)、间歇性外斜视(intermittent exotropia)和恒定性外斜视(exotropia)。根据斜视角检查结果可将外斜视作 Duane 分型。

(1)基本型:视远、视近斜视度相近,但侧方位可能存在非共同性。AC/A 值正常。

(2)分开过强型:视远比视近斜视度大,相差≥15$^\triangle$;遮盖一眼 30~60min 后,视远斜视度仍然大于视近。

（3）集合不足型：视近斜视度大于视远，相差≥15$^{\triangle}$。AC/A值低于正常。

（4）类似分开过强型：初次检查时视远斜视度比视近大，但遮盖一眼30~60min后，视近斜视度增大，与视远相近或更大。

（二）间歇性外斜视

外斜视患者因其不同的融合控制程度、集合与调节关系，以及在不同注视方向的斜角变化等，可能在同一次检查中观察到不同的外斜视表现，因而常不能明确判定是外隐斜、间歇性外斜视或外斜视。从临床角度这三种形式的外斜视并无本质区别，间歇性外斜视临床表现是双眼在融合代偿机制下降时才暴露出外斜视，斜视角变化大为特征，描述如下。

【临床表现】间歇性外斜视早期表现为注视远处物体时出现间歇性或恒定性外斜视，视近时可维持正常的眼位和双眼视功能。随着疾病的进展，间歇性外斜视的出现频率和持续时间逐渐增加，融合和调节性集合功能逐渐减弱，注视近处时也可出现间歇性外斜视。即使患者有很好的融合控制能力，远近外斜视角度仍然逐渐趋于一致，最后可发展为恒定性外斜视，并导致远近双眼单视功能不可逆性的丧失。除了视远时外斜视明显外，由于维持正常眼位需要代偿性融合功能被激活，因此在患者注意力不集中、明亮光线或者疲劳时，均可表现出外斜视。间歇性外斜视的患者也可伴随其他眼球运动异常，主要是下斜肌功能亢进以及侧转的非共同性即水平侧转注视时外斜角度减少。

1. 间歇性外斜视　具有以下特征。

（1）在间歇性外斜视的儿童中，虽然在眼球正位时有双眼视功能，却很少在眼位偏斜时出现复视，这可能是由于单眼抑制，偏斜眼的物象被发育中的视觉系统所抑制。而新发病的间接性外斜视成人却经常会有复视的主诉。

（2）间歇性外斜视的患者常在阳光下喜闭单眼，其原因不明，可能是因为间歇性外斜视的患者在户外注视远处物体时，缺乏近视标的刺激集合，且明亮的光线闪烁视网膜，影响了融合功能，从而表现出外斜。这时患者会闭上单眼避免复视和视混淆。临床上也观察到异常视网膜对应的患者中畏光的主诉要比正常视网膜对应的患者少。但Wiggins和von Noorden观察到主要出现在间歇性外斜视的患者中畏光的现象，但是畏光并非间歇性外斜视所特有，在恒定性外斜视、内斜视和正视的患者中也可能出现，这些患者在闭单眼之前都没有复视出现。这可能是因为这些患者的双眼畏光阈值下降，而与患者是否存在异常视网膜对应无关。

（3）间歇性外斜视另一个比较少为人知的症状是视物显小。当患者注视远处物体时，会用调节性集合来控制外斜视，而集合和调节会使物体看上去变得小而近。

（4）视力：间歇性外斜视的患者双眼视力通常正常。美国的一项研究中报道间歇性外斜视患者中弱视的发病率为4.5%，屈光不正的发病率及构成比也与同年龄段儿童相同。近几年研究发现，间歇性外斜视患者近视的发病率更高。在一项亚洲儿童的调查研究中发现，间歇性外斜视患者中近视的比率

（43%）较内斜视患者明显增多。在这些患者中，调节力的降低可能是外斜视的主要原因。

（5）远近立体视：许多间歇性外斜视患者的近距离立体视正常，而远距离立体视不良。间歇性外斜视的患者必须进行远、近立体视检查。临床上也常应用立体视检查方法作为评估间歇性外斜视改善或者恶化的指标。目前临床多采用同视机检查远距离立体视，同视机因为非自然分离双眼，分视的双眼无共同视觉背景，斜视眼多被抑制，故无法准确测定隐斜和间歇性外斜视患者的立体视。国外学者多采用Mentor随机点E及轮廓立体视检查法测定间歇性外斜视患者的远距离立体视，也可用Frisby和Frisby Davis远立体试验分别检测近和远立体视。立体视检测只应用大于4岁的患儿，更幼小的患儿不能很好地理解并完成测试，特别是远立体视检查。间歇性外斜视患者正常视网膜对应与异常视网膜对应可以同时存在，当一眼外斜时为异常视网膜对应，正位时为正常视网膜对应。因此，从视网膜对应的关系来考虑，将间歇性外斜视分为正常对应间歇性外斜视和双重对应间歇性外斜视。

2. 调节性近视　间歇性外斜视伴随的一个临床症状是调节性近视。表现为患者单眼视力正常，当双眼控制正位的时候，双眼视力低下，视疲劳，双眼处于近视状态，实际是为了维持视轴平行，动用过度的集合，过度的集合引起过度调节，致使看远的视力下降。这时候患者就出现调节性近视。有的研究者指出，患者的主观感觉是注视目标变小，这时候患者的知觉状态被称为视物显小征。只要留意，在临床上就能看到有的间歇性外斜视患者双眼视力低于单眼视力。

用同视机检查融合范围的时候，用二级画片，比如，图案是房子和杉树。医生不断调整同视机的双臂，两个镜筒不断集合，间歇性外斜视患者的双眼视轴也随之集合，看到的房子逐渐变小，在接近"破裂点"的时候，患者所看到的房子和杉树变成一个模糊的小点。同视机的双臂继续集合，突然，患者的双眼分开，恢复外斜视状态或者正位。这时候，调节和集合都恢复到一个自然状态，患者立即清楚地看到正常大小的房子和杉树。在这个过程中，患者也出现调节性近视和视物显小征。其机制与间歇性外斜视患者出现的调节性近视和视物显小征是一样的。

3. 知觉适应　外转过强型外斜的看远显性斜视和看近隐斜通常共存，因而得以建立正常双眼视功能，大多数患者两眼视力正常和非注视眼抑制，而旁中心注视的深度弱视以及深度的异常视网膜对应主要发生在单眼恒定性外斜中。间歇性外斜者的正常与异常视网膜对应共存，由后像试验可看出眼位偏斜时为异常对应，而正位时则为正常对应。

4. 严重度分级　纽卡斯特控制分数（NCS分数）。

纽卡斯特眼位控制能力评分标准（Newcastle Control Score, NCS）是一项稳定可靠的、临床敏感的分级儿童间歇性外斜视严重程度的方法。评估时结合了家长或家庭医师（主观）观察到的斜视发生频率，以及在眼科门诊（客观）应用遮盖试验诱导眼位偏斜后，观察间歇性外斜视患者控制眼球正位的能力。

（1）生活中评分：0分：家长从没发现斜视或单眼闭眼，1分：看远发生斜视或单眼闭眼小于一半观察时间，2分：看远发生斜视或单眼闭眼大于一半观察时间；3分：看远和看近时都能观察到斜视或者单眼闭眼。

（2）诊室内看近评分：0分：只有遮盖实验时才出现斜视，并且恢复正位不需要眨眼或调整注视，1分：遮盖试验后需要眨眼或调整注视才能恢复正位，2分：可以自发出现斜视，或者任何形式的破坏融合后不能恢复正位。

（3）诊室内看远评分：0分：只有遮盖实验时才出现斜视，并且恢复正位不需要眨眼或调整注视，1分：遮盖试验后需眨眼或调整注视才能恢复正位，2分：可以自发出现斜视，或者任何形式的破坏融合后不能恢复正位。如果7~9分需要手术治疗（患者倾向接受更多），低于3分则不需要手术治疗，总分3分被定为是否需要手术治疗的分界值。

【检查与特殊试验】

斜视度测量是斜视临床检查中的一个重要环节，充分考虑到患者的融合力对斜视度数的影响，精确的斜视度测量对于斜视的手术设计和手术疗效至关重要。

1. 角膜映光法　见第九章第三节"斜视角检查"部分。角膜映光法对年幼儿童和婴儿易于实施，但很不精确，还需要考虑kappa角的影响。

2. 遮盖试验　用遮盖试验检查双眼融合功能被破坏下的外斜视度数，还可以鉴别区分真正的外转过强与类似外转过强类型，从而有利于决定和选择具体手术方式。而且绝大多数外转过强型外斜视经遮盖试验证实都属于类似外转过强型。Scobe解释这是由于近处物体的光线强、在视网膜上成像大，形成较大的融合刺激，引起调节性集合，控制了看近的外斜角，而单眼遮盖24h打破了融合，就暴露出看近外斜角加大，甚至超过看远，Burian报告单眼短时遮盖（30~45min）也能得同样的结果。von Noorden提出，婴儿期集合张力过强也是掩盖看近外斜角的原因，使患儿看近可表现为正位，而看远时集合冲动减少仍出现外斜视。

具体方法：见第九章第三节"斜视角检查"部分。先用交替遮盖加三棱镜中和法分别查出看远和看近的外斜角，单眼遮盖30~45min后，同样方法再查一次。必须强调，即使瞬间的双眼刺激也会使患儿在看近时控制外斜，因此，在第二次测量前要将所用器械备齐，先遮盖对侧眼，再去除原有的遮盖物，保持一只眼视物，先查看近、后查看远的外斜角，不让患者有融合的机会，才会获得可靠的结果。

3. 三棱镜加交替遮盖法　三棱镜加交替遮盖法是斜视术前斜视度数测量的"金标准"，适合于双眼都具有注视能力的患者。一眼视力低下的知觉性斜视患者则选用三棱镜角膜映光法Krimsky法测量斜视度。三棱镜的材料和放置的位置决定着其屈光力（王利华，2014年）。三棱镜尖的角平分线与患者的视轴垂直时的位置为最小偏向角位（minimum deviation position），树脂（塑料）三棱镜标定于此位置。我们在临床上使用树脂三棱镜测量时，可将三棱镜放置在额平面位（frontal plane position），即三棱镜的后表面平行于下眶缘，可使测量误差最小化。采用额平面位操作容易，可重复性好，并且接近于三棱镜的实际屈光力。玻璃三棱镜与树脂梯状三棱镜检查结果略有差别；当测量斜视度大于80$^\triangle$时，不要把两块三棱镜叠加在一起使用，因为叠加后的度数远大于两块三棱镜之和。比较准确的方法是将两块三棱镜分放在两眼前，虽然测量后患者的实际斜视度数略大于两块三棱镜之和，但相对比较准确。为了引出最大的外斜角，斜视度斜视测量距离应大于6m，注视窗外物体或阳光下更容易暴露外斜视，显示出更为真实的融合状态和斜视度数。注意合并近视的间歇性外斜视患者应戴矫正眼镜2周以上再进行术前斜视度数测量，特别是对戴高度数眼镜的斜视患者，需要考虑到镜片的三棱镜作用所产生的测量误差。可参见第九章第三节"斜视角检查"部分。

4. 多次测量　间歇性外斜的融合控制情况是多变的，故外斜视能否被融合所控制不仅取决于斜角的大小，更有赖于患者的健康状况、注意力是否集中、检查时间的长短和检查时患者的精神状态，所以应在全天中的不同时间多次测量斜角。有时患者早晨看远看近都正位或外隐斜，下午因疲劳减弱了融合机能而表现为显斜。相反地，有些间歇性外斜视患者术前的融合控制明显好转，这是由于手术时疼痛紧张释放出更多的能量使眼球维持正位，术者不必顾虑这种术前眼位的明显改善，仍可按原检查结果实施手术。

5. 弧形视野计法　是基于角膜映光法检查的原理，患者偏斜眼居中心位，另一眼分别注视正前方6m远视标与弧形视野计中央注视点，检查者沿弧形臂移动手电筒灯光，直到光反射落在偏斜眼的角膜中心为止，根据弧形臂上的刻度确定斜视度（圆周度）。弧形视野计法比角膜映光法要准确一些，但也应考虑kappa角的影响。

6. 同视机检查　原在位测定主观斜视角和客观斜视角，确定有无异常视网膜对应关系，还应注意分别检查向左向右各转动25°时的斜视度，确定有无侧方位是否存在非共同性，以便手术设计合理，避免原在位手术过矫，基本型外斜视更应注意。

（三）恒定性外斜视

指眼位始终向外偏斜，正常融合功能不能控制双眼视轴平行。生后即出现或由间歇性外斜视失代偿进展而来。在各类共同性斜视中占32.1%。

幼年或成年发病。斜视度大而稳定。多数视力或矫正视力正常，弱视不常见。当双眼视力相近时，患者表现为交替性外斜视；当合并单眼弱视或屈光参差时，表现为单眼恒定性外斜视。集合不能。双眼视功能受损。5岁前发病可有抑制，5岁后发病可有复视存在。可以合并垂直斜视、斜肌功能亢进、A-V综合征以及DVD等。恒定性外斜视以手术治疗为主。幼年发病者，双眼视力正常或可以交替注视，应及时手术。

【治疗】

1. 非手术疗法　有症状的外隐斜以及间歇性和恒定性外斜通常需要手术，而有些用以增强融合的非手术疗法也能促成理想的知觉改善，使手术推延。但生后早期就出现恒定外斜或没有间歇阶段者,其功能预后差,手术仅达到美容目的,无须做术前治疗。

(1) 矫正屈光不正和负镜片治疗:间歇性外斜视有屈光不正,尤其是散光和屈光参差,必须矫正使视网膜成像清晰,增强对融合的刺激。近视患者要完全矫正以保持活跃的调节性集合;远视患者是否完全矫正则取决于远视度数、患者年龄和 AC/A 比值,因为矫正远视会减弱调节性集合,进而加重外斜。外斜视儿童远视低于 +2.00D 可不予矫正,但年长患者的远视需要矫正,以免发生屈光性视疲劳,即使矫正后外隐斜可能发展为显斜而需要治疗。

老视眼出现外隐斜是个特殊问题,随着调节力的下降,外斜视加大并出现症状,应矫正其屈光不正,配戴最弱的双光眼镜以利看近。如果还不能缓解症状,可以在看近时配戴一半力量的底向内三棱镜,用以刺激而不是放松调节性集合。

如外斜者的 AC/A 比值相当高,可用负镜片刺激调节性集合以减轻外斜角度。集合不足型的幼童可配戴负镜片在下段的双光眼镜,外转过强型外斜,则负镜片放在双光眼镜的上段,这样可暂时在术前增加患者的正常双眼刺激。Jampolsky 提出,许多儿童能耐受负镜片带来的 3~5D 调节性刺激,那些看近正位、看远间歇外斜的患者,在负镜片的影响下看近会出现内隐斜,随后几周转为正位,去掉负镜,看近外斜,表明 AC/A 比值的短暂变化。他还报告一组间歇性外斜视患者用过矫负镜片治疗,70% 显示融合改善、眼位好转,在停止治疗后,疗效仍维持一年之久。而 von Noorden 只把负镜片作为高 AC/A 比值者的临时治疗措施,很少应用于大年龄儿童和成人,他认为尽管儿童对负镜片所致调节刺激的耐受很强,但随着年龄的增长,近距离工作量加大,可能出现调节性视疲劳。

(2) 三棱镜治疗:术前用三棱镜可改善外斜视患者的融合控制能力。Bérard 用三棱镜使患者斜视度矫正了 1/2~1/3,以加强双眼中心凹刺激;Ravault 用三棱镜矫正了全部外斜视,然后再逐渐减弱三棱镜度数,取得满意的功能效果,避免了手术。Jampalsky 建议,术后残余性外斜可用三棱镜引发复视、刺激融合,以利正位。

(3) 遮盖治疗:主要是遮盖优势眼,防治单眼抑制及弱视,尤其是间歇性外斜视有抑制者和视网膜异常对应者。

2. 手术治疗　根据外斜视发病过程中的特点,准确把握最佳的手术时机至关重要。von Noorden 观察了一组间歇性外斜视患者,由于各种原因,该组患者都没有做斜视矫正手术,随访 5~10 年,平均 3.5 年。结果发现,前述症状有≥1 个加重的占 75%,没有变化的占 9%,有改善无须治疗的占 16%。所以,在随访期间,对间歇性外斜视患者,应该密切观察病情的变化,掌握手术时机,主要参考以下三个指标:

(1) 融合功能控制眼球正位的能力:参考纽卡斯特控制分数(NCS 分数)。John Sloper 提出,按照患者融合功能控制眼球正位和失去控制眼球偏斜的时间之比进行分析评估。随着融合功能控制眼球正位能力的逐渐下降,斜视出现的频率会逐渐增加,出现的时间逐渐延长,这就是双眼视觉不断恶化的标志。

这类患者需要手术矫正。如果患者偶尔出现外斜视,就无须行手术。对家长或患者本人采取调查问卷的形式了解外斜视患者每天或每周在家时的斜视变异,疲劳偏斜大的情况,所有控制好的一天、控制差的一天的变异等。患者出现斜视的时间超过清醒时间的一半或者出现视觉疲劳,这是手术的指征。基本型外斜视出现集合不足,基本斜视度变大,在显性斜视状态不出现复视,或者立体视力下降,这也是手术的指征。临床检查时还需要掌握眼位偏斜后的控制能力有多强,是偏斜后立即控制正位,还是眨眼或再注视后恢复眼位,或者只能维持斜视位等。如果患者在初诊的时候不能经常维持正位,外斜视频率较高,则考虑尽早手术;如果隐斜患者不能通过三棱镜控制视疲劳,可能也需要手术矫正。

(2) 斜视度的大小:斜视度的大小是决定手术与否的重要因素。目前通常认为外斜视手术起点是 15^△~20^△。如果斜视度在 15^△ 以下,很少有患者意识到存在斜视,觉察到斜视带来的困扰。但是,由于间歇性外斜视患者的知觉和运动特点的变异很大,对治疗的反应也不尽相同。有的外斜视患者的斜视度数比较大,比如达到 30^△。平时能够成功地维持隐斜状态,有时出现间歇性外斜视,而且没有任何症状。有的外斜视仅有 15^△,虽然做过正位视训练,但仍然处于间歇性外斜视状态。成年人一旦确认患有大角度恒定性外斜视,应该尽快手术矫正。

(3) 患者的年龄

1) 婴儿型外斜视:由于在出生后或出生后短期表现为恒定性外斜视,没有间歇期,所以一旦能够准确地测量出斜视度,就应该尽早考虑手术矫正斜视。这类患者的手术时机和手术前必须满足的条件与婴儿型内斜视相同,斜视度至少 15^△。多数学者认为,婴儿型外斜视的手术宜在 2 岁之前完成。

2) 间歇性外斜视:在儿童视觉发育成熟之前,应该推迟手术时间,避免出现继发性内斜视。因为多数内斜视没有间歇期,对双眼视觉的损害相当严重。这些间歇性外斜视的儿童本来手术前双眼视力正常、有正常的立体视力,如果突然变成恒定性单眼内斜视,就会导致斜视眼出现弱视,立体视觉丧失,最终会出现单眼抑制或异常视网膜对应。多数专家认为,间歇性外斜视儿童的手术在 4 岁以后进行比较合适。

3) 恒定性外斜视:儿童外斜视由间歇性转变为恒定性,或者为交替性外斜视(没有间歇期),应该尽早手术治疗。

3. 手术目标　主要目的是改变或恢复眼球运动和知觉方面的病理状态,改善患者的外观和心理状态,恢复双眼视觉。在儿童早期就发生斜视的成人,手术后大多不能恢复双眼中心凹的融合功能,而现在多数学者认为成人斜视手术不只是为了美容和外观,在成功的斜视手术之后,有以下几个问题能够获得解决:①消除复视和混淆视;②大多数成人斜视有可能获得知觉性双眼融合功能;③扩大周边视野;④改善心理社会功能。这种认识的转变过程也是随着现代社会文明的进步而进步的。

外斜视手术较为理想的目的是远期尽量使眼球保持正位。值得强调的是:在手术前依据基础理论和临床经验,术者应该尽量使手术达到正位或近期轻度过矫一定的度数（≤10PD），一定不能按照欠矫或过矫来设计手术方案。手术后近期获得正位，并不一定是最理想的结果，远期欠矫的发生率比较高。有时采用调整缝线手术比较容易获得理想的手术效果。

手术效果：von Noorden 提出治愈标准应为患者无症状并在远近距离都恢复了融合。术前无抑制、无复视、只偶尔显斜者比长期持续外斜的预后要好。由于外斜视的复杂特性，对所谓治愈者用更精细的知觉试验检查就会暴露其双眼视功能小的缺陷，如立体视的缺陷等。von Noorden 对外斜术后在 33cm 和 6m 眼正位或轻度内隐斜的"治愈"者用 25m 视标检查，多数出现了小的持续外斜，证实并非完全治愈，说明间歇性外斜视正常和稳定双眼视的恢复仍是迄今所面临的重要挑战。

4. 术后欠矫或过矫 间歇性外斜视的病程多呈进展性，术后眼位仍有向外漂移回退的可能性，存在一定的欠矫或复发率，且随访的时间越长发生的概率越高。间歇性外斜视术后欠矫比过矫更为常见，术后早期欠矫的患者预后可能更差，再次手术的概率更高。若患者的融合控制良好，轻度的欠矫通常只需观察。若在术后第 1 周欠矫度数大于 10△。则患者很可能需要二次手术。有些则在术后几个月甚至几年才发生。

为了取得稳定的双眼视功能，可给予底向内三棱镜，度数等于或大于残余外斜角，激发集合，改善融合，减少外斜视。如戴镜 1 年还未治愈，则需要再次手术。

过矫的处理：有人提出对儿童间歇性外斜视手术设计一定要过矫一点，但此类术后的内斜视，很少能够回退到正常眼位，如不给予相应治疗，则易造成患儿形成单眼抑制、弱视或者丧失双眼视功能。因此不主张这种设计性过矫。并且术前由于融合控制力的存在，对手术量的设计有一定的干扰，尤其是年幼患儿，存在过矫的高风险。如何确定合适的手术设计量即目标眼位，也是争论的难点。处理方法：①术后当天出现明显过矫并伴有术眼眼球运动受限者应立即手术探查，考虑为内直肌截除过多或外直肌脱位等并发症。②术后近期内斜 10△~15△可以随着时间会完全消失，术后内斜视≤20△时，一般并不需要立即手术干预，早期采取交替遮盖，打破融合避免融合性集合的产生；可通过配戴正镜片，降低调节性集合也减少了近感知集合；或者根据内斜视度数配戴底向外三棱镜，观察眼位的改善情况。通过上述各种改变知觉状态的方法，各种集合成分均减少，从而减轻双眼集合，特别是在视力发育未成熟的患儿，这些方法有助于减轻眼位过矫，减少连续性内斜视的发生。③如果术后内斜视持续 6 个月以上则称为连续性内斜视，有文献报道因间歇性外斜视手术过矫的连续性内斜视患病率可达 6%~15%，需要再次手术。手术的适应证为：患者不能接受保守治疗；因水平运转受限、侧向运动非共同性而出现复视；经保守治疗斜角不改善甚至增加。当然如果过矫者眼球运动持续受限，手术就不必拖延 6 个月以后，因为由于内直肌张力过强和外直肌后退过多所造成的术后过矫是不会随着时间而改善的。

儿童间歇性外斜视的手术时机与斜视发生时间和双眼视觉功能相关。斜视发生越早，破坏双眼视觉功能风险越大，应尽早手术。斜视发生较晚、控制较好、对双眼视觉功能影响不明显者，可推迟手术，定期观察。间歇性外斜视手术设计不提倡欠矫，更不提倡设计性过矫，应以遮盖后测得的视远斜视角为手术设计依据。术后近期有暂时性反应性过矫，数周后，最长不超过 6 个月恢复正位或外隐斜为目标眼位。

（四）继发性外斜视

1. 知觉性外斜视（sensory exotropia） 是因原发性知觉缺陷如屈光参差、单眼无晶状体以及由器质性病变造成单眼视觉障碍，致使双眼融合部分或完全崩溃，出现外斜视，其特点为偏斜是单侧性的，发生在弱视眼，手术目的主要为美容。

2. 连续性外斜视（consecutive exotropia） 是指原发性内斜视自发转为外斜视，或因内斜视手术过矫形成外斜视，从发生率来说大多数发生在手术后，尤其是当内直肌后徙量大于 7mm 的时候，连续性外斜视的发生率就会大大增加。内斜视自发变成外斜视多为斜眼视力差，融合功能不好，也有些高度远视的调节性内斜视在成年后调节减弱形成外斜视，但并不能以此解释所有的病例。内斜视术后过矫的连续性外斜视有随时间逐渐减轻的趋势，所以再手术前至少要密切观察 6 个月，非手术疗法主要是减低远视球镜。Jampolsky 主张对近视可加 2~5D 过矫负镜，而 von Noorden 认为这样虽然能维持暂时正位，但不能解决根本问题，年长儿童可能会出现调节性视疲劳，故建议用底向内的三棱镜来消除复视。

（吴夕 周毅丁）

第六节 麻痹性斜视

要点提示

1. 麻痹性斜视定义：由于支配眼球运动的神经通路上或是眼外肌本身病变引起眼外肌的部分或完全麻痹，导致一对或多对拮抗肌的力量失去平衡，眼球平行运动或异向运动发生障碍，原在位或其他诊断眼位上出现视轴分离。

2. 临床特征是病程阶段性变化较大，最初表现在麻痹肌作用方向的斜视角和复视最大、运动受限最严重以及代偿头位；逐渐会累及到双侧眼外肌。先天性上斜肌麻痹首先区分眼性斜颈还是外科斜颈，应用 Parks 三步法鉴别对侧上直肌麻痹并确定诊断，依据 Knapp 的上斜肌麻痹的分类制定治疗方案。后天性眼肌麻痹重点在于病因学诊断，可能是全身其他系统疾患的一个重要体征。

3. 手术治疗的原则是首选减弱麻痹肌的亢进的拮抗肌，加强麻痹肌。一般以主导眼的斜视角设计手术。眼球运动不能超过中线的完全麻痹者宜选择直肌移位或联结术。

一、定义

由于支配眼球运动的神经元（神经核、神经干）或是眼外肌本身病变引起单条或几条眼外肌的部分或完全麻痹，该肌肉的收缩力量减弱，导致一对或多对拮抗肌的力量失去平衡，眼球平行运动或异向运动发生障碍，原在位或其他诊断眼位上出现视轴分离,这类斜视称为麻痹性斜视。麻痹性斜视属于非共同性斜视,非共同性斜视还包括 A-V 型斜视、眼球后退综合征、Graves 眼外肌病、眼外肌纤维化和眼外肌痉挛等。

麻痹性斜视应该与共同性斜视相区别。麻痹性斜视的临床症状是突然复视头晕和代偿头位,临床体征是眼球运动异常,斜视度在各个诊断眼位上斜视度数不相等,麻痹肌作用方向上斜视度数最大。正确地确定一条或一组麻痹眼外肌不仅对治疗获得成功极为重要,有时还因为后天性眼外肌麻痹能提示影响患者健康的周身情况。诊断一个初发的麻痹不太困难,可根据麻痹肌功能作用方向的运动不足、复视、用麻痹眼注视时斜视角加大和代偿头位等明确诊断,但诊断先天性或长期麻痹病例有时极为困难。

眼球运动受限可由肌肉麻痹所致,也可由于肌肉的限制(restriction)所引起。眼外肌麻痹时阻碍或减弱了向正常作用方向的转动,限制也可以阻碍运动。限制因素可以是由于结膜或 Tenon 囊的瘢痕、肌肉的挛缩或眼眶组织的嵌顿所造成。用交替遮盖或三棱镜中和法不能鉴别麻痹与牵制,应该通过牵拉试验检查即眼外肌主动收缩和被动牵拉试验判断是眼外肌的麻痹还是限制。

二、病因

麻痹性斜视有先天性及后天性两类,病因一般因年龄而异。

先天性麻痹性斜视在出生时或出生早期发生,主要为先天性发育异常,出生时的创伤或幼儿期疾病所致,可累及单眼的一条眼外肌(上斜肌部分麻痹最为多见)或多条眼外肌(双上转肌或双下转肌),又可累及双眼同名肌(双上直肌或双上斜肌)。先天性者多有以下特征:①视力好;②有异常视网膜对应;③垂直肌多受累;④不发生继发性挛缩;⑤病情比较稳定;⑥有代偿头位,两侧面颊不对称;⑦早年发生抑制,故无干扰复视。

后天性麻痹性斜视可能是全身其他系统疾患的一个重要体征,斜视能为全身疾患特别是颅脑疾患提供重要的诊断依据。在病因学诊断上还需要邀请相关科室如神经内科、耳鼻咽喉科、内分泌科等联合会诊。常见病因多为急性发病。头颅外伤、颅内炎症(大脑炎、脑膜炎)、中毒(铅中毒、肉毒毒素中毒)、中耳病变累及第Ⅵ对脑神经、糖尿病、血循环障碍、肿瘤、继发于眼眶、脸面及颌部组织的炎症,鼻窦炎及鼻窦手术等都可引起麻痹性斜视。

三、临床特征及诊断

(一)病程

麻痹性斜视不像共同性斜视那样斜视角维持相对稳定,它有一个动力学的临床过程。发病急骤,患者出现复视。在部分或完全麻痹发生数日或数周后,临床现象发生明显改变,因为整个神经支配系统的平衡被打乱,不仅影响麻痹肌的功能,健眼运动也被累及。

麻痹性斜视可经历几个阶段:

第一阶段表现为麻痹肌功能减弱,直接对抗肌功能亢进。

在这阶段最大的斜视角发生在麻痹肌作用方向,因而运动受限最严重。例如在右上斜肌不全麻痹的早期,双眼向左下方注视时,右上斜视最大。

第二阶段是麻痹肌(右上斜)的直接对抗肌(右下斜)发生亢进。这是这一阶段的主要表现。这样,右上斜视不仅在左下方向出现,并可在向整个左侧注视时发生,甚至可在向左上方向注视时最大,因右下斜肌功能的亢进可掩盖麻痹肌的不足(右上斜肌),所以向左上方注视时的偏斜可以比向左下方注视时大。右下斜肌功能亢进持续较久,甚至麻痹消失后仍然持续一段时间。直接对抗肌的挛缩使麻痹肌被撑长,肌肉纤维逐渐萎缩,发生玻璃样变而失去正常的弹性。

第三阶段偏斜扩散到所有注视方向,最后越来越向共同性发展,眼球在原在位、向右注视和向左注视都出现右眼上斜;在左右眼分别注视时,斜视角无改变。检查者可能检查不到它的麻痹性质。这种发展称为共同扩散(spread of concomitance)。所有的麻痹性斜视不一定都由第一阶段发展到最末阶段。偶有麻痹肌直接对抗肌不亢进者(原因不明),偏斜仅在麻痹肌作用方向出现。但绝大多数麻痹性斜视在发病数周、数月或数年后发生共同性扩散。

(二)眼球运动异常

麻痹性斜视的损害是从运动功能开始的,最突出的临床特点是眼球运动异常。在观察眼球运动异常的时候,应该分别观察单眼运动和双眼运动。在病变早期,仔细地检查双眼运动在诊断眼位上观察各对配偶肌的力量平衡与否,分析斜视或直肌作用力的强弱,才能发现功能减弱的麻痹肌。诊断麻痹性垂直性斜视较为困难,应该注意,当发现一只眼上斜视,另一只眼下斜视时,必须鉴别上斜视眼的一对上转肌或下转肌中,哪一条肌肉力量不足。但将检查仅限于观察单眼运动,则可能隐蔽不完全麻痹病例。为了维持麻痹眼的注视位置,大脑必须加强麻痹肌的神经冲动。根据 Hering 定律,大脑输送到双眼的神经冲动是等同的,冲动量的大小是由注视眼的需要决定的。因此这个加强了的神经冲动必然传达到麻痹肌的配偶肌,后者的收缩也相应地极度加强。所以在诊断轻度或部分麻痹时观察双眼运动比检查单眼运动更能显示问题。较为精确的检查方法是用三棱镜遮盖法和同视机检查原在位、第二眼位和第三眼位上的斜视度,通过分析斜视变化的规律,很容易发现力量不足的肌肉,这条肌肉往往就是麻痹肌。

检查双眼眼球运动状况时,常受到一些因素影响,导致检查者判断错误,因此需要认真注意以下情况。以下现象为假性斜肌功能亢进症,如:①内眦赘皮:在眼球向内、内上或内下方向转动时,内眦赘皮可引起错觉,误认为该眼转动速度快或外露的角膜少,导致作出运动亢进的错误判断。检查时应轻拉起内眦赘皮,再观察角膜与脸缘的关系。②脸裂大小:脸裂的大小可影响对眼球运动状态的判断,尤其在观测角膜缘与脸缘距离时,须排除脸裂异常的影响。脸裂异常主要影响对上直肌的观测结果,对于双眼脸裂偏小者,应结合和比较对侧眼的眼脸距离,调整对眼肌功能状态的判断。③内转不足:双眼内转功能存在不足的患者,多在内上转时出现眼球上翻,类似于内上转功能亢进的表现;同时在内下转时出现眼球下转速度加快。行双眼内直肌缩短术后,内转时眼球上翻和下转速度加快的现象消失。建议在决定行斜肌减弱术前,应进行反复检查,尤其在发现眼球内转功能不足时,更应慎重。

抑制性麻痹:麻痹肌直接对抗肌的挛缩不仅能隐蔽麻痹眼的原始性质,如果患者习惯性地用麻痹眼注视,也可影响对侧眼的运动平衡。麻痹肌的直接对抗肌需要较少量的神经冲动在它作用方向转动眼球,因为麻痹的对抗肌张力减弱。根据Hering定律麻痹肌对抗肌的配偶肌也将接受比需要更少一些的神经冲动,因而显得落后。这个现象称为对侧拮抗肌的抑制性不全麻痹。例如患者的右上斜肌不全麻痹并用麻痹眼注视,当患者向右下斜肌作用方向注视时,所需的神经冲动较正常时减少,因为来自麻痹肌(右上斜肌)的张力减少,同样减少的神经冲动传送到右下斜肌的配偶肌(右上直肌),所以当患者用右侧麻痹眼注视,向右上方转动时,由于左上直肌的神经减少了冲动,该眼运动就落后(抑制性麻痹)。遮盖右眼令患者用左眼向右上方注视,左上直肌功能即刻到位。识别对侧拮抗肌抑制性麻痹这一点极为重要,否则检查者会将右上斜肌麻痹误诊为左上直肌麻痹。

眼球下落综合征:由于先天性或陈旧性麻痹,患者一只眼上斜视,而同一只眼的下斜肌出现功能亢进或挛缩,对侧眼配偶肌的功能也表现亢进,其直接拮抗肌却表现为抑制性麻痹。这种患者常有下斜肌亢进和挛缩,因此当下斜肌亢进患者试图注视时,必然有超量的神经冲动传送至该眼,使之由上转内转位下降至原在位。根据Hering定律,同样超量的神经冲动必然传送到对侧眼的下转肌。所以当麻痹眼注视移动目标,由原在位逐渐平行地向内转动时,对侧外转眼即逐渐下落。这是由于过量的神经冲动输送到对侧眼下直肌所致。

(三)原发偏斜与继发偏斜

虽然检查单眼运动和双眼运动足够解决眼球运动的明显缺陷,但定量研究斜视角能更多地暴露疑难问题,例如决定病情的严重性和估计病程的好转、恢复抑或恶化进展等。定量研究斜视角的客观方法有三棱镜遮盖法,主观方法有复视试验。这种检查先用一眼注视,后用另一眼注视,有着重要价值,因为原发偏斜(健眼注视)即第一斜视角与继发偏斜(麻痹眼注视)即第二斜视角之间的差异能明确地鉴别麻痹性与非麻痹性斜视:继发偏斜总是大于原发偏斜。

根据Hering定律传到两眼配偶肌的神经冲动总是由注视眼决定的,因此偏斜角会根据原发或继发偏斜而变异。例如患者的左上直肌麻痹,当右眼注视时,正常的神经冲动使右眼维持原在位,左眼发生下斜视因为正常的神经冲动不能使左眼转至中线。但如果患者用左侧麻痹眼注视,神经冲动必须加大才能使左眼维持原在位。等量加大的神经冲动也传到麻痹眼的配偶肌,使它过量地上转。

(四)歪头试验

很多旋转垂直肌麻痹患者,尤其是上斜肌麻痹患者,习

惯性地将头向一侧肩倾斜,这种头位称为眼性斜颈(ocular torticollis)。在这种头位时垂直偏斜是很小和潜在的,患者能获得良好的双眼单视。如果患者将头向另一侧肩倾斜则垂直偏斜变得相当大,患者感觉有复视或抑制。Bielschowsky将这种把头先向一侧肩倾斜,然后向另一侧肩倾斜检查,称为歪头试验。

当头向一侧肩倾斜时,就引起前庭反射,眼球就产生旋转运动(非自主运动)。例如当头向右肩倾斜时,双眼向左旋转,运用右眼的内旋肌(右上直肌及右上斜肌)和左眼的外旋肌(左下直肌及左下斜肌);如果头向左肩倾斜,则双眼向右旋转,运用左眼的内旋肌(左上直肌和左上斜肌)和右眼的外旋肌(右下直肌和右下斜肌)(见图9-2-3A、B)。这个现象在诊断旋转垂直肌不全麻痹有重要临床价值。例如在右上直肌麻痹时,其内旋作用减弱或消失,右眼处于外旋位(图9-2-3C),头如果向右倾斜,眼球即向左侧旋转,就必须运用右眼的内旋肌和左眼的外旋肌,但因右眼的内旋肌之一(右上直肌)发生麻痹,致使两眼不平行更加恶化(图9-2-3D),患者感觉极不舒适。如果头向左肩倾斜,眼球即向右旋转,运用左眼内旋肌和右眼外旋肌,而这四条眼外肌都是健全的,不会发生双眼旋转肌的不平衡(图9-2-3E)。在垂直复视距离不太大时,患者可能将双眼物像融合为一。所以在垂直肌麻痹时,患者的头向麻痹肌的旋转方向肩倾斜。一般规律是上直或上斜肌麻痹头向对侧肩倾斜,下直或下斜肌麻痹时,头向同侧肩倾斜。

Bielschowsky歪头试验:在上斜肌麻痹时,如果令患者把头向麻痹眼侧的肩倾斜,则麻痹眼必向上移位。例如左上斜肌麻痹,如果令患者向前注视并将头向左肩倾斜,则左眼明显向上移位(图9-6-1)。本征的机制:在左上斜肌麻痹患者的头向左肩倾斜时,左眼的内旋肌(左上直左上斜肌)使左眼内旋。正常时,上直肌的上转作用与上斜肌的下转作用恰好相互抵消。当上斜肌麻痹时,则仅有左上直肌的单独收缩。所以除了内旋之外还同时有显著的上转运动。在左上直肌麻痹头向左肩倾斜时,虽然麻痹的上直肌不能对抗上斜肌的收缩,但上斜肌的主要功能是内旋,下转是次要功能,因此左眼绝不会显著上移。所以可用Bielschowsky歪头试验来鉴别上斜肌与上直肌的麻痹。

(五)代偿头位

代偿头位是麻痹性斜视的特征之一,目的是为获得双眼单视或避免复视。检查代偿头位首先应与先天性胸锁乳突肌造成的斜颈相鉴别。眼性斜颈时胸锁乳突肌不强硬,遮盖一眼时代偿头位即可消失。检查此征时应注意三个部位,即脸面、头颈及下颏。

1. 在水平肌麻痹时,脸面转向麻痹肌的作用方向。例如右外直肌麻痹时,脸即转向右侧,这样就等于使眼转向左侧,躲开了麻痹肌的作用方向,减少甚或消除复视。

2. 下颏上抬或内收　例如在A-V综合征和上转肌或下转肌功能不足时,借下颏的上抬或内收使眼球在向上或向下注视时的偏斜角明显减小。

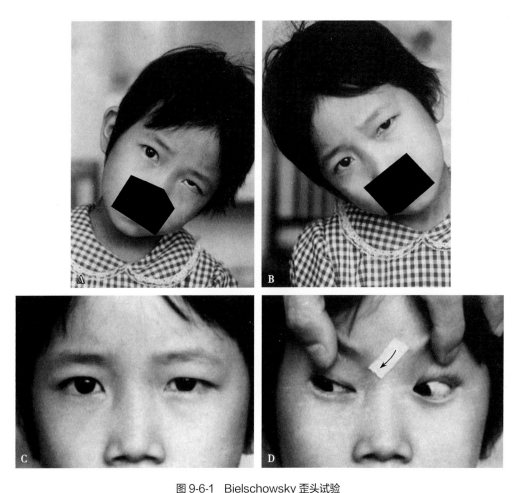

图 9-6-1　Bielschowsky 歪头试验

A. 左眼 Bielschowsky 征阳性；B. 右眼 Bielschowsky 征阴性；C. 原在位，右眼注视，左眼高位；D. 右下方注视，
显示左上斜肌麻痹

3. 头颈向左侧或右侧肩倾斜，以代偿垂直和旋转偏斜，这是获得双眼单视最舒适的头位，多见于旋转垂直肌麻痹或不全麻痹。上直肌或上斜肌麻痹时，头部往往向健眼肩侧倾斜，下直肌或下斜肌麻痹时则多向麻痹眼侧肩倾斜，尤其上、下斜肌麻痹时更为明显（图 9-6-2）。

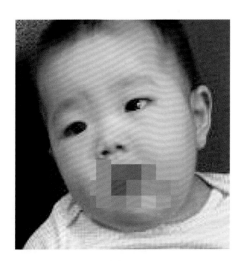

图 9-6-2　左眼上斜肌麻痹的代偿头位

头向右肩倾斜，脸面转向右侧，下颌内收

但没有代偿头位并不绝对除外垂直肌麻痹。此外并不是所有的麻痹性患者都能用代偿头位获得双眼单视。有些用代偿头位而仍不能获得双眼单视者则将脸面或头向相反方向转动或倾斜，以加大复像之间的距离或用鼻遮挡一个物像。

（六）空间定位失误

Von Graefe 首先描述以"我"为中心的双眼空间定位功能，当双眼知觉和运动功能正常的时候，通过视觉功能判断空间物体的位置是非常准确的，当眼外肌麻痹之后，这种功能会受到损害。比如急性麻痹性斜视患者的空间定位功能常常表现出失误。

空间定位失误试验：遮盖非麻痹眼，让麻痹眼注视，把一个观察目标放在麻痹肌的作用范围之内，让患者用手指出这个物体的方位或触摸物体，患者指出的方向往往偏向麻痹肌的作用方向。例如外直肌麻痹时，遮盖健眼，叫患者指向麻痹眼作用方向的物体，患者就会向麻痹眼作用方向过指（麻痹早期有此征，晚期患者学会纠正错误，这种现象即消失）。例如患者左外直肌麻痹，盖右眼，令患者指向其左方的物体时，他往往指到物体的左侧，物体越偏左侧，则所指部位与物体间距离误差越大。

这种空间定位失误只出现在新近发生的急性麻痹性斜视患者，以后会逐渐适应。在鉴别先天性与后天性麻痹性斜视方面,这种检查方法具有一定的价值。后来有了更精确、更可靠的检查方法,这种方法就逐渐不使用了。

这种检查方法的实际应用价值逐渐降低,关于这个现象理论方面的研究比其应用价值更有趣。在正常情况下,中枢下达的神经冲动的强弱与眼球运动的实际幅度之间是一致的。中枢下达的神经冲动越强,眼球转动的幅度越大,不出现矛盾。所以,正常人判断空间物体的位置的时候,几乎不出现失误。在眼外肌麻痹的时候,中枢下达的运动性神经冲动的强弱与诱发的眼球运动的幅度之间关系发生变化。如右眼展神经麻痹,第Ⅵ对脑神经的中枢下达过度的神经冲动,使麻痹眼的外直肌收缩,从内转位向原在位运动,或者继续向外转位运动,而实际眼球运动幅度与实际冲动的大小不一致,麻痹眼运动的幅度变小了。通过过度的展神经运动冲动产生的主观印象是过度的,所以患者指出的空间物体的位置或方向也是过度的。

具体检查方法是:把一支钢笔放置在患者的右前方,让患者用手指触摸钢笔的笔帽,这时候,检查者能够发现患者的手指指向笔帽的过程中,最终偏向笔帽的右侧。

(七)复视和混淆视

在发病初期,急性麻痹性斜视患者的眼球运动功能和双眼知觉功能的异常是非常明显的。患者初诊的时候,其主诉往往是"重影""视物成双",即"复视",把一个目标看成两个。有的患者主诉是"看近视物模糊,看远视物成双"。当遮盖任何一只眼的时候,上述症状立即消失,说明上述症状是由复视引起的。

麻痹性斜视引起的复视有以下几个特点:复视像之间的距离随注视目标的方向而改变,在不同注视眼位上,复视像之间的距离不同。复视像中一个像是清晰的,另一个比较模糊。清晰物像是注视眼看到的,模糊物像是斜视眼看到的。

实际上,麻痹性斜视患者出现混淆视时,其视野中所有的目标全部在双眼视网膜非对应点成像;所有视网膜对应点接受的都是视野中不同目标的物像。用 $10^\triangle$ 三棱镜做实验,就能够真切地体会复视和混淆视带来的困扰。把一块 $10^\triangle$ 的三棱镜垂直放置在一只眼前,立即出现垂直方向的复视和混淆视。前方视野中所有的目标全部双影,呈垂直分离,所有不同的目标重叠在一起。当用照相机成像比喻,当镜头向正前方拍照之后,把镜头垂直转动一定角度,再拍照一次,底片经过两次曝光,两次拍照的景物垂直移位一定角度,这时候,底片上的风景类似麻痹性垂直斜视患者(复视和混淆视)看到的情景。

由于复视和混淆视的困扰,患者常常有头晕、恶心等不适。正前方的主要目标也变成两个人,不能准确定位。特别是斜视角比较小的时候,不能辨认真假,视觉困扰更加严重。当患者注视不同的方向时,斜视角不断变化,导致前方物体不能保持稳定,症状更加明显。当水平复视、斜视角比较大、正前方注视目标的背景比较单一的时候,患者的症状比较轻;当垂直旋转复视并存、斜视角比较小、前方目标和背景比较复杂的时候,比如在繁华的大街,车辆行人穿梭样运动,看到的目标呈双影,患者感觉行路困难、步态不稳,甚至跌到。当遮盖一只眼后,上述症状立即消失。

因为麻痹性斜视在不同的诊断眼位上斜视度不同,多数患者在一个或多个诊断眼位上能够维持双眼正位。与共同性斜视相比,知觉异常的发生率低得多。患者通过代偿头位、改变注视方向、避开麻痹肌的作用方向、双眼转向麻痹肌作用的相反方向,借以维持视轴平行,就能够消除复视和混淆视,维持双眼视觉,不出现知觉异常。除重度麻痹性斜视以外,多数麻痹性斜视患者能够维持一定的双眼视觉。所以,在检查斜肌麻痹患者的时候,应注意两种视觉状态。

(八)被动牵拉试验和主动收缩试验

被动牵拉试验(forced duction)又称眼球运动的被动牵拉试验,在100多年前即开始用于临床实践。目前,在临床工作中仍然被普遍应用。这种方法操作简便易行,多用于鉴别眼外肌麻痹和限制因素引起的眼球运动异常。

被动牵拉眼球运动的方向与眼球运动受限的方向相反。比如,内斜视患者的眼球外转受限,不能自主地使眼球外转,其病因可能是展神经麻痹,也可能是鼻侧存在限制因素。用镊子夹住鼻侧角膜缘外的结膜,被动地牵拉眼球外转,如果没有抵抗力,就能够顺利地把眼球牵拉到外转位,提示外转受限的原因可能是外直肌的收缩力量不足,即外直肌麻痹。如果被动牵拉遇到很强的抵抗力,眼球不能顺利地外转,即使患者主动配合,使眼球外转,同样遇到很强的抵抗力,这就证明存在眼球外转限制因素。这些因素可能是内直肌挛缩、内直肌肌炎、结膜和Tenon囊挛缩或内直肌嵌顿等,也可能赤道后存在直肌和巩膜的粘连,使眼球运动受到机械性的限制作用。

在做被动牵拉试验的时候,让患者主动配合,使眼球顺着牵拉的方向主动外转,应避免患者眼球主动内转的力量与操作者的牵拉力相互抵抗,造成难以判定检查结果。如果不能合作者,在全麻下只能做被动牵拉检查,感觉到肌肉的抵抗力量,能够真实地反映患者的眼球运动是否存在限制因素。这是一种比较粗略的估计眼球受限程度的方法。

有研究者用被动牵拉试验检查上斜肌和下斜肌的张力,即用镊子夹住角膜缘6点和9点的位置,让眼球上转、内转、下转、内旋和外旋,检查上斜肌和下斜肌的张力。

主动收缩试验(active force test)即检查者用镊子夹住被检查者眼球的角膜缘,比如颞侧角膜缘,保持眼球稳定,让被检者向颞侧转动眼球。这时候,检查者用镊子对抗肌肉主动收缩的力量,保持眼球不动,检查者可通过镊子感觉肌肉收缩力量的大小。比如检测外直肌,用镊子夹住被检查者颞侧角膜缘外的结膜,保持眼球稳定,让被检查者眼球外转,如果检查者的手感觉到眼球转动的力量,根据检查的经验,判断力量的大小和有无,从而推测是否有直肌麻痹以及麻痹的程度。这种检查方法称为主动收缩试验。

四、麻痹性斜视的治疗

麻痹性斜视患者的治疗分非手术治疗和手术治疗。麻痹性斜视治疗的目的是在实用注视野内,使两只眼的视轴恢复平行,消除复视。在其他注视野可能仍然存在视轴偏斜,也可能继续存在复视。

麻痹性斜视可能是颅内疾患或全身疾患的一部分，斜视的治疗也是全身治疗的一部分。急性麻痹性斜视的第一步治疗是针对病因的治疗。待病因治疗完成、病情稳定之后，如果眼外肌功能得到恢复，就无须治疗斜视。因为大多数轻度的麻痹性斜视都能够自然恢复。如果仍然没有恢复或者没有完全恢复，存在显性斜视，直接影响患者的日常生活和学习，才考虑斜视的治疗。

在日常生活中，正常的实用注视野不超过15°，双眼注视野不超过15°，只要原在位周围半径15°范围内，双眼视轴不发生分离，保持双眼平行运动，患者正常的生活和工作就不会受到很大的影响。超过这个范围之后，患者会自动转动头部或身体，以弥补双眼注视野的不足。又如，轻度的右眼外直肌麻痹，原在位和左侧注视野都能获得舒适的双眼单视，向右侧注视时，只有超过15°才出现复视，患者没有代偿头位，或面部轻微地转向左侧就能获得较好的注视野，这种情况无须治疗。

我国糖尿病、心血管疾病的发病率近几年逐年增高，临床上出现轻度的外直肌麻痹，或轻度的上斜肌麻痹，在麻痹肌的作用方向上表现为复视。经过神经内科会诊及 MRI 等检查没有发现颅内病变。一旦经过内分泌科的适当治疗，血糖以及相关指标很快恢复正常，在 1~3 个月之内，多数眼外肌麻痹能恢复正常。这类患者的发病及恢复的机制，还需要进一步的研究。

(一) 非手术治疗

原在位 <10$^\triangle$ 的病例，采用三棱镜光学矫正极为有效。如用任何办法都不能获得双眼单视，则盖一只眼以解除复视。目前多主张盖健眼（弱视者例外）以延缓甚至防止直接对抗肌痉挛和挛缩。1980 年，Scott 建议用肉毒毒素（botulinum toxin）注射到功能亢进的直接拮抗肌使其暂时发生麻痹，与麻痹肌之间建立平衡，从而防止挛缩，同时麻痹肌也得以逐渐恢复。当单条外直肌麻痹，为了避免直接拮抗肌内直肌挛缩，在局麻下和肌电图辅助下注射肉毒毒素，已取得较好的疗效。

(二) 手术治疗原则

当保守治疗无效或斜视度比较大时，必须选择手术治疗。陈旧性或先天性麻痹性斜视，一旦明确诊断，符合手术条件可以手术治疗。但是对于急性麻痹性斜视，只有在针对病因的治疗结束之后，经过观察，直至病情不再恢复，斜视度稳定之后，才能考虑手术治疗。

手术治疗的原则是首选减弱麻痹肌亢进的拮抗肌，加强麻痹肌。一般选择主导眼斜视角设计手术。如果麻痹肌为不全麻痹，对功能亢进的肌肉，附着点后徙术、附着点离断术是常用的方法。为了加强肌肉的力量，截除一部分是一种选择。对于完全麻痹的肌肉，肌肉截短起到牵拉固定眼球的作用，把眼球固定在一个位置。因为没有收缩力量，眼球运动不能得到改善，肌肉被截短之后，往往容易回退，只能起机械性和暂时性促进减弱对抗肌的作用。

1. 对于外直肌完全麻痹的患者，术前需要牵拉试验和主

动收缩试验。无论儿童还是成人，可以选择上、下直肌移位到外直肌附着点的上、下两侧，加强外直肌；有的研究者担心前节缺血，为成年人选择另外一种术式：上、下直肌外侧二分之一移植到外直肌附着点的上、下两侧，加强外直肌。这样也许能够分别保留一根前睫状动脉，有利于前节的血液供应。Jensen 肌肉联结术也是一种可供选择的手术方式。有的研究者提出这种术式对维持正常前节血液供应影响不大。同时，必须结合内直肌大幅度后徙（如果内直肌已经发生挛缩）或内直肌肌腹注射肉毒毒素进行。

手术后，如果能够使双眼注视野恢复到实用注视野的范围，则手术是成功的；如果充分利用各种术式，调整肌肉之间的平衡，能够使双眼注视野进一步扩大则手术效果更好。

2. 垂直肌麻痹　为上下直肌麻痹者做截除加后徙一般都能解决问题。至于做哪只眼，目前多数作者主张做麻痹眼。

3. 下斜肌麻痹　后徙对侧上直肌并截除对侧下直肌虽不能改善下斜肌功能，但能恢复麻痹注视野的共同性。同侧亢进的上斜肌的截腱术可以消除内旋视及代偿头位，改善麻痹下斜肌的功能，但日后如果发生上斜肌麻痹则需进一步治疗。

4. 动眼神经完全麻痹 von Noorden 等试图通过三次手术将麻痹眼移至原在位，但结果不能令人满意，所以已放弃动眼神经完全麻痹的治疗。

5. 滑车神经麻痹　上斜肌麻痹时可考虑减弱同侧下斜肌及对侧下直肌或截除对侧上直肌，85% 病例结果满意，50% 需多次手术。

6. 双上转肌或下转肌麻痹　选择眼外肌移位矫正这两种类型都具有良好效果。

五、各种类型麻痹性斜视

(一) 上斜肌麻痹

上斜肌麻痹是指上斜肌因先天发育异常或后天因素所致的功能下降，是垂直旋转性斜视的最常见原因。临床常表现为眼性斜颈，原在位的垂直旋转斜视。随着病程的延长，眼球运动逐渐出现相应代偿反应、麻痹泛化，麻痹性斜视向共同性扩散。从而出现各种不同的临床表现类型，因此治疗方案也不相同。根据上斜肌麻痹不同的临床分型及垂直斜视角度最大的方位，确定个体化的手术设计方案，不仅可矫正原在眼位的斜视，同时还可减小各功能眼位的不对称性。所以，为了保证手术设计的合理性，需要对上斜肌麻痹的诊断、分类、分型有充分的认识和理解，才能获得最佳疗效。

1. 上斜肌麻痹的分类　按照发病时间可分为先天性、后天性两类，其中先天性上斜肌麻痹最为常见，亦称为婴幼儿性上斜肌麻痹、先天性滑车神经麻痹，病因可能是先天性神经核发育不全、滑车神经发育不全有关。典型病例表现为原在位存在明显的垂直斜视和下斜肌功能亢进，上斜肌功能不足很轻微，垂直融合范围很大。其中 75% 的先天性上斜肌麻痹患者会有面部的不对称表现。先天性上斜肌麻痹以手术治疗为主，确诊后应尽早手术，以避免颜面部和脊椎发育畸形。但对于垂

直斜视度小于8△或患儿年龄太小,手术证据不足,而且家长对手术有顾虑者,则可以考虑应用三棱镜帮助纠正代偿头位。后天性上斜肌麻痹多由外伤引起,患者常有头部外伤史。滑车神经核发出纤维后在脑干交叉,经脑干背侧穿出,支配对侧上斜肌;其神经纤细,行走路径长,轻微颅脑损伤也可能引起该神经的损伤。由于双侧滑车神经同时出中脑,距离很近,神经损伤也通常是双侧的,可导致后天性上斜肌麻痹的病因还有颅内肿瘤及脑血管病变(10%)、糖尿病及缺血性疾病(20%)、不明原因(20%)等。后天性上斜肌麻痹的临床表现以眼性斜颈和外旋转复视为主,有明确的上斜肌功能不足,多为双侧性,但是一般无下斜肌功能过强。患病早期可给予对因治疗以及扩血管药、神经营养制剂、激素等对症治疗。也可以应用三棱镜缓解复视症状。对病因清楚,病情稳定6个月以后的垂直旋转性斜视。可以考虑手术治疗。

2. 单侧性和双侧性 临床上上斜肌麻痹分为单侧性和双侧性。大部分先天性上斜肌麻痹为单侧性.部分为不对称性或隐匿性双侧上斜肌麻痹。有些患者手术前诊断为单侧上斜肌麻痹,手术后暴露出对侧眼也存在上斜肌麻痹称为隐匿性双侧上斜肌麻痹。先天性上斜肌麻痹病例中双侧性占8%~29%,因此在诊断单眼上斜肌麻痹时,一定要注意排除对侧眼存在潜在的上斜肌麻痹因素。术前当发现患者的垂直斜视向麻痹眼侧注视显著减小,或伴有V征,双眼外旋,双侧歪头试验阳性,即使对侧眼仅是轻度的下斜肌功能亢进,也要考虑隐匿性双侧上斜肌麻痹的可能。后天性上斜肌麻痹则多为双侧性,可表现为不对称性。

3. 上斜肌麻痹的临床发展阶段 以先天性上斜肌麻痹为典型例子,其临床发展过程可分为3个阶段。

(1) 第一阶段 麻痹肌功能减弱,最大偏斜角位于麻痹肌作用的方向。例如:右眼上斜肌麻痹,右上斜肌力弱为主要特点,垂直分离最大的方向在左下方即麻痹的右眼上斜肌作用方向。

(2) 第二阶段 麻痹肌的直接拮抗肌功能亢进,逐渐发展为该拮抗肌的功能过强,常常掩盖了麻痹肌的功能减弱。在此阶段斜视不仅仅局限在麻痹肌的作用方向,还可表现在其直接拮抗肌的作用方向。以右眼上斜肌麻痹为例:上斜视不局限于左下方,也表现在左上方,甚至患者向左上方注视时,右眼上斜视的角度最大。这时候,直接拮抗肌下斜肌的功能亢进占优势,甚至掩盖了原发的右眼上斜肌麻痹。

(3) 第三阶段 斜视扩展到各注视野共同性扩散,在此阶段可能检查麻痹因素不明显,无论用麻痹眼注视或是用非麻痹眼注视斜视角均相同或接近。如右眼上斜肌麻痹的患者原在位存在上斜视,向右侧注视和向左侧注视一样都存在上斜视。

但是,上斜肌麻痹的临床过程并非完全一样。有些患者始终停留在第一阶段,斜视角仍局限于麻痹肌注视野,这可能与用麻痹眼作为注视眼有关。有些患者则以下斜肌亢进为主要临床表现。但是多数患者,在发病后数周或数月甚至数年内都可能发生共同性扩散。此时高位眼的上直肌挛缩可能为患者

的主要临床表现,应引起注意。

4. 上斜肌麻痹的诊断 单眼与双眼上斜肌麻痹诊断主要依据代偿头位或复视像分析、左右眼分别注视的斜视角、各诊断眼位和Parks三步法、牵拉试验等临床特征和体征做出综合判断。

Parks的单眼上斜肌麻痹的诊断标准:三步法。

von Noorden的单眼上斜肌麻痹的诊断标准:①单眼上斜肌麻痹引起的上斜视是非共同性上斜视,其最大斜视角总是位于麻痹眼的对侧注视野;②麻痹眼的上斜肌力量减弱或同时合并其直接拮抗肌的亢进;③将患者的头部向一侧肩部倾斜的时候,垂直斜视的度数变大。

Scott单眼上斜肌麻痹的诊断标准:①用三棱镜遮盖法检查斜视度,原在位存在上斜视;②用三步法检查阳性,包括Bielschowsky歪头试验阳性,头向两侧肩部倾斜,垂直斜视的度数之差大于等于5△,头部向麻痹眼一侧倾斜垂直斜视角变大;双眼眼球运动,单眼下斜肌亢进和上斜肌功能减弱。

5. 上斜肌麻痹的手术方案设计原则 由于上斜肌麻痹的临床表型不同。手术方案应给予个性化设计。根据上斜肌麻痹不同的分型方式,目前比较多的是依据Knapp的分类法(表9-6-1)或Scott分类法(表9-6-2)实施手术方案。必须根据临床分型选择合适的手术方式。临床医生应奠定扎实的理论认知基础,术前应仔细检查所有诊断注视眼位的斜视角度,正确辨识临床分型,根据临床分型选择合适的手术方案,术后尽可能减少不对称性并恢复功能眼位的双眼视功能。

表9-6-1 上斜肌麻痹Knapp的分类及治疗方案

分类	九个诊断眼位上斜视度的分布	诊断	手术方案
1	左（大）右	左上斜肌麻痹Ⅰ级	原在位左上斜视<15△ 左下斜肌减弱
2	（大，下方）	左上斜肌麻痹Ⅱ级	左上斜肌加强(折叠)或右眼下直肌后徙
3	（大上，大下）	左上斜肌麻痹Ⅲ级	原在位左上斜视≤25△ 左上斜肌折叠联合下斜肌减弱 原在位左上斜视≥25△ 左上斜肌折叠联合下斜肌减弱 或联合右下直肌后徙
4	（大上、大中、大下左下三个大）	左上斜肌麻痹Ⅳ级	一期手术:原在位左上斜视<25△,左上斜肌折叠联合下斜肌减弱; 二期手术:左上直肌减弱或右下直肌减弱或左下直肌加强

续表

分类	九个诊断眼位上斜视度的分布	诊断	手术方案
5	左上斜肌麻痹 V 级（双下转肌麻痹） 大　大　大	左上斜肌折叠，右上斜肌肌腱切除，或垂直直肌后徙加截短	
6	① 双上斜肌弱，双下斜肌亢进 ② V 征 ③ Bielschowsky 歪头试验 双眼阳性 ④ 外旋斜视	双上斜肌麻痹	手术设计参考第 1 至第 5 级双眼手术
7	大　大 大　大　大	Canice Tooth 综合征，上斜肌麻痹并伴有上转受限，常常由于滑车部外伤引起，后天性假性 Brown 综合征手术分离探查解除粘连后，可治愈。如果上斜肌力弱，按照上斜肌麻痹处理，必要时做额窦手术	

注："大" 表示在该诊断眼位上斜角最大。

解释说明，以便进一步理解（亢晓丽，2015 年）：单眼上斜肌麻痹可分为 7 种类型。

1 型：最大偏斜角位于麻痹肌的直接拮抗肌作用方向，即下斜肌功能亢进。此时应行麻痹眼同侧的下斜肌减弱手术。

2 型：最大偏斜角位于麻痹肌作用的方向，即上斜肌功能减弱。此时应行麻痹眼同侧的上斜肌加强（折叠）术，对侧眼下直肌后退术可作为第二选择（若发生上斜肌的解剖变异、缺如等情况）。

3 型：最大偏斜角位于整个对侧视野，即同时存在麻痹眼上斜肌功能减弱和下斜肌功能亢进。手术方案可根据垂直斜视角度，若原在位垂直斜视度≤25$^{\triangle}$，则根据下斜肌和上斜肌力量强弱和最大斜视角出现的方位，行同侧眼的下斜肌减弱联合上斜肌加强（折叠）术；若原在位垂直斜视度 >25$^{\triangle}$，则可联合对侧配偶肌下直肌减弱术。

4 型：最大偏斜角位于对侧全部视野和同侧下方视野，即麻痹眼的上斜肌功能减弱。继发拮抗肌（下斜肌）功能亢进，可能伴有继发性上直肌挛缩。手术方案可根据上直肌的牵拉试验结果和原在位的垂直斜视度，选择 3 型治疗下斜肌减弱和上斜肌折叠术联合同侧上直肌或对侧下直肌减弱，二期手术也可加强同侧的下直肌。

5 型：最大偏斜角位于整个下方注视视野（也称双下转肌麻痹）。即麻痹眼的上斜肌功能减弱可能伴有上直肌挛缩。手术方案则同样根据牵拉试验结果和原在位的垂直斜视度，行同侧上斜肌折叠术，同侧上直肌后退术，或同侧下直肌缩短术或对侧下直肌后退术。

6 型：双侧型。同 1~5 型，双侧手术。

7 型：也称犬牙（canine tooth）综合征，外伤性上斜肌麻痹并伴有内转时上转运动受限（后天性假性 Brown 综合征）。常常由于滑车部外伤引起，应在术中寻找滑车、分离粘连，必要时联合额窦手术。

（1）单眼上斜肌麻痹（以右上斜肌麻痹为例）：见表 9-6-2。

（2）双眼上斜肌麻痹：见表 9-6-3。

上斜肌麻痹各种手术方式的特点及注意事项：

如上所述，上斜肌麻痹的手术矫正方式包括下斜肌减弱术、上斜肌加强术、对侧眼下直肌（上斜肌的配偶肌）减弱术、同侧眼上直肌减弱术、同侧眼下直肌加强术、Harada-Ito 术等。每种术式由于肌肉的解剖生理及运动功能不同，手术所产生的效果必然不同，因此，赵堪兴 2002 年指出，眼外肌手术方式的选择应该在施行手术的肌肉功能位上效果最大，而在其他注视位上效果则递减。

下斜肌减弱术：包括下斜肌断腱术、下斜肌部分切除术、下斜肌后徙术、下斜肌分级前转位术等。可根据下斜肌亢进的程度分级选择不同的下斜肌减弱方式。下斜肌断腱和部分切除术属下斜肌减弱的传统术式，手术操作简便。而下斜肌后徙术以及前转位术可更好地根据下斜肌亢进的程度和垂直斜视度分级减弱下斜肌功能，术后发生下斜肌麻痹的概率更低。下斜肌减弱术所能矫正的垂直斜视度与下斜肌功能亢进的程度相关，减弱轻度功能亢进的下斜肌约能矫正垂直斜视 5$^{\triangle}$~8$^{\triangle}$，而减弱中到重度功能亢进的下斜肌可解决垂直斜视 10$^{\triangle}$~15$^{\triangle}$。因此，15$^{\triangle}$ 以下的垂直斜视可先做下斜肌减弱手术，2 个月后全面评价手术效果。对于 15$^{\triangle}$ 以上的垂直斜视可同期或二期联合其他肌肉的手术。

上斜肌折叠术：上斜肌折叠术是一种很难定量的术式。当上斜肌呈中度或重度麻痹的时候，在对侧下方注视野垂直斜视度最大，此时不宜选用下斜肌的减弱术，而应选用上斜肌折叠术。施行这种术式前要行被动牵拉试验。确定上斜肌是否松弛，上斜肌折叠后要使双侧上斜肌被动牵拉力量相似。上斜肌折叠术可能会导致医源性 Brown 综合征，因此向颞侧牵拉位于上直肌肌腹下方的上斜肌肌腱，尽可能靠颞侧折叠，可最大限度地减少 Brown 综合征的发生概率。

对侧下直肌后徙术：上斜肌麻痹手术设计时测定向下注视时的垂直斜视度数很重要。如果向内下方注视时存在明显的垂直斜视，向下牵拉试验无阻力，则要做对侧下直肌减弱术或同侧上斜肌折叠术。下直肌后徙术远期易发生过矫，故术中可保留几个棱镜度的欠矫，为了获得第一眼位和向下注视眼位偏斜低矫，必须非常精确地手术。下直肌后徙或缩短超过 3mm 都会影响下眼睑的高度，可以使用调整缝线的下直肌手术。调整时，在原眼位特别是向下注视眼位一定要保留几个棱镜度的欠矫。手术疗效应延至术后 2 个月再评价，然后再决定是否需要进一步手术。术中也可使用不吸收的缝线或长时间吸收缝线来纠正下直肌后退术远期过矫的问题。其作用方向是下注视眼位，在阅读、上下楼梯、行走等活动中必不可少。只有在向下注视时上斜度数显著增加时才可行下直肌后徙术。

同侧上直肌后徙术：由于患眼长期上斜可使上斜肌的协同肌即同侧上直肌发生挛缩（Jampolsky syndrome）。如果被动牵拉试验显示麻痹眼下转受限，应该后徙同侧的上直肌，手术解决上直肌的作用主要表现在上注视眼位，而不选择做对侧眼配偶肌下直肌的后徙。在水平方向不同位置注视时，垂直斜视状态能够反映上直肌张力增加。例如：右眼上斜肌麻痹，通常为向左侧注视时垂直斜角最大。如果存在右眼上直肌挛缩，则向右侧注视与原在位和向左侧注视的垂直斜视角非常接近，应该选择右眼上直肌的后徙术。上直肌后徙术尽量不要超过 6mm，超常后徙会导致其对侧配偶肌下斜肌继发性功能亢进。

表 9-6-2　右上斜肌麻痹 Scott 分类法及其治疗方案

分类	九个诊断眼位上斜视度的分布	临床特点	治疗方案
1	左 〔中｜小〕〔中｜小〕〔小｜ 〕右	① 右上斜视≤15△； ② 右下斜肌亢进(肌力至少 +2~+3)； ③ 右上斜肌正常或轻度肌力弱(<-1)	右下斜肌减弱,后徙或切断
2	〔中｜小〕〔中｜小〕〔中｜小〕	① 原在位上斜视≤15△； ② 右下斜肌亢进明显(肌力 +3~+4)； ③ 右上斜肌肌力弱(<-2)	右下斜肌减弱,后徙或切断
3	〔小｜ 〕〔中｜小〕〔中｜中｜小〕	① 原在位上斜视≤15△； ② 右下斜肌稍亢进或正常； ③ 右上斜肌肌力中度或重度减弱； ④ 部分表现V征； ⑤ 主诉有视物倾斜	右上斜肌折叠； 右上斜肌折叠加左下直肌后徙； 右眼 Harada-Ito 加左下直肌后徙； 左下直肌后徙； 右下直肌后徙
4	〔中｜中｜小〕〔中｜中｜小〕〔 ｜小｜ 〕	① 原在位上斜视 >15△； ② 向右侧注视时上斜 <15△,在麻痹的上斜肌作用野之外存在上斜视； ③ 右下斜亢进中度或重度； ④ 右上斜肌肌力轻度减弱	右眼下斜肌减弱； 右下斜肌减弱加上直肌减弱； 右下斜肌减弱加左下直肌减弱术
5	〔中｜小〕〔中｜中｜小〕〔中｜中｜小〕	① 原在位上斜视 >15△； ② 向右侧注视,右上斜视达 15△； ③ 右下斜肌亢进(+2)； ④ 右上斜肌肌力弱(-2~-3)	右下斜,左下直减弱； 右双上转肌减弱； 右下斜肌减弱； 右上直肌减弱； 左下直肌减弱
6	〔大｜大｜中〕〔大｜大｜中〕〔大｜大｜中〕	① 原在位上斜视 >30△； ② 向右侧注视上斜视 >15△； ③ 右下斜肌亢进(+3~+4)； ④ 右上斜肌肌力弱(-2~-3)； ⑤ 左上直肌肌力轻度减弱	右眼双上转肌减弱； 右下斜肌减弱加左眼； 下直肌后徙术； 加左上直肌截短
7	〔中｜中｜中〕〔中｜中｜中〕〔中｜中｜中〕	① 原在位右眼上斜视； ② 酷似共同性斜视,各诊断眼位上斜视角变化 5△~7△； ③ 歪头试验阳性； ④ 轻度的斜肌功能异常	右上直肌后徙； 右下斜肌减弱加左下直肌后徙； 右眼上下直肌截退术； 右上直肌后徙
8	〔中｜中｜中〕〔小｜小｜ 〕	① 右上斜视或左下斜视原在位 <20△； ② 左下斜肌在上方注视时明显； ③ 歪头试验阳性； ④ 双眼运动时,右眼斜肌异常明显； ⑤ 左眼上转不足,右上、左上不足； ⑥ 患者可能下颔上举	左下直肌后徙； 术后残留上斜度平均3.3△

注:斜视度一栏的大、中和小是指该诊断眼位上斜视角的大小。小代表右上斜视的度数小于15△；中代表大于 15△；大代表大于 30△。

表 9-6-3　双眼上斜肌麻痹的临床特点及治疗方案

分类	临床特点	治疗方案
1	① 双眼对称性上斜肌麻痹,原在位没有垂直斜视; ② V 征:主要是原在位到上方的差别,平均 22$^\triangle$; ③ 双下斜肌亢进 >+2; ④ 双上斜肌正常或稍弱; ⑤ 双马氏杆检查可能发现外旋,但无外旋性复视的主诉; ⑥ 无异常头位	双下斜肌减弱,后徙或切断,术后上斜肌麻痹几乎完全恢复
2	① 双眼上斜肌麻痹呈对称性,原在位无明显垂直斜视; ② V 征:主要是原在位与向下方注视的差别; ③ 向下方注视呈大的内斜视; ④ 上斜肌肌力弱 >−2; ⑤ 下斜肌功能 0~+1; ⑥ 主诉:旋转复视; ⑦ 异常头位,下颏内收	上斜肌加强术折叠或 Harada-Ito 术; 术后平均 V 征 =5.5°,外旋 $\bar{x}$=2°
3	① 原在位没有明显的垂直斜视; ② 较明显的 V 征,上下之差 40$^\triangle$; ③ 双眼对称性的下斜肌亢进≥+2; ④ 双眼对称性的上斜肌肌力弱 >−2; ⑤ 主诉外旋; ⑥ 偶尔有异常头位,常见下颏内收	双下斜肌减弱; 双下斜肌减弱加双上斜肌折叠; 双下斜肌减弱可以纠正 V 征 19.5$^\triangle$; 再加上双上斜肌折叠,可纠正 V 征 31$^\triangle$; 双下斜肌减弱可纠正原在位外旋 8.3°,下方 11°
4	双上斜肌麻痹不对称 ① 原在位有垂直斜视; ② V 征(20$^\triangle$); ③ 异常头位,头向麻痹较轻侧倾斜。 主要是上斜肌麻痹不对称合并下斜肌亢进也不对称	双下斜肌减弱加上右上直肌后徙; 双下斜肌减弱加双 Harada-Ito 加左下直肌后徙; 右下斜肌减弱加双 Harada-Ito
5	隐性双眼上斜肌麻痹 此类患者最初符合单侧上斜肌麻痹的诊断,通过双眼运动、侧向注视,或头位倾斜测量斜视角皆没有证据说明另一只眼存在上斜肌麻痹,双马氏杆检查也不能发现足够的外旋斜视度数,说明存在双眼上斜肌麻痹(原在位或下转位时,外旋小于 10°)。一只眼手术以后,另一只眼的上斜肌功能减弱逐渐明显地表现出来,再测量斜视角,则上斜肌麻痹也达到诊断标准	

Harada-Ito 术:后天性上斜肌麻痹的患者通常有外旋转复视。下方注视时旋转斜视加重影响融合,且没有明显的下斜肌功能异常或者垂直斜视,此时应采用 Harada-Ito 术,即将上斜肌前部肌腱向前方、颞侧移位矫正外旋转性斜视。该手术方式能够很好地矫正向下方注视时的外旋转性斜视,而不引起原在位的垂直斜视。旋转斜视手术后过矫通常只是暂时的,可能是由于长期视觉适应及空间定位调整等原因,不必急于再次手术。

(二)动眼神经麻痹(第Ⅲ对脑神经麻痹)

动眼神经是支配的眼外肌最多的脑神经,不仅支配上直肌、下直肌、下斜肌、上睑提肌,还有瞳孔括约肌。当动眼神经起源的中脑部位核簇病变时,会引起同侧眼内直肌、下直肌,对侧眼上直肌和单侧或双侧上睑提肌麻痹。动眼神经麻痹患者有多种临床特征,例如周期性动眼神经麻痹,痉挛和麻痹周期性出现,通常为先天性。动眼神经麻痹的病因多种多样,分为先天性和后天性两大类,最常见的后天性动眼神经麻痹的病因是提供自身营养的微血管梗死或是受到周围病变的压迫,这些血管为动眼神经的中央部提供营养,血管病变后主要累及神经的轴心部分,这种病变多见于年龄较大的患者,患有高血压病、糖尿病、动脉硬化和高血脂等。当病变比较微小时,现有的医疗检查不能查到。动脉瘤或肿瘤的压迫可导致动眼神经麻痹,患者表现为孤立的疼痛性动眼神经麻痹,主要是大脑后交通动

脉的动脉瘤。动脉瘤从外侧压迫动眼神经,出现支配瞳孔的神经纤维常常受累,表现为上睑下垂,眼位偏斜和瞳孔散大。这种特有的临床表现对定位诊断具有一定帮助,还需要通过颅脑MRI 和神经内科会诊确定。

对于先天性动眼神经麻痹,主要的治疗方法是手术矫正眼位,幼年患儿应该防止斜视眼发生弱视,应该及时治疗弱视。后天性动眼神经麻痹应该针对病因进行治疗,待病情稳定 6~8个月后,再考虑是否需要手术治疗。

手术设计:通常施行麻痹眼的外直肌做超常量的后徙术,同时行内直肌最大量的缩短术。同侧上斜肌断腱术或延长术改善下斜视;如果下斜视 >20$^\triangle$,可做上斜肌肌腱转位术,固定到内直肌附着点上缘,加强麻痹的内直肌,矫正内斜视和外斜视。

由于上直肌功能不足或完全麻痹,上睑下垂的矫正手术应该慎重。无 Bell 现象者或手术后仍然是下斜视者,上睑下垂的矫正是禁忌,存在手术后发生暴露性角膜炎的危险。

动眼神经分支麻痹:

1. 上直肌麻痹　单独上直肌麻痹(paralysis of superior rectus)少见,多为先天性,眼球向上向外运动受限,同侧下直肌亢进并轻度外旋。原在位时麻痹眼下斜视,无 Bell 现象。常有眼性斜颈,但无诊断价值。脸上转,下颏上抬,头向健眼侧倾斜。

先天性上直肌麻痹常伴有真性或假性上睑下垂(pseudoptosis)。

因为上睑随着眼球上转而上升,随着眼球下转而下落,因此必须鉴别由于上睑提肌功能减弱所致的真性上睑下垂与由于眼球低下而引起的继发性假性上睑下垂。

鉴别方法:先令患者用健眼注视,麻痹眼上睑明显下垂,再令患者用麻痹眼注视,则睑裂变为正常,下垂消失而健眼则上升,睑裂更加开大。这是因为上转肌不全麻痹,脑中枢传出的神经冲动必须加大,才能使麻痹眼维持原在位注视。根据 Hering 法则同样加大的神经冲动传达到健眼,遂使该眼明显上升,睑裂开大(图9-6-3)。在假性上睑下垂病例只有做眼外肌手术使两眼位于同一水平才能纠正上睑下垂,做上睑提肌手术是严重错误。

2. 下直肌麻痹 单独下直肌麻痹(paralysis of inferior rectus)者很少见,多为先天性。眼球向外向下注视时偏斜度最大。上直肌的亢进使眼球上转及内旋。当患者用麻痹眼注视时健眼上斜肌亢进使该眼下转引起假性上睑下垂,造成诊断困难。可有代偿头位,但无诊断价值。头向麻痹眼侧肩倾斜,脸偏向麻痹肌作用方向。

3. 内直肌麻痹 单独内直肌麻痹(paralysis of medial rectus)

无论先天或后天都很少见。原在位时眼球外斜,脸转向健眼侧。

4. 下斜肌麻痹(paralysis of inferior oblique) 在第Ⅲ对脑神经支配的眼外肌中,下斜肌最不容易发生麻痹,一般多为先天性,原在位时麻痹眼可能下斜,健眼也可能上斜,这是根据患者用麻痹眼抑或用健眼注视而定。当患者试图上转麻痹眼时偏斜角最大。下斜肌麻痹时的代偿头位比直肌更为典型——头向麻痹侧肩倾斜,脸偏向健眼侧。诊断下斜肌麻痹时必须与上斜肌肌鞘综合征鉴别。

5. 动眼神经完全麻痹(complete oculomotor palsy) 麻痹眼的位置由仅存的两条健全的眼外肌(外直肌及上斜肌)决定,眼球向外并稍向下移位和轻度内旋。由于眼轮匝肌的张力和上睑提肌的麻痹产生上睑下垂。四条麻痹眼外肌张力的松弛使眼球稍向外前突。同时还使瞳孔开大,对光和调节反应消失。当动眼神经麻痹完全恢复时,再生的神经迷路,结果使上睑与眼球运动不一致,在眼球下转时上睑不是随着眼球向下坠落而是向上牵引,偶尔伴瞳孔缩小。因其类似甲状腺毒症的 von Graefe 征,故称 pseudo-von Graefe 征(假性 von Graefe 征)(图9-6-4)。

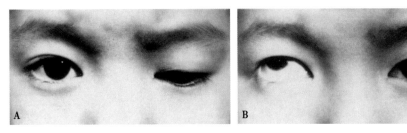

图9-6-3 假性上睑下垂

A. 健眼注视;B. 麻痹眼注视

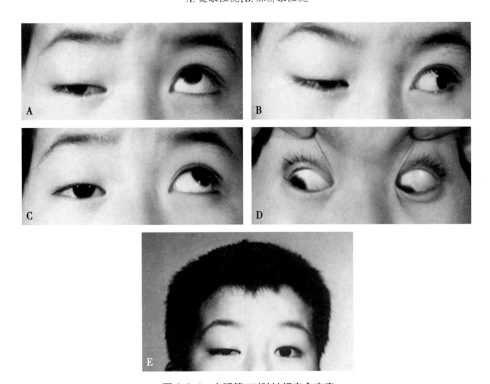

图9-6-4 右眼第Ⅲ对脑神经完全麻痹

A. 右眼上直肌不到位;B. 右眼内直肌不到位;C. 右眼下斜肌不到位;D. 右眼下直肌不到位;E. 原在位

(三) 展神经麻痹(第Ⅵ对脑神经麻痹)

展神经在颅内的行程比较长,从脑干、颅底,经过岩骨尖和海绵窦,穿过眶上裂,再进入眼眶内。在神经核之下的路径上,各个部位的病变都可能累及展神经,引起外直肌的收缩力量减弱或丧失,受累眼外转受限,表现为内斜视。

展神经的解剖特异性:展神经核包含展神经细胞体以及中间神经元,这些中间神经元终止于对侧动眼神经内直肌核团。这种解剖结构保证了双眼的同向运动。但是,神经核发生病变的时候,不仅引起展神经麻痹,而且还可能引起同侧注视麻痹。

【临床特征】先天性展神经麻痹并不常见,先天性或年幼发病的患眼可能伴有弱视。绝大多数怀疑展神经不全麻痹的患儿表现出婴儿型内斜视。

后天性麻痹患者的双眼视觉已经发育成熟,最突出的症状是复视。外直肌麻痹的程度不同,患者感觉到复视出现的方向也有不同。麻痹程度较重者,各个注视方向都出现复视;较轻者,正前方出现复视;轻微麻痹患者向麻痹眼一侧注视出现复视。红玻璃试验显示,呈水平性同侧复视,眼球向麻痹肌作用方向转动的时候,复视像之间的距离变大。

斜视度最大的方向位于麻痹眼的颞侧,也就是麻痹眼试图外转或者处在外转位的时候,内斜视的度数变大。麻痹眼外转的时候,中枢发出比较强的神经冲动,麻痹眼的睑裂可能变大。

展神经麻痹的患者常常伴有代偿头位,其面部转向麻痹肌的作用方向。患者面部向患眼一侧转动,视轴指向健眼一侧。如果是双眼展神经轻度麻痹,原在位存在轻度内斜视,也许通过下颌内收消除正前方的内斜视,麻痹比较重的患者面部可能会偏向一侧,用斜视度数比较小的一只眼注视前方目标。

【诊断与鉴别诊断】一般来说,单眼展神经麻痹的检查和诊断比较容易。在外直肌功能异常的病因之中,还包括 Duane 综合征、Graves 病、重症肌无力、眶部炎性假瘤、眼外肌炎、MÖbius 综合征等,先天性内斜视患者表现出交叉注视,为假性展神经麻痹;眼球震颤阻滞综合征患者偶尔分开麻痹,容易与轻度双眼展神经麻痹混淆,后者向左、右侧注视的时候,内斜视的度数皆变大。

在展神经完全麻痹和其他眼球外转受限进行鉴别诊断的时候,有两个试验非常重要。如果一只眼的主动外转不能超过中线,但是,通过被动牵拉试验能够使眼球顺利到达正常的外转位,说明患者可能存在展神经麻痹。如果用镊子做被动牵拉试验,仍然不能牵拉眼球越过中线,Jampolsky 称这种现象为拉长受限试验,说明眼球鼻侧存在限制因素,使眼球外转受到限制。通过主动收缩试验,就能够判断外直肌的力量是否正常。比如,眼球后退综合征Ⅰ型与展神经麻痹,通过牵拉试验就能够做出鉴别诊断。

认真询问病史,患者既往是否有感染、颅脑外伤及展神经的疾患。神经科的检查非常重要,如果存在神经科的症状和体征,就应该借助影像学检查。比如头颅 CT(computed tomography,CT)或核磁共振(magnetic resonance imaging,MRI)等影像学检查。

【治疗】

1. 非手术治疗 先天性或 4 岁之前发病的儿童,可表现出内斜视。如果患儿没有代偿头位,面部没有转向麻痹眼一侧,斜视眼可能出现弱视。手术之前应该积极治疗弱视,待弱视治愈之后,再考虑手术矫正斜视。

后天性麻痹患者应该针对病因进行治疗。如果涉及神经科、内科、耳鼻喉科等科室,要经过这些科室治疗,待病因解除或病情稳定。保守治疗期间,主要采用药物治疗,常用的药物是维生素 B$_1$、维生素 B$_6$,甲钴胺、肌苷、三磷腺苷和辅酶等神经营养药物,在针对病因治疗期间,为了消除复视的干扰,避免走路和生活困难,可以遮盖一只眼。

最近有研究显示,有些后天性展神经麻痹例如颅脑外伤引起的展神经麻痹,常可见到自然恢复的过程。在临床上也经常见到老年患者、糖尿病患者,单眼展神经麻痹之后,经过神经科影像学检查没有异常发现,几个月的保守治疗之后恢复正常。在诊断轻微展神经麻痹的时候,我们必须记住,脑神经麻痹的一个重要病因是儿童和成年人都可能发生颅底肿瘤。

如果患者的斜视度比较小,可以选择三棱镜疗法,这种方法适用于原在位的斜视度小于 10$^\triangle$者。戴上三棱镜之后,可消除前方出现外转复视,改善异常头位(图 9-6-5)。

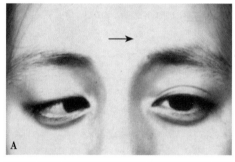
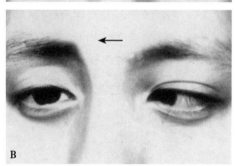

图 9-6-5 先天性双侧性外直肌麻痹
A. 左眼外直肌麻痹;B. 右眼外直肌麻痹

2. 手术治疗 为了避免内直肌挛缩,在外直肌麻痹之后,可以做内直肌肉毒毒素治疗。待病情稳定之后应尽早手术。在手术之前需要做被动牵拉试验,了解内直肌是否出现挛缩。如果内直肌挛缩明显,必须进行大量的内直肌后徙,否则手术效果不佳。

手术方式选择:

(1)外直肌不完全麻痹:如果外直肌残存的力量比较大,

麻痹眼外转能够超过中线，第一个选择的术式是内直肌大幅度后徙加外直肌截除。这样既能够恢复有用的双眼注视野，也能够使头位恢复正常。第二个术式即神经支配术式，这种术式的主要特点是不仅对患眼做截退术，还要对对侧眼做内直肌后徙和外直肌截除术。由于内直肌减弱和外直肌加强，所以在健眼注视正前方的时候，必须增加内转的神经冲动，使对侧眼麻痹的外直肌接受的神经冲动增强，维持原在位的两只眼的视轴平行。从理论上讲，这种术式也是一个不错的选择，但是这方面的经验报道较少，临床上须慎重选择。

（2）外直肌完全麻痹：如果是完全麻痹，眼球运动不能超过中线，或者只残存微弱的收缩力，应当首选 Knapp 术式，即垂直直肌水平移位术，借用垂直直肌的力量加强外直肌，获得一定的外转功能。这种选择的必要条件是垂直直肌的力量是正常的（详见本章第九节斜视手术的直肌转位术）。

关于这种术式的作用机制，多数作者认为移位的上、下直肌起到机械的牵拉作用。眼球处在原在位，上、下直肌的主要作用和次要作用中，没有外转的分力。另外，由于移位的和结扎的肌肉具有一定的弹性，当麻痹眼外转的时候，内直肌的主动松弛，靠移位的肌肉的弹性，也可能引起一定幅度的外转；当眼球内转的时候，内直肌收缩，移位的或结扎的肌肉也有一定的弹性，眼球也会表现出一定的内转幅度。

通过垂直直肌的部分或完全移位（vertical rectus transposition，VRT）来加强眼的外转功能，完全移位对于治疗展神经麻痹是最有效的。但是大约有 6%~30% 的患者出现新的垂直偏斜，还有可能产生眼前节缺血，特别是当内直肌需要同时后徙的时候。Johnson 等人 2006 年首次报道应用单条上直肌的转位术（supoerior rectus transposition，SRT）就能够解决原在位的内斜视改善眼球外转和代偿头位。其临床疗效还有待于进一步探讨。

（四）双上转肌麻痹（单眼上转不足）

双上转肌麻痹（double elevator palsy）是指同一只眼的两条上转肌（上直肌和下斜肌）同时麻痹，表现为该眼内上转、外上转均受限，原在位呈下斜视。当健眼注视时麻痹眼向下移位，上睑轻度下垂（假性上睑下垂），麻痹眼注视时上睑下垂消失，健眼上转（图 9-6-6）。麻痹眼不能上转，无 Bell 现象，下颌上抬，多为先天性。其原因一种是双上转肌麻痹，多为核型麻痹，下直肌无限制因素，二是下直肌限制眼球上转，下直肌挛缩限制型；三是两者兼而有之。双上转肌麻痹应与先天性下直性纤维化、眶底骨折和内分泌性肌病鉴别。鉴别诊断最常用的方法是牵拉试验，如果是上转肌麻痹，主动收缩显示眼球上转力量不足，被动牵拉试验阴性。如果存在下直肌的限制因素，则被动牵拉试验阳性。手术原则是首先解除下直肌的限制因素，二期施行水平直肌垂直移位术（Knapp 术式），改善严重的上转限制及下斜视。

（五）双下转肌麻痹

双下转肌（下直肌和上斜肌）麻痹很少见，原因不明。健眼注视时，麻痹眼上转（图 9-6-7）麻痹眼注视时健眼下转，有时伴有假性上睑下垂。麻痹眼不能下转，应除外阻止眼球下转的机械性因素。

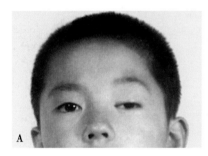
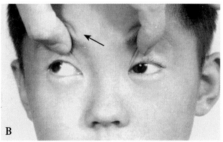
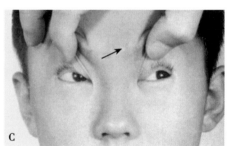

图 9-6-6　左眼双上转肌麻痹
A. 健眼注视，麻痹眼低下，上睑下垂、下颌上抬；B. 左下斜肌麻痹；C. 左上直肌麻痹

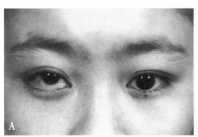
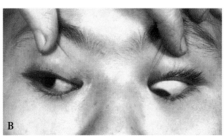
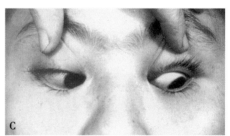

图 9-6-7　右眼双下转肌麻痹
A. 原在位；B. 右下直肌麻痹；C. 右上斜肌麻痹

（吴夕　刘家琦）

第七节　特殊类型斜视

要点提示

1. 分离性垂直性偏斜和分离性水平斜视的共同临床特点是两眼交替遮盖时被遮盖眼在各个诊断眼位均为上斜视和水平斜视，不符合 Herings 定律，非注视眼出现运动异常。依据分离性垂直斜视（DVD）独特的临床特点、Bielschowsky 现象、云雾试验和同视机检查客观斜视角等可以诊断。手术适应证是 DVD 自行发生而且频繁出现，明显影响患者外观。

2. Duanes 眼球后退综合征典型特征是患眼水平运动受限，内转时眼球后退和睑裂变窄，同时内转时常常伴有眼球急速上转或急速下转。

3. 高度近视伴有限制性内斜视主要原因与颞上方 pulley 悬韧带组织的破裂所致的肌肉异常移位和扩张的后极部眼球脱位有关，改良 Yokoyama 术在松解内直肌限制因素的同时，通过肌肉联结外直肌和上直肌，有效地回纳眼球至肌圆锥，术后效果好无复发。

一、分离性垂直性偏斜

分离性垂直斜视（dissociated vertical deviation，DVD）：患者的眼球运动不遵守 Hering 法则，属于神经支配异常引起的斜视，是一种眼球垂直方向运动异常，表现为一眼被遮盖后出现缓慢上转运动，去除遮盖后该眼又缓慢下转恢复原位，被遮盖眼的上转程度变化很大，延长遮盖时间上斜视会增加。DVD 通常为双侧性、不对称，常合并隐性眼球震颤，可以与任何类型的斜视同时存在，特别是常常与旋转斜视同时存在，当非注视眼上转时呈外旋，注视眼呈内旋状态，上斜眼缓慢下转时又呈内旋状态恢复到原位，多数检查者不容易发现这种眼球的旋转运动。DVD 的病因及发病机制目前尚不清楚。有许多学说试图解释 DVD 的发病原因和机制。如上转肌或下转肌的弹性优势；麻痹因素，特别是双眼下转肌麻痹；发自每侧前庭器的神经支配失衡；由异常视觉通路引起等等，然而均未被证实。

【临床特征】分离性垂直斜视 DVD 多为 2 岁之后发病，可伴有水平斜视也可发生在水平斜视手术之后。随着年龄增长有一定自愈性。多数患者无明显自觉症状，有些患者双眼视力较好，具有一定的双眼视功能，为维持双眼单视，需要使用过多集合，以控制非主导眼的上斜视，可能出现视疲劳症状。

1. 视力　往往有较好的视力，有些患者存在单眼或双眼视力下降，其原因多见于隐性眼球震颤、弱视、高度屈光不正和器质性病变。由于 DVD 常合并隐性眼球震颤，当遮挡一只眼检查视力时，另一只眼存在眼球震颤加重。临床上采用云雾法：在非检查眼前放置 +10~+20D 凸透镜，使其视力低于检查眼，即不影响被检查眼的视力检查，又可以避免被检查眼的眼球震颤，以获得准确的检查结果。

2. 眼位　两眼交替遮盖检查时，被遮盖眼呈上斜视，两眼上斜的程度常不一致，去除遮盖后该眼内旋下转恢复原位。无论哪只眼注视，被遮盖眼总是处于高位，不符合 Hering 定律，此为 DVD 的突出特点。DVD 患者在疲劳、注意力不集中或者遮盖一只眼打破融合时，非注视眼出现自发性上斜视。遮挡时出现的 DVD 为代偿性 DVD，自发出现的 DVD 为失代偿性 DVD（图 9-7-1）。

DVD 的上斜度数，在各注视眼位存在轻度的非共同性，但是不像斜肌功能异常那样明显。一般情况下，外转位比内转位明显，下转位比上转位明显。当眼球处于外下转位时上斜视度数最大，可能是同侧上直肌挛缩所致。当 DVD 伴斜肌功能过强时，其非共同性表现比较明显：DVD 伴上斜肌过强时，外下转位上斜视度数最大；伴下斜肌过强时，内上转位上斜度数最大（图 9-7-2）。

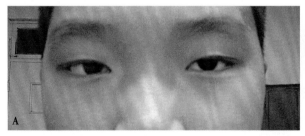
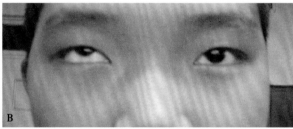

图 9-7-1　自发性 DVD

A. 未出现 DVD 时；B. 自发出现 DVD 时

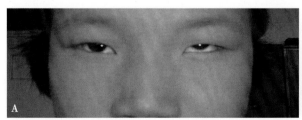
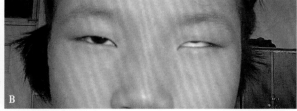

图 9-7-2　延长遮盖时间后上斜度数会增加

A. 遮盖时间短；B. 遮盖时间

一般情况下,自发出现的上斜视比眼前放置三棱镜和交替遮盖时的上斜度数更大。双眼上斜视的度数相等时称为对称性 DVD,不同则称为非对称性 DVD。非对称性 DVD 比较多见。但是在重度弱视眼和知觉性斜视中,也经常发现单侧 DVD。

3. 眼球运动　DVD 患者遮盖一眼时,被遮盖眼缓慢上转(2°~40°/s),同时伴有外旋和外转;当遮盖移到另一只眼时,去遮盖眼下转,运动呈跳跃性(10°~200°/s),同时伴轻度内转和内旋,恢复注视位。用同视机交替点灭两侧镜筒中的灯光或云雾法(用 +20D 凸透镜)观察这种运动更加明显。

在注视眼前放置一块梯度滤光板,另外一只眼被遮盖,而且处于上转位。当梯度滤光板垂直移动的时候,主视眼前滤光板的密度不断增加。随着滤光板密度的增高,进入注视眼的视觉输入不断降低,另外一只被盖眼逐渐向下运动,甚至下转到第一眼位以下。当注视眼前滤光板密度逐渐降低的时候,遮盖眼会再次上转,这种现象称为 Bielschowsky 现象。比如右眼为注视眼,在右眼前放置滤光板,随着滤光板的垂直移动,右眼前滤光板的密度不断增高,进入右眼的视觉输入不断降低,触发右眼上转的神经冲动,为了维持右眼注视,则出现一个代偿性的使眼球下转的神经冲动。左眼接受后一个神经冲动之后,则出现下转,直到第一眼位,甚至更低。当右眼前的滤光板从高密度一端移向低密度一端,进入右眼的视觉输入不断提高,左眼再次出现上转。

4. 头位异常　DVD 患者头位异常的发生率为 23%~35%,具体原因不清楚。有人认为歪头与非注视眼的上斜视和外旋斜视有关;也有人认为歪头与注视眼的内旋斜视有关。头位倾斜方向:①同向斜颈:头倾向注视眼同侧肩,比较多见;②反向斜颈:头倾向注视眼对侧肩。

5. 双眼视功能　DVD 患者的双眼视功能往往不良,可采用同视机、Bagalini 线状镜、Worth 四点试验和后像试验等多种不同方法检查,并综合分析,才能获得可靠的结果。有些不伴水平斜视的 DVD 患者,当控制正位时为正常视网膜对应,当双眼融合被破坏(如眼疲劳或用同视机做交替点灭试验)时,出现一眼上斜,表现为单眼抑制,此时若用同视机检查为垂直异常视网膜对应,但是用 Bagalini 线状镜和后像法检查,可能是正常视网膜对应。对这类患者可以考虑为双重视网膜对应。

6. DVD 合并隐性眼球震颤　DVD 常合并隐性眼球震颤,用眼震电图检查,当遮盖一只眼时,被遮盖眼在上转的同时,双眼发生水平跳跃性震颤,快相指向注视眼侧。临床上有三种情况:①单纯水平性跳跃性震颤;②显性和隐性眼球震颤:双眼开放注视时,存在眼球震颤,当遮盖一只眼时,非遮盖眼振幅变大;③旋转性眼球震颤:被遮盖眼呈现外旋震颤,同时伴外转上转;当遮盖移到另一只眼时,去遮盖眼内旋震颤,同时伴下转内转回到注视位。

7. DVD 合并水平斜视　DVD 可以与任何类型的斜视同时存在。临床上可合并下列几种斜视。

(1) 先天性内斜视:DVD 经常发现合并先天性内斜视。若一个内斜视患者同时合并 DVD 和隐性眼球震颤,尽管发病时间不详,也可以判定其发病较早,存在严重的感觉异常。早期矫正先天内斜视不能减少发生 DVD 失代偿的机会,DVD 的发病与水平斜视的手术年龄无关。

(2) 间歇性外斜视合并调节性内斜视。

(3) 共同性外斜视:早期不容易被发现,DVD 可能在手术后数月或数年出现。

(4) 反向斜视:同一患者眼位有时呈内斜位,有时呈外斜位或一眼注视时为内斜视,另一眼注视时为外斜视,统称为反向斜视。

(5) Helveston 综合征:1969 年 Helveston 首先提出由 DVD、A 型外斜视和上斜肌亢进三者并存组成的综合征。

8. DVD 合并其他眼外肌异常　一般情况下,外转位比内转位明显,下转位比上转位明显。当眼球处于外下转位时上斜视度数最大,可能是同侧上直肌挛缩所致。DVD 患者可能伴有下斜肌功能亢进,垂直斜视度在内转位通常大于外转位;也可合并上斜肌功能亢进和 A 征,表现为垂直斜视度在外转位大于内转位。

【诊断与鉴别诊断】典型的 DVD 应具备两眼交替遮盖时被遮盖眼在各个诊断眼位均为上斜视,不符合 Herings 定律。依据 DVD 独特的临床特点、Bielschowsky 现象、云雾试验和同视机检查客观斜视角等可以诊断。注意与 DVD 合并斜肌功能亢进的鉴别诊断:在内转位垂直斜视度最大;根据外转位也存在上斜视、特异性的上转运动,双侧性、间歇性和 Bielschowsky 现象,可以确定。DVD 和下斜肌功能亢进鉴别诊断如下:

1. DVD 患者被遮盖眼在各个注视眼位都是高位眼;而下斜肌功能亢进的患者眼位升高主要在内转位,不在外转位,除非同时存在同侧的上直肌挛缩。

2. 下斜肌功能亢进常合并 V 型斜视;而 DVD 则不伴 V 征。

3. 下斜肌功能亢进的患者,用患眼在下斜肌作用方向注视时,对侧上直肌功能减弱即上直肌抑制性麻痹;而 DVD 患者不出现对侧上直肌功能减弱。

4. 下斜肌功能亢进的患者,遮盖对侧眼,同侧眼再注视的扫视速度很快(200°~400°/s);而 DVD 患者眼球下转运动较缓慢,通常在 10°~200°/s 之间。

5. DVD 患者,从分离眼位回到第一眼位,眼球存在特征性的缓慢的内旋运动;而下斜肌功能亢进患者,当注视眼被遮盖后,另一只眼再注视也同时伴随内旋,但是该运动速度很快,肉眼很难发现(表 9-7-1)。

表 9-7-1　DVD 与下斜肌功能亢进鉴别诊断简要

指征	DVD	下斜肌功能亢进
眼位上转	原在位,外转位均上转	发生在内转位,外转位不上转
上斜肌功能	可能亢进	通常功能不足
V 型斜视	无	通常存在
对侧眼上直肌功能	正常	有
再注视时内转	有	抑制性麻痹经常存在

指征	DVD	下斜肌功能亢进
扫视运动速度	10°~200°/s	200°~400°/s
隐性眼球震颤	常见	无
Bielschowsky 现象	常见	无

DVD 与上隐斜:上隐斜一般为单眼发病,交替遮盖时上隐斜眼再注视运动是由上向下运动,另一只眼由下向上运动;遮盖去遮盖检查上隐斜眼做注视眼时,另一只眼表现为下斜视。而 DVD 患者两眼交替遮盖时被遮盖眼总是上斜位。

DVD 与上斜肌功能亢进:上斜肌功能亢进表现为第一眼位垂直斜视度数较小,患眼注视时健眼轻度上斜,健眼注视时患眼轻度下斜,常合并 A 型斜视或 Helveston 综合征,眼底检查常有内旋斜视,不伴隐性眼球震颤;而 DVD 无论哪只眼注视,非注视眼总是上斜,常伴隐性眼球震颤。

【治疗】DVD 是一种病因不明而且手术不能彻底治愈的斜视,当 DVD 自行发生而且频繁出现,以至于明显影响了患者的外观,才考虑手术矫正。

手术治疗:目前临床上应用最多的是上直肌超常量后徙术。Jampolsky 首先应用,上直肌后徙量为 7~14mm。如果 DVD 为双侧对称性,可行双眼上直肌等量后徙;如果 DVD 为双侧非对称性,则应进行双眼上直肌不等量后徙。由于 DVD 的上直肌后退量为超长量,术后可能出现轻微的上转受限,可在几周内得到改善。

有的选择上直肌后固定缝线术,1976 年 Cüppers 首先介绍了这一术式,手术是将上直肌缝于解剖附着点后的巩膜,使之成为第二附着点,两个附着点之间至少 12~15mm,以此减弱

上直肌的作用。但是单纯固定缝线术手术效果不稳定,常导致 DVD 矫正不足。临床上应用较少。

下斜肌后徙前转位术:1982 年首先由 Eliotthe 和 ankin 推荐治疗 DVD 伴下斜肌功能亢进的首选术式。将下斜肌的新止点移位于下直肌止点的颞侧,下斜肌的新止点由赤道后转向赤道前,从新止点开始到 Lockwoods 韧带,下斜肌与下直肌保持平行,术后下斜肌由上转肌变为下转肌。Scott 应用电子计算机模拟推理说明下斜肌后徙前移术可以使眼球下转,并且保留了外旋和外转作用,因而可以治疗 DVD 伴有下斜肌功能亢进的患者,应注意防止出现严重的上转受限。

二、分离性水平斜视

分离性水平斜视(dissociated horizontal deviations,DHD)具有分离性水平运动的眼球运动异常,不遵守 Hering 法则,表现为间歇性、不对称性或单眼的外转现象。DHD 经常与 DVD 并存,也可以不伴有垂直斜视独立发生。如果 DHD 出现在一只眼被遮盖时称为代偿性 DHD;自发出现的 DHD 称为失代偿性 DHD。

【临床表现】

1. 一只眼被遮挡时或者自发出现一只眼缓慢的外转运动。注视远处目标更容易暴露外斜视,多表现为间歇性和非对称性,有时也表现为恒定性。

2. 水平斜视角不稳定,难以用三棱镜准确中和。交替遮盖时出现的斜视度比自发出现的斜视度小,注意力不集中时外斜视更加明显。

3. DHD 不遵守 Hering 法则。当两眼分别注视时斜视角不等,有时表现为单眼外斜视(图 9-7-3);也有时一只眼注视时为外斜视,而另一只眼注视时为内斜视(图 9-7-4)。

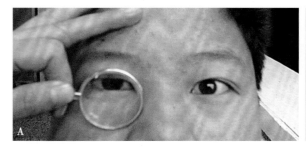
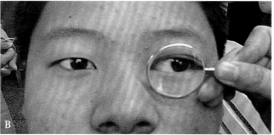

图 9-7-3 DHD 不遵守 Hering 法则
A. 左眼注视右眼正位;B. 右眼注视左眼外斜

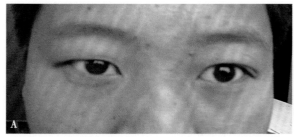
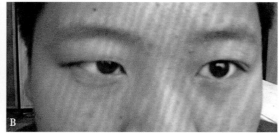

图 9-7-4 当两眼分别注视时斜视角不等
A. 右眼注视左眼外斜;B. 左眼注视右眼内斜

没有眼球运动受限。遮盖去遮盖检查：当将底向内的三棱镜放于斜视度较大的眼前，中和水平偏斜时，可以看到另一眼从内转位运动到注视眼位。

4. DHD 多表现为向外分离出现外斜视，而分离性内斜视比较少见。

5. DHD 常伴先天性内斜视和隐性眼球震颤，也有时伴有垂直斜视或外旋斜视。偶尔内斜视伴 DHD 的患者注意力不集中时表现为外斜视。

6. DHD 可表现水平方向的 Bielschowsky 现象　将中性滤光片放于注视眼前，并不断增加滤光片的密度，被遮挡的眼缓慢从外斜位移至原在位，甚至内转位。当同时存在垂直成分时，Bielschowsky 现象会出现混合运动现象。

【治疗】DHD 的外斜视，选择外直肌后退术矫正外斜视。一般外直肌后徙 5~7mm。当 DHD 伴有垂直成分时可联合上直肌后退；当 DVD 合并轻微 DHD 时，行上直肌大量后退之后，两个方向的分离性偏斜就全部得到解决。

三、间歇性外斜视合并调节性内斜视

间歇性外斜视合并调节性内斜视多在 2 岁以前发病，内外斜视共存。具有间歇性外斜视与调节性内斜视的双重特点。常合并高度远视，AC/A 正常或低于正常，斜视度数变化大，戴镜后内斜视消失，双眼单视功能往往不良。常伴有视疲劳等症状。

【治疗】首先散瞳验光配镜，治疗弱视，这类弱视一般治愈率较高。对于小度数外斜视（<20$^\triangle$），有间歇性，具有一定的双眼单视及立体视，不必急于手术，如经常出现外斜视或严重影响视功能时，再考虑手术矫正。

四、先天性眼外肌纤维化

先天性眼外肌纤维化（congenital fibrosis of the extraocular muscles）是一种先天性眼外肌异常，多累及双眼。临床表现为双侧上睑下垂、双眼下斜视、被动牵拉试验阳性。双眼上转受限，有不同程度的水平注视受限，眼外肌的组织学检查可见眼外肌肌纤维被纤维化组织所取代。在受累或不受累的家族成员中常有全身其他先天性缺陷。散光及弱视在患者中的发病率高。必须与眶底骨折、Brown 综合征、双上转肌麻痹及慢性进行性眼外肌麻痹鉴别。

【临床表现】眼外肌纤维化为少见先天性异常，为家族性异常，纤维化累及绝大多数或所有眼外肌。临床上主要有两种类型，Ⅰ型：严重双眼上睑下垂。一眼或双眼球固定于内下方，眼球不能运动，试图上转或任何一侧注视时，可见异常集合运动，下颌明显上抬。Ⅱ型：严重双眼上睑下垂，双眼呈外斜视，眼球运动受限，一眼企图内转可见双眼同时外转的异常神经支配现象。

【治疗】以手术为主。手术目的是把限制眼球运动的肌肉进行松解，尽可能改善眼位与头位，但不能恢复眼球运动。手术方法以下直肌后徙术为主，可做下直肌断腱术并松解其周围组织，后徙下方球结膜及 Tenon 囊。通常不能完全满意。为减轻下颌上抬，患者通常需做上睑下垂手术。但因患者无 Bell 现象，手术必须十分慎重，以免术后发生暴露性角膜炎，可用做额肌筋膜悬吊术，术后暴露部分瞳孔，借以改善头位。

五、Duanes 眼球后退综合征

眼球后退综合征（Duanes retraction syndrome，DRS）是一种先天性眼球运动异常，大约占斜视患者的 1%。Heuck 于 1879 年第一次报告这种特殊的眼病。后来 Duane 于 1905 年详细描述过这种综合征。其病因有解剖异常、神经支配异常以及遗传等学说。其典型特征是患眼水平运动受限，内转时眼球后退和睑裂变窄，同时内转时常常伴有眼球急速上转或急速下转。

一般认为眼球后退综合征多见于左眼（左：右 =3:1），多见于女性（54%:46%），双侧性者（20%）较单侧性者少见（图 9-7-5）。

【病因】是一种先天性脑神经发育异常综合征（congenital cranial dysinnervative disorders，CCDDs）。目前还不能用一种机制解释所有的病例。

1. 解剖异常　多数学者认为是先天性眼外肌及相关组织结构异常。有人在手术时发现内直肌有后附着点，因而产生内转时的眼球后退。有些发现有非弹力性纤维索条附着在内直肌或外直肌附着点后。在内转时产生上转和下转是因为上斜肌为了代偿外直肌的作用而发生功能亢进，也有说是上、下直肌功能亢进所致，因为上、下直肌为内转肌。另有人报道本征与遗传有关，也有认为是手术时发现外直肌有退变，纤维组织

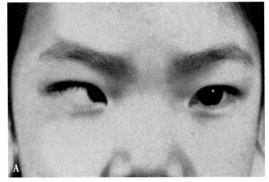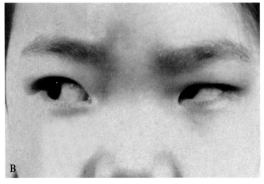

图 9-7-5　眼球后退综合征（Duanes Ⅰ型，左眼）
A. 左眼外转受限；B. 左眼内转时睑裂变窄，眼球后退

增加,致使眼球外转受限。

2. 神经支配异常　肌电图研究显示本病是由于来源于神经核或核上支配异常所引起,因为肌电图显示在外转时外直肌无电力活动而内转时外直肌反而出现活跃的电位差,因此解释在内转时内、外直肌同时收缩,从而导致矛盾性神经支配,引起眼球后退,睑裂变窄。还有人发现在眼球转动时出现各种不同和不协调电位差,例如矛盾性神经支配和正常以下的驱动,肌电图还证实内直肌与上、下直肌或上、下斜肌有协调神经支配,这就解释了内转时眼球上转或下转。

3. 遗传因素　可有遗传倾向,在单卵双胞胎中同时发病,有的患者有明显的家族史并存在染色体异常,其相关的基因与腮-耳-肾综合征的致病基因相邻。

【临床表现及分类】Huber 等依据临床表现提出分类法一直沿用至今。眼球后退综合征划分为三型:

1. Duanes I 型　眼球外转明显受限或完全不能,内转时睑裂变窄,眼球后退,外转时睑裂增宽,原在位多为内斜视。偶见原在位外斜视。

2. Duanes II 型　眼球内转明显受限或完全不能,外转正常或稍受限,内转时睑裂变窄,眼球后退原在位多为外斜视。

3. Duanes III 型　眼球内转、外转均受限或不能。内转时睑裂变窄,眼球后退。原在位多为不存在斜视。

Duanes I 型最为多见,Duanes III 型次之,Duanes II 型者最为少见。Huber 分类法不仅在临床有用,同时也获得肌电图的支持。肌电图指出这三种类型都有矛盾性神经支配。在 I 型外直肌神经支配的最高峰发生在内转时而最低峰发生在外转时;II 型的最大外直肌神经驱动发生在内转及外转时;III 型的内直肌及外直肌在内转和外转时同时发生电力活动。在典型后退综合征病例,眼球在原在位时可有可无斜视,如有斜视则内斜多见于 I 型和 III 型,而外斜视则多见于 II 型。很多病例采取代偿头位以获得双眼视,很少主诉复视。

眼球内转时常伴有急速上转或下转,疑是下斜肌或上斜肌亢进,但手术减弱斜肌完全无效。Scott 认为这是因为水平肌(内、外直肌)的同时收缩所产生的垂直影响使水平肌滑过眼球所致,并建议做水平肌后巩膜固定缝线解决之。von Noorden 曾做过 5 例并获得成功。

眼球后退综合征常并发其他眼部损害及其他部位的先天性异常。眼部损害中有瞳孔异常、白内障、虹膜异色症、永存玻璃体动脉、脉络膜缺损、双重睑、鳄鱼泪等,全身异常包括耳聋、腭裂、睑部异常、外耳及四肢手足等异常。这些说明后退综合征应有详尽的眼部及全身检查,尤其是听力的检查。

【治疗】眼球后退综合征与麻痹性斜视的手术原则存在一定的差别,为了矫正麻痹性斜视,通常是减弱亢进的肌肉,加强力量不足的肌肉。手术的目的不仅是为了矫正原在位的斜视,而且也为了改善前方注视野之内的眼球运动。眼球后退综合征患者原在位正位或无代偿头位可不考虑手术。

手术治疗目的:

1. 矫正原在位的斜视。

2. 消除或改善代偿头位。

3. 较轻或消除明显的眼球后退。

4. 消除或减轻眼球内转时的急速上转或下转。

牵拉试验不能鉴别患者的外转受限是由于外直肌纤维化所引起抑或是因为内、外直肌有协同神经支配所致。在任何情况下都不能作外直肌截除术以免造成术后眼球内转时眼球后退加剧。因此,手术选择水平肌后退松解纤维化的肌肉为主。

Duanes I 型患者常常伴有内斜视,最常用的术式是患眼内直肌后徙术,矫正原在位内斜视消除代偿头位。内斜视 >20△,可以加上对侧眼内直肌后徙术。虽然本手术对加强 I 型患者外转功能无补,但它在消除代偿头位方面极为有效。Johnson 等 2006 年首次报道应用单条上直肌的转位术(SRT)就能够解决原在位的内斜视改善眼球外转和代偿头位。可以克服以往垂直直肌的部分或完全移位(VRT)手术方式带来的出现新的垂直偏斜和防止产生眼前节缺血。

Duanes II 型患者常伴有外斜视,可行外直肌后徙术。

Duanes III 型患者往往不伴有斜视,但眼球内外转都不能。有人报道作后巩膜缝线合并或不合并后徙水平肌取得良好结果。

六、Brown 综合征

Brown 综合征又称上斜肌腱鞘综合征。可以是先天性或后天性,其发病率较低,约占恒定性斜视患者的 0.2%。常为单眼发病,有家族遗传性,有自发消除趋势,多见于儿童史。其主要临床特征是:眼球内转时上转受限,外转时上转正常,被动牵拉试验显示眼球内上转阻力大呈阳性结果。多数患者原在位和阅读位为正位。可伴有下颌上抬代偿头位,其病因为上斜肌腱鞘短或紧张。当手术时将上斜肌肌鞘和肌腱分离并切断之,张力立刻消除,被拉牵拉试验可改善为阴性。

【病因】

1. 肌鞘异常　上斜肌腱鞘终止并固定于滑车上,而吻合的肌腱和肌鞘则固定于巩膜上(两个固定点)。在眼球内转时,由滑车到肌腱附着点的直线距离内转加大,外转时减小。手术时可见因为腱鞘太短,在原在位时肌鞘绷紧,则只有在眼球下转时才能内转。

2. 肌腱异常　曾报道有先天性永存胚胎性滤帘样连接、外伤性血性囊肿位于上斜肌肌腱与滑车之间以及滑车的增殖及收缩都可以阻止上斜肌肌腱滑润地通过滑车而形成本病。Roper Hall 报道过 18 例可逆性上斜肌肌鞘综合征病例,在试图极度内转上转眼球时发生"咔嗒"响声并使眼球恢复自如运动。也有报道手术时发现上斜肌肌腱紧、短,切开后症状即消失。

3. 下斜肌及邻近组织异常　有人报道因有致密纤维索条将下斜肌与颞侧眶壁粘连而引起本病。

4. 矛盾性神经支配　有报道上斜肌与下斜肌有矛盾性神经支配,但未被证实。

【临床特征及诊断】

1. 眼球内转时不能上转。

2. 原在位及外转时眼球上转正常或接近正常。

3. 牵拉试验阳性。

4. 内转时睑裂偶有扩大者。

5. 内转时同侧上斜肌偶有功能亢进,眼球下转。

6. 上看时眼球分开呈 V 形。

有下斜肌麻痹时可有典型的代偿头位。患者常主诉有复视,在受累眼内转时复视消失。原在位时可用代偿头位消灭复视。

鉴别诊断应包括下斜肌麻痹,有外伤史时则应除外颅底骨折,牵拉试验可鉴别本征与下斜肌麻痹。此外内转眼下转、对侧眼上直肌功能正常及上转时呈 V 形眼位等表现可与下斜肌麻痹鉴别。眶底骨折时眼球不仅在内转时不能上转,在原在位及外转时也不能上转。

【治疗】原在位时如果眼球舒适,有双眼视,没有极不雅观的头位则不建议手术。患者在内上转眼球时可能有复视,但他会学会躲避这种眼球位置。相反地当受累眼在原在位时下斜视或有明显的异常头位则可考虑手术,以期在原在位获得双眼视觉。解剖并剥离上斜肌肌鞘而不切断肌腱可能使症状缓解,牵拉试验阴性,但术后数周内病情复发,牵拉试验又转为阳性。von Noorden 等施行上斜肌肌腱完全切除术,手术立刻效果极为满意。内转时可以上转自如,牵拉试验阴性。在有些病例手术效果在术后数周或数月才出现。但这样处理的绝大多数病例发生上斜肌麻痹,以后可作对侧眼下直肌后徙术或同侧眼下斜肌切除术矫正之。

七、高度近视伴有限制性内斜视

高度近视眼限制性斜视(high myopic strabismus)是一种特殊类型的获得性斜视。主要临床表现为逐渐进展的内斜视、下斜视及眼球外转和上转受限,眼球固定在内下方,眼轴明显延长或者为后巩膜葡萄肿,也称为"重眼综合征"或"高度近视固定性斜视"。患者一眼或双眼固定在极度内下转位,不能转动。双侧性患者极度困难,仅用一眼注视。由于眼球不能转动,患者必须采用极度旋转的头位以便行动。固定性内斜视不合并上睑下垂或眼外肌广泛纤维化者尤为少见。

【发病机制及临床表现】自 1960 年开始被研究,早期认为是眼外肌肌肉组织变性是斜视发生的病因,发现外直肌的纤维组织数量减少,眼外肌结构发生改变并伴有视神经缩短。随着影像学在眼科的应用,高度近视眼增长的眼球与眶眶的关系逐渐被认识。1989 年,Demer 和 von Noorden 通过 MRI 扫描发现,眼球后部与眶尖骨壁接触可能是眼球运动受限的原因。

关于高度近视眼限制性斜视肌肉移位和眼球脱位的原因探讨,有研究认为高度近视眼的眼轴增长是其原因,当眼轴大于 30mm 或 32mm 时,更可能发生斜视;还有研究发现高度近视眼性斜视与 pulley 悬韧带组织的破裂有关。正常眼外肌的 pulley 结构,是位于眼球赤道部附近,围绕于直肌的纤维肌性软组织环,直肌周围呈袖套样的纤维性结构,它位于眼球赤道部附近并包绕于直肌周围,借助纤维结缔组织与眼眶相连,pulley 作为眼外肌的功能起点,有调节眼外肌运动的作用。当 pulley 悬韧带组织受到破坏时,外直肌上直肌稳定性受到破坏,出现外直肌向下直肌方向移位,上直肌向内直肌方向移位,导致肌肉圆锥在颞上象限出现较大的"薄弱空间",进而扩张的眼球由肌肉圆锥的颞上象限"疝出"。上直肌向内直肌方向移位会增加眼球内转,影响眼球外转,而外直肌向下直肌方向移位会增加眼球下转,影响眼球的上转。长时间的眼外肌矢量变化和患眼的内下斜眼位,必将导致内直肌和/或下直肌挛缩,形成大角度的内下斜视,影响眼球的外转和上转功能(图 9-7-6)。Yokoyama 在解除内直肌的限制因素的基础上加固了眼球颞上方肌肉,方能使得眼球回位,证实并支持这种理论学说。因此,临床上依据患者斜视的临床表现及高度近视眼特征,结合影像学检查证实眼外肌走行移位的特征,可以进行诊断。

【治疗】手术为唯一的疗法,手术宜早做。术前行被动牵拉试验,目前常用最有效的手术方式是施行患眼内直肌后徙或

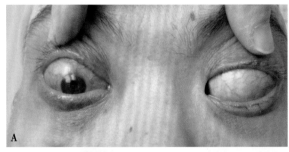
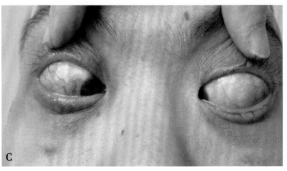
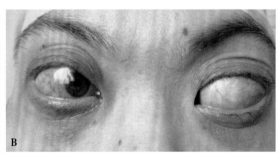

图 9-7-6　双眼高度近视伴有限制性内斜视

A. 向右看;B. 原在位;C. 向左看

松解联合改良 Yokoyama 手术。

改良 Yokoyama 术：Yokoyama 在欧洲斜视会议上在经典的 Jenson 手术（上下直肌于外直肌联结术）的基础上提出改良 Yokoyama 手术方式，即将外直肌上方 1/2 肌腱和上直肌颞侧 1/2 肌腱，用 5-0 不吸收缝线分别距离肌止端后 12~14mm 处做肌肉套环缝线，同时将两肌肉缝线相结扎固定，回纳后极部眼球。通过松解内直肌限制的因素同时加强较为薄弱松弛的外直肌和上直肌，改变眼外肌异常的作用方向使得眼球推回至肌圆锥。从而恢复眼位，并能使眼球在肌圆锥内更加自由地活动；这种手术方式有效地解决了临床上以往施行传统的眼外肌手术方式所造成的术后复发率高、疗效不佳甚至手术失败的种种难题。对于曾经施行传统手术后复发的患者，在充分分离内直肌和瘢痕下，可以施行改良 Yokoyama 手术，仍然可获得较好的疗效。

八、A-V 型斜视

A-V 型斜视是一种特殊类型的水平斜视，在垂直方向上具有非共同性，A-V 型斜视是借用字母"A"和"V"的形态来描述一种斜视的征象，字母开口的方向表示分开强或集合弱；字母尖端方向表示集合强或分开弱。其分类：

（1）V 型外斜视：向上注视斜视度数大于向下注视（≥15$^\triangle$）。

（2）V 型内斜视：向下注视斜视度数大于向上注视（≥15$^\triangle$）。

（3）A 型外斜视：向下注视斜视度数大于向上注视（≥10$^\triangle$）。

（4）A 型内斜视：向上注视斜视度数大于向下注视（≥10$^\triangle$）。

向上注视时分开强或集合不足，斜视度增大，使向上和向下看时水平斜视角发生明显变化，以英文字母 V 形象而命名的一类斜视。除常规检查外，重点检查向上和向下注视时斜视角度的变化和有无上、下斜肌功能亢进或不足。此外还应注意有无下颌上抬或内收的代偿头位。内外斜视都可有 V 型（图 9-7-7~图 9-7-9）。

【发病率】本病较为多见，尤其是 V 型。每 3~4 例水平性斜视中可有一例 A-V 综合征。作者估计斜视患者中 15%~25% 伴有此征。其中以 V 型内斜最为多见，A 型内斜次之，V 型外

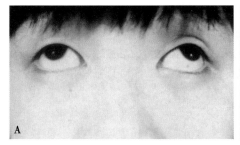
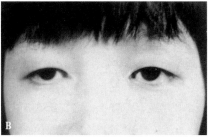
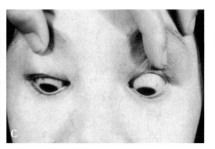

图 9-7-7　V 型外斜视
A. 向上看；B. 原在位；C. 向下看

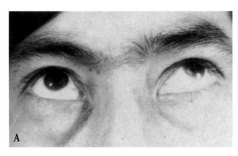
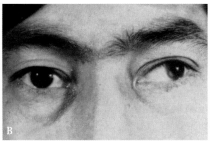
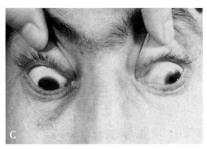

图 9-7-8　A 型外斜视
A. 向上看；B. 原在位；C. 向下看

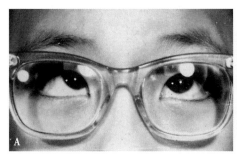
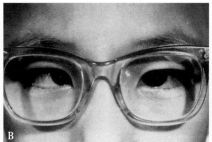
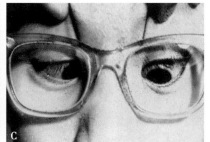

图 9-7-9　V 型内斜视
A. 向上看；B. 原在位；C. 向下看

斜次之,A 型外斜较为少见。Duke Elder 更强调在治疗儿童水平性斜视时,必须检查有无 A-V 综合征,因为后者的纠正对术后建立双眼单视极为有利。

【病因】关于引起本病的病因学说,目前尚无一致看法。当今多数学者共同认为是在 A-V 型斜视的病因中,最为常见的是斜肌功能异常。

1. 斜肌学说　手术结果和临床表现都支持斜肌亢进学说,因为 A-V 型斜视经常伴有斜肌功能亢进或不足。斜肌为外转肌。在向上或向下注视时的外转加大,因而呈 V 现象。上斜肌功能不足时则使向下注视时外转不足也形成 V 现象;上斜肌功能亢进时可使向下注视的外转加大,因而呈 A 现象。减弱亢进的上斜肌或下斜肌可以减轻或消除 A-V 型斜视。因此,目前临床上选择手术时,如果发现斜肌功能异常,首选斜肌手术。

2. 水平肌学说　由于内直肌或外直肌功能异常所致,在向上注视时如果外直肌的神经冲动加强,向下注视时内直肌功能增强,均可引起 V 现象。向下注视时如果外直肌功能过强或向上注视时内直肌功能过强则可引起 A 现象。

3. 垂直肌学说　由眼外肌止端附着处异常所引起,特别是上、下直肌和斜肌附着点的异常可引起 A-V 型斜视。如上斜肌附着点靠前可产生 V 现象;靠后则可产生 A 现象。同样上下直肌附着点偏靠鼻侧和颞侧也均可产生 A-V 现象。由于垂直肌功能异常所致理论,上下直肌为内转肌,如果上直肌功能不足,则向上注视时内转作用减弱,产生 V 现象,双下直肌功能不足则向下注视时内转作用减弱,产生 A 现象。

【临床表现】A-V 型斜视患儿多数发病年龄小,往往伴有代偿头位,视力多为正常远视,屈光度低于 +2.00D。患者有融合功能,为了克服复视经常融合,因而可产生视疲劳。在 A 型内斜视或 V 型外斜视,在下方视野双眼视轴可能平行,具有一定的融合功能,患者表现出下颌上抬。相反,V 型内斜视和 A 型外斜视表现出下颌内收。如果双眼斜肌功能异常程度不对称,可出现原在位垂直斜视伴有头位倾斜。

1. 检查要点　除了常规检查视力屈光眼球运动和双眼视功能外,应该重点检查由原在位向上 25°和向下 25°注视的斜视角。有无下斜肌上斜肌功能亢进或不足,建议按照麦光焕提出的判定双眼 6 条眼外肌功能亢进与不足程度的分级方法进行评估分级。并注意有无代偿头位。

2. 诊断标准　向上和向下注视之间的斜视角差异必须大于 10$^\triangle$才能诊断为 A 型斜视,两者之间的差异必须大于 15$^\triangle$才能诊断为 V 型斜视,因为正常人在向下注视时,也有轻度的集合。为了进一步判断引起 A-V 型斜视时单纯水平肌肉因素还是有垂直肌肉因素,应该以三棱镜加遮盖法或同视机测定各诊断眼位的斜视度数。还可以同时检查出旋转性斜视,与眼底像结果相吻合,这对手术设计提供有力证据。

【治疗】手术矫正是 A-V 型斜视的主要治疗方法。原则上按照水平斜视度施行水平直肌手术矫正,伴有斜肌功能异常则同期施行斜肌手术,可有效矫正开口方向斜视。

1985 年,von Noorden 复习了用各种手术治疗 A-V 型斜视后,建议选择手术方法:①V 型内斜视伴有下斜肌亢进者:减弱下斜肌功能仅能消除向上注视时的 V 现象,必须同时做水平肌手术。手术量可根据原在位斜视角的大小决定。②V 型内斜视不伴有下斜肌亢进者:下斜肌不亢进则不应减弱。如果仅在向下注视时才出现内斜,斜视角大于 15$^\triangle$,可双侧内直肌后徙联合肌腱下移术;原在位及向下注视时斜视角较大者则行徙双内直肌,截除一侧外直肌合并肌腱相应的上下移位术。③V 型外斜视伴有下斜肌功能亢进者:如果在原在位或向下注视时有轻度外斜者,仅减弱下斜肌即可获得满意的功能性效果。但如果原在位和向下注视时有明显外斜者,则做下斜肌减弱同时联合水平肌手术。④V 型外斜视不伴有下斜肌亢进者:不伴有下斜肌亢进的 V 型外斜视较少见。应反复仔细检查,确实没有下斜肌亢进,则不宜减弱下斜肌。如果向下注视时外斜视明显,可做水平肌手术联合双侧内直肌下移及双侧外直肌上移术。⑤A 型内斜视伴有上斜肌亢进者:A 型内斜视常伴有上斜肌明显亢进,可作双侧上斜肌肌腱延长术或断腱术,同时联合水平肌手术。⑥A 型内斜视不伴有上斜肌亢进者:为了防止原在位及向下注视的过矫,做内直肌后徙和向上移位以及截除外直肌和向下移位术。⑦A 型外斜视伴有上斜肌亢进者:做双侧上斜肌肌腱延长术或断腱术。如果在原在位和向上注视时的外斜角小,单纯行上述手术足以矫正,否则联合做水平肌手术。⑧A 型外斜视不伴有上斜肌亢进者:不伴有上斜肌的亢进的 A 型外斜视极为少见。应多次检查以免遗漏。如果上斜肌确实不亢进,则做水平肌手术联合相应肌腱上移或下移位术。

1. A-V 型斜视的手术设计　最常用的矫正 A-V 型斜视的术式有两类:对斜肌或水平直肌的功能进行调整,主要的方法是减弱功能亢进的斜肌,解决开口方向上的外斜视,对原在位和阅读眼位的斜视度没有明显的影响。不伴有斜肌异常者行水平直肌附着点上、下移位术。如果下斜肌功能亢进是不对称性的,也应该做双眼下斜肌减弱术。如果只减弱一侧功能亢进比较明显的下斜肌,手术后常常出现对侧眼下斜肌功能明显亢进,需要再次手术。对于双侧下斜肌亢进程度极为不相等,伴有代偿头位,原在位垂直斜视角 >5$^\triangle$,眼底照相外旋程度不对称者,除了矫正原在位水平斜视同时联合双下斜肌减弱手术外,可选择患侧上斜肌折叠术。可参照双上斜肌麻痹的分类进行手术设计。

2. 双眼上斜肌断腱或肌腱缝线延长术用于 A 型斜视的治疗　双眼上斜肌断腱主要影响阅读眼位上的水平斜视。手术可后出现旋转复视,继发性上斜肌力量逐渐减弱,类似上斜肌麻痹,向下方注视时表现更为明显。目前常用的上斜肌肌腱缝线不等量的延长术可以克服这种不足。

3. 水平直肌附着点垂直移位术　在 A-V 型斜视不伴有斜肌功能异常的矫正手术过程中,水平直肌后徙或是截除,同时行附着点上移或是下移术式。关于水平直肌附着点垂直移位的方向是有规律的,内直肌向 A-V 的尖端移位,外直肌向 A-V 开口的方向移位。水平直肌附着点垂直移位一个或是半个附着点的宽度,也就是 5~10mm,大约矫正 A-V 型斜视 20$^\triangle$~25$^\triangle$,即矫正垂直非共同性 20$^\triangle$~25$^\triangle$。垂直非共同性越明显,手术效果也越明显。

根据原在位水平斜视的度数和两只眼的运动和知觉状态对称与否,可以选择对称性的手术(双眼水平直肌后徙或截短)或非对称性的手术(一只眼内、外直肌截-退术)联合附着点垂直移位。

九、甲状腺相关性眼病

甲状腺相关性眼病又称 Graves 眼病,是一种多器官受累的自身免疫炎性疾病,其确切的发病机制不清楚。可以引起眶周围水肿、眼外肌肥大、眼球凸出、眼睑退缩、视神经病变及继发性眼压升高。眼球运动受限,最常见的是一眼或双眼上转受限。这是本病的主要表现。本病有各种不同名称,这说明甲状腺功能紊乱与眼外肌受累的确切关系还不清楚。在没有发明牵拉试验以前,多认为眼球上转受限是因为上转肌,尤其是上直肌的毒性损害所致。但现在证实眼球不能上转是由于眼外肌水肿,失去弹性所致。Dunnington 和 Berke 首先认识到眼球突出及上转受限是由于肌炎所致。病理检查有组织间质水肿及圆细胞浸润。牵拉试验证实眼球上转受限不是上直肌的假性麻痹而是因为下直肌失去弹力或纤维化所致。肌电图也证实这一点。

【临床表现及诊断】本病可见于甲状腺功能亢进、功能正常甚至功能低下的患者。病变早期由于眼外肌水肿、细胞浸润,后期眼外肌发生变性和纤维化,限制了眼球运动。本病最为主要的临床表现是眼球运动受限。按照受累肌肉的严重程度和受累概率高低,依次是下直肌、内直肌、上直肌和外直肌。因此表现为上转运动受限最为多见。常伴有眼球突出或不明显的眶周围水肿伴有上转受限。单侧眼受累或双眼受累时则病变多不对称。上睑提肌受损,致使上睑下垂或上睑退缩,继发性暴露性角膜炎。

本病的影像学检查为诊断提供重要的依据。眼眶 CT 矢状面和冠状面显示眼外肌肌腹呈梭形肥大,特别是肥大的内直肌压迫眶尖端部,引起视神经充血,轴突死亡及视力减退。

【治疗】活动期应积极进行内科治疗,使内分泌功能恢复正常。通常眼球运动障碍完全自发缓解的很少见。在观察期间,若有可能可用三棱镜矫正垂直和水平斜视,以改善复视。病情稳定 6 个月以上,活动期消退、斜视角稳定后可行手术治疗。在上转受限的病例可行下直肌大量后徙术。必须尽可能分离肌肉与巩膜的粘连,后徙必须达足够数量,注意充分分离下直肌与 Lockwood 韧带,悬韧带及下睑之间的联系,否则术后可能引起下睑退缩,睑裂开大,外观不满意。若此后果不可避免,外眦成形术可改善外观。

眼球长期处于下斜位,可导致下方球结膜及 Tenon 囊挛缩,因此手术时必须将结膜及 Tenon 囊后徙而不是缝在原位。手术常可达到消除原在位及下转位的复视并改善外观,常能令患者满意。

十、重症肌无力

这是侵犯横纹肌的周身病,其特征是肌肉易疲劳,可以以单独"眼型"出现,但通常其他肌肉,尤其是咀嚼肌及呼吸肌也受累。本病多见于女性,一般在 20~40 岁发病,但也见于儿童和老人。

【病因及临床表现】病因目前尚有争议。因胆碱酯酶抑制剂能暂时改善肌肉症状,所以有些研究者认为病变位于神经肌肉联结处,可能为生物化学或解剖学改变。此外因胸腺增殖与重症肌无力关系密切,有时胸腺切除可明显改善症状,故认为本病与自身免疫有关。

一半病例首先有复视及上睑下垂,经常由感情冲动、上呼吸道感染或妊娠诱发。早晨醒来时症状缺如或轻微,在下午或劳累后加重,四肢无力,易疲劳,若呼吸肌受累,常有呼吸困难乃至死亡。

上睑下垂为非对称性,有时可完全为单侧性。眼运动障碍经常改变位置,可能累及某一条或所有的眼外肌,程度由轻微麻痹到完全瘫痪。诊断根据肌肉容易疲劳及注射"滕西隆(tensilone)"后周身状明显改善,但眼部情况的改善不如周身者明显。新斯的明试验可使上睑下垂改善但复视依然存在,阳性结果可协助诊断。若试验为阴性,可能有肌病存在。"眼型"病例对胆碱酯酶抑制剂反应较差。目前通过胸腺增生和非胸腺瘤的乙酰胆碱受体抗体阳性来确诊。

【治疗】治疗主要针对复视及上睑下垂阻挡视力。有鉴于胆碱酯酶抑制剂对改善复视及上睑下垂的效果不满意,可遮盖一眼或用眼睑支撑器抬起上睑,但不宜手术。有些病例应用糖皮质激素如泼尼松龙可使症状减轻。如有胸腺肥大,可试行胸腺切除术,偶有明显改善症状者。

十一、慢性进行性眼外肌营养不良

眼肌营养不良是一种罕见、进行性、造成眼球运动和上睑提肌功能紊乱的疾病。它的临床特征是双侧性上睑下垂及眼球运动向各注视方向逐渐减退。此病是由于神经病变还是肌肉病变所引起还有争议。病理组织检查支持这两种学说,但肌电图明确提示是眼外肌营养不良。

【病因及临床表现】一般在 30 岁以前发病,但也有在幼儿期发病者。两性同等概率受累,常有阳性家族史。眼睑下垂,多为双侧性,为首先病征,随后即有慢性进行性眼球运动受限,主要累及上转肌。严重病例最后双眼"僵化"。完全性上睑下垂使患者极度上抬下颌,头仰起以便注视。虽然眼球运动明显受限,但患者无复视。除了眼外肌及上睑提肌受累外,眼轮匝肌及脸面肌也受累,尤其是咀嚼肌。本病早期应与重症肌无力鉴别。本病患者对胆碱酯酶抑制剂如新斯的明及"滕西隆"等无反应,而重症肌无力患者对胆碱酯酶抑制剂则有明显改善症状作用。

【治疗】无特殊疗法。病情为进行性,故不宜手术,晚期病例可戴上睑支撑器扶起上睑以便注视。

十二、非斜视手术后出现的斜视

由眼科或鼻窦手术所引起的一类斜视,有些需要手术治疗或其他方面的治疗。分别介绍由角膜屈光手术、视网膜复位术、黄斑转位术、球后麻醉术、鼻内镜术以及球后麻醉术等引起的斜视。

(一)角膜屈光手术

在角膜屈光手术之后,年轻的近视患者可以摘掉框架眼镜或角膜接触镜。在老视之前,无论是远视力还是近视力都得到改善,多数患者能够达到正常水平。但同时可引起一系列特殊的问题,比如调节功能发生改变、双眼的视觉输入发生改变。特别是屈光参差性近视患者,手术后双眼视网膜像不等得到改善,原来近视眼的视力获得明显提高,主导眼也可能发生改变,运动性融合功能也许不能控制眼球正位,使原有的融合功能被打破,患者可能出现视轴偏斜和复视。

(二)视网膜复位术

视网膜复位术之后,由于眼球周围组织受到影响的面积比较大,眼外肌受到不同程度的牵拉甚至分离或断腱,特别是外加压物正好位于直肌处,术后可能出现斜视。另外,多次手术形成的瘢痕限制了眼球的运动,形成限制性斜视。

(三)黄斑转位术

是治疗老年黄斑变性中黄斑中心凹下脉络膜新生血管膜的一种手术方法。该手术使黄斑部视网膜离开有脉络膜新生血管膜生长的部位,转位到视网膜色素上皮相对健康的区域,达到维持或改善视功能的目的。其对术者的手术技术要求较高,但视网膜转位的精确性和预测性均不高,且并发症较多。目前认为只有黄斑中心凹下脉络膜新生血管膜的病灶小、视细胞尚未受损的早期阶段,施行这种黄斑转位术。目前较为推荐的手术是局部视网膜转位术,主要是玻璃体切除联合颞侧视网膜脱离,颞侧180°视网膜切开,联合眼外肌移位,将眼球向下旋转,视网膜向上旋转,使黄斑离开病变的脉络膜区域。眼外肌移位的方法是将内直肌下1/3分离并穿过内直肌的下方固定在上直肌的鼻侧缘,外直肌上1/3分离并穿过外直肌的下方,固定在下直肌的外侧缘,下斜肌加强前徙9~12mm,上斜肌后退10~12mm,还可以联合上直肌的鼻侧半穿过上直肌的下方固定颞侧缘,下直肌的颞侧半穿过下直肌的下方固定到鼻侧缘。这种手术并发症主要是视物倾斜、复视以及视网膜脱离和视网膜增殖 PVR 等。

(四)球后麻醉术

以往白内障和其他眼内手术时,需要球后注射麻醉药品,可能会直接损伤眼外肌,或麻醉药的毒性反应可导致眼外肌麻痹,受到伤害的肌肉往往是下直肌和下斜肌引起垂直斜视和复视。可以观察数月,待自然恢复。如果不能恢复,复视影响患者正常生活,可以按照麻痹性斜视的处理原则进行斜视手术治疗。

(五)鼻内镜手术

由于筛窦手术时出血、手术野不清楚,特别是复发性筛窦肿物,意外致使器械突破眼眶内壁,引起内直肌等甚至视神经损伤,造成外斜视、复视甚至失明。眼球不能内转,出现结膜水肿和局部淤血。处理原则是先做眼眶 CT 或 MRI 影像学检查可以确定肌肉损伤的部位和严重程度。根据眼外肌损伤的程度酌情处理。早期可给予糖皮质激素,有助于消除水肿并减少瘢痕粘连。如影像学显示眼外肌嵌顿于骨壁缺损区并形成粘连,可考虑经眼眶手术松解肌肉,还纳眶内并修补骨壁缺损。发生在肌腹部的横断伤,外斜眼不能内转或内转不能过中线,外直肌肉毒毒素注射防止外直肌挛缩,观察3个月后行上下直肌移位术。注意防止继发眼前节缺血的可能。如果伤及其他肌肉,按照麻痹性斜视的手术原则进行处理。还可以选择早期与鼻科联合施行计算机引导下损伤肌肉的连接修复术,同时在外直肌注射肉毒毒素。

(吴夕 牛兰俊 刘家琦)

第八节 集合与散开异常

要点提示

1. 集合与分开功能正常,是在不同距离和各个注视方向上维持正常双眼视觉的重要条件。

2. 眼球的集合与分开运动的异常包括集合异常和分开异常。其中集合异常包括集合不足、集合不足伴调节不足、集合麻痹、集合强直。分开异常包括分开不足和分开麻痹。

正常的集合与散开运动是保证远近距离上双眼正位,维持双眼单视的重要条件之一。集合是主动的运动,而散开运动是主动的或是被动的运动仍然存在争议。有人认为散开是被动性眼球运动,双眼的眶轴处于散开状态,集合松弛以后,靠眶内组织的弹性,视轴会自然的向外散开。肌电图(electromyogram,EMG)的研究指出散开运动是外直肌主动收缩的过程。在临床上也能够看到融合性散开运动是主动的眼球运动。当两只眼前放置底向内的三棱镜或在同视机上测量外转性融合范围时都能看到双眼视轴主动的分开运动,以此维持融合功能。另外,实验性研究也指出,猴子大脑额叶的眼球运动区受到电信号刺激时能够产生双眼散开运动,可见散开运动存在核上控制。为了讨论的方便,我们假设集合和散开都是主动的运动过程。

一、集合不足

集合不足是视疲劳最常见的病因。集合不足常常伴有调节异常,例如高度近视或远视得不到合理的矫正,调节不足会带来调节性集合不足。一般地说大于 +5.00D 或 +6.00D 的远视患者可能放弃调节,而高度近视患者无须调节就能得到清晰的近视力,所以这些患者常常表现集合不足。

老视患者初次戴双光眼镜,正球镜弥补了患者调节力不足的缺陷,患者看近时调节力减少,调节性集合相应地减少,若原来存在的外隐斜一直被调节性集合所控制,这时候,可能出现集合不足,隐斜度数变大或出现显斜视。

如患者不伴有屈光不正,集合不足的病因还不清楚。

有些集合不足的患者伴有精神和神经科方面的异常,经精神科或神经科治疗以后,主观症状、集合近点和集合性融合幅度都会改善。

学生负担过重,阅读时间太长,可能诱发集合不足的症状。另外,睡眠不足,全身健康状况下降及忧虑都可能使集合不足的症状加重。一般情况下,在 13~19 岁之前集合不足很少出现症状。

【症状】①眼睛疲劳,眼球或眶内胀疼。②短暂的阅读之后就会出现视物模糊。③偶尔近距离出现交叉复视。④阅读时闭一只眼或遮盖一只眼,单眼阅读视物疲劳能够减轻。⑤近距离工作后头疼。

【诊断】①集合近点变远,主观集合近点较客观集合近点远,有时候两者相差较大。②看近时融合性集合幅度降低。③看近时外隐斜的度数不稳定。

集合不足的患者应该检查调节近点,以除外集合不足伴有调节不足。因为两者治疗方法不同。

【治疗】①正位视训练是有效的治疗方法,经治疗集合不足是可逆的,临床症状能够长期解除。②若看近时外隐斜度数较大,正位视训练失败以后,可考虑手术治疗。手术方式多采用双内直肌截短以加强集合。术后数周或数月存在同侧复视。但是过度矫正有自然恢复的趋势。即使术后集合不足复发,术前的临床症状也可能不再出现。③术后患者复视可以用三棱镜矫正,因为看远内斜视度数比看近大,镜片的上方二分之一可以加底向外的压贴三棱镜,以解除看远复视的症状。

二、集合不足伴有调节不足

集合不足伴有调节不足有时发生于大脑炎,链球菌感染的白喉,大单核细胞增多症及车祸之后。有些患者多年来逐渐发病,症状缓慢加重。病史无特殊发现。有些人在儿童时期有过高烧史,所以,有的作者认为亚临床型脑炎可能是本病的发病原因。

这类患者症状比较严重,与功能性异常类不同,对正位视训练没有反应,很少能够缓解。患者的集合近点变远,甚至不能集合;调节近点明显变远。AC/A 极低,甚至为 0。用负球镜片刺激调节机制不能诱发集合反应。

治疗方法多采用正球镜和底向内的三棱镜帮助阅读。给镜方原则是在能够获得舒适的阅读视力的前提下,尽量少给三棱镜和正球镜的度数。为了保持良好的矫正效果,要定期复诊,随时调整眼镜度数。所以,在正球镜上加压贴三棱镜是很方便的治疗方法。

缩瞳剂能够增加看近时的外斜视度数,使患者症状加重。所以,临床不选用这类药物。

手术治疗配合双光眼镜也是一种治疗方法,手术多选用双眼内直肌截短术。

三、集合麻痹

集合麻痹常见的病因是颅脑外伤、脑炎、多发性硬化、脊髓结核、脑肿瘤、血管障碍等。病变累及四叠体、第Ⅲ对脑神经核等部位,若眼内肌麻痹合并集合麻痹肯定存在核性或核上性器质性损害。

根据以下症状进行诊断:①看近时突然出现复视,看近明显,看远时消失。复视性质是交叉复视。②双眼不能集合,但是单眼内转正常。在各诊断眼位显示正位或小度数外斜视。③当试图集合时,调节和瞳孔反应仍然存在。④单眼注视野正常。

集合麻痹与功能性集合不足相鉴别:利用旋转三棱镜测量患者的融合性集合幅度,让患者注视 1~2m 远的目标。若患者患集合麻痹、放上底向外的三棱镜以后出现复视。如果三棱镜能够诱发融合性集合,说明是功能性集合不足。

治疗方法主要是利用双光镜加三棱镜帮助阅读。

四、集合强直

常见于癔症和其他神经过敏的患者。临床表现是双眼集合(大幅度)伴有调节强直,诱发假性近视,而且瞳孔缩小。还可能伴有管状视野。

当要求患者注视近距离目标的时候,可能诱发集合强直,注视目标移远以后,双眼仍然保持集合状态。

极少数病例可能由器质性病变引起,如脑炎、脊髓结核、迷路瘘、Arnold-Chiari 畸形、垂体瘤及后颅凹神经纤维瘤。这类患者应该做神经科检查,以除外颅内器质性病变。

治疗方法包括长期应用阿托品以解除睫状肌痉挛。配双光眼镜,镜片下半部分加正球镜片。必要时可遮盖一只眼,用单眼视物。这种治疗方法要用数月,甚至 1 年,待集合强直解除以后,患者获得舒适的视功能就停止治疗。

五、散开不足

散开不足是一种独立的病症。既不同于分开麻痹,也不同于展神经麻痹。临床特点是看远时呈间歇性或恒定性内斜视,而看近时正位,保持融合功能。若看远看近皆内斜视,看远时斜视角较大。在各注视眼位上斜视角相等。单眼或双眼运动皆正常。无论看远或看近融合性外转幅度明显变小。

散开不足与散开麻痹不同,散开不足患者经神经科检查无阳性发现。

散开不足与散开麻痹的鉴别是不容易的,在临床上发现看远突然出现内斜视的患者,应该警惕神经科疾患,例如颅脑外伤史及其他神经科疾病(散开麻痹)。对于散开麻痹的患者,应该考虑到散开中枢和传出神经的器质性损害。

散开不足没有特殊治疗方法,临床上主要与散开麻痹相鉴别,除外颅内疾患。

六、散开麻痹

注视目标由近向远移动时,正常人的双眼视线也会随视标的移动逐渐散开,继续保持两只眼视网膜中心凹注视。当散开麻痹时,不能进行散开运动。

【症状】

1. 突然出现看远复视,复视性质是同侧复视。

2. 侧向注视时,内斜度数不变或变小。

3. 如果将视标向患者移近,复像逐渐接近,移到 25~40cm 时,两个物像融合为一个,复视消失。

4. 单眼注视野正常。

5. 融合性外转的幅度明显下降,甚至消失。

散开麻痹应该与双眼展神经麻痹进行鉴别,展神经麻痹外转受限,单眼注视野缩小;向麻痹肌作用方向运动时,内斜度数变大,复像距离变大。散开麻痹的患者眼球运动正常,无以上变化。

利用三棱镜(底向外)治疗散开不足是简单有效的治疗方法。三棱镜度数以获得看远时舒适的双眼单视为原则,戴上三棱镜以后不影响看近时的双眼单视。数周或数月后三棱镜度数可以降低,最终常常可能摘掉三棱镜。如果三棱镜治疗无效,可选择手术治疗。双外直肌加强是经常选择的手术方式。

七、后天性运动性融合

功能不足:后天性运动性融合不足是指集合性融合和散开性融合异常。此症不常见到。在封闭式颅脑外伤之后,脑血管意外、颅内肿瘤和脑外科手术之后可能发生后天运动性融合功能不足,也可能同时伴有调节幅度的下降。这类患者的主诉是严重的视物疲劳,难以克服的困扰性复视。由于运动性融合幅度严重下降,不能维持双眼单视。

患者颅脑外伤以后出现麻痹性斜视,待斜视角稳定进行斜视矫正术,尽管眼位矫正很满意,复视症状仍然不能消失,一会儿出现交叉复视,一会儿出现同侧复视或垂直复视。经检查发现患者的运动性融合幅度很小,甚至消失。相比之下,知觉性融合与立体视是完好的,因为患者在短暂的时间内能够使复视像融合为一个立体物像。一般认为损伤发生在中脑。

运动性融合功能不足与运动性融合缺如不同,后者常见于单眼白内障患者,或是白内障术后无晶状体长期得不到屈光矫正的患者。这类患者的双眼知觉输入不平衡,一只眼视力正常,一只眼视力严重受损。一旦双眼视觉功能恢复正常,则运动性融合功能也会随之得到恢复。

运动性融合不足与集合不足(合并调节不足)不同,前者的损害不仅限于集合,而且影响散开和垂直方向的融合功能。

还要与谎称复视者相鉴别。这类病往往由于工作或其他方面出现问题,自己假称眼睛有病,视物成双。但是,他们运动性融合功能正常。可用旋转三棱镜来鉴别。

【治疗方法】没有良好的治疗方法。可以单眼遮盖以解除困扰性复视。

(牛兰俊 刘家琦)

第九节 斜视手术

要点提示

1. 斜视手术通过调整眼外肌的长度改变其肌肉的张力和

力度后,不仅是要达到眼位的正常,更重要的目标是达到斜视手术后眼外肌力量的平衡,眼球运动的正常化和双眼注视野的正常化。

2. 把握手术适应证和手术时机,诊断眼位与眼球运动分析是重要依据,检查的斜视角增大或变小都是选择手术方式的重要指征。

Dieffenbach 是斜视手术的先驱者,1839 年他首次成功完成了第一例斜视手术,10 年后由 Graefe 撰写了第一部斜视手术专著,此后又随着麻醉技术的出现,斜视手术的技术水平不断提高。目前大多眼科医师在显微镜下或头盔式放大镜施行眼外肌手术。对于手术者来说斜视的手术步骤并不十分复杂,事实上斜视手术的设计是成功的关键也是难点,怎样才能做出合乎逻辑的诊断并提出恰当的手术设计方案从而达到近期远期最佳手术疗效呢? 首先我们应当了解临床上斜视手术的特殊性和治疗的基本原则。

一、手术的基本原则

(一) 手术目的

手术治疗目的不仅是矫正视轴偏斜,而且更重要的是恢复或重建双眼视觉,改善或消除代偿头位。使得视轴的位置在实用注视野之内正常化、双眼视觉正常化、头位正常化。特别是在儿童视觉发育的可塑期内施行斜视手术,有望达到功能性治愈。对于成年人,斜视手术后不仅改善复视和外观,而且可以获得或部分获得双眼视觉功能的恢复。

(二) 手术原则

1. 对术者的要求 术者应该全面掌握患者斜视的类型,双眼视觉损害等特征,评估手术的风险和制约手术效果的客观因素,充分与患者和家属沟通,设定符合逻辑的手术方案。还必须熟悉眼部的解剖和生理功能,具备专业知识和临床经验。手术时轻巧、敏捷,不可粗暴牵拉或撕扯,以免引起强烈的术后反应和广泛的瘢痕形成,影响眼外肌的自如转动而不能达到理想的手术效果。

2. 手术的依据 斜视经非手术方法治疗后,效果不理想或无效时应考虑手术。决定手术的依据应该是:

(1) 手术起点:常采用三棱镜交替遮盖测定斜视度数,水平斜视 >15$^\triangle$;上下斜视 8~10$^\triangle$;斜视角稳定。注意检查评估裸眼、戴镜,视远视近斜视角,主导眼注视非主导眼注视,侧向注视以及诊断眼位的斜视角变化。当斜视度数≥100$^\triangle$时,注意不能机械地按测定的三棱镜度数进行斜视手术设计,还需要参照角膜映光法和眼球运动甚至一些特殊的检查方法来进行校正。当单眼视力差不能注视时,则采用三棱镜角膜映光法(Krimsky 法)测定斜视角度数。

(2) 斜视手术的时机:依据患者年龄和斜视角程度,有无调节因素,双眼视功能状况以及视网膜对应情况等选择手术时机。临床眼科学者们主张儿童斜视应该早期手术。

1) 年龄与手术时机:先天性内斜视的最佳手术时机是18~24 月龄;间歇性外斜视最佳手术年龄是 4 岁左右,否则如果发生手术过矫容易发生弱视；先天性上斜肌麻痹，一旦明确诊断，就应该尽早手术矫正。

2）斜视类型与手术时机：部分调节性内斜视，光学矫正和弱视治疗之后，针对内斜视的非调节成分进行手术；间歇性外斜视应参考纽卡斯尔控制分数（NCS 分数）评估融合功能控制眼球正位的能力，斜视角稳定应考虑手术；恒定性外斜视内斜视应尽早手术。后天性麻痹性斜视应该在保守治疗无效斜视角稳定后 3~6 个月行斜视矫正术。特殊类型斜视依据临床特征和检查结果尽早手术。

3）在决定最适合的手术方案之前，应对临床检查结果作出正确的分析和估价，然后根据患者的具体情况，考虑手术的种类以及肌肉的后徙和截除量，而不是用一种常规方法对待所有各种类型的斜视。

二、斜视手术的实用解剖

熟悉眼外肌的解剖和眼球及眼眶相关的筋膜组织是手术成功的先决条件。结膜、前 Tenon 囊，后 Tenon 囊（肌间膜）和肌鞘在眼球运动方面起主要作用。正确地处理这些组织是手术成功的关键。术者应当清楚地知道如何通过结膜和眼球筋膜暴露手术区域，使术者有一个良好的开端；并应当熟知眼外肌的血液供给，神经支配以及供给眼前节血液的睫状动脉的位置和它的重要性。此外还应掌握巩膜在不同区域的厚度，以便正确地、安全地安置巩膜缝线。

（一）睑裂

睑裂的大小随着年龄的增长而发生改变。由婴儿到成人，睑裂的长度一般增长 50%，宽度增加 20%。国人睑裂的长度平均为 27.88mm，宽度 7.54mm。儿童睑裂平均长度为 26.95mm，睑裂宽度平均为 8.39mm。新生儿睑裂长度平均为 18mm，睑裂宽度为 8mm。

眼外肌手术可以影响睑裂的大小，直肌缩短术可使睑裂缩小，而后徙术可使睑裂加大。在手术设计时应注意保持双眼的对称。

（二）结膜

球结膜疏松地遮盖眼球前部。婴幼儿的球结膜较厚且致密，成人的结膜较薄且脆弱易破。对行斜视的手术者有重要意义的结膜标志有：

1. 角膜缘　球结膜在角膜缘外 3mm 以内与其下方眼球筋膜及浅层巩膜紧密融合。

2. 半月皱襞及泪阜　半月皱襞为球结膜在内眦部的皱褶，泪阜位于其鼻侧。半月皱襞与泪阜以及睑裂的关系为重要的美容标志，在切开和修复结膜时，切勿改变它们的位置，尤应注意勿将半月皱襞向颞侧移动，致使术后在睑裂中明显地露出一团红色极不雅观的组织。结膜切口仅限于球结膜，避免伸入穹窿部，以免引起不必要的出血。

（三）眼球筋膜及节制韧带

婴幼儿的球筋膜是一层有实质的稍厚组织，但它逐渐萎缩，到老年时变得脆薄。眼球筋膜可分为前后两部。前部覆盖于直肌的前 1/2~2/3 及肌间膜上，在角膜缘与球结膜融合。在直肌止端之前，结膜与前眼球筋膜有一潜在空隙，后者与巩膜之间也有一空隙，因此在角膜缘做切口可以同时穿透三层组织，而靠后的结膜切口（Swan 切口）则分次切通三层组织。内、外直肌都有发育完善的、由肌鞘眶面向外延伸并附着于眼眶壁的纤维组织膜，称为节制韧带。后眼球筋膜包括直肌的纤维肌鞘和肌间膜。做直肌后徙术时必须剪开肌间膜，分离和切断节制韧带，否则影响手术效果。

（四）巩膜

巩膜的厚度在眼球各部位和两眼之间的变异很大。在正常的正视眼，鼻侧巩膜的厚度约为 1.5mm，但颞侧巩膜除了在后极部黄斑区外，很少有超过 1mm 者。角膜缘的巩膜厚度为 0.8mm，赤道部为 0.5mm，直肌附着点前为 0.6mm，在附着点后的巩膜则极薄，仅为 0.3mm。高度近视眼的巩膜也极薄。斜视手术操作最多的区域恰好正在巩膜最薄处，因此在安置巩膜缝线时应特别小心，目前多选用 3/8 弧度铲针较为安全，这种铲针的锋刃在针尖的两侧，巩膜缝针时应以巩膜上看得见平面前进中的铲针为深浅适宜，不致穿透巩膜。

（五）眼外肌

详见本章第一节眼外肌的解剖和眼球运动。

三、眼外肌手术理论基础

斜视手术常常通过眼外肌直肌的后徙或者缩短，折叠或者切除等操作来改变眼外肌的张力、路径，从而产生不同的作用达到矫正眼位。有时还要联合操作眼部其他组织如韧带、结膜组织等，有必要解除一些限制因素以解除眼球运动受限。因此，充分理解眼外肌的正常解剖关系是斜视手术成功的先决条件。术者除了仔细的术前检查和全面的手术设计以外，还必须对可能出现的解剖变异有思想准备，以便调整手术计划，例如对有先天异常和有眼外肌手术史的病例要充分考虑到眼外肌的正常外观和位置以及与周围组织的关系是否已改变或发生了什么样的变化。

（一）直肌手术理论基础

施行减弱或加强直肌作用的手术：眼外肌手术目前主要通过手术操作使眼外肌作用减弱或者加强从而改变眼位：一种是眼外肌的后徙术，减弱眼外肌的作用；另一种是眼外肌的截除或折叠术，增强眼外肌的作用；也可以减弱联合加强术。

1. 水平直肌减弱或加强术　在斜视手术史中，曾经使用附着点断腱术减弱某一条直肌。目前后徙术取代了断腱术。因为后徙术能够分级减弱一条肌肉的力量，根据不同类型的斜视和不同度数的斜视，选择不同的后徙量，能够得到理想的手术效果。即使再次手术，使原肌肉附着点复位也是比较容易的。手术过程中，只要术者操作正确，这种术式基本没有并发症。手术步骤主要分为两步：第一步在原附着点离断肌腱，第二步把肌肉的断端固定在原附着点后的浅层巩膜上（沿着肌肉的走向，不能改变肌肉平面）。在眼球运动过程中，生理附着点的位置不变，总是位于原附着点和新附着点之间。为了避免单眼运动受限,最大量的后徙是有限度的。各条直肌的特点不同,这个后徙的限度参数也不尽相同。在正常情况下,每一条直肌都有一个经典的后徙极限量:即内直后徙 5~6mm;外直肌后徙 7~8mm;垂直直肌后徙 4~5mm。如果遇到合适的病例,经常选择双眼内直肌等量后徙。有时候也选择不等量的后徙,比如一只眼内直肌的功能明显比对侧眼的亢进,也许一只眼内直肌后徙 6mm,另一只眼后徙 3mm。临床经验显示等量的内直肌后徙矫正的斜视度,比外直肌后徙矫正的斜视度大。如果对一条直肌进行超常量的后徙,使新的解剖附着点大量的后移,超过生理附着点,肌肉收缩时的力臂小于眼球的半径,后徙量越大,力臂越小,直肌对眼球作用的力矩也越小,肌肉的作用也随之减小。

2. 垂直直肌减弱或加强术 应该特别需要注意的是下直肌手术。下直肌筋膜鞘(fascial sheath of the inferior rectus muscle)前段分成两层,上层变成筋膜囊的一部分,下层长约 12mm,以纤维组织的形式深入到下睑睑板和轮匝肌之间,下层部分也参与形成 Lockwood 韧带。在分离下直肌的时候,一定要离断下直肌和 Lockwood 韧带之间的联系,以及下直肌与下睑之间的纤维联系,以免产生下睑退缩、假性上斜视。Von Noorden 曾经在施行下直肌手术中采用将分离的筋膜囊头部(capsulopabrad head,CPH)再固定到距离角膜缘 15mm 处的方法或者其他 CPH 复位术,以避免发生下睑退缩,但是结果都不理想。

上直肌和上眼睑的上睑提肌之间的解剖关系不甚密切。在上直肌手术的时候,即使是大量的后徙(8~9mm)或大量的截短,手术后都不影响上眼睑的位置。上、下直肌后徙或截短的极量往往不超过 5mm。垂直直肌的手术效果是每后徙或截短 1mm 能矫正垂直斜视 3 个三棱镜度数,这种预料性要比水平直肌的手术效果更为突出。而对于某些类型的斜视,例如 DVD 患者、内分泌性眼病或眼外肌纤维化等,垂直直肌的后徙量一定会超过这种经典的限制,上直肌后徙量一定要超过 4~5mm,其后徙量常常为 6~8mm。

(二)斜肌手术理论基础

1. 上斜肌的解剖特点 上斜肌的起点是眶尖肌腱环,而生理起点,或者称为功能起点的是滑车。上斜肌反折腱的走行方向是颞后方,这个方向和眼球旋转中心确定的平面是上斜肌的肌肉平面。这个平面与视轴(也有的作者与称为眼球的前后轴)的夹角是 54°。眼球处于原在位的时候,上斜肌的主要作用是内旋,其次要作用是外转和下转。

如图 9-9-1 所示,上斜肌的反折腱与上直肌交叉,在上直肌的下方穿过,也就是在上直肌与眼球巩膜之间穿过。上斜肌的前缘位于上直肌附着点鼻侧一端后 2~3mm,颞侧缘后 3~5mm。在上直肌的鼻侧缘附近,上斜肌是一条直径为 2~3mm 的条索,在上直肌下方,上斜肌的肌腱形态发生改变,逐渐变为扇形,最终附着到巩膜上,其附着点呈弧形,凹面对着滑车。在所有眼外肌中,上斜肌附着点的形态变异最大。Fink 发现该肌肉的巩膜附着点长约 10.6mm,其变化范围是 9~13mm。附着点的方向

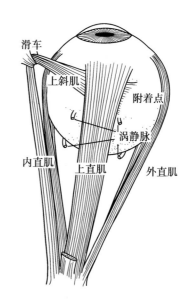

图 9-9-1 垂直肌肉的解剖关系示意图

变化也很大,一般来说,从前角开始,向眼球后方、向鼻侧延伸,与视神经之间的距离是 6.5mm。

上斜肌的附着点的前角总是位于眼球赤道部之前,附着点的后角位于眼球矢状子午面的鼻侧。这两个参数意味着上斜肌收缩具有内旋和下转作用。上斜肌附着点的前角与上直肌附着点的颞侧缘之间的距离约 4.47mm,变化范围是 3~6mm(也有的作者报告两者的距离平均 4.01mm,变化范围是 1.5~7.0mm)。上斜肌附着点的后角与上直肌附着点鼻侧缘之间距离是 13.59mm,变化范围是 12~15mm。

上斜肌的肌腱是无血管组织,当部分肌腱切除或是切断的时候,依然依靠残余的肌鞘保持联系。

在鼻侧进行手术,可以做折叠术、后徙术、断腱术、肌腱部分切除术、肌腱劈开延长术、后徙加后转位。颞侧结膜切口也能够做后部断腱术、后部肌腱部分切除术、前部肌腱部分切除术、附着点根部离断术、后徙伴有后转位术以及悬吊式后徙术等。上斜肌断腱手术的路径在鼻侧,手术效果比较大,越靠近滑车,手术效果越大,越靠近附着点手术效果越小,手术效果最大的时候,临床表现是类似上斜肌完全麻痹。

通过鼻侧路径进行上斜肌的手术,上斜肌肌腱的解剖关系和肌腱的处理比较复杂。手术后的并发症也比较多,相比之下,颞侧手术要好一些。有时候,上斜肌后徙加后转位,也可以通过两种切口完成,开始用颞侧切口,最后再用鼻侧切口。

Von Noorden 认为,只要上斜肌的肌腱完全切断,无论是靠近滑车或是颞侧切断,连同肌鞘一起切断或是保留完整的肌鞘,其效果都是一样的。

赫雨时等作者认为,上斜肌肌腱切除术的效果与切除肌腱的长度和切除的位置相关联,如果是鼻上结膜切口,切断肌腱的位置靠近滑车,手术效果比较大;切断的位置越靠近附着点,手术效果越小。如果切断部位贴近滑车,手术后,就能使上斜肌"完全麻痹"。

上斜肌折叠术的手术量是最小 5mm,最大 10mm(赫雨时,

1982年）。有的研究者提出按照上斜肌松紧度进行手术,术后牵拉肌腱,感觉紧张度合适为宜。

上斜肌减弱也有几种有效的手术方式,断腱、肌腱部分切除、肌腱延长术和附着点后徙术。在手术过程中,尽量减少对肌鞘和肌腱周围筋膜组织的损害。

孤立的一条上斜肌,减弱可以矫正原在位的下斜视10$^\triangle$~15$^\triangle$,这不是常用的术式。单条下斜肌麻痹非常罕见。

双眼上斜肌断腱能够矫正A型斜视,对下方的外斜视能够矫正7$^\triangle$~70$^\triangle$。外斜视平均下降32$^\triangle$。也应该认识到上斜肌断腱术的效果不易估计。其主要的效果是矫正垂直斜视、内旋视和A型斜视的效果是肯定的。

经过上斜肌折叠术能矫正原在位上斜肌大约15$^\triangle$,矫正对侧下方(上斜肌的作用范围)的垂直斜视的约25$^\triangle$。折叠后上斜肌的张力的大小不同,手术效果也不同,张力越大,手术效果越大。手术后矫正垂直斜视的度数越大。

Harata-Ito上斜肌附着点前部肌腱移位术(向前)能够矫正外旋斜视10°~20°,在上斜肌巩膜附着点附近做前部肌腱后徙或前徙术能够矫正旋斜视。选择性的减弱后部纤维,也就是垂直作用的纤维,不能矫正旋转斜视。

硅胶带延长术:Wright等曾经报告用硅胶带延长上斜肌的肌腱,用于矫正Browm综合征和A型斜视。对这种新术式也有不同的看法,把"异物"放置在眼球上方,也可能形成粘连和异物反应。

2. 下斜肌的解剖特征与手术机理　下斜肌从眼球的鼻侧起始,在眼球的下方向颞侧、眼球的后部走行,从眼球颞下侧观察下斜肌,如图9-9-2所示,显示下斜肌与下直肌交叉的部位(带有黑点的部分),肌止端位于外直肌附着点下缘后9.5mm,外直肌下缘上1.3mm,附着点长9.06mm。后角距离黄斑只有2mm。下斜肌在眼球的颞下象限斜向走行,位于下直肌和外直肌之间,下直肌的外侧缘限制了下斜肌的后徙量,所以下斜肌最大后徙量是12mm,这种经典的下斜肌后徙量足以减轻下斜肌功

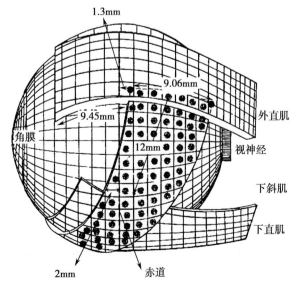

图9-9-2　下斜肌附着点解剖特点示意图

能亢进以及降低原在位垂直斜视的度数。下斜肌后徙术后不发生新的非共同性。当下斜肌后徙12mm的时候,下斜肌新的附着点,即巩膜止端紧紧靠近下直肌,这样,可能引起两条肌肉与眼球之间的粘连,可能出现眼球上转受限。为了避免这种现象发生,将下斜肌的断端固定在下直肌颞侧,旁开1~2mm,固定到附近的浅层巩膜上。

1943年White首次报道了下斜肌后徙术,近几十年来许多作者又经过了反复研究,将下斜肌分等级的量化后徙,他们认为下斜肌新的附着点位置不同,其减弱的效果也不同。根据下斜肌功能亢进的程度,决定手术与否或手术量的大小。如果双侧对称性下斜肌轻度亢进(1+)可以不手术。一侧下斜肌亢进(3+~4+)或确诊为上斜肌麻痹,另一侧下斜肌轻度亢进者,实施下斜肌后徙8mm。当双侧对称性下斜肌中度亢进(2+),伴有中度V型斜视,特别是原在位没有明显的垂直斜视和水平斜视,可以免做手术。如果因为较大的V型斜视或单眼下斜肌亢进明显,实施下斜肌后徙10~12mm。双下斜重度亢进(3+~4+),单纯施行下斜肌最大后徙,仍然不足以解决的时候,应该选用其他的术式。有的作者常规选用下斜肌切除4~6mm,或者将位于下直肌和外直肌之间的下斜肌全部切除,并且烧灼止血。

3. 下斜肌减弱术　下斜肌减弱术包括下斜肌断腱术(部分切除术)、下斜肌后徙术、下斜肌前转位术、近附着点离断术、下斜肌起点做切断术、去神经术、下斜肌摘除术以及边缘切开延长术等。最常用的术式是下斜肌断腱术和下斜肌后徙术。

手术前下斜肌功能亢进的表现非常明确,眼球内转的时候,明显上转。一旦下斜肌减弱,就能够降低内转位的上斜视和原在位的上斜视。如果上斜肌的功能行使受到下斜肌的抵抗,当下斜肌减弱之后,上斜肌的功能也能够得到改善。由于下斜肌功能亢进引起外旋斜视的度数降低或得到矫正。下斜肌是外转肌,下斜肌减弱之后,向上方注视的外斜视度数降低,V征明显减轻。内转时眼球明显上转的现象明显好转或消失。

单侧下斜肌减弱术的效果是能够降低原在位垂直斜视10$^\triangle$左右,有的研究者报告能够矫正原在位10$^\triangle$~15$^\triangle$的上斜视。在下斜肌的诊断眼位上,矫正的上斜视的度数会大一些。下斜肌断腱术和下斜肌后徙术两种术式效果相似。

下斜肌后徙术最为常用,当两侧上斜肌麻痹和下斜肌功能亢进不对称的患者,可以选择下斜肌不对称性的后徙,在手术后借以达到两只眼运动视功能接近对称。对称性上斜肌麻痹和下斜肌功能亢进者,往往存在V型斜视,双眼下斜肌减弱能够矫正上方注视的外斜视平均20$^\triangle$。

4. 下斜肌前转位术　1981年Elliot报道了下斜肌前转位术式,使下斜肌的作用方向发生改变,由上转肌变为下转肌或者说转变为限制眼球上转的肌肉。将下斜肌截除8mm,同时固定在下直肌附着点颞侧或附着点前方2mm。实际上下斜肌前转位之后,新的附着点位于赤道的前面,使下斜肌变为下转肌,由于下斜肌的走行方向与视轴的夹角变大,Parks认为下斜肌前转位能够使下斜肌的旋转作用加强,上转作用减弱。实际上,下斜肌使眼球下转的作用并不大,而是限制眼球上转的作用变

图中标注:1.3mm、9.06mm、9.45mm、角膜、12mm、外直肌、视神经、下斜肌、下直肌、2mm、赤道

大，甚至使眼球不能明显上转。其机制是转位的下斜肌受到与下直肌平行的筋膜、神经纤维等组织牵拉，限制了眼球上转。

下斜肌前转位术的机制：在 1992 年，Stager 等提出在下直肌的颞侧有一束纤维，这束纤维包裹着支配下斜肌的神经和供应下斜肌的血管。同时指出，在下斜肌与下直肌外侧缘交叉的部位穿入下斜肌。这一束纤维就像节制韧带一样，使手术眼上转受到有力的限制。

下斜肌前转位术将下斜肌解剖附着点移位到赤道前，生理附着点位于神经纤维血管束穿入下斜肌的位置。因此，下斜肌没有真的变成主动的下转肌，当患者向下注视的时候，下斜肌并没有接受神经冲动，只有当患者向上注视时，下斜肌才接受神经冲动，下斜肌产生使眼球下转的力量，正像 1995 年 Gonzalez 所说的那样，下斜肌前转位手术，将下斜肌转变为对抗上转肌作用的肌肉，实际上是一种限制作用。

下斜肌加强术很少采用，如果做下斜肌折叠术，并非手术操作十分困难，但手术效果非常不理想。如果在附着点做后徙或是前徙，这个位置非常靠近后极部，一定要避免伤及重要的组织，比如黄斑中心凹。这种手术对改善眼球运动没有多少帮助。如果遇到下斜肌功能不足，可以减弱直接拮抗肌，即上斜肌，也可以减弱对侧上直肌。

四、麻醉

麻醉方式有两种：一种是全身麻醉，另一种是局部麻醉。

全身麻醉至今已经有 150 年历史，发现了具有全身麻醉作用的药品近百种。药品的分类和应用是麻醉科医生熟悉的。眼科医生除了关心镇静镇痛效果外，比较关心的是给药方式、眼心反射和呕吐反射等。就给药方式而言，最常用的有气体吸入和静脉给药。静脉给药是最受眼科医生欢迎的。因为眼距离鼻孔太近，吸入给药影响眼部铺无菌巾和操作。至于全身麻醉作用的机制，现在一致认为，在细胞和亚细胞层次，麻醉作用可能发生在神经的轴突或突触，包括对神经轴索电传导的抑制。全身麻醉的过程中，患者是没有任何感觉的。

局部麻醉在眼科包括表面麻醉、结膜下麻醉、球侧（球周）麻醉和球后麻醉。用于局麻的药物分为两类。一类为酯类，例如普鲁卡因、丁卡因。另一类为酰胺类的，例如利多卡因和布比卡因等。目前公认的局部麻醉作用机制，是相关药品阻断了神经细胞膜上的电压门控性 Na^+ 通道，使得痛觉神经的电位传导阻滞，产生局麻作用。局麻药可以自注射部位吸收，注入血液循环。局部麻醉的效果决定于药物剂量、给药部位、麻药性能和加否血管收缩剂（延长药物作用时间）等。局部麻醉是不完全的，在手术进行时，患者能听到医生的语言，仍然可能略感受到手术区域组织的锐器刺痛和钝器撕拉牵扯的钝疼。尤其是离注射的时间经较长，局部的药物大部被吸收后。全身麻醉用药中镇静药物常选用咪唑 0.05~0.15mg/kg（10mg/2mL），异丙酚 2.5~3mg/kg（10mg/mL）；镇痛药物常选用芬太尼 2~4μg/kg（0.1mg/2mL 或 0.5mg/10mL），瑞芬太尼 0.05~2μg/kg（1mg/支）；肌松药多选择爱可松 5~6mg/kg（50mg/支），或罗库溴铵 0.08~0.1mg/kg（4mg/支）。

术前必须进行心、肝、肾功能及小儿科检查，麻醉评估，除外麻醉的禁忌证，并向家属详细交代全身麻醉有可能发生的意外情况。

五、斜视手术的设计原则

斜视手术通过调整眼外肌的长度改变其肌肉的张力和力度后，不仅是要达到眼位的正常，更重要的目标是达到斜视手术后眼外肌力量的平衡，眼球运动的正常化和双眼注视野的正常化。而斜视手术的作用却是机械的，是改变眼外肌收缩的有效性能，从而来改变眼球在眼眶中的位置，手术过程不能直接干预支配眼球的神经，只能产生间接的作用；当支配的神经和知觉作用得到调整后重新产生解剖和机械作用，从而又产生了新的刺激状态。

（一）诊断眼位与眼球运动分析（赵堪兴，2002 年）

施行眼外肌手术前，检查的斜视角增大或变小都是选择手术方式的重要指南，眼球运动应该作为一项常规的检查。定量测定九个诊断眼位的方法是采用三棱镜遮盖法，也是手术前重要的斜视手术选择依据。采用测定水平方向的诊断眼位可发现向右侧注视时或者向左侧注视时斜视角的非共同性；分别测定右眼注视和左眼注视的斜视角其结果仍然存在着两种结果，例如某些内斜视患者，表现为内转运动过强和外转运动正常，我们应该选择施行内直肌最大量后徙同时外直肌小量截除，相反，当外转运动不足是内斜视患者的主要临床特征时，则应该选择外直肌最大量截除联合内直肌小量后徙。检查向上注视向下注视时水平斜视角的变化，能够判断出原在位和其他各方位存在的斜视角差别，有助于 A-V 征诊断和鉴别诊断，直接影响手术的选择。在麻痹性斜视中检查九个诊断眼位更为显示其重要性，以便测定哪一受累的肌肉或多条肌肉，从而选择最佳的手术方式。

（二）水平肌手术远近效果的不绝对相一致

无论是减弱术还是加强术都有一定的规律性，双眼内直肌的手术效果，看近比看远多 $10^{\triangle}$ 左右；双眼外直肌的手术效果，看远比看近多 $10^{\triangle}$ 左右。所以内斜视看近比看远大 $15^{\triangle}$ 或更多时，手术选择应包括双内直肌后徙。如果看远比看近大 $15^{\triangle}$ 或更多时，手术可选择双外直肌加强。外斜视手术设计，分开过强型以双眼外直肌后徙为主，集合不足型以内直肌加强为主。因此每次手术肌肉的选择是根据不同斜视的特点有不同的侧重。

（三）对称手术和非对称手术

斜视手术设计的基本条件是必须因人而异。在非共同性斜视中最初表现为非对称性，是不适合施行对称手术的，因此，我们提倡的是手术后的对称性而不是对称的手术操作，即应当在斜视手术后达到保持双眼的对称性的目的而不存在某种限制。有些眼科大夫非常强调手术的对称性，即在双眼上施行同名肌的手术类型（后徙或者截除术），我们认为不应该机械地常规地施行对称性手术。例如有些内斜视患者表现为外转运动

429

正常,内转运动则过度,必须施行内直肌的大量后徙、外直肌较小量的截除,相反,外转不足是主要临床特征的,就应该选择外直肌大量截除联合内直肌小量后徙,最后达到手术后双眼的对称目的。单眼视力差者,更提倡只在患眼手术,而不能盲目追求所谓对称性手术。对于合适的患者行两眼对称性手术,术后眼球运动协调并恢复双眼单视功能最为理想。能选择对称手术的情况只限于以下几种情况,一种是分开过强型和基本型的间歇性外斜视,斜视角≤40$^\triangle$;另一种是高 AC/A 的内斜视,斜视角≤40$^\triangle$。A-V 综合征中多施行对称的双下斜肌减弱或双上斜肌断腱术。

(四)麻痹性斜视手术肌肉的选择

一旦确定需要施行眼外肌手术时,就必须确定手术的肌肉。从理论上说麻痹性斜视的手术肌肉的选择原则是:①首选减弱麻痹肌的拮抗肌,因为一条肌肉麻痹时,其拮抗肌继发亢进,当减弱了亢进肌肉的功能后,使这一对眼外肌之间达到了新的平衡关系,其疗效明显并且可靠。②加强受累肌肉,在实践中斜视专家们发现,选择受累加强,远期回退明显。③减弱配偶肌;④加强间接拮抗肌,即配偶肌的同侧直接拮抗肌。同时要注意保护主要视野,例如患眼以上斜肌功能亢进为主,上方视野斜视角比下方视野大。第一眼位垂直斜视在 10$^\triangle$ 左右,单纯患眼下斜肌减弱即可。如果患者既有患眼下斜肌亢进,又有对侧眼下直肌(配偶肌)亢进,第一眼位垂直斜视超过 20$^\triangle$,则即要减弱患眼的下斜肌,也要减弱对侧眼的下直肌。如果患者患眼下斜肌亢进不明显,主要是配偶肌对侧下直肌亢进为主,则可首选对侧下直肌减弱。患眼上斜肌加强术,由于术后容易出现手术性 Brown 综合征,远期效果又欠稳定,所以多数医生不选择这种手术。

(五)斜视手术量

von Noorden 指出,每一位手术大夫必须通过定期复习斜视患者的手术结果,掌握每例病情的特点,修正手术定量,这样才能使手术达到最大程度的有效率。目前仍然有些经验和规律有助于我们确定斜视的手术量。一般原则是内直肌后退量不超过 5mm,截除量不超过 8mm。外直肌后徙量为 7~8mm,截除量不超过 10mm。上直肌下直肌最大的后徙量和截除量都不超过 5mm。过多的切除肌肉可以引起眼球运动障碍使眼球内陷与睑裂变窄,而过多的后徙可影响眼球运动,使眼球突出及睑裂加宽。下直肌与眼睑的关系比上直肌更为密切,后徙量超过 5mm 较容易出现下睑退缩、内翻倒睫甚至假性上斜视。根据Parks 提出的指导原则,大多数医生可以得到预计的手术疗效。每个医生都有自己独特的手术操作技术可以根据患者的情况加以修正手术量。

一般情况下,一条主动肌后徙 1mm,同一眼直接拮抗肌截短 1mm,能矫正 5$^\triangle$~6$^\triangle$ 的斜视,内斜视矫正量略大些。比如,单眼内直肌后徙 5mm,外直肌截短 5mm,矫正内斜视的效果是 25°,大约 50$^\triangle$~60$^\triangle$。外斜视的常规手术量:单眼外直肌后徙 8mm,能矫正外斜 15$^\triangle$~20$^\triangle$;双侧外直肌后徙 8mm,矫正外斜视 40$^\triangle$;外直肌后徙 8mm,同一眼内直肌截除 6~7mm,矫正外斜 60$^\triangle$~80$^\triangle$。内斜视的常规手术量:单侧内直肌后徙 5mm,矫正内斜 15$^\triangle$~20$^\triangle$;双侧内直肌后徙 5mm,矫正内斜 40$^\triangle$;内直肌后徙 5mm,同一眼外直肌截除 7~8mm,矫正内斜 60$^\triangle$~70$^\triangle$。

当斜视角大于 70$^\triangle$~80$^\triangle$ 时可选择双侧外直肌后徙,可同时联合一侧内直肌截除三条肌肉手术来矫正大外斜视。四条肌肉手术适用于大斜视度(直角外斜),双侧外直肌后退 8mm,双侧内直肌截除 l0mm,一般可矫正 90$^\triangle$~130$^\triangle$ 斜度。

垂直斜视手术量:上直肌或下直肌每 1mm 后退或者截除能矫正 3$^\triangle$,这种关系表现在垂直肌手术中更为突出,所以上直肌和下直肌后退或者截除一般不超出常规的手术量 5mm,只有在分离性垂直性偏斜(DVD)和甲状腺相关性眼眶病(TAO)以及眼外肌纤维化等特殊类型斜视中才可以超出此常规量。对限制因素引起的眼球运动障碍,手术设计首选去除限制,常规量以内的下直肌减弱有助于恢复下方视野保护阅读位的双眼单视功能。单眼下斜肌肌腱切断或肌腱部分切除能解决原在位上斜视 9$^\triangle$~12$^\triangle$,上斜肌折叠术只解决原在位上斜视 5$^\triangle$。

六、疗效评价标准

中华医学会眼科分会全国儿童弱视斜视防治学组的疗效评价标准,包括共同性斜视和非共同性斜视两类斜视的疗效评价标准,其本质要求是类似的。

(一)共同性斜视的疗效评价

1. 完全功能治愈
(1)双眼视力均正常。
(2)在任何情况下,眼球均正位或有少量隐斜。
(3)中心凹融合。
(4)正常视网膜对应。
(5)有中心凹立体视≤60″。
(6)无自觉症状。

2. 不完全功能治愈　上述项目中存在一项或几项缺陷。
(1)存在轻度弱视。
(2)有小度数眼位偏斜(≤8$^\triangle$)。
(3)有融合功能。
(4)正常或异常视网膜对应。
(5)具有黄斑或周边部立体视。
(6)有主觉症状。

3. 临床治愈　无双眼单视功能,仅获得外观上的改善,第一位斜视度 <±15$^\triangle$,上下偏斜 <10$^\triangle$。

(二)非共同性斜视的疗效评价

1. 治愈
(1)复视和眩晕消失,正前方及前下方注视野(注视野)复视消失,在日常工作和学习中可舒适地使用双眼。
(2)代偿头位消失,具有一定的立体视功能。
(3)眼球基本正位(斜视度≤10$^\triangle$)。
(4)双眼眼球运动基本达到平衡、无明显麻痹肌功能不足或配偶肌功能过强。

2. 好转
(1)正前方及前下方视野(注视野)复视消失,双眼单视野扩大,正常工作和学习不受影响。

(2) 代偿头位减轻,具有双眼单视功能。

(3) 眼位偏斜 >10△。

(4) 麻痹肌的功能不足和以前比较,有好转,但是,仍然可以检查到肌肉力量不足。

3. 无效 症状和体征大部分存在,或者虽有进步,斜视仍然干扰日常工作和学习。

七、斜视手术方法和技巧

斜视手术前的准备通常不需用药(除麻醉前给药外),眼部手术野的消毒必须包括双眼,以便术中观察。术者对所用的手术器械应清点过目,更重要的是再一次确认患者手术眼、手术肌和手术量。

手术部位的暴露根据手术对象的年龄与睑裂大小的不同,选择合适的开睑器。全身麻醉下应安置牵拉缝线,以便固定眼球,充分暴露手术野,同时还可起到标志作用。水平肌手术在角膜缘处 12 点和 6 点各置一牵拉缝线,带上浅层巩膜组织,将眼球根据手术需要向对侧牵拉固定。下斜肌手术时固定线置于 3 点和 6 点(左眼)并向鼻上方牵引,其他垂直肌手术牵引线置于 3 点和 9 点处。

(一) 结膜切口

结膜切口的目的是暴露眼外肌便于手术操作。最常见的结膜切口有以下几种:第一角膜缘梯形切口;第二近穹窿部结膜切口;第三跨直肌附着点切口。这三种结膜切口的部位不同,手术后结膜瘢痕多位于睑裂之外,不影响美容。

跨肌肉切口通过球结膜切口,暴露眼外肌的方法基本有三种,即跨肌肉切口(Swan 切口)、近穹窿部切口(Parks 切口)及角膜缘切口。三者之间的主要区别在于它们位于睑裂相应的不同位置。

1. Swan 切口(跨肌肉切口) 曾常用于外直肌后徙术。在直肌后徙术、直肌边缘切开术、直肌悬吊术、矢状减弱术、调整缝线术等有时选用这种术式(图 9-9-3)。

操作方法:在肌肉止端后 1mm 做一与肌肉垂直的结膜切口,长约 10mm,在内直肌上做切口时,注意避开半月皱襞以免术后在该处形成不雅观的红色肉样瘢痕(图 9-9-3)。将结膜与其下方的前 Tenon 囊分离,注意成年人的球结膜较薄和脆弱易破。用细的有齿镊夹起前 Tenon 囊前在其上做一小切口。将切口沿肌肉的纵轴扩大。将两个斜视钩钩起切口的两侧,暴露眼外肌(图 9-9-3)。在肌间膜上剪一小孔,露出巩膜。将斜视钩伸入该小孔,经肌肉下方直达对侧缘。沿肌肉上下缘剪开肌间膜。当斜视钩已将眼外肌全部钩起后,术者即可随意进行肌肉后徙、截除、边缘切开、移位或前徙术。肌肉手术完毕,分层间断缝合前 Tenon 囊和结膜(图 9-9-3)。

2. 近穹窿部结膜切口(Parks 切口) 适用于斜肌、上、下直肌的手术,也用于水平直肌的手术。颞下穹窿部切口,可以做外直肌、下直肌和下斜肌的手术(图 9-9-4A);鼻上和颞上穹窿部切口,可以做上直肌和上斜肌手术(图 9-9-4B)。但组织牵拉较多,有时术后局部反应较明显。其优点是切口小、不外露、不须缝线拆线,手术时间短,对儿童尤为适用。

操作方法:切口做在角膜中 1/3 与外 1/3 或内 1/3 交界处的结膜上,距角膜缘约 4mm,长约 8mm,与眶顶或眶底平行,剪开结膜和前 Tenon 囊直达巩膜。将一带弯头的大斜视钩由切口伸入,钩住直肌,再将一小斜视钩钩在大斜视钩下面,伸进切口,在前 Tenon 囊下向肌腱方向滑动,然后再跨过大斜视钩向后滑动,分离肌肉与前 Tenon 囊之间的联系。最后将肌肉整个挂在斜视钩上。用小钩拉开结膜和前 Tenon 囊,暴露大钩的

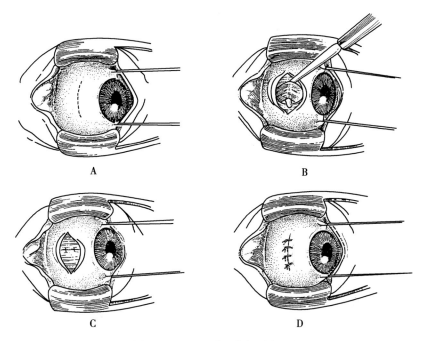

A

B

C

D

图 9-9-3 Swan 切口(跨肌肉切口)

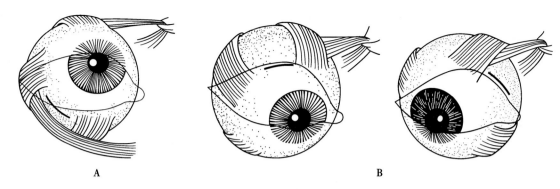

图 9-9-4　近穹窿部切口(Parks 切口)

尖端。此时可分离前 Tenon 囊和肌间膜,在肌止端安置缝线,如果做肌肉截除术,则用眼睑撑开钩拉大切口,在离肌腱更远处安置肌肉缝线。手术完毕后,整复切口,可连续缝合或无须缝合。

3. 角膜缘梯形切口(limbal incision-cortes)　适用于直肌后徙术、直肌截短术、直肌移位术、结膜后徙术、调整缝线术以及邻近肌肉的手术。一般成年人斜视手术或二次手术宜选择角膜缘梯形切口。

操作方法:在角膜缘后 1.5mm,用蚊式弯剪刀沿角膜缘剪开融合的结膜和前 Tenon 囊,进入前 Tenon 囊下空隙。在切口的两端作两个 5~7mm 长的子午线结膜切口。分离肌鞘与前部 Tenon 囊下方之间的联系。内转结膜瓣即可见暴露的眼外肌(图 9-9-5A),在肌止端两侧的肌间膜上做两个小孔,露出下面的巩膜,将斜视钩伸入小孔,经肌肉下方,由对侧小孔穿出。剪开肌肉两侧的肌间膜。手术完毕(图 9-9-5B)缝合结膜瓣(图 9-9-5C)。必要时可将结膜瓣后退 5~10mm,将两个柱角与松弛的结膜基底切口缝合,再将结膜瓣中间与浅层巩膜缝合(图 9-9-5D)。

同时做外直肌和下直肌手术时可以扩大角膜缘切口。

暴露外直肌时可见附着于其下缘的下斜肌。暴露上直肌时,第一次伸入的斜视钩可能将上直肌和上斜肌同时钩住,仔细将两者分开后再重新钩起上直肌。解剖下直肌时,必须将其与 Lockwood 韧带分离。涡静脉位于下直肌一侧或双侧肌腱后 10~12mm 处,应注意勿伤及。

角膜缘切口有下列优点:①手术后睑裂部的瘢痕不显;②手术野暴露充分;③手术操作方便,牵拉眼外肌的动作少,术后局部反应小;④术后眼球筋膜、肌鞘和巩膜之间无粘连;⑤便于再手术;⑥能松弛紧张牵引的结膜及眼球筋膜。

(二) 直肌减弱术

直肌减弱术包括几种形式:直肌后徙术、直肌边缘切开术、直肌悬吊术等。最常用的是直肌后徙术。

1. 水平肌后徙术(recession)　肌肉减弱术包括后徙术、肌腱切断术、肌腱切除术及肌肉延伸术等,其中以后徙术为最常用。下面以内直肌为例,其他肌肉后徙方法与之雷同。

用固定镊(常用 Moody forceps)于鼻下方角膜缘做牵引,将眼球拉向手术肌肉的对侧,作 Parks 结膜切口,分离结膜瓣暴露出内直肌。在肌止端的两侧各做一穿通前 Tenon 囊及肌间膜的小孔直达巩膜。将斜视钩伸入一侧小孔,由肌肉下直达并穿出对侧小孔,再由对侧小孔伸入另一斜视钩,将肌肉全部

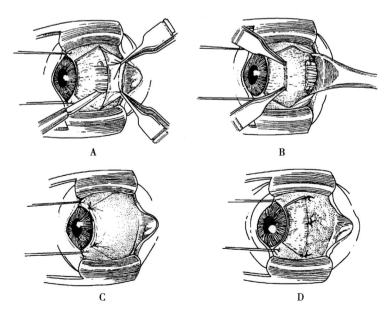

图 9-9-5　角膜缘切口

钩起,然后用剪子分离前 Tenon 囊与肌鞘之间的联系,剪开分离肌肉两侧的肌间膜,用 6-0 或 5-0 斜视缝线在距离肌肉附着点后 1.5mm 处安置套环缝线(图 9-9-6A)。注意每个套环结扎肌肉的宽度占整个肌肉宽度的三分之一,而且套环都要贯穿肌肉全层。在附着点处离断肌肉时必须拉起斜视钩和缝线,以免剪断缝线使肌肉脱失。用两脚规由角膜缘向后测量并标记在巩膜上拟后徙的距离(因内直肌附着点离角膜缘的距离变异很大,目前国外做内直肌后徙术时多以角膜缘而不以肌肉原附着点为测量后退量的标记(图 9-9-6B)。将缝针穿过标记处浅层巩膜,在浅层巩膜内行走的时候,一定要透过巩膜看见缝针,注意切勿穿通眼球,要随时看见在巩膜内前进的针尖端将肌肉平行固定在新附着点,结扎前剪除多余的缝线。缝合结膜伤口(图 9-9-6C)。常规内直肌后徙量为 5mm;外直肌后徙 7~8mm。内直肌后徙术的最小手术量是 3mm,外直肌后徙的最小量是 4mm。成人后徙的最大量是 8mm,儿童为 6mm,常用的最大量的后徙量是 7~8mm。

2. 垂直肌后徙术　上直肌后徙术应注意:上直肌后徙的最大量是 5mm。上斜肌在上直肌鼻侧附着点后 5mm 处通过,如果后徙量超过 5mm 就会把新的附着点置于上斜肌的肌腱上。

上直肌超常量后徙是不常用的,只有特殊情况下,才选择超常量的后徙。因为上睑和上直肌的关系不如下直肌与下睑的关系密切。即使超常量的后徙,往往也不会影响上眼睑的位置,不至于导致上睑退缩,睑裂变大。

在肌肉起点到附着点(或滑车)之间,在后三分之一分界线处,支配上直肌和上斜肌的神经进入肌肉,上直肌的手术很难伤及这条神经,如果器械插入过深,超过附着点后 26mm,就可能引起神经损伤。

在眼球的下方,由于下直肌肌鞘与 Lockwood 韧带和下斜肌相连,而后者又与眶隔和下睑相连,后徙量过大,肌肉向后、向下牵拉下睑。可能导致下睑后退,睑裂变大,术后可能出现假性上斜视。术中仔细地游离下直肌与 Lockwood 韧带之间的

筋膜,避免术后造成肌肉牵拉使睑裂位置发生改变。

在做下直肌后徙的时候,一般不会损伤支配下直肌的神经,在附着点后 12mm 处,支配下直肌的神经进入肌肉,在分离或切断下直肌周围筋膜的时候,不要伤及该神经。

在下直肌与下斜肌交叉的部位,在肌肉的颞侧,支配下斜肌的神经进入该肌肉。还有支配瞳孔括约肌和睫状肌的副交感神经伴随着这根神经。在这个区域手术,可能出现瞳孔异常。

在下直肌附着点后 8~12mm 处,涡状静脉穿出眼球,在分离下直肌与周围组联系的时候,一定要在直视下进行,避免伤及涡状静脉。

Graves 病患者下斜视的度数比较大。下直肌变性挛缩,限制眼球上转。可以行下直肌超常量后徙,远期可能出现上斜视。为了获得比较理想的矫正效果,也可行下直肌后徙加调整缝线术。

3. 肌腱延长术(myolengthening)　肌腱延长术是用于直肌的一种减弱术,在肌腱或肌肉的两侧缘或中央做部分切开,利用肌肉自身的张力产生收缩,将切口拉开,使肌肉延长。肌肉延长的程度与切口的长度和数目有关。

1977 年,Helveston 曾在离体兔眼上做试验,研究各种不同的边缘切开术可产生的肌肉-肌肉延长量。他发现作双侧 80% 的部分重叠的边缘切开术(图 9-9-7A),可以使肌肉明显延长;不完全的、不重叠的多数边缘切开术(图 9-9-7B),基本不引起肌肉延长;一个中央的肌腱切开(图 9-9-7C)也不延长肌肉;两个不完全的边缘切开合并 80% 的中央肌腱切开术(图 9-9-7D)可产生中度延长。

操作方法:结膜切口方法同一般斜视手术。分离球结膜、Tenon 囊、暴露眼外肌,用斜视钩提起肌肉,剪开球筋膜并分离节制韧带。Grade 和 Stevens 做法是在肌腱中间切开一小口(50%~80%),此法延长效果有限。O'Conor 在前者的基础上又在肌腱两侧各剪一小口,使延长效果加大。Blaskovics 主张在

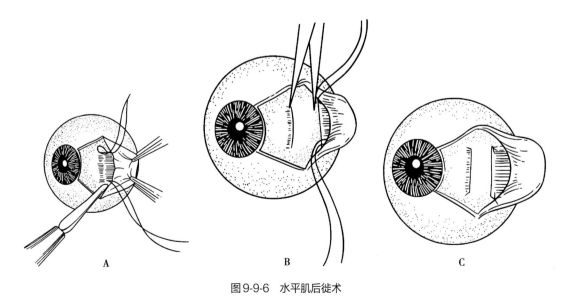

图 9-9-6　水平肌后徙术

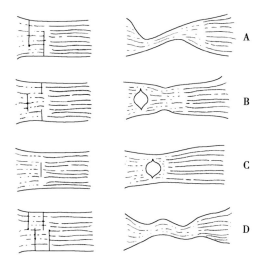

图9-9-7　各种肌腱延长术式

肌腱两侧各切一口,这种切口的效果与切口的长度有关,如果前部切口过于靠近肌腱附着点,则肌腱延长后可能产生旋转作用,对有双眼视的患者可引起复视。为此一般主张多做几个短的切口要比两个长的切口更为安全。在行切开前先用止血钳夹住两个拟做切口处的肌肉再行切开,以防止出血,先切开后边的切口,后切开前边的切口,这样较为方便,注意不要过度减弱肌肉而造成肌肉横断。这种术式大约可矫正15$^\triangle$~20$^\triangle$斜视(单眼一条肌肉切开)。手术的适应证是斜视术后过矫的二次手术,或者是视网膜手术后及外伤后的斜视手术,这种术式的局限性在于手术疗效较难预测,定量困难,一般施行了这种直肌边缘切开术后如果以后再要施行该条肌肉的手术是比较困难的,应当加以避免。直肌边缘切开术的近期效果明显,但远期效果易减退,边缘切开术也可以与后徙术同时合并施行。

(三)直肌加强术

直肌加强术包括直肌截除(缩短)术、直肌折叠术等。

水平肌截除术(resection)以外直肌截除术为例:在用固定镊(常用 Moody forceps)作颞下角膜缘切口,作 Parks 结膜切口,暴露外直肌。用斜视钩钩住肌肉并分离其肌鞘与前 Tenon 囊下的联系。剪开肌间膜及节制韧带。用肌肉夹夹住外直肌,包括肌腱和要截除的肌肉,用两脚规测量由斜视钩后缘到肌夹前缘的距离并用 6-0 或 5-0 斜视缝线安置套环缝线(图9-9-8A)。根据拟定的截除量适当调整肌肉夹的位置。切勿撑长肌肉,动作应轻巧,如果两斜视钩牵拉得太紧,肌肉切除量相对会减少,相反牵拉得太松,肌肉切除量相对会增多,因此助手牵拉肌肉的松紧力度要适中。在附着处剪断眼外肌,留下 1mm 长的短蒂以便肌肉缝线穿过(图9-9-8B)。肌附着点后的巩膜厚度仅为 0.3mm,用这短蒂固定肌肉缝线更为牢固。缝针由短蒂穿入在肌肉夹后穿出,用止血镊钳住肌肉的断端,将肌肉钩向断端移动。牵拉肌肉钩向前,使经过肌肉的缝线位于原附着点上,从肌腹面结扎缝线,结扎时注意使肌肉平整地铺在巩膜上(图9-9-8C)。用止血镊钳压在结扎缝线前的肌肉以便止血(图9-9-8D),剪去截除的肌肉(图9-9-8E)。水平肌截除术:一般情况下截除一条水平直肌所起的矫正眼位作用不如做相同量的后徙术那样大,所以水平直肌的最小截除量也相对地比较大。水平直肌的最大截除量,一岁以下儿童为 8mm,年长儿童及成人通常为 10mm。

(四)调整缝线术(adjustable suture)

调整缝线术的主要特点是在术后 1~2d 内,经用三棱镜遮盖检查法,如果发现手术过矫或欠矫,可通过调整缝线增加或减少手术量,以期获得更为满意的效果,力争一次手术成功。适用于较复杂的非共同性斜视,如内分泌肌病引起的不对称性斜视、眼外肌组织机化和粘连而影响术前准确检查的再手术者,矫正眼位与双眼协调运动有矛盾者,大斜视角需超常量的眼外肌后徙和截除以及眼球后退综合征等。

做一角膜缘结膜切口,分离结膜瓣,剪开上下肌间膜并分离肌间膜及韧带。在角膜缘结膜切口附近做一个穿过巩膜板层的牵拉套环缝线,以便手术中及次日调整眼位时牵拉眼球用

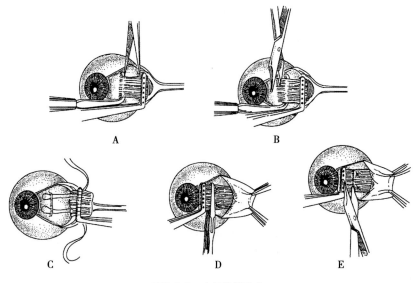

图9-9-8　水平肌截除术

(图 9-9-9A),这样便于操作,创伤小、不易出血,眼位调整后可拆除之。用 3-0 白丝线,为使其光滑,表面涂以消毒骨蜡 3~4 次,或用光滑的 5-0 尼龙线。在肌肉止端两侧后 1~5mm 处做双套环缝线(图 9-9-9B)。然后在肌肉缝线与肌止端之间剪断肌肉。将肌肉缝线由原止端后缘下穿入,从前缘穿出,两个出入口处靠近在一点上(图 9-9-9C),这样有利于在出口处的两条肌肉缝线上再安置滑动结;便于次日调整。另用一根涂有消毒蜡 3-0 的黑丝线(为与肌肉缝线区别),在肌止端缝线出口处,围绕两条肌肉缝线打结、扎紧(图 9-9-9D、E),先打 4 个结,做一个小套环后再打 4 个结,然后将这个小蒂(黑色滑动结)沿着肌肉缝线,经返牵拉滑动 5~6 次,滑动的范围约 20mm,使滑动结能在肌肉缝线上滑动,然后利用滑动结将游离的肌肉断端调整到预计的后徙位置上(例如外直肌后徙调整缝线术图 9-9-10)。

最好将肌肉后徙得过矫一点,因为术后调整时,向前牵拉肌肉缝线将滑动结后移比将滑动结前移使肌肉松弛更容易。调整后剪短滑动结,断端留 10mm 左右。将结膜瓣后退到原肌肉止端处并将其间断固定在浅层巩膜上盖上肌止端,结膜下注射地塞米松 2mg、庆大霉素 2 万单位。不用眼膏,以免影响次日调整。遮盖双眼。

调整缝线多在术后第 1 天进行。双眼分别滴用 0.5% 丁卡因 3 次。调整时要求患者清醒合作,需在戴矫正镜片下,用三棱镜遮盖法检查原在位的看远及看近眼位及各方向的眼球运动是否协调一致。如眼位及眼球运动满意,则将游离的肌肉缝线剪短;如过矫,可先将肌肉缝线向前牵拉,再将滑动结后移,达到减少肌肉的后退量,如矫正不足,可将滑动结前移,使肌肉缝线松弛,增加肌肉的后退量。每日换药,术后 2 周剪除游离的肌肉缝线和滑动结。后退的球结膜一般在 3 周左右被上皮细胞覆盖。

(五) 直肌移位术(resection muscle transplantation)

当一条眼外肌的收缩力完全丧失时,一般的加强术,例如截除、前徙或折叠术都不能恢复该肌肉的转动力。1970 年,Hummelsheim 设计了一种手术方法,将上、下直肌的部分功能转移到外直肌,治疗第Ⅵ对脑神经麻痹。此后又有许多改良方法,但基本原理不变,即在第Ⅵ对脑神经麻痹时,将上下直肌的部分功能转移到外直肌;在第Ⅲ对脑神经部分麻痹累及内直肌时,将部分上下直肌(功能正常者)转移到内直肌。同样地在双上转肌或双下转肌麻痹时,则做水平肌移位。须强调的一点即是,在一条或多条眼外肌麻痹时可能同时存在机械性牵引,这种牵引必须在术前用牵拉试验证实,并在手术同时解除,否则肌肉移位术不能改善眼球运动。

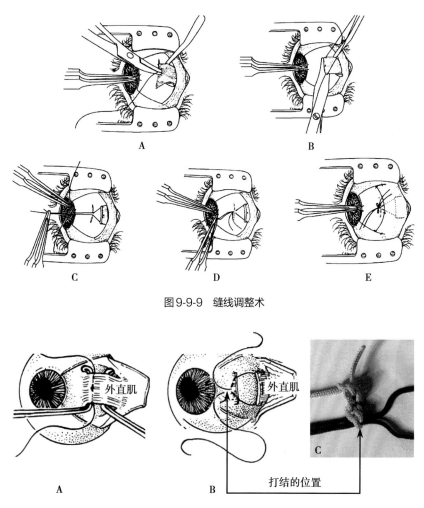

图 9-9-9 缝线调整术

图 9-9-10 外直肌后徙调整缝线术示意图

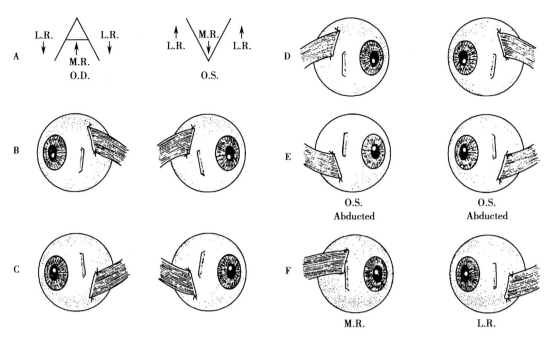

图 9-9-11 水平直肌垂直移位术

这种通过改变肌肉作用平面与眼球旋转中心的关系来达到肌肉功能位置改变的目的(例如巩膜止端移位垂直于肌肉作用平面),改变了肌肉与视轴的方向,从而转换原有肌肉的主次作用关系。当眼球保持原在位时,水平直肌趋向于较为单一的作用,因为其肌肉作用平面与视轴是一致的;如果水平直肌的肌止端向垂直方向移位,肌肉作用平面与视轴则不再一致,其作用变得复杂(例如原有上转下转和旋转的次要作用增加了)。在外直肌麻痹病例中,这些次要作用随着垂直直肌向水平方向移位的程度而明显。通过水平直肌作垂直方向的移位矫正 A-V 型斜视或上斜视,通过斜肌移位增加或减弱其旋转作用等等。

1. 水平直肌垂直移位术 在垂直非共同性斜视病例特别是 A-V 型斜视,如无明显的斜肌功能异常,做水平肌垂直移位可减少或消除垂直非共同性。一般原则是做双侧对称性水平肌手术,将双内直肌或双外直肌后徙并将肌腱向上或向下移位以纠正上转、下转时斜视角之间的差异(图 9-9-11A),减弱功能亢进的水平肌较加强功能不足者更为有效。由于内直肌亢进而引起的 A-V 型内斜视者,应后徙双内直肌并将肌腱向集合加重的方向移位。例如 A 型内斜视向上移位(图 9-9-11B),V 型内斜视则向下移位(图 9-9-11C),也可根据 A-V 现象的程度不同,移位 5~10mm,但临床很少移位到 10mm 者。由于外直肌亢进引起的 A-V 型外斜视,同样可将双外直肌后徙并将肌腱向外斜加重的方向移位。即 V 型外斜视向上移位(图 9-9-11D),A 型外斜视向下移位(图 9-9-11E)。如果在一只眼上同时减弱一条水平肌并加强它的直接对抗肌时,在 A 型斜视则将内直肌向上移位,将外直肌向下移位(图 9-9-11F),而 V 型斜视则上移外直肌、下移内直肌。

由于手术后水平直肌纤维的平面与眼球旋转中心的关系

发生变化,当眼球向上或向下注视时,其上转或下转力加强而内转或外转力则减弱,从而纠正或减弱眼球向上或向下注视角之间的差异(图 9-9-12)。

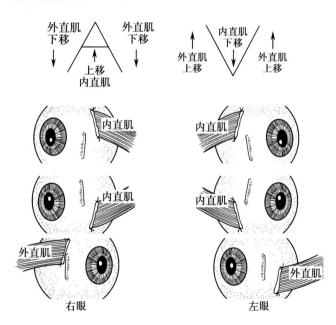

图 9-9-12 水平直肌附着点垂直移位术示意图

2. 加强外直肌的术式 垂直直肌水平移位的目的是加强完全麻痹的外直肌。手术方式有两种:第一,上、下直肌移位,加强外直肌,同时减弱内直肌。第二,单独上、下直肌移位,或单独上、下直肌与外直肌连扎(图 9-9-13)。

(1) Hummelsheim 直肌移位术,把上、下直肌中分劈开之后,把直肌的外侧二分之一,在附着点离断,移位到外直肌附着点两侧,固定到外直肌两侧的肌腱上(图 9-9-13A)。

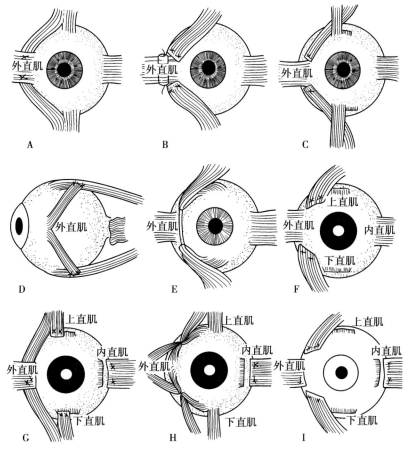

图 9-9-13　各种直肌移位术加强外直肌示意图

（2）O'Conner 术式，也就是改良的 Hummelsheim 直肌移位术，把上、下直肌从附着点全部切断，移到外直肌附着点两侧，固定到浅层巩膜上，同时做外直肌截短术（图 9-9-13B）。

（3）改良的 O'Conner 术式，把上、下直肌的鼻侧一半移位到外直肌附着点的上、下缘附近，固定到浅层巩膜上（图 9-9-13C）。

（4）Wiener 术式，把麻痹的外直肌切断，从附着点开始，把肌腱和肌肉劈开，分别固定到相邻的上下直肌的肌腹上，借以加强外转的力量（图 9-9-13D）。

（5）Hildreth 术式，用于展神经完全麻痹的患者。把上、下直肌的整个肌腱用不吸收的缝线牵引过来，固定到外直肌附着点上、下缘附近的浅层巩膜上（图 9-9-13E）。

（6）Schilinger 术式，也是用于加强外直肌，在上、下直肌的附着点处，把肌腱切断，固定到外直肌的附着点上、下缘的浅层巩膜上。新附着点的方向与四条直肌的附着点呈同心圆（图 9-9-13F）。

（7）Beren 和 Gird 术式，也是用于外直肌完全麻痹，内直肌后徙，外直肌截短，上、下直肌的颞侧一半转位到外直肌附着点处。另外鼻侧一半固定到原附着点的颞侧残端（图 9-9-13G）。

（8）Jensen 术式，按照肌纤维的走行方向，把外直肌、上直肌和下直肌从中间劈开。把上直肌颞侧一半和外直肌上方的一半结扎起来；把外直肌下方的一半和下直肌颞侧一半结扎起来，借以加强麻痹的外直肌。可同时行内直肌后徙，使眼球回到正位。这种术式也适用于展神经麻痹、单眼上转不足、内直

肌麻痹、双下转肌麻痹等（图 9-9-13H）。

（9）Uribe 术式，内直肌后徙，外直肌截短，全部上、下直肌的肌腱切断，移位到外直肌附着点的两侧，使之固定到浅层巩膜上。也是用于加强外直肌（图 9-9-13I）。

（10）Johnson 等 2006 年首次报道应用单条上直肌的转位术（SRT）就能够解决原在位的内斜视改善眼球外转和代偿头位。其临床疗效还有待于进一步探讨。

3. 加强垂直直肌　水平直肌垂直移位其目的是加强上直肌，称 Knapp 术式，用于单眼上转不足，把内、外直肌的肌腱全部从附着点切断，移位到上直肌附着点两侧的，使之固定到浅层巩膜上。这种术式也可以用于任何一条直肌完全麻痹（图 9-9-14）。

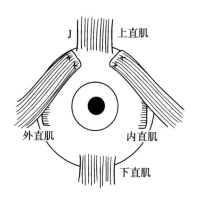

图 9-9-14　各种直肌移位术示意图

为了做水平直肌附着点移位，加强上直肌。为了暴露充分，选择角膜缘结膜切口，结膜切口的长度约为 275°，约占 3 个象限（图 9-9-15A）。切口如此之长，其目的是充分暴露内、外直肌和上直肌。内、外直肌的手术步骤和直肌后徙相似，如图 9-9-15B 所示，内、外直肌从附着点离断之后，把断端固定到上直肌附着点两侧的浅层巩膜上。然后，如图 9-9-15C 所示，间断缝合结膜切口。水平直肌移位联合下直肌后徙，也是一种常见的加强上转肌力量的术式。

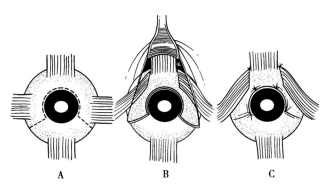

图 9-9-15　Knapp 术式：水平直肌移位加强上直肌

（六）直肌联结术

1. Jensen 术式　是直肌联结术的经典术式。以往施行角膜缘 180°结膜切口，现在常采用分别在颞上颞下各做一个 Parks 结膜切口，分离结膜、Tenon 囊，暴露外直肌整个附着点及上、下直肌颞半侧附着点（图 9-9-16A），用开睑钩拉开结膜瓣以暴露肌肉，用斜视钩由附着点中央向后将外直肌、上直肌和下直肌沿着它们的长度对半劈开至赤道部稍后，长约 15mm（图 9-9-16B），用 0-5 斜视缝线分别将外直肌上一半与上直肌外侧

的一半在肌止端后 12~14mm 处相联结，同样将外直肌下一半与下直肌的外侧一半在肌止端后 12~14mm 处相联结，并结扎之（图 9-9-16C）。劈开上下直肌的操作中要注意保留一条前睫状血管不受损害。如果麻痹肌的拮抗肌有痉挛，限制了麻痹肌的转动（牵拉试验阳性），则做鼻下方角膜缘结膜切口，将内直肌后徙（图 9-9-16D）。结膜间断缝合复位。这种术式的缺点是可能导致个别病例眼前节缺血，眼部前节缺血的表现是角膜炎、虹膜睫状体炎，进一步发展出现虹膜萎缩、白内障和眼内压明显降低。各家报告的缺血症状轻重不一。特别应该注意老年人中动脉硬化、黏滞血症等患者，手术后眼前节缺血是一个重要的并发症。这种并发症出现的概率随年龄的增长不断增加，年幼的儿童很少发生。还可以选择内直肌肉毒毒素注射联合直肌移位术，能保持眼前节的血液循环、预防眼前节缺血。

2. 改良 Yokoyama 手术　是治疗高度近视伴有限制性内斜视的有效方法。在经典的 Jensen 手术基础上进行改良。通过松解内直肌限制的因素同时加强较为薄弱松弛的外直肌和上直肌，改变眼外肌异常的作用方向使得眼球被推回至肌圆锥。从而恢复眼位，并能使眼球在肌圆锥内更加自由地活动；有效地解决了临床上以往施行传统的眼外肌手术方式所造成的术后复发率高、疗效不佳甚至手术失败的种种难题。手术方式仅仅是将外直肌上方 1/2 肌腱和上直肌颞侧 1/2 肌腱，用 5-0 不吸收缝线分别距离肌止端后 12~14mm 处做肌肉套环缝线，同时将两肌肉缝线相结扎固定，回纳后极部眼球。依据限制性内斜视特点：术前全麻下眼位检查和被动牵拉试验的结果可以了解内直肌、外直肌、上直肌的挛缩程度，术中由于内直肌的挛缩或限制，手术暴露操作困难，注意使用开窗器或做牵引缝线充分暴露鼻下方手术野，防止粗暴牵拉巩膜撕裂伤等并发症的发生。应尽量做好内直肌双套环缝线，术中证明单纯离断内直

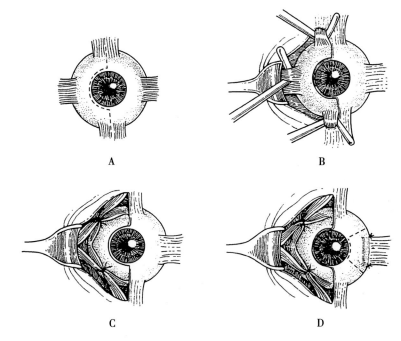

图 9-9-16　直肌联结术

肌,眼球可能仍然处于内下斜视不能复位;在寻找钩取外直肌上直肌时由于眼外肌行走方向异常,容易出现钩不着肌肉的情况,应该借助影像学资料和手术台上眼外肌的行走方向来钩取各条肌肉1/2肌腱宽度,术中发现外直肌和上直肌细长无力张力较差,用不可吸收缝线在距离肌止端后12~14mm处做肌肉套环缝线,同时将两肌肉缝线相结扎固定。在赤道部调整外直肌和上直肌的位置,重建物理性眼肌平面,并将增长的眼球推回肌圆锥束达到手术矫正眼位的目的。应当注意外直肌上直肌套环缝线位置测量距离是相等的,避免肌力不平衡出现垂直性斜视。在手术结束之前对比检查双眼眼位,正位或外斜5°较为适宜,再次牵拉对比能够确定限制因素被解除。

(七)巩膜后固定缝线术(Faden suture)

巩膜后固定缝线术:一条眼外肌的收缩使眼球转到一定程度取决于该肌的肌力及眼球旋转中心与肌肉接触弧之间的杠杆作用。将肌肉缝在正常切点之后,造成第二个赤道后附着点,能缩短这条肌肉的有效接触弧,从而减弱杠杆作用。本手术的特点在于它有选择性地只减弱该肌肉在其作用方向的效能而不干扰主动肌与拮抗肌之间的平衡,因此不影响原在位及其他注视方向的肌力作用。

本手术的第二个作用是在眼外肌麻痹病例,例如左下斜肌不全麻痹,患者习惯于用健(右)眼注视,在右眼上直肌(麻痹肌的配偶肌)做后固定缝线,可以加强麻痹眼的上转作用。

正常的上转健眼的神经冲动不足以使麻痹眼上转,做上直肌后固定缝线可以增加该眼上转的神经冲动,同样加大的神经冲动传到其配偶肌(左下斜肌),从而增强了麻痹眼的上转功能。

Faden手术法:做角膜缘结膜切口,暴露上直肌,由上直肌附着点向后将上直肌与周围组织分离清楚达15mm左右。注意勿伤及上斜肌和涡静脉。在上直肌附着点两侧安置套环缝线,然后由附着点切断上直肌。用5-0不吸收缝线及铲形针在上直肌两侧穿过肌附着点后12mm处的巩膜板层,然后从下面穿过肌腹的2/5宽度,保留中央部肌肉或用一根褥线按计划将肌肉固定在巩膜上(图9-9-17A),结扎固定缝线(图9-9-17B),将上直肌缝回至原附着点处。也可以适当地后徙上直肌,一般后徙2.5~5mm(图9-9-17C)。也可以不离断上直肌。用铲形针及

5-0不吸收缝线穿过附着点后约12mm处的巩膜(图9-9-17D),然后由钩起的上直肌下面穿过肌腹两侧的肌肉,结扎固定在巩膜上(图9-9-17E),间断缝合结膜。

四条直肌做后固定缝线术时距附着点的位置一般是:内直肌12~15mm,外直肌13~16mm,上直肌11~16mm,下直肌11~12mm。

本术式的适应证为分离性垂直位偏斜、眼球震颤阻滞综合征、双上转肌麻痹和双下转肌麻痹等。

巩膜后固定缝线术的并发症:①一过性轻度睑下垂,多在数日至十数日恢复;②矫正不足较多见,其原因多是缝线做得太靠前;③偶见瞳孔散大(持续性);④术中损伤涡静脉或睫状体后长动脉,此外有人报道发生黄斑部水肿、玻璃体积血及脉络膜脱离等严重并发症。

(八)下斜肌减弱术

1.下斜肌断腱术(部分切除术) 做眼球颞下象限Parks结膜切口,长为8mm,贯穿结膜、眼球筋膜和肌间隙,直达巩膜(图9-9-18A)。切口必须位于眶下脂肪垫之前。将钝头剪子伸入切口,紧贴巩膜,分离巩膜与下斜肌巩膜面之间的丝状联系。两个斜视钩分别钩住下直肌和外直肌,轻轻地向两侧牵拉。再用一个斜视钩勾起结膜切口的后唇,在切口深处,位于巩膜与后Tenon膜的交界处,可见下斜肌的前缘。在直视下用小斜钩钩起下斜肌的前缘。注意只钩起肌肉的前沿,而避免将肌间膜(后Tenon膜)穿通。引起不必要的眶脂肪脱出,产生出血和术后牵引粘连。用剪子或手术刀分离出小斜视钩的尖端露出小斜视钩(图9-9-18B),再用两个大斜视钩代替小斜视钩,将与下斜肌有联系的筋膜层组织全部分离干净,露出5~8mm长的下斜肌(图9-9-18C)(在钩住下斜肌时,即可撤出外直肌和下直肌附着处的斜视钩)。用两个止血钳,分开6~8mm距离,钳住下斜肌肌腹(图9-9-18D)。用剪或手术刀切除夹在两个止血钳之间的5~8mm长的斜肌。用电烙器烧灼肌肉断端以止血。撤走止血钳,使下斜肌退缩。间断或连续缝合结膜切口(图9-9-18E、F),也可不缝切口。

残留下斜肌切除术:手术应注意,在做下斜肌断腱术时很容易残留部分下斜肌肉不被切除(图9-9-19A~C),因而影响手

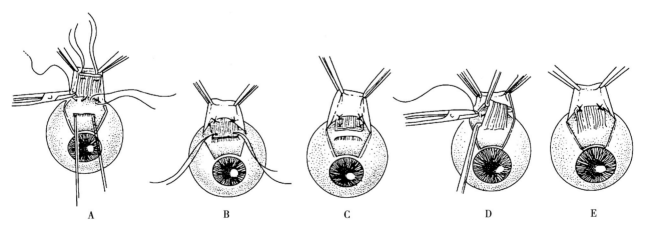

A   B   C   D   E

图9-9-17 Faden手术法

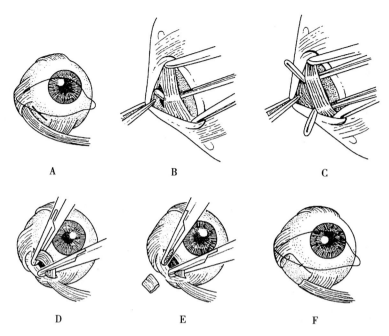

A　　　　　　　B　　　　　　　C

D　　　　　　　E　　　　　　　F

图 9-9-18　下斜肌部分切除术

术效果,造成欠矫,因此在切除肌肉后应仔细检查下斜肌后缘,如果发现有窄条肌肉遗留则切除之(图 9-9-19D、E)。为了避免下斜肌残留,可在切除肌肉之前先找到下斜肌后缘(图 9-9-19F),另用一斜视钩钩起遗留下的肌肉(图 9-9-19G)与肌肉全部一并切除(图 9-9-19H)。

2. 下斜肌后徙术　下斜肌后徙术的切口、定位和暴露方法与切除术同,用一个斜视钩钩住外直肌,在外直肌下缘,为下斜肌作双套环缝线(套环缝线见图 9-9-20),在缝线的颞侧,用剪刀剪断整个下斜肌。把下斜肌的断端的前角固定到下直肌附着点颞侧缘,向颞侧 2mm,向后 3mm 处的浅层巩膜上,把后角

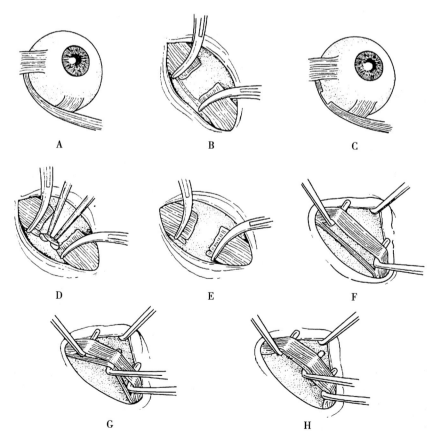

A　　　　　　　B　　　　　　　C

D　　　　　　　E　　　　　　　F

G　　　　　　　　　　　　H

图 9-9-19　残留下斜肌切除术

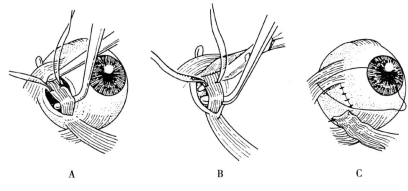

A	B	C

图9-9-20 下斜肌后徙术

固定到相应的部位(沿下斜肌走行的方向)。注意检查确保套环缝线包括了全部肌肉纤维,因此必须分离出下斜肌的整个宽度,将肌肉与其下的巩膜完全脱离(图9-9-20A、B),剪断下斜肌并将其固定在拟后徙处的巩膜上。缝合结膜切口(图9-9-20C)。

下斜肌后徙术的优点是可以根据下斜肌功能亢进的程度决定后徙量。为"+"的亢进,则后徙下斜肌6mm。为"++"的亢进后徙10mm,为"+++"的亢进后徙14mm,这是最大的后徙量,但仍不足以纠正"++++"的亢进。Parpe的规定是做6mm后徙时,将离断的下斜肌前角(鼻侧角)缝线固定在下直肌附着点颞侧4mm的巩膜上,后角(颞侧角)缝在颞侧7mm处;做10mm后徙时,将前角缝在下直肌附着点颞侧2mm向后3mm处,后角缝线安置在再向后3mm处,做14mm后徙时则将两根缝线缝在颞下涡静脉穿出巩膜处的两侧。本术式的缺点是操作比下斜肌切除术或截腱术更较困难(图9-9-21)。

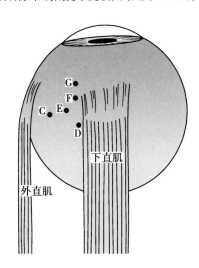

图9-9-21 下斜肌后徙术(下斜肌前角新附着点的位置示意图)
C点是下斜肌后徙8mm前角的位置;D为下斜肌后徙12mm新附着点的位置;E、F、G为下斜肌后徙加前转位的位置

3. 下斜肌前转位术 手术步骤与下斜肌后徙、下斜肌切断或切除术相似。把下斜肌的断端转位到下直肌附着点的颞侧,并列固定在浅层巩膜上。如图9-9-22所示。下斜肌转位之后,下斜肌的附着点转移到下直肌附着点的颞侧,与下直肌的附着点平行。在手术操作的时候,下斜肌后徙术保留的下斜肌

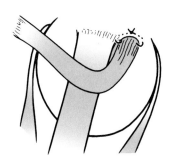

图9-9-22 下斜肌前转位术示意图
新的附着点位于下直肌附着点颞侧缘旁,前后不超过1mm距离

最长,其切断的部位接近下斜肌巩膜附着点的前角,而下斜肌切断术和切除一段是在下直肌和外直肌之间操作。下斜肌前转位术的缺点:在少数患者可能出现眼球上转受限,甚至原在位出现下斜视。如果出现持续的上转受限,应该早期再次手术,将下斜肌后退到下直肌颞侧止端旁开2~3mm处。

下斜肌加强术(折叠术和前徙术)的效果最差,适应证很少,一般很少施行,故不做介绍。

(九)上斜肌手术

上斜肌减弱术主要包括上斜肌断腱术和上斜肌延长术。上斜肌前部前徙术(Harada-Ito术)治疗滑车神经损伤所致上斜肌麻痹旋转性复视和斜视。上斜肌加强术是上斜肌折叠术。手术时应尽少地破坏腱鞘和附带的筋膜层。

1. 上斜肌断腱术 做鼻上Parks结膜切口(位于上直肌附着点和内直肌附着点之间)与角膜缘呈同心圆,切口长约8mm,贯通结膜、眼球筋膜及肌间膜,直达巩膜(图9-9-23A)。用两个斜视钩分别钩住上直肌及内直肌的附着点,再用第三个斜视钩将切口后缘的结膜、眼球筋膜及肌间膜钩起。将三个斜视钩向外拉开,使切口形成一个等边三角形(图9-9-23A、B)。在切口深处可见一珠光白色的条带,即在肌鞘内的上斜肌肌腱。此处的上斜肌肌腱宽约3mm,将斜视钩伸入切口深处,钩起上斜肌肌腱及极少量附带的眼球筋膜及肌间膜,剪开斜视钩尖端上的组织,使钩由上斜肌后伸出。沿肌腱的长轴剪开肌腱鞘膜,再用一小钩仅钩起肌腱(图9-9-23A~C)并剪断之,在断腱前先决定拟剪断的位置。靠近上直肌鼻侧断腱所起的减弱作用小,越

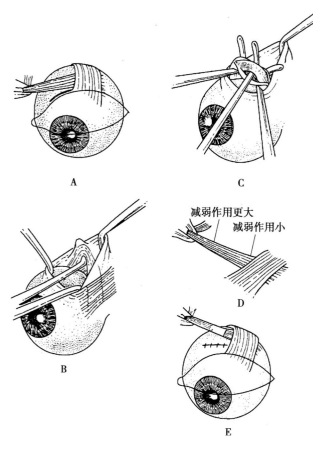

A

C

减弱作用更大

减弱作用小

D

B

E

图9-9-23 上斜肌断腱术

靠近滑车断腱减弱作用越大(图9-9-23D),肌腱切除术所起的减弱作用不决定于肌腱切除的多少而在于肌腱切除的鼻侧端离滑车的距离。所以断腱术与肌腱切除术能起到同样的效应。断腱完毕后,肌腱自动退缩,连续或间断缝合切口(图9-9-23E)。为了防止发生双眼上斜肌断腱术后出现旋转性复视,减少继发性上斜肌力量逐渐减弱,类似上斜肌麻痹,特别是向下方注视时表现更为明显。近几年许多作者采用各种材料延长上斜肌,冯雪亮施行上斜肌肌腱缝线不等量的延长术可以克服这种不足,已经应用于临床。

2. 上斜肌前部前徙术(Harada-Ito 术) 正常的上斜肌附着在眼球颞上象限,有下转、外转及内旋眼球功能。将肌腱的前一半向前移位 5~8mm 可以加强上斜肌的内旋作用而不影响上斜肌的其他功能(图9-9-24A)。本手术专为治疗上斜肌麻痹所引起的眼球外旋。

暴露上斜肌方法同上,由上直肌附着点颞侧开始向外延伸,作一个与角膜缘平行的、长 5~8mm 的结膜切口,贯通结膜及球筋膜。将上直肌向鼻侧牵拉,暴露上斜肌附着点。用斜视钩将上斜肌肌腱劈分为前、后两部(图9-9-24B)。在前部肌腱上,离附着点 2~3mm 处,安置 5-0 可吸收套环缝线。由附着点剪断前部肌腱(图9-9-24C),并将其缝在向前 5~8mm 处的巩膜上。断端的新附着点恰好位于上直肌的颞侧(图9-9-24D)。

3. 上斜肌折叠术 在颞上象限,由上直肌颞侧缘开始向外,做一与角膜缘平行的结膜切口,约 5~8mm 长,贯通结膜、眼球筋膜及肌间膜。将两个斜视钩分别钩住上直肌附着点及切

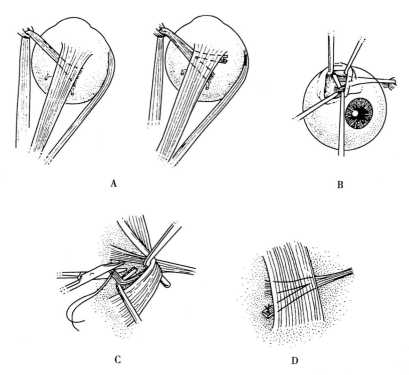

A

B

C

D

图9-9-24 上斜肌前部前徙术(Harada-Ito 术)

A. 暴露上直肌和上斜肌,将上斜肌前部肌肉分离;B. 用一小斜视钩将分离的前部肌肉钩住,置预置缝线;C. 将前部上斜肌束从止端离断;D. 将离断的上斜肌前部前移固定在巩膜上

口后唇,暴露上斜肌附着处的肌腱,用斜视钩由上直肌下钩出上斜肌肌腱,将折叠器代替斜视钩钩起上斜肌(图9-9-25A),目前还不能定出每一例的折叠量,但多做比少做的效果好。垂直偏斜愈大,上斜肌肌腱愈松弛,则所需的折叠量也愈大。一般折叠12mm。折叠起一定数量的上斜肌后,在折叠肌肉的两侧,安置并结扎缝线(图9-9-25B);将折叠器撤出。将折叠肌的尖端将顺着肌肉走行的方向,缝在浅层巩膜上(图9-9-25C)。该处巩膜较薄,注意勿穿通眼球。此外,在钩上直肌及暴露上斜肌时,操作必须十分轻巧,不容许粗暴的动作,因该处特别容易形成瘢痕。缝合结膜切口。

由双下斜肌亢进引起的V型外斜,可减弱双下斜肌,解决向上注视时与向下注视时斜视角的差异所致的V现象,但同时需做水平肌手术以矫正外斜。

只有在非手术眼的下斜肌肯定不亢进时,才能做单侧下斜肌减弱术,否则非手术眼会发生上斜视。减弱亢进的上斜肌对矫正A型斜视具有明显效果,但同时尚需做水平肌手术以纠正水平斜视。功能正常的上斜肌不应减弱,否则术后在向下注视时会发生旋转性斜视。在同侧眼的下斜肌功能亢进或正常时,禁忌做上斜肌减弱术,因为有些患者术后下斜肌进一步亢进而产生继发性V型斜视。总之,斜肌手术为减少或消除垂直非共同性是很有效的。上斜肌折叠术可能会导致医源性Brown综合征,因此向颞侧牵拉位于上直肌肌腹下方的上斜肌肌腱,尽可能靠颞侧折叠,可最大限度地减少Brown综合征的发生概率。

八、手术后处理

斜视手术后常规处理:手术结束时应清理手术野,眼局部上抗生素眼膏,调整缝线术为便于次日调整则不用眼膏。一般情况下仅遮盖手术眼或搭眼帘点眼药,术后换药1次/d,局部清洁后,滴用抗生素液,一般术后5d拆除结膜缝线,肌肉缝线一般在术后8~10d拆除(可吸收或埋藏线除外)。

Helveston和von Noorden根据多年经验,主张术后不遮盖手术眼,即便是双眼手术(每眼仅做一条眼外肌)也不予遮盖。他们极力反对双眼包扎,认为术后遮盖双眼并不影响手术愈后,相反地,它引起患者的严重精神不安、恐惧和生活不便,尤其是年幼儿童。但在较复杂的再次手术后,尤其是暴露巩膜病例,遮盖手术眼24~48h可以控制术后水肿和促进巩膜表面上

皮再生。调整缝线术后也遮盖术眼,以免不注意或疏忽而牵拉缝线,影响手术效果。我们主张单眼手术后(截除加后徙)可以盖手术眼,双眼手术后则盖双眼1~2d,然后打开一眼。术后盖眼可以减少眼球运动,减轻术后反应、缝线刺激及流泪,同时还可防止儿童用手揉眼,引起感染。

术后两周可以开始做功能训练,一般情况下,儿童斜视手术,外斜的即刻效果以保留10$^\triangle$以内的过矫,内斜保留10$^\triangle$以内的欠矫为宜,因为这样远期效果最好。反之,如外斜手术的即刻效果为正位,其远期效果多为欠矫;而内斜即刻手术效果为正位则意味着远期效果的过矫。成人手术则以外观美容为主,不似儿童正处于发育期,斜视手术的主要目的为双眼视功能的恢复与重建,因此手术的远期效果尤为重要。

关于再次手术的时机:多数人主张,应在前一次手术后6周进行再次手术,这样有利于观察已较稳定的前次手术效果,眼前节的血供给也得以恢复。

九、斜视手术并发症及处理

手术并发症有时难以避免,但术者应随时保持警惕,了解可能发生的并发症及其防治和处理办法。术前的准确诊断,正确的治疗方案,精湛的手术技巧和熟练处理并发症的措施都可以减少并发症发生的次数和减轻其严重程度。

兹将斜视手术可能引起的意外和并发症以及预防、处理措施简述于后:

(一)麻醉导致的意外

1. 局部麻醉 要详细了解患者以往有无对某种药物,特别是麻醉药物过敏史,必要时应作敏感试验以防意外。有时患者对手术有恐惧心理,过度紧张,当注射麻药或牵动眼组织时,可出现虚脱状态(出汗、面色苍白、呼吸困难等),与过敏反应、眼心反射相似,应立即停止手术操作,如为过度紧张所致则当停止手术后,症状即可缓解。但对年龄过大,在心血管疾病者,则有可能导致脑血管意外而死亡。因此,对年迈老人及心血管系统不正常的斜视者,不应轻易考虑手术。所有局部麻醉患者均应作好解释工作,解除顾虑,使情绪稳定。

2. 全身麻醉 全麻意外的防止,除术前全麻评估和术中麻醉师的全程监护外,手术者也应时刻注意与麻醉师配合。手术操作要轻巧,避免不必要地牵拉眼外肌,注意保持呼吸道通

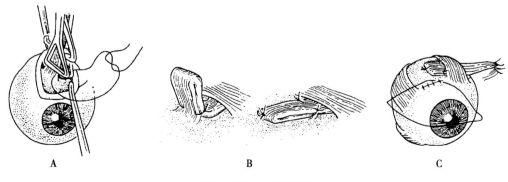

图9-9-25 上斜肌折叠术

畅,在选用全身麻醉前,应仔细问病史与接触史,如有接触农药有机磷或其衍生物如强缩瞳剂"碘磷灵"等情况,则应停止用药3~6周后(或接触停止3~6周后),待血中蓄积的这种物质代谢排除后,再进行全身麻醉,以防呼吸吸麻痹,发生意外。

全身麻醉导致手术失误:全身麻醉下患者的眼居于休息眼位,可以变为正位或轻度外斜,有时表现为外上斜。术者稍不留意时,可将内直肌或外直肌误认为上直肌或下直肌。为防止发生错误,有必要做标志缝线。术前必须反复验证患者的手术眼和手术肌,并核对手术方法和手术量以防止失误。一旦术毕如果发现手术眼和手术肌错误,应立即进行手术纠正,直至眼位恢复。

(二) 术中出血

术中出血最常见的出血形式有结膜下出血、眼外肌出血和眶内其他组织出血。手术时剪断结膜血管或暴露眼外肌时剪到肌肉,可引起出血,或在离断肌肉时,附着在巩膜的肌肉短蒂出血,形成结膜内或鞘膜内血肿。如果发生出血则在继续手术前必须先局部加压止血,因为机化的血凝块以后形成瘢痕,必然影响手术效果。烧灼组织促进瘢痕形成,所以除非能直接烧灼一根在出血的血管,否则应尽量少用烧灼。绝大多数出血,尤其是毛细血管引起的出血,在用1:10 000的肾上腺素蘸湿的棉花拭子加压下,多可止血。在出血没有被控制之前,不可缝合结膜切口。轻巧的手术操作和将肌肉的边缘血管结扎在肌肉套环缝线内部都可以止血。

手术时误将涡静脉剪断可引起眼眶出血。切断涡静脉能产生眶前部血肿,造成眼睑水肿及瘀斑。血质不调患者则产生极为严重的所有眶组织渗血。熟悉涡静脉位置和仔细的解剖可减少或防止由此产生的出血。怀疑有出血趋势者,应有内科会诊。如果切断涡静脉,可用局部加压法制止出血,禁忌用烧灼术,以避免眼球壁损伤。

(三) 眼-心反射

加压眼球或牵拉眼外肌可引起心率减慢,心律异常,伴有胸闷等异常感觉,这种现象称为眼-心反射。多见于儿童,全身麻醉多于局部麻醉。

麻醉师要随时掌握麻醉的深度,能尽早诊断麻醉的危急情况,如眼-心反射引起的心律失常、心搏徐缓,甚或心搏停止。手术开始或术中静脉注射阿托品可有效防止眼-心反射的发生,儿童的静脉注射量每公斤体重为0.01mg。当发现心率明显下降时应立即停止所有的眼肌操作直到恢复正常为止。阿托品注射后如果心搏仍然徐缓,则可在球后注射1%或2%利多卡因。心搏停止时可给氧,同时作体外心肌按摩,如果几分钟后仍无心搏跳动,可静脉注射肾上腺素。

预防眼心反射,应注意以下几点:①术前应仔细询问患者有无心血管系统疾病,并请儿科或内科会诊;②术前做好解释工作,减少患者的恐惧心理,使其情绪稳定;③必要时可注射地西泮,以减轻或预防眼-心反射;④手术时注意尽量少牵拉肌肉,动作要轻巧,特别是牵拉内直肌及下斜肌时,尤应小心;⑤手术全过程中麻醉师应密切注意心率及呼吸的变化,以便及时发

现,尽快采取急救措施。

(四) 肌肉滑脱

肌肉滑脱是斜视手术中最严重的手术并发症之一,可发生在手术过程中,也可在术后早期发现,常见的原因是缝线松脱或在离断眼外肌时误将缝线剪断所致。为防止肌肉预置缝线滑脱,应注意预置缝线不要过于靠近肌肉断端,在剪断肌肉时,不要一次剪断,应分次剪断,因为肌止端不是直线附着而是呈弧形附着。一次全剪断容易剪断缝线,甚或剪破巩膜,过于用力牵拉缝线也可导致脱线或断线,尤其是当肌肉发生纤维化时更应该注意上述情况的处理。如果发生在手术时,一般没有很大困难,可以找回肌肉,继续进行手术。如在后徙中发生,则用生理盐水冲洗肌肉滑脱区域,常能暴露呈白色的肌腱断端,可夹持之并将其缝回至原定位置。处理在截除术中滑脱的肌肉比较困难,特别是内直肌截除之后滑脱,寻找肌肉更为困难。因为内直肌肌腱短,解剖结构上是唯一与其他肌肉没有相联系的,而且肌肉的断端没有肌腱,切断的肌肉不容易辨认。令助手用开睑器拉钩,牵开结膜切口,在良好的照明下,进行操作。整个操作过程应该轻巧、稳重、准确,此时术者应保持镇静,切勿惊慌失措。

(五) 眼球壁损伤(巩膜穿孔、巩膜破裂)

较多见的是巩膜被缝针穿通,多发生在肌肉后徙术和截除术缝针穿过肌附着处和巩膜时,常常由于进针角度过于垂直或因用力过大所致。有时因缝针不当,例如利刃在下面的弯针或圆针,三角形针以及不锐利的钝头针都可造成穿孔。如果发生巩膜穿通伤,应该用间接检眼镜认真观察眼底,根据具体情况,有眼底病专家决定治疗方案。

预防措施:在直肌附着点附近的巩膜是最薄的。在做直肌截短术的时候,需要把直肌的断端固定到原来附着点处,如果缝针进入巩膜太深,非常容易出现巩膜穿通伤。实际上这个位置固定肌肉的时候,未必需要穿过巩膜。只要把肌肉的断端固定到附着点的残端上,牢固程度就足够了。这样可以避免巩膜穿通伤。在做直肌后徙的时候,把肌肉的断端固定到新附着点的浅层巩膜上,在缝针穿过浅层巩膜的时候,术者应该始终能够看到缝针在巩膜内前进。如果不能看见缝针,说明进针太深了。这样就能避免巩膜穿通伤。

(六) 角膜损伤

包括角膜上皮剥脱和角膜小凹。

角膜上皮剥脱一般为手术过程中角膜暴露时间过长所致,患者有眼痛、异物感。为防止发生,在手术中应用生理盐水经常湿润保护角膜。在手术前,另一只非手术眼,应该用上抗生素眼膏,借以避免角膜上皮剥脱。

角膜小凹是指在角膜缘附近,角膜表面出现的表浅的凹陷,该部位角膜变薄。这种现象常常出现在斜视手术后,其病因是靠近角膜缘的结膜水肿或结膜下出血,引起角膜缘外结膜隆起,在眨眼的时候,因为妨碍眼睑结膜湿润角膜,则易形成角膜小凹。在做结膜荧光染色的时候,这个部位有荧光素积存,但是,并非角膜上皮损伤,也不着色。这时候,可以用人工泪液

或角膜营养液等,结膜囊滴用,维持角膜表面的泪膜,一直到结膜水肿和结膜下出血消失为止。所以手术后,包扎双眼是有益处的。

(七) 眼前节缺血

眼前节缺血为一较为严重的斜视手术并发症,是由于同时切断 3 或 4 条直肌,致使供给眼前节血流的前睫状动脉血流中断而引起。术后 24h 即发生角膜上皮水肿,角膜混浊、增厚,有后弹力层皱褶,角膜后壁沉着物及房水闪光。以后出现虹膜部分萎缩,瞳孔不规则和晶状体混浊。病情严重时可导致视力极度减退甚或眼球结核。

人们对眼前节血流量减少的耐受程度不同,儿童比成人的耐受力强。眼前节缺血多发生在多条肌肉连接术同时联合 1~2 条直肌松解术。为了减少眼前节缺血的潜在危险,各家主张一次手术绝对不容许离断四条肌肉。在成年人或老年人离断两条邻近的直肌时应慎重考虑。成人每次手术不得超过两条直肌。为成人做 Jensen 术时必须十分小心,应保证在没有被离断的一半肌腹中的前睫状动脉的完整性或采用内直肌外直肌睫状前血管分离技术来防止伤及前睫状动脉,避免手术后眼前节缺血。复杂的斜视手术,应分期进行。第二次手术最早应在第一次手术后 6~8 周,待手术肌血管形成侧支循环后再施行,以保证安全。

(八) 复视

斜视矫正术后,在斜视眼的眼底注视目标成像的位置发生改变。如果物像移出抑制区,就能出现复视。成年人或年龄比较大的儿童常常受到复视的干扰。手术后数日或数月之后,在新的状态下,可能出现以下几种情况:①抑制性暗点消失,正常视网膜对应形成,融合功能恢复,复视消失。②形成新的抑制性暗点,复视也消失。③复视持续存在。

根据共同性斜视患者复视的性质,可以划分为正常视网膜对应引起的复视和异常视网膜对应引起的复视两种。

1. 矛盾性复视(异常视网膜对应引起的复视) 患者术前伴有异常视网膜对应,手术后异常视网膜对应没有改变。如果出现的复视,称为矛盾性复视。手术后,如果眼球恢复正位,复视依然存在,原来的内斜视患者出现交叉复视,原来的外斜视患者出现同侧复视,说明患者的复视是典型的矛盾性复视。这类复视往往不稳固,观察数日或数月之后,比较容易消失。只有极个别的复视需要更多的时日才能消失。

2. 正常视网膜对应引起的复视 共同性外斜视或是共同性内斜视患者手术后过矫,内斜视患者复视比较少见,特别是共同性外斜视过矫出现内斜视,复视比较多见。患者的复视一般属于正常视网膜对应引起的复视。如果是成年人或是年长的儿童,这种复视很难消失。如果术后眼球逐渐恢复正位,复视也随之消失。如果不能恢复正位,斜视眼的物像也可能被患者忽略,复视的干扰逐渐减轻。

患者两只眼的视力正常,手术过矫之后,根据复视的空间定位,可以判断属于同侧复视。这种复视可能给患者带来严重困扰,持续时间比较长。

对于术后的轻度复视,一般不需处理,数周后可消失,对于因内斜视过矫的复视,如融合力差,可用底向内的三棱镜矫正,同时减少远视镜片度数,待 12~24 周无效时再考虑是否有手术指征在 10 岁之前,手术后新的抑制性暗点也比较容易形成。即使存在复视,一般比较容易消失。如果成人手术之后复视持续不消失,患者两只眼的视力不等,可以告诉他们,在两个复视像中,有一个是比较清晰的,另外一个比较暗,也不清晰。让他们注意比较清晰、明亮的物像,忽略另一个非主要的物像,或是间断地闭上视力比较差的一只眼。如果术后的过矫度数不大,也可以暂时选用三棱镜疗法,把三棱镜放置在非主眼上,把水平和垂直斜视给予全部矫正,消除复视。

(九) 术后感染

斜视术后发生感染的病例并不常见,感染只有以下几种:缝线周围感染,在缝线周围的组织红肿,甚至出现脓肿。患者感觉眼部疼痛。其病因可能是缝线消毒不严格,或是经过消毒的缝线没有及时使用,保存时间过长,已经超过有效日期。

治疗方法:局部和全身使用抗生素。脓肿不能吸收者,切开引流,排除脓液。用药前,在脓液或感染部位取样,做细菌培养,以备选择用药的时候,作为参考。

眶蜂窝组织炎:也可能发生,致使眼球突出、结膜水肿和眼睑水肿,眼球运动受限,伴有发烧,白细胞计数升高,这些症状一般在手术后 2~3d 发生。这种炎症对全身应用抗生素非常敏感。因此,一旦发生眶蜂窝织炎,应该采取紧急措施,及时处理。

眼内炎:斜视手术导致眼内炎的发病率很低,尽管很少,却占眼外肌手术严重并发症的一半。一旦术后发生眼内炎,后果严重,多数患眼失明。常规斜视手术缝针穿透巩膜,相应部位的视网膜可能出现两个小孔。手术 3~10d 之后,手术眼疼痛,视力轻度减退,几天之后,疼痛加剧,视力急剧下降,直至手动,结膜充血,细小白色 KP,房水中大量细胞和浮游物,闪光阳性,前房积脓,晶状体见后表面有沉着物,玻璃体内大量细胞核,呈片状混浊,眼底红光反射消失。超声检查发现玻璃体后脱离。后来患者可能仅剩光感,或是多年后失明,视网膜全脱离,眼球痨发生,最终因疼痛做眼球摘除。

巩膜穿通:如果术中怀疑巩膜穿通,应该予以散瞳,认真检查眼底。一旦发现巩膜穿通,按照眼球穿通伤处理,应该及时尽快处理。

(十) 术后过矫或欠矫

手术过矫可能发生在术后早期,数月或数年之后。高度过矫可由于极度减弱一条肌肉的功能或由于极度加强其拮抗肌的功能所引起。轻度过矫病例需严密观察,等待 6 周或更多时间后,决定是否需要再次手术。在计划手术前,应作牵拉试验,检查过矫是因为截除过多或后徙过多所致。后徙过多者牵拉试验为阴性,但截除过多肌肉势必牵制眼球不能向对侧转动,牵拉试验阳性,再手术时应后徙那条截除过多的肌肉。

1. 间歇性外斜视 轻度的过矫为年长儿童或成人更合适,这样能使获得的功能性结果更稳定。若为视觉未成熟的婴幼儿,不宜轻度过矫,以免引起内斜视。

2. 外斜过矫的处理 如果术后第 1 天发现眼位极度过矫并伴有运动障碍,应立即进行手术探查。机械因素例如内直肌截除过多,或外直肌截腱都可以引起过矫。术后少量过矫多为共同性,可以观察。$10^{\triangle} \sim 15^{\triangle}$ 的连续性内斜(外斜过矫形成的内斜)可以完全自发地消失,因此必须待 6 个月后方可考虑再手术。在等待期间可采用非手术治疗,以减少术后的偏斜度或维持融合。术后 2 周以内,如为轻度过矫可不采取任何措施。两周后如果患者有复视,可滴强缩瞳剂或戴远视眼镜以减少偏斜度到患者能融合为止。AC/A 比值高的患者,能适应戴稍为过矫的远视镜片,如果看近的内斜大于看远者,可考虑戴双光眼镜。

上述治疗如果失败,则交替遮盖一眼以消除复视和减少偏斜度。术者必须耐心等待,因连续性内斜有时要经长时间方能自行消失。再手术的指标为:患者不能接受非手术治疗,戴三棱镜后斜视角无改善或继续进展,以及由于非共同性或运动障碍引起的持续性复视,例如由于内直肌截除过多或外直肌过度后徙引起的连续性内斜,不会随时间的消失而改善,则不需等 6 个月后再手术。

3. 外斜欠矫的处理 多数外斜欠矫患者需再次手术。有主张戴过矫的底向内的三棱镜矫正,以便促进集合从而减少外斜。Handeety 等强调戴用与外斜度相等的底向内三棱镜矫正,以改善融合范围。

4. 内斜过矫的处理 文献报道对共同性内斜视患者手术后进行 10 年远期的随访中,如果术后近期获得正位,大约 20%~30% 出现了继发性外斜视。除了怀疑有肌肉滑脱病例必须立即探查外,连续性外斜需等待观察。非手术治疗包括远视者戴欠矫的远视镜片,如为近视则戴过矫的近视镜片。Jampolsky 建议从 −2.00D 增加到 −5.00D,这样能减少连续性外斜的度数,但可引起调节性的视物疲劳。5 岁以下的儿童可考虑戴底向内的三棱镜,以防止形成异常视网膜对应,在成人可消除复视。随着时间的消失,连续性外斜有自发减退趋势,等 6 个月后再考虑是否需再手术。

5. 内斜欠矫的处理 内斜欠矫比过矫多见。根据各家统计,内斜过矫的发生率为 2%~8%,但欠矫的发生率则为 40%~50%。低度欠矫为幼年儿童可能有利。已建立融合的先天性内斜患者,偏斜度常不稳定,所以 <10$^{\triangle}$ 的交替性内斜,双眼视力良好,具有粗浅或周边融合者可能为良好的手术结果,不必处理,但 >20$^{\triangle}$ 的残余内斜则有碍外观美容,需等待再次手术。

决定再次手术时,观察水平非共同性非常重要。如果表现水平方向的非共同性,外斜视术后,手术眼外转不足,手术眼向一侧注视的时候,内斜视的度数变大,向对侧注视的时候,内斜视的度数变小,或是正位。再次手术必须减弱原来加强的肌肉,或是加强原来后徙的肌肉,而不选择对侧眼手术。

(十一)异物性过敏及肉芽肿

偶尔术后发生局部过敏,在缝线周围的结膜出现轻度充血或局部隆起,形成新生的肉芽组织。一般直径小于 10mm,常常发生在术后数周。可以选择局部应用肾上腺皮质激素治疗。如果肉芽肿不能消退,或是隆起比较大,可以手术切除。

(十二)结膜囊肿及结膜瘢痕

缝合结膜切口时如有结膜上皮断片被埋藏在结膜下,可引起结膜囊肿。一般为 2~3mm 大,包含液体,除有碍美观外,并不影响手术结果。仔细缝合结膜切口可防止此并发症,发生后可用针挑破囊肿,放出液体,如若失败则切除之。

选择角膜缘结膜切口,或是选择穹窿部结膜切口,术后结膜瘢痕不明显,也不会影响美容。

对外观有影响的结膜瘢痕有以下两种:筋膜囊前徙,参与结膜瓣的形成,使结膜外观肥厚;或是瘢痕距离角膜缘太近。在做直肌截除术的时候,向前牵拉肌肉,把肌肉两侧的筋膜伴随肌肉前徙,暴露到睑裂之间。在新的附着点周围,形成肥厚的结膜瘢痕。

半月皱襞前徙:在做内直肌手术的时候,选用角膜缘结膜切口,有时候术者把半月皱襞的边缘误认为是结膜切口的边缘,结膜缝合之后,把半月皱襞向前牵拉,进入球结膜区域。当结膜恢复正常颜色之后,半月皱襞仍然维持肌肉的颜色,影响美容。

(十三)睑裂变化

垂直肌肉手术后可能引起睑裂变化,下直肌截除或后徙引起眼睑位置变化的概率比较高。截除过度上直肌后可造成上睑下垂,下直肌过度后徙可引起下睑下垂;上直肌过度后徙将导致上睑退缩;下直肌过度截除可使下睑上升;因此上下直肌过度截除使睑裂变窄,上下直肌过度后徙将使睑裂变大。在这四种可能性中,上直肌的后徙,最不容易引起眼睑位异常。

为了避免术后发生睑裂异常,上直肌的后徙或截除都应以 5mm 为限,下直肌的后徙或截除一般也不得超过 5mm。此外,手术时还必须将上、下直肌与其周围组织完全分离。

由于上、下直肌手术而引起的睑裂异常必须做睑成形术矫正,将撕脱或滑脱的垂直肌复位,可以改善所引起的眼睑位异常。

当垂直直肌后徙或是截除的时候,睑裂的大小可能发生改变。后徙术之后,眼睑可能随之后退,睑裂变大;截除术之后,睑裂可能变小。上直肌过度截除,则可能引起上睑下垂;下直肌过度截除,则可能引起下睑上移。上直肌过度后徙,可能引起上睑后退;下直肌过度后徙可能引起下睑下移。

预防方法:严格掌握手术量,无论上直肌或是下直肌后徙或是截除的最大量限量是 5mm,特殊病例后徙或是截除的量可以超过 5mm。在做分离性垂直斜视手术的时候,上直肌的后徙量可能达到 12~14mm;对于固定性下斜视以及 Graves 病等特殊病例,下直肌可以做超长量后徙,甚至做断腱术。如果手术后,下方巩膜暴露,假性上斜视出现,就需要再次充分离下直肌和下眼睑之间的联系;或者把原来围绕直肌的筋膜固定到下直肌附着点,使下方巩膜不再暴露。如果垂直斜视尚未得到完全矫正,可以考虑其他肌肉手术。手术过程中,应该认真分离肌肉和周围组织的联系。

(十四)下斜肌持续性亢进

做下斜肌切开或部分切除时,如有部分下斜肌纤维未被剪断,则术后下斜肌功能持续亢进。为避免此并发症,手术时应作为常规,将下斜肌后缘仔细暴露并将剩余的下斜肌纤维全部剪断。发生后则探查下斜肌并将遗留的后部肌纤维剪断。

(十五)医源性 Brown 综合征

上斜肌折叠术是加强麻痹肌的术式,上斜肌折叠或缩短术之后,上斜肌的反折腱缩短了,滑车与附着点之间的距离没有改变,使上斜肌的反折腱张力升高,致使眼球内转的时候,上转受限。如果手术后,不出现眼球内上转受限,则手术的远期效果可能不佳。在手术近期,只有眼球出现一定程度的内上转受限,远期观察,多数能够自然恢复正常,就能获得比较满意的远期效果。

手术后近期,不需要处理。因为观察数周或数月之后,这种现象会自然缓解。如果不能缓解,可以再次手术,拆开折叠;如果原来做的是缩短术,可以剪断反折腱。

(十六)屈光变化

斜视手术后,最常见的屈光变化是散光。如果同时做两条直肌的手术,术后屈光状态可能发生变化。具体表现是继发性的规则的低度散光。患者的视力可能出现轻度下降,几个月之后,屈光不正的常常能够自行恢复。

如果患者的一只眼的视力比较差,斜视度比较大,最好把手术安排在斜视眼上,这只眼的屈光状态的变化,对患者不会产生明显的影响。如果患者的年龄比较小,两只眼的视力都是正常的,术后患者可能获得功能治愈机会,在手术设计的时候,每一只眼上的手术量不应该太大。

(吴夕 牛兰俊 郭静秋)

第十节 弱视

要点提示

1. 弱视是儿童视力发育期内发生的眼病,主要有四类致病因素。在进行弱视诊断时,要注重寻找弱视发病原因,结合儿童年龄相应的视力正常范围,进行弱视诊断。既不能漏诊、误诊,也需要避免弱视诊断扩大化。

2. 弱视早期发现、早期治疗对于弱视预后及缩短疗程、降低治疗成本很重要。治疗方法也要选择得当,并需要患者对治疗的坚持和家长的监督,医生对患儿和家长进行必要的宣教有可能提高治疗依从性及疗效。

一、弱视的概念

【定义】弱视这一名词来源于希腊语 amblyopia,原意指视力迟钝的意思。《美国眼科临床指南(2012 年)》中,强调弱视是单侧的,或在少数情况下为双侧最佳矫正视力的下降。这种情况发生于其他方面均正常的眼中,或者虽然存在累及眼部或视路的结构性异常,但这种视力下降不能只归因于结构异常的作用。2011 年,中华医学会眼科分会斜视与小儿眼科学组在《中华眼科杂志》发表了弱视专家共识,明确了弱视的定义,即视觉发育期由于单眼斜视、未矫正的屈光参差、高度屈光不正及形

觉剥夺引起的单眼或双眼最佳矫正视力低于相应年龄的视力;或双眼矫正视力相差 2 行及以上(国际标准视力表)的视力较低眼。

【患病率】世界各地都曾做过关于弱视患病率的大量统计研究,但由于检查对象和视力要求标准不同,结果很不一致。《美国眼科临床指南(2012 年)》统计的弱视患病率在 0.8%~3.3%。在我国,1985 年中华医学会眼科学分会儿童弱视斜视防治学组在全国各地普查的 37 745 名受检儿童中(视力标准要求一致),弱视占 2.8%。根据这些不同的百分率,人们可以合理地估计在一般人群中有 2%~2.5% 患有弱视。我国有 4 亿儿童,估计约有 1 000 多万儿童患有弱视,为数相当可观。

【视觉发育与弱视】弱视是由于生命早期的异常视觉经验而引起的。近年来学者们利用动物模型探讨弱视的发病机制,发现在视觉成熟过程中,有一个对外界视刺激特别敏感阶段,称敏感期。敏感期的早期尤为敏感,称关键期,最容易发生剥夺性弱视。

人类的视觉系统是逐渐发育成熟的。如果在敏感期黄斑接收不到充分的光刺激,不能形成清晰物像,就可能对视觉系统的神经细胞和突触联系产生不良影响而形成弱视。只有在敏感期外界不良视刺激才能引起弱视。目前还不清楚敏感期有多长。von Noorden 认为 8 岁以上儿童,视觉已近成熟,能抵制诱发弱视的因素,不会发生弱视。

二、弱视的病因及分类

弱视是由于生命早期的异常视觉经验而引起的。依据引起异常视觉经验的病因将其分为以下几类:

(一)斜视性弱视

患者有斜视或曾经有斜视,形成单眼弱视,多由单眼恒定性斜视引起。斜视是弱视发病最常见的病因之一。患者存在,或者曾经存在恒定性、非交替性的斜视,最常见于内斜视。斜视发生后,两眼视轴不平行,同一物体的物像落在视网膜非对应点上,因而引起复视如图 9-10-1 所示。左眼为注视眼,右眼内斜,因而左眼黄斑所看到的物体在右眼黄斑鼻侧聚焦成像,被投射在颞侧空间,引起复视。另有一个与注视眼黄斑上完全不同的物像将落在斜视眼黄斑上。这两个完全不同的清晰物像不能融合,遂引起视觉混淆(图 9-10-1)。斜视引起的复视及视觉混淆,尤其是后者,使患者感觉极度不适,因而脑皮质主动抑制由斜视眼黄斑输入的视觉冲动。该眼黄斑功能长期被抑制,遂形成弱视。

(二)屈光参差性弱视

双眼屈光不等叫屈光参差。如果两眼的屈光参差较大,在两眼黄斑形成的物像清晰度不同,使两眼物像不能融合。即便矫正屈光不正,屈光参差所造成的物像的大小仍然不等。脑中枢不易或不能将双眼清晰度不等或大小差别太大的物像融合为一,视皮质只能抑制来自屈光不正较大眼的物像,该眼长期受抑制就会发生弱视。

屈光参差性弱视的原因,一个是由于屈光度较大眼视网膜

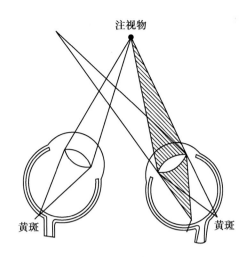

图 9-10-1　斜视性弱视
左眼（注视眼）看到的物体在右眼（内斜眼）黄斑鼻侧成像，引起复视；位于左眼注视物鼻侧的另一物体却在右眼黄斑成像而引起视觉混淆

上物像模糊，引起黄斑中心凹形觉剥夺；另一个原因即为大脑对屈光度较大眼黄斑产生抑制，以消除由于一眼聚焦另一眼不聚焦物像重叠，或者两眼物像大小不等引起的知觉性干扰（异常双眼相互作用），同斜视性弱视情况类似。

双眼远视性球镜屈光度相差≥1.50D，或柱镜屈光度数相差≥1.00D，屈光度数较高眼易于形成弱视。随着屈光参差和散光增大，弱视发生的风险增加，并有可能程度更重。

一般说来，屈光参差性弱视在远视性屈光参差病例比近视性屈光参差多见，而且程度也较重。在双侧性远视病例，远视较浅的一只眼能获得清晰物像，远视较深的一只眼则从未获得过清晰物像，久之就形成弱视。但近视性屈光参差则不然，患者常用近视较深的一只眼看近，用近视较浅的一只眼看远，这样双眼黄斑都接受同样足够的刺激而不发生弱视。

斜视和屈光参差有时会并存，辨别这部分患者的弱视是由于斜视还是屈光参差引起，或者两种原因都存在，较为困难。因为有许多没有显然斜视的屈光参差性弱视患者经详细检查后发现有微小斜视。

（三）屈光不正性弱视

由于双眼高度屈光不正引起的弱视。婴幼儿期，由于屈光不正未得到矫正，视网膜上的物像模糊，影响视觉发育而导致弱视发生。屈光不正性弱视多发生在未戴过矫正眼镜的高度屈光不正病例，尤多见于高度远视或散光。由于调节力所限，患者看近看远都不清楚，不能获得清晰物像而形成弱视。高度近视病例看远不清楚，但看近能获得清晰物像，所以大多不发生弱视。

屈光不正性弱视多为双侧性，两眼视力相等或相近，没有两眼物像融合障碍，故不引起脑中枢抑制，预后较好。

（四）形觉剥夺性弱视

由于屈光间质混浊、上睑下垂完全（或不完全）遮挡瞳孔、不适当遮盖等形觉剥夺因素引起的弱视。

形觉剥夺性弱视，是由于视觉发育期视网膜黄斑废用或刺激不足所引起。由于眼屈光间质混浊，如先天性或外伤性白内障、角膜混浊等，阻碍了外界物体影像投射至视网膜黄斑或者投射影像模糊不清，不能构成清晰视觉刺激，导致异常视觉环境而影响正常视觉发育，形成弱视。完全或不完全性上睑下垂遮挡全瞳孔区或部分瞳孔区，或医源性眼睑缝合以及为治疗眼病长期遮盖患眼，均可以因为影响外界物体影像投射至视网膜黄斑而影响视觉发育形成弱视。在治疗弱视过程中，如果长期遮盖好眼，或好眼长期滴用阿托品麻痹睫状肌，也可以因为被遮盖眼进入光线不足，或者黄斑部影像长期不清晰而形成弱视。

剥夺性弱视可以是单侧或双侧的。单侧者较双侧者更为严重。常合并继发性内斜或外斜。在单侧形觉剥夺性弱视，视觉剥夺和双眼相互作用异常均为弱视形成的原因，剥夺眼不仅黄斑视刺激减弱，其模糊物像与主眼（相对好眼）的聚焦物像之间也存在竞争。如果双眼物像的视觉刺激同等减弱，则不存在竞争关系，形觉剥夺是弱视形成的唯一因素，比如，双眼晶状体混浊程度相等的双侧性白内障。

在婴幼儿，即便短暂地遮盖单侧眼，也可能引起类似剥夺性弱视。Miyake 报道 19 例单侧弱视眼都有过遮盖单侧眼的历史。其中 16 例在出生后 1 年内发生，3 例在 3 岁以前发生，15 例仅盖过 1 周。因其他眼病必须遮盖婴幼儿患眼时，则每周打开患眼 2d，促使该眼注视，以免发生遮盖性弱视。

眼部结构异常患者出现的视力异常偏低或低下，如视神经发育不良、视神经视网膜病变、早产儿视网膜病变、葡萄膜炎等，可能具有可治疗的弱视成分。在弱视眼中细微的，或者还没有认识到的视网膜异常，也可以是患者视力丧失的部分原因。

三、弱视的发病机制

（一）视觉剥夺

科学家利用视觉剥夺的动物模型成功地研究和解释了弱视的病理生理机制。Hubel 和 Wiesel 通过将刚出生的小猫一只眼眼睑缝合，成功地制作了视觉剥夺模型。通过实验研究证实，哺乳动物的视觉发育存在敏感期和关键期。如果在出生头几周，即在视觉发育的关键期，出现视觉剥夺，就会导致视觉发育异常，视觉系统尤其是外侧膝状体和视皮质，就会产生重要的组织学改变和功能性异常。

鉴于猴的视觉系统在功能和形态学上类似人类，von Noorden 继 Hubel 和 Wiesel 之后用猴代替猫做实验，有的缝合眼睑，有的人为造成斜视，得到了相似结果。他将自己的和其他实验室的结果分析后得出结论：①某些实验动物的视觉系统在出生后 12 周内对异常或减弱的视觉输入非常敏感；②在这 12 周敏感期，短期的视觉异常刺激即可使各种动物的视觉系统发生一个可预期的、行为学、组织学及生理学异常。在不同病因引起的实验性弱视中，有很多表现是相同的，因此其发病机制也是相同的，即视觉剥夺。单侧或双侧眼睑缝合与完全性白内障或广泛角膜混浊可以比拟。它们都同样地减弱进入眼内的光线，使黄斑不能形成清晰物像。在屈光参差性弱视，屈光度较高的一只眼物像模糊,高度远视的双眼物像模糊。在斜视病例,斜视眼物像的聚焦是由注视眼的调节需要决定的,所以斜视眼的物像经常是模糊不聚焦的,因此各种弱视都有视觉(形觉)剥夺问题。

(二) 双眼相互竞争作用

弱视发病机制的另一个重要因素,即两眼相互竞争作用。在正常情况下,位于外膝体或脑皮质的双眼视细胞处于平衡状态。出生后早期视觉发生异常时,被剥夺眼的细胞在两眼竞争过程中处于不利地位,因而生长受到阻碍。这发生在两眼视觉输入不等情况下,例如在单侧眼睑缝合或远视性屈光参差,非剥夺眼的清晰物像与剥夺眼或屈光参差大的那只眼的模糊物像之间发生竞争。在斜视眼黄斑上形成的物像与注视眼黄斑上的也不同,这也引起竞争。动物实验和临床实践都显示,双眼竞争是弱视形成的另一个原因。

双侧形觉剥夺性弱视,例如先天性白内障、致密的角膜混浊或非经矫正的双侧高度远视视觉剥夺是弱视成因,而由于斜视、屈光参差、单侧白内障以及不当遮盖引起的弱视,则存在形觉剥夺和双眼相互作用异常两种致病因素。

(三) 脑皮质主动抑制

一些生物学和药物学方面的研究发现,弱视存在脑皮质主动抑制现象(Dale,1982)。

Kratz 报道,动物在视觉被剥夺 5 个月后,摘除主眼可使被剥夺眼立刻由仅驱动 6% 的脑皮质细胞提高到驱动 31%。这说明主眼抑制了被剥夺眼的驱动细胞功能。摘除主眼后,被剥夺眼迅速恢复功能但达不到正常水平。由此认为,动物的主眼对单侧弱视眼起皮质主动抑制。

给动物静脉注射 bicucullin 能使对剥夺眼无反应的脑皮质细胞起反应,以减少视觉系统各层次的抑制作用。实验者可使脑皮质与剥夺眼之间的联系重新恢复 60%。在视觉被剥夺的动物注射 naloxone 可使 45%~50% 脑皮质细胞恢复接受双眼视觉输入。这从药物学方面提供了脑皮质主动抑制的证据。

四、弱视的临床特征

(一) 视力低下

矫正视力低下是弱视最重要的临床特征。弱视眼最佳矫正视力可以低于对侧好眼 2 行以上;而双眼弱视的两眼最佳矫正视力低于同龄儿童正常视力范围。这里要注意,在不同年龄阶段,视力正常范围有所不同。要依据患者年龄选择合适的检测方法评估弱视儿童的视力。

(二) 拥挤现象

弱视眼对单个字母的识别能力比对同样大小但排列很近成行的字母的识别力要高得多。这个现象称"拥挤现象(crowding phenomenon)"。有些弱视眼的行视力与单个字母视力之间的差异很显著,行视力越低则差距越大。这是因为邻近视标之间的轮廓相互影响的关系(图 9-10-2)。在治疗过程中,单个字母视力总是比行视力进步更快。但弱视治疗的目的是要使行视力变为正常。因此检查弱视患者视力要优先选择行

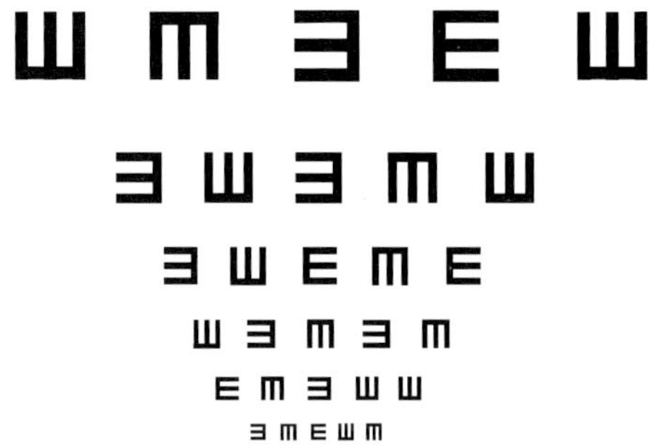

图 9-10-2 对数视力表

视力表,以更准确反映患者视力信息。弱视治疗一个时期后,如果单个字母的识别力变为正常而行视力仍不正常则预后不佳,所获得的视力多不能维持巩固。两者之间的差异越大,预后越差。两者之间的差异逐渐缩小则预后良好。

(三) 注视性质

注视性质与视力密切相关。正常情况下,正常人两眼均为中心注视,即用黄斑中心凹注视。但是有一部分弱视患者,中心凹注视能力逐渐丧失而形成了旁中心注视。1943 年 Bangerter 首先指出单眼弱视可能有非黄斑中心凹注视,即便在粗略的临床检查时似乎是中心凹注视。由于缺乏一致的诊断标准,国外报道的旁中心注视发生率占 23%~82%。国内刘家琦检查的 851 只弱视眼中,旁中心注视者 479 眼,占 56%,在屈光参差性弱视中,旁中心注视很少见。

可用投射镜检查诊断旁中心注视。令患者遮挡主眼,用弱视眼注视投射镜中的黑星或黑点,检查者观察投射镜内黑星中心的小孔或黑点是否正好位于黄斑中心凹反射上。用黄斑中心凹注视者称中心注视,用黄斑中心凹周边网膜注视者称旁中心注视。

现在普遍使用的直流电式直接检眼镜,部分便携式直接检眼镜都有投射镜,中央有一个黑星或黑点,其外有两个黑环围绕,分别为 3° 及 5°。

简易的分类法是将注视性质分为四型:①中心凹注视:黄斑中心凹反射恰好与黑星中央或者黑点重合;②旁中心凹注视:中心凹反射在黑星外,但在 3° 环以内;③黄斑注视:中心凹反射位于 3° 环与 5° 环之间;④周边注视:中心凹反射在黄斑边缘部与视盘之间,偶有位于视盘鼻侧者(图 9-10-3、图 9-10-4)。

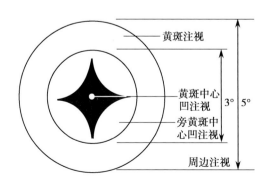

图 9-10-3 注视性质
投射镜内的 Linksz 黑星

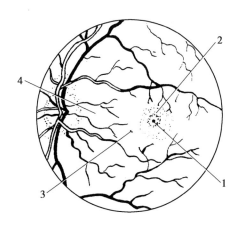

图 9-10-4 检眼镜下的注视位置

1. 黄斑中心凹注视；2. 旁中心凹注视；3. 旁黄斑注视；4. 周边注视

旁中心注视可以是稳定的，也可以是游走的，后者的预后较前者为优越。一般趋势是注视点离黄斑中心凹越远，该弱视眼的视力也越差。

(四) 立体视觉降低

立体视觉建立在双眼融合功能基础上，任何一只眼视力降低都有可能影响立体功能建立。在斜视性弱视，由于一只眼受到大脑抑制，立体视觉的建立和发育会受到比较明显的影响。在屈光参差性弱视，立体视觉发育也会受到不同程度的影响。屈光不正性弱视由于两眼视力相近或相同，两眼融像功能障碍和中枢抑制，一般立体视觉发育受到的影响较小。

(五) 对比敏感度降低

对比敏感度是测量视觉功能情况的敏感指标。不同于高对比度下的字母表视力，对比敏感度是测量视觉系统辨别不同空间频率正弦条栅所需黑白反差 (对比度) 的能力。它反映了视觉系统在不同对比度下对细小和粗大目标的分辨能力，能更精确地反映视功能。弱视眼存在对比敏感度下降，以中高空间频率端明显。研究显示，弱视眼的视力与对比敏感度函数 (CSF) 有线性关系，视力低下时，CSF 值也低，曲线全频段，或在高、中频段明显降低。曲线的高峰向低空间频率端移动。治疗后弱视眼已达 1.0 时，原弱视眼的 CSF 值比主眼仍然低下。斜视性和屈光参差性弱视都同样有这种情况。

(六) 弱视眼的电生理改变

1. 视网膜的反应 学者们采用视网膜电流图 (简称 ERG) 的方法研究弱视眼视网膜功能变化。用单纯闪光刺激时，发现弱视眼与正常眼的电反应无明显差异。1975 年 Sokol 报道用图形做刺激，检测视网膜电流图 (Pattern ERG) 时，发现弱视眼 ERG 的 b 波振幅及后电位的振幅均降低。

2. 脑中枢反应 Wagner 用反转黑白棋盘格检查正常和弱视儿童的视觉诱发电位 (VEP)，发现正常儿童双眼 VEP 的潜伏期和振幅相似，呈对称性。弱视儿童弱视眼的 VEP 潜伏期延长，振幅小于主眼，刺激双眼时振幅也无明显增高。在治疗期间，弱视眼 VEP 的改善比视力的提高先出现。

(七) 暗适应

在低度照明下弱视眼的功能改善。这促使学者们希望观察在暗淡光线情况下弱视眼的注视性质是否发生变化，他们发现注视区和它的稳定性都无变化。但在看强光时，注视区域明显变大。

五、弱视的相关检查

(一) 视力检查

1. 字母视力检查 对于有认知能力的患者，优先选择字母视力表作为视力检查的工具，并注意检查弱视眼视力拥挤现象，优先选择有成行字母的视力表，如 LogMAR 视力、国际标准视力表视力、对数视力表视力等。如果不能使用行视力表，可以选择在字母周围加框的方法增加拥挤度。

2. 图形视力检查 对于没有认知字母能力的幼儿，可以选择图形视力表进行视力检查，常用视力表有 LEA Sympols 图形视力，国内厂家也有图形视力表生产。图形视力检查也要注意优先选择成行排列图形的视力表。对于不善于用语言表述识别图形的幼儿，可以利用指认匹配图形卡片中的相同图形协助测试，以增加检测成功率。

3. 选择性观看 对于不能指认图形视力的婴幼儿，可以采用选择性观看的方法，检测弱视儿童的条栅视力。检测时要注意检测环境安静，没有干扰儿童注意力的其他刺激物，否则可能影响检查准确性。条栅视力检测不仅能够检测单眼条栅视力水平，更重要的是，通过检测发现两眼之间的视力差异，对弱视诊断、疗效判断都具有重要意义。条栅视力不能等同于字母视力，一般均优于字母视力。尽管条栅视力对弱视眼视功能的判断不如字母视力敏感和精确，但是，它仍然是临床判断婴幼儿视力的实用而有力的指标，在婴幼儿弱视诊断中发挥着重要作用。

4. 其他婴幼儿视力评估方法

(1) 双眼红光反射试验：通过检查瞳孔区是否红光反射显变暗或有混浊，有无白色或黄色反光，红光反射是否对称，判断有无屈光间质混浊、白内障、眼底病变以及有无明显屈光参差。由此，间接了解有无弱视发病因素。

(2) 注视选择：观察患儿的注视选择是一种实用的评估两眼之间视力差异的方法。如果斜视患儿能随意自如地更换注视眼，可以肯定该患儿没有弱视。如果患儿习惯用一眼注视，其选择注视程度可以提供斜视眼的功能情况。例如，如果患儿屡次强烈地反对遮盖注视眼而不在乎遮盖斜视眼，可以合理地认为斜视眼的视力低下。当注视眼被遮盖时斜视眼出现搜寻样眼震，则结论更能肯定。去除注视眼的遮挡后，观察注视眼恢复注视所需时间，还可以进一步了解两眼视力差异。如果几秒内或瞬目之前，该眼即恢复注视，说明患儿有强烈的注视选择，斜视眼可能有弱视；如果在瞬目之后，原来的斜视眼仍维持注视，则可能无弱视。

(3) 单眼遮盖试验：通过观察交替遮盖左右单眼的反应，可以帮助判断左右眼视力差异程度。如果患儿多次强烈抗拒遮盖右眼，而不在乎遮盖左眼，提示两眼之间存在明显视力差异，左眼视力低下。如果两眼抗拒反应相同或者均不抗拒，提示两眼视力无明显差异。

（4）16D三棱镜试验：注视选择观察对于判断微小斜视或正位视眼的视力差异比较困难。Wright建议在一只眼前置一个$10^\triangle$底向上或向下的三棱镜造成人为的上斜视，以便于观察注视选择行为。也有学者用$16^\triangle$三棱镜代替$10^\triangle$三棱镜，使垂直分离加大，方便观察。

虽然注视选择被广泛应用来评估弱视，有时还作为决定遮盖的唯一指导。临床医师应注意到，在没有弱视的情况下，有时也可有强烈的注视选择，尤其在小角度内斜视病例。

5. 不同年龄儿童的视力正常值　通过总结分析我国儿童视力普查和流行病学研究数据，中华医学会眼科学分会斜视与小儿眼科学组在2011年发表的专家共识中，总结了我国儿童视力正常值范围。3~5岁儿童视力正常值下限为0.5；6~7岁儿童视力正常值下限为0.7。我国目前尚未有3岁以下儿童视力正常值数据。在《美国眼科临床指南（2012版）》中，对于有能力认知图形或字母视力的3岁以下幼儿，单眼或双眼最佳矫正视力低于0.4，被认为存在弱视。

6. 其他视功能检查

（1）双眼视功能检查：通过双眼视功能检测的多种方法，评估双眼视觉发育和受损情况。

（2）对比敏感度：通过检测对比敏感度阈值，绘制对比敏感度函数曲线，了解弱视眼对比敏感度受损情况，可以更敏感和全面地了解视功能状况。

（二）眼位与眼球运动检查

眼位与眼球运动检查可以判断患者有无斜视及眼球运动异常，从而帮助寻找弱视病因。在单眼恒定性内斜视和下斜视的病例，如果有一只眼恒定处于偏斜位，该眼很可能发生弱视。检查时，如果偏斜眼不能持续注视，或者不能注视，均提示该眼为弱视眼。如果强迫该眼注视时会出现水平搜寻样眼震，更说明该眼视力低下。外斜视和上斜视，由于在发病早期常常有交替注视机会，上斜视通过代偿头位获得双眼视机会，均较少发生弱视。但是有极少数外斜视和上斜视患者，由于一只眼恒定处于偏斜位，偏斜眼也存在弱视可能，要注意检查。

（三）外眼及眼前节检查

所有弱视患者都要仔细进行外眼及眼前节检查，帮助寻找弱视病因以及除外眼前节器质性病变。比如检查有无上睑下垂，有无眼球发育异常，有无小眼球小角膜，或大角膜，有无角膜混浊；仔细检查角膜、前房、虹膜、瞳孔及瞳孔对光反应，除外炎症；检查晶状体位置及透明程度，有无先天性白内障，如果有先天性白内障或晶状体发育异常，评估其对视力发育的影响。

（四）屈光检查

屈光检查是发现屈光参差和屈光不正性弱视的基本方法。在剥夺性弱视去除发病原因之后，以及斜视性弱视病例为矫正同时伴有的屈光不正，也必须进行屈光检查，以明确屈光不正的性质和程度，为屈光矫正提供依据。儿童需进行睫状肌麻痹下的屈光检查和医学验光，以获得准确屈光度数。2019年中华医学会眼科学分会斜视与小儿眼科学组在《中华眼科杂志》发布了《中国儿童睫状肌麻痹验光及安全用药专家共识（2019年）》，提出了各个年龄段选择睫状肌麻痹剂的建议。

（五）眼底与注视性质检查

眼底检查可以发现或除外眼底器质性病变。要仔细检查视盘颜色、大小，边界是否清晰，有无隆起，杯盘比大小，有无细小病变。黄斑结构及黄斑中心凹有无异常，视网膜有无异常，黄斑位置及血管有无异常。眼底检查可以使用直接、间接检眼镜，彩色眼底照相、广域眼底照相等设备，还可以使用OCT、眼底自发荧光、荧光素眼底血管造影等方法。弱视诊断之前一定要仔细检查除外眼部器质性病变，对于没有明确弱视致病因素的视力低下病例，尤其要仔细查找眼部器质性病变，注意与视神经病变、遗传性视网膜黄斑病变，以及葡萄膜炎症性病变相鉴别，防止误诊、漏诊。

检查弱视患者眼底时，要注意检查注视性质。旁中心注视是弱视眼的一个重要临床特征，同时也是视力不良的一个标志。转变旁中心注视则是弱视治疗的重要步骤。

（六）调节功能检查

一般使用综合验光仪进行调节功能检查，通过检查可以发现一些弱视患者存在的调节功能异常，弱视患者常见调节幅度降低、调节潜伏期时间延长、调节性集合异常等。

（七）视觉电生理检查

视觉诱发电位检查可以检查鉴别视神经病变。各类视神经病变都可能出现P_{100}波潜伏期明显延长及振幅明显降低。弱视中枢改变也会引起P_{100}波潜伏期延长与振幅降低，但是与大脑及视神经病变相比，程度较轻。弱视PVEP改变以中高空间频率刺激的P_{100}波改变相对明显。大脑中枢病变及视神经病变多出现全空间频率反应波改变。

使用各种不同空间频率条栅或棋盘格作为刺激，观察P_{100}波反应情况，可以间接评估视力状况。如果对某一空间频率不能出现可辨别的反应波，表示视力不能分辨该空间频率条纹或棋盘格，由此可以评估被测弱视力，称为视觉诱发电位视力。分别测试两眼，可以了解两眼视力差异，为诊断和治疗提供依据。使用瞬态、稳态、扫描VEP方法进行儿童视力研究的文章已经有很多报道。

视网膜电图以及眼电图可以用于检查视网膜功能，帮助诊断和鉴别一些视网膜病变。

（八）其他相关检查

对于弱视致病因素不明或者怀疑有眼部器质性病变的病例，还可以选择相关检查进一步帮助诊断。如眼压测量，视神经、黄斑OCT检查，眼底自发荧光、荧光素眼底血管造影检查；必要时还需要进行头颅影像学检查及一些化验检查等。

六、弱视的诊断和鉴别诊断

（一）弱视诊断标准

2011年中华医学会眼科学分会斜视与小儿眼科学组的《弱视诊断专家共识》中，明确了弱视的定义和弱视诊断的依据。即视觉发育期由于单眼斜视、未矫正的屈光参差、高度屈光不正及形觉剥夺引起的单眼或双眼最佳矫正视力低于相应年龄的视力;或双眼矫正视力相差 2 行及以上(国际标准视力表),视力较低眼。其中要注意三方面的要素。首先,弱视是在视觉发育期内发生,视觉发育期之后再出现致病因素,也不再可能发生弱视。其次,有弱视致病因素存在,没有发现致病因素的情况要谨慎诊断弱视。第三,最佳矫正视力低于同年龄正常范围。斜视与小儿眼科学组总结的我国儿童视力正常值为:3~5 岁儿童视力正常值下限为 0.5;6~7 岁儿童视力正常值下限为 0.7。对于 3 岁以下儿童,可以参考《美国眼科临床指南(2012版)》关于婴幼儿弱视的诊断标准(表 9-10-1)。诊断弱视要注意以上三方面要素,诊断弱视首先要排除眼部器质性病变。

表 9-10-1　婴幼儿弱视诊断标准

弱视类型	评估指标	判断标准
单眼弱视	单眼遮盖试验	双眼抗拒反应不对称
	注视反应	某一只眼不能注视或者不能持续注视
	选择性观看	双眼相差≥2 个倍频
	最佳矫正视力	双眼相差≥2 行
双眼弱视	最佳矫正视力	年龄≤3 岁,单眼或双眼视力低于 0.4

注:在全套 TAC(teller acuity cards)条栅检测板中,2 个倍频差为 4块检测板的视力差距,即视力较低眼条栅视力值相当于视力较高眼条栅视力值对应的 1/4 视角。

(二)弱视的分级诊断

1996 年,中华医学会眼科学分会斜视弱视防治学组依据当时的弱视诊断标准制定了我国弱视的分级标准:

1. 轻度弱视　矫正视力为 0.8~0.6(国际标准视力表)。

2. 中度弱视　矫正视力为 0.2~0.5(国际标准视力表)。

3. 重度弱视　矫正视力≤0.1(国际标准视力表)。

按照 2011 年中华医学会眼科学分会斜视与小儿眼科学组提出的"弱视"定义,原有的分级标准中的视力标准需要更改,目前,国内尚无新的分级标准。国外常用的分级方法一般将弱视分为重度和轻中度。矫正视力在 0.2 以下为重度弱视;矫正视力在 0.2 以上为轻中度弱视。

(三)鉴别诊断

有一些眼部器质性病变,由于也会引起矫正视力下降,容易与弱视相混淆,临床实践中应注意鉴别。有时,眼部器质性病变与弱视并存,要注意防止漏诊和误诊。

1. 病理性近视　存在脉络膜毛细血管-玻璃膜-视网膜色素上皮复合体变性。多存在高度近视基因,病程呈进行性,眼轴逐渐增长伴随近视程度不断加深,最佳矫正视力往往低于正常并可能逐渐下降,弱视治疗无效。

2. 轻度视神经萎缩　无论是先天因素还是后天因素引起的轻度视神经萎缩,都可以造成矫正视力降低。由于视神经颜色改变较轻,易于被忽略而误诊为弱视,或者漏诊。临床中要仔细进行眼底检查,对于没有弱视致病因素的病例尤其要仔细寻找病因,还可以借助视觉电生理、OCT 等检查方法帮助诊断和鉴别。

3. 遗传性视网膜黄斑病变　一些遗传性视网膜黄斑病变,如 Stargard 病、视网膜色素变性等在发病早期眼底病变尚不明显或变化轻微时,一般眼底检查不易发现眼部病变,而矫正视力往往已经降低,因此,易于被误诊为弱视。当遇到没有弱视致病因素的视力低下病例,或者最佳矫正视力随时间而下降的病例,要警惕漏诊这类疾病的可能性,要注意仔细询问发病情况和家族遗传病史,仔细检查中心及周边,以及各个方位的视网膜情况,并借助于 OCT、视觉电生理、眼底自发荧光、荧光素眼底血管造影等技术帮助诊断与鉴别。其他先天性视神经视网膜发育异常也可以造成视力低下。

4. 有可能伴发弱视的其他眼病　发生于视觉发育期的眼病,如先天性青光眼等,由于曾经出现角膜水肿混浊而可能影响视觉发育形成弱视,青光眼经过治疗眼压下降后,视力仍然不能发育至正常。此时应注意鉴别患者视力降低是由于原发病病情反复所引起,还是弱视尚未治愈。在视觉发育敏感期,在青光眼病情控制后,依然可以进行弱视治疗,以改善由于弱视引起的视力低常。

(四)弱视危险因素

斜视和屈光参差是弱视的主要危险因素。大约有 50% 的单眼弱视与斜视相关,其次为屈光参差,患病率略低。有 50% 的内斜视患者初诊时有弱视。早产、胎龄短、弱视家族史也会增加弱视患病风险。发育迟缓婴儿比足月健康婴儿弱视患病率高出 6 倍多。母孕期吸烟、使用毒品或酒精,均会增加婴儿患弱视、斜视的风险。

七、弱视的治疗

一旦确诊弱视,应立即治疗。弱视治愈后可能复发,治愈后仍需追踪观察 2~3 年。

弱视的治疗原则包括 3 个方面:消除形觉剥夺的原因、矫正屈光不正、单眼弱视者遮盖弱视对侧眼;对于双眼弱视者,如果两眼视力无差别、无眼位偏斜,则不需遮盖。儿童斜视性弱视原则一般应在双眼视力接近(一般两眼视力相差 2 行以内)后再手术矫正眼位。

(一)消除形觉剥夺的原因

形觉剥夺性弱视是最严重的弱视类型,治疗困难,预后差。对于危及视觉发育的先天性白内障,应尽早摘除白内障和进行光学矫正,以获得相对较好的预后。单眼致密性先天性白内障患儿在出生后 6 周内、双眼致密性先天性白内障患儿在出生后10 周内手术摘除白内障并术后进行光学矫正,预后较好。在双眼白内障患儿,两眼白内障手术时间间隔应不超过 1~2 周。

先天性白内障如果密度较高足以造成瞳孔区遮挡,影响外界物体在视网膜上清晰成像,就需要尽早手术摘除。手术摘除混浊晶状体后,一定要尽快配戴屈光矫正眼镜,补充由于晶状体摘除损失的屈光度,使视网膜能聚焦成像,之后再进行其他弱视治疗。先天性上睑下垂如果程度重,尤其单眼重度上睑下垂,造成瞳孔区全部或大部分遮挡,影响了视力发育,也需要尽早手术矫正。要注意,上睑下垂经常合并有散光和屈光参差,术后也需要及时进行睫状肌麻痹验光,配戴眼镜矫正屈光不正。视觉发育期出现的角膜混浊,如果影响视觉通路的透明性,也会造成弱视,应尽早予以治疗,包括板层或穿透性角膜移植。术后同样要注意及时进行屈光矫正。其他在视觉发育早期发生的眼病,影响视觉通路透明性的,都应尽早治疗。

(二)矫正屈光不正

规范的视网膜检影验光和准确矫正屈光不正是弱视治疗的基础。弱视患者大多存在屈光问题。屈光参差,中、高度远视,混合散光及单纯散光都可以使视网膜成像模糊而形成一定程度的形觉剥夺,导致弱视。斜视性弱视患者也经常伴有屈光不正或屈光参差。因此,验光配戴合适眼镜是消除形觉剥夺,治疗弱视的最为基础步骤和方法。

矫正屈光不正前需要先进行规范的睫状肌麻痹下的检影验光。屈光检查使用的睫状肌麻痹剂包括:阿托品(atropine)眼膏(或凝胶)、托吡卡胺(Tropicamide)滴眼液、盐酸环喷托酯(cyclopentolate Hydrochloride)滴眼液等。①内斜视儿童初次验光前应使用 0.5%~1% 阿托品眼膏(或凝胶),以达到睫状肌充分麻痹状态。②6 岁以下不伴有内斜视的儿童初次验光,验光前宜使用 0.5%~1% 阿托品眼膏(或凝胶),以达到睫状肌充分麻痹状态。

其他视情况可以在验光前选用托吡卡胺滴眼液、盐酸环喷托酯滴眼液等作为睫状肌麻痹剂。使用 1% 盐酸环喷托酯滴眼液或 1%~2% 托吡卡胺滴眼液验光检影效果不稳定者,也应使用 0.5%~1% 阿托品眼膏(或凝胶)。

1. 矫正伴有内斜视的屈光不正者 ①首次配镜远视要充分矫正;②配镜后要定期复查视力;③每半年至 1 年重新给予睫状肌麻痹后验光 1 次。调节性内斜视在维持眼位正、视力好的情况下酌情减低球镜度数;④部分调节性内斜视或非调节性内斜视再次验光时,在不影响视力、眼位前提下,也应适当减少球镜度数。

2. 矫正伴有外斜视的屈光不正者 ①如伴有远视性屈光不正,以获得最佳矫正视力的较低度数处方。3 岁及以下尚不能配合视力检查的儿童,可依据检影验光的屈光度减去生理性远视。②如伴有近视性屈光不正,按睫状肌麻痹检影验光结果或复验结果处方。

3. 矫正不伴有斜视的屈光不正者 远视性屈光不正,可以依据睫状肌麻痹检影验光结果酌情减去一定度数配镜,可以减去 +1.00~+1.50D 生理远视给予配镜矫正,注意减低远视球镜度最多不能超过总量的 1/3。散光度数原则上不予增减,按实际结果配镜。屈光矫正大多数情况使用框架眼镜,安全、有效、价格相对便宜。随着新技术的引进和材料更新,屈光矫正的方法增多,患者还可以选择透氧性较好的角膜接触镜。对于单眼白内障术后,以及屈光参差程度重的弱视患儿,角膜接触镜距离眼球光学中心更近,光学矫正质量更高,两眼物像差更小,对弱视眼视力提升和双眼视建立更有利。大散光配戴硬性角膜接触镜可以在一定程度上抑制散光增长,并获得更好的光学矫正质量。配戴角膜接触镜要注意角膜的安全问题。

以上第 2、3 两类情况也应半年至 1 年验光 1 次,根据屈光的变化换镜。

(三)遮盖疗法

遮盖疗法有一个很悠久的历史。早在 1943 年 de Buffon 认为弱视眼视力的下降是产生斜视的病因,因而建议遮盖注视眼。以后很多年人们认为弱视是一种先天遗传性疾患,因而放弃了甚至反对遮盖疗法。后来学者们认识到弱视是一种功能性异常,是对斜视的知觉性适应,所以又恢复了遮盖疗法。目前它还是治疗弱视的主要和最有效的疗法。

1. 常规遮盖

(1)是单眼弱视治疗的首选方法,适用于中心注视或旁中心注视。

(2)遮盖对侧眼,强迫弱视眼注视;为防止患儿不合作,有效的办法是用无刺激性眼贴直接贴在眼周围的皮肤上,或将眼垫直接盖住眼睛使患儿无法偷看。刘家琦等报道的用综合疗法治疗的 931 例弱视病例中,9~13 岁组最后获得≥1.0 视力者占 46%,视力达到 0.9 者占 5.14%,她们认为应当治疗每一个可以救治的弱视眼。近年来的随机临床试验表明,在治疗 7 岁以下重度弱视(视力为 0.16~0.2)儿童中,每天给予 6h 的遮盖可以产生与全天遮盖疗法相似程度的视力提高。在中度弱视(视力为 0.25~0.6)的儿童中,每天给予 2h 的遮盖与每天 6h 的遮盖治疗效果是相似的。对于 10 岁及以下年龄的弱视患者,遮盖疗法的治疗效果是肯定的,若治疗 3~4 个月视力提高不理想可延长遮盖时间或转换为光学压抑。对于 12~17 岁的大龄儿童,遮盖的效果与之前是否进行过弱视治疗有关,若未接受过弱视治疗,遮盖疗法仍可提高弱视眼视力。

(3)根据弱视发生的原因及程度确定遮盖强度。为避免遮盖眼视力下降,通常年龄越小,遮盖时间越短,可以根据弱视程度和依从性适当调整遮盖强度。全日遮盖或高比例遮盖是指睡眠时可以去除,但在起床后立即盖上,每日遮盖时间占非睡眠时间的 70%~100%。1980 年 Scott 报道斜视性和屈光参差性弱视,经全日传统遮盖疗法后,可获得极为满意的结果。遮盖疗法对 7~9 岁大年龄组儿童也有效,但疗程较小年龄组长,50%~66% 的患儿在治疗停止后能维持所获得的视力。

(4)随访间隔:根据弱视发生的原因及程度确定随访间隔时间,年龄愈小,随访间隔时间愈短。一旦开始遮盖疗法,就必须加强复诊及随访观察。复诊时每次检查主眼视力及注视性质,要警惕发生遮盖性弱视。如发现主眼视力下降,首先应检影验光,一旦确定发生遮盖性弱视,应及时停止遮盖,一般 1~2 周视力即可恢复。随访中如果发现患儿出现斜视或复视应停止遮盖,观察眼位变化,有的病例打开双眼,戴远视足矫眼镜一段时期后,内斜视自发消失。有的病例即使戴足矫眼镜打开遮盖后内斜视依然不能消失,最终需要手术治疗斜视。

(5)弱视治愈后应巩固治疗 3~6 个月,然后逐渐降低遮盖强度直至去除遮盖,并继续随访 2~3 年。

遮盖治疗过程必须定期复查对侧眼视力,警惕对侧眼由于遮盖出现视力下降。

2. 部分时间遮盖　根据弱视程度及患者的年龄考虑采用 2h/d、4h/d 或 6h/d 不等,遮盖对侧眼以提高弱视眼视力。主要用于:

(1) 3 岁以下儿童,初始治疗时,为避免遮盖性弱视,可采用部分时间遮盖。

(2) 经治疗双眼视力平行或接近时,可改为部分时间遮盖,以巩固疗效、避免复发。

(3) 弱视治愈后复发,选用部分时间遮盖常可达到再次治愈的效果。如部分时间遮盖 1~2 个月效果不显著,则应提高遮盖强度。

3. 不完全遮盖　用半透明材料贴在对侧眼镜片上,使对侧眼矫正视力低于弱视眼,适用于轻度弱视和弱视治愈复发者以及伴有眼球震颤的弱视。

(四) 压抑疗法

压抑疗法是利用光学、药物或半透明膜降低优势眼的远视力或近视力,在双眼竞争中,人为压抑优势眼,使弱视眼转为注视眼得到使用而在双眼竞争中转为相对有利的地位。压抑疗法要做到使优势眼视力比弱视眼低至少 2 行,以消除优势眼对弱视眼的抑制。

一般采用药物压抑。对侧眼应用阿托品,维持睫状肌麻痹,使对侧眼视力主要是看近视力低于弱视眼。阿托品压抑适用于轻中度弱视,使用药物压抑,需及时随诊,防止弱视反转。阿托品压抑治疗轻中度弱视效果可与遮盖治疗相当。药物压抑的原理是使优势眼睫状肌麻痹,调节能力降低,看近不清楚,而弱视眼有调节能力,配戴合适眼镜,看远看近均能聚焦清晰,从而得到更多使用机会。

药物压抑有一些副作用要在治疗前告知家长和患儿。主要有优势眼暂时性视力下降;畏光、结膜刺激症状;少数病例出现内斜视,当然也有同样比例的内斜视好转病例;全身副作用有面部潮红、口干、皮肤干燥、发热、谵妄、心动过速。

光学压抑是给优势眼配戴过矫 +3.00D 球镜度的镜片,降低优势眼的远视力。而弱视眼配戴合适眼镜,看远看近均能聚焦清晰。

光学加药物联合压抑是将两种方法结合,使优势眼看远看近均不清晰。比如,优势眼点阿托品,戴欠矫镜片,一般减去 5.00D 球镜(可用负镜片或减少正镜片),这样优势眼既不能看近也不能看远。而弱视眼配戴合适眼镜看远看近均能聚焦清晰,从而更多使用。

光学压抑儿童接受度不高,现在已经较少使用。半透明膜压抑的方式与光学压抑相比更方便,成本更低,也更易于被儿童所接受。

半透明膜压抑是在优势眼镜片上贴一层半透明薄膜,使优势眼视力降低,半透明膜的密度不同,对视力的影响程度也不等,要依据两眼视力差异选择半透明膜密度,以达到强迫弱视眼变为注视眼为原则。半透明膜疗法适用于仅通过屈光矫正无法提高视力的轻中度弱视患者,以及用于遮盖或药物压抑后的维持治疗。随机对照试验显示,半透明膜压抑效果等同于每

天遮盖 2h。

(五) 旁中心注视的治疗

通过后像疗法、红色滤光片法和海丁格内视刷等方法改变旁中心注视为中心注视。

1. 后像疗法　最初弱视的治疗仅限于遮盖优势眼,利用各种方法训练弱视眼,使其视力提高。对于伴有旁中心注视的年长弱视儿童,这些功能训练不起作用。1940 年,Bangerter 等开始系统地研究主动提高旁中心注视性弱视视力的疗法,他将这种疗法称为后像疗法(pleoptics,希腊语为完全视觉的意思)。这一方法的原理是用强光照耀弱视眼旁中心注视网膜区域,使之产生抑制,同时中心部用一黑色圆盘投射到眼底遮盖保护黄斑区。紧跟着用闪光间歇地刺激黄斑。以后 Cupper 又加以改进,他用一个能发射强光的改良检眼镜,称后像镜(euthyscope)操作。治疗前先做散瞳检影验光,矫正屈光不正,遮盖弱视眼使旁中心注视减弱或消失以利治疗。在治疗期间平日也盖弱视眼,防止旁中心注视巩固。治疗时遮盖主眼,每次治疗完毕仍盖弱视眼,待转变为中心注视后,改用传统遮盖疗法继续治疗。治疗时先用强光照耀旁中心注视弱视眼(黄斑中心凹区用 3°~5° 直径黑盘遮挡保护),一般照耀 20~30s,然后令患者在室内闪烁灯下注视墙上白布屏上的后像。初起时为正后像(中心有黑盘的亮圈),以后转变为负后像(中心为白色周边为暗黑色圈)。负后像出现后,令患者将负后像中心光亮区对准重叠屏上的视标并令其用小棍去指点,通过手眼合作来加强正常定位功能。患者必然用其黄斑区注视,因为照耀过的旁中心注视区的负后像是个黑暗区,而被保护的黄斑是个能看得见的白色光亮区。最好每天照耀几次,每次操作 15~20min。视力进步后将 5° 黑盘改为 3°,使弱视眼的注视点逐渐向黄斑中心凹移位。后像治疗需要专门的设备和接受过培训的技术人员给予治疗。

2. 红色滤光片法　利用黄斑中心凹视锥细胞对红光敏感,而周围杆细胞对红光不敏感的原理,用红色滤光片过滤掉波长小于 640nm 的光,只保留波长在 640~660nm 的红光,使黄斑中心凹的视锥细胞兴奋,从而使黄斑中心凹功能不断提高,由旁中心注视逐渐转变为中心注视。目前这一方法已经很少使用。

3. 海丁格内视刷　利用特殊光学原理和视网膜内视现象产生一个光刷,用光刷刺激视网膜黄斑中心凹,提高黄斑中心凹的分辨力,改善注视性质。需要使用同视机或专门的海丁格刷治疗仪进行训练。

(六) 弱视综合疗法

弱视的综合治疗包括,在屈光矫正的基础上,中心注视者采用遮盖加精细作业或者视觉刺激的方法;旁中心注视者采用遮盖加精细作业或者必要时增加后像治疗或红色滤光片的方法或视觉训练等。

1. 视刺激疗法　英国剑桥大学的学者们在 20 世纪设计了一个弱视治疗仪,命名为 Cam 视刺激仪,利用反差强、空间频率不同的方波条栅作为刺激源来刺激弱视眼以提高视力。为了让大多数视细胞都得到训练,这个刺激仪的条栅可以转动,这

样就能使弱视眼的视细胞在各个方位上都能接受不同空间频率条栅的刺激。治疗仪中央有一个能旋转的轴心,上面放一个对比度强的黑白条栅圆盘。该盘转动时则在各条子午线上都产生刺激。在条栅转盘上面再放一个有图案的透明塑料圆盘。用患儿能识别的最高空间频率的条栅作为他的阈值,平日无须盖眼,治疗时盖主眼,接通电源使条栅盘旋转,令患儿用弱视眼按塑料盘上的图案描画,每次 7min,1~2 次/d,在弱视治愈的巩固期可以每周训练 2~3 次。在间隔期间也无须盖眼,治疗时盖主眼。一般做过两三次,视力都能有所提高(图 9-10-5)。

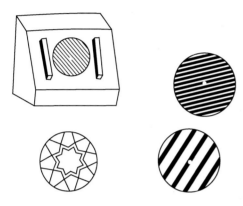

图 9-10-5 CAM 视刺激仪

1979 年 Campell 和 Watson 都报道了令人鼓舞的效果,但其他作者不能证实他们的结果。国内北京医科大学小儿眼科郭静秋等报道的治疗率为 28.79%,有效率仅为 50.26%。

本疗法的最好适应证为中心注视性和屈光不正性弱视,疗程可以大为缩短。在治疗屈光不正性弱视时,虽然两眼的原始视力相似或相等,但主眼总是很快地升高到 1.0,而居劣势的一只眼则需继续治疗。如果劣势眼进步太慢或停滞不前可酌情改用压抑疗法或部分遮盖法。

本疗法不能治疗各种类型的弱视,总的疗效也不如传统遮盖法或综合疗法。旁中心注视者效果差。在治疗过程中有可能引起复视。在发现复视时,应立即停止治疗。本疗法的作用机制,目前尚属推论,有待进一步研究。

2. 精细目力工作 又称近距离用眼活动(near-vision activity)或家庭作业(home work)。根据患者年龄及弱视眼视力,令患儿做些力所能及的家庭作业来使用精细视觉。如穿针、穿珠子、描画、刺绣、拼图、阅读等,近年来还有一些利用电脑开发的训练游戏,增加了训练的趣味性。所有这些作业的目的是刺激视觉,促进视力的提高。在 Callaham 等用不同方法治疗的三组弱视中,以传统遮盖加精细作业的效果最好,视力提高得最快。

3. 双眼视觉训练 近几年采用双眼感知觉训练和虚拟现实技术(virtual reality,VR)进行双眼不同步不等量的视觉刺激方法,治疗弱视眼并探讨消除弱视患者双眼优势中的作用和机制,这还有待于进一步研究证实。

(七)药物治疗

曾经有研究者试用药物治疗弱视者。1992 年 Gottlab 报道用左旋多巴胺(L-dopamine)试治了 20 例斜视性及屈光参差性弱视。多巴胺为神经传递剂,存在于视网膜无长突细胞和丛间细胞中,也参与向大脑传递信息的过程。口服多巴胺,2mg/kg 体重,3 次/d,1 周后 70% 患者视力提高,弱视眼注视方向盲点缩小。停药后疗效维持 1~3 周。主眼在服药后无明显改善。服药后反应有轻度恶心呕吐、腹痛及轻度头晕。以后又有作者观察到口服左旋多巴胺可以改善对比敏感功能,缩短 P 波潜伏期。国内也有一些口服左旋多巴胺治疗大龄儿童弱视的研究,但是由于疗效并不确切,现在已经较少为医生和患者采用。

八、弱视的疗效评价标准

(一)疗效评价标准

1996 年,中华医学会眼科学分会斜视弱视防治学组依据当时的弱视诊断标准制定了我国弱视疗效评价标准:

(1)无效:弱视眼视力不变、退步或提高 1 行;

(2)进步:视力提高 2 行或 2 行以上;

(3)基本治愈:视力提高到 0.9 或以上;

(4)治愈:经过 3 年随访,视力保持正常。

2011 年中华医学会眼科学分会斜视与小儿眼科学组指出,不同年龄儿童,其正常视力发育水平是不同的,不能都以 1.0 为正常视力标准,强调在弱视诊断中,要考虑年龄因素,并提出了 3~5 岁儿童视力正常值下限为 0.5;6~7 岁儿童视力正常值下限为 0.7 的概念。按照新的弱视诊断概念。原有的弱视疗效评价基本治愈标准已经不能适用于所有弱视儿童。以儿童年龄对应的正常视力范围作为基本治愈标准应该更为合理。在国外关于弱视的研究中,疗效评价多数以视力提升的行数或字母数量为依据。

(二)影响弱视预后的因素(factors influencing prognosis)

影响弱视预后有诸多方面的因素,首先,弱视类型是影响弱视预后的主要因素,由先天性白内障等疾病引起的形觉剥夺性弱视,预后较差;而屈光不正性弱视,预后相对较好。其他因素还有发病年龄、治疗年龄、治疗依从性等等,都是影响弱视预后的重要因素。在视觉发育敏感期内,能够早期发现和治疗,并选择了正确的治疗方法,患者也能够严格按照医嘱执行治疗方案,满足这些条件的病例大多数能够获得较为满意的效果。

当然,在总结弱视疗效时,不仅要考虑视力的提高,还应考虑到立体视的建立。刘家琦教授分析 1 332 只弱视眼治疗经验,得出了有关预后的几条规律。

1. 弱视程度、注视性质、弱视类型和治疗年龄均会影响弱视眼视力预后

(1)弱视程度(severity of amblyopia):弱视的深度(原始视力)与治疗预后关系极为密切(P<0.001),轻度者疗效最高,重度者最差,各组的相应治愈率为 93.84%、71.02% 和 41.01%,差异有显著性。

(2)注视性质(fixation pattern):注视性质对弱视疗效也有显著影响(P<0.005)。中心注视者 88.87% 获得治愈,离中心凹愈远,治愈率愈低。旁中心注视者经治疗后 93.05% 转变为中心凹注视。

（3）弱视类型（type of amblyopia）：各家一致认为屈光不正性弱视的预后最好（P<0.005），因为双眼视力相近或相等，没有双眼物像融合困难，也没有双眼竞争作用，故不引起黄斑抑制。这一型采取传统遮盖或 Cam 视刺激仪疗法，治愈率高达 90.16%。

（4）治疗年龄（age）：治疗预后与初诊年龄有关。各家报道都一致指出，年龄愈小，预后愈好。

2. 关于建立立体视（establishment of binoculus）　出生后随着年龄的增长，立体视功能逐渐发育完善，到 7~9 岁时成熟。立体视是双眼视功能的最高级形式。建立立体视是治疗弱视的理想目标。重度弱视预后最差，不仅在提高视力方面，建立立体视也不例外，获得立体视的百分比也明显低于中度和轻度弱视。中度和轻度组之间获得立体视的百分比无显著性差异。关于弱视类型与立体视，斜视型弱视获得立体视的可能性最低（P<0.005），因为双眼视轴不平行，患者平日只用一眼注视，双眼视细胞不可能正常发育，注视眼对弱视眼又起竞争性抑制作用，当然不可能建立立体视。斜视发生得较晚或早年获得治愈者仍有可能建立立体视。

掌握了以上规律，在弱视患者经初诊检查后即可作出有关预后的较为正确的预知性估计。特别需要强调的是，诸如先天性白内障引起的形觉剥夺性弱视，尤其是单眼、致密的全白内障对视力发育影响严重，不同于一般弱视，疗程需要很长时间而疗效差。除了应尽早摘除白内障，还需要及时进行光学矫正。双眼白内障也需要尽早摘除，否则易于形成知觉性眼球震颤。2018 年《美国眼科临床指南》建议的摘除白内障最小年龄为 2 个月。形觉剥夺性弱视预后相对差，疗程长，应告知家长做好相应的思想准备并合理预期疗效。

（三）弱视的复发问题

弱视有复发趋势，治疗的最大顾虑是如何巩固疗效，防止复发。在视觉没有成熟之前，每个治愈的弱视都有可能复发。所以每个治愈者都应有随访观察一直到视觉成熟期。

随访期应有多长，各家观点不一。有的认为至少应有两年的随访，Flynn 则主张弱视患者治愈后，像肿瘤患者一样，应有 5 年治愈率观察。刘家琦教授总结北京医科大学第一医院报道的病例中，1 年复发率为 11.88%，2 年复发率为 2.93%，随访 3 年患者中仅有 1 例复发（0.63%），追踪在 3 年以上者中没有复发的，因此提出弱视治愈的随访观察应以 3 年为宜。1996 年，中华医学会眼科分会斜视弱视防治学组提出的随访年限也为 3 年。2018 年最新版《美国眼科临床指南》报道，弱视治疗成功后的病例有 25% 在 1 年内复发。

弱视复发最可能发生于屈光参差性弱视和斜视性弱视患者，在视力刚刚达到正常水平，或接近两眼视力平衡时，就急于摘掉眼镜或者去除遮盖，在弱视眼视力尚未得到巩固时，摘镜重新使弱视眼视网膜成像模糊，或者斜视重新出现，即使很小角度的内斜视也会造成弱视眼重新被抑制。有的情况是，视力尚未完全达到双眼平衡或者刚刚达到平衡后，急于做手术矫正斜视，术后又未能继续戴镜巩固弱视眼视力，导致弱视复发。

如果弱视确实复发，一定要配戴合适眼镜，并再遮盖主眼，弱视眼视力还能提高到原有最高水平而且提高的速度比复发前更快。同时加强双眼单视训练以巩固疗效。随访期间头 6 个月每月复诊 1 次，以后每半年 1 次到 3 年为止。

为防治弱视复发，要在弱视眼视力提升至正常后，继续遮盖主眼，巩固弱视眼视力一段时间，不要急于去掉遮盖，而是将遮盖时间逐渐减量，也可以使用半透明膜代替遮盖一段时间，确定弱视眼视力稳定后，再去除遮盖。此外，要保持配戴屈光矫正眼镜至视觉发育成熟，不要过早摘镜。对于两眼视力平衡后进行手术矫正内斜视的患者，术后还要继续关注其视力和眼位情况，必要时要继续采取部分时间遮盖主眼，以巩固弱视眼视力。

九、弱视的筛查和预防

弱视是视觉发育期内发生的眼病，早期发现并早期干预，一些儿童可能避免发生严重弱视，大多数弱视病例也可以获得功能治愈，而且疗程短，经济成本低。早期发现弱视的重要方法就是早期进行视力筛查。2013 年 4 月，原国家卫生和计划生育委员会办公厅发布〔2013〕26 号文件《关于印发儿童眼及视力保健等儿童保健相关技术规范的通知》，在全国基层医疗机构、妇幼保健系统推进儿童视力和眼病筛查从出生开始，制定了系统的推进方案和工作要求。这项工作意义重大，如果能够全面实施儿童从出生开始进行视力筛查，将有望使儿童弱视发病率降低，弱视治疗的社会和家庭经济成本大幅度降低。

弱视筛查需要覆盖全国儿童人口，以基层卫生保健机构、妇幼保健院为主要筛查机构，通过建立三级转诊体系，完善弱视筛查和干预工作。广泛进行宣传教育，了解斜视和屈光参差是弱视的主要危险因素。大约有 50% 的单眼弱视与斜视相关，其次为屈光参差。有 50% 的内斜视患者初诊时患有弱视。使家长及托幼工作者了解弱视早期诊断治疗的意义，积极弱视筛查，以便早期发现弱视危险因素，实现早期干预。应定期为婴幼儿进行视力评估。0~6 岁儿童应定期进行视力筛查和评估，并进行规范诊断和尽早治疗。对于有弱视、斜视和屈光不正（主要指远视和散光）家族史的婴幼儿更应及早进行检查。发现斜视或注视行为异常者，应及时就诊或转诊进行专科检查。

弱视筛查的方法主要包括：红光反射检查，用于发现先天性白内障、严重的玻璃体视网膜病变，也可能发现明显的屈光参差。视物行为观察及眼的追随运动可以发现视力明显低下的情况。角膜映光眼位检查用于发现斜视。屈光筛查可以发现各年龄段儿童的屈光不正，特别是屈光参差，间接提示视力可能存在异常。尽管筛查结果不精确，但是，一旦发现屈光筛查结果异常，检查者需要对受检儿童进行睫状肌麻痹下的验光检查，以排除屈光参差和屈光不正性弱视。视力检查是最有力的发现儿童弱视的手段，但是，由于儿童受认知发育不足的影响，不是所有儿童都能进行字母或图形视力检查。检查者需要根据各年龄段儿童认知能力，选择不同的视力评估工具进行儿童视力评估，具体请参见儿童视力检查与评估。

（李晓清　刘家琦）

第十一节　眼球震颤

要点提示

眼球震颤(nystagmus,NY)是一种不自主、节律性和往复性的眼球摆动或跳动,眼球震颤的最大危害是由于持续的眼球摆动或跳动导致患儿黄斑固视反射发育障碍,从而引起视力减退。眼球震颤本身而言,通常只是某一疾病的一种症状,因此,在临床诊疗中同样应该重视患者眼部器质性病变及中枢神经系统有无异常。新近发现 *FRMD7,PAX6,GPR143* 等基因突变可导致眼球震颤,促进了其分子遗传学的发展。眼球震颤临床诊断并不复杂,治疗方面,目前临床上多采取手术治疗,包括眼外肌本体感受器破坏术、中间带移位术,治疗目的是减轻震颤、改善头位、改善外观、提高视力。

一、概论

眼球震颤(nystagmus)是一种不自主、节律性和往复性的眼球摆动或跳动,是由于某些视觉的、神经的或前庭功能的病变导致的眼球运动异常,患者常伴有双眼视力损害和异常头位。

通常,根据外观上眼球震颤的方向,将其分为水平性眼球震颤、垂直性眼球震颤、旋转性眼球震颤、混合性眼球震颤。根据眼球震颤的节律,可将其分为冲动型眼球震颤(jerk nystagmus)和钟摆型眼球震颤(pendular nystagmus)。冲动型眼球震颤表现为眼球以不同的速度往复摆动,即眼球向某一方向缓慢转动之后,又突然呈跳跃式快速转回相反方向,前者称眼球震颤的慢相,后者称为快相,快相的方向即眼球震颤的方向。比如,右向冲动型眼球震颤(aright jerk nystagmus),指患者的眼球向右侧运动的时候速度加快,右侧是快相;而向左侧运动的时候速度减慢,左侧是慢相(符合 Alexander 定律)。钟摆型眼球震颤即眼球表现为钟摆样运动,在不同方向运动的速度和振幅基本相同,无快相和慢相之分。根据眼球震颤的协调性,将其分为共轭性眼球震颤和分离性眼球震颤。共轭性眼球震颤指双眼震颤的振幅、频率和方向协调一致。分离性眼球震颤指单眼发生眼球震颤或是双眼同时存在眼球震颤。如果是双眼性的,两只眼震颤的慢相的振幅、频率和方向不是完全协调一致的。根据眼球震颤是否自然出现,将其分为显性、隐性及混合性(显性与隐性并存)三类。隐性眼球震颤最为突出的特征是双眼注视的时候眼球震颤不显现出来,而在遮盖一只眼之后,双眼共轭性眼球震颤立即出现。

明显的眼球震颤一望便知,临床上一般容易作出诊断;轻微者只有进行专门的检查才能发现。但需注意的是,眼球震颤本身而言,通常只是某一疾病的一种症状,往往合并眼部及神经系统异常表现,所以,经过眼科检查之后,首先确定眼球震颤患者是否属于神经系统异常,是否需要神经科的诊断治疗。

二、眼球震颤的描述

通常,在临床中我们从震颤幅度、频率、方向、类型四个方面描述眼球震颤。如下表示:①幅度:小(<5°),大约 1mm;中(5°~15°),1~3mm;大(>15°),大于 3mm;②频率:慢(10~40 次/min);中(40~100 次/min);快(>100 次/min);③方向:水平、垂直、旋转或混合型;④类型:冲动型、钟摆型或两者兼有。

三、眼球震颤的分类

眼球震颤从性质上可分为生理性眼球震颤和病理性眼球震颤。前者包括视动性眼球震颤(optokinetic nystagmus)和终位性眼球震颤(end-position nystagmus);后者根据发病时间可分为先天性眼球震颤(congenital nystagmus,CN)和后天性眼球震颤(acquired nystagmus,AN)。

(一) 生理性眼球震颤(physiological nystagmus)

1. 视动性眼球震颤(optokinetic nystagmus)　当注视视野中出现快速移动的景象时,诱导出的眼球震颤称为视动性眼球震颤,是一种生理性眼球震颤。常见的如注视高速行驶的列车或在快速运动的列车内从窗口向外注视外景时,正常眼球会出现水平性眼球震颤。这种眼球震颤的特点是振幅小,频率快,有明显的节律性,有明显的快相和慢相,快相方向与注视物运动方向一致。视动性眼球震颤可以用专门设计的视动鼓进行检查。正常人双眼所引出的视动性眼球震颤相同,即快相与变化着的注视方向一致。因视路病变而有同侧性偏盲的患者,在偏盲侧不能引出眼球震颤的快相,据此,有人认为这一检查对中枢神经系统疾病有定位诊断的意义。

2. 终位性眼球震颤(end-position nystagmus)　正常人在眼球向两侧水平方向极度注视时,可以出现有节律性的短暂眼球震颤,称为终位性眼球震颤,又称生理性肌肉性眼球震颤。这种眼球震颤有快慢相,快相朝向注视侧。在发生眼球震颤的双眼中,外转眼的程度要比内转眼略为明显,振幅较大。这是一种生理性现象,或称为假性眼球震颤,当眼球向正前方回位至眼球正常注视范围时,眼球震颤即刻消失;在斜视、疲劳、精神紧张等因素下更容易出现;发生次数大多不超过 10 余次。发生这种眼球震颤可能为注视目标超出正常注视野时因眼肌的超负荷收缩而产生交替出现注视与放弃注视动作所致。这种眼球震颤无病理意义,因此,应将其与病理性眼球震颤相鉴别。

(二) 先天性眼球震颤(congenital nystagmus)

先天性眼球震颤常发生于出生或出生后 3 个月之内。虽然大多数患者的眼球震颤会终身存在,但是部分患者会随着年龄增长,震颤逐渐减轻。

1. 先天性运动缺陷性眼球震颤(congenital motor nystagmus,CMN)　又称为先天性运动性眼球震颤,主要是传出机制缺陷,表现为双眼共轭性眼球震颤,大多为水平冲动型。当患者试图注视目标的时候,眼球震颤加重。在某一个注视眼位,眼球震颤减轻或消失,这个注视眼位被称为中间带或消震点,也称为"0 点"。患者往往选择中间带注视目标,以获得最佳视力。如果中间带不在第一眼位，代偿头位随之出现。双眼集合也能够减轻眼球震颤，所以，患者常常伴随内斜视。患者年幼的时候，可能存在头部摆动现象，随着年龄的增长，这种症状逐渐减轻。单纯先天性运动缺陷性眼球震颤不伴有其他中枢神经系统的异常，眼球检查无器质性病变，通常有中等视力水平，一般有较好的立体视功能。

随着分子生物学的发展，关于先天性眼球震颤的发病机制研究有了一些进展。最新的研究表明，先天性眼球震颤的发生与遗传因素相关联。其遗传方式有性连锁遗传、常染色体显性遗传、常染色体隐性遗传等形式。分别简述如下：

(1) X 性连锁遗传：对于先天性眼球震颤家系而言，X 性连锁遗传在临床上最为多见，女性不完全外显，其相关致病基因位点包括 Xq26.2（NYS1）、Xp11.4（NYS5）、Xp22.2（NYS6）。现已证明 FRMD7（NYS1）突变是先天性运动性眼球震颤的一个主要原因。Tarpxey 等通过对 16 个 X 性连锁遗传的先天性眼球震颤家系进行突变分析，将这些家系的致病基因定位在 Xq26-q27 范围内，结果发现有 15 个家系中先天性眼球震颤患者发现有 FRMD7 基因突变，基因突变率为 94%。该基因主要在胚胎的早期表达于小脑原基、中脑、发育中的视神经等，这些区域控制着眼球运动。编码 FERM7 蛋白（酵母功能域包含蛋白 7），属于超家族蛋白成员，与钙离子钙调蛋白依赖性丝氨酸蛋白激酶（calcium/calmodulin-depenNYSdent serine protein kinase，CASK，该蛋白是一种多结构域支架蛋白，在突触跨膜蛋白锚定和离子通道运输中起作用）相互作用，共同促进神经突形成和延伸。FRMD7 基因突变破坏了 FRMD7 蛋白与 CASK 的相互作用，导致神经突的数量减少与长度缩短，累及神经中枢或同向运动控制径路，导致眼球震颤。

(2) 常染色体显性遗传：到目前为止，已发现与常染色体显性遗传先天性眼球震颤相关的致病基因位点分别位于常染色体 6p12、7p11.2 和 13q31-q22。1993 年，Patton 等对一个常染色体显性遗传伴轻微旋转的水平性眼球震颤家系中两代的细胞遗传学检查，结果为 7:15 的平衡易位：t(7；15)(p11.2；q11.2)。1996 年，Kerrison 等通过对一个黑人常染色体显性遗传的先天性眼球震颤家系进行研究，将其致病基因定位于 6p12 上的 D6S271 和 D6S459 区间 18 cM 内（NYS2）。同年，Klein 等通过对一个德国的常染色体显性遗传先天性眼球震颤家系进行连锁分析，进一步证明了致病基因除了在 6p12（NYS2），还可能位于 7p11（NYS3）。2003 年，Ragge 等对一个三代共 14 例患者，9 例伴发斜视但视力正常的先天性眼球震颤家系进行连锁分析后，发现了一个新的基因座，位于 13q31-q33 的 13.8 cM 区间，并将其命名为 NYS4，但是该家系的主要表现是前庭小脑失调临床症状，并且眼球震颤并不是先天的，因此，NYS4 基因是否为先天性眼球震颤的常染色体显性遗传家系的致病基因，有待进一步的证实。

(3) 常染色体隐性遗传的先天性眼球震颤家系非常罕见，由于此类患者非常少见，对其进行研究十分困难，至今还没有对常染色体隐性遗传先天性眼球震颤进行致病基因定位和更深入的研究。

2. 先天性知觉缺陷性眼球震颤（congenital sensory defect nystagmus，CSN）　也称为固视性眼球震颤（fixation nystagmus），主要是传入机制缺陷。多见于 2 岁以前尚未建立完全的黄斑固视反射而已丧失了视力或视力极差的婴幼儿患者，视力一般只有光感或手动，不会超过 0.1。这种在出生前或出生后不久即丧失了视力的患儿黄斑功能没有发育或尚未发育成熟，因此，未能形成完全的黄斑固视反射。在 2~6 岁时，丧失视力的患儿也会有不同程度的不规则眼球运动，固视状态不能持续，但并非真正的眼球震颤。6 岁以后失明的患儿因在失明前已形成了黄斑固视反射，因此，一般不发生眼球震颤。该眼球震颤的特征为缓慢的钟摆型眼球震颤（pendular），多数情况下为水平性，在单眼眼球震颤时也可表现为垂直性，个别情况下也可为旋转性眼球震颤。这种固视性眼球震颤犹如两眼在"搜索"注视目标。当眼球向一侧注视时这种固视性眼球震颤也可有明显快相和慢相的冲动型眼球震颤（jerking nystagmus），快相向着注视侧。患者越是企图注视目标，眼球震颤越是明显，在睡眠状态下，这种固视性眼球震颤可以完全消失。

视神经和视网膜的病变是知觉性缺陷的病因，比如全色盲、白化病、夜盲、先天性 Leber 黑矇、性连锁性青少年视网膜劈裂、视锥视杆细胞营养不良、视神经发育不良、先天性白内障等。在儿童人群中，这是常见的眼球震颤病因，不同的原发病往往有其不同的震颤特点，现结合分子生物学的研究进展，将临床常见的原发病与眼球震颤的影响关系分别简述如下：

(1) 全色盲（achromatopsia）：色盲又称视杆细胞单色症，约 1:30 000 出生时就存在，是一种常染色体隐性遗传病，定义为视网膜视锥细胞功能丧失，经典表现为色盲、畏光、眼球震颤和视觉电位下降，视力常低于 20/200。根据残留视锥功能的多少，临床上从完全（典型）到不完全（非典型）色盲的病例，体征和症状各不相同。目前已知的致病基因有 5 个，分别是 CNGB3、CNGA3、GNAT2、PDE6C 和 PDE6H。色盲的眼球震颤：震颤可发生在任何方向，但是垂直波形和高频精细摆动更为常见，并且随着疾病的进展，波形似乎也从钟摆性演变为主要的冲动性眼球震颤。在典型的完全色盲中，患者通常在 6 个月时出现畏光和眼球震颤。完全色盲患者的视力通常低于 20/200，但不完全色盲患者的视力可高达 20/80。虽然随着时间的推移，眼球震颤可能变得不太明显，但视力通常是稳定的。这与其他视锥细胞营养不良症不同，后者视力进行性恶化。目前 AAV 基因疗法已经在 CNGB3、CNGA3 或 GNAT2 突变的小鼠模型中证明了显著的视锥功能和视力的近完全恢复。

(2) 眼白化病 I 型（ocular albinism type1，OA1）：GPR143 基因是目前已知的眼白化病 I 型的唯一一致病基因。眼白化病 I 型（OA1）是眼白化病最常见的类型，GPR143 定位在 Xp22.2，为 X 连锁隐性遗传，基因总长 40kb，包含 9 个外显子。编码一个由 404 个氨基酸组成的膜整合性糖蛋白（G 蛋白偶联受体），称为 OA1 蛋白，在有色素的组织细胞如视网膜色素上皮（RPE）、皮肤的黑素细胞中呈高表达。GPR143 基因突变可导致 OA1

蛋白的功能障碍,从而引起黑素小体生长调节失控,进而诱发病变。OA1 的患者主要为男性,几乎只有眼部表现,如畏光、斜视、视网膜色素缺失、虹膜颜色改变及半透明、视力低下、知觉性眼球震颤(水平钟摆性眼球震颤为主)、视神经中央凹发育不全,还伴有视神经通路异常等,皮肤和毛发颜色一般正常。女性大多为携带者,但由于 X 染色体的随机失活,女性携带者在临床上也有不同程度的眼部改变,或伴有皮肤及毛发的色素减退。

(3) 先天性静止性夜盲(congenital stationary night blindness, CSNB):CSNB 有 CSNB1 与 CSNB2 两种类型。CSNB1(完全型)是由 *NYX* 基因(nyctalopin 基因)突变导致视杆细胞和视锥细胞视觉通路中的双极细胞或其突触的完全缺陷所致。而 X 连锁隐性 CSNB2(不完全型)由编码视网膜特异性 α_1 亚单位的钙通道(*CACNA1F*)基因突变引起。两者典型的表现为小振幅、高频率的非共轭钟摆性眼震,其上常常叠加一个速度降低、增加或恒定的振幅较大的冲动性眼震。CSNB1 和 CSNB2 均表现为暗视和明视 ERG 中 b 波的减少。

(4) *PAX6*:PAX6 是一个高度保守的对正常眼球形成至关重要的主控基因,定位于人类第 11 号染色体长臂 13 位点(11P13),编码一种转录调节蛋白,在发育中的眼睛,以及中枢神经系统和胰腺中表达。该基因的突变导致不同程度的虹膜缺损或发育不全、青光眼、角膜混浊、角膜缘干细胞缺乏、白内障、近视、中心凹发育不全和眼球震颤。为常染色体显性遗传,常见突变位点为 PG64V、PA79E、P76R 等,*PAX6* 基因突变破坏了胚胎小脑细胞的迁移和神经突的延伸。因此,*PAX6* 突变患者的多个凝视控制中心可能受到影响,导致不同平面的眼球震颤。*PAX6* 个体的眼震有较大的家族内变异性,表现为不同平面(水平、垂直和旋转)的眼震振荡以及钟摆型和冲动型振荡的组合。黄斑中心凹 OCT 显示了许多与中心凹发育不全和视神经发育不一致的异常,如下所示:①中心凹窝变浅或缺失;②中心凹后有视网膜内层的延续;③中心凹处的外节较短,④视网膜神经纤维层出现变薄。视网膜电图正常,但是视力一般较差。

3. 周期性交替性眼球震颤(periodic alternating nystagmus, PAN) 是一种自发性的水平冲动型眼球震颤,而且震颤的方向呈周期性的变化。方向周期变化指的是冲动型眼球震颤快相的方向呈周期性变化。快相朝向一个方向,持续 60~90s,随之眼震慢慢衰减,最后持续消失 10~20s。然后眼球震颤重新开始,震颤的方向发生颠倒。这种周期性变化重复出现,当患者的注视方向发生变化之后,眼球震颤的周期也会受到影响。当中间带的位置发生变化之后,有些患者的代偿头位也随之发生交替性变化。

4. 隐性眼球震颤(latent nystagmus) 患者正常注视的情况下,不发生任何眼球运动障碍,而当一只眼被遮盖时,双眼立即出现有节律的水平性眼球震颤,有快相和慢相,快相向着未遮盖眼。这种在一眼被遮盖后才发生的眼球震颤称为隐性眼球震颤。这种眼球震颤多在进行某些眼科检查时被发现。例

如,检查视力,当遮盖一只眼时,受检眼可因发生眼球震颤不能固视而致中心视力下降,当双眼注视,双眼视力可以完全正常。又如在进行眼底检查时,因一只眼被检眼镜遮挡而诱发双眼眼球震颤。

(三)后天性眼球震颤(acquired nystagmus)

1. 点头痉挛性眼球震颤(spasmus nystagmus) 是一种与节律性点头动作相伴的眼球震颤。见于婴幼儿,预后良好。点头症状与眼球震颤一般在 1~2 年内可自行消失。眼球震颤为水平性,也可以为垂直性或旋转性。多为双眼发病,也可单眼发生。

2. 跷跷板式眼球震颤(see-saw nystagmus) 在垂直型眼球震颤中向上和向下交替出现并有旋转者称跷板性眼球震颤。表现为一眼上转,另一眼下转;上转眼内旋,下转眼外旋。多为鞍旁肿瘤所致。

3. 集合诱发性眼球震颤(convergence-evoked nystagmus) 患者视力正常,当注视近距离目标时,不能持续性集合,而是表现为集合与散开交替出现,反复呈钟摆性眼球震颤;频率 4~5 次/s,振幅 2°~4°;追视近物时双眼的振幅不对称;向各个方向注视这种眼球震颤并不消失。其发生机制可能与眼球集合运动功能障碍有关。多见于脱髓鞘疾病。

4. 上转性眼球震颤(upbeat nystagmus) 在眼球原位时出现快相向上的垂直性眼球震颤称为上跳性眼球震颤。一般分为先天性和后天性两种。其中,后天性上跳性眼球震颤有三种类型。①原位大振幅上跳性眼球震颤:向上注视时,眼球震颤增强,向下注视时减弱。这种眼球震颤常由小脑前蚓部或延髓的病变引起。②原位小振幅下跳性眼球震颤:与前一类型相反,向上注视时眼球震颤减弱,向下注视时增强。常由延髓髓内病变引起。③中间型:原位上跳性眼球震颤的振幅先大后小,常见于 Wernicke 脑病。上跳性眼球震颤均患有向上平稳追随运动的缺陷,因此,实际上属于追随缺陷性眼球震颤的范围。

5. 下转性眼球震颤(downbeat nystagmus) 在眼球原位时所出现的快相向下的眼球震颤称为下跳性眼球震颤。常伴有振动幻视,频率为 2~3 次/s,快相振幅约为 10°。在暗室中快相的速度无变化,但频率多减慢。向上的追随运动正常,向下和向侧面方向的追随运动呈急性追随运动。向下时无平稳的追随运动。常见于 Arnold-Chiari 畸形,也可见于小脑前庭部或其他下脑干的病变。

6. 眼外肌轻瘫性眼球震颤(muscle paretic nystagmus) 因单个眼外肌发生轻度瘫痪而收缩无力所引起的眼球震颤称为肌肉轻瘫性眼球震颤。表现为节律性;有快相和慢相,快相朝向眼球向收缩无力的肌肉一侧转动的方向;眼球震颤的程度双眼多不相等,有时只有患眼才可出现;在正常的注视范围内,正常眼不产生眼球震颤;因为眼外肌有轻度瘫痪,所以常伴有复视。这是一种病理性眼球震颤,与生理性者不同。生理性眼球震颤发生在超出注视范围的极度注视,双眼均能发生,对两者应加以区别。发生机制可能是当某一肌肉出现病变时,该肌肉的收缩不能使眼球转动达到应有的位置,出现因过度收缩而导

致的注视与放弃注视交替发生，从而形成了这种眼球震颤。快相朝向运动侧，为跳动性。

7. 眼肌阵挛性眼球震颤（ocular myoclonus nystagmus）　在患有软腭、咽喉、唇、舌、面肌、咀嚼肌、肋间肌或膈肌等阵挛的患者，眼肌也发生阵挛性抽动，由此而引起的眼球震颤称为眼肌阵挛性眼球震颤。眼外肌的抽动方向可为水平性、垂直性或旋转性，可为跳动或摆动，频率每分钟可达 100 多次。多见于中央顶盖区区的病变。

8. 单眼震颤（monocular nystagmus）　患者伴有重度弱视和盲。眼球震颤呈钟摆型，方向主要是垂直、慢速、小振幅和没有规律的。只发生在一只眼的眼球震颤，也可看作是分离性眼球震颤的一个类型。

9. 分离性眼球震颤　双眼发生眼球震颤的方向、节律或振幅等有所不同者，称为分离性眼球震颤（dissociated nystagmus），多见于小脑和小脑联系纤维同时受累的病例中。

（四）特殊类型

1. 水平注视麻痹伴进行性脊柱侧弯（horizontal gaze palsy with progressive scoliosis，HGPPS）　这是一种罕见的常染色体隐性遗传病，由 *ROBO3* 基因突变引起，定位于 11q23-25，ROBO3 蛋白有引导神经轴突生长的作用，为脑干神经纤维在后脑中线交叉所必需。临床表现以水平眼球运动受限和脊柱侧凸为主，垂直方向眼球运动尚可，往往合并斜视及眼球震颤，眼球震颤多为小振幅的水平钟摆性震颤，同时可见患者轻微的头部不自主运动和眨眼。

2. 自主性眼球震颤或癔病性眼球震颤（voluntary nystagmus or hysterical nystagmus）　这是一种由自主意志所能控制的眼球震颤，见于极个别的情况。可以发生在各个方向，速度快，振幅小，通常仅能维持 5~10s。

3. 中毒性眼球震颤（toxic nystagmus）　是一种因某些有毒物质而引起的眼球震颤。常见中毒的原因有巴比妥类药物、木醇、乙醇等。

4. 职业性眼球震颤（occupational nystagmus）　因长期在光线不足的环境中从事某种职业而发生眼球震颤称为职业性眼球震颤。光线不足时，视网膜注视物体主要依靠视杆细胞，而黄斑区中央凹部位没有视杆细胞，视锥细胞处于抑制状态，失去固视能力，为求得清晰视力，双眼不断运动，从而发生眼球震颤。这种眼球震颤多见于矿工，因此，又称为矿工性眼球震颤（miner nystagmus），也可见于排字工、宝石工等。职业性眼球震颤的特点是眼球运动的速度快，每分钟可达 150 次以上，多者可达 700 次，为钟摆性，没有快慢相。当向上注视时可加重这种眼球震颤，而当改变工作环境时多能自行消失。

四、治疗

后天性眼球震颤多数与神经科有关，需要经神经科的检查和治疗，有的甚至急需神经科的诊治。本节仅讲述先天性眼球震颤的治疗方法，通常治疗方法有两类：非手术治疗和手术治疗。治疗目的是减轻震颤、改善头位、改善外观、提高视力。

（一）非手术治疗

1. 光学疗法　先天性眼球震颤的患者往往伴有屈光不正，具有临床意义的屈光不正都应该给予合理的矫正。矫正屈光不正对恢复患者的视力、减轻眼球震颤有重要意义。

（1）角膜接触镜：由于患者眼球不停运动，冲动型眼震患者的中间带可能偏向一侧，因为角膜接触镜可以直接贴到角膜上，镜片与眼球运动同步，能够使镜片的光学中心始终与视轴保持一致，屈光矫正效果较好。接触镜既适用于知觉性眼球震颤，也适用于冲动型眼球震颤。有些患者戴镜以后，眼震明显好转。

（2）负球镜：患者配戴负镜片，也就是近视患者过矫，远视患者欠矫一定的度数。通过负镜片刺激调节，引起调节性集合，从而发挥集合衰减眼震的作用，提高视力。

（3）三棱镜：三棱镜疗法有两种：第一种是平行移动中间带，消除异常头位，提高原在位的视力；第二种是用底向外的三棱镜，刺激集合，借以衰减眼震，提高视力。

三棱镜疗法有两个目的：其一是治疗，改善患者的异常头位，提高患者的视力。其二是手术之前进行试验，验证手术效果，这样对手术后的治疗效果就有一个比较准确的预期。

矫正异常头位的具体方法是把两块三棱镜分别放置在两只眼前，三棱镜的尖部指向中间带的方向，就好像中和两只眼的斜视一样，外斜视眼前放置底向内的三棱镜；内斜视眼前放置底向外的三棱镜。例如，一位冲动型眼震患者的中间带位于右侧，患者的面部转向左侧。放置三棱镜时，右眼前的三棱镜底向内，左眼前的三棱镜底向外。这类患者在注视目标的时候，双眼的视线指向右侧，右眼好像患有外斜视，右眼前放置的三棱镜底向内；左眼好像内斜视，在左眼前放置底向外的三棱镜。这时候，患者眼前的物像好像向右移动一定的角度，也就是把物像移进中间带，从而消除患者的代偿头位。也可以这样认为，三棱镜矫正中间带，把中间带移向患者的原在位，使患者的代偿头位消失。

如果患者的中间带偏离原在位 $10^\triangle$~$20^\triangle$，可以选用压贴三棱镜。这种三棱镜可以直接贴在框架眼镜的镜片上。但是压贴三棱镜矫正中间带的度数有限（如果三棱镜的度数过大，容易明显降低视力）。

2. 弱视的治疗　先天性眼球震颤的儿童往往有轻重不同的弱视，这类弱视是需要治疗的。这也是治疗眼震的重要措施。患者往往伴有不同程度的屈光不正，按照弱视的给镜原则，给予适当的矫正。也可以选用一些视觉刺激疗法，争取提高疗效。

（二）手术治疗

手术治疗的目的主要是把中间带移动到原在位、减轻震颤强度、扩大中间带的宽度、矫正代偿头位、改善视力。手术方式大体分为两种：中间带移位术（改善头位）和眼外肌本体感受器破坏术（减轻震颤强度）。

1. 冲动型眼球震颤（单纯合并面转）的手术设计　应该选择中间带移位术。中间带移位术有三种形式，目前应用最多的术式是 Parks 修改过的术式。

1953 年，Anderson 提出一种术式，这种术式是减弱慢相侧的两条水平直肌。这种术式适用于中间带偏离原在位比较近的患者，也就是代偿头位比较轻的患者，比如中间带偏离原在位 10°~15°。举例说明具体操作方法如下：患者的代偿头位是面部转向左侧，中间带位于右侧，双眼视线指向右侧。手术方式为减弱右侧的一对配偶肌，也就是后徙右眼外直肌与左眼内直肌。一般右眼外直肌后徙 6mm，左眼内直肌后徙 5mm。

1955 年，Kestenbaum 提出四条水平直肌同时手术，后徙一对配偶肌，缩短另外一对配偶肌。也就是后徙慢相一侧的两条直肌，缩短快相一侧的两条直肌。比如，一位冲动型眼球震颤的患者，代偿头位是面部转向左侧，中间带位于右侧。手术方式为减弱右眼的外直肌和左眼的内直肌，加强右眼的内直肌和左眼的外直肌，把中间带从右侧移向原在位。当初提出的是各条直肌做等量的后徙和缩短，分别都是 5mm。

1973 年，Parks 对上述手术方式进行改良，提出"5-6-7-8"术式。这种术式适用于代偿头位偏斜 15°~25° 的患者。比如，患者的代偿头位是面部转向左侧，中间带位于右侧，右眼的外直肌后徙 8mm，内直肌缩短 5mm，左眼内直肌后徙 6mm，外直肌缩短 7mm。这种术式的最终结果是四条直肌全部恢复平衡，平衡点位于原在位。其原因有两点：其一是每只眼的手术总量是相等的。比如，右眼内外直肌缩短和后徙 5mm+8mm=13mm，左眼内外直肌后徙和缩短 6mm+7mm=13mm。其二是内直肌的收缩力量比外直肌的力量强一些（在内外斜视的手术设计中能够体现这一点）。比如，5mm 和 6mm 的缩短或后徙都放在内直肌，7mm 和 8mm 的缩短或后徙都放在外直肌。

后期，Calhoun 和 Nelson 对手术方式进行了改进，对于未合并斜视的患者，如果面部转动的角度达到 30° 甚至更大，就要增大手术量 40%（7-8.4-9.8-11.2）。如果患者面部转动的角度超过 45°，手术量就要增加 60%（8-9-11.2-12.8）。手术量增大之后，术后眼球运动会受到限制是肯定的，但是，矫正代偿头位的效果是令人满意的。

另外，目前对于中间带位于垂直方向或旋转方向的眼震，手术方法及手术量尚无明确规定。多采用以下手术设计：①下颌内收-上方中间带：双上直肌退后术和/或双下直肌加强；②下颌上抬-下方中间带：双下直肌退后术和/或双上直肌加强；③头向右肩倾-中间带位于右旋位（注意：眼底照相检查旋转情况）：右下斜肌减弱 + 左上斜肌减弱；④向左肩倾-中间带位于左旋位：左下斜肌减弱+右上斜肌减弱。

2. 合并斜视的冲动型眼球震颤的手术设计 对于合并斜视的患者，手术设计的原则是：优势眼，也就是注视眼的手术用于矫正代偿头位，非注视眼的手术用于矫正斜视。即把中间带移位的手术做到注视眼上，按照患者斜视的方向和度数，考虑到注视眼的手术量，再确定斜视眼的手术设计。比如，患者眼球震颤合并外斜视，中间带位于右侧，右眼为注视眼，手术设计方案是注视眼的外直肌后徙联合内直肌缩短。这个手术量能够矫正代偿头位，也有利于外斜视的矫正。参照患者外斜视的度数，另外一只眼的手术作为补充，把外斜视矫正过来，这就是最合理的手术设计。再举一个例子，患者内斜视，右眼是优势眼，代偿头位是面部转向右侧，中间带位于左侧，手术设计是右眼内直肌后徙联合外直肌缩短，用于矫正代偿头位，实际也矫正一定度数的内斜视，其余的内斜视安排在非主眼上，也就是斜视眼上。

3. 钟摆型眼球震颤的手术设计 可以选择双眼眼外肌本体感受器破坏术。1999 年，Dell'Osso 在进行眼球震颤模型实验的过程中，发现手术切除眼外肌肌腱即可缓解眼球震颤的症状，其原理可能为手术去除了眼外肌的本体感受器，切断了反射环路，而使眼球震颤减轻甚至消失，目前，该手术适用于无中间带类型的钟摆型眼球震颤。这类患者没有代偿头位，手术目的是减轻眼球震颤的幅度和频率，改善视觉功能。

4. 眼球震颤阻滞综合征的手术设计 眼球震颤阻滞综合征（nystagmus blockage syndrome），就是眼球震颤和内斜视并存。在这种特殊的状态下，患者能够获得比较好的视力，在用三棱镜-遮盖法检查斜视度的时候，可能出现一个特殊现象。这种现象指的是内斜视中和之后，很快又出现欠矫，反复多次，不断增加三棱镜的度数，最终才能把内斜视全部中和。这种综合征患者侧向注视的时候，会产生冲动型眼球震颤。如果儿童眼球震颤患者出现内斜视，就应该做进一步检查，看患者是否伴有眼球震颤阻滞综合征。关于这类眼球震颤的手术选择，有以下几点需要注意：患者必须伴有恒定性内斜视，而且斜视度比较大。最早专家们往往选择一只眼内直肌后徙，再结合外直肌缩短。后来对眼球震颤阻滞综合征发病原因进行思考之后，认为后徙双眼内直肌是比较合适的，手术效果也证实，双眼内直肌后徙术的手术效果比一只眼水平直肌截退术的效果要好一些。

（王乐今 牛兰俊）

参考文献

1. 赵堪兴. 斜视矫正术设计的思考. 中华眼科杂志, 2002, 38 (8): 507-509.

2. 赫雨时. 斜视. 天津: 天津科学技术出版社, 1982.

3. 吴西西, 向宇, 董塔健. 神经网络在斜视手术设计中的应用. 中国斜视与小儿眼科杂志, 2003, 11 (3): 109-110.

4. 麦光焕. 眼外肌功能亢进与不足程度的分级方法. 中华眼科杂志, 2005, 41 (7): 663-666.

5. 美国眼科学会. 眼科临床指南. 赵家良, 译. 2 版. 北京: 人民卫生出版社, 2013.

6. 韦严, 亢晓丽, 赵堪兴. 间歇性外斜视的研究进展. 中华眼科杂志, 2011, 47 (11): 1043-1048.

7. 王利华. 斜视临床检查中需要注意的问题. 中华眼科杂志, 2014, 50 (7): 553-556.

8. 扬少梅, 颜建华. 斜肌功能异常与旋转斜视. 中华眼科杂志, 1990, 26 (4): 219-222.

9. VON NOORDEN G K, CAMPOS E C. Binocular vision and ocular motility. Theory and management of strabismus. 6th ed. St. Louis: Mosby, 2002.

10. 牛兰俊,吴夕,黎晓新.先天性上斜肌不全麻痹手术前后Bielschowsky 歪头试验的变化.中华眼科杂志,2003,39(12):720-723.

11. CLAYMAN H M. Atlas of Contemporary Ophthalmic Surgery. St Louis:Mosby,1990:339-377.

12. HELVESTON E M. Atlas of Strabismus Surgery. 2 ed,St. Louis:Mosby,1977.

13. 牛兰俊.重视斜视手术后双眼视觉功能.中华眼科杂志,2005,41(7):577-580.

14. 牛兰俊,吴夕,黎晓新.眼球后退综合征的手术设计.眼科研究,2004,22(2):194-196.

15. 亢晓丽,韦严,赵堪兴,等.改良的 Yokoyama 术治疗高度近视眼限制性内下斜视.中华眼科杂志,2011,47(11):972-977.

16. 韦严,亢晓丽.Yokoyama 手术治疗高度近视眼限制性下斜视的研究进展.中华眼科杂志,2014,50(7):547-549.

17. 常敏,张丽军,刘亚君,等.三种立体视检查方法比较.中国斜视与小儿眼科杂志,2010,2(18):55-63.

18. 亢晓丽,韦严.基于临床类型制定上斜肌麻痹的个体化治疗方案.中华眼视光学与视觉科学杂志,2015,17(4):193-196.

19. RANKA M P,LIU G T,NAM J N,et al. Bilateral posterior tenectomy of the superior oblique muscle for the treatment of A-pattern strabismus. J AAPOS,2014,18(5):437-440.

20. 牛兰俊,林肯,韩惠芳.实用斜视弱视学.苏州:苏州大学出版社,2016.

21. HELVESTON E M. Symposium on Strabismus. St Louis:Mosby,1978.

22. HERSH P S. Ophthalmic Surgical Procedures. Strabismus Surgery. Boston:Little Brown and Company,1988.

23. 吴夕,蒋晶晶,牛兰俊.A-V 型斜视合并斜肌功能异常的手术特点.中国实用眼科杂志,2011,29(12):1305-1308.

24. 吴夕,刘玉华,艾立坤,等.应用随机点立体图检测水平融合功能的临床研究.中华眼科杂志,2001,37(4):307-308.

25. 中华医学会眼科学分会眼视光学组.儿童屈光矫正专家共识 2017.中华眼视光学与视觉科学杂志,2017,19(12):705-710.

26. 中华医学会眼科分会斜视与小儿眼科学组.中国儿童睫状肌麻痹验光及安全用药专家共识 2019.中华眼科杂志,2019,55(1):7-12.

27. 赵堪兴,史学峰.重视婴幼儿视力异常的筛查.中华眼科杂志,2013,49(7):577-579.

28. 国家卫生健康委办公厅.0~6 岁儿童眼保健及视力检查服务规范(试行)[R/OL].国卫办妇幼发〔2021〕11 号.(2021-06-23)[2022-05-25]. http://www.nhc.gov.cn/fys/s7906/202106/15c5e7d23b3843daa3d87d2d7cebc3ce.shtml.

29. 国家卫生健康委医政医管局.关于印发近视防治指南、斜视诊治指南和弱视诊治指南的通知[R/OL].国卫办医函〔2018〕393 号.(2018-06-05)[2022-05-25]. http://www.nhc.gov.cn/cms-search/xxgk/getManuscriptXxgk.htm?id=369a1d5d8f124bd6a792f48cf3454b2e.

30. 褚任远,赵家良.儿童青少年屈光不正诊治应以睫状肌麻痹下验光结果为基准.中华眼科杂志,2019,55:86-88.

31. 赵国宏,焦永红.知觉状态与儿童间歇性外斜视术后眼位.眼科,2013,22:292-294.

32. 王利华,赵堪兴.间歇性外斜视治疗中的热点问题.中华眼科杂志,2015,51(6):465-469.

33. 李月平,张伟.关注间歇性外斜视治疗的焦点问题.中国眼视光学与视觉科学杂志,2018,20(5):257-260.

34. 赵晨,姚静.规范斜视的诊断和治疗:解读美国眼科学会内斜视和外斜视 2017 年版临床指南.中华眼科杂志,2020,56(3):176-182.

第十章

葡萄膜病

葡萄膜一词来源于拉丁文的 uva(意思是葡萄),为眼球壁的中层,富含色素和血管,又名色素膜。葡萄膜血容量占整个眼内血流量绝大部分,为外层视网膜提供营养和代谢功能,同时由于富含色素又为眼睛形成暗房,而方便视网膜成像。

葡萄膜由虹膜、睫状体和脉络膜组成。虹膜呈圆盘状,中央为瞳孔,虹膜内含有瞳孔括约肌和开大肌,随光线的改变调节瞳孔的大小;睫状体的睫状突具有分泌房水的功能,调节和维持眼内压;脉络膜主要由血管构成,包括大血管层、中血管层和毛细血管层,为外层视网膜提供血供,有营养眼球的作用,由于脉络膜血管面积较大,血流缓慢,许多全身疾病可通过血流影响葡萄膜而使其致病,反之葡萄膜的疾病如脉络膜恶性肿瘤也可以借血流向全身转移。另外有时葡萄膜色素细胞既是抗原又是靶细胞,也可能导致自身免疫相关性疾病。

葡萄膜病是常见眼病,其中最多见者是葡萄膜炎(uveitis),另外还包括表现为葡萄膜炎的伪装综合征、葡萄膜结构或位置异常如睫状体脉络膜脱离、葡萄膜的先天异常以及葡萄膜的良性或恶性肿物等疾病。

第一节 葡萄膜炎的总论

要点提示

1. 定义:葡萄膜炎是发生于葡萄膜的一组疾病,包括前葡萄膜炎、中间葡萄膜炎、后葡萄膜炎和全葡萄膜炎。

2. 关键特点:免疫相关性炎症;病因复杂;可以合并全身病。

3. 关键治疗:针对病因治疗;对症抗炎治疗(局部糖皮质激素、活动性散瞳、热敷),必要时全身治疗(糖皮质激素、免疫调节剂);并发症治疗需在控制活动炎症基础上考虑手术治疗。

葡萄膜炎是指葡萄膜的炎症,病因复杂,常反复发作,各个年龄均可发病,尤其中青年发病较多,是常见的致盲性眼病,常伴有全身疾病。葡萄膜炎是常见的致盲性眼病,欧美报道葡萄膜炎的发病率是每年 2/10 000~5/10 000,患病率约 10/10 000~15/10 000。目前全球约有葡萄膜炎患者 200 万,全球约 10% 的致盲性眼病是由于葡萄膜炎所致。

一、葡萄膜炎的病因

葡萄膜炎的病因非常复杂,按照致病来源可以分成外因性、内因性和继发性三大类,内因性葡萄膜炎致病原因非常复杂,且很多与全身病有关,病因诊断常不易明确。不同的地域和不同的时代也有不同的病因变迁。

内因性葡萄膜炎由于种族、遗传、地域 、社会、环境的不同而有很大的差异,而时代的变迁也成为病因变化的重要原因之一。Vogt-小柳原田综合征多发生在亚洲和欧亚国家,Behcet 病在古丝绸之路的国家多发,如土耳其、中国、日本、伊朗和沙特阿拉伯等,鸟枪弹样脉络膜视网膜病变主要发生在西方国家,而拟组织胞浆菌病则主要发生在美国,尤其是密西西比地区高发。我国葡萄膜炎的病因中以 Vogt-小柳原田综合征、类风湿性关节炎伴发的葡萄膜炎和 Behcet 病为多。

而时代的变迁和社会的发展,也使得疾病的病因发生了改变,如 20 世纪 30~40 年代,中国的结核、梅毒患者较多,因而结核和梅毒性的葡萄膜炎也多见,随着抗生素的广泛应用,结核和梅毒都基本上消灭,而后在 20 世纪末期,出现了艾滋病,从而也就有了艾滋病所致的葡萄膜炎和由于免疫力缺陷导致的巨细胞病毒性葡萄膜炎。近些年结核的发病又呈上升趋势,梅毒也"死灰复燃",梅毒性葡萄膜炎的报道也不罕见。近几年病毒感染性疾病呈高发趋势,新型病毒感染的出现,也有报道伴随出现病毒相关性的葡萄膜炎。另外,伪装综合征也随着肿瘤的发病率和种类的增多常有报道,较多的是眼部淋巴瘤的病例。

葡萄膜炎的病因主要可以分为以下三方面:

(一) 外因性

由外界致病因素所致。

1. 感染性外因 如眼球穿通伤、内眼手术、角膜溃疡穿孔等易引起化脓性眼内炎,其感染源是:

(1) 来自患者的结膜、皮肤或眼附近的感染灶,特别是慢性泪囊炎。

(2) 术中使用污染的敷料和药液等。

(3) 手术伤口愈合不良以及术后晚期感染,如抗青光眼手术的结膜滤泡感染。外因感染的病原体细菌比真菌多,以革兰氏阳性细菌最多见,如白色葡萄球菌、金黄色葡萄球菌、链球菌等;革兰氏阴性菌以铜绿假单胞杆菌为多;真菌性眼内炎多为念珠菌的感染。

2. 非感染性外因 如机械性、化学性和热烧伤以及动植物毒素刺激;眼内铜异物也可引起非感染性化脓性葡萄膜炎。机械性眼损伤其程度与作用力平行,严重者可发生局限性虹膜坏死、萎缩。化学性烧伤以碱性和酸性为多,前者更严重,不仅角膜被破坏,并可引起严重虹膜睫状体炎。有机物的刺激如毒性植物、昆虫刺和毒液等可引起渗出性葡萄膜炎。毛虫毛在结膜角膜可发生灰红色、黄色小结节;进入虹膜引起结节性虹膜炎并可发生前房积脓,称为结节性眼炎(ophthalmia nodosa)。眼内铜异物可发生非感染性化脓性葡萄膜炎。此外,眼局部应用强缩瞳剂可使虹膜血管通透性增强,长时间应用可发生虹膜后粘连。

(二) 继发性

继发于眼部和眼附近组织的炎症。

1. 继发于眼球本身的炎症 如角膜炎、巩膜炎、视网膜炎等。

2. 继发于眼内毒素的刺激 如眼球萎缩变性、长期视网膜脱离、眼内反复出血以及眼内恶性肿瘤坏死等。这种炎症往往是慢性,易复发,包括以下:

(1) 萎缩性葡萄膜炎(atrophic uveitis):发生于失明变性的眼球,因坏死组织、细胞毒素(cytotoxins)所致,有时是过敏因素。其临床特点是业已萎缩的眼球仍有周期性炎症,刺激症状明显;由于睫状膜的牵引,牵拉晶状体向后,使前房变深,房水混浊,眼压低下;患眼已无光感。

（2）伴有视网膜脱离的葡萄膜炎（uveitis with retinal detachment）：长期视网膜脱离，视网膜下液体的异常蛋白刺激或过敏而引起的慢性葡萄膜炎，导致虹膜后粘连甚至继发性青光眼。

（3）慢性出血性眼炎（chronic hemophthalmitis）：眼内有大量出血可引起轻度或一过性葡萄膜炎，也偶见于出血性疾病或紫癜反复出血以后，更多见于外伤后。可能是对血红蛋白中铁成分的反应。

（4）肿瘤坏死所致的葡萄膜炎（uveitis due to necrotic neoplasms）：多见于坏死性肿瘤，特别是恶性黑色素瘤。由于肿瘤的细胞毒素或者是反复出血的结果，偶尔是由于内因性微生物感染引起炎症。因此，对屈光间质不清，眼压高而又原因不明的葡萄膜炎应当做超声波检查除外眼内肿瘤。

3. 继发于眼球附近组织的炎症　如眼眶脓肿，眼眶脓肿经涡状静脉的血栓性静脉炎传播至脉络膜引起葡萄膜炎；化脓性脑膜炎沿蛛网膜下腔、视神经鞘进入眼内而引起全眼球炎。

（三）内因性

葡萄膜炎的主要原因，可以分为感染性和非感染性两大类。

1. 感染性内因　病原体或其产物通过血流进入眼内。如：

（1）化脓性细菌感染：如细菌性转移性眼炎，多发生于小儿或免疫功能低下者；克雷伯菌性眼内炎是常发生在肺炎或肝脓肿等全身病患者的，预后差。

（2）非化脓性细菌感染：是较为多见的类型，常见如结核杆菌、麻风杆菌、布氏杆菌、淋球菌、脑膜炎球菌等导致的葡萄膜炎；

1）结核（tuberculosis）：根据个体的抵抗力，对结核的免疫状态，感染细菌的数量以及毒力的不同而有不同的临床表现。结核杆菌可直接侵犯葡萄膜组织，引起结核性肉芽肿性病变，也可由迟发超敏反应引起炎症。

2）麻风病（leprosy）：是由麻风杆菌感染所致，多表现为慢性肉芽肿性前葡萄膜炎，前房和病变组织内可找到耐酸性细菌。

3）布氏杆菌病（brucellosis）：常在疾病的慢性恢复期发生前葡萄膜炎，也可发生脉络膜炎。皮肤试验或血凝试验阳性。

4）淋病（gonorrhea）：有尿道炎、前列腺炎、关节炎病史，偶可发生前葡萄膜炎。

5）脑膜炎球菌病：全身表现为脑膜炎症状，可发生轻度前葡萄膜炎或全眼球炎。血和脑脊液培养阳性。

6）奴卡菌病（nocardiosis）：是致命但可治疗的，主要表现为肺部和播散性脓肿的全身病，眼部累及罕见，细菌多通过血行感染眼部，表现为眼痛，虹膜睫状体炎、脉络膜脓肿，甚至全眼球炎。

7）巴尔通体病（bartonellosis）：也就是猫抓病，是由汉塞巴尔通体，一种多形性革兰氏阴性短小杆菌感染所致。眼部表现主要是视神经视网膜炎，也可表现为葡萄膜炎。

8）Whipple病：是一种罕见的由Tropheryma whipplei感染所致的多系统疾病，又称肠原性脂肪代谢障碍。眼部侵犯罕见，可表现为双眼全葡萄膜炎和视网膜血管炎。

（3）螺旋体感染

1）梅毒（syphilis）：先天梅毒性视网膜脉络膜炎表现为胡椒盐样眼底，后天梅毒多见于第二期梅毒，表现为纤维蛋白性前葡萄膜炎或视网膜脉络膜炎。梅毒抗体检查呈阳性反应。

2）钩端螺旋体病（leptospirosis）：葡萄膜炎出现在全身病的后期。从血、尿中可分离出螺旋体；补体结合和血凝试验阳性。

3）Lyme病：是由蜱媒介的一种疏螺旋体（borrelia burgdorferi，BB）感染所致的疾病。最初发现于美国康涅狄格州的Lyme城因而得名。侵犯多个系统如神经、心脏、关节、淋巴结以及眼部，早期出现皮肤环形红斑。表现为肉芽肿性葡萄膜炎或弥漫脉络膜炎，BB抗体阳性。

（4）病毒感染

1）单纯疱疹病毒（herpes simplex virus，HSV）：疱疹性角膜炎常并发前葡萄膜炎称为疱疹性角膜-虹膜睫状体炎；另一种疱疹性虹膜睫状体炎是由病毒直接作用于葡萄膜所致。严重者发生融合性角膜后沉着或前房积血。

2）水痘-带状疱疹病毒（varicella-zoster virus，VZV）：往往与角膜炎同时发生。有两种：一种是渗出性前葡萄膜炎；另一种虹膜上有疱疹，常有色素性角膜后沉着和前房积血。

3）Kirisawa（桐泽）型葡萄膜炎：又称急性视网膜坏死（acute retinal necrosis，ARN），是由疱疹病毒感染造成的，包括单纯疱疹病毒和水痘-带状疱疹病毒。表现为急性全葡萄膜炎伴有视网膜动脉周围炎，血管闭塞而致视网膜坏死，裂孔形成，最后引起视网膜脱离。

4）巨细胞病毒包涵体病：是由巨细胞病毒（cytomegalovirus，CMV）感染所致。本病可见于婴幼儿，通过胎盘传染，眼部表现为视网膜脉络膜炎。后天性者多发生于免疫功能低下的患者如器官移植后或恶性肿瘤长期使用免疫抑制剂，特别是艾滋病（AIDS）患者更为多见，表现为视网膜坏死、出血和渗出，典型的表现似比萨饼样。

5）获得性免疫缺陷综合征（acquired immunodeficiency syndrome，AIDS，艾滋病）：由人类免疫缺陷病毒（human immunodeficiency virus，HIV）所致，可表现为视网膜微血管异常甚至于视网膜坏死。

6）流行性感冒：在流感的恢复期可发生急性非肉芽肿性前葡萄膜炎，预后良好。

7）腺病毒感染：可发生急性前葡萄膜炎，刺激症状明显。

8）风疹（rubella）：多发生于婴儿，其母在怀孕初期曾患风疹。病变侵犯眼后节，视网膜有色素性改变。

9）麻疹（measles）：多为先天性，视网膜血管变细，视网膜水肿，可遗留色素性视网膜病变。

10）腮腺炎（mumps）：腮腺炎病后9~14d，可发生前葡萄膜炎或视神经视网膜炎。

11）Epstein-Barr（EB）病毒感染：EB病毒属于疱疹病毒，是B淋巴细胞亲和病毒，可引起传染性单核细胞增多症，也可发生多灶性脉络膜炎等。

12）嗜人 T 淋巴细胞病毒 I 型（human T-lymphotropic virus type I，HTLV-I）相关性葡萄膜炎：这是一种人类逆转录病毒，分布于世界各地，特别是日本西南部。可引起成人 T 细胞白血病和 HTLV-I 相关性脊髓病，也可引起内因性葡萄膜炎。

（5）真菌感染：以念珠菌为最多见。

1）白色念珠菌（candida albicans）：白色念珠菌败血症患者，眼内炎的发生率达 30%~80%。近年来由于广泛应用免疫抑制剂及皮质类固醇，真菌性眼内炎的病例有所增加。眼底表现为局限性病灶，也可引起前房积脓。

2）组织胞浆菌病（histoplasmosis）：拟眼组织胞浆菌病综合征（presumed ocular histoplasmosis syndrome，POHS）多见于美国。肺部有粟粒状病变，眼部表现视网膜脉络膜炎，黄斑部可发生脉络膜新生血管膜，致视力严重下降。我国尚未见此病的报道。

3）芽生菌病（blastomycosis）：是化脓性虹膜炎的少见病因，偶发生于全身病患者。

4）其他，如球状孢子虫病、马鼻疽病、隐球菌、孢子丝菌病等也可发生前葡萄膜炎或脉络膜炎。

（6）原虫病：如弓形虫病是视网膜脉络膜炎的主要原因之一。

1）弓形虫病（toxoplasmosis）：是欧美国家葡萄膜炎的常见病因。眼病多为先天感染后于生后复发，眼部表现为视网膜脉络膜炎。

2）阿米巴病（amebiasis）：可发生前葡萄膜炎或脉络膜炎。

3）锥虫病（trypanosomiasis）：可引起轻度前葡萄膜炎，也有角膜-葡萄膜炎的报告。

4）其他少见的原虫病如兰氏贾第鞭毛虫（giardia lamblia）和杜氏利什曼鞭毛虫（leishmania donovani）是前葡萄膜炎和后葡萄膜炎的极少见病因。

（7）寄生虫病：主要有弓蛔虫病，是通过摄取犬弓蛔虫或猫弓蛔虫的虫卵所污染的蔬菜和土壤而被感染，多见于小儿；有的寄生虫如猪囊虫在眼内死亡，可引起严重葡萄膜炎。

1）弓蛔虫病（toxocariasis）：是通过摄取犬弓蛔虫或猫弓蛔虫卵所污染的土壤和蔬菜而被感染。卵在人肠内孵化成幼虫侵入肠壁，再经过血液或淋巴进入人体各器官。眼表现为局部肉芽肿性病变或慢性眼内炎。

2）蛔虫病（ascariasis）：蛔虫卵可侵入黄斑部，表现为约 1/6~1/5PD 大小的病灶，光照射可活动，也可引起出血性脉络膜炎或急性前葡萄膜炎。

3）囊尾蚴病（cysticercosis）：有钩绦虫卵从肠道经血液入眼至脉络膜，主要存在于视网膜下和玻璃体内，极少数可在前房、虹膜和晶状体内。在眼内产生严重的葡萄膜炎。

4）引起葡萄膜炎的其他少见寄生虫：丝虫病（filariasis）、盘尾丝虫病（onchocerciasis）、血管圆线虫病（angiostrongyliasis）、包虫病（echinococcosis）、血吸虫病（schistosomiasis）、眼蛆病（ophthalmomyiasis）。

2. 非感染性内因　很多内因性葡萄膜炎检查不出病原体，常伴有免疫异常或伴有全身病。这是很重要的部分。如异色性虹膜睫状体炎、晶状体源性葡萄膜炎、交感性眼炎、中间葡萄膜炎、伴有关节炎的前葡萄膜炎、Vogt-小柳原田综合征（VKH）、Behcet 病、结节病等。胃肠炎、肾病以及血清病也可引起葡萄膜炎。

（1）有免疫表现不伴有全身病的葡萄膜炎

1）晶状体源性葡萄膜炎（lens-induced uveitis）：本病多发生于白内障手术后，晶状体外伤囊膜破裂后，或是成熟期、过熟期白内障晶状体囊通透性增加，晶状体蛋白漏出暴露，引起自身免疫反应。可溶性晶状体蛋白有 α、β、γ，其中以 α 抗原性最强，是诱发本病的重要抗原。它可分为三种类型：①晶状体过敏性眼内炎（phacoanaphylactic endophthalmitis）：这是最严重类型；②晶状体毒性葡萄膜炎（phacotoxic uveitis）：实际是前者的轻型，故两者统称为晶状体性葡萄膜炎（phacogenic uveitis）；③晶状体溶解性青光眼（phacolytic glaucoma）。晶状体溶解性青光眼是巨噬细胞吞噬了从过熟期白内障完整的囊膜中逸出的液化晶状体蛋白，堵塞前房角而引起，它与晶状体过敏性眼内炎的发病机制有所不同。

2）交感性眼炎（sympathetic ophthalmia）：是指一眼受穿通伤或内眼手术后，发生双眼弥漫性肉芽肿性全葡萄膜炎。原因不明，有感染和过敏学说，很可能是两者共同作用的结果。由于外伤及某种因素，正常眼组织遭受破坏，机体对此作为异体抗原的免疫识别而引起超敏反应。实验证明应用中等量的 S 抗原可制成与交感性眼炎相似的动物模型。近年来又强调抑制性/细胞毒性 T 细胞对色素细胞、光感受器等的破坏作用。根据眼外伤与发病的时间，肉芽肿性炎症反应和体外细胞免疫检查的结果，说明本病是一种迟发型自身免疫性葡萄膜炎，并发现患者的 HLA-AII 检出率高，可能有遗传基因易感性。

3）异色性虹膜睫状体炎（hetorochromic iridocyclitis）：本病特征是虹膜异色，角膜后白色沉着和并发性白内障。原因不明，病理证明虹膜和小梁网有大量浆细胞；并发现患者房水内有较高水平的免疫复合物，因而认为这些免疫复合物在虹膜小血管形成血栓使血管闭塞。荧光素眼底血管造影也发现虹膜缺血和新生血管形成，可解释虹膜异色、继发性青光眼以及前房穿刺易引起前房丝条状出血，即所谓 Amsler 症。

4）青光眼-睫状体炎综合征（glaucomato-cyclitis）：为单眼继发性开角型青光眼。眼压往往中度升高，伴有少量羊脂样角膜后沉着，可自行缓解，但过一时间又有发作。真正原因不明。本病发病急，推测可能有过敏因素，95% 患者有过敏体质。

5）中间葡萄膜炎（intermediate uveitis）：以往称为周边葡萄膜炎（periuveitis）或睫状体平部炎（pars planitis）。病变位于睫状体平部和眼底周边部，眼前节炎症轻。原因不明，可能与免疫有关，如对链球菌或某些病毒以及视网膜抗原有超敏反应；又有证明患者循环免疫复合物增加。Snyder 等发现本病患者抗神经节苷脂抗体（antiganglioside antibodies）增加，从而说明本病可与多发性硬化症伴发。

(2) 伴有全身改变的葡萄膜炎:这类葡萄膜炎也多伴有免疫异常改变。

1) 伴有风湿性关节炎的虹膜睫状体炎:多年来认为葡萄膜炎与风湿病性疾病有关。发生前葡萄膜炎的关节炎主要有以下几种:①强直性脊柱炎(ankylosing spondylitis):表现为急性非肉芽肿性虹膜睫状体炎,多有反复,88% 患者 HLA-B27 为阳性。②青年类风湿性关节炎(juvenile rheumatoid arthritis):为慢性疾病,多发生于 16 岁以下,引起的虹膜睫状体炎有两型:严重者为慢性,多见于女孩,无充血及刺激症状,故有白色葡萄膜炎(white uveitis)之称,抗核抗体多为阳性;另一种为急性,多见于男孩,伴有多发关节炎,HLA-B27 阳性率高。③Reiter 病:本病包括非特异性尿道炎,多发性关节炎和眼部炎症,眼部炎症除结、角膜炎外还可发生前葡萄膜炎。④牛皮癣性关节炎(psoriatic arthritis):可发生急性非肉芽肿性虹膜睫状体炎。

2) 结节病性葡萄膜炎:结节病(sarcoidosis)主要侵犯肺和末梢淋巴结,25% 有眼部病变,最多见为葡萄膜炎。原因不明,多有免疫异常表现如 T 淋巴细胞功能低下或 B 细胞活力增强。主要表现为肉芽肿性前葡萄膜炎、脉络膜视网膜炎以及视网膜静脉周围炎等。

3) Vogt-小柳原田综合征(Vogt-Koyanagi-Harada syndrome):Vogt 和小柳(Koyanagi)先后报告一种伴有白发、脱发、皮肤白斑、听力障碍和脑膜刺激症状的双眼弥漫性葡萄膜炎。以后原田(Harada)报告相似的葡萄膜炎并伴有视网膜脱离。本病病因不明,一般认为是病毒感染和自身免疫的综合因素。Mimura 实验证明患者确实存在色素细胞相关抗原特异性的细胞毒性 T 淋巴细胞(cytotoxity T lymphocyte),其活性在发病初期及迁延型病例明显增加,提示在发病早期色素细胞致敏的淋巴细胞在免疫过程中发挥效应。本病患者不仅 HLA-Bw54 高而且 HLA-DR 抗原检出率更高,说明其发病机制与免疫遗传基因有关。

4) Behcet 病:为一种慢性全身多系统疾病。土耳其医生 Behcet 首先提出本病的特点:复发性口腔黏膜溃疡、生殖器溃疡及葡萄膜炎等。病因不明,可能是某种因素诱发的一种自身免疫性疾病。主要病理改变是闭塞性血管炎,与免疫机制有关,多认为是免疫复合物的一种 Arthus 反应。其他如纤维蛋白溶解系统功能低下,高凝状态;中性粒细胞功能异常,活性氧亢进;中毒因素以及遗传因素(HLA-B5 高)都可能参与发病机制。近年来又认为链球菌感染与 Behcet 病有关。

5) 伴有胃肠道疾病的葡萄膜炎:有如下几种。①溃疡性结肠炎(ulcerative colitis):是一种原因不明以溃疡为主的慢性结肠炎,除胃肠症状外可并发关节炎、结节性红斑和前葡萄膜炎。眼部表现为复发性非肉芽肿性虹膜睫状体炎。有人报告将患病结肠切除后,前葡萄膜炎未有复发,因此可能与免疫因素有关。②肉芽肿性回肠结肠炎(granulomatous ileocolitis,Crohn 病):是一种免疫性疾病,女性多于男性。2% 患者可发生非肉芽肿性前葡萄膜炎,还可发生巩膜炎、球后视神经炎以及眼外肌麻痹等。

6) 血清病:是免疫复合物性疾病。有全身症状如发烧、皮疹、关节炎和淋巴结肿大等。接受异型血清注射后 2~3 周可发生急性前葡萄膜炎。

7) 结节性多动脉炎(polyarteritis nodosa):为全身结缔组织病,中小动脉壁受累。10%~20% 有眼部损害,除角巩膜和视网膜动脉炎外,可发生虹膜睫状体炎和视网膜脉络膜炎。

8) 系统性红斑狼疮(systemic lupus erythematosus,SLE):是一种免疫复合物性疾病,除侵犯肾、皮肤、心脏等全身组织外,也可引起虹膜睫状体炎视网膜脉络膜炎,眼底有渗出和出血。

9) 伴有皮肤病的葡萄膜炎:有如下各种。①酒渣鼻:可发生前葡萄膜炎,常伴有虹膜新生血管。②结节性红斑:可出现双侧葡萄膜炎,可能是一种过敏性表现。不过 Behcet 病和类肉瘤病(结节病)也可发生结节性红斑。③扁平苔藓:能发生严重脉络膜炎。④化脓性皮炎:可引起化脓性虹膜睫状体炎,甚至化脓性全眼球炎。

10) 伴有中枢神经系统疾病的葡萄膜炎:除 Vogt-小柳原田综合征、结节病、Behcet 病等可并发神经系统异常以外,葡萄膜炎也见于多发性硬化症(multiple sclerosis)。后者是中枢神经系统脱髓鞘疾病。

11) 代谢障碍性疾病:①痛风性虹膜睫状体炎是由于嘌呤代谢异常所引起的疾病,表现为高尿酸血症,慢性关节炎,并可发生急性渗出性虹膜睫状体炎;②青年糖尿病患者的虹膜红变,可合并发生虹膜炎,这可能是虹膜血管异常渗漏所致,也可能是一种非特异性炎症。

12) Kawasaki(川崎)病:为小儿急性热性皮肤黏膜、淋巴结综合征。可发生急性非肉芽肿性虹膜睫状体炎,但预后良好。

(四)伪装综合征

伪装综合征(masquerade syndrome,MS)是与葡萄膜炎表现相似的疾病,对于该类疾病的认识在临床上非常重要,要正确地鉴别诊断,避免遗漏和误诊误治一些严重的肿瘤性疾病。伪装综合征可分为肿瘤性和非肿瘤性两大类。

1. 非肿瘤性伪装综合征

(1) 视网膜色素变性(retinitis pigmentosa,RP):可以有玻璃体细胞,甚至于黄斑囊样水肿。

(2) 眼缺血综合征(ocular ischemic syndrome,OIS):颈动脉阻塞导致同侧眼球缺血为眼缺血综合征。由于缺血致低灌注压,组织缺血,细胞坏死而引起炎症反应。表现视力下降和眼痛。

(3) Schwartz 综合征:孔源性视网膜脱离后脱落的视网膜外节碎片经后房进入房水循环堵塞小梁网而引起眼压升高。Schwartz 综合征表现的葡萄膜炎并非真的炎症,手术封闭裂孔视网膜复位后,葡萄膜炎表现消失,眼压恢复正常。

(4) 眼内异物:眼内异物可由于机械性、化学、毒性或炎症性刺激葡萄膜组织,导致前节的炎性反应。

(5) 色素播散综合征(pigment dispersion syndrome):色素播散综合征是虹膜和/或睫状体的色素释放进入前房,呈颗粒状浮游,容易与前葡萄膜炎混淆。色素颗粒可以沉积于角膜内皮、小梁网、晶状体后表面、悬韧带和前玻璃体。该病多发生于白人,男性,高度近视者。

2. 肿瘤性伪装综合征

(1) 淋巴瘤(lymphoma):各种淋巴瘤可以引起眼内淋巴瘤,出现葡萄膜炎样表现,常见的是非 Hodgkin 淋巴瘤更易引起眼内淋巴瘤,包括中枢神经系统的非 Hodgkin 淋巴瘤和全身非 Hodgkin 淋巴瘤眼内转移。眼侵犯可先发生于中枢神经系统和全身其他部位的表现,也有仅限于眼部表现者。

眼部表现包括视力下降,眼充血。前房炎性体征:角膜后 KP、前房闪光和细胞,眼底可有视网膜下黄色浸润、视网膜血管炎等多种表现。

(2) 白血病(leukemia):白血病性视网膜表现有白色中心出血、棉絮斑,有时可以侵犯玻璃体腔和脉络膜,造成玻璃体腔白血病细胞,渗出性视网膜脱离,甚至有时可以导致前房积脓。

(3) 葡萄膜黑色素瘤(uveal melanoma,UM):约 5% 的葡萄膜黑色素瘤患者出现眼内炎症,包括浅层巩膜炎、前或后葡萄膜炎、眼内炎或全眼球炎。

(4) 视网膜母细胞瘤(retinoblastoma,RB):肿瘤细胞浮游在前房常被误诊为前葡萄膜炎,约 1%~3% 的肿瘤患儿表现似眼内炎症,可以出现假性前房积脓,这种假性前房积脓可随体位活动。凡是儿童出现白瞳症、斜视或葡萄膜炎需要除外视网膜母细胞瘤。

(5) 青少年黄色肉芽肿(juvenile xanthogranuloma):主要侵犯皮肤和眼部,皮肤病变为红黄色病灶,眼部可侵犯虹膜,出现自发性前房积血。

(6) 转移性肿瘤(metastatic tumor):成年人最常见的眼内恶性肿瘤是转移癌,最多见的是肺癌和乳腺癌。转移至脉络膜可以表现为轻度玻璃体混浊、渗出性视网膜脱离,偶有黄斑囊样水肿。转移至前葡萄膜可以表现为前房细胞、虹膜结节、虹膜红变、眼压升高等。

(7) 双侧弥漫性葡萄膜黑素细胞增殖(bilateral diffuse uveal melanocytic proliferation,BDUMP):双侧弥漫性黑色素细胞瘤伴有全身恶性肿瘤,表现迅速视力下降、白内障、多发的色素性或非色素性鳞状虹膜和脉络膜结节。

(8) 葡萄膜淋巴样增生(uveal lymphoid proliferation):葡萄膜是一个淋巴样增生的部位,有一些分化较好的小淋巴细胞浸润,表现类似慢性葡萄膜炎,出现无痛性单眼或双眼视力逐渐下降,眼痛、眼红、畏光的前葡萄膜炎或是多灶性奶油样脉络膜病变。

(9) 癌症相关性视网膜病变(cancer-associated retinopathy,CAR):全身肿瘤合并的视网膜病变,早期可以表现为视力丧失,但眼底正常,以后出现视网膜血管白鞘、RPE 紊乱和视盘苍白,组织学证实感光细胞破坏,有免疫因素参与。

二、葡萄膜炎的发病机制

葡萄膜炎多原因不明,发病机制复杂,主要是免疫因素,其次是炎症介质。

(一) 免疫因素

1. 眼组织特点 葡萄膜是免疫应答的好发部位,葡萄膜小血管多,血流缓慢,通透性强,容易使各种免疫成分和抗原沉着,使组织致敏,当再与相应抗原接触可在葡萄膜引起免疫反应。实验证明葡萄膜如同淋巴结,在眼部可产生抗体,具有维持局部长时间免疫和记忆的能力。因此,出现反复性葡萄膜炎如同淋巴结病一样,这是机体对抗原的一种生理性反应。但对眼危害性大。玻璃体有抗原贮存库作用又可加强和延长眼内的免疫反应。这对葡萄膜炎的持续存在或反复再发起一定作用。眼组织有抗原性,例如晶状体、视网膜、葡萄膜以及色素细胞均有抗原性可引起自身免疫反应。再者结膜和角膜缘有淋巴结样结构,含有淋巴样细胞、浆细胞等免疫活性细胞,称为结膜相关淋巴组织(conjunctiva-associated lymphoid tissue,CALT)。例如眼球穿通伤眼内抗原由于接触结膜,得以进入全身淋巴系统而使另眼发生免疫性炎症如交感性眼炎。

2. 葡萄膜炎与超敏反应 葡萄膜炎可能由四种超敏反应引起,与Ⅲ、Ⅳ型关系密切,不同的超敏反应过程可发生于一种疾病。Ⅰ型变态反应性葡萄膜炎,仅有少数报道,如反复性前葡萄膜炎伴有花粉症(枯草热),也有人发现急性前葡萄膜炎 IgE 高,因而认为疾病急性开始时可能有Ⅰ型参与。有研究认为 VKH 的色素细胞的损害与Ⅱ型超敏反应有关,色素细胞是抗原又是靶细胞。Ⅲ型超敏反应与葡萄膜炎更有密切关系,特别是抗体多于抗原时在受损伤的组织间隙和血管壁上发生免疫复合物性炎症,形成局限性血管炎称为 Arthus 反应。这种反应被认为是葡萄膜炎发病的重要因素,并可解释全身免疫复合物疾病如肾小球肾炎、血清病患者可发生葡萄膜炎;某些葡萄膜炎伴有视网膜血管炎如 Behcet 病。Ⅳ型变态反应见于对细菌、病毒、真菌等感染的反应。实验证明内因性感染性葡萄膜炎、交感性眼炎与迟发型超敏反应有关。

3. 葡萄膜炎与免疫遗传 已证明某些病例有家族史。近年来根据 HLA 的研究进一步阐明葡萄膜炎的遗传因素,并发现某些类型葡萄膜炎与免疫遗传基因有关。因此探明 HLA 与葡萄膜炎的关系对了解葡萄膜炎的发病机制和诊断有临床意义。不同的葡萄膜炎有不同的 HLA。如强直性脊柱炎前葡萄膜炎患者 HLA-B27,Behcet 病 HLA-B5,VKH 的 HLA-BW54 等检出率高。近年来发现 VKH 患者与免疫遗传有关,HLA-DR 比 HLA-BW54 更高,Harada 型 HLA-QRW53 全是阳性。

(二) 炎症介质

葡萄膜炎的发病与各种炎症介质有关,如组胺、羟色胺、激肽和前列腺素(prostaglandins,PGs)等,其中前列腺素是主要的。

实验证明外源性和内源性 PGs 均能导致血-房水屏障的破坏。当眼受化学或机械性刺激则引起眼内 PGs 的合成和释放。PGs 具有强烈生物活性,能引起局部小动脉扩张,毛细血管充盈,通透性增强,血流量增加,从而产生血浆性渗出物进入前房等一系列反应,又如虹膜激光打孔、冷凝治疗等均可引起房水中 PGs 活性升高,使房水蛋白增加,眼压上升和缩瞳等现象。如果预先用 PGs 合成抑制剂吲哚美辛或阿司匹林可明显抑制这种反应。现已证明 Behcet 病和青光眼-睫状体炎综合征患者房水中有高于正常十几倍的 PGs。说明 PGs 在葡萄膜炎发病中起重要作用。因此用 PGs 抑制剂治疗葡萄膜炎是有根据的。

(三) 自由基

自由基(free radicals,FR)是具有未成对电子为特征的可参加许多反应的原子或原子团,如羟基-OH。机体在代谢中不断产生自由基,其中以活性氧为最多。在正常情况下活性氧是人体防御系统中重要环节,当其生成过多时可造成组织损伤,但机体对此也有防御系统物质如超氧化物歧化酶(SOD)等。已证明自身氧化是一种重要炎症因素。葡萄膜炎组织损伤也与此有关。如 Behcet 病患者的中性白细胞衍生物氧中间产物明显高于正常对照组,据报道 Behcet 病患者活性氧亢进,SOD 活性低下,其比值越高,眼组织损伤越重。

三、葡萄膜炎的分类

葡萄膜炎有多种分类方法,如按照炎症累及的解剖部位分类,可分为前葡萄膜炎、中间葡萄膜炎、后葡萄膜炎和全葡萄膜炎;按照病程分类,可分为急性、慢性和复发性;按照病因分类,可分为感染性和非感染性;按照组织病理分类,可分为肉芽肿性和非肉芽肿性。

为了更好地了解葡萄膜炎的病程、预后和治疗,葡萄膜炎命名标准(Standardisation of Uveitis Nomenclature,SUN)工作组确定了以葡萄膜炎的解剖部位为基础进行分类,对炎症程度的分级标准并对相关术语的应用进行了规范。

目前临床上较为公认的分类方式就是 SUN 工作组主要依据炎症的解剖部位分类,可以分为前葡萄膜炎、中间葡萄膜炎、后葡萄膜炎和全葡萄膜炎。前葡萄膜炎是指炎症主要在前房,包括虹膜炎、虹膜睫状体炎、前睫状体炎,由于虹膜和睫状体的血液供给同为虹膜大环,因此两者常同时受累;中间葡萄膜炎是指炎症主要部位在玻璃体,包括睫状体平坦部炎、后睫状体炎、玻璃体炎。后葡萄膜炎是指炎症累及视网膜或脉络膜,包括脉络膜视网膜炎、视网膜脉络膜炎、视网膜炎、神经视网膜炎。全葡萄膜炎是指炎症累及前房、玻璃体、视网膜或脉络膜。

在解剖部位分类基础上,仍然首先确定葡萄膜炎是感染或非感染性;根据临床起病、炎症持续时间、病程有具体描述(表 10-1-1~表 10-1-3)。

表 10-1-1 葡萄膜炎解剖分类(SUN,2005)

类型	炎症部位	包括
前葡萄膜炎	前房	虹膜炎
		虹膜睫状体炎
		前睫状体炎
中间葡萄膜炎	玻璃体腔	扁平部睫状体炎
		后部睫状体炎
		玻璃体炎
后葡萄膜炎	视网膜或脉络膜	局灶性、多灶性、或弥漫性脉络膜炎

续表

类型	炎症部位	包括
		脉络膜视网膜炎
		视网膜脉络膜炎
		视网膜炎
		神经视网膜炎
全葡萄膜炎	前房、玻璃体、视网膜、脉络膜	

表 10-1-2 葡萄膜炎的描述用语(SUN,2005)

分类	描述	内容
发病	突发	
	隐匿	
持续时间	有限性	炎症持续时间≤3 个月
	持续性	炎症持续时间>3 个月
病程	急性	突然起病,持续时间有限
	复发	两次发病间炎症消退,且间隔≥3 个月
	慢性	持续葡萄膜炎,炎症消退且停止治疗时间<3 个月

表 10-1-3 肉芽肿性和非肉芽肿性葡萄膜炎的区别

表现	非肉芽肿性	肉芽肿性
发病	急	缓慢
刺激症状	明显	无或轻
睫状充血	明显	轻
KP	细小白色尘状	大的灰色(羊脂状)
前房	闪光明显	浮游细胞多
虹膜结节	无	有
玻璃体混浊	无或轻	有
部位	多见于前节炎症	多见于后节炎症
病程	短	长

四、葡萄膜炎的临床表现

(一) 前葡萄膜炎

前葡萄膜炎是指炎症部位在前部葡萄膜,如果炎症位于前房,称为虹膜炎;如果炎症累及晶状体后腔,称为虹膜睫状体炎;如果炎症累及角膜,称为角膜葡萄膜炎;如果炎症累及巩膜和葡萄膜,则称为巩膜葡萄膜炎。前葡萄膜炎可以完全没有症状,也可以有明显自觉症状。

1. 症状 主要症状为疼痛、畏光、流泪和视力下降。疼痛是由于睫状肌受刺激收缩引起的痉挛性睫状神经痛,虹膜和睫状体组织肿胀、充血、水肿以及毒性物质刺激睫状神经末梢所引起。畏光、流泪常与疼痛相伴,是三叉神经受刺激的反射作用所致。

视力下降的原因:①屈光间质不清:前房水或玻璃体内炎性细胞或纤维素渗出物,角膜后壁沉着物和晶状体表面渗出物所致；②睫状肌反射性痉挛造成暂时性近视；③并发症：如角膜变性、继发性青光眼、并发性白内障、黄斑囊样水肿等。

2. 体征

（1）睫状充血：是以睫状血管为主的角膜周围血管网的充血和上巩膜血管扩张。严重者可以合并结膜充血和水肿。

（2）KP：正常房水的对流是由温差引起的，即角膜与外界空气接触和泪液蒸发致角膜侧房水温度较虹膜侧低，造成近角膜的房水向下流，近虹膜侧的房水向上流。房水中的炎症细胞、渗出物随房水的这种对流方向运动，在角膜下方沉着而称为角膜后沉着物。典型的角膜后沉着物呈尖向上的三角形分布。根据炎症性质、轻重和时间长短，角膜后沉着物的大小、形态、数量各不相同。

1）中等或细小灰白色尘状 KP：主要含有多核中性粒细胞、淋巴细胞或有浆细胞。见于非肉芽肿性葡萄膜炎。

2）羊脂状 KP：主要由巨噬细胞和类上皮细胞组成，相互融合形成较大略圆形灰白或灰黄色 KP。见于肉芽肿性葡萄膜炎。

3）多形性 KP：成分与尘状 KP 相似，多见于异色性虹膜睫状体炎，遍布全角膜后壁。

4）色素性 KP：由葡萄膜的色素细胞或含有黑色素的残留细胞构成，说明曾患过葡萄膜炎，为陈旧性 KP。

（3）房水混浊：葡萄膜炎时虹膜、睫状体血管扩张，通透性增强，前房水中蛋白和细胞增加，使房水混浊。裂隙灯光带下房水内的蛋白使透明的光束形成灰白色半透明带，称为房水闪光（表 10-1-4）；混浊的前房水中可见浮游的炎性细胞，按照房水循环的方向浮动，这种现象称为 Tyndall 征，是活动性炎症的重要体征。细小浮游物多为多核白细胞、淋巴细胞和浆细胞，活动性强；较大的浮游物为上皮样细胞、巨噬细胞集合而成，活动性差（表 10-1-5）。

表 10-1-4 房水闪光的分级标准（SUN，2005）

分级	描述
0	无任何闪光
1+	轻微闪光
2+	中等闪光（虹膜和晶状体细节清楚）
3+	明显闪光（虹膜和晶状体细节不清）
4+	严重闪光（房水纤维素或成形渗出）

表 10-1-5 前房浮游物的分级标准（SUN，2005）

分级	每视野的细胞数*
0	<1
0.5+	1~5
1+	6~15
2+	16~25
3+	26~50
4+	>50

*视野范围：高倍裂隙灯光带 1mm 宽，1mm 高所照前房区域。

房水中纤维蛋白渗出形成不定形的灰白色条状、片状混浊物，为成形性前葡萄膜炎的表现。以嗜中性粒细胞为主的大量白细胞到前房会由于重力的作用，集中到前房的下方，形成前房积脓，多见于细菌性化脓性葡萄膜炎、Behcet 病和强直性脊柱炎。大量红细胞渗出则形成前房积血，可见于疱疹病毒性前葡萄膜炎或异色性虹膜睫状体炎。当然其他疾病如肿瘤坏死组织反应也可能出现前房积脓或积血。

（4）虹膜结节：虹膜结节见于肉芽肿性葡萄膜炎，常见的是渗出性虹膜结节，性质与羊脂状 KP 相同，多由类上皮细胞组成，位于瞳孔缘的小结节呈灰白色者称 Koeppe 结节，可有数个或数十个，出现于炎症早期，消失较快。另一种渗出性结节位于虹膜前表面，多在虹膜卷缩轮附近，为灰白色绒球状，较 Koeppe 结节消失稍慢，称为 Busacca 结节。炎症好转，数日消失，这种结节好发于肉芽肿性炎症和慢性炎症。此外有虹膜组织内的肉芽肿性结节如结核的小灰黄色粟粒性结节；梅毒性黄褐色结节；麻风病性小白色虹膜结节等。

（5）虹膜纹理不清和虹膜萎缩：炎症时虹膜充血、组织水肿、细胞浸润而致虹膜纹理不清，颜色晦暗。长期炎症可导致虹膜萎缩。

（6）瞳孔改变：由于虹膜组织水肿和细胞浸润以及渗出物的毒性刺激，使瞳孔缩小，对光反应迟钝或消失。虽然炎症同时刺激瞳孔括约肌和开大肌，但是瞳孔括约肌的发育较完整，作用强，所以瞳孔缩小。由于炎症渗出物使虹膜与晶状体前囊发生粘连，可使瞳孔变形。

虹膜后粘连、前粘连是由于炎症细胞、纤维素和蛋白等机化引起虹膜与晶状体前表面粘连，形成虹膜后粘连；与前房角组织的粘连称虹膜周边前粘连。瞳孔缘发生环形全后粘连或虹膜全后粘连使后房水不通称为瞳孔闭锁。瞳孔缘环形全后粘连时，房水前后房无法沟通，房水滞留在后房，后房压力增加推举虹膜向前膨出，称为虹膜膨隆。虹膜全后粘连不发生虹膜膨隆。当大量纤维渗出物在瞳孔区机化而形成膜状物覆盖于瞳孔区时，称为瞳孔膜闭。

（7）晶状体前色素沉着：炎症使虹膜水肿并脱色素，可沉积于晶状体前囊上。

（8）房角改变：炎症使虹膜根部出现渗出易引起前粘连、小梁充血和新生血管，可以导致继发性房角关闭从而发生继发性青光眼；而异色性虹膜睫状体炎可引起前房积血。

（9）晶状体后腔（间隙）混浊：晶状体后间隙为晶状体中心后的一薄层光学间隙，中央为漏斗状玻璃体中央空管的前部，即原始玻璃体的前部。眼前节和中间葡萄膜炎症时蛋白和细胞可渗出至该间隙，与前房所见相同，也表现为闪光和浮游细胞阳性。

（10）眼底改变：前葡萄膜炎时一般眼底正常，但炎症严重时可有黄斑水肿和视盘水肿。

（11）眼压改变：病程早期由于睫状体炎症，造成房水生成减少，眼压降低，多为一过性，随着炎症消退，眼压又恢复正常。炎症急性期由于血管扩张，血浆漏出，前房水黏稠度增高，同时炎性细胞、组织碎屑堵塞房角，可引起眼压升高；虹膜前后粘连也造成房角或瞳孔阻滞,引起眼压升高。

3.并发症　常常是葡萄膜炎视力损害的主要原因。

(1)角膜病变

1)角膜水肿:严重的前葡萄膜炎常伴有角膜后弹力层皱褶,更可以表现为角膜水肿,多发生于严重的急性虹膜睫状体炎及长期慢性炎症累及角膜内皮细胞,破坏角膜的水化功能,导致水的代谢失衡,严重者可以出现角膜大泡、小泡。

2)角膜带状变性:多发生于炎症晚期,为睑裂部角膜的前弹力层钙质沉着,由于光化射线作用,或由于睑裂部角膜和空气的化学交换的变化而致钙质易于在此沉着。由角膜缘的两侧开始,向中心进展,形成水平的带状混浊,近中部狭窄,在角膜和病变之间有少许透明区。多见于儿童前葡萄膜炎,尤其是青少年特发性关节炎性前葡萄膜炎。

(2)并发性白内障:葡萄膜炎常见的并发症,常发生于慢性葡萄膜炎,发病率占影响视力的并发症的第二位,仅次于炎症所致黄斑水肿。并发性白内障的晶状体混浊多开始于后囊下,呈锅巴样外观,影响视力较早且重。白内障的发生可能是房水的炎症性改变影响了晶状体的代谢和营养;前列腺素生成过多而致晶状体膜的通透性增加而引起混浊;晶状体后囊薄弱,无晶状体上皮细胞,因而混浊容易开始于后囊下。晶状体的混浊也可以开始于虹膜后粘连相应部位。

(3)继发性青光眼:也是葡萄膜炎常见的并发症,按照SUN工作组的规定,继发性青光眼是指由于葡萄膜炎造成了青光眼性的视盘改变或视野缺损方可诊断,如果只是由于葡萄膜炎造成了眼压升高,应该描述为炎性眼压升高。

继发性青光眼或眼压升高发生的原因包括:①炎症渗出物堵塞房角;②虹膜前后粘连,影响房水的引流;③炎症引发小梁网的炎症,使小梁网肿胀,网眼变小,房水排出阻力加大;④新生血管形成:长期炎症可致虹膜睫状体形成新生血管,并伴有房角新生血管纤维膜形成,影响房角功能;⑤睫状环阻滞性青光眼:炎症致睫状体肿胀,而使悬韧带松弛,晶状体前移,前房变浅,瞳孔半开大,眼压升高;⑥前列腺素作用:炎症致前列腺素分泌增加,血-房水屏障破坏,血管通透性加大,而致眼压高,瞳孔缩小;⑦炎症使房水分泌增加。

(4)低眼压:急性前葡萄膜炎由于炎症影响睫状上皮分泌功能;可出现渗出性睫状体脉络膜脱离,眼压低;晚期睫状体功能丧失,出现不可逆的低眼压。

(5)虹膜萎缩:弥漫性萎缩多见于慢性炎症,局限性萎缩多见于疱疹性炎症。

(6)虹膜新生血管:长期慢性炎症可以导致虹膜睫状体发生新生血管,容易形成纤维组织,临床过程经过三期:第一期是靠近瞳孔缘和虹膜根部出现小血管;第二期是瞳孔缘和虹膜根部的小血管穿透到虹膜前面,在虹膜基质层也发生小血管;第三期伴有新生血管的结缔组织覆盖在虹膜前表面的全部或一部分,虹膜前表面变平易发生葡萄膜色素外翻,括约肌功能消失,继而继续进展发生房角新生血管膜或周边前粘连而导致新生血管性青光眼。

(7)屈光不正:炎症活动期睫状肌痉挛可表现为近视;炎症致黄斑水肿可引起暂时性远视。

(8)眼球萎缩(atrophy of eye ball):长期虹膜睫状体炎症,造成睫状体萎缩,变为瘢痕组织,房水分泌减少,或由于在睫状体附近渗出物机化形成睫状膜,牵引视网膜脱离,最后眼球缩小,视力丧失,称为眼球萎缩。

(二)中间葡萄膜炎

中间葡萄膜炎是指炎症部位主要位于玻璃体,通常是眼球中间部位(睫状体后部和睫状体平坦部)的炎症。

1.症状　可以没有自觉症状或很轻,可有眼前黑点飘动或薄纱状,视物模糊,如有明显的玻璃体混浊或发生并发性白内障或黄斑水肿,则可有明显的视力减退。

2.体征

(1)前节改变:可以有或没有前葡萄膜炎的体征,包括轻微的睫状充血、角膜后KP、前房弱闪光等。特征性的体征是晶状体后间隙混浊,闪光阳性,有明显的浮游细胞。

(2)玻璃体混浊:玻璃体混浊是中间葡萄膜炎最大的特殊改变之一,混浊可呈细小尘状,有时可以混有条索状混浊。炎症细胞可以形成灰白色小球状混浊,称为玻璃体雪球,多位于玻璃体腔下部。

(3)视网膜改变

1)视网膜渗出:有两种类型,一种是弥漫性炎症,在锯齿缘附近或平坦部和视网膜周边部有少量散在黄灰色渗出,伴有视网膜小静脉末端有白鞘和闭锁,散在渗出瘢痕化后遗留陈旧病变,呈色素紊乱;另一种是周边视网膜局限性渗出,呈大片灰白色或灰黄色渗出,多位于锯齿缘称为雪堤状渗出。

2)视网膜血管改变:常表现视网膜血管炎、视网膜血管周围炎。眼底周边部血管有白鞘,沿静脉走行有渗出,静脉常扩张弯曲,有时可有新生血管形成,严重的迁延性炎症的血管炎从周边向后极部进行性血管闭塞。

3.临床分型

(1)良性型:预后良好,病变数月后渗出消失,仅遗留轻度周边部脉络膜萎缩和周边虹膜前粘连。

(2)继发脉络膜和视网膜脱离型:病变位于眼底周边部,由于渗出引起周边脉络膜脱离并可继发视网膜脱离,无裂孔。糖皮质激素治疗有效,视网膜复位,视力恢复。

(3)睫状膜形成型:为恶性进行型,在锯齿缘有大片灰黄色渗出及来自睫状体的新生血管,形成睫状膜可牵拉造成视网膜脱离或继发性青光眼。

(4)进行性血管闭锁型:血管炎自周边部向视盘逐渐进展,晚期小动脉闭塞,视神经萎缩,视力丧失。

(5)慢性迁延型:周边部病灶此起彼伏,经久不愈,迁延数年之久,玻璃体形成大量机化膜,预后不佳。

临床常见者大多数是良性型,但可发生各种并发症,影响视力,甚至失明。

4.并发症

(1)并发性白内障:同前葡萄膜炎。

(2) 黄斑囊样水肿：由于中间葡萄膜炎的视网膜血管病变，容易引起黄斑囊样水肿，是中间葡萄膜炎较常见的一个并发症，视力明显下降，在青少年出现不明原因的黄斑囊样水肿者，应详查视网膜和玻璃体周边部。也可发生黄斑裂孔。

(3) 继发性青光眼：由于渗出碎片阻塞房角，或是虹膜前粘连，引起房角关闭以及治疗应用皮质激素都可以引起青光眼。

(4) 视网膜脱离：中间葡萄膜炎的大量渗出可以引起视网膜脱离。

(5) 视网膜新生血管形成（retinal neovascularization）：可出现于周边部、后极部或视盘，以后极部最为常见。

(6) 玻璃体积血：多为轻度出血，有时可有较多出血。

（三）后葡萄膜炎

后葡萄膜炎是指炎症累及视网膜或脉络膜，包括脉络膜视网膜炎、视网膜脉络膜炎、视网膜炎、神经视网膜炎。由于视网膜的外层营养由脉络膜供给，所以脉络膜发炎常累及视网膜而形成脉络膜视网膜炎。但脉络膜的血液供应来源于睫状后短动脉，脉络膜炎也可单独发病。玻璃体不同程度的炎性细胞、局限性、多灶性或弥漫的视网膜炎或脉络膜炎，不同的病变可以有同样的表现。

1. 症状　后葡萄膜炎患者无眼痛、畏光、流泪等刺激症状，表现为视力减退和视功能紊乱，眼前黑影飘动。

(1) 视力减退：视力减退的程度取决于病变的部位，如黄斑区病变则视力减退明显，周边视网膜脉络膜病变视力减退较轻或不明显。

(2) 视功能紊乱的其他表现：可以由于病变对视网膜的刺激，出现病变相应视野区域的闪光感；如有视网膜水肿，尤其累及黄斑区，可出现视物变形；视网膜视细胞之间渗出物使细胞间距加大，则成像变小，称小视症；相反，病变萎缩使视细胞间距变小，视细胞堆积在一起，使成像变大，称大视症。病变相应部位视野可产生暗点。

2. 体征

(1) 玻璃体混浊：后葡萄膜炎的玻璃体混浊主要位于玻璃体的中部和后部，靠近病灶部位更明显。多为粗大不规则混浊和散在较大的混浊以及条状混浊夹有色素点，这是由于后部组织被破坏，混浊的主要成分为组织细胞、吞噬细胞、纤维索条和碎片。

(2) 眼底改变：由于炎症脉络膜血管扩张，渗出性增加，引起组织浸润水肿，眼底出现弥漫水肿混浊或局限性病灶为略圆形或不规则形，边界不清，为灰白色、灰色或灰黄色位于视网膜下；炎症渗出较多时可导致视网膜脱离。常伴有视网膜血管炎。至晚期浸润水肿逐渐吸收，形成萎缩性病灶，边界清楚，有色素脱失和增生，严重者暴露出白色巩膜。浅层色素脱失，眼底红色反光增强，形成所谓晚霞样眼底。

根据病灶的范围和形态有三种炎症表现：①弥漫性脉络膜炎：疾病初期有几个渗出斑，病变逐渐扩展，眼底大部分受累或全眼底弥漫水肿混浊。②播散性脉络膜炎：为孤立病灶散布在全眼底，新旧病灶可同时存在。③局限性脉络膜炎：为局限性

病灶，有 1 个或 2~3 个比播散性病灶大些，多位于后极部或黄斑部附近。

3. 并发症

(1) 黄斑部视网膜前膜：又称视网膜黄斑部纤维增生。形成原因可能是：炎性玻璃体浓缩，牵引视网膜表面；内界膜分离伴有玻璃体细胞增生，形成膜牵引视网膜；胶质细胞通过内界膜到视网膜表面。

(2) 黄斑部及视盘水肿：多见于后葡萄膜炎和全葡萄膜炎，特别是病变靠近视盘和后极部，严重的前葡萄膜炎也可以引起视盘和黄斑部水肿、视盘充血，边界不清。发生的机制可能是由于视盘无内界膜，易受炎症影响；黄斑部有 Henle 纤维容易使液体贮积。

(3) 视神经炎：葡萄膜炎可使视盘有反应性充血水肿，当急性炎症累及视盘，充血水肿更明显。

(4) 视网膜血管炎

1) 视网膜毛细血管炎：检眼镜下不易看清，荧光素眼底血管造影（fundus fluorescence angiography，FFA）可以看到毛细血管闭塞或扩张，荧光素渗漏。毛细血管炎很少单独存在，往往伴有视网膜静脉炎，可见于以下疾病：结节病，几乎眼底全周视网膜毛细血管末端有荧光素渗漏；Behcet 病和中间葡萄膜炎。

2) 视网膜静脉炎：以视网膜静脉炎和静脉周围炎为主，血管周围伴有白线或引起视网膜出血，因炎症血管通透性强而引起视网膜水肿特别是黄斑水肿；炎症严重时可引起静脉血栓、视网膜血液淤积，循环障碍，形成缺血状态，而引起新生血管。视网膜静脉周围炎是结节病的主要特征之一。急性霜样视网膜静脉周围炎特点是双眼视力急剧减退，前房和玻璃体有轻度炎症反应，眼底后极部和周边部有广泛的视网膜静脉周围炎症浸润，形成白色鞘膜，呈落霜样树枝状外观。

3) 视网膜动脉炎：葡萄膜炎也可以伴有视网膜动脉炎和动脉周围炎，结节病除视网膜静脉周围炎外也可见视网膜动脉炎；Behcet 病视网膜动脉炎可引起视网膜梗死；弓形虫病性视网膜脉络膜炎、急性视网膜坏死、梅毒性炎症等均可有视网膜动脉炎和动脉周围炎表现。

(5) 视网膜下新生血管：由于炎症破坏了血-视网膜屏障外层，来自脉络膜的新生血管进入视网膜下。非活动性新生血管很少引起症状，一旦发生渗出和破裂可引起视网膜局限性浆液性或出血性脱离，患者突然视力减退，视物变形或出现中心暗点，特别好发于黄斑部。荧光素眼底血管造影和相干光断层扫描（OCT）是发现视网膜下新生血管的可靠方法。视网膜下新生血管常见于弓形虫病、Behcet 病、Vogt-小柳原田综合征、拟组织胞浆菌病、匐行性脉络膜炎。

(6) 视网膜脱离：由于严重的葡萄膜炎 RPE 受损，炎症渗出，液体由脉络膜向视网膜下漏出，引起渗出性视网膜脱离；玻璃体炎症形成索条，牵引视网膜脱离；由于炎症致视网膜萎缩病灶边缘或视网膜坏死变薄区出现裂孔而引起视网膜脱离，如急性视网膜坏死；由病原体引起的视网膜脱离。

(7) 视网膜劈裂：可能由于炎症渗出并发新生血管，引起视

网膜组织内液体的积聚而导致视网膜劈裂。

（8）脉络膜脱离：炎症时液体由毛细血管进入组织间隙，而脉络膜毛细血管的内皮细胞结构疏松，当眼部炎症合并低眼压则可使大量液体自脉络膜毛细血管进入脉络膜上腔而引起脱离，可见于巩膜炎、Vogt-小柳原田综合征、交感性眼炎和中间葡萄膜炎。

（9）眼球萎缩：是葡萄膜炎的严重后果。睫状体附近渗出物机化形成纤维膜（睫状膜）牵引视网膜脱离；睫状体本身由于炎症变成瘢痕组织，使房水分泌减少，最后眼球萎缩，眼压低下，视力完全丧失，眼球萎缩。

（四）全葡萄膜炎

全葡萄膜炎是指炎症累及前房、玻璃体和视网膜或脉络膜的炎症。

五、葡萄膜炎的诊断与鉴别诊断

（一）诊断

葡萄膜炎的诊断常根据炎症的位置首先进行临床诊断，将炎症分为前葡萄膜炎、中间葡萄膜炎、后葡萄膜炎和全葡萄膜炎，但是真正理想的诊断应当是病因诊断，根据病因诊断进行治疗。

（二）病因诊断

外因性和继发性可根据病史和临床表现进行诊断，但内因性多原因不明，确定病因困难。感染性葡萄膜炎根据临床表现不能明确病因者，必要时可以采取房水、玻璃体进行涂片和培养，进一步确定病原体。内因性葡萄膜炎的病因诊断应从以下几方面考虑：

1. 病史 详细的病史采集非常重要，包括眼病史和全身病史。葡萄膜炎常伴有全身免疫相关性疾病，因此必须了解全身疾病和相关表现。比如 Behcet 病合并葡萄膜炎；间质性肾炎常有助于诊断间质性肾炎葡萄膜炎综合征；比如强直性脊柱炎常伴有急性前葡萄膜炎。

2. 临床表现 包括发病情况、炎症部位、持续时间等均可为确定葡萄膜炎的确切病因诊断提供依据。对每个患者首先做内外眼部的全面检查。裂隙灯下检查前节和晶状体后腔（后间隙），必要时三面镜检查眼底周边部、平坦部和房角。有羊脂样 KP、虹膜结节的肉芽肿性炎症多见于结核、结节病、VKH 以及其他慢性葡萄膜炎。非肉芽肿性炎症为渗出性炎症有中、小 KP 多见于伴有风湿病性关节炎的前葡萄膜炎、Behcet 病、异色性虹膜睫状体炎。其他改变也应注意：如前房积脓除常见于感染和 Behcet 病以外，也可见于强直性脊柱炎、Reiter 病、疱疹病毒以及肠炎性葡萄膜炎。

炎症部位：不同部位的炎症有不同病因。①急性前葡萄膜炎：这是最多见的类型。常伴有风湿病性关节炎、疱疹、梅毒等；轻度急性前葡萄膜炎可能由感冒病毒或其他上呼吸道病毒所致。②慢性前葡萄膜炎：如急性前葡萄膜炎的晚期和增殖性炎症如结核、结节病、梅毒、麻风以及青年类风湿性关节炎的少关节炎型患者。③急性后葡萄膜炎：最多见者是弓形虫病性视网膜脉络膜炎。播散性病灶可见于梅毒、结核、布氏杆菌等病以及急性脉络膜缺血性病变。④慢性后葡萄膜炎：常伴有视网膜血管炎如结节病；儿童的犬弓蛔虫病多为慢性局限性病灶。⑤中间葡萄膜炎：除某些特殊型葡萄膜炎可发生于周边部以外，最多者是特发性的中间葡萄膜炎。⑥急性全葡萄膜炎：除内外眼感染性眼内炎外，VKH、Behcet 病、桐泽型葡萄膜炎均为急性发病。⑦慢性全葡萄膜炎：往往病因诊断困难，但结节病、Lyme 病、线虫病可表现为慢性全葡萄膜炎。

3. 眼科影像检查 眼科的影像检查越来越成为葡萄膜炎诊断和治疗随访的重要手段，荧光素眼底血管造影、吲哚菁绿脉络膜血管造影（indocyanine green angiography，ICGA）、眼底自发荧光（AF）、相干光断层扫描（OCT）、超声波检查、视网膜电图（ERG）等，在判断炎症累及的范围和结构及功能改变中至关重要，也为正确的诊断和治疗提供必不可少的信息。

4. 实验室检查 葡萄膜炎的实验室检查没有统一标准，常常根据患者的病史和临床表现，推测可能的病因，从而进行针对性的个性化实验室检查。有时病史和临床表现难以判断某一病因，也常检查常见的几种疾病原因，如结核菌素试验（PPD）或 T 细胞酶联免疫斑点试验（T-spot）、血清血管紧张素转换酶（ACE）、梅毒抗体等，检查可能的结核、结节病、梅毒等。如血沉和结核菌素试验是常规检查，抗"O"、类风湿因子（rheumatoid factor，RF）、抗核抗体（antinuclear antibody，ANA）、C-反应蛋白（C-reaction protein，CRP）以及蛋白电泳等，不仅可了解有无全身病，并可鉴别几种不同性质的关节炎；血管紧张素转化酶（angiotension-converting enzyme，ACE）和碱性磷酸酶可用以协助诊断结节病性葡萄膜炎。

免疫学检查方法如下：

（1）细胞免疫反应检查：常用的皮肤试验是一种迟发型免疫反应。常用的特异性抗原有结核菌素（OT、PPD 试验）、弓形虫素等。还有 Kveim 试验，这是诊断结节病的主要方法，80% 为阳性。本试验是应用结节病活动期患者的脾或淋巴结病变组织悬液，做皮内注射，4~6 周后阳性者发生皮肤结节，组织活检表现为与结节病相同的肉芽肿性病变。此外，非特异性针刺反应是诊断 Behcet 病的主要方法之一。

（2）体液免疫反应：很多病原体是利用抗原抗体反应确定的。如梅毒抗体试验、弓形虫的间接荧光抗体试验和染色试验、Lyme 病的 Borrlia Burgderferi（BB）抗体测定、布氏杆菌、钩端螺旋体的凝集试验以及猪囊虫的补体结合试验等。又如 HLA 的检测不仅了解各种葡萄膜炎与遗传基因及免疫基因的关系，并可作为病因诊断方法。例如强直性脊柱炎、Reiter 病患者的 HLA-B27、Behcet 病的 HLA-B5（BW51）明显高于对照组。

5. 全身影像检查 胸部 X 线检查或 CT 检查常可用于发现结核、结节病；骶髂关节及骨关节检查有助于关节炎特别是强直性脊柱炎的诊断。

6. 其他 组织病理检查等对某些特殊病例是必要的，比如怀疑严重的感染性葡萄膜炎有时需要房水检查或诊断性玻璃体切除。有时也需要诊断性治疗，如抗结核治疗。

总之为明确病因,以便进行有效的治疗,应首先做常规检查如胸片、血沉、OT 或 PPD 试验;前葡萄膜炎应做有关关节炎的各项检查。然后结合临床进行分析,可得出初步印象再做针对性的特殊检查,以便尽可能确定疾病性质和原因。有报道发现,发病最多的是 VKH,依次有风湿病性关节炎的前葡萄膜炎、中间葡萄膜炎和 Behcet 病等。

(三) 鉴别诊断

1. 前节炎症的鉴别诊断

(1) 急性结膜炎:睫状充血易误认为急性结膜炎的球结膜充血,但前房、虹膜、瞳孔正常。

(2) 急性闭角型青光眼:有睫状充血,但前房浅,瞳孔开大,眼压高。

2. 后节炎症的鉴别诊断

(1) 局限性较大病灶:多为肉芽肿性病变如结核、梅毒所致者应与眼内肿瘤鉴别。前者炎症反应强,常有玻璃体混浊。根据超声波、X 线、荧光素眼底血管造影检查可进行区别。

(2) 黄斑部病灶要除外老年性黄斑变性。

(3) 弥漫性炎症伴有视网膜脱离者应与脉络膜渗漏区别,后者脱离部位随体位而改变。

(4) 眼底晚期色素性改变应与其他原因所致的色素性病变相区别,如视网膜色素变性等。

为区别炎症性、变性或血管性疾病,可荧光素眼底血管造影。眼底由于屈光间质混浊看不清者,为除外眼内肿瘤需相应的影像检查,如超声波、核磁共振等检查。

六、葡萄膜炎的治疗

最理想的治疗方法是病因治疗,尤其重要的是尽早判断出感染或非感染原因,针对不同的病因进行精准的治疗。由于内因性葡萄膜炎多原因不明,常合并全身免疫相关性疾病,需要一起考虑治疗全身病。葡萄膜炎的眼部表现多采用针对炎症的非特异性治疗方法,治疗目的是控制炎症反应,减少并发症,如并发性白内障、继发性青光眼、黄斑囊样水肿、低眼压等,防止由于结构和功能损害导致的视力损害。

葡萄膜炎的治疗包括局部治疗和全身治疗,局部治疗主要包括散瞳、热敷、非甾体抗炎药、糖皮质激素局部应用;全身治疗包括全身应用非甾体抗炎药、糖皮质激素、免疫调节剂、生物制剂。有时也需要手术干预,常常由于诊断的需要手术获得前房液或诊断性玻璃体切除。

(一) 局部治疗

1. 散瞳和睫状肌麻痹剂

(1) 散瞳作用:可解除瞳孔括约肌和睫状肌痉挛,也可减少睫状肌对睫状血管的压迫,改善局部血循环,并降低血管通透性,减少渗出物;使瞳孔开大,防止虹膜后粘连。

(2) 常用散瞳剂:炎症越重,越需要选用强的散瞳药或更多的次数。常用药物包括短效的托吡卡胺(1.0%~2.0%)和复方托吡卡胺、中效的后马托品(1%~4%)以及长效的阿托品(0.5%~2.0%)和东莨菪碱(0.25%~0.5%)。大多数急性前葡萄膜

炎的患者可以仅用短效散瞳药,保持活动性散瞳。慢性前葡萄膜炎或前房有慢性轻中度炎症反应的患者,需要维持短效散瞳药,防止虹膜后粘连的发生。对于急性前葡萄膜炎炎症反应重,且有新发生的虹膜后粘连的患者,需要一段时间应用长效较强的散瞳药,但也应该同时应用短效散瞳药活动性散瞳,以防止瞳孔散大状态的虹膜后粘连。对于散瞳、撕开新形成的虹膜后粘连可以用去氧肾上腺素(2%~10%),但高浓度去氧肾上腺素禁用于老年人。为充分散瞳,可结膜下注射混合散瞳剂,方剂为 0.5% 去氧肾上腺素、0.05% 阿托品、2% 利多卡因等量混合液,每次 0.1~0.2mL 注射于新形成的虹膜后粘连附近的角膜缘外结膜下。

2. 糖皮质激素　是葡萄膜炎的主要治疗手段,局部糖皮质激素常用于前葡萄膜炎或者全葡萄膜炎的治疗,由于激素的副作用,治疗需要权衡抗炎的作用和副作用,进行个性化治疗。

(1) 滴眼剂:根据炎症程度,可以从每日 1 次到每小时 1 次。根据抗炎的效力常用的制剂依次有 1% 醋酸泼尼松龙、0.1% 地塞米松液、氟米龙、氯替泼诺等,每日 4~6 次,急性炎症时可每小时 1 次,晚上可以用眼药膏。眼压升高是主要的副作用之一。

(2) 球周注射:包括结膜下或 Tenon 下注射、球后注射。结膜下注射:用于前葡萄膜炎,泼尼松龙每次 0.3~0.5mL(25mg/mL);地塞米松每次 2.5~5mg,对于严重的急性前葡萄膜炎必要时可每 1~2d 注射 1 次。球旁注射:用于中间葡萄膜炎、后葡萄膜炎或黄斑水肿,常用药物包括泼尼松龙每次 0.5~1.0mL,地塞米松 2.5~5.0mg,曲安奈德 40mg,或者甲泼尼龙 40~80mg。注射方法可以是后 Tenon 囊下注射或球后注射。

(3) 长效缓释糖皮质激素玻璃体植入:治疗非感染性后葡萄膜炎以及顽固的黄斑水肿。比如地塞米松缓释系。

3. 非甾体抗炎药　抑制环氧合酶,减少前列腺素的合成,缓解炎症。适用于轻度的弥漫性巩膜炎,慢性前葡萄膜炎(比如青少年特发性关节炎伴发的前葡萄膜炎)、防止或治疗黄斑水肿等,可以有助于将局部糖皮质激素保持到较低剂量。不能用糖皮质激素的疱疹病毒性角膜虹膜炎,非甾体抗炎药也可以选择。

4. 热敷　扩张血管,促进血循环,缓解疼痛,促进炎症吸收。

(二) 全身治疗

1. 糖皮质激素　有抗炎、抗过敏和免疫抑制作用,因此是治疗葡萄膜炎的主要非特异性方法。口服或静脉给药,口服常用泼尼松或泼尼松龙,静脉用药常用甲泼尼龙。全身糖皮质激素常需持续 3 个月,如果炎症较重或糖皮质激素应用超过 3 个月,常需加用免疫调节剂。口服泼尼松的剂量为 1~2mg/(kg·d),此后每 1~2 周减量 1 次,直到炎症控制。

(1) 糖皮质激素的生物合成和调节:人体肾上腺皮质分泌的糖皮质激素的生物合成直接受垂体前叶分泌的肾上腺皮质激素(ACTH)控制,而 ACTH 的分泌又需要丘脑促肾上腺皮质激素释放因子(corticotropin releasing factor,CRF)的兴奋,这整个系统称为下丘脑-垂体-肾上腺轴(hypothalamus-pituitary-adrenal axis,HPA)。血浆中糖皮质激素水平又有负反馈作用,

影响 CRF、ACTH 的分泌,即血浆糖皮质激素水平升高时可抑制 CRF 和 ACTH 的分泌,从而肾上腺皮质合成和分泌糖皮质激素减少。因此患者长期应用激素可导致肾上腺皮质萎缩而不能分泌激素造成停药困难;另一方面血液长期处于高激素状态使生理代谢失调,可发生各种副作用。此外激素分泌均有自发性的昼夜节律。因此给药时应考虑这些特点,以获得最大疗效,并避免副作用。

(2) 常用几种皮质激素的特点:氢化可的松作用力弱(表 10-1-6),钠潴留强,不宜长期应用。地塞米松抗炎作用虽强,但对 HPA 有明显抑制,也不宜长期应用,仅用于急重病例早期。泼尼松、泼尼松龙为中效、作用强,HPA 抑制轻,水盐代谢影响小,最适于长期应用。

表 10-1-6　几种常用皮质激素特点的比较

种类	效应	等效剂量/mg	抗炎效价比	钠潴留	血浆半衰期/d	HPA 抑制时间/h
氢化可的松	短	20	1	+++	0.5~1	6~12
泼尼松	中	5	5	+	1	12~36
地塞米松	长	0.75	25	±	1.5	48~72

(3) 全身应用糖皮质激素的适应证和禁忌证:一般用于局部激素治疗无效的严重前葡萄膜炎、后葡萄膜炎和全葡萄膜炎。更适用于 VKH 和交感性眼炎,与抗病因药物联合使用更为有效。用药前必须注意患者有无用药的禁忌证。如活动性消化道溃疡、活动性肺结核、精神病、严重高血压、糖尿病、心肌梗死、妊娠以及感染性疾病。小儿、老年人要慎用。因此长期用药者应注意副作用如 Cushing 综合征、高血压、糖尿病、溃疡病等。要补钾或对症治疗。副作用严重者要减量或停用。眼的副作用有激素性青光眼和白内障。

(4) 全身应用皮质激素的原则和方法:一般根据炎症程度的轻重,发病的急缓以及患者全身情况决定药量。严重的前葡萄膜炎短期全身应用,不宜超过 7d。对严重的后、全葡萄膜炎要早用,用量要足,以便及时控制炎症。长期用药以口服泼尼松为主。用药大于 2 周者不要突然停药,以防病情反跳加重。应根据病情逐渐减量,最后用最少的维持量。某些感染性炎症必须在强有力的抗病原体治疗 24~48h 后再考虑给泼尼松。

用药方法是根据血浆皮质醇水平的日夜循环规律,选择最佳的给药时间,即早 6~8 时血浆皮质醇分泌量最高时对血液中皮质激素引起的负反馈作用的敏感性最低,对 HPA 抑制效应最小,因此全身应用激素应每天早上 7~8 时 1 次顿服,避免发生副作用。严重病例一般开始用 60~80mg,根据病情逐渐减量,每次 5mg,以后慢减,并改为隔日给药方法,即把两日的全药量每隔日早晨 1 次顿服最后减到最小维持量(5~10mg)。有时患者来诊以前未按正规用泼尼松早晨顿服法,则应调整给药,即改用泼尼松,把分服的全日量改为早晨 1 次顿服;如果来诊时病情较重则除服用原量外再加用局部注射或增加药量,根据病情再逐渐减量按常规服用。

2. 非甾体类抗炎剂　本剂有对抗某些化学介质的作用,如组胺、激肽类和前列腺素,并对炎症和免疫有抑制作用。在眼内抑制前列腺素的合成和释放,可防止炎症所致的血-眼屏障的破坏。一般有两大类:

(1) 水杨酸类:有水杨酸钠和阿司匹林,具有解热、镇痛、消炎和抗风湿作用,其作用机制是抑制 PGs 的形成和血小板的聚集,常用以治疗巩膜炎、前葡萄膜炎。比如常用肠溶阿司匹林 40mg 每日 1~2 次,治疗 Behcet 病和桐泽型葡萄膜炎。

(2) 吲哚美辛:有水杨酸钠同样的作用,其抗炎抗风湿的效果比阿司匹林更强。每次 25mg,每日 2~3 次。

非甾体类抗炎剂的副作用有胃肠道刺激症状,也可引起中性粒细胞减少,少数病例有肝肾损害。因此消化道溃疡病、肝肾功能不全、孕妇及儿童慎用。其他同类药物有布洛芬、保泰松等。可用布洛芬治疗儿童前葡萄膜炎。

3. 免疫调节剂　有时称为免疫抑制剂,用于治疗严重的、危害视力的葡萄膜炎或糖皮质激素治疗无效或不能耐受的患者。由于糖皮质激素的副作用,免疫抑制治疗应用逐渐增多,有些疾病,包括眼瘢痕性类天疱疮、匐行性脉络膜炎、Behcet 病、交感性眼炎、Vogt-小柳-原田病、坏死性巩膜炎等,尽管开始对糖皮质激素治疗敏感,但早期应用免疫抑制剂可以有效改善预后和减少视力损害。

由于免疫抑制剂毒性较大,可产生严重的全身副作用,因此,应用前需要除外感染及其他禁忌证,使用前及使用期间密切随访并监测血常规和肝肾功能,注意有无其他全身病。并应取得患者和家属的同意;已应用皮质激素者应减激素量,避免并发症。常用药物如下:

(1) 抗代谢药物

1) 甲氨蝶呤(methotrexate):抗叶酸类抗肿瘤药物,主要通过对二氢叶酸还原酶的抑制起作用,抑制 DNA 的复制。其抗炎是通过细胞外释放腺苷起作用。研究表明甲氨蝶呤对多种葡萄膜炎有效,包括幼年型特发性关节炎(JIA)相关性前葡萄膜炎、结节病、全葡萄膜炎、巩膜炎等。儿童葡萄膜炎尤其是 JIA 伴发的葡萄膜炎可作为一线用药。治疗为每周口服给药 7.5~15mg/周,逐渐可增加剂量至 15~25mg/周维持。副作用是胃肠道反应、疲劳,以及可逆性肝毒性。

2) 硫唑嘌呤(azathioprine):具有嘌呤拮抗作用,干预 DNA 的复制和 RNA 的转录。对 Behcet 病、中间葡萄膜炎、Vogt-小柳原田综合征、交感性眼炎、坏死性巩膜炎等口服剂量 2mg/(kg·d),或 100~250mg/d。主要副作用是胃肠反应,轻度肝毒性。

3) 吗替麦考酚酯(mycophenolate mofetil):抑制肌苷酸磷酸脱氧酶和 DNA 复制。研究表明可以有效和安全治疗儿童葡萄膜炎,可以替换甲氨蝶呤。口服生物活性好,给药剂量 1~3g/d,分 2 次服用。主要副作用是可逆的胃肠反应和腹泻。

(2) T 细胞抑制剂

1) 环孢素(cyclosporine):从霉菌酵解产物提取的环形多肽,选择性清除 T 细胞受体信号的转导,下调白介素-2 基因转录和 CD4⁺T 淋巴细胞受体表达。在 Behcet 病、中间葡萄膜炎、Vogt-小柳原田综合征治疗中显示有效。治疗剂量 1~5mg/(kg·d)，口服。主要副作用是高血压和肾毒性。

2）他克莫司（tacrolimus）：与环孢素的作用机制相同，给药剂量 0.1~0.15mg/(kg·d)，口服，治疗葡萄膜炎的效果同环孢素。由于剂量较小，肾毒性的副作用较环孢素小。

（3）烷化剂：这类药物常在其他免疫抑制剂治疗葡萄膜炎无效时选用，在全身血管炎相关的坏死性巩膜炎可以作为一线用药，这些疾病包括肉芽肿性血管炎、复发性多软骨炎。尽管研究表明这类药物在中间葡萄膜炎、Vogt-小柳原田综合征、交感性眼炎、Behcet 病治疗有效，但由于此类药物致癌可能的作用，临床选用较少。

1）环磷酰胺（cyclophosphamide）：是一种烷化剂，可以损害 DNA 复制和导致细胞死亡。给药剂量 1~2mg/(kg·d)，口服。

2）苯丁酸氮芥（chlorambucil）：长效的烷化剂，干预 DNA 复制。给药剂量 0.1~0.2mg/(kg·d)，或 2~12mg/d，口服。

（4）秋水仙碱（colchicine）：是有丝分裂抑制剂，通过与微管蛋白结合，干扰有丝分裂纺锤体的形成。有抗炎、抑制白细胞游走作用。主要用于 Behcet 病，也可用于胶原病和风湿病性疾患。每日 0.5mg，每日 2 次。

4. 生物制剂 是指针对炎症过程中特定分子或细胞因子的一些重组蛋白或抗体，可靶向性地抑制免疫反应，越来越多的证据表明生物制剂较免疫抑制剂的细胞毒性作用小，在治疗葡萄膜炎中对于维持在糖皮质激素减停及延长炎症缓解时间中具有较好的作用，但是由于长期的有效和安全性上缺乏足够的数据，生物制剂一般作为糖皮质激素和免疫抑制剂之后二线的选择。

常用的生物制剂从作用机制上有下面几类：

（1）细胞因子抑制剂：结合肿瘤坏死因子 TNF-α。

（2）受体拮抗剂：结合 T 细胞的 CD2、CD11a 受体，结合巨噬细胞 IL-1 受体。

（3）细胞特异性抗体：结合 B 淋巴细胞 CD20 糖蛋白，结合活性 T 淋巴细胞 CD25 糖蛋白。

（4）其他：如干扰素 α2a，IV-Ig。

但是目前被美国 FDA 批准治疗葡萄膜炎的也仅限于某几种特殊类型的葡萄膜炎，几种特定的生物制剂。①Infliximab：TNF-α 单克隆抗体，文献报道可以用于 Behcet 病的一线用药和其他非感染性葡萄膜炎的二线用药。②Adalimumab：人源性 TNF-α 单克隆抗体，目前美国 FDA 批准的第一个治疗非感染性葡萄膜炎的生物制剂，文献报道可以用于 Behcet 病的一线用药和其他非感染性葡萄膜炎的二线用药。③Etanercept：是一种抑制 TNF-α 的融合蛋白，主要用于类风湿性关节炎，青少年特发性关节炎，牛皮癣性关节炎，强直性脊柱炎等。④Golimumab：人 IgG₁ TNF-α 拮抗剂单克隆抗体，美国 FDA 批准治疗类风湿性关节炎、牛皮癣性关节炎、强直性脊柱炎、溃疡性结肠炎。一般用法 50mg 每月皮下注射 1 次。⑤Secukinumab：人抗白介素-17A 单克隆抗体，美国 FDA 批准治疗强直性脊柱炎和牛皮癣性关节炎。⑥Tocilizumab：人源性白介素-6 受体的单克隆抗

体，主要用于治疗类风湿性关节炎和青少年特发性关节炎。

5. 病因治疗 是最理想最根本的治疗。葡萄膜炎的治疗强调根据病因及临床表现不同而采用个性化治疗方案。未确定病因或确定病因之前可以对症治疗。有时中西医结合治疗也可以考虑。

（杨柳 孙世珉）

第二节 感染性葡萄膜炎

一、眼内炎

要点提示

眼内炎特指细菌或真菌感染，不包括病毒和寄生虫感染引起的眼内炎症。与内源性细菌性眼内炎相关的感染最常见的是肝脓肿、心内膜炎和尿路感染。术后细菌性眼内炎多在 1 周之内发病，真菌性眼内炎一般见于术后数周至数月。诊断依据病史和眼部体征，早期进行结膜囊和眼内液的病原体检测有助明确病原体和敏感药物。尽早应用广谱抗生素及抗真菌药是治疗的关键，内源性眼内炎以静脉用药为主，外源性眼内炎以玻璃体腔注药为主。

眼内炎（endophthalmitis）是一种极严重的眼部感染，可能在发病几小时或几天内导致不可逆性失明。眼内炎特指细菌或真菌感染玻璃体和/或房水，病毒或寄生虫引起的眼内感染被认为是葡萄膜炎，不属于眼内炎范畴。根据感染来源，将眼内炎分为外源性眼内炎、内源性眼内炎，临床中前者较为多见。手术和创伤为外源性眼内炎的主要致病因素，白内障手术后眼内炎发生率约为 0.1%，而穿透性眼外伤后发生率为 1%~18%。内源性眼内炎发病率较低，占所有眼内炎的 5%~15%。几乎所有眼内炎患者均表现为视力下降，部分患者伴有眼痛、眼红。此外，内源性眼内炎患者多伴有体温升高。眼内炎为眼科急症，总体预后不佳，迅速诊断及治疗对挽救视力至关重要。

【病因和发病机制】

1. 外源性眼内炎 是病原体由外界直接进入眼内，如眼球穿通伤、内眼手术、玻璃体腔内注药、角膜溃疡穿孔、抗青光眼术后滤过泡感染及手术器械相关的感染等。眼内炎的发生与病原微生物种类、病原体数量及患者易感性有关。术后眼内炎以凝固酶阴性葡萄球菌最常见，其他常见菌还包括金黄色葡萄球菌、链球菌；在创伤后眼内炎中，凝固酶阴性葡萄球菌、蜡样芽孢杆菌及其他杆菌属是主要的病原体。外源性真菌性眼内炎比细菌性为少见，常继发于角膜感染，多由曲霉菌、镰刀菌引起。

2. 内源性眼内炎 由致病菌经血行播散至眼而引起。病菌来自眼外感染病灶或败血症，从视网膜血管经内界膜进入玻璃体；致病因子也可来自睫状体平坦部血管，先引起晶状体后间隙和前玻璃体混浊。与内源性眼内炎相关的感染包括肝脓肿、心内膜炎和尿路感染，在这些病例中，血培养通常呈阳性。然而因静脉输注药物、留置中心静脉导管或胃肠侵入性检查

(如内镜结肠镜检查)继发暂时性血症或真菌血症从而导致的眼内炎,血培养可能为阴性。常见病原体包括肺炎克雷伯菌、念珠菌、链球菌、金黄色葡萄球菌、大肠埃希菌。

【临床表现】

1. 外源性细菌性眼内炎 75%的患者发生于术后1周内,起病急,表现为视力下降、眼红、眼痛。主要体征包括前房积脓、纤维素样渗出、严重的前房炎症反应、玻璃体细胞和混浊,眼底红光反射不可见。其他体征包括眼睑水肿、角膜环形脓肿、严重的结膜充血、水肿(临床体征多变)。对激素反应敏感,但在激素减量过程中容易复发。

2. 外源性真菌性眼内炎 潜伏期比细菌性为长,一般见于术后数周至数月,表现为术后持续的眼内炎症,"团状"炎性反应为其特异临床体征。

3. 内源性细菌性眼内炎 急性发作,表现为视力下降、眼痛、前房积脓、玻璃体炎。全身症状不明显,1/2至2/3患者眼科首诊。发热和流感样症状最常见。主要表现为玻璃体细胞和碎屑、前房细胞和闪辉、前房积脓,可伴有视网膜脱离。

4. 内源性真菌性眼内炎 发病隐匿,进展缓慢。表现为眼前黑影飘动、眼痛,多双眼发病。多可见广泛的、多灶性、黄白色脉络膜或深层视网膜病变,之后可进展为一个或几个视盘直径大小的羽毛状外观病灶,随病情进展可出现玻璃体绒毛状白色混浊。

【诊断与鉴别诊断】

1. 诊断 可根据以下几点。

(1) 根据病史:如眼球穿通伤、内眼手术和全身病史及是否存在感染病灶。

(2) 临床表现:外因性症状重,多为细菌性。有以下情况应怀疑真菌性感染。

1) 手术或外伤后有迟发的眼内炎症。

2) 外眼炎症相对安静,而眼内炎症明显者。

3) 前房或玻璃体有局限性炎症渗出团。

(3) 微生物检查:除早期进行结膜囊分泌物涂片及细菌培养外,及时采前房液(0.1~0.2mL)或玻璃体液(0.1~0.2mL)进行微生物培养检查。聚合酶链反应实验具有检测速度快、敏感和特异性高的特征,特别适用于玻璃体腔已经注射过抗生素的患者,但其假阳性率较高。此外,β-D-葡聚糖实验是真菌的一种快速敏感试验。

2. 鉴别诊断

(1) 外伤或手术后无菌性炎症:多发生于外伤或手术后5~10d,症状轻,很少有角膜水肿,很快好转。

(2) 晶状体过敏性眼内炎:也可发生前房积脓,多见于过熟性白内障或白内障囊外摘除术后。

(3) 眼内异物引起的眼内炎:如木质和铜质眼内异物,特别纯铜可引起无菌性化脓性炎症。

(4) 视网膜脉络膜感染(如弓形虫、蛔虫):存在黄白色视网膜脉络膜病灶。

(5) 巨细胞病毒性视网膜炎:轻微或轻度的玻璃体反应、视

网膜出血明显。

(6) 非感染后或中间葡萄膜炎(如结节病、睫状体平坦部炎):在败血症中一般很少同时出现第一次发作。

(7) 肿瘤(如淋巴瘤和视网膜母细胞瘤)。

【治疗】做好预防工作,如术前用5%聚维酮碘消毒眼睑及结膜,术前预防性使用广谱抗生素。常用药物有抗生素、抗真菌药物、激素,可辅以复方托吡卡胺、阿托品点眼,外伤性眼内炎还需给予破伤风类毒素0.5mL肌注。治疗方式包括局部或全身给药、前房灌洗、玻璃体腔注药及玻璃体切除手术。最理想的治疗是针对已明确的病原体,但早期只能根据临床表现和涂片检查的初步结果立刻进行广谱抗生素治疗。因密切监测临床病程变化,随时调整治疗方案。

1. 广谱抗生素及抗真菌药 眼内炎主要是抗病菌治疗。病原体未确定以前应立刻采用强有力的广谱抗菌剂。

细菌性眼内炎:针对细菌性眼内炎目前推荐使用万古霉素联合头孢他啶或阿米卡星,在行玻璃体注药时对于玻璃体炎症反应重的患者可配合使用地塞米松4mg/0.1mL,对于内源性及外源性眼内炎均有控制炎症,改善预后的作用。大多数抗生素通过静脉和口服很难穿透到玻璃体内,因此对于外源性细菌性眼内炎其非常规治疗方法。多采用玻璃体腔注药治疗。对于内源性细菌性眼内炎,广谱抗生素静脉用药是最重要的给药方式,而玻璃体腔注射抗生素的必要性尚待证实。

真菌性眼内炎:真菌性眼内炎特别有效药物不多,过去认为两性霉素B与氟胞嘧啶联合使用较为有效,但前者全身应用毒性大,眼内通透性不佳,必须慎用。目前认为伏立康唑及氟康唑是真菌性眼内炎的首选药物,眼内通透性强,副作用相对低。眼内炎常用药物及用法见表10-2-1,其他治疗同一般葡萄膜炎。

2. 糖皮质激素 必须除外真菌感染才可应用激素治疗。可使用1%醋酸泼尼松龙滴眼,每天4次,玻璃体内注射地塞米松(无防腐剂)0.4mg,严重者可口服泼尼松,0.5mg/(kg·d)。

3. 玻璃体切除术 最根本的治疗方法。经各种保守治疗后病情继续恶化者,玻璃体内注射无法控制病情时或患者视力呈进行性下降时,应考虑玻璃体切除术。以清除玻璃体内大量微生物,并可抽取玻璃体液进行病原体检查和药敏试验,同时向玻璃体内注入药物。

4. 眼球摘除、眼内容物剜除术。

(池莹 戎欣 杨柳 孙世珉)

二、结核性葡萄膜炎

要点提示

结核性葡萄膜炎的发病可以由结核杆菌直接侵犯葡萄膜组织引起,也可由于机体对结核分枝杆菌的超敏反应而引起肉芽肿性炎症。结核性葡萄膜炎为前、后节肉芽肿性病变,缺乏特异性临床表现,以脉络膜炎、视网膜炎、脉络膜肉芽肿和玻璃体炎等后葡萄膜炎为主。对糖皮质激素及免疫抑制剂反应差。对可疑患者可进行1~4周抗结核治疗。

表 10-2-1 眼内炎常用药物及用法

药名	玻璃体内注射	结膜下注射	滴眼	静滴	前房灌洗
万古霉素	10g/L 0.1mL,72h 1 次	10g/L 或 20g/L,0.5mL qd/bid	10g/L,每天 5~8 次	1.0g,bid	0.02g/L,加入 500mL 平衡盐液
头孢他啶	20g/L 或 22.5g/L,0.1mL,72h 1 次	20g/L,0.5mL,qd/bid	20g/L,每天 5~8 次	1.0g,tid	0.04g/L,加入 500mL 平衡盐液
阿米卡星	4g/L,0.1mL,72h 1 次				
伏立康唑	50~100μg,0.1mL		10mg/mL	200mg,bid	2.5mg/mL
氟康唑(fluconazole)				100~200mg,每日 1~2 次,以后改口服,每日 100~200mg	

结核性葡萄膜炎(tuberculous uveitis)是指由结核分枝杆菌直接侵犯葡萄膜组织或间接对结核杆菌的超敏反应而发生肉芽肿性炎症。

【病因和发病机制】结核杆菌不仅直接侵犯葡萄膜组织,并可由于机体对结核分枝杆菌的超敏反应而发生肉芽肿性炎症。其发病决定于宿主对细菌的抵抗力和免疫力与过敏之间的平衡,即疾病程度与细菌数量、毒力、过敏反应程度成正比,而与机体的抵抗力成反比。部分伴有全身结核病变或既往有结核病史的葡萄膜炎患者,其葡萄膜炎并非都是结核杆菌感染引起,也可能是同时伴有其他微生物感染或由于自身免疫、自身炎症反应性疾病引起。有研究表明多数结核性葡萄膜炎患者并无肺结核或全身结核病灶,一般认为该病是眼部组织对结核菌素的迟发型过敏反应所致,而非结核杆菌在眼部繁殖引起,这与其他感染性葡萄膜炎存在差异。

【临床表现】结核性葡萄膜炎缺乏特异性临床表现,并且临床表现形式多样,缺乏特异性,可表现为前葡萄膜炎、脉络膜炎、视网膜炎、视网膜血管炎及全葡萄膜炎等多种类型。

1. 结核性前葡萄膜炎

(1)粟粒型结核:急性粟粒型结核由菌血症引起,常伴有严重全身症状,刺激症状强,预后不佳;慢性粟粒型结核常发生于菌力弱,免疫力强的患者,发病缓慢,虹膜圆形灰黄色结节 1~3mm。

(2)团球型结核:病变进展缓慢,最初在虹膜或睫状体有灰黄色结节,逐渐增大相融合形成较大的肉芽肿性病变。有时可表现为浆液性纤维素性渗出、出血和干酪样前房积脓。前房角受累时可引起继发性青光眼。

(3)弥漫性过敏性前葡萄膜炎:较为多见,急性者好发于青年人,发病快,表现为羊脂状 KP 和虹膜结节,易形成虹膜后粘连,也可表现为非肉芽肿性前葡萄膜炎;慢性炎症多发生于中年人,有较多大小不等的羊脂状 KP,进展缓慢,预后不佳。

2. 结核性脉络膜炎

(1)渗出型:眼底出现 1 或 2 个视盘直径大小的圆形或椭圆形黄白色斑块,可伴有出血。

(2)粟粒状脉络膜结核:出现多发性边界不清的位于脉络膜深层的小黄白色结节,可伴视盘水肿、视网膜出血和前葡萄膜炎等。

(3)局限性脉络膜结核:局限性灰白色或黄白色病变,多见于眼底后极部。

(4)团块状脉络膜结核:单个或多个大的灰白色半球状隆起,可见于眼底后极部或中周部,周围有卫星样小结节或出血。

(5)团集型脉络膜结核:团块状脉络膜结核发生坏死和溃疡所致,常伴有视网膜脱离、玻璃体混浊、急性虹膜睫状体炎、继发性青光眼等。

(6)多灶性脉络膜视网膜炎。

3. 结核性视网膜炎

(1)粟粒型:也称为浅表性渗出性视网膜炎,表现为多发性小结核结节。

(2)广泛的视网膜炎:表现为大范围灰白色视网膜病变,伴明显的玻璃体混浊。

【诊断与鉴别诊断】

1. 诊断 我们根据国人临床表现特点,总结出以下诊断要点:其中第(1)和(2)条为必备条件,如具有第(5)条或其他任意 2 条即可作出诊断。

(1)详细询问结核病史和结核接触史,并能够除外其他原因所致的葡萄膜炎或特定类型的葡萄膜炎。

(2)临床表现:前、后节肉芽肿性病变。

结核性葡萄膜炎多表现为病情迁延不愈,对糖皮质激素及免疫抑制剂反应差,以脉络膜炎、视网膜炎、脉络膜肉芽肿和玻璃体炎等后葡萄膜炎为主要表现。对于具有以上临床表现且未找到确切病因的"特发性葡萄膜炎"患者,应高度怀疑结核性葡萄膜炎。

(3)检查结核病灶:胸部 X 线透视、OT 或 PPD 试验、血沉等。

1)胸部影像学:胸部 X 线透视、胸部 CT。

2)结核菌素试验:包括 OT 试验和 PPD 试验。

结核菌素试验在卡介苗接种者中可因交叉反应而出现假阳性结果,因此在正常人群中有较高的阳性率。临床上切忌不可因为结核菌素试验阳性就诊断结核性葡萄膜炎,更不可根据以上诊断就予以抗结核治疗治疗。此外该结果易受患者免疫功能影响,并非所有的活动性结核患者均表现为阳性反应,10%~25% 活动性结核病患者呈阴性反应。因此,结核菌素试验阴性的葡萄膜炎患者不可轻易除外结核病可能,应结核临床及其他辅助检查予以综合判断。

3) 血沉。

4) γ 干扰素释放试验技术(interferon gamma release test, IGRA):T 细胞酶联免疫斑点试验(T spot)作为常用的 IGRA 检查技术,该检查不受集体免疫力及卡介苗接种的影响,特异度和敏感度均高于 PPD,适用于肺外结核和潜伏性感染。

5) 聚合酶链反应(polymerase chain reaction,PCR):检测房水、玻璃体等眼内标本中结核杆菌基因序列。PCR 检测手段特异性高,可达 99%,但敏感性较低,为 46.9%~72%。

(4) 诊断性治疗:对可疑患者进行抗结核治疗 1~4 周,病情改进者,结核性葡萄膜炎的可能性大。但应注意排除其他药物,如糖皮质激素、睫状肌麻痹剂等治疗效果,以确定抗结核治疗的有效性。同时还应注意抗结核药物的毒副作用。

(5) 房水或玻璃体穿刺分离培养结核杆菌。

(6) 荧光素眼底血管造影

1) 脉络膜结核结节在动脉期表现为弥漫性荧光,晚期呈弥漫性强荧光。

2) 视网膜血管炎可致荧光素渗漏、血管壁染色、出血致荧光遮蔽。

3) 黄斑囊样水肿。

4) 伴有视网膜脱离可出现荧光素渗漏和视网膜下荧光积聚。

(7) 吲哚菁绿血管造影

1) 早期弱荧光、晚期中等荧光或弱荧光。

2) 中或晚期多发性小片局灶性强荧光区。

3) 脉络膜血管扩张、渗漏,晚期弥漫性强荧光。

4) 脉络膜血管闭塞。

2. 鉴别诊断

(1) 前节结核性炎症:应除外结节病、梅毒等其他肉芽肿性葡萄膜炎。

(2) 脉络膜团球结核应与肿瘤鉴别,前者反应强,有出血和渗出。眼部 B 超及 CT 有助于鉴别两者差异。

【治疗及预防】

1. 抗结核治疗 是结核性葡萄膜炎确切有效的治疗手段,也是控制结核性葡萄膜炎病情发展的基础。抗结核治疗的原理在于减少结核杆菌的数量,从而减轻其引起的迟发型超敏反应,控制眼部炎症反应,因此对于不合并确切活动性结核病灶的结核性葡萄膜炎患者,抗结核治疗仍有理想效果。抗结核药物具有全身毒副作用,主要引起神经毒性、肝毒性及肾毒性反应,因此在抗结核治疗过程中应注意全程监测药物的毒副反应。"早期、联合、适量、规律、全程"是结核性葡萄膜炎的基本治疗原则。联合规范使用抗结核药物是彻底治愈结核性葡萄膜炎的关键,不规范的治疗往往导致病情的复发或恶化。国际卫生组织推荐 6 个月的标准治疗方案:前 2 个月联合使用 4 种一线药物:异烟肼、利福平、吡嗪酰胺和乙胺丁醇,后四个月使用异烟肼和利福平。美国疾控中心建议可根据治疗反应将疗

程加长到 12~15 个月。

2. 糖皮质激素的应用 糖皮质激素并非抗结核治疗中的禁忌,实际上可显著减轻超敏反应引起的眼组织损害。多数学者认为抗结核药物可联合低剂量糖皮质激素治疗结核性葡萄膜炎,尤其是合并视网膜血管炎的患者。但是,对于高度怀疑或已确诊为结核性葡萄膜炎的患者,一定要在使用有效抗结核药物的基础上给予糖皮质激素全身治疗,以免结核杆菌增殖导致病情复发和恶化。对伴有眼前节炎症反应的患者,可给予泼尼松滴眼液或地塞米松滴眼液治疗,点眼频次视炎症反应的严重程度而定。

3. 特殊人群结核性葡萄膜炎的监控与治疗 随着耐药性结核分枝杆菌的增多及一些自身免疫性疾病及抵抗力低下患者数量的增多,其发生结核性葡萄膜炎的发病率远高于一般人群,临床表现更为隐匿,多无严重的葡萄膜炎症状,但病情往往更为凶险且进展迅速,常在确诊时眼部的炎症已难以控制,视功能丧失,严重者可在数周内引起结核性眼内炎或眶蜂窝织炎,故对于该特殊人群眼部的监控至关重要,并且由于全身疾病限制,在药物选择、制定治疗方案上应充分考虑患者的具体情况,与相关临床科室协同采用合理治疗方案,减少药物的毒副作用。同时,对该特殊人群如获得性免疫缺陷综合征、糖尿病、长期使用免疫抑制剂、器官移植术后等免疫力低下的患者积极开展结核病防治科普宣传,提高治疗的依从性并进行定期随访,是控制结核性葡萄膜炎在特殊人群中迅速播散的重要手段。

(池滢 姚旭阳 杨柳 孙世珉)

三、螺旋体性葡萄膜炎

要点提示

获得性梅毒所致后葡萄膜炎以脉络膜视网膜炎最常见,典型病变表现为后极及中周出现灰黄色病灶。先天性梅毒所致脉络膜视网膜炎表现为全眼底色素紊乱,呈椒盐样改变。根据临床表现,冶游史和父母亲性病史;病灶、房水、玻璃体取材检查螺旋体;血清学检查有助诊断。Lyme 病性葡萄膜炎根据流行病史和临床表现如蜱咬、皮肤红斑等诊断,可进行 BB 抗体的检测,并全面检查除外其他原因的葡萄膜炎。必要时试验性抗生素治疗等。

(一)梅毒性葡萄膜炎

梅毒性葡萄膜炎(syphilitic uveitis)在新中国成立后,国内极为少见,但近年来,梅毒发病呈明显上升趋势,世界范围内每年有 1 100 万新增梅毒病例,其中 90% 出现在发展中国家。我国梅毒报告发病率由 2000 年 6.43/10 万增至 2013 年 32.86/10 万。因此,眼科医师应对梅毒给予足够的重视。

【病因和发病机制】

1. 获得性梅毒 是由梅毒螺旋体(treponema pallidum)经性接触传染的。螺旋体自皮肤、黏膜侵入人体,局部繁殖发病,经血液向全身播散引起各器官疾病。眼部主要侵犯角膜、葡萄膜和视神经。

2. 先天性梅毒 是由孕妇感染梅毒通过脐带或血流侵及胎儿或分娩时由产道感染。葡萄膜炎是由梅毒病原体直接感染或由免疫因素引起。

【临床表现】梅毒的全身表现后天和先天各期不同。获得性梅毒的一期为感染后 2~4 周出现下疳,多发生于其生殖器先有丘疹,后形成硬结;二期为感染后 7~10 周,全身淋巴结肿大,由于菌血症而引起皮肤、黏膜、眼、鼻等损害。先天梅毒多为早产,出生后 3 周才出现皮肤、黏膜改变,淋巴结和肝、脾大。晚期梅毒多在 5~8 岁出现眼、牙、骨骼、皮肤、神经症状。

1. 获得性梅毒性葡萄膜炎

(1) 梅毒所致前葡萄膜炎:并无特异表现,可具有前葡萄膜炎的任何体征。值得注意的是,梅毒性前葡萄膜炎可伴有炎性高眼压综合征(inflammatory ocular hypertension syndrome,IOHS),即前节炎性反应发病时伴眼压高于 21mmHg(1mmHg=0.133kPa)。Reddy 等报道 39 例梅毒致葡萄膜炎患者,其中 7 例(18.0%)伴 IOHS,较葡萄膜炎患者伴 IOHS(2.3%)明显升高,提示梅毒性葡萄膜炎可作为 IOHS 的鉴别诊断之一。

(2) 梅毒所致后葡萄膜炎或全葡萄膜炎:包括脉络膜视网膜炎、视网膜炎、神经视网膜炎、视网膜血管炎等,其中脉络膜视网膜炎最常见。脉络膜视网膜炎的典型病变表现为后极及中周出现灰黄色病灶,开始时较小,约 1/2~1 个视盘直径,但可融合为较大的病灶,同时可伴有视网膜血管炎、视盘水肿及浆液性视网膜脱离。有时仅有玻璃体炎性细胞漂浮,眼底未见明显异常。

2. 先天性梅毒性葡萄膜炎

(1) 急性虹膜睫状体炎:发生于胎内或生后半年以内,为急性纤维素性炎症,常发生虹膜后粘连等各种严重并发症。

(2) 脉络膜视网膜炎:较多见,常发生于出生前,全眼底色素紊乱,呈椒盐样改变,常伴有视神经萎缩。

【诊断与鉴别诊断】

1. 诊断 根据临床表现,冶游史和父母亲性病史;病灶、房水、玻璃体取材检查螺旋体;血清学检查有助诊断。国际通用法有性病研究实验室试验(VDRL)和性病研究实验室试验(RPR)试验。针对梅毒的非特异性试验包括 VDRL 和 RPR,对于自身免疫疾病和高龄患者有一定假阳性率;针对梅毒的特异性试验包括梅毒螺旋体颗粒凝集试验(TPPA)、螺旋体血球凝集试验(TPHA)、梅毒螺旋体酶联免疫吸附试验(TP-ELISA)等。可做定量试验,用于判断疗效、病情活动程度。世界卫生组织推荐用 RPR、VDRL 等方法筛查,出现阳性者再用 TPHA 等方法进行确认试验。

2. 鉴别诊断

(1) 其他原因前葡萄膜炎:如风湿性炎症。

(2) 其他肉芽肿性炎症:如结核、结节病等。

(3) 眼底色素性改变:应与视网膜色素变性等区别。

【治疗】确诊患者感染梅毒后,眼科医师应该请感染科、神经内科医师会诊,共同商议患者的诊断与治疗。梅毒葡萄膜炎应按照神经梅毒治疗,需要静脉注射大剂量青霉素,300 万~

400 万 U/次,每 4h 1 次,连续用药 10~14d。若患者对青霉素过敏,则有学者建议给予青霉素脱敏治疗。或改用头孢曲松钠(2g/d,静脉注射或肌肉注射,连用 10~14d),但偶尔存在交叉过敏现象。

在治疗过程中,由于抗菌药物杀死大量梅毒螺旋体导致螺旋体抗原释放,因此患者对这些抗原的高敏反应可表现 Jarisch-Herxheimer 反应(梅毒治疗后增剧反应),常出现于治疗开始后的 24h 内,表现为发热、肌痛、头痛等不适,可伴有梅毒眼部表现的加重。为避免眼部症状与体征的加重,眼科医师可联合应用糖皮质激素治疗患者,同时请感染科医师协助治疗。

对于有前葡萄膜炎的患者,眼科医师可给予糖皮质激素眼液和睫状肌麻痹剂滴眼,但只能作为抗生素治疗的辅助药物。

(二)钩端螺旋体病性葡萄膜炎

钩端螺旋体病(leptospirosis)是一种流行性急性传染病。我国南方较为多见,可引起葡萄膜炎。

【病因和发病机制】病原体为一种黄疸出血性钩端螺旋体。葡萄膜炎的发病可能是由于血行病原体的感染,也可能是对病原体的超敏反应或由于毒素作用。

【临床表现】

1. 全身表现 主要症状为发热、肌肉疼痛,严重者有出血倾向、黄疸、肝肾功能衰竭;轻者仅为感冒症状,诊断困难。

2. 眼部表现 眼部发病在全身急性症状出现的末期,更多见于全身症状消退后数周,多双眼、前、后节发病,有不同类型。

(1) 轻型前葡萄膜炎:此型多见。发病急,有轻度睫状充血,细小 KP 和前房浮游物,虹膜轻度充血及轻度后粘连,治疗效果良好。

(2) 重度全葡萄膜炎:有急、慢两种类型。①急性者大量细小 KP,前房大量纤维素性渗出,并可出现前房积脓,玻璃体混浊,视盘模糊不清,黄斑部水肿,周边视网膜血管旁有渗出;②慢性者起病缓慢,有羊脂状 KP,致密的虹膜后粘连和膜状玻璃体混浊,眼底看不清,发生脉络膜视网膜炎,黄斑部水肿,视网膜有渗出和出血,周边血管伴白线,常迁延不愈。

(3) 后部葡萄膜炎:前节正常,后玻璃体混浊,视网膜水肿,有圆形不规则灰白色或灰黄色局限性渗出,视盘水肿。一般 1~3 个月恢复。

【诊断与鉴别诊断】

1. 诊断 注意全身病史。血清试验有补体结合试验和凝集试验,阳性率可持续数月至数年。并可从血、尿分离出病原体。

2. 鉴别诊断 血清检查与 Lyme 病和梅毒鉴别。

【治疗】早期用大量青霉素治疗,病情严重者在抗病原体治疗后可考虑加用糖皮质激素治疗,以免眼组织遭受严重破坏。

钩端螺旋体对青霉素、阿莫西林、多西环素和头孢曲松钠等抗生素均敏感。严重的全身性钩端螺旋体病可用青霉素 G,静脉注射 150 万单位,每 6h 1 次,持续 1 周。轻中度患者可用多西环素 100mg,每天 2 次,持续 1 周。根据疾病的严重程度可局部或全身应用糖皮质激素。睫状肌麻痹剂对严重的前葡萄膜炎患者有效。

（三）Lyme 病性葡萄膜炎

本病是一种由蜱为媒介的螺旋体传染的多系统疾病。常侵犯皮肤、关节、神经、心脏以及眼组织，也可引起葡萄膜炎。因本病最初发现于美国的 Lyme 城，因而称 Lyme 病。

【病因和发病机制】本病是由蜱传染，蜱寄生于各种动物如鼠类、鸟类、家禽、猫、犬及牛、马、鹿等。螺旋体在蜱的中肠发育，人被蜱咬后可患病。1982 年 Burgdorferi 证明一种疏螺旋体是本病的病原体称为包柔螺旋体（borrelia burgdorferi）。

【临床表现】

1. 全身表现　分为三期。

（1）一期（感染期）：早期有感冒症状。被蜱咬的皮肤形成红斑，逐渐变大，形成中心色浅，边缘略隆起环形红斑，可达 3~15cm，称为游走性红斑（erythema migrans，EM），可持续 3~4 周。

（2）二期（扩散期）：发生于感染症状后数日至数周，甚至数月，表示病原体扩散到全身。早期的 EM 消失又出现较小的慢性游走性红斑。可发生脑膜炎、末梢神经炎、脑神经麻痹，最多见是面神经麻痹，也可出现心律不齐、心悸、心动过速或过缓以及心包炎、心肌炎等。

（3）三期（晚期）：发生于感染后数月至数年。主要改变是关节炎，是以膝关节为主的大关节，也可发现慢性或复发性单关节或小关节炎。其次皮肤表现为慢性萎缩性肢皮炎（acrodermatitis chronica atrophicans，ACA）。在四肢出现弥漫性红色浸润，最后吸收，遗留皮肤和皮下组织萎缩，皮肤变薄如纸，呈紫色萎缩斑。三期仍有神经、精神疾病，如多发硬化症样改变、脑脊髓炎、癫痫等以及记忆力减退、痴呆等症状。

2. 眼部表现　各期表现不同。

（1）一期：滤泡性或出血性结膜炎最多见。

（2）二期：主要是葡萄膜炎，有各种类型。

1）前葡萄膜炎：为急性或肉芽肿性炎症。1980 年，Winward 报告 6 例眼 Lyme 病，其中 5 例为双眼肉芽肿性前葡萄膜炎，有羊脂样 KP 和虹膜结节。

2）非典型中间葡萄膜炎：玻璃体有雪球样混浊，平坦部有雪堤样渗出，但有虹膜后粘连与典型中间葡萄膜炎不同。

3）弥漫性脉络膜视网膜炎：有的病例伴有视网膜脱离，激素治疗无效，Borrlia Burgdorferi（BB）抗体高，经用头孢类抗生素治疗，抗体下降，视网膜脱离消失；眼底可发生视网膜血管炎、视网膜出血。眼内炎严重者可发展为全眼球炎。也可发生视神经炎、视盘炎、视神经视网膜炎、视神经萎缩以及缺血性视盘病变等。

（3）三期：主要发生双眼实质性角膜炎，为多发病灶位于实质层不同水平，每片混浊边缘不整齐；有细小 KP，但前房炎症不明显。也可发生角膜实质层水肿和新生血管。角膜改变可能是机体对病原体的一种迟发过敏反应。也可发生巩膜炎。

【诊断与鉴别诊断】

1. 诊断　根据流行病史和临床表现如蜱咬、皮肤红斑等；做 BB 抗体的检测；并全面检查除外其他原因的葡萄膜炎。以及试验性抗生素治疗等。

2. 鉴别诊断

（1）非肉芽肿性前葡萄膜炎：特别是伴有关节炎者，应根据化验检查区别。

（2）肉芽肿性葡萄膜炎：如结核、结节病以及中间葡萄膜炎应当给予鉴别。

（3）表现弥漫性脉络膜视网膜炎者应当与 VKH 区别。前者对糖皮质激素治疗无效，后者有效。Harada 病早期眼底出现散在的小"视网膜脱离斑"。

【治疗】大剂量抗生素全身应用，如青霉素、头孢曲松钠等。早期阶段可口服阿莫西林、多西环素或红霉素，晚期阶段可考虑静脉注射青霉素和头孢曲松钠，并需要长期治疗。激素不宜全身应用，前节炎症可局部点眼并加用抗生素，以减少局部并发症的发生。

（池滢　杨柳　孙世珉）

四、疱疹病毒性葡萄膜炎

要点提示

1. 急性视网膜坏死的诊断首先依靠临床表现，对非典型病例可结合眼内液病毒检测。但如通过临床表现可以诊断 ARN，可以不需实验室检查直接开始治疗。

2. 主免疫反应造成的眼部损伤，避免视网膜脱离及视神经萎缩等并发症，预防对眼睛患病。进展性外层视网膜坏死是一种破坏性强、进展迅速的急性视网膜坏死，几乎均发生于免疫缺陷的患者。大范围多灶性坏死性脉络膜视网膜炎，自后极部开始，向周边进展。

3. 巨细胞病毒性视网膜炎是 AIDS 患者最常见的 CMV 感染表现，CD4T 细胞小于 50/μL 的 AIDS 患者中 75%~85% 患有巨细胞病毒性视网膜炎。虽然玻璃体腔注射更昔洛韦可以有效控制巨细胞病毒性视网膜炎，但对于 AIDS 患者，应联合全身用药。

（一）急性视网膜坏死

急性视网膜坏死（acute retinal necrosis，ARN）是一种严重威胁视力的眼科急症，由浦山（Urayama）在 1971 年首次报告。表现为单侧急性前葡萄膜炎伴视网膜周边动脉炎，并进展至弥漫性坏死性视网膜炎和视网膜脱离，也称为桐泽型（Kirisawa）葡萄膜炎。

【病原体简介】很多实验室研究均证实疱疹病毒是本病的病原体。最常见的是带状疱疹病毒（VZV），其次是单纯疱疹病毒 1 型（HSV-1）和 2 型（HSV-2），巨细胞病毒（CMV）和 EB 病毒（EBV）也有报道。①HSV：ARN 伴脑炎多与 HSV-1 相关，伴脑膜炎多与 HSV-2 相关。年老患者中 HSV-1 引起的 ARN 更常见，而 HSV-2 引起的 ARN 常发生在年轻人。HSV-2 引起的儿童 ARN 可能来源于无症状的新生儿 HSV 感染的延迟激活。②VZV：50% 非 HIV 患者的 ARN 是由 VZV 引起，1/3 HIV 患者的 ARN 由 VZV 引起。VZV 引起的 ARN 多不与疱疹伴随发生。

③EBV:EBV 感染引起的 ARN 报道较少,往往有 EBV 感染史。大多数 EBV 阳性的 ARN 患者 VZV 也是阳性。④CMV:CMV 人群携带率 60%~100%,在免疫健全者多无症状,葡萄膜炎多见于免疫缺陷者,眼部最常见表现为 CMV 视网膜炎,偶尔引起 ARN 和视神经炎。

【流行病学】可累计免疫正常及低下的患者,但常发生在免疫正常的患者。发病率为 0.5~0.63/10 万,有 2 个年龄高峰,20 岁和 50 岁。1/3 患者双眼受累,部分患者双眼先后发病。危险因素包括年龄、疱疹病毒感染史(如水痘、带状疱疹、HSV 脑炎)、陈旧脉络膜视网膜瘢痕、外伤、全身应用糖皮质激素及遗传因素。

【临床表现】

1. 症状 可有眼红、视物模糊、畏光、黑影飘动、眼痛、感冒样症状。可有近期疱疹病毒感染史。

2. 体征

(1)急性期(早期)

1)前节炎症:突然发病,视力减退,先出现前节炎症,中等睫状充血,多为细小 KP,少数病例有羊脂样 KP,前房大量浮游物,瞳孔缘有时出现灰白色结节。

2)后节炎症:玻璃体有较多尘埃样混浊。病灶首先发生在周边视网膜,出现视网膜血管炎,动脉变细伴白鞘,严重者仅见动脉主干,小分支闭塞消失,或动脉壁散在黄白色浸润点,呈节段状。继而眼底周边部出现散在的灰白色或白色混浊,很快融合成大片灰白色病灶。这种灰白色病变有时先出现在中周部。1~2 周后周边部浓厚混浊呈伪足样向后极进展,严重者全周边部受侵犯。在视网膜炎的高峰期有时可出现暂时性渗出性视网膜脱离。本病可发生视盘炎或后极部有边界较清楚的视神经视网膜炎呈弓形与中心旁神经纤维束走行一致。由于视神经病变或动脉栓塞,视力可突然下降。

(2)缓解期:发病 20~30d 后自觉症状好转,前节炎症减轻,视网膜血管浸润逐渐消退,往往遗留变细的动脉;视网膜灰白病变逐渐吸收,视盘色变浅。但玻璃体混浊加重。

(3)晚期:发病 1.5~3 个月后眼底周边部视网膜萎缩变薄,在其边缘部常发生多发裂孔,视网膜脱离,增殖性玻璃体视网膜病变。

对侧眼受累大多在 14 周内,治疗后完全缓解时间平均 21d。

疾病严重程度:按照受累区域划分,<25% 为轻度,25%~50% 为中度,>50% 为重度。视网膜炎症的严重程度是视网膜脱离发生风险和预后的预测指标。

【影像学检查】FFA 可显示视网膜血管闭塞、黄斑囊样水肿和视网膜脉络膜新生血管。在 ARN 急性期,OCT 显示与坏死区相符的内层视网膜高反射伴结构紊乱,可能伴视网膜下液和黄斑水肿。急性炎症缓解后,OCT 显示坏死区内层及外层视网膜变薄,伴视网膜组织丢失和瘢痕形成。

【实验室检查】ARN 的实验室检查是为了更早诊断并开始抗病毒治疗。检查方法包括:血清和眼内液抗体检测、病毒培养、视网膜活检和免疫细胞化学,但这些常规检查敏感性和特异性低,应用价值不高,且会增加患者风险。很多近期的研究都引用了房水或玻璃体液 PCR 检测病毒 DNA 作为基础的实验技术,特异度高且可明确引起 ARN 的病毒种类,可帮助快速诊断并排除其他疾病。多数研究认为前房水和玻璃体液的 PCR 检出率无显著差异。

【诊断与鉴别诊断】

1. 诊断 1994 年美国葡萄膜炎协会依据临床表现定义了 ARN:视网膜周边 1 个或多个视网膜坏死灶,如不进行抗病毒治疗病毒会快速进展,环形进展,闭塞性动脉炎症,显著的玻璃体和前房炎症。并认为所有前葡萄膜炎患者均应进行散瞳眼底检查除外 ARN。并应注意疱疹病毒感染史。既往 ARN 的诊断仅依靠临床表现,但对非典型病例会发生误诊和漏诊,所以,目前的诊断方式多结合临床表现及眼内液病毒检测。但如通过临床表现可以诊断 ARN,可以不需实验室检查直接开始治疗。

2. 鉴别诊断

(1)Behcet 病:也可发生闭塞性视网膜血管炎,但不易发生视网膜脱离,并有特殊全身改变。

(2)局限性中间葡萄膜炎:周边部可发生灰白色大片雪堤状渗出,但无高度玻璃体混浊。

【治疗】ARN 治疗的目标是:减少眼内活动性病毒载量,组织视网膜坏死的进展,避免视网膜脱离及视神经萎缩等并发症,预防对侧眼患病,缓解宿主免疫反应造成的眼部损伤。

常用抗病毒药物及剂量见表 10-2-2。

1. 静脉抗病毒药是 ARN 的标准治疗,常用药物为阿昔洛韦 10mg/kg 每 8h 1 次或 1500mg/(m^2·d),5~10d 后改为口服阿昔洛韦 800mg 每日 5 次,维持 6 周。

2. 由于新的高生物利用度的药物出现,更多的患者应用口服药物作为一线治疗。常用药物为泛昔洛韦 1g,每日 3 次或伐昔洛韦 500mg,每日 3 次。可获得与静脉应用阿昔洛韦相似的血药浓度,并可有效控制视网膜炎症,可作为诱导药物,且耐受性好。研究证实采用口服或静脉初始治疗对视力预后及视网膜脱离发生率无影响,且均能有效降低对侧眼发病率。

3. 在病情严重或对全身给药反应欠佳的患者,抗病毒药物也可通过玻璃体腔注射给药,应在抽取眼内液样本的同时给药,常用药物为膦甲酸钠 2.4mg/0.1mL 或更昔洛韦 4mg/0.1mL,可有效治疗 HSV 和 VZV 引起的 ARN。膦甲酸钠还可有效降低视网膜脱离的发生风险,但不可单独使用,应联合全身用药预防对侧眼发病。

4. 口服糖皮质激素每天 40~80mg、糖皮质激素点眼或玻璃体腔注射激素可用于炎症重的患者,如严重的玻璃体炎、渗出性视网膜脱离、累及黄斑区的视网膜炎或血管炎。但需在抗病毒治疗开始后,因为糖皮质激素可以促进病毒复制。

5. 手术多为治疗 ARN 的并发症。孔源性视网膜脱离发生在大于 3/4 的 ARN 病例,可进行玻璃体切除+晶状体切除+气液交换+眼内光凝+气体或硅油填充复位视网膜。对于未发生视网膜脱离但炎症重的患者,预防性玻璃体切除及预防性视网膜光凝对 ARN 的治疗作用尚有争议。

表 10-2-2　常用抗病毒药物及剂量

药物种类	给药途径	剂量	时间	适应证	不良反应
阿昔洛韦-诱导	静脉	10mg/kg 每 8h 1 次或 1500mg/(m^2·d)	5~10d	ARN,PORN	可逆的血肌酐升高、肝功能异常、尿路结石和中枢神经系统毒性
阿昔洛韦-维持	口服	800mg 每日 5 次	6 周	ARN,PORN	同上
阿昔洛韦	口服	400mg 每日 5 次	4 周逐渐减量	EBV 脉络膜视网膜炎	同上
阿昔洛韦	口服	800mg 每日 5 次	4~8 月	NNHR	同上
泛昔洛韦	口服	1g 每日 3 次或 2g 每日 4 次	2~6 个月逐渐减量	ARN,PORN,NNHR,EBV 脉络膜视网膜炎	头痛、胃肠道不适、恶心、其他不良反应同阿昔洛韦,但程度较轻
伐昔洛韦	口服	500mg 每日 3 次	2~6 个月逐渐减量	ARN,EBV 脉络膜视网膜炎	耐受性好,不良反应同阿昔洛韦但程度轻
膦甲酸钠	玻璃体腔注射	2.4mg/0.1mL	2~4 次	ARN,PORN,EBV 脉络膜视网膜炎	全身应用可造成肾毒性、低钙血症、贫血、恶心,玻璃体腔注药的不良反应包括白内障、感染、玻璃体积血和视网膜脱离
更昔洛韦	玻璃体腔注射	4mg/0.1mL 或 400mg 每周 2 次	2~4 次	ARN,PORN	全身用药不良反应包括中性粒细胞减少、贫血、肾毒性、腹泻,玻璃体腔注射的不良反应同上

(二)进展性外层视网膜坏死

进展性外层视网膜坏死(progressive outer retinal necrosis, PORN)是一种破坏性强、进展迅速的 ARN,几乎均发生于免疫缺陷的患者,如 CD4+ T 细胞计数低的 AIDS 患者或移植术后的患者。多见于 20~50 对的患者,男性多见,多双眼受累。

【病原体】PORN 大多数仅由 VZV 引起,可能与既往或现症疱疹性疾病感染有关。

【临床表现】

1. 症状　急性、进展性视力下降、暗点和视野缺损。与 ARN 不同的是患者多不伴眼痛及畏光。

2. 体征　轻度非肉芽肿型前葡萄膜炎和玻璃体炎,大范围多灶性坏死性脉络膜视网膜炎,自后极部开始,向周边进展。坏死灶周围有环状卫星灶,并迅速融合。典型黄斑病灶是白色、坏死性中心凹旁灰白色混浊,中心凹樱桃红点,RPE 色素斑驳,但不伴血管炎症,出血很少。视神经病变可表现为视盘炎,RAPD 可阳性。

【影像学检查】虽然 PORN 在临床上可表现为外层视网膜坏死,但 OCT 多显示为急性期广泛的全层神经视网膜增厚,高反射伴后方遮蔽性低反射,缓解期视网膜全层结构模糊。

【诊断】诊断标准:病史加眼底表现(界限清楚的多灶性、融合性、后极部为主的视网膜坏死),发生于免疫缺陷患者,血清 VZV、HIV 阳性及眼内液 PCR 病毒 DNA 阳性有助诊断。

【治疗】由于 PORN 进展迅速,尽早给予全身及玻璃体腔抗病毒治疗可减缓视网膜炎进展,预防对侧眼患病。

常用药物有阿昔洛韦、更昔洛韦、膦甲酸钠和西多福韦。诱导期 PORN 单纯静脉应用阿昔洛韦效果欠佳,可静脉更昔洛韦联合膦甲酸钠,玻璃体腔注射更昔洛韦联合静脉阿昔洛韦或膦甲酸钠,玻璃体腔注射更昔洛韦联合膦甲酸钠可获得更好的视力预后。维持期可给予泛昔洛韦口服 1g 每日 3 次,或伐昔洛韦 500mg 每日 3 次。口服泼尼松每天 40mg,可减轻玻璃体炎。

对于大范围的全层视网膜坏死可进行全视网膜光凝,但多数患者无法预防视网膜脱离发生。玻璃体切除术也仅用于治疗视网膜脱离,并不进行预防性玻璃体切除。

(池滢　孙世珉)

(三)巨细胞病毒性视网膜炎

巨细胞病毒性视网膜炎(cytomegalovirus retinitis,CMV retinitis)是一种病毒机会感染所致的后葡萄膜炎,多见于严重 AIDS 患者、器官移植术后进行免疫抑制治疗的患者或全身应用糖皮质激素的患者。CMV 视网膜炎是 AIDS 患者最常见的 CMV 感染表现,CD4 T 细胞小于 50/μL 的 AIDS 患者中 75%~85% 患有 CMV 视网膜炎。少数病例也可见于免疫健全的患者,但这些病例常伴有影响免疫功能的因素,如年龄、糖尿病、糖皮质激素、非细胞毒性免疫抑制药物。

【流行病学】CMV 视网膜炎可见于任何年龄,但 30~60 岁高发,男性占大多数。多数患者单眼发病,其中,20% 的患者在 6 个月内对侧眼受累。病情进展较为缓慢。

【临床表现】

1. 症状　50% 的 CMV 视网膜炎患者无主观症状,可出现的症状包括视物模糊、黑影飘动、暗点和眼部不适。通常不伴眼红、眼痛、畏光。

2. 体征　CMV 视网膜炎前节炎症轻,可有少量 KP,轻度前房浮游细胞。玻璃体炎症轻微。典型表现是血管旁单个全层黄白色颗粒状坏死性视网膜炎,位于周边视网膜,离心性进展。可伴有视网膜出血和血管炎,动脉炎更为常见。其眼部表现常被形容为番茄奶酪或比萨饼样视网膜病变。CMV 后葡萄膜炎有时可表现为视神经炎。

CMV 视网膜炎可分为两期。第一期为活动性视网膜炎,有三种类型的病灶:①爆发性 CMV 视网膜炎:表现为浓厚白色融合的视网膜坏死灶伴大面积视网膜出血。②惰性CMV视网膜炎:表现为颗粒状视网膜坏死灶,不伴或伴少量出血。③渗出性CMV视网膜炎:也被称为霜样树枝状血管炎,表现为大范围的血管鞘。第二期为广泛的视网膜坏死和视网膜裂孔。在安静的病例,表现为视网膜萎缩伴纤维增生和钙化。

【诊断】CMV视网膜炎依靠眼底表现即可诊断。临床病史、实验室检查可帮助诊断。眼内液PCR检测CMV DNA对于确诊、治疗方案的制定和监测治疗反应均有帮助,可作为辅助诊断手段。

【治疗】CMV视网膜炎治疗的关键是恢复患者的免疫状态。AIDS患者应开始高效抗逆转录病毒治疗(HAART),在药物导致免疫抑制的患者,应尽可能减少免疫抑制药物的剂量。研究表明HAART可以有效减少AIDS患者CMV视网膜炎的进展并改善视力预后。抗CMV治疗应该持续至CD4 T细胞计数≥100/μL。

更昔洛韦、缬更昔洛韦、西多福韦和膦甲酸钠可用于治疗CMV视网膜炎。研究证实单独应用玻璃体腔注射更昔洛韦治疗使得患者的CMV视网膜炎患病率显著提高。因此,虽然玻璃体腔注射更昔洛韦可以有效控制CMV视网膜炎,但对于AIDS患者,应联合全身用药。常用剂量为:更昔洛韦900mg每天2次,维持3周,改为900mg每天1次,维持至CD4T细胞≥100/μL;或更昔洛韦5mg/kg每天2次,维持3周,改为5~6mg/kg每天1次维持至CD4T细胞≥100/μL;膦甲酸钠90mg/kg每天2次,维持2周,改为120mg/kg每天1次。

五、人类免疫缺陷病毒所致的感染性视网膜脉络膜炎症

要点提示

尽管在HIV感染的预防方面我们做了很多努力,但每天仍有1.5万~2万新发感染病例,HIV感染仍然是一个全球性的流行病学问题。HIV最常见的眼部表现干眼、微血管病变和CMV视网膜炎。HIV患者可以出现多种机会感染,其中CMV视网膜炎是最常见的机会感染。HIV感染可以通过HAART控制,但目前的药物仍无法完全清除体内病毒。CMV视网膜炎的治疗基于病变的部位及接受HAART的时间。当HAART使免疫系统得到改善,CD4T细胞数量增加,抗CMV治疗可以在病变无进展的情况下停止接受HAART的患者可能出现免疫重建性葡萄膜炎。

获得性免疫缺陷综合征(acquired immunodeficiency syndrome,AIDS),即艾滋病,其病原体为人类免疫缺陷病毒(human immunodeficiency virus,HIV)。目前已成为严重威胁我国公众健康的重要公共卫生问题。HIV感染患者出现HIV相关症状和体征时即称为AIDS,AIDS是一种多系统疾病,眼部表现是AIDS患者常见的临床表现之一。患者出现眼部受累的原因可以是机会感染、血管畸形、肿瘤、神经眼科疾病或药物副作用。本节主要描述眼部机会感染引起的视网膜脉络膜炎症。

【病原体简介】HIV是一种逆转录病毒,变异性很强。我国以HIV-1为主要流行株。HIV在外界环境中的生存能力较弱,一般消毒剂如:碘酊、过氧乙酸、戊二醛、次氯酸钠、75%乙醇等对HIV都有良好的灭活作用。但紫外线或γ射线不能灭活HIV。HIV主要存在于感染者和AIDS患者的血液、精液、阴道分泌物、胸腹水、脑脊液和乳汁中,通过性接触、血液及血制品及母婴传播。HIV主要侵犯人体免疫系统,包括CD4 T淋巴细胞、巨噬细胞和树突状细胞等。主要表现为CD4 T淋巴细胞数量不断减少,最终导致人体细胞免疫功能缺陷,引起各种机会感染和肿瘤的发生。

【流行病学】WHO统计自20世纪80年代早期以来已经有超过5 000万HIV感染者,全球患病率0.8%。每天约有1.5万~2万新发感染者。有超过100万儿童HIV感染者。大约有3/4 AIDS患者会出现眼部疾病。大约5%~25%AIDS患者因眼部受累而失明。视网膜和脉络膜疾病在造成失明的疾病中最为常见。发展中国家巨细胞病毒性视网膜炎见于大约30%~40%的AIDS患者。而在发达国家,弓形虫、结核、带状疱疹引起的眼部感染更为常见。

【临床表现】HIV感染的全过程分为急性期、无症状期和AIDS期。其中,AIDS定义为出现AIDS相关症状或CD4T淋巴细胞计数<200/μL。HIV感染相关的眼部表现可以累及几乎所有的眼组织,最常见的病变是干眼、视网膜微血管病变和CMV视网膜炎。

眼部机会感染常发生在AIDS期。病原体多样,包括巨细胞病毒性视网膜炎、带状疱疹病毒性视网膜炎、弓形虫性视网膜脉络膜炎、卡氏肺孢子虫脉络膜炎、结核、梅毒引起的葡萄膜炎及其他细菌、真菌性眼内炎。机会感染是由于CD4T细胞数量的显著减少引起,是AIDS患者失明的主要原因。一些研究认为,如果患者出现非典型双侧对治疗不敏感的弓形虫病或可疑巨细胞病毒性视网膜炎时,应进行HIV的检测。与其他感染性疾病不同,AIDS患者机会感染的炎症体征较轻。

1. 前节炎症 虹膜睫状体炎在AIDS患者较为常见。轻度的虹膜睫状体炎可能与带状疱疹病毒或巨细胞病毒性视网膜炎相关;中度虹膜睫状体炎可能与弓形虫、梅毒、结核和细菌、真菌引起的视网膜炎相关。一些AIDS患者服用的药物,如利福布汀和西多福韦也可引起虹膜睫状体炎。体检可以发现KP、房水闪辉和浮游细胞,此外还可以有虹膜的斑片状坏死、后粘连和前房积脓。

2. 后节炎症 眼后节炎症在AIDS患者十分常见,是引起视力下降的首要病因。可以出现的病变包括:视网膜微血管病变、巨细胞病毒性视网膜炎、带状疱疹病毒性视网膜炎、弓形虫性视网膜脉络膜炎和细菌、真菌性眼内炎。其中,以CMV视网膜炎最为常见。患者的主诉可以有:黑影飘动、闪光感、视力下降和视野缺损。

(1)视网膜微血管病是AIDS患者最常见的眼部体征,与CD4 T细胞计数相关。典型表现是棉絮斑、视网膜内出血和微动脉瘤,原因可能是免疫复合物沉积,血浆黏滞度增加或HIV的血管内皮浸润。

(2) 巨细胞病毒性视网膜炎在 AIDS 患者中的患病率是 30%~40%,常见于 CD4 T 细胞计数小于 100/mL 的患者。CMV 视网膜炎最初表现为小片百色视网膜浸润,类似较大的棉絮斑。随后发展为血管旁疏松的全层白色病灶,伴散在出血。病变进展有两种方式,一种在原有病灶附近出现新发病灶,另一种为原有病灶边缘进展。当视网膜细胞死亡,病灶变为颗粒状,不伴出血,常伴有视网膜萎缩和视网膜色素上皮改变。典型的 CMV 视网膜炎前房反应一般很轻,玻璃体混浊也不明显。如果病变累及黄斑、视神经,或出现视网膜脱离,免疫重建葡萄膜炎,则患者会出现视力下降。高效抗逆转录病毒治疗的广泛应用导致 CMV 视网膜炎的自然病程发生了改变,CMV 视网膜炎的发生率显著减少,进展速度变慢,并且前房及玻璃体炎症情况不符合典型 CMV 视网膜炎的临床表现。

(3) 17% 的 AIDS 患者可伴发 VZV 视网膜炎。相比免疫正常的患者,AIDS 患者的 VZV 视网膜炎表现更为多样。其中多数患者表现为急性视网膜坏死,典型表现是起自中周部的视网膜血管炎伴血管旁渗出及出血。也可表现为进展性外层视网膜坏死(PORN),典型表现是多灶性白色点状病灶,视网膜炎早期不累及视网膜内层及血管。

(4) AIDS 患者的弓形虫病性视网膜脉络膜炎常双侧、多发,可能合并中枢神经系统受累。2% 的 AIDS 患者可出现梅毒螺旋体感染引起的虹膜睫状体炎或弥漫性眼内炎症。感染性脉络膜炎可以由肺孢子虫、隐球菌、结核杆菌引起。

(5) 在接受药物治疗 HIV 感染或机会感染的患者,可以出现药物的眼部毒性,包括西多福韦和利福布汀引起的葡萄膜炎,大剂量地达诺新引起的视网膜色素上皮改变,阿托伐醌引起的角膜上皮下沉积。接受 HAART 的巨细胞病毒性视网膜炎患者可能出现免疫重建性葡萄膜炎,表现为白内障、玻璃体炎、黄斑水肿、视盘水肿和视网膜前膜,造成视力下降。

(6) 儿童 AIDS 患者的眼部表现与成人不同,巨细胞病毒性视网膜炎发生率较低,干燥性角膜炎和眼弓形虫病发生率较高,神经系统发育迟缓的风险较高。

【诊断】

1. HIV/AIDS 诊断 需结合流行病学史、临床表现和实验室检查等综合分析,慎重做出诊断。

成人及 18 个月龄以上儿童,符合下列一项者即可诊断 HIV 感染:①HIV 抗体筛查试验阳性和 HIV 补充试验阳性(抗体补充试验阳性或核酸定性检测阳性或核酸定量大于 5 000 拷贝/mL);②分离出 HIV。18 个月龄及以下儿童,符合下列一项者即可诊断:①HIV 感染母亲所生和 HIV 分离试验结果阳性;②为 HIV 感染母亲所生和两次 HIV 核酸检测均为阳性(第二次检测需在出生 4 周后进行)。

流行病学史、实验室检查,加 CD4T 细胞 <200/μL 或 HIV 相关临床症状,可诊断 AIDS。

2. AIDS 眼部机会感染诊断 由于 AIDS 的眼部表现多样,详细的病史和检查十分重要。完整的病史、CD4 T 细胞计数、裂隙灯检查、散瞳眼底检查对诊断均有帮助。CD4T 细胞计数、病毒载量检测可以作为 AIDS 患者眼部累及的预测指标。视功能、视野检查、眼球运动和瞳孔检查和眼底检查对观察各种感染性病变及其他情况十分重要。患者还需进行性病相关的实验室检查(VDRL)、荧光密螺旋体抗体吸收试验(FTA-ABS)结核杆菌检测。在临床表现不典型时,眼内液的病原体检测对明确诊断有一定帮助。

【治疗】眼部表现的治疗基于眼部病变类型。虹膜睫状体炎可以使用局部糖皮质激素治疗,如怀疑感染则需在建立有效的抗感染治疗之后再使用糖皮质激素治疗。

CMV 视网膜炎的治疗:HAART 开始应用之前,CMV 视网膜炎多采用口服阿昔洛韦、更昔洛韦及其衍生物,口服或玻璃体腔注射更昔洛韦,膦甲酸钠和西多福韦。国外对于距中心凹 3 000μm 以外的病变多采用更昔洛韦眼内植入装置治疗,对于距中心凹 3 000μm 以内的病灶治疗方式的选择与患者是否接受 HAART 及接受 HAART 的时间有关,如果患者未接受过 HAART,或在开始治疗 3 个月内,采用口服更昔洛韦加缬更昔洛韦 900mg 每天 1 次治疗,如果患者已接受大于 3 个月的 HAART,采用口服缬更昔洛韦 900mg 每天 1 次加更昔洛韦眼内植入,或缬更昔洛韦 900mg 每天 2 次。HAART 广泛使用后 AIDS 患者的 CMV 视网膜炎治疗发生了很大变化。HAART 本身可以将新发 CMV 视网膜炎的发生率降低 75%,并且可以有效控制 CMV 视网膜炎进展,并在停止抗 CMV 治疗后有效减少病毒的再激活。所以抗 CMV 治疗的应用大幅度减少。由于 HAART 的免疫重建需要大约 3 个月,所以抗 CMV 治疗需要维持到 CD4 T 细胞计数增加后 3 个月。

眼部带状疱疹的治疗包括全身应用阿昔洛韦、伐昔洛韦、泛昔洛韦,难治的患者,可以玻璃体腔注射膦甲酸钠。弓形虫病性视网膜脉络膜炎治疗应用乙嘧啶和磺胺类药物治疗,激素是否使用尚无定论。

伴随 HAART 的广泛应用和更好的药物出现,HIV 感染患者的生存期延长,所以患者有更多的机会发生眼部病变,也有更多概率造成视力丧失。对 HIV 感染者进行完善的眼科检查是十分必要的。有关眼部表现和并发症的健康教育可以有效减少发病率。

(池滢 孙世珉)

六、弓形虫病性葡萄膜炎

要点提示

1. 弓形虫常通过视网膜血流到达眼部,内层视网膜是感染的主要部位,是儿童及成人后葡萄膜炎的主要病因。

2. 典型眼部表现为视网膜黄白色病灶,伴有玻璃体混浊,呈"雾中窥灯"外观。常在陈旧脉络膜视网膜瘢痕附近伴有新发病灶。

3. 诊断依据眼部病变特点及血清学检查。需要与脉络膜结核、病毒感染引起的视网膜坏死灶鉴别。

【病因和发病机制】弓形虫病(toxoplasmosis)是由刚地弓形原虫(Toxoplasma gondii)感染所致。刚地弓形虫可感染多种哺乳动物,侵犯除红细胞以外的任何有核细胞。弓形虫病是一种人畜共患的寄生虫病,猫科动物是重要的终宿主和传染源,粪便中的虫卵能够在土壤中生存很长一段时间。传播途径是从动物到人,经口、呼吸道、皮肤或通过胎盘。一般认为弓形虫是机会性致病寄生虫,我国人群血清检查阳性率为 4%~30%,免疫功能正常的人群感染后多呈隐性感染,而在免疫受损机体内则引起眼部和中枢神经系统损害乃至全身性弓形虫病,严重时可致患者死亡。孕妇感染弓形虫常导致流产、畸胎和死胎。眼及神经组织易受侵犯,为视网膜脉络膜炎的多见病因。弓形虫通过视网膜而非脉络膜血液循环到达眼部,随后在视网膜内迁移,造成组织破坏以及继发的免疫炎症反应,内层视网膜是感染的主要部位,也可波及玻璃体、脉络膜,有时影响巩膜。弓形虫是成人和儿童后葡萄膜炎的最常见的原因,发病年龄为 11~40 岁。国外发病率高,占肉芽肿性葡萄膜炎的 16%~27%。我国也有典型病例报告。以往观点认为大多数眼弓形虫病是先天感染,生后发病,但越来越多研究发现表明大多数患者眼弓形虫病是后天获得性感染,再发有多种机制,如寄生在视网膜内原虫包囊破裂增殖;对包囊内容物或组织破坏物的蛋白过敏或带病原体的细胞进入附近眼组织等。首次发作的眼部受累常被忽视。

【临床表现】

1. 先天性弓形虫病 既往感染的母亲获得终身免疫,除非存在免疫抑制,否则一般不会感染胎儿。但新研究表明,由新菌株或新基因型感染弓形虫可在已获得免疫力的母亲中垂直传播,弓形虫可在孕期的任意时间穿过胎盘屏障传染胎儿。该垂直传播的风险随孕龄增加而增加,在妊娠末三个月最高,但疾病严重程度降低。如果发生在妊娠早期,胎儿容易死亡或流产;发生在妊娠晚期可发生全身性疾病如新生儿黄疸、肝、脾大、肺炎及贫血等。更常侵犯中枢神经系统,可出现脑水肿、脑钙化等。80%~90% 病例伴有眼部病变视网膜脉络膜炎。也可能只有眼底病变,或出生后眼底正常,数年后发生改变。

眼底表现为局限性肉芽肿性坏死性视网膜脉络膜炎。多位于黄斑区、视盘附近或沿大血管分布,病灶大小不同,约为 1~5PD,活动病灶呈青白色或灰黄色,伴有视网膜水肿和出血。再发病灶常在陈旧病灶附近,形成"卫星状"病灶。玻璃体点状灰白色混浊,病灶附近更为致密。常有视网膜血管炎或节段性视网膜动脉周围炎和葡萄膜炎,反应严重者可出现羊脂状KP,虹膜后粘连。但只有虹膜炎没有后节病变者不宜诊为弓形虫病性葡萄膜炎。

2. 后天性弓形虫病 后天感染是由于摄取猫粪内的卵囊或中间宿主(如猪、羊)未煮熟的肉。免疫功能良好者往往不出现症状。严重者出现发热、淋巴结肿大、肌痛、头痛等。大多数患者表现为飞蚊症,黄斑受累时中心视力减退。体征包括屈光介质混浊,隐约见黄白色视网膜病灶,呈"雾中窥灯"的外观。炎症累及视神经头可导致视神经炎和神经视网膜炎。罕见表现包括视网膜血管炎,视网膜分支血管阻塞,肉芽肿性前葡萄膜炎和中间葡萄膜炎。病变常多发、双侧,在免疫功能低下的宿主中广泛伴有低度的玻璃体炎。后天感染者很少侵犯神经

和眼。但近年来因广泛使用免疫抑制剂以及艾滋病患者增加,此种眼病亦有增加趋势,也表现为局限性视网膜脉络膜炎。

【诊断与鉴别诊断】

1. 诊断 根据眼部病变的特点和血清学检查如间接免疫荧光抗体试验、染色试验、血凝试验等。

(1)眼部病变:视网膜脉络膜炎为主,出现陈旧的脉络膜视网膜瘢痕附近伴有急性局灶性坏死性视网膜脉络膜炎,是弓形虫病最常见的眼部受累形式。也可表现为视网膜血管炎,视网膜分支血管阻塞,前部和中间葡萄膜炎。

(2)血清学检查:弓形虫的免疫学诊断方法包括检测抗体和抗原两大方面。抗体诊断的常用方法包括染色试验(dye test,DT)、凝集试验(agglutination test,AT)、酶联免疫吸附试验(enzyme-linked immunosorbent assay,ELISA)、补体结合试验(complement fixation test,CT)、间接荧光免疫试验(indirect fluorescence anti-body test,IFAT)以及胶体金技术等,其中应用较广泛的是间接血细胞凝集试验(indirect hemagglutination test,IHA)、ELISA 和 IFAT。

1)凝集试验:其原理是建立在抗原与抗体特异性结合基础上的。直接凝集试验(direct agglutination test,DAT)简便快速,阳性反应出现时间通常仅需几分钟。间接血细胞凝集试验(indirect hemagglutination test,IHA)较 DAT 反应更为灵敏,广泛应用于流行病学调查。

2)酶联免疫吸附试验(ELISA):利用酶的催化作用和底物放大的反应原理,提高了特异性抗原抗体免疫反应检测的敏感性,是目前用得最广的诊断弓形虫感染的免疫学方法。与其他血清学诊断方法相比,ELISA 具有可重复、易自动化和标准化的特点,还可用于定性和定量检测。在急性感染后 2~3 周出现弓形虫特异性 IgG 抗体,6~8 周达峰值,并且终身存在。IgA 抗体的出现被认为与急性感染相关。在 4 周时间内 IgG 浓度增加四倍可能表明原发感染。若 IgM 抗体由胎儿在感染反应中产生是具有特异性的,因为母体的 IgM 不能穿过胎盘屏障。

3)间接荧光免疫试验(IFAT):是以完整的弓形虫滋养体为抗原,采用荧光标记的二抗检测特异 IgM 和 IgG,具有较高的特异性、敏感性和重复性。但试验结果需用荧光显微镜观察,判定结果易带主观性,此外,如存在类风湿因子、抗核抗体则产生非特异性染色,可引起假阳性反应,限制了该法的广泛应用。

抗原检测的对象为宿主细胞内的循环抗原(circulating antigens,CAg),可用于弓形虫感染的早期诊断。此外,CAg 的检测可区分现症和既往感染,也可作为疗效考核的指标,特别对于免疫受损患者的诊断非常重要。但由于 CAg 量少,目前尚缺乏敏感性和特异性俱佳的诊断方法。

2. 鉴别诊断

(1)脉络膜结核瘤:黄白色大片病灶,但 OT 试验为阳性,弓形虫血清检查为阴性。

(2)巨细胞病毒感染:也易发生于免疫功能低下者,特别是艾滋病患者,眼底表现为黄白色局限性视网膜坏死,附近视网膜血管有白鞘,陈旧病变有色素增生。根据补体结合试验和患

者的体液、尿液检查等与弓形虫病区别。

【治疗】主要是抗弓形虫治疗,如果中心视力明显受累,可用乙胺嘧啶,开始每日75mg,2d后每日25mg并联合用"三磺",首量每次2g,以后改为每次1g每日4次共用4周。每周查白细胞和血小板,如果两者下降则服叶酸5mg,每日3次或每周肌注叶酸2次,每次1mL。也可口服乙酰螺旋霉素300mg,每日4次,并联合用"三磺",6周为一疗程。炎症反应强烈时在抗弓形虫治疗2周后可加用泼尼松60mg每日晨1次,1周后改为隔日晨60mg,根据病情减量。

(池滢 陈旭玲 杨柳 孙世珉)

第三节 非感染性葡萄膜炎

一、Vogt-小柳原田综合征

要点提示

定义:Vogt-小柳原田综合征是一种以双眼弥漫性渗出性肉芽肿性葡萄膜炎为特征,常伴有脑膜刺激征、听觉功能障碍、皮肤和毛发异常的一种自身免疫性疾病。

关键特点:双眼发作的肉芽肿性葡萄膜炎;早期常伴有脑膜刺激征、听觉功能障碍,晚期常有皮肤和毛发异常。

关键治疗:全身足量、全程应用糖皮质激素治疗;必要时联合免疫抑制剂或生物制剂。

Vogt-小柳原田综合征(Vogt-Koyanagi-Harada syndrome)是一种以双眼肉芽肿性葡萄膜炎为特征,并伴有毛发、皮肤、听觉异常和脑膜刺激症状的自身免疫性疾病,又称为葡萄膜-大脑炎综合征,双眼发病间隔一般在2周之内。最初是Vogt(1905年)和Koyanagi(小柳,1914年)先后报道的,以前节炎症为主称Vogt-Koyanagi病(VK);以后Harada(原田,1929年)报道类似的眼病,是以后节炎症为主,往往发生视网膜脱离,称为Harada病。两者总称为Vogt-小柳原田综合征。

【病因和发病机制】本病原因不明。根据临床急性发病,多伴有流感样症状,可能与病毒感染有关,如单纯疱疹病毒、带状疱疹病毒和EB病毒,但病毒培养为阴性。现认为本病是自身免疫性疾病,患者对眼组织抗原有细胞免疫和体液免疫反应,并发现患者血液内存在抗S-抗原抗体和抗神经节糖苷抗体。近年来强调色素细胞的重要性,它既是抗原又是靶细胞,又发现本病患者HLA-BW54和HLA-DR1、DR2比正常组高。因此,本病发病机制有各种因素,可能先有致病因子(病毒)作用于易感患者,引起非特异性前驱期症状;另一方面致病因子引起色素细胞抗原性改变,而发生自身免疫反应,出现全身性色素细胞受损害的各种表现。本病主要病变在葡萄膜和RPE,伴有色素细胞的破坏。病理为慢性弥漫性肉芽肿性炎症。最后脉络膜纤维化,大中血管层血管数减少,RPE色素广泛脱失、形成晚霞样眼底改变。

【临床表现】本病好发于青壮年,以20~40岁为多,男女无差别,多双眼发病。

关于疾病目前没有统一的分期,Cowper将其分为三期:

1. 前驱期 突然发病,多有感冒症状,多在葡萄膜炎发生前数天内,出现头痛、头晕、耳鸣,听力下降,严重者有脑膜刺激症状,脑脊液淋巴细胞和蛋白增加,因而易误诊为颅内疾病。头痛是本期的主要症状(58%~95%),也是早期诊断的指标。

2. 眼病期 前驱症状后3~5d出现眼症状几乎双眼同时急性发病,视力高度减退。

(1) Vogt-Koyanagi(VK)病:以渗出性肉芽肿性虹膜睫状体炎为主,也伴有弥漫性脉络膜视网膜炎。前节炎症迅速发展,有大量渗出遮盖瞳孔区和虹膜后粘连,眼底看不清,视力高度减退,未及时治疗可引起各种并发症,如瞳孔闭锁、瞳孔膜闭继发性青光眼。

(2) Harada病:双眼视力突然减退,前节炎症轻,但眼底改变明显,起病时视盘充血,其周围和黄斑部明显水肿,易误诊为视神经炎或中心性浆液性视网膜病变,逐渐全眼底水肿变灰,并表现为多灶性病变,相互融合形成局限性视网膜脱离,进而引起视网膜下方大片脱离(图10-3-1)。

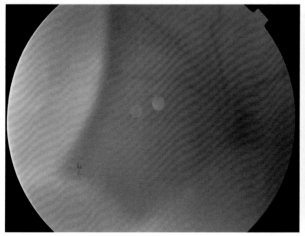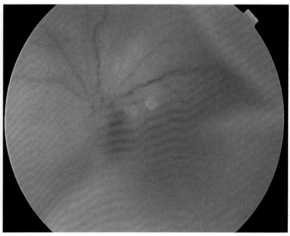

图10-3-1 VKH患者彩色眼底照相
显示VKH患者双眼玻璃体混浊、视盘充血水肿、视网膜球形脱离

3. 恢复期 眼部炎症逐渐消退,前节炎症易遗留虹膜后粘连;视网膜下液吸收,视网膜复位。眼底色素脱失,形成所谓晚霞样眼底,并有散在大小不等色素斑和色素脱失斑,视盘周围往往有灰白色萎缩晕。

国内亦有专家将其分为四期:①前驱期:炎症发生1周内,发热、乏力等非特异性症状,头痛、耳鸣、颈项强直等,眼部可有眼痛、眼红、怕光流泪等。②后葡萄膜炎期:一般指炎症发生2周内,主要表现为弥漫性渗出性视网膜脉络膜炎,同时仍有上述非特异性症状。③前葡萄膜受累期:一般指炎症发生2周至2个月内。除了玻璃体炎症、视网膜、脉络膜的炎症外前葡萄膜炎症明显,为尘状KP,此时没有虹膜结节出现。④前葡萄膜炎反复发作期:一般指炎症发生2个月甚至更长时间。出现晚霞状眼底改变、Dalen-Fuchs结节以及视网膜色素上皮的迁移。另外出现反复发作的肉芽肿性前葡萄膜炎,虹膜结节常见,可发生虹膜粘连,是多种并发症易出现的时候。

本病轻重程度不等,轻者为一过性炎症,虽有视网膜脱离,但无明显"晚霞样"眼病,称为顿挫型(abortive type);严重者半年以上炎症持续存在,称为迁延型;往往是由于治疗不当,例如糖皮质激素治疗开始晚或量不足或中途停药以致长期不愈,表现为肉芽肿性炎症,反复发作,发生严重并发症,甚至失明。脱发、白发和白癜风多发生在眼病开始后数周到数月,一般5~6个月恢复。

【诊断与鉴别诊断】

1. 诊断 对于葡萄膜炎发作之前无眼球穿通伤和内眼手术史,双眼发病间隔在2周之内,排除其他感染性或特定类型的葡萄膜炎的患者,初期根据自觉症状有头痛、头晕、耳鸣,临床上表现为双眼弥漫性葡萄膜炎,前节发展为肉芽肿性炎症;后部视盘、黄斑部水肿、多发性视网膜脱离(图10-3-2)以及晚期的"晚霞样"眼底(图10-3-3),并伴有毛发、皮肤等改变,FFA典型早期显示多发点状强荧光,晚期多湖状强荧光(图10-3-4),OCT典型表现为多发性视网膜神经上皮脱离。

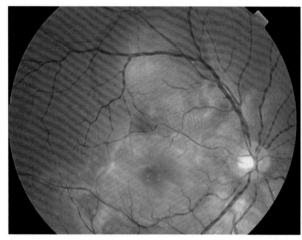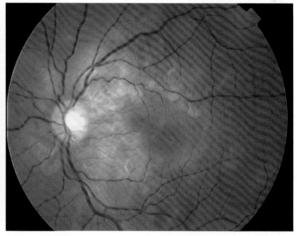

图10-3-2 VKH患者彩色眼底照相
显示双眼后极部多发视网膜泡状脱离

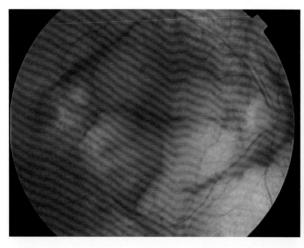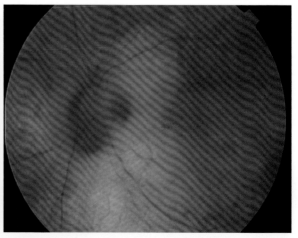

图10-3-3 VKH患者恢复期彩色眼底照相
显示晚霞状眼底改变、色素重新分布、盘周增殖改变

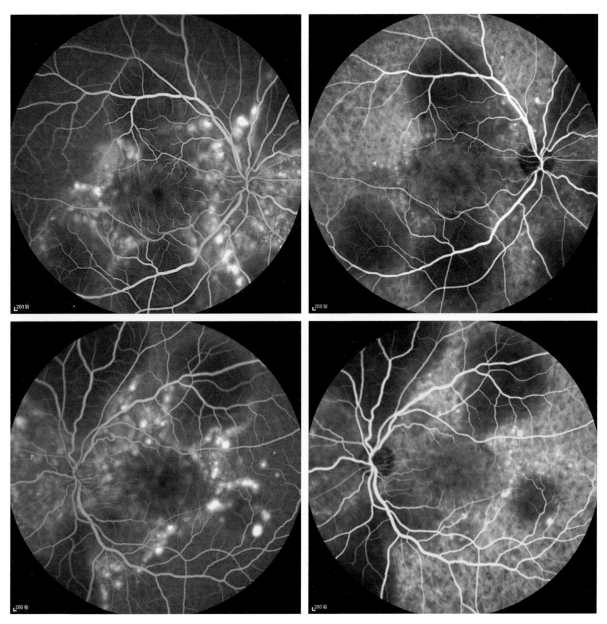

图 10-3-4 VKH 患者 FFA 及 ICG
显示双眼后极部多发点状强荧光和脉络膜荧光遮蔽

2. 鉴别诊断

(1) 视神经炎或中心性浆液性脉络膜视网膜病变:前房、玻璃体及晶状体后间隙检查可早期发现葡萄膜炎的表现。

(2) 急性后极部多灶性鳞状色素上皮病变(acute posterior multifocal pigment epitheliopathy, APMPPE):在后极部也有斑状病变,但早期荧光素眼底血管造影两者有明显不同,而且 VKH 很快就出现葡萄膜炎的体征。

【治疗】本病自从应用糖皮质激素治疗以来,视力预后有很大改善。除局部应用以外,应早期全身给药,用量要足,早期用大量皮质激素时要快减,以后慢减,1 个月内避免急剧减药,最后用维持量要长,不少于 3~6 个月。因长期用药应当用中效

的泼尼松,一般每日每千克体重 1~2mg,每早 7~8 时 1 次顿服。根据病情减药后可以改为隔日服药法。在减药过程中如有复发可加局部用药。病情严重者或皮质激素治疗开始的晚,用药时间要长,甚至需用药约 1 年以上,其他治疗同一般葡萄膜炎。而对于复发性的难以控制的炎症,可以加用免疫抑制剂,目前常用的有环孢素、硫唑嘌呤等,注意药物使用过程中定期监测药物的副作用。国外文献报道对于难治性的病例在口服糖皮质激素和免疫抑制剂的基础上联合应用生物制剂;抗 TNF-a 药物英夫利昔单抗和阿达木单抗取得较好治疗效果;而对于合并出现脉络膜新生血管的患者眼内注射抗 VEGF 药物有良好的效果。

二、Behcet 病

要点提示

定义:Behcet病(Behcet's disease,BD)是一种以葡萄膜炎、复发性口腔溃疡、多形性皮肤损害、生殖器溃疡等为特征的多器官、多系统受累的自身免疫性疾病。

关键特点:葡萄膜炎表现多样,易出现前房积脓,出现及消失均较快;基本的病理改变为血管炎和中性粒细胞功能亢进;常见的临床表现:口腔、阴部溃疡、葡萄膜炎、皮肤损害、关节炎、血管炎等;皮肤针刺反应常阳性。

关键治疗:糖皮质激素可有效缓解急性发作的炎症;治疗需联合免疫抑制剂,必要时使用生物制剂或干扰素。

本病为慢性多系统损害的疾病,1937年Behcet首先提出本病的四大特点,即复发性口腔溃疡、阴部溃疡、多形性皮肤损害和葡萄膜炎。葡萄膜炎反复发作可导致多数患者失明。

【病因和发病机制】原因不明。中东和日本多发,在我国占特殊性葡萄膜炎的第四位。多发生于青壮年,男女差别不大。因患者有多种自身抗体,推想可能是一种自身免疫性疾病。主要病理改变是闭塞性血管炎,现已证明是由免疫复合物Arthus反应所致。其他如纤维蛋白溶解系统功能低下高凝状态,中性白细胞的功能异常,活性氧亢进,中毒因素以及遗传因素(HLA-B5、HLA-B51、HLKA-DR5检出率高)和细胞因子Th1、Th7、IL-6、IL-8都可能与之有关。

【临床表现】

1. 全身表现 常有早期不典型的前驱症状,如低热、食欲不振、反复咽喉炎等,逐渐出现以下改变。

(1) 口腔溃疡:为最多见,发生率达90%,通常是首发症状。常侵犯口唇、齿龈、舌和颊部黏膜。初起发红,轻度隆起1~2d后形成灰白色溃疡,2~12mm,7~10d消失,不遗留瘢痕。

(2) 外阴部溃疡:男性比女性多发,多发生于阴囊、阴茎、阴蒂和阴道口等部位,通常2周可自愈。

(3) 皮肤改变:发生率约80%。常见者有结节性红斑(图10-3-5)、皮疹、毛囊炎以及皮肤针刺反应,严重者可形成皮肤溃疡而难以愈合。

(4) 血管炎:大、中、小血管都被侵犯,特别是静脉、浅层血栓性静脉炎最为多见。

(5) 关节炎:为多发性关节炎,多侵犯下肢。可表现为关节的红、肿、痛,但不出现关节畸形。

(6) 消化道症状:从食道到直肠都可出现,严重者胃黏膜溃疡。

(7) 神经精神症状:较为少见,可出现中枢神经和脑膜刺激症状,有时有记忆力减退和性格改变等。

2. 眼部表现 本病70%~80%发生葡萄膜炎,男性多于女性,20~40岁发病较多。双眼反复发作平均间隔1~2个月,短者1周,长者2年,病程较长,可达10~20年,多致失明。眼部表现多样,巩膜、玻璃体、视网膜、视网膜血管均可受累,可归纳为三类:

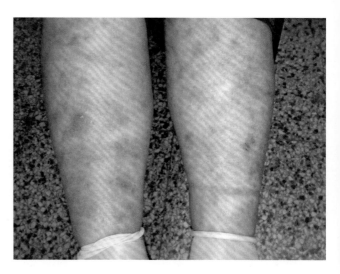

图10-3-5 显示Behcet病患者的多发皮肤结节红斑

(1) 前葡萄膜炎:仅前节炎症,多次反复,表现为急性非肉芽肿性虹膜睫状体炎,有较多细小KP,往往出现无菌性的前房积脓,常成泥沙样。其特点是出现得快,消失也快。对糖皮质激素敏感。反复发作易发生虹膜粘连和瞳孔变形。

(2) 玻璃体炎型:是以玻璃体混浊为主的反复性炎症。此型是以睫状体炎为主,并可见视网膜静脉扩张,视网膜水肿,但无出血和渗出。

(3) 眼底病型:为严重类型,大多数病例前后节都有炎症和玻璃体混浊。病变过程如下:

1) 早期改变:是以视网膜血管炎为主,静脉扩张,在其附近往往有毛刷样出血;动脉变细,有的血管闭塞成白线,称之为幻影血管(图10-3-6);小静脉、毛细血管的通透性增强(图10-3-7)而引起后极部视网膜弥漫性水肿混浊。甚至仅有轻度前节炎症也有视网膜血管炎。

2) 晚期改变:可发生视网膜血管分支阻塞,视网膜有大片出血和渗出,甚至发生新生血管伸向玻璃体而引起玻璃体积血。小动脉闭塞性血管炎引起缺血性病变,导致视网膜浅层坏死,呈灰白色的视网膜栓塞(retinal infarction)。疾病反复发作视网膜脉络膜变性发生持续性水肿混浊;黄斑部水肿囊样变性常发生板层裂孔。由于血管周围继发性纤维增生也可引起视网膜脱离。视盘充血,边界不清,当视网膜血液供给进行性丧失,视网膜神经纤维层萎缩可导致视盘萎缩,色变浅;或者视盘血管闭塞由于缺血而发生急剧性视力丧失,最后发生视神经萎缩。

【诊断与鉴别诊断】

1. 诊断 目前尚无一致的诊断标准。

日本Behcet病研究委员会根据主要和次要改变分为两型。主要改变为复发性口腔溃疡、阴部溃疡、皮肤病和葡萄膜炎。次要改变有关节炎、胃肠道疾病、附睾炎、血管炎及神经系统疾病。在疾病过程中四种主要改变都出现称为完全型;不完全型是指疾病过程中有三个主要改变或典型眼部改变如前房积脓或典型视网膜血管炎,再加一种主要改变如复发性口腔溃疡。

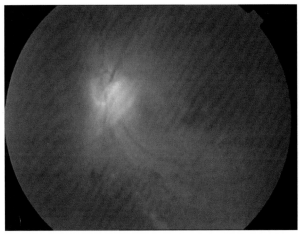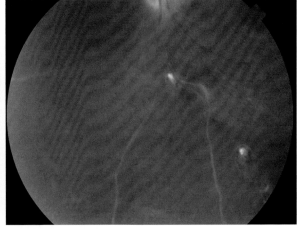

图 10-3-6　Behcet 病患者彩色眼底照相

显示 Behcet 病患者的视网膜血管白线

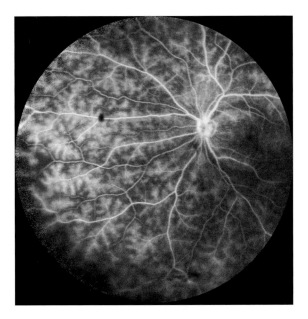

图 10-3-7　Behcet 病患者 FFA

显示 Behcet 病患者视网膜毛细血管毛刷样渗漏

不能诊断为不完全型者称为可疑型。皮肤针刺反应很有诊断价值。

国际 Behcet 病制定的标准:①复发性口腔溃疡(一年内至少 3 次);②下列四项中出现两项即可确诊:A. 复发性生殖器溃疡或瘢痕;B. 葡萄膜炎;C. 多型性皮肤损害;D. 皮肤针刺反应阳性。

2014 年,国际 Behcet 病标准(ICBD)是基于多中心研究的结果,具有更高的敏感性和相匹配的高特异性,利于早期诊断(表 10-3-1)。

2. 鉴别诊断

(1) 伴有视网膜血管炎的葡萄膜炎:如结节病性葡萄膜炎,多为视网膜静脉周围炎,有其特殊的全身改变,但无黏膜和皮肤改变。又如多发性出血性视网膜血管炎,表现为轻度前葡萄膜炎,双眼发病为多发性视网膜血管炎,视网膜毛细血管无灌注,玻璃体炎,原因不明,糖皮质激素治疗有效。

(2) 伴有前房积脓性前葡萄膜炎:如强直性脊柱炎、Reiter 综合征虽有关节炎和前房积脓,但后节正常,也无黏膜和皮肤改变。

表 10-3-1　ICBD 诊断标准

症状/体征	评分
口腔溃疡	2
眼部病损	2
生殖器溃疡	2
皮肤损害	1
神经系统表现	1
血管表现	1
针刺反应阳性	1

≥4 分即可确诊 Behcet 病

【治疗】同一般葡萄膜炎,注意散瞳。前节炎症可局部点眼或结膜下注射糖皮质激素;后节炎症在发作时可球旁注射,以缓解急性炎症。糖皮质激素在炎症急性发作时控制炎症的效果是明显的,但是它在整个病程当中不能作为主要药物控制炎症,必须联合使用免疫抑制剂。目前新的治疗方法也可使用生物制剂和干扰素。主要的免疫抑制剂如苯丁酸氮芥或环磷酰胺等。一般先用秋水仙碱,每次 0.5mg 每日 2 次,副作用少。如果无效,首选苯丁酸氮芥,这是治疗本病最有效毒性最小的免疫抑制剂,每日 0.1~0.2mg/kg,根据病情逐渐减量至每日 2mg 用药约 1 年。严重病例各种药物治疗无效者可口服环孢素每日 3~5mg/kg,分 2 次服用,因对肝、肾副作用大应慎用。以上药物都有副作用,用药前要说明可能发生的副作用并取得患者或家属同意而且无全身禁忌证者方可用药。治疗过程中应每周检查白细胞和血小板。用环孢素要检查肝肾功能及血清蛋白电泳。目前文献报道使用生物制剂控制本病取得较好效果,但费用较高,其他药物有血管扩张剂、抗凝剂、吲哚美辛及维生素 C、维生素 E 等。中药以清热解毒凉血祛瘀为主。

三、结节病性葡萄膜炎

要点提示

定义:结节病性葡萄膜炎是指具有眼部葡萄膜炎同时又合并其他器官、系统肉芽肿性改变的疾病。

关键特点:眼部通常出现急、慢性前、中、后或全肉芽肿性葡萄膜炎;特征性眼底改变是视网膜血管周围出现蜡滴样改变;通常合并肺门淋巴结肿大和肺实质浸润;胸部 X 线和 CT 检查有帮助;血清血管紧张素转换酶(ACE)、溶菌素水平升高。

关键治疗:糖皮质激素是治疗的主要药物;对于顽固性葡萄膜炎可以联合其他免疫抑制剂。

结节病(sarcoidosis)是侵犯多器官的肉芽肿性疾病。主要侵犯肺和末梢淋巴结,25% 有眼部病变,最多见者是葡萄膜炎,也有缺乏全身病的眼结节病,尼格罗人种比高加索人种多见。

【病因和发病机制】本病原因不明,但有免疫异常表现:T 细胞功能低下,B 细胞活力增强,抗体产生活跃,免疫球蛋白升高,并发现循环免疫复合物增加。Kveim 试验阳性。这是由活动性结节病患者的淋巴结或脾提取的浸出液作为抗原皮内注射,产生结节样组织病变者为阳性反应。组织病理表现为非干酪化肉芽肿性炎症,在巨噬细胞胞浆内可有嗜酸性小体。

【临床表现】本病发展缓慢,多发生于 30~40 岁,女性较多。

1. 全身改变 最多见者是双侧肺门和纵隔淋巴结肿大,早期约半数无症状但在 X 线片上可见改变;严重者有肺实质病变。最多见的症状有咳嗽,有少量黏痰;体重减轻,有时乏力、发热、食欲减退;当发展为肺纤维化时有活动后的气急、发绀,也可发生咯血;其次是末梢淋巴结肿大,皮肤结节性红斑,也可侵犯神经系统、肝、脾、肾、胃肠等出现相应的各种症状。

2. 眼部改变 在眼病中以葡萄膜炎为多见。

(1) 急性前葡萄膜炎:多为双侧,为非特异性炎症,突然发病,眼痛视力减退,症状明显可能有中等度发热,常伴有结节性红斑。

(2) 慢性肉芽肿性前葡萄膜炎:为最多见,常双眼发生,病程缓慢自觉症状不明显,有羊脂状 KP、Koeppe 结节,有时虹膜有多发结节,比结核者为大,更富于血管呈粉红色;大的虹膜肉芽肿性结节易误诊为虹膜肿物。结节常自发消退或玻璃样变。严重病例发生虹膜后粘连、继发青光眼和并发性白内障。这种慢性葡萄膜炎常伴有肺纤维化。

(3) 慢性睫状体炎或中间葡萄膜炎:睫状体平坦部有渗出并可进入玻璃体和周边部视网膜;周边部小血管变细或伴白线。房角也可出现结节病性肉芽肿。

(4) 脉络膜视网膜炎:眼底有灰黄色、灰白色渗出,多为圆形、略圆形,数目不一,大小不等,多位于后极部,沿血管分布,有的位于血管周围称蜡滴状渗出。这种渗出可完全吸收;但深在于色素上皮下的小渗出为肉芽肿性愈后遗留小萎缩斑。常伴有视网膜血管炎,特别是视网膜静脉周围炎是本病的特征之一。玻璃体有尘埃状、串珠样或雪球状混浊。可发生视盘水肿和视神经炎(图 10-3-8、图 10-3-9)。眼底的病变组成以葡萄膜炎、视网膜静脉周围炎和视网膜脉络膜渗出为最多见。此外,眼睑、泪腺、结膜、巩膜、视神经均可发生结节病的肉芽肿,并可发生干燥性角膜炎。唾液腺和泪腺肿大表现为 Mikulicz 综合征或葡萄膜炎伴有耳下腺肿大和颜面神经麻痹称为 Heerfordt 综合征。

【诊断与鉴别诊断】

1. 诊断 可根据临床表现和活体病理检查;Kveim 试验 80% 为阳性;血管紧张素转化酶 ACE,67 镓同位素扫描都有诊断价值。其他如碱性磷酸酶、血沉、血清蛋白电泳、A/G 比值、OT 试验等可供参考;支气管肺泡灌洗液检查发现淋巴细胞增高和 CD4/CD8 比值升高对诊断有重要帮助,还有文献报道前房水内 $CD4^+/CD8^+$ 比值增高有诊断意义。

2. 鉴别诊断 应与结核性葡萄膜炎、中间葡萄膜炎和 Behcet 病鉴别,可根据各病特点区别。

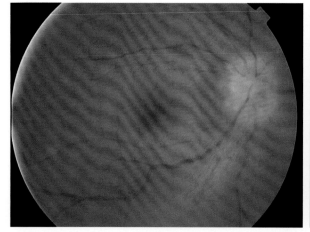
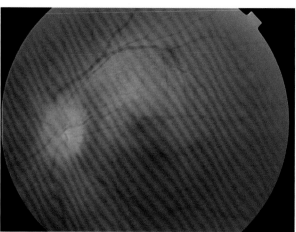

图 10-3-8 结节病患者彩色眼底照相
结节病患者双眼视盘水肿,视网膜散在小圆形渗出斑,右眼视盘周围结节

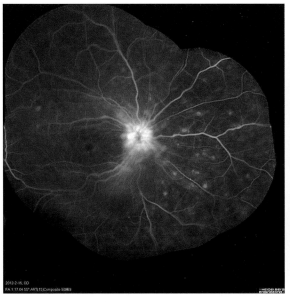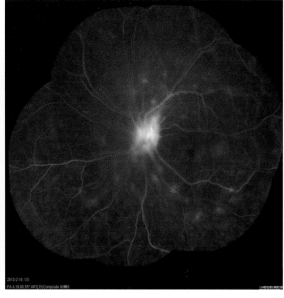

图 10-3-9 结节病患者 FFA
显示双眼视盘强荧光,眼底多量圆形渗出病灶

【治疗】糖皮质激素对本病治疗有效,轻型前葡萄膜炎可局部应用;文献报道结节病合并眼葡萄膜炎的患者使用口服激素和免疫抑制剂的比例更高。如果眼部炎症严重或有全身病者可考虑全身应用泼尼松每天早晨 30~60mg,一般初始剂量为 40mg/kg,维持剂量 15~20mg/kg,治疗时间通常在 1 年以上。对于复发和难以控制的炎症常需要激素联合免疫抑制剂,常用的免疫抑制剂为环孢素、硫唑嘌呤、环磷酰胺和苯丁酸氮芥等,也有使用生物制剂治疗的报道,使用过程中注意监测药物的副作用。对于合并黄斑水肿的患者可眼内注入地塞米松眼内缓释装置效果不错。前节炎症的局部用药同前葡萄膜炎的常规用药。

四、异色性虹膜睫状体炎

要点提示

定义:异色性虹膜睫状体炎又称 Fuchs 综合征,是一种主要累及单眼的以弥漫性虹膜脱色素和弥漫分布的中等大小或是星型 KP 为特征的非肉芽肿性前葡萄膜炎。

关键特点:单眼发作的轻度的非肉芽肿性前葡萄膜炎;发作眼弥漫性的虹膜脱色素,无虹膜后粘连;特征性的 KP:中等大小、无色素、弥漫分布;常有并发性白内障和继发性青光眼。

关键治疗:对激素治疗不敏感;前房炎症的存在不影响白内障手术的进行。

异色性虹膜睫状体炎(heterochronic iridocyclitis)临床上并非少见。占葡萄膜炎 3%~11%。1906 年 Fuchs 首先提出本病的特点是虹膜异色、白色 KP 和并发性白内障。

【病因和发病机制】原因不明。近年来根据免疫学和组织病理学的研究多认为本病是一种免疫性炎症反应,病理表现为单核细胞浸润,其中浆细胞较多,并发现患者血清和前房水内有免疫复合物。表明在虹膜血管壁上有免疫复合物沉着。可

能因此引起虹膜实质小血管血栓、闭塞而发生新生血管以及一切临床表现,荧光素虹膜血管造影也证实。其他有遗传学说、感染学说交感学说等。

【临床表现】本病多发生于青壮年,男多于女,多单眼发病。无自觉症状,常表现为安静的白眼,病程缓慢,很多患者在出现白内障、视力减退时才发现有病。表现如下:

1. 睫状充血很轻或无。KP 为灰白中等大小、圆形、无色素,边界清楚,不融合但 KP 之间多有丝状相连,多遍布全角膜后壁,有时有角膜水肿。

2. 轻度前房闪光和浮游物,前房角是开放的,但组织结构不清,常有放射状和环形细小血管,这可能是发生青光眼的原因。当前房穿刺时常引起穿刺部位的对侧有细条状出血流向前房,形成小的前房积血,数小时内吸收,称此为 Amsler 征是本病的特点。这是由于穿刺时前房压力突变使对侧脆弱的小血管受压而破裂。

3. 患眼虹膜色浅,是由于虹膜实质萎缩,色素减少;虹膜后面色素斑状消失呈虫蛀状或筛样改变,虹膜萎缩,表面可见细小血管。瞳孔缘色素层缺损或完全消失,从不发生虹膜后粘连。瞳孔可变大或形状不整,对光反应迟钝,这是由于瞳孔括约肌萎缩所致。虹膜结节常见。土耳其的一个研究发现虹膜异色的患者只占 27.4%,而弥漫性的小的圆形 KP、轻度前房反应和玻璃体反应更常见。

4. 本病 90% 患者发生并发性白内障,是由后囊下开始混浊,发展迅速,很快成熟,手术摘除不困难,但有时发生并发症,如新生血管性青光眼、虹膜前粘连等,前玻璃体有少量尘埃状混浊(图 10-3-10)。

5. 20%~50% 患者发生青光眼为开角型,治疗困难。是由于小梁硬化、小梁内腔闭锁以及房角纤维血管膜形成所致。青光眼常是间歇性或亚急性以后变为慢性。青光眼有时发生于

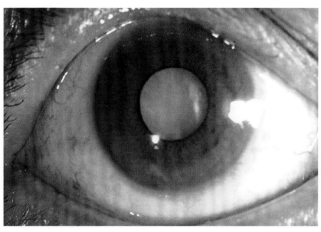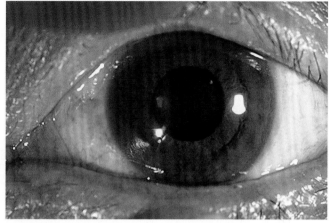

图 10-3-10 异色性虹膜睫状体炎患者外眼彩色照相

显示患者一眼并发性白内障和虹膜颜色变淡,对侧眼正常

白内障手术后。这可能是由于排水管已不正常,再加上手术影响而加剧。药物治疗无效时可考虑滤过手术治疗。

【诊断与鉴别诊断】

1. 诊断 主要根据临床表现。我国杨培增的诊断标准包括:

必备体征:①轻度的前葡萄膜炎;②角膜后弥漫性特征性的 KP(图 10-3-11);③虹膜弥漫性的脱色素;④无虹膜后粘连。

参考体征:①单眼受累;②晶状体后囊下混浊;③眼压升高;④玻璃体混浊;⑤周边视网膜脉络膜病变。

具有四个必备体征即可诊断,参考体征对诊断有提示作用。

2. 鉴别诊断

(1) 慢性虹膜睫状体炎:有弥漫性虹膜萎缩,但 KP 有色素,易发生虹膜后粘连。

(2) 单纯性虹膜异色症:为虹膜发育异常的遗传性改变,无炎症表现。

(3) 继发性虹膜异色:是由于其他眼病如虹膜炎症引起的虹膜萎缩,新生血管;弥漫性虹膜肿瘤等所引起的一眼虹膜组织变色。

(4) 神经性虹膜异色症:这是由于交感神经疾病所引起的虹膜色素脱失,动物实验证明颈上交感神经节切除可引起虹膜异色,但无炎症表现。

【治疗】无特殊疗法,糖皮质激素治疗不能改变疾病过程,也并非必须。重要的是及时发现青光眼及时治疗;白内障成熟后手术摘除,预后良好。也可以做人工晶状体植入手术。

五、晶状体诱发性葡萄膜炎

要点提示

定义:是指因手术操作、人工晶状体诱发、残留的晶状体物质等所致的炎症性疾病。

关键特点:主要表现为急、慢性前葡萄膜炎,亦可为全葡萄膜炎;诊断主要根据临床表现,房水、玻璃体的涂片、培养和 PCR 检测。

关键治疗:尽早摘除已经成熟的白内障;晶状体相关性葡萄膜炎应彻底清除残存的晶状体物质;人工晶状体诱发的药物

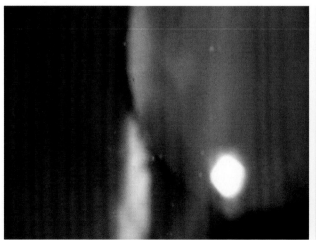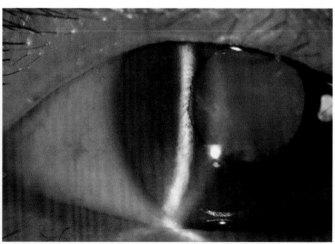

图 10-3-11 异色性虹膜睫状体炎患者前节彩色照相

显示患者角膜后多形性 KP 和虹膜虫噬样萎缩

不能控制的应拿出人工晶状体;晶状体溶解性青光眼应尽早摘除晶状体;炎症严重不能控制的可口服糖皮质激素或联合免疫抑制剂。

本病多发生于白内障囊外摘除或晶状体损伤以后,并常见于过熟期白内障。此类疾病以往分为三类,即晶状体过敏性眼内炎(phacoanaphylactic endophthalmitis)、晶状体毒性葡萄膜炎(phacotoxic uveitis)和晶状体溶解性青光眼(phacolytic glaucoma)。晶状体毒性葡萄膜炎是晶状体过敏性眼内炎的轻型,现称为晶状体性葡萄膜炎(phacogenic uveitis),三者总称为晶状体诱发性葡萄膜炎(lens-induced uveitis)。

【病因和发病机制】晶状体有可溶性蛋白和非可溶性蛋白,前者占总蛋白的90%,可溶性蛋白主要有 α、β、γ、α 抗原性最强,是诱发本病的重要抗原。正常人对房水内少量晶状体蛋白有耐受性,当大量晶状体蛋白进入房水内,耐受性被破坏,T 细胞对 B 细胞的抑制作用减少,而使 B 细胞产生抗晶状体蛋白抗体增加。大量抗体与晶状体蛋白抗原结合,在补体参与下形成免疫复合物,往往沉着于葡萄膜血管而引起 Arthus 型炎症反应。现已证明实验性晶状体诱发性眼内炎与人晶状体过敏性眼内炎相似,并证明实验性晶状体眼内炎可以血清被动转移;荧光免疫法证明受损伤的晶状体内有 IgA 和 C₃,并且用眼镜蛇毒因子(cobra venom factor)减少 C₃ 可防止发生实验性晶状体性葡萄膜炎,更进一步证明本病是免疫复合物型自身免疫性疾病。本病炎症轻重不同,有不同的组织病理改变,主要有三种类型:

1. 晶状体过敏性眼内炎 当疾病晚期在晶状体附近形成肉芽肿,表现为四种炎症反应环围绕晶状体皮质:最靠近晶状体皮质有一肉芽肿性反应带,含有大单核细胞,有类上皮细胞、多核巨细胞和巨细胞;在此环的外边是一纤维血管带;再其次是浆细胞环;最外层是淋巴细胞围绕。其附近的虹膜和睫状体表现为非肉芽肿性炎症。

2. 巨噬细胞反应 此型最为多见,可发生于所有晶状体损伤的病例。其特点是巨噬细胞集聚在晶状体囊破溃部位,常见有异物型的巨细胞。虹膜和睫状体前部有淋巴细胞、浆细胞和巨噬细胞轻度浸润。

3. 肉芽肿性晶状体性葡萄膜炎 在葡萄膜组织内有肉芽肿性炎症。

晶状体溶解性青光眼是由晶状体皮质溶解所引起的继发性开角型青光眼,常伴发于晶状体过敏性眼内炎,多见于过熟性白内障。晶状体皮质漏入前房引起巨噬细胞反应,吞噬渗漏到前房的晶状体皮质或 Morgangnian 液体而变膨胀,这些细胞加上晶状体碎屑阻塞小梁网而引起眼压升高。

【临床表现】

1. 全葡萄膜炎或眼内炎 可能在手术或外伤后晶状体皮质进入玻璃体腔内,多有急性炎症的表现:眼红、眼痛、视力下降等症状常见,检查发现眼部充血明显,大量尘状 KP 为主,前房闪辉和大量浮游物,甚至纤维素渗出或前房积脓,玻璃体因炎症出现混浊。

2. 慢性前葡萄膜炎 常表现为肉芽肿性虹膜睫状体炎,眼部充血较轻,角膜后羊脂状 KP,前房闪辉和炎症细胞明显,易发生虹膜后粘连,人工晶状体前可见类似结节状沉着物,有隆起外观。

3. 晶状体溶解性青光眼 常发生于过熟期白内障或行过针技术的手术眼。多为急性发作,眼压突然升高。明显睫状充血,角膜水肿,房水闪光阳性,轻度炎症反应,房角开放,有时前房有雪花状小白点漂浮,角膜后壁、前房角、虹膜及晶状体表面有小白点或者有彩色反光小点。这是含有蛋白颗粒的吞噬细胞。瞳孔轻度或中等开大,虹膜无后粘连,对光反应迟钝。

【诊断与鉴别诊断】

1. 诊断 主要根据病史和临床表现。发生于白内障手术或眼球穿通伤后的葡萄膜炎,能够排除感染性眼内炎和交感性眼炎,如果发现残存的晶状体碎片有助于诊断。

2. 鉴别诊断

(1) 伤后晶状体性葡萄膜炎的鉴别诊断

1) 交感性眼炎:当外伤眼的对侧眼有白内障发生晶状体性葡萄膜炎需与交感性眼炎区别,后者为全葡萄膜炎,当非外伤眼有炎症时外伤眼也有明显炎症,如果对侧眼是晶状体性葡萄膜炎,外伤眼是无炎症表现。

2) 术后或伤后感染:发病急,刺激症状突然加重,前房炎症反应明显。

(2) 晶状体溶解性青光眼的鉴别诊断:①急性闭角型青光眼:虽有白内障但有色素性 KP,前房浅,房角关闭,瞳孔开大;②白内障肿胀期青光眼:前房浅,无炎症。

【治疗】为预防晶状体诱发性葡萄膜炎,成熟的白内障应及时摘除,以免后患;提高手术技术尽力不遗留晶状体皮质。一旦确认为本病尽早摘除白内障或残留皮质;如果晶状体已大部分摘除可保守对症治疗。按一般葡萄膜炎治疗,严重炎症口服糖皮质激素,必要时加用免疫抑制剂。溶解性青光眼在控制眼压后立刻做晶状体摘除,即使光感不确定也当手术。

六、交感性眼炎

要点提示

定义:交感性眼炎是指在一只眼穿通伤或手术创伤后数日或数十年后发生的一种罕见的双眼弥漫性肉芽肿性葡萄膜炎,受伤眼被称为"激发眼",对侧眼称为"交感眼",创伤后双眼都会受累。

关键特点:一眼外伤或手术史(激发眼);对侧眼轻度前或后葡萄膜炎的表现(交感眼);激发眼的严重的葡萄膜炎表现;典型的眼部表现为角膜后羊脂状 KP,视网膜晚霞状眼底、Dalen-Fuchs 结节。

关键治疗:疾病早期大量糖皮质激素的使用可改善预后。

交感性眼炎(sympathetic ophthalmia)是单眼眼球穿通伤或内眼手术后引起的双眼弥漫性非坏死性肉芽肿性葡萄膜炎。受伤眼称刺激眼,未受伤眼称交感眼。病情严重未及时进行有效的治疗,会导致双眼失明。

【病因和发病机制】本病多发生于眼球穿通伤和内眼手术后，外伤多于内眼手术。手术中以白内障手术更为多见，特别是伤口愈合不良或伤口有组织嵌顿以及眼内有异物者更易发生。另外角膜溃疡穿孔、化学烧伤以及眼内坏死性肿瘤都可发生交感性眼炎。外伤和交感性眼炎发生的时间间隔最短者9d，最长者60年。65%发生在受伤后2个月以内，90%发生在1年以内，最危险的时间是受伤后4~8周。早期摘除失明的外伤眼可防止健眼发病。

发病机制不明。现认为其发病与免疫因素有关。病毒在激惹免疫方面可能起佐剂作用。眼球穿通伤提供眼内抗原到达局部淋巴结（结膜）的机会，使眼内组织抗原能接触淋巴系统而引起自身免疫反应。实验证明交感性眼炎患者对眼组织抗原特别是S抗原的细胞免疫反应为阳性。近年来特别强调色素细胞抗原的重要性。并发现本病患者HLA-A11阳性率高；有HLA-A11者比无HLA-A11者外伤后发生交感性眼炎的危险性更大。并发现HLA-DR阳性率也高于正常组。

组织病理表现为双眼全葡萄膜组织浸润。开始以色素细胞为中心淋巴细胞为主的细胞浸润，首先发生在静脉壁，以后出现以类上皮细胞、巨噬细胞、浆细胞为中心，周围为淋巴细胞的结节形成非坏死性慢性肉芽肿性病变，并可在视网膜色素上皮和玻璃膜之间形成类上皮细胞和淋巴细胞团呈局限性结节状小突起称为Dalen-Fuchs结节。晚期色素细胞脱失形成晚霞样眼底。

【临床表现】

1. 刺激眼的临床表现　眼球穿通伤后未能迅速恢复正常，而持续有慢性炎症并有刺激症状，逐渐加重，出现羊脂状KP、房水混浊、虹膜发暗有结节，这时详细检查健眼，往往有炎症表现。

2. 交感眼的临床表现　最初自觉症状轻，可有短暂近视、远视，继而畏光流泪等症状，晶状体后间隙出现炎症反应。炎症明显时可自觉视力下降，眼前黑影飘动，有轻度睫状充血、细小KP和房水混浊。随着病情的进展出现成形性虹膜睫状体炎。炎症加重，虹膜变厚、色暗、纹理不清，可见羊脂状KP和虹膜结节，虹膜后粘连，病情发展可发生各种严重并发症。有时病变先由后部开始，眼底周边部有黄白点，如同玻璃样改变，是相当于Dalen-Fuchs结节的病变，并有色素紊乱或先出现视盘充血水肿及视神经炎。有时视网膜下水肿，尤其黄斑部，严重者可引起视网膜脱离，炎症并向前发展，可发生严重的虹膜睫状体炎。晚期眼底呈现晚霞状改变。少数病例发生全身症状，如白发、白眉、白癜风以及脑膜刺激症状和听力障碍。

【诊断与鉴别诊断】

1. 诊断

（1）临床诊断：根据典型的病史和临床表现，有眼球穿通伤或内眼手术史及双眼炎症反应。

（2）病理诊断：把完全失明眼球摘除不仅可降低交感性眼炎的发生率，而可做病理组织学检查，进一步确诊。

2. 鉴别诊断

（1）交感性刺激（sympathetic irritation）：为一眼有外伤，另眼有刺激症状如畏光、流泪、眼睑痉挛等。排除原发刺激，交感刺激即消失。

（2）晶状体性葡萄膜炎：双眼白内障，一眼手术后另眼发生炎症反应，其鉴别是手术眼无炎症。

（3）Vogt-小柳原田综合征：表现相似但无眼外伤和手术史，VKH常有明显的眼外表现，双眼病变同步，有其独特的炎症进展规律。

【治疗】

1. 外伤眼处理　眼外伤后应积极治疗，使其早日治愈。如视力已完全丧失应早期摘除，如尚有恢复视力的可能应积极抢救双眼。已经发生交感性眼炎后摘除受伤眼不能减轻交感眼的葡萄膜炎。

2. 交感性眼炎的治疗　眼前节炎症按一般葡萄膜炎治疗。全身应用大量激素，每早口服泼尼松60~100mg，根据病情逐渐减药改为隔日给药法。炎症消退后应继续用维持量数月。激素治疗无效或不能继续应用者可用免疫抑制剂如环磷酰胺或苯丁酸氮芥等。近年来有人报道应用环孢素，效果较好。

【预防】

1. 受伤后对于无视力恢复希望的受伤眼应尽早摘除眼球对交感性眼炎的发生有预防作用。

2. 及时正确处理伤口　及时清创缝合、避免眼组织嵌顿于伤口、消除伤口的污染与感染。

3. 尽可能避免在同一眼反复进行内眼手术。

七、中间葡萄膜炎

要点提示

定义：中间葡萄膜炎是指发生在睫状体平坦部、周边视网膜和脉络膜、玻璃体基底部和视网膜血管的炎症。

关键特点：通常表现为一种慢性葡萄膜炎；眼前节多有炎症出现；典型体征为下方玻璃体雪堤状和雪球状混浊、玻璃体炎症细胞；易并发白内障和黄斑水肿。

关键治疗：单眼的中间葡萄膜炎可先局部点药及注射治疗；双眼的中间葡萄膜炎和单眼难以控制的应该全身使用糖皮质激素及联合免疫抑制剂治疗。

中间葡萄膜炎（intermediate uveitis）又称周边葡萄膜炎（periuveitis）。主要侵犯睫状体的平坦部和玻璃体基底部、周边视网膜和脉络膜，常伴有视网膜血管炎，可引起各种并发症，严重影响视力，为比较常见的慢性葡萄膜炎。在我国占特殊类型葡萄膜炎的第三位，在美国加州占第一位。

【病因和发病机制】原因不明。现多认为与免疫因素有关。如本病患者对链球菌和常见的病毒有超敏反应；本病可伴发于多发硬化症患者，抗神经节糖苷抗体增加，并发现本病患者60%以上循环免疫复合物增加，其程度与疾病活动一致。因此，认为睫状体与肾小球一样容易发生免疫复合物疾病。炎症主要在睫状体和血管周围，表现为视网膜静脉炎和静脉周围炎和玻璃体基底部有纤维胶质增生。视网膜静脉、毛细血管和小动脉功能不良也可解释本病常发生视网膜水肿和视盘水肿。一些全身疾病和特定的葡萄膜炎类型可引起或表现为中间葡萄膜炎,如多发性硬化、类肉瘤病、多种风湿性疾病等,幼年关节炎伴发的葡萄膜炎可表现为中间葡萄膜炎,所以面对一个中间葡萄膜炎病例,进一步的病因和疾病类型诊断往往是必要的。

【临床表现】多为双眼,无性别差异,好发于青壮年。早期症状轻,多主诉眼前有黑点,有时眼球酸痛,视物疲劳。视力减退是由于玻璃体混浊、黄斑水肿以及并发性白内障。

1. 眼部表现

(1)眼前部改变:一般球结膜不充血,无 KP 或少量中、小 KP,也可有羊脂状 KP,仅有少许浮游物,闪光弱阳性,但晶状体后间隙闪光和浮游物明显。前房角有胶样灰色、灰黄色渗出,有时前节正常,也可见这种改变,因此,容易发生虹膜前粘连。虹膜一般没有改变,但常有并发性白内障。

(2)眼底改变:视网膜周边部有两种渗出,一为弥漫型较多见,早期锯齿缘附近有小渗出以后可见于平坦部和眼底周边部,这种软性小渗出瘢痕化以后形成有色素的小病灶;另一种为局限性病灶,为大片渗出,多在眼底下方形成雪堤状(图10-3-12),常有新生血管。并伴有周边部视网膜血管炎和静脉周围炎、静脉迂曲扩张或变细或伴白线;严重者病变由周边部向后极部扩展,引起进行性血管闭锁,并常有黄斑部和视盘水肿,玻璃体明显混浊,活动期呈尘埃状;晚期形成索条状或膜状在前部玻璃体周边部明显,呈雪球状者多位于下方周边部的视网膜前(图10-3-13)。

2. 临床类型

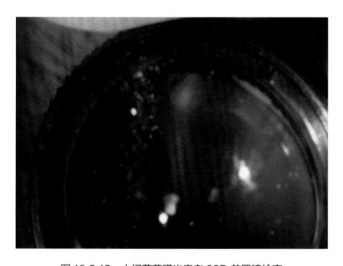

图 10-3-12 中间葡萄膜炎患者 90D 前置镜检查
下方玻璃体雪堤状混浊

(1)根据炎症部位一般将中间葡萄膜炎分为两种类型:①睫状体平坦部炎,临床常见。睫状体平坦部雪堤状改变,玻璃体炎症细胞和雪球混浊,黄斑水肿,周边视网膜血管炎和静脉周围炎。②玻璃体炎,多发生于年龄较大的患者,一般不伴全身疾病,出现玻璃体炎症细胞,玻璃体雪球状混浊和非特异性玻璃体混浊。

(2)根据炎症程度分为三种:①轻型:无 KP,轻度或无房水

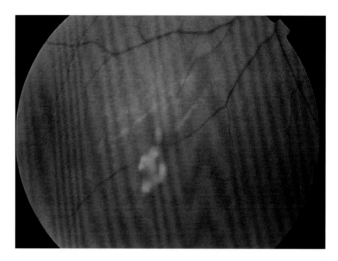

图 10-3-13 中间葡萄膜炎患者彩色眼底照相
下方玻璃体雪球状混浊

闪光和细胞,晶状体后间隙和前玻璃体有少许浮游物;②中度型:往往无 KP,房水闪光阳性,少许浮游细胞,晶状体后间隙和前玻璃体有明显浮游物,眼底后极中等度水肿,下方睫状体平坦部有渗出物;③严重型:有少量或中度灰白色 KP 或少量羊脂状 KP,轻度或中等度房水闪光和浮游物,周边部血管改变,并可有局限性雪堤状渗出。

(3)根据临床最后过程有五种改变:①良性型:预后良好,数月后周边部渗出消失,仅遗留少许小萎缩斑或少许虹膜前粘连;②继发性脉络膜和/或视网膜脱离型:由于渗出引起周边部脉络膜脱离或伴有视网膜脱离,糖皮质激素治疗有效,炎症消退视网膜复位;③睫状膜形成型:为恶性进行性病变。在锯齿缘有大量灰黄色渗出,数月后在渗出膜内有来自睫状体的新生血管,逐渐进展,侵入晶状体赤道部及其后部形成睫状膜,牵引视网膜脱离或引起晶状体虹膜隔前移,使房角关闭而引起继发性青光眼;④视网膜血管进行性闭锁型:视网膜血管炎由周边部开始向视盘进展,静脉周围鞘非常致密以致看不见血柱。晚期小动脉闭塞,出现视神经萎缩,视力逐渐丧失;⑤慢性迁延型:周边部病灶此起彼伏,长期不愈,玻璃体形成大量机化膜,最后引起严重并发症,高度影响视力,甚至失明。

【诊断与鉴别诊断】

1. 诊断 患者常主诉眼前有黑点,前节炎症轻,但晶状体后间隙和前玻璃体混浊明显。三面镜检查可见视网膜周边部和睫状体平坦部病变。

2. 鉴别诊断

(1)前葡萄膜炎:自觉症状和前部炎症明显。

(2)Kirisawa 型葡萄膜炎:周边部也可有大片渗出,但发病急,玻璃体混浊明显。

(3)结节病:也可表现为慢性中间葡萄膜炎伴有视网膜血管炎,但有全身特殊改变。

(4)Behcet 病:早期表现周边部视网膜血管炎和玻璃体混浊,但常有特殊的黏膜、皮肤改变。

【治疗】大部分病例是良性过程,不需要特殊治疗。对于

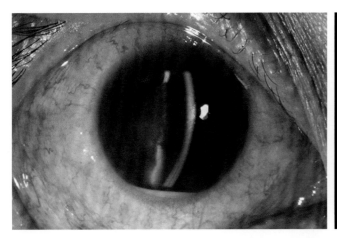
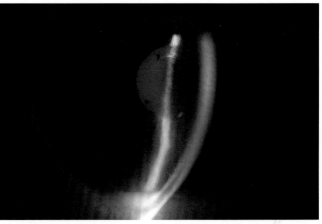

图 10-3-14　强直性脊柱炎患者前节彩色照相

显示强直性脊柱炎并发虹膜睫状体炎所致的混合充血、前房积脓和角膜后尘状 KP

视力低于 0.5 以下者,出现雪堤状和严重的玻璃体炎症细胞混浊者,有明显的视网膜血管炎的和严重黄斑水肿的患者需要治疗。单眼受累的可每周或隔周球旁注射泼尼松龙;双眼受累或单眼受累局部注射效果不好的少数严重病例应口服泼尼松,应遵循逐渐减量的原则;对皮质激素治疗无效者可考虑用免疫抑制剂,如环孢素、霉酚酸酯等,必要时联合使用生物制剂,也可进行光凝或冷凝疗法。对于眼前节病变治疗同一般前葡萄膜炎。合并黄斑水肿的中间葡萄膜炎使用地塞米松眼内植入系统可以同时对抗炎症和治疗水肿。

八、强直性脊柱炎伴发的葡萄膜炎

要点提示

定义:强直性脊柱炎是一种病因不明确主要侵犯骶髂关节和脊柱的慢性椎关节病变。

关键特点:好发于青壮年男性;强直性脊柱炎典型表现腰骶部疼痛、晨僵、脊椎强直;眼部伴发的葡萄膜炎表现为:急性非肉芽肿性前葡萄膜炎,双眼先后发病,容易复发;患者 HLA-B27 多阳性。

关键治疗:急性前葡萄膜炎主要使用糖皮质激素点眼剂点眼和散瞳治疗;少数严重病例可短期口服糖皮质激素;生物制剂是目前的新型治疗方法。

强直性脊柱炎(ankylosing spondylitis,AS)是一种慢性进行性关节炎。主要侵犯骶髂关节和脊柱。25% 患者可发生前葡萄膜炎,男性多于女性,青壮年发病。关节炎多发生于眼病以前。

【病因和发病机制】确切病因和发病机制不明。目前认为与感染因素和免疫遗传因素有关。在近期的研究中发现肠道菌群的异常与此病相关。本病多有家族史,吸烟和女性是葡萄膜炎的风险因素,伴有前葡萄膜炎的 AS 患者中 90%HLA-B27 为阳性,HLD-DR4 阳性率也高。

【临床表现】分为眼部和全身两方面。

1. 眼部表现

(1) 急性前葡萄膜炎:发病急,有明显的眼红眼痛,视力下降显著,眼科检查有中重度的睫状或混合充血,角膜内皮皱褶,角膜后 KP 为尘状,闪辉和浮游物明显,可有前房积脓及纤维素性渗出,虹膜易发生后粘连(图 10-3-14)。此种表现在 AS 伴发的葡萄膜炎中占 90% 以上,多发生于男性,常双眼先后交替发病,但预后良好。

(2) 慢性非肉芽肿性前葡萄膜炎:此种类型比较少见,炎症可反复发作,易发生完全性虹膜后粘连,容易引起并发性白内障和继发性青光眼。对于反复发作的炎症患者周边视网膜血管可出现炎症表现。

2. 全身表现　临床上 50% 患者无症状。主要症状有腰背疼,特别是早晨起床后腰背有强直感,称为晨僵,通常于活动后减轻或消失,疾病后期可引起脊椎强直和畸形而出现前后运动受限,常引起脊柱变形(图 10-3-15)。炎症也可累及其他关节,引起关节肿胀疼痛和关节变形。

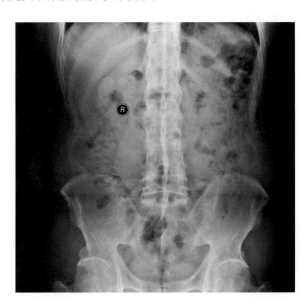

图 10-3-15　强直性脊柱炎患者骶髂关节 X 线检查

显示关节间隙变小、消失,关节融合

【诊断和鉴别诊断】典型的腰骶部疼痛、晨僵病史和脊椎活动受限史，急性前葡萄膜炎的症状和体征，HLA-B27抗原阳性，骶髂关节X线检查和CT发现脊椎和骶髂关节的改变即可明确诊断。OCT检查可以很好地观察急性虹膜睫状体炎时治疗过程中视网膜和脉络膜厚度的变化，强直性脊柱炎伴发的葡萄膜炎应与炎症性肠道疾病和银屑病性关节炎伴发的葡萄膜炎相鉴别，两者除了葡萄膜炎表现外有肠道和皮肤的改变。

【治疗】急性前葡萄膜炎的治疗：散瞳和糖皮质激素点眼剂局部治疗，根据炎症的严重程度决定点眼的频繁程度，对于炎症重的患者可局部注射糖皮质激素，或者短期口服激素。眼科OCT检查可以很好地观察急性虹膜睫状体炎治疗过程中视网膜和脉络膜厚度的变化，从而掌握疾病的进展过程。对于慢性前葡萄膜炎除了局部药物点眼外，还需要全身糖皮质激素口服联合免疫抑制剂治疗，免疫抑制剂可选择环孢素、环磷酰胺、甲氨蝶呤等。目前应用生物制剂治疗葡萄膜炎和强直性脊柱炎成为趋势。强直性脊柱炎的全身治疗由风湿免疫科进行，主要全身应用非甾体抗炎药物、糖皮质激素和免疫抑制剂以及生物制剂等。

九、青少年特发性关节炎伴发的葡萄膜炎

要点提示

定义：青少年特发性关节炎伴发的葡萄膜炎是指发生于16岁以下青少年的一种疾病：患者同时有特发性的关节炎和眼葡萄膜炎。

关键特点：关节炎包括系统型、多关节型和少关节型三种类型；少关节型易伴发葡萄膜炎；葡萄膜炎典型表现为三联征：慢性虹膜睫状炎、角膜带状变性和并发性白内障；抗核抗体多阳性。

关键治疗：糖皮质激素局部和/或全身使用，睫状肌麻痹剂散瞳治疗；必要时联合其他免疫抑制剂和/或生物制剂；并发性白内障一定要在炎症完全控制的情况下进行。

青少年特发性关节炎伴发的葡萄膜炎(adolescent idiopathic arthritis with uveitis)又称幼年性慢性关节炎伴发的葡萄膜炎(juvenile chronic arthritis with uveitis, JCA)，是儿童慢性进行性疾病，多发生于16岁以下，女性多见。最多见于2~4岁，一般病程为5~6年，20%~40%患儿抗核抗体(ANA)是阳性。对于有关节炎症表现、ANA阳性、年龄较小的女性儿童应特别注意定期随访本病的发生。近年来发现本病患者HLA-DR5阳性率高。

【临床表现】

1. 全身表现

(1) 急性毒性型(Still病)：20%患者在发病前有高热，并伴有淋巴结和肝脾大。发病时轻微关节痛。此型很少发生前葡萄膜炎。

(2) 多关节型：全身所见不多，多关节受累，以膝关节多见，腕关节和踝关节次之。此型7%~14%可发生前葡萄膜炎。

(3) 单关节或少关节型：常累及膝关节，其次是髋关节和足跟。此型78%~91%发生前葡萄膜炎，女孩比男孩多4倍。

2. 眼部病变　一种为慢性非肉芽肿性前葡萄膜炎，多见于女孩伴有少关节型关节炎。刺激症状轻，眼不红不痛，常发生角膜带状混浊和并发性白内障(图10-3-16)。由于视力减退，才发现有眼病(图10-3-17)。另一种是急性非肉芽肿性前葡萄膜炎，多见于男孩，伴多关节型葡萄膜炎，某些患者HLA-B27阳性。

【诊断和鉴别诊断】主要根据确定的关节炎；典型葡萄膜炎三联征：慢性虹膜睫状体炎、角膜带状变性和并发性白内障；前葡萄膜炎或后葡萄膜炎的临床表现；ANA阳性；能够排除其他类型的葡萄膜炎即可诊断。鉴别诊断须与不伴关节炎的16岁以下的特发性前葡萄膜炎、视网膜母细胞瘤和白血病所致的伪装综合征相鉴别。

【治疗】慢性前葡萄膜炎的治疗：首先糖皮质激素和睫状肌麻痹剂点眼治疗，不能控制则加用全身口服糖皮质激素治疗，最后在局部和全身糖皮质激素治疗的基础上加用其他免疫

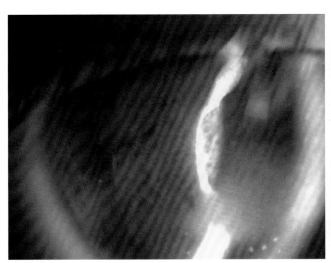
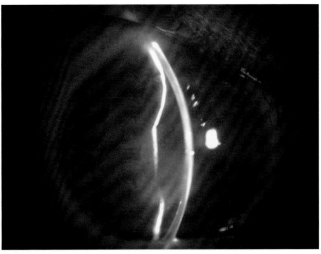

图10-3-16　JCA患者前节彩色照相
显示角膜带状变性和角膜后羊脂状KP、并发性白内障

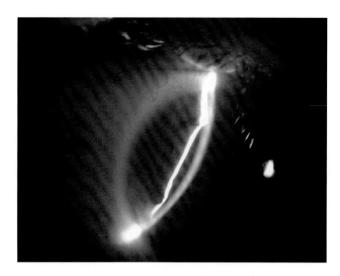

图 10-3-17 JCA 患者前节彩色照相
显示周边虹膜前粘连

抑制剂。在上述治疗效果不好的情况下可以使用生物制剂抗肿瘤坏死因子。急性前葡萄膜炎的治疗:同急性虹膜睫状体炎,可短期口服激素,一般不超过两周。关节炎的治疗一般采取三步治疗方案:首先非甾体抗炎药口服,阿司匹林、吲哚美辛、布洛芬等;然后联合非甾体抗炎药和免疫抑制剂,柳氮磺嘧啶、甲氨蝶呤和环孢素等;最后联合非甾体抗炎药、糖皮质激素、其他免疫抑制剂和生物制剂,阿达木单抗被认为有较好的疗效和比较少的副作用。

十、肾小管间质性肾炎葡萄膜炎综合征

要点提示

定义:肾小管间质性肾炎葡萄膜炎综合征是一种主要累及肾脏和眼的综合征。

关键特点:肾脏出现急性间质性肾炎;眼部多表现为双侧非肉芽肿性前葡萄膜炎。

关键治疗:糖皮质激素的局部和全身治疗;必要时联合免疫抑制剂。

肾小管间质性肾炎葡萄膜炎综合征(tubulointerstitial nephritis and uveitis syndrome)是一种少见的葡萄膜炎类型,主要累及肾脏和眼的综合征,在眼部主要表现为双侧非肉芽肿性前葡萄膜炎。此病女性较男性高发,没有种族差异。

【病因和发病机制】尚不完全清楚。可能与病毒、衣原体、弓形虫感染有关,亦与免疫反应有关,与 HLA-DR14 抗原相关。

【临床表现】包括全身表现和眼部表现。

1. 全身表现 肾病发病前 1 个月可能出现发热、体重减轻、乏力不适、食欲减退、腹痛和关节痛等。肾脏出现损害时出现尿频、多尿,尿液检测异常,肾功能异常,晚期甚至可能肾功能衰竭。

2. 眼部表现 多在肾脏发病之后出现,亦有部分与肾病同时出现。多双眼受累,大部分表现为急性非肉芽肿性前葡萄膜炎,极少数为慢性肉芽肿性葡萄膜炎。部分患者会累及睫

状体平坦部和后部脉络膜而出现中间葡萄膜炎和后葡萄膜炎。

【诊断和鉴别诊断】根据典型的肾脏损害和典型的眼部病变,诊断本病一般不难,但诊断本综合征一定要排除其他类型的葡萄膜炎:①强直性脊柱炎伴发的葡萄膜炎:青年男性多见,多伴有腰骶部疼痛、脊柱强直、晨僵等,HLA-B27 阳性,骶髂关节检查有助于诊断,尿常规正常;②幼年慢性关节炎伴发的葡萄膜炎:16 岁以下发病,女性多见,多出现角膜带状变性、并发性白内障等并发症,患者多有关节炎表现,尿检查和肾功能正常。

【治疗】本病一般对激素治疗敏感,但需联合肾脏内科共同治疗。糖皮质激素初始剂量每天 1mg/(kg·d),以后根据炎症消退和患者耐受情况减量,治疗时间至少维持在半年以上。眼局部前葡萄膜炎以局部激素眼药水和非甾体抗炎药点眼和散瞳为主,对于合并中间和后葡萄膜炎的患者需全身使用糖皮质激素口服,对于难以控制和反复发作的炎症需联合其他免疫抑制剂,治疗中注意药物副作用,TINU 综合征的眼部炎症复发率比较高,达到 40%,通常眼部的炎症与肾病的严重程度并不一致,长期随访有助于 TINU 患者的及时早期发现。

十一、匐行性脉络膜炎

要点提示

定义:匐行性脉络膜炎是一种累及视网膜色素上皮、脉络膜毛细血管和脉络膜的双侧进行性和复发性疾病。

关键特点:少见的葡萄膜炎类型;累及双眼,容易复发;典型改变是由后极部向周边发展的青灰色或黄白色的脉络膜视网膜病变;病灶边缘呈活动性发展;FFA 早期表现为继发于脉络膜毛细血管萎缩的低荧光,病灶边缘高荧光,非活动病灶晚期出现纤维瘢痕和巩膜染色;主要并发症为视网膜下新生血管。

关键治疗:糖皮质激素及联合其他免疫抑制剂全身治疗;治疗时间长达一年以上;视网膜下新生血管可激光光凝或眼内注射抗 VEGF 药物。

匐行性脉络膜炎(serpiginous choroiditis)是眼底后极部脉络膜毛细血管-视网膜色素上皮的慢性缺血性疾病,一般累及双侧,病变呈匐行性进展,容易反复发作,因而得名。高加索人种多见,原因不明。荧光素眼底血管造影证实病变区视网膜色素上皮和脉络膜毛细血管丧失。脉络膜大血管正常,说明是局部缺血性病变。

【病因和发病机制】尚不清楚,可能与结核、病毒感染有关,免疫反应在发病中起到重要作用。

【临床表现】本病好发于 30~50 岁的中年人,主诉可有视物模糊、视物变形和暗点等,晚期严重可致失明。活动期有轻度前节炎症,病变好发于后极部,为多发、边界不清的灰色或黄白色不规则病灶,各病灶可相互融合,再发病变紧靠近陈旧病灶,有黄白色进行性边缘,并向病灶周围正常视网膜下深层组织侵犯,呈匐行性进展。当病灶逐渐吸收,遗留脱色素和色素增生,形成不规则的萎缩斑,萎缩区内可见脉络膜大血管,在其

边缘部呈舌状、指状、伪足状特有的地图状脉络膜萎缩,故又称地图状脉络膜炎,在病灶广泛时有视网膜血管炎和玻璃体混浊以及视网膜下新生血管。

【诊断与鉴别诊断】

1. 诊断 主要根据临床表现和荧光素眼底血管造影。活动期病变在造影早期呈大片弱荧光,但其边缘部进行缘为强荧光,呈中黑外亮的大片弱荧光区。

2. 鉴别诊断 主要与两种疾病鉴别即 APMPPE 和地图样脉络膜病变(geographical choroidopathy)。两者同是脉络膜缺血性病变,但没有匐行性进行边缘。后者多在造影晚期由于病变区的组织染色和荧光积存而显强荧光。瘢痕期病变造影显示脉络膜毛细血管和视网膜色素上皮的消失,出现不规则的荧光暗斑。发生于老年人,病变发展缓慢,病程可达数年之久。匐行性脉络膜炎与此病很难鉴别,需要长时间观察,而且易将两者视为同一疾病,重点是匐行性脉络膜炎有炎症表现。

【治疗】无特殊疗法。糖皮质激素联合免疫抑制剂全身应用和血管扩张剂、维生素等辅助治疗。提示有结核可能的,要抗结核治疗。眼内注射糖皮质激素药物对于不能全身使用药物治疗的患者有效。对于视网膜下新生血管可激光光凝,目前抗新生血管药物的眼内注射对此并发症有效。有研究表明未来骨髓干细胞移植治疗此病可能是可行的。

十二、多灶性脉络膜炎

要点提示

定义:多灶性脉络膜炎是一种主要累及脉络膜和视网膜色素上皮的炎症。

关键特点:多发于中青年女性患者;病灶位于 RPE 和脉络膜内层;典型改变为多发性圆形和椭圆形黄白色病灶;常合并前葡萄膜炎和玻璃体炎症细胞;有慢性复发性特征;易出现视网膜下新生血管。

关键治疗:糖皮质激素局部和全身使用;复发患者常联合

其他免疫抑制剂;视网膜下新生血管可激光光凝或眼内注射抗 VEGF 药物。

多灶性脉络膜炎(multifocal choroiditis)是以玻璃体炎、进行性视网膜下纤维变性和视网膜中周、后极部多发小病灶为主要特征的脉络膜炎。病灶位于 RPE 和脉络膜内层,患者中一半以上会出现前葡萄膜炎,也被称为多灶性脉络膜炎和葡萄膜炎综合征,此病呈慢性和复发性特征。目前关于本病的病因和发病机制还不清楚,病毒感染、自身免疫、遗传因素可能与本病有关。

【临床表现】本病女性多发,双眼多见,主诉视物模糊、闪光感和眼前黑点飘动。

1. 一般以上患者有前节葡萄膜炎的表现,呈轻-中度反应,玻璃体炎表现常见。

2. 眼底表现

(1) 急性期:眼底多发、散在的近圆形黄白色小病灶,100~300μm,可成群、成簇或排成线条状,经治疗后小病灶可以消失,视力恢复。

(2) 慢性期:可迁延数月或数年,病灶视网膜下出现纤维化并且逐渐变大或融合形成广泛的视网膜下纤维化病变,呈白色混浊、边缘锐利的病变,边缘有色素;后极部至赤道部许多圆形 RPE 穿凿样萎缩斑,周围有色素,说明病变累及 RPE(图 10-3-18、图 10-3-19)。

(3) FFA 急性早期在低色素区显示强荧光,后期有轻度的渗漏,慢性期在视网膜下纤维化的中心显示荧光蓄积。穿凿样病变早期强荧光,呈现 RPE 窗样缺损(图 10-3-20、图 10-3-21)。

【诊断和鉴别诊断】

1. 诊断 主要根据前房和玻璃体慢性炎症,后极部和赤道部散在的黄白点状视网膜下病变以及进展的视网膜下纤维化、凿孔样病变等诊断。

2. 鉴别诊断

(1) 结节病:除了出现黄白色圆形眼底病变外,还有全身改

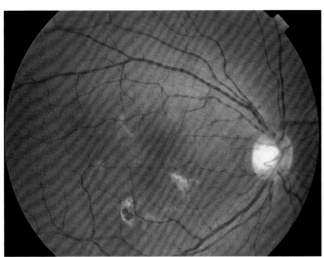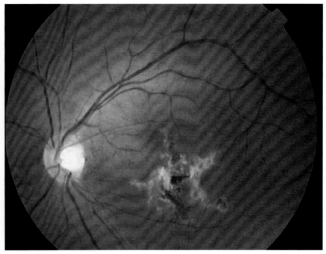

图 10-3-18 多灶性脉络膜炎患者彩色眼底照相
显示后极黄斑区及周围瘢痕样病灶

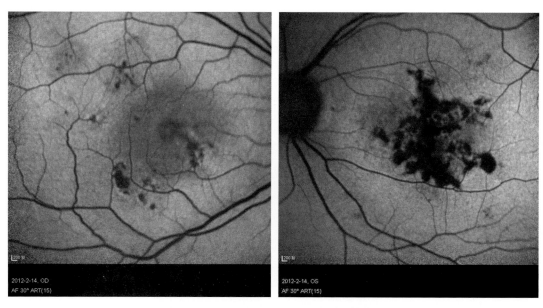

图 10-3-19 多灶性脉络膜炎患者眼底自发荧光

显示黄斑区弱荧光

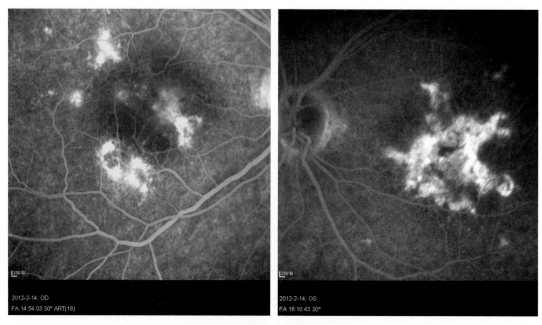

图 10-3-20 多灶性脉络膜炎患者 FFA

显示双眼黄斑区晚期强荧光，为荧光积存

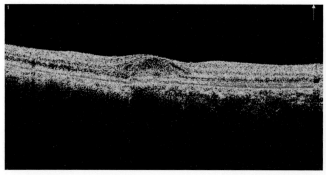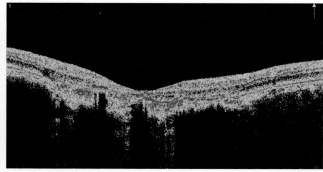

图 10-3-21 多灶性脉络膜炎患者 OCT

显示黄斑区视网膜下瘢痕及视网膜变薄

变,特别是肺门淋巴结肿大,Kveim 试验和 ACE 检测阳性。

(2) APMMPPE:后极部鳞片状较大奶油色病灶,可有视网膜血管炎,FFA 早期无荧光或弱荧光,晚期强荧光表现,而多灶性脉络膜炎的病灶小,后期视网膜下新生血管。FFA 早期强荧光及轻度渗漏,慢性期荧光蓄积和窗样缺损。

【治疗】早期全身使用糖皮质激素有治疗作用,复发的患者需要联合一种或几种免疫抑制剂进行治疗,单眼受累可先给予糖皮质激素局部注射治疗,可多次进行,如果观察效果不好再全身用药。激素口服的初始剂量每日 1~1.2mg/kg,根据炎症反应情况激素逐渐减量,治疗时间维持在 9~12 个月以上。免疫抑制剂可选择环孢素、甲氨蝶呤、硫唑嘌呤、苯丁酸氮芥等,治疗过程中注意药物的副作用。前房的炎症反应治疗同一般前葡萄膜炎。对于视网膜下新生血管,黄斑以外的可采用激光治疗,黄斑中心凹下的新生血管可眼内注射抗新生血管药物使新生血管消退。

(郭春英 杨柳 孙世珉)

第四节 伪装综合征

一、眼内淋巴瘤

要点提示

定义:原发性眼内淋巴瘤为原发性中枢神经系统(包括视网膜)淋巴瘤中的首发于眼部的特殊类型,多为弥漫大 B 细胞非霍奇金淋巴瘤,T 细胞淋巴瘤少见。多双眼先后受累,平均发病年龄 50~70 岁,女性多见,但近年来发病率呈逐年上升的趋势,男性患者增多。

关键特点:中老年患者双眼发病,疑诊葡萄膜炎,视力下降程度与病变不相符,玻璃体呈灰白色泥沙样混浊,有视网膜下奶油状或 RPE 病变,对激素治疗不敏感或早期有效但治疗后反复发作并加重者,临床均应考虑 PIOL。OCT 显示"实质性 RPE 脱离",眼底自发荧光呈"豹纹斑点状"改变。细胞免疫病理学检查是诊断金标准,流式细胞仪检查细胞表面标记物,PCR 基因重排,细胞因子分析可以明显提高疾病诊断率。

关键治疗:治疗方法的选择取决于是否合并有神经系统病变。对无中枢神经系统受累的 PIOL 患者,玻璃体腔注射 MTX 已成为首选治疗方案,对 PCNSL 患者的治疗仍以全身 MTX 化疗为主,复发 PIOL 或 PCNSL 患者需要联合免疫治疗、放疗等治疗方法。

淋巴瘤为原发于淋巴结和淋巴结外淋巴组织的恶性肿瘤。目前眼内淋巴瘤(intraocular lymphoma)分两类:一类为源于中枢神经系统的原发性中枢神经系统(包括视网膜)淋巴瘤(primary central nervous system lymphoma,PCNSL),其中首发于眼内者称原发性眼内淋巴瘤(primary intraocular lymphoma,PIOL);另一类为源于中枢神经系统以外的淋巴瘤血行转移至眼内脉络膜。前者发病率高于后者。

原发性眼内淋巴瘤多为非霍奇金淋巴瘤,98% 为 B 细胞来源,2% 为 T 细胞或 NK 细胞来源,是一种高分化淋巴瘤,病理以淋巴结外弥漫型大 B 细胞淋巴瘤为主,占 95%。PIOL 占眼部恶性肿瘤的 1.86%,80% 双眼先后受累,平均发病年龄 50~70 岁,女性多见,但近年来,随着诊疗水平的提高和免疫缺陷、免疫抑制患者的增加,PIOL 的发病率呈逐年上升的趋势,男性患者增多。该病临床表现无特异性,是伪装综合征的首要代表,诊断较为困难,易误诊为慢性葡萄膜炎、玻璃体炎、视网膜血管炎等。

【发病机制】病因不明,可能与淋巴瘤细胞的迁移,EB 病毒、刚地弓形虫感染、感染性抗原刺激、MYD88 基因突变、细胞趋化因子及机体免疫功能缺损有关。

【眼部表现】症状无特异性,最常见症状为眼前黑影漂浮、视物模糊,合并中枢神经系统受累者可有颅内压增高表现(头痛、呕吐),癫痫或行为改变,偏瘫、脑神经麻痹、共济失调。中间葡萄膜炎或后葡萄膜炎常为最初和最主要表现,前房反应轻微,临床称为伪装综合征,极易误诊。根据不同的眼后节表现可将原发性眼内淋巴瘤分为两大主要类型:孤立性玻璃体炎型(2/3)和玻璃体视网膜型(1/3)。孤立性玻璃体炎型的典型表现为玻璃体呈泥沙样灰白色混浊及炎症细胞,玻璃体视网膜型的典型表现为视网膜或视网膜下多发斑片状黄白色奶油状或淡黄色扁平隆起的浸润病灶,可融合,边界呈羽毛状。少见类型包括类似视网膜坏死、视网膜血管炎、视网膜血管阻塞、渗出性视网膜脱离、黄白色斑点状病变、黄斑水肿及前房积脓表现(<5%)。

玻璃体视网膜型 OCT 显示在 RPE 层可观察到结节状强反射病灶,可有 Bruch 膜与 RPE 分离,形成实质性 RPE 脱离,类似 PCV 的"双层征"改变,RPE 层可见局灶性病损,椭圆体带层连续性中断,中心凹变薄。一项研究表明,OCT 对 PIOL 的诊断阳性预测值达 88.9%。眼底自发荧光可见斑状、颗粒状的低荧光,呈"豹纹斑点状"改变。荧光素眼底血管造影中主要表现为广泛的 RPE 受累,强荧光点提示 RPE 活动性病变,弱荧光点与肿瘤细胞存在的区域相对应。

【诊断】中老年患者双眼发病,疑诊葡萄膜炎,视力下降程度与病变不相符,玻璃体呈灰白色泥沙样混浊,有视网膜下或 RPE 病变,对激素治疗不敏感或早期有效但治疗后反复发作并加重者,临床均应考虑 PIOL。约 20% 的 PIOL 患者在就诊时已经存在潜在的 CNS 病变。对于疑诊 PIOL 的患者,需头颅、眼眶 MRI 影像学检查、脑脊液细胞学检查及玻璃体活检细胞学检查。前房穿刺和微创玻璃体切除活检是推荐的取标本方式,因淋巴瘤细胞较脆弱,从眼内取出后往往快速死亡,故眼内液(房水或玻璃体)或眼内组织标本取出后要妥善保管并快速送检,尽管如此还可能由于患者接受过激素治疗(激素具有细胞溶解作用),导致难以获得有价值的标本,有时需要多次活检才能获得有效标本或行视网膜下瘤细胞抽吸活检。细胞免疫病理学检查是诊断金标准,Giemsa 染色优于 HE 染色,表现为淋巴瘤细胞体积增大,核浆比例增高,核分裂象多见,但常常由于眼部标本量有限、保存困难、患者接受过激素治疗等原因导致病理学检查阳性率低。免疫标记物检查包括 T 淋巴细胞(CD3,CD4,CD8);B 淋巴细胞(CD19,CD20,CD22),应用流式细胞仪检查细胞表面标记物可以提高诊断阳性率。除此之外还可应用分子生物学方法对玻璃体标本进行 PCR 的 IgH 基因(针对 B 细胞淋巴瘤)和 TRC 基因(针对 T 细胞淋巴瘤)重排协助诊断。目前对于 B 细胞淋巴瘤房水或玻璃体液的细胞因子分析可以明显提高疾病诊断率,而且取材方便,IL-10/IL-6 大于 1 可作为诊断的重要指标。

【治疗】放射治疗:淋巴细胞对放疗的敏感性好,在早期曾作为 PIOL 的首选治疗。但放疗无法延长患者生存时间(2 年生存率仅为 28%~40%),也不能阻止肿瘤复发和颅内转移,且放疗本身也会导致较严重的并发症,故目前已不单独用于治疗眼内淋巴瘤。

化学治疗:眼球具有特殊的解剖结构,血-眼屏障的存在,阻碍了药物在眼内达到有效浓度。甲氨蝶呤(MTX)、阿糖胞苷(Ara-C)可以透过血-眼屏障使玻璃体内肿瘤细胞消失,视网膜下病灶消退,而甲氨蝶呤的副作用明显小于阿糖胞苷,故甲氨蝶呤已成为淋巴瘤治疗的首选化疗药物,可单独局部玻璃体腔注射或与全身化疗联合使用。对无中枢神经系统受累的 PIOL 患者,玻璃体腔注射 MTX 已成为首选治疗方案。目前的方案是单次剂量 400μg,每周 1 次,文献报道 10~25 次。对 PCNSL 患者的治疗仍以全身化疗为主,能降低颅内转移的发生率。为使眼内达到有效浓度,全身应用 MTX 治疗时剂量可以达到 5g/m²,用药持续 2 周,间隔 2~3 周继续下一疗程,直至完全缓解。

免疫治疗:采用免疫治疗可以在一定程度上避免化疗药物的并发症,减少 MTX 玻璃体腔注射的频率。利妥昔单抗可以全身使用或局部玻璃体腔注射,一般用于对 MTX 耐药或复发病例,除此之外还有干细胞移植和玻璃体切割手术作为辅助方法。目前,PIOL 的治疗尚缺乏前瞻性、大样本、多中心的随机对照临床试验研究来制定最佳的治疗方案。

【预后】20% 患者就诊时已合并 PCNSL,60%~80% 的患者最终发展为 PCNSL。约 15%~25% 的 PCNSL 患者 6~18 个月内病变累及眼部,56%~90% 的 PIOL 患者在 2 年内发展为中枢神经系统淋巴瘤。出现眼部症状与中枢神经系统症状间隔约 7~108(平均 29)个月。确诊后一般生存期 3~5 年,肿瘤复发常见,中枢神经系统病变为该病的主要死因。该病早期诊断和治疗非常重要,治疗及时患者生存期可达 10 年以上,视力也可有较大程度提高,复发患者的视力及生存期预后不佳。

二、葡萄膜黑色素瘤

要点提示

定义:葡萄膜黑色素瘤是成年人最常见的眼内恶性肿瘤,脉络膜者最多见,易经血流转移,85% 转移至肝脏,预后较差。

关键特点:虹膜和睫状体恶性黑色素瘤致白内障、青光眼及晶状体移位;脉络膜黑色素瘤的典型体征为蕈状棕黑色肿物,伴渗出性视网膜脱离。

关键治疗:根据肿瘤大小及累及部位行敷贴、局部切除或眼球摘除术。

葡萄膜的恶性黑色素瘤(malignant melanoma of uvea)是成年人最多见的眼内恶性肿瘤,多见于 50~60 岁,单眼发病为多。发病率国外为 0.02%~0.06%,我国上海统计占住院病例的 0.045%(郭秉宽,1978 年),脉络膜者最多见(61.5%),位于睫状体与脉络膜相接触者次之(18.5%),Fuchs 的报道中,脉络膜者占 85%,睫状体占 9%,虹膜占 6%。

【病因和发病机制】葡萄膜的色素性肿瘤来源于三种细胞,即葡萄膜组织内的色素细胞和痣细胞(形态改变的色素细胞),也可起源于睫状神经的鞘细胞,但较少见。有的病例有遗传因素;外伤及长期眼内炎可为诱发因素。葡萄膜的色素瘤主要有三种细胞即菱形细胞、类上皮细胞和混合型,以菱形细胞为主的菱形细胞型肿瘤,其恶性较低,混合型恶性高。类上皮细胞成分愈多,恶性愈高。本肿瘤的扩散主要通过巩膜导水管或血行转移。类上皮细胞型的转移率最高,肝脏首先受累,皮下组织和肺次之。

【临床表现】

1. 虹膜恶性黑色素瘤　较为少见,病变为孤立的褐色结节,富于血管,前房内可有色素弥散;无色素的肿瘤为黄白色。肿瘤继续增大,可触及角膜,把虹膜根部推向后方,严重者穿破虹膜后层通向后房,使晶状体移位;有时前房反复出血。进一步发展可因阻塞前房角而发生青光眼,也可向睫状体和巩膜发展,穿向眼球外。

2. 睫状体恶性黑色素瘤　比较少见,但恶性比虹膜者为高,早期不易发现。病变为局限性,开始呈球形,位于睫状体后部者容易突入玻璃体内并扩展到脉络膜;位于前部者早期即推虹膜向前,出现在前房角,虹膜周边部可见色素块,或在肿瘤相应部位的巩膜表面有局限性充血肿瘤继续扩展,充满后房;向前侵犯虹膜,将晶状体推向侧方,引起白内障和青光眼,晚期可引起视网膜脱离。有的肿瘤早期即沿着巩膜管向外扩展,在前睫状动脉处可见褐色斑点。睫状体肿瘤呈弥漫性发展者称睫状环黑色素瘤,一般进展缓慢,无自觉症状,侵犯晶状体或睫状肌时,则出现屈光不正和调节障碍,有时早期即发生青光眼。

3. 脉络膜恶性黑色素瘤　根据肿瘤增大的形式及其发展性不同而有不同表现,主要有三种临床类型。

(1) 局限性黑色素瘤:起源于脉络膜外层的色素瘤因为外受巩膜,内容玻璃膜的限制,早期主要沿脉络膜平面向周围扩展,因而在玻璃膜未被突破之前多呈椭圆形,眼底隆起不高,发展也比较慢,肿瘤表面的视网膜也改变不大,当影响到脉络膜内层,特别是色素上皮受累时,在肿瘤表面有橘黄色色素沉着,这是由于视网膜色素上皮受刺激后增生和萎缩的表现,或者是由于脂色素及黑色素被破坏,吞噬细胞的吞噬引起沉着所致,一旦玻璃膜被破坏,阻力解除,肿瘤在视网膜下迅速扩大,形成一个典型蕈状(蘑菇形),即肿瘤顶部呈球形膨大,在玻璃膜处呈一细颈,在脉络膜上有较宽的基底。肿瘤周围常有渗出性视网膜脱离,富有蛋白的视网膜下液向下沉积,更加扩大视网膜脱离,肿瘤继续增大最后充满眼腔。个别严重病例不发生视网膜脱离,肿瘤穿破视网膜直接伸入玻璃体内。在肿瘤发展过程中常有大量坏死而引起眼内炎和青光眼。

(2) 弥漫性扁平型黑色瘤:此型主要沿脉络膜平面发展,病程长,发展缓慢,弥漫浸润全葡萄膜,形成均匀一致的全葡萄膜层增厚,不形成局限性肿块,眼底无明显隆起,仅病变部位的正常色调消失或稍发暗,或出现色素紊乱;有时有 KP 和前房水混浊,因而易误诊为葡萄膜炎。这种肿瘤更早期出现于眼外,可能由于易侵犯巩膜而导致穿孔;另外因为弥漫性增殖,影响的范围较广,沿神经、血管孔道向外发展的机会更多。常发生全身性转移,包括肝、肺、肾、脑、生殖系统及皮肤等广泛受累。有时已有眼外转移而视力仍正常。但由于前房角广泛受累,青光眼的发生率较高,也容易引起虹膜睫状体炎,而导致眼球萎缩。

(3) 坏死型葡萄膜黑色瘤:其特点是肿瘤组织大面积广泛坏死,瘤细胞辨识不清,脉络膜和巩膜有炎症表现,早期表现为急性炎症;晚期为慢性炎症,巩膜内外有肉芽组织增生,甚至巩膜坏死。临床上易误诊为葡萄膜炎、眼内炎或巩膜炎等。

恶性黑色瘤经常引起青光眼,小的肿瘤也不例外,因为渗出物、色素及肿瘤细胞等均可以阻塞前房角;当肿瘤压迫涡静脉,影响血液回流或肿瘤坏死引起大出血也可发生青光眼。有时由于肿瘤破坏了睫状体或因坏死组织的毒素抑制了睫状体上皮的功能而引起低眼压;在肿瘤穿破巩膜时眼压可突然下降。有的病例由于眼球穿孔而发生交感性眼炎。

【诊断与鉴别诊断】葡萄膜黑色瘤的恶性程度很高,必须详细追问病史、家族史;更重要的是进行细致的全身和眼部的临床检查。此外要做巩膜透照、超声波、CT、MRI 以及荧光血管造影等检查。脉络膜黑色瘤的眼部超声典型表现为眼内半球形或蘑菇形实性回声,自眼球壁凸向玻璃体腔,前缘光滑锐利,前部回声较强,向后回声逐渐减弱,接近球壁出现无回声暗区带即"挖空征"。基底部脉络膜缺乏回声光点或呈侵蚀状少量回声光点即"脉络膜凹陷"。CT 早期平扫表现为眼环局限性增厚,当肿瘤突入玻璃体腔后则表现为密度均匀、边界较清楚的等密度或略高密度半球形或蘑菇形肿块,CT 增强扫描肿瘤一般为轻、中度均匀强化,坏死区则无强化。MRI 表现为 T_1 加权像高信号,T_2 加权像低或不均匀信号。

【鉴别诊断】各有不同。

1. 虹膜恶性黑色瘤的鉴别诊断 主要是虹膜色素痣。根据以下几点鉴别。

(1) 先天性虹膜痣多位于虹膜前层呈局限性增厚;恶性色素瘤的范围较为广泛,向虹膜表面突出更高,向基质方面更发展。

(2) 虹膜的颜色愈深,恶变的可能性愈大。

(3) 病变直径超过 3mm,隆起 1mm 以上;肿瘤内血管丰富,特别有几支粗大的营养血管时,则恶性可能性大,特别位于虹膜下部者。

(4) 恶性者有毒性反应,包括大量色素脱落,前房内有出血,角膜后有色素颗粒附着,虹膜表面有炎症反应,肿块附近虹膜萎缩变色。

(5) 眼压早期升高可能是恶性的唯一表现。

(6) 恶性色素瘤患者的年龄一般较大。

2. 睫状体恶性黑色瘤的鉴别诊断如下。

(1) 多数病例呈结节状或球形生长,容易影响晶状体,引起晶状体移位或局限性混浊,因此原因不明的白内障可做超声波检查。

(2) 肿瘤向前发展将虹膜向前推,易误诊为虹膜肿瘤,超声波有助于诊断,有时裂隙灯下可直接看到睫状体前面的黑色瘤。

(3) 睫状体肿瘤的相应巩膜部位常有局限性充血,这是重要体征,不要误诊为巩膜炎。

(4) 位于上方睫状体的黑色瘤可引起后极部扁平型视网膜脱离,易误诊为中心性视网膜脉络膜病变,三面镜和超声波检查可确诊。

3. 脉络膜黑色瘤的鉴别诊断 除与脉络膜血管瘤和脉络膜脱离鉴别外应与以下疾病区别。

(1) 炎症:由于脉络膜炎症及其引起的视网膜脱离或肉芽肿等,因其表面的视网膜色素上皮受刺激而增生,使病变颜色发黑易误诊为黑色瘤,但炎症病变周围有水肿和出血。这种改变在恶性黑色瘤不多见。

(2) 脉络膜良性黑色瘤(痣):良性黑色瘤的病变一般较小,隆起不明显;很少有视野缺损,若有缺损,亦小于病变的大小,长期观察视野无变化;眼底血管荧光造影,不显荧光。

(3) 黄斑盘状变性:在增生型黄斑盘状变性引起视网膜和RPE 的浆液性或出血性病变,颜色发暗,易与黄斑部恶性黑色瘤混淆,但前者病变周围的视网膜下出血是一特点;有时在病变表面或周围可见到玻璃疣和色素增生。用超声波和荧光素眼底血管造影可以区别。

(4) 脉络膜或视网膜下出血:如高血压、动脉硬化、糖尿病或其他血管病所引起的出血,另一眼的血管情况有助于诊断,对可疑病变应做超声波。

【治疗】

1. 虹膜恶性黑色瘤少数可疑病例可切除虹膜肿瘤并做组织病理检查,特别当其伴有继发性青光眼时切除虹膜肿瘤可使青光眼缓解。当房角小梁有肿瘤蔓延,则应施行虹膜及小梁切除术;如果累及局部睫状体则行虹膜睫状体切除术;当肿瘤累及大范围眼内组织则应作眼球摘除。

2. 睫状体黑色瘤多为恶性,对于小的肿瘤可密切观察或做局部切除术,大范围受累应考虑做眼球摘除。

3. 脉络膜恶性黑色瘤 以前眼球摘除术是脉络膜黑色瘤的主要治疗方法,但随着研究的进展发现眼球摘除并不能降低肿瘤转移的风险,眼球摘除仅适用于大的脉络膜黑色瘤(肿瘤高度大于 10mm,基底直径大于 16mm),目前临床上一系列保眼保视力的治疗方法在探索应用中,包括:

（1）肿瘤局部切除术：板层巩膜脉络膜切除术（TSR）和眼内局部切除术。

（2）巩膜表面敷贴放疗：目前最常用的放射源是 ^{106}Ru 和 ^{125}I，适用于肿瘤高度为 10mm 以内，基底直径小于 16mm 的脉络膜黑色素瘤，对于中等大小的肿瘤是最有效和应用广泛的治疗手段之一。

（3）光凝治疗：普通激光光凝（肿瘤高度小于 5D，表面无网脱的小肿瘤）、经瞳孔温热疗法 TTT（肿瘤高度小于 4mm，基底直径小于 10mm）及光动力疗法等。

（4）生物治疗：长期以来，恶性黑色素瘤辅助治疗的"金标准"是术后使用 1 年以上大剂量干扰素（IFN）；靶向治疗也是目前研究的重点。

（5）联合治疗：巩膜表面放射敷贴疗法联合 TTT 治疗，肿瘤局部切除手术联合巩膜表面敷贴疗法等。对于小的脉络膜黑色素瘤（肿瘤高度大于 1mm，小于 2.5mm，基底直径大于 5mm），可采用密切观察。

三、视网膜母细胞瘤

要点提示

定义：视网膜母细胞瘤是一种起源于视网膜胚胎性核层细胞的恶性肿瘤，多发生于 5 岁以下儿童。

关键特点：分为四期（眼内生长期、青光眼期、眼外扩展期和全身转移期），临床常以白瞳症为首要表现，因视力减退而发生斜视或眼球震颤；眼底可见单发或多发的大小不一的圆形或椭圆形边界清楚的白色或黄色的隆起结节，可伴新生血管或出血，玻璃体混浊和假性前房积脓；眼部超声波检查可见实性肿块回波，钙化斑高回声伴声影，眼眶 X 线和 CT 检查常伴以钙化斑。

关键治疗：化学减容法即以化疗方法使得肿瘤体积缩小，以便联合损伤更轻微的局部治疗，从而避免眼球摘除或外放疗等侵袭性强的治疗，达到保眼保视力的最终目的。眼球摘除对很多晚期患者仍然是一种延长生命的有效方法。

视网膜母细胞瘤（retinoblastoma，RB），旧名视神经胶质瘤（gliomaretinae）是一种起源于视网膜胚胎性核层细胞的恶性肿瘤。患者以婴幼儿占绝大多数，多发生于 5 岁以下儿童，偶见于成人。男女发病率无明显差异，可侵犯单眼或双眼，双眼发病率约占 1/4。但第二眼的肿瘤也为原发性者，并非由另眼转移而来。中国 RB 患儿的生存率约为 63%，明显低于发达国家的 95%。

【病因】确切病因不明。6% 为常染色体显性遗传，94% 为散发病例，其中 25% 为遗传突变，余为体细胞突变，亦有人认为与病毒感染因素有关。从发病机制上看，位于 13q14 抑癌基因 *Rb1*，双等位基因同时突变、失活，导致视网膜母细胞瘤发生。

【临床表现与检查】临床上可分为四期：

1. 眼内生长期 外眼无炎症表现，常因视力减退而发生斜视或眼球震颤。由于视力丧失，瞳孔开大，经瞳孔可见黄色反射，名黑矇猫眼（amaurotic cat eye），表现为白瞳症（leukocoria）

的特点。早期病变可发生于眼底任何部位，但以眼底后极部偏下方为多见，可为圆形或椭圆形，边界清楚，白色或黄色的隆起结节，表面不平，有新生血管。结节大小不一，自 1/2~4PD 或更大，可单独发生，也可同时发生数个大小相近的结节。如肿瘤起源于视网膜内核层者，易向玻璃体内生长（内生性肿瘤），呈致密不规则块状隆起，表面可见新生血管或出血。起源于视网膜外核层者，易向脉络膜生长（外生性肿瘤），发生继发性视网膜脱离。由于肿瘤组织脆弱易碎，在玻璃体内可见大小不等的白色成团的玻璃体混浊，肿瘤团块也可播散于前房，形成假性前房积脓，角膜后沉着，以及在虹膜表面形成灰白色肿瘤结节。视力的影响与肿瘤发生的部位有关，如肿瘤位于后极部，体积虽小，常可较早地引起视力障碍，出现斜视。如肿瘤位于眼底周边部，且体积较小，则对视力影响较小，如果瞳孔区已出现黄色反射，视力多仅余光感，或更坏。

2. 眼内压增高期（青光眼期） 眼内肿瘤继续增大，以致眼压升高，引起眼胀、头痛等急性青光眼的症状。由于儿童眼球壁弹性较大，致使眼球膨大，角膜变大，形成牛眼及巩膜葡萄肿，晶状体可发生脱位。

3. 眼外扩展期 眼外扩展最常见的途径是沿视神经蔓延到眶内或颅内，也可穿透巩膜形成眶内肿物，使眼球突出，也可穿通角膜或角巩膜缘形成突出于睑裂的溃疡巨块，暴露在眼外的肿瘤常有出血和坏死。

4. 全身转移期 瘤细胞可经血管或淋巴管向全身转移，到脑、脑膜、骨骼、肝、脾等脏器，直至死亡。极个别病例，瘤组织坏死并发生剧烈的炎症，使眼球萎缩，肿瘤停止发展，表现为临床自愈，但此种情况极罕见。可以是暂时性的，也有数年后又复发的。另外肿瘤的生长也不一定完全按照上述四期的顺序发展，例如生长在视盘附近的肿瘤，常不经过青光眼期，肿瘤早已扩展到眼外。

除做检眼镜检查外，眼科影像检查很重要。包括：①眼眶 X 线检查显示钙斑，同时注意视神经孔是否扩大；②超声波检查可探测出实性肿块回波，钙化斑高回声伴声影；③CT 检查可见眼球内局限性密度增高不均匀的肿块，常伴以钙化斑，若肿瘤向颅内蔓延，则视神经变粗，视神经孔扩大。

实验室检查：患者尿中香草苦杏仁酸（vanilmandelic acid，VMA）和高香草酸（homovanillic acid，HVA）含量增多，阳性结果可协助诊断，但阴性结果不能除外肿瘤。测定房水及血清中乳酸脱氢酶（LDH）的浓度，当房水中浓度与血清中浓度比值在 1.5 以上时，有诊断价值。

【诊断及鉴别诊断】根据本病的临床表现与检查即可作出诊断。本病应与以下疾病鉴别：

1. 眼内炎 外因性者有外伤或手术史，内因性者多有原发感染，有发热病史及体内炎症病灶等，X 线检查和超声波检查均显示眼球内无实体性病变或钙化现象。

2. Coats 病 多见于 5 岁以上，男性多见，多单眼发病，病程较长发展缓慢，眼底可见黄白色渗出物外，也可见胆固醇结晶及微血管瘤，病变并非实体。

3. 早产儿视网膜病变(晶状体后纤维增生症) 多发生于接受过氧气治疗的早产婴儿,瞳孔区发白。眼底可见早期周边无血管区,血管增殖嵴,晚期纤维血管组织由视网膜颞侧周边部向视盘及晶状体后方生长,纤维组织周边部可以见到被牵引向中心移位的睫状突,是本病特征性的改变。

4. 原始玻璃体残存增生 晶状体后残存有血管增生的灰白色组织,晶状体周围可见比正常小而长的睫状突,常有进行性后囊下混浊。病眼几乎均为小眼球,浅前房。

【治疗与预后】目前对于眼内生长期的患者已较少采取摘除眼球的治疗方法,而是根据肿瘤大小、位置和范围,应用静脉化疗及局部治疗(激光凝固治疗、冷冻治疗、经瞳孔温热治疗、眼动脉介入化疗、放射性核素敷贴器、玻璃体腔注射化疗药物)、化疗联合局部治疗等保眼疗法,力争保存有用视力。化学减容法是在化学治疗基础上提出的新治疗理念,其精髓体现在以化疗方法使得肿瘤体积缩小,以便继续进行范围更局限及损伤更轻微的局部治疗,从而避免眼球摘除或外放疗等侵袭性强的治疗,达到保眼保视力的最终目的。目前国内常采用的化学治疗方案有 CEV(联合应用卡铂、依托泊苷、长春新碱)和 CCTV(联合应用卡铂、环孢素、依托泊苷、长春新碱)方案,每一疗程 3~4 周。目前由于微创且有效,玻璃体腔注射化疗药物如美法仑、拓扑替康、卡铂等也开始应用于临床。眼球摘除对很多晚期患者仍然是一种延长生命的有效方法,目前普遍的做法是当肿瘤转移风险高、肿瘤体积超过眼球的一半时,以上治疗无法控制时要考虑眼球摘除,摘除眼球时视神经剪除愈长愈好,并将视神经断端做病理检查。以基因为靶点的治疗,以及肿瘤免疫治疗可能是今后 RB 更安全的治疗选择,但仍需大量的研究与探索。

预后与许多因素有关,如肿瘤的大小和部位,诊断和治疗的迟早,治疗措施是否合理等。预后亦与组织学改变有关,一般来说,早期发现、早期治疗可以提高眼球保有率,分化程度好的较分化程度低的预后好;肿瘤限于视网膜者较侵犯脉络膜、视神经或已有眼外扩散者好。死因分析,50% 的患者死于肿瘤的眼外转移,50% 是由于发生了第二恶性肿瘤。

四、青少年黄色肉芽肿

要点提示

定义:青少年黄色肉芽肿是一种良性、自限性黄棕色丘疹或结节。常于出生或生后一年内出现,多发性,可自然消退。皮肤和眼为好发部位,眼内最常受累的是虹膜,可继发新生血管导致前房积血青光眼。

关键特点:头、颈和四肢近端皮肤常受到病变的侵犯,皮肤病变常为圆形高起,橘黄色褐色或红蓝色结节。眼睑皮肤结节可能是孤立的也可能是面部皮肤结节的一部分。眼内病变常发生在虹膜和睫状体,常见肉粉色结节样肿物,可因继发新生血管引起自发性前房积血,虽然病变有自发消退倾向,但反复前房积血,可引起青光眼而造成视力丧失。

关键治疗:眼内病变糖皮质激素效果好,皮肤局部切除治疗效果好。

青少年黄色肉芽肿(juvenile xanthogranuloma)也称幼年性黄色肉芽肿,以前称痣黄内皮瘤(nevox xanthoendothelioma)或先天性黄色瘤复合体(congenital xanthoma multiplex),是一种良性组织细胞增多所引起的皮肤、眼部和眼眶病变,有自愈倾向,治疗效果好。

组织细胞质内未发现 Langerhans 颗粒,患者又无典型的全身受累的表现,所以一般认为幼年性黄色肉芽肿不属于组织细胞增多病的范畴。

【临床表现】本病发生于婴儿和儿童,皮肤和眼是好发部位,很少侵犯内脏。头、颈和四肢近端皮肤常受到病变的侵犯,皮肤病变常为圆形隆起,橘黄色褐色或红蓝色结节。眼睑皮肤结节可能是孤立的也可能是面部皮肤结节的一部分,约 1/4 患者出现多个结节,一般不会超过 10 个,不会发生溃疡。约 1/5 的患者在出生时就有皮肤结节,2~5 岁时消失。

眼部表现:一般不易发生眼内病变。结膜、角膜和巩膜等眼球表面的病变比眼睑的病变少得多,眼球表面病变一般不与眼内的病变同时存在,眼睑病变的发病年龄较大,眼球表面和眼内病变同时发病者年龄偏小。在婴儿中眼内病变常发生在虹膜和睫状体,常见肉粉色结节样肿物,可因继发新生血管引起自发性前房积血,虽然病变有自发消退倾向,但反复前房积血,可引起青光眼而造成视力丧失。虹膜病变可能是结节性或弥散性也可引起虹膜异色。脉络膜和视网膜受累少见,85% 的眼病患儿小于 1 岁,眼病可能在皮肤病以前出现。

眼眶受侵犯少见,病变可侵犯眶骨和蝶骨,产生严重的骨质破坏病变可位于眶前部或眶后部,约 50% 的眶内病变侵犯眼外肌,视神经也可受到侵犯。约 1/6 的皮肤病变的患者患有眼眶病。幼年性黄色肉芽肿与神经纤维瘤病有某种关联,在患者躯干皮肤可发现牛奶咖啡斑,偶尔在眼眶发现。虽然眼眶侵犯神经纤维瘤较少,但可侵及骨质,产生严重的骨破坏。眼部症状包括眼球突出、眶周可触及肿块等眼眶占位病变症状和体征。病变也可累及颅内,显示多发灶,由于病灶较小,多无颅内症状。

【实验室检查】

1. 血液常规检查 了解血细胞数量,必要时行骨髓穿刺,根据其结果有利于鉴别诊断。

2. 病理组织学检查 发现病变内主要是比较正常的组织细胞较大,核呈卵圆形,细胞质染色淡,部分细胞质脂化呈泡沫状,也有部分组织细胞呈梭形。在组织细胞的背景中可见散在的淋巴细胞、浆细胞和少许的嗜酸性细胞。该病显著的组织病理学特征是 Touton 多核巨细胞,多核呈环状位于细胞的中心,核环中心区有均质的嗜酸性胞质,核环周围的细胞质可呈泡沫状,这些 Touton 多核巨细胞多见于皮肤和眼眶组织的病变中,皮肤和眼眶病变组织中血管少,故出血机会不多。虹膜病变内的血管多,且位于病变的表面,可被误认为虹膜血管瘤,血管壁薄所以容易引起前房积血。电子显微镜检查在组织细胞质内未见到 Langerhans 颗粒陈旧性病变以大量成纤维细胞增生形成瘢痕。

【其他辅助检查】影像学检查:超声、CT和MRI很类似Langerhans细胞组织细胞增生症,表现为眼眶软组织块影,眶骨及颅内多发性骨破坏。MRI显示眶颅多发病灶均骨破坏明显,X线可显示颅内多发性骨破坏病灶,边界清楚,但不整齐。

【诊断与鉴别诊断】婴儿和儿童面部和颈部皮肤有高起橘黄色或紫红色的结节,虹膜结节、前房有自发性出血或眼眶受累,这些是幼年性黄色肉芽肿的典型临床表现。对结节进行组织病理学检查,病变内能发现大量的组织细胞和散在的Touton多核巨细胞便可确立诊断。

【鉴别诊断】眼部的虹膜结节需与其他肉芽肿性葡萄膜炎(如结节病、结核)相鉴别。应与组织细胞增多症X相区别,患者内脏系统很少受累,与Letterer-Siwe病不同;无地图样颅骨破坏和尿崩症可与Hand-Schüller-Christian病相鉴别;组织细胞质内无Langerhans颗粒可和嗜酸性细胞肉芽肿相区别;患者颈部淋巴结不肿大,与窦性组织增多病不一样。

【治疗】该病对治疗反应好,局部病变可手术切除,眼眶病变采用小剂量的放射或糖皮质激素局部或全身治疗。虹膜病变可以予局部及全身糖皮质激素治疗,继发前房大量出血、眼压高时可引起角膜血染和视力丧失,除用降眼压药物外,适当时可前房穿刺行血液或血块取出。如病变非常广泛,特别是皮肤大量结节出现,而眼部病变对眼功能无影响,治疗有困难或治疗有明显副作用时,可随访观察,因幼年性黄色肉芽肿是非侵袭性病变,可自发好转。皮肤病变4~6岁时逐渐消失,青春期时所有病变完全自愈。

五、转移性肿瘤

(一)葡萄膜转移癌

要点提示

定义:葡萄膜转移癌是一种较为少见的眼内继发性恶性病变,脉络膜转移癌最常见。

关键特点:常不穿透Bruch膜,故肿物呈扁平型隆起,范围较广,边缘无明显分界。好发于血运丰富的后极部。

关键治疗:摘除眼球无治疗意义。为了保持患者视力可考虑化疗或局部放射敷贴治疗。

葡萄膜转移癌是一种较为少见的眼内继发性恶性病变。葡萄膜血管丰富,血流缓慢,全身性肿瘤可经血运转移至葡萄膜,其中尤以脉络膜最为常见,占葡萄膜转移性肿瘤的50%~80%。

【病因和发病机制】近年来脉络膜转移癌(metastatic carcinoma of choroid)越来越多见,这可能与癌瘤发病率普遍增高有关,占眼内肿瘤的1%。脉络膜转移癌有多种,以乳腺癌转移为最多见(50%),其次是肺及支气管癌的转移(10%~15%),再其次是消化道癌(7%),还可有甲状腺、前列腺、卵巢、腮腺、肝、睾丸、肾、子宫癌等的转移。病理上原发于乳腺癌者其癌细胞在脉络膜内扁平弥漫生长;原发于胃癌和甲状腺癌者常表现为局限性隆起。颅转移癌比眼转移多,这是由于眼动脉自颈内

动脉分支时几乎为直角,癌细胞容易滑过眼动脉分支处而转移于脑和脑膜。左眼发病率比右眼为高,这是由于左颈总动脉直接从主动脉弓分支,而右侧颈总动脉是由无名动脉分支而来,因而癌细胞到达左眼比右眼更为直接。葡萄膜转移癌大多数发生在后部脉络膜,侵犯虹膜和睫状体者极为罕见,其比例为9:1,这与眼血管分布有关:癌细胞经血流入眼时进入20条的睫状后短动脉的机会自然比进入2条睫状后长动脉及5条的睫状前动脉的机会要多,且黄斑部的睫状后短动脉不但多,而且管腔较大,故为转移癌的好发部位。

【临床表现】

1. 自觉症状 早期患者有闪光感或视力减退,出现中心暗点并逐渐增大。病变位于黄斑部往往视力突然下降或者由于瘤细胞破坏血管,引起脉络膜出血,视力也可突然下降。早期剧烈眼痛是乳腺癌转移癌的特点,这是因为乳腺多为硬癌,在脉络膜内的转移癌中含有较多结缔组织,玻璃膜不被穿破,肿瘤发展时产生较大压力,对由此经过的睫状神经给予更大压力而产生疼痛。

2. 眼底改变 转移癌主要沿脉络膜平面发展,Bruch膜在相当时间内不被穿破,故肿瘤在眼底隆起不高,而扁平型的隆起范围较广,边缘无明显分界。肿瘤颜色有灰黄色、黄白色、灰色,可有出血及新生血管。玻璃体很少受累。晚期可导致广泛视网膜脱离。如果癌瘤发生坏死可有色素性或炎性反应,这种情况多见于前部脉络膜转移癌。癌组织可由视神经及视神经鞘间隙向颅内蔓延。如果颅内有转移,视盘水肿明显。肿瘤发展虽然迅速,但青光眼出现较晚,巩膜很少受累。

【诊断与鉴别诊断】

1. 诊断 当发现实性视网膜脱离时应考虑到脉络膜转移癌的可能性,要详细询问病史特别是肿瘤病史,并要全面检查身体查找原发性肿瘤,注意临床特点:一般转移癌多不形成球形隆起,肿瘤不穿破玻璃膜,不向玻璃体内发展。边界不清楚。乳腺癌转移癌早期有疼痛感。荧光素眼底血管造影、超声波检查以及血清的癌胚抗原(CEA)的检测都有助于诊断。

2. 鉴别诊断

(1)脉络膜黑色素瘤:多呈球形隆起,穿破玻璃膜呈蕈状生长,边界清楚与转移癌不同。

(2)脉络膜结核瘤:为慢性肉芽肿性增生组织,有渗出或在病灶边缘部有出血、玻璃体混浊。

(3)原发性视网膜脱离:多在眼底下方,常有破孔。超声波检查无实性占位病变。

【治疗】癌细胞由血液转移多为全身癌症的晚期,往往已有颅内及其他处的转移,故摘除眼球无治疗意义。为了保持患者视力可考虑化疗或局部放射敷贴治疗。当发生青光眼有严重症状者可摘除眼球以解除患者的痛苦。

(二)视网膜转移癌

要点提示

定义:视网膜转移癌是一种少见的眼内继发性恶性病变。

关键特点:常单眼,视网膜上致密的边界不清的白色混浊

病灶,常伴玻璃体腔混浊,半数合并脉络膜转移癌。

关键治疗:摘除眼球无治疗意义。可考虑化疗,预后差。

视网膜转移癌(metastatic carcinoma to the retina)的组织病理报告较多,但临床报告少见。

【病因】有人报告皮肤的原发性恶性黑色瘤转移到视网膜,经血行转移者比经淋巴流转移者多。

【临床表现及检查】视网膜转移癌常为单眼,但也可双眼受累。如玻璃体内已有转移细胞时,患者可自觉眼前有物飘动。转移癌如位于眼底后极部视网膜上则视力减退明显,开始病变较小时,眼底所见与视网膜缺血性梗死很难区别。当肿物增大时,可见视网膜上有致密的白色混浊区,病变很像弓形虫、巨细胞病毒或其他感染所致的坏死性视网膜炎。已报告的病例中近半数,同时已有脉络膜转移癌存在。视网膜转移癌的边界比脉络膜转移癌的边界更不规则。在主要病变周围可见多发的血管周围浸润。以裂隙显微镜检查有时可见许多棕黄色小球飘浮在前部玻璃体中。

【诊断与鉴别诊断】在病变转移到眼内前,患者常已有原发性皮肤黑色瘤的诊断史。抽取玻璃体液做细胞学检查有助于诊断。鉴别眼内病变是原发癌或转移癌很重要,因它关系到治疗是摘除眼球,还是进行化疗。

【治疗与预后】摘除眼球无治疗意义。有人试行化疗,但预后甚差。

六、双侧弥漫性葡萄膜黑色素细胞增殖

要点提示

定义:因全身肿瘤经免疫介导引起的视网膜退行性病变,是副肿瘤性视网膜病变中的一种。

关键特点:多发生于原发肿瘤诊断之前,双眼视力急性下降,多发类圆形橘红色斑块,眼底荧光血管造影示斑块相应区域早期高荧光,弥漫性葡萄膜增厚伴多发局灶性隆起。

关键治疗:治疗原发肿瘤,同时可采取的治疗方法包括全身或局部使用糖皮质激素、免疫抑制剂、静脉注射免疫球蛋白及血浆置换等。

双侧弥漫性葡萄膜黑色素细胞增殖(bilateral diffuse uveal melanocytic proliferation,BDUMP)是因全身肿瘤经免疫介导引起的视网膜退行性病变,是副肿瘤性视网膜病变(paraneoplastic retinopathy,PR)中的一种。

【发病机制】BDUMP为一种具有特殊临床表现的PR,其具体发病机制仍存在争议,起初认为眼底病变为肿瘤转移所致,但未找到相应证据,故目前主要观点为原发肿瘤引起的副肿瘤综合征。有研究在BDUMP患者血清中发现抗recoverin抗体和抗热休克蛋白70(HSP70)抗体及抗相对分子质量为33 000及34 000抗原的抗体,提示BDUMP的致病机制同样属于原发肿瘤引起的自身免疫反应。

【临床表现】该病多发生于原发肿瘤诊断之前,表现为双眼视力急性下降,眼底表现包括:①双眼多发类圆形橘红色斑块;②眼底荧光血管造影示斑块相应区域早期强荧光;③弥漫性葡萄膜增厚伴多发局灶性隆起;④渗出性视网膜脱离;⑤进行性发展的白内障。除眼底的改变外,眼前节可出现虹膜色素性结节、囊样改变等异常改变。多种肿瘤可导致BDUMP,目前发现有卵巢癌、胰腺癌、肺癌、结肠癌、乳腺癌及淋巴瘤等。BDUMP的患者多预后不佳,多数患者于眼部症状出现后1年死于原发恶性肿瘤引起的并发症。

【诊断】无明显诱因的双眼急性视力下降和典型的眼底表现有助于该病的诊断。

【治疗】多表现为进展性病程,所以早期治疗十分必要,但目前对于PR尚无统一的治疗方法。治疗原发肿瘤(包括手术切除、化学疗法、放射治疗等)一定程度上可以减少自身抗体的产生,对于减缓病情进展有一定疗效,但这并不能完全阻止疾病进程。有研究表明治疗原发肿瘤后,部分病例循环自身抗体减少,但眼部情况并无显著改善,甚至进一步恶化,故需有针对性地治疗眼部的病变,目前研究者采用的治疗方法包括全身或局部使用糖皮质激素、免疫抑制剂、静脉注射免疫球蛋白及血浆置换等。

七、葡萄膜淋巴样增生

要点提示

定义:葡萄膜淋巴瘤样增生是一种罕见病,属于排除性诊断。

关键特点:多见于中老年人,通常单眼受累,视网膜下孤立的或多发的奶油样橘黄色或黄白色脉络膜浸润斑块,弥漫性脉络膜增厚,常伴有渗出性视网膜脱离,眼部超声检查特别有助于诊断,表现为弥漫的脉络膜增厚,且病灶内部呈低回声。

关键治疗:对全身糖皮质激素治疗反应迅速。

【发病机制】葡萄膜淋巴瘤样增生的病因是不清楚的。

【临床表现】多见于中老年人,平均年龄55岁,通常单眼受累,没有种族和性别差异。患者可表现为反复的视物模糊和视物变形,临床上葡萄膜淋巴样病变可表现为视网膜下孤立的或多发的奶油样橘黄色或黄白色脉络膜浸润斑块,弥漫性脉络膜增厚,常伴有渗出性视网膜脱离,继发性青光眼;病灶常会扩展至眼球后部或前部的表层巩膜,表现为肉粉色表面光滑的结膜下病灶,眼眶组织亦可受累;眼部超声检查特别有助于诊断,表现为弥漫的脉络膜增厚,且病灶内部呈低回声,缺少脉络膜/巩膜挖空征,可见视盘旁巩膜外结节。

【诊断】葡萄膜淋巴瘤样增生是排除性诊断,诊断之前需要除外慢性恶性黑色素瘤、转移癌、炎性疾病如多灶性脉络膜炎、后巩膜炎、葡萄膜渗出综合征、结节病和感染性疾病和系统性淋巴瘤。根据眼底表现和影像学检查可考虑葡萄膜淋巴样病变,但确诊需要依赖活检。鉴别诊断包括弥漫性恶性黑色素瘤、转移癌、炎症性疾病如多灶性脉络膜炎、后巩膜炎、葡萄膜渗出综合征、结节病和感染性疾病和系统性淋巴瘤。

【治疗】对全身糖皮质激素治疗反应迅速。

八、癌症相关性视网膜病变

要点提示

定义:癌症相关性视网膜病变是因全身肿瘤经免疫介导引起的视网膜退行性病变,是副肿瘤性视网膜病变中的一种。

关键特点:多见于中老年人,多数于原发肿瘤诊断后 1 年以上发病,急性或亚急性的无痛性、进行性视力下降,可双眼先后发病,伴闪光感,色觉异常及夜盲;眼底可无明显异常,OCT 示光感受器内/外节层消失或不连续,伴黄斑区变薄,ERG 示明适应和暗适应下 a 波和 b 波峰值均明显下降。

关键治疗:治疗原发肿瘤,同时可采取的治疗方法包括全身或局部使用糖皮质激素、免疫抑制剂、静脉注射免疫球蛋白及血浆置换等。

癌症相关性视网膜病变(cancer-associated retinopathy,CAR)是因全身肿瘤经免疫介导引起的视网膜退行性病变,是副肿瘤性视网膜病变(para-neoplastic retinopathy,PR)中的一种。

【发病机制】目前发现多种可导致 CAR 的自身抗体,如抗恢复蛋白(recoverin)抗体、抗 α-烯醇化酶抗体及抗转导蛋白-α(transducin-α)抗体等,可以与视网膜相应的自身抗原结合。抗恢复蛋白(recoverin)抗体是 CAR 最重要的自身抗体,recoverin 存在于视网膜感光细胞内,抗 recoverin 抗体与视网膜 recoverin 可发生交叉免疫反应。目前,在小细胞肺癌、妇科肿瘤、乳腺癌及淋巴瘤等多种肿瘤的患者血清中可检测到该抗体。抗 α-烯醇化酶抗体主要与视网膜神经节细胞及内核层细胞结合,目前已在乳腺癌、肺癌、膀胱癌、前列腺癌、胃肠道肿瘤及妇科肿瘤患者血清中发现该抗体。转导蛋白-α(transducin-α)存在于视网膜光感受器细胞内,含有抗转导蛋白-α 抗体的原发肿瘤包括乳腺癌、肺癌、皮肤癌、结肠癌、前列腺癌及子宫内膜癌。血-视网膜屏障在正常情况下可以使视网膜自身抗原处于免疫监视之外,但许多癌症患者循环血中可检测到血管内皮生长因子水平增高,其可导致视网膜周细胞减少,从而使视网膜血管渗透性增加,此过程可能参与到 CAR 发病过程中,但有待进一步研究证实。

【临床表现】平均年龄为 65 岁,男女比例约为 1:2,多数 CAR 于原发肿瘤诊断后 1 年以上发病,部分病例可发生于肿瘤诊断之前。CAR 多为双眼不对称性发病。其临床表现多样,主要表现为急性或亚急性的无痛性、进行性视力下降,可双眼先后发病,伴闪光感,色觉异常及夜盲;眼底多无明显异常,或在疾病进展期出现视网膜动脉变细、视盘苍白、脉络膜或 RPE 萎缩等;玻璃体多无明显异常,或出现少许玻璃体细胞。视野可表现为环形或弓形暗点。OCT 以外层视网膜病变为主,表现为光感受器内/外节层消失或不连续,可伴黄斑区变薄。CAR 的临床表现可因自身抗体类型的不同而有差异,如存在抗 recoverin 抗体的 CAR 可先于原发肿瘤出现,视力下降更为迅速,广泛累及视杆细胞和视锥细胞,ERG 表现为明适应和暗适应下 a 波和 b 波峰值均明显下降。抗 α-烯醇化酶抗体阳性的 CAR 多于原发肿瘤诊断后出现,病程为亚急性,视力损害相对较轻,且主要累及视

锥细胞,以局灶性病变为主。抗 transducin-α 抗体阳性的 CAR 主要以累及视杆细胞为主。部分 CAR 患者出现夜盲,ERG 为 b 波相对于 a 波明显降低的负波形,提示视网膜双极细胞受累,但血清中未检测出异常自身抗体。

【诊断】根据患者的肿瘤病史、双眼急性无痛性进行性视力下降伴闪光感,色觉异常及夜盲的症状以及眼底无明显异常但 OCT 表现光感受器内/外节层消失或不连续,伴黄斑区变薄和 ERG 异常有助于该病诊断。

【治疗】CAR 多表现为进展性病程,所以早期治疗十分必要,但目前对于 PR 尚无统一的治疗方法。治疗原发肿瘤(包括手术切除、化学疗法、放射治疗等)一定程度上可以减少自身抗体的产生,对于减缓病情进展有一定疗效,但这并不能完全阻止疾病进程,故需有针对性地治疗眼部的病变,目前研究者采用的治疗方法包括全身或局部使用糖皮质激素、免疫抑制剂、静脉注射免疫球蛋白及血浆置换等。短期静脉使用甲泼尼龙或口服泼尼松龙可轻度改善患者视力及视野。也有病例报道糖皮质激素联合血浆置换疗法及免疫球蛋白注射可稳定或轻度改善 CAR 患者病情。

(侯婧　孙世珉)

第五节　睫状体脉络膜脱离

除巩膜突、后极部和涡静脉外,葡萄膜和巩膜疏松相连,存在解剖上的潜在腔隙,因此两者容易分离。睫状体和前部脉络膜的静脉较为丰富,而且粗大,只有一层内皮细胞,液体容易渗漏,因此当存在血管外压力或血浆渗透压降低等情况时,血浆成分会由疏松的连接处渗出血管外,积聚于脉络膜上腔和睫状体上腔而发生脱离,即睫状体脉络膜脱离(cilio-choroidal detachment)。引起葡萄膜渗漏的原因很多,通常与低眼压或炎症相关。

脱离形态有三种,即环形、分叶状和扁平形。轻度的脱离用三面镜或者超声生物显微镜(UBM)检查才能发现,在锯齿缘附近有一个模糊的水肿带与角膜缘呈同心性排列的波状皱纹区域。脱离明显时表面无皱纹,呈暗褐色或灰棕色隆起。UBM 检查可以显示明显的脱离间隙(图 10-5-1)。根据脱离的范围其形态各有不同。脉络膜前部和睫状体带的脱离,呈几个局限性隆起或呈环形围绕周边部;如果波及后极部则呈一个或几个半球形,在两个球形隆起之间,由于涡静脉附着于巩膜,呈一深谷,形成所谓分叶状脱离。脉络膜脱离多见于眼球的颞侧和鼻侧;严重者仅保留后极中心部。偶尔发生平脱离,表面有波纹,无论何种脱离,当它吸收时往往出现视网膜皱褶。如果在 8~14d 内脱离消失,眼底不发生其他改变;如果脱离时间长,则在病变区出现颗粒状和条状色素紊乱。

患者多无自觉症状,有时出现视野和屈光改变,当脱离波及黄斑时即发生视力障碍。本病应当与视网膜脱离和脉络膜肿瘤鉴别,与前者区别较易,脉络膜脱离色暗,表面光滑,视网膜血管正常,而视网膜脱离呈波浪状起伏;但与脉络膜黑色素

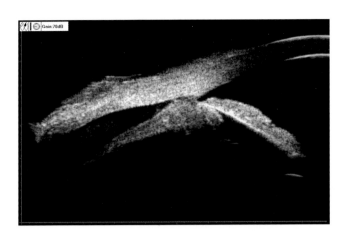

图 10-5-1　睫状体脉络膜脱离超声生物显微镜检查
显示睫状体脱离,可见睫状体上腔低回声暗腔

瘤的区别则比较困难,要参考病史、巩膜透照、B 超、UBM、CT 等检查。

一、特发性脉络膜脱离

要点提示

定义:由于巩膜增厚或巩膜成分异常导致的睫状体脉络膜脱离、特发性浆液性视网膜脱离。

关键特点:眼压正常,无明显前节炎症,睫状体脉络膜脱离,非孔源性视网膜脱离。

关键治疗:巩膜板层切除术。

本病是 1858 年 von Graefe 首先报道的,1963 年 Schepens 明确了本病特点是伴有非孔源性视网膜脱离,视网膜下液体随体位移动呈泡状隆起,称为葡萄膜渗漏(uveal effusion)。

【病因和发病机制】本病原因不明,关于其发病机制有多种学说,主要认为是由于巩膜增厚或巩膜成分异常,导致巩膜导水管排出障碍和涡静脉引流受阻,液体聚集于脉络膜层间和脉络膜上腔,形成脉络膜增厚和睫状体脉络膜脱离,渗出的液体还导致视网膜色素上皮细胞泵功能障碍,引起非孔源性视网膜脱离。近年来发现巩膜增厚主要是氨基多糖异常沉着,它具有高度吸水性,致使巩膜膨胀,压迫涡静脉,导致脉络膜循环障碍,引起葡萄膜水肿渗漏。因此认为本病可能是眼部黏多糖蓄积病的一种。真性小眼球患者易患本病,也有一些为眼轴正常的患者。

【临床表现】特征为特发性浆液性视网膜脱离,伴环形睫状体、周边脉络膜脱离(图 10-5-2)。常因上巩膜静脉压高而有上巩膜血管扩张。前节无明显炎症,偶有轻微房水闪光,玻璃体有轻度细胞浸润。虽然睫状体脉络膜脱离但眼压正常。双眼先后发病,其间隔有数月或数年。疾病呈隐匿性进行性发展,出现进行性视力减退。

1. 睫状体脉络膜脱离　睫状体肿胀,引起调节障碍,视物疲劳,又因晶状体屈光度增加而出现近视症状。脉络膜脱离多位于赤道部和睫状突之间,有时呈分叶状,多数为典型环形脱离,呈棕色隆起。

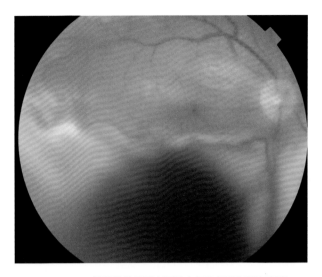

图 10-5-2　特发性葡萄膜渗漏综合征患者彩色眼底照相
示渗出性视网膜脱离

2. 视网膜脱离　周边部脉络膜长期脱离使脱离部位的 Bruch 膜和视网膜色素上皮受损,通透性增强,液体逐渐渗到视网膜下而引起脱离,为非孔源性脱离,自下方开始向后进展;视网膜下液体多而清亮,使脱离的视网膜菲薄而透明,表面光滑无波纹,当患者改变体位时视网膜脱离的部位也随之移动,位于低位处;坐位时脱离在下方,严重者前方可达晶状体后囊,后方遮盖视盘,甚至视网膜全脱离。有时发生视盘水肿。

慢性浆液性渗出及视网膜下液积聚会引起视网膜色素上皮的色素脱失,色素细胞发生迁移和增生,形成特征性的豹斑样(leopard spots)眼底改变。

脑脊液检查可发现患者脑脊液蛋白升高,但目前已不作为常规检查。

【诊断与鉴别诊断】

1. 诊断

(1) 临床表现:睫状体和周边部脉络膜脱离,双目间接检眼镜的使用是重要的检查手段,UBM 检查也有助于发现早期的睫状体及周边部脉络膜脱离(图 10-5-3);有可随体位移动的浆液性视网膜脱离,无视网膜裂孔;前节没有炎症反应;眼压正常。

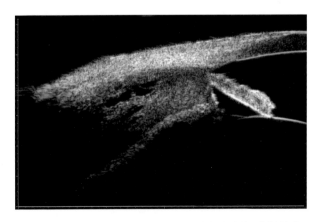

图 10-5-3　特发性葡萄膜渗漏综合征患者超声生物显微镜检查
可见睫状体增厚,睫状体脱离

（2）眼部超声检查：B 超检查可见玻璃体腔内圆顶形强回声光带，并显示后部脉络膜增厚（图 10-5-4），可了解周边部葡萄膜和视网膜脱离情况，并可证实有无眼球壁增厚；A 超测量眼轴长度，眼轴 <19mm 考虑为真性小眼球引起的继发性葡萄膜渗漏综合征，眼轴正常者诊断为特发性葡萄膜渗漏综合征。

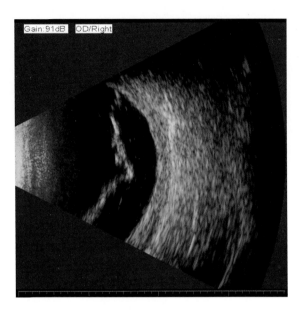

图 10-5-4　特发性葡萄膜渗漏综合征患者眼部 B 超检查
可见视网膜脱离，脉络膜增厚

（3）FFA 检查：有助于排除其他引起渗漏的病变或眼内占位性病变。早期病例 FFA 检查可无显著改变。晚期病变在广泛色素上皮脱失的背景下出现均匀的灰色斑点，后极部为著，在增强的背景荧光下出现弥漫的、均匀的荧光遮蔽斑点和条纹，即"豹斑样"改变。

2. 鉴别诊断

（1）大泡状视网膜脱离（bullous retinal detachment）：为水泡样视网膜神经上皮脱离与多发性后极部浆液性视网膜色素上皮病灶。又称为多发性后极部色素上皮病变（multifocal posterior pigment epitheliopathy，MPPE）。常有中心性浆液性视网膜脉络膜病变及使用糖皮质激素的病史。突然发病，后极部出现 1/2~1PD 的圆形黄白色色素上皮脱离，以后发生非孔源性视网膜脱离。FFA 检查可见眼底后极部出现多发性荧光渗漏。葡萄膜渗漏无渗出斑，并常伴有周边部的脉络膜脱离，荧光素造影以及"中浆"病史的有无可以区别。

（2）后巩膜炎：有的病例也可发生环状睫状体脉络膜脱离及渗出性视网膜脱离，视网膜下液体也随体位移动。但后巩膜炎患者多有眼痛、眼球运动痛，眼红；重者有复视，眼球运动障碍，甚至眼球突出。B 超显示球后"T"形暗区。患者多有类风湿性关节炎，也可有前巩膜炎。

（3）Vogt-小柳原田综合征（Vogt-Koyanagi-Harada syndrome）：前、后节有明显炎症，严重者伴有视网膜脱离，脱离部位不随体位改变而移动，FFA 显示为针尖样强荧光点快速渗漏，融合为多湖状视网膜下荧光积存。可伴有毛发皮肤变白、耳聋耳鸣、

头痛等症状。糖皮质激素治疗有效。

（4）孔源性视网膜脱离合并脉络膜脱离：这是由于低眼压引起的睫状体脉络膜脱离，眼前节反应重，眼压极低，可发现视网膜裂孔。

（5）脉络膜黑色素瘤或脉络膜转移癌：根据 B 超、FFA 等检查可鉴别。

【治疗】本病对糖皮质激素和激光治疗以及一般视网膜脱离手术治疗多无效，少数缓解但易复发。1983 年，Gass 制作巩膜人工导出孔而使视网膜脱离复位。因而提出巩膜切除和巩膜切开手术（sclevectomy-sclerostomy）可获得良好效果。做的方法各有不同。一般局麻，首先找出涡静脉，在四个象限，以赤道部前缘为中心或在角膜缘后 7~12mm 处做一 5mm×7mm 或 5mm×5mm 1/2~1/3 厚度的巩膜板层切除，在切除床中心做 2mm 切开或做丁字型切开。1988 年，Ward 仅做较大的 8mm×10mm 的巩膜板层切除，不做巩膜切开也取得同样效果。术前首先明确诊断，无外伤、手术或低眼压。如果患者视力良好，黄斑区无脱离，可继续观察，如果视力进行性下降，确定为本病则可考虑这种巩膜板层切除术（图 10-5-5、图 10-5-6）。

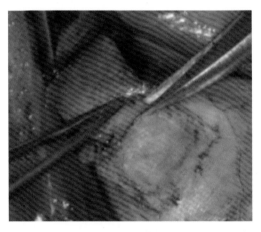

图 10-5-5　巩膜板层切除

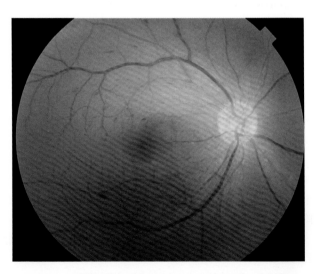

图 10-5-6　板层巩膜切除术后 2 个月，患者右眼彩色眼底照相
视网膜复位

二、手术后睫状体脉络膜脱离

要点提示

定义:发生于内眼手术后的睫状体脉络膜脱离。

关键特点:低眼压,前房变浅,睫状体脉络膜脱离。

关键治疗:包扎卧床,糖皮质激素,修复渗漏的手术切口。

睫状体脉络膜脱离多见于内眼手术如白内障、青光眼、视网膜脱离和角膜移植术后。多于术后当时或者1~4d后发生。术后数周发生者极少。脱离的原因是由于:①低眼压:眼球切开后,眼压下降,血管扩张,液体漏出到脉络膜睫状体上腔;②房水分泌减少:睫状体水肿或脱离导致房水分泌减少,可见于过度的视网膜冷冻后;③涡静脉受压,脉络膜静脉回流阻力增大,渗出增加,可见于巩膜环扎术后。

青光眼滤过手术后尤易发生。可能与下列因素有关:①术前长期高眼压,房角大部分粘连,眼部充血,术中眼压突然降低,脉络膜血管扩张,大量血浆漏出液积聚到脉络膜上腔,导致脉络膜脱离;②患者长期应用缩瞳剂毛果芸香碱,造成血管扩张、睫状体痉挛,也是诱发脉络膜脱离的原因;③手术中切口偏后,误伤睫状体,造成间隙,使前房与睫状体脉络膜上腔相通,房水进入脉络膜上腔;④由于术后滤过太强,长期低眼压所致。

脉络膜脱离早期诊断与治疗非常重要,早期患者多无自觉症状,临床表现为术后前房变浅或消失、低眼压以及脉络膜脱离。如果术眼前房浅或消失、眼压高者应注意术后恶性青光眼。如果怀疑脉络膜脱离而检眼镜未发现问题则可行B超或UBM检查确诊。

本病一般无须特殊治疗,包扎卧床可自愈。术后低眼压,前房浅者,则应检查手术切口,如有漏水现象,应及早修复;如伤口完好则应充分散瞳,应用糖皮质激素、高渗药物和乙酰唑胺等。经上述处理脱离仍不复位并有前房消失时,可考虑平坦部位作巩膜切开、放液,前房内注入空气,使前房形成,促使脱离的葡萄膜复位。

三、继发性脉络膜脱离

要点提示

定义:继发于眼部或全身疾病的睫状体脉络膜脱离。

关键特点:睫状体脉络膜脱离,伴有增加脉络膜渗漏或影响涡静脉回流的眼部或全身疾病。

关键治疗:针对病因治疗。

(一)炎症性渗出性脉络膜脱离

1. 后巩膜炎 常见的症状有眼痛、视力减退、眼部充血,常伴有前巩膜炎。眼底在巩膜肿胀区可见境界清楚的脉络膜隆起。

2. 葡萄膜炎 中间葡萄膜炎、交感性眼炎和VKH的严重病例由于炎症渗出可引起视网膜或脉络膜脱离。

(二)外伤性疾病

眼球挫伤、直接或间接的头部或眼眶外伤,使葡萄膜血管急性充血而引起液体渗漏;外伤后的持续性低眼压也引起脉络膜脱离。

(三)伴有孔源性视网膜脱离的睫状体脉络膜脱离

本病原因可能是玻璃体经视网膜裂孔到视网膜下,刺激脉络膜使其血管扩张,通透性增强,以致睫状脉络膜水肿,造成房水产生减少,眼压下降,而使脉络膜上腔有液体潴留,而发生睫状体脉络膜脱离。临床表现为突然发病,眼痛、睫状充血、房水闪光强阳性,有浮游细胞。按葡萄膜炎治疗,早期手术封闭视网膜裂孔。一般可做巩膜板层或巩膜外垫压术,如果脉络膜脱离较高可先放出脉络膜上腔液体、再行电凝术。

(四)全身血管性疾病

如高血压、结节性动脉炎以及影响眼静脉回流,涡静脉回流受阻者可引起脉络膜脱离。严重肾脏疾病可由于低蛋白血症导致血浆胶体渗透压降低而引起脉络膜脱离。对于这些疾病,应针对病因进行治疗。

(朱瑞琳 杨柳 孙世珉)

第六节 葡萄膜退行性改变

一、虹膜角膜内皮综合征

要点提示

定义:角膜内皮细胞异常导致的角膜水肿、虹膜萎缩、虹膜周边前粘连继发青光眼,或伴有虹膜棕黑色结节的一类疾病。

关键特点:角膜内皮细胞的异常为始发因素;根据始发表现、主要累及部位不同,分为原发性进行性虹膜萎缩、Chandler综合征、虹膜痣综合征。

关键治疗:主要针对角膜水肿和继发性青光眼治疗。

1903年,Harm首先描述一种涉及虹膜萎缩和青光眼的疾病,称为原发性进行性虹膜萎缩。1956年,Chandler报道一种虹膜萎缩伴有角膜营养不良,临床表现有角膜水肿和青光眼称为Chandler综合征。1969年,Cogan-Reese又报道单眼青光眼患者虹膜上有很多结节样虹膜痣,认为与Chandler综合征很相似。1979年,Schield认为以上三种类型是同一性质疾病。因为有的病例开始是Chandler综合征,以后发生虹膜萎缩孔,并发现原发性进行性虹膜萎缩也可有虹膜结节。1979年,Yanoff明确提出将三者总称为虹膜角膜内皮综合征(iridocorneal endothelial syndrome,ICE)。

【病因和发病机制】

1. Campbell膜学说 1978年,Campbell根据临床观察和组织病理提出原发性虹膜萎缩是由角膜内皮细胞异常开始的,产生一层由单层内皮细胞和后弹力层样组织的膜。这种膜伸展越过前房角到虹膜表面。由于膜的牵引可引起虹膜周边前粘连和瞳孔向粘连处移位变形,以及引起虹膜萎缩、虹膜孔形成。另外可能继发于虹膜缺血而引起溶解性孔(melting holes)。由于膜影响角膜内皮功能而引起角膜水肿;由于虹膜前粘连及膜的阻塞房角而引起青光眼。

2. 神经嵴理论　胚胎的神经嵴细胞发育异常,导致了内皮细胞的异常,如虹膜角膜内皮综合征、Axenfeld综合征、Reiger综合征以及Fuchs角膜内皮营养不良。此理论仅仅描述了虹膜角膜内皮综合征中受累的组织,但并没有解释该病组织结构改变的原因。

3. 炎症或血管学说　现已证明本病的虹膜血管有不同程度的闭塞,造成虹膜血管供血不足,进而导致虹膜萎缩,但其改变的原因不明,可能是先天性,也可能是由某种因素所致。

4. 病毒感染假说　Alvarado在该病患者的角膜标本及房水中,发现了HSV DNA,然而证明HSV感染导致虹膜角膜内皮综合征的动物实验却没有发现阳性结果。另外,在该病患者的角膜标本中也发现了EB病毒,因此假说认为,病毒感染人体后,病毒基因片段插入人体基因组,影响了角膜内皮细胞的活性,引起异常的膜样增殖。

【临床表现】

1. 原发性进行性虹膜萎缩　多为单侧,好发于青年或成年女性。病变在不知不觉中进展,无自觉症状,直到数年后眼压高才被发现。该类型往往从局灶的周边虹膜前粘连开始,瞳孔有偏心改变,随着病情的进展,逐渐向周边部移位,萎缩加重,进而色素上皮松解消失,发生虹膜穿孔,形成假性多瞳症。裂孔变大或相融合而形成巨大裂孔,虹膜大部消失。严重者仅遗留实质层条索;轻者组织疏松,颜色变浅。大多数病例都有前粘连。初起时呈细小锥形,基底逐渐变大,向角膜边缘部进展。瞳孔常向虹膜前粘连处移位,有时虹膜被牵引向前,离开晶状体,这种牵引更促进虹膜孔的形成。此型的角膜表现变化多样,可表现为轻微的角膜内壁异常,也可表现为角膜水肿。

2. Chandler综合征　主要表现角膜内皮细胞异常所致。角膜后壁有特殊的细小斑点状、滴状改变,常伴有角膜水肿,异常的内皮细胞覆盖在角膜后面、小梁网和虹膜表面。裂隙灯下呈弥漫的角膜内皮点彩样(stippling)改变或呈细小金箔样斑点。角膜内皮镜下呈多形性变化、分化良好、具有上皮性质的异常细胞,被称为ICE细胞。角膜共聚焦显微镜下表现为细胞六角形形态消失,细胞核高反光,部分细胞可见双细胞核;另有明暗反转现象,即细胞体镜下偏暗而细胞边缘偏亮。Chandler综合征可见角膜有无内皮细胞的暗区,ICE细胞可被一些正常但扭曲的内皮细胞包绕。同其他两种类型相比,Chandler综合征中出现的虹膜受累的程度最轻,常伴有轻度虹膜萎缩,仅限于虹膜实质表层弥漫萎缩,不形成孔道;也可有虹膜前粘连,程度不等,从针尖大到较宽的前粘连;中等眼压升高。本病对探讨单眼青光眼原因很重要,对每个单眼青光眼患者都应详细检查角膜后壁。

3. 虹膜痣(Cogan-Reese综合征)　1969年,Cogan首先报告单眼青光眼患者虹膜上有较多的结节样突起,角膜内皮营养不良和角膜水肿,有不同程度的虹膜萎缩,有时也有虹膜前粘连,但虹膜很少穿孔有虹膜色素性小结节或弥漫性色素病变,初起时表现为少量细小淡黑色或黄色结节,以后结节逐渐变大为棕黑色或暗棕色有蒂的结节。眼压正常或稍高。

【诊断与鉴别诊断】

1. 诊断　根据临床表现。

2. 鉴别诊断

(1) 角膜内皮异常的鉴别疾病

1) Fuchs角膜内皮营养不良症:多为双眼,角膜内皮异常,但无虹膜萎缩和虹膜前粘连。

2) 角膜后多形性营养不良症:角膜后壁可见成串的小泡,有时在后弹力层可见赘生物,内皮镜下不会导致正常的内皮细胞扭曲变形,本病为双侧性,有家族史。

(2) 虹膜萎缩的鉴别疾病

1) 先天性虹膜实质发育不良:自幼房角发育不良,有青光眼和虹膜异常,瞳孔括约肌色浅,多不进展。常染色体显性遗传。

2) Rieger综合征:有广泛的周边前粘连,瞳孔移位和虹膜孔。全身表现为先天性缺齿,上颌发育不良。有家族史。

(3) 虹膜结节和色素性改变的鉴别疾病

1) 神经纤维瘤:虹膜常有大小不同的结节和色素沉着,为双侧性。

2) 虹膜恶性色素瘤:病变较大并多发。

【治疗】主要针对角膜水肿和继发性青光眼治疗。如药物不能控制眼压,需进行手术治疗,以滤过性手术为主;对严重角膜水肿可考虑穿透性角膜移植术。

二、回旋形脉络膜萎缩

要点提示

定义:氨基酸代谢异常所致的脉络膜、视网膜进行性萎缩的一种遗传病。

关键特点:从周边部向后极发展;累及黄斑时视力受损严重。

关键治疗:补充辅酶,限制精氨酸,补充肌酸、赖氨酸。

【病因和发病机制】回旋形脉络膜萎缩(gyrate atrophy of choroid)为脉络膜、视网膜进行性萎缩性疾病,有遗传性,1/3患者有双亲血族联姻,多为常染色体隐性遗传,常伴有脑、肌肉异常改变。1974年,Kakki认为本病与高鸟氨酸血症(hyperornithinemia)有关。这是由于鸟氨酸酮酸转氨酶(ornithine ketoacid transaminase,OKT)的活性不足或缺乏所致。又有研究提出牛眼视网膜之鸟氨酸转化为脯氨酸主要是由于OKT的作用。可能导致脉络膜视网膜内脯氨酸缺乏而引起眼底改变。眼部改变是全身代谢障碍的一部分。

【临床表现】多见于20~30岁,男女均可患病,常一家族中累及数人;病程缓慢,黄斑功能及中心视力往往可以保持至40~50岁。早期有夜盲,视力逐渐减退,视野收缩,当病变累及黄斑时,视力极度低下,甚至仅剩光感。ERG低于正常,最后消失,EOG异常。眼底表现颇为特殊:开始在赤道部有萎缩,常呈不规则圆形、多角形、扇贝形和各种奇形改变,在病变之间眼底正常。病变区的脉络膜毛细血管和色素上皮完全消失,可见脉络膜大血管和视网膜色素紊乱。随着病程进展,萎缩区由周边向后极扩展,常形成一环形带,因而出现环形暗点,极周边的眼底正常。随后萎缩区又进一步向视盘及周边部扩大,仅黄斑因有致密的脉络膜毛细血管丛得以长时间保持正常,但最后也发生萎缩,全眼底呈黄白色,散布有小色素斑,周边部更致密,有时呈天鹅绒样棕色色素增生,视网膜血管变细,视盘色变浅,常伴有白内障。

【治疗】随着本病的生物化学的研究,对以往认为无法治疗的本病提出下列治疗方案:

1. 增加剩余酶的活力 应用高水平的辅助因子。这种物质在酶的降解方面是一种辅助因子,也是对 OKT 的辅助因子,是食物维生素 B_6 的活动型。因此提出以维生素 B_6 治疗以增加残余酶的活力,可以减少血内鸟氨酸,每日维生素 B_6 300~700mg,1 周内血浆鸟氨酸水平下降 45%~50%。

2. 限制鸟氨酸的先驱物 主要限制精氨酸,因为精氨酸是来自蛋白因而应采取低蛋白饮食。但这种方法也不是没有危险的。

3. 调整缺乏的物质 血浆内鸟氨酸升高,血浆中赖氨酸、谷氨酸和肌酸要减少,因此需要补充肌酸、赖氨酸。OKT 活性下降,视网膜脉络膜内脯氨酸缺乏,更应补给脯氨酸,每日服用 2~3g。也可用赖氨酸每日 2.5~5g,以降低血浆内的鸟氨酸。

三、原发性脉络膜硬化

要点提示

定义:血管周围组织、毛细血管消失和 RPE 变薄的萎缩,导致的脉络膜大血管明显暴露。

关键特点:双眼对称,有家族史;脉络膜受累部位:可为弥漫型、视乳头旁、黄斑区。

关键治疗:无特殊。

【病因】原发性脉络膜硬化(primary choroidal sclerosis)是一种在脉络膜发生的弥漫性或局限性变性改变并伴有视网膜变性和色素性改变,有家族史和不同的遗传形式,多见于老年人,但不常伴有全身性动脉硬化和脉络膜血管硬化,而是眼底如同大脉络膜血管的硬化表现,这是由于血管周围组织、毛细血管消失和 RPE 变薄的萎缩背景下脉络膜大血管明显暴露出来,有三种类型。

【临床表现】

1. 弥漫性脉络膜硬化 是少见类型,常侵及全眼底。往往为常染色体显性遗传,也有隐性或性连锁遗传者。近年来生化研究结果表明本病为光感受器的某些遗传生物学改变,主要异常改变为环磷酸腺苷(cAMP)浓度升高,光感受器间维生素 A 结合黏蛋白(IRBP)减少。本病发病较晚,一般中年期起病,但也有发生于青年者,到 40 岁时形成广泛脉络膜视网膜萎缩。有进行性视力减退、夜盲及视野收缩,可发生环形暗点,常呈管状。病种进展缓慢,最后视力可仅为手动。眼底早期有水肿和色素以及小的奶油状色素斑,随着年龄的增长,病变由视盘或黄斑附近开始,以后逐渐扩展,到 60 岁全眼底被侵犯,呈弥漫性萎缩豹斑状,后极部更明显。由于视网膜色素上皮萎缩,脉络膜毛细血管消失,透露出硬化的脉络膜大血管,其中有些已闭锁呈白色素条状;有的在灰白色血管中尚有细窄的血管柱,在血管明显硬化的脉络膜萎缩区往往露出白色巩膜。视盘呈蜡黄色,视网膜血管变细,眼底常伴有散在的色素斑。也可有色觉异常,ERG 低于正常,最后消失,EOG 明显异常,有不典型暗适应改变。

2. 视盘旁和中心性脉络膜硬化 多为常染色体隐性遗传。病变开始于视盘周围,相当于视盘附近的血管环的小分支受累,使视盘周围的脉络膜发生萎缩,病变区边界不清,病变扩展的程度不同,有时很广泛,可累及黄斑部和后极部;有时很轻微如同老年晕(halo senilis)。暗适应受影响,但无完全性夜盲。

3. 中心性晕轮性脉络膜萎缩 本病仅限于黄斑部,多为双侧性,有家族史,最早可在 15 岁发病,黄斑部有渗出和水肿,到 20~30 岁眼底改变明显,50 岁以后黄斑部出现圆形、椭圆形、境界清楚 2~4 PD 的局限性萎缩区,其中 RPE 和脉络膜毛细血管消失,仅有的脉络膜大血管也变细,偶有闭锁锃亮的白条状。荧光素眼底血管造影脉络膜大血管边缘部由于色素脱失表现为强荧光。视网膜血管正常。有绝对性中心暗点,周边视野正常,无夜盲。

【诊断与鉴别诊断】根据双眼对称性改变,有家族史以及眼底特殊性改变,多能做出诊断。病变广泛者如弥漫性萎缩应与视网膜色素变性和其他视网膜变性疾病区别;中心部的萎缩应与老年性黄斑变性和后极部炎症病变鉴别。本病无特殊疗法。但有研究利用自发荧光、OCT、ERG 检查检测病情进展,尤其是自发荧光,可以发现更早期的、更微小的脉络膜病变。

四、无脉络膜症

要点提示

定义:Rep-1 基因突变导致的遗传性进行性脉络膜营养不良。

关键特点:双侧,儿童期发病,男性症状更重;脉络膜萎缩从周边向后极进展。

关键治疗:无特殊。

【病因和发病机制】无脉络膜症(choroideremia)是遗传性进行性脉络膜视网膜变性,为一种中间性性连锁的遗传病。男性病变典型、严重且为进行性;女性病变轻且不进展,视力很少减退。疾病通过女性传递给后代,为一种进行性毯层脉络膜营养不良。多为 Rep-1 基因变异导致。

【临床表现】本病为双侧性。男性患者自觉症状明显,5~10 岁开始有夜盲,视力、视野逐渐有改变,晚期完全失明。眼底改变男性明显,多在儿童时期即出现周边部椒盐状视网膜色素上皮退行性改变,并有散在的色素斑点。病变进展,脉络膜血管及色素上皮萎缩,出现小区域的脉络膜大血管暴露。这种改变从周边部向后极部发展。随着年龄的增长脉络膜血管逐渐消失,一般在 50 岁之后几乎全部色素上皮被破坏,脉络膜萎缩,血管消失以至巩膜暴露,最后眼底为均匀一致的白色反光,仅在中央区有界限不清的淡棕红色或眼底周边有岛状淡红色区能残留一段时间。视网膜动脉变细,视盘晚期萎缩;玻璃体可发生液化,有点状、纤维状混浊或灰白胆固醇样结晶以及细小棕色素点。

女性携带者的眼底表现与男性患者年轻时的早期改变相似,眼底周边有椒盐状萎缩,也可见色素斑,但病变多不进展。男性患者有色盲,ERG、EOG 晚期都明显异常。女性视功能多为正常,偶尔有异常也比男性患者为轻。

【诊断与鉴别诊断】根据家族发病史、典型眼底改变以及电生理检查,可以作出诊断。应与视网膜色素变性相鉴别,特别是非典型病例与本病中期改变有相似之处,应当注意。另外应与严重的脉络膜硬化相区别。本病目前尚无特殊疗法。

(张婧 杨柳 孙世珉)

第七节 葡萄膜囊肿和肿瘤

葡萄膜由虹膜、睫状体、脉络膜三部分构成,葡萄膜基质内的纤维、血管、黑色素细胞及睫状肌组织起源于中胚叶或神经嵴细胞,虹膜睫状体色素上皮、视网膜色素上皮、睫状体无色素上皮和瞳孔开大肌及括约肌起源于神经外胚叶组织。虹膜、睫状体色素上皮细胞发生的肿瘤少见,主要是囊肿、睫状体髓上皮瘤等,而在许多眼内疾病或眼部损伤后,这些细胞易发生反应性增生。来源于神经嵴细胞分化的葡萄膜基质内的黑色素细胞,分布于虹膜、睫状体和脉络膜基质内,这种黑色素细胞发生的肿瘤性病变主要包括色素痣、黑色素细胞瘤和恶性黑色素瘤。葡萄膜具有丰富的血管结构,眼球内血液总量的 90% 在脉络膜,且血流速度缓慢,因此由血行转移的肿瘤细胞易沉积于脉络膜发生转移癌。

一、虹膜囊肿

要点提示

定义:虹膜良性肿物,上皮细胞构成囊壁,内含液体。

关键特点:可能为原发或继发,继发性常有手术或外伤史,囊肿可致闭角型青光眼。

关键治疗:手术切除。

虹膜囊肿(iris cyst)是虹膜的良性肿物,可分为原发性虹膜囊肿和继发性虹膜囊肿。这两种虹膜囊肿的组织病理学特点一致,囊壁由鳞状上皮构成,可发生角化,可伴有杯状细胞。虹膜囊肿可能导致闭角型青光眼,囊肿导致的色素或黏液沉积于房角或小梁网,也可能导致开角型青光眼。

(一)原发性虹膜囊肿

原因不明,可能为胚胎发育异常所致。虹膜基质囊肿临床表现为虹膜下部、中央或周边部虹膜表面灰白色囊性肿物,呈半透明状,前壁薄,色素少,表面可有或无血管,囊肿后壁透见致密色素。囊肿可脱落进入前房。虹膜色素上皮囊肿发生于虹膜后表面,可表现为前房深浅不一。超声生物显微镜(UBM)检查有助于囊肿的诊断和鉴别。经明确诊断后,如有进展趋势,应尽早治疗,治疗方式包括手术切除、激光光凝、注射治疗等(图 10-7-1)。

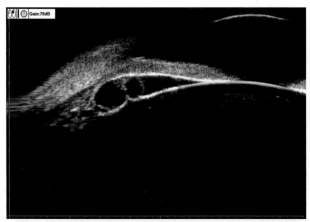

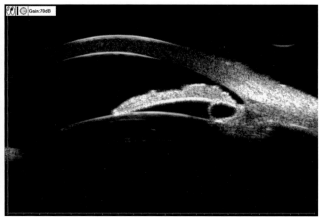

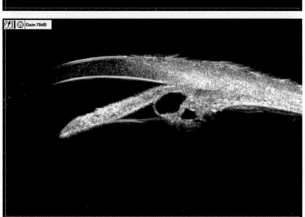

图 10-7-1 超声生物显微镜检查示虹膜囊肿
可见虹膜根部类圆形肿物,边界清晰,肿物内均匀低回声

(二) 继发性虹膜囊肿

通常由于手术或外伤后角膜结膜上皮植入引起。眼内寄生虫感染也可形成虹膜囊肿。外伤植入性虹膜囊肿是最常见的。多由于眼球穿通伤或内眼手术引起,结膜或角膜上皮组织由于睫毛或手术器械通过眼球伤口带入眼内;也可因外伤或手术创口对合不良或有组织嵌顿致使上皮组织沿创口直接卡入眼内,不断增生而形成虹膜囊肿,临床上有两种类型。

【临床表现】

1. 珍珠样囊肿(pearl cysts) 为孤立的灰白色或淡黄色圆形或椭圆形,有光泽的肿瘤样小体。外观颇似珍珠而得名。此类常伴有睫毛,位于虹膜基质的周边部或前房角。其囊壁由复层上皮或立方上皮所组成,中心部细胞逐渐变性软化形成空腔,最后形成囊肿。

2. 浆液囊肿(serous cysts) 较多见,在外伤后数月或数年发生,囊壁菲薄透明,囊腔较大,含有淡黄色液体,常发生在虹膜实质的周边部,其前壁向前膨隆时常与角膜后壁相贴;如果囊腔向后方隆起,则由瞳孔区可见到虹膜后方有黑色隆起块,易误诊为黑色素瘤。囊肿开始时,患者无自觉症状。有时囊肿变性产生刺激性物质可引起虹膜睫状体炎。当囊肿增大占据前房或堵塞房角时可引起不可控制的青光眼。

【诊断与鉴别诊断】 根据临床表现,有眼球穿通伤口可以确诊,必要时应进行超声检查。应与其他原因的虹膜囊肿以及葡萄膜的占位病变如黑色素瘤相鉴别。

【预防与治疗】

1. 预防 应注意以下几点:①手术时结膜瓣的大小要适宜,避免结膜瓣的边缘正对角巩膜切口;②缝线结扎不要过紧、避免组织夹在线套内,由于组织坏死液化,以致使缝线的周围形成间隙,使上皮易经此而入;③眼球切口应在角膜缘防止角膜上皮内生;④防止伤口延期愈合,促使前房早期形成。

2. 治疗 主要有以下方法:①手术治疗:应早日做彻底的切除,根据囊肿的不同位置和大小在角膜缘做一较大切口,做包括囊肿在内的较大面积的虹膜切除;②激光治疗:色素多的囊肿可用氩激光,对透明度大的浆液性者用 Nd:YAG 激光。如果再发可以重复激光治疗,亦可先做囊肿穿刺,抽出囊内液体后光凝囊壁。

二、脉络膜血管瘤

要点提示

定义:先天性脉络膜血管畸形所致错构瘤,分为孤立性和弥漫性。

关键特点:孤立性呈后极部视网膜下橘红色隆起肿物,弥漫性常有颜面及皮肤血管瘤。

关键治疗:无症状者观察,有症状者激光或 PDT 治疗。

虹膜和睫状体的血管瘤非常罕见,肿瘤局部血管丰富,经常引起反复性前房积血和青光眼。在葡萄膜血管瘤中脉络膜血管瘤(choroidal hemangioma)较为多见。

【病因和发病机制】脉络膜血管瘤为先天性血管发育畸形,伴有颅内血管瘤或颜面血管瘤者称为 Sturge-Weber 病,脉络膜血管瘤患者 50% 伴有眼睑或颜面血管瘤。本病常发生于青年人,但多在成年以后才被发现。如不及时治疗可导致完全失明。

【临床表现】血管瘤有孤立型与弥漫型,两者表现有所不同。

1. 孤立型 本型多不伴有皮肤和颜面血管瘤。多见于中年人,病变多位于眼底后极部,多靠近视盘或黄斑部,肿物约为 1.5~6PD,隆起高度约 +1.0~+5.0D,为一杳黄或橘红色圆形或近似球形隆起。表面可有色素沉着,经常伴有视网膜脱离,视网膜可有水肿、渗出及出血等改变,可能是由于肿瘤影响脉络膜血运,视网膜外层组织缺氧所致(图 10-7-2)。

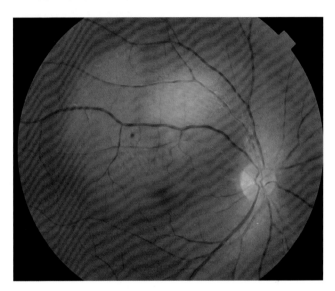

图 10-7-2 右眼脉络膜血管瘤彩色眼底照相

可见右眼颞上方视网膜下橘红色类圆形肿物隆起,肿物周围视网膜浅脱离,累及黄斑区

2. 弥漫型 常伴有皮肤颜面血管瘤。早期由于血管瘤小且深在,不易与其周围眼底色调区别,往往被忽视。详细检查可发现眼底后极部有广泛弥漫扁平,边界不清楚呈番茄色病变,有时可见迂曲扩张的脉络膜血管和视网膜血管扩张。血管瘤发展较慢、逐渐出现视网膜变性萎缩,视网膜广泛脱离,并可发生并发性白内障和继发性青光眼而致失明。导致青光眼的原因有多方面:如脉络膜血管淤血,导致眼内容积增大;脉络膜血管瘤的血管壁菲薄,通透性增加而使眼内液体增加,使眼内液体循环失去平衡;另外房角的中胚叶组织的残留或异常血管的存在以及上巩膜静脉压升高都可导致眼压升高,这种青光眼治疗困难。

【诊断与鉴别诊断】

1. 诊断 合并颜面血管瘤者脉络膜血管瘤发现率高,要仔细检查眼底;不合并颜面血管瘤者或肿瘤小者诊断困难,需要超声波和荧光素眼底血管造影检查。本病的辅助检查表现如下:

(1) 超声波检查:A 超表现为起始高波,内反射波高;B 超显示卵圆形或盘状肿块,前界清楚,内反射有均匀波。

（2）FFA 检查：在动脉前期或动脉早期即显荧光，动静脉期荧光迅速渗漏融合扩大，持续增强至晚期。典型病例可见到血管形态。由于肿瘤多属于海绵状血管瘤性质，荧光素的含量很多，早期呈多湖状形态，随而因渗漏而出现强荧光区，其范围与肿瘤大小基本一致（图 10-7-3）。

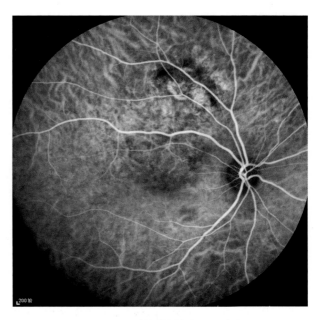

图 10-7-4　脉络膜血管瘤 ICG 检查

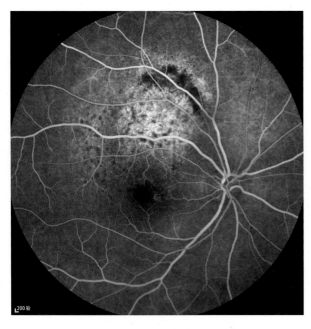

图 10-7-3　脉络膜血管瘤 FFA 检查

（3）ICGA 检查：在脉络膜荧光刚开始出现的 1~5s 内可清晰显示瘤体由脉络膜血管团组成，随后荧光素渗漏呈强荧光灶。由于荧光可以看出肿瘤的准确范围可供治疗参考，并可观察肿瘤治疗的效果（图 10-7-4、图 10-7-5）。

（4）OCT 检查：瘤体处视网膜及视网膜色素上皮层光带隆起，光带下方瘤体为暗区，可能伴有瘤体局部或黄斑区视网膜神经上皮层脱离。OCTA 可显示肿瘤中的脉络膜血管。

（5）MRI 检查：T_1WI 低信号，T_2WI 高信号，增强扫描可显示脉络膜血管瘤增强。

2. 鉴别诊断　某些脉络膜血管瘤由于视网膜色素上皮增生或继发性视网膜变性及局限性视网膜脱离表现为灰蓝色或灰绿色，易误诊为脉络膜恶性黑色素瘤。但血管瘤表现隆起度不明显，边界不清，色淡无色素，巩膜透照有红光反射。恶性黑色素瘤隆起明显，边界清楚，病变区色暗有色素；巩膜透照不透

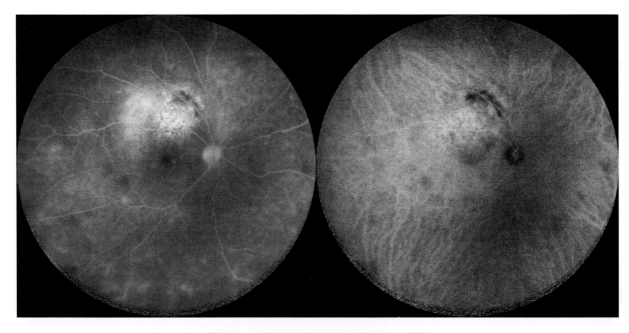

图 10-7-5　脉络膜血管瘤患者 FFA 及 ICG 检查
显示右眼脉络膜血管瘤

光。荧光素眼底血管造影可显示血管瘤荧光充盈快,持续时间长,常呈海绵状或窦状造影。恶性黑色素瘤早期仅在肿瘤边缘部有荧光。无色素性色素瘤常呈网状荧光结构。

【治疗】无症状者可定期观察。对于弥漫性脉络膜血管瘤,出现视网膜脱离时,可行激光光凝和巩膜外冷冻治疗。对局限性孤立的血管瘤可应用激光光凝封闭瘤体表面的渗漏血管。对于位于视盘周围和黄斑区对瘤体,经瞳孔温热疗法(TTT)和光动力治疗(PDT)可使瘤体萎缩。近年来有报道应用玻璃体腔注射抗血管内皮生长因子联合PDT治疗脉络膜血管瘤,可取得一定效果。

三、脉络膜骨瘤

要点提示

定义:脉络膜骨瘤是先天性原始中胚叶残留的迷离瘤。

关键特点:多发生于20~30岁健康女性,视盘附近略隆起的黄白色至橘红色肿物。

关键治疗:无症状者定期观察。出现视网膜下新生血管者激光或PDT治疗。

1978年,Gass首先提出脉络膜骨瘤(choroidal osteoma)可发生于正常眼中。

【病因和发病机制】原因不明。Gass认为骨瘤可能继发于外伤、炎症的异位骨化或海绵状血管瘤的骨质化。但有些病例并无外伤、炎症等病史。现多认为骨瘤是先天性原始中胚叶残留的迷离瘤。骨瘤组织是由骨小梁构成,伴有内皮组织组成的海绵状腔隙和小毛细血管,并可见骨细胞、成骨细胞和破骨细胞。肿瘤累及脉络膜毛细血管,大部分变窄或闭塞。

【临床表现】多发生于20~30岁健康女性,多单眼。可以无任何症状,或有轻微视物不清,视物变形以及肿瘤相应部位视野缺损。晚期发生并发症视力丧失。

眼底检查可见肿瘤多位于视盘附近,呈扁平状生长,肿瘤基底大小不等,轻度隆起。边不整呈扇形或伪足状,但其边界清楚,略隆起呈黄白色至橘红色,其颜色取决于RPE的色素程度以及肿瘤的厚薄。骨瘤中的钙质呈黄白色,其边缘部RPE变薄则呈橘红色,肿瘤表面凸凹不平,可见不同程度的棕色、橘黄色、灰色的色素沉着,并有短小血管丛,这是来源于肿瘤深部,从骨髓腔到肿瘤表面,血液供应来源于脉络膜毛细血管。晚期视网膜萎缩。

本病主要的并发症是视网膜下新生血管形成,常伴有视网膜下液体渗出和出血,当发生于黄斑时形成盘状瘢痕,严重影响视力。这种新生血管是来自脉络膜新生血管,穿过骨瘤上萎缩变薄的RPE和玻璃膜到视网膜下。

【诊断与鉴别诊断】

1. 诊断 主要根据眼底特殊的黄白色隆起的表现。荧光素眼底血管造影早期肿瘤有斑块状强荧光;晚期有弥漫性强荧光染色。肿瘤黄白部分显示骨瘤内表面毛细血管网早期强荧光。A型超声波检查从骨瘤内表面出现高强度的回声波峰;B型显示一个轻度隆起的高反射波的脉络膜肿块。CT检查显示

与眶骨一致的高密度影像。

2. 鉴别诊断

(1)脉络膜无色素性黑色素瘤:肿瘤病变呈棕黄色外观与骨瘤相似,但肿瘤隆起度较高,边不清,表面光滑与骨瘤不同。CT检查、B超检查、FFA及ICGA检查有助鉴别。

(2)脉络膜转移癌:多继发于其他全身性肿瘤,边界不像骨瘤清楚。表面无血管,且常伴有渗出性视网膜脱离。

(3)脉络膜血管瘤:也可呈橘红色与骨瘤相似,但血管瘤呈圆顶状,表面光滑,边缘整齐。FFA及ICGA检查有助鉴别。

(4)后巩膜炎:眼底有棕黄色病变,边界不清像骨瘤,但有炎症表现,眼疼伴有葡萄膜炎,视网膜下有液体。超声波检查可见巩膜,脉络膜肥厚。

【治疗】无症状者定期观察。如果出现视网膜下新生血管可考虑氩激光光凝治疗或光动力治疗。

四、葡萄膜黑色素瘤

要点提示

定义:成人最常见的原发眼内恶性肿瘤,多起源于葡萄膜组织内的色素细胞。

关键特点:脉络膜黑色素瘤突破Bruch膜后呈蕈样生长,FFA可见双循环表现,B超呈挖空征,MRI呈T1高信号T2低信号;易发生血行转移。

关键治疗:根据肿瘤大小及累及部位行敷贴、局部切除或眼球摘除术。

葡萄膜黑色素瘤(uveal melanoma,UM)是成年人最常见的原发性眼内恶性肿瘤,多见于40~60岁人群,高加索人种居多,男性略多于女性,单眼发病为多。发病率为4.3/10^6~8/10^6。约90%的葡萄膜黑色素瘤生长于脉络膜,其余10%为睫状体和虹膜黑色素瘤。

【病因和发病机制】葡萄膜的色素性肿瘤来源于三种细胞,即葡萄膜组织内的色素细胞和痣细胞(形态改变的色素细胞),也可起源于睫状神经的鞘细胞但较少见。有的病例有遗传因素;外伤及长期眼内炎可为诱发因素。葡萄膜黑色素瘤的组织病理学分类主要有三种细胞:梭形细胞、类上皮细胞和混合型,以梭形细胞为主的梭形细胞型肿瘤,其恶性较低,混合型恶性高,其类上皮细胞成分愈多,其恶性愈高。肿瘤主要经血液循环转移,全身转移主要见于肝脏,在最初确诊和治疗后15年内,约50%的患者发生转移。

【临床表现】

1. 虹膜恶性黑色素瘤 较为少见,病变为孤立的褐色结节,富于血管,前房内可有色素弥散;无色素的肿瘤为黄白色。肿瘤继续增大,可触及角膜,把虹膜根部推向后方,严重者穿破虹膜后层通向后房,使晶状体移位;有时前房反复出血。进一步发展可因阻塞前房角而发生青光眼,也可向睫状体和巩膜发展,穿向眼球外。

2. 睫状体恶性黑色素瘤 比较少见,但恶性程度比虹膜者为高,早期不易发现。病变为局限性,开始呈球形,位于睫状

体后部者容易突入玻璃体内并扩展到脉络膜;位于前部者早期即推虹膜向前,出现在前房角,虹膜周边部可见色素块,或在肿瘤相应部位的巩膜表面有局限性充血肿瘤继续扩展,充满后房;向前侵犯虹膜,将晶状体推向侧方,引起白内障和青光眼,晚期可引起视网膜脱离。有的肿瘤早期即沿着巩膜导管向外扩展,在前睫状动脉处可见褐色斑点。睫状体肿瘤呈弥漫性发展者称睫状环黑色素瘤,一般进展缓慢,无自觉症状,侵犯晶状体或睫状肌时,则出现屈光不正和调节障碍,有时早期即发生青光眼。

3. **脉络膜恶性黑色素瘤**　根据肿瘤增大的形式及其发展性不同而有不同表现,主要可分为结节型和弥漫型。

(1) 结节型黑色素瘤:起源于脉络膜外层的色素瘤因为外受巩膜,内受玻璃膜的限制,早期主要沿脉络膜平面向周围扩展,因而在玻璃膜未被突破之前多呈椭圆形,眼底隆起不高,发展也比较慢,肿瘤表面的视网膜也改变不大,当影响到脉络膜内层,特别是色素上皮受累时,在肿瘤表面有橘黄色色素沉着,这是由于视网膜色素上皮受刺激后增生和萎缩的表现,或者是由于脂色素及黑色素被破坏,吞噬细胞的吞噬引起沉着所致。一旦玻璃膜被破坏,阻力解除,肿瘤在视网膜下迅速扩大,形成一个典型蕈状肿块,即肿瘤顶部呈球形膨大,在玻璃膜处呈一细颈,在脉络膜上有较宽的基底。肿瘤周围常有渗出性视网膜脱离,富有蛋白的视网膜下液向下沉积,更加扩大视网膜脱离,肿瘤继续增大最后充满眼腔。个别严重病例不发生视网膜脱离,肿瘤穿破视网膜直接伸入玻璃体内。在肿瘤发展过程中常有大量坏死而引起眼内炎和青光眼。

(2) 弥漫型黑色素瘤:此型主要沿脉络膜平面发展,病程长,发展缓慢,弥漫浸润全葡萄膜,形成均匀一致的全葡萄膜层增厚,不形成局限性肿块,眼底无明显隆起,仅病变部位的正常色调消失或稍变暗,或出现色素紊乱;有时有 KP 和前房水混浊,因而易误诊为葡萄膜炎。这种肿瘤更早期出现于眼外,可能由于易侵犯巩膜而导致穿孔;另外因为弥漫性增殖,影响的范围较广,沿神经、血管孔道向外发展的机会更多。常发生全身性转移,包括肝、肺、肾、脑、生殖系统及皮肤等广泛受累。有时已有眼外转移而视力仍正常。但由于前房角广泛受累,青光眼的发生率较高,也容易引起虹膜睫状体炎,而导致眼球萎缩。

恶性黑色素瘤经常引起青光眼,小的肿瘤也不例外,因为渗出物、色素及肿瘤细胞等均可以阻塞前房角;当肿瘤压迫涡静脉,影响血液回流或肿瘤坏死引起大出血也可发生青光眼。有时由于肿瘤破坏了睫状体或因坏死组织的毒素抑制了睫状体上皮的功能而引起低眼压;在肿瘤穿破巩膜时眼压可突然下降。有的病例由于眼球穿孔而发生交感性眼炎。

【诊断与鉴别诊断】

1. **诊断**　葡萄膜黑色素瘤的恶性程度很高,必须详细追问病史、家族史;更重要的是进行细致的全身和眼部的临床检查。此外要做巩膜透照、超声波、UBM、OCT、CT、MRI 以及荧光血管造影等检查。必要时照相记录,追踪观察。以下检查有利于诊断:

(1) FFA 检查:早期肿瘤无荧光,如肿瘤表面视网膜屏障破坏,早期可出现异常血管,发生荧光素渗漏,动静脉期可出现肿瘤血管于视网膜血管双循环现象。肿瘤血管持续渗漏,周围可有强荧光晕。

(2) ICGA 检查:初期色素遮挡不能显示荧光,晚期瘤体血管渗漏可见荧光。

(3) B 超检查:脉络膜黑色素瘤呈半球形或蘑菇状肿物,接近球壁形成无回声区,即"挖空征",肿瘤部位的脉络膜无回声,形成一盘状凹陷带,即"脉络膜凹"。

(4) MRI 检查:脉络膜黑色素瘤组织内含有的黑色素物质具有顺磁作用,呈现特征性 T_1WI 高信号,T_2WI 低信号。

(5) OCT 检查:脉络膜黑色素瘤瘤体处 RPE 光带隆起,反射增强且不均匀,光带下方瘤体呈暗区,表面视网膜光带结构紊乱。部分病例可见瘤体处及黄斑区视网膜神经上皮层脱离。

(6) UBM 检查:能清楚显示前房角、后房角及睫状体的结构,可了解肿瘤的大小,确切位置。睫状体黑色素瘤的图像显示内部回声不均,无明显声衰减,无脉络膜凹陷及挖空现象,肿瘤多呈半球形。

2. **鉴别诊断**　各有不同。

(1) 虹膜黑色素瘤的鉴别诊断:主要是虹膜色素痣。根据以下几点鉴别;

1) 先天性虹膜痣多位于虹膜前层呈局限性增厚;恶性色素瘤的范围较为广泛,向虹膜表面突出更高,向基质方面更发展。

2) 虹膜的颜色愈深,恶变的可能性愈大。

3) 病变直径超过 3mm,隆起 1mm 以上;肿瘤内血管丰富,特别有几支粗大的营养血管时,则恶性可能性大,特别位于虹膜下部者。

4) 恶性者有毒性反应,包括大量色素脱落,前房内有出血,角膜后有色素颗粒附着,虹膜表面有炎症反应,肿块附近虹膜萎缩变色。

5) 眼压早期升高可能是恶性的唯一表现。

6) 恶性色素瘤患者的年龄一般较大。

(2) 睫状体黑色素瘤的鉴别诊断如下:

1) 多数病例呈结节状或球形生长,容易影响晶状体,引起晶状体移位或局限性混浊,因此原因不明的白内障可做超声波检查。

2) 肿瘤向前发展将虹膜向前推,易误诊为虹膜肿瘤,超声波有助于诊断,有时裂隙灯下可直接看到睫状体前面的黑色素瘤。

3) 睫状体肿瘤的相应巩膜部位常有局限性充血,这是重要体征,不要误诊为巩膜炎。

4) 位于上方睫状体的黑色素瘤可引起后极部扁平型视网膜脱离,易误诊为中心性视网膜脉络膜病变,三面镜和超声波检查可确诊。

(3) 脉络膜黑色素瘤的鉴别诊断:除与脉络膜血管瘤和脉络膜脱离鉴别外应与以下疾病区别。

1) 炎症:由于脉络膜炎症及其引起的视网膜脱离或肉芽肿等,因其表面的视网膜色素上皮受刺激而增生,使病变颜色发黑易误诊为黑色素瘤,但炎症病变周围有水肿和出血。这种改变在恶性黑色素瘤不多见。

2) 脉络膜良性黑色素瘤(痣):良性黑色素瘤的病变一般较小,隆起不明显;很少有视野缺损,若有缺损,亦小于病变的大小,长期观察视野无变化;荧光素眼底血管造影不显荧光。

3) 黄斑盘状变性:在增生型黄斑盘状变性引起视网膜和RPE的浆液性或出血性病变,颜色发暗,易与黄斑部恶性黑色素瘤混淆,但前者病变周围的视网膜下出血是一特点;有时在病变表面或周围可见到玻璃膜疣和色素增生。用超声波和荧光素眼底血管造影可以区别。

4) 脉络膜或视网膜下出血:如高血压、动脉硬化、糖尿病或其他血管病所引起的出血,另一眼的血管情况有助于诊断,对可疑病变应做超声波,FFA 检查出血块会遮蔽脉络膜荧光。

【治疗】

1. 虹膜黑色素瘤少数可疑病例可切除虹膜肿瘤并做组织病理检查,特别当其伴有继发性青光眼时切除虹膜肿瘤可使青光眼缓解。当房角小梁有肿瘤蔓延,则应施行虹膜及小梁切除术;如果累及睫状体则行虹膜睫状体切除术;当肿瘤累及眼内组织则应作眼球摘除。

2. 睫状体黑色素瘤多为恶性,肿瘤较小的可做局部切除。

3. 对于脉络膜恶性黑色素瘤,肿瘤较小且表现为静止状态者,可定期观察。赤道部或赤道前的脉络膜黑色素瘤,直径小于 15mm,高度 10~15mm,无眼部及全身转移表现,仍有一定视力的患眼,可行肿瘤局部切除术。激光光凝治疗、经瞳孔温热疗法(TTT)和光动力治疗(PDT)适用于高度小的后部小肿瘤。巩膜表面敷贴放疗适用于肿瘤高度 10mm 以内,直径小于 16mm 的患者。对于发展快较大肿瘤或前后径超过 15mm 者一般做眼球摘除术,手术时要避免挤压眼球,防止肿瘤扩散转移。如果发现肿瘤已到眼球外,应立刻做眼眶内容摘除术。一般术后放射治疗。

五、脉络膜转移癌

要点提示

定义:由体内其他部位的肿瘤经血液循环转移到脉络膜的肿瘤。

关键特点:表现为一个或多个边界不清的视网膜下灰黄色或黄白色实性肿物。

关键治疗:根据原发病制定治疗方案。

【病因和发病机制】近年来脉络膜转移癌(metastatic carcinoma of choroid)越来越多见,这可能与癌瘤发病率普遍增高有关,占眼内肿瘤的 1%。男性患者的原发癌主要为肺癌、支气管癌,其次为肾、前列腺癌。女性患者以乳腺癌转移为最多见,其次是肺及支气管癌的转移。此外也有消化道、甲状腺、前列腺、卵巢、腮腺、肝、睾丸、子宫癌等的转移。脉络膜血流丰富,血液中的瘤栓多由睫状后短动脉进入脉络膜。颅内转移癌比

眼转移为高,这是由于眼动脉自颈内动脉分支时几乎为直角,癌细胞容易滑过眼动脉分支处而转移于脑和脑膜。左眼发病率比右眼为高,这是由于左颈总动脉直接从主动脉弓分支,而右侧颈总动脉是由无名动脉分支而来,因而癌细胞到达左眼比右眼更为直接。葡萄膜转移癌大多数发生在后部脉络膜,侵犯虹膜和睫状体者极为罕见,其比例为 9∶1,这与眼血管分布有关:癌细胞经血流入眼时进入 20 条的睫状后短动脉的机会自然比进入 2 条睫状后长动脉及 5 条的睫状前动脉的机会要多,且黄斑部的睫状后短动脉不但多,而且管腔较大,故为转移癌的好发部位。

【临床表现】

1. 自觉症状 早期患者有闪光感或视力减退,出现中心暗点并逐渐增大。病变位于黄斑部往往视力突然下降或者由于瘤细胞破坏血管,引起脉络膜出血,视力也可突然下降。早期剧烈眼痛是乳腺癌转移癌的特点,这是因为乳腺多为硬癌,在脉络膜内的转移癌中含有较多结缔组织,玻璃膜不被穿破,肿瘤发展时产生较大压力,对由此经过的睫状神经给以更大压力而产生疼痛。

2. 眼底改变 转移癌主要沿脉络膜平面发展,玻璃膜在相当时间内不被穿破,故肿瘤在眼底隆起不高,表现为一个或多个边界不清的视网膜下灰黄色或黄白色实性肿物,可有出血及新生血管。玻璃体很少受累。晚期可导致广泛视网膜脱离。如果癌瘤发生坏死可有色素性或炎性反应,这种情况多见于前部脉络膜转移癌。癌组织可由视神经及视神经鞘间隙向颅内蔓延。如果颅内有转移,视盘水肿明显。肿瘤发展虽然迅速,但青光眼出现较晚。巩膜很少受累。

【诊断与鉴别诊断】

1. 诊断 当发现实性视网膜脱离时应考虑到脉络膜转移癌的可能性,要详细询问病史特别是肿瘤病史,并要全面检查身体查找原发性癌瘤,注意临床特点:一般转移癌多不形成球形隆起,肿瘤不穿破玻璃膜,不向玻璃体内发展。边界不清楚。乳腺癌转移癌早期有疼痛感。眼底荧光血管造影、超声波检查以及血清的癌胚抗原(CEA)的检测都有助于诊断。

2. 鉴别诊断

(1) 脉络膜黑色素瘤:多呈球形隆起,穿破玻璃膜呈蕈状生长,边界清楚与转移癌不同。B 超检查、MRI 检查、FFA 及 ICGA 检查可帮助鉴别。

(2) 脉络膜结核瘤:为慢性肉芽肿性增生组织,有渗出或在病灶边缘部有出血、玻璃体混浊。

(3) 脉络膜骨瘤:多发于青年健康女性,CT 检查有特征性改变。

(4) 脉络膜血管瘤:弥漫型血管瘤为较大的实性病变,孤立型血管瘤眼底可见橘红色实性占位。通过眼底检查、B 超、FFA 和 ICGA 检查可帮助鉴别。

【治疗】癌细胞由血液转移多为全身癌症的晚期,往往已有颅内及其他处的转移,故摘除眼球无治疗意义。为了保持患者视力可考虑化疗或放射治疗。当发生青光眼有严重症状者

可摘除眼球以解除患者的痛苦。

（朱瑞琳 杨柳 孙世珉）

第八节 葡萄膜的先天异常

一、无虹膜

要点提示

定义：因 PAX6 基因突变导致虹膜发育停止，多伴其他眼部异常。

关键特点：虹膜组织缺如；多合并角膜、晶状体、房角、视网膜异常；可伴有颜面发育不良、骨骼畸形、肾脏发育不良甚至恶性肿瘤。

关键治疗：主要针对并发症的处理，如青光眼、视网膜脱离等。

无虹膜（aniridia）是少见的眼部先天畸形，表明其发育停滞于原始状态，凡肉眼在前房周边能看到部分虹膜组织者称为部分性无虹膜；如果用前房角镜检查才能看到少许虹膜残端者称为无虹膜。无虹膜几乎都是双眼受累，并常伴有角膜、前房、晶状体、视网膜、视神经异常。多表现为常染色体显性遗传，为 PAX6 基因突变，PAX6 基因突变导致细胞角蛋白、细胞黏附、糖结合物合成异常，进而导致角膜病变、青光眼、晶状体、视网膜等异常。

【临床表现】临床上因瞳孔极度开大，常有畏光，眼裂变小，并由于各种眼部异常而引起视力减退，中心凹缺如，视细胞受光损伤，视力低下。瞳孔极大占据全角膜范围，在角膜缘内可见到晶状体赤道部边缘，有时可见到悬韧带及其后房的睫状突。无虹膜可伴发其他眼部异常。

1. 角膜混浊 较早出现角膜混浊，往往伴有细小放射状浅层血管，侵犯角膜周边部；有的病例为先天性小角膜。

2. 青光眼 常规做房角镜检查是必要的，可见卷缩状宽窄不等的虹膜残根。疾病早期小梁网往往正常，但可逐渐引起房角关闭，虹膜残根如同前粘连向前伸到小梁的滤过区，掩盖小梁网的大部分而引起青光眼；或由于晶状体移位。

3. 白内障 出生时有轻的前后皮质混浊，逐渐发展，严重者需要手术治疗。

4. 晶状体异位 56% 患者有晶状体异位。

5. 视网膜脱离 出现较大视网膜裂孔。

6. 斜视 比较多见，患者常有屈光不正，多为远视，应当检查屈光不正，提高视力。

7. 眼球震颤 是继发于黄斑发育不良。

本病患者可伴有全身异常如骨骼畸形、颜面发育不良、泌尿系先天异常、发育迟缓以及 Wilms 肿瘤。Wilms 肿瘤是肾脏恶性肿瘤，常染色体显性遗传，有人报道 Wilms 肿瘤患者 1% 有无虹膜病。更易发生于散发性先天无虹膜者。

【治疗】无特殊疗法，防止强光刺激可带黑镜。应当注意并发症以便及时治疗如青光眼、视网膜脱离等。

二、虹膜缺损

要点提示

定义：先天胚裂闭合不全导致的虹膜下方缺损。

关键特点：典型表现为下方完全性虹膜缺损，可见尖端向下的梨形瞳孔。

关键治疗：无特殊。

虹膜缺损（coloboma of iris）有两种，一种是典型葡萄膜缺损，在胚裂区从脉络膜到虹膜缺损，系先天胚裂闭锁不全所致。在胚裂封闭以后发生的缺损称为单纯性虹膜缺损，病因不明，与视杯发育过程中切迹有关，由于中胚叶的机械性阻塞或外胚叶生长的原发性发育异常以及晶状体纤维血管膜异常生长使视杯在此处不能向前生长而形成虹膜缺损。虹膜整个节段缺损直至睫状体缘者称为全部性缺损，否则为部分性缺损，部分性缺损可表现为瞳孔缘的切迹、虹膜孔洞和虹膜根部缺损。如果缺损累及虹膜组织的全厚层，称为完全性虹膜缺损；仅累及外胚叶或中胚叶部分者称为不全性虹膜缺损。

【临床表现】

1. 先天性典型虹膜缺损 是位于虹膜下方为完全性虹膜缺损。瞳孔向下伸展到角膜缘，并且愈向下伸展愈变窄，形成尖向下的梨形瞳孔；瞳孔上缘略向下移位，瞳孔缘的边缘色素缘和瞳孔括约肌一直由瞳孔缘沿缺损部延续到角膜缘。这是与手术造成的虹膜缺损的主要区别点。本病常伴有其他眼部先天畸形如脉络膜缺损，而使视力减退。

2. 单纯性虹膜缺损 为不合并其他葡萄膜缺损的虹膜缺损。

（1）完全性虹膜缺损：有三种类型：①切迹样缺损：比较多见，常发生于虹膜下方典型性缺损的位置，为轻度完全性缺损；②虹膜孔型：单一虹膜孔比较多见，在瞳孔开大时被动地关闭，瞳孔缩小时张开；③虹膜周边缺损：瞳孔正常。缺损的虹膜孔较小，呈圆形、裂隙状或三角形。

（2）不完全性虹膜缺损：也有三种类型：①虹膜基质和色素上皮缺损：但有虹膜-瞳孔板层结构残余称为桥形缺损，有丝网状薄膜组织架于虹膜缺损处。或在缺损处有粗大条索；②虹膜基质缺失而色素上皮存在，称为虹膜小窝，为虹膜隐窝中的两层中胚叶组织完全缺如，小窝底部为黑色素上皮；③虹膜色素层缺损：在虹膜实质发育不全处用检眼镜能看到眼底红光反射。

三、瞳孔残膜

要点提示

定义：胚胎期晶状体血管膜未被完全吸收，残存于晶状体前囊。

关键特点：必有一端连接于虹膜小环。

关键治疗：影响视力的厚瞳孔膜需要手术或激光治疗。

胚胎时晶状体被血管膜包围，到胚胎 7 个月时该膜完全被吸收消失。但有时在出生后晶状体前囊上残存一部分称为瞳孔残膜(residual membrane of pupil)。

【临床表现】瞳孔残膜颜色与虹膜色相同,主要有丝状和膜状两种。前者一端连在虹膜小环部,另一端连到瞳孔区晶状体前表面或角膜后壁。这一点与炎症后粘连不同;膜状者起于虹膜小环部,占据部分瞳孔。瞳孔膜残留一般不影响瞳孔运动,除致密的膜外,一般不引起视力障碍。

【治疗】影响视力的厚瞳孔膜需要手术或激光治疗。

四、脉络膜缺损

要点提示

定义:眼泡胚裂闭锁不全或其他发育异常导致部分脉络膜和 RPE 层缺损。

关键特点:典型表现位于视盘下方,与视盘下缘之间有正常区域;对应区域视野受损,视网膜易出现萎缩变性、裂孔及脱离。

关键治疗:预防性激光封闭缺损区边缘,可降低视网膜脱离发生率;合并严重视网膜脱离可考虑玻璃体手术。

脉络膜缺损(coloboma of choroid)是指脉络膜有局部缺损,为比较常见的先天性眼底异常。典型的脉络膜缺损是由于眼泡胚裂闭锁不全,脉络膜发育不良,致使脉络膜和 RPE 完全缺损,可有遗传性。非典型脉络膜缺损的病因和性质尚无统一的意见,一般认为可能是外胚叶或中胚叶发育异常;子宫内期脉络膜炎症也可能与之有关。

【临床表现】

1. 典型脉络膜缺损 多为双眼,也可有单眼,往往合并其他眼部异常,导致视力不佳。缺损位于视盘下方,与其下缘之间有一宽窄不等的正常区;有的病例其上方也可包括视盘在内,下方边缘直达眼底周边部。缺损的面积大小不一,一般大于数 PD,大者可超过一个象限(图 10-8-1)。视野检查可见与缺损一致的扇形缺损。缺损区无脉络膜,通过菲薄的视网膜可见巩膜,显示白色或灰白色,在缺损区有时可见色素或少许脉络

膜血管。缺损的边缘齐整清楚,其周边部有色素。有时缺损区凹陷,视网膜血管进入凹陷区时向下弯曲,称为膨出性脉络膜缺损。脉络膜大缺损表面可有横条色素带分隔成数区,或者在视盘下方有孤立的一个或数个缺损,排列成行,大小不等,呈不规则圆形或横椭圆形称为桥形脉络膜缺损。在脉络膜缺损处的视网膜常有萎缩变性,有时由裂孔或组织牵引而引起视网膜脱离,发生率可达 40%,由于没有正常眼底颜色作为背景,很难发现视网膜破孔和视网膜脱离,需要仔细检查眼底。有人认为脉络膜缺损处如有出血斑时,裂孔往往在其附近。

脉络膜缺损常伴有其他先天异常如小眼球、虹膜、视神经、晶状体缺损以及黄斑部发育异常,因而视力不良,并可伴有斜视和眼球震颤。

2. 非典型脉络膜缺损 较少见,多为单眼。缺损可位于眼底任何部位,发生于黄斑者称为黄斑部缺损,中心视力丧失,这是最多见的非典型脉络膜缺损(图 10-8-2),缺损部的表现与典型者相似,巩膜暴露为灰白色并有色素沉着,非典型脉络膜缺损需要与陈旧性脉络膜病灶相区别,后者形状不一,边缘不整齐,往往不是单一的,萎缩区有瘢痕组织和大量色素增生,不伴有其他先天异常。

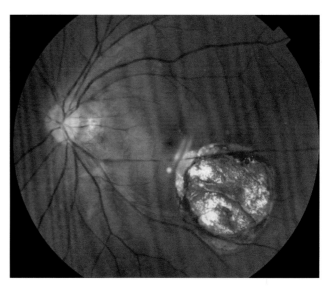

图 10-8-2 非典型脉络膜缺损

【治疗】预防性激光治疗,封闭缺损区边缘部的视网膜,可显著降低以后视网膜脱离发生率。并发视网膜脱离者可考虑手术治疗。

1. 激光治疗 根据破孔和视网膜脱离不同考虑不同措施:①如果缺损区有破孔尚无视网膜脱离,或有脱离仅限于缺损区可考虑激光封闭缺损边缘;②如果脱离已波及缺损区外,可先试行保守治疗促进视网膜下液吸收,以利激光治疗;如果不能吸收可先放水,视网膜复位后再激光治疗。

2. 玻璃体视网膜手术 如果脉络膜缺损处的视网膜破孔不易发现或有严重的增殖性玻璃体视网膜病变可考虑玻璃体手术。充分的视网膜前膜和玻璃体切除可恢复视网膜的弹性,

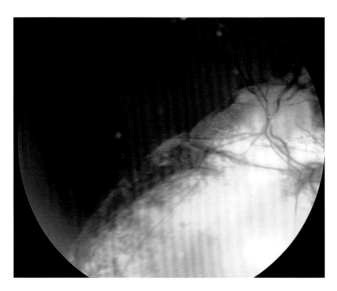

图 10-8-1 典型脉络膜缺损

封闭裂孔及缺损区边缘;玻璃体内注入气体或硅油顶压眼球效果更好。

(张婧 杨柳 孙世珉)

参考文献

1. The Standardization of Uveitis Nomenclature (SUN) Working Group. Standardization of uveitis nomenclature for reporting clinical data. Results of the First International Workshop [J]. Am J Ophthalmol, 2005, 140(3):509-516.

2. DURRANI O M, MEADS C A, MURRAY P I. Uveitis: a potentially blinding disease[J]. Ophthalmologica, 2004, 218(4):223-36.

3. GRITZ D C, WONG I G. Incidence and prevalence of uveitis in Northern Califonia; the Northern Califonia Epidemiology of Uveieis Study [J]. Ophthalmology, 2004, 111(3):491-500.

4. FOSTER C S, KOTHARI S, ANESI S D, et al. The ocular immunology and uveitis foundation preferred practice patterns of uveitis management [J]. Surv Ophthalmol, 2016, 61(1):1-17.

5. CHEN S C, SHEU S J. Recent advances in managing and understanding uveitis [J]. F 1000Res, 2017, 6:280.

6. DUBEY J P. Long-term persistence of Toxoplasma gondii in tissues of pigs inoculated with T gondii oocysts and effect of freezing on viability of tissue cysts in pork [J]. Am J Vet Res, 1988, 49(6):910-913.

7. HOLLAND G N. Ocular toxoplasmosis: a global reassessment. Part II: disease manifestations and management [J]. Am J Ophthalmol, 2004, 137(1):1-17.

8. BUTLER N J, FURTADO J M, WINTHROP K L, et al. Ocular toxoplasmosis II: clinical features, pathology and management [J]. Clin Exp Ophthalmol, 2013, 41(1):95-108.

9. PADHI T R, DAS S, SHARMA S, et al. Ocular parasitoses: A comprehensive review [J]. Surv Ophthalmol, 2017, 62(2):161-189.

10. SUZUKI Y, ORELLANA M A, SCHREIBER R D, et al. Interferon-gamma: the major mediator of resistance against Toxoplasma gondii [J]. Science, 1988, 240(4851):516-518.

11. ROACH E S, ZIMMERMAN C F, TROOST B T, et al. Optic neuritis due to acquired toxoplasmosis [J]. Pediatr Neurol, 1985, 1(2):114-116.

12. DÍAZ-LLOPIS M, SALOM D, GARCIA-DE-VICUÑA C, et al. Treatment of refractory uveitis with adalimumab: a prospective multicenter study of 131 patients [J]. Ophthalmology, 2012, 119(8):1575-1581.

13. MYUNG J S, AAKER G D, KISS S. Treatment of noninfectious posterior uveitis with dexamethasone intravitreal implant [J]. Clin Ophthalmol, 2010, 4:1423-1426.

14. GRECO A, FUSCONI M, GALLO A, et al. Vogt-Koyanagi-Harada syndrome [J]. Autoimmun Rev, 2013, 12(11):1033-1038.

15. PAI S A, HEBRI S P, LOOTAH A M. Management of recurrent inflammatory choroidal neovascular membrane secondary to Vogt-Koyanagi-Harada syndrome, using combined intravitreal injection of bevacizumab and triamcinolone acetate [J]. Indian J Ophthalmol, 2012, 60(6):551-552.

16. COUTO C, SCHLAEN A, FRICK M, et al. Adalimumab treatment in patients with Vogt-Koyanagi-Harada disease [J]. Ocullmmunol Inflamm, 2016, 24:1-5.

17. YANG P, ZHONG Y, DU L, et al. Development and evaluation of diagnostic criteria for Vogt-Koyanagi-Harada disease [J]. JAMA Ophthalmol, 2018, 136(9):1025-1031.

18. DILSEN N, KONICE M, ARAL O, et al. Standardization and evaluation of the skin pathergy test in Behcet'disease and controls [M]//Lehner T, Barnes C G. Recent advances in Behcet's disease. New York: Royal Society of medicine Services Limited, 1986:165-168.

19. 杨培增. 葡萄膜炎诊断与治疗[M]. 北京:人民卫生出版社, 2009.

20. 孙世珉. 葡萄膜病学[M]. 北京:北京医科大学出版社, 2002.

21. 刘家琦,李凤鸣. 实用眼科学[M]. 3 版. 北京:人民卫生出版社, 2010.

22. 白琳,杨培增. 白塞病葡萄膜炎的治疗与展望[J]. 中华实验眼科杂志, 2016, 34(08):761-764.

23. International Criteria for Behçet's Disease (ITR-ICBD). The International Criteria for Behçet's Disease (ICBD): a collaborative study of 27 countries on the sensitivity and specificity of the new criteria [J]. J Eur Acad Dermatol Venereol, 2014, 28(3):338-347.

24. 孙世珉. 葡萄膜病学[M]. 北京:北京医科大学出版社, 2002.

25. CHOI S Y, LEE J H, WON J Y, et al. Ocular manifestations of biopsy-proven pulmonary sarcoidosis in Korea [J]. J Ophthalmol, 2018:9308414.

26. POHLMANN D, VOM BROCKE G A, WINTERHALTER S, et al. Dexamethasone inserts in noninfectious uveitis: A single-center experience [J]. Ophthalmology, 2018, 125(7):1088-1099.

27. MATSOU A, TSAOUSIS K T. Management of chronic ocular sarcoidosis: challenges and solutions [J]. Clin Ophthalmol, 2018, 12:519-532.

28. DAVE N, CHEVOUR P, MAHENDRADAS P, et al. Increased aqueous humor CD4+/CD8+ lymphocyte ratio in sarcoid uveitis [J]. Ocul Immunol inflamm, 2018, 8:1-8.

29. SILVA L. The iridocorneal endothelial syndrome [J]. Surv Ophthalmol, 2018, 63(5):665-676.

30. LI F. Etiological mechanism of iridocorneal endothelial (ICE) syndrome may involve infection of herpes simplex virus (HSV) and integration of viral genes into human genome [J]. Med

Hypotheses,2018,110:50-52.

31. MALHOTRA C. Iridocorneal endothelial syndrome:Evaluation of patient demographics and endothelial morphology by in vivo confocal microscopy in an Indian cohort [J]. Indian J Ophthalmol,2019,67(5):604-610.

32. SALCEDO-VILLANUEVA G. Progression of gyrate atrophy measured with ultra-wide-field imaging [J]. Int Ophthalmol,2016,36(1):111-120.

33. HWANG J C. Fundus autofluorescence,optical coherence tomography,and electroretinogram findings in choroidal sclerosis

[J]. Retina,2010,30(7):1095-1103.

34. ZHOU Q. Rep1 copy number variation is an important genetic cause of choroideremia in Chinese patients [J]. Exp Eye Res,2017,164:64-73.

35. LEE H. Aniridia:current pathology and management [J]. Acta Ophthalmol,2008,86(7):708-715.

36. KUMAR K. PAX6 gene analysis in irido-fundal coloboma [J]. Mol Vis,2011,17:1414-1419.

37. UHUMWANGHO O M. Chorioretinal coloboma in a paediatric population [J]. Eye(Lond),2014,28(6):728-733.

第十一章

晶状体病

第一节 晶状体的解剖生理及相关基础

要点提示

定义:晶状体发育、衰老、外伤等原因导致晶状体位置功能障碍的一组疾病。

关键特点:晶状体透明性下降;晶状体位置和形态异常可继发高眼压。

关键治疗:手术。

一、晶状体的生理结构

晶状体是眼屈光系统的重要组成部分。晶状体是一个非等凸透镜,前表面曲率半径约10mm,后表面曲率半径约6mm。晶状体的直径约9mm,厚约4~5mm,前后两面交界处称为赤道部,前后表面的顶点分别称为晶状体的前极和后极。晶状体由晶状体囊和晶状体纤维组成,富有弹性。晶状体囊为一透明薄膜,完整地包裹于晶状体外表面。晶状体前囊厚度约10μm,后囊厚度约2~3μm。前囊下和赤道部有一层上皮细胞为晶状体上皮细胞,赤道部的晶状体上皮细胞不断生成皮质细胞,同时分泌晶状体蛋白,新生的皮质细胞不断向晶状体核周聚集,皮质细胞失去细胞结构形成晶状体成人核(图11-1-1)。晶状体内没有血管,营养来自房水,一旦房水的代谢因局部炎症如葡萄膜炎、全身代谢异常如糖尿病等因素发生改变,势必影响晶状体的正常代谢,导致晶状体混浊。同样,当晶状体位置异常、形态改变时,晶状体的生理功能发生障碍从而导致视功能下降。

晶状体也是出生后各屈光介质中持续变化最明显的屈光介质。出生时晶状体屈光力为34.4D,1岁时减少10D,2岁时减少3~4D,3~4岁时减少1~2D,10~12岁后基本稳定,屈光力约为18D。随着年龄的增大,晶状体的密度逐渐增高,重量增加,形态也会发生相应的变化。

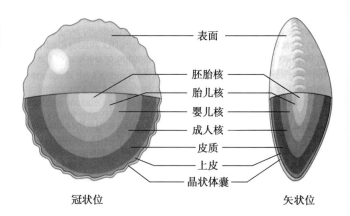

图 11-1-1 晶状体结构示意图

表面
胚胎核
胎儿核
婴儿核
成人核
皮质
上皮
晶状体囊
冠状位
矢状位

二、晶状体的生理功能

(一)屈光功能

作为眼内的双凸透镜,晶状体的位置、形态及内部结构的任何改变均可产生光学变化,而光学变化必然导致视功能的改变。晶状体具有光学形态特征(透明性),正常晶状体的皮质呈板层结构,与晶状体核的密度一致,所以散射很少。当晶状体的不同部位出现混浊或混浊的形态不同时,晶状体内部的均质性受到破坏(图11-1-2),密度不一致,势必导致散射现象的发生及加重。核性白内障、球形晶状体、晶状体前后圆锥、晶状体前移位导致晶状体屈光力增加,患者可表现出曲率性近视;皮质混浊时,晶状体赤道部增厚,晶状体前后表面的曲率半径增加屈光力下降,患者可表现出远视。

(二)调节功能

人眼的调节通过改变晶状体的屈光力来实现,调节能力的大小取决于晶状体变凸的最大限度。随着年龄的增加,晶状体的密度增加、弹性下降,同时睫状肌的功能也减退,因而调节能

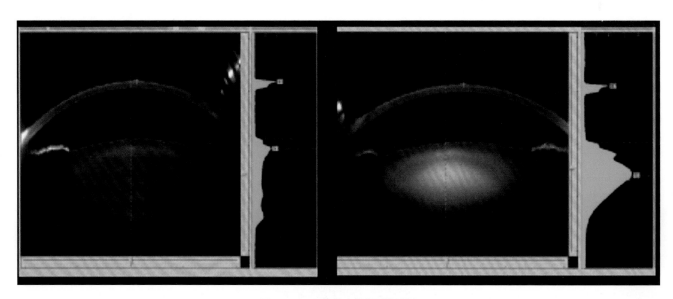

图 11-1-2 晶状体内部均质性破坏

力也随年龄的增加而降低,出现老视。老视一般出现在45岁之后,随着年龄的增加,老视程度逐渐加重,60岁左右稳定在3D。

(三)视网膜光保护作用

晶状体能够部分吸收可见光,波长越短,穿透率越低。一些实验研究提示紫外线及蓝光对视网膜尤其是黄斑区视细胞有损伤作用。晶状体一定程度地阻断有害光线到达视网膜,起到了间接保护视网膜的作用。

(鲍永珍)

第二节 白内障

要点提示

从白内障的定义可以看出,无论是什么原因,晶状体任何部位的混浊,均可以被诊断为白内障。但有临床意义的白内障诊断,都是由于晶状体混浊的部位和程度影响到患者的视功能。

引起晶状体混浊的原因不同,但晶状体混浊的结果大多是由于晶状体细胞排列混乱,造成晶状体折光性变化所致,这种变化并不可逆。如果单纯是由于晶状体内水含量变化造成的混浊,通常是可逆性的,如高糖血症、玻璃体气体填充后接触晶状体后囊膜等。

白内障是发生在晶状体的疾病。由于晶状体出现混浊并影响该眼的成像质量,使视力发生障碍的疾病,临床称为白内障。临床上通常将白内障分为先天性和后天性两大类。

一、先天性白内障

先天性白内障指影响视力的晶状体混浊出生时既已存在;或晶状体的混浊随年龄增长而加重,逐渐影响视力。先天性白内障的发病率约为4‰,约占新生盲的30%。

【病因】各种原因造成的胎儿期晶状体纤维分化缺乏或晶状体发育异常。①遗传相关:染色体异常或突变,常与遗传代谢性疾病共存;②胚胎期晶状体发育异常:母亲期营养或代谢失调(维生素A缺乏、甲状旁腺功能障碍、钙质代谢异常);妊娠早期病毒感染(风疹、麻疹、水痘、腮腺炎、巨大病毒等);中毒、接受过量有害射线等。

风疹所致先天性白内障发病率较高。据统计如母体妊娠3个月时感染风疹病毒,其婴儿患先天性白内障的发病率是50%,而在妊娠两个月内感染风疹病毒,先天性白内障的发病率高达100%。目前,随着社会的发展,环境污染、电磁辐射、孕早期用药所引发的母婴疾病也日益引发人们的关注。

【分类】先天性白内障因晶状体混浊与眼球的胚胎发育相关,故形态具有特性。临床上分类主要依据两种方式(表11-2-1):①依据晶状体的混浊是否进展性加重;②依据晶状体的混浊程度及部位等。

虽然,先天性白内障晶状体的混浊程度及分布有一定的规律,但仍然具有不典型性。随着诊疗技术的发展,在临床上,医生更加关注晶状体混浊对患儿视力的影响,而并非诊断分类。

表 11-2-1 先天性白内障分类

	晶状体核	晶状体皮质	晶状体囊
绕核性白内障	+	+	－
极性白内障	－	－	+
全白内障	+	+	±
冠性白内障	－	+	－

因此,当先天性白内障的诊断确定后,首要问题是评估患儿的视功能,选择有利于视力正常发育的治疗手段,尽早治疗。

【临床表现】

1. 症状 先天性白内障多由患儿家长发现,主诉包括发现患儿眼斜视,瞳孔区发白,眼球不规则颤动,不能固视目标等。

因患儿幼小,不能自诉不适,对视力不好的表现形式各异,因此医生要注意听取家长的诉说,仔细询问相关病史,如出生时是否足月、足重,有否缺氧史,母亲孕期病史及是否患有其他全身疾病,同时应当关注相关家族史等。

2. 体征 先天性白内障常为双眼发病,当白内障作为先天畸形的眼部表现存在时,或可伴有其他眼部发育异常,如先天性小眼球、小角膜、先天性虹膜和脉络膜缺损以及面部四肢畸形等。影响视力的先天性白内障患儿会出现感觉性眼球震颤、斜视及弱视。先天性白内障患儿晶状体混浊的形态具有一定的特征性,下面我们将临床常见、较有代表性的晶状体混浊,按其出现部位的不同分类描述:

(1)先天性中心性粉状白内障:晶状体胚胎核混浊呈灰白粉尘样,多为双眼对称性(图11-2-1)。

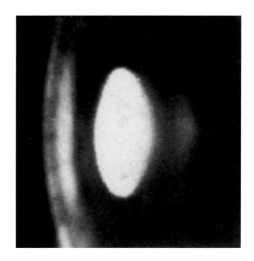

图 11-2-1 先天性中心性粉状白内障

(2)绕核性白内障:又名绕核性或带状白内障(perinucleous or zonular cataract)。胎儿核至婴儿核混浊,多为双侧性,混浊多呈带状,绕核而行,可分几层呈同心性排列,层间隔以透明带,最外一层常有短弓形绕带骑在核的赤道部周围,被称作骑子(riders)。在高倍裂隙灯下可见这些带状混浊是由致密的混浊小点组成。一般愈靠近周边部愈致密,愈接近轴心部愈稀薄甚至于逐渐消失(图11-2-2)。这些混浊所在的部位和大小与胎生

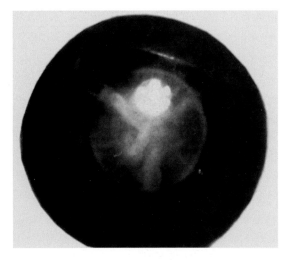

图 11-2-2　先天性绕核性白内障

期发病的早晚和持续时间有关。即发病愈早愈偏向核心，持续愈久混浊愈浓厚。因此胎儿早期出现的混浊多在胎儿核附近，对视力可有一定的影响。有学者认为绕核性白内障与患儿先天营养不良，特别是与钙质缺乏有关。患儿常伴有佝偻病以及牙齿生长迟缓、指甲脆弱等上皮性营养发育不良体征。

疱疹病毒所致白内障的形式多样，可表现为完全性白内障，亦可表现为绕核性白内障，同时常常合并其他先天异常，如先天性小眼球、虹膜萎缩、视网膜色素变性、青光眼以及智力低下、心血管异常和耳聋等。

（3）花冠状白内障（coronary cataract）：多为双侧性，晶状体的中心区透明。混浊位于周边部皮质深层呈短棒状、哑铃状、圆形或椭圆形不等，呈整齐的放射状，形如花冠（图 11-2-3）。

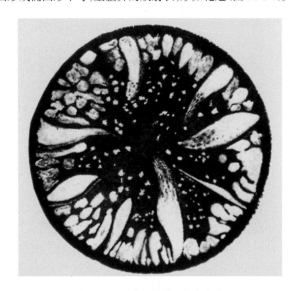

图 11-2-3　先天性花冠状白内障

（4）蓝色点状白内障：带有蓝色的灰白混浊呈细小点状（间或见少许片状）散布在皮质深层（周边部多见）（图 11-2-4）。

（5）珊瑚状白内障（coralliform cataract）：混浊位于晶状体前后极之间的中轴部及其附近。表现为以后极为中心向前方放射出许多杆状、管状混浊，且常伴有斑点状多彩的结晶（图 11-2-5）。

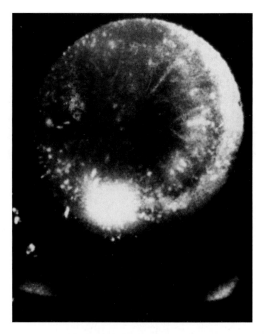

图 11-2-4　先天性点状白内障合并有先天核性白内障

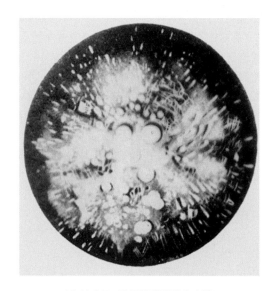

图 11-2-5　先天性珊瑚状白内障

（6）苔藓状白内障（dilacerated cataract）：晶状体成人核深层内细小、彩色反光的花边样混浊。有时合并冠状或点状白内障。

（7）缝性白内障（suture cataract）：晶状体前后沿"Y"字出现的各种形式的混浊，使"Y"字缝清晰显示。有时合并冠状或点状白内障（图 11-2-6）。

（8）极性白内障

1）前极白内障（anterior polar cataract）：混浊居前囊下，多呈灰白色斑点。推测是在胚胎期晶状体泡未能全部彻底地从表层外胚层脱下来的缘故。

前极性白内障应与金字塔形白内障（pyramidal cataract）相鉴别。金字塔形白内障是继发性白内障。由于角膜穿孔，晶状体前囊和角膜后壁发生一过性接触，导致晶状体上皮局限性增生形成一前囊下圆锥形混浊。随着晶状体的发育，这种混浊不

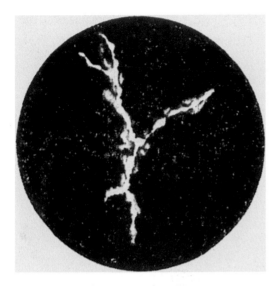

图 11-2-6　先天性缝性白内障

断被新生的透明晶状体纤维覆盖,致使早期形成的金字塔样混浊病灶逐渐向晶状体深层移动,裂隙灯下可见金字塔形混浊与前囊间有透明皮质(图 11-2-7)。

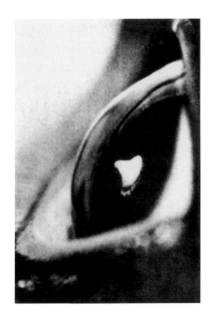

图 11-2-7　先天性前极性中央区白内障

2) 后极性白内障(posterior polar cataract):位于晶状体后极偏鼻下方的圆形斑状混浊,周围常围绕有半环状灰色混浊环。

一般认为后极性白内障的发生与玻璃体动脉残留或原始玻璃体残留残留有关。因为晶状体的圆形混浊相对应的玻璃体内,常有残存的玻璃体动脉。若有原始玻璃体残留,晶状体后极混浊范围较广泛,同时后极可能向玻璃体腔隆起。因后极白内障混浊所在位置邻近眼球内的屈光结点,对视网膜成像质量影响较大。

【治疗】治疗先天性白内障,一定要结合患儿的视力发育尚未完成的特点,考虑选择安全、有效、远期疗效好的医疗干预方式。并要向患儿家长或监护人做详尽的说明、解释以求得他们的理解和合作、帮助。(参考:新生儿出生后视觉反射逐渐建立,在注视发生后一个半月初步建立双眼共轭运动,2 个月建立瞬目反射及注视反射,3 个月可追随目标物,6 个月建立集合反射,1 岁建立时融合反射)。

首先,要明确先天性白内障的诊断,注意鉴别其他造成白瞳症的疾病。同时,全面地了解其他的伴随性发育障碍性疾病,以便医生制订最切合患儿的治疗方案。先天性白内障的治疗除考虑疾病外,还一定要针对患儿的个体情况,包括:

1. 患儿就诊时年龄。
2. 是否合并其他身心发育障碍。
3. 患儿的居住地医疗条件和随诊能力。
4. 患儿家长对治疗的支持能力(包括理解、配合程度)。

同时,接诊医生一定也要充分地评估自身医疗环境、医疗设备和技术所能提供的医疗干预质量。综合评估后,选择最有利于手术/矫正视力方案,并同时提供长期追踪观察及视力训练的方案。

原则上,完全性先天性白内障和位于视轴上的白内障应在明确诊断后选择白内障摘除手术治疗。手术中尽量维持解剖结构的完整,并提供接近生理的屈光状态,如同期植入人工晶状体。

对需要白内障摘除的患儿,应尽早手术。不少文献报道眼球震颤是白内障术后视力恢复好坏程度的标志。眼球震颤出现以前术后视力恢复满意;出现眼球震颤以后,术后视力一般难以恢复至正常甚至在 0.1 以下。单眼白内障弱视程度更严重。目前许多学者主张 2 个月以前做白内障手术,因为这个时期是注视反射发育的时期,延缓手术将导致眼球震颤。

在治疗先天性白内障的同时,要考虑其伴随疾病对治疗效果的影响,如斜视、眼球震颤、屈光参差、弱视等。有些患儿的眼部伴随疾病在治疗白内障,恢复正常注视功能后,经过视力训练可以矫正;但也有些患儿需要摘除白内障外的其他手术治疗,如斜视矫正术、眼球震颤矫正术。

随访和术后的视力康复同样是治疗先天性白内障的重要环节,随访时限应至少延续到患儿视力发育完成后。

二、后天性白内障

后天性白内障指生后全身或局部眼病、营养代谢异常、中毒变性及外伤等原因所致的晶状体混浊。其中最常见的是年龄相关性白内障(age related cataract),因其绝大多数的患病者为老年人,故也被称为老年性白内障(senile cataract)。

(一)年龄相关性白内障

年龄相关性白内障,是一种最多见的后天性原发性白内障。临床上,年龄相关性白内障诊断标准尚存在一些争论,至今仍无一完整准确的定义。当晶状体混浊导致视力下降,此时年龄相关性白内障的诊断才具有临床意义。在流行病学调查中,将晶状体混浊并且视力下降到 0.7 或以下作为诊断标准。

【病因及发病机制】年龄相关性白内障是多因素疾病,其确切病因至今尚未完全清楚,其中最具有普遍意义的环节,便是氧化损伤。许多实验都证明,晶状体的氧化损伤发生在晶状体混浊之前。晶状体上皮细胞是抗氧化损伤的活性中心,它通过两个途径发挥抗氧化作用。第一个途径是以还原型谷胱甘肽(GSH)、抗坏血酸和维生素 E 等抗氧化剂为代表的清除自由基机制;第二个抗氧化屏障是晶状体的抗氧化酶系统,主要是谷胱甘肽过氧化物酶(GSHpx-1)、过氧化氢酶(CAT)和超氧化物歧化酶(SOD)。各种理化因素均可通过不同途径导致晶状体自由基的聚积。自由基最先损害的靶目标是晶状体上皮细胞,其次是晶状体纤维。蛋白质和脂质过氧化,发生交联、变性,并聚积成大分子,引起晶状体混浊。

【分类】年龄相关性白内障多见于 50 岁以上人群,发病率随年龄上升。偶见于 40 岁以前甚至于青年人名曰早老性白内障。但他们的临床表现并无多大差别,只是发病早晚不同。根据混浊部位的不同,临床上将老年性白内障分为 3 种类型,即皮质性、核性和囊膜下型白内障。事实上,各类型年龄相关性白内障之间无严格区分,仅仅是代表混浊以何部位为主导的实际情况。皮质性年龄相关性白内障最为常见,约占 65%~70%;其次为核性白内障,占 25%~35%;囊膜下型白内障相对比较少见,仅占 5%。

【晶状体核硬度分级】在白内障发展过程中,定量监测其混浊变化规律,对揭示白内障病因及判断治疗效果均有重要意义。晶状体核硬度,主要是参照 Emery 及 Little 晶状体核硬度分级标准,根据裂隙灯检查结果,对其核颜色进行判断而进行分级(表 11-2-2)。

表 11-2-2　晶状体核硬度分级

分级	颜色	白内障类型举例	红光反射	超声乳化时间
Ⅰ(软核)	透明或灰白	皮质性或囊下混浊性	极明亮	极短
Ⅱ(软核)	灰或灰黄	后囊下混浊性	明亮	短
Ⅲ(中等硬度核)	黄或淡棕	未熟期皮质性白内障	略暗	中等
Ⅳ(硬核)	深黄或琥珀	核性白内障	差	长
Ⅴ(极硬核)	棕褐或黑	"迁延性"白内障	无	不适合

【临床表现】年龄相关性白内障为双眼病,两眼发病可有先后。患者自觉呈渐进性、无痛性视力减退。视力障碍出现时间因混浊部位不同而异,可有单眼复视、多视和屈光改变等。

1. 皮质性白内障(cortical cataract)　特点是混浊自周边部浅层皮质开始,逐渐向中心部扩展,占据大部分皮质区。按其发展过程分为四期:初发期、膨胀期、成熟期和过熟期。

(1) 初发期(incipient stage):最早期的改变是在靠周边部前后囊膜下皮质,出现辐轮状排列的透明水隙(water clefts)或空泡。水隙或空泡主要是由于晶状体上皮细胞泵转运系统失常导致液体在晶状体纤维间积聚所致。液体积聚可使晶状体纤维呈放射状或板层分离,晶状体形成典型的楔形(cuneiform)混

浊,底边位于晶状体赤道部,尖端指向瞳孔区中央。散瞳检查在后照或直接弥散照射下,呈典型的辐轮状外观(图 11-2-8)。

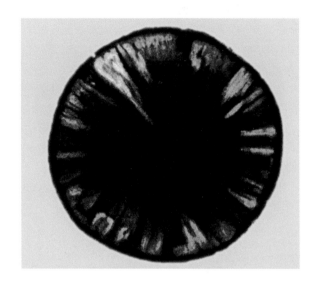

图 11-2-8　皮质性年龄相关性白内障初期辐轮状混浊

这种辐轮状混浊,最初可位于皮质表浅部位,而后向深部扩展,各层次间可互相重叠掩映。此期混浊发展缓慢,晶状体大部分透明,一般不影响视力,可经数年才达下一期。

(2) 膨胀期(intumescent stage)或称未熟期:晶状体纤维水肿和纤维间液体的不断增加,使晶状体发生膨胀,厚度增加,前房变浅。此时在有青光眼体质的患者,很容易诱发青光眼的急性发作。但并非所有皮质性白内障患者都要经历膨胀期发展过程,也不一定都会诱发青光眼发作。这一阶段患者主要症状为视力逐渐减退,有时伴有眩光感,偶有单眼复视。由于尚有一部分皮质是透明的,用斜照法检查时,光线透照侧的虹膜阴影透照在深层的混浊皮质上,在该侧瞳孔内出现新月形投影,称为虹膜新月影投照试验阳性,为此期特点。

(3) 成熟期(mature stage):晶状体纤维经历了水肿、变性等一系列病理过程,最终以晶状体纤维崩溃,失去正常形态为结局。组织学上,代表纤维基质变性的特征性改变,形成微小球状蛋白的所谓 Morgagnian 小体。这一阶段以晶状体全部混浊为其特点,此时虹膜新月影投照试验转为阴性,晶状体肿胀消退,前房深度恢复正常,眼底不能窥入。视力降至光感或手动,但光定位和色觉正常。

及至成熟期阶段,晶状体囊膜尚能保持原有的韧性和张力,此后逐渐向变性发展。因此在白内障成熟之前行囊外白内障摘除、超声乳化白内障吸除及人工晶状体植入术是恰当的。传统观念一味强调白内障成熟后才可做手术的概念,从现代白内障手术发展的角度去理解,只能是有害无益的。手术显微镜及现代有关手术医疗设备的应用,目前不需要等待白内障成熟期才做手术,患者视力减退,阅读有困难,视远有困难,即可施行白内障摘除人工晶状体植入术。

(4) 过熟期(hypermature stage):此期由于皮质大部分液化,使晶状体内容减少,前囊膜失去原有的张力而呈现松弛状态,

前房加深,虹膜有震颤(图11-2-9)。有时可看到尚未液化的核心沉到囊袋下方,随眼球转动而晃动,称为 Morgagnian 白内障。在特殊情况下,因外伤或剧烈震动可使核心穿破囊膜而脱入前房或玻璃体腔,如伴有液化基质流失,患者会出现豁然开朗的"不治而愈"的结果。当囊膜变性或因外伤形成微细裂痕时,晶状体蛋白成分可溢入前房,诱发自身免疫反应,引起晶状体成分过敏性眼内炎(phaco-anaphylactic endophthalmitis)。与一般性虹膜-睫状体炎不同,本病发病急骤,突然出现眼睑肿胀、角膜水肿;角膜后羊脂样后壁沉着物分布密集,广泛虹膜后粘连,甚至形成瞳孔膜闭。而组织碎片积聚于前房角,阻塞小梁网,则可产生继发性青光眼,即所谓晶状体溶解性青光眼(phacolytic glaucoma)。大多数情况下,药物治疗无效,手术摘除晶状体是唯一有效治疗手段。

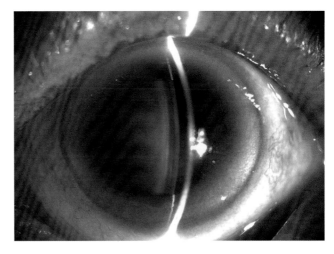

图 11-2-10　核性年龄相关性白内障

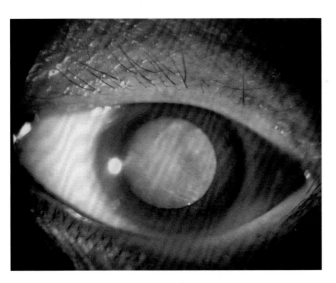

图 11-2-9　过熟期年龄相关性白内障

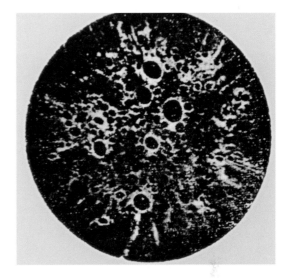

图 11-2-11　后囊膜下混浊性白内障裂隙灯照相

2. 核性白内障(nuclear cataract)　发病较早,一般患者在40岁左右晶状体开始颜色变深。最初,混浊出现在胚胎核,而后向外扩展,直到老年核(图11-2-10)。晶状体核的混浊开始呈灰黄色,以后逐渐加重而呈黄褐色、棕色或棕黑色,临床称棕色或黑色白内障。这一过程可持续数月、数年或更长。在临床上经常遇到患者主诉虽已到老视的年龄,却不需要戴"老花镜"即可近距离阅读。这是由于核性白内障患者随着晶状体核硬化,屈光指数逐渐增加,从而形成了近视"进行性增加"的特殊临床现象。如果核硬化仅仅局限于胚胎核,而成年核不受影响,其结果将会产生一种更为特殊的双屈光现象,即中心区为高度近视,而外周区为远视,结果产生单眼复视。

3. 后囊膜下型白内障(subcapsular cataract)　是指以晶状体后囊膜下浅层皮质混浊为主要特点的白内障类型。混浊一般从视轴区开始,呈灰白、棕色微细颗粒状或浅杯形囊泡状盘状混浊,又称为盘状白内障(图11-2-11)。由于病变部位靠近节点,因此即使病程早期,或病变范围很小很轻,也会引起严重视力障碍。临床上,常常发现视力同晶状体整体混浊程度不相符

合的情况,仔细检查方可发现后囊膜下浅层皮质混浊是其主要原因。

【预防和治疗】由于年龄相关性白内障晶状体混浊的原因是机体的衰老,目前尚无有效的预防措施。也没有有效的药物可以治疗。到目前为止,年龄相关性白内障的有效手段为手术摘除混浊的晶状体,植入人工晶状体。

(二)外伤性白内障

外力直接或间接作用于晶状体,致使晶状体产生混浊性改变的,称作外伤性白内障(traumatic cataract)。

致伤外力分为机械性创伤和非机械性创伤。其中机械性创伤包括眼球钝挫伤和锐器伤。晶状体锐器伤又分为穿通伤、贯通伤及晶状体内异物、金属锈沉着等。非机械性伤包括物理性、化学性损伤两大类。由于伤情复杂,这种外伤造成的晶状体混浊,其临床表现亦错综复杂,在晶状体混浊的同时,多数伴有眼部其他组织的损伤。大多数病例可述及明显的外伤史,然而在婴幼儿,表述不清或患者可能忽视的致伤情形,仍可以经过检查,确定外伤性白内障的诊断。

1. 挫伤所致白内障（contusive cataract）　外力直击眼球或外力使眼球撞击眶壁造成晶状体囊膜破裂，房水经破裂的囊膜与晶状体皮质等接触，造成了晶状体混浊。当外力来自正前方，可将虹膜色素印记在晶状体前囊表面，谓之 Vossius 环。它是由虹膜脱落的色素颗粒组成，有时杂有少许红细胞。如果此时不伴有晶状体混浊，一般不影响视力。有时钝挫伤后由于晶状体囊膜破裂很小，晶状体并未在外伤后立即出现混浊，数月乃至数年后发生白内障，这种外伤性白内障在裂隙灯下检查中不一定观察到囊膜破裂。钝挫伤性白内障可单独发生，也可合并晶状体半脱位或全脱位。多数患者最早期晶状体的病变表现为正对瞳孔区的后囊膜下混浊，进而可形成类似于并发性白内障的星形外观或菊花状混浊（图 11-2-12）。晶状体混浊可以长期保持稳定，也可缓慢向深部和广度扩展，最后可发展成全白内障。挫伤性白内障可合并眼球钝挫伤的其他临床病理过程。如外伤性虹膜睫状体炎、瞳孔缘撕裂、眼内出血甚至眼球破裂等。

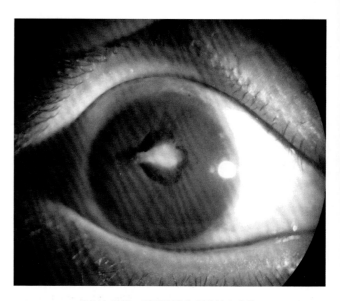

图 11-2-13　眼球穿孔伤所致的白内障

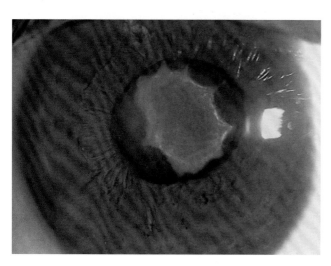

图 11-2-12　钝挫伤性白内障

2. 眼球穿孔伤所致的白内障（penetrating cataract）（图 11-2-13）　异物穿透眼球的同时，损伤晶状体囊膜，晶状体皮质与房水接触，即发生晶状体混浊。如囊膜破裂较大，房水迅速引起晶状体纤维肿胀与混浊，晶状体皮质水化成乳糜样物质进入前房，当晶状体皮质大量进入前房时，可由于眼内压力升高而阻塞瞳孔或房角，导致房水流出障碍，引起继发性青光眼。当囊膜破损后，创面未贴合，使晶状体皮质长期与房水接触，大部分皮质被缓慢吸收，则前后囊壁贴附，便形成所谓膜性白内障。

3. 晶状体铁锈、铜锈沉着症　眼球穿孔伤如合并眼球内铁、铜性异物，或异物置于晶状体内时，情况可能更为复杂。一方面是机械性急性损伤的直接后果；另一方面则是异物本身具有的理化特性对晶状体的慢性损伤。具有特殊意义的是金属异物与眼球内液接触后，产生氧化反应，发生"晶状体铜锈沉着症（chalcosis lentis）"和"晶状体铁锈沉着症（siderosis lentis siderosis lentis）"。前者晶状体混浊形态多呈葵花样外观，铜绿色反光；后者晶状体混浊呈黄色（图 11-2-14）。

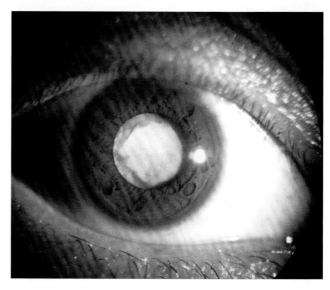

图 11-2-14　晶状体铁锈沉着症

4. 电击性白内障（electric cataract）　人体触高压电或遭雷击，当电流穿过眼球时，可导致晶状体蛋白变性，晶状体混浊。多数病例在数周甚至数天内晶状体全部混浊。

（三）并发性白内障

并发性白内障是指由于眼部疾病导致的晶状体混浊。

【病因】引起晶状体混浊的常见眼病如葡萄膜炎、视网膜色素变性、视网膜脱离、青光眼、眼内肿瘤、高度近视眼及低眼压等，其中眼内炎症是并发性白内障最常见的病因。

【发病机制】眼部组织炎症、退行性变、占位、眼内压力异常等，导致晶状体营养及代谢发生障碍，晶状体囊膜通透性改变，或房水渗透压发生变化，致使晶状体纤维水肿、变性；有时眼内炎症致使炎性细胞、增生的纤维细胞或脱落的色素细胞、坏死的细胞碎屑等物质在晶状体囊表面沉着，上述晶状体细胞的损伤及晶状体囊膜的异常，均可导致晶状体混浊。

【临床表现】根据眼部原发病组织的位置,可以将并发性白内障分为两类:一类是由眼前段疾病如角膜、虹膜睫状体炎、青光眼等引起的白内障,多由晶状体前皮质及核开始混浊,急性虹膜睫状体炎可形成虹膜后粘连,长期慢性炎症过后可以在晶状体前皮质产生弥漫性混浊;另一类是由眼后段疾病如严重的脉络膜视网膜炎、视网膜色素变性、陈旧性视网膜脱离等引起者,先于晶状体后极部囊膜下皮质出现颗粒状灰黄色混浊,并有较多空泡形成,逐渐向晶状体核中心及周边部扩展,呈放射状,形成玫瑰花样混浊,继之向前皮质蔓延,逐渐晶状体全混浊。以后水分吸收,囊膜增厚,晶状体皱缩,晚期有钙化。

并发性白内障根据其病因,检查中可发现眼部原发疾病的临床体征。白内障并发于:

1. Fuchs 虹膜异色性葡萄膜炎 主要引起前葡萄膜炎,发病隐匿,活动性低,90%可发生并发性白内障,是长期睫状体炎的后果。晶状体混浊在发病晚期出现,晶状体混浊始于后囊下,此种后囊下白内障与其他慢性葡萄膜炎所致的白内障在外观上并无不同,但其发展比较迅速。

2. Vogt-小柳原田综合征 特别是前葡萄膜炎往往反复发作,迁延不愈。易发生虹膜后粘连,引起瞳孔闭锁。因眼内全葡萄膜组织炎症,晶状体混浊部位并无规律。

3. 急性青光眼发作时,或在降眼压术后,在瞳孔区的晶状体囊膜下有白色圆点状或哑铃状混浊,称为青光眼斑。这是急性眼压升高导致的前囊下上皮局灶性坏死。这种混浊起初位于囊下,当新的纤维移行过来,这些混浊被推向晶状体深部皮质。青光眼斑的出现标志着患者曾经经历了急性眼压升高的过程。

4. 视网膜脱离、视网膜色素变性以及脉络膜视网膜炎等病均可引起白内障 玻璃体疾病并发的白内障通常表现为后囊下混浊。陈旧性视网膜脱离多见核性白内障。视网膜色素变性晚期在后极中央部的皮质内有星状混浊,虽然进展缓慢,但对视力的影响很明显。永存原始玻璃体增生症(PHPV)的晶状体后囊下混浊与晶状体后异常的玻璃体血管退化不良有关,混浊多位于晶状体后囊后,或可累及晶状体后皮质。高度近视性白内障可能表现为不完全的后囊下混浊或核性混浊。

5. 玻璃体切除术后或眼内硅油填充术后晶状体会混浊 硅油眼内填充并发白内障的机制并不十分明确,一般认为与硅油毒性相关。手术中使用灌注液、重水等致使眼内液渗透压的变化亦可能导致晶状体纤维的变性。

【鉴别诊断】当眼部检查提供明确的眼部疾病体征,诊断并发性白内障并不困难。需要鉴别的疾病主要有:

1. 外伤性白内障 明确的外伤史,并证实外伤直接导致了晶状体的损伤;或眼球金属锈沉着症。

2. 代谢性白内障 具有明确诊断的影响晶状体的全身代谢性疾病,如半乳糖血症等;眼部检查除晶状体混浊外未见其他组织疾患。

3. 药物与中毒性白内障 明确的长期药物/毒物接触史,眼部检查除晶状体混浊外未见其他组织异常。

【治疗原则】

1. 积极治疗原发病。

2. 认真评估晶状体混浊程度及考虑晶状体混浊对原发疾病诊治的影响 当确认手术摘除混浊的晶状体,可以提高患者视力;或摘除晶状体,可以有利于对原发眼病的诊治时及时实施手术治疗。

3. 并发性白内障手术操作可能比较复杂 如果角膜混浊严重,影响操作和术后视功能,可以考虑角膜临时或永久移植联合白内障摘除。眼内炎症并发的白内障,要严格手术时机的选择;伴有视网膜脱离等后节疾患的手术,也应当考虑是否需要联合手术。在并发性白内障的治疗中,对于术中所需植入的人工晶状体材料、形式等,应当根据眼部原发疾病统筹考虑。

4. 并发性白内障术后,应当建立严格规范的随诊制度,随访原发眼疾的治疗效果、随访患者术后视力、眼压的变化,随访患者眼内炎症的转归及人工晶状体状况;随时调整辅助用药,确保安全的术后视力恢复并随时控制病情变化。

(四) 药物与中毒性白内障

由于药物或其代谢产物、有毒物质等淤积于眼内组织,所导致的晶状体混浊,临床上诊断为药物与中毒性白内障。

【病因】许多药物和化学物质可以引起白内障。其中毒性物质有萘、二硝基酚、三硝基甲苯、铊、硒、芥子气、三乙烯亚胺三嗪以及一些金属如铜、铁、银、汞等经全身或局部进入眼内偶可出现白内障。可以诱发白内障的药物也有许多种,如糖皮质激素、缩瞳剂、氯丙嗪、别嘌醇、氯喹、胺碘酮。

晶状体代谢的正常依赖于眼部环境的健康,任何影响眼部氧和营养供应,产生毒性产物的药物等都会引起晶状体混浊。

【发病机制】由于药物或其代谢产物、毒物等在眼内积蓄,造成晶状体组织缺氧、代谢紊乱或细胞变性,致使晶状体发生混浊。

临床常见的该类白内障诱因物质:

1. 糖皮质激素 糖皮质激素造成的晶状体混浊多属于后囊型,晶状体混浊程度与应用糖皮质激素的剂量和用药时间有关,也与个体对糖皮质激素的敏感性有关。全身或眼局部用药都有报道可形成白内障。

2. 吩噻嗪类药物 吩噻嗪是一类影响精神状态的药物,长期服用可以导致晶状体前囊下上皮细胞色素沉着。易导致晶状体病理性改变的药物主要包括氯丙嗪、硫利达嗪。这类晶状体混浊产生的视力损害通常都不明显。

3. 缩瞳剂 长期局部使用抗胆碱酯酶药物可以导致白内障。据报道使用毛果芸香碱后 55 个月有 20% 的患者出现白内障,在使用毛果芸香碱滴眼液(治疗青光眼)后有 60% 的患者出现白内障。通常其特征性的表现为病变早期,晶状体前囊、上皮细胞内或其后出现微小空泡,这些空泡使用裂隙灯透照法检查最容易发现。白内障也可以发展为后皮质和核性白内障。

4. 胺碘酮 胺碘酮是一种抗心律失常药,据报道可以形成前部晶状体星状轴性色素沉着。这种情况很少会影响视力。

5. 吸烟与饮酒 核性白内障与吸烟有关。吸烟一直是可以预防的危险因素之首。吸烟引起损害的确切机制还不清楚，可能是对晶状体的氧化损伤造成蛋白修饰，溶解性下降和细胞DNA损伤，最终导致蛋白变性，使晶状体透明性下降。酒精致的白内障见于各种临床类型。

（李学民）

第三节　晶状体先天畸形和异位

要点提示

本节应当关注的重点为母体孕期出现的影响晶状体变化的疾病及患儿全身发育状态，除晶状体异常外，是否还存在其他器官组织的异常；造成晶状体异常的疾病是否具有遗传性。

根据晶状体的发育与解剖结构特点，除晶状体的透明度异常导致先天性白内障外，主要还可能表现出形态及所处位置的异常，临床上分别称为晶状体畸形与晶状体异位。如晶状体表面曲率过大、位置不居中等。这些异常同样会影响物体在视网膜表面的正常成像，导致患者的视力障碍。

一、晶状体先天性畸形

（一）先天性球形晶状体

晶状体前、后表面曲率大于正常，使晶状体近球形外观。晶状体直径或略短，散瞳后可较容易地看到晶状体赤道部及晶状体悬韧带。临床上，患眼多表现为近视状态。

（二）先天性晶状体圆锥

多指晶状体后表面中央向后突出，使后表面呈圆锥状。圆锥顶端下晶状体皮质间或有局部混浊。部分患儿伴有玻璃体血管残留。

（三）先天性晶状体缺损

先天性晶状体缺损指晶状体形态不是对称的双凸透镜状，部分边缘缺损。缺损部晶状体变薄、囊膜完整，悬韧带大多缺如。多数患眼同时伴有晶状体缺损相关部位的虹膜、脉络膜缺损。当晶状体悬韧带缺如波及面积较大时，会伴有晶状体的位置异常。

二、先天性晶状体异位

先天性晶状体异位（congenital lens dislocation）主要表现为晶状体半脱位。由于出生时晶状体悬韧带发育不良，过于松弛或由于较大面积的晶状体悬韧带缺损造成。除非明显的晶状体异位，家长在灯光下发现瞳孔出现异常反光外，晶状体半脱位很难被发现。多数患儿是由于屈光不正散瞳验光或散瞳做其他眼科检查时被确诊；也有部分患儿因患有伴其他全身发育异常的综合征而就诊。

由患者自行发现而就诊的晶状体半脱位（sub-luxation of the lens），主诉常为：视物模糊，视力随体位变化时而不同，单眼复视等。检查可发现：屈光不正，多数表现为高度近视。前房深或深度不一致，虹膜震颤，晶状体半脱位。部分患者同时伴有全身异常如：主动脉畸形，肢体发育异常等。

（一）Marfan 综合征

只有少部分患者以视力不好为首发症状就诊，患眼屈光状态一般表现为高度近视。晶状体半脱位，多向鼻上方。部分晶状体悬韧带松弛。瞳孔小且散瞳困难。

Marfan 综合征为一种常染色体显性遗传性疾病。患者多数有：鸡胸、漏斗胸；脊柱侧弯；关节韧带松弛，活动异常增强；颧骨发育不全；晶状体半脱位；虹膜、瞳孔开大肌发育不良；蜘蛛指/趾；主动脉扩张，二尖瓣脱垂/闭锁不全，夹层动脉瘤等（图 11-3-1）。

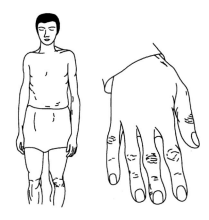

图 11-3-1　Marfan 综合征

（二）Marchesani 综合征

晶状体半脱位，球形晶状体，身材多为矮胖形。

（三）同型胱氨酸尿症（Homocystiuria）

一种遗传性疾病，由于酶缺乏所致蛋氨酸代谢障碍，其主要临床表现除晶状体半脱位外，还包括多发性血栓栓塞、智力低下、指（趾）过长。临床诊断早期易与 Marfan 综合征混淆，Marfan 综合征患者均患有晶状体异位、蜘蛛指（趾）及心血管病。同型胱氨酸尿症的遗传方式为隐性遗传，患儿表现出代谢异常的临床体征，出生数年后骨骼的生长不成比例，还有智力、血栓栓塞症状，骨质疏松，椎骨有双凹畸形等异常。

（王薇）

第四节　白内障术前评估

要点提示

术前评估是保证手术顺利完成和患者安全的重要环节，是手术方案设计的可靠临床依据。

近年来，白内障手术从既往的复明手术已经逐渐过渡到屈光性手术，医生和患者都希望通过白内障手术获得更为理想的视觉质量，因此该手术绝大多数都属于择期手术。对患者眼部病情和全身情况的准确评估有助于帮助术者判断是否存在手术禁忌证，合理选择手术时机，提前做好手术预案，确保手术安全有效都有着重要的意义。

术前评估包括对眼部状况的评估和对全身状况的评估两部分。

一、眼部评估

（一）术前眼部常规检查

1. 视功能、屈光状态 包括裸眼视力、矫正视力和诊断性验光，裸眼视力不能作为评估手术适应证的标准，验光可以排除因屈光不正导致的视力低下。

2. 眼压 非接触眼压计可以作为筛查设备使用，对于青光眼患者需要准确测量眼压时应该使用 Goldmann 眼压计。

3. 冲洗泪道 应记录泪道是否通畅，盐水返流位置，是否有脓性分泌物。慢性泪囊炎为手术禁忌证，因此此步骤不可省略。

4. 裂隙灯、检眼镜 见眼科检查法。

（二）眼部特殊检查

1. 角膜内皮细胞计数 通常应测量同一眼多个位置的细胞计数，避免误差。白内障术前除关注内皮细胞计数外，还应同时关注六角形细胞百分比，大于 50% 可以认为基本正常。计数低时应注意寻找导致细胞损害的原发病，必要时做角膜激光共焦显微镜检查，低于 800/mm² 则术后大泡性角膜病变的可能性非常大，应与患者充分沟通。

2. A 超、角膜曲率、IOL-Master/Lenstar 测算人工晶状体度数，详见人工晶状体度数测量和计算。对于屈光间质混浊严重的患者无法通过光学仪器无法测量眼轴时必须依赖 A 超的测量来计算。

3. 角膜地形图 对于明显的角膜散光，可以用来判定散光是否为规则性散光，是否可以通过 Toric 人工晶状体矫正，也可以发现圆锥角膜等原发角膜疾病，对于明显的不规则角膜散光可以初步预测术后效果。

4. B 超 可用于排查视网膜脱离、高度近视后巩膜葡萄肿、后巩膜炎、视乳头水肿、青光眼晚期的视杯凹陷等，对于屈光间质混浊，眼底检查困难的患者尤为重要。

5. 彩色眼底照相 主要用于拍照后极部视网膜，视神经、黄斑区等。如果屈光间质混浊严重，需要散瞳后照相，初诊医生应初步判断患者是否有散瞳检查的禁忌证。

6. 后节 OCT 主要用于评估黄斑区结构，对于初步预测术后视功能有重要意义。如发现有黄斑区新生血管性疾病或黄斑水肿，可请眼底病科会诊，必要时行玻璃体注射抗血管内皮生长因子类药物，初步控制病情后再手术。如合并黄斑前膜或者黄斑裂孔，则可同时评估是否需要联合黄斑手术。

7. 合并特殊疾病还可能需要进一步检查，如：

(1) 眼电生理(视觉诱发电位)：对于晶状体全混或棕黑色核性混浊的白内障，视力低于数指水平时，眼电生理检查可用于评估视网膜及视神经功能。

(2) 视网膜荧光素血管造影：对于已知有明显的视网膜视神经疾病者，可酌情考虑术前行该检查，以判断病情。如屈光间质混浊明显无法呈现满意的荧光像，则可向患者交代术后视力受眼底病变影响，必要时可以于白内障术后一个月行荧光素血管造影检查。

(3) UBM：术前发现浅前房的患者可用以测量前房深度和房角形态，也可发现晶状体不全脱位的情况，对于合并有青光眼、剥

脱综合征或者视网膜色素变性等可能合并房角异常或者晶状体半脱位的患者应进行该检查，为医生合理计划手术方式提供依据。

(4) 其他有必要的特殊检查等。

（三）评估眼部疾病对白内障手术的影响

当常规检查发现患者有白内障需要手术治疗时，不能盲目手术，一定要仔细评估眼部和全身情况，排除手术禁忌证，必要时应先治疗现有其他疾病，再行白内障手术。通常眼部评估可能发现以下异常：

1. 感染性疾病 眼部或者眼周存在感染性疾病，视为手术禁忌证，例如：睑板腺炎、眼睑皮肤疖肿或者疱疹、慢性泪囊炎(术前冲洗泪道发现有脓性分泌物)、急性结膜炎、角膜溃疡、感染性眼内炎、眶蜂窝织炎、同侧额部或面部疖肿或疱疹、同侧急性牙周牙体感染性疾病等。感染性疾病须治愈后方可行白内障手术。

2. 炎症性疾病 眼部的免疫相关性疾病处在活动期时视为手术禁忌证，如：眼睑湿疹、过敏性结膜炎、免疫相关性角膜炎、虹膜睫状体炎、后部葡萄膜炎等。眼表炎症治愈后 1~2 周可手术，葡萄膜炎需要控制平稳后 3 个月方可手术，否则可能导致炎症复燃。

3. 眼底病 眼底病变的评估可以有效地预测术后视力，避免患者对手术效果产生不切实际的预期。发现视网膜脱离、黄斑水肿、视网膜脉络膜出血性疾病，则需要重新制定治疗方案，调整治疗眼底病和白内障手术的顺序。视网膜色素变性的患者往往合并有晶状体悬韧带的松弛和溶解，严重者产生晶状体半脱位，术者应高度谨慎并提前做好手术方式的调整。对皮质性白内障成熟期的患者，视力在手动或光感的水平，可以通过光定位检查和红绿色觉检查初步判断黄斑和视网膜功能，也可以通过闪光 VEP 来初步判定。

4. 视神经疾病 视神经不同程度的萎缩经常被患者忽视，认为是白内障导致的视力下降。术前发现视神经萎缩应该进行视野检查，排除颅内病变。已经存在的白内障可能会影响视野检查的准确性，但是应该告知患者白内障手术无法恢复因视神经萎缩导致的视力损害。

5. 屈光状态 当发现患者较差的视力与并不严重的晶状体混浊程度不一致时，应该首先进行验光矫正。如果矫正视力仍然不能解释低视力时，应该继续查找导致视力下降的其他原因。白内障手术可以通过植入人工晶状体来矫正原有的屈光不正，这需要术者在与患者充分沟通的基础上根据患者原有的屈光状态为患者选择目标屈光度：原有近视的患者可以预留-3D，令患者在不戴镜的情况下舒适阅读，看远时配戴眼镜，以尊重患者既往多年的戴镜习惯；既往正视的患者仍然保持术后正视状态；术前存在明显角膜散光，可以考虑植入散光矫正型人工晶状体予以矫正；既往有远视的应该按照术后正视进行预留，并追问患者既往视力状态，排除弱视情况；有屈光参差的患者首先要排除弱视，追问既往眼外伤史，并仔细排查是否存在白内障之外的其他眼病；对于单眼白内障合并双眼高度近视的患者，在选择目标屈光度时应该谨慎，与患者反复沟通后再选择，并为患者提供不产生屈光参差的解决方案。

6. 青光眼相关疾病 拟手术眼眼压高的术前应充分控制眼压在正常范围，高眼压状态下手术会增加出血和术后炎症反应的风险。对于顽固高眼压，难以控制的，可以术前给予甘露醇静滴，并于输液后半小时至一小时内开始手术；对于前房极浅，散瞳后可能升高眼压的应配合使用降眼压药物，在散瞳后尽早安排手术，减少因散瞳继发青光眼发作的可能性。已行抗青光眼手术者，应判断滤过泡的位置，手术切口应避开滤过泡。长期应用毛果芸香碱的患者应术前停用，避免手术散瞳困难；应用拟前列腺素类药物控制眼压的应术前替换为其他眼药，以减轻术后炎症反应。瞳孔过小或者后粘连情况下，需要提前准备虹膜拉钩用来术中开大瞳孔。前房极浅的情况会增加手术难度，术者应在术前充分评估，对于前节拥挤的患眼，可根据术中情况决定是否需要行前部玻切以避免术后恶性青光眼发生。常规白内障可在表面麻醉下手术，而青光眼患者手术难度增加，术中可能涉及虹膜操作，需要在球后麻醉下完成。

7. 角膜病变 角膜内皮细胞计数会发现内皮细胞数减少或者六边形细胞比例降低，尽量寻找原发病，并在术中使用分散性黏弹剂，尽量避免手术操作对角膜内皮细胞的损害。应告知患者角膜内皮细胞减少将可能导致大泡性角膜病变，最终需要进行角膜移植。角膜透明度会异常影响手术操作和术后视力；角膜曲率异常则需要进一步分析，排除圆锥角膜，不规则角膜散光应慎选高端晶状体。合并翼状胬肉会改变角膜曲率，产生角膜散光，对于导致角膜散光的翼状胬肉应一期手术，待拆线且手术部位恢复良好后重新测量角膜曲率，计算人工晶状体度数，再二期行白内障手术。

8. 外伤 对于有明确外伤史的患者应该仔细检查受伤部位，排除眼内异物、检查虹膜位置、晶状体是否脱位、眼底是否有损害来评估。

9. 先天性小眼球 术前测量眼轴长可以及时发现先天性小眼球，此类患眼手术发生脉络膜暴发性出血的风险很高，对于眼轴过短，脉络膜增厚明显，视网膜血管迂曲扩张明显的，可以考虑行巩膜开窗术，涡静脉减压，减少术中出血风险。

10. 其他异常 眼球震颤、小角膜、晶状体脱位、虹膜缺损、脉络膜缺损等。这些眼部疾病都会给手术带来困难，需要术者提前做好准备。

然而患者的系统性疾病和用药却可能对手术产生很多负面影响，甚至导致手术失败，使患者不同程度丧失视功能甚至威胁生命。因此，充分评估患者全身状况，对于减少术中、术后，全身和局部并发症，保障手术安全具有重要的临床意义。

二、全身情况评估

术前对全身情况的准确评估，可以让术者了解手术风险，避免在术中发生系统性意外情况，也确保眼部手术在安全的条件下进行。

（一）术前评估的时机

1. 初诊时 患者初诊时，即应询问患者全身疾病病史，并做详细记录，对于掌握手术时机有指导意义。例如：对于未经系统治疗的高血压、糖尿病、冠心病等需要到相应科室进行治疗后方可考虑手术，对于新发脑梗死和心肌梗死患者则暂时不能手术。

2. 术前检查结果完备后 当患者已完成手术前的系统检查，资料完备后，可以进行一次完整的术前评估，对于患者是否可以手术进行评估，对手术中的高危因素进行记录，提示术前准备室、术者和麻醉医师准备相应预案。

（二）评估的内容

1. 系统回顾

（1）高血压：既往有高血压病史，未规律用药治疗，且即刻血压高于 150/90mmHg 的，建议到心血管科先行控制血压，再预约手术；既往规律用药的情况下，静息状态下血压高于 150/90mmHg 的应做记录，手术当日密切关注血压变化。所有患者均应嘱其继续规律用药，术日正常服用降压药。

（2）糖尿病：如既往糖尿病史不详，体检发现血糖高者，应嘱其到内分泌科会诊，控制血糖平稳后再预约手术；如血糖经药物控制平稳，应予以记录；如血糖控制不平稳，则应推迟手术。过高的血糖会增加手术后眼内炎症反应，增加术后感染性眼内炎发生的危险，也会延迟伤口的愈合时间。推荐的血糖指标为空腹血糖低于 8.3mmol/L，餐后血糖低于 11mmol/L，超过此数值并非白内障手术的绝对禁忌证，需要根据眼部病情的必要性和全身情况综合考虑决定手术，告知患者风险，以及围手术期全身应用抗生素预防感染。

（3）心血管系统疾病

1）冠心病：患者有明确的不稳定性心绞痛或者心肌梗死，内科治疗中或者曾做过冠脉搭桥手术或者冠脉支架的，在六个月内有新发作的，应该推迟手术，患者在手术应激状态下可能诱发新的心梗发作，应该嘱其继续在心血管科治疗，至连续 6 个月无新发作后再预约手术。有相关疾病或者做过心血管手术的患者应该同时询问是否应用抗凝药物。

2）心力衰竭：需要评估心功能，确定患者是否可以坚持平卧。

3）心律失常：心电图发现严重心律失常或者患者提供了相关病史，均应先评估和控制心律失常。高危的心律失常，药物控制无效的应采取相关措施如植入临时起搏器控制心动过缓等来确保手术安全。

4）其他：全身疾病有可能合并心血管系统异常的均应先行相关科室会诊评估。例如：Marfan 综合征合并瓣膜病或者主动脉夹层动脉瘤者等，先行心脏外科会诊，必要时手术后再行眼部手术才能确保手术安全。

（4）脑梗死/脑出血：6 个月内无新发梗死或者出血方可安排手术。合并有语言和运动障碍的应予以记录，在手术准备和运送患者过程中合理安排。记录是否使用抗凝药。

（5）哮喘/慢性阻塞性肺疾病（COPD）：需要控制咳嗽，并充分进行术前宣教，告知术中咳嗽需要提前告知术者。术中确保吸氧使血氧饱和度控制在理想水平。

（6）急/慢性肾功能不全：首先应了解导致视功能不全的原发病，其次，注意围手术期用药，应避免选用经肾代谢或者有肾损害的药物。询问患者是否进行透析，是血液透析还是腹膜透析。血液透析的患者应记录是左臂还是右臂,手术中测量血压应避免选用透析的一侧。腹膜透析的患者透析频率比较高,应该合理安排手术时间,减少手术等候,不影响透析为佳。

2. 精神状态及躯体运动能力评估

(1) 焦虑/抑郁:术前沟通应充分,使患者对手术减少恐惧,信任医生。术前应适量服用抗焦虑或者抗抑郁药物。

(2) 幽闭恐惧症:嘱患者在家中练习平卧,面部用枕巾或者床单遮盖,逐渐增加遮盖时间。如果患者仍然无法耐受,可考虑全麻手术。

(3) 老年痴呆/智障:应与家属和患者充分沟通,评估患者理解力,和对疼痛的耐受力。此类患者,家属因常年照料,大多可以比较准确的评估患者的耐受力。

(4) 帕金森病/震颤:头部震颤的患者会给手术带来困难,术者应根据自身的经验和操作的熟练程度判定是否可以手术。部分患者的震颤是受情绪影响的,消除患者术中紧张情绪可以减少震颤。

(5) 不能平卧:因心功能异常所致的不能平卧,往往无法耐受手术。因脊柱侧弯导致的异常体位可以通过调整手术床,局部垫高,腿部举高等方法达到要求的头位和眼位,帮助完成手术。

(6) 肢体运动不便:就诊时坐轮椅来的患者应常规询问行动不便的原因,如因脑卒中导致的应询问6个月内的情况是否稳定,如因外伤或者骨科手术后的行动不便,应询问创伤恢复的情况,待骨科情况稳定后方可手术,避免因手术运送或者搬动造成新的损害。

(7) 其他。

3. 用药史

(1) 抗凝药物:由于心脑血管疾病或者术后需要长期应用抗凝药,如阿司匹林,硫酸氢氯吡格雷,华法林等会使血液处于低凝状态,易导致术中出血,或者出血不止。通常需要请患者咨询他的医生是否可以暂时停药,术前一周停药对于减少术中出血倾向有帮助。对于内科病情不允许停用抗凝药的情况下,如果是常规白内障手术,可以选择透明角膜切口,手术减少创伤,避免骚扰虹膜,维持眼内压稳定,都可以减少术中出血的风险。

(2) 糖皮质激素和/或免疫抑制剂:患有系统性免疫相关疾病的患者,可能会长期服用此类药物,只要病情控制平稳的情况下,眼部无活动性炎症,无反复发作的葡萄膜炎时,手术可以照常进行。

(3) 眼部用药史(尤其是抗青光眼药物):由于围手术期要滴眼液来预防感染和控制炎症,因此手术前应尽量减少其他滴眼液的使用。对于抗青光眼药物,应该做相应调整,术前尽量减少毛果芸香碱和拟前列腺素类药物的使用,而选用其他降眼压药物来替代。

4. 过敏史 对于患者过敏史应做相应记录,原则上常规白内障手术围手术期无须全身应用抗生素,但是在易感人群,应用的时候要注意询问过敏史。对于过敏体质的患者,可能存在术后炎症反应重的情况,注意预防和术前交代病情。

5. 既往手术及外伤史 相关病史的询问可以作为全身病

和眼部疾病史的良好补充,对于明确诊断、判断是否有手术禁忌证有辅助作用。

(1) 冠脉支架/搭桥。

(2) 眼部手术史。

(3) 眼部外伤史。

(4) 瘢痕体质(美容手术)。

6. 体检结果回顾 术前内科体检化验是术前评估的重要组成部分。

(1) 血常规:对于白细胞升高、血红蛋白降低、血小板降低、中性粒细胞/淋巴细胞比例异常均应做具体分析,及时发现感染、贫血、出血倾向,恰当选择手术时机。

(2) 凝血功能。

(3) 血生化(血糖、肝功能、肾功能)。

(4) 感染免疫检验(乙肝、丙肝、梅毒、艾滋病):及时发现血液传播疾病,合理安排手术顺序,消毒手术器械,避免医源性暴露和感染。

(5) 心电图:心电图仅作为筛查,发现有意义的异常需要进一步检查,如果心电图大致正常,但是患者有明确的心血管病史和不适主诉,仍需进行相关科室会诊。

(6) 胸片正位X线片:主要用来排除下呼吸道感染性疾病,如有相关感染,应治愈后再手术。如怀疑活动性肺结核,则需感染疾病科会诊或者转诊至当地结核病防治专科医院治疗后再行手术。如胸片发现其他病变,应及时告知患者,并指导患者是否需要进一步诊治。

对患者的评估过程中,对设备的要求并不多,然而细致和有经验的问诊可以更准确地评估出患者的状态和手术的风险等级,对于确保手术安全性非常重要,有条件的医院可以建立术前评估中心,不仅提高工作效率,更可以由专业、经验丰富的人员完成评估。

(孙岩秀)

第五节 人工晶状体生物学测量

要点提示

1. 人工晶状体屈光度计算包括生物学测量和人工晶状体计算公式选择。人工晶状体的计算公式,依据不同的设备、不同的晶状体设计和材料,患者状况等因素选择。

2. A型超声生物学测量适用性广,但精确度略差。

3. IOL Master等光学测量方法可获取更全面及准确的眼部数据。

4. 任何一种公式,都不能最准确的估算和预测手术后视力。第一、二代人工晶状体计算公式考虑了眼轴、角膜曲率等的影响,假定前房深度为是固定不变的。第三代公式通过不同的个性化常数,改良了对有效人工晶状体位置(ELP)的预测。第四代公式对ELP的预测中更多地加入了个体化参数。

既往研究发现,白内障手术后视力改善的关键是手术前能否准确选择人工晶状体屈光度;而人工晶状体屈光度的准确预测则主要取决于术前能够获取精确的生物学测量数据和选择合适的人工晶状体计算公式。研究表明，人工晶状体屈光度计算误差来源中眼轴长度（AL）测量的占54%，有效人工晶状体位置预测（effective intraocular lens position，ELP）占38%，角膜曲率（K）测量占8%。因此，目前人工晶状体生物学测量主要指标包括眼轴长度、前房深度和角膜曲率等。

生物测量方法包括声学测量和光学测量。声学测量即A型超声测量，通过A型超声检查获取眼轴、前房深度、晶状体厚度等数据，借助其他仪器测得的角膜曲率代入人工晶状体公式得到所需人工晶状体屈光度。光学测量中包括IOL Master、Lenstar、OPD-Scan Ⅲ、Pentacam、Sirius 眼前节分析仪、Galilei 眼前节分析仪等仪器，其中IOL Master、Lenstar可直接测量眼轴长度，而其他光学测量仪器需要辅助眼轴测量模块或输入IOL Master 和 Lenstar 测量的眼轴长度计算人工晶状体屈光度，目前以 IOL Master 较为常用。

一、A 型超声法生物测量

A型超声法（A超）包括直接接触检查法和间接浸润检查法，适用于所有病例，包括正常眼轴、过长和过短眼轴。目前浸润式A超可以最大限度减少对眼球的压迫，避免视轴与超声轴不同步，其准确性与 IOL Master 相当，但因为操作有交叉感染的风险，同时需要更高技巧，目前使用较少。而直接接触式A超操作简单，较常用于临床。

（一）原理

A超测量眼轴利用了超声在不同介质的声阻差不同，声阻差越大，反射越强，两种介质声阻差 >0.1% 就会在界面上产生反射和折射。A超探头不仅可以发出超声波，而且可以接收回声波。回声波经示波器放大，或在示波器显示出来，同时可经计算以数字的形式显示出来。因此，用超声波测量眼轴的长度，不是测量眼轴实际上有多长，而是测量在光轴上，从角膜前表面的顶点到黄斑中心凹之间，超声波通过各介质的时间，然后乘以超声波在各介质中前进的速度，得到各介质的厚度。各介质厚度之和，即是眼轴的长度。A超测量的眼轴长度为：自角膜前表面到视网膜内界膜间的距离。

（二）优点

1. 对注视时间要求较低，在严重的斜视、眼球震颤、中心视力丧失等情况下具有优势。

2. 不受屈光间质混浊影响，如角膜瘢痕、严重白内障、玻璃体积血等亦可完成测量。

（三）缺点

1. 接触测量法，对角膜的压迫会产生测量结果的误差。

2. 需使用表面麻醉剂，操作中可能产生角膜上皮划伤和因探头消毒不彻底而产生的交叉感染等风险。

3. A超测量精确度为0.1mm，远远低于IOL Master 精确度。

4. A超测量受探头定位、眼球运动等影响，各测量值之间的差异较大，需反复测量。

5. A超对操作者有一定的技术要求，医技人员需经过专业

培训及一定时间训练方可胜任。

6. 检查时对患者的配合度要求较高。

二、光学法生物测量

目前临床上光学生物测量仪器包括 IOL Master、Lenstar、OPD-Scan Ⅲ、Orbscan Ⅱ、Pentacam、Sirius 眼前节分析仪、Galilei 眼前节分析仪、iTrace 等，其中 IOL Master 应用最为广泛。

（一）IOL Master

1. 原理　是基于部分相干干涉测量（partial coherence interferometry，PCI）测量的原理，类似 OCT 技术，利用光的干涉现象，应用激光二极管发出一束具有短的相干长度（160um）的红外光线（波长 =780nm），人工分成两束独立的轴线光，沿视轴方向分别到达角膜和视网膜色素上皮层后反射，光学感受器测出干涉信号差别获得眼轴长度。IOL Master 能够通过一次测量获得眼轴长度、前房深度、角膜曲率、角膜直径等。

IOL Master 眼轴测量是非调和精确测量，通过信噪比（SNR）评估测量结果的准确性，SNR>2.0，提示屈光介质清晰，信号良好；1.6<SNR<2.0，提示屈光介质中度混浊，结果有效，若测量结果旁标有感叹号，提示该结果需要评估；SNR<1.6，提示屈光间质重度混浊，提示信号差，结果旁标有 "error"，提示该结果需排除。IOL Master 所测量眼轴长度为泪膜前表面到视网膜色素上皮层的光学长度，更接近于人眼的实际屈光线路。测量角膜曲率时通过照相机记录投影在角膜前表面以直径为 2.5mm 呈六角形对称分布的 6 个光点的反射，测量分析三对方向上相对应的光点，计算出环形的表面曲率半径。

2. 优点　①非接触测量法，避免了对角膜的压迫产生的误差；②无须使用表面麻醉剂，避免了可能产生的角膜上皮划伤和因探头消毒不彻底而产生的交叉感染等风险；③IOL Master 测量精确度为 20μm，远远高于 A 超精确度；④IOL Mater 测量结果的重复性好；⑤IOL Master 对操作者没有很高的技术要求，一般医技人员经短时间的训练即可胜任；⑥检查时对患者的配合度要求低于超声法；⑦IOL Master 测量时只需注视红色同视灯，则测量路径就与视轴重合，特别对于高度近视伴巩膜后葡萄肿的眼球，测量光束可较容易地定位于黄斑。

3. 缺点　①要求被检眼至少注视固视灯 0.5s 以上，在被检者伴有严重的斜视、眼球震颤、中心视力丧失等条件下无法测量；②因屈光间质混浊，如角膜瘢痕、严重白内障、玻璃体积血等情况下，光束不能到达视网膜色素上皮层；③检测时包括了泪膜的厚度，因此泪膜的瞬间变化可能对结果产生影响。

（二）Lenstar

1. 原理　是基于光学低相干反射技术（optical low coherence reflectometry，OLCR）的原理，采用 820nm 波长光源，包括超级发光二极管、旋转玻璃立方体发出纵向扫描光线，对从角膜前表面和视网膜反射光的差异分析检测即可完成对眼轴长度的测量。它是通过测量距角膜中央 1.65mm 和 2.3mm 的 32 个反光点获取角膜曲率。单次检测中，除了可以测量眼轴长度、前房深度、角膜曲率、角膜直径等基本参数，还可以完成角膜厚度、

晶状体厚度、视网膜厚度和瞳孔大小等参数的测量。Lenstar可以提供五种公式对人工晶状体屈光度数进行测算,包括SRK-Ⅱ、SRK/T、Hoffer Q、Holladay、Haigis,并且计算时运用的是经过统计得出的矫正A常数。OLCR同超声测量的原理类似,但它通过光学而不是声学完成测量。

2. 优点　①所有数值都在视轴上进行测量,所有的生物数据的测量都是源于OLCR原理,患者的眨眼或者固视丢失都会被监测到,配合特别好的数据才会被用来分析,这样能保证测量有很好的重复性和准确性;②不同操作者带来的差异并不会影响其结果的可信性及重复性非接触测量法,避免了对角膜的压迫产生的误差;③对操作者没有很高的技术要求,一般医技人员经短时间的训练即可胜任;④检查时对患者的配合度要求低。

3. 缺点　①散瞳可能会影响其测量眼轴长度的结果;②因屈光间质明显混浊,如角膜瘢痕、严重白内障、玻璃体积血等情况下,光线透过性差,影响检测;③与IOLMaster相比,Lenstar能测量的眼轴范围相对窄一些,测量范围14~32mm,从这点来看,IOLMaster对于超高度近视的患者更有优势。

(三) OPD-Scan Ⅲ

OPD-Scan Ⅲ集波前像差仪、Placido环角膜地形图(仅基于角膜前表面测量角膜参数)、自动验光仪、自动角膜曲率计、瞳孔仪和瞳孔图仪五种功能于一体。

(四) Orbscan Ⅱ角膜地形图仪

Orbscan Ⅱ采用光学裂隙扫描原理(测量18 000个数据点),并结合Placido盘反射影像,同时测量角膜前、后表面三维空间信息,经过计算机分析处理,一次性获得角膜前后表面高度图、角膜前后表面屈光力图和角膜厚度图。

(五) Pentacam 眼前节分析仪

Pentacam眼前节分析仪是基于Scheimpflug摄像原理的眼用摄像分析系统。经采用360°旋转的测量探头进行眼前节扫描,通过旋转摄像,拍摄25到100张Scheimpflug图像,其高分辨率版本Pentacam HR最多可获得138 000个高度点,根据测量所得数据综合运算得出准确的中央角膜曲率。

(六) Sirius 眼前节分析仪

Sirius眼前节分析仪基于单Scheimpflug相机结合Placido盘技术,能够显示角膜前后表面地形图以及12mm直径以内的角膜厚度,可以测量分析角膜波前像差、角膜曲率、前房深度等眼前节生物参数。Sirius眼前节分析仪将两种技术结合,用Placido盘和Scheimpflug技术获取角膜前表面数据,用Scheimpflug技术获取角膜后表面数据,两者互补。

(七) Galilei 眼前节分析仪

Galilei眼前节分析仪同样以Scheimpflug摄像原理结合Placido盘进行数据采集,配有双Scheimpflug摄像机,可以提供超过122 000个数据点,理论上其准确性较单Scheimpflug摄像机准确性更高。

三、人工晶状体屈光度计算和公式选择

人工晶状体计算公式主要分为理论公式和经验公式。理论公式是按照几何光学原理推导出的数学公式,经验公式是回顾分析大量用理论公式计算人工晶状体度数的患者的术后数据,经过统计分析得出。经验公式的缺点是如果检查手段改变或者手术技术革新,经验公式的结果就会不准确。例如,如果测量眼轴长度的方法从超声测量改为光学法测量,A常数会相应地改变,甚至回归系数也会改变。理论公式对人工晶状体的放置位置较敏感,比如人工晶状体没有植入囊袋而是植入睫状沟,由于改变了人工晶状体的平均位置,所以对结果会产生明显影响。

根据对术后前房深度(ACD)即有效人工晶状体位置(ELP)预测的不同,人工晶状体计算公式又分为4代。第一代包括SRK,未考虑ELP。第二代包括SRK-Ⅱ,通过修正A常数预测ELP。第三代包括SRK/T、Holladay 1、Hoffer Q等,不同公式的个性化常数,改良了对ELP预测。第四代包括Holladay 2、Olsen、Barrett、Haggis、Haggis-L等,对ELP的预测中更多的加入了个体化参数。

(一) 第一代公式

SRK公式(1981年):此理论公式是由一个简单的回归方程组成的,$P=A-2.5L-0.9K$,其中P为人工晶状体度数,A常数一般由人工晶状体生产厂家提供,L为A型超声测得的眼轴长度(mm),K为角膜曲率(D)。经验公式的缺点在于其原理给予特定的数据设置,比如公式中的眼轴是A型超声结果,若更换检测手段,则A常数需相应改变。

(二) 第二代公式

SRK-Ⅱ公式(1988年):以SRK公式为基础,根据眼轴长度的不同对A常数进行修正,使之与眼轴相关联,提高了准确性。具体修正如下:

$P=A1-2.5L-0.9K$;

$L<20.0$,则$A1=A+3$;

$20≤L<21.0$,则$A1=A+2$;

$21≤L<22.0$,则$A1=A+1$;

$22≤L<24.5$,则$A1=A$;

$L≥24.5$,则$A1=A-0.5$

SRK-Ⅱ公式形式上继承了SRK公式的简明,使其在临床中被广泛应用,特别是在广大经济欠发达地区,不具备专业计算仪器时其优越性显而易见。公式中A常数与AL的线性关系,将长眼轴笼统并为L>24.5mm的分段方法未必适合所有长眼轴的眼球,这就使得SRK-Ⅱ公式在预测长眼轴时出现了较为明显的误差。

(三) 第三代公式

SRK/T,Holladay 1,Hoffer Q:结合理论和统计回归方法,针对非正常眼轴各自建立的新的第三代公式,对于ELP的预测中还包含一个常数:SRK/T(A常数),Hoffer Q(个性化前房深度,pACD),Holladay(术者因子,SF),使ELP预测个性化。目前认为,Holladay公式、SRK/T公式和Hoffer Q公式在预测正常眼轴患者人工晶状体度数的准确性上无明显差异,但在不同眼轴则各有千秋。对于L<22.0mm者,Hoffer Q公式优于其他两者,

24.5mm<L<26.0mm，Holladay 1 公式最佳，L>26.0mm，则 SRK/T 公式最为优越，而对于 22.0mm<L<24.5mm，三者无差异。

(四) 第四代公式

Holladay 2、Olsen、Haigis、Haigis-L、Barrett：较多考虑了 ELP，以几何光学原理推导的理论公式基础，同时结合了由术后资料回归所得的经验数据，计算术后光学有效前房深度时使用角膜高度计算公式，并把人工晶状体的 A 常数应用到公式中，对前房深度有了更精确的描述，使其准确性有了明显的提高，在一定程度上实现了 IOL 计算的个体化。

Haigis 公式基于薄透镜公式，它采用 3 个优化常数项，用术前 ACD、AL 来估计 ELP，在所有眼轴和所有人工晶状体型号均有优越性体现。Holladay 2 公式通过 AL、K、晶状体厚度、水平 white-to-white（WTW）、ACD、术前屈光度和患者年龄等七个变量推断 ELP，完成人工晶状体屈光度的预测。

Olsen 公式中 ELP 预测与六个参数有关：最主要作用的是 AL，后依次为术前 ACD、K、晶状体厚度、术前屈光度和患者年龄。有研究表明使用 Lenstar 测量时 Olsen 公式对人工晶状体屈光度预测更加准确，而使用 IOL Master 测量时 Barrett Universal Ⅱ 公式准确性最高。

(五) 特殊情况的人工晶状体计算

对于曾经做过角膜屈光手术的病人，人工晶状体屈光度的计算是一个挑战。这些病人在计算过程中应该考虑许多问题。既往角膜屈光手术（RK，PRK，LASIK）术后影响的主要是角膜曲率的测定。目前测量角膜曲率的方法中，角膜地形图仪测定的主要是前表面的角膜曲率，自动角膜曲率计测定角膜中心 2.6mm 区域，手动角膜曲率计测定角膜中心 3.2mm 区域。现有的测量方法中假定了许多条件，比如假定角膜中央区是球形的，角膜后表面曲率半径比前表面小 1.2mm 等，这些在角膜屈光手术后都已经改变，其主要原因在于屈光手术改变了角膜前后表面的曲率比，原有的生物学测量方法以及人工晶状体的计算公式不再适合这种情况，因此按照现有方法测定的角膜屈光手术后的角膜曲率是不准确的。目前常用的方法有：

1. 临床病史法　K 术后=K 术前－ΔSEQ（等效球镜值），角膜顶点与眼镜镜片距离（Vertex）=12mm。

第一步，通过眼镜平面的等效球镜度（SEQs）计算角膜平面的等效球镜度（SEQc）：

SEQs= 球镜度+0.5 柱镜度

SEQc=1 000/（1 000/SEQs－Vertex）

第二步，计算术后角膜平面屈光改变（ΔSEQ）：ΔSEQ=术后 SEQc－ 术前 SEQc

第三步，确定术后角膜屈光度：K 术后=K 术前－ΔSEQ，可以代入公式计算所需人工晶状体

2. 角膜忽略法　将术前的 K 值、术后的眼轴，代入 Holladay 公式，以手术时的切削度数的屈光度为目标屈光力。

3. Haigis-L 公式法　用 IOL-master 直接对术后患者进行测量然后用 IOL-master 自带的 Haigis-L 公式进行计算目标屈光度为正视时的人工晶状体屈光度。

4. TNP 法　采用三维眼前节测量仪 Pentacam 测得的 TNP 值计算 IOL 度数等，但还需要大样本临床观察。

5. ASCRS 网站法（图 11-5-1）　根据既往手术病史，将所需测量数据输入网站内相应区域，获得人工晶状体屈光度计算结果。

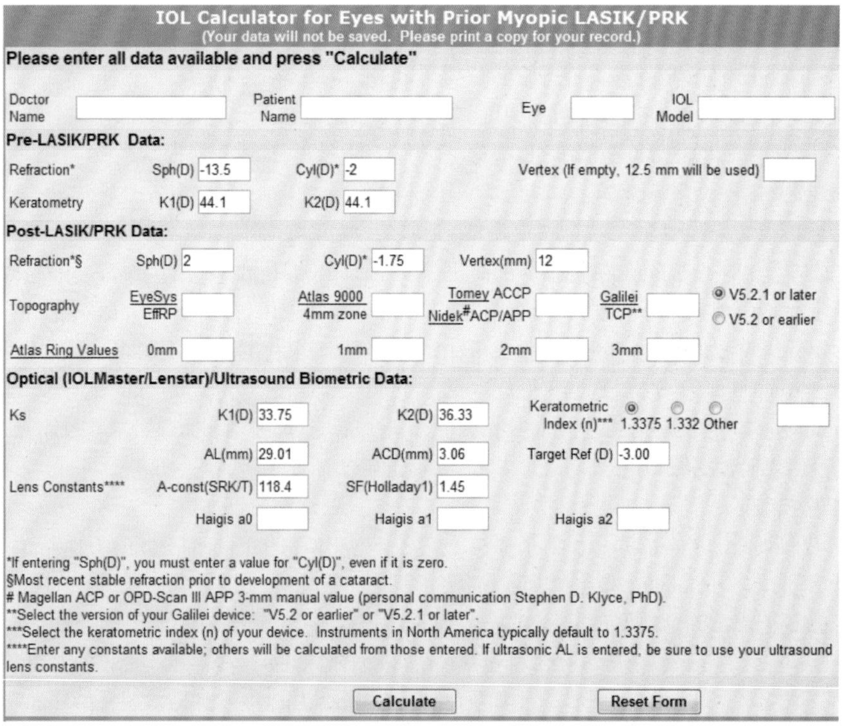

图 11-5-1　ASCRS 网站界面

（齐虹）

第六节　白内障手术

要点提示

关注白内障手术发展过程,手术时机的掌握。重点在现代白内障手术方法及人工晶状体植入术。

现代白内障手术(cataract surgery)发展迅速,多采用小切口囊外摘除(extracapsular cataract extraction)或白内障超声乳化联合后房型人工晶状体植入术,这两种手术方法能保留完整的晶状体后囊,术中术后均可起到眼前节和后节之间的屏障作用,避免术中玻璃体脱出、术后玻璃体疝与角膜内皮接触,同时术后黄斑囊样水肿和视网膜脱离的发生率也较低。

一、术前用药

1. 术前用药　眼局部滴抗生素眼液3天,每天4次。

2. 散瞳　予复方托吡卡胺滴眼液点眼10min 1次,共6次散瞳。

3. 消毒　当日术前局部皮肤消毒,结膜囊给予聚维酮碘冲洗结膜囊。

二、白内障囊外摘除术

白内障囊外摘除术(extracapsular cataract extraction,ECCE)是用显微手术技术及闭合注吸方法,截开或撕开前囊后,将白内障核及皮质摘除,保留完整的后囊膜,再植入人工晶状体,完整的晶状体后囊可起到眼前节与眼后节间的屏障作用。这种手术操作精细、准确,对组织损伤轻微。

【适应证】

1. 适合各阶段的老年性白内障,尤其适用于V级核或有术后角膜内皮失代偿风险的患者。

2. 其他各种类型白内障。

3. 处理白内障超声乳化手术不顺利,后囊破裂难以继续进行超声乳化,需要尽快移除晶状体核的患者。

【手术步骤】

1. 麻醉　可选择表面麻醉或球后阻滞麻醉。

(1) 表面麻醉:施行表面麻醉时,把表面麻醉剂滴在结膜囊内,每5min一次,共三次。目前,常用的表面麻醉剂有:盐酸奥布卡因及盐酸丁卡因。表面麻醉的注意事项:用药前应询问患者有无药物过敏史。点药后应压迫泪囊部,避免药物进入鼻咽部或全身吸收。嘱患者闭眼以防角膜上皮干燥而引起上皮剥脱。

(2) 睫状神经节封闭法(球后阻滞):球后注射局部麻醉剂可起到阻滞第Ⅲ、Ⅳ及Ⅵ脑神经、睫状神经节和睫状神经的作用。不仅能麻醉虹膜、睫状体、脉络膜,使球体深部麻醉,而且可减低眼外肌张力,从而降低眼压。方法:嘱患者向鼻上侧看,把4cm长的针头由眶下缘中外1/3交界处稍上方的皮肤面部进针,先向后进针约1cm,再转向内上方徐徐推进,深入眶内直达球后。穿过眶隔将要进入肌肉圆锥时,常有突破感。针尖刺

入的深度最好不超过3.5cm。这样,针尖恰好在肌肉圆锥内,在睫状神经节和眼球后壁之间。回抽并确定针尖不在血管内后,缓慢注入2ml利多卡因。注射完毕后闭合眼睑,用纱布按住,轻轻按摩压迫眼球,压迫1min后松开5s,再压迫1min,松开5s,共3分钟,以规避球后出血风险。

2. 主切口　沿10点到12点角膜缘切开结膜,巩膜血管电凝止血。于角膜缘约1mm处作平行于角膜缘的巩膜板层切口,横径约6mm,深达巩膜的1/2~2/3,扇形向前分离至角膜缘后缘,外窄内宽,在保证切口闭合的前提下便于晶状体核娩出。需注意切口内口须越过虹膜根部,以防止术中的虹膜脱出,穿刺刀尽量垂直于角膜内表面,穿刺进入前房,以避免娩核时晶状体对角膜内皮的损伤。

3. 前房内注入黏弹剂　向前房正中央匀速注入黏弹剂,将房水与黏弹剂充分均匀置换,即可在囊袋表面获得均匀的张力,维持前房形态,创造手术操作空间。

4. 侧穿　侧穿刀于角巩膜缘10点位行前房穿刺,穿刺过程垂直于角膜内表面,侧穿隧道最短,以保证术中及术后经侧穿口进行操作的灵活。

5. 连续环形撕囊(continuous circular capsulorhexis)　常用的器械有两种:截囊针和撕囊镊。边缘光滑的圆形前囊切口,可使囊袋受力均匀,可同时降低术中因囊袋撕裂导致的手术风险及术后因囊袋皱缩导致的人工晶状体偏位。侧穿刀于晶状体中央与5点之间前囊作一小穿刺口,此口外缘位置,决定最后连续环形撕囊的直径。撕囊镊于主切口伸入前房,夹住晶状体表面前囊穿刺口外缘,谨慎而缓慢地向12点方向撕囊(可沿顺时针或逆时针方向)。在撕的过程中,不断改变镊子夹住已撕开前囊的位置,即撕一段后,松开镊子,再夹瓣的基底部继续做弧形撕开,其间可借助红光反射寻找撕囊瓣位置,一般以2点、8点位为宜。如此可控制所撕囊的方向,使撕囊口呈光滑圆形,最后撕到起始处,形成直径为5~6mm的圆形孔。撕囊过程中要避免对晶状体皮质的扰动,以免皮质溢入前房,干扰操作视野。

6. 水分离及水分层　钝针头由主切口进入前房,针头伸入前囊膜瓣下缓慢注入少量眼内灌注液,即可使后皮质与晶状体囊膜分开,必要时也可再次于3点位前囊膜瓣下进行水分离。继而,针头沿前囊膜边缘伸入晶状体皮质中,缓慢注入眼内水少量,即可使晶状体核与皮质分开,水分层过程可缓慢旋转晶状体核,确保其与皮质壳充分游离,便于娩出。水分离与水分层有助于在娩核前先使晶状体核松动,易于晶状体核转动和娩出及皮质的吸出。其间注水应缓慢适量,过多过快均易造成后囊破裂。

7. 娩核　术者右手持晶状体娩出器,从主切口进入前房,以垂直方向自赤道部向下,深达核与皮质间的潜在平面时,向心方向进入晶状体核与皮质间的潜在腔隙至晶状体核2/3处。随后,向切口后唇轻施压力,将晶状体核或部分核托出,残余部分晶状体核可分次娩出。或者,右手使用晶状体核托板在前房中托住晶状体核,左手使用劈核器在前房中核托板上将核劈成

两半,分别娩出。

8. 注吸　注吸头沿主切口向心进入前房,先冲吸出瞳孔区的松软皮质,后将冲吸头伸入虹膜后前囊口下方,轻轻吸住皮质将其拉向瞳孔区,随后加大吸力将之吸出。最好是按术者习惯的一定顺序,如6点、9点、3点方位依次注吸皮质。对于较黏稠的皮质,吸住后最好渐向一侧移动冲吸头,将一侧皮质缓慢撕开,拉向瞳孔区并吸出。冲吸时应注意勿损伤后囊,注意注吸头的吸孔应始终向上;如误吸住后囊,在冲吸头周围出现放射状皱褶,应立即停止抽吸,及时进行回吐,以保证后囊完整。

9. 前房内注入黏弹剂　由囊袋正中央匀速注入黏弹剂,维持前房及囊袋形态。

10. 囊袋内植入人工晶状体。

11. 封闭切口　可视主切口大小使用10-0尼龙线间断缝合。

三、白内障超声乳化术

白内障超声乳化术是应用超声乳化仪将晶状体核粉碎成乳糜状,用注吸系统将之吸出。

【适应证】超声乳化的适应证基本与囊外摘除术相同,在选择病例时还应考虑以下几点:

1. 晶状体核的硬度　裂隙灯下根据混浊的晶状体核的颜色将其分为5级。Ⅰ级为淡灰色混浊,Ⅱ级为淡黄色混浊,Ⅲ级为浅棕色混浊,Ⅳ级为棕色混浊,Ⅴ级为棕褐色或黑色混浊。Ⅲ级核最适宜初学者,由于Ⅴ级核行超声乳化需使用较高能量,易对角膜内皮产生不良影响,需要结合具体情况进行分析,选择合适的术式,不建议强行行超声乳化术。

2. 角膜状况　角膜透明,内皮细胞数量及形态正常。内皮数量明显减少,如$<1\ 000/mm^2$,应为相对禁忌证。

3. 瞳孔散大情况　超声乳化术需将瞳孔充分散大。如瞳孔小于7mm,将增加手术的难度,需要采取相关操作或者辅助工具进行手术。

4. 前房深度　浅前房影响手术操作,易产生并发症。术中可应用透明质酸钠、增加输液瓶高度来加深前房,保障手术顺利进行。

5. 晶状体半脱位　不适宜初学者作超声乳化手术。

6. 年龄　年龄越大的患者晶状体核越硬,悬韧带越脆弱,易发生并发症。因此,相对年轻患者更适宜行超声乳化术。

【手术步骤】

1. 麻醉　表面麻醉或球后阻滞麻醉,如前述。

2. 主切口　超声乳化术的切口为1.8~3.2mm,完成超声乳化后,再根据准备植入的人工晶状体的直径,将切口扩大到相应大小。目前,人工晶状体多为折叠型,直径为6~6.5mm居多,可通过相应口径植入器,植入晶状体囊袋内。

(1)角巩膜缘隧道切口:沿角膜缘作平行于角膜缘的巩膜切口,深度为1/2巩膜厚度,用巩膜隧道刀沿巩膜弧度向前剥离至角膜后缘,然后将刀片微抬高,沿角膜弧度向前剥离至透明

角膜内1mm,此时暂不进入前房,而先在2点角膜缘稍内,透明角膜处以穿刺刀作角膜穿刺,长0.5mm,穿刺进入前房,可以根据将植入人工晶状体的植入器口径以及超声乳化针头的直径,选择相应尺寸的穿刺刀,进行切口置备。这种切口张力分布合理,可以不缝合即可密闭,可最大限度减少术后散光,以及有效减少术后眼内炎发生率。术中方便延长切口,更改成囊外摘除手术方式。

(2)透明角膜隧道式切口:透明角膜切口不需要切开球结膜和止血,操作简便。透明角膜切口还适用于做过抗青光眼手术者,以及拟行青光眼白内障联合手术者。用一次性穿刺刀在10点位透明角膜上做一板层切口,调整刀的方向与角膜平行继续前行形成隧道,刀尖进入角膜板层改变方向,穿刺进入前房,完成透明角膜隧道式切口,切口大小多为(1.8~3.2mm)×1.75mm。其间需注意切口内口避开虹膜根部,以避免术中虹膜自切口脱出。刀刃进入前房的部位一定要在透明角膜内,如在角膜后缘处进入前房,术中容易发生虹膜脱出及损伤角膜后弹力层。

3. 前房内注入黏弹剂　常用的黏弹剂的主要成分有透明质酸钠、硫酸软骨素、甲基纤维素等。黏弹剂有内聚性和弥散性两种特性,新型黏弹剂将两种性质结合,兼具可以很好地维持前房的内聚性,以及贴附于角膜内表面起到保护角膜内皮的作用的弥散性,能够更好地保护角膜内皮和维持前房。黏弹剂注入时应注意自切口对侧开始填充,逐步向切口移动,以保证将前房内房水和气体完全赶出,以避免撕囊过程中前房深度波动,导致撕囊过程不顺利。

4. 侧穿　同白内障囊外摘除术所述。

5. 连续环形撕囊　同白内障囊外摘除术所述。连续环形撕囊在超声乳化时不易损伤囊袋,植入的人工晶状体可以保持良好的囊袋内固定,尤其是软性人工晶状体更需要完整的囊袋内固定,囊袋破损将导致人工晶状体偏位或脱位。撕囊口直径应维持在5.0~5.5mm,主要是由于撕囊口过小易发生术后前囊口皱缩,影响患者视力,同时易引发术中术后的晶状体囊袋阻滞综合征;撕囊口过大,易损伤晶状体悬韧带的前止端,导致术后人工晶状体不稳定,以及人工晶状体后移所造成人工晶状体计算度数偏差。

6. 水分离(hydrodissection)与水分层(hydrodelineation)　同白内障囊外摘除术所述。水分层充分时,核性白内障可看到金色圆环,金色是在晶状体不完全混浊时,显微镜的光线通过晶状体又从眼底反射回来形成的,从而将硬核的轮廓勾勒出来。水分层将皮质与硬核分开,在超声乳化过程中外层皮质起到衬垫的保护作用,避免损伤后囊。成熟期白内障不需要作水分层,这种情况下,过度水分层或水分离可以使已较薄弱的后囊破裂导致晶状体核坠入玻璃体腔,也易发生悬韧带断裂。

7. 超声乳化晶状体核　超声乳化头的功能包括机械运动、乳化切割和吸引。机械运动是指术者可以把超声头当作一种器械用它推动和分割晶状体核或拨动核的碎块。当超声乳化针头部分被晶状体核阻塞时,则起乳化切割作用。

将超声乳化头埋在中心部晶状体核内,换2档将核吸住,用左手钩自6点位避开前囊,从囊袋内绕到晶状体核赤道部,在双手协同作用下将核劈成两半。然后通过旋转晶状体核,逐步劈成小块,乳化吸除干净。劈核过程中应采用高负压、低能量,既便于操作又可减少对角膜内皮的损伤。整体超声乳化过程,需注意保持与角膜内皮的距离,除非患者前房很深,尽量避免前房内超声,以及超声乳化针头没有抓住核时的空超,以避免超声乳化能量对角膜内皮的不良影响。如果术中发现后囊破裂,应即时停止超声乳化,撤出超乳手柄,及时向前房内注入黏弹剂,维持眼内压,避免进一步术中并发症发生,转向选择白内障囊外摘除术娩出残留的晶状体核,将残留晶状体皮质通过注吸及前部玻切清除干净,根据残留晶状体囊袋情况,将人工晶状体继续植入囊袋内,或者进行人工晶状体睫状沟植入。

8. 注吸 同白内障囊外摘除术所述。

9. 前房内注入黏弹剂 由囊袋正中央匀速注入黏弹剂,维持前房及囊袋形态。

10. 囊袋内植入人工晶状体 详见人工晶状体植入术。

11. 封闭切口 利用水针缓慢向主、侧切口角膜基质层缓慢少量注入眼内水,至前房稳定形成即可。切口水密封闭既可以封闭切口维持前房,又可以有效减少眼内炎发生率。

四、人工晶状体植入术

人工晶状体植入(intraocular lens implantation,IOL)是矫正无晶状体眼屈光状态的最佳方法。术后可迅速恢复视力,建立双眼单视和立体视觉。白内障囊外摘除术或白内障超声乳化术联合后房型人工晶状体植入是目前白内障手术治疗的首选方法。

(一) 适应证与禁忌证

1. 适应证

(1) 年龄:2岁以上患者均可行人工晶状体植入术。

(2) 各种类型白内障。

(3) 老年性白内障合并其他疾病而不能操作接触镜的屈光不正患者,如帕金森病,类风湿性关节炎,精神疾病等;合并外眼疾患而不能戴接触镜者。

(4) 以下情况也可植入人工晶状体:

1) 青光眼并发白内障,用药物或抗青光眼手术后眼压能控制者。

2) 葡萄膜炎并发白内障,葡萄膜炎已控制,3个月内无复发者。

3) 白内障伴有非增生性糖尿病性视网膜病变者。

4) 白内障合并黄斑变性者,因术后中心视力极差,戴眼镜可影响周边视力,植入人工晶状体可更好地利用周边视力。

5) 高度近视伴白内障患者,以前一般主张不植入人工晶状体,因术后仅需戴低度数矫正眼镜。但近年来较多医师主张植入低度数后房型人工晶状体。植入人工晶状体后可减少术后因为玻璃体向前疝出所引起的视网膜脱离等相关眼底病变的发生率。

2. 禁忌证

(1) 眼部有活动性病变,如葡萄膜炎、虹膜新生血管等情况下,如必须行晶状体摘除,可择期行二期人工晶状体植入术。

(2) 年龄小于2岁的患者,不建议一期植入人工晶状体。

(3) 风疹性白内障,为活病毒的宿主,术后易发生顽固的葡萄膜炎。

(4) 严重的眼外伤,必须行晶状体摘除,不建议一期植入人工晶状体,可择期行二期人工晶状体植入术。

(二) 后房型人工晶状体植入术

后房型人工晶状体植入的固定方法分为睫状沟内固定、囊袋内固定以及人工晶状体巩膜缝线固定三种。睫状沟固定法操作容易,人工晶状体可得到稳定固定,但人工晶状体与睫状体接触,有可能向睫状体深部侵蚀或导致长期轻微慢性炎症,仅在晶状体后囊不完整而前囊环完整时采用。近年来学者们基本主张人工晶状体囊袋内固定,人工晶状体位于囊袋内,不与睫状体相贴,而且与虹膜内面的接触也较少,可减少上述缺点。而人工晶状体睫状沟内固定法则成为白内障手术中后囊破裂时植入人工晶状体的备选方案之一。

1. 睫状沟固定法

(1) 完成冲吸皮质后,前房内注入黏弹剂 由囊袋正中央匀速注入黏弹剂,维持前房及囊袋形态,便于植入并避免损伤角膜内皮及虹膜。

(2) 植入后房型人工晶状体 植入器从主切口进入前房,缓慢释放晶状体,使下襻与虹膜面平行并向6点方向推进,将晶状体下襻送入虹膜后方与晶状体前囊之间的潜在间隙内。在植入下襻后,继续向下推进,光学部分将随之进入后房。如瞳孔小,6点处光学部分进入后房后,再分别轻轻旋转光学部分,使9点及3点处分别进入后房。如光学部分不能完全进入后房,需轻轻放开镊子,以免由于人工晶状体的旋转活动将后囊刺破,然后用镊子将光学部分推入前房,在下一步植入上襻时将光学部分带入后房。用定位钩伸入光学部分的调位孔,顺时针方向旋转人工晶状体,使襻处于水平位。这种旋转动作是使人工晶状体在原有平面上旋转,切忌向后方加压,以免损伤后囊,使玻璃体脱出。不可逆时针方向旋转,因上襻的开口端在右侧,逆时钟方向转时襻的开口端可能嵌入虹膜或睫状体内。

因人工晶状体的光学部分直径多为6~6.5mm,后房直径约为12mm,在放置人工晶状体时,切不可向下方过度用力推送人工晶状体,将光学部分的上端越过瞳孔区3点至9点的连线,否则将拉断上方悬韧带,使人工晶状体向下移位,形成所谓"日落综合征"。

(3) 检查人工晶状体位置,光学部分是否居中,虹膜是否平坦舒展,瞳孔是否圆,如有不当处,可旋转光学部分或用虹膜恢复器整复虹膜,使虹膜平展,瞳孔呈圆形,人工晶状体位置居中。

(4) 前房内注入缩瞳剂,不可用高浓度的毛果芸香碱,以防损伤角膜内皮,目前常用的药物是卡巴胆碱。注药后瞳孔可立即缩小,以免人工晶状体脱出,并可减少进入眼内的光量,降低黄斑受损机会。目前很多手术医师主张在无并发症的手术中不使用缩瞳剂,也可使人工晶状体处于恰当位置。

(5) 前房冲洗　用注吸针头注吸清除前房内黏弹剂,以防术后高眼压。

(6) 根据术式选择闭合切口方式。

(7) 结膜下注射妥布霉素 + 地塞米松注射液,或涂抗生素眼膏,眼垫遮盖。

2. 囊袋内固定法　操作步骤基本与睫状钩固定法相同,只有以下几点不同。

(1) 前囊撕开范围较小,其直径一般不超过 5~6mm,使在瞳孔区可清晰看到被撕开的前囊边缘。

(2) 将黏弹剂物质注入囊袋内,使囊袋张开。

(3) 将下襻及光学部分放入下方囊袋内。植入上襻时,应看清上襻弯曲顶点进入上方前囊下。

(4) 术毕务必要将前房和囊袋内黏弹剂助吸干净,尤其要注意吸出人工晶状体后的黏弹剂,以避免发生术后一过性高眼压。

(李学民)

第七节　常见白内障手术并发症及处理原则

要点提示

充分认识和理解不同白内障手术技术的特点,才能对可能出现的手术相关并发症进行预期,从而更合理、有效地做好白内障手术相关并发症的预防和处理,降低由于术中或术后并发症的发生影响白内障手术的视力预后的风险。

白内障手术是最古老的外科手术之一,也是最常见的眼科手术。白内障手术发展至今,从白内障针拨术开始,从白内障囊内摘除术(intracapsular cataract extraction,ICCE)发展到白内障囊外摘除术(extracapsular cataract extraction,ECCE),再到现代的小切口手法碎核技术即手法小切口白内障手术(manual small-incision cataract surgery,MSICS),包括巩膜隧道切口内碎核、前房内碎核、囊袋内碎核技术,以及目前广泛开展的白内障超声乳化碎核、飞秒激光碎核技术,手术创伤越来越小,手术效率越来越高,术后视力恢复越来越快,使得白内障手术从以往的复明手术上升到到屈光性手术的崭新高度。

任何一种手术方式必然存在相应的手术并发症。随着白内障手术技术的发展,白内障手术相关并发症也有了新的变化,以往的一些常见并发症如手术源性散光等逐渐减少,也出现了一些以往罕见或未见的并发症。

一、术中并发症

(一) 虹膜脱出/损伤

常见于两种情况:一是发生于主切口位置靠后过早进入前房,虹膜根部在后房的房水压力下顺势脱出,嵌顿于切口内或脱出于切口外,在白内障手术过程中器械与虹膜的接触和牵拉会导致虹膜色素脱失、出血甚至虹膜根部离断,同时,术中前房深度不易维持;二是超声针头误吸虹膜,多见于小瞳孔白内障超声乳化晶状体核时。处理原则:做切口时避免内切口靠后,一旦发生应放弃原切口,另做新切口;对于小瞳孔者可以用虹膜拉钩或瞳孔扩张器扩大瞳孔。

(二) 出血

包括结膜出血、虹膜出血、脉络膜出血。近两年在临床开展的飞秒激光辅助白内障手术在制作透明角膜切口时需负压环吸引提高角膜的硬度才能完成,结膜出血的发生率较高。虹膜出血往往发生于分离虹膜前后粘连以及存在虹膜新生血管的患者,与白内障合并症密切相关。随着白内障手术切口越来越小,术中眼压稳定,术中脉络膜驱逐性出血罕见,偶见轻度的脉络膜下腔出血,可以发生在术中,也可能发生在术后,多见于轴性高度近视。

(三) 囊袋阻滞综合征(capsular black syndrome,CBS)

囊袋阻滞综合征是继发于前囊连续环形撕囊术的少见并发症。术中 CBS:往往发生在水分离和水分层后,囊袋内皮质水化、液体积聚使得囊袋内压力增加,导致晶状体核前移堵塞前囊口形成封闭的高压囊袋,此时前房变浅、眼压升高,此并发症可见于手术经验不够丰富者。患者此时可能主诉眼胀不适,需注意与驱逐性脉络膜出血鉴别。可采取的预防措施包括适度的水分离和水分层、在囊袋内旋转游离晶状体核、避免撕囊口过小。术中一旦发生 CBS 后,推荐的处理方法为快速建立前房与核后方囊袋的引流通道,可将前房冲洗针头或劈核刀从前囊口边缘伸到核的后方释放囊袋内的压力,同时移动晶状体核。

(四) 后囊破裂

白内障手术的目的是形成透明完整的囊袋以保证人工晶状体囊袋内对称植入,而良好的光学居中性是所有类型人工晶状体发挥其设计功能的必要前提,因此,术中一旦发生前囊撕裂、后囊破裂、悬韧带断裂均可能影响人工晶状体的居中性。在超声乳化晶状体核时发生后囊破裂还可能出现核块残留或脱落的并发症,未乳化吸出的核块会下沉到玻璃体腔,如果患者的玻璃体没有液化则从前路即可取出核块,若玻璃体液化严重或是曾行玻璃体手术者则核块沉底,需从后路取出。同样,飞秒激光碎核技术也可能导致后囊破裂。在手术的不同步骤均可能发生,一旦发生根据破裂的部位与大小进行相应的处理,合并玻璃体脱出时需行前部玻璃体切除,没有条件进行一期人工晶状体植入的情况下不要强行植入,可待术后行二期人工晶状体植入。

(五) 灌注偏离综合征

目前,超声乳化术已成为白内障手术的常规术式,临床上玻璃体手术后白内障超声乳化手术病例增加,该并发症才逐渐被眼科医师发现和认识。临床表现为在白内障超声乳化针头进入前房时,前房灌注使得前房变深后迅速变浅甚至消失,与此相应的是瞳孔扩大后迅速缩小,原因在于无玻璃体眼或高度近视、玻璃体液化比较严重的患者没有玻璃体的支撑、缓冲作用，在手术时的前后房压力失衡所致。因此，对于此类患者行白内障超声乳化手术时，除了针对晶状体核硬度进行超声能量的调整之外更应对液流系统的参数进行调整，在常规灌注高度的基础上，适当降低灌注瓶的高度；脚踏二档进前房；必要时建立玻璃体腔液体灌注减轻或避免"灌注偏离综合征"。

（六）灌注迷流综合征

该并发症为白内障术中罕见，其形成机制可能为在水分离、水分层或超声针头进入前房时灌注液从晶状体赤道外进入后房及玻璃体腔，使得后房压升高，严重时玻璃体向前形成睫状环阻滞，类似恶性青光眼的发生机制。临床表现为白内障术中前房变浅甚至消失，眼压升高，前房内黏弹剂被挤出无法形成前房，患者此时往往主诉眼胀痛、不适、烦躁，与术中 CBS 的表现相似。由于形成机制不同，预防和处理的手段也不同，预防措施包括避免 ACCC 过大或不完整、避免在前房内过度灌注或在晶状体赤道部向后注水。术中发生该并发症时可静脉滴注甘露醇脱水降低玻璃体腔压力，或实施局部玻璃体切割，必要时终止手术待眼压降低后再完成剩余的白内障手术步骤。

（七）虹膜松弛综合征

严格意义上说，虹膜松弛综合征是患者自身因素，不属于白内障手术技术相关的范畴，但由于超声乳化技术的广泛应用，虹膜松弛综合征对白内障手术技术的发挥产生不利的影响，也使得这一问题被认识和重视。虹膜松弛综合征的形成机制目前还不清楚，多见于长期使用降眼压药物和抗前列腺增生药物的患者，主要的临床表现是在白内障术中虹膜组织疏松、虹膜无张力、虹膜随液流飘动并伴瞳孔持续缩小，超声乳化和皮质清除时的负压作用会吸引虹膜组织进入针头。术前的眼部检查很难判断是否存在虹膜松弛综合征以及严重程度，术中一旦发生就增加了手术难度，有时需使用虹膜拉钩协助手术顺利完成。

二、术后并发症

（一）后发性白内障

晶状体赤道部上皮细胞增生、迁移，病理上分为四种类型：

1. 上皮型 为晶状体上皮细胞增殖堆积，形态类似珍珠故又名 Elschnig 珍珠小体（Elschnig's pearls）。

2. 纤维型 表现为后囊表面灰白机化，厚薄不一。

3. 梅氏环（soemmerring ring） 为赤道部囊袋内的环形晶状体皮质增生，多见于儿童及青少年时期行白内障囊外手术者。

4. 液态后发障（liquefied after cataract） 为晶状体上皮细胞增殖、退化、破裂导致封闭的囊袋内胶体渗透压升高、囊袋内液体积聚所致。随着前囊连续环形撕囊联合囊袋内人工晶状体植入术的普及，液态后发障的发生率明显升高。

囊膜混浊轻者可不予处理。后囊膜混浊明显影响视力时可行 YAG 激光中央区后囊膜切开术；后囊膜机化增厚 YAG 激光不能切开者可行手术切除中央区后囊联合前部玻璃体切除术；合并明显玻璃体混浊者联合玻璃体切除及中央区后囊切除；Soemmerring 环一般不影响中心视力，如果影响视轴区或造成人工晶状体偏位可行手术去除；液态后发障可行 YAG 激光后囊切开使囊袋内混浊的液体释放到玻璃体腔内。

（二）术源性散光

随着白内障手术技术的发展，手术切口从 ICCE 的 10mm 左右到传统 ECCE 的 8mm 左右，再到小切口 ECCE、超声乳化术的 3mm 及目前已在临床较多应用的 2mm 左右微切口白内障手术，切口越来越小，术源性散光越来越小。白内障术后的切口部位、大小、构型与白内障术后的术源性散光密切相关，在相同切口大小的条件下，切口位置离角膜中心点越近术源性散光越大，巩膜隧道切口具有更小的术源性散光。

（三）黄斑水肿

几乎所有内眼手术后均有可能出现，包括激光光凝和冷凝手术。白内障术后的发病高峰约在术后 6~10 周，与白内障术后炎症反应有关，多见于糖尿病、术中后囊破裂玻璃体脱出、葡萄膜炎患者等。有研究认为非甾体抗炎药可以减少黄斑水肿的发生或减轻水肿的严重程度，对于高危人群，术后加强非感染性炎症的治疗周期。

（四）术后早期 CBS

一般发生在术后一周以内，轻者仅表现为屈光意外，往往是近视漂移，漂移幅度可以高达 6D，严重者表现为眼压高、前房浅，其发生机制为囊袋内液体或黏弹剂储留，使得囊袋内压力增加，人工晶状体光学部前移堵塞前囊口形成封闭的高压囊袋，此时的囊袋富有弹性，在压力下急速扩张，导致继发闭角型青光眼的发生。预防措施包括与人工晶状体光学部直径接近的 ACCC 大小、人工晶状体植入后彻底冲洗囊袋内黏弹剂、在完成冲洗黏弹剂后用冲洗针头轻压人工晶状体光学部与后囊贴附。处理方法可用 YAG 激光行后囊切开，如果瞳孔可以散光可行人工晶状体光学部外的 YAG 激光前囊切开，没有 YAG 激光设备的情况下也可行前房和囊袋灌洗或用 1mm 针头穿刺囊袋。

（五）术后晚期 CBS

可发生在术后数月至数年。其发生机制目前有两种解释，一是 ACCC 不圆，没有与人工晶状体光学部边缘 360°贴合，使得 ACCC 与光学部边缘缝隙，在眼球运动时房水沿缝隙进入囊袋内；另一种解释为后囊为半通透膜，晶状体上皮细胞持续增生、分泌晶状体蛋白使得囊袋内渗透压高于房水，水分子可以通过囊膜进入囊袋与晶状体蛋白形成混浊的液体（也即液态后发障），使得囊袋内液体积聚、压力增加。常见的临床表现为视力下降、屈光改变，主要为近视漂移，严重者也可继发瞳孔阻滞、眼压升高。对于无临床症状者，可不予处理；对于出现高眼压、近视漂移等症状者，可实施 YAG 前囊或后囊切开；当囊袋内混浊液体浓厚不能透过激光时可行手术冲洗，在囊袋内液体污浊或伴有前房炎症时需警惕迟发性眼内炎，此种情况不能行激光切开，而应行手术吸出混浊液体并送微生物检测。

（六）囊袋收缩综合征

确切的发生机制目前尚不清楚,主要病理改变为白内障术后前囊膜机化。主要眼部体征包括前囊孔进行性缩小、囊袋缩小、囊袋内人工晶状体偏位,甚至使软性人工晶状体扭曲变形,严重影响视觉质量,长期可导致悬韧带断离致囊袋及 IOL 复合体脱位。好发于轴性高度近视、葡萄膜炎、视网膜色素变性、青光眼或抗青光眼术后、玻璃体术后、假性囊膜剥脱等患者。严重的囊袋收缩不仅引起囊袋及人工晶状体的相应改变,还可能导致葡萄膜反应以及眼压波动,对视功能及其远期预后造成明显的影响。因此,对于存在高危因素的患者在行白内障手术时,应做尽可能大的 ACCC,同时选择材质较硬尤其是襻的支撑力大的人工晶状体,以抵抗前囊收缩形成的向心力。

（七）感染性眼内炎

白内障术后感染性眼内炎绝大部分是外源性感染,也有内源性感染的可能。致病微生物 90% 以上是细菌,其中以表皮葡萄球菌、金黄色葡萄球菌、绿脓杆菌为主。病程可以是急性、亚急性、慢性,急性感染性眼内炎。

一般发生在术后一周内,病变进展快,对视功能的危害性巨大,一旦怀疑应行病原学检查,同时予以抗感染治疗,包括局部滴眼液以及眼内注药,累及玻璃体视网膜时应行玻璃体切除等外科治疗,具体诊疗流程可参照中华医学会眼科分会白内障与人工晶状体学组《我国白内障术后急性细菌性眼内炎治疗专家共识(2010 年)》。

（八）毒性眼前节综合征

毒性眼前节综合征(toxic anterior segment syndrome, TASS)是一种少见的、发生于内眼手术后早期的无菌性反应性炎症,临床上多见于白内障手术后。临床特征:一般无眼部疼痛;视物模糊;弥漫性角膜水肿;前房反应:多数有纤维素性渗出,偶有前房积脓;常伴有虹膜萎缩,瞳孔不规则散大;小梁网损伤严重的可继发青光眼;房水和玻璃体细菌培养为阴性。TASS 的致病因素多种多样,包括眼内灌注液:化学成分、pH 值、渗透压;人工晶状体:在清洁和消毒过程中接触和存留的物质;手术器械:连台使用及冲洗不完全;黏弹剂:变性、污染;前囊膜染色剂(苔酚蓝);其他:防腐剂、消毒剂、去污剂、麻醉剂、细菌内毒素、抗生素、高压蒸汽灭菌器中的水等。治疗:早期诊断早期治疗预后良好。TASS 对糖皮质激素治疗有效,轻症患者多可恢复,而严重病例可造成持续性损伤包括角膜内皮失代偿、继发性青光眼等,需进行角膜移植、抗青光眼手术等相应治疗。

三、人工晶状体相关并发症

人工晶状体植入是白内障手术的一部分,而白内障手术技术的发展总是伴随着人工晶状体的发展,制作材料、光学设计、襻的大小等的不同均与术后人工晶状体植入相关并发症的发生有一定的相关性。

（一）屈光误差

白内障术后实际屈光度与预期屈光度的差异。屈光误差的原因很多,除了眼轴测量误差、K 值测量误差以及不适宜的人工晶状体计算公式等生物测量及计算误差之外,手术中前囊撕囊口太大、人工晶状体睫状沟植入或不对称植入、人工晶状体前后面放反以及人工晶状体的 A 常数不正确均可造成屈光误差。根据屈光误差的程度与性质临床处理不仅相同,轻者可以配戴眼镜,如果患者有强烈的脱镜需求则可在术后屈光稳定时进行人工晶状体更换或行角膜屈光手术矫正。

（二）人工晶状体偏位/人工晶状体夹持

可发生在囊袋完整或不完整的情况下。囊袋完整时:人工晶状体在不对称植入时(一个襻在囊袋内,一个襻在睫状沟)居中性受到影响,可以表现为光学部偏离中心和倾斜;在囊袋内植入时,如果人工晶状体总长短于囊袋直径则可出现"日落"现象,即在坐位时整个人工晶状体下移;外伤、囊袋收缩等原因导致悬韧带松弛或断裂可发生人工晶状体囊袋复合体的偏位或脱位;睫状沟植入可发生人工晶状体光学部夹持。囊袋不完整时:后囊破裂玻璃体在破裂口嵌顿而未行处理直接行人工晶状体睫状沟植入;前囊连续环形撕囊不规则,术后远期囊膜机化等。

（三）人工晶状体混浊

术后早期罕见,一般在术后数年发生,多见于亲水性材料人工晶状体,混浊发生机制包括人工晶状体材料变性,如早期的硅胶人工晶状体;房水中的钙离子进入人工晶状体材质内;人工晶状体表面磷酸钙沉积等。人工晶状体混浊的临床表现与混浊程度及部位密切相关,轻度混浊或混浊部位不在视轴区者对视功能影响不大者,严重者可行人工晶状体取出或置换。

纵观白内障手术发展史不难发现,随着白内障手术技术的发展,老技术的相应并发症在临床越来越少见,如白内障针拨术由于晶状体在眼内的长期存留晶状体蛋白析出引起的晶状体过敏性眼内炎、晶状体溶解性青光眼等并发症现已罕见,而新的手术技术在临床的广泛开展所对应的时期均会出现一些新的并发症,这些并发症并不多见,但是,由于是以往没遇到过的新问题,一旦发生往往不能及时认识,也没有现成的经验进行正确的处理,因此,从分析白内障手术技术出发,充分认识和理解不同手术技术的自身特点及其与以往技术的不同点,才能对可能出现的与手术技术发展相关并发症进行预期,从而更合理、有效地做好白内障手术相关并发症的预防和处理,降低由于术中或术后并发症的发生影响白内障手术的视力预后的风险。

(鲍永珍)

第八节　白内障患者人工晶状体植入术后视功能评估

要点提示

反映患者术前视功能的不足和术后视功能的改善并进行定量地评价已经成为白内障手术质量评估的核心问题。

评估方法:①形觉:中心视力、周边视野、对比敏感度;②色觉:视觉心理物理学检查、视觉电生理检查;③光觉敏感度:暗适应、明适应;④动态视力:视标在视野中位置的移动产生视标运动。

目前,通过实施白内障摘除手术去除混浊的晶状体,进而植入透明人工晶状体的方法已经成为目前治疗白内障的标准方案。随着人们对视功能要求的不断提高,白内障手术逐渐由矫治性手术向屈光性手术过渡,手术适应证也发生了较大的变化。在常规视力检查结果尚未明显偏离正常时,即有相当一部分的老年人因主观视觉质量减退而选择实施手术。因此,如何反映个体在术前视功能的不足和术后视功能的改善并进行定量地评价已经成为白内障手术质量评估的核心问题。

形觉,色觉分辨力,光觉敏感度三方面共同构成了人类视功能。形觉主要分为中心视力,周边视野,对比敏感度等。目前临床中评估白内障术后患者视功能最常采用的是中心视力。对比敏感度是视觉系统辨认不同空间频率的物体所需要的最低黑白反差的衡量。在屈光间质清晰的个体,色觉分辨力由视锥细胞的光敏色素决定,主要反映视网膜不同类型视锥细胞,双极细胞,神经节细胞的功能状态;光觉敏感度是人眼辨别明暗的能力,由视锥,视杆细胞功能共同决定。除此之外,个体对动态视标的分辨能力即动态视力,是一项综合性的视功能评价指标。

一、对比敏感度评估

对比敏感度指人眼在不同空间明亮对比下的分辨物像能力,也可理解为辨认 2 个不同亮度区域的能力。包括空间对比敏感度和时间对比敏感度。在同一空间频率,人眼所能识别的最小对比度称为对比敏感度阈值。将不同的空间频率作为横坐标,对比敏感度函数作为纵轴,便可绘制出一条对比敏感度函数曲线。目前的对比敏感度检查包括对比敏感度需要应用专门的仪器进行测量(图 11-8-1、图 11-8-2)。

研究表明,部分白内障患者术后对比敏感度降低,是因为人工晶状体的屈光特性不能完全代替自然晶状体。一般情况

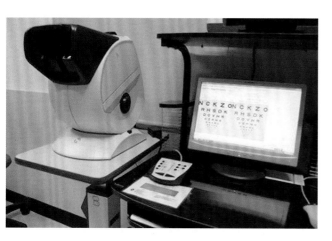

图 11-8-1 对比敏感度检查仪器

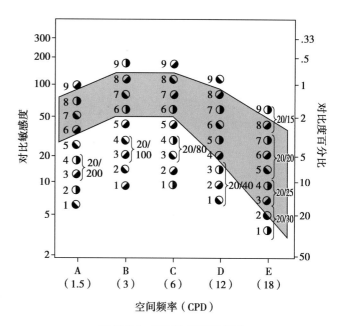

图 11-8-2 对比敏感度检查结果

下自然晶状体的像差为负像差,角膜引起的正像差可为其抵消,人工晶状体植入白内障患者可部分抵消正像差。

植入人工晶状体时,非球面人工晶状体的对比敏感度函数比植入传统球面人工晶状体眼高,尤其在夜晚和眩光状态下更加明显,可见植入非球面人工晶状体改善患者视功能的能力要高于球面人工晶状体。

散光对低空间频率的对比敏感度可产生影响,晕圈和中高频率对比敏感度是影响视物模糊的主要因素,多焦点人工晶状体虽能兼顾近视与远视,但入射光散射相应增加了,加之多焦点相互之间叠加的影像,与单焦点人工晶状体比较,可降低对比敏感度。

二、色觉分辨力评估

色觉是视觉功能的重要组成部分,正常人眼能辨别波长 380~760nm 的可见光。人类色觉的产生主要涉及屈光间质对色光的滤过、视网膜视锥细胞及神经节细胞对色觉信号的初步编码及视中枢对色觉信号的再编码与解码等过程。其中与白内障术后相关的主要是第一步。

目前色觉的检查主要包括视觉心理物理学检查(即主观检查)和视觉电生理检查(即客观检查)两种。目前在术后视功能评估中多使用主观检查,在此重点介绍色相排列测验。受试者需要将一组颜色的样品(如带颜色的棋子等)按照色调顺序排列,如红-绿,它可以反映色觉异常的患者在各颜色区域的不同的色调辨别缺陷。根据颜色样品的数量多少,分为各种不同测验方法,并体现在命名的数字中。现在临床主要有 Farnsworth Munsell(FM)-100 hue 色调测验法(85 个色棋)(图 11-8-3、图 11-8-4)和 Farnsworth panel D-15(10 个色棋)色调测验法。FM-100 hue 色调测验法颜色样品数量多,检查时间较长,但能较准确地判定色觉异常的类型和程度。

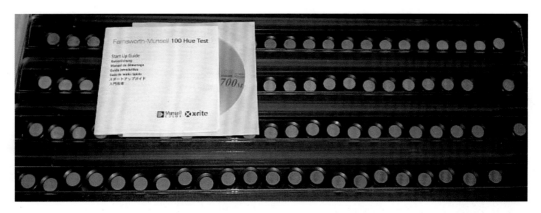

图11-8-3　Farnsworth-Munsell 100色棋盒

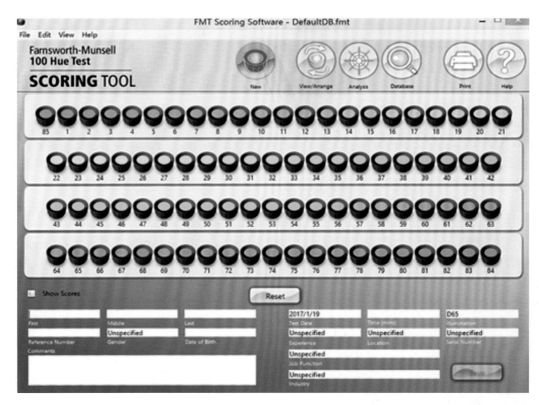

图11-8-4　Farnsworth-Munsell 100色棋盒错误评分评估软件

根据色觉理论，人类的辨色能力与三种类型的视锥细胞有关，分别为对420nm波长敏感的短波长视锥细胞，对530nm波长敏感的中波长视锥细胞，以及对560nm波长敏感的长波长视锥细胞。此前有研究表明，年龄相关性白内障患者对蓝色辨认更加困难，而白内障术后患者对蓝色的分辨能力显著提高。

三、光觉敏感度评估

暗适应是指眼睛从亮处进入暗处时，起初看不清暗处的物体，一段时间以后，随着视觉敏感度的提高，逐渐可以辨别暗处物体的过程。正常人进入暗处后，最初的5min内光敏感度提高速度很快，以后则逐渐减慢，于8~15min时再次加快，15min后再次减慢，直到30~50min左右达到稳定，因此暗适应功能测定过程至少需要持续30min。若将不同时间间隔测定的暗适应阈值相连接，可得到暗适应曲线。在5~8min时，暗适应曲线上出现一转折点，被称为Kohlrausch曲。Kohlrausch曲之前主要反映视锥细胞的暗适应功能，之后则主要反映视杆细胞的暗适应功能。

在此主要介绍YAK-Ⅱ暗适应客观检查仪（图11-8-5）。被检者首先在暗室至少休息10min，遮盖非测试眼。测试开始后，受试者眼眶紧贴暗适应测试孔，双眼距离暗适应仪器内正前方的视标的30cm，注视前面的红色指示灯，右手握推杆，叮嘱患者不可闭眼。检查者通过红外摄像机传输到显示屏上的图像可以观察患者的眼球运动情况。首先用强光（640cd/m²±10%）照射

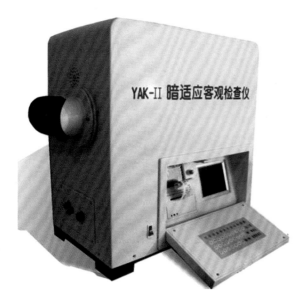

图 11-8-5 YAK-Ⅱ暗适应客观检查仪

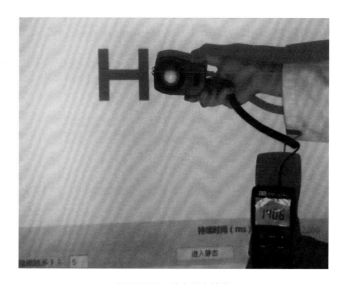

图 11-8-6 动态视力检查

5min 进行明适应,在此期间被检查者可眨眼不能闭眼。明灯关闭后,暗适应仪器内将随机出现"上、下、左、右"四个方向的箭头指示暗视标,起始亮度 J0 为 0.64cd/m²±10%。当被检查者可以识别暗视标方向,并推动推杆后,仪器将发出提示音,暗视标指示即可进入下一个亮度级。其中各亮度级按照 10⁰ 递减,即 J0=0.64cd/m²±10%,J1=0.64×10⁻¹cd/m²±10%,J2=0.64×10⁻²cd/m²±10%,J3=0.64×10⁻³cd/m²±10%,J4=0.64×10⁻⁴cd/m²±10%,J5=0.64×10⁻⁵cd/m²±10%,共 6 级。仪器将会自动记录从暗适应开始到受试者看到每一个亮度级所用的时间。通过相应参数绘制的暗适应曲线可准确评估白内障患者术后的视功能改善。

白内障术后到达视网膜的光量增加,可能使暗适应的相对阈值降低,视锥细胞向视杆细胞过渡过程加快,视杆细胞在暗适应初始阶段对光的敏感度增加更快。另外,由于视杆细胞对蓝光更加敏感,故白内障术后进入人眼的蓝光增加,可能部分补偿了由于年龄增长视杆细胞丢失等因素导致的暗视能力下降。

四、动态视力的评估

动态视力体现了包括屈光系统,光感受器细胞,视路传导系统及眼球运动系统在内的视觉系统的整体功能。临床中评估患者的动态视力主要是将视标依时间变化在不同位置呈现,即通过视标在视野中位置的移动产生视标运动的动态效果(图 11-8-6)。

多项研究证实,手术前后患者对视标的分辨能力随视标运动速度的逐渐增大而降低,这种变化趋势与正常人的结果相一致。成功实施白内障手术之后,老年人静态视力和视标速度为 15dps、30dps、60dps、90dps 时的动态视力较术前均有明显提高。在晶状体混浊状态下,视标速度的增加对个体视力的影响更加明显。在日常生活中,个体一般都需要辨别具有一定移动速度的运动物体。因此,白内障患者主观视觉质量的下降程度可能较静态视功能检查所反映的视功能下降程度更加严重。

白内障的混浊不仅降低了进入眼内的光线强度,还引起了眼内光线的散射程度,使得物体运动过程中,视网膜上的影像会产生微小的位移,模糊的影像将产生明显的拖迹效应。对于需要分辨的物体影像而言,这种拖迹效应在一定程度上起到了在视觉信号分辨过程中干扰背景的作用。

综上所述,白内障患者术后色觉分辨力,光觉敏感度和动态视力均较术前有所改善,视功能的评估具有重要的意义。

(邱伟强)

参考文献

1. 刘家琦,李凤鸣.实用眼科学[M].3 版.北京:人民卫生出版社,2010.

2. 姚克.我国白内障研究发展方向及面临的问题[J].中华眼科杂志,2015,51(4):241-244.

3. SHAH P A,YOO S. Innovations in phacoemulsification technology [J].Curr Opin Ophthalmol,2007,18(1):23-26.

4. 张富存,瞿佳,徐栩.小切口白内障摘出术和超声乳化白内障摘出术对角膜规则性的影响[J].中华实验眼科杂志,2013,31(04):381-385.

5. 赵云娥,丁锡霞.如何避免飞秒激光辅助白内障超声乳化手术的术中并发症[J].中华眼视光学与视觉科学杂志,2016,18(11):641-644.

6. YAO K,ZHU Y,WU J,et al. The incidence of postoperative endophthalmolmitis after cataract surgery in China:a multicenter investigation in 2006-2011 [J]. Br J Ophthalmol,2013,97:1312-1317.

7. 中华医学会眼科分会白内障与人工晶状体学组.关于白内障围手术期预防感染措施规范化的专家建议(2013 年)[J].

中华眼科杂志,2013,49(1):76-78.

8. COOKE D L,COOKE T L. Comparison of 9 intraocular lens power calculation formulas [J]. J Cataract Refract Surg,2016, 42:1157-1164.

9. 陈跃国,黄锦海,王铮.三维角膜地形图的临床应用[M].北京:人民卫生出版社,2017.

10. RAJAVI Z,SABBAGHI H,BAGHINI A S,et al. Prevalence of color vision deficiency and its correlation with amblyopia and refractive errors among primary school children [J]. Journal of ophthalmic & vision research,2015,10(2):130-138.

11. DAIN S J,CASSIMATY V T,PSARAKIS D T. Differences in FM100-Hue test performance related to iris colour may be due to pupil size as well as presumed amounts of macular pigmentation [J]. Clinical & experimental optometry,2004,87 (4-5):322-325.

第十二章

青光眼和低眼压

青光眼(glaucoma)是一组具有特征性视神经损害和视野缺损的眼病,也有学者称其为伴有特征性视神经结构性损害和视野缺损的视神经病变。病理性眼压升高是其主要危险因素。青光眼性视神经凹陷萎缩及其特征性视野缺损的发生、发展与眼压升高的水平和视神经对压力损害的耐受能力有关。

眼压是眼球内容物作用于眼球壁的压力。从临床观点来看,正常眼压的定义应该是不引起视神经损害的眼压水平。但个体视神经对眼压的耐受性有很大差异,因而不能以某一固定数值来定义正常眼压。通常将人正常眼压定为10~21mmHg是由统计学计算出的结果。另外,正常人眼压并非呈正态分布,而是略偏高的一侧。因此,不能机械地把眼压高于21mmHg认为是病理值。从统计学观点分析,有4.55%的正常人眼压超过21mmHg(平均值±2个标准差),0.27%的正常人眼压超过24mmHg(平均值±3个标准差)而没有青光眼,这些人的眼压虽然超过一般人的正常高限,视神经却未遭受损害。临床上,视神经对压力的耐受力有很大的个体差异,有些人的眼压虽已超过统计学正常上限,但长期观察并不出现视神经损害和视野缺损,称为高眼压症(ocular hypertension,OH)。也有部分患者眼压在正常范围,却发生了典型的青光眼性视神经损害和视野缺损,称为正常眼压性青光眼(normal tension glaucoma,NTG)或称为低眼压性青光眼(low-tension glaucoma,LTG)。因此,高眼压并不都是青光眼,而正常眼压也不能排除青光眼。但是这并不意味着测量眼压不重要,眼压升高仍是引起视神经损害和视野缺损的重要因素。有部分患者眼压控制后,而视神经损害和视野缺损仍继续进展,这提示除眼压外还有其他因素参与青光眼的发病。糖尿病、心血管疾病、近视眼等也是青光眼常见的危险因素。

正常眼压不仅反映在眼压的绝对值上,还有双眼对称和眼压波动范围小等特点。正常人双眼眼压相差不超过5mmHg,昼夜眼压波动范围不大于8mmHg。生理性眼压的稳定性,有赖于房水的生成量与排出量的动态平衡。房水由睫状突产生后,从后房经瞳孔到达前房,然后经过两个主要途径流出:小梁网通道,经前房角小梁网进入Schlemm管,再经过巩膜内集合管至巩膜表层睫状前静脉;葡萄膜巩膜通道,通过前房角睫状体带进入睫状肌间隙,然后进入睫状体和脉络膜上腔,穿过巩膜胶原间隙和神经、血管间隙排出眼外。在正常人,大约15%的房水经葡萄膜巩膜通道外流。

眼压的高低主要取决于房水的生成速率、房水通过前房角处的阻力和上巩膜静脉压之间的平衡。绝大多数病例眼压升高是由于房水排出阻力增加,视神经和视野的改变取决于视神经轴突对损伤的抗力。

上述青光眼的定义主要是针对原发性开角型青光眼(primary open angle glaucoma,POAG),诊断POAG必须具有特征性的视神经损害和视野缺损。POAG的特征是:多因素的视神经病变,伴有特征性的获得性视神经纤维丢失和视野缺损,前房角开放,不伴有其他已知原因的病变。而对于其他类型青光眼,包括原发性闭角型青光眼及继发性青光眼,主要是根据其

眼压升高而不考虑视神经病变。这是广大眼科学者长期以来所接受的概念。但是,在实践过程中,已有学者把糖皮质激素引起的眼压升高而未发生视神经和视野损害者称为糖皮质激素性高眼压,而将其由于长时间高眼压而发生视神经损害和视野缺损者才称为糖皮质激素性青光眼。近来国外学者提出,为了将"青光眼"的诊断限制于有视神经损害及视野缺损者,对于长期通用的"急性闭角型青光眼"如果未出现视盘损害和视野缺损者,称为"急性房角关闭"而不用"急性闭角型青光眼"的名称。但是有学者提出质疑,由于急性闭角型青光眼是一种严重的致盲性眼病,如果不称为"青光眼"而仅名之为"急性房角关闭"是否恰当,国内也有学者认为,对这种命名尚需结合我们的经验进一步探讨。

眼压低于正常值低限(1.33kPa,10mmHg)者称低眼压,持续性低眼压可引起眼球组织和功能的破坏。

青光眼是眼科常见病,如不及时诊治可导致失明,是致盲的主要原因之一。

第一节　解剖生理

要点提示

1. 本节重点讲述与青光眼有关的解剖与生理,包括前房、后房和房水排出的主要通道——前房角。

2. 房水的成分、生成与房水的循环与排出:

● 85%的房水通过房角途径从眼内排出。

● 房水也可经葡萄膜的血管及脉络膜上腔排出。

● 房水在其排出径路上遇到一系列的阻力,主要的阻力位于小梁至Schlemm管内壁之间,此处的阻力约占总阻力的3/4。

● 小梁上的阻力主要位于内皮网。

本节着重介绍与青光眼有关的解剖与生理。

一、解剖

(一)前房

前房是指角膜与虹膜、晶状体之间的空间。前房(图12-1-1)的周边部为前房角。前房的深度与青光眼有密切关系,因而房角的宽窄与前房的深浅是一致的。正常成人前房轴深约为3.0~3.5mm,周边前房深度大于或等于2/3角膜厚度。前房内充满房水。

(二)后房

后房是虹膜后面与晶状体韧带前面和晶状体赤道部之间的区域。后房的断面呈三角形,其底部位于周边,由睫状突所组成。晶状体赤道部和睫状突之间的距离为0.5mm,此处的解剖变异可能影响房水的排出。后房中也充满房水。

(三)前房角

前房角是房水排出的主要途径,对于维持正常的眼内压起着重要作用。

1. 前壁　由角膜和巩膜所组成,起自角膜后弹力层的止端至巩膜突,此处为一浅沟名巩膜沟,Schlemm管及小梁位于其间。

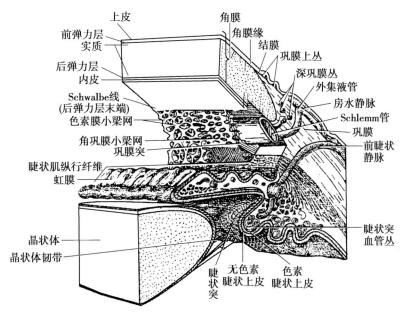

图 12-1-1　前房和后房解剖

（1）Schwalbe 线：是前房角前壁的前缘，它是角膜后弹力层的终止缘，由结缔组织和胶原纤维所构成。在房角镜下呈半透明或白色稍隆起的细线，是光滑的角膜与稍毛糙的、透明度略低的小梁网的分界线。

（2）巩膜突（scleral spur）：是巩膜向前房突出的窄嵴，为巩膜沟的后缘。小梁的大部分纤维止于巩膜突，睫状肌的纵行纤维附着于巩膜突的后面，它是前房角镜检查的另一重要标志。

（3）小梁网（trabecular meshwork）：是由多数条带交织组成的网状结构，位于巩膜沟的内侧，其内壁与房水相接触，外壁的前端与巩膜沟的组织相连接，外壁的后 2/3 组成 Schlemm 管的内壁，切面呈三角形，其尖端与 Schwalbe 线及其深层角膜组织相连，底部与巩膜突、睫状体的前部和虹膜根部相接。小梁网尖端仅有 3~4 层条带，越向基底条带越多，至基底部增至 15~20 层。巩膜突处厚达 120μm。这些条带相互交织呈网状，房水通过条带间的弯曲相连的间隙进入 Schlemm 管。

小梁网从内向外分为以下三部分：

1）葡萄膜网（uveal meshwork）：位于小梁网的最内侧，起自 Schwalbe 线，向后与虹膜根部和睫状体实质及睫状肌的环形纤维相连，另一部分经房角隐窝，越过巩膜突与睫状肌的纵行纤维相连。此部条带数量较少，排列较稀疏，小梁网间的孔隙亦较大。

2）角巩膜网（corneoscleral meshwork）：位于葡萄膜网的外侧，其前端起自 Schwalbe 线及其附近的角膜实质，向后与巩膜突和睫状肌的纵行纤维相连。这部分小梁条带较多，构成小梁的大部分，排列较为紧密，小梁间隙较小，与葡萄膜网条带间隙相沟通。

3）内皮网（endothelial meshwork）：是小梁的最外层，构成 Schlemm 管的内侧壁，平均厚度为 5~20μm，其内皮细胞排列整齐，形成不规则的螺旋状小管，其一端开口于 Schlemm 管，另一端与角巩膜网的小孔相连。

根据小梁和 Schlemm 管的关系，又可将小梁从后向前分为两部分：Schlemm 管位于小梁后 2/3 的外侧，此区域有引流房水的作用，故称为功能部小梁。小梁前 1/3 的外侧直接与巩膜沟相连，房水不通过此部分排出眼外，故称为非功能部小梁。

用光镜检查，小梁由许多相互交错的条带组成。但用电镜观察，小梁是由多层薄板所组成，薄板上有许多卵圆形小孔，各层之间的小孔错位排列，房水必须经此弯曲的通道，从前房到 Schlemm 管。接近前房侧的孔较大，为 40~60μm，对房水外流没有阻力，小梁薄板上的孔向 Schlemm 管的方向渐次缩小，最外层的孔最小，大于 1μm 的颗粒不能通过。小梁薄板的中心为胶原纤维，其外渐次为均匀一致的基质、基底膜和内皮细胞。

小梁网位于睫状体与虹膜根部之间（葡萄膜部分）以及巩膜突（巩膜部分）和 Schwalbe 环之间。如图 12-1-2 所示，表明睫状肌对小梁功能的影响。睫状肌纵行纤维主要附着在巩膜突，但部分纤维伸展至小梁网，甚至达角膜基质中。最靠近 Schlemm 管的小梁网又名筛状小梁（trabeculum cribriforme）。睫状肌肌腱进入此层，因而可以直接影响 Schlemm 管壁。睫状肌、小梁网和巩膜突之间的这种连接可以解释为什么某些可使睫状肌收缩的药物可以降低眼压。当睫状肌收缩时，牵拉巩膜突向后，导致小梁束被拉紧，小梁间隙加大，Schlemm 管腔扩大，这将一定程度地中和由于高眼压作用于 Schlemm 管而使其塌陷的作用。瞳孔缩小将使虹膜隔变紧张而降低眼压，而不是像以前所假设的是由于增加了虹膜的吸收面积。手术后应用缩瞳剂的这种作用，使小梁网间隙及与 Schlemm 管相连的外流管道开放。

小梁束覆以特殊功能的内皮细胞，它具有吞噬功能、纤维蛋白溶解功能，能溶解吞噬和去除各种颗粒，如血细胞、晶状体残片和炎症产物等。小梁网的这种作用就像一个自我清除的滤过器（图 12-1-3）。

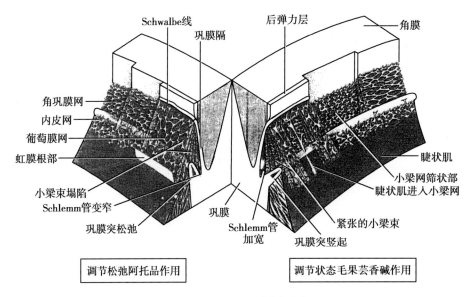

图 12-1-2 小梁网的结构与功能

小梁柱与司调节的睫状肌相连,小梁网为被牵动呈节律性收缩的功能性组织

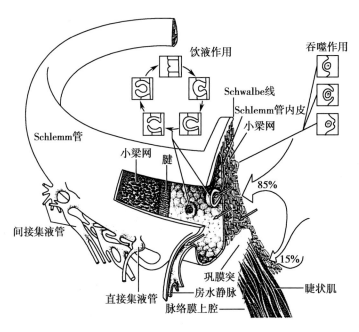

图 12-1-3 房水外流及内皮细胞功能

85% 房水经小梁网排出到眼外,房水通过小梁间隙再经饮液作用,通过 Schlemm 管内壁内皮细胞。它也
可能通过细胞内通道,然后房水经过间接集液管到达巩膜内静脉,或直接经房水静脉到达巩膜上静脉;
另 15% 房水经葡萄膜巩膜通道排出,此通道沿睫状肌达脉络膜上腔;小梁内皮细胞也可有吞噬作用

(4) Schlemm 管(Schlemm canal):又名巩膜静脉窦,位于巩膜沟的后部,其后面为巩膜突,外侧为巩膜,内侧与小梁网的后部相连。它是一个由多数分支相互吻合的环形管。此管绝大部分是单一的腔,有些区域可分为2~3个腔。管腔呈卵圆形,其长轴与小梁内面平行,长约0.3~0.5mm,其宽度不等,有时较扩张或呈裂隙状,有时内外壁相贴而不显管腔。Schlemm 管壁是由内皮细胞组成。在巩膜侧内皮细胞有明显的基底膜,与巩膜之间有一层疏松的结缔组织;在小梁侧没有基底膜。在 Schlemm 管两侧的内皮细胞内有饮液细胞泡(pinocytotic

vesicles),仅内侧壁的内皮细胞中有较大的泡。Holmberg 用电镜行连续切片检查,发现这些泡是连接小梁间隙和 Schlemm 管的内皮细胞内管道。这些管道开口于 Schlemm 管的内壁形成小孔。Holmberg 的发现曾被其他观察者所证实。对于空泡的确切性质及其在青光眼中所起的作用,意见尚不一致。假使在活体这些小孔都存在,此通道仅是全部外流阻力的一小部分。接近于 Schlemm 管内壁的小梁网有许多细胞而无小梁间隙,称为近小管组织(juxtacanalicular tissue),是由疏松的结缔组织和内皮细胞组成,在内皮细胞间有胶原和基质。实验证明,在正

常眼房水外流阻力的3/4位于小梁网外侧部分及近小管组织。所以此处的变化可能与原发性开角型青光眼的病因有关。

Schlemm管腔内含有结构,它们像隔膜一样附着在巩膜沟内,并与睫状肌腱相连,使Schlemm的开口稳定,这些结构将Schlemm管腔分隔为若干部分,在功能上为独立的分隔间。这是一种重要的形态,管腔可部分塌陷,或者从内部或外部将管腔部分打开(图12-1-4)。

(5)外集液管(external collector channels)和房水静脉(aqueous veins):外集液管是与Schlemm管外侧壁相连的小管,共有25~35个,以颞下象限为最多。小管的粗细不等,直径为5~50μm,房水即从Schlemm管经过这些小管注入静脉系统。

在Schlemm管与前睫状静脉之间有四个血管丛:深巩膜丛、巩膜内丛、巩膜上丛和结膜丛。多数外集液管与深巩膜丛的静脉相吻合,有些与巩膜内丛的静脉相吻合;此外还有一些外集液管经过巩膜与巩膜上丛的血管相连。在巩膜表面的、用裂隙灯可以看得见的外集液管称为房水静脉。当房水静脉与含血的上巩膜静脉相连时,血液和房水先是分层的,以后两者混合成为稀释的血液。在绝大多数正常眼,房水静脉压比上巩膜静脉压高,当压迫上巩膜静脉时,血液被压到与受压静脉相通的其他静脉中去,并使房水静脉及其受纳静脉内均充满房水,这种情况称为房水注入现象;当静脉压较高时,血液可回流入房水静脉甚至回流到Schlemm管,即所谓血液注入现象。在开角青光眼,房水外流阻力增加时,可有血液注入现象。

2. 后壁 前房角的后壁是虹膜。虹膜末卷位于房角的入口处,有时可以很突出以致将房角遮挡。虹膜末卷及其在睫状体的止端之间的部分为虹膜根部。如果虹膜根部薄而长,与睫状体连接的部位靠后,则房角隐窝宽;如果根部短而厚,其止端靠前,则房角隐窝窄。当瞳孔缩小时,虹膜被拉紧,可使房角加宽;而当瞳孔开大时,周边部虹膜松弛,拥塞于房角,则使房角变窄。瞳孔缘及其附近的虹膜与晶状体相贴。小眼球和远视眼的晶状体相对地较大,因此瞳孔与晶状体相贴较紧,致

使房水经瞳孔流至前房时的阻力也加大。这种现象称为生理性瞳孔阻滞。由于房水经瞳孔至前房的阻力加大,使后房压力略高于前房,致虹膜轻度向前膨隆,即生理性虹膜驼背,使房角变窄。

有些眼球从虹膜周边部伸出一些与虹膜色泽相同的细小索条,沿着房角隐窝向前附着于巩膜突、小梁或Schwalbe线上,称为虹膜突,是低级动物梳状韧带的残遗,它们并不影响房水的外流。

3. 房角隐窝 是房角前后壁相会合的部位,它稍向后凹。隐窝的前壁是小梁的后半部,后壁为虹膜根部,底部为睫状体。

睫状肌的纵行纤维止于巩膜突,纵行及放射状纤维还与巩膜、虹膜和小梁相连,所以睫状肌的收缩可改变房水流畅系数。

(四)晶状体

其厚度、位置和曲率半径均与前房深浅有关。通过超声波检查,学者们发现闭角型青光眼晶状体的平均厚度较正常眼多0.6mm。晶状体前移,遂使前房变浅。此外,闭角型青光眼晶状体前面的垂直子午线曲率半径较正常眼小2.3mm,也就是说晶状体的前面比正常眼更突出,与瞳孔相贴较紧,因而使瞳孔阻滞加重。

二、房水的成分、生成与排出

(一)房水的成分

房水的总量为0.15~0.3mL。其主要成分是水,占总量的98.75%。因房水来源于血浆,所以房水的化学成分与血浆相似,但房水并不是由血浆单纯渗透出来的,因而两者的某些化学成分差别又较大。例如房水中的蛋白质较血浆中明显少,葡萄糖和磷酸根、硫酸根、重碳酸根等离子均较血浆中的含量少。而房水中的抗坏血酸是血浆中含量的25倍,其他如乳酸、钠离子、氯离子等比血浆中的含量高。房水的pH值为7.3~7.5,比重为1.006,屈光指数为1.336。

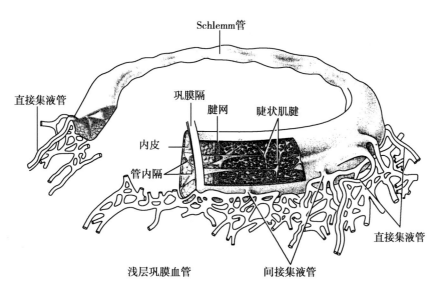

图12-1-4 Schlemm管内部结构及房水外流至巩膜内血管及上巩膜血管

（二）房水的生成

房水是由睫状突产生的。睫状体冠部有 70~80 个睫状突，这些放射状小突起的表面积甚大，具有丰富的血管，是全身血管最丰富的组织之一。由于在这个部位的小动脉突然变为薄壁的毛细血管，因而其毛细血管的压力较高，这些解剖和生理的特点均有利于房水的生成。

睫状体上皮细胞有分泌房水的功能。大约 75% 的房水是由分泌产生的。房水中的某些成分远较血浆中的浓度高，这是由于睫状上皮有主动传输作用（active transfer）。这种传输需要细胞进行工作，因而有能量的消耗。在无色素睫状上皮细胞膜上有三磷酸腺苷和三磷酸腺苷酶（adenosine triphosphatase），后房水中的钠含量较血浆中的高，钠离子和钾离子将三磷酸腺苷酶激活而使三磷酸腺苷水解，同时放出能量，成为钠离子转移的动力来源。房水的分泌并不受眼压的影响，但如眼压太高，使睫状体血流量减少，房水生成也会减少。

另 25% 的房水是由超滤过作用形成的。它是由毛细血管压力、血浆蛋白的胶体渗透压和眼压的水平所决定。胶体渗透压及眼压阻止液体从毛细血管移到眼内。当毛细血管压高于眼压和胶体渗透压的总和时，液体借超滤过作用进入眼内；当眼压升高时，从毛细血管来的液体受阻，超滤过即减少，所以超滤过作用是依赖于眼压的。同时物质的超滤过又与分子的大小、是否为脂溶性和溶质浓度梯度等有关。大分子物质如蛋白质、菊粉等不能通过血-房水屏障。水溶性的小分子如蔗糖、山梨醇和尿素等容易通过。脂溶性物质通过的速度则较快。在细胞膜两侧溶质的浓度不同时，水经过细胞膜由浓度低的一侧向浓度高的一侧渗透。

有一小部分房水是由虹膜滤过而产生。

现在已普遍认为房水是由分泌和超滤过两种作用所形成，但在眼的不同部位形成的方式不同，在前房水中尿素和抗坏血酸大部分是由分泌作用产生，其他成分由分泌作用和超滤过作用所产生的量大致相似。后房水的渗透压较高，因此在其循环过程中，周围组织中的水分不断进到房水中，所以房水中大部分电解质的成分较血浆为低；同时房水向其周围组织提供养分并接受其代谢产物，所以前、后的房水中某些成分的浓度也就不相同了。

（三）房水的循环和排出

房水由睫状突产生后流入后房，经瞳孔到前房，然后由前房经小梁进入 Schlemm 管，再经外集液管到巩膜静脉丛而进入房水静脉，或由外集液管直接经房水静脉而最后进入睫状前静脉。85% 的房水通过此途径从眼内排出。

房水也可经葡萄膜的血管及脉络膜上腔而排出。约 15% 的房水是通过葡萄膜巩膜通道排出。这种葡萄膜巩膜途径在用阿托品时被加强，用毛果芸香碱时减弱。

房水在其排出径路上遇到一系列的阻力，主要的阻力位于小梁至 Schlemm 管内壁之间。此处的阻力约占总阻力的 3/4，其余部分则存在于 Schlemm 管及其远端的外集液管、巩膜静脉和房水静脉等处。小梁上的阻力主要位于内皮网。Schlemm 管的管腔并不是完全开放的。由于前房压力较高，挤压 Schlemm 管而使其内外壁相贴，因而也可产生一部分阻力。外集液管和巩膜静脉的阻力是很小的。

房水排出不仅是伴有一定阻力的被动滤过，而是压力依赖性外流，组织主动参与并根据不同需求加以调整。小梁网的近管组织部分能够改变 Schlemm 管管腔的宽度，从而可改变外流阻力。

由于房水排出径路上存在一定的阻力，因而房水是以一定的速度缓慢流出。这样就能维持一定的眼压并向其邻近组织输送营养物质。

（才瑜　李美玉）

第二节　青光眼的分类

要点提示

1. 青光眼分为四类：原发性青光眼、继发性青光眼、混合型青光眼和先天性青光眼。

2. 近年来对原发性闭角型青光眼，用"窄房角"和"原发性房角关闭"来描述没有视神经损害和视野缺损的临床青光眼类型，这些眼具有窄房角或已关闭的房角，有发展为青光眼的趋势，也可称之为"可疑青光眼"或"青光眼前状态"（"pre-glaucoma conditions"）。

3. 2014 年青光眼专家共识将原发性闭角型青光眼定义为：由原发性房角关闭所引起的急性或慢性眼压升高伴或不伴有青光眼性视神经损害（glaucomatous optic neuropathy，GON），根据临床表现可将 PACG 分为急性和慢性两种类型，建议采用 ISGEO 分类、按房角关闭机制分类和临床症状学分类 3 种分类方法相结合的原则指导临床或相关研究。

青光眼的分类尚无统一的方法，1978 年全国青光眼协作组会议根据青光眼各种不同的发病机制，提出了一个初步分类方法，但仍不够完善，有待今后对青光眼发病机制的进一步理解，并结合临床实践，进行修改和充实。该分类法将青光眼分为四大类（表 12-2-1）。

表 12-2-1　1978 年全国青光眼协作组会议青光眼分类

（一）原发性青光眼

1. 闭角型青光眼

（1）急性闭角型青光眼：分六期：临床前期、先兆期、急性发作期、间歇期、慢性期和绝对期

（2）慢性闭角型青光眼

1）虹膜膨隆型

2）虹膜高褶型（短房角型）

（3）睫状环阻滞性青光眼（恶性青光眼）

2. 开角型青光眼

（1）慢性单纯性青光眼

（2）正常眼压性青光眼

（3）房水分泌过多性青光眼

续表

（二）继发性青光眼

由眼部其他疾患所引起的青光眼

（三）混合型青光眼

同时具有两种或两种以上类型的青光眼

（四）先天性青光眼

1. 婴幼儿型青光眼

2. 发育型青光眼

3. 青光眼合并其他先天异常

Foster 等提出的青光眼分类见本章第八节。

Lim A，Ritch R，Seah S 等对原发性闭角型青光眼的临床分型是根据其发生的三种机制。最主要的原因是瞳孔阻滞，几乎每一例闭角型青光眼均有瞳孔阻滞因素。瞳孔阻滞阻碍房水从后房流向前房，其结果是后房压力升高，使虹膜向前膨隆，周边虹膜关闭房角，导致眼压升高。如眼压升高急剧而且严重，则发生急性房角关闭；如眼压升高较缓慢且不太高，则发生亚急性或慢性房角关闭。

有些情况下，瞳孔阻滞对于闭角型青光眼的发生机制不起重要的作用。这样的病例，其虹膜平而不隆起，房角窄，能被关闭，称为高褶虹膜构型，这种也伴有瞳孔阻滞因素，绝大多数病例行虹膜切开可以治愈，其中有少数眼睛虽有通畅的虹膜切开，也可能自发地或因散大瞳孔而使虹膜关闭房角，而发生闭角型青光眼，这种情况称为高褶虹膜综合征。

偶然情况下，晶状体前移，推晶状体-虹膜隔向前，使前房变浅，房角变窄或关闭。将晶状体摘除可使前房加深，对有些选择病例，可能是有效的治疗方法。

近来，用"窄房角"和"原发性房角关闭"来描述没有视神经损害和视野缺损临床青光眼类型，这些眼具有窄房角或已闭的房角，有发展为青光眼的趋势，也可称之为"可疑青光眼"或"青光眼前状态"（"pre-glaucoma conditions"）。归纳总结其对闭角型青光眼分类如下：

【原发性闭角型青光眼（PACG）的临床类型】

1. "青光眼前状态"（房角关闭）

（1）窄房角；

（2）原发房角关闭。

2. 瞳孔阻滞型原发性闭角型青光眼

（1）急性闭角型青光眼；

（2）间歇性闭角型青光眼（亚急性、前驱期）；

（3）慢性闭角型青光眼，如无症状则称为房角缩短性闭角型青光眼。

3. 非瞳孔阻滞型原发性闭角型青光眼

（1）高褶虹膜构型；

（2）高褶虹膜综合征；

（3）晶状体前移；

（4）晶状体后方-侧向改变。

【对所用名词的解释】

1. "青光眼前状态"（房角关闭） 具有浅前房、窄房角或房角关闭者，称为"窄房角"和"原发房角关闭"。我们知道绝大多数具有浅前房和窄房角的眼睛不发展为青光眼。但另一方面，如房角关闭，尤其是当眼压升高，那么这种眼睛有发展为 PACG 的危险。"青光眼前状态"可称为原发房角关闭性"可疑青光眼"。

（1）窄房角

1）浅前房；

2）巩膜突不可见，约 2/3 圆周的小梁网不可见（通常难于确定）；

3）常需行激光虹膜切开（有争议）。

（2）原发房角关闭

1）前房浅；

2）窄房角伴有房角关闭；

3）眼压可能升高，但是没有视盘和视野损害；

4）需行激光虹膜切开（有争议）。

2. 瞳孔阻滞型原发性闭角型青光眼

（1）急性

1）因患者症状明显而主动就医，急性青光眼造成的盲是可以避免的；

2）重要的眼科急诊；

3）发作眼可被救治；

4）对侧眼可行激光虹膜切开而被拯救。

（2）间歇性

1）根据间歇性发作病史；

2）在发作之间眼部正常；

3）需行激光虹膜切开。

（3）慢性

1）常被误诊；

2）常无症状，称为房角缩短型青光眼；

3）临床上与开角型青光眼极相似；

4）药物治疗；

5）多数眼睛需行激光虹膜切开，如果药物不能控制眼压，则需做晶状体摘除或小梁切除术。

3. 非瞳孔阻滞型原发性闭角型青光眼 可表现为急性、间歇性或慢性青光眼。

（1）高褶虹膜构型

1）前房正常；

2）窄房角，常在激光虹膜切开术后被诊断；

3）当房角关闭，眼压升高伴有瞳孔散大。

（2）高褶虹膜综合征

1）瞳孔散大后或自发地房角关闭；

2）治疗用弱的缩瞳剂防止瞳孔散大；

3）偶尔需要做虹膜成形术，但是极少需要做小梁切除术。

（3）晶状体前移

1）前房浅；

2）窄房角；

3）瞳孔阻滞；

4）激光虹膜切开可能有效；

5）需行晶状体摘除。

【临床类型的演变过程】在临床发展过程中，闭角型青光眼可由一种类型转变为另一种类型，在"无青光眼"状况下，可能因为房角迅速关闭而发生"急性青光眼"，这种情况以后可发展为"慢性青光眼"，最后可失明而称为绝对期青光眼。

有学者提出，为了限制对没有视盘损害和视野缺损者应用"青光眼"这一名词，将长期以来应用的"急性闭角型青光眼"如果没有视盘损害和视野缺损，改称为"急性房角关闭"。但是因为急性闭角型青光眼是一种严重的致盲性眼病，有些医生提出，这种命名法可能意见还不成熟，甚至是不恰当的，需进一步商榷。

原发性闭角型青光眼（primary angle-closure glaucoma，PACG）在亚洲患病率较高，由于诊断标准和检查手段等不统一，影响了 PACG 流行病学的研究。为此国际地域性和流行病眼科学组（International Society of Geographical and Epidemiological Ophthalmology，ISGEO）首先提出并制定了新的 PACG 诊断标准和分类系统，即 ISGEO 分类系统。最初该分类标准仅用于流行病学的研究，后来逐渐被多个国家广泛应用于临床之中。然而，目前国际上普遍采用的 ISGEO 分类标准，强调必须具有青光眼性视神经病变才能诊断为原发性闭角型青光眼，否则虽有既往分类中的急性发作，也不诊断为闭角型青光眼，而只诊断为原发房角关闭。

由于国际上新的青光眼分类系统与我国传统分类有很大的不同，在一项"我国临床眼科医师关于原发性闭角型青光眼筛查与诊断认识"的问卷调查中发现，青光眼专业医师（93.8%）较非青光眼专业医师（77.7%）对 ISGEO 分类系统了解的比例高，其中有 60% 的青光眼专业医师和 44.1% 的非青光眼医师接受此观念。全国有将近一半的眼科医师不赞同 ISGEO 分类中的必须伴有 GON 才可以诊断为原发性闭角型青光眼这一观点。这表明我国眼科医师对于青光眼的定义及认识与国际上存在着明显的差异。

这种新的分类方法也有缺陷，在于解剖学上的窄房角仅是说明了前房角的解剖特征，并不能充分反映闭角型青光眼房角关闭的机制，并且可能忽略了急性房角关闭缓解后未留下周边虹膜前粘连（peripherial anterior synechia，PAS）和 GON 的那些患者（PAC）。另外，急性房角关闭后，可能存在一些分子水平或是细胞水平的神经节细胞等的损伤，现有的检测手段可能尚不够敏感，某些早期损害不能被认识，那么是否一定要等到 GON 被证实，才能确诊 PACG？

原发性闭角型青光眼是一个独立、复杂的疾病，其定义不能简单地用原发性开角型青光眼的模式来套用。新的分类系统仅是在流行病学调查中使患病率发生改变，并没有从根本上改变对疾病的认识。传统分类系统在我国已经被广泛使用 20 余年，但其与国际分类的差异，也在一定程度上限制了与国际间的合作交流。

面对国际上热烈的争论，我国眼科专家积极回应，中华医学会眼科分会青光眼学组在 2006 年的工作会议中，就原发性闭角型青光眼的分类问题达成初步共识（2006 共识）：①新分类标准普遍接受之前，国内临床青光眼诊治仍可继续沿用原青光眼诊断和治疗标准；②在开展闭角型青光眼的流行病学调查和临床研究中，建议引用国际原发性闭角型青光眼的新分类方法和标准，以利于与国际接轨和国际交流；③学组鼓励和支持开展以国际原发性闭角型青光眼的新分类方法的合理部分为标准的中国流行病学调查和闭角型青光眼的循证研究，尽早提出中国有关闭角型青光眼的研究结果。"2006 共识"在当时没有进一步依据的情况下，既坚持我们以往的理论，以避免造成临床上诊断等问题的混乱；又鼓励积极探索新分类中的合理部分，以推动我国闭角型青光眼理论的发展。

随着对闭角型青光眼理论不断探索，我国原发性青光眼的基本检查和诊断方法及治疗原则又一次次达成共识（2008 共识，2014 共识，2019 共识）。2008 共识：将原发性闭角型青光眼定义为：由原发性房角关闭所引起的急性或慢性眼压升高，伴或不伴有 GON。急性或慢性房角关闭、前房角粘连闭合范围 <180° 不伴 GON 者，可选择激光或手术行周边虹膜切开或切除术；而如果前房角粘连闭合范围 >180°、药物无法控制眼压者，则应选择滤过性手术。"2008 共识"中原发性闭角型青光眼的定义，包括了伴或不伴有 GON，均称为闭角型青光眼，较国际上 ISGEO 分类标准弱化了"GON"在闭角型青光眼概念中的地位；治疗上基本沿用了传统的治疗方案。2014 共识：将原发性闭角型青光眼定义为：由原发性房角关闭所引起的急性或慢性眼压升高，伴或不伴有 GON，根据临床表现可将 PACG 分为急性和慢性两种类型，建议采用 ISGEO 分类、按房角关闭机制分类和临床症状学分类 3 种分类方法相结合的原则指导临床或相关研究。2019 共识：国际上关于 PACG 的分类是基于疾病进程，即原发性房角关闭可疑状态、原发性房角关闭、PACG，能够充分反映 PACG 的发病和进展。我国现提出的 PACG 分类方法是基于房角关闭机制，对指导临床诊疗工作具有重要意义。因此，建议在临床实践中使用我国提出的基于发病机制的分类方法，在国际学术交流中沿用国际基于病程的分类方法。

（才瑜 李美玉）

第三节 原发性青光眼

要点提示

1. 原发性青光眼为双侧性疾患，但可不同时发病。40 岁以上的发病率约为 1%~2%。

2. 闭角型青光眼多见于女性，闭角型青光眼与遗传有关，其发病与前房深度有肯定的关系。许多研究把闭角型青光眼分为两类，分为急性与慢性，后者包括一些亚急性的病例。睫状环阻滞性青光眼属于闭角型青光眼。闭角型青光眼是由于瞳孔阻滞引起房角闭塞所致，故治疗时应解除瞳孔阻滞，使房角重新开放，一般以手术治疗为主。

3. 开角型青光眼的房角大多为宽角，少数为窄角，因眼压升高时房角是开放的,故此命名。这一型青光眼病情进展极为缓慢,且无明显症状,故不易早期发现。所以必须对这种眼病提高警惕,以便早期发现,及时治疗。

4. 视盘的青光眼性凹陷及萎缩是诊断的可靠根据。青光眼具有特征性的视野改变。

5. 原发性开角型青光眼治疗的目的是控制疾病的发展,或尽可能延缓其进展,使病人在存活期间能保持好的视力,大多数病例可通过降低眼压达到此目的。一般认为,眼压越高,可能发生进行性损害的危险越大。视神经或视野的损害进展则应加强治疗而进一步降低眼压。另外,所选用治疗应尽量减少给患者造成不便和并发症,以便患者能遵嘱用药。

原发性青光眼为双侧性疾患,但可不同时发病。本病与遗传有关。40 岁以上的发病率约为 1%~2%。我国部分地区的调查报道为 0.22%~2.6%。新中国成立前因青光眼而失明的占盲人的 4.9%,1959 年则为 7.5%,1964 年上升到 19.62%。这是由于沙眼和其他感染性眼病的致盲率不断下降致使青光眼成为主要致盲眼病之一。1987 年全国抽样调查,双眼盲中由青光眼致盲者占 8.8%,居主要致盲眼病的第 4 位。

一、闭角型青光眼

闭角型青光眼(angle-closure glaucoma)过去称为充血性青光眼,因其发作时眼前部有明显充血而命名。因结膜充血只是本病的一种表现而不是致病原因,此外,有一部分患者在发作时并没有结膜充血,所以现在多根据其发病机制——由于房角关闭而引起眼压升高而称为闭角型青光眼。

闭角型青光眼多见于女性,发病率约为男性的 2~4 倍。此病为中年和老年性疾患,发病年龄多在 40 岁以上,尤以 50~70 岁居多。有人报告先兆期多始于 55~60 岁,虽为双侧性疾患,但常一眼先发病,双眼同时发作者较少。闭角型青光眼与遗传有关,其发病与前房深度有肯定的关系,而前房深度是由遗传决定的。患者的亲属中前房浅和房角窄的较正常人口明显多见。但家族性的发病率却又较原发性开角型青光眼明显少见。本病的发作与季节有一定关系,冬季较夏季多,可能与冬季光线较少而使瞳孔开大有关。

【病因】由于虹膜周边部机械性地堵塞了房角,阻断了房水的出路而使眼压升高。小梁和 Schlemm 管等房水排出系统一般是正常的。

从解剖上的特点来看,闭角型青光眼发生于浅前房、窄房角的眼睛。其角膜较小,而晶状体相对较大,睫状体较发达,虹膜在睫状体的止端常靠前,多为远视。这些解剖因素均可使前房变浅和房角狭窄,尤其是当晶状体相对大时,它与虹膜贴得较紧,因此房水由后房流经虹膜与晶状体的间隙时,受到的阻力就增加,形成生理性瞳孔阻滞,而使后房的压力升高,虹膜膨隆,房角变窄。

闭角型青光眼房水循环阻滞因发生的部位不同可分为房角阻滞、瞳孔阻滞、睫状环阻滞和玻璃体阻滞。闭角型青光眼眼压由于周边虹膜与小梁相贴,即房角阻滞,这是高褶虹膜型

青光眼发病的原发机制;它常是继发于瞳孔阻滞,或者偶尔是由于其他机制,如睫状环阻滞:睫状体向前旋转,或者液体通过前玻璃体受阻(图 12-3-1)。在有炎症的眼睛,房角相贴在数日内可发展为周边虹膜前粘连,而在慢性闭角型青光眼经过数月才形成周边前粘连。

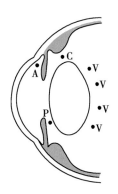

图 12-3-1 闭角型青光眼的 4 种阻滞部位

A:房角阻滞(常见);P:瞳孔阻滞(常见);C:睫状环阻滞(罕见);V:玻璃体阻滞(罕见)

1. 瞳孔阻滞 当前房相对较浅及虹膜-晶状体隔前凸的时候(由于晶状体厚及其前表面较陡),房水从后房到前房的正常流动的阻力较大。随年龄增长晶状体变厚阻力增加(年龄增长前房变浅,在 60 岁时前房深度约为 3.5mm)。这将增加前后房的压力差,因而虹膜周边部向前突,此部分未被瞳孔括约肌拉紧,周边虹膜将压向小梁网而阻碍房水外流。这样瞳孔阻滞将导致房角阻滞,这是急性闭角型青光眼发作最常见的原因。这可解释在急性发作前常会有间歇性眼压升高而能自发缓解。当眼压升高,瞳孔括约肌将不全麻痹,瞳孔将开大,这将减少虹膜与晶状体的接触面积,前后房的压力差将减少,虹膜根部将后陷,因而到小梁网的通路将被打开,发作自发停止。在许多不同的促使发作的形态与功能的因素之间存在着细微的平衡。由于光线暗而降低瞳孔括约肌的张力,可压迫张力小的虹膜周边部,使其贴到小梁网,因而在黄昏的光线下常发生青光眼的急性发作。同样理由,在一个易发眼,散瞳检查后,当瞳孔再缩小时常会出现发作。

闭角型青光眼的眼球常较短,角膜直径较小,晶状体前面距角膜的距离常近 1mm,晶状体较正常者约厚 0.6mm。薄的虹膜根部与虹膜睫状区之间常有阶梯样移行区,此区最先接触房角结构。另外,房水外流增加对虹膜产生吸引作用。

做小的虹膜周边切除孔可永远解除瞳孔阻滞,形成前后房的通路(图 12-3-2)。

眼前节结构的局部解剖关系受调节的影响,尤其是受拟副交感神经药物和抗副交感神经药物的影响(图 12-3-3)。

Barkan 等发现在闭角型青光眼中,75% 患者前房深度小于 1.5mm,前房越浅,房角关闭的机会越大。Lowe 认为前房深度大于 2.5mm 者很少发展为房角关闭,而前房浅于 2.5mm 者则易发生。

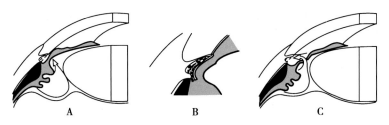

图 12-3-2　瞳孔阻滞所致房角关闭及虹膜切除的作用

A. 厚的虹膜根部首先被推向角膜周边部；B. 由于生理性房水外流房角完全阻滞，小梁网压 Schlemm 管；C. 虹膜根部小开口，前后房压力平衡，虹膜根部后房水到达房角

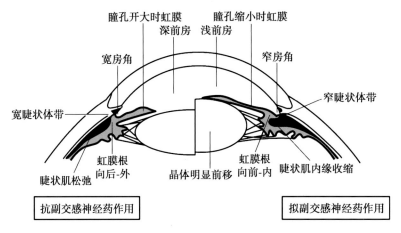

图 12-3-3　抗副交感神经药及拟副交感神经药对眼前节的作用

具有上述解剖特点的眼球并不都发生青光眼，其中约有10% 可能发展为闭角型青光眼（Lowe，1967）。在一些诱因的影响下，才促使房角关闭，眼压升高。这些因素是：

（1）瞳孔散大：停留在暗处、用散瞳剂以及精神因素等均可使瞳孔散大。瞳孔散大时虹膜周边部阻塞了窄房角，妨碍房水的排出而引起眼压升高。但当瞳孔极度散大时，虹膜与晶状体周边部的贴附又变松。可解除瞳孔阻滞而减轻青光眼发作的因素。Chandler 认为瞳孔中度散大时是最危险的，此时瞳孔阻滞尚未解除，而松弛的虹膜被增高的后房压力推挤向前，阻塞房角（图 12-3-4）。

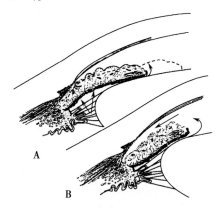

图 12-3-4　瞳孔大小对房角的影响

A. 缩瞳时（虚线）：虹膜紧贴晶状体，产生最大的瞳孔阻滞，瞳孔中等度开大时，瞳孔阻滞尚未解除，松弛的周边部虹膜贴向小梁；B. 瞳孔充分开大：瞳孔阻滞缓解，房水流入前房，虹膜离开小梁

（2）缩瞳剂：有些窄房角的患者用强缩瞳剂后，尤其是胆碱酯酶抑制剂，可引起青光眼的急性发作。因瞳孔缩小时，虹膜与晶状体接触弧增大且相贴更紧，产生瞳孔阻滞。同时这些药物还可引起虹膜和睫状体的血管扩张、睫状肌收缩、晶状体韧带松弛、晶状体向前移位，而这些因素均可加重瞳孔阻滞。

（3）血管神经因素：由于血管神经调节中枢失调引起血管舒缩功能紊乱，可使毛细血管扩张，血管渗透性增加，睫状体水肿、向前移位而堵塞房角；还可使房水生成过多，后房压力增高，周边虹膜向前膨隆关闭房角。此外，脉络膜血管扩张也可使玻璃体和晶状体向前移位。情绪波动或过度疲劳所引起的闭角型青光眼发作可能与血管舒缩功能失调有关。

2. 睫状环阻滞　睫状肌的纵行纤维附着在巩膜突上，有些纤维可能向前进入小梁网。由于睫状肌痉挛、应用缩瞳剂或调节等可使睫状肌收缩，将睫状体向前拉并围绕巩膜突使其旋转，这将导致房角变窄，因睫状体挤压虹膜后面，睫状突向前转，韧带松弛使晶状体变圆前移使前房变浅。睫状体炎症肿胀可有同样的作用，严重时可在瞳孔区看到睫状突。正常情况下晶状体赤道部与睫状体之间仅相距 0.5mm，在睫状体肿胀及其围绕巩膜突向前旋转时，如某些眼球睫状环较小，晶状体相对较大，可使晶状体和睫状体间的间隙变小或消失，即可产生睫状环阻滞，房水不能通过晶状体与睫状突之间的间隙进入后房，而是向后流入玻璃体或玻璃体之后，将推晶状体-虹膜隔向前，使前房极度变浅甚或消失，同时也加重了瞳孔阻滞和房角关闭，而引起眼压升高发生睫状环阻滞性青光眼，或称恶性青光眼。

动物试验表明缩瞳剂可引起:①虹膜变薄;②睫状体更呈三角形(变扁程度减轻),使睫状突与晶状体赤道部相接触;③使小梁网间隙加大,因为睫状肌牵拉巩膜突。

睫状肌麻痹剂有相反的作用。去氧肾上腺素也有使睫状体变扁的作用(图12-3-5)。

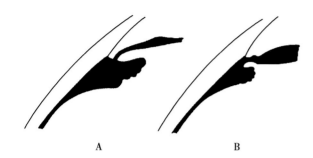

图12-3-5 缩瞳剂及睫状肌麻痹剂对睫状体的作用

A.用缩瞳剂后,睫状体呈三角形,虹膜变薄;B.用睫状肌麻痹剂后,睫状体变扁平,虹膜变厚

3. 前玻璃体阻滞 实验研究表明,在正常情况下,液体可通过玻璃体时没有任何阻力,但是在灌注压升高时,该阻力明显增加。白内障囊内摘除术后的无晶状体眼的瞳孔阻滞,瞳孔被突出的玻璃体所充满,前房是浅的,这种情况甚至可出现在有通畅的虹膜切除时,在裂隙灯检查时可很清楚地看到前玻璃体起到几乎不渗透的膜的作用。有时散大瞳孔可以使房水流入前房,散瞳可以减少瞳孔缘与前玻璃体表面的接触,并增加可用来使液体通过玻璃体的面积。在有些病例,只有切开前玻璃体才能使液体通过瞳孔自由流动。当前可用 YAG 激光切开前玻璃体达到同样目的。

【临床表现】闭角型青光眼可为急性、亚急性或慢性。常可见到这些类型的联合存在,一个患者有急性或亚急性发作,可在一眼或双眼有深的视盘凹陷,这是由于长期存在的慢性闭角型青光眼。另一方面,慢性闭角型青光眼病人可有无症状的或间歇性发作的房角关闭。许多研究把闭角型青光眼分为两类,分为急性与慢性,后者包括一些亚急性的病例。睫状环阻滞性青光眼属于闭角型青光眼。

1. 急性闭角型青光眼 此型青光眼在发生房角闭塞时,眼前部有明显充血。其临床过程可分六期:

(1) 临床前期:凡一眼曾有急性发作,另眼虽无发作史,但具有浅前房和窄房角等解剖特点,迟早都有发作的可能性;有急性闭角型青光眼家族史、浅前房和窄房角的眼睛,没有青光眼发作史但激发试验阳性者均属临床前期。

(2) 先兆期:患者有轻度眼痛,视力减退,虹视并伴有轻度同侧偏头痛,鼻根和眼眶部酸痛和恶心。眼部检查可有轻度睫状充血、角膜透明度稍减退、前房稍变浅、瞳孔略开大和眼压轻度增高。总之,自觉和他觉症状均轻微。上述症状多发生于疲劳或情绪波动后,常于傍晚或夜间瞳孔散大情况下发作,经睡眠或到光亮处,瞳孔缩小,症状常可自行缓解。发作持续时间一般短暂而间隔时间较长,通常在1~2h或数小时后,症状可完

全消退。多次发作后则持续时间逐渐延长,而间隔时间缩短,症状逐渐加重而至急性发作期。也有少数病例不经过先兆期而直接表现为急性发作。

虹视是闭角型青光眼的一种特殊的自觉症状。当患者看灯光时可见其周围有彩色环与雨后天空出现的彩虹相似,故名虹视。这是由于眼压升高后,眼内液循环发生障碍,引起角膜上皮水肿,从而改变了角膜折光所致。

虹视是青光眼发作的主要症状之一,但是出现虹视不一定都是青光眼。正常人在暗室内看一个小亮灯,即可见其周围有彩环,这是由于晶状体的折射所致,属于生理性。在晶状体核硬化时更易出现这种现象。但这种虹视环的直径较小,而当青光眼引起病理性虹视时,病人多能说出虹视环的大小、形状和色泽的层次。角膜上皮水滴越小而密集,虹视环则越大。当泪液中混有黏液或脂性分泌物时,也可出现虹视,而且虹视环也较大,但在瞬目或拭洗后虹视立即消失,而青光眼者则不然。角膜瘢痕、晶状体或玻璃状体混浊也可产生类似虹视现象,但为长期持续性存在。

为了区别生理性和病理性虹视,可让患者通过一个狭窄的裂隙观看一个光源,将裂隙垂直放置,并在瞳孔前方移动,如为生理性晶状体性虹视,在裂隙移动的过程中,虹视仅有部分可见,而且其位置随裂隙片的移动而改变。当裂隙位于瞳孔边缘时,晶状体水平放射状纤维起折射作用,所以在上方和下方可见一段横行彩色弧;在裂隙位于瞳孔中央时,晶状体的垂直纤维起折射作用,则在水平方向两侧各有一段纵行彩色弧;而当裂隙位于瞳孔缘与瞳孔中心之间时,晶状体的斜行纤维起折射作用,则可在右上、右下,左上和左下四个方向各有一段短的斜行彩色弧。去掉裂隙片后则虹视恢复圆形。而病理性虹视在裂隙片移动的过程中,彩色环维持圆形,仅颜色稍发暗而已。

此外,正常人在雾中观看小而亮的路灯时也可发现虹视,这是因为空气中水分较多,与雨后天晴所出现的彩虹相同,没有临床意义。

(3) 急性发作期:起病急,房角大部或全部关闭,眼压突然升高。患者有剧烈眼痛,视力极度下降及同侧偏头痛,甚至有恶心、呕吐、体温增高和脉搏加速等。眼表呈睫状充血或混合性充血,并有结膜水肿,角膜后壁有棕色沉着物。前房极窄,因虹膜血管渗透性增加可出现前房闪光和浮游物。虹膜水肿,隐窝消失。如高眼压持续时间长,可使局限的1~2条放射状虹膜血管闭锁,造成相应区域的虹膜缺血性梗死而出现扇形虹膜萎缩。从色素上皮释放的色素颗粒可沉着在角膜后壁和虹膜表面。由于高眼压使瞳孔括约肌麻痹而使瞳孔中度开大,呈竖椭圆形。可有虹膜后粘连,但一般不太严重。晶状体前囊下可出现灰白色点状、条状和斑块状混浊,称为青光眼斑(glaukomflecken)。这种混浊有些可吸收,有些则持续存在,以后被新的晶状体纤维覆盖,因此从青光眼斑在晶状体内的深度,可以估计急性发作以后所经过的时间。眼压明显升高,多在 6.7kPa(50mmHg) 以上,高者可达 10.7kPa(80mmHg)。因角膜上皮水肿,常需在滴甘油后才能看清眼底,视盘充血、轻度水

肿,有动脉搏动,视网膜静脉扩张,偶见小片状视网膜出血。前房角镜下可见虹膜周边部与小梁紧相贴附,房角关闭,多数病例仅用裂隙灯检查即可看到这种改变。如急性发作持续时间不长,眼压下降后房角尚可重新开放,或有局限性粘连,小梁上有色素沉着;如持续时间长,则形成永久性房角粘连。

房水流畅系数明显下降,如眼压下降后房角重新开放,房水流畅系数可恢复正常;但如虹膜和小梁贴附时间过久,小梁已受损害,即使房角重新全部开放,房水流畅系数也不能恢复正常。

青光眼急性发作的"三联征"是指虹膜扇形萎缩、角膜后壁和晶状体前囊的色素沉着以及晶状体的青光眼斑,这是青光眼急性发作后的标志。

急性发作的转归:大多数病例症状部分缓解而进入慢性期。有些病例症状完全缓解而进入间歇期。少数病例急性发作严重,眼压极高,而又未能及时控制,可于数日内失明。

(4)间歇期:青光眼急性发作后,经药物治疗或自然缓解,房角重新开放,眼压和房水流畅系数恢复正常,使病情得到暂时的缓解,称为间歇期。如用药后得到缓解需在停药后,眼压和 C 值正常者,才能属于此期。由于瞳孔阻滞等病理改变并未解除,以后还会复发。如急性发作时未遗留永久性损害,在间歇期检查,除前房浅、房角窄以外,无任何其他阳性所见。只能根据病史及激发试验来确定诊断。

(5)慢性期:是由急性发作期症状没有全部缓解迁延而来,常因房角关闭过久,周边部虹膜与小梁发生了永久性粘连。当房角圆周 1/2~2/3 以上发生粘连时,房水排出仍然受阻,眼压则继续升高。在慢性期的早期,急性发作期的自觉症状及检查所见均继续存在,但程度减轻,到晚期则自觉症状和充血均消退,仅留下虹膜萎缩,瞳孔半开大,形状不规则和青光眼斑。房角粘连常是宽基底的周边前粘连,虹膜和 Schwalbe 线粘连。慢性期的早期视盘尚正常,当病情发展到一定阶段时,视盘逐渐出现病理性陷凹和萎缩,视野可出现类似原发性开角型青光眼的改变,最后完全失明而进入绝对期。

(6)绝对期:视力完全消失。由于长期高眼压,患者已能耐受,故自觉症状常不明显,仅有轻度眼胀头痛,但有些病例尚有明显症状。轻度睫状充血,前睫状支血管扩张,角膜上皮轻度水肿,有时可反复出现大泡或上皮剥脱而有明显疼痛等刺激症状,角膜也可发生带状混浊。前房极浅,虹膜萎缩,有新生血管,瞳孔缘色素层外翻和晶状体混浊。巩膜出现葡萄肿,严重时在外力影响下可发生眼球破裂。

绝对期青光眼的晚期由于整个眼球变性,睫状体的功能减退,眼压可低于正常,最后眼球萎缩。由于这种眼球的抵抗力较低,常发生角膜溃疡,甚至发展为全眼球炎,最终形成眼球痨。

2. 慢性闭角型青光眼 此型的特点是发作时眼前部没有充血,自觉症状不明显。根据房角的形态又可把它分为两型:

(1)虹膜膨隆型:这一型常有小发作,发作时自觉症状轻微,仅有轻度眼胀、头痛及视物稍模糊,但常有虹视。球结膜不

充血,角膜透明或上皮轻微水肿,前房极浅,虹膜稍有膨隆,瞳孔可正常,对光反应存在或略迟缓,眼压一般在 5.33~6.67kPa (40~50mmHg)。发作时房角大部或全部关闭。因发作时虹膜无明显水肿、充血,虹膜虽与小梁相贴,但不会像充血性发作那样快地形成永久性粘连。在亮处或睡眠后因瞳孔缩小,房角可再开放,眼压即恢复正常,症状完全消退。早期患者的发作持续时间较短而间隔时间较长,以后病情发展,间隔时间逐渐缩短。反复发作后,房角逐渐发生粘连,基础眼压逐渐升高,房水流畅系数下降。晚期可出现视盘萎缩,但陷凹常不深,并伴有视野缺损。

此型青光眼多数病例表现为反复小发作,病情逐渐发展,如治疗不当,最后完全失明而进入绝对期。少数病例可无任何自觉症状,偶尔也会出现急性发作。

(2)虹膜高褶型(plateau iris)或房角缩短型:此型较少见,约占闭角型青光眼的 6%。患者多无自觉症状,有时有虹视,偶尔可有充血性急性发作。本型的特点是前房轴部深度正常而周边部极浅,虹膜平坦,不向前膨隆。引起房角关闭的原因不是瞳孔阻滞,而是由于虹膜的止端位于睫状体的前部,虹膜周边部有明显皱褶且极近小梁。当瞳孔散大时,周边部虹膜隆起易与小梁相贴而使房角关闭。根据虹膜的形态,Shaffer 等称之为虹膜高褶型。此型青光眼的房角粘连是由最周边部房角隐窝处开始,而房角入口处是开放的。前房角镜检查可见小梁前部返回的光线与虹膜的反光带是连续的,形成几何角,光切线不移位。周边前粘连自隐窝处向前进展,逐渐达 Schwalbe 线。在同一眼内,房角改变差异很大,有些部分有程度不等的前粘连(粘连可达睫状体带、小梁或 Schwalbe 线),而另一部分房角仍然开放。眼压升高的程度与房角粘连的范围成正比。因为房角粘连是由周边部开始渐向前进展的,好像房角在逐渐变短,故 Gorin 称它为房角缩短型(图 12-3-6,图 12-3-7)。

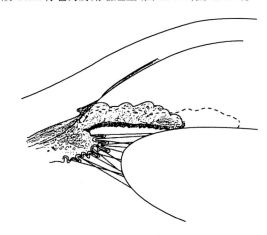

图 12-3-6 虹膜高褶型

前房轴深正常,虹膜不膨隆,当瞳孔开大时,引起房角关闭

虹膜高褶型青光眼分为两种情况:

1)高褶虹膜构型(plateau iris configuration):大多数高褶虹膜型青光眼属于此种,虹膜周边切除可以根治,房角加宽不明显,可能仅限于虹膜周边部。

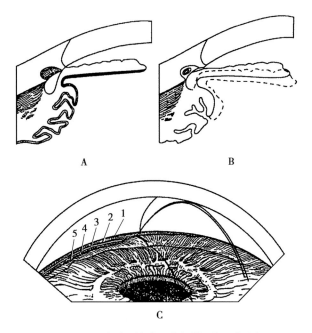

图 12-3-7 闭角型青光眼房角关闭的两种形式

A. 房角入口处关闭:虹膜周边部与 Schwalbe 线粘连;B. 先由房角周边部关闭,渐向 Schwalbe 线进展(房角缩短型);C. 房角缩短的房角镜所见,注意粘连从周边(左)逐渐达 Schwalbe 线(右):1:Schwalbe 线,2:小梁,3:Schlemm 管,4:巩膜突,5:睫状体

2) 高褶虹膜综合征(plateau iris syndrome):系指高褶虹膜型青光眼经虹膜周边切除后,虽有通畅的虹膜切除区,但是自发或药物散瞳后,可引起房角关闭而致眼压明显升高。一旦诊断为本综合征,则应持续使用缩瞳剂。

3. 恶性青光眼(malignant glaucoma)或睫状环阻滞性青光眼 1869 年,von Graefe 首先描述了恶性青光眼。长期以来认为恶性青光眼是闭角型青光眼手术的一种严重并发症,发生率为 2%~4%。本病的特点是在抗青光眼手术后,前房极度变浅或完全消失,眼压升高,用一般的抗青光眼药物或手术治疗均无效,如处理不当,常可导致失明。学者们发现有一些没有做过抗青光眼手术的病例在局部滴用缩瞳剂后也可引起恶性青光眼。

本病多发生在浅前房、窄房角、小眼球、小角膜、睫状环较小或晶状体过大的闭角型青光眼,尤其是在长期高眼压、术前眼压不易控制、经用高渗剂或碳酸酐酶抑制剂眼压虽暂下降而房角仍关闭者更容易发生。本病为双眼病,一眼发生后,另一眼做滤过手术后,甚或在滴用缩瞳剂后也可引起恶性青光眼。

发病机制主要是睫状环小或晶状体过大,使两者的间隙变窄,在抗青光眼手术、外伤、虹膜睫状体炎或局部点缩瞳剂等诱发因素的影响下,睫状体水肿或睫状肌收缩均可使睫状环进一步缩小、晶状体韧带松弛,因而睫状体与晶状体赤道部相贴,发生睫状体与晶状体阻滞,房水遂不能经正常的通路向前排流,而是向后倒流至晶状体后方及玻璃体后方,或进入玻璃体腔内,从而使晶状体-虹膜隔前移、前房轴部和周边部普遍变浅、虹膜周边部与小梁相贴致使房角闭塞而导致眼压升高。晶状

体前移还可引起瞳孔阻滞而加重房角闭塞和房水在晶状体后方的潴留。在无晶状体眼,玻璃体与睫状体粘连也可引起玻璃状体睫状体阻滞,使玻璃状体-虹膜隔前移而产生与上述同样的病理改变。因这种青光眼是由于睫状体阻滞所产生的闭角型青光眼,故又名睫状环阻滞性青光眼(图 12-3-8)。

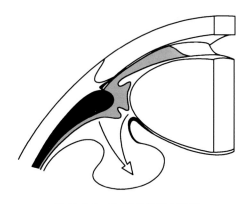

图 12-3-8 睫状环阻滞性青光眼

大晶状体嵌入睫状环,房水流向晶状体后,拟副交感神经药物加重阻滞,抗副交感神经药物可打开房角

在术前鉴别缩瞳剂引起的恶性青光眼和瞳孔阻滞性闭角型青光眼是很重要的,因为两者的治疗方法完全不同,如诊断错误常可造成不良后果。瞳孔阻滞性闭角型青光眼多发生于老年女性,前房周边部变浅而轴部一般仅中度变浅,双眼前房深度相同,用缩瞳剂治疗可使眼压下降;而恶性青光眼的发病率较前者为少,可发生于任何年龄,前房轴部及周边部普遍变浅,另一眼的前房可以是正常的,用缩瞳剂无效或反而使眼压升高,而用散瞳睫状肌麻痹剂可使眼压下降。所以当闭角型青光眼用缩瞳剂治疗无效,甚至引起眼压升高、前房进一步普遍变浅时,应想到可能是缩瞳剂引起的恶性青光眼。如果在另一眼试点缩瞳剂也发生同样变化,即可确定诊断。

【诊断】在做眼部检查的过程中,应注意易患眼角关闭的解剖形态,当有可疑发现时可行激发试验以确定发生房角关闭的可能性。

1. 常规检查

(1)眼压:除检查时房角呈关闭状态或已至慢性期,一般眼压正常。发作前或发作之间 C 值正常,除非房角已发生粘连。

(2)前房深度

1)手电筒侧照法:以聚光灯泡手电筒自颞侧角膜缘平行于虹膜照射,如虹膜平坦,全部虹膜均被照亮;如有生理性虹膜膨隆,则颞侧虹膜被照亮,根据虹膜膨隆程度不等而鼻侧虹膜被照亮的范围不等(图 12-3-9)。Herick 提出,鼻侧虹膜全部不能被照亮者,相当于 Shaffer 前房角分类法的 0~Ⅱ级,即≤20°,为窄房角。

我国青光眼学组采用此方法检查前房轴深的分级标准为:①深前房:整个虹膜均被照亮;②中前房:光线达虹膜鼻侧小环与角膜缘之间;③浅前房:光线达虹膜小环的颞侧或更少范围。

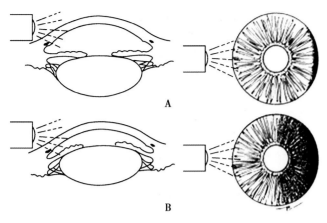

图 12-3-9　侧照法检查前房深度

A.深前房;B.浅前房

我科对一组正常人用此法及裂隙灯所附前房轴深测量器测量前房轴深,结果为:①深前房:均数为 3.3mm,范围为 2.9~3.7mm;②中前房:均数为 2.8mm,范围为 2.5~3.1mm;③浅前房:均数为 2.4mm,范围为 2.1~2.7mm。

2) 裂隙灯法:测量周边前房深度,为 van Herick 提出。以极窄光源,于颞侧,光线垂直于角膜缘照在角膜-虹膜间隙消失点的稍前方,角膜显微镜与光源夹角为 60°。周边前房深度以角膜光切面的厚度(corneal thickness,CT)表示,并以此估计前房角宽度,其关系如表 12-3-1 所示。

表 12-3-1　周边前房深度与房角宽度关系表

周边前房深度	Shaffer 房角分级	临床意义
1CT	IV级(35°~45°)	不可能关闭
1/2CT	III级(25°~35°)	不可能关闭
1/4CT	II级(20°)	可能关闭
<1/4CT	I级(10°)	最终将关闭

上述方法,裂隙光源在角膜颞侧,且与显微镜的夹角为 60°,检查时不方便。河南省眼科研究所将之改为置裂隙光源于 6 点处,光源与显微镜间夹角为 30°~45°,因为周边前房深度是以其对应处角膜厚度来估计,所以不必严格规定光源与显微镜间的角度。令患者注视光源。观察角膜缘稍内处角膜后壁与虹膜间的距离,即为周边前房深度,也以角膜厚度表示。

(3) 前房角镜检查:前房角镜下可将前房角按 Scheie 分类法(根据房角结构中所能看到的部位,分为宽角及窄 1、窄 2、窄 3 及窄 4;与 Shaffer 分类法(按虹膜周边部与小梁网间的几何夹角分)相比,两者的关系如表 12-3-2 所示。

这些分类方法在临床很实用。Spaeth 指出,为了全面描述房角,应记录三种因素:

1) 房角的几何夹角:以 Schwalbe 线为标准,将 Schwalbe 线与巩膜突的假想连线,与虹膜之间的夹角分为 20°、30°、40°,如图 12-3-10 所示。

2) 虹膜根部的形态(凸、平或凹):以第一个字母代表,分为 b、p、f、c 四级,如图 12-3-11 所示。

表 12-3-2　Shaffer 和 Scheie 前房角分级

几何夹角	分级(Shaffer)	分级(Scheie)	可见的最后部房角结构
35°~45°	IV	宽	睫状体带全可见
25°~35°	III	窄 1	睫状体带部分可见
20°	II	窄 2	巩膜突/后部小梁网
10°	I	窄 3	前部小梁网/Schwalbe 线
0°	0(裂隙状)	窄 4	Schwalbe 线不可见

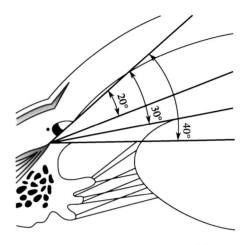

图 12-3-10　Spaeth 房角分级法(1)

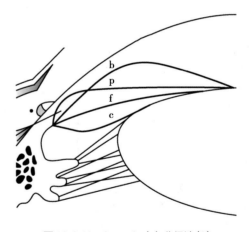

图 12-3-11　Spaeth 房角分级法(2)

虹膜形态:b:虹膜弓形向前隆起;p:高褶虹膜形态;f:虹膜平坦;c:虹膜向后凹陷

3) 虹膜在睫状体上附着的位置(前或后):以第一个字母代表,分为 A、B、C、D、E 五级,如图 12-3-12 所示。

(4) UBM 检查:详见本书第五章第十七节。

2. 激发试验(provocative test)　凡具有浅前房、窄房角,并有发作性虹视、视物模糊、眼胀、头痛、眼眶或鼻根部酸胀等病史的 35 岁以上,尤其是女性患者应考虑闭角型青光眼的可能,需密切追踪观察,必要时做激发试验以明确诊断。

(1) 暗室试验(dark room test):Seidel 于 1828 年首先介绍此方法。其作用机制是在暗室中瞳孔散大,虹膜根部拥塞于房角使之关闭而导致眼压升高。

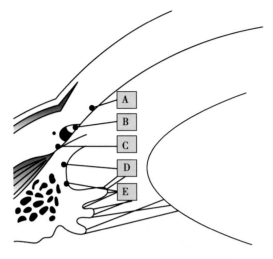

图12-3-12　Spaeth房角分级法（3）

虹膜根部附着位置:A:虹膜附着在 Schwalbe 线之前;B:位于 Schwalbe 线与巩膜突之间;C:可以看见巩膜突;D:深,可以看见睫状体带;E:非常深,睫状体带宽度>1mm

其方法是先在明亮室内测眼压,然后令患者在暗室内停留1~2h 后于弱光下再测眼压,如眼压上升≥8mmHg,或峰值眼压达 30mmHg,前房角镜下房角关闭为阳性。

应注意嘱咐患者不可入睡,因睡眠时瞳孔缩小可影响试验结果。

有些闭角型青光眼患者 1h 暗室试验呈阴性,而 2h 后才出现阳性结果。但时间长眼压可能上升过高,最好在暗室内装置号灯,患者如有不适可随时发出信号,也可根据周边前房的深度来选择暗室试验时间的长短。周边前房为 1/4~1/2 角膜厚度者可用 2h,小于 1/4 角膜厚度者先用 1h,如为阴性再做 2h 暗室试验。这种试验方法较其他试验方法更合乎生理,比较安全,所产生的急性房角关闭容易控制,但暗室试验的阳性率不高是其缺点。

(2)俯卧试验(prone test):Hyams 1968 年首先报告此方法。其作用机制是在俯卧位时由于重力关系晶状体-虹膜隔向前移位,使窄房角关闭。试验方法是先测量眼压,在亮室内俯卧于检查台上,额部垫以枕头。注意不要压迫眼球,不能入睡,1h 后迅速转为仰卧位再测量眼压。眼压上升≥8mmHg,前房角镜下房角关闭为阳性,但宽角者也偶有眼压升高。

此试验也是在生理状况下进行,尤其适用于在这种体位有症状的患者。闭角型青光眼的阳性率为 70.2%,可疑闭角型青光眼为 48.2%,开角型青光眼为 7.1%。

(3)暗室加俯卧试验(dark room prone test):Harris 于 1972 年首先提出,为了提高激发试验的阳性率而将以上两种试验联合使用。做法与俯卧试验相同,唯在暗室内进行。俯卧后测眼压必须在弱光下进行。眼压升高≥8mmHg,房角关闭者为阳性。

Harris 曾对同一组窄房角患者先后做了这三种激发试验并进行比较,结果是俯卧试验的阳性率为 58%,暗室试验为 53%,而暗室加俯卧试验则为 90%。

(4)3min 暗室激发试验:暗室试验眼压增高是由于在黑暗中瞳孔散大、虹膜根部增厚,使房角变窄或阻塞所致。传统暗室激发试验以试验后眼压升高≥8mmHg 为阳性。一般在房角功能性关闭范围≥1/2 时眼压才会升高。当房角功能性关闭≤1/2 时,眼压将不升高或仅轻度升高,则可能判定为阴性结果,使诊断的敏感性下降,增加了漏诊的机会。部分患者暗室激发试验后眼压升高并非由于房角关闭所致,若单纯性以眼压升高为标准判定为阳性,使诊断的特异性下降,增加了误诊的机会。随后,有学者在暗室激发试验的基础上增加了房角镜检查,以确定眼压升高是否确实是由房角关闭引起,使暗室激发试验的特异性提高到接近 100%。但是在房角镜检查时受照明光线的影响及操作时的机械性压力,可导致已关闭的房角再开放,使假阴性率提高。暗室激发试验结合房角镜检查提高了诊断的特异性,但其敏感性仅有 31.8%。

随着检查技术的进步,在暗室激发试验中可用 UBM 或前节 OCT 检查房角情况。结合 UBM 检查的暗室激发试验敏感性可提高到 68.2%。但检查时患者需保持仰卧位,与日常体位不同,检查结果可能受到影响。整个试验评估眼压后再进行 UBM 检查,耗时过长,限制了该方法的临床应用。前节 OCT 操作方便,采集图像迅速,无照明光线干扰,红外激光对瞳孔影响少,为非接触性,无外部机械性压力,检查时患者为坐位,可实时记录暗室条件下房角动态情况,更适合应用于暗室激发试验。研究表明前节 OCT 结合暗室激发试验的敏感性为 90.6%。

有研究发现,当患者长时间处于暗室环境下其瞳孔对光反应处于超敏状态,这时用裂隙灯检查房角的光源或前节 OCT 的红外光,均可使处于超敏状态的瞳孔产生对光反应而引起瞳孔缩小和房角重新开放,而影响对患者房角状态评估的准确性。经过对相关基础理论的学习和反复多次测试,发现患者在暗室环境 3min 时,瞳孔保持散大,且对光反应尚未达到超敏状态,此时接受前节 OCT 红外光检查所受影响最小,瞳孔可稳定保持开大状态。使用前节 OCT 对 3min 暗室环境下的房角状态进行评估,再联合 1.5h 暗室环境后的眼压评估,可大幅提高前节 OCT 暗室激发试验的准确性。UBM 暗室试验也在此基础上进行了改良,即 3min 暗适应后使用 UBM 检查房角关闭状态,在暗室继续 1.5h,进行眼压测量。结合 UBM 或前节 OCT 的暗室动态房角观察,可大幅提高暗室激发试验的敏感性和特异性。

试验前准备:需停用各种降眼压药或影响瞳孔直径的药物,至少 1 周。

操作方法及程序:①在明室安静状态下,使用 Goldmann 眼压计测量眼压,作为试验前眼压;②关闭室内光源,在暗室环境下静坐 3min,用 UBM 或前节 OCT 进行房角检查,检查部位为房角的 12:00、1:30、3:00、4:30、6:00、7:30、9:00 及 10:30 方位,若上述方位巩膜突被虹膜根部遮挡,则判定为房角关闭;③进行传统暗室激发试验,时间为 1~1.5h,激发试验过程中患者需保持清醒,睁眼状态;④用 Goldmann 眼压计测量试验后眼压。

试验阳性结果判定标准:3min 暗室环境前节 OCT 或 UBM 检查发现房角关闭(标注房角关闭的房角象限范围),及 1.5h 暗室激发试验后眼压升高≥8mmHg。

(5) 散瞳试验(mydriatic test):1928 年 Seidel 和 Serr 介绍这种方法。其作用机制为瞳孔散大后周边虹膜堵塞房角而致房角关闭。方法是先测眼压,滴 2% 后马托品液 1 滴,待瞳孔散大至 5mm 时开始测眼压,每 15min 测 1 次,共 4 次,然后每 2h 测 1 次,也测 4 次(同时记录瞳孔的大小)。眼压较散瞳前上升≥8mmHg 为阳性。

散瞳试验可诱发急性房角闭塞,对窄房角患者有一定的危险,有些人不愿采用。暗室试验阴性的患者可考虑做散瞳试验。最好一次只检查一眼。滴散瞳剂后应密切观察瞳孔的变化。瞳孔中度开大时最易诱发眼压升高,因此时既能保持瞳孔阻滞,又可使周边虹膜堵塞房角。最好在这时测量眼压,不必机械地按规定时间检查。如眼压已升至 4.67kPa(35mmHg) 以上则立即做房角检查,然后滴 1% 毒扁豆碱以防止急性发作。散瞳试验阴性者也应将瞳孔缩小。

大部分闭角型青光眼在散瞳后可引起眼压升高,也有少数病例眼压并不升高,尤其是在瞳孔迅速极度散大而不停留在中等度开大阶段。这是因为晶状体前面呈弧形,周边部较薄,虹膜贴于周边部晶状体上,房角是开放的,托品类药物可麻痹瞳孔括约肌,从而减轻瞳孔阻滞,生理性虹膜膨隆也随之缓解;散瞳类药物还可以麻痹睫状肌而使前房加深。

有人报告散瞳试验的阳性率为 45.6%。散瞳试验阴性者也不能完全除外青光眼。从理论上讲散瞳试验对闭角型青光眼并不是理想的方法。

(6) 缩瞳试验:适用于房角关闭眼压升高的窄角青光眼。滴 1% 莫西赛利(thymoxamine),使关闭的房角开放,眼压明显下降。假使前房角镜下证实房角开放,即可排除开角型青光眼的成分,可选择虹膜周边切除术。

滴 0.5% 毛果芸香碱也可使眼压下降,房角开放,但毛果芸香碱还有使 C 值增加的作用,所以不能用作诊断。

(7) 毛果芸香碱/去氧肾上腺素试验:2% 毛果芸香碱及 10% 去氧肾上腺素同时滴,1 次/min,共 3 次,使瞳孔中等开大,如果未引起阳性反应(眼压升高大于 8mmHg),2h 后则重复该试验。如果 90min 后第二次试验仍为阴性,以 0.5% 莫西赛利结束,在另一天用 0.5% 托吡卡胺做散瞳试验。

激发试验的临床评价:激发试验阴性并不能排除将来发生房角关闭的可能性。前房角镜检查为窄角是重要的发现。房角越窄发生房角关闭的危险性越大,应进行密切观察。假使暗室试验或俯卧试验阳性,或对侧眼曾有急性发作史者,均可为虹膜切除的适应证。虽然散瞳试验阳性,表明在试验条件下能产生房角关闭,但无确切证据表明试验阳性者将自发进展为急性房角关闭。这种眼睛未经治疗偶尔可能发展为急性闭角型青光眼,但是如果用缩瞳剂治疗也可能形成 20° 宽开房角。这种眼在缩瞳剂治疗下,不会发生房角关闭。所以,对于这种病人如能按医嘱用药,可继续缩瞳剂治疗,尤其是因为年龄或全身健康不适于手术者。

【鉴别诊断】

1. 与急性虹膜睫状体炎鉴别　急性闭角型青光眼急性发作时,一般诊断并不困难,但如症状不典型,或检查不够细致,有时可与急性虹膜睫状体炎相混淆,而两者的治疗完全相反。如诊断错误,治疗不当,可造成严重后果,故应注意鉴别(表 12-3-3)。

表 12-3-3　急性闭角型青光眼急性发作期与
急性虹膜睫状体炎的鉴别

	急性闭角型青光眼急性发作	急性虹膜睫状体炎
自觉症状	虹视、眼痛、剧烈偏头痛,伴有恶心、呕吐	疼痛较轻
视力	突然明显减退	逐渐减退
角膜	上皮水肿、有时可见后弹力层皱褶及少量色素性沉着物	透明,后壁有灰白色沉着物常较多
前房	明显变浅,前房闪光阴性或可疑阳性,偶见浮游物	深度正常,前房闪光明显阳性,有浮游物
瞳孔	散大,呈竖椭圆形,对光反应消失	缩小,有后粘连,呈不整形,对光反应迟钝或消失
眼压	明显升高	正常、偏低或稍升高

鉴别要点为:急性闭角型青光眼急性发作时前房浅,瞳孔散大呈竖椭圆形,眼压明显升高,角膜上皮水肿,后壁没有或仅有少量沉着物,自觉症状如眼痛头痛剧烈,视力突然明显下降。急性虹膜睫状体炎前房深度正常,前房闪光明显阳性、有浮游物,瞳孔缩小有后粘连,眼压正常或偏低或稍高,角膜后壁有较多灰白色沉着物,疼痛较轻,视力逐渐减退。

2. 与其他系统性疾病鉴别　因急性闭角型青光眼急性发作期常伴有头痛、恶心、呕吐、脉搏加快、体温升高等症状,可被误诊为脑血管疾患或胃肠系统疾病,而忽略了眼部的检查,常因此而延误青光眼的治疗,造成严重后果甚至失明。故应详细询问病史并进行眼部检查,以便及时诊断,早期治疗。

3. 其他　慢性闭角型青光眼的自觉症状不明显,易被漏诊或误诊为开角型青光眼,前者常有典型的小发作史,而开角型青光眼无自觉症状;慢性闭角型青光眼的视盘陷凹常较开角型者浅;前者房角常为窄角且有粘连而后者多为宽角,但有些也可为窄角,主要的鉴别方法是在高眼压情况下检查房角,如房角开敞则为开角型青光眼。

【治疗】闭角型青光眼是由于瞳孔阻滞引起房角闭塞所致,故治疗时应解除瞳孔阻滞,使房角重新开放,一般以手术治疗为主。

1. 急性闭角型青光眼

(1) 先兆期和间歇期:早期行激光虹膜切开术可获得根治。如因其他原因不宜手术,可滴 1%~2% 毛果芸香碱液,密切追踪观察。

(2) 急性发作期:应积极抢救,尽快使房角开放,以免发生永久性周边前粘连。在高眼压情况下手术不但合并症较多,手术效果也差。应先用药物控制眼压,使充血现象消退后再行手术。为使眼压迅速下降可同时使用几种药物。滴 2% 毛果芸香碱液,每 5~10min 1 次,根据病情决定持续用药时间。此外,可口服乙酰唑胺 0.5g,甘油 50g,球后注射 2% 普鲁卡因 1.5mL,以麻痹睫状神经节,减少房水生成和止痛。如眼压仍不下降或因恶心呕吐不能口服药物时,则可静脉滴注 20% 甘露醇(1~2g/kg 体重),每 1min 60 滴左右。经上述处理后眼压多能降至正常,但仍应继续使用缩瞳剂,并根据眼压情况酌情采用碳酸酐酶抑制剂及高渗剂。注意检查房角,如房角仍关闭,则应及时手术,切不可因眼压已趋正常而忽略了房角的观察,造成假性安全感而延迟手术,以致形成周边前粘连,失去进行激光虹膜周边切开而能治愈的机会。如房角已大部或全部开放,则可观察数日,待炎症消退后再做手术。这时在眼压降至正常后逐渐减少至停用碳酸酐酶抑制剂和高渗剂后,可考虑采用下述治疗方案,即在缩瞳剂下眼压能控制于 20mmHg 以下,房角 2/3 以上开放者,可做激光虹膜周边切除切开术;缩瞳剂不能控制眼压,房水流畅系数 <0.10,房角粘连已达 2/3 圆周者,需做滤过手术;情况介于两者之间者,即眼压能用缩瞳剂控制,房角粘连已达 1/2 圆周,因滤过手术较激光虹膜周边切开术的近期和远期合并症均多,可先做激光虹膜周边切开术,眼压不能控制时可加用缩瞳剂或再做滤过手术。如用药物不能将眼压降至正常,则应手术。为了防止在高眼压下做滤过手术容易发生合并症,可先做后巩膜切开术,在眼压再次升高以前做滤过手术。

(3) 慢性期:此时房角已大部粘连,应行滤过手术。

(4) 临床前期:文献报道约有 53%~68% 会发生急性发作,故多数人主张做预防性虹膜激光虹膜周边切开术以期获得治愈。

(5) 绝对期:可继续滴用缩瞳剂,如疼痛剧烈,可行睫状体光凝术,或球后注射乙醇,必要时摘除眼球。

2. 慢性闭角型青光眼 应早期手术,手术方式的选择与急性闭角型青光眼相同。

对虹膜高褶型患者应做激光虹膜周边切开术,大多数可以治愈,少数术后仍有发作者,可长期应用毛果芸香碱液控制复发。应慎用散瞳剂,必要时,可用肾上腺能药物而不用睫状肌麻痹剂。

3. 恶性青光眼

(1) 药物治疗:应用散瞳睫状肌麻痹剂,如 1%~4% 阿托品液,2~4 次/d,可使睫状肌松弛,晶状体韧带紧张,缓解睫状环阻滞,使晶状体-虹膜隔后移,前房恢复,房角开放,眼压下降。可同时应用碳酸酐酶抑制剂和高渗剂,使房水生成减少并可使玻璃状体脱水、眼球后部容积减少,有利于晶状体-虹膜隔后移。局部或全身应用皮质类固醇可减轻睫状肌的充血、水肿,并防止晶状体或玻璃状体与睫状体发生粘连。经上述治疗后,约有半数患者在 2~3d 内前房恢复,眼压下降,此后逐渐减少药物,散瞳睫状肌麻痹剂仍需长期滴用,滴药次数可根据眼压情况酌定。

(2) 手术治疗:对经上述药物的充分治疗而前房仍不能形成的顽固病例,应做手术。目前较有效的方法有两种:①由睫状体平坦部抽吸玻璃状体内及其后方的积液,同时在前房内注入空气,使晶状体-虹膜隔后移,打破睫状环阻滞,恢复房水正常循环。术后继续使用散瞳睫状肌麻痹剂和皮质类固醇。这种手术安全、有效、合并症少,可作为首选;②摘出晶状体,并做周边虹膜、玻璃体前界膜的彻底切开,使前后房沟通,使玻璃状体内的及其后方的液体由此切开的通道流入前房。此法也常可控制恶性青光眼,但术后反应较大。

对侧眼的处理:如对侧眼眼压正常,房角开放,可试用缩瞳剂,如眼压升高,前房普遍变浅,表示此眼有易罹恶性青光眼的因素,应密切观察,必要时用散瞳睫状肌麻痹剂,以免眼压升高。注意:任何眼内手术、外伤或葡萄膜炎均有诱发恶性青光眼的危险。

如对侧眼眼压升高,房角大部分闭塞,应检查前房,观察其对缩瞳剂及散瞳睫状肌麻痹剂的反应,如缩瞳剂并不使眼压升高,房角也不进一步变窄,则可用药物控制眼压后,做一般性抗青光眼手术,术后再应用皮质激素及散瞳睫状肌麻痹剂,以防止恶性青光眼;如用缩瞳剂反而使眼压升高,而散瞳睫状肌麻痹剂可使眼压下降、前房加深,则按上述办法治疗恶性青光眼。

白内障摘除在原发性闭角型青光眼治疗中的作用:

在不同的医疗中心,不同的医生曾分别报告了在原发性闭角型青光眼治疗中摘除晶状体的优点。晶状体摘除能有效地控制原发性闭角型青光眼,尤其是急性闭角型青光眼的升高的眼压。假如是成熟期或肿胀期白内障,很容易决定晶状体是否应摘除。实际上,多年来对于成熟期的白内障这已被用为治疗急性闭角型青光眼的有效方法。有些作者报道,为了增进视力而摘除白内障,同时附带的好处是降低了原发性闭角型青光眼患者的眼压。相反地,在原发性开角型青光眼,摘除了晶状体并不能使眼压下降。Wishart 和 Arkinson 报告,原发性闭角型青光眼患者在行白内障囊外摘除及人工晶状体植入术后,不用降眼压药物,眼压 <21mmHg 者占 65% 对照组是原发性开角型青光眼患者,同样的手术后,对于眼压控制没有影响。

假如晶状体透明,或有轻微白内障,在决定是否要摘除晶状体是有争议的。但是越来越多的医生同意在这种情况下,在选择性的病例,应考虑摘除晶状体,因为对于原发性闭角型青光眼是有益的。传统的治疗方法是行虹膜切开,虹膜成形术和白内障摘除这两种相对新的方法,将更广泛地用于 PACG 的治疗。

晶状体摘除使窄的房角加宽,并常可使关闭的房角开放,在 PACG 尤其是瞳孔阻滞型者,可使升高的眼压下降。

单纯摘除晶状体:传统的摘除晶状体是为了增加视力,多年来白内障摘除的标准是白内障影响了视功能,或最佳矫正视力≤0.3。最近白内障摘除及人工晶状体植入有了新的适应证,这种新的适应证是基于前房角的宽度是与有晶状体存在而部分相关的原则。前房角镜研究和超声生物显微镜研究表明,一个 10° 的窄房角在摘除晶状体后房角可加宽到 40°,使各个象限的房角均加宽。这一信息对于处理闭角型青光眼引起了极大兴趣。医生们曾对房角窄的和部分关闭的、眼压高的或因晶状体前移而使前房浅的闭角型青光眼患者摘除其晶状体,获得了满意的效果,其房角加宽,前房加深,更重要的是眼压降低了。Hayashi 等报道在闭角型青光眼患者行白内障超声乳化摘除后,房角从 19° 加宽到 36°,前房深度由 1.89mm 增加到 3.94mm,眼压从 21.4mmHg 降至 15.0mmHg。

前房角镜检查很重要,如在虹膜切开后,房角关闭继续进展,白内障囊外摘除或超声乳化摘除,将阻止房角关闭的进展。

房角分离术:是为急性和慢性闭角型青光眼设计的分开周边前粘连以保存其小梁功能的手术。许多医生不赞成进行这种手术,认为是无效的,但是有些医生认为它是安全的,当与白内障摘除同时进行时更为有效。

Teekhasaenee 和 Ritch 的方法是用 Barkan 手术前房角镜,从前房穿刺口进入一钝头刀,在房角关闭处,将刀向后压,使房角机械性的被分开,直到小梁网开放。另一种方法是非接触的方法,用黏弹剂分离房角粘连。最好是在摘除白内障尚未植入人工晶状体时进行。前房内注入黏弹剂,用 Rycroft 针伸到关闭的房角处,注入黏弹剂应用机械作用分开粘连,当最初的粘连被分开后,将针向前伸分开深部粘连。这种非接触的方法是非创伤性的,并且是有效的。

争论焦点不应仅集中在晶状体是否混浊,因为更重要的目的是治疗青光眼。如房角关闭在 180° 以下,仅行晶状体摘除眼压可能被控制。如粘连≥270°,如仅行晶状体摘除则常不恰当,术后还需要加用药物、行虹膜成形术或滤过手术。

急性闭角型青光眼行晶状体摘除特别有价值,因为是新的粘连,晶状体摘除或虹膜成形术可使粘连分开。

小梁切除或白内障摘除的选择:

伴有白内障而眼压未能被控制的青光眼,处理的方法有三种可供选择:

- 三联手术(小梁切除、白内障摘除及人工晶状体植入);
- 先行小梁切除,以后行白内障摘除;
- 先行白内障摘除,以后行小梁切除。

Gunning 和 Greve 总结指出,在 PACG 患者滤过手术常有并发症,而且常会使视力下降,对于急性或慢性闭角型青光眼,选择白内障摘除,以后再考虑是否行小梁切除术,已成为更乐于被接受的方法。

过去曾有争议,而今天已经很清楚:先单纯行白内障摘除,然后密切随访。因为在许多病例白内障摘除可以降低眼压,加宽房角而治愈青光眼。另外,晶状体摘除后,如眼压仍高,仍可选择行小梁切除术。

因为三联手术的并发症概率较高,所以不先行三联手术,三联手术的优点是只做一次手术,但是现在认为,白内障摘除也是在一次手术中可以改进眼压,另外它也比较安全。对于周边前粘连存在时间长的病例,可行三联手术,仅行白内障摘除可能不能打开慢性关闭的房角。

小梁切除术不是首选手术,因为它有并发症,在 1~3 个月内白内障会进展,需要做白内障手术。在原发性闭角型青光眼

晶状体摘除(白内障囊外摘除术或超声乳化术)已成为控制眼压升高的重要方法。

二、开角型青光眼

开角型青光眼(open-angle glaucoma)的房角大多为宽角,少数为窄角,因眼压升高时房角是开放的,故此命名。这一型青光眼病情进展极为缓慢,且无明显症状,故不易早期发现。个别患者甚至双眼视野已呈管形或一眼已失明方来就医,所以必须对这种眼病提高警惕,以便早期发现,及时治疗。

(一)慢性单纯性青光眼

慢性单纯性青光眼(chronic simple glaucoma)常在中年发病,40 岁以上的发病率为 0.4%~0.7%,但也有不少患者发病年龄较早。中华青光眼学组会议初步拟定 30 岁以上者为单纯性青光眼,30 岁以下者为发育性青光眼。单纯性青光眼的发病在性别上无明显差别。本病为遗传性疾患,可能为多因子遗传(multifactorial inheritance),有人认为是常染色体显性遗传(autosomal dominant inheritance)或常染色体隐性遗传(autosomal recessive inheritance)。

【病因】单纯性青光眼的眼压升高是由于房水排出通道的病变,使房水排出阻力增加所致。阻力的部位主要在于小梁网。

病理检查可见小梁变性、硬化和内皮细胞增生,Schlemm 管和外集液管阻塞。电镜检查发现小梁的基底膜增厚并有玻璃样变性,使小梁板变厚达正常人的 2 倍,因而使小梁孔变小。

有人认为血管神经和大脑中枢对眼压的调节失调也可使房水排出阻力增加。总之,单纯性青光眼的病因比较复杂,其发病机制目前尚不确切明了。

【流行病学】原发性开角型青光眼在一般人群中的发病率,由于所调查的人群、诊断标准和普查方法不同,所报告的差别相当大。多数欧美的报告发病率小于 1%,40 岁以上的发病率为 0.4%~0.7%。我国 13 个省市普查结果,30 岁以上的发病率为 0.57%。欧美国家中原发性开角型青光眼是青光眼中最常见的一种。以往我国原发性开角型青光眼比原发性闭角型青光眼明显少,一项以人口学为基础的亚洲青光眼流行病学调查研究(2014 年)表明,在亚洲 POAG 患病率高于 PACG,变化范围在 0.5% 至 3.9%,平均 2.2%,高于 PACG 的平均患病率(0.96%)。其中只有蒙古、中国哈尔滨、缅甸的研究,PACG 患病率高于 POAG。在未治疗的高眼压症中,一般观察 5~10 年开角型青光眼的发生率为 3.2%、6%、11% 及 35% 等,说明高眼压症人群中,易感性是有差别的。

1. 年龄　许多调查研究表明,开角型青光眼的发病率随受检人口的年龄增加而升高,绝大多数病人发生在 65 岁以后。在一个 3 000 名的一般人口的观察中,开角型青光眼和低压性青光眼在各年龄组的发生率为:40~49 岁为 0.22%,50~59 岁为 0.1%,60~69 岁为 0.57%,70~79 岁为 2.81%,80 岁以上为 14.29%。但是,开角型青光眼并不只发生在 40 岁以上者,也可能在 20~30 岁,甚至 10 岁发病。一般开角型青光眼较闭角型

青光眼发病年龄较早。

2. 种族 黑种人较白种人原发性开角型青光眼发病率高,且发病年龄较早,病情较重。由青光眼致盲者中,黑种人较白种人高7~8倍。

3. 遗传因素 原发性开角型青光眼是一种具有遗传性和家族性的疾病,其确切遗传方式尚不清楚,最可能的遗传方式是多基因多因子遗传。开角型青光眼患者近亲中青光眼的发病率高,有报告为5%~19%者。另一报告开角型青光眼中50%患者有家族史。

【临床表现】

1. 症状 单纯性青光眼为双眼疾病,发病隐蔽、进展缓慢。早期一般没有任何症状。当病变进展到一定程度时,可有轻度眼胀、视物疲劳和头痛。中心视力一般不受影响,而视野逐渐缩小。晚期当双眼视野缩小呈管状时,则出现行动不便和夜盲等症状。有些晚期病例有虹视或视物模糊。最后视力完全丧失。

2. 眼前节检查 在发病早期眼前部可无任何改变,球结膜不充血,前房深度正常。晚期角膜可稍发乌,瞳孔稍开大,对光反应迟缓,虹膜萎缩。至绝对期,球结膜一般仍不充血,少数病例可有轻度前睫状支血管扩张,角膜上皮轻度水肿,知觉减退,晶状体混浊。

3. 眼压 测量眼压是检查青光眼的重要方法之一。眼压正常范围为1.33~2.79kPa(10~21mmHg)。正常人的眼压双侧相似或相等,两眼差值不应超过0.67kPa(5mmHg)。绝大多数正常人的眼压是在正常值范围以内,不致引起眼组织的损害。当眼压达病理值后,大多数患者容易产生组织损害,应引起警惕。但每个眼球对眼压的耐受程度差别很大,例如正常值范围内的眼压对某些患者可引起视盘损害,而另一些人眼压大于4kPa(30mmHg),经多年密切观察,视盘和视野均无病理改变。所以必须根据患者所不能耐受及能产生组织和功能损害的压力而确定其病理值。

眼压日曲线:

正常眼压在1d之内是有波动的,不能仅凭少数几次测量来确定患者的眼压状况。这种改变情况名为眼压日曲线。测量方法:在24h内,每4h测量眼压1次。第一次最好是在起床前测量。如果患者不能耐受,也可在2~3d内于不同时间测量后凑成日曲线,但结果不如在1d内完成者准确。中华青光眼学组暂定的测量时间是:上午5、7、10点,下午2、6、10点。眼压日差小于0.67kPa(5mmHg)者为正常,大于1.07kPa(8mmHg)者为病理性。大多数正常人早晨眼压最高,以后逐渐下降,夜间眼压最低,午夜后又渐升高;也有早晨眼压最低而下午眼压升高者。

早期房水排出系统的障碍是功能性的,临床表现为眼压不稳定,日曲线波动度大。根据日曲线可选择做激发试验和用药的时间。在眼压高峰时,房水排出的阻力最大,眼压最低时,房水排出的阻力不太大或正常。因此在眼压高峰时做激发试验阳性率较高。在眼压升高前用药则有利于控制眼压。

单纯性青光眼的眼压波动幅度增大和眼压水平升高,波动幅度增大可能比眼压升高出现更早。

传统昼夜眼压监测:其方法是日间和夜间眼压测量条件相同,即在明亮光线下坐位测量,多采用Goldmann压平眼压计或非接触眼压计。Hughes等对29例之前完成日间眼压监测的原发性开角型青光眼和正常眼压性青光眼患者,进行了昼夜眼压监测,发现眼压峰值平均提高了4.9mmHg,有51.7%的患者被发现峰值出现在日间监测之外。

习惯性体位眼压监测:人体的生理活动是存在节律的,一生中1/3的时间是在睡眠中度过,而睡眠时平卧位眼压要高于坐位,探寻夜间睡眠状态下的真实眼压得到关注。

早在1998年,Liu等提出了习惯体位眼压监测的概念,即依照人体生理活动设计出的眼压监测方法,日间依旧保持坐位明光测量,而夜间采取平卧位暗光测量。该研究招募18~25岁的正常人,使用气动眼压计(pneumotonometer),结果表明,卧位平均眼压高于坐位,且昼夜眼压波动幅度达到(8.2±1.4)mmHg。随后,Liu等对50~69岁的正常老年人进行了相仿的研究,眼压波动幅度也达到了(8.6±0.8)mmHg,远高于以往的正常波动值上限5mmHg。

2006年,Hara和Tsuru探讨了正常眼压性青光眼患者的习惯性体位眼压曲线,发现与传统昼夜曲线相比,两者在眼压平均值(14.3±2.6)mmHg,(13.9±2.5)mmHg;峰值(17.5±3.6)mmHg,(16.0±2.7)mmHg;波动幅度(5.7±3.6)mmHg,(4.1±1.3)mmHg上差异均有统计学意义。传统方法仅能监测出3%患者的眼压高于21mmHg,而习惯体位眼压监测达到20%。长期眼压监测:青光眼患者需要进行长期的眼压随访,长期眼压监测可以是连续几日或几个月,甚至在几年的随访中观察眼压的变化。

长期眼压波动与青光眼进展:早期青光眼研究(early manifest glaucoma trial,EMGT)纳入初次诊断、未经治疗的青光眼患者,每3个月用Goldmann压平眼压计测量眼压,直至出现青光眼视野损害为止。Bengtsson等对EMGT研究平均随访8年,认为在长期眼压波动中,平均眼压与视野进展有关,而眼压波动不是独立危险因素。

晚期青光眼干预研究(advanced glaucoma intervention study,AGIS)对药物治疗失败的401例晚期青光眼患者(509只眼)进行激光小梁成形术或小梁切除术,使用Goldmann压平眼压计在治疗后3个月、6个月,以及之后的每6个月随访1次。Nouri-Mahdavi等对AGIS研究平均随访(7.4±1.7)年,发现长期眼压波动大于3mmHg(标准差)的患者视野有明显进展。Caprioli和Coleman认为只有在平均眼压较低时眼压波动与青光眼进展有关。Hong等在另一项研究中同样使用Goldmann压平眼压计对术后眼压低于18mmHg的青光眼患者进行随访,随访时间是术后3个月、6个月、1年,以及之后每2年随访1次,平均随访(9.21±3.64)年。研究发现尽管眼压保持在较低水平(<18mmHg),但长期波动大于2mmHg(标准差)的眼视野丢失明显高于波动小于2mmHg的眼。

4. 视盘损害 视盘的青光眼性陷凹及萎缩是诊断的可靠根据。多数人认为青光眼陷凹可出现于视野缺损之前,因为病理陷凹的形成是由于支架组织的丢失,而神经纤维尚未受损害。所以应注意视盘的早期改变，及时治疗，以防止视功能发生损害。

（1）生理陷凹多为横椭圆形或圆形，极少数为垂直椭圆形，多位于视盘中央，也可略偏于一侧；深度一般不超过 0.7mm，大陷凹较深，小的则较浅。在深陷凹的底部可看到筛板，陷凹的颜色常较其周围的盘沿为浅，但陷凹的大小与颜色变淡区域并不一致，陷凹常较颜色淡的区域大，因此应以小血管走行方向的变化来确定陷凹的边界，而不应以颜色改变来判定陷凹的大小。

生理陷凹的大小因人而异，小陷凹居多，双眼陷凹的大小一般是对称的。多数人认为陷凹的大小与年龄的增长无关，如陷凹变大应认为是病理性的。

测量视盘陷凹大小的方法很多，常用的简便方法是测量陷凹直径和乳头直径之比，即杯盘比值，测量其横径或竖径，简称为杯/盘（横）或杯/盘（竖）。

我科（1977）曾测量 2 286 位正常人，4 556 眼的杯盘比值，发现杯/盘（横）≤0.3 者占 66.86%，≥0.6 者为 5.83%。杯/盘（竖）≤0.3 者占 64.01%，≥0.6 者为 1.13%。双眼杯/盘（横）相差≤0.2 者占 98.33%，>0.2 者为 1.67%，双眼杯/盘（竖）相差≤0.1 者占 96.87%，>0.1 者为 3.13%。陷凹为圆形者占 69%，横椭圆形者占 29.87%，竖椭圆形者仅占 1.13%。

因杯/盘≥0.6 为少数，中华医学会眼科学分会青光眼学组将杯盘比值 0.6 定为青光眼筛选的指标。但该比值受视盘大小的影响，在正常人与青光眼患者中有重叠现象。大凹陷并非均为病理性的，应结合视盘的其他改变进行综合分析。

盘沿是指陷凹边缘至视盘缘之间的环状部分。正常盘沿上下方较鼻侧及颞侧宽，以下方最宽，上方次之，再次为鼻侧，以颞侧为最窄，即 ISNT 规律（图 12-3-13）。盘沿上无切迹或缺损，呈粉红色。

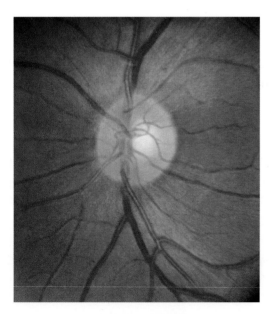

图 12-3-13　正常视盘

盘沿：下方 > 上方 > 鼻侧 > 颞侧（ISNT 规律）

利用求积仪或计算机图像分析仪可以定量测量视盘、盘沿、陷凹等参数，对青光眼的早期诊断及监测有参考价值（表 12-3-4）。

表 12-3-4　正常视盘面积与盘沿面积

作者	眼数	视盘面积/mm²	盘沿面积/mm²	相关性/r
Bitton 等	113	2.102±0.50	1.65±0.30	0.75
Caprioli 等	52	1.70±0.04	1.09±0.03	0.44
Gramer 等	32	2.15±0.32	1.36±0.34	0.63
刘磊等	172	2.40±0.50	1.77±0.32	0.67
王敏等	120	—	2.22±0.35	0.35
李景波等	44	3.18±0.59* 3.73±0.57△	2.64±0.45* 2.12±0.25	0.31
黄丽娜等	36		2.095±0.45	0.76

* 正常小陷凹；△正常大陷凹

如表 12-3-4 所示：盘沿面积与视盘面积有明确的相关性，表明盘沿面积受视盘大小的影响。另外，以上参数还因所用仪器及检测对象的不同而有差异。故以上数据仅可作为参考，为随访监测，各单位需固定检测仪器并进行大数量的正常眼的测量以求出其正常范围。

（2）青光眼性视盘改变：青光眼的主要过程是神经节细胞轴突的丢失。当轴突丢失后盘沿神经组织量减少，导致盘沿和视盘凹陷形态的改变。

1）视盘凹陷扩大（enlargement of the optic cup）：盘沿神经组织丢失可致视盘凹陷扩大。可分为以下几种方式：①局限性扩大：盘沿神经组织的选择性丢失主要发生在视盘的上下极，下极较上极更为常见，并轻度偏向颞侧，因而使凹陷向垂直方向或斜向扩大。凹陷局限性扩大为盘沿出现小的缺损，发生在颞下方，曾被称为极性切迹、局限切迹或小凹样改变。当局限缺损扩大加深时，该部盘沿形成一锐利鼻侧边缘，常靠近一个较大视网膜血管。局限性缺损可扩展达视盘边缘，该区盘沿完全消失，视网膜血管如经此处则呈屈膝状（图 12-3-14）。②同心性扩

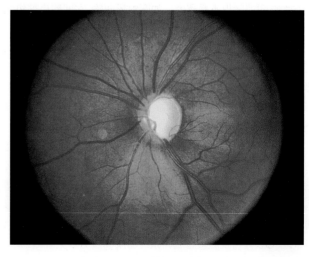

图 12-3-14　凹陷局限性扩大

大:青光眼性凹陷可呈同心性扩大,这种改变方式较局限性扩大少见。由于正常视盘变异很大,凹陷的普遍性、同心性扩大与生理性大凹陷不易区别。青光眼性凹陷的同心性扩大的特点是盘沿呈同心性变窄。虽然盘沿的某些区域可能更窄一些,但没有盘沿某一区域明显变窄的现象(图 12-3-15)。Pederson 和 Anderson 在一纵向研究中发现,视盘凹陷的普遍性扩大是青光眼进行性视盘改变最常见的形式。

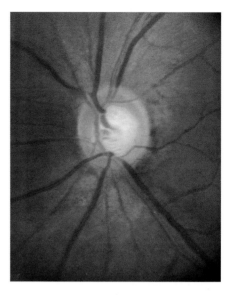

图 12-3-16　筛孔呈点状、条状

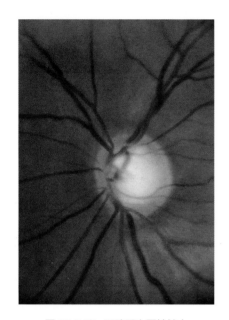

图 12-3-15　凹陷同心圆性扩大

这种变化发生在视野缺损以前。当看到大凹陷时,应考虑其是否为病理性。生理性大凹陷的盘沿宽度均匀一致,尤其是上下极不应较其他方向狭窄。如 C/D 大于 0.6,而上下盘沿不窄,则可能是生理性的。生理性凹陷多位于视盘中央,而青光眼性者视盘颞侧盘沿常较窄,而呈偏心性。当凹陷越大、越深、越偏向一侧,越应考虑为病理性。生理性大凹陷与遗传有关,检查其直系亲属的凹陷,有助于鉴别先天性与后天性改变。③凹陷加深:在有些病例,早期青光眼性凹陷的改变是凹陷加深,这只发生在病前筛板不暴露者。如圆锥形凹陷,在凹陷底部组织变稀疏,呈半透明薄膜状。继之筛板前的支架组织消失,有薄纱样组织悬挂,薄纱消失后即露出筛板,可见灰色筛孔,称筛板斑征(laminar dot sign)。此后不再加深,而是向底部扩大,使凹陷壁变陡,筛板显露面积逐渐扩大。在大多数病例筛孔呈点状,有些呈条纹状,后者伴有视野缺损者较多(图 12-3-16),血管架空越过加深的凹陷上,以后沉于凹陷底部。④凹陷垂直扩大:早期盘沿组织丢失常发生在视盘的上下极,凹陷垂直扩大较水平方向明显,故青光眼性凹陷呈垂直椭圆形(图 12-3-17)。但是,正常视盘和凹陷常呈竖椭圆形,故竖椭圆形凹陷不能都认为是病理性的,应考虑凹陷形状与视盘形状的关系。根据视盘的形状,当垂直方向的凹陷比预期的大时,应怀疑为青光眼性损害。换言之,C/D 垂直明显大于 C/D 水平时应怀疑为青光眼性改变。⑤双侧凹陷不对称:正常人双侧凹陷对称,如果双侧凹陷不对

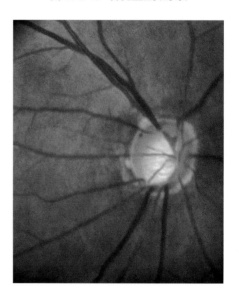

图 12-3-17　凹陷垂直扩大

称,相差 0.2 或大于 0.2,应注意视野是否有改变。双眼凹陷的对称性较凹陷的大小更有意义。⑥晚期青光眼视盘改变:盘沿完全消失,凹陷达视盘边缘,所有血管均从视盘边缘屈膝爬出,视盘颜色苍白。此情况也称锅状视盘凹陷(bean pot cupping),因组织切片横断面上筛板明显后移且视盘边缘呈穿凿状。

2) 盘沿组织丢失(loss of disc rim):过去着重注意视盘凹陷的变化,但它实际上是反映盘沿组织丢失。盘沿面积测量可定量观察盘沿神经组织丢失情况,以此指标区分早期青光眼及正常眼较 C/D 有意义。但盘沿面积也受视盘大小的影响。

青光眼的最早和最明显的视野缺损是在 Bjerrum 区和鼻侧周边部,这些区域是由黄斑上下方的弓形神经纤维所支配,这些纤维进入视盘的上下极。所以,典型的青光眼性视盘组织丢失开始于视盘的垂直部分,尤其是偏颞侧和下极。该区发生营养不良性改变,呈半透明状组织变薄,继之消失而形成切迹。如果凹陷呈斜坡状,则组织消失处变深,使该处的凹陷壁变陡。

Jonas 等对青光眼盘沿丢失的研究发现,青光眼盘沿丢失可发生于视盘的任何部位,并根据青光眼病程的不同阶段而有好发区域。轻度青光眼损伤者,盘沿丢失主要见于视盘颞下方,其次是颞上方;中度进行性青光眼损伤,盘沿丢失在颞上方最明显;在晚期青光眼,盘沿残留一般仅见于视盘鼻侧区,且鼻上区明显大于鼻下区。青光眼盘沿丢失的发生,在各部位有一顺序,一般是先开始于颞下方,然后逐渐出现于颞上方、水平颞侧、鼻下方、最后是鼻上方。这种改变与筛板的形态学有关,与青光眼性视野缺损的进展相对应。

对于可疑性青光眼应仔细观察盘沿。尤其上下方盘沿。对于盘沿面积的测量,不仅应测量盘沿总面积,且要测量颞下区与颞上区的面积,以利于早发现青光眼性改变。应注意盘沿不是各方向均等的,而是下方最宽,颞侧水平部最窄。如颞下和颞侧水平处宽度相等,就提示有青光眼性视盘改变,对青光眼早期诊断很重要。

盘沿变窄的早期颜色尚正常,当病情更进展时,小血管相应也减少,颜色变浅。Schwartz 认为,苍白代表胶质中无血管区。而 Quigley 等的研究表明,苍白不是毛细血管密度下降的结果,而是盘沿神经组织变薄,使组织结构和透明度发生变化。盘沿变薄使毛细血管总量减少,致使从视盘的胶原部分有更直接的反射,使返回光线呈白色。荧光素眼底血管造影在视盘苍白区可显示有小血管。

对苍白的测量是困难的,因在随访时屈光间质情况明显影响苍白测量的结果。如用视盘照片测量,则照相方法与底片的冲洗均可造成误差。应用测量制图法(photogrammetry)而衍制出的一些比色计法(colorimetric method)或光密度法(densitometric method)来测量视盘的苍白区,可测量视盘不同点的相对光反射。

测量苍白的方法有以下几种:①画出中央苍白区的界限,计算苍白区面积与视盘面积的比率;②在盘沿上选择几点测量其苍白;③苍白的全面分析,记录视盘全部各点的苍白值。

(3) 血管改变(vascular changes):

1) 血管形态的改变:当青光眼视盘凹陷扩大时,视盘上的视网膜血管走行和形态可能有改变。首先是血管向鼻侧移位:视网膜血管沿凹陷鼻侧边缘进入眼内,假使凹陷大,血管看起来移向鼻侧。过去认为视网膜血管向鼻侧移位是青光眼的特征,现在认识到凡是大凹陷,不论是生理性或是青光眼性,都可有这种现象。

2) 血管呈屈膝状:有些眼的脉络膜巩膜管的后孔较前孔大,在大凹陷时,凹陷边缘呈穿凿状,视网膜中央血管沿凹陷底部及其壁走行,当达穿凿悬垂的边缘下方时,血管消失,行至边缘表面时又能看见,这种血管屈膝爬行现象是青光眼性视盘凹陷的典型体征,但也可见于先天性大凹陷,并非青光眼所特有(图12-3-18)。

3) 环形血管暴露:正常视盘可能有 1~2 根视网膜血管的分支沿凹陷的颞侧边缘走行,称为环形血管。当凹陷扩大时,此血管离开凹陷边缘而显露在扩大的凹陷内,血管可保持在视网膜水平,悬在凹陷之上,也可随凹陷下沉,位于凹陷底部。凹陷缘

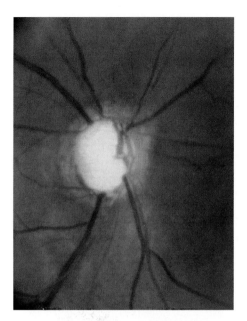

图 12-3-18　血管屈膝

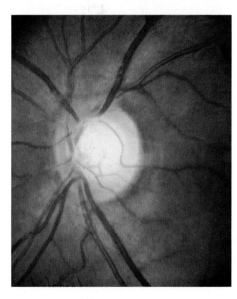

图 12-3-19　环形血管外露

环行血管暴露是视神经损害的体征,常见于青光眼,但是也可见于视神经萎缩、缺血性视神经病变和大的生理凹陷(图 12-3-19)。

4) 视网膜中央动脉搏动:当眼压升高到视网膜中央动脉的舒张压,或后者降至眼压水平时,就会出现动脉搏动。但是,主动脉瓣闭锁不全、大动脉瘤、全身血压降低、严重贫血等全身性疾病时也可出现。

5) 视盘出血:视盘出血呈火焰状或片状,位于视盘表面神经纤维层,有时可扩展到视盘周围视网膜,但主要部位是在视盘上,有时发生在视盘较深部位而呈圆形。据报告,81% 的视盘出血位于浅层,19% 位于深层。据估计,大约 1/3 青光眼患者在其过程中曾有出血,低压性青光眼较开角型青光眼更为常见。有人分别报告高眼压青光眼患者中发生率为 7% 和 9%,低压性青光眼为 20.5% 和 21.7%。视盘出血常发生于视盘的

上方及下方。Shihab 报告,70% 在颞下方,18% 位于颞上方,其余 12% 位于视盘其他区域。出血持续时间短,但可再次发生,故有时就诊时可见,而再次就诊时已消失或于同一部位或新的区域发生新的出血。有报告,出血持续 2~35 周不等,92% 至少持续 4 周,大多数持续 2 个月。12%~64% 的患者有再次出血。视盘出血不是青光眼的可作为诊断的病征,而是一种重要表现。它可能是青光眼性损害的第一个表现,常发生在视网膜神经纤维层缺损、盘沿切迹和视野缺损之前。在正常人群中,视盘出血的发生率很低,据报告为 0.33%~0.5%。如在正常眼压者发现有视盘出血,可能是低压性青光眼的早期。如果眼压偏高,则可能为青光眼。如果已排除其他眼病和全身性疾病,包括使用抗凝剂所致的视盘出血,应考虑视盘出血是青光眼早期损害的一种体征。

(4) 视盘周围萎缩(peripapillary atrophy):青光眼病人视盘周围常有脉络膜和色素上皮萎缩所形成的环形或部分晕轮,又称"青光眼晕",但这种萎缩也可见于其他情况。青光眼患者有此晕者比正常人多。由于多出现在发展期青光眼,而且正常人也有这种变化,故对早期诊断的价值不大。

Wilensky 和 Kolker 将视盘周围改变分为晕和萎缩,并将之分级。他们发现,在青光眼与非青光眼之间晕的程度是相同的,而青光眼患者萎缩的程度较重。Anderson 提出,青光眼性视盘局限性改变可能与视盘周围萎缩有关,他认为弧形斑可能表明该扇形区解剖薄弱,特别容易发生青光眼性损害。Heijl 发现,视盘周围萎缩的部位与视野缺损明显相关。但是,Airaksinen 等在 9 年的随访中发现,视盘周围萎缩与盘沿面积下降之间仅轻度相关。在低眼压性或高眼压性青光眼有无视盘周围萎缩似乎不影响盘沿面积变化的速度。

视盘周围常有边界清楚的白色或黄白色环,其内界为巩膜孔的边缘,外界为色素上皮止端,此区域称为巩膜沿(scleral rim)或 Elschnig 环。围绕此均匀一致的生理性巩膜沿,有两种形状不规则、边界清楚程度不等的萎缩。在内侧,萎缩区可见巩膜暴露,有时部分被脉络膜覆盖,而脉络膜毛细血管及视网膜色素上皮层缺失。在内侧区以外,常有一较周边萎缩区,有色素紊乱和脉络膜毛细血管及视网膜色素上皮的部分萎缩。

一段时间以来,学者们认为视盘周围视网膜萎缩常伴随有青光眼。在非青光眼的眼睛常可看到视盘周围改变,可能是正常改变或是伴有先天性或者后天性改变。

视盘周围区的萎缩分为两部分,内侧部分称为 β 区,外侧部分称为 α 区。Elschnig 最初描述的窄的白色巩膜环标志着巩膜孔的界限。巩膜环是一个生理形态,但在不同的眼睛其显露程度不等。内侧弧形斑(β 区)靠近视盘,检眼镜下可见巩膜和脉络膜血管,是由于视网膜色素上皮及光感受器几乎全部消失。其外侧的半月形弧形斑(α 区),是由于视网膜色素上皮细胞的黑色素含量不均匀所致。常可看到单独有 α 区,并在正常眼是常见的。β 区很少在没有 α 区萎缩情况下出现,而且在正常眼是不常见的(图 12-3-20)。

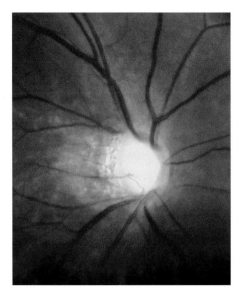

图 12-3-20　视盘周围萎缩弧

内侧为 β 区,外侧为 α 区

Airaksinen 等对视盘周围区提出了临床分类,如下:

- 无生理巩膜环,无萎缩区。
- 显露生理巩膜环(Elschnig 环),但无萎缩区。
  ◇ 为围绕视盘的巩膜管的标志。
  ◇ 为生理性形态,但显露程度不等。
- 视网膜色素上皮及脉络膜毛细血管全萎缩(内侧弧形斑或称 β 区)。
  ◇ 视网膜色素上皮及光感受器完全消失。
  ◇ 可见巩膜和脉络膜血管。
  ◇ 正常眼不常见。
- 部分萎缩伴有色素改变(外侧弧形斑或称 α 区)。
  ◇ 与视网膜色素上皮细胞的黑色素含量相对应。
  ◇ 呈现不规则的色素脱失及增生。
  ◇ 常在 β 区之外,但也可能单独存在。
  ◇ 正常眼常见。

(5) 视盘的大小:在青光眼的早期诊断中,视盘的大小具有很重要的诊断意义。因为在视盘面积与视杯大小之间具有相关性,正常眼视盘小者常无视杯,大视盘者有很大的视杯。这表明,在青光眼的早期,小视盘眼可被视为正常眼而实际是青光眼性的小视杯,因为小视盘常无视杯或不明显。同样,一个大视盘眼可被视为青光眼,而实际上是正常眼的大视杯,因为大的视盘常有生理性大视杯。但大视盘伴有大视杯并不能都排除青光眼,因为曾有报告大视盘的青光眼易感性较小视盘者大,或至少相同。对大视盘具有大视杯的眼,在检查其早期青光眼性改变时,重要的是观察盘沿的形态,盘沿最窄的部位是否在颞侧水平部,视网膜神经纤维层是否明显可见。对大视盘伴有大视杯的眼除外青光眼性改变十分重要。因为有研究表明,正常眼压性青光眼的视盘较原发性开角型青光眼者明显大。提示大视盘青光眼的早期诊断,其眼压升高并非一个很敏感的指标。

（6）其他有关问题：

1）青光眼凹陷的可逆性：一般认为，青光眼性视盘损害和视野缺损是不可逆的，这在绝大多数病例是正确的，尤其是在神经组织已真正丢失时。但有些情况下凹陷可能是可逆的。常见的是小儿患早期青光眼，尤其是一岁以内者，术后眼压得到控制，凹陷可明显缩小。也有报告成年人近期发生的青光眼凹陷，用药物或手术治疗眼压明显下降后，凹陷得以恢复。年老患者可能因为巩膜组织的弹性下降，凹陷不易恢复。

2）凹陷扩大而不伴视野缺损：视神经的球外部分受压迫后可发生视野缺损，一旦压迫被及时解除，视野可戏剧性地复原。因而压迫可以损伤但并未破坏视神经。青光眼治疗后，视野也可能有轻度恢复，这种恢复绝不会很大。绝大部分青光眼在出现视野缺损以前已有一定数量的神经纤维丢失。当轴突死亡，它们在巩膜管内占据的空间减少，凹陷扩大。Quigley 发现，视神经组织丢失 40% 时，用 Goldmann 视野计尚查不出视野缺损。所以，视神经损伤可能已发生并且进展却查不出视野缺损。当视野检查方法得到改进并建立了正常数据以进行视野比较分析，才能更早检出视野缺损。目前对于视盘凹陷进行性扩大而不伴视野缺损，应考虑是早期青光眼的指标。

3）近视眼的青光眼性视盘及视野改变：近视眼的青光眼诊断是一个特殊问题，许多近视眼因青光眼而使视力受到相当损害但未引起医生考虑青光眼的可能性。造成诊断困难的原因如下，筛板与视网膜间的距离比正视眼和远视眼明显短。此距离的平均值正常人约为 0.7mm，而近视眼者为 0.2~0.5mm，因此近视眼的完全性青光眼凹陷的深度只是一般青光眼凹陷的1/2；青光眼性视盘改变的特征常被视盘斜入和视盘周围萎缩所掩盖。因巩膜硬度低，用 Schiötz 眼压计所测眼压如未经矫正则常偏低。再有生理盲点扩大常错误地被认为是由于近视性弧形斑。眼底后极部或周边部的葡萄肿可能产生不规则的屈光不正，而影响视野检查，尤其是在现代视野检查应用低强度的视标时，应戴适当眼镜矫正屈光性暗点。医生应注意发现近视患者中的青光眼，因这种病人中青光眼的发病率较高。

4）相对性传入性瞳孔障碍（relative afferent pupillary defect，RAPD）：青光眼性视神经萎缩的另一临床体征是可能伴有RAPD，或称 Marcus-Gunn 瞳孔。它是任何原因所致单侧或不对称性视神经损害的一种瞳孔改变。Kohn 注意到双眼视野不对称的青光眼患者存在 RAPD，即使在双眼不等的眼压升高及视盘凹陷不对称，而动态 Goldmann 视野检查正常的情况下，也可观察到 RAPD。因而他认为，RAPD 是视野缺损之前的青光眼早期体征。Thompsen 报告，视野缺损的范围与 RAPD 成正相关。

瞳孔对光反射的传入弧与视觉传入纤维由视网膜至视束走行一致，在视交叉，传入纤维部分交叉，部分不交叉，交叉纤维稍多于不交叉纤维，分别为 53% 及 47%。这种不平衡使正常眼的直接对光反射与间接对光反射不相等，从而导致瞳孔不对称，这在一侧视束完全阻断的患者中可以观察到。实际上，由于交叉纤维与不交叉纤维数量不等，造成的瞳孔缩小的幅度

差值很小，瞳孔描记测得的差值约为 0.075mm，临床上可以忽略。因此，当一只眼的瞳孔传入纤维受损导致直接对光反射减弱时，该眼的间接对光反射正常。通过比较该眼的直接对光反射和间接对光反射的差别，就可表示该眼的瞳孔传入纤维受损程度，此即 RAPD。RAPD 是视交叉前瞳孔传入纤维受损的体征。Thompson 利用不同透光率的滤光片置于健眼或相对好眼之前以减弱刺激光强，以滤光片的透光率（对数单位）表示RAPD 的程度。以光源分别照射患眼（或相对差眼）和健眼（或相对好眼），观察两眼的直接对光反射和间接对光反射达到平衡所需滤光片的透光率大小，透光率越高，RAPD 越轻微，透光率越低，RAPD 越严重。一般认为 RAPD 小于 3 个对数单位无病理意义。

检查在暗室中进行，因暗适应条件下瞳孔开大，当光线刺激视网膜时容易观察瞳孔运动缩小情况。将已知透光率的滤光片置于相对好眼之前，以点光源照射相对好眼，然后迅速照射相对差眼，观察两眼的瞳孔运动情况，选择合适的滤光片使两眼瞳孔运动达到平衡，即直接对光反应与间接对光反应的瞳孔收缩幅度和速度相等。记录该滤光片的透光率（对数单位），即为 RAPD。

5. 视网膜神经纤维层缺损（retinal nerve fiber layer defect，RNFL-D）　Hoyt（1973）发现于青光眼早期 RNFL 可出现局限性萎缩，这种 RNFL 的退行性改变是细微的，但是可以用检眼镜观察出来，并且可以用眼底照相机拍摄，尤其是用无赤光线可以看得更清楚。Sommer 对高眼压症患者每年做一次 RNFL 照相，在最后发现视野缺损的眼中，每只眼均有持续的 RNFL 异常，平均发生在视野缺损出现前 1.5 年，最早的可以发生在 5 年以前。用 RNFL 照相观察 RNFL 的情况，是区分高眼压症和真正青光眼最早的和比较可靠的方法。

（1）正常 RNFL 眼底所见：正常 RNFL 在视盘周围呈灰白色、稍混浊、均匀细微的放射状条纹，位于视盘附近者最厚，呈粗糙的互相交织的条纹，可追踪到距视盘 2~3PD 远处，以后逐渐消失。左眼的 11:00~2:00，4:00~7:00（右眼 10:00~1:00，5:00~8:00）即上下弓形纤维束处最清楚，2:00~4:00 间（黄斑纤维束）看不清楚，因此处的 RNFL 较薄，但实践后此区也可看清，RNFL 离视盘越远，越薄就越不清楚（图 12-3-21）。

在离视盘 2PD 远处 RNFL 开始有不同程度的变薄，而且散开呈羽毛状，在亮的 RNFL 反光条纹之间，有加宽的暗带，应注意勿与局限性萎缩暗带相混淆。

视网膜血管主干近侧埋于 RNFL 中，使血管中心光反射呈不规则的弥散反光，RNFL 中的小血管模糊可见，呈交叉状阴影。儿童及年轻人视网膜光反射较强，为从内界膜来的正常反射，在动静脉旁有平行于血管的宽的强反光，在反光之间可呈现出相对暗的区域，当移动检眼镜的光线时，其形状和位置都有变化；而 RNFL 条纹虽也有移动，但是其形状、走行和部位不变。

视网膜色素上皮色素少者，其 RNFL 不易看出。

（2）RNFL 萎缩，分两类：

1）局限性萎缩（focal atrophy of nerve fibers）：在上下弓形纤

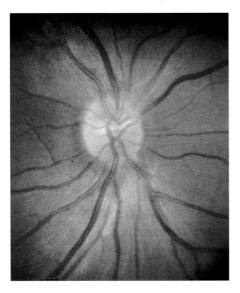

图 12-3-21　正常视网膜神经纤维层

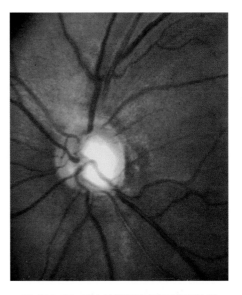

图 12-3-23　颞上梳发样改变颞下楔形缺损

维束中有暗淡的裂隙或沟,位于距视盘 2PD 范围以内,常伸展到视盘附近(正常眼 RNFL 分开常在距视盘 1PD 以外)。弓形裂隙可很窄,但常为多条,使 RNFL 萎缩成耙形,或呈梳发样外观,先是细梳发样,后为稀疏梳发样。较宽的沟形或弓状、楔形缺损,其色调较附近视网膜稍暗;如楔形很宽,常易被忽略,用立体镜观察,此处变薄。

由极早期梳发样改变,进展到缺损,大致需要 4~10 年(图 12-3-22~图 12-3-25)。

窄楔形缺损光学显微镜检查,缺损部分 RNFL 明显变薄,严重者可消失。

2) 弥漫性萎缩(diffuse atrophy of nerve fibers):RNFL 弥散性变薄,较难确定,尤其是在早期,血管的光反射变得更明显,并使正常情况下被其上面 RNFL 所遮盖的小血管暴露出来。当萎缩更进展时,视网膜表面呈暗斑点颗粒状,视盘周围血管的轮廓清楚,其光反射是连续的,在血柱旁有灰色条纹,在萎缩的晚期小血管收缩消失(图 12-3-26)。

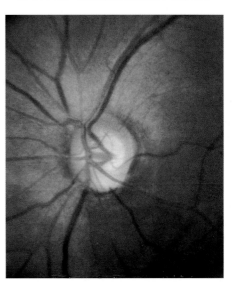

图 12-3-24　颞下楔形缺损

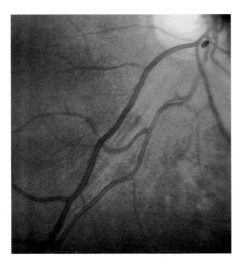

图 12-3-22　颞下裂隙状缺损

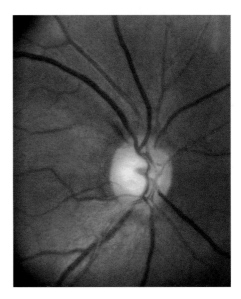

图 12-3-25　颞上出血

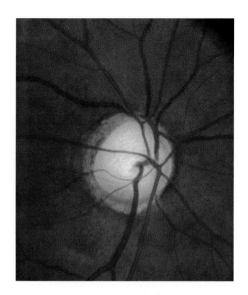

图 12-3-26　弥漫性萎缩

（3）鉴别：视网膜光反射类似局限性 RNFL 萎缩。颞上下支血管主干附近的弧形反光，是从内界膜来的反光，可能与宽的 RNFL 的弧形缺损相混，但这种反光是亮的，不连续的，非线条形的。与 RNFL 萎缩不同，这种反射趋向于离开神经纤维束的弓形径路，有时融合在一起，两片反光之间的假的神经纤维束缺损，有正常的视网膜的条纹及颜色。

仔细检查血管有助于区分正常 RNFL 但看不清楚弥漫性萎缩。如果视网膜血管表面有强反光的条纹越过，并部分覆盖血管，则有一定程度的 RNFL 存在。在 RNFL 萎缩，血管壁看得很清楚，在粗糙的视网膜表面，血管轮廓有鲜明对比，血管裸露地位于视网膜表面。如血管上无极亮反光，看不见境界清楚的血管壁，则可能是有 RNFL 而看不清楚。

当 RNFL 自视盘向外渐变薄时，可见暗亮相间隔的区域，但是并不达视盘很近处，不达距视盘 1PD 以内。

北京医科大学第一医院眼科曾研究分析 347 只眼 RNFL 的改变，RNFL-D 的敏感性高，在有视野缺损的开角型青光眼中，88.89% 有 RNFL-D，123 只正常眼中仅 1 只眼 RNFL 有裂隙样缺损，其特异性为 99.19%。LTG 及可疑 LTG 患者均有 RNFL-D。开角型青光眼对侧视野正常眼中 53.83%、可疑开角型青光眼中 20.55% 有 RNFL-D。RNFL-D 的部位与视野缺损的部位是相对应的。

6. 视盘和视网膜神经纤维层结构的选量检查　有研究表明，视盘的改变和视神经纤维层的缺损早于视野的损害（Sommer et al.，1991）。当视野出现异常时，已经有 20%~40% 的视神经受到损害。如果在视野出现异常之前，发现视神经损害，将有助于青光眼的早期诊断。

对解剖改变的客观记录最初是通过照相技术完成的，视盘的立体照相，需要医生积累一定的经验，它提供了一种可以更早的，定性和半定量的，而且是不可替代的分析视盘的方法。20 世纪 90 年代，随着共焦技术和激光光束的使用，出现了共焦激光扫描检眼镜：如海德堡视网膜断层扫描仪（Heidelberg retina tomography，HRT），相干光断层扫描仪（optical coherence tomography，OCT），偏振光扫描仪（scanning laser polarimetry）等。激光眼底扫描技术可以提供客观的，而且是三维立体图像的活体视盘的解剖结构。下面主要介绍应用较普遍的海德堡视网膜断层扫描仪（HRT）和相干光断层扫描仪（OCT）。

（1）海德堡视网膜断层扫描仪（HRT）

1）基本原理：共焦激光扫描检眼镜的原理主要是基于光学共焦技术（图 12-3-27）。单束激光通过一个孔投射到后极部视网膜的共焦平面上。激光通过第二个共焦孔反射回来，被光感受器接收。任何在共焦平面之外的信号将被探测孔阻挡。

以 HRT Ⅱ 为例，标准的 HRT Ⅱ 软件有 22 个参数。参考平面是最重要的变量之一，它区分了视杯和盘沿。它的位置对

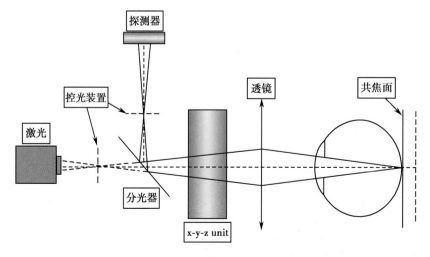

图 12-3-27　共焦激光扫描系统

不同层面的扫描，只有来自聚焦平面的光才能被探测器接收，获得一系列二维的共焦截面图

大多数的变量均有很大的影响。标准参考平面定义为视盘轮廓线6°宽的范围(350°~356°),这一范围与视盘黄斑束相对应。350°~356°处的乳斑束平均厚度为50μm,在青光眼的患者中这一区域也保持相对稳定。由于针对每名患者进行个性化设定,避免了人群中生理变异大的问题,能矫正常见的视盘倾斜。

2) 主要参数(图12-3-28):HRT有5个重要参数。高度变异曲线(height variation contour)和平均视神经纤维层厚度(mean retinal nerve fiber thickness)是2个量化的参数,高度变异曲线的计算是通过轮廓线上最高和最低点的差值来确定,因此是独立于标准参考平面的。平均视网膜纤维层厚度相当于标准参考平面和沿着轮廓线的视网膜高度之间的平均高度差异,因此也称之为相对厚度。另外3个重要参数为盘沿面积(rim area)、盘沿体积(rim volume)和视杯形态测量(cup shape measure,CSM)。盘沿面积是指视盘轮廓线以内,高于参考平面的盘沿组织所占面积。盘沿体积是指视盘轮廓线以内,高于参考平面的盘沿组织所占体积。视杯形态测量是指轮廓线内(视盘)各点深度值频数分布的偏斜度,它反映了杯壁的陡峭程度。浅于平均深度的点数多于深于平均深度的点数时CSM为负值;反之为正值。正常应为负值,接近0时说明病情加重。

在正常视盘的上极和下极部分,视网膜神经纤维层增厚产生了特异性的双峰曲线(Burk et al.,1990)。在HRT的地形图中,双峰曲线的位置和平均视网膜高度(mean retina height,MRH)以及标准参考平面均可以作为量化的评价指标。在当前HRT-Ⅱ的软件中,MRH定义为高度的零点(0.0mm z轴),用一条水平黑线表示。在正常眼中,轮廓线的最高点通常达到了MRH,而在青光眼中,非常典型的轮廓线的边界是在MRH之下。然而,在视网膜神经纤维层萎缩的病例中,轮廓线会普遍降低,表现出低的参考平面的数值。

通过使用将视盘分离的方法检测早期和局限性的缺损,使敏感性有了很大的提高,在HRT软件中称作Moorfields回归分析。计算视盘的每一个部分及整个视盘的95.0%、99.0%、99.9%的可信区间,盘沿面积百分比≥95.0%时为正常,95.0%~99.0%为临界值,<99.9%为异常。但在Moorfields回归分析中,屈光度和视盘大小有一定适用范围,屈光度适用于-6D~+6D,视盘大小适用于1.0~3.6mm²。

正常人和早期青光眼患者的正态分布存在较大范围重叠,用单一指标不能很好区分,因而又引入了多元判别分析,包括FSM和RB等。FSM由三种参数组成:视杯形态分析、盘沿体积、沿轮廓线高度变化量(height variation contour)。以0为分界线,正值为正常,负值为异常。RB由两个参数组成:视杯形态分析和颞下轮廓线(contour line module temporal-inferior),也是以0为分界线,正值为正常,负值为异常。

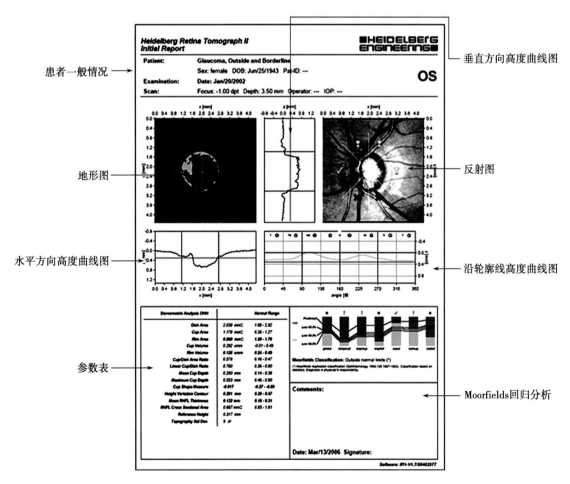

图12-3-28　HRT报告单

3）在随访中的应用(图 12-3-29)：对于青光眼病人的随访 HRT 提供了两种方法：一种是对立体参数的分析，比较两次检查的不同，而且可以量化。另一种是对两次检查的数字高度图进行比较。

第一种方法对于视盘改变的量化评价更有优势，标准化立体参数变化量($\Delta P_{normalized}$)统一了各个参数的数值尺度。标准化变化量为 0 时，参数没有改变；标准化变化量为-1 时，参数由正常转变至晚期青光眼。

$$\Delta P_{normalized} = P_{follow-up, normalized} - P_{baseline, normalized}$$
$$= (P_{follow-up} - P_{baseline}) / (P_{normal} - P_{glaucoma})$$

第二种方法对于在图像上定位改变更有帮助。后者无须依靠参考平面和轮廓线，两幅图像的数字局部高度图可以计算出不同。将两幅图像正常化后，两张图像的每一点的高度相互做减法。得到的结果的差异与每一点的标准差进行比较，然后将其显示在一张彩色编码的图像中。红色的图像代表在随访中此区域比基线压低，绿色区域表示比基线高。$P \leq 0.05$，差异有意义。至少连续 20 个超级像素点区域发生变化，连续随访 2~3 次检查，重复出现变化才有意义。随访间隔建议高危患者 6 个月，一般 1 年左右。可在前 18 个月内增加检查次数，以便监测早期变化。

（2）相干光断层扫描仪（OCT）：自从 David Huang 及 James Fujimoto 在 1991 年首次发表第一篇相干光层析技术（OCT）的研究以来，OCT 概念已被正式运用于视网膜和冠状动脉扫描。2006 年傅立叶域相干光断层扫描（FD-OCT）问世，傅立叶域相干光断层扫描也称为频域相干光断层扫描（SD-OCT）。傅立叶域相干光断层扫描系统能提供与 Stratus 系统类似的视网膜神经纤维层和 ONH 参数分析。但却具有更快的扫描速度和更高的轴向分辨率，改善了测量精确度与可重复性。其中 RTVue FD-OCT 还具有黄斑区视网膜神经节细胞复合体（GCC）的检测功能。

OCT 是基于低相干光原理。用一系列短脉冲的低干涉光束照射在一面反光镜上，产生两束光，参考光和测量光。参考光是指在一个已知的可变位置的参考镜面上被反射的光，测量光经过眼的屈光系统折射向视网膜。两个光路中的光线脉冲经过折射或反向散射必须几乎同时到达，才能在光纤耦合器中重新被整合为一束。当参考光和测量光的路径长度接近光的相干长度时产生干涉信号，从而对不同深度组织产生的反向散射强度和延搁时间进行测量(图 12-3-30)。传统的 OCT 系统使用光纤 Michelson 干涉仪。在傅立叶域 OCT 中，参考镜始终保持固定不动，采样与参考反射光束间的干涉现象被分开进入频谱，被相机捕捉。将不同波长信息对应为深度信息，一次扫描就可获得不同深度的 OCT 图像信息，因此具有更高的灵敏度与采样速度。

OCT 以视盘中心点为中心行放射状线扫描，并自动测量视

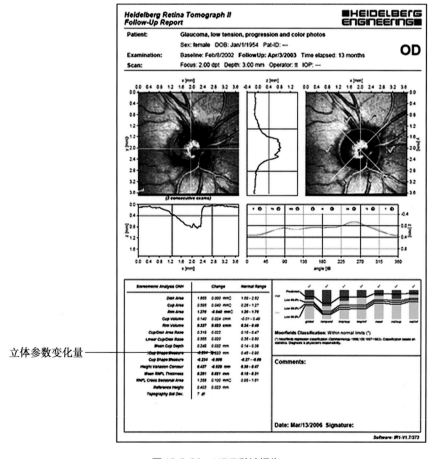

立体参数变化量

图 12-3-29 HRT 随访报告

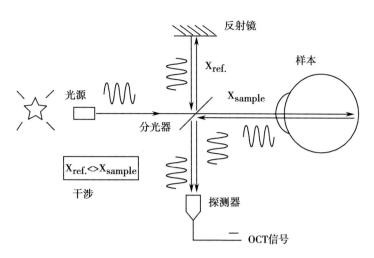

图12-3-30 Michelson干涉计

盘边界,以 RPE/脉络膜毛细血管层和感光器止端为视盘边界。SD-OCT 还提供了"快速 ONH"扫描模式测量视盘参数。这些参数虽然可以自动测量,但往往由于像血管阴影遮蔽或近视萎缩等原因造成视网膜色素上皮端点标定错误,此时必须手动校正进行人工定界。

以 3.4mm 直径对视盘周围的视网膜神经纤维层进行环形扫描。Schuman 等对视网膜神经纤维层厚度进行重复测定,直径分别为 2.9mm、3.4mm、4.5mm,其中以 3.4mm 直径重复性最好。由于扫描速度更快,傅立叶域相干光断层扫描仪能对视网膜神经纤维层进行三维扫描。扫描模式包含栅格、多重同心圆环形扫描或密集的放射状扫描。可以直接得出更大范围的均值或提取传统的 3.4mm 环形扫描信息。此外,傅立叶域相干光断层扫描仪的视盘中心位点工具可以从三维扫描中提取直径为 3.45mm 的圆。因此,与正常值参考数据库或不同眼别之间的比较分析亦能在同一定位进行。正常视网膜神经纤维层呈双驼峰;弥漫性变薄双驼峰降低不明显,局限性视网膜神经纤维层损害,曲线图中双驼峰消失并下凹。量化参数包括每个钟点、每个象限、上方、下方和整个扇形部分的视网膜神经纤维层的平均厚度。高度近视,严重的屈光间质混浊,视盘玻璃膜疣,影响视网膜神经纤维层厚度的测定。屈光度在±5D 之间不影响 OCT 神经纤维层厚度的测量。

虽然 FD-OCT 提供与 TD-OCT 类似的视网膜神经纤维层参数,但视网膜神经纤维层厚度的绝对值与运算方法和仪器相关。因此既无法直接比较两种不同的 FD-OCT 的视网膜神经纤维层厚度测量结果,也无法在 FD-OCT 与时域 OCT(TD-OCT)之间来比较这些参数;而是依赖于仪器本身来进行视网膜神经纤维层与正常参考值的比较。

在黄斑区域 12~5 点的每个钟点,以 6mm 直径进行放射状扫描。黄斑厚度图可分为 9 个区,包括中心圆、内环和外环,每个环又分为四个象限,共 9 个区。黄斑区视网膜神经节细胞复合体(GCC)扫描,由 15 个垂线线扫描组成,覆盖了 7mm^2 范围。GCC 厚度定义为从内界膜到内丛状层外界的距离,包含了

视网膜的内 3 层[神经纤维层(NFL),神经节细胞层(GCL)及内丛状层(IPL)]。得到的参数包括:黄斑部各区的视网膜平均厚度,整个黄斑部的平均厚度(直径 6mm)和黄斑部视网膜容积。GCC 参数包括:平均、上方、下方 GCC 厚度,还有 GCC 参数丢失的百分比在青光眼诊断上的价值,全眼丢失量(GLV),局部丢失量(FLV),FLV 是指远离正常参考值的 GCC 标准图像负值的整合。分别通过伪彩色和量化参数来表示(图 12-3-31)。

研究表明 OCT 可以区分正常眼和青光眼,但两者之间存在较大重叠。刘杏等研究视网膜神经纤维层厚度与视盘立体参数的关系,平均视网膜神经纤维层厚度与盘沿面积相关性最强;除鼻侧外,上方、下方、颞侧和平均视网膜神经纤维层厚度,均与视杯面积明显相关。也有研究显示,下方神经纤维层厚度能较好地诊断早中期青光眼。

对 OCT 检测视网膜神经纤维层厚度与视野损害的相关性研究表明,在常规自动视野检查正常、而蓝黄视野检查异常的患者,OCT 检查发现视网膜神经纤维层厚度在颞上和颞下方明显变薄。说明 OCT 检测视网膜神经纤维层厚度与蓝黄视野检查有很好的相关性,比常规自动视野检查能更早发现青光眼性改变。

有研究显示黄斑厚度与青光眼有统计学显著相关,然而进一步研究发现青光眼主要神导致视网膜神经纤维层,神经节细胞和内丛状层的变薄,内核层仅有少许受累,视网膜外层则不受影响,因此神经节细胞复合体(GCC)而比黄斑厚度更具相关性。Schulze 等研究发现诊断青光眼能力最好参数依次为杯盘比、RNFL 及 GCC,但三者之间没有统计学差异,Kim 等研究认为 GCC 对青光眼进行早期诊断有一定意义,目前认为通过 RNFL+ONH+GCC 的综合分析更有助于青光眼的早期诊断。在高度近视眼患者由于视盘周围的神经纤维层的萎缩,联合 GCC 能更好地诊断青光眼,还有待于进一步研究。

目前 OCT 随访所需要的分析软件还不够完善,如图 12-3-32 所示,是目前较新的一个随访趋势分析,为纵向研究提供了一个参考。

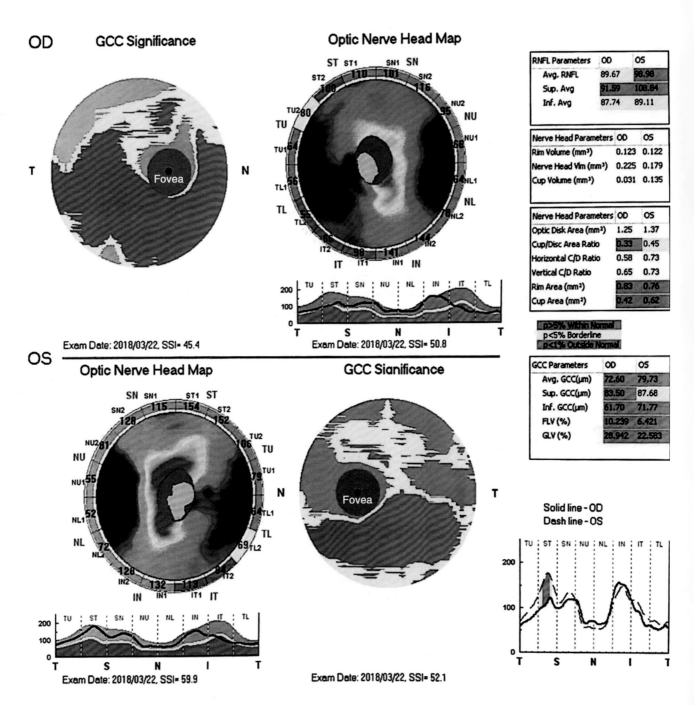

图 12-3-31 OCT 视网膜神经纤维层厚度、视盘参数和黄斑区视网膜神经节细胞复合体分析

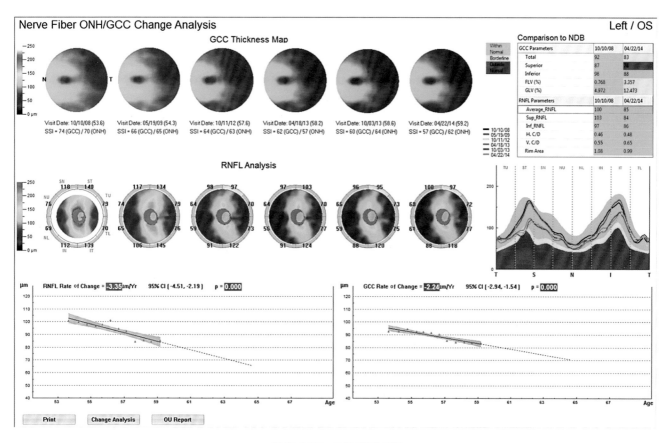

图 12-3-32　OCT 随访分析

（才瑜　李美玉）

7. 视野检查

(1) 视野的基本概念和检查方法：视野 (visual field) 可基本定义为一眼的视觉空间。

传统概念中这个空间仅局限于一个二维的平面范围，例如上下鼻颞四个方向上所见宽度各有多少，这一局限性源于当时视野检查技术的发展水平。现行概念是一个三维的立体空间。这个空间不是"实体性的"，而是"虚拟态的"。按照 H M Traquair 的形象化比喻，视野应为"视岛 (island of vision)"。"视岛"所强调的不在二维的视野范围，而在第三维的视野高度。进而，视野与感受野 (perceptive field) 的概念密切相关。一个感受野指的是，一个视网膜神经节细胞通过双极细胞所联系的所有视杆细胞和视锥细胞所负责的视觉空间，也可被理解为一个"微视岛"。正常人视网膜神经节细胞数目平均 100 万左右，所以，一个视野或视岛由一百万个左右的感受野或微视岛所组成；由此，视野从概念上由平面范围扩展至立体高度。

视野也称周边视力 (peripheral vision)，整个视野以半径 30° 为界分为中央视野和周边视野两个部分。一般概念下，视野是仅就单眼而言的。双眼视野中，两边颞侧的合计范围可达 180° 以上，中间大约 120° 相互重叠，重叠部分的"视野高度"呈现空间总和效应 (spatial sum effect)。

视野概念与视野检查方法是相辅相成的。

Goldmann 视野计为传统视野计的经典代表，主要提供动态检查法 (kinetic testing)。检查过程由视野检查者手动完成，检查目的在于确定视网膜不同经线上各自的等视点，即与某一特定亮度光标相对应的等量视觉位点 (visual equivalent points)。"动态法"是指以某一光标寻找其相应等视点的过程中，光标亮度保持不变，而其位置在视网膜经线上是由外向内移动的。所谓等视线 (visual isopter) 就是由所有等视点所连城的环形线。一个视野内采用多个不同亮度的光标将得到多个不同的等视线，通常概念下视野范围特指的是周边等视线 (peripheral isopter)。

现代视野计以 Humphrey 视野计和 Octopus 视野计为代表，主要提供静态检查法 (static testing)，临床上常规检查程序默认标准白白检查法 (standard achromatic perimetry, SAP)，也就是标准自动检查法 (standard automated perimetry, SAP)。由于计算机辅助，检查过程在检查者监控下由视野计自动完成，几乎成为患者与视野计的"人机对话"。检查目的在于确定"视野高度"，即视网膜不同位点上与不同光标亮度相对应的"光感灵敏度"。"静态法"是指检测光感灵敏度的过程中，光标亮度可变，而其投照位点是按照视网膜检测模式设定的。显然，视网膜光感灵敏度以黄斑中心凹为最高，随偏心度增加而降低，直至周边降至最低。生理盲点的光感灵敏度为零。静态检查法一般不再强调周边视野范围大小，而重在中央视野 30° 范围内视网膜光感灵敏度高低。光感灵敏度的正式全称是微差光感灵敏度(differential light sensitivity,DLS),其单位为"分贝(dB)"。例如,某一检测位点的微差光感灵敏度为30dB,可以写作 DLS=30dB。

(2) 青光眼视野改变的特征模式:视野损害部位和形态的类型特征,大多能够特异性地提示从视网膜到视中枢整个视路中病变的具体位置。青光眼视野损害早中期一般位于水平中线上或下的弓形区内;中心视野损害提示视神经或黄斑疾病;以垂直中线分界为特点的双颞侧偏盲或类似损害提示病变位于视交叉;双同侧偏盲或类似损害意味着病变位于视交叉后。

1) 青光眼视野损害各期临床表现

① 早期损害:A. 旁中心暗点(paracentral scotoma):位于视野中心以外、上或下弓形区内的局部缺损;B. 鼻侧阶梯暗点(nasal step scotoma):位于鼻侧水平线以上或以下的局部缺损(缺损暗点以水平线为界,分别计算);C. 颞侧楔形暗点(temporal wedge scotoma):位于生理盲点颞侧并与之相连的颞上或颞下的楔形缺损区,相对少见;须与生理盲点扩大相区别。

② 中期损害:A. 弓形暗点(arcuate scotoma 或 Bjerrum scotoma):上或下整个弓形区缺损。注意,其与弓形区神经纤维层缺损无直接关系,而源自整个弓形区内节细胞死亡,相应感受野丧失;B. 弓形暗点合并鼻侧周边突破(arcuate scotoma combined with nasal peripheral breakthrough):弓形暗点与鼻侧阶梯暗点同时出现,其中鼻侧阶梯暗点由中央视野(≤30°)向周边突破而进入周边视野(>30°);C. 水平偏盲(altitudinal hemianopia):以水平中线为界上半侧或下半侧的视野缺损(中心小范围多见保留),由上或下单侧弓形暗点分别向中央压缩和向周边扩展而成。

③ 晚期损害:A. 环形暗点(annulus or ring scotoma):也即环中心暗点(pericentral scotoma),缺损范围由上下两个弓形暗点合并而成,对称性地包围但不累及固视区,鼻侧水平线上下多有错位;B. 中央管视和颞侧视岛(central tube and temporal island):环形暗点向中央压缩和向周边扩展达到相当严重程度后,中央剩下很小的管状视野和颞侧周边剩下很小的岛状视野;C. 全盲视野(total blindness):青光眼绝对期或近绝对期的视野表现。

青光眼视野损害发生和进展的典型模式,以 Humphrey 视野计中央24-2单视野分析报告中灰度图为例,简要总结(图 12-3-33)。

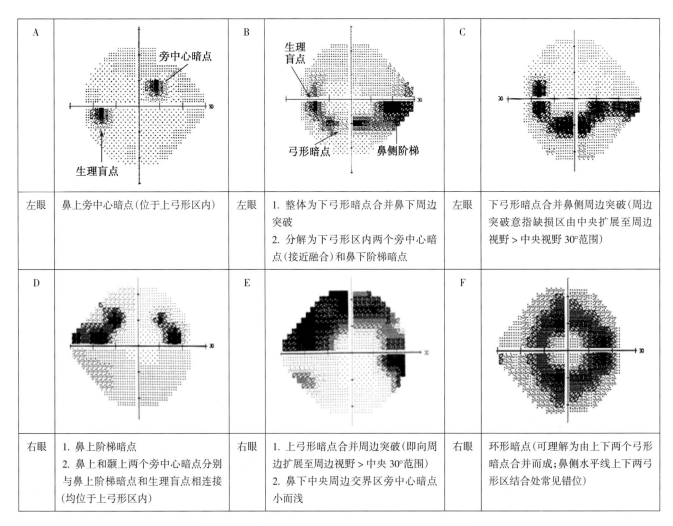

A	左眼	鼻上旁中心暗点(位于上弓形区内)
B	左眼	1. 整体为下弓形暗点合并鼻下周边突破 2. 分解为下弓形区内两个旁中心暗点(接近融合)和鼻下阶梯暗点
C	左眼	下弓形暗点合并鼻侧周边突破(周边突破意指缺损区由中央扩展至周边视野 > 中央视野 30°范围)
D	右眼	1. 鼻上阶梯暗点 2. 鼻上和颞上两个旁中心暗点分别与鼻上阶梯暗点和生理盲点相连接(均位于上弓形区内)
E	右眼	1. 上弓形暗点合并周边突破(即向周边扩展至周边视野 > 中央 30°范围) 2. 鼻下中央周边交界区旁中心暗点小而浅
F	右眼	环形暗点(可理解为由上下两个弓形暗点合并而成;鼻侧水平线上下两弓形区结合处常见错位)

图 12-3-33　青光眼视野损害发生和进展典型模式(灰度图)

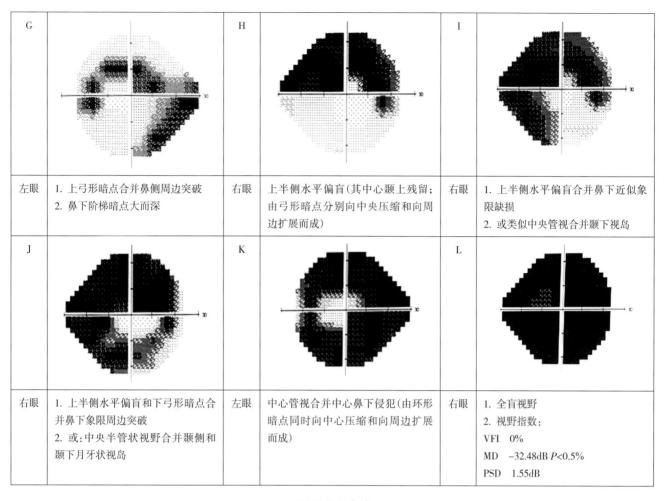

左眼	1. 上弓形暗点合并鼻侧周边突破 2. 鼻下阶梯暗点大而深	右眼	上半侧水平偏盲(其中心颞上残留;由弓形暗点分别向中央压缩和向周边扩展而成)	右眼	1. 上半侧水平偏盲合并鼻下近似象限缺损 2. 或类似中央管视合并颞下视岛
右眼	1. 上半侧水平偏盲和下弓形暗点合并鼻下象限周边突破 2. 或:中央半管状视野合并颞侧和颞下月牙状视岛	左眼	中心管视合并中心鼻下侵犯(由环形暗点同时向中心压缩和向周边扩展而成)	右眼	1. 全盲视野 2. 视野指数: VFI 0% MD −32.48dB P<0.5% PSD 1.55dB

图 12-3-33(续)

上述青光眼视野损害临床分期及其特征模式,大体能够反映视野损害的轻重程度,但并不直接等同于青光眼视功能损害分级。临床上一般简单地以视野指数平均缺损(MD)为分级依据,例如早期为|MD|≤5dB、中期为|MD|=6~15dB、晚期为|MD|≥16dB(||为表示绝对值的符号,Humphrey视野计给出的为负值、Octopus视野计给出的为正值)。科研中则有多种不同的分级系统。

2)青光眼视野损害须与其他疾病视野损害相鉴别。

现将视神经和视路疾病中几种常见视野损害的部位和形态特征简介如下:①中心暗点(central scotoma):缺损范围仅仅累及中心固视及附近区域;②盲中心暗点(cecocentral scotoma):习称哑铃状暗点(dumbbell scotoma);缺损范围累及从固视区向颞侧经视盘黄斑区到生理盲点的区域;③扇形缺损(sectoral defect):缺损区起始于生理盲点,呈扇形展开;④双眼颞侧偏盲(bitemporal hemianopia):双眼偏盲区累及双眼颞侧;⑤交界性暗点(junctional scotoma):双眼视野表现为同侧中心暗点和对侧颞上象限盲,由一侧视神经与视交叉的交界处或视交叉与视束的交界处等部位损害所引起;⑥象限盲(quadrantanopia):四个象限中任一象限呈现整个象限的缺损;⑦垂直偏盲(vertical hemianopia):以垂直中线为准的鼻或颞半侧偏盲;⑧双眼同侧

偏盲(homonymous hemianopia):双眼缺损中缺损区同在右或左的半侧偏盲。

(3)青光眼视野检查报告的临床解读:视野检查对青光眼临床管理有两大用途:诊断,属于定性和程度判断;随访,属于定量和进展判断。下面依次介绍Goldmann视野计、Humphrey视野计、Octopus视野计和Humphrey-GPA随访检查报告的内容及其解读。

1)Goldmann视野计检查报告的解读:动态检查法对高龄或反应迟缓、晚期或需要随时指导的患者以及周边视野的检查和随访,仍有一定优势。

青光眼视野改变,早期主要体现在两个方面,一是鼻侧水平线上或下某一等视线局部陡然变形向内收缩形成鼻侧阶梯暗点;二是等视线内上或下弓形区20°左右范围内出现局部旁中心暗点。中期和晚期无论局部等视线收缩还是局部暗点,均遵循弓形纤维束的特征逐渐向外扩展。

等视线的改变反映视野缺损的部位和形态(图12-3-34),图中给出三条等视线,视野计规定以I4e(中间雪青色,100asb)光标为标准,其光感灵敏度的等视线显示,视野缺损形态和程度是上方弓形暗点合并鼻侧和上方周边突破。V4e(最外黑色,10 000asb,最大光标)的等视线在此尚为50°,而I3e(最内红色,

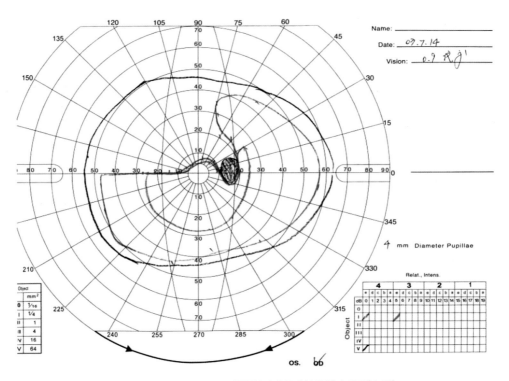

图12-3-34　Goldmann视野计动态检查法的检查结果(右眼)

31.4asb)下方最宽不足30°。

Goldmann视野计也可粗略进行静态检查(图12-3-35),以大体了解等视线内局部暗点的深浅程度。左眼三条等视线中,I4e光标(蓝色)发现鼻上阶梯缺损(约32°~55°范围),等视线内发现上方弓形暗点(约10°~25°范围),其中心很小区域内Ⅲ4e光标(红色)可见,提示相对缺损深度为10dB。

2) Humphrey视野计诊断性检查报告的内容及其解读:Humphrey视野计内置多种检查程序和报告格式,对于一般诊断性临床检查,以单视野分析(single field analysis,SFA)打印格式为代表,其内容丰富而重要,各种项目可总归为两大类:

一般资料:包括患者相关情况和视野计参数设置。患者年龄和老视矫正必须准确。临床诊断常规条件下,检测参数设置默认检测类型为阈值程序(筛查采用阈上程序)、检测模式为

30-2或24-2(晚期患者可用10-2)、检测策略上初查或高年等患者选用SITA标准(Swedish Interactive Thresholding Algorithm Standard,瑞典交互式阈值测定算法),否则可用SITA快速(SITA Fast)。

特征资料:包括检查过程质控指标和检查结果。质控指标包括三项,提示检查过程的可靠程度,前两项要求严格,最后一项要求相对宽松。SITA标准和SITA快速所推荐的正常标准分别为:

固视丢失:为比值形式,正常界限为≤20%。

假阳性:为百分数,正常界限为≤15%。

假阴性:为百分数,正常界限没有具体限制,一般要求为≤30%。对于晚期青光眼等严重视野损害,视野计往往自动提示"N/A(不适用)"。

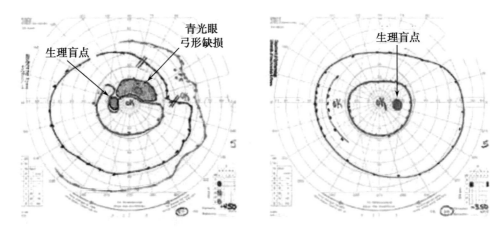

图12-3-35　Goldmann视野计动态和静态联合检查法的检查结果

半视野对比检查(GHT)和注视跟踪曲线也可提示检查过程的可靠程度。

检查结果为核心内容,由五个部分所构成(图12-3-36):原始数值图和数值灰度图、总体偏差图、模式偏差图、概率符号和显著水平、青光眼半视野对比检查(GHT)和视野指数。

请见图12-3-36。A:原始数值图:图中数值表示的是视野中各个检测位点上实测得到的视网膜"微差光感灵敏度",其单位为dB(分贝),例如DLS=20dB。数值越大说明视网膜光感功能越好,视力正常人视网膜中央固视点的灵敏度可达35dB左右,其他位点的灵敏度随偏心度外移而逐渐降低,生理盲点的灵敏度为零。B:数值灰度图:其灰度直接由原始数值按不同灰阶等级采用相应灰阶符号"翻译"而成。视网膜灵敏度越高,灰阶灰度越低;反之亦然;生理盲点的灵敏度为零,灰度最大为全黑色;从而直观反映视野情况,即通常所谓"视野中越白的地方

越好,越黑的地方越差"。但注意,"三合一式"或"概览式"等报告单甚至视野专著中可见将光感灵敏度单位"dB"作为光标亮度增量"阈值dB",两者反比关系被颠倒,致使数值图中"阈值dB"越大,灰度图中相应灰度也越高,造成概念混乱和理解困难。总体偏差图:C1:总体偏差数值图:图中总体偏差值=实测值–年龄参考值(视野计内存的数据库),正值无临床意义,负值即总体缺损值。总体缺损值包括两种成分:一是由屈光系统异常(例如白内障)所造成的普遍降低,二是由视网膜局部异常(例如弓形区内节细胞感受野损害)所造成的局部缺损。C2:总体偏差概率图:图中4种概率符号提示4种概率水平,表示数值图中数值偏差属于正常变异或者疾病损害的概率判断。临床实际解读中也可简单理解为:某一位点损害发生的实际可能性=1–某一概率水平。例如,某一位点概率符号对应的概率水平为<5%,意味着损害发生的实际可能性>95%。4个概率水

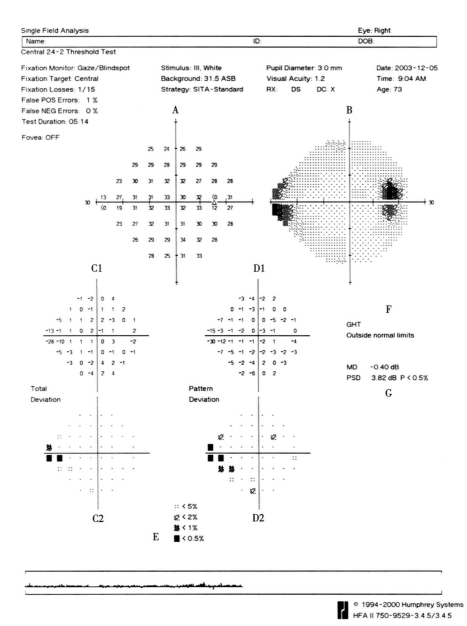

图12-3-36　Humphrey视野计单视野分析打印报告

平对应的 4 种标识符号不可误为 4 种暗点形态,虽然某种程度上也可提示暗点损害的轻重,但不可作为绝对或相对暗点的划分依据,即使概率 <0.5% 对应的"黑块"也并不意味着该检测位点已是"绝对暗点"。只有原始数值图上显示某点光感灵敏度等于 0、即 DLS=0 dB 时,该位点方才属于绝对暗点。模式偏差图:D1:模式偏差数值图:图中模式偏差值=总体偏差值−普遍降低值(以最佳位点灵敏度(dB)为基准)。其意义在于说明局部缺损值,即视野局部缺损相对于视岛正常形态的偏离度。D2:模式偏差概率图:其基本理解与总体偏差概率图相同,例如某一相应位点的概率符号为 <1%,则意味着该位点损害发生的实际可能性 >99%。不同在于,模式偏差概率图反映的是视野局部损害的特征性模式。E:概率符号和显著水平:总体偏差概率图和模式偏差概率图中均由视野计给出四个概率水平,分别表示为不同的黑色图形符号。各个概率水平的实际意义从统计学上理解,相当于一般统计学检验中预先规定的"显著性水准"也即 α 值(一类误差概率)。概率图中各种概率水平表示,相对于视野计数据库中年龄匹配的正常数据,各个位点检测数值的偏差程度属于正常变异或疾病损害的可能性的高低。F:青光眼半视野对比检查(GHT):GHT 是 Humphrey 视野计特有的早期诊断程序,根据上下两半侧一个或多个镜像分区间对应位点上光感灵敏度的差异程度判断缺损的有无,给出三种定性推断为:正常外(outside normal limits)、边界(border line)、正常内(within normal limits);此外,还可给出检查过程质控提示,例如可靠性降低或灵敏度普遍降低(或异常升高)。G:视野指数:视野指数是总体上衡量视野检测结果基本情况的指标,包括平均偏离(MD,mean deviation)和模式标准差(PSD,pattern standard deviation)。两者的含义和作用可基于统计学中均值和标准差的概念予以理解和应用:

平均偏离=总体偏差值/检测位点数:正值无临床意义,负值即平均缺损值(mean defect),表明视野整体缺损程度,影响因素有二:缺损位点数目和缺损深度。该指标随视野损害程度进展而单向线性增加,因无法反映局部视野损害而不用于诊断,一般用于病情分级和随访。

模式标准差意指模式偏差数值图中局部缺损值的不规则性或离散程度,该指标随视野损害程度的进展呈双向抛物线改变,即:轻度时数值较小、中度时相对增大、至重度时又变小,因而有助于早期和中期诊断,不用于病情分级和随访。

关于 VFI:其本身即为"视野指数(visual field index)"。中文语境下通常所谓视野指数,英文原为"global indices"。因此,须注意避免新指标 VFI 与原指标 MD 和 PSD 含义间发生歧义。VFI 的具体含义及其临床解读,参见"Humphrey 视野计随访性检查报告的内容及其解读"一节。

3) Octopus 视野计检查报告的内容及其解读:Octopus 视野计一般以七合一(Seven in one)报告格式(图 12-3-37)为代表。

其基本内容和阅读方法总体上类似于 Humphrey 视野计的单视野分析。为便于相互参照,须具体弄清两者间对应项目的异同和要点(表 12-3-5)。

由图 12-3-37 和可知,其"检查结果"的构成和关系也包括类似 5 项内容:① 数值伪彩图(图 12-3-37A,Grayscale of values 原意为数值灰阶图)和原始数值图(图 12-3-37B);②比较数值图(图 12-3-37C1)和概率图(图 12-3-37C2)及其概率符号(图 12-3-37E);③校正比较数值图(图 12-3-37D1)和概率图(图 12-3-37D2)及其概率符号(图 12-3-37E);④Bebie 曲线图(图 12-3-37F);⑤视野指数:平均灵敏度、平均缺损、缺损方差(图 12-3-37G)。

需要说明的几点是:

数值伪彩图(图 12-3-37A)也由原始数值图"翻译"而成,特别之处在于采用伪彩色,而非黑白色。比较数值图和概率图(图 12-3-37C1、图 12-3-37C2)以及校正比较数值图和概率图(图 12-3-37D1、图 12-3-37D2)分别对应于 Humphrey 视野计单视野分析中的总体偏差图和模式偏差图。

Bebie 曲线(缺损秩次累计曲线,图 12-3-37F)是 Octopus 视野计特有的检查结果表达方法,即对于检测模式 tG2 中所有 59 个检测位点,先求每个位点灵敏度偏差值(=某位点灵敏度−该位点灵敏度正常值中位数),再将 59 个位点灵敏度偏差值依次排序,横轴为排序序号(Rank=1~59),纵轴为灵敏度降低幅度(Deviation=−5~25dB),给出 59 个位点连成的曲线。依据曲线的位置和形态判断视野灵敏度改变情况:曲线整体下移较平坦时,提示视网膜灵敏度普遍下降;曲线右端下降较陡峭时,提示视网膜灵敏度局部下降。

视野指数(图 12-3-37G)中 LV 为缺损方差(loss variance),与 Humphrey 视野计中模式标准差(PSD)含义相同,但数值关系上 $LV=PSD^2$ 或 $PSD=\sqrt{LV}$。该指标的特性如同模式标准差,呈非线性双向改变,所以不适于病情的分级和随访。MS 为平均灵敏度(mean sensitivity),与平均缺损 MD 是一体两面的两个对应概念和指标,意义与 Humphrey 视野计的 VFI(视野指数)相近,反映的是正常总体灵敏度中减去平均缺损后剩余灵敏度的平均水平。

4) Humphrey 视野计随访性检查报告的内容及其解读:Humphrey 视野计第二代随访软件(Guided Progression Analysis,GPA Ⅱ)的主要特点在于,推出一个"真正的"视野指数 VFI(visual field index),以及基于 VFI 的随访分析。随访分析所采用的具体方法有二:一是事件分析(event analysis),二是趋势分析(trend analysis)。

① VFI 的算法和意义:中央视野 30-2 检测模式中 74 个检测位点从内到外依次划作 5 个环形分区,各个分区内所有位点依据其偏心度不同而分别予以不同的权重系数(图 12-3-38)(表 12-3-6),先算出单个位点的灵敏度,再算出总体的灵敏度作为视野指数 VFI,最后以百分数(100%~0%,没有单位)为标准,百分值大小与视功能优劣成正比关系:100% 表示视野完全正常,0% 表示视野全盲(totally blind visual field)。

VFI 与通常所习称的视野指数(global indices)包括 Humphrey 视野计的 MD 和 PSD 以及 Octopus 视野计的 MS、MD 和 LV 等,具体算法和基本含义均不相同。

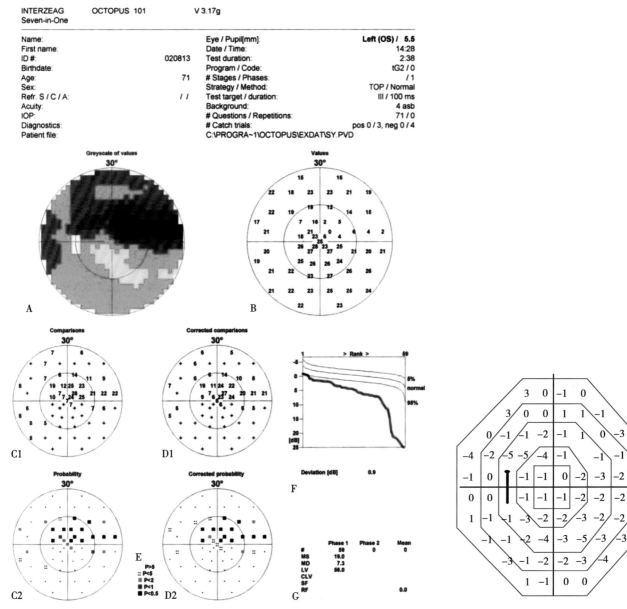

图12-3-37 Octopus视野计七合一打印报告

图12-3-38 中央视野30-2检测模式中74个检测位点的5环分区

表12-3-5 Octopus视野计和Humphrey视野计各项检查结果的差异和对应关系

类型	位点模式		检查结果表述方式			视野指数
Octopus	极坐标式 内密外疏	伪彩图 伪彩9种	比较图和概率图	校正比较图和概率图	Bebie 缺损秩次曲线	MS、MD、LV $LV=PSD^2$
Humphrey	直角坐标 均匀一致	灰度图 灰度11级	总体偏差数值和概率图	模式偏差数值和概率图	GHT 半视野对比检查	VFI、MD、PSD、 $PSD=\sqrt{LV}$

表12-3-6 5环分区及其环内位点个数和每点权重系数

分区	每区环内位点个数	每点权重系数	分区	每区环内位点个数	每点权重系数
1	4	3.29	4	20	0.57
2	8	1.28	5	24	0.45
3	18	0.79			

② 单视野分析诊断性检查报告内容的改变：VFI 主要用于随访性分析。但常规诊断性的单视野分析报告内容也因其有所改变：

一是新指标 VFI 与原指标 MD 和 PSD 一起打印；此时，VFI 的临床意义与 MD 相似，均可用于对视野整体功能状态的评价，区别在于 MD 代表视功能的丢失程度，而 VFI 代表视功能的存留程度，例如 VFI=90% 提示视野可能属于早期损害，但同样不用于诊断。

二是视野严重损害平均缺损 MD>|−20dB| 时，模式偏差图因数学模型和临床意义不可靠而不再计算和打印，建议参考总体偏差图。其他内容不变。

③ 随访性视野检查报告的内容及其解读：随访性视野检查报告共有 4 种打印格式：全本式，包括基线（1 页）和历次复查（1 页或多页）的全部视野资料；概要式，给出基线和末次复查的视野资料；单视野分析式，即通常的单视野分析检查报告中加入一个 GPA 数据框，框内简要给出 GPA 分析的数值图和概率图；后三式，仅有全部视野随访中最后三次的复查资料。

现以单视野分析式随访检查报告（single field analysis-GPA）和概要式随访检查报告（GPA-summary）为例，简述其内容及其解读。

A. 单视野分析式随访检查报告（single field analysis-GPA）（图 12-3-39）

如图 12-3-39 所示，三角图的提示语右眼为"possible progression"，认为视野随访结果属于"可能有进展"；左眼为"no progression detected"，认为视野随访结果属于"没有发现进展"。实际上，GPA 随访数据盒是概要式随访报告内容的一部分，具体解读参见下文。

B. 概要式随访检查报告（GPA-summary）（图 12-3-40）

所有内容归为基线资料和随访资料两大部分。

a. 基线数据（图 12-3-40 上部小红框）取自诊断初期连续二次视野检查的部分资料，内容除外检测程序和质量的说明，每次具体结果包括 4 项：灰度图（graytone）、模式偏差概率图（pattern deviation）、青光眼半视野对比检测（GHT）的定性推断，以及视野指数 MD、PSD 和 VFI。具体解读参见诊断性单视野分析检查报告。

b. 随访数据（图 12-3-40 下部大红框）包括 3 项内容，分述如下：

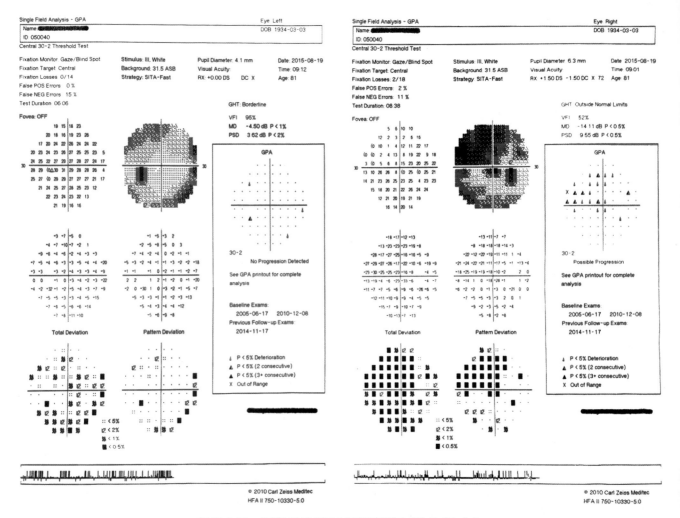

图 12-3-39　单视野分析-进展分析的随访检查报告格式和内容

这种报告格式相对简单，与通常的单视野分析相比，多出一个 GPA 随访数据盒。盒内依次给出 4 项内容：采用 30-2 检测模式和事件分析法的 GPA 概率图即三角图、三角图提示语、既往基线检查和随访检查的次数和日期、三角图标示符号及其概率

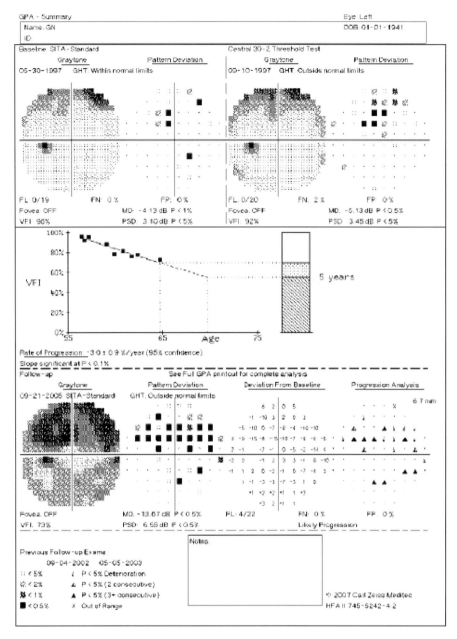

图12-3-40 GPA概要式随访检查报告的打印格式和内容

Ⅰ. 末次检查的灰度图和模式偏差概率图：含义和解读参见诊断性单视野分析的检查报告。

Ⅱ. GPA-视野指数进展速率回归图。

视野指数（VFI）及其进展速率（RoP）的回归分析是GPA-Ⅱ相对于GPA-Ⅰ的新增内容，采用的是趋势分析法。VFI的直线回归分析对首次检查后随访的期限和期限内检查的次数有一定的硬性要求，即适用条件为随访≥3年和检查≥5次。

i. VFI坐标图：横轴为年龄（Age），纵轴为VFI。回归直线包括实线和虚线两段：

实线部分：表示患者既往随访期间视野VFI随年龄增加而降低的趋势和程度。此处注意，降低的趋势和程度中年龄性自然衰退的成分很小，主要成分在于疾病损害的进展。

虚线部分：表示患者未来5年内视野损害按照目前趋势（即回归直线现有"斜率"）可能发生的进展程度。根据统计学原理，回归分析用于预测时"限于自变量已知的量值范围内"。因此，应注意由于其未来5年间各种可能因素的影响，致使此时"对未来5年预测"的不确定性。

ii. VFI矩形图：与VFI坐标图相对应，分为3个部分：

空白区：对应于回归直线的实线部分，即截至末次随访时患者视野（VFI）已经丢失的部分；

散点区：对应于回归直线的虚线部分，即未来5年内患者视野（VFI）可能丢失的部分；

斜线区：对应于未来5年后患者视野（VFI）可能存留的部分。

iii. VFI回归系数：图8中进展速率（rate of progression）即回归系数，其95%可信限（95% confidence）为（-3.0±0.9%）/年，回归斜率（slope）的显著性水平（slope significant at）为$P<0.1\%$。

Ⅲ. GPA-模式偏差图及其提示语

i. GPA-模式偏差数值图:即偏离基线的模式偏差数值图 (deviation from baseline),简称 GPA 数值图,偏差值的具体计算为偏差值=随访值-(基线值1+基线值2)/2。

模式偏差数值图反映的是青光眼特征性损害的模式和程度。所以,该图中随访与基线间每一检测位点上视网膜光感灵敏度的改变,可以代表青光眼视野损害的进展。

ii. GPA-模式偏差概率图:即进展分析图(progression analysis),简称 GPA 概率图,俗称"三角图",采用的是事件分析法。该图的意义在于,借用不同的符号说明,各个检测位点的缺损程度达到统计学显著性水准(α=0.05)的随访次数的多少,标识符号及其实际含义如下:实心圆点"●"意指该位点为0次;空心三角"△"意指该位点为1次;半实半空三角" "意指该位点为2次;实心三角"▲"意指该位点为≥3次;斜叉"×"意指该位点偏差值改变超出统计学分析范围以外。

iii. GPA 提示语:经过上述概率分析后,视野计如果认为至少"可能有进展",将自动给出提示语以提示进展可能性程度大小。具体提示有二:"possible progression"为"可能有进展",即2次随访均见3个或更多位点偏差值的改变程度有统计学意义;"likely progression"为"非常可能有进展",即3次或3次以上随访均见3个或更多位点偏差值的改变程度有统计学意义。此时所谓的"可能有进展"或"非常可能有进展",均指受检眼整体上被认为有视野损害的进展(判断标准为:"缺损位点数≥3个、并且各点偏差值的改变程度达到有统计学意义的随访次数≥2次"),而非仅指个别受检位点有灵敏度的降低。

(4) 青光眼视野检查报告临床解读知识要点:视野检查报告的解读不单纯在技巧或方法,而须对必要的背景知识有一定了解和掌握作为基础。

1) 视野概念转变是第一步。

视野概念不再停留于普通教科书或传统动态检查法所描述的二维平面,而应当转变为三维立体的"视岛",这是关键。但,"视岛"仅是形象化比喻,并非一个实体结构,而是一个"虚拟空间"。青光眼晚期视野损害模式中,"颞侧视岛"就是正常视岛严重受损后在颞侧的残留。进而,感受野是与视野或视岛的宏观概念密切相关的一个微观概念,视野的局部损害及其发展本质上是感受野的损害及其发展。借此,可将视野损害与视网膜神经纤维层和节细胞损害等一整套青光眼视神经损害的病理学和病生学联系起来。

另一方面,现代静态视野检查法不同于一般影像学检查法,所提供的检查结果不是解剖学或组织学具体形态的直观体现,而是一套抽象和间接的数据、符号、概率、指数、灰度或伪彩等。由此,视野理解和解读的难度无形中增加许多。

2) 视野检查法及其结果评价指标的准确理解至关重要。

方法服务于目的,动态法为确定等视线,静态法为确定光感灵敏度。静态法中视岛高度的评价指标是微差光感灵敏度(DLS),其单位是 dB(分贝)。DLS 与 dB 的关系犹如 IOP 与 mmHg 的关系。"微差"指的是,视网膜光感灵敏度对视野计光

标刺激强度微小增量(即阈值)的差异性反应。光标亮度增量改变的度量单位是 asb(阿熙提),属于物理学单位;光感灵敏度差异反应的度量单位是 dB(分贝),属于心理物理学单位。两套度量单位及其评价指标不属于同一量制系统,但有关文献中常将 dB 误作光标亮度增量阈值,例如"threshold dB"。弄清评价指标与度量单位以及从物理刺激到心理物理反应转换的关系,对视野概念的深刻理解以及对视野检查结果的深入解读均有重要意义。

3) 青光眼视野损害发生和发展的特征模式及其规律应当了然于心。

青光眼四大指标中视野被认为是"金标准",原因就在青光眼视野损害模式的特征性和规律性,其核心在于弓形区感受野及其节细胞的损害。

早期几乎不外乎旁中心暗点或鼻侧阶梯暗点,两者部位、形态乃至名称不同,但都位于上或下弓形区范围内。中期的发展也源于弓形区内局部损害的扩大和加深,直至形成完整的弓形暗点或上下合成的环形暗点。晚期损害则由弓形或环形损害同时向中心并向周边扩展而形成,直至末期的中心管视和/或颞侧视岛。

上述整个过程及其各个阶段,都是青光眼视神经结构性损害的功能性表现。临床上可见的眼底结构损害对视野解读的意义在于:一是基于眼底以判断视野损害有无和轻重的可能,二是不符合青光眼损害模式特征和规律的异常改变大多可予以排除,或进行鉴别诊断。

4) 视野检查报告的内容及其构成关系决定解读分析思路。

无论"单视野分析"还是"七合一",两种检查报告整篇内容中,检查结果是核心。对其解读分析是一个由表及里、由浅入深、去粗取精、去伪存真的渐进过程。以单视野分析为例,由原始数值图和灰度图到总体偏差数值图和概率图、再到模式偏差数值图和概率图、同时结合视野指数。正是基于这一过程,模式偏差图方才成为判断特征损害模式的依据和打开早期诊断大门的钥匙。

两种打印格式的设计,实际上借用并体现了青光眼专家运用专业和统计学知识解读分析检查报告过程中所遵循的临床思路和步骤,这种临床能力和经验的培养需要一个磨炼过程。

5) 视野检查报告解读的基本步骤和注意事项:①了解患者病史和病情。尤其眼底视盘上下盘沿和视网膜上下弓形区神经纤维层情况,必要时反复观察。眼底与视野的关系属于视神经结构与功能一体两面关系;②明确视野解读是为诊断还是为随访。诊断是定性和程度判断,随访是定量和进展判断;③检查结果实际解读时,以单视野分析为例,从其各项的构成关系看:对于诊断,重在模式偏差图和视野指数 PSD,并以模式偏差图为主,先看概率图中缺损位点的分布形态以判断其与青光眼视野损害模式的符合关系,再看数值图以判断各个缺损位点的具体缺损程度;疑似诊断难以一时确定,则予以随访观察。

对于病程随访,病情进展与否体现在多次视野检查结果的

前后比较,注意发现原有损害区域的扩大和/或加深,乃至新发损害区域的出现。早中期仍然依据模式偏差图和PSD,但须同时注意视野指数MD和/或VFI;晚期则参考总体偏差图和MD,管状视野须用中央10-2模式进行细致检查。长期随访中,如有条件可用随访软件GPA-II。

4种概率水平如何选择,视野计未做硬性规定,根据具体情况和特定目的自行掌握。依据统计学意义与临床意义相结合的原则:诊断中强调灵敏性时,选择$P<5\%$或$P<2\%$为宜;强调特异性时,选择$P<1\%$或$P<0.5\%$为宜。例如,Humphrey视野计中GHT作为诊断程序以暗点$P<0.01$为具有临床意义,镜像分区内以簇点个数≥3时为缺损阳性、散点个数≥3时为缺损可疑。GPA II旨在随访过程中尽早发现进展而强调灵敏性,事件分析法所选择的显著水平为$\alpha=5\%$。⑤任何情况下,均须注意排除非特征性模式缺损的干扰和误差,必要时予以重复检查以便确认真伪。同时,尤须注意其他疾病视野改变的鉴别诊断。

(任泽钦)

8. 心理物理学检查 过去认为,原发性开角型青光眼先侵犯周边和旁中心的视功能。直到晚期中心视功能才受侵,这是基于仅用Snellen视力表来测定中心视力。这种方法只测定眼在接近最大对比度下的分辨力,而忽略了对日常视功能很重要的其他参数,如色觉、察觉低对比度物体的能力等。

(1) 色觉:青光眼可有色觉障碍。绝大多数研究认为在青光眼,蓝-黄色觉比红-绿色觉受侵犯较常见而且更严重。一般而言,色觉障碍与视野缺损程度相关。但是,偶尔也有视野缺损已达进展期而色觉仍正常。色觉障碍常发生于青光眼的极早期,有时在视野改变出现以前。

(2) 对比敏感度(contrast sensitivity):对比是两个可见区域平均照度(luminance)的差别。对比敏感度是测量能够察觉两个区域照度差别的能力。假使这两个区域在空间彼此相连,察觉照度差别的能力为空间对比敏感度。如可见区域在时间上顺序出现,这种察觉照度差别的能力称为时间对比敏感度。对比阈值是能区别出间隔排列的条栅而不看成为均匀的灰色(对于空间对比试验)或使顺序出现的光呈闪烁光而不是稳定的光线(对于时间对比试验)的最小照度差。对比敏感度值是最亮和最暗条栅的照度的差值除以两者之和。频率是每度视角的条栅数或者每秒钟内的闪烁数。

屈光不正、年龄、暗适应和瞳孔大小等可影响对比敏感度。

青光眼的空间对比敏感度(spatial contrast sensitivity in glaucoma):Campbell和Green最早注意到青光眼患者的空间对比敏感度下降,因所用方法复杂,只限于实验室研究。

青光眼的时间对比敏感度(temporal contrast sensitivity in glaucoma):早在1947年Campbell和Ritter曾表明在青光眼的旁中心视野有弥漫性闪烁敏感度下降。其后被其他作者所证实。这些研究发现,青光眼患者在30°视野以内有闪烁融合功能改变,发生在平面视野检查出现异常以前。但是所研究的患者数量少而且闪烁融合的参数也不确切。

(3) 黄斑光敏度(macular light sensitivity):Herman等用Octopus静态视野计测量中央8°视野内58个点,绘出了黄斑区光敏度的详图,在少数青光眼患者,表现光敏度阈值下降。

心理物理学检查已从实验室进入临床应用。这些试验在青光眼诊断和处理中的地位尚未确定。但是,与一些组织病理研究结合起来,心理物理学检查已显著地增加了我们对青光眼是如何影响了视功能的理解。

9. 视觉电生理检查

(1) 视网膜电图(ERG):这是一种可以判断视觉受损时损伤位于视网膜三级神经元哪一种细胞和生理机制的重要检查工具。

青光眼主要发生视网膜神经节细胞损伤,而全视野闪光ERG主要反映光感受器和双极细胞的反应,所以以往认为它对青光眼诊断用处不大,但是在青光眼晚期,视网膜神经节细胞死亡和轴突变性会继发外层视网膜损伤,所以全视野闪光ERG可以帮助判断青光眼的严重程度是否影响到外层视网膜。

图形视网膜电图(pattern-ERG)是青光眼诊断中应用比较多的ERG技术。N_{35}、P_{50}和N_{95}来表示,它们分别代表35ms处一个小的负向波,50ms处一个明显的正向波和95ms附近一个慢而宽的负向波。N_{95}依赖于节细胞产生的动作电位,在青光眼和视神经疾病显著降低。近年来研究发现,在长期随访中,可疑青光眼患者出现图形ERG振幅降低(≤相应年龄组正常值时的50%)时,视网膜神经纤维层(retinal nerve fiber layer,RNFL)变薄的速度增加,要加强监测或治疗。还有纵向研究发现,图形ERG可以在视野损害出现前4年就诊断出青光眼,其敏感性/特异性为75%/76%。

明适应负反应(photopic negative response,PhNR)是全视野闪光ERG在特殊条件下记录到的正向b波之后的一个慢的负相电位,很接近神经节细胞的起源,它依赖于完整的视网膜神经节细胞、视锥细胞、视锥细胞对应的双极细胞反应。PhNR在青光眼中振幅下降,为青光眼早期诊断提供客观评价。近年研究发现,PhNR振幅受眼压影响,治疗后眼压明显降低者(降低>25%),PhNR振幅升高;PhNR振幅与黄斑区中心神经节细胞复合体(Ganglion cell complex,GCC)厚度明显相关;PhNR和图形ERG对有视野损伤的青光眼和视野损伤前的青光眼的诊断效能相似,PhNR的优点在于对准确的矫正屈光状态和精准的注视控制的要求不高,更利于临床检查,而且可以在一次记录中同时评估视锥细胞、视锥细胞对应的双极细胞反应;缺点在于检查需要散瞳。

多焦视网膜电图(mERG)最大的优势是可以同时检测视网膜多个独立位点,大大缩减的了获得拓扑ERG结果的时间。mERG分为一阶反应和二阶反应。FOK主要起源于外层视网膜,反映视觉系统中的线性部分特征。SOK主要起源于内层视网膜,反映视觉系统中的非线性部分特征,由P_1、N_1和P_2组成。mERG的另一重要特点就是可以快速地计算出非线性部分的特征,而这一部分有可能反映青光眼性的视网膜神经节细胞功能异常。目前,mERG在青光眼中的应用越来越受关注,但其有效性在学术界仍存在很大的分歧。虽然在青光眼的病人可以记录到 mERG 的异常,但拓扑分析并没有被证明在青光眼诊断中有更突出的好处。一些研究提出 mERG 检查中视盘组分(optic nerve head component,ONHC)的概念,该组分主要起源于视盘的视神经纤维和 RGC 轴索,可能会成为 mERG 诊断早期青光眼的又一指标。但直到目前为止,没有研究显示 mERG 可以作为一个独立的和无创的方法,以拓扑形式反映 RGC 功能,从而比视野检查更敏感、变异更小的诊断出青光眼。

多焦视觉诱发电位(mVEP)可用于诊断和评估青光眼的病程。当 RGC 受损,其向视觉中枢传递的视觉信息量减少,表现为 mVEP 的信号减弱,振幅降低。mVEP 在青光眼早期诊断的有效性方面也有争议。有研究发现 mVEP 可以在视野缺损前诊断出视功能早期改变,有研究认为 mVEP 可反映青光眼早期视野缺损,也有研究发现视野有改变者 mVEP 也可正常。

(吴慧娟)

(2) 视觉诱发电位(VEP):检测高眼压症和青光眼患者是否有视神经损害,及视神经损害的程度和范围,许多研究表明这种方法是可行而且敏感的,对细微损伤也可检测出来。对 VEP 波形的分析是根据客观数据,可避免检查者主观判断可能引起的误差。但这种检测方法目前仍处于探索阶段,尚不能单独应用于青光眼的早期诊断。

AccuMap 是一种多焦点、多轨道视觉诱发电位检查系统。在美国、英国、新加坡以及澳大利亚开展了多项临床观察,笔者曾在新加坡期间应用 AccuMap 观察白内障对其视野的影响,发现晶状体混浊对客观视野有影响。与大多数视觉电生理检查不同,AccuMap 使电生理检查成为可以临床应用的常规检查手段,并在一定程度减少了个体差异。

AccuMap 基本原理是视觉刺激产生的电信号传输到枕叶皮质后,被固定于枕骨的高敏电极捕获而形成的电生理反应。因此,它是一种客观检查,而不依赖于患者对视觉刺激的反应能力。虽然原理复杂,但应用简便,适用于青光眼、pre-perimetric 青光眼以及主观视野检查可信度低的患者等。

AccuMap 是一种新型的客观视野检查仪,有研究报道与 Humphery 自动视野计检查结果比较,有较高的一致性。AccuMap 提供了一种检查青光眼视野缺损的客观、有效的方法,避免了一般主观视野检查方法由于需要患者的配合而产生的误差。尤其是在老年青光眼患者配合较差的情况下,可以获得更可靠的结果,从而作为一种有益的补充手段。

图形视网膜电图(pattern ERG):它是应用清晰成像于视网膜的黑白翻转的棋盘格刺激视网膜时,从角膜面记录到的电位反应。目前普遍认为它能反映视网膜第三神经元的功能。病变累及视网膜节细胞,图形 ERG 表现异常。早期开角型青光眼可由于神经节细胞损害的程度,图形 ERG 表现为正常或轻度异常。研究表明,图形 ERG 的波幅与视野改变和视盘杯盘比值相关,其波幅随视野缺损的增大而降低。在青光眼早期,杯盘比值小时,PVEP 正常,而图形 ERG 出现异常,表明在青光眼时图形 FRG 较图形 VEP 更易受损害。

10. 荧光素眼底血管造影 原发性开角型青光眼患者眼部荧光素眼底血管造影显示视盘普遍性弱荧光。在视盘的上下极近边缘处可有局限性绝对性充盈缺损,常与视野缺损的部位和严重程度相一致。高眼压症患者的充盈缺损区较正常人多。青光眼患者在视盘的局限部位先发生视神经灌注减少,在血管荧光造影表现为相对荧光充盈缺损,然后发展为局限部位的绝对性充盈缺损,伴有相应的视野缺损。有些正常人也有充盈缺损,故不能作为鉴别诊断的依据。在高眼压症患者,荧光素眼底血管造影充盈缺损的预后价值尚不能肯定。

11. 全身性因素和开角型青光眼 在探索青光眼的发病机制研究中,曾有人设想开角型青光眼只是眼局部疾患,可能与下述一些全身性情况有关:

(1) 皮质激素反应:见本章第四节。

(2) 血浆皮质激素抑制试验:目的是借口服地塞米松后血浆中皮质激素被抑制的程度来确定患者对此药是否敏感,以期将青光眼患者与正常人分开。在口服地塞米松 0.75mg(也有用 0.25mg 者)9h 后,开角型青光眼病人的血浆皮质醇受抑制的程度比正常人更明显。Becker 发现血浆皮质醇抑制试验与局部激素试验的结果是一致的。本试验用时短,不需要病人的配合,所以有些学者试图用此试验代替局部激素试验。

(3) 苯硫脲(phenylthiocarbamide,PTC)味觉试验:苯硫脲有苦涩味,能尝出其苦味者称 PTC 尝味者,尝不出苦味者称为味盲。这是由基因决定的,味盲者是纯合子隐性状态,在正常人中占 30%,在开角型青光眼患者中却占 51%,两者间有明显差异。激素高反应者中味盲占 51%,与开角型青光眼相似,而激素低度反应或无反应者味盲仅占 25%,与正常人相似。闭角型青光眼患者中的味盲较正常人和开角型青光眼者少。

(4) 淋巴细胞转化的抑制(inhibition of lymphocyte transformation):淋巴细胞转化试验是测定人体细胞免疫功能的一种方法。从末梢血标本中分离的正常淋巴细胞,经植物血凝素的作用,可转化为淋巴母细胞并进行核分裂。这种转化的程度可用同位素方法测量,也可用显微镜来计算淋巴细胞的转化率。皮质类固醇可抑制这种转化。青光眼患者只用正常人所需用的泼尼松龙的半量即可使淋巴细胞转化有 50% 被抑制。局部皮质激素试验高度反应者所需的激素量与青光眼者相似。

(5) HLA 抗原(HLA antigens):许多文献报告特殊的组织相容性抗原(histocompatibility antigen)和某种疾病之间有一定的关系。HLA-B12 和 HLA-B7 抗原和原发性开角型青光眼之间是有关系的。有的研究报告 88% 的青光眼患者有 HLA-B12 或 HLA-B7 抗原,而在正常人口中仅 30% 有这些抗原。另有些初步研究,报道有特殊 HLA 抗原的高眼压患者,比没有这两种抗原者更容易发生视野缺损。

(6) 糖尿病:糖尿病患者的青光眼发病率为 12.6%,比正常人口的发病率明显增高。Becker 发现在糖尿病患者中,不并发增殖性视网膜炎者发生高眼压的较多;不合并视网膜病变者的皮质类固醇试验呈高度反应者比非糖尿病者也多;所以他认为青光眼和糖尿病有一定的关系。此外,开角型青光眼患者的糖耐量试验的阳性率比非青光眼者高。在局部应用皮质激素使眼压升高 5.33kPa(40mmHg)和产生可逆性视野缺损者中,糖尿病较非糖尿病患者多。

【治疗】原发性开角型青光眼治疗的目的是控制疾病的发展,或尽可能延缓其进展,使病人在存活期间能保持好的视力,大多数病例可通过降低眼压达到此目的。因为病人的视神经对压力的耐受力不同,因而不可能规定一种眼压水平可保持病情稳定,有的病人眼压在 2kPa(15mmHg)而损害仍在进展,而另一些患者眼压达 4kPa(30mmHg)尚可耐受相当长时间而不出现损害。一般认为,眼压越高,可能发生进行性损害的危险越大。视神经或视野的损害进展则应加强治疗而进一步降低眼压。另外,所选用治疗应尽量减少给患者造成不便和并发症,以便患者能遵嘱用药。

1. 何时开始治疗 当眼压升高足以导致最后失明时均应开始治疗。不能对所有病人均选一定的眼压水平使其病情不进展,而是根据具体患者情况决定。主要考虑其眼压高度、视盘和视野状况,其他危险因素等,如年龄、近视、青光眼家族史、全身情况,如高血压、糖尿病、心血管疾患等。眼压低于 30mmHg 而无视盘损害及视野缺损或其他危险因素时,可密切观察不予治疗,但应随访观察。眼压高于 30mmHg 应开始治疗。如有视神经损害,尤其是当眼压升高、损害进展时则应治疗。如眼压升高并有视盘损害和视野缺损,则明确需要治疗。

2. 靶眼压 或称目标眼压,是指达到该眼压后,青光眼的病情将不继续进展。靶眼压可根据视神经损害情况及危险因素制定。对靶眼压不能确实知道,只是推测。在达到靶眼压后还要根据视神经及视野的进一步变化及病史中其他因素不断地调整改变靶眼压。

临床工作中医生常注意稳定眼压而忽略一过性峰值眼压,而这种一过性高眼压可损害视网膜神经节细胞。房水排出易度可对抗峰值眼压。增加房水排出的药物优于减少房水生成的药物。应设法达到靶眼压并注意该药物的作用机制。增加房水排出易度者更具有保护性。

眼压控制的参考指标:作为一般规律,视神经损害和视野缺损越严重,为避免视功能进一步丢失,应将眼压降得越低。当视盘和视野已严重受损,尤其是注视区受到威胁时,需用强有力的治疗使眼压降得很低。可对每一病人制定理想的、可接受的及边缘的眼压水平。如果所制定的眼压水平正确,而且眼压可降至理想或可接受的水平,则将可能避免青光眼性损害进展。例如,视盘正常,未查出视野缺损,则理想的眼压为 21mmHg 以下,可接受眼压为 26mmHg 左右,30mmHg 为边缘眼压,后者常需开始或增加治疗。当一个患者的视盘完全凹陷苍白,视野缺损侵及注视区,理想眼压为 8mmHg,在此眼压水平,视功能进一步丢失的危险性很小;可接受的眼压可能是 12mmHg,损害进展的危险也很低;边缘眼压为 15mmHg,损害加重的危险将明显升高,需加强治疗甚至需要手术。这样规定的眼压水平是根据临床经验定的,目前尚无方法确定多高的眼压对某一具体视神经可阻止其损害的发生或进展。

如果用药物治疗可容易地达到理想眼压,且仅有极少副作用,则治疗是满意的。常是只达到可接受的眼压水平,而要追求理想眼压常会发生很多副作用。确定理想眼压也可参考治疗前后眼压状况,如眼压在 40mmHg 发生了中等度视神经损害,则将眼压降低至 20mmHg 的低值是可接受的。如果在治疗前眼压为 20mmHg 发生了类似的视神经损害,则眼压降至 10mmHg 才可能是恰当的。如果患者的预期寿命不长,而且青光眼性视神经损害在其有生之年不会有明显进展,则可不必开始或加强其治疗。假使有另外的危险因素或以前的损害在较低眼压情况下发生,则最理想的眼压应向下调。

3. 药物治疗 可供选择的药物有:

(1) β 受体阻断剂:这类药物疗效好,不影响瞳孔大小及调节机能,作用时间长,明显降压作用可维持 24h,只需滴 1~2 次/d,降压机制为减少房水生成。可选用 0.25%~0.5% 噻吗洛尔,1%~2% 卡替洛尔,0.25% 倍他洛尔,0.5% 左布诺洛尔,0.5% 纳多洛尔。非选择性 β 受体阻断剂,可阻断 β_1 受体(使心率减慢)及 β_2 受体(可引起支气管平滑肌收缩)。所以对有心动过缓、心脏传导阻滞或支气管哮喘及呼吸道阻塞性疾病者不宜用。噻吗洛尔、卡替洛尔、普萘洛尔、左布诺洛尔属于此类。选择性 β_1 受体阻断剂,不产生 β_2 受体阻断作用,可用于哮喘患者,但仍能引起心跳减慢。倍他洛尔属于此类。在不引起前列腺素类药物易出现的睫毛变长、变粗等局部副作用方面,有增加患者依从性的优势。

(2) 前列腺素类药物:为新一类抗青光眼药物,为青光眼药物治疗的又一重大进展。具有显著的降低眼压作用,可持续至少 24h,故只需 1 次/d。降低眼压机制是增加巩膜-葡萄膜外流,而不影响房水生成,对眼前节组织营养有益。最早(1996 年)提供临床应用的为拉坦前列素拉坦前列素为 0.005%,每晚 1 次。以后相继又有乌诺前列素为 0.15%,2 次/d,贝美前列素 0.03%,1 次/d,曲阜前列素为 0.004%,1 次/d。拉坦前列素降低眼压效果好,为最有效的局部用药,点药次数少,每晚 1 次可持续恒定降低眼压,与其他抗青光眼药物合用有协同作用。无全身副作用,可作为一线药物应用。局部副作用为部分患者虹膜颜色加深,睫毛变粗变长。

(3) 肾上腺素能神经药物:此类药可同时兴奋 α 受体及 β 受体,增加房水排出。1%~2% 肾上腺素,1~2 次/d,对调节功能无影响,但可引起瞳孔散大,无晶状体眼可引起黄斑病变。地匹福林(dipivefrin)为一种肾上腺素前药,其本身无治疗作用,进入眼内后经水解形成肾上腺素而发挥其药理作用。因其脂溶性强易于穿过角膜,明显低的浓度即可达到治疗效果。0.1% 溶液相当于 1% 肾上腺素的作用,故副作用少,1~2 次/d。

酒石酸溴莫尼定为肾上腺素能 α_2 受体兴奋剂,具有高度 α_2 受体选择性,无 α_1 受体介导的副作用,如瞳孔开大,血管收缩等。降眼压机制是减少房水生成及增加巩膜-葡萄膜外流。临床应用 0.2%,2~3 次/d,降低眼压效果与噻吗洛尔相似,优于倍他洛尔。没有心、肺副作用。有视神经保护作用,可作为一线药物。

(4) 局部碳酸酐酶抑制剂:为减少全身应用碳酸酐酶抑制剂的全身副作用,研制出局部滴眼剂,1995 年应用于临床。多佐胺的降眼药效果较噻吗洛尔稍弱,与倍他洛尔相似。与β阻滞剂合用有协同作用,哮喘、心脏病等不能耐受β阻滞剂者用此药安全。不影响瞳孔大小。局部长期应用,不伴全身应用碳酸酐酶抑制剂的副作用。剂量为2%,作为初始治疗,3次/d;与β阻滞剂合用,2次/d。

此类局部碳酸酐酶抑制剂尚有:布林佐胺1%,可速普特为2%多佐胺和0.5%噻吗洛尔的混合剂。

(5)初始用药的选择:β受体阻滞剂的疗效较强,所需用药次数少(2次/d),不影响瞳孔及调节,从20世纪70年代后期一直作为原发性开角型青光眼的初始用药,但是它可引起严重的心肺副作用,一些病人不能应用。近年来的新药如前列腺素类药物拉坦前列素,降眼压效果好,只需1次/d,而且浓度很低,为0.005%,无全身副作用,已被用来作为首选药物。肾上腺素能 α_2 受体兴奋剂酒石酸溴莫尼定降眼压效果好,也无全身副作用,较地匹福林副作用小,因不兴奋 α_1 受体,不引起瞳孔开大及血管收缩,目前也作为一线药。缩瞳剂常不用做开始用药,因其用药次数多,副作用较多不易为病人所接受及配合。

(6)单眼用药试验:采用一眼用药,一眼作为对照的方法来评价药物的疗效。这种试验方法可以确定单一药物的疗效,停用无效的药物,以免不必要的副作用、经济浪费和带来的不便。单侧试验也可避免停用实际是有效而被认为是无效的药物,例如由于眼压日夜波动,眼压峰值可掩盖药物的降压作用。

单侧试验需要双眼眼压相近或保持恒定的比率。并且双眼眼压日夜波动相似。但实际情况常非如此,尤其是当一眼在短期内眼压不能被控制时。毛果芸香碱是一种理想的单侧实验药物,它对用药眼有直接的作用,而对对侧眼没有交叉效应。单侧试验后还需随访对照眼在加用药物后是否能被控制。

(7)联合用药:当单一药物不能控制眼压时,可更换其他药物,而且目前可供选择的新药很多,可多试几种,如仍不能控制,则需联合用药。一般讲,两种药物单独应用时有效,当联合用时,不能起到两种药物的完全相加作用。两种药物的相加作用在某种程度上依赖于其降眼压机制是否相似,作用相同者相加作用较小,作用不同者相加作用较大。

(8)最大剂量药物治疗:最大剂量药物治疗是指没有合适的药物可以加用或者加用是适当的。不应将最大剂量药物治疗理解为在考虑非药物治疗以前,已联合应用最强力量的β受体阻断剂、缩瞳剂、肾上腺素能药物和碳酸酐酶抑制剂。在确定每一具体患者的最大剂量药物治疗时,常考虑许多因素。

无效的药物应停用,不应包括在最大剂量药物治疗中;不能耐受的药物,例如哮喘病人不能应用非选择性β受体阻断剂,眼部副作用如年轻人不能耐受缩瞳剂,或全身副作用如碳酸酐酶抑制剂所致者;患者不能配合按时用药,尤其在使用毛果芸香碱时,患者常于就诊前注意用药,而其他时间不按时用药。当就诊时眼压正常,而青光眼损害有进展时,应仔细询问用药情况;患者不愿意或不能按时随诊以观察其疗效,这种患者常常不按时用药,应更多考虑进行激光或手术治疗。

(9)选择药物的趋势:因为有许多新的、更强有力的降眼压药物可供应用,所以在用药选择方面有了明显的变化:①维持眼压最简单的方法是用一种药物而不联合用多种药物;②前列腺素类药物作为一线用药;③用增加房水排出的药物比抑制房水生成的药物有益于眼部营养;④β受体阻断剂的应用将减少,因其疗效较差及有副作用。

4. 选择性激光小梁成形术(SLT) 详见本章第十一节。

5. 手术治疗 一般认为开角型青光眼以药物治疗为主,只有当用最大可耐受的药物治疗仍不能控制病情进展者才做手术。应采用滤过手术,手术可较大幅度降低眼压,有利于对病情的控制。

近年来对于开角型青光眼起始用药物治疗还是手术治疗存在一些争论,一般主张用药物作为起始治疗,但是药物可能有许多副作用,病人对用药的依从性及长期效果等均存在问题。一些学者如Cairn、Watson、Jay等建议手术治疗作为原发性开角型青光眼的起始治疗,他们认为小梁切除术是一种相当安全的方法,手术降低眼压的幅度常较药物者大,80%以上的病例可获得满意的控制,而且较严重并发症的发生率并不高。作者认为可开始先用药物治疗,如果控制不满意应及时决定手术治疗,以免对视盘及视野造成不可逆性损害。

目前常采用的手术方法是小梁切除术,术后浅前房和白内障的发生机会较少。

做非穿透性小梁手术,这是近年来开展的一种新的抗青光眼手术,在不切通前房的情况下,切除Schlemm管外壁、构成其内壁的近管组织和部分透明角膜基质,仅留一层菲薄小梁及后弹力层后弹力层窗,起到房水引流作用,浅层巩膜瓣下的深层巩膜,大部被切除,仅留极薄一层。这种手术的降眼压效果与小梁切除术相似,但并发症显著减少(详见手术治疗节)。

睫状体破坏性手术一般只用于其他手术失败的患者,不作为常规初次手术。经巩膜睫状体光凝是目前常用的睫状体破坏性手术,详见本章青光眼的激光手术。治疗性超声睫状体光凝术,尚需观察其长期疗效。经瞳孔的氩激光睫状体光凝术可能是有效的,但只限于少数做过虹膜全切除,能有足够多的睫状突暴露可供治疗的眼睛。睫状体冷凝术可有效地控制眼压,术后常有严重疼痛、顽固性虹膜睫状体炎、黄斑水肿和眼球萎缩,目前已逐渐被睫状体光凝术替代。

【预后】原发性开角型青光眼的预后与视神经受损程度、眼压高度、视盘组织的易损性、全身血管性疾病、患者对治疗的配合以及治疗是否及时恰当等有关。一般认为视盘凹陷重者预后差,因为受损严重的视盘仅剩余少量轴突。所以每个纤维的丢失将是很重要的。有些专家提出,对于明显受损的视神经为了使青光眼稳定,需将眼压降至正常低值甚至低于正常的眼压。有些眼可在一段很长时间内耐受高眼压,而另一些在正常眼压情况下也可出现进行性损害。这种现象常被解释为视盘对压力引起损害的耐受性不同。其他如视神经的灌注压和病人对治疗的配合等也是重要因素。少数人认为,治疗不能改变原发性开角型青光眼的自然过程。但是,绝大多数专家认为在绝大多数病例控制眼压可使病情稳定或减缓其过程。但是不要认为成功的降低眼压就能使病情稳定,有些病例经治疗后眼压明显下降,而视野缺损仍继续进展。患者应理解,治疗后眼压虽下降,但仍需终身定期就诊观察。医师也必须区分进行性青光眼性损害和视功能波动,以及随年龄增长而缓慢的视功能下降。

(二) 正常眼压性青光眼

正常眼压性青光眼(normal tension glaucoma, NTG)又称为低眼压性青光眼(low-tension glaucoma, LTG)。正常眼压性青光眼是具有典型的青光眼性视盘损害和/或视野缺损,但眼压始终在正常值范围以内,即不超过 2.8kPa(21mmHg)。房角结构正常并完全开放,无引起上述病变的眼部或全身性疾病的青光眼。

多数研究表明正常眼压性青光眼是一种较常见的青光眼类型,约占开角型青光眼的 1/5~1/2 以上,近年来,随着 NTG 诊断率的提高,NTG 患者的比例比例有了进一步提高,甚至超过高眼压型开角型青光眼。NTG 中女性较多,男女比例约为 1:2。有家族史者约占 5%~40%。

对于 LTG 是否应列为单独的一种临床疾病,长期存在着争议。有人认为它是原发性开角型青光眼的一种变异,而另一些人认为这两种情况视神经萎缩的机制不同。许多作者提出了 LTG 发病的血管因素,并注意到它与全身病的关系。

【病因】LTG 的致病因素复杂,目前尚不了解其确切病因,可能是由于视盘的组织结构差异,对眼压或缺血特别敏感而容易造成视盘损害及相应的视野缺损。近年来,跨筛板压力梯度因素也受到关注。

本病的发病机制有以下儿种主要解释:①眼球组织不耐受正常的眼压;②由于基压低,当房水外流受阻眼压升高虽未超出一般正常范围,但已足以造成视神经损害;③房水流畅系数低,但房水生成量也低,因而眼压仍正常;④由于血压低,视盘血管的灌注压低。某些青光眼患者眼压已控制,但由于治疗高血压,使血压下降而导致视盘血管灌注压降低,可使视野缺损继续进展。

正常眼压性青光眼的发病机制到目前仍不十分清楚,学者们进行了大量研究,提出了许多可能的发病因素,多数人支持血管因素和局部解剖因素学说。①血管因素学说认为 NTG 是由于全身血压和眼压不平衡,使眼灌注压降低而导致视盘血液灌注不良,或是眼局部或全身的血管疾病导致视盘周围脉络膜小血管异常,血管阻力增高或自身调节异常所致;②局部解剖因素学说认为可能是由于视盘筛板解剖结构具有某些缺陷,如筛板的结缔组织较正常人者薄弱,筛孔的孔径较大,而使筛板组织比正常人者脆弱,即使在正常眼压或在间歇性高眼压、体位性高眼压的作用下也容易使筛板弯曲向后凹陷,筛孔发生扭曲变形,使从筛孔中通过的视神经纤维受挤压而发生轴浆流阻滞,进而使神经纤维由于营养障碍而萎缩。在视神经纤维受挤压的同时,其间的毛细血管也受挤压而引起血液供应障碍,加速视神经纤维的萎缩。

以上任何一种单一学说均不能完全解释 NTG 的发病机制,Chanhan 等认为血管因素、局部解剖因素及眼压等共同起作用,

NTG 患者可能由于眼的结构尤其是视盘的组织结构异常,使其对缺血和眼压异常敏感。有些调查结果显示,在相当比例的 NTG 患者中可能由于自身免疫调节功能的紊乱,使患者本身视网膜和神经纤维中的某些成分改变并表现自身抗原性,引发自身免疫反应,导致视网膜及视神经的损伤。

近期的一些研究发现,视盘筛板前的眼压和筛板后脑脊液压力间的差值,即跨筛板压力梯度增高可导致青光眼性视神经损害。应用这种理论可以解释为什么正常眼压性青光眼的眼压不高而发生青光眼性视神经损害,可能是其颅内脑脊液压力降低所致;而高眼压症患者的眼压高却不发生视神经损害的原因可能是其脑脊液压力也高使然;这两种情况都是由于跨筛板压力梯度异常所造成,前者是跨筛板梯度高而出现视神经损害,而后者是该压力差值小而未致视神经病变。可以应用跨筛板压力差值对原发性开角型青光眼进行分型。①眼压高,颅内压偏高或正常型:即高眼压性青光眼,应及时进行降眼压治疗;②眼压高,颅内压偏低型:由于跨筛板压力梯度大,应及时给予降眼压治疗;③眼压正常,颅内压偏低型:即正常眼压性青光眼,应及时将眼压控制在目标眼压以内;④眼压正常,颅内压偏高型:该类型正常眼压型青光眼患者跨筛板压力梯度可能处于正常范围内,应根据患者视野及视神经损害程度,决定是否给予降眼压治疗。现已建立无创性核磁共振技术的颅内脑脊液压测量方法。

【临床表现】正常眼压性青光眼为患者具有青光眼性视盘病理陷凹和萎缩及青光眼性视野缺损,但矫正眼压在正常值范围以内。前房角开放。病情为缓慢进展性,如未得到恰当治疗,病情将继续恶化,甚至可完全失明。

有些 LTG 患者血压低,尤其是舒张期血压低的发生率较高。LTG 患者常伴有全身病,如血液动力学危象、心脑血管病、偏头痛和十二指肠溃疡等,LTG 患者的血液黏度、血浆黏度、血细胞比容等可能高于正常人。

1. 症状 NTG 发病隐蔽,早期无明显自觉症状,晚期当视野缺损严重时,可因视野缩小而行动障碍。因患者中心视力较好,眼压正常,若不进行详细的眼底检查观察视盘和视网膜神经纤维层改变,常易被漏诊。

2. 体征

(1) 视盘

1) 视杯:NTG 的视盘凹陷萎缩与 POAG 者相似,有些学者认为两者没有差别。但也有学者经过测量发现,与 POAG 相比,NTG 的视杯大小与视野缺损不成比例,与视野缺损相比视杯相对较大。NTG 患者的视杯壁呈斜坡状,视杯颜色较苍白,视杯较浅,容积较小,表明其筛板向后凸较轻。盘沿局限性切迹较多见。

2) 盘沿出血:NTG 患者较 POAG 患者常见,发生率为 6.3%~35.3%,较 POAG 者高 3~4 倍。NTG 患者盘沿出血的复发率高,而且复发部位不定。视盘出血是青光眼性变化的先兆,也是病情未得到控制的一个指征。

3) 视盘周围萎缩:一些学者发现 NTG 患者的视盘周围萎缩较 POAG 者常见且较广泛。也有学者认为两者无差别。

(2) 视网膜神经纤维层:有些学者发现 NTG 患者常出现局限性 RNFLD,呈楔形,常位于颞下或颞上区,病变早期、中期多为局限性 RNFLD,而到疾病晚期逐渐发展为弥漫性 RNFLD。

(3) 视野:一般认为 NTG 与 POAG 患者的视野缺损相似。有些学者认为 NTG 患者的视野缺损比 POAG 者更靠近固视点,多在 5°,缺损坡度更陡峭,缺损更深。有研究表明青光眼患者的眼压水平与视野缺损的性质有相关性,眼压较低者视野缺损较局限,而眼压较高者的视野缺损较弥散。NTG 患者常有自鼻侧周边部延伸到固视点的浓密暗点。

(4) 眼压:NTG 患者的眼压在统计学正常范围以内,许多学者观察发现 NTG 患者的眼压接近正常人群眼压的上限值,基压偏高,即其平均眼压较正常人的平均眼压高。也有一些学者认为 NTG 患者的眼压与正常人者差别不大。仅把峰值眼压是否超过 21mmHg 人为地将原发性开角型青光眼分为正常眼压型与高眼压型是不够科学的,眼压不是 NTG 发病的根本原因。学者们强调应探索 NTG 房水动力学及其他方面的异常,而将眼压作为一个危险因素。虽然眼压对于造成 NTG 患者的视神经损害的作用尚看见不一,但并不意味着眼压对 NTG 不重要,在双眼不对称的 NTG 患者中,眼压高的眼视野缺损一般较重。有学者推测 NTG 患者中,眼压偏高的患者,眼压对其视野损害的影响较大,而眼压偏低的患者,视野损害受非眼压因素的影响较大。有学者研究 NTG 患者的眼压波动情况,发现绝大多数 NTG 患者的眼压波动曲线与正常人相似,只有少数 NTG 患者的峰值眼压超过 21mmHg,部分患者的波动范围大于 5mmHg,但与正常人无明显差异。NTG 患者的房水流畅系数,各学者测量结果不一致,但总的情况是较正常人群者低,但高于 POAG 患者。但也有部分 NTG 患者眼压描记未见异常。关于 NTG 患者的眼压变化趋势,有学者对 NTG 患者长期随访中发现,少数病例有眼压上升的趋势,从正常范围的较低水平上升到较高的水平,有的超出正常范围而发展为 POAG。但是许多 NTG 患者的眼压一直维持在较低水平。

(5) 其他:关于 NTG 患者眼血流检查,各家报道结果不一致,多数研究认为 NTG 患者的眼血流量可能较正常人少。有研究发现 NTG 患者中近视特别是高度近视较正常人群或 POAG 患者中多,其眼球后段较正常者长,眼球壁硬度偏低,且倾向于杯盘比值较大,因而使青光眼损害的易感性增大。高度近视患者眼球扩大,视盘被牵拉延伸,可致视盘形态发生改变、倾斜。牵拉作用降低了巩膜筛板对眼压的耐受阈值,虽然眼压仍在正常值范围以内而造成视盘损害。

【临床分型】正常眼压性青光眼可分为四种亚型:

1. 局部缺血性正常眼压性青光眼 盘沿有局限性缺损,或称极性切迹,于疾病早期很少见陷凹呈同心圆性扩大。

2. 近视性正常眼压性青光眼 视盘斜入,有浅的近视性陷凹,近视性弧形斑和脉络膜改变,不伴有退行性近视。此型病情进展者最多,于 10 年随访中 80% 有进展。

3. 老年硬化性正常眼压性青光眼 伴有明显的视盘周围萎缩和脉络膜硬化。

4. 其他型正常眼压性青光眼 不能归于以上 3 型者归于此型。此种进展者较少,10 年随访中 35% 有进展,预后较好。

【诊断】Levene 提出的诊断标准为:①单眼或双眼具有原发性开角型青光眼性视盘损害和视野缺损;②双眼未经治疗的基础眼压在统计学正常范围内(不超过 3.2kPa,即 24mmHg);③双眼房角开放。有些学者认为眼压不应超过 21mmHg(2.8kPa)。我们认为应测量不同时间的眼压,包括眼压日曲线,眼压不应超过 21mmHg(2.8kPa)。应排除造成视神经损害、视野缺损和暂时性眼压降低的其他眼部或全身原因。

美国等八国的 NTG 诊断标准:①Goldmann 压平眼压计测量 24h 眼压≤22mmHg,无眼压超过 24mmHg 的记录;②前房角镜检查双房角呈宽角;③停用一切降眼压或全身药物一个月后,至少 2 次 24h 眼压测定,眼压峰值≤22mmHg,各次平均值<20mmHg,且晚 5 点至早 7 点至少有 4 次测量;④典型的青光眼性视盘改变;⑤典型的青光眼性视野缺损;⑥无引起视盘和视野改变的其他眼病;⑦X 线、CT、MRI 等显示无颅内或眶内异常;⑧排除神经系统疾病,无低血压症。

英国 Moorfields 眼科医院青光眼组的诊断标准:①未经治疗的 24h 平均眼压≤21mmHg,且无任一次眼压>24mmHg;②房角开放;③无造成青光眼性视神经病变的继发性原因,如既往外伤性眼压升高、长期应用糖皮质激素、葡萄膜炎等病史;④有典型的视盘损害(青光眼杯形成及盘沿缺失);⑤与青光眼性视杯相一致的视野缺损;⑥青光眼性损害呈进行性。

医生在诊断 NTG 时应根据上述诊断标准并对患者进行全面仔细的评估:

1. 首先应详细询问患者的眼部及全身病史,包括既往的内科疾病治疗史及外科手术史。

2. 进行详细的眼科检查,包括视盘立体照相或测量,RNFL 检查,周边眼底检查,房角和视野检查,必要时可行眼底荧光素眼底血管造影或眼血流检查。

3. 测量 24h 眼压曲线。

4. 内科检查除外重要的全身性疾病,尤其是血管疾患、神经系统疾患及血压异常,必要时进行血液检查除外贫血及血黏稠度增高,血生化检查除外糖尿病或高脂血症,有些患者还需要进行除外颈部血管阻塞性疾患的检查、头颅影像学检查或颈部血流检查。

【鉴别诊断】应注意的是 NTG 的诊断单靠眼底、视野和眼压的检查是不够的,应特别强调除外眼部或全身性疾病,必要时对患者进行随访,观察其视盘损害、视野缺损及眼压的变化,以免误诊或漏诊。

应与以下情况鉴别:

1. 原发性开角型青光眼 本病与原发性开角型青光眼的鉴别在于眼压是否在正常范围,应于不同时间反复多次测量眼压,包括 24h 眼压曲线。如眼压从不超过 21mmHg 方可诊断为 LTG。此外,尚需根据角膜厚度矫正压平眼压。

2. 缺血性视盘病变 缺血性视神经病变一般不产生视盘陷凹扩大,但部分患者可发生青光眼性视盘陷凹而需与 LTG 相鉴别。前者起病急,视力突然下降,有其特异的视野改变,除非再次发作,一般视盘陷凹及萎缩不继续进展。

3. 继发性青光眼 有些继发性青光眼,如青光眼睫状体炎综合征,皮质类固醇性青光眼、色素性青光眼等,可能一度眼压升高,产生视盘及视野损害,以后又处于静止状态,眼压在正常范围,易误诊为 LTG,可详细询问病史及眼部检查而加以鉴别。

4. 假性青光眼 假性青光眼是由于颅内疾患、颈内动脉硬化、急性大失血等的低血压所造成的视神经损害,出现视盘陷凹和由此而产生的神经纤维束型或其他类型的青光眼视野改变。其特点是眼压是稳定的、波动不大,C 值正常,各种青光眼激发试验阴性。病情稳定,不进展。假性青光眼不需控制眼压。

【治疗】本病的治疗原则是进一步降低眼压,提高视盘血管的灌注压和加强视神经的营养。如果在药物治疗下视功能损害仍逐渐进展,也可考虑做滤过手术。

目前新的抗青光眼药物的品种较多,可先试用药物治疗,前列腺素类药物的作用机制是增加葡萄膜巩膜外流而不减少房水生成,尤其是它能有效地降低夜间眼压,有利于 NTG 的治疗。

有报告药物及激光治疗效果差,应做滤过手术,不仅可使眼压下降 40%(从 22mmHg 降至 10mmHg)并可减轻病情进展,16 例双眼正常眼压性青光眼一眼手术,一眼药物治疗,手术眼进展轻,主张对于进展性正常眼压性青光眼应进行手术,手术可使眼压明显下降,可以延缓或阻止病情进展。

改善视盘的血液循环:钙通道阻滞剂可有效地扩张外周血管,降低血管阻力,改善视盘的血液循环。有研究用硝苯地平(nifedipin)钙通道阻滞剂治疗,可改善 NTG 患者的视野或减缓病情进展。尼莫地平之类脂溶性较高的钙通道阻滞剂可减少外周血管扩张,因其较易通过血脑屏障,直接对中枢起作用,增加眼部血流,避免全身血压过低影响视盘血液灌注。NTG 患者在降眼压药物治疗下病情仍进展时,如全身情况允许,可加用钙通道阻滞剂。目前尚无眼局部应用的钙通道阻滞剂。

治疗全身性疾病:NTG 的危险因素包括大血管痉挛、低血压和休克、高血压、高血脂、糖尿病、凝血功能异常等,应注意这些情况的治疗,促进血液循环和改善视神经代谢的药物,可作为辅助治疗。

(三)分泌过多性青光眼

分泌过多性青光眼(hypersecretion glaucoma)是一种罕见的开角型青光眼。虽然房水排出功能正常,但因房水生成过多而使眼压升高。常发生于 40~60 岁女性,多伴有高血压病,眼压可间歇性升高到 3.33~4.67kPa(25~35mmHg)左右。由于分泌增多是间歇性的,因此对视神经的损害很小,病情进展也缓慢。发病率较低,约占青光眼总数的 2%。

【诊断】单纯依靠测量眼压不能诊断本病。必须在眼压升高时行眼压描记,才能发现房水流畅系数正常而房水生成增多,在其他时间行眼压描记则完全正常。在测定房水流畅系数时应矫正巩膜硬度,因巩膜硬度高能造成房水流畅系数高的假象。应注意与慢性单纯性青光眼、继发于上巩膜静脉压升高的青光眼(详见本章继发青光眼节)鉴别。

【治疗】缩瞳剂及滤过手术均不能降低眼压。应针对病因减少房水生成,局部用肾上腺素、噻吗洛尔或口服碳酸酐酶抑制剂常有明显效果。必要时可做睫状体光凝术以减少房水生成。

(四)高眼压症

高眼压症(ocular hypertension)是指眼压超出正常范围,但视盘和视野正常,前房角为开放的。以往这类患者曾被诊断为"早期青光眼"而给予治疗。但大量临床资料表明许多高眼压患者仅仅是正常眼压分布曲线的高值,并不是早期开角型青光眼。许多研究证明高眼压患者中仅 1/15~1/10 伴有青光眼性视神经损害。对眼压高而无视神经损害的人,在不给治疗的情况下追踪观察 10 年,仅 5%~7% 发生视野缺损。由此可以看出,在高眼压中有一部分早期开角型青光眼,但不是所有的高眼压不进行治疗都会发展成青光眼。

目前对高眼压症各家持不同观点,有的认为持久性的眼压增高,或眼球对于高眼压的耐受力降低,可以出现视盘病理陷凹及视野缺损;有人认为高眼压一词容易使人误解为一种良性疾患和安全感,而它实际是尚未造成损害的早期开角型青光眼,所以主张在临床上不要使用高眼压这一名词,应诊断为可疑青光眼而密切观察,以免发生严重视功能损害。

虽然有以上不同看法,目前多数国家仍广泛使用高眼压症这一诊断。它比较正确地反映了客观实际,因为多数高眼压症最终也不产生视功能损害,所以不能认为都是早期开角型青光眼。

正常人群的眼压分布是通过对群体中各个体的眼压测量,采用正态分布曲线(Gaussian 曲线)分析确定的统计学范围(95%可信限)。而实际眼压分布是偏向眼压高限一侧的非正态分布,即正常人群中眼压超过 21mmHg 的实际人数比统计概率 2.5%多。群体普查资料报道,40 岁以上人群中眼压超过 21mmHg者差别很大,占 3%~12.7%。由于人们已习惯将正常人群以正态分布来确定正常眼压值的正常范围,高眼压症定义的超过 21mmHg 这一数值是人为确定的,是统计学上的不正常,而并非一定是生理上的不正常。文献报道中,高眼压症的标准不一致,高眼压的下限有规定为 20mmHg、21mmHg、22mmHg 或 24mmHg 者,但大多数以 21mmHg 为标准。高眼压的上限有的超过 30mmHg,有的为 40~50mmHg,但目前都倾向于不超过 30mmHg,因为眼压超过 30mmHg,多会发生视神经损害。

高眼压症的发生率:白种人中眼压≥21mmHg 者为 3.1%~8.6%,>21mmHg 者占 0.5%~7%;黑人中眼压≥21mmHg 为 7.4%,>21mmHg 为 2.2%~12.7%;黄种人中≥21mmHg 者为 1.4%。随着年龄增长,眼压的正常平均值也增高,但日本和中国的流行病学调查资料表明,正常人群的眼压平均值随年龄增长而下降。

在高眼压的诊断中,应采取压平眼压计测量眼压。近年来研究发现角膜厚度对眼压测量值有影响。Goldmann 设计的压平眼压计的模型为中央角膜厚度为 520μm,测压头将角膜压平的直径为 3.06mm,此时泪膜的表面张力和角膜组织弹力正好平衡。生理状况下角膜厚度存在个体差异。文献报道,眼压受角膜厚度影响,如角膜厚度低于设定值,即角膜薄,可低估眼压 5~10mmHg;如角膜厚,可高估眼压 7~10mmHg;角膜厚度较原设定值每相差一定厚度所致的眼压测定值变化各作者报道差别很大，从 0.19mmHg/10μm 至 0.71mmHg/5μm 不等。临床工作中如眼压测量值较高而又无青光眼的其他体征时，可测量角膜厚度，以排除角膜厚度对眼压的影响。目前有些青光眼专家已将角膜厚度测量作为眼压校正的常规。

高眼压症的自然演变过程：经过长时间观察，高眼压症患者中，仅少数人发展为青光眼。Wolker(1974) 报告，高眼压症中发展为青光眼者占 0%~11%（白种人），最长平均随访时间为 11 年；David(1978)，最长随访时间为 12 年，青光眼发生率为 5.8%~10.1%（黑人）；Kitazawa(1977)，平均随访时间为 9.5 年，发生率为 9.3%；魏厚仁(1980) 报告我国高眼压症患者，平均随访 6.8 年，未发现发生视盘和视野损害。从以上报道可见，高眼压症为一缓慢比较良性的过程，大多数的高眼压症患者的眼压稳定或有下降的趋势。魏厚仁报道，88% 的高眼压症患者眼压恢复正常，仅 12% 的患者眼压仍偏高。高眼压症患者的眼压有渐趋稳定或下降的自然变化过程，与原发性开角型青光眼的眼压缓慢上升的病理过程明显不同。

Gordon 等 2002 年报道高眼压症治疗研究(OHTS)组的多中心随机研究，对 2 636 例高眼压症患者进行了 72 个月的随访，对高眼压症的危险因素进行分析，结果显示，年龄较大、杯盘比值较大、眼压较高及视野的模式标准变异(PSD)较大，为发展为青光眼的预示因素，中央角膜较薄是发展为青光眼的最重要预示因素。

【治疗】资料表明，未治疗的高眼压症患者，经 5~10 年观察，发展为青光眼者仅约 10%，所以对高眼压症者是否需要进行治疗，一直存在争议。

有人用 HLA-B12 和 HLA-B7 来观察高眼压症的预后。在 5~10 年追踪期间，具有 HLA-B7 或 HLA-B12 抗原者中，41% 发生了青光眼性视神经损害，而没有这两种抗原者，仅 5% 发生。另一种有意义的研究是对高眼压症眼做局部肾上腺素试验，凡对肾上腺素有反应(眼压下降超过 5mmHg)者容易发生视野缺损。

由于这类患者中仅少数发展为青光眼，而各种抗青光眼治疗均有一定的副作用，因此多主张进行仔细地追踪观察，直到视神经出现早期损害才予以治疗。Phelps 主张如眼压高于 2.67kPa(20mmHg)，每半年观察 1 次，眼压高于 4.00kPa(30mmHg)，每 3~4 个月观察 1 次，观察的重点是视盘及视野有无改变，如发现有早期的视神经损害，立即开始积极治疗。Kolker 和 Becker 认为对眼压经常较高(30mmHg 以上)、视盘陷凹逐渐扩大或两侧变得不对称以及合并有糖尿病或有青光眼家族史等应进行治疗；对疾病造成损害的可能性不大，而治疗本身可能引起较大损害时，就要慎重考虑。但是 Chandler 和 Grant 认为所有高眼压症都是开角型青光眼，所以都应当治疗。

2002 年高眼压症治疗研究(OHTS)组设计了周密的方案，用双盲法平价阈值视野异常及立体照相的视盘形态变化来确定青光眼。22 个临床中心参与研究，对象为 1 636 例高眼压症患者，随机分为眼局部药物治疗组及对照观察组，随访 60 个月。药物治疗组眼压平均下降 22.5%±9.9%，观察组眼压平均下降

4.0%±11.6%；发生青光眼的累积概率，治疗组为 4.4%，对照组为 9.5%。他们认为眼局部降眼压药物治疗，对高眼压症患者延缓和防止青光眼发生是有效的，但是他们也指出并不是所有高眼压症患者都应接受药物治疗。建议对有中度或高度发展为青光眼危险的高眼压症患者给予治疗。这些危险因素包括前述的中央角膜厚度较薄，基础眼压较高，视盘杯盘比值较大，视野模式标准变异较大及年龄较大等。

总之，高眼压症的处理最重要的是密切随访观察，主要是测量眼压、监测视盘及视野改变，如眼压长期处于较高水平，例如≥25mmHg，或眼压继续升高，应每半年检查 1 次眼底，最好是定量分析，和阈值视野。如伴有危险因素或出现变化，可考虑降眼压药物治疗，选择适当药物使眼压从基础眼压下降 30%。一般不主张激光或手术治疗。

（才瑜 李美玉）

第四节 继发性青光眼

要点提示

1. 继发性青光眼是由其他眼病所引起的，占全部青光眼的 20%~40%，多为单眼，是其特点之一。

2. 应针对原发病进行治疗，同时用药物控制眼压。

3. 青光眼睫状体炎综合征，病因目前尚不十分明了。有文献报道，患者房水巨细胞病毒、单纯疱疹病毒可呈阳性，多数学者认为病毒通过诱发机体的自身免疫反应，可引起本病，但目前尚无确切的报道。

4. 糖皮质激素性青光眼（简称激素性青光眼），由于局部或全身长期应用皮质激素可引起眼压升高。开角型青光眼患者局部滴皮质激素后所引起的高度及中度眼压反应较正常人明显增多。糖皮质激素性青光眼的诊断要点为：有明确的眼局部或全身使用糖皮质激素的历史；眼压升高时间、幅度及视功能损害程度和糖皮质激素用量一致；停用糖皮质激素后数天或数周眼压恢复正常；眼局部可出现糖皮质激素所致的其他损害如后囊下型白内障；排除了其他继发性开角型青光眼，如葡萄膜炎性继发性青光眼等。

继发性青光眼(secondary glaucoma)是由其他眼病所引起的，占全部青光眼的 20%~40%，多为单眼。由于原发眼病的不同，临床表现亦各异。应针对原发病进行治疗，同时用药物控制眼压，必要时进行手术治疗。

一、继发于角膜病

角膜溃疡或角膜炎有时并发急性虹膜睫状体炎而继发青光眼。角膜粘连性白斑、虹膜周边前粘连及瞳孔后粘连等都能影响房水的排出而引起继发性青光眼。

二、继发于虹膜睫状体炎

1. 急性虹膜睫状体炎 见葡萄膜病。

2. 虹膜异色性睫状体炎(heterochromic cyclitis) 青光眼常

在色素少的眼发生,有并发白内障时更易发生。其病理改变为小梁硬化及小梁间隙阻塞。临床过程则与单纯性青光眼相似。皮质激素治疗本病无效,可用药物控制眼压,必要时行滤过手术。并发白内障时,摘除晶状体可能控制眼压。

3. 青光眼睫状体炎综合征(glaucomatocyclic crises) 又名 Posner-Schlossmann 综合征为常见的继发性青光眼。

【临床表现】本病多发生于青壮年,常为单眼反复发作,偶有双眼者。发病急,多有闭角型青光眼症状,但前房不浅,房角开放,结膜有轻微睫状充血,角膜上皮水肿,有少量大小不等的灰白色沉着物,大的常呈油脂状,房水中偶见浮游物,闪光弱阳性,瞳孔轻度开大、对光反应仍存在,眼压中度升高。每次发作一般持续 3~5d,偶有延续数月者。常可自行缓解。由于每次发作持续时间不长,对视功能影响不大,视盘及视野一般不受侵犯。但有些病例长期反复发作后,也会产生视盘和视野损害。

【病因】目前尚不十分明了。实验研究证明本病是由于房水生成增多和房水流畅系数下降所致。发作时房水中前列腺素的含量显著增加,使葡萄膜血管扩张,血-房水屏障的通透性增加,导致房水生成增加;同时由于前列腺素增加还可抑制交感神经末梢释放去甲肾上腺素或直接拮抗去甲肾上腺素的生物效应,而去甲肾上腺素是调节房水排出的重要介质,小梁失去正常的调节而导致房水流畅系数下降和眼压升高。有文献报道,患者房水巨细胞病毒、单纯疱疹病毒可呈阳性,多数学者认为病毒通过诱发机体的自身免疫反应,可引起本病,但目前尚无确切的报道。

本病可同时合并双侧单纯性青光眼。在急性发作后,高眼压持续时间较长,药物治疗不易缓解。对于反复发作者,应于发作间歇期行排除原发性青光眼的检查,以免延误治疗。

【治疗】局部滴用地塞米松或泼尼松龙,可抑制前列腺素的释放,降低血-房水屏障的通透性。滴 0.25%~0.5% 噻吗洛尔或 1%~2% 美特朗、0.5% 左布诺洛尔、0.25% 美替洛尔,或 0.2%~0.5% 酒石酸溴莫尼定,1% 布林佐胺降低眼压。因缩瞳剂可使血管扩张增加血-房水屏障的通透性,应尽量少用或不用。因发作时房水中前列腺素含量增高,导致房水生成量增加,房水排出减少,前列腺素类滴眼液,应尽量不用。

口服吲哚美辛(25~50mg,3 次/d),或氟芬那酸(flufenamic acid,200~400mg,3 次/d),可以抑制前列腺素的生物合成,后者并能直接拮抗前列腺素的生物效应。还可服用碳酸酐酶抑制剂降低眼压。

如合并原发性开角型青光眼,在急性发作时可集中使用皮质激素或非皮质激素类消炎药以控制炎症,但用药时间不宜过长,前者可能引起眼压升高;病情缓解后,可用降压药物控制原发性青光眼。此病不宜手术,因术后仍有复发;但在药物不能控制并存的单纯性青光眼时,于发作缓解期做抗青光眼手术则可控制原发性青光眼。

三、继发于晶状体改变

1. 晶状体脱位(displacement of the lens) 晶状体半脱位压迫房角或刺激睫状体而使眼压升高。本病常伴有房角关闭,眼压升高可能与此有关。一般可用药物治疗,必要时可摘出晶状体。晶状体完全脱入前房可使眼压骤升,应立即将其摘出。晶状体脱入玻璃状体很少引起青光眼,可暂不处理,但有可能引起晶状体溶解或过敏性葡萄膜炎。

2. 晶状体肿胀(intumescent lens) 白内障的肿胀期,晶状体肿胀、变厚可引起瞳孔阻滞而继发青光眼,尤其是易发生于小眼球浅前房的患者。摘除晶状体可解除瞳孔阻滞治愈青光眼。如果已有周边前粘连,则应做白内障和抗青光眼联合手术。

3. 晶状体溶解性青光眼(phacolytic glaucoma) 发生于过熟期白内障,由于晶状体囊皮变薄或自发破裂,液化的晶状体皮质漏到前房,被噬细胞吞噬,这些细胞和晶状体皮质堵塞小梁间隙而引起急性或亚急性青光眼。其特征为前房深,房角开放,在角膜后壁、房水、房角、虹膜及晶状体表面有多量灰白色具有彩色反光的碎片,系含有蛋白颗粒的肿胀的噬细胞及晶状体皮质。最有效的疗法是用药物控制眼压后立即做晶状体摘除术。术后眼压一般可恢复正常,甚至术前光功能不确者,术后也可获得较好视力。

4. 晶状体颗粒性青光眼(lens particle glaucoma) 又称晶状体皮质残留性青光眼。见于白内障囊外摘出或偶尔见于白内障肿胀期囊膜自发破裂后。前房内有松软或颗粒样晶状体皮质。常伴有不同程度虹膜炎症,故常有相应的虹膜后粘连或前粘连,房角开放有较多晶状体皮质或有周边前粘连。可用皮质激素和抗青光眼药物,不用缩瞳剂;如眼压不能控制,可做手术冲洗前房内晶状体皮质。

5. 晶状体过敏性眼内膜炎继发青光眼(glaucoma in endophthalmitis phacoanaphylactica) 这是由于对晶状体物质过敏而引起的眼内膜炎,可发生于晶状体囊皮完整或自发破裂以及囊外摘出后有晶状体皮质残留者。前房炎性反应明显,有多量白细胞渗出,角膜后壁有成团的沉着物。在急性反应时眼压多偏低,当小梁和房角发生损害后则产生青光眼其治疗措施是摘除晶状体或取出残留皮质。

四、外伤性青光眼

1. 钝挫伤(contusion) 钝挫伤引起前房积血或房角后退时可导致继发性青光眼。前房少量积血,一般在数天内即可吸收;当出血量多,尤其是反复继发出血时,常引起继发性青光眼,可并发角膜血染(参阅角膜病)。房角后退继发青光眼(图 12-4-1)早期发生者多在伤后数周内发病,由于小梁受损伤,使房水流出受阻,但伤后同时伴有房水分泌减少,所以眼压可不升高。当房水分泌正常后眼压即升高,常可持续数月至数年,但多在 1 年内外流管道修复,眼压亦恢复正常。晚期发生者可发生在伤后 10 年或更晚,是由于外伤后角膜内皮细胞形成玻璃样膜覆盖了房角,或继发了虹膜周边前粘连。这种晚期青光眼是顽固的。

房角后退或称前房角劈裂(图 12-4-2)是睫状体表面的外伤性撕裂。为睫状体的环行肌和纵行肌之间发生撕裂和分离,

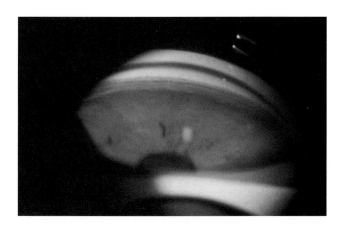

图 12-4-1　房角后退性青光眼

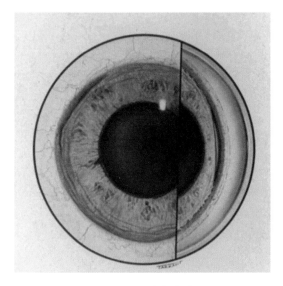

图 12-4-2　房角劈裂

因环行肌与虹膜相连,环行肌挛缩将引起虹膜根部后移,而纵行肌仍附着在原位的巩膜突,因而房角变深。Howard(1969)将房角后退分为浅、中、深三度:①浅层撕裂:为葡萄膜网部的破裂,睫状体带及巩膜突暴露,睫状体带较健眼明显加宽,巩膜突色较白,有时可有色素沉着。睫状体表面没有真正的外伤裂隙。②中层撕裂:睫状肌纤维间出现肯定裂隙,虹膜根部与睫状体前面后移,较健眼房角加宽而深,睫状体带的宽度可为正常眼的数倍,后退的范围常超过 180°。③深层撕裂:睫状体有深层裂隙,而裂隙的尖端前房角镜检查看不见,有时可有广泛的睫状体截离。(睫状体截离是睫状体与巩膜突分离,使前房与睫状体上腔相通,眼压为降低。)

房角后退的患者对于局部激素试验多呈高度反应,说明具有青光眼遗传基因的人,在外伤后更容易发生继发性青光眼。治疗与开角型青光眼相同。

2. 穿通伤　穿通伤后由于眼内组织嵌入伤口,或由于晶状体囊膜破裂,皮质肿胀而引起。如眼内有异物存留,可由于炎症、铁锈或铜锈沉着使小梁发生改变而致眼压升高。

对眼球穿通伤,应妥善做好初步处理,使伤口内不嵌顿眼

内组织。白内障所致的青光眼应摘出晶状体。总之应根据引起青光眼的病因酌情处理。

五、继发于血液异常、眼内出血和血管疾患

1. 血液异常继发性青光眼　巨球蛋白血症(macroglobulinemia)、高蛋白血症(hyperproteinemia)和红细胞增多症(polycythemia)等由于血清中有大分子量的球蛋白或增多的红细胞而使血液黏稠度增加、血流缓慢,容易形成血栓。视网膜中央静脉血栓形成患者中,约有 10%~20% 可发生继发性青光眼。有时 Schlemm 管内也可有血栓形成而引起急性青光眼。房角是开放的,可用药物治疗,但效果差。

患急性白血病(acute leucemia)时,葡萄膜有白细胞浸润,常并发眼压升高。虹膜明显充血,纹理消失,表面有新生血管,常伴有前房积脓或积血。眼局部对放射治疗敏感。

2. 前房积血(hyphema)　眼压升高与出血量有关,出血超过前房 1/2 者易引起继发性青光眼。并发症为角膜血染和视神经损害,其发生与眼压升高有关,角膜血染是在前房积血持续时间较长,前房积血量大,眼压升高及直接附着在角膜内皮上的血液毒素,使角膜内皮功能失代偿,角膜内皮的渗透性发生改变,红细胞渗入角膜实质,引起角膜血染(图 12-4-3)。早期血染在后部角膜基质中,表现为黄色颗粒状改变,或呈半透明红色,角膜透明度下降,此过程可迅速发展,有时在 24h 内整个角膜被血细胞浸润,随着血小板的降解作用,角膜逐渐显得发亮,呈不透明的绿色,可持续数年。角膜血染的消退过程是从角膜周边部开始逐渐向中央部变透明。在角膜内皮有损害时,眼压正常情况下也可致角膜血染。

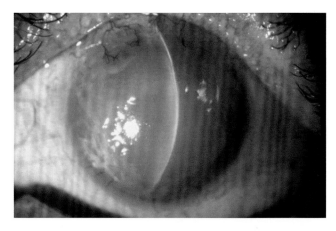

图 12-4-3　角膜血染中央角膜呈棕黄色混浊

无并发症的前房积血可采用非手术治疗,一般所有减少再出血或促进血液吸收的药物治疗效果不肯定。减少房水生成药物和高渗剂可预防角膜血染和视神经损害。如药物治疗不能控制眼压,可手术冲洗前房积血或取出血块。

3. 溶血性青光眼(hemolytic glaucoma)　眼内出血,尤其是玻璃体积血后,红细胞的破坏产物和含有血色素的巨噬细胞,有时可阻塞小梁引起急性眼压升高。其治疗与单纯性青光眼

相同,但也可将红细胞碎屑冲出,使眼压下降。

4. 血影细胞性青光眼(ghost cell glaucoma)　各种原因所致玻璃体积血,红细胞发生变性,从红色、双凹、柔韧的细胞变为土黄色、圆形不柔韧的血影细胞,通过破损的玻璃体前界膜进入前房,进入前房的血影细胞可机械性阻塞小梁网,可引起急性眼压升高的开角型青光眼。患者症状取决于眼压的高度。角膜后壁可有土黄色细胞沉着,房水中有棕黄色细胞浮游,可有假性前房积脓,如有新鲜红细胞则位于土黄色血影细胞下方(图12-4-4)。前房角为开角,覆以薄层土黄色细胞,使小梁网呈棕黄色或完全遮盖房角结构,下方尤为明显。玻璃体呈典型土黄色,在前玻璃体中可见多数细小黄褐色颗粒。抽取房水或玻璃体用相差显微镜可直接查到血影细胞,或染色后用普通显微镜检查。

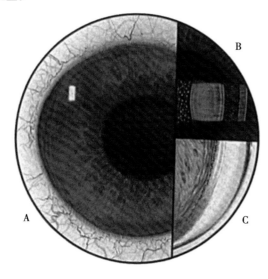

图12-4-4　血影细胞性青光眼
A:前房下方有土色血影细胞;B:裂隙灯所见前房、玻璃体血影细胞;
C:前房角镜所见

李志辉等认为用普通光学显微镜,能清晰准确地识别血影细胞。当血红蛋白发生不可逆性变性,形成变性株蛋白小体而沉淀时,可用结晶紫将其细胞染色后进行观察。钟国庆报道用1%甲紫染色,在光学显微镜下检查血影细胞的胞膜呈紫红色斑点状,而正常红细胞不被甲紫染色。因甲紫是一种碱性染料,沉积在血影细胞膜上的变性株蛋白为酸性物质,故能使血影细胞着色。检查时如轻击载玻片,可见染色的不能变形的血影细胞在悬浮的标本内漂动。血影细胞性青光眼为一过性;可持续数月,未有报告引起小梁永久性损害者。开始用抗青光眼药物治疗;如不能控制眼压则彻底冲洗前房,必要时可重复做,很少需做玻璃体切除。

5. 血铁质沉着性青光眼(hemosiderotic glaucoma)　为一种慢性继发性开角型青光眼,多有长期反复眼内出血史。小梁内皮细胞吞噬溶解变性的血红蛋白,血红蛋白的铁离子氧化成氧化铁,它与组织蛋白或含巯基类蛋白质结合成铁蛋白质化合物沉着于角膜、视网膜、小梁网等眼内组织,可使小梁变性、硬化和间隙闭塞而致眼压升高。可根据出血病史、眼组织的铁锈样

沉着物、小梁网呈棕红色、房水中查不出血影细胞等作出诊断。治疗用抗青光眼药物控制眼压。

6. 新生血管性青光眼(neovascular glaucoma)　是指虹膜和小梁表面有新生的纤维血管膜,使虹膜与小梁和角膜后壁粘连所造成的青光眼。虹膜上的新生血管形成典型的虹膜新生血管丛或称虹膜红变(rubeosis iridis),使虹膜组织模糊不清,呈暗红色,瞳孔开大,对光反应消失,由于血管膜收缩而使瞳孔缘色素上皮外翻。因虹膜新生血管丛容易破裂,反复发生前房积血,故又名出血性青光眼(hemorrhagic glaucoma)。本病极顽固,患者异常疼痛,常导致失明(图12-4-5)。

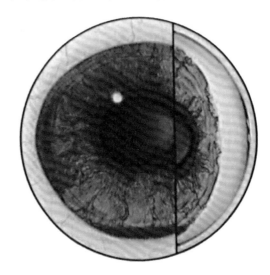

图12-4-5　新生血管性青光眼
虹膜及房角有新生血管

虹膜新生血管丛易发生于一些引起视网膜缺氧的疾病,如视网膜中央静脉阻塞、糖尿病性视网膜病变、视网膜中央动脉阻塞、恶性黑色素瘤和视网膜脱离等,尤以前两种病比较多见。由糖尿病引起者常发生于有增殖性视网膜病变及反复出血者。由于视网膜缺氧而产生血管形成因子,引起虹膜表面和小梁网的纤维血管膜增殖。目前的研究发现具有促进血管生成活性的因子有血管内皮生长因子(VEGF)、胰岛素样生长因子1和2、胰岛素样生长因子结合蛋白2和3、血小板来源的生长因子、转化生长因子α等,其中VEGF被认为是最主要的影响因子。初期它们覆盖开敞的房角,后期纤维血管膜收缩形成房角周边前粘连,均可导致顽固的眼压升高(图12-4-6)。其临床过程可分为三期:

(1) 青光眼前期:瞳孔缘周围虹膜有毛细血管丛扩张和细小新生血管,逐渐向虹膜根部进展。前房角正常或有少量新生血管。此期眼压正常。

(2) 开角型青光眼期:虹膜新生血管融合,前房有炎症反应。房角开放但有多量新生血管,眼压突然升高。

(3) 闭角型青光眼期:纤维血管膜收缩,虹膜变平,瞳孔开大,瞳孔缘色素层外翻,虹膜与晶状体间距离加大,房角广泛周边前粘连或完全关闭。眼压升高。

完全性视网膜中央静脉阻塞在发病后3个月内约有20%

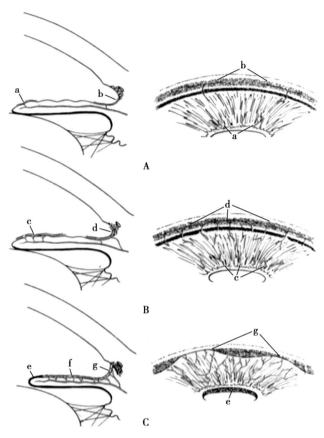

图 12-4-6 新生血管性青光眼
A.青光眼前期;B.开角型青光眼晚期;C.闭角型青光眼期
a、b、c、d、e、f、g 为新生血管

发生继发性青光眼,而单纯性青光眼又常容易发生视网膜中央静脉阻塞。这两种疾病常相继发生的机制目前尚不清楚。

视网膜中央动脉阻塞后发生继发性青光眼者仅占 1%,眼压升高大多发生在动脉阻塞后 5~9 周,较静脉阻塞继发青光眼所间隔的时间要短得多。

对本病的治疗,分泌抑制剂或手术治疗效果均不满意。用缩瞳剂可使充血及疼痛加重。局部应用皮质激素和阿托品能缓解症状,但不能降低眼压。由于视网膜血管病变及继发性青光眼而已失明者,为解除痛苦可摘除眼球。如尚残存有用视力,可行引流阀置入术和睫状体功能减弱性手术,引流阀置入术效果较其他引流手术好,术前应降低眼压,术中穿刺前房时动作要慢,以尽可能减少前房积血。也可试行小梁切除术。强化的冷凝治疗可使虹膜血管暂时消退。

随着对新生血管性青光眼的发病机制的深入研究和抗 VEGF 药物在眼科领域的应用,目前已将抗 VEGF 药物的应用作为新生血管性青光眼的辅助治疗。有许多研究报道玻璃体腔注射抗 VEGF 药物可以使虹膜和视网膜的新生血管迅速消退,从而减少抗青光眼术中的出血和术后结膜的瘢痕化,提高了手术成功率。

另一方面,应用全视网膜激光凝固治疗出血性青光眼取得了一定的疗效。全视网膜光凝可使视网膜萎缩,使其不至于缺

氧,消除了产生血管新生的因素,并可使虹膜和房角的新生血管萎缩。此疗法适用于早期病例,在房角被纤维血管膜封闭以前,可使房角的血管消退,并能使部分粘连拉开。如同时加用药物,眼压可能被控制。

青光眼前期行全视网膜光凝全视网膜光凝是预防虹膜红变和新生血管性青光眼最有效的治疗方法。视网膜中央静脉阻塞,在虹膜红变前期,即视网膜有广泛毛细血管非灌注区或虹膜有异常血管荧光渗漏,也适于行预防性全视网膜光凝。屈光间质混浊时可行全视网膜冷凝全视网膜冷凝或房角新生血管直接光凝。所有新生血管性青光眼病例,除行降眼压手术外,均应行全视网膜光凝或冷凝术,以解除其产生视网膜或虹膜新生血管的病因,可根据具体情况,选择在降眼压手术之前或手术后做。

7. 上巩膜静脉压升高引起的继发性青光眼 上腔静脉阻塞、纵隔肿物、颈动脉海绵窦瘘、球后占位性病变和内分泌性眼球突出等可使上巩膜静脉压升高,房水排出因而受阻而导致眼压升高。此时 C 值正常,房角也无异常,但 Schlemm 管内可有血液,常伴有球结膜水肿和血管迂曲扩张、眼球突出以及视盘水肿。卧位时眼压明显升高。在动静脉瘘的患者,偶尔合并新生血管性青光眼。应针对原发病治疗。

六、继发于眼部退行性变

1. 虹膜角膜内皮综合征(iridocorneal endothelial syndrome, ICE syndrome) 为一组原发性角膜内皮异常疾病,其特点是单侧角膜、虹膜、房角异常和继发性青光眼(图 12-4-7)。多见于年轻成人和女性。临床改变可分以下三种类型:

(1) 原发性进行性虹膜萎缩(progressive essential atrophy of iris):本病是虹膜的慢性进行性萎缩,常可形成虹膜穿孔房角粘连,房角有内皮细胞增殖,从而导致青光眼。随着病程的进展,房角粘连范围也逐渐扩大,严重时可累及房角全周;当房角粘连达一定程度时即可引起眼压升高。在病变过程中并无炎症现象,不发生后粘连。病变进展缓慢,继发青光眼也较晚,最后

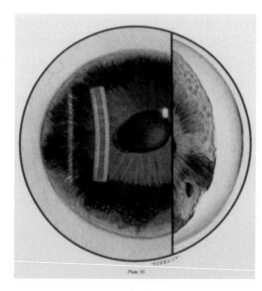

图 12-4-7 虹膜角膜内皮综合征

常导致失明。

其治疗措施是用前列腺素药物、肾上腺素和碳酸酐酶抑制剂控制眼压。如前粘连有所发展,则应及早手术,但手术效果并不肯定。

(2) Chandler 综合征:本病是上述疾病的一种变异,也是单侧发病。虹膜萎缩较轻且不形成穿孔,但伴有角膜内皮营养不良。继发青光眼时,其程度也较轻。当眼压轻度升高甚至正常时,即可引起角膜实质和上皮的水肿,甚至发生大泡性角膜病变。随着时间的进展,角膜内皮的耐受性下降,更易产生角膜水肿。角膜后壁无沉着物,前房闪光阴性。

治疗措施是用药物将眼压降至最低水平,以防止角膜发生永久性损害。必要时可做滤过手术,也可试用绷带接触镜治疗大泡性角膜病变。

(3) 虹膜-痣综合征(iris-nevus syndrome)或 Cogan-Reese 综合征:病因不明,其临床表现与 Chandler 综合征相似,有持续性角膜水肿,虹膜很少穿孔,但虹膜上有弥漫性结节,最初为细小黄色隆起,晚期形成暗棕色有蒂的结节。瞳孔缘色素外翻,眼压正常或稍高。

治疗与前者相同。

2. 剥脱综合征(exfoliation syndrome) 剥脱综合征是由于脱屑阻塞房角而引起的一种继发性青光眼,见于老年人。在瞳孔缘、虹膜两面、房角、晶状体囊膜及其悬韧带上均有蓝白色或灰色脱屑及少量色素沉着。在开大瞳孔时,可见云雾状的色素微粒经瞳孔流向前房,晶状体前碎屑的沉着分布成三个区域,中央为半透明的圆盘,周边部有散在的疏密不等的沉着物,两者之间为透明区。

关于这些碎屑的来源,目前的看法还不一致,以往误认为是由晶状体的囊膜剥脱而来,故称为囊膜性青光眼(glaucoma capsulare);有人认为是碎屑沉着于晶状体之上,而不是由囊膜脱下来的,所以称为假性剥脱(pseudoexfoliation)。近年来用电镜观察,发现在晶状体囊内和囊下也有类似的沉着物,证明后一种看法是正确的。最近还发现在虹膜、结膜血管周围和小梁的基底膜上均有一种原纤维性物质(fibrillar material),因而认为这是一种广泛的眼基底膜病患。因为剥脱物质广泛分布于眼的不同部位故称为剥脱综合征(图 12-4-8)。

在有脱屑的患者中约 30%~80% 继发青光眼。剥脱综合征患者的对侧眼的青光眼发生率为 15%,较原发性青光眼者明显少,这种病例的皮质激素高度反应者,也较原发性开角型青光眼者少,这都说明此病是继发性的。既往认为我国此类患者较少,近年来随着对该病的认识,临床仔细观察及我国人口的老龄化,本病并不少见。

本病的临床过程及治疗原则与单纯性青光眼相同。晶状体摘出并不能使病变减轻或停止进展。

3. 色素播散综合征(pigment-dispersion syndrome) 是虹膜中周边部后面的色素脱失沉着在眼内各部分,如角膜后面、晶状体表面、晶状体韧带和小梁等处。色素播散综合征可合并或不合并色素性青光眼,而色素性青光眼几乎均有色素播散综合

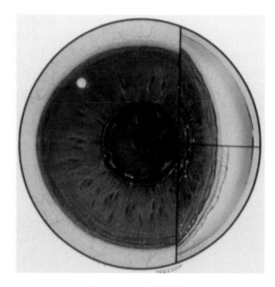

图 12-4-8 剥脱综合征

征的表现。

【临床表现】

(1) 角膜后壁纺锤形色素沉着(Krukenberg spindle):为 Krukenberg 于 1899 年首先描述。中央部角膜后壁有垂直的呈纺锤样的色素沉着,宽 0.5~3.0mm,长 2~6mm,中央部色素致密,周边部较稀疏,不典型者可偏于一侧或呈斜行。有些病例为散在性不规则色素沉着。

(2) 虹膜中周边部色素脱失:Campbell 认为是周边部虹膜与晶状体前小带经常摩擦而使虹膜色素脱失。用后部反光照射法检查可见斑片状虹膜色素缺失,病情重可呈车辐状,该处可透见从眼底反射出的红光。我国学者王宁利、卿国平等经过长期临床观察和病理研究发现,中国人不存在车辐状虹膜透照缺损现象。这是由于我国人群虹膜厚,虹膜各层中存在大量色素颗粒,即使在后表面色素上皮层缺损的情况下,虹膜基质和前界膜内的色素颗粒,依然可以有效阻止光线的通过,所以经瞳孔照明法和透巩膜照明法均无虹膜透照缺损现象。

(3) 虹膜和晶状体表面、晶状体韧带、玻璃体前面及小梁网有色素沉着。前房角有大量色素沉着,自 Schwalbe 线至睫状体带全房角有色素沉着,对应 Schlemm 管处小梁网内色素最浓厚,呈环形色素带。房角处常有中胚叶组织残存。

同时具备以上两项者可诊断色素播散综合征。

(4) 色素性青光眼:多发生于年轻男性,常伴有中等度近视,我国较少见。UBM 检查可见虹膜呈反向膨隆,房角为开角,症状与开角型青光眼相似,病因尚不清楚。有人认为是虹膜色素上皮层的色素不断脱落,阻塞房角而引起房水排出障碍。因小梁内皮有吞噬作用,可以吞噬及运走色素,所以本病有时可自发缓解;但有时色素突然增多,而使眼压骤然升高。有人发现原发性青光眼家族中有患色素性青光眼者:有纺锤状色素沉着者其皮质类固醇试验呈高度反应者也较多,这些似乎说明色素性青光眼与开角型青光眼之间有某种基因关系,可能是开角型青光眼的一种变异(图 12-4-9~图 12-4-12)。

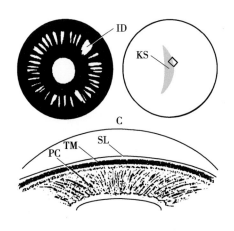

图 12-4-9 色素性青光眼

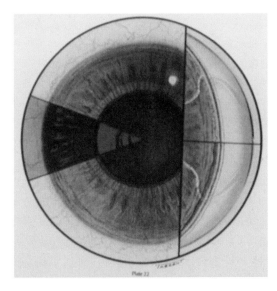

图 12-4-10 色素性青光眼

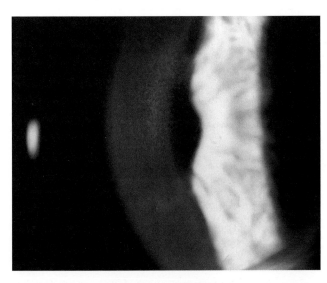

图 12-4-11 色素性青光眼

角膜后壁色素沉着

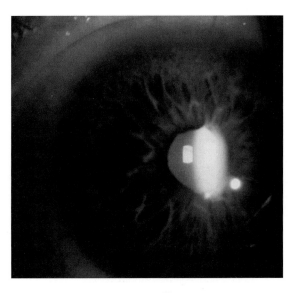

图 12-4-12 色素性青光眼

虹膜中周部色素脱失,后部反光照射,该处透红光

【治疗】首先解除反向瞳孔阻滞,避免色素颗粒进一步释放。解除瞳孔反向阻滞可以采用激光周边虹膜切除术。之后与开角型青光眼相同,用药物控制眼压,如药物不能控制则行滤过手术。但治疗较困难。有人也可加用毛果芸香碱,加多次数通过增加虹膜张力,减少虹膜与晶状体及以维持瞳孔不动以免与小带的摩擦。

4. 视网膜色素变性合并青光眼 本病少见。在视网膜色素变性中约 3% 合并青光眼,常发生于晚期。因视网膜色素变性患者的视野有环形暗点或向心性收缩,故不易由视野改变发现青光眼。治疗与单纯性青光眼相同,因并发白内障,缩瞳剂可使视力明显减退。

七、继发于眼内肿瘤

由于眼内肿瘤使眼内容量增加,或压迫、阻塞房角而引起青光眼。但是眼压升高的程度和青光眼发病的早晚,并不一定与肿瘤的大小和增长的速度一致,而是与肿瘤的部位有密切的关系。房角附近的肿瘤因直接侵犯房角,或肿物反复出血、机化而破坏了房角结构,可在早期就并发青光眼;眼球赤道部的肿物容易压迫涡静脉,影响脉络膜血液的回流,因此比位于后极部的肿物容易引起青光眼。有时肿物虽然很大,但伴有继发性视网膜脱离,眼压反可正常或较低,而不并发青光眼。

治疗时应针对肿物的不同性质选择手术方式。

八、医源性青光眼

1. 糖皮质激素性青光眼(corticosteroid glaucoma,简称激素性青光眼) 局部或全身长期应用皮质激素可引起眼压升高。正常人局部滴皮质激素后可引起低度、中度及高度眼压反应(其升高幅度分别为:≤5mmHg、6~15mmHg 和≥16mmHg)。正常人的子女中三种不同反应百分比的分布情况与遗传规律所应出现的百分比完全一致,说明皮质激素所引起的眼压升高幅度是由遗传基因决定的。开角型青光眼患者局部滴皮质激素后所引起的高度及中度眼压反应较正常人明显增多。

皮质激素引起的眼压升高是可逆的,停药后可恢复正常,约20%可出现青光眼性视野改变,停药后可消失。地塞米松、倍他米松、泼尼松龙局部应用较易引起眼压升高,而可的松则较少发生。四氢氟羟泼尼松龙(tetrahydrotriamcinolone)和羟甲基孕酮(medrysone)等较少引起眼压升高。局部用药较全身用药引起反应的多见。单眼用药眼压升高明显者,其不用药的对侧眼也可有轻度眼压升高。开角型青光眼患者在用降眼压药物的同时如果应用皮质激素仍可引起眼压升高,其幅度与是否应用降压药物无关。

糖皮质激素试验呈明显高眼压反应者,将来发展为开角型青光眼的可能性较大,可利用糖皮质激素试验作为一种激发试验。

糖皮质激素引起的高眼压如被忽视而造成永久性的视盘和视野损害,则称为糖皮质激素性青光眼。其临床表现与开角型青光眼相似,但有自愈倾向。

糖皮质激素性青光眼的诊断要点为:有明确的眼局部或全身使用糖皮质激素历史;眼压升高时间、幅度及视功能损害程度和糖皮质激素用量一致;停用糖皮质激素后数天或数周眼压恢复正常;眼局部可出现糖皮质激素所致的其他损害如后囊下型白内障;排除了其他继发性开角型青光眼,如葡萄膜炎性继发性青光眼等。

糖皮质激素性青光眼停用糖皮质激素后,眼压可恢复正常,有些眼压下降但未达正常水平,有些眼压不下降,应进一步鉴别是否合并有原发性开角型青光眼,并对其进行治疗。

防治:首先应注意勿滥用皮质激素。必要时应密切观察眼压,如眼压升高,应及时停药或改用仅有抗炎作用而引起眼压升高作用轻的糖皮质激素如 hydroxymesterone。

经药物控制满意的开角型青光眼,在使用皮质激素的过程中而眼压升高时,切勿轻易决定手术,应考虑到皮质激素的作用,首先停用皮质激素,调整和增加抗青光眼药物,一般多能控制眼压。

2. 散瞳剂诱发的青光眼(mydriatic glaucoma) 窄房角或高褶虹膜者,周身或局部应用阿托品类药物后,可能引起青光眼。可使用缩瞳剂,同时用碳酸酐酶抑制剂及高渗剂治疗。

3. 缩瞳剂所致青光眼(miotic glaucoma) 有些病例在用强缩瞳剂(如碘化磷酰胆碱)一段时间后,前房进行性变浅,房角变窄,眼压升高。这是由于晶状体韧带松弛、瞳孔阻滞增加、以及睫状体充血水肿使虹膜根部与小梁相贴而引起的。这种情况易发生于晶状体较厚,尤其是球形晶状体的患者。用散瞳剂可使眼压下降,故又称为逆药性青光眼逆药性青光眼(inverse glaucomainverse glaucoma)。

九、继发于视网膜脱离

视网膜脱离合并青光眼的发生率大约为12%~17%,可由于以下几种情况引起:巩膜缩短术后眼球容积变小,使虹膜晶状体隔前移,或因巩膜缩短部位太靠前而引起房角闭塞。视网膜长期脱离患者的巩膜和睫状体发生水肿,使房角关闭。此病常伴有慢性睫状体炎,其炎性产物可阻塞小梁间隙,但由于房水分泌减少而眼压偏低,当视网膜复位后,房水分泌恢复正常,遂发生急性青光眼。有破孔的视网膜脱离,视网膜色素上皮脱落下来的色素经破孔沉积于小梁网上而引起眼压升高,封闭破孔有助于控制眼压。

(才瑜 李美玉)

第五节 混合型青光眼

要点提示

凡具备一种以上的原发性或继发性青光眼,以及原发和继发青光眼合并存在者都称为混合型青光眼混合型青光眼。

凡具备一种以上的原发性或继发性青光眼,以及原发和继发青光眼合并存在者都称为混合型青光眼混合型青光眼。常见者有以下几种:

一、开角型青光眼合并房角关闭

慢性单纯性青光眼具有窄房角的患者,随着年龄的增长,晶状体变大,房角进行性变窄,有可能产生闭角型青光眼的急性发作。这种混合型青光眼常是在小梁功能不健全的基础上又发生了房角的部分关闭,而使眼压进行性升高且不易被控制。用强缩瞳剂或肾上腺素可能导致房角进一步关闭甚至急性发作。当初诊时患者房角极窄,视神经已有损害,药物不能控制眼压时,确定是慢性闭角型青光眼还是混合型青光眼是十分困难。房角镜下如肯定有房角关闭,应先做虹膜切除术,再用药物控制开角型青光眼。

二、闭角型青光眼伴有小梁损害

闭角型青光眼反复发作后可产生小梁损害或伴有周边前粘连,这时房水流畅系数下降较明显,与房角镜下房角关闭的程度不成比例。对这种病例应行虹膜周边切除术,术后长期应用降眼压药物。

三、原发性青光眼术后合并继发性青光眼

在原发性开角型或闭角型青光眼行白内障摘出或滤过手术后前房延缓形成而损伤小梁或形成周边前粘连,因而形成了原发性青光眼合并术后的继发性开角型或闭角型青光眼。这时应按继发性青光眼治疗,除有瞳孔阻滞需行手术外,应以恰当的药物治疗。药物不能控制眼压时考虑滤过手术。

四、原发性青光眼炎症后合并继发性青光眼

原发性青光眼术后或用缩瞳剂后引起虹膜炎,可导致周边前粘连或小梁损害而形成混合型青光眼。应针对增进小梁的功能进行治疗,如有后粘连伴有虹膜驼背和房角关闭时,应行周边虹膜切除术。

五、开角型青光眼静脉阻塞后的新生血管性青光眼

开角型青光眼伴发视网膜中央静脉阻塞、虹膜新生血管丛和新生血管青光眼是比较常见的。应针对新生血管性青光眼进行治疗。同时详查对侧眼，可能也有开角型青光眼。

六、继发性开角型青光眼伴有继发性房角关闭

由于炎症或外伤而发生的继发性开角型青光眼，当炎症复发或持续时可产生周边前粘连和房角关闭。应针对炎症治疗，同时用分泌抑制剂。眼压下降后可能需做虹膜周边切除术，解除房角关闭。炎症消退后再检查小梁的功能并决定处理措施。

七、上巩膜静脉压升高的青光眼伴有继发的房水外流障碍

甲状腺突眼或球后肿物可使上巩膜静脉压升高，虽然其 C 值正常，也可引起眼压升高。以后多发展成房水流畅系数降低，即或眼球突出获得缓解，C 值仍低。这种青光眼宜用药物治疗。

（才瑜 李美玉）

第六节 先天性青光眼

要点提示

1. 先天性青光眼分为 3 种类型，包括婴幼儿型青光眼，青少年型青光眼和青光眼合并先天异常。

2. 婴幼儿型青光眼约有 60% 在出生后 6 个月内、80% 在 1 岁以内出现症状，常为双侧性。因婴儿眼球壁软弱易受压力的作用而扩张，致使整个眼球不断增大，故又名水眼。以角膜扩大、角膜水肿和后弹力层破裂为特征；视盘青光眼陷凹出现较早且进展较快，早期陷凹是可逆的，眼压被控制后，陷凹可迅速消失。

3. 婴幼儿型青光眼药物疗效多不满意。一经确诊应及早施行手术。可行小梁切开术、前房角切开术或小梁切开加小梁切除术。

4. 青光眼合并先天异常的常见类型包括：蜘蛛指综合征（马方综合征）、球形晶状体短指综合征（马切山尼综合征）、同型胱氨酸尿症、颜面血管瘤青光眼综合征（Sturge-Weber 综合征）、弥漫性神经纤维瘤病等。

先天性青光眼是由于胎儿时期前房角组织发育异常而引起。

一、婴幼儿型青光眼

婴幼儿型青光眼（infantile glaucoma）约有 60% 在出生后 6 个月内、80% 在 1 岁以内出现症状，其余在 1~6 岁时显示出来，常为双侧性。因婴儿眼球壁软弱易受压力的作用而扩张，致使整个眼球不断增大，故又名水眼。

【临床表现】本病早期有以下征象：

1. 畏光、流泪和眼睑痉挛 这些症状在角膜发雾、眼球变

大前数周即出现，是由于角膜水肿，感觉神经末梢受刺激所致，如眼球已扩大则多由于下睑睫毛刺激角膜而引起。畏光严重时患儿常躲在母亲怀里或藏于枕下。当眼压被控制和无倒睫时此症状即消失。

2. 角膜水肿 开始时仅角膜上皮水肿，随着病情的进展，实质层也受累而出现混浊，水肿随着眼压的升降而增减。

3. 角膜扩大 由于高眼压的影响，角膜逐渐变大，如超过 12mm 并伴有后弹力层破裂，即可作出诊断。角膜进行性变大是眼压未被控制的表现，和成年人进行性视野缺损所代表的意义相同。如 3 岁以前眼压不升高则眼球多胀大。

4. 后弹力层破裂 眼球扩大在角巩膜连接处最明显，后弹力层被牵拉而破裂。角膜后壁有皱纹，初起时在周边部，与角膜缘平行，以后可出现于角膜中央部。当后弹力层发生破裂时角膜突然变混，混浊可局限于破裂处，也可能侵及全角膜。缺损可很快被内皮覆盖，但在裂隙灯下仍可见皱纹，该处角膜实质常有轻度混浊。

5. 前房变深 由于眼球扩大，前房常变深。

6. 前房角发育异常 可有房角结构发育不全、Schlemm 管及小梁闭塞或缺如、睫状肌越过巩膜突，止于 Schlemm 管或小梁、中胚叶组织覆盖房角、虹膜不止于睫状体而附着于小梁上以及周边虹膜遮盖部分小梁等。此外，有人曾以电镜观察，发现有薄膜覆盖于小梁上。

7. 眼压升高 眼压升高的程度差异较大，应在全麻或熟睡时测量，先天性青光眼患者的巩膜硬度常较低，应矫正巩膜硬度。

8. 视盘陷凹及萎缩 视盘青光眼陷凹出现较早且进展较快，双侧陷凹不对称是早期重要体征。早期陷凹是可逆的，眼压被控制后，陷凹可迅速消失。

晚期改变：角膜更为混浊，前房更深，眼球扩大使晶状体韧带变脆弱，晶状体半脱位，虹膜震颤，视盘陷凹明显且为不可逆的。这种大眼球易受外伤，可发生前房积血甚至眼球破裂。许多未被控制的先天性青光眼最后常发展为眼球萎缩。

【鉴别诊断】应与以下疾病鉴别。

1. 大角膜（megalocornea） 为角膜扩大，其直径可达 14~16mm，常有虹膜震颤，但没有后弹力层破裂、眼压升高及视盘陷凹等症状。有些病例房角正常，有些病例可有比小梁更宽的色素带或显著的虹膜突。

2. 外伤性角膜水肿 产钳引起的后弹力层破裂可引起角膜水肿，持续约 1 个月或更久，常为单侧，角膜不扩大，眼压常偏低。

【治疗】先天性青光眼的药物疗效多不满意。一经确诊应及早施行手术。可行小梁切开术、前房角切开术或小梁切开加小梁切除术。

二、青少年型青光眼

【临床表现】一般在 3 岁后高眼压不使眼球再扩大。目前国内暂时将 30 岁以下发病而不引起眼球扩大的青光眼定为青

少年型青光眼（juvenile glaucoma）。临床过程与慢性单纯性青光眼相似，但眼压变化较大，有时可迅速升高，合并虹视。因高眼压使眼轴加长，故高眼压可加重近视。

【诊断】与慢性单纯性青光眼的诊断方法相同，但更困难，因青年人的视盘病理陷凹不典型，常较大但较浅，易被忽略。尤其是伴有近视者。多数房角是开放的，无明显异常，个别病例有较多的虹膜突。视野改变、眼压描记和激发试验有助于诊断。

【治疗】用药物控制眼压，如出现进行性视盘及视野改变，则应尽早手术，行滤过手术如小梁切除术。日本学者报道，小梁切开术也可取得较好效果。

三、青光眼合并先天异常

（一）马方综合征（蜘蛛指综合征）

本症于 1896 年首先由 Marfan 所报告，除眼部畸形外还伴有肢体细长、臂长过膝、掌骨、指骨、跖骨、趾骨均细长（蜘蛛指），先天性心脏和肺部畸形等。

【临床表现】马方综合征中约 80% 有眼部病变。最主要的是晶状体小且呈球形，悬韧带脆弱、易于断裂，常有晶状体半脱位或脱臼。房角发育异常，有中胚叶组织残存，Schlemm 管的大小、形状和部位不规则等。部分病例可合并青光眼，常因晶状体脱臼和房角发育异常所致。此外，尚可有视网膜脱离、瞳孔残膜、虹膜缺损、斜视和眼球震颤等。

【治疗】对于继发性青光眼应根据晶状体移位的情况而采取不同措施：晶状体嵌于瞳孔区而致瞳孔阻滞者，可先用散瞳剂，如症状不能缓解可行虹膜切除或晶状体摘出术；晶状体脱位于前房者则摘出之；如伴有房角发育异常，则按婴幼儿型青光眼处理。

（二）马切山尼综合征（球形晶状体短指综合征）

本症是一种眼部畸形合并骨骼改变的先天性疾患，与马方综合征的骨骼改变相反，其肢体、指、趾短粗，皮下脂肪丰富，肌肉发育良好。

【临床表现】除晶状体小呈球形及伴有脱臼外，常由于悬韧带松弛致使晶状体前后凸度增大而形成瞳孔阻滞和晶状体性近视。由于瞳孔阻滞、房角异常和晶状体脱臼等，所以青光眼的发生率较马方综合征明显增多。此外，尚可发生白内障、上睑下垂、瞳孔残膜和眼球震颤等病变。

【治疗】与马方综合征相同。

（三）同型胱氨酸尿症（homocystinurea）

【临床表现】本症是一种隐性遗传的代谢性紊乱，是由于先天性缺乏胱硫醚合成酶（cystathionine synthetase）而引起代谢性紊乱，血浆和尿中的同型胱氨酸增多。除眼部改变外，还可出现神经系统损害，如智力迟钝和惊厥；心血管系统损害，发生在冠状血管，脑和肾血管血栓而导致死亡；骨骼异常包括脊柱后凸、关节松弛、蜘蛛指、骨质疏松、骨折等；有些病人的表现很像马方综合征；肢体伸侧可有网状青斑以及面色潮红等皮肤损害。

眼部表现主要为晶状体移位，因瞳孔阻滞而引起继发性青光眼。不少患者可能只有晶状体脱臼和同型胱氨酸尿。

【诊断】除上述临床特点外，必须行血和尿氨基酸分析。

【治疗】以药物治疗为主，如药物不能控制眼压而必须施行手术时，应注意采取预防血栓形成的措施。

（四）颜面血管瘤青光眼综合征（Sturge-Weber 综合征）

Sturge（1879）和 Weber（1929）对本病作了详细叙述，故称为 Sturge-Weber 综合征。

【临床表现】

1. 皮肤血管瘤　常位于三叉神经第一支分布区域，口腔和鼻腔的黏膜也常受侵。

2. 眼部改变　主要表现为青光眼、脉络膜血管瘤和视网膜血管扩张等。常在儿童或成年时才发生青光眼。成年者为慢性单纯型。发生机制可能是由于眼内血管瘤淤血，增加了眼内容积，或由于血管增多、扩张而使房水生成增加，或因中胚叶组织残留或虹膜有异常血管阻塞房角，以及涡静脉回流受阻、上巩膜静脉压升高等所致。

3. 脑膜血管瘤及颅内钙化点可引起癫痫、偏瘫及精神异常等症状。

【治疗】可滴用降眼压药物，也可做滤过手术。

（五）弥漫性神经纤维瘤病（neurofibromatosis 或 von Recklinghausen 病）

【临床表现】本病为家族性遗传性疾患。全身的末梢神经纤维增殖，形成广泛的大小不等的结节，多发生于皮肤，也可发生于内脏，同时有皮肤色素沉着。

神经纤维瘤常侵犯眼睑和眼眶，引起眼睑下垂、眼球突出而眼眶扩大。在眼部受侵者中约 50% 合并青光眼。虹膜表面有散在的小结节及大片颜色加深的区域，可直达房角。神经纤维瘤也可直接侵犯房角，或由于肿物使虹膜移位而发生周边前粘连，或因房角发育不全而使眼压升高。

【治疗】与婴幼儿型青光眼相同。

（六）无虹膜（aniridia）

本症为先天性虹膜畸形，常在周边部残存少量虹膜组织。由于发育不全的虹膜与角膜粘连或房角内充满中胚叶组织致使约 30% 的患者发生青光眼。

【治疗】尽可能用药物控制眼压。如药物不能控制眼压，必须手术时可行小梁切除术。

（七）房角发育不全（goniodysgenesis）

又名中胚叶发育不全（mesodermal dysgenesis），本症是眼前节的中胚叶发育不全引起的，为显性遗传性疾患，包括以下几种综合征：

1. 后胚胎环（posterior embryotoxon）　Schwalbe 线特别突出，在角膜缘内呈一玻璃样半透明的环。裂隙灯下可以很容易地看到前移的 Schwalbe 环，它是接近房角处的角膜中胚叶组织的增殖。在房角镜或裂隙灯下可见周边虹膜有大的索条伸向 Schwalbe 线，有时在某些区域 Schwalbe 线与角膜脱离。这种房角改变称为 Axenfeld 异常，这种虹膜索条可能遮盖部分或全部小梁。约半数病人伴发青光眼。

2.　Rieger 综合征　是双侧虹膜实质发育不全、后胚胎环、房角异常、伴有瞳孔异位及多瞳症，但没有原发性虹膜萎缩所具有的那种新形成的周边前粘连。并易于发生青光眼。青光眼多于 10~30 岁发病。此外常伴有牙齿异常。偶尔可合并白内障。在一个家族中有的成员可有上述全部异常，而其他成员可仅有轻度异常。

【治疗】与开角型青光眼相同，必要时可行滤过手术。

（才瑜　李美玉）

第七节　低眼压

要点提示

1. 眼压低于正常值的低限（10mmHg）者称低眼压。

2. 低眼压包括原发性低眼压和继发性低眼压。外伤是产生低眼压最常见的原因之一，还有某些全身性疾病如脱水、酸中毒、糖尿病性昏迷、各种原发性贫血、巨细胞动脉炎等都可伴有低眼压。

眼压低于正常值的低限（10mmHg）者称低眼压。低眼压和高眼压一样，均属病理状态。持续性低眼压可引起眼球组织和功能的破坏，以致眼球萎缩。

一、原发性低眼压

不伴有其他眼部疾病或全身性疾病的低眼压称为原发性低眼压（essential hypotension），为双侧性，与遗传有关。其眼组织与功能正常，不需要治疗。

二、继发性低眼压

【病因】由于眼部或全身性疾病而使眼压降低者称为继发性低眼压。引起低眼压的原因很多，主要是房水生成量减少，而排出通路正常，或房水生成量并不减少而引流过于通畅致使眼压低下。一般发生在下列情况：

外伤是产生低眼压最常见的原因之一，如眼球穿通伤时房水及玻璃体脱出，角膜伤口愈合不良形成角膜瘘，以及眼球挫伤后由于房水分泌受抑制和血管舒缩不稳定等。严重外伤后可产生持续性低眼压，甚而导致失明。有时挫伤也可引起继发性青光眼。

球内手术后常因睫状体-脉络膜脱离或房水引流过强而产生低眼压。

视网膜脱离及严重的、经久不愈的慢性虹膜睫状体炎影响了分泌房水的功能，还有某些全身性疾患如脱水、酸中毒、糖尿病性昏迷、各种原发性贫血、巨细胞动脉炎等都可伴有低眼压。

【临床表现】在急性病例，视力明显下降，角膜塌陷，后弹力层有皱褶，巩膜于四直肌处有深沟，前房闪光阳性，视网膜水肿、脱离和视盘水肿等。有时伴有明显疼痛。

慢性病例症状不明显，可有间歇性疼痛、虹膜睫状体炎、玻

璃体混浊，有睫状体-脉络膜脱离者前房变浅，如形成周边前粘连可继发青光眼和并发性白内障。

【治疗】轻度低眼压不必治疗。对急性病例应采取积极措施，针对病因进行治疗。如已失明且疼痛严重时可摘除眼球。

（才瑜　李美玉）

第八节　青光眼流行病学

要点提示

1. 青光眼的发病率是指在一定人群中、一定时间内新的青光眼病例数。患病率为在某一人群中，某一时间的患病人数。发病率的研究需要以人口为基础的样本和随访，目前已有一些以人群为基础的患病率的资料，但有关发病率调查的资料很少，通常报道的均是青光眼的患病率。

2. 青光眼患病率调查方法的探讨：我国各地对青光眼患病情况，曾进行过大量调查，由于对象选择、检查方法和诊断标准不一，所得患病率差别很大。本节参考国外一些著名的眼病研究计划及国内近期设计严谨的青光眼患病率调查方案，提出青光眼患病率调查方法，供进行这方面工作的医师参考。

青光眼是一种严重的不可逆性致盲性眼病。Quigley 于 1996 年根据世界范围内已发表的 111 篇有关青光眼患病率的文献，并根据美国人口调查局对 2000 年世界人口估计数字，推算 2000 年世界人口中患原发性青光眼者有 6 680 万人，其中 670 万人为双眼盲。我国 1987 年全国盲目和低视力的流行病学调查中，青光眼盲人占总盲人的 8.8%，为第四位致盲眼病。随着人民生活水平的提高，卫生保健措施的实施，感染性和营养不良性致盲眼病不断减少，白内障和角膜移植手术的广泛开展，青光眼已成为主要致盲眼病之一。我国各地对青光眼的患病情况，曾进行过大量调查，由于对象的选择和诊断标准不一，所得患病率差别很大，一般认为青光眼的患病率为 0.21%~1.64%。胡铮等于 1989 年报道其 1985 年在北京顺义县进行眼病流行病调查中青光眼患病率为 0.60%，其中原发性青光眼的患病率为 0.52%，40 岁以上人群中青光眼的患病率为 1.27%。1996 年他们又对顺义县 50 岁及以上自然人群进行了青光眼患病率调查，青光眼患病率为 2.07%，其中原发性青光眼为 1.95% 继发青光眼为 0.12%。青光眼致盲率为 15.8%，根据以上结果推算，如以全国十三亿人口计算，原发性青光眼约有 650 万人，因青光眼而盲目者约 50 万人，约占全国盲人总数的 1/10。

一、青光眼的发病率与患病率

（一）青光眼的发病率

发病率是在一定人群中、一定时间内新的病例数。

原发性开角型青光眼是一种发病率低，进展缓慢的疾病，所以它的发病率的调查是很困难的。发病率的研究需要以人口为基础的样本和随访，目前已有一些以人群为基础的患病率的资料，但有关发病率调查的资料很少。患病率调查所选

择的人群为青光眼高危人群,从这种人群难以统计出一般人群中原发性开角型青光眼的发病率,另外一些方法是从住院病例登记,国家卫生主管部门登记以及从年龄患病率中推算,这些结果都有严重的选择偏倚,所得的发病率只是粗略的估计。目前尚无可靠的原发性开角型青光眼的发病率的资料。在瑞典 Dalby 所进行的以人群为基础的青光眼患病率调查中,得出原发性开角型青光眼的发病率为每年 0.24%。Podgor 等应用 Framingham 研究的数据,估计原发性开角型青光眼的发病率,从 55 岁的 0.2% 上升到 70 岁的 1.1%;也就是说从 55 岁到 60 岁青光眼的发病率是每 1 000 人中每年有 2 人,70~75 岁每 1 000 人中每年有 11 例。

原发性闭角型青光眼的发病率:由于对原发性闭角型青光眼的具体发作时间难于判断,所以其发病率的调查十分困难,大部分资料是应用医疗记录和当地人口统计估算出来的,可能存在偏倚。日本的两个原发性闭角型青光眼的发病率分别为每年每 10 万人中有 19.6 例和 50 例。南非的一项调查白种人中急性闭角型青光眼的发病率为每年每 10 万人中 2 例。

(二)青光眼的患病率

患病率为在某一人群中,某一时间的患病人数。由于所调查的人群、检查方法和诊断标准不同,各报告的差别较大。过去不是以视盘损害和视野损害,而是以眼压升高和房水动力学异常作诊断,故患病率较高。

在前述 Quigley 对世界范围内有关青光眼患病率的 111 篇文献的分析,入选文献符合以下三项,即被选人口是随机选择的;有高的应答率;青光眼的诊断有明确的定义即根据视神经检查及视野检查。其结果为:①欧洲人:40 岁以上,开角型青光眼为 2.42%(SD 2.10%);闭角型青光眼为 0.20%(SD 0.20%);闭角型较开角型低 11.4 倍,男女间无差别;②非洲人:开角型青光眼患病率与年龄呈线性相关,患病率=0.27×年龄-0.22;无论是流行病学调查或临床记录,闭角型罕见,仅为欧洲的 1/2;③亚洲人:包括四篇报道,日本、中国北京、中国台湾及南非各一篇(南非文章中有亚洲人组),开角型患病率与年龄呈线性相关,患病率=0.11×年龄-4.22。中国人中的闭角型较开角型多,约为 3:1。闭角型者与年龄相关的患病率曲线与开角型者相同,只是闭角型者高 3 倍。在印度和南亚组,闭角型和开角型的患病率是相同的;④拉丁美洲、近东;此区域关于青光眼的患病率均是推测的,无法估计开角型青光眼所占比例。根据临床报告和医院资料,闭角型青光眼可能较欧洲人多。沙特阿拉伯的一组连续病例中,开角型为 60%,闭角型为 31%,以此估计,其闭角型的比率是欧洲人的 5 倍。这些流行病学调查中,已诊断的青光眼所占比例差别很大,从 0%~79%,平均为 45%(SD 25%),而这些资料是欧洲人的,估计在发展中国家,已诊断的青光眼所占比例将更低。

其他一些资料表明,40 岁以上人群开角型青光眼的患病率为 1.3%~2.6%,如美国 Tielsch 等为 1.3%,Klein 等为 2.1%,澳大利亚 Wensor 等为 2.4%,意大利 Bonomi 为 1.4%,日本 Shiose 等为 2.62%,Dandona 报道印度为 1.62%,Foster 等报道新加坡华

人为 1.6%。我国胡铮等 1996 年报道顺义县 50 岁以上人群原发性开角型青光眼的患病率 0.29%。徐亮等 2004 年报告北京市农村及城市特定人群的 40 岁以上人群的原发性开角型青光眼的患病率为 1.76%。以往资料表明,我国原发性开角型青光眼的患病率较闭角型青光眼明显低,如胡铮等 1989 年的报告,两者比例为 1:3.7(0.11%:0.41%),但是我国的近邻日本的原发性开角型青光眼的患病率(2.62%)比原发性闭角型青光眼(0.3%)明显高,两者比率为 8.7:1。结合两种类型青光眼的临床特征,及长期以来我国医疗卫生状况,开角型者症状不明显,患者主动就医者受限,对青光眼结构性及功能性检查仪器不够普及以及对其检查结果判定知识了解不够,很可能是一部分开角型青光眼患者未能被发现,使开角型青光眼的患病率被低估了。徐亮等近期的调查采用了眼底照相及视野检查等方法,他们的结果是 40 岁以上人口开角型青光眼的患病率 1.76%,而闭角型者 1.2%,两者的差别远没有以前所报告的那么大。所以在今后的流行病学调查及临床工作中应重视采用相关的检查方法,避免开角型青光眼的漏诊。

原发性闭角型青光眼的患病率:综合国内外有关原发性闭角型青光眼患病率的报道,不同地区不同种族之间原发性闭角型青光眼的患病率有很大差别。大群体抽样调查,因纽特人原发性闭角型青光眼的患病率最高。加拿大因纽特人 40 岁以上人群中原发性闭角型青光眼的患病率为 2.9%。美国阿拉斯加因纽特人的原发性闭角型青光眼的患病率为 0.6%~0.8%,40 岁以上人群患病率为 2.65%。因纽特人属蒙古人种,和东亚、东南亚的主要人群有关联。

近年来有一些设计严谨的关于一些亚洲地区的青光眼流行病学调查,得到一些原发性闭角型青光眼的患病率资料,如 Foster(2000 年)对新加坡市区华人的调查,选择调查对象为 2 000 人应答率为 71.8%,40 岁以上人口青光眼总的患病率为 3.2%,其中闭角型占 31%,开角型占 49%,继发性青光眼占 15%,开角型患病率为 2.4%。单眼致盲率为 2.5%,双眼致盲率为 0.41%。Dandona(2000 年)对印度城市人口调查,40 岁以上原发性闭角型青光眼患病率为 1.08%,原发性闭角型青光眼占青光眼总体的 36%。Foster(1996 年)调查蒙古国农村人口中原发性开角型青光眼占青光眼总体的 63%。我国胡铮等 1989 年报告顺义县 40 岁以上人群中青光眼患病率为 1.27%,闭角型青光眼患病率为 0.41%,而开角型占 0.11%。徐亮等(2005 年)报告北京农村及城市特定人群原发性闭角型青光眼的患病率为 1.2%,其中农村为 1.6%,城市为 1.1%,女性较多为 1.7%,男性为 0.8%。由青光眼所致单眼盲农村为 28.6%,城市为 14.7%;双眼盲农村为 14.3%,城市为 5.9%。Shiose 等(1991 年)报告日本原发性闭角型青光眼的患病率较低为 0.3%。综合以上情况,我国、新加坡、蒙古国及印度等亚洲国家 40 岁以上人群原发性闭角型青光眼的患病率较高在 1.0%~1.4% 之间。

高加索人中原发性闭角型青光眼患病率较低,如 Bengtsson 报道,瑞典 Dalby 地区,55 岁以上人口中闭角型青光眼的患病率为 0.1%,而其开角型者为 0.86%。

Wang、徐亮等调查中国北方青光眼的患病率,采用了ISGEO 诊断标准,40 岁以上人群经年龄调正后 POAG 的患病率(2.5%)高于 PACG(1.0%),但 PACG 较 POAG 更易导致双眼盲(P=0.02)或单眼盲(P=0.03)。Senthil(2010 年)采用 ISGEO诊断标准对印度闭角型青光眼的流行病学调查表明,40 岁以上人群经年龄调正后 PACG 的患病率为 0.94%,原发性房角关闭(primary angle-closure,PAC)的患病率为 0.3%,可疑原发性房角关闭(primary angle-closure suspect,PACS)的患病率为 2%,PACG+PAC 的患病率为 1.26%。Garudadri 对印度城市和农村闭角型青光眼危险因素的流行病学调查表明,印度闭角型青光眼患病率城市比农村高,城市和农村 PACG 的患病率分别为1.8% 和 0.7%,PAC 的患病率分别为 0.8% 和 0.2%,PACS 的患病率为 3.5% 和 1.5%。印度、缅甸等流行病学调查表明,闭角型青光眼也是青光眼致盲的主要因素,占青光眼致盲的 80% 以上。日本 Kumejima(2012 年)采用 ISGEO 诊断标准,PACG 患病率为 2.0%,PAC 患病率为 3.7%,PACS 为 8.8%;如放宽诊断标准房角粘连即诊断为 PACG,PACG 患病率为 2.2%,房角窄、但无关闭即诊断为 PAC,PAC 的患病率为 6.0%。一项以人口学为基础的亚洲青光眼流调研究(2014 年)表明,在亚洲 POAG患病率高于 PACG,变化范围在 0.5% 至 3.9%,平均 2.2%,高于PACG 的平均患病率(0.96%),其中只有蒙古、中国哈尔滨、缅甸的研究,PACG 患病率高于 POAG。

二、青光眼患病率调查方法的探讨

青光眼流行病学调查的目的是研究青光眼在人群中的分布和寻找有关危险因素。在不同地区、不同人群中,各类青光眼的分布是不同的。流行病研究结果为青光眼预防和治疗将提供重要资料,为卫生机构制定保健政策和实施防盲计划具有重要的意义。我国各地对青光眼患病情况,曾进行过大量调查,由于对象选择、检查方法和诊断标准不一,所得患病率差别很大。本节参考国外一些著名的眼病研究计划及国内近期设计严谨的青光眼患病率调查方案,提出青光眼患病率调查方法,供进行这方面工作的医师参考,并希望大家不断修正补充,以利于今后能科学、高效地进行这方面的工作。

(一)Foster 等提出的患病率调查中青光眼的定义及分类

Foster,Buhrmann,Quigley 和 Johnson 根据他们在非洲和亚洲进行青光眼患病率研究的经验,在诊断及分类青光眼时以及和以前发表的数据进行比较时所遇到的困难,于 2002 年发表

了一篇重要综述文章《患病率调查中青光眼的定义和分类》。该设计内容曾与有关青光眼流行病学专家及青光眼研究和临床工作专家进行过广泛讨论。该文叙述了以人口为基础的患病率调查中对青光眼诊断的标准,根据青光眼性视神经病变的结构性和功能性证据对受检对象进行诊断。该设计还提出了对于严重视功能障碍而无法进行正规视野检查及盲眼因屈光间质混浊不能进行视盘检查者的青光眼诊断规定。

1. 建议的青光眼的定义 青光眼是一种伴有特征性视神经结构性损害和功能性损害的视神经病变。

(1)结构性损害:视神经病变

青光眼具有特征性视神经损害,可由视盘的上极和下极来判断。垂直杯盘比值(VCDR)曾被证明是青光眼性盘沿丢失的一种简单的和相对有力的指标,但正常人群中 VCDR 变异很大,在具有青光眼性视野损害和视野正常者之间 VCDR 是有重叠的,所以区分其为正常或不正常是人为定的和有缺陷的。他们建议按照统计学准则,即小于 5% 的概率代表明显偏离于正常。所以将正常人口中仅 2.5% 的人的杯盘比值是大于某一数值的,以该值作为正常的上限(另 2.5% 是低于正常分布)。应用第 97.5 百分位以避免 CDR 是正态分布的假设。他们也建议双侧 CDR 不对称的 97.5 百分位值作为第二个不正常的指标。表 12-8-1 列出一些人口中的这些指标:

(2)功能性损害:采用青光眼视野丢失的"金标准"

青光眼半视野检查为超出正常范围及用 Zeiss-Humphrey视野分析仪,用 24-2 阈值检查,模式偏差图中在 5% 水平有 3个相邻的暗点。

达到上述青光眼性视神经损害及视野缺损标准者诊断为青光眼。

(3)证据水平

1)青光眼按三种水平的证据来分类:

① 最高水平的证据包括视盘不正常(垂直杯盘比值 >97.5%的正常人者)及青光眼性视野缺损;

② 不能进行视野检查者,有严重的视盘损害(垂直杯盘比值 >99.5% 的正常人者),可作出诊断;

③ 视盘及视野均不能检查(如屈光间质混浊)眼压超过99.5% 正常人者,或有既往做过滤过手术的证据,可作出诊断。

2)根据以上标准,拟定了在横向患病率调查中,青光眼的诊断按以下标准:

① 第一类诊断(结构和功能证据):垂直杯盘比值或双侧垂

表 12-8-1 视野正常者垂直杯盘比值(VCDR)分布

作者	垂直杯盘比值		双眼垂直杯盘比值相差		视野正常人数	总人数
	第 97.5 百分位	第 99.5 百分位	第 97.5 百分位	第 99.5 百分位		
Bongladesh	0.70	0.85	0.15	0.3	220	2 426
Monglia	0.70	0.70	0.2	0.3	1 551	1 717
Singapore	0.71	0.82	0.21	0.32	832	1 090
Tonzania	0.7	0.8	0.2	0.3	2 524	3 265

直杯盘比值相差≥97.5% 正常人口者,或盘沿宽度≤0.1 杯盘比值者,并伴有青光眼性视野缺损者。

②第二类诊断(明显的结构损害而无被证实的视野缺损):如患者不能完成视野检查,而垂直杯盘比值或双侧垂直杯盘比值≥99.5% 正常人口者,可只根据结构证据诊断青光眼。

在作第一类和第二类青光眼诊断时,应排除其他情况所致的杯盘比值改变(如视盘发育不良或明显屈光参差),和引起视野改变的疾病(如视网膜血管病,黄斑变性或脑血管疾病)。

③第三类诊断(视盘不可见,不可能进行视野检查):如不能检查视盘和视野,下列情况可诊断青光眼:视力≤0.05,眼压≥99.5% 正常人口者;或视力≤0.05,眼部有做过滤过手术的证据,或有病历记录的青光眼性视能障。

2. 青光眼的分类　根据损害机制分为:

(1) 原发性开角型青光眼:符合上述三类诊断标准,前房角开放,无可辨的继发原因。

(2) 原发性房角关闭和窄房角(primary angle closure and narrow drainage angles):

1) 可疑原发房角关闭(primary angle closure suspect):周边虹膜与后部小梁网可能相贴(流行病学常定为房角原周≥270° 的后部小梁网不被看见。

2) 原发性房角关闭(primary angle closure,PAC):有可关闭的房角,并有发生过房角关闭的改变,如周边前粘连,眼压升高,虹膜放射状纤维扭曲变形,晶状体的青光眼斑,小梁网过度着色等,但视盘无青光眼性损害。

3) 原发性闭角型青光眼(primary angle closure glaucoma,PACG)有原发房角关闭,伴有前述的青光眼证据。

(3) 继发性青光眼(secondary glaucoma):其他眼病致眼压升高,导致视神经损害,其他眼病包括:新生血管形成、葡萄膜炎、外伤及与晶状体有关者。他们强调继发性青光眼的诊断应已产生视神经损害,如眼压升高而视盘正常,诊断为继发性高眼压症或继发性可疑性青光眼。

(4) 可疑性青光眼(glaucoma suspect)

1) 视盘可疑者:符合第一类视盘标准,而无肯定的视野缺损。

2) 视野可疑者:有肯定的视野缺损,而不符合第一类视盘标准。

3) 有视盘边缘出血者。

4) 眼压≥97.5% 正常人口者。

5) 有可能关闭的房角,但视盘、视野和房角正常,无周边前粘连。

(二)青光眼患病率调查方法

近年来我国徐亮等对北京农村及城市特定人群原发性开角型青光眼及闭角型青光眼的患病率进行了调查,他们的设计严谨,取得了一定经验。我们参照国外大型流行病学调查方法及我国徐亮等的方法,提出以下方法供参考。

1. 调查人群　根据流行病学调查要求,用随机采样的方法,选择居住区内 40 岁以上人群,采取逐户上门登记的方法,确定被调查者的资格。

2. 由于青光眼检查方法复杂,早期诊断较困难,可在调查现场先行青光眼筛查,对查出的可疑青光眼及青光眼患者,再到医院行青光眼检查。

3. 询问病史

(1) 青光眼家族史。

(2) 眼胀、头痛、虹视,或上述症状严重伴有恶心呕吐、频繁更换眼镜、视野缩小等。

4. 筛查

(1) 视力:视力表用对数视力表(或 logMar 视力表)。查裸眼远近视力,裸眼视力 <1.0 者查孔镜视力,电脑验光仪验光,矫正远近视力。

(2) 视野:倍频视计(DFP),C-20 筛查程序。

每个受检者先进行示教训练,凡出现暗点者均再次检查,核实该暗点的可重复性。

(3) 裂隙灯检查:查可引起继发性青光眼的改变,原发性闭角型青光眼急性发作后的后果,如虹膜局限性萎缩、瞳孔散大、晶状体青光眼斑等。

(4) 周边前房深度检查:陆道平提出的改良 van Herick 法,将极窄光源投射于 6:00 最周边角膜缘处,光源与显微镜夹角不限,估计角膜内皮层与虹膜间的距离,以周边角膜厚度(corneal thickness,CT)表述。周边前房深度分级为:①1CT;②1/2CT;③1/4CT;④<1/4CT。或用 van Herick 法,将光源垂直照在颞侧角膜缘,光源与角膜显微镜夹角为 60°。但改良法更易于操作。

(5) 眼压:Goldmann 眼压计或 Perkins 眼压计,测 2 次取平均值。

(6) 眼底立体照相:复方脱品酰胺散瞳 3 次,彩色反转片照相,照相后 2% 毛果芸香碱缩瞳 3 次。周边前房深度≤1/4CT者,散瞳后 1~2h 测眼压,嘱回家后如有不适及时就诊。或用数码眼底照相机行眼底照相。

5. 青光眼检查　凡可疑青光眼及青光眼患者,均到医院由青光眼医师或流调组医师进行青光眼检查。

(1) 眼底立体照片分析:观察垂直杯盘比值(VCDR)、青光眼特征性盘沿形态和视网膜神经纤维层改变。约患者复诊前做,以判别可疑青光眼及青光眼患者。

(2) 眼压:Goldmann 眼压计测量,测 2 次取均值。

(3) 视野检查:Humphrey 视野计,阈值视野检查,24-2 程序。检查与青光眼视神经病变相一致的、可重复的青光眼性视野缺损,如旁中心暗点、鼻侧阶梯、弓性暗点等。或用 Octopus 视野计。

(4) 前房角镜检查:用 Goldmann 前房角镜,Scheie 前房角分级法。静态下观察房角宽度,看不见后部小梁网者为 N3,观察看不见后部小梁网的范围,占房角圆周的几个钟点。动态下观察房角有无粘连及粘连的范围。

6. 评价标准

(1) 青光眼性视神经损害

1) C/D≥0.7,或双眼 C/D 相差≥0.2(双侧视盘大小一致时),

但需合并以下改变之一者:下方或上方盘沿较鼻侧窄;相应的楔形或弥漫性 RNFL 缺损;视盘边缘片状出血。(或以下方或上方盘沿宽度≤0.2 视盘直径替代 C/D≥0.7);

2) 下方或上方盘沿宽度≤0.1 视盘直径,但需除外生理性大视杯,其特点为视盘大,上、下方盘沿宽度大于鼻侧盘沿宽度。

(2) 青光眼性视野缺损

1) Humphrey 视野计:24-2 程序

① 青光眼半视野检查:超出正常范围。

② 概率图,图形偏差,4 个连续暗点(P<0.05)。试验可信度:固视丢失 <20% 假阳性率 <33%;假阴性率 <33%。

2) 倍频视野计:出现 2 个以上暗点为缺损,1 个暗点为可疑缺损。

(3) 周边前房深度的分级标准

1) 周边前房深度≥1CT,前房角不可能关闭;

2) 周边前房深度为 1/2CT,前房角不可能关闭;

3) 周边前房深度为 1/4CT,前房角可能关闭;

4) 周边前房深度 <1/4CT,前房角最终将关闭。

(4) 可疑青光眼的检查标准

1) 眼压≥22mmHg;

2) C/D≥0.6(或下方或上方盘沿宽度≤0.2 视盘直径);

3) FDP 检查出现 2 个以上暗点,除外高度近视或屈光间质混浊等可解释的暗点;

4) 有视盘边缘出血者;

5) 有可能关闭的房角,但视盘、视野和房角正常无 PAS 者。

7. 诊断指标

(1) 房角关闭的诊断指标

1) 静态检查法前房角≥3/4 圆周看不见后部小梁网者;

2) 有前房角粘连者。

(2) 原发闭角型青光眼的诊断标准:在前房角关闭基础上,有以下指标之一者:

1) 眼压≥30mmHg;

2) 有闭角型青光眼急性发作所致的局限性虹膜萎缩,瞳孔变形,或晶状体青光眼斑等体征者;

3) 典型的青光眼性视神经损害者;

4) 典型的青光眼性视野缺损者。

本诊断标准未采用原发性闭角型青光眼必须有青光眼性视神经损害的规定。

(3) 原发性开角型青光眼

1) 第一类诊断(结构和功能的证据):C/D≥0.7,或双侧 C/D 相差≥0.2,但需合并以下改变之一者:下方或上方盘沿较鼻侧窄;相应的楔性或弥漫性 RNFL 缺损;视盘边缘片状出血;(或以下方或上方盘沿宽度≤0.2 视盘直径替代 C/D≥0.7)。或下方或上方盘沿宽度≤0.1 视盘直径,但需除外生理性大视杯者;并伴有肯定的青光眼性视野缺损。

2) 第二类诊断(明显的结构损害):C/D≥0.8,也需伴有上一项中附加条件;或双眼 C/D 相差≥0.3;但不能完成视野检查者。

3) 第三类诊断:(视盘不可见,不可能进行视野检查):可根据下列情况作出诊断:①视力≤0.05,眼压≥30mmHg;或②视力≤0.05,有做过滤过性手术证据,或有病历记载有青光眼性视觉障碍者。

以上患者的房角均为开放,无粘连。

(4) 继发性青光眼:有继发病理过程的证据(如虹膜新生血管等)和青光眼。

(才瑜　李美玉)

第九节　青光眼的药物治疗

要点提示

1. 青光眼治疗的目的是防止视神经损害和视野缺损的进展。虽然目前认为眼压升高不是造成视神经损害的唯一因素,但它仍然是主要的危险因素。药物降低眼压是治疗青光眼中的重要一环。

2. 青光眼药物治疗的原则,根据青光眼的类型、病期,衡量治疗预期的收益和风险,进行治疗决策。应对青光眼药物有深入的了解以合理选择药物。用药前对患者进行全面的全身检查及眼部检查。应以最少的药物种类、最低的药物浓度、最少的点药次数、最轻的副作用,达到眼压控制在设定的水平,视功能不发生进行性损害为原则。

青光眼治疗的目的是防止视神经损害和视野缺损的进展。虽然目前认为眼压升高不是造成视神经损害的唯一因素,但它仍然是主要的危险因素。药物降低眼压是治疗青光眼中的重要一环。近 20 年来,抗青光眼药物的研究取得重大进展,有许多新的药物可供临床应用,如前列腺素类药物、选择性肾上腺素能受体兴奋剂及局部碳酸酐酶抑制剂等,β 受体阻断剂也有多种可供选择,为青光眼的药物治疗展现了广阔的前景。

一、青光眼药物治疗的原则

1. 根据青光眼的类型、病期,衡量治疗预期的收益和风险,进行治疗决策。原发性闭角型青光眼及婴幼儿型青光眼,一旦作出诊断,应早期手术,药物治疗仅用于术前准备或术后眼压未能控制者。原发性开角型青光眼,当出现视神经损害或眼压升高到一定程度造成损害时,应进行治疗。对可疑青光眼决定何时治疗意见尚不一致。多认为治疗仅限于有高度危险发生视神经损害者,这种患者常具有眼压升高、青光眼家族史、双侧凹陷不对称或可疑凹陷等危险因素。继发性青光眼在治疗原发病的同时需用抗青光眼药物。

2. 应对青光眼药物有深入的了解以合理选择药物。理想的药物应是降压效果好、作用时间长、长期用药效果不减弱或消失、全身及局部副作用小、与其他药物合用有附加作用,并有增加视盘血流保护视神经的作用。目前通过动物实验认为选择性 β1 受体阻滞剂和 α2 受体激动剂具有视神经保护作用。但要证明其真正具有视神经保护作用和发现新的保护视神经的药物仍是青光眼研究的重大课题。

3. 用药前对患者进行全面的全身检查及眼部检查。考虑患者的生活条件、工作性质、经济状况等,以确定最佳药物。制定相应治疗方案,以保证患者能遵从医嘱。

4. 确定个体化的眼压控制水平 个体视神经对眼压的耐受力不同,理想的是确定阈值眼压,即低于该值视神经将不发生损害。但目前阈值眼压无法确定。可制定靶眼压,根据视神经损害情况、视野进展速率及患者所具有的危险因素确定靶眼压的水平。在治疗过程中还应根据视盘及视野的变化不断调整到应控制的水平。开始治疗时的眼压越低,视神经损害越重,患者的年龄越轻,靶眼压值就越低。为便于临床工作,可参考以下原则:①轻度视盘和视野损害者,眼压应低于 20mmHg;②进展期视盘和视野损害者,眼压应低于 18mmHg;③明显视盘和视野损害者,眼压应低于 15mmHg,有的个体眼压需降至 10mmHg 以下。

5. 应以最少的药物种类、最低的药物浓度、最少的点药次数、最轻的副作用,达到眼压控制在设定的水平,视功能不发生进行性损害为原则。

6. 选择有效药物作为一线药,以往标准是眼压下降 20%,目前一线药可使眼压下降 30%,而且该药物副作用少,可耐受,依从性好。

7. 开始治疗时,先用一种局部药物,而且是低浓度的,行单眼实验,对侧眼作为对照,以除外眼压波动伪装疗效。如单眼实验成功,则开始另眼的治疗,并定期复查以观察疗效。

8. 如果治疗无效,可更换另一种药物,而不是加第二种药。只用一种药对患者方便,可增强依从性。

9. 药物治疗过程中,应客观评价药物疗效,定期测量眼压、24h 眼压曲线,检查眼底及视野。对药物失败的病例,应区别是药物无效抑或是患者依从性差,不按时用药或用药方法不当。

10. 如果药物有效,但一种药物不能将眼压降至预定水平,可考虑 2 种或 2 种以上药物联合应用,要注意药物之间是否有相加的作用。一般讲,降眼压作用机制不同的药物其相加作用比降压机制相同者强。但两种药物固定复方联合制剂的应用,眼压下降的幅度低于两种药单独应用时下降之和,前列腺素类药物可与各类药物联合应用。β 受体阻断剂和拟交感神经药物、β 受体阻断剂和缩瞳剂、拟交感神经药和缩瞳剂,均可联合应用。不选择两种缩瞳剂或两种 β 受体阻断剂联合应用。使用药物固定复方联合制剂,可以减少药物的并发症,从而提高患者的依从性。

11. 凡是局部用药可以达到治疗效果者,不必全身用药。如青光眼急性发作时,可局部和全身同时用药,当眼压控制后,及时减少或停用全身药物。

12. 向患者讲解有关青光眼的知识。告知患者治疗计划、所用药物、剂量及可能的副作用。教会患者正确的滴眼药方法及压迫泪道,掌握两种药物使用的间隔时间等,以便病人配合治疗。

13. 青光眼患者的药物治疗是一个长期过程,长期使用一种药物之后,有些患者的眼压可能失控。例如 β 受体阻断剂就可能产生"漂移"现象,要及时更换另一种药物,几种药物可以轮流使用。

14. 当调节药物或联合用药后仍不能控制病情进展者,应及时行激光或手术治疗。

二、前列腺素类药物

前列腺素(prostaglandins,PGs)是体内花生四烯酸的代谢产物。它作为局部激素在各器官发挥不同的作用。在动物和人眼滴用 PGs,具有很好的降眼压效果。早期的 PGs 制剂有难以忍受的结膜充血和刺激症状。近年来,随着对 PGs 制剂的改进,大大提高了临床降眼压效果,减少了副作用。

前列腺素类药物是一类新型抗青光眼药物。有别于传统的抗青光眼药物,其降眼压机制是增加葡萄膜巩膜外流。目前认为是最有效的局部降眼压药。已上市的前列腺素类药物有四种,latanoprost、travoprost、bimatoprost 和 tafluprost。这些药物临床疗效强,无全身副作用,用药次数少,每 1d 1 次即能产生持续恒定的降眼压作用。目前已作为治疗青光眼的一线药物。

(一) 拉坦前列素

【名称】拉坦前列素,latanoprost,Xalatan,Phx41,适利达。

【药理作用】滴眼剂为丙基酯前列腺素 F2α 的右旋异构体,为一种前药,通过角膜后被角膜酯酶水解后形成具有生物活性的羧酸衍生物,它在眼内不再被代谢,故在眼内很稳定。约 2h 达房水峰浓度,消除半衰期 3~4h。

滴眼后 3~4h 眼压下降,8~12h 达峰值眼压,作用持续约 24h,可每 1d 用药 1 次。对青光眼、高眼压症及正常人均可致眼压下降。

拉坦前列素的降眼压机制是增加葡萄膜巩膜途径房水外流,降低房水外流的阻力,而不影响房水的生成。这一点有别于大多数传统的抗青光眼药物,对眼前段组织的营养有一定益处。研究表明,此药可使睫状肌松弛,使肌束间隙增大。另一种作用可能是使睫状肌细胞外基质发生改变,使 I 型、II 型、III 型和 IV 型基质金属蛋白酶增加,这些金属蛋白酶可以降解细胞外基质,减少睫状肌纤维间透明质酸引起的阻力,使房水经葡萄膜巩膜外流增加,而不影响房水生成及经小梁网引流。此药对心率、血压、瞳孔大小、调节无影响。

【临床应用】

1. 降眼压作用 Latanoprost 0.005% 降眼压效果最好,可使眼压下降 6~9mmHg(25%~30%),一次用药可使眼压下降达 24h 以上,所以只需 1 次/d,可增加患者的依从性。而且使昼夜眼压恒定下降,傍晚用药比白天用药效果好。

英国多中心 277 例开角型青光眼及高眼压症患者接受拉坦前列素治疗 24 个月,眼压平均下降近 8mmHg,并在治疗的 24 个月中保持持续稳定的降眼压作用,没有眼压"飘逸"的现象。

国内多中心拉坦前列素和噻吗洛尔治疗开角型青光眼和高眼压症患者的为期 12 周的开放性、随机性、平行对照研究的结果表明,拉坦前列素组眼压下降 7.5mmHg(32%),噻吗洛尔组下降 6.1mmHg(26%),latanoprost 的降眼压作用优于噻吗洛尔。

2. 适应证

(1) 开角型青光眼、高眼压症。

(2) 正常眼压性青光眼:葡萄膜巩膜房水外流途径为非压力依赖性,适用于较低眼压的青光眼。本药 1 次/d,昼夜均使眼压恒定下降。能增加灌注量,有益于正常眼压性青光眼的治疗。

(3) 慢性闭角型青光眼:275 例慢性闭角型青光眼做周边虹膜切除术后,多中心研究,治疗 12 周,latanoprost 组眼压下降 8.2mmHg,噻吗洛尔组下降 5.2mmHg。眼压≤21mmHg 者,latanoprost 组占 80%,噻吗洛尔组占 62%。在慢性闭角型青光眼,做过虹膜周边切除术,解除了瞳孔阻滞,如眼压不能控制,可作为药物治疗中的首选药物。

3. 联合用药 拉坦前列素与 β 受体阻断剂、肾上腺素能激动剂、局部碳酸酐酶抑制剂及胆碱能药物均有协同附加作用。降眼压作用机制不同的药物相加作用比作用机制相同者强。拉坦前列素与局部胆碱能药物联合应用理论上存在矛盾,因胆碱能药物使睫状肌收缩,可能减少肌纤维间隙,而抑制拉坦前列素的作用。但临床结果表明,已用毛果芸香碱治疗的患者加用拉坦前列素可使眼压进一步下降。这可能是由于毛果芸香碱所引起的睫状肌收缩不是持续的强力收缩,拉坦前列素可使前者所致的睫状肌收缩放松,因而葡萄膜巩膜外流途径未被完全阻塞。

拉坦前列素具有以下优点:①降眼压效果好,作用较噻吗洛尔强;②滴药次数少,1 次/d,可持续恒定降低眼压;③昼夜均可降低眼压,傍晚滴药对正常眼压性青光眼有益;④增加房水外流而不抑制房水生成;⑤与其他抗青光眼药物合用,均有附加作用;⑥无飘逸现象;⑦几乎无全身副作用。

【不良反应】

1. 局部 局部副作用少见,一般不需停用药物。

(1) 虹膜颜色加深:一般于用药半年后发生,在绿棕色、黄棕色、蓝棕色、灰棕色等混合色的虹膜中发生率高,在治疗 1 年的病例中可能达 11%~23%,均匀一致的蓝、灰、绿或棕色虹膜几乎不受影响。一项随访 3 年的研究发现虹膜色素增加的发生率为 30%,这是仔细分析虹膜照片的结果,临床记录中发生率低,患者家属及医生并未发现。1 年以内发生者占 91.5%,1~2 年者 2.1%,2 年以后很少见。

虹膜色素增加在近瞳孔处明显。停药后 2 年不消退。经研究色素增加是色素细胞内的黑色素增加而不是色素细胞增多。前列腺素可能调节正常生理性的交感神经诱导虹膜色素加深,未发现虹膜色素增加有何不良反应。

(2) 眼睫毛和附近毛发增多,色素增多,睫毛变粗变长。

(3) 轻微结膜充血,异物感,过敏症状,浅层点状角膜病变及眼干等。

(4) 少数报告应用本药的患者发生前葡萄膜炎或黄斑囊样水肿。用非甾体类抗炎药物可缓解或抑制此种副作用。这与患者的自身易感性有关,如既往有眼内手术或葡萄膜炎病史

的患者容易发生,禁用于活动性虹膜睫状体炎及近期手术的患者。

2. 全身 对血压,心率及呼吸系统无影响。约 4% 患者发生上呼吸道感染,1%~2% 患者出现胸痛、背痛、关节痛。

(二) 曲伏前列素

【名称】曲伏前列素,苏为坦,travoprost,Travatan。

【药理作用】曲伏前列素为合成前列腺素 F2α,是异丙酯前体,滴眼后被角膜酯酶水解为具有生物活性的游离酸,对前列腺素受体 FP 有高度亲和力和激动作用,激活睫状肌的前列腺素受体,使睫状肌松弛、肌肉间隙加大肌纤维间基质降解,而致房水经葡萄膜巩膜途径的排出增加,眼压下降。

【临床应用】适用于开角型青光眼及高眼压症。0.004% 眼液,1 次/d,可使眼压下降 7~8mmHg。降眼压作用与拉坦前列素相似,比噻吗洛尔作用强。在一次 12 个月的研究中,曲伏前列素(1 次/d)比噻吗洛尔(2 次/d)眼压低 1.0~1.4mmHg(P<0.009)。在另一 6 个月的研究中,拉坦前列素(1 次/d)比噻吗洛尔(2 次/d)眼压下降多 1.2mmHg(P<0.001)。本药降眼压作用持续 24h,故每 1d 用药 1 次。适应证与拉坦前列素相同。

【不良反应】

1. 局部 最常见的不良反应是眼部充血,发生率约 50%,多数为轻度,不需治疗即可消退,约 3% 患者因结膜充血而停药。

少数患者有异物感、眼痒、睑缘炎、结膜炎、干眼等。

长期用药可引起虹膜颜色加深,睫毛变粗变长。

2. 全身 不良反应约占 1%~5%,包括关节痛、胸痛、背痛、心动过缓、抑郁、消化不良、感冒综合征、高血压等。

(三) 比马前列胺

【名称】比马前列胺,卢美根,bimatoprost,Lumigan。

【药理作用】比马前列胺是人工合成的前列腺酰胺类似物。它不激动人的前列腺素 F2α 敏感受体和所有已知的前列腺素受体,缺乏一些与前列腺素 F2α 有关的活性,但有很强的降眼压作用。其降眼压机制为增加葡萄膜巩膜外流及增加小梁网房水外流双重作用,不减少房水生成。有研究表明,滴用 0.03% 比马前列胺可使经葡萄膜巩膜途径的房水外流增加 50%,使房水流畅系数增加 35%。

【临床应用】适用于开角型青光眼及高眼压症。0.03% 眼液滴眼后 2h 出现最大降眼压效果,降眼压效果至少持续 24h。0.03% 浓度降眼压效果最好,1 次/d,可使青光眼患者的眼压下降 7~8mmHg,或从基础眼压下降 30%。在一个 12 个月的试验中,用比马前列胺比噻吗洛尔使眼压下降更多(2~3mmHg)。有研究报道,比马前列胺比拉坦前列素降压作用强。一项荟萃分析比较了拉坦前列素、曲伏前列素及比马前列胺,发现比马前列胺在三者中降压效果最强。

【不良影响】

1. 局部 包括眼部充血,虹膜颜色加深,睫毛变长加粗。眼部充血的发生率比拉坦前列素多,分别为 14.1% 和 2.9%。由于不良反应而停药的发生率低,约为 4.5%。

2. 全身　对心率、血压及呼吸功能无影响。

（四）他氟前列腺素

【名称】他氟前列腺素,泰普罗斯,tafluprost,Tapros。

【作用机制】他氟前列腺素为前列腺素类似物,是一种选择性FP前列腺素受体激动剂,其降眼压机制为增加葡萄膜巩膜途径房水排出,房水生成无改变。

【临床应用】0.0015%眼液,1次/d,可使眼压下降5~7mmHg,对于正常眼压性青光眼眼压下降3.5~4.5mmHg。与前三种药物降压效果相当。

适用于高眼压症及开角型青光眼。

【不良反应】与拉坦前列素相似,但较拉坦前列素少。

固定复方联合制剂的应用逐渐增多,减少了用药次数,增加患者用药的依从性。但两种药物固定复方联合制剂的应用,眼压下降的幅度低于两种药单独应用时下降之和。前列腺素类药物可与各类药物联合应用,有研究报道尽管不同组合的联合用药对于日间降眼压疗效相似,联合使用局部碳酸酐酶抑制剂较联合肾上腺素能α2受体激动剂,有更好的降低谷值眼压的作用。对于联合肾上腺素能β受体拮抗剂的夜间降压作用尚存在争议,有报道拉坦前列素联合肾上腺素能β受体拮抗剂(0.5% Timolol)可以使眼压额外降低20%,但在治疗6~12个月后,额外降压作用随时间显著减弱。这可能与联合应用的肾上腺素能β受体拮抗剂的飘逸作用有关,在应用中应引起注意。主要的固定复方制剂有:视利加(Xalacom,latanoprost 0.005%/ timolol 0.5%),苏力坦(DuoTrav,travoprost 0.004%/ timolol 0.5%),克法特(Ganfort,bimatoprost 0.03%/ timolol 0.5%),这三个药已在中国上市,他氟前列腺素目前还没有复方制剂。其他还有Comigan(brimonidine 0.2%/ timolol 0.5%),Cosopt(dorzolamide 2.0%/ timolol 0.5%)等。其中前三者结膜充血较单一药物应用发生率低。其机制并不清楚,有一种假说认为噻吗洛尔通过内源性儿茶酚胺使血管收缩,从而减轻了充血所致的血管扩张。

由于抗青光眼药物需长期使用,其中的防腐剂成分(如苯扎氯铵,BAK)对眼表有一定损害。新上市的travoprost(苏为坦)以polyquad替代传统的BAK,brimonidine(酒石酸溴莫尼定)也采用了新型防腐剂Porite,降低了眼表过敏和眼表损害的出现。tafluprost(泰普罗斯)等也陆续推出不含防腐剂的抗青光眼药物。

三、肾上腺素能受体阻断剂

自20世纪70年代噻吗洛尔问世以来,它一直是治疗青光眼最有效的药物之一,因为它不影响瞳孔和调节,作用时间长,每1d只需用药1或2次,被认为是青光眼治疗史上的一项重大突破性进展。但它有明显的心肺副作用。由于有新的抗青光眼药物的出现,β受体阻断剂已不再作为一线药。

（一）非选择性β受体阻断剂

非选择性β受体阻断剂可阻断β₁和β₂受体。β₁受体使心收缩力加强,心率和传导加快。当β₁受体被阻滞后,可有心动过缓、血压下降、晕厥等不良反应。β₂受体使支气管及血管平滑肌扩张,当β₂受体被阻滞后,可有支气管痉挛,哮喘及血管收缩等反应。

1. 噻吗洛尔

【名称】噻吗洛尔,Timolol,噻吗心安,马来酸心安。

【作用机制】抑制房水生成而降低眼压。可使房水分泌下降20%~50%,眼压下降20%~30%。

【临床应用】治疗各种类型的眼压升高,如原发性开角型青光眼、闭角型青光眼、高眼压症、继发性青光眼。常用浓度为0.25%~0.5%,用药后30~60min眼压开始降低,2h达最大降压效应,作用持续24h,每12~24h用药1次。停药后仍可有降压效果达4周。因其为全身吸收,对侧未治疗眼的眼压也可下降。部分患者长期应用噻吗洛尔后,出现作用减弱或消失,称为"长期漂移现象"(long-term drift,lachyphylaxis)。有报告用药2年后,仅30%患者的眼压得以控制。长期漂移现象可持续至停药后60d,以后患者β受体的敏感性又恢复至原来水平。另一种为"短期脱逸"(short-term escape)现象,即在用药的最初几天内降眼压作用有所下降,但仍低于未用药前的眼压水平,约1~3周后才恢复原来的降压效力。上述两种噻吗洛尔耐药现象可能是由于眼组织β受体的数目增多及药物与受体的亲和力下降。噻吗洛尔在睡眠中无降眼压作用,可能是由于在睡眠中房水的生成量最少,噻吗洛尔抑制房水生成的作用也就不明显,所以白天降压效果好,晚上睡前滴用效果差。如每1d用药1次应选择在早晨,如:2次/d,则选择在早晨与傍晚,而不在睡前滴用。

【副作用】噻吗洛尔滴眼通常能很好耐受。报道的副作用如表12-9-1所示。

表12-9-1　β受体阻断剂滴眼液的副作用

眼部:
过敏性睑、结膜炎
眼干燥/泪膜破裂时间缩短
角膜知觉减退
葡萄膜炎
白内障加重
心血管系统:
心动过缓　心律不齐　低血压
充血性心衰　房室传导阻滞
呼吸系统:
支气管痉挛　哮喘　呼吸困难
神经系统:
抑郁　遗忘　头疼　阳痿　疲乏　虚弱　失眠
其他:
腹泻　恶心
皮肤疾患:脱发　指甲变色　荨麻疹

【注意事项】

（1）禁忌证:支气管哮喘或有哮喘病史者、严重慢性阻塞性肺部疾患者、心动过缓、充血性心力衰竭等患者禁忌应用。

（2）慎用于甲状腺功能亢进和糖尿病患者,因此药可使急性低血糖症状不明显,掩盖甲状腺功能亢进的症状和体征。

(3) 婴幼儿青光眼患者应慎用或禁用。

(4) 两种 β 受体阻断剂滴眼液联合应用并不增强降眼压作用,反而会增加不良反应。

(5) 在应用 β 受体阻断剂之前,应详细询问患者有无哮喘病史和心肺疾病。一定要测脉搏,如脉搏 <55 次/min 或有 I 度以上的心传导阻滞,则不可应用 β 受体阻断剂。即使一滴眼药液也可引起严重的不良反应,甚至死亡。

2. 左丁萘酮心安

【名称】左丁萘酮心安,levobunolol,Betagan,左布诺洛尔。

【作用机制】与噻吗洛尔相同,为减少房水生成。

【临床应用】0.25% 或 0.5% 降眼压效果及安全性与噻吗洛尔相同。

3. 卡替心安

【名称】卡替心安,Carteolol,Oenpress,卡替洛尔,Mikelan。

【作用机制】作用与噻吗洛尔相同,但它具有内在交感活性,可减少全身副作用,也可能减少对心血管和呼吸系统的作用。有轻微局部麻醉作用。

【临床应用】用 1%~2% 的溶液滴眼,其作用与 0.5% 噻吗洛尔相近。

(二)选择性 β 受体阻断剂

倍他洛尔(Betaxolol,贝特舒,Betaptic):为选择性 β_1 受体阻断剂,对心率仍有影响,但 β_2 受体不被阻断,故可减少支气管痉挛的危险。

【作用机制】降眼压机制为减少房水生成。

【临床应用】0.25% 及 0.5% 混悬液,2 次/d。降眼压作用较噻吗洛尔弱,可使眼压下降 15%~20%。

倍他洛尔不阻断 β_2 受体,不引起血管收缩,使血管维持其正常调节;另外,倍他洛尔具有钙离子拮抗作用,可舒张由钙离子引起的动脉收缩,能直接扩张血管,增加血流,促进视盘内的血液循环,改善和保护青光眼患者的视野。

四、拟肾上腺素药

拟肾上腺素(adrenergic agonists)为能直接与肾上腺素受体结合的药物,而且结合后产生与去甲肾上腺素相似的作用,目前已应用于临床的拟肾上腺素药物分为:①主要作用于 α 受体的药物:阿泊拉可乐定,酒石酸溴莫尼定等;②作用于 α 受体和 β 受体的药物:肾上腺素,二特戊酰肾上腺素。

(一)主要作用于 α 受体的拟肾上腺素药

20 世纪 60 年代问世,降眼压效果较好,但由于有副作用,没有得到广泛应用。于 20 世纪末,此类药物有很大发展,包括盐酸可乐定、阿普拉可乐定和酒石酸溴莫尼定,后者已在国内外广泛应用。此类药物均为肾上腺素能 α_2 受体激动剂。

酒石酸溴莫尼定

【名称】酒石酸溴莫尼定,brimonidine,阿法根,Aphagan。

【药理作用】溴莫尼定是肾上腺素能 α_2 受体激动剂,对 α_2 受体有高度选择性,比 α_1 受体高 1 781 倍,对 α_1 受体的选择性

极低,所以不引起 α_1 受体所介导的眼部副作用。本品的亲脂性较低,不易穿透血-脑屏障,极少进入神经系统,对神经、血管调节中枢不产生影响,不引起低血压和心动过缓。降眼压机制为减少房水生成及增加葡萄膜巩膜外流。动物实验研究发现本品有神经保护作用,临床研究正在进行中。

【临床应用】0.2% 及 0.5% 眼液均可显著降低眼压。降眼压最大值,0.2% 者为 6.7mmHg(27.2%),0.5% 者为 7.7mmHg(30.1%)。长期应用,用 0.2% 眼液 2~3 次/d,降眼压效果与 0.5% 噻吗洛尔相似,较倍他洛尔强。氩激光小梁成形术前后用 0.5% 眼液。

【适应证】可作为原发性开角型青光眼及高眼压症的选择药物。溴莫尼定降眼压效果良好,降眼压作用持续时间长,长期用药无耐药性,目前在 50 多个国家得到应用。全身安全性比 β 受体阻断剂好,无明显心肺副作用,可能具有神经保护作用。也可用于慢性闭角型青光眼滤过手术后眼压仍高者,可与其他抗青光眼药物联合应用。

【不良反应】

(1) 局部:结膜苍白、烧灼感,视物模糊和泪液分泌减少,干眼症状(17.8%),眼部过敏(4%~9%)。

(2) 全身:最常见的不良反应为口鼻黏膜干燥(30%),疲劳乏力,嗜睡等中枢神经系统症状(4%~29%)。

(二)作用于 α 和 β 受体的拟肾上腺素药

肾上腺素

【名称】肾上腺素,epinephrine,adrenaline,副肾素。

【药理作用】为 α 和 β 受体激动剂,其作用拟似肾上腺素神经兴奋时所产生的作用。对眼部的作用为瞳孔散大、眼压下降,同时血管收缩可使结膜苍白。

【降眼压机制】肾上腺通过刺激 α 受体和 β 受体,减少房水生成和增加房水流出易度而降低眼压。近年来的一项研究发现肾上腺素通过房水经葡萄膜巩膜外流增加也使眼压降低。肾上腺素在眼部的药理作用复杂,降眼压机制未完全明了,虽经大量研究工作,仍有争论和不同意见。

【临床应用】

(1) 适应证:主要用于原发性开角型青光眼,由于无调节痉挛和缩瞳,更适用于青年性青光眼。可以单独应用,也可与缩瞳剂或碳酸抑制剂联合应用,有协同作用。

(2) 剂量:0.5%~1%,2 次/d。

【副作用】眼部副作用占 25%,约 20%~50% 的患者因副作用不能耐受而停用本药。过敏性结膜炎的发生率占 15%,黄斑囊样水肿发生率占 10%~20%,主要发生在无晶状体眼。

【禁忌证】高血压、缺血心脏病、甲亢患者禁用,因这些患者对儿茶酚胺敏感,可能使病情加重。应用单胺氧化酶抑制剂或三环抗抑郁药者慎用,因这些药可增加肾上腺素受体的敏感性,而引起高血压或心律失常。闭角型青光眼患者禁用,因可引起散瞳。

由于肾上腺素局部和全身副作用较明显,其水溶液不稳定,易变质失效,临床上已很少应用,被溴莫尼定及地匹福林所取代。

五、碳酸酐酶抑制剂

碳酸酐酶抑制剂是通过抑制碳酸酐酶的活性,使碳酸氢根离子(HCO_3^-)生成减少,进而减少房水生成量而降低眼压。正常房水是由睫状突非色素上皮分泌,碳酸酐酶在房水生成中有重要作用,其作用是通过影响HCO_3^-的生成量来实现的。在碳酸酐酶的作用下,睫状突非色素上皮细胞内产生大量的HCO_3^-,HCO_3^-由细胞内通过细胞膜进入细胞间隙和后房,使其成为高渗状态,由于房水和血液之间的渗透压不同,水分便从血液进入后房而生成房水。碳酸酐酶抑制剂房水生成主要通过两方面来完成:①通过抑制碳酸酐酶的活性使HCO_3^-的生成减少,从而使后房的渗透压降低,房水与血液之间的渗透压梯度变小,结果房水生成减少;②通过碳酸酐酶抑制剂改变细胞内的pH值,抑制Na^+-K^+ ATP酶的活性,使Na^+和水分减少,导致房水生成减少。

碳酸酐酶抑制剂用于各种类型的青光眼治疗及各种眼科手术前后以控制眼压为目的的治疗。

碳酸酐酶抑制剂有较强的降眼压作用,但它可产生许多副作用,使其临床应用受到一定限制。这些副作用与剂量使用时间和方法有关,长期应用较易出现,绝大多数的副作用是全身性的(表12-9-2)。

表12-9-2　碳酸酐酶抑制剂的副作用

肢端末梢、口周围麻木感
全身不适、疲劳、食欲不振、胃肠机能紊乱、疲劳、精神抑郁、烦渴、尿频、过敏性皮炎
代谢性酸中毒
低血钾
尿路结石
造血障碍
皮肤炎
暂时性近视

【用药注意事项】

1. 监控用药　掌握适应证,局部用药眼压可控制者,不用全身药。若需全身用药,尽量缩短用药时间,3~5d眼压控制后,采取手术或渐减量。如需较长时间用药,则需定期行血、尿生化检查,防止代谢性酸中毒。

2. 本药为磺胺类药物,有磺胺过敏史者禁用。

3. 肝、肾功能不良者应慎用。

4. 同时服用等量或2倍量的碳酸氢钠,能减少感觉异常和胃肠道反应,缓冲电解质紊乱,减少酸中毒和低血钾的发生。

5. 补充钾盐。

6. 为防止尿路结石、肾绞痛、磺胺尿路结晶,应补充钾盐、镁盐,定期检查尿常规,注意磺胺结晶,如出现则应立即停药。

【药物类型】

1. 全身用药　乙酰唑胺片,醋甲唑胺片,甲酰唑胺片,二氯磺酰胺片,乙酰唑胺缓释胶囊,乙酰唑胺静脉注射液。

2. 局部用药　杜塞酰胺(dorzolamide)滴眼液,布林唑胺(brinzolamide)滴眼液。

(一)全身应用的碳酸酐酶抑制剂

1. 醋甲唑胺

【名称】醋甲唑胺,甲氯酰胺,甲氯唑胺,尼目克司,methazolamide,nearmox。

【降眼压作用】本品是降眼压作用强而且持久的一种碳酸酐酶抑制剂。本品经胃肠吸收,但吸收慢排泄也慢,血中有效浓度维持时间长。本药抑制碳酸酐酶的作用比乙酰唑胺强60%,故用比乙酰唑胺低的剂量,即有明显的降眼压作用。给药后2~4h眼压开始下降,6~8h下降达高峰,作用持续10~18h,可减少房水生成的40%~50%。

【适应证】各种类型青光眼,用乙酰唑胺产生酸碱平衡失调者可改用本药。适用于老年人。

【用法用量】在眼压很高时,首次口服50~100mg,以后改为50mg或25mg,2次/d。

2. 乙酰唑胺　乙酰唑胺(acetazolamide)于1950年合成,它能抑制碳酸酐酶的活性,具有利尿和房水减少生成的作用。1954年Becker用于治疗青光眼,其后广泛应用于临床,在青光眼治疗方面占有重要地位。

【名称】乙酰唑胺,醋氮酰胺,醋氮磺胺,diamox。

【降眼压作用】口服500mg后,1~1.5h眼压开始下降,最大降眼压作用发生在用药后3~5h,降眼压作用持续6~8h。静脉注射500mg,2min出现眼压下降,15min达高峰,持续4~5h。口服胶囊500mg,2h后眼压下降,8~12h达高峰,持续18~24h。

【适应证】各类型青光眼。因降眼压效果显著而且快速,它是青光眼治疗中最重要的急诊用药。

【用法用量】

(1) 片剂:一般最常用片剂,首次500mg,之后250mg 2~3次/d,2~3d后视病情可改为125mg 2次/d,根据病情逐渐停药。

(2) 胶囊剂:500mg 1~2次/d,患者对缓释胶囊耐受性较好,维持降眼压时间较长。

(3) 注射用药:眼压极高时或口服呕吐时用注射剂,500mg溶于5~10mL注射用水内,静脉或肌肉注射,500~1 000mg/d。

(4) 儿童用药:5~10mg/kg体重,2次/d。

(5) 老年人剂量可酌情减少。

3. 二氯磺酰胺

【名称】二氯磺酰胺,dichlorphenamide,双氯非那胺,dichlofenamide,二氯苯磺胺。

【降眼压作用】其分子结构式中含两个磺酰胺,抑制碳酸酐酶的活性比乙酰唑胺约强30倍,但临床效果并不比乙酰唑胺好。口服300mg可使房水生成减少39%。

【用法用量】一般口服量为25~100mg,2~3次/d。50mg相当于乙酰唑胺250mg的效果,一般临床常用50mg,2~3次/d,口服后0.5~1h起效,2~4h达高峰,作用持续6~12h。用药后,正常人眼压下降2.4mmHg,青光眼眼压平均下降8.1mmHg。

【适应证】对乙酰唑胺不能耐受或疗效不佳者可选用本

药,不良反应较乙酰唑胺轻。

(二)眼局部应用的碳酸酐酶抑制剂

全身应用碳酸酐酶抑制剂能快速强效地降低眼压,但长期应用可导致许多副作用,甚至引起骨髓及造血功能障碍等严重后果,限制了其临床应用。自 1955 年起 Becker 等学者开始研究探索局部用药的途径,以期使用这类药物局部滴眼,以降低全身副作用。然而经过许多实验未能成功,直到 20 世纪 80 年代初,Maren 研究改变了碳酸酐酶抑制剂的化学结构,设计出能增强角膜通透性的配方,它具有良好的水溶性和脂溶性,在低浓度时局部滴药即可抑制碳酸酐酶的活性,减少房水生成而降低眼压,使眼局部应用的碳酸酐酶抑制剂可以应用于临床。

1. 杜塞酰胺

【名称】杜塞酰胺,Dorzolamide,添素得,多唑胺,trusopt,MK-507。

【降眼压作用】杜塞酰胺具有亲水性和亲脂性,极易穿透角膜达睫状体,抑制碳酸酐酶同工酶Ⅱ和Ⅳ而减少房水生成降低眼压。

【临床应用】滴药后 2h 眼压开始下降,可持续 2~5h,眼压下降 20%。昼夜均有降眼压作用。2% 杜塞酰胺 2~3 次/d,如与其他抗青光眼药物联合应用 2 次/d。

【适应证】

(1)可用于原发性开角型青光眼和高眼压症。

(2)可作为有使用禁忌患者的单独用药。

(3)可作为用其他抗青光眼药物不能将眼压降至靶眼压患者的附加药物,可使眼压进一步下降。

【不良反应】

(1)局部不良反应:最常见的症状是眼刺痛、烧灼感、眼痒、视物模糊和流泪。局部用药不改变瞳孔大小及调节是本品的优点。

(2)全身不良反应:很少发生,可有口苦、头痛、疲劳、恶心、感觉异常、磺胺过敏等。

2. 布林佐胺 本品是继杜塞酰胺之后第二个研制成功的局部碳酸酐酶抑制剂,其降眼压效果与杜塞酰胺相似,但不良反应较前者少。

【名称】派立明,布林唑胺,Brinzolamide,Azopt。

【降眼压机制】布林佐胺对碳酸酐酶Ⅱ型同工酶亲和力最高,是对其抑制作用最强的一种碳酸酐酶抑制剂。局部应用布林佐胺后,穿透角膜达到睫状体,极强地抑制了碳酸酐酶Ⅱ型同工酶的活性,抑制房水的分泌而降低眼压。

【临床应用】1% 布林佐胺用于开角型青光眼和高眼压症,点药后 2h 眼压下降最多,峰值眼压下降率 21.5%,谷值眼压下降率为 18.9%。

【用量】1% 布林佐胺,2 次/d。

【联合用药】布林佐胺与 β 受体阻断剂、前列腺素类药物、肾上腺素能激动剂及毛果芸香碱等均有附加作用。2 次/d,使 24h 眼压下降,不产生峰值眼压及谷值眼压,是一种好的附加药。

【适应证】与杜塞酰胺相同。

【不良反应】

(1)局部不良反应:通常较轻,可自行缓解。可出现视物模糊、眼部烧灼感、异物感、刺痛、充血等。少见的有眼痒、分泌物增多、滤泡性结膜炎等。

(2)全身不良反应:味觉异常,口苦感,不会发生口服碳酸酐酶抑制剂所致的毒副作用。

【眼部血流的作用】动物实验,兔眼用2%布林佐胺 2 次/d,滴药 1 周,用激光多普勒血流测定仪检测,视盘血流量明显增加。这可能是由于布林佐胺抑制眼组织及红细胞内的碳酸酐酶Ⅱ型同工酶使眼压下降,眼灌注压增加所致。另外,碳酸酐酶Ⅰ型同工酶引起代谢性 CO_2 聚集,CO_2 可使血管扩张。以上二型同工酶作用的结果,可能促使视网膜及视盘血流量增加。目前尚未得到临床证实。

六、胆碱能药物

胆碱能药物是一类能产生和乙酰胆碱相似生物效应的药物,这类药物又称为拟副交感神经药,临床上常称为缩瞳剂。分为直接胆碱能药物及间接抗胆碱酯酶药物。直接胆碱能药物能直接与胆碱受体结合,产生与乙酰胆碱相似的药物,称拟胆碱药物。间接作用的药物是通过抑制胆碱酯酶,使乙酰胆碱不能水解而积存,发挥类似乙酰胆碱作用,称抗胆碱酯酶药。临床治疗青光眼的缩瞳剂有毛果芸香碱。

(一)拟胆碱药

毛果芸香碱 毛果芸香碱(pilocarpine,匹罗卡品)是一种老而有效的抗青光眼药物,自 1875 年用于临床以来,已有 100 余年的历史,由于不断改进剂型、给药方法,使其疗效提高,减少了副作用,至今仍是治疗闭角型青光眼的基本药物和首选药物。

【降眼压机制】

(1)治疗闭角型青光眼是由于缩瞳作用:毛果芸香碱使瞳孔括约肌收缩,牵拉虹膜使之紧张变薄,减少虹膜在房角的堆积,使周边部虹膜离开小梁网,房角加宽,使房水流经小梁网,进入 Schlemm 管,眼压下降。

(2)治疗开角型青光眼是由于增加了房水流畅系数;药物使附着在巩膜的睫状肌向后牵拉巩膜突,并使附着于巩膜突的小梁网网眼扩大,增加房水引流而降低眼压。

动物实验表明,拟副交感神经药物可减少巩膜葡萄膜外流,但临床所用浓度不会引起此作用。这种作用可能使小梁外流功能极差的青光眼患者病情加重。

【临床应用】

(1)闭角型青光眼:用于急性发作、虹膜周边切除术后的残余性青光眼或对侧的预防性用药。对慢性闭角型青光眼效果差,可和其他药物如 β 受体阻滞剂联合应用。

(2)开角型青光眼:已不作为一线药,可作为其他药物的辅助用药。

用量和用法:浓度 0.5%~4%,常用 1%~2% 滴眼液,滴药后 10~15min 缩瞳,1h 后眼压明显下降,持续降低眼压 4~8h,使眼压下降 10%~20%,4 次/d。浅色虹膜的缩瞳反应较棕色虹膜强。

【副作用】

(1) 局部

1) 调节痉挛:睫状肌痉挛是所有缩瞳剂中最常见的不良反应,滴药后可持续 1~2h,表现为暂时性近视和头痛、眼眶痛,尤其是 40 岁以下患者较难忍受,约 20% 患者因此而不愿用药。

2) 瞳孔缩小:对于晶状体核硬化及后囊混浊者可致视力明显下降。为防止长期缩瞳而引起瞳孔后粘连,改善缩瞳引起的视物模糊及便于检查视盘受损情况,应每 3~4 个月停药数日,并用 2.5% 去氧肾上腺素液散瞳,检查完毕后应将瞳孔缩小。

3) 缩瞳药可使晶状体前移,厚度增加,前房变浅,诱发或加重房角关闭,致闭角型青光眼急性发作或恶性青光眼。

4) 睫状肌收缩牵引视网膜,引起视网膜裂孔或脱离。用药前应详细检查眼底周边部,当有视网膜病变、视网膜裂孔、高度近视或无晶状体者不宜用缩瞳剂。

5) 破坏血-房水屏障,可致虹膜炎或使术后炎症反应加重,术前应停用缩瞳药,改用其他降眼压药物。

6) 长期应用可出现晶状体混浊,可引起滤泡性结膜炎、过敏性结膜炎和过敏性皮炎。

(2) 全身:毛果芸香碱很少引起全身副作用。但在急性闭角型青光眼发作频繁滴高浓度药液时,可能发生严重毒性反应,表现为毒蕈碱样反应,主要有胃肠道症状,如恶心、呕吐、腹泻、腹痛、里急后重等;呼吸系统方面则有支气管痉挛、肺水肿、呼吸困难;腺体分泌增加的表现为流涎、流泪、大量出汗等;心血管系统方面有心动过缓、血管扩张、心脏收缩力减弱和传导阻滞、低血压,甚至中枢抑制而死亡。中毒症状轻时,立即停药,重时皮下注射阿托品(2mg,每 5min 1 次,总剂量为 2~20mg,直到症状减轻),或注射解磷定(2.5mg/kg,加入 5% 葡萄糖 500mL,静脉点滴)。急性闭角型青光眼经治疗瞳孔已缩小,眼压已下降,而出现恶心呕吐时,应考虑可能发生药物中毒。

【剂型改良】为增加药物与眼接触的时间,增强对角膜的穿透力,减少用药次数,提高患者的耐受性及减少副作用,对剂型及给药方法进行了许多改进。

(1) 毛果芸香碱药膜:将毛果芸香碱包在多层聚合物膜之间,为膜控缓释系统,置于结膜囊内。药膜有两种释放浓度,20μg/h(Ocusert Pilo-20),相当于 1% 毛果芸香碱眼液的治疗效果;及 40μg/h(Ocusert Pilo-40),相当于 2% 毛果芸香碱眼液的疗效。其优点是每周更换 1 次,能持续降低眼压,调节痉挛、屈光变化较轻。缺点是操作较麻烦,易从结膜囊内滑出,推广受限。

(2) 毛果芸香碱凝胶(pilocarpine gel,pilopine gel):用高黏度的丙烯酸酯为赋形剂制成 4% 的毛果芸香碱胶体液,为另一种缓释剂型。1 次/d,药效持续 18~24h,降眼压效果相当于 4% 毛果芸香碱溶液 4 次/d 的效果。优点是用药次数少,睡前用药可减少副作用。缺点是有刺激作用和引起点状角膜炎,长期用药,部分患者可出现角膜雾状混浊,影响视力。

(3) 浸泡软性亲水接触镜:配戴用 1% 毛果芸香碱液浸泡过的软性接触镜的降压作用较 4% 毛果芸香碱眼液的作用强,可持续降低眼压 24h,但 90% 的药物在前 0.5h 释放,仍有脉冲式的药物作用。

(4) 毛果芸香碱多聚体(pilocarpine polymer,piloplex):由毛果芸香碱化学结合多聚体构成的乳剂,多聚体被水溶解后释放出药物,2 次/d,与水溶液 4 次/d 的疗效相同或更好。

(二) 抗胆碱酯酶药

1. 毒扁豆碱(physostigmine,eserine,依色林) 为短效可逆的胆碱酯酶抑制剂。常用 0.5%~1% 溶液,滴药后数分钟缩瞳,1~2h 作用最强,持续 4~6h。青光眼急性发作时用,目前临床很少应用。

2. 碘化磷酰胆碱(碘磷灵,phospholine iodide,echothiophate) 为长效抗胆碱酯酶药,浓度为 0.03%~0.05%,1 次/12~48h,0.03% 眼液与 4% 毛果芸香碱效果相似。此药副作用较大,如眼部充血、虹膜囊肿、虹膜后粘连、白内障,可能诱发视网膜脱离,临床上已很少应用此药。

缩瞳剂的副作用见表 12-9-3。

表 12-9-3 缩瞳剂的副作用

缩瞳	头痛、眉弓痛
调节痉挛	流涎
滤泡性结膜炎	出汗
过敏性结膜炎	恶心、呕吐
瞳孔阻滞	支气管痉挛、肺水肿
视网膜脱离	低血压、心动过缓
角膜带状变性	腹泻、腹痛
结膜充血、眼睑痉挛	呼吸麻痹
白内障及虹膜囊肿	(仅见于胆碱酯酶抑制剂)
(仅见于胆碱酯酶抑制剂)	

七、高渗剂

高渗剂是一类降压作用强、起效迅速的降压药物,最早用于神经科治疗颅内高压。1958 年观察到尿素有良好的降眼压作用,已有多种高渗剂用于青光眼的治疗,成为重要的降眼压药物。

【作用机制】正常情况下,血液和房水之间的稳定状态是由两种液体之间的流体动力学平衡和两者之间的渗透压平衡来维持的。如两者之间的渗透压平衡被打破,则会引起眼压的变化。血液渗透压高于房水渗透时,眼内液体被吸出眼外,进入血液,则引起眼压下降。高渗剂能使血液渗透压增高,吸出眼球内水分使眼球内组织体积减少,眼压下降。高渗剂必须能使血液与眼组织之间形成一定的渗透压梯度,才能产生降眼压作用。高渗剂的分子量小,难透过眼组织或透过速度慢,在血液中停留时间长,排泄慢,则渗透压梯度大,降压作用强,维持时间长。另外,高渗剂可能影响下丘脑的渗透压感受器而降低眼压。

【临床应用】高渗剂可用于治疗各种类型青光眼,主要用于急性高眼压或顽固性高眼压的降压治疗。

【不良反应】最常见的不良反应有恶心、呕吐、头晕、头痛、乏力、多尿、口渴等。因高渗剂进入体内后,主要分布于细胞外液,使组织和细胞内液体流入血循环并经肾脏排出体外,除降压外还伴有强力脱水、利尿作用及血容量增加。脑组织脱水可引起头晕,头痛、定向力障碍、躁动等,强力利尿可导致水电解质紊乱,产生低血钾。大剂量快速输入高渗剂可诱发急性心力衰竭、肾衰、肺水肿。有严重心、肾、肺功能不良及严重脱水和电解质紊乱者应禁忌使用高渗剂。

【常用药物】常用的静脉滴注用高渗剂有甘露醇和尿素,口服的有甘油和异山梨醇。静脉滴注起效迅速,降眼压作用强。

1. 甘露醇(mannitol)　甘露醇是高渗剂中最有效而首选的药物。它进入体内后主要分布于细胞外液穿透细胞的能力很弱,因而可以产生强而持久的降压作用。分子量为182,是尿素的3倍。其物理性质稳定,不易变质,刺激性小,注射时漏到血管外也不会引起组织坏死。

临床用量1~2g/kg体重,配成20%水溶液约250~500mL快速静脉滴注,3~10mL/min,一般在30~60min输完。注射后10~20min眼压开始下降,1~2h内眼压降至最低,维持4~6h,不参与代谢,以原型排出体外。

与尿素相比甘露醇具有以下优点:①性能稳定,配成溶液能长期保存,而尿素需临时配制;②不会引起血中尿素氮增加,对心脑无毒性,可用于不严重的心脏病和肾脏病患者;③降压效果不受局部炎症的影响;④不参与体内代谢可用于糖尿病患者;⑤渗透、利尿作用强,副作用小。

2. 甘油(glycerine,glycerol)　甘油为口服脱水降眼压药。口服后在胃肠道迅速被吸收,主要分布于细胞外液,形成血浆-房水渗透压差而降低眼压。甘油参与体内糖代谢,大部分在肝脏内,转化为葡萄糖及其他碳水化合物,并可产生一定热量。临床每次用量为1~2g/kg体重,配成50%溶液,一次性口服,10min开始降压,30~60min达峰值,可持续4~6h。

不良反应最常见的是恶心、呕吐,可出现口渴、上消化道烧灼感和头痛等。由于它参加体内糖代谢,糖尿病、严重肝病、脱水的患者禁用,年迈者慎用。

3. 异山梨醇(isosorbide)　异山梨醇分子量为146,为一种口服高渗剂。用量为1~3g/kg体重,以45%溶液口服,口服后30~60min后起效,1~3h降压达峰值可持续3~5h。本品不参与体内代谢,以原型从肾脏排出,可用于糖尿病患者。

不良反应有恶心、呕吐,但较甘油引起者少,腹泻较甘油发生者多。头痛较少发生,偶有嗜睡。肺水肿、严重心脏病者、静脉炎、血栓形成患者禁用。

(才瑜　李美玉)

第十节　抗青光眼手术

要点提示

1. 了解青光眼手术伴随的病理生理改变,手术目的是解除房水循环障碍、降低眼压,但又要尽可能减少对眼组织结构和生理功能的破坏。

2. 根据各种抗青光眼手术的作用机制,选择恰当的术式,才能达到降低眼压的目的。

3. 掌握不同类型的手术适应证,才能取得满意的治疗效果。

一、概论

(一)青光眼的手术解剖基础

1. 结膜与球筋膜　结膜与球筋膜(Tenon囊)在角膜缘融合在一起,Tenon囊的附着点比结膜后1~2mm,两者之间在角膜缘形成潜在间隙。Tenon囊与角膜缘后界浅层巩膜紧密相连,做以角膜缘为基底的结膜瓣只有分离Tenon囊在角膜缘后界的粘连才能暴露角膜缘。做以穹窿为基底的结膜瓣,紧靠球结膜的附着点剪开,暴露角巩膜外沟,Tenon囊附着点清楚可见。年轻人、远视眼结膜厚,老年人、近视眼及类风湿病患者结膜薄,容易破损。

2. 角膜缘　是角膜和巩膜相互移行区,由透明的角膜嵌入不透明的巩膜内,形成灰白色环形区。前房角和房水引流系统位于角巩膜缘,它又是许多内眼手术切口的标志部位,所以十分重要。角巩膜缘前界位于连接角膜前弹力层止端与后弹力层止端的平面,后界为经过房角的巩膜突并垂直于眼球表面的平面。角巩膜缘上方最宽,约1.5mm,下方次之,鼻侧及颞侧较窄。前界是结膜、Tenon囊的附着处,由此做垂直切口进入前房位于schwalbe线前。后界的标志是白色巩膜与灰色角膜缘交界处。由于巩膜屈率半径大于角膜屈率半径,两者在角膜缘后界形成巩膜沟。与角膜缘后界对应的眼内部结构,因前房深浅的不同而异。深前房角膜缘后界切口位于巩膜突前Schlemm管后,浅前房的抗青光眼手术巩膜切口应在角膜缘后界前,切口向前房倾斜,以免损伤睫状体。先天性青光眼角膜缘加宽,笔者术中测量最宽者为5mm,呈角膜缘葡萄肿,巩膜切口应在角膜缘后界前1~2mm,依角膜缘宽窄而定,否则有进入后房的可能。

3. 睫状体　冠部位于角膜缘后2~3mm,宽约3mm,是睫状体破坏性手术部位。平坦部在角膜缘后4~5mm,宽约4.5mm,是后巩膜切开的部位(图12-10-1)。

4. 眼前节血液供应　结膜血管细不容易出血,Tenon囊无粗大血管,巩膜表面血管多,术中应充分电凝或热凝手术野血管。来自眼外肌支的睫状前动脉较粗大,在肌附着点前1~3mm进入巩膜达睫状体,结膜切口在两眼外肌之间,以免损伤睫状体前动脉引起出血。睫状后长动脉在3:00、9:00角膜缘后8mm穿入巩膜、睫状体剥离避开此处,预防术中出血。

(二)青光眼手术分类

青光眼手术的目的是使眼压维持正常或安全范围内,阻止

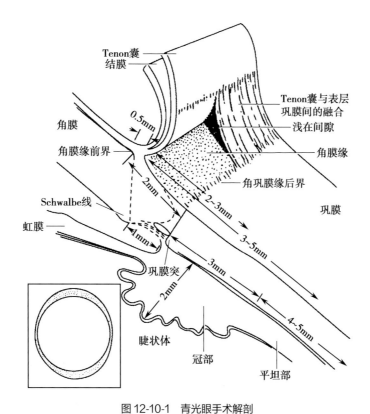

图 12-10-1　青光眼手术解剖
角膜缘内部界线为 Schwalbe 线和巩膜突外部界线为角膜缘前界和角膜缘后界

视盘病理损害、视野损害继续进展和视力进行性下降。根据抗青光眼手术的设计原理和作用机制,分为三大类。

1. 解除房水在眼内流动阻力的手术　如周边虹膜切除术或激光虹膜切开术,使前后房沟通,解除瞳孔阻滞,消除虹膜膨隆,使狭窄的房角开放,阻止前房角关闭粘连,使房水经生理的循环途径排出眼外,维持眼压平衡。适用于原发性急性闭角型青光眼的临床前期、间歇期、和慢性闭角型青光眼及继发性闭角型青光眼的早期,如小梁功能已发生损害或房角已发生明显粘连,则此类手术将无效。激光周边虹膜成形术适用于高褶虹膜型青光眼,使周边虹膜变薄,消除根部虹膜高褶状态,使房角加宽,阻止周边虹膜前粘连。抽吸玻璃体腔积液前房注气或晶状体摘出玻璃体切除,使玻璃体腔与后房沟通,解除睫状环阻滞,使房水进入前房经房角外流,以治疗睫状环阻滞型青光眼。前房角切开术或小梁切开术是切开覆盖于小梁网上的残留中胚叶组织或病变的小梁网,房水直接进入 Schlemm 管,使房水经生理循环途径外流以治疗婴幼儿型青光眼。

2. 解除房水流出眼外阻力的滤过性手术　当小梁功能障碍和结构异常房水外流受阻时,需建立新的房水排泄途径,如滤过性手术,房水通过角膜缘滤口流入结膜和 Tenon 囊下间隙,叫外滤过性手术,房水通过睫状体上间隙流入脉络膜上腔叫内滤过性手术。常用的滤过性手术有小梁切除术、非穿透性小梁手术、EX-PRESS 青光眼引流钉植入术和引流阀置入术等。

3. 破坏睫状体减少房水生长的手术　这类手术是通过破坏睫状体突,使房水分泌减少眼压下降。此类手术对于睫状体破坏量不易掌握,过度的睫状体破坏易造成眼球萎缩等严重后果,破坏量少又不能达到降低眼压的效果,所以仅适用于经过反复多次抗青光眼手术失败、高眼压引起的症状不能消除的病例,作为一种补充的治疗手段,独眼残存视功能者不主张施行这种手术,对于视功能尚好者应谨慎实施。

睫状体破坏性手术有以下几种方法:①睫状体冷凝术,利用冷凝冰晶作用使睫状体上皮细胞和睫状体血供被破坏,减少房水生成;②睫状体激光光凝术,可经巩膜,或经瞳孔,或用眼内窥镜直视下用激光直接凝固破坏睫状突,减少房水生成;③睫状体高能超声波治疗术,利用超声能量破坏睫状突的房水分泌功能。由于睫状体冷凝术对于睫状体周围组织破坏性较大,容易引起严重的眼内反应和疼痛,术后眼压低,眼球萎缩比较常见,现在已逐渐被睫状体激光术所替代。

(三)滤过性手术的伤口愈合及其调节

青光眼滤过性手术对伤口的愈合有独特的要求,即球结膜伤口要完全愈合而结膜下组织要不全愈合,巩膜瓣及滤过内口要完全不愈合,这样才能建立功能性滤过泡。成功的滤过性手术是要建立有效的永久性的房水从眼内流出通道,临床上以形成功能性的滤过泡为特征。功能性滤过泡有两种形态,一种为薄壁多囊状,一种为泡较平坦,弥散壁较厚,比周围结膜组织血管少或无血管。组织病理学显示结膜上皮下为疏松排列的结缔组织,结膜上皮下有多囊状清亮空隙,是由于房水与结膜下及板层巩膜的胶原纤维直接接触并使胶原纤维降解所形成,临床上即表现为结膜微小囊泡。失败的滤过性手术的滤过泡有两种,一种是滤过泡完全消失而形成纤维瘢痕,另一种为包裹性滤过泡,为在滤过口处形成局限的、肥厚的、其内部张力增高的囊肿,组织病理改变为结膜上皮下有显著增厚的多层致密胶原纤维结缔组织,伴有成纤维细胞增生,这种结构没有房水引流的功能。

滤过性手术后滤过通道的愈合过程分三个阶段:早期为创伤反应及纤维素渗出,中期为成纤维增殖和移行,晚期为肉芽组织形成。成纤维细胞大约于术后第5天开始由切口缘的结膜下组织和表层巩膜组织衍生出来,它的增生和移行在滤过性手术伤口愈合过程中起主要作用。伤口愈合的主要调节因素,在炎症期白细胞介素非常重要,增殖早期激活成纤维的多种生长因子中转移生长因子β1起重要作用,增殖后期主要是胶原纤维的合成分泌。

滤过性手术后早期使滤过泡失败的伤口愈合过程是手术创伤使血细胞和血浆蛋白释放,在组织因子作用下形成纤维素-纤维连接蛋白凝块,刺激巨噬细胞、成纤维细胞和新生血管的增殖移行,消化纤维素-纤维连接蛋白凝块,同时成纤维细胞合成胶原,葡萄糖胺聚糖和纤维连接蛋白,形成纤维血管组织,继之毛细血管吸收,成纤维细胞消退,产生致密的胶原性结膜下瘢痕。

为提高滤过性手术的成功率,建立功能性滤过泡,可从手术及药物调节两方面采取措施。

1. 手术方面 术前如果眼部有炎症,需用抗炎治疗,以减少眼局部的炎症细胞浸润及充血反应,可局部滴糖皮质激素或非甾体类抗炎药。有报道长期局部滴用抗青光眼药物,如毛果芸香碱、噻吗洛尔等,结膜下组织的炎性细胞增多,其滤过性手术的成功率较未长期滴用这些药物者的手术成功率低。毛果芸香碱可破坏血-房水屏障,加重术后反应,术前应停用缩瞳剂。对于一些难治性青光眼如新生血管性青光眼、葡萄膜炎性青光眼,术前滴用阿托品,可减轻术后炎症反应的强度。

术中操作轻巧,减轻组织损伤。细致但不要广泛的止血,水下电凝止血较热灼止血对组织的损伤较小。避免对结膜、虹膜等组织的不必要干扰。术中小梁切除创缘应垂直,使切除口通畅,勿残留板层巩膜或后弹力层,行宽基底的周边虹膜切除,以免残留虹膜组织堵塞滤道内口。球结膜及筋膜切口分层缝合,保持局部结构的完整性,有利于防止滤过道的瘢痕化。

术后积极抗炎治疗及血-房水重建,对防止术后滤过道瘢痕化有重要作用。术后应用糖皮质激素及非甾体类抗炎药的时间应足够长,并根据滤过道形成的情况进行调整。术后及时形成前房对滤过手术的成功至关重要,如术后前房延缓形成或形成不良,常伴随低眼压,破坏血-房水屏障,表现为低眼压性葡萄膜炎反应,炎症性房水不利于滤过性通道的建立。

2. 药物调节 减少滤过通道的瘢痕化,促进功能性滤过泡的建立一直是青光眼研究的重点。国内外曾对许多伤口愈合调节剂进行过广泛的实验及临床研究,取得了一定的抑制成纤维细胞增殖,减少结膜下组织纤维瘢痕化的作用。目前临床广泛使用的是抗代谢药物丝裂霉素C(mitomycin C,MMC)和氟尿嘧啶(5-fluorouracit,5-FU)。丝裂霉素C抑制成纤维细胞和血管内皮细胞是作用于整个细胞周期,优点是药物效能好,少

有角膜上皮毒性,术中一次性应用方便。缺点是难以控制应用的结果,易感眼可能发生滤过泡坏死、低眼压及其并发症。氟尿嘧啶抑制成纤维细胞和血管内皮细胞是作用于分裂增殖的S期细胞,其优点是术中及术后均可应用,可以根据滤过泡状况,调节用药物剂量,缺点是需要多次结膜下注射,有角膜上皮毒性及产生结膜机械损伤出血等不利因素。

(1)丝裂霉素C:是目前报道最多的一种防止滤过泡瘢痕化的药物。它是由头状链霉菌产生的抗生素混合物中分离出来的一种抗肿瘤抗生素。其作用机制是破坏DNA的结构和功能,抑制增殖期细胞的DNA复制,并抑制DNA依赖性RNA的合成,从而有效地抑制成纤维细胞的增殖,阻止成纤维细胞产生胶原物质,减少抗青光眼手术滤过道的瘢痕化。因它作用于整个细胞周期,短期接触即可抑制成纤维细胞增殖,并有较强的细胞杀伤作用。Chen等1983年首次报道丝裂霉素C用于青光眼滤过手术。丝裂霉素C对细胞增殖的抑制作用具有剂量依赖性,术中一次应用,能抑制手术创面细胞增殖,达到抗纤维化作用。临床报道手术中应用丝裂霉素C的浓度和放置时间分别为0.1~0.5mg/mL,放置2~5min不等,手术成功率0.1mg/mL为76%,0.2mg/mL为81%~100%,0.4mg/mL为100%。多数认为0.2mg/mL,放置5min较合适,但经过实践,近年来趋向于用低剂量,放置短时间,以减少毒副作用。Kitazawa报道0.002mg/mL成功率为63.6%,0.2mg/mL的成功率为100%,但后者的并发症明显多。他认为丝裂霉素C的适当浓度应选在0.002~0.2mg/mL之间。

操作方法:完成结膜瓣和巩膜瓣后,将吸含一定浓度的海绵片或棉片,置于巩膜瓣下或分别置于巩膜瓣及结膜瓣下,达到所设计的放置时间后,除去海绵片或棉片,用生理盐水或平衡盐液冲洗创面及结膜囊。应注意放置丝裂霉素C棉片一定要在切开前房之前,切不可在切通前房之后应用。棉片放置的范围要大,以便形成大而弥散的滤过泡,范围小者易形成局限隆起较高的滤过泡,其并发症较多。棉片不可与结膜切口创缘接触。以角膜缘为基底的结膜瓣较安全,结膜与球筋膜应分层缝合,对位好,可防止术后伤口愈合不良。

并发症:最常见的并发症是低眼压,术后早期形成疏松无血管的滤过泡,其房水渗漏性强,可发生浅前房、黄斑囊样水肿等。角膜上皮毒性也较常见,出现角膜上皮小凹样缺损,但在术后早期可愈合。少见的副作用有角膜内皮毒性,长期影响可促使白内障发展,严重的并发症为滤过泡感染眼内炎。

(2)氟尿嘧啶:5-FU为抗嘧啶类药,在体内转化后与脱氧胸苷酸合成酶形成共价结合,干扰DNA合成,抑制细胞生长。1984年Heuer等首次应用于滤过性手术获得成功。5-FU特异性地作用于细胞增殖期的S期,对合成DNA的细胞有抑制作用,而对不合成DNA的细胞不产生抑制作用。伤口愈合过程在2周内完成,所以给药方法是在术后2周内多次结膜下注射5-FU。术后第1周内,每1d注射1次,每次5mg,注射部位在远离区的结膜下,术后第2周,隔日1次,每次5mg,用药总量为50mg。每次注射拔针后立即用生理盐水冲洗结膜囊,清

洗残留药物,以免产生毒性作用。为减少术后多次结膜下注射5-FU所带来的不便及更多的副作用,Smith等证实术中和术后结合使用,即术中用5-FU 50mg/mL,放置5min,术后球结膜下注射5mg,隔日1次,共2周,同样有效。国内外一些学者探讨低剂量5-FU在抗青光眼手术中的抗瘢痕形成的临床效果,也获得一定成功。5-FU的毒副作用与丝裂霉素C相似,但较轻,其角膜上皮毒性更常见,为细小点状混浊。

目前常选用的滤过性手术的伤口愈合调节药物为5-FU和MMC,虽然有毒副作用,但严格掌握适应证和用药剂量,仍然是难治性青光眼滤过性手术的有效辅助药物。需进一步研究最小有效剂量及最佳给药方法,以提高手术成功率及降低毒副作用。

(四)患者术前准备

1. 了解患者用降眼压药物的历史及用量,以便选择手术。

2. 缩瞳剂长期应用,加重术后炎症反应和虹膜后粘连的形成,甚至使滤过性手术滤口关闭,术前尽量停用或减少缩瞳剂的应用。

3. 检查双眼有无外眼炎症、有无全身性疾病如高血压、心脏病、糖尿病、肾功能障碍。

4. 手术当日用镇静、止血和降眼压药物。

(五)术后用药及护理

1. 术眼用糖皮质激素、抗生素　减少炎症反应,预防感染,短效散瞳剂如托吡卡胺活动瞳孔,防止后粘连。

2. 对侧眼如未做手术,用缩瞳剂预防闭角型青光眼的急性发作。

3. 对侧未术眼如果病情允许,最好不用乙酰唑胺,术后前房恢复和滤过性手术结膜滤过泡的形成,依赖于房水在眼内的流动和结膜下的弥散。乙酰唑胺抑制房水生成,不利于前房恢复和滤过泡形成。

4. 术后眼球按摩　滤过性手术前房已形成后,应早行眼球按摩,使房水通过角膜缘滤口流入结膜下,防止结膜Tenon囊与巩膜粘连、使滤过泡弥散。眼球按摩时令患者向上注视,手指通过下睑向眼球加压,使上方角膜缘滤口张开(图12-10-2)。也可以令患者向下注视,双手示指通过上睑交替向眼球加压。术后早期最好不由下方向上按摩,以免虹膜从巩膜滤口脱出到结膜下。

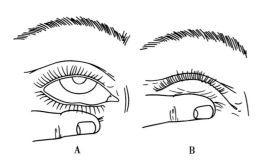

图12-10-2　滤过术后眼球按摩
A.令病人向上看;B.示指放在下睑上感觉眼球的硬度,通过下睑向眼球持续加压约10s

二、青光眼周边虹膜切除手术

周边虹膜切除术:房水从虹膜缺损处进入前房,瞳孔阻滞解除,前后房压力平衡,虹膜变平,房角加宽,房水流入小梁的阻力消失。

【适应证】闭角型青光眼先兆期、急性发作后全部或大部房角开放,慢性期周边前粘连范围小,仅用缩瞳剂可控制眼压,未发作眼;适用于上述情况下无YAG激光机,或虹膜较厚激光未能切开者。

【手术步骤】

1. 表面及结膜下浸润麻醉。

2. 上直肌固定缝线。

3. 鼻上或颞上角膜缘外6mm做与角膜缘平行的结膜瓣,向前分离到角膜缘。或做以穹窿部为基底的小结膜瓣。

4. 在角膜缘后界前做3mm长与角膜缘平行的垂直于眼球壁的切口,注意切入前房时不可用力过大,以免损伤虹膜或晶状体。切口的内口与外口大小要一致,切缘整齐,否则虹膜不易自行脱出,切通角膜缘立即有少量房水流出。

5. 有齿镊子轻轻提起切口前唇,虹膜恢复器轻压切口后唇,虹膜自然脱出。如没有虹膜脱出,将闭合的有齿虹膜镊子(平镊容易使色素层遗留)伸入前房,于虹膜根部打开镊子约2mm,稍向下压夹住根部虹膜贴着球壁(勿将虹膜向上方牵拉,否则容易撕破根部血管,发生前房积血)向前将其拉出切口。虹膜剪与角膜缘平行或与角膜缘垂直剪除适量虹膜(图12-10-3)。

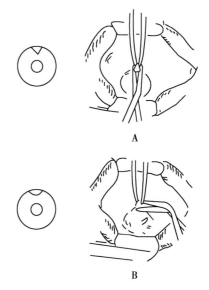

图12-10-3　周边虹膜切除术
A.虹膜剪与角膜缘垂直剪除虹膜;B.虹膜剪与角膜缘平行剪除虹膜

6. 用虹膜恢复器在切口表面向角膜中央轻轻按摩,使瞳孔居中。如瞳孔不复位,恢复器分别从切口两侧进入前房恢复虹膜至瞳孔呈圆形,见周边虹膜缺损区。

7. 结膜瓣下的角巩膜缘切口如果小且闭合好,可以不缝合仅行球结膜缝合即可,否则可用10-0尼龙线缝合一针,并将线结拉入针道内。

8. 抗生素和地塞米松眼膏遮盖,未术眼滴毛果芸香碱溶液。

【术后处理】术中无并发症者,术后第 1 天前房已形成且多较术前深,裂隙灯检查房水闪光阴性,几乎没有反应,瞳孔圆且居中,周边虹膜缺损贯通,眼局部滴糖皮质激素及抗生素眼液,3 次/d,共 2 周即可。术后 5d 拆结膜缝线。

术后如周边前房未明显加深,应于术后 2 周行前房角镜检查,观察前房角是否较术前加宽。如未加宽应密切随访,必要时行暗室加俯卧试验,或行 UBM 检查,以明确是否有非瞳孔阻滞因素。

【术中可能发生的问题】

1. 瞳孔散大 散大的瞳孔不容易剪除虹膜根部,残根与切口粘连或与晶状体粘连,影响手术效果,而且容易剪除过多虹膜,大的虹膜缺损术后发生眩光和单眼复视。处理:滴缩瞳剂,瞳孔缩小后再行切除。麻药中不要加肾上腺素。

2. 虹膜脱出困难 可能:①切口位置太靠后或靠前。处理:缝合切口,更换手术位置;②切口太小,或内口小。处理:用刀尖扩大切口,勿损伤晶状体;③眼压太低,虹膜也不容易自然脱出。处理:一手用恢复器轻压切口后唇,一手用眼肌钩轻压 6:00 角膜缘,虹膜可自然脱出。

3. 虹膜膨出 多因切通口后前房水迅速流出,虹膜后面的房水把虹膜推入切口。处理:行放射状虹膜切开,使虹膜后面的房水流出,把虹膜送入前房,再行虹膜切除。

4. 虹膜色素层遗留 用无齿镊子拉出色素层将其剪除,勿损伤晶状体。也可待切口愈合后行激光切除。

5. 前房积血 虹膜切除时损伤根部血管,切口靠后伤及睫状体是前房积血主要原因。小量出血术后自行吸收,前房积血多时,用恢复器轻压切口后唇,另一恢复器在角膜表面从下方向切口方向轻轻按摩,将血赶出前房,也可以冲洗前房。有活动性前房积血时,用棉棍压迫切口,或前房注入黏弹剂、大气泡使前房压力升高以利止血。

【术后并发症】

1. 切口渗漏:结膜瓣形成滤过泡,数天后消失,切口如有虹膜组织残留则形成永久性渗漏。前房形成者不需处理。

2. 晶状体半脱位:因切开角膜缘或剪除虹膜时损伤晶状体韧带,一般范围小,不会引起其他合并症,不需处理。

3. 白内障形成:手术器械损伤晶状体所致,可能为局限性,也可能迅速发展,按白内障处理。

三、滤过性手术

滤过性手术常指眼外滤过性手术,房水通过角膜缘滤口流入结膜及 Tenon 囊下间隙,大部分被周围组织吸收,小部分透过结膜与泪膜融合,或被切口周围的血管淋巴管吸收。成功的结膜滤过泡没有血管、低平而弥散,为半透明状。无滤过功能的滤过泡血管多、隆起高、结膜呈白色不透明,或局限形成囊,为结膜及 Tenon 囊成纤维细胞增殖结瘢的结果。

滤过性手术有两种类型结膜瓣,以角膜缘为底及以穹窿为

底结膜瓣。以角膜缘为底结膜瓣是在角膜缘后 8~10mm 剪开结膜及 Tenon 囊,向角膜缘方向分离,包括分离 Tenon 囊与角膜缘后界的粘连,暴露青灰色角膜缘,以利于准确判断角膜缘切口的位置(图 12-10-4)。术毕连续缝合结膜及 Tenon 囊(联合缝合或分层缝合),并将其固定在上直肌筋膜上,预防日后结膜滤过泡下垂。这种结膜瓣厚,对深层组织有保护作用,术后结膜下注射 5-氟尿嘧啶(5-Fluorouracil,5-FU)或眼球按摩不发生切口渗漏。病情需要切除 Tenon 囊时容易操作。但是结膜瓣不容易完成,操作多对组织损伤重,术后容易形成瘢痕,手术野暴露不够满意。以穹窿为底的结膜瓣沿角膜缘剪开结膜及 Tenon 囊,两端行放射状剪开使手术野暴露满意,轻轻分离 Tenon 囊与浅层巩膜的粘连,将结膜瓣推向穹窿(图 12-10-5)。术毕将结膜复位,放射状切口两角的结膜各做一针直接缝合,使结膜瓣遮盖角膜缘切口。这种结膜瓣容易完成,操作少对组织损伤轻,手术野暴露清晰,术后结膜瓣没有瘢痕,容易形成弥散滤过泡。但是不容易完成 Tenon 囊的切除,术后早期角膜缘有轻微渗漏,数日以后即可消失。术后若需结膜下注射 5-FU 或尽早按摩眼球,容易发生角膜缘处渗漏。这种结膜瓣使用较广泛。

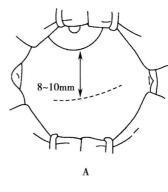

A

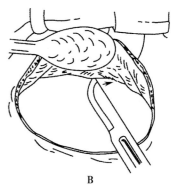

B

图 12-10-4 以角膜缘为底的结膜瓣

A. 角膜缘后 8~10mm 做与角膜缘平行的切口;B. 将结膜瓣及 Tenon 囊向角膜缘方向分离,充分分离 Tenon 囊在角膜缘后界与巩膜的粘连,才能暴露角膜缘

关于 Tenon 囊的切除,有的作者主张部分或全部切除手术区结膜下 Tenon 囊,以增加结膜的渗漏。有的作者观察 Tenon 囊的切除并没有改善结膜滤过泡的功能,反而加重了组织的损伤,术后更容易形成瘢痕,不主张常规剪除 Tenon 囊,仅适用于

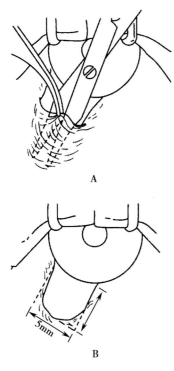

图 12-10-5　以穹窿为底的结膜瓣

A. 沿角膜缘剪开球结膜；B. 两端各做小的放射状切开，将结膜及 Tenon 囊向上分离，暴露巩膜

年轻的青光眼患者 Tenon 囊比较厚，或以前的滤过手术证实了 Tenon 囊增生影响滤过泡功能。方法：做以角膜缘为底的结膜瓣，分离结膜与 Tenon 囊，剪除 Tenon 囊（图 12-10-6）。

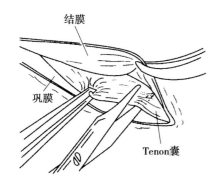

图 12-10-6　Tenon 囊切除

做以角膜缘为底的结膜瓣，分离结膜与 Tenon 囊后，将 Tenon 囊剪除

滤过性手术滤口的厚度分为全厚滤过性手术，又叫无巩膜瓣滤过性手术（full-thickness filtration），及部分厚度滤过性手术（partial thickness filtration）或保护性滤过性手术（guarded filtration）。有巩膜瓣的滤过性手术在巩膜瓣下做角膜缘滤口，房水从巩膜瓣下滤口流出，速度较慢，延缓了术后房水外流，减少了前房延缓形成的发生率。防止眼压过低。术后前几天眼压以 8~10mmHg 为宜。它是目前广泛采用的青光眼手术方式。几种常见的滤过性手术：

（一）小梁切除术

基本小梁切除术及其改良：

【适应证】各种原发性、继发性开角型和闭角型青光眼、混合性青光眼、先天性青光眼。

【手术步骤】

1. 表面、结膜下浸润和球后阻滞麻醉，儿童全身麻醉。

2. 上直肌固定缝线。

3. 以穹窿为基底的结膜瓣或以角膜缘为基底的结膜瓣。

4. 在上方做宽 4mm、高 4mm、1/2 巩膜厚度的巩膜瓣，向角膜缘剥离至角膜缘后界前 2mm。

以烧灼器标出 4mm×4mm 大小的方形巩膜瓣范围，以尖刀片从巩膜瓣的后缘开始沿标记作深达巩膜 1/2 厚度且与角膜缘平行的垂直巩膜切口，再在其两端各做一放射状切口，达角膜缘，深达 1/2 巩膜厚度。以角膜镊夹住巩膜瓣一个后角，向前做巩膜层间剖切，刀刃须与巩膜床剖面平行，使巩膜瓣的厚度保持均匀一致，一直剖至角膜缘后缘前 2mm，即相当于透明角膜内至少 1mm 处。周边前房非常浅或有周边前粘连的闭角型青光眼患者，巩膜瓣应剥的更向前，即进入透明角膜内 2mm。巩膜瓣的厚度应均匀，应保持 1/2 巩膜厚度，不宜太薄，否则缝合巩膜瓣时，不能与巩膜床密切对合而达到水密缝合。切口边缘应垂直整齐，巩膜瓣不要出现裂口或撕裂，其大小应与巩膜床一致，应避免直接烧灼切口边缘。

5. 前房穿刺：以锐利的前房穿刺刀，在颞上方角膜缘内做穿刺，以便术毕通过此穿刺口向前房注入平衡盐液恢复前房，并检查滤过口通畅情况、滤过泡能否形成、结膜瓣闭合是否严密。因为前房的形成可避免术后低眼压、浅前房或无前房，必要时还可于术后早期通过此穿刺口注入黏弹剂或平衡盐液以形成前房。

6. 小梁切除：在已暴露的角膜缘相当于 Schlemm 管小梁处做一与角膜缘平行的长 2~3mm、宽 1~1.5mm 深层组织块，小梁切除条的两端应距巩膜床两端各约 0.5~1mm，先用尖刀片划出所需切除范围，再用尖刀或钻石刀或小梁剪完成整条组织的切除（图 12-10-7）。小梁切除条的边缘应垂直，以免遗留斜坡状檐边样组织而缩小了有效的滤过口。前面切口在灰色角膜缘与透明角膜交界处或在透明角膜内，后面切口应在巩膜突的前缘，即在灰色角膜缘与白色巩膜交界处，如太靠后有增加并发症的危险，如出血、炎症、睫状体脱离，甚至玻璃体脱出。当前房被切通后，房水缓慢渗出，眼球变软，但应维持前房不消失。如前房消失，可从前房穿刺口注入平衡盐液，保持适当的前房深度，以利操作。如在切通前房的过程中有虹膜脱出，应立即用剪刀在隆起的虹膜上剪一小口，房水流出，虹膜就会塌陷下去。如虹膜堵在切口处，可用虹膜恢复器恢复虹膜再进行小梁切除（图 12-10-7）。

7. 虹膜周边切除：做一宽基底的周边虹膜切除，其宽度应至少为 2mm，以免术后发生虹膜堵塞滤口或与滤口处发生前粘连。虹膜切除勿需达到基底部，因基底虹膜切除会增加出血的可能性。方法是轻压切口后唇处巩膜，使虹膜脱出，夹住虹膜，先轻向左牵拉虹膜做第一剪，剪刀不移动再将镊子轻拉向右侧即向剪刀处牵拉再剪第二剪，注意不可过分上提或外拉，以免

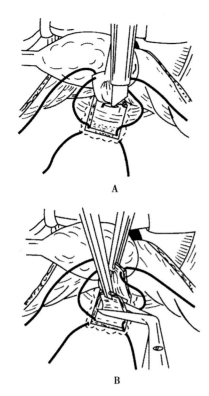

图 12-10-7　小梁切除术

A. 巩膜瓣下角膜缘后界前 1.5mm，切通 4mm，两端向角膜缘后界做垂直切开；B. 用镊子夹住巩膜条游离缘，用 Vannas 剪沿角膜缘后界剪除巩膜条

引起虹膜根部离断而出血。在剪除过程中，虹膜剪平行于角膜缘放置，水平方向剪除虹膜，而不是放射状向着瞳孔剪除虹膜。剪除虹膜后，虹膜将自行复位，观察周边虹膜切除口是否全层切通，瞳孔是否复原，如尚有移位用虹膜恢复器在切除附近角膜表面轻轻按摩，使之复位，但不宜进入前房，因已做虹膜周边切除，应避免损伤睫状体。

8. 缝合巩膜瓣：用 10-0 尼龙线在巩膜瓣和巩膜床的两个后角各间断缝合一针，松紧应适度，通常巩膜瓣的两侧不缝，以便两侧边缘渗漏房水。从前房穿刺口注入平衡盐液恢复前房，用海绵棒放在巩膜瓣两侧边缘测试滤过渗漏功能，如房水流出过多或前房变浅，则在巩膜瓣侧边补缝一针或两侧各加缝一针。所有线结均埋藏在巩膜组织内。

9. 缝合结膜瓣：结膜瓣的水密缝合是滤过手术的一个关键步骤。以穹窿为基底的结膜瓣，在结膜瓣两侧各缝合一针。缝合时要带少许浅层巩膜组织，以免结膜瓣后退。结膜瓣的松紧要合适，太松会引起伤口漏，太紧可把缝线处结膜撕裂。注意整理好结膜瓣前缘不能内卷。以角膜缘为基底的结膜瓣缝合时要展平结膜和筋膜，用 10-0 尼龙线连续缝合，可分层缝也可一次缝合。在缝的过程中有一针经过上直肌附着处腱膜，以免术后结膜瓣下垂。再次从前房穿刺口注入平衡盐液使前房形成，观察滤过泡形态、前房深度和眼压，用手指或器械测量眼压使其达 15~25mmHg 较合适。如滤过泡不隆起、前房不加深、眼压未升高，提示结膜伤口有渗漏，应检查渗漏位置并加以修

补。如果滤过泡隆起，但前房浅眼压低，表明巩膜瓣缝合太松，需要重新牢固缝合巩膜瓣。如果滤过泡不隆起，但前房加深和眼压升高，提示巩膜瓣缝合过牢或内口阻塞，可考虑以下处理：重新缝合巩膜瓣，使其为较松弛的缝合；轻微烧灼巩膜瓣的侧边或烧灼其附近巩膜，使伤口轻微分开；或打开巩膜瓣，扩大小梁切除口。如果滤过泡不隆起，前房也不恢复，而眼压持续升高，应考虑有以下情况：房水迷流；脉络膜上腔驱逐性出血；大的脉络膜渗出性脱离。后两种情况可在颞下象限距角膜缘 4~6mm 处做后巩膜切开，放出脉络膜下腔的出血或渗出。正常情况下应是随着前房形成，滤过处球结膜呈泡状隆起，指测眼压约在 15~25mmHg 之间。

10. 涂抗生素及地塞米松眼膏及 1% 阿托品眼膏，遮盖。对侧未手术眼滴毛果芸香碱液。

【改良的手术方法】

1. 巩膜瓣的改良　除 4mm×4mm 方形巩膜瓣外，还有底 4mm 宽的长方形、梯形、三角形巩膜瓣，以及底长 4mm 高仅 2mm 的短小巩膜瓣。

(1) 巩膜瓣的形状：与术后眼压控制没有明显关系。三角形巩膜瓣操作简便，剖切面积较小。三角形瓣或长方形瓣如与抗代谢药物、可调节巩膜瓣缝线或术后激光断线结合，可有全厚层滤过手术的降眼压效果，并有防护性滤过手术并发症少的优点。

(2) 巩膜瓣的大小：预期大滤过者，可做宽 2~2.5mm、高 2mm 的短小巩膜瓣；预期小滤过量者做较大的宽 5~6mm、高 4~5mm 大巩膜瓣。

(3) 巩膜瓣的厚度：巩膜瓣的厚度与术厚眼压控制有密切关系，较薄的巩膜瓣可提供较大的滤过量和术后较低的眼压。闭角型青光眼或联合应用抗纤维化药物者可做稍厚的相当于 1/2~2/3 巩膜厚度的巩膜瓣；年轻的开角型青光眼或正常眼压性青光眼则可做较薄的相当于 1/3、1/2 巩膜厚度的巩膜瓣，近年来多采用 1/2 巩膜厚度。

(4) 内层巩膜造瘘的改良：除巩膜条切除外，尚有巩膜条咬切法；咬切器咬除切口后唇 1mm 宽、4mm 长（图 12-10-8）。

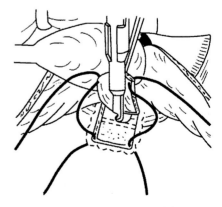

图 12-10-8　巩膜瓣下咬切术

完成巩膜瓣，于角膜缘后界前 1.5mm 切通约 2-3mm，巩膜咬切器咬除切口后唇宽 1mm 长 3mm 的巩膜

环钻法:1.5mm 直径环钻,2/3 放置角膜缘后界前,稍向前倾斜,旋转环钻使前缘先切透角膜缘,移开环钻,用角膜剪剪开环钻后缘组织(图 12-10-9)。

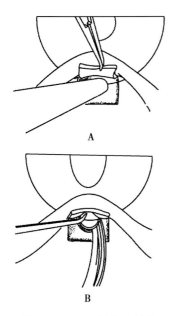

图 12-10-9 巩膜瓣下环钻术
A. 把直径 1.5mm 环钻 2/3 放置在角膜缘后界前,稍向前倾,旋转环钻时,使前房先切通;B. 用剪刀将未切通处剪去

烧灼法:用电针烧灼切口后唇,使切口深浅层同等程度裂开 1mm 宽,切透巩膜。

(5) 缝合技术:近年来,多主张采用较密的巩膜瓣缝合技术,同时联合调节缝线或激光断线技术,或术中联合应用抗纤维化药物等。

2. 复合式小梁切除术 基本小梁切除术仍存在术后发生浅前房及后期发生滤过泡瘢痕化而致手术失败两个主要问题。虽然联合应用抗代谢药物改善了滤过泡瘢痕化问题,但又增加了有关的一些并发症,如滤过泡超滤过、低眼压性黄斑病变、滤过泡漏眼内炎等。现代复合式小梁切除术是针对上述问题,采用下列多种技术而组成的一种术式,包括:①巩膜瓣牢固缝合;②术中单次应用抗代谢药物;③巩膜瓣调节缝合;④前房内黏弹剂的应用;⑤术后拆除调节缝线或激光断线、滤过泡按摩、术后加用抗代谢药物。现结合中华医学会青光眼学组的《我国复合式小梁切除术操作专家共识(2017 年)》进行重点介绍。

本手术设计原理是通过巩膜瓣较牢固的缝合,使前房能迅速形成并维持正常深度,防止术后早期房水过度排出而引起的低眼压、浅前房或脉络膜脱离等并发症;联合应用抗代谢药物,抑制滤过区的瘢痕形成,延长巩膜瓣缝线拆除或松解的时间,又利于睫状体功能和房水正常成分的恢复,间接地促进功能性滤过泡的建立。此外也可防止由于巩膜瓣牢固缝合可能引起的滤过道早期愈合而致手术失败;术后数周内,通过控制巩膜瓣调节缝线拆除或断线的时间和数目,以得到合适的房水排出量,甚至可达到全层滤过手术的效果,也可防止由于巩膜瓣牢固缝合或前房内应用黏弹剂而引起的急性眼压升高。

【适应证】

(1) 小梁切除术、巩膜瓣调节缝线或断线技术:与基本小梁切除术相同,更适合以下情况:前房较浅的原发性闭角型青光眼;具有术后发生浅前房或恶性青光眼倾向的青光眼;具有术后发生脉络膜出血或渗漏倾向的青光眼;青光眼白内障和人工晶状体植入联合手术;青光眼手术中出现阳性高眼压征的患者。

(2) 小梁切除术、巩膜瓣调节缝线或断线术中联合应用抗代谢药物:适用于难治性青光眼,如新生血管性青光眼;滤过手术失败再次手术眼;Tenon 囊肥厚的年轻开角型或闭角型青光眼;炎症性青光眼;外伤性青光眼;无晶状体眼或假晶状体性青光眼;具有第二组、第三组前房角发育不良的先天性青光眼,或第一组单纯性小梁发育不良经过数次前房角切开术或小梁切开术失败的先天性青光眼。

【手术方法】做以角膜缘为基底的高位结膜瓣。做以角膜缘为基底的长宽为 3~4mm 的方形巩膜瓣,或 4mm 长的等边三角形巩膜瓣,1/2 巩膜厚度,切入透明角膜内至少 1mm,边缘应垂直。

(1) 术中抗代谢药物的应用:将消毒海绵片剪成 4~6mm 长,2mm 宽,1mm 厚的小条,或用消毒棉花搓成类似大小的棉卷,在 0.2~0.4mg/mL 丝裂霉素 C(mitomycin-C,MMC)或 25~50mg/mL 氟尿嘧啶(5-fluorouracil,5-FU)药液中浸泡,取出后,用棉棒吸去过多的药液,使其为湿润而又不至于有药液可滴出的程度,以免放入手术区后药液弥散而侵及周围组织。棉片可置于以下不同位置:①结膜瓣下方;②巩膜瓣下方;③结膜瓣下和巩膜瓣下。所放范围应广泛一些,以便术后形成弥散的滤过泡。将结膜瓣复位,海绵片停留 2~5min。注意海绵片勿与结膜瓣边缘接触。移去海绵片后以 100~200mL 平衡盐液大量反复冲洗结膜下、巩膜瓣下、结膜及角膜表面以及上下穹窿部的残余药液。在周边透明角膜做前房穿刺,再做小梁切除和周边虹膜切除。

(2) 巩膜瓣牢固缝合和调节缝线:用 10-0 尼龙线相对牢固缝合巩膜瓣。方形巩膜瓣的两顶角及中央缝 3 针,三角形巩膜瓣的顶端缝一针,缝线跨度要大,以便于术后激光断线,在巩膜瓣两侧切口边缘,各做一针张力较大的调节缝线。调节缝线:为了术毕巩膜瓣能水密闭合,术后前房良好形成,避免术后浅前房或无前房的发生,又能及时拆除缝线以利滤过泡的形成,可调节缝线,具体操作有数种方法,我们体会从结膜出针的方法既简便又安全。将调节缝线做在方形巩膜瓣的两侧缘处。用 10-0 尼龙线,从巩膜瓣缘内 1mm 处进针,再从相应的巩膜床切口缘进针,距切口 0.5~1mm 处出针,用缝线的短头在平镊子上绕三圈后夹住线的长头根部做一套环式拉紧,将缝线长头从结膜切口上方约 1.5cm 处穿出,缝合结膜瓣后,把暴露于结膜外面的调节缝线长头剪断,断端要留足够长度,以免其退缩到结膜下,也便于拆线。注意勿用力拉线的长头以免将缝线的结扎环拉开。

方形巩膜瓣缝合 4~5 针,三角形巩膜瓣缝合 3~5 针,通常可以达到相对牢固缝合,然后前房穿刺口注入平衡盐液重建前房并调整滤过量。如果巩膜瓣太薄,边缘不能牢固对合,前房恢复困难,可注入黏弹剂形成前房。将结膜和 Tenon 囊切口分层缝合,再次从前房穿刺口注入平衡盐液,仔细检查结膜瓣是否达到水密缝合。

【术后处理】术后应注意预防感染、控制葡萄膜炎、维持瞳孔适度散大,促进功能性滤过泡形成,早期发现及避免并发症的发生。

术后第 1 天裂隙灯检查全面评价术后情况。常规局部应用糖皮质激素眼液是基本的术后处理措施,它可以抑制术后炎症及瘢痕形成。可用 1% 醋酸泼尼松龙(百力特)或 0.1% 地塞米松(典必殊)眼药水,第 1 周 4 次/d,第 1 周 3 次/d,以此类推逐渐减量,共用 1 个月左右。广谱抗生素眼药水 4 次/d,约,1 周。短效作用的睫状肌麻痹剂 2 次/d,持续 1~2 周。睫状肌麻痹剂有以下作用:①拉紧晶状体悬韧带使虹膜-晶状体向后移,加深前房和防止术后恶性青光眼的发生;②维持血-房水屏障,减少房水中的蛋白渗出,而且由于瞳孔间断地适度散大可防止虹膜后粘连或瞳孔阻滞的发生;③缓解睫状肌痉挛的症状。

术后前 3~4d 随访极为重要,确定滤过量是否合适,是否需要做按摩以破坏妨碍房水排出的早期滤过通道的粘连等均在这一时期。术后前两周也是伤口愈合的重要时期,需密切随访滤过泡形态功能及眼压的变化,必要时需采用结膜下注射抗代谢药物、滤过泡按摩或行滤过泡针刺分离。

滤过手术后处理主要是培养功能性滤过泡,关键是前 10~14d,术后 3 个月内均需精心观察并及时调整处理。随访的频率是第 1 周每 1d 1 次,第 2 周隔日复查 1 次,术后 3 个月内每 1~2 周复查 1 次。其后根据眼压、滤过泡性质、视盘和视野损害是否进展确定随访频率。

术后巩膜瓣调节缝线拆除和激光断线:根据术后眼压水平、滤过泡形态和功能状况和前房恢复情况决定拆线的时间和数目,以产生预期的功能性滤过泡和理想的眼压水平。如术后前 3~4d 眼压在 14~20mmHg 之间,前房恢复正常、滤过泡平坦,可不拆除调节缝线或松解巩膜瓣缝线,而在滤过泡旁或其上方按摩,向眼球内轻轻加压,当滤过泡呈泡状隆起并扩散或前房变浅,即停止按摩。如眼压 >20mmHg,滤过泡平坦,按摩后不隆起,则拆除一根调节缝线,按摩后滤过泡形成,眼压下降,则过 1~2d 拆另一根调节缝线。如拆一根后按摩无效,立即拆除另一根调节缝线并进行按摩。如拆除两根调节缝线后滤过泡仍未形成则考虑激光断线。

激光断线方法:结膜表面麻醉,并滴 10% 去氧肾上腺素液或滴肾上腺素液,使结膜血管收缩,将 Hoskin 尼龙线断线镜放在巩膜瓣缝线处加压 1~2min,透过苍白结膜寻找巩膜瓣上缘中央一针固定缝线,在结膜面准确聚焦后,稍向前推进即发射激光切断缝线,当缝线断端裂开,滤过泡隆起扩大,即为断线成功,一般以断一根线为宜,如切断后缝线断端不裂开,可于 1~2d 后再做即激光断线。激光器可采用氩激光、染料激光或二极管激光器,激光参数为光斑大小 50~100μm,时间 0.1s,功率 0.4~0.8W。

如术中未用抗代谢药物,可在术后 4~15d 拆除调节缝线,超过此期限则无效,因巩膜瓣已牢固愈合。如果术中应用抗代谢药物,调节缝线尤其是其后的激光断线可延长到术后 2~8 周仍有效。

抗代谢药物的应用:如滤过泡不隆起,该区域充血血管迂曲,结膜增厚,眼压偏高,经拆除调节缝线、激光断线和指压按摩无效者,可及早加用抗代谢药物,常用 5-FU 5mg 结膜下注射,注射部位在手术区对侧,离下方角膜缘 3mm 的结膜及眼球筋膜下。注射毕应立即用生理盐水冲洗结膜囊,以免可能漏出的药液损伤角膜。每 1d 或隔天 1 次,共 5~7 次。

(二)虹膜嵌顿术(虹膜嵌入巩膜术)

在应用小梁切除术以前,虹膜嵌顿术是普遍被采用的抗青光眼滤过手术。因它手术效果确切,眼压降低幅度大,手术操作简单,容易掌握,不需特殊器械,故受眼科医生欢迎。其缺点是具有全层滤过手术的共同并发症及瞳孔变形。另因虹膜嵌顿在巩膜切口处有诱发交感性眼炎的危险。现已被小梁切除术所替代,仅在特殊情况下应用(图 12-10-10)。

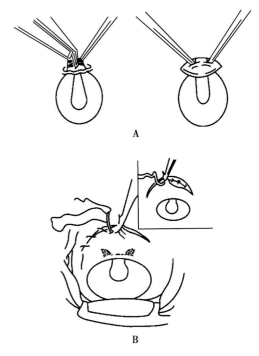

图 12-10-10　虹膜嵌顿术
A. 将虹膜嵌于切口内;B. 缝合结膜瓣

(三)巩膜切除术

巩膜切除术是切除角膜缘区域的小块组织,以建立持久性的外引流途径,分全层巩膜切除术及板层巩膜瓣下的深层巩膜切除术。随着复合式小梁切除术的推广,全层巩膜切除术因术后并发症多且严重,目前已很少有人采用。

深层巩膜切除术可采用特制的巩膜咬切器切除角膜缘区的小块组织,或用尖刀将该组织切除。根据拟切除的位置是位于前唇或后唇,可分为前唇巩膜咬切术及后唇巩膜咬切术两种术式,后唇巩膜咬切术较前唇巩膜咬切术安全。

(四) 非穿透性小梁手术

非穿透性小梁手术为近年来开展的一种新的抗青光眼手术,在不切通前房的情况下,切除Schlemm管外壁、构成其内壁的近管组织和部分透明角膜基质,仅留一层菲薄小梁及后弹力层窗,起到房水引流作用,浅层巩膜瓣下的深层巩膜,大部被切除,仅留极薄一层。这种手术的降眼压效果与小梁切除术相似,但并发症显著减少。

这类手术包括:Krasnov设计的窦小梁切开术,将Schlemm管外壁切开,使房水通过小梁网渗入,再经Schlemm管断端进入Schlemm管,然后经外集液管进入血循环,但术后形成瘢痕,手术成功率不高,未被广泛应用。Fyodorov等提出了深层巩膜切除术。Kozlov等及Mermound等分别进行了深层巩膜切除术联合胶原植入。Stegmann等实施了黏弹剂Schlemm管切开术,他在做深板层角膜移植时,发现后弹力层可使房水通过,认为这是一条新的房水排出通道,故建议在做深层巩膜切除时,部位应靠前并进入透明角膜,仅留一层后弹力层窗;从深层巩膜切除两侧的Schlemm管断端,注入黏弹剂,使Schlemm管及集液管扩张,目的是使从后弹力层渗出的房水经Schlemm管断端进入已扩张的Schlemm管而排出眼外。Sourdille等在深层巩膜切除床上放置交链透明质酸钠生物胶,取得了满意疗效。经过上述改进,非穿透性小梁手术的降眼压效果明显,与小梁切除术相似,而手术并发症显著减少。

非穿透小梁手术深层巩膜瓣切除的范围分为两种:①外部小梁切除术:切除含有Schlemm管外壁的深层巩膜瓣,并要撕除构成Schlemm管内壁的近管组织,它是房水外流阻力的主要部位,残留的滤过膜表面积较小而且菲薄,仅包括内部小梁网,即角巩膜小梁网及葡萄膜小梁网。手术操作较容易和安全,降眼压速率快。方法是当Schlemm管外壁随着深层巩膜一起被掀起后,向前稍做剥离并暴露前部小梁,可看到后部小梁表面的浅灰色组织,用显微镊夹住巩膜突并向后轻柔牵拉,见灰色组织的前边缘裂开,夹住此边缘,将此层Schlemm管内壁撕去。②非穿透性深层巩膜切除术:将深层巩膜瓣向前剖切,越过Schwalbe线,暴露后弹力层。切除深层巩膜组织后残留的滤过膜表面积较大,残留的小梁组织相对较厚。Schlemm管内壁未被撕除,手术形成的滤过膜是由小梁网及后弹力层组成,其降眼压速率较慢,暴露后弹力层过程易引起穿破。非穿透性深层巩膜切除术的关键是暴露后弹力层,Schlemm管外壁随着深层巩膜一起被剥开后,先在此水平沿巩膜瓣两侧向前各做一个放射状切开,长约1~1.5mm,其深度接近后弹力层但切勿切通前部小梁及后弹力层,然后用海绵棒从深层巩膜瓣内侧轻轻地向前推,以剥离前部小梁,越过Schwalbe线后即可见房水明显渗出,沿此平面继续向前推动深层巩膜瓣,使角膜基质与后弹力层分离,其前端进入透明角膜1~1.5mm。

现代非穿透性小梁手术是上述两种技术的结合。深层巩膜瓣切除的范围包括深层巩膜、Schlemm管外壁、构成其内壁的近管组织及部分邻近透明角膜基质。深层巩膜切除要极深,基底仅留极薄一层巩膜,可透见下方黑色葡萄膜。从浅层巩膜瓣下巩膜床后端向前分离深层巩膜瓣,当达到角膜稍后的光滑环纤维时,即是巩膜突,其前方即是Schlemm管,在此平面继续向前分离即可将Schlemm管外壁掀开,此时可见房水缓慢渗出。如深层巩膜剥离得不够深,Schlemm管外壁未能随深层巩膜瓣被掀开,则可用撕囊镊将其外壁夹住,撕下一条组织。一旦Schlemm管外壁被打开,即可见房水渗出,此时改用海绵棒前推深层巩膜瓣,进入透明角膜约1+mm,这样易于将其与后弹力层分开,此时有大量房水缓慢渗出,再用镊子将Schlemm管内壁撕下。经上述分离可形成一薄层透明的小梁网-后弹力层窗,该膜光滑、平坦,不前突,无虹膜膨出,并可见大量房水缓缓流出。此手术难度较大,需深入了解角膜缘部的解剖结构,并且有娴熟的手术技巧,术中因担心穿透小梁或后弹力层,可能残留组织较厚,则无房水渗出,达不到降眼压目的;剥离太薄则可能穿孔,如为小穿孔,无虹膜膨出,则可按原计划完成手术;如穿孔太大,有虹膜膨出,则将虹膜切除,改为小梁切除术,因深层巩膜瓣向前剥离较多,应仔细判断小梁切除的恰当位置。

为防止浅层巩膜瓣与深层巩膜床粘连,有些作者在深层巩膜瓣切除后所造成的巩膜瓣下减压房中,植入胶原或透明质酸钠生物胶膜。

非穿透性小梁手术的降眼压机制:此手术改善房水引流的机制尚不完全清楚,现在一般认为,房水经残留的内部小梁网-后弹力层窗渗出到浅层巩膜瓣下的减压房后,可经三条途径流出:①外滤过途径;②葡萄膜巩膜房水排除途径;③经Schlemm管断端进入Schlemm管,外集液管流入血循环。Stegmann等施行的黏弹剂小管切开术,术中向Schlemm管中注入黏弹剂,目的是使Schlemm管及外集液管扩张,增加该通道的房水排出易度。Mermoud等在减压房内植入胶原是为了增加结膜下的外滤过功能。Sourdille等报道仅16.6%的术眼有滤过泡,认为外滤过不是主要途径,而减压房及植入物的持续存在可能增加了葡萄膜巩膜的外流作用。Chiou等对深层巩膜瓣切除术后患者行超声生物显微镜检查,发现胶原植入物可使巩膜瓣下腔持续存在,房水经残留的小梁-后弹力层窗达巩膜瓣下,他们推测房水是经此达结膜下间隙,并经薄的巩膜达脉络膜上腔。胶原在术后6~9个月完全吸收,但巩膜瓣下间隙持续存在。叶天才等UBM观察透明质酸钠植入物在术后3个月开始降解吸收,部分患者可维持6~9个月,巩膜瓣下减压房逐渐出现不同程度缩窄。他们认为虽然此种手术不一定需要形成滤过泡,但有外滤过功能者似乎眼压控制更理想。李美玉报告,67.9%的患者存在功能性滤过泡,表明外滤过道是降低眼压的主要途径之一。目前认为非穿透性小梁手术仍然是一种外滤过手术,不同之处是未穿透前房,保留了小梁网内层,即角巩膜网及葡萄膜网和后弹力层,房水通过此小梁网-后弹力层窗向眼外渗漏。本手术去除了构成Schlemm管内壁的小梁网的内皮网,即近管组织及Schlemm管外壁,将影响房水的病理组织(近管组织)去除。在去除房水外流阻力的同时,也保留了房水通过小梁-后弹力层窗时有一定阻力，因此本手术实际上是控制性滤过手术的另一类方法，对板层巩膜瓣增加了第二道控制，该阻力使术中眼压缓慢下降。

下面分别叙述非穿透性手术联合交链透明质酸钠生物胶置入术及黏弹剂 Schlemm 管扩张术。

1. 非穿透性小梁手术联合透明质酸钠生物胶置入术

【适应证】较小梁切除术的适应证更广泛，因其较安全，并发症较少，对原发性开角型青光眼可较早施行手术治疗而避免长期用药所带来的不便及经济负担，还可避免长期抗青光眼药物治疗对结膜细胞的毒害及对小梁细胞的生物化学变异及其所造成的对滤过手术效果的影响。

本手术适用于原发性开角型青光眼、色素性青光眼、剥脱综合征青光眼、高度近视青光眼、Sterge-Weber 综合征青光眼、无晶状体和假晶状体青光眼等。葡萄膜炎继发性青光眼，如炎症控制，持续眼压高，没有明显前粘连者，可考虑做此手术。窄角青光眼如需做青光眼白内障联合手术者也可用此手术。

【禁忌证】新生血管性青光眼。因房角新生血管膜使小梁丧失功能，此手术将无效。

【手术步骤】

（1）麻醉：0.5% 丁卡因表面麻醉，2% 利多卡因及 0.75% 布比卡因等量混合液 2mL 球后注射。

（2）做上直肌或角膜缘内牵引缝线。

（3）做以角膜缘为基底的结膜瓣，角膜缘处剪开约 7mm 其两端做垂直于角膜缘的放射状剪开，以充分暴露术野。如术中应用丝裂霉素 C 则做以角膜缘为基底的结膜瓣。

（4）做浅层巩膜瓣：以舌形瓣便于放置生物胶膜，基底宽约 6mm，长 5mm，深达 1/2~2/3 巩膜厚度，也可做梯形或三角形瓣。向前剥离进入透明角膜 1~1.5mm，对于有瘢痕化的高危患者，用海绵片或棉片浸 0.2mg/mL 丝裂霉素 C 置于浅层巩膜瓣下及结膜瓣与浅层巩膜瓣之间，1~3min，注意棉片勿与结膜切口边缘接触。去除棉片后用平衡盐液充分冲洗。

（5）做深层巩膜瓣：揭开浅层巩膜瓣，暴露巩膜床，加大显微镜倍数及光线亮度。在浅层瓣切缘内约 1mm 做相同形状的深层巩膜瓣，此瓣的深度是手术成败的关键之一。此瓣剥离后所形成的巩膜床上应仅留极薄一层巩膜，可透见其下方的黑色葡萄膜，可先从后端开始切割，达理想深度后，在同一层面向前切割，巩膜纤维呈多方向排列，当切割到前面见到有平行于角膜缘呈环行排列的白色光泽的纤维组织时即为巩膜突，Schlemm 管即在其前方，在此平面继续向前分离深层巩膜瓣，即可将 Schlemm 管外壁揭开，此时可见房水缓慢渗出，前房深浅无变化。平行向前越过 Schwalbe 线进入透明角膜 1~1.5mm，切口两侧角膜做放射状切开。此时一手提深层巩膜瓣，另一手换用海绵棒从深层瓣下方将其向前轻柔地推动，使其与后弹力层分离，可见有较多房水渗出。要特别小心避免小梁及后弹力层破裂（图 12-10-11，图 12-10-12）。

深层巩膜瓣亦可通过二氧化碳激光辅助深层巩膜切除术（CLASS）制作（详见本节 CLASS 手术）。

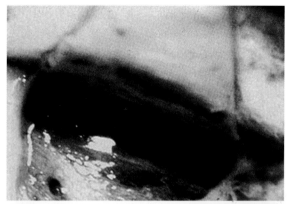

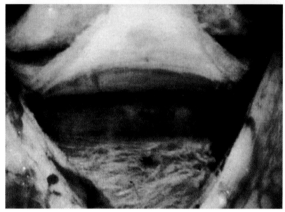

图 12-10-11 NPTS 浅层及深层巩膜瓣已剥开

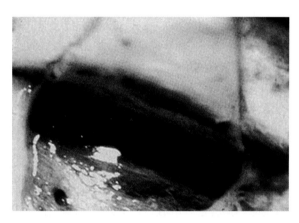

图 12-10-12 NPTS 小梁-后弹力层窗有房水渗出

（6）切除深层巩膜瓣：先用钻石刀在瓣的后面基底部做部分厚度的切开，然后用剪刀将其剪除。

（7）撕除 Schlemm 管内壁近管组织：在吸干房水情况下用对合良好精细的镊子撕去 Schlemm 管内壁近管组织，只要夹持到恰当部位，此条组织容易被撕掉。

（8）置入透明质酸钠生物胶：用海绵棒从小瓶中将生物胶取出，吸干巩膜床，用虹膜恢复器将生物胶平置于巩膜床上，使其底边尽量靠前位于小梁-后弹力层窗处。

（9）缝合浅层巩膜瓣：用 10-0 尼龙线在瓣的顶部缝合 2 针，两侧各缝 1 针。巩膜瓣较宽大者比较容易缝合，否则生物胶易从瓣下露出。

(10) 缝合结膜瓣。涂抗生素和地塞米松眼膏。

【术后处理】局部用糖皮质激素及抗生素眼液,6 次/d,3d 后改为 3 次/d,用 3~4 周,然后用非甾体类抗炎药物,3 次/d,3 个月。术后可用 1% 毛果芸香碱眼液,以增加虹膜张力,避免虹膜周边部凸向张力低的小梁-后弹力层窗而形成周边前粘连,用缩瞳剂时间,可视眼部情况用药 3d 至 2 周。一般不主张按摩,以避免小梁-后弹力层窗破裂,但有经验者轻柔按摩也有助于滤过泡的形成。

一般术后 1 个月可常规行前房角镜检查,可见境界清晰的小梁-后弹力层窗。如术后早期眼压升高则应立即检查,观察小梁-后弹力层窗状况,是否太厚,有无破口,虹膜是否堵塞手术区小梁,减压房内有无出血等。超声生物显微镜检查可观察滤过泡、减压房、小梁-后弹力层窗的厚度、透明质酸钠生物胶的位置及后期吸收情况、有无睫状体脱离等。

【并发症】

(1) 术中并发症

1) 深层巩膜瓣剥离较浅,未能将 Schlemm 管外壁掀开,则在巩膜突处加深巩膜瓣找到恰当层次,将 Schlemm 管外壁切除。

2) 小梁网-后弹力层穿破:在剥离深层巩膜瓣时应注意巩膜与角膜的弯曲度不同,当剥到呈环行排列的巩膜纤维时,即是到达了巩膜突,此时刀的方向应向前翘一些,沿着角膜的弯曲度向前剥,这样能达到恰当的层次,如不改变方向则将向深层剥易引起穿孔。当剥到巩膜突后,术者及助手均应用力均匀轻柔以避免穿孔。如穿孔小、无虹膜脱出则可继续完成手术,如有虹膜脱出则改为小梁切除术。

3) 小梁网-后弹力层窗处残留组织太多,术后眼压不能控制,可用 UBM 检查发现,用 YAG 激光击射小梁网-后弹力层窗,可增加其滤过作用。激光前房角切开术用 Nd:YAG 激光,在激光用前房角镜下,用 4~5mJ 功率对手术区小梁-后弹力层窗击射多个微孔,使房水从前房进入减压房到结膜下。前房角穿刺是否成功取决于手术时留下的小梁-后弹力层窗的厚度,所以手术是否到位是重要因素。前房角穿刺使手术由非穿透滤过手术变成微穿透,实际是把穿透滤过手术分为两个步骤进行。

(2) 术后并发症:非穿透性小梁手术后反应一般很轻微,因不穿通前房,术中不发生眼压突然降低,因而早期并发症如低眼压、浅前房及脉络膜脱离等并发症明显减少,滤过性手术的晚期并发症低眼压性黄斑病变、滤过泡炎、眼内感染的发生率也较低。与本手术有关的并发症有以下几种:

1) 减压房内积血:由于术中止血不充分或术中眼压降低血液经 Schlemm 管回流至减压房,形成积血而阻碍房水渗出。可致术后早期眼压升高。用前房角镜检查可见手术区小梁网呈暗红色,用 UBM 检查可发现减压房内有积血,并可动态观察其吸收情况。如眼压持续升高,可再次手术,清除减压房内积血。

2) 周边虹膜堆积堵塞手术区小梁网:术后早期滤过区房水引流量大,周边虹膜易随房水流动前移而堵塞手术区小梁

网,眼压可突然升高。术前可用缩瞳剂,便于手术操作,术后常规 1% 毛果芸香碱液 3~14d,3 次/d。

3) 自发性或按摩后小梁网-后弹力层窗破裂:该手术区残留小梁网菲薄,在外力作用下易破裂,嘱咐患者不可揉眼并避免对眼部有加压的动作,如剧烈咳嗽、擤鼻子、打喷嚏或头部被撞击等。用前房角镜检查可观察手术区情况。

4) 透明质酸钠生物胶移位:由于术中巩膜瓣缝合不当,如眼压未升高,未移至结膜切口处可不处理。有时小梁-后弹力层窗破裂,生物胶进入前房,一般不引起前房反应,只是在生物胶上有色素沉着,生物胶将逐渐被吸收,不必处理。

5) 角膜干燥斑:由于术后滤过过强,滤过泡隆起明显,闭眼时眼睑不能与滤过泡下方的周边角膜相贴,该处不易形成泪膜,导致角膜干凹斑的形成,可用人工泪液治疗。

2. 黏弹剂小管切开术 黏弹剂小管切开术(viscocanalostomy)是 20 世纪 90 年代早期由 Robert Stegmann 提出,是非穿透性青光眼手术的一种,手术目的是恢复房水外流的自然通道,使房水通过扩张的 Schlemm 管和上巩膜静脉离开眼球。他在做深板层角膜移植时,发现房水可通过后弹力层,认为这是一条新的房水排出通道。此手术是做深层巩膜切除,并向前做较多剥离,进入透明角膜,形成一较宽的后弹力层窗,从深层巩膜切除两侧的 Schlemm 管断端注射黏弹剂,使 Schlemm 管及外集液管扩张,房水通过后弹力层窗渗出到减压房,再经 Schlemm 管断端进入已被扩张而减少阻力的 Schlemm 管由房水原有排出途径排出,根据其机制应称为黏弹剂 Schlemm 管扩张术。此手术不切通眼球而且不需要外滤过,较之标准的小梁切除术有许多优点,减少了发生感染及术后白内障进展、术后浅前房及低眼压的危险,没有外滤过避免了滤过泡所产生的不适感及与其有关的晚期感染等严重并发症。

【适应证】同非穿透性小梁滤过手术。

【手术步骤】

(1) 麻醉:表面麻醉及球后麻醉。

(2) 做上直肌或透明角膜牵引线。

(3) 做以穹窿为基底的结膜瓣。

(4) 做浅层巩膜瓣:巩膜表面止血,用湿烧灼,尽量少用烧灼止血。浅层巩膜瓣 5mm×5mm 方形或舌形,厚约 200μm,可用有刻度的钻石刀达所需深度,在同一平面向前剥离达透明角膜。

(5) 做深层巩膜瓣:在浅层巩膜瓣下做平行于浅层巩膜瓣的 4mm×4mm 深层切口,此切口应很深,其下方仅留极薄一层巩膜,可透见其下方葡萄膜呈灰黑色,向前剥离深层瓣越过巩膜纤维呈环形排列的巩膜嵴达 Schlemm 管并再向前方一些,深层巩膜瓣前端两侧切口应垂直整齐,使 Schlemm 管开口边缘锐利,向前分离深层巩膜瓣越过 Schlemm 管并同时将 Schlemm 管外壁撕去。

(6) 做前房穿刺以降低眼压,松开眼球牵引缝线以减少对眼球的压力,便于 Schlemm 插管的置入及角膜基质与后弹力层的分离。

(7) Schlemm 管插管用特制的直径为 165μm 的插管（Visco Canalostomy Cannula）连接高分子量透明质酸钠（Healon GV）针管,将插管从 Schlemm 管断端开口插入,为避免损伤 Schlemm 管内皮,插管进入不超过 1~1.5mm,缓慢注入黏弹剂,每侧重复注射 6~7 次。注射后可见房水静脉中的血液被黏弹剂赶出而呈白色。黏弹剂能止血避免出血,减少 Schlemm 管开口的愈合和瘢痕形成。

(8) 制作后弹力层窗:向前延长深层巩膜两侧的切口,提起深层巩膜瓣,用海绵签向前轻推巩膜瓣,进入透明角膜 1.5~2mm,使之与后弹力层分离。

(9) 深层巩膜瓣切除:用 vannas 剪刀剪去深层巩膜瓣,注意勿损伤后弹力层。

(10) 缝合浅层巩膜瓣:用 10-0 尼龙线间断缝合 6~7 针。可在浅层巩膜瓣下注射透明质酸钠,以减少出血和巩膜瓣与下方组织的粘连。

(11) 缝合结膜,涂抗生素和地塞米松眼膏。

术后处理及并发症同非穿透性滤过手术。

(五)几种特殊类型的青光眼手术

1. 真性小眼球青光眼手术　真性小眼球眼压升高时,无论虹膜周边切除或滤过性手术,往往因术后前房延缓形成、恶性青光眼、脉络膜渗漏等并发症导致永久性视力损害的结果。真性小眼球眼压升高的两个主要原因:①瞳孔阻滞;②巩膜厚弹性差、涡静脉回流受阻,脉络膜慢性充血肥厚,继而形成脉络膜渗漏和脱离,脱离的脉络膜把睫状体和虹膜根部向前推移,使房角关闭。一些学者报道真性小眼球性青光眼在内眼术前先做预防性巩膜切开或涡静脉减压,减少了术后并发症,获得了良好的手术效果。

【适应证】药物和激光治疗不能控制眼压、视神经和视野病理性改变继续恶化,抗青光眼手术才为绝对需要。

【术前检查】

(1) 前房角镜检查记录房角宽窄及关闭范围。

(2) 超声波检查眼轴长度、晶状体厚度、脉络膜厚度及有无渗漏和脱离。

【手术步骤】

(1) 局部麻醉。

(2) 下直肌牵引缝线将眼球向上方牵引。下直肌两侧各做放射状 10mm 结膜切口,暴露鼻下颞下象限巩膜。

(3) 先鼻下后颞下象限,角膜缘后 5mm 用电烙器标出三角形巩膜切开区,尖向角膜缘,边长 4mm(图 12-10-13A)。切通三角形两边巩膜达睫状体和脉络膜上腔,用有齿镊提起巩膜瓣,虹膜恢复器从巩膜两侧切口进入脉络膜上腔,贴着球壁左右摆动以引流脉络膜上腔积液(图 12-10-13B,C),也可能无液体流出。

(4) 完成青光眼手术(或虹膜周边切除,或滤过性手术)。

(5) 再次通过鼻下、颞下巩膜切口引流积液,巩膜切口不需缝合,缝合结膜切口,常规结膜下注射。

【术后处理】同其他青光眼手术。

2. 涡静脉减压术

【适应证】

(1) 青光眼术后广泛的脉络膜渗漏及无孔性视网膜脱离。

(2) 真性小眼球前房角进行性变窄,伴随周边脉络膜增厚。

【手术步骤】

(1) 局部麻醉。

(2) 角膜缘外 1mm 环形剪开球结膜及 Tenon 囊,真性小眼球巩膜表面血管往往迂曲扩张,充分止血。

(3) 顺序完成 4 支涡静脉区的板层巩膜切除,以颞上涡静脉为例:斜视钩钩起上直肌、暴露上斜肌附着点并剪断其前 1/3,可见颞上支涡静脉。于涡静脉穿出巩膜前 4~5mm 处做与角膜缘平行 6mm 长巩膜切口,两端进行放射状切开(图 12-10-14A),向后剥离巩膜瓣,其厚度以巩膜床呈灰蓝色为宜(图 12-10-14B),暴露从脉络膜穿出走行于巩膜内的涡静脉,剪除巩膜瓣。暴露其余 3 支涡静脉。于每个板层巩膜床的一端,各做垂直于角膜缘 3mm 长切开,达脉络膜上腔,烧灼切口两唇使切口裂开(图 12-10-14C)。避免在 3:00 和 9:00 做切口以免损伤睫状后长动脉。术前若有脉络膜脱离,有液体从切口流出,术后能够即时引流脉络膜上腔积液,防止脉络膜脱离的发生或复发。完成 4 支涡静脉减压后如果眼压低,通过平坦部向前玻璃

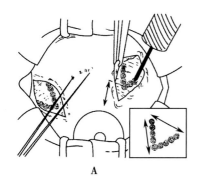
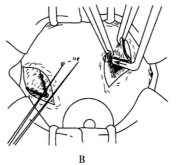
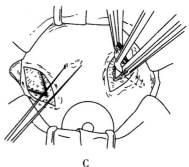

A　　　　　　　　　　　B　　　　　　　　　　　C

图 12-10-13　巩膜切开放液术

A. 鼻下颞下象限做 10mm 长放射状结膜切口,角膜缘后 4~5mm 电烙器标出尖向角膜边长 4mm 的三角形;B. 全层切通三角形两边,镊子提起巩膜瓣的尖,虹膜恢复器从一侧切口进入脉络膜上腔,放出积液;C. 恢复器再从对侧切口进入脉络膜上腔,放出积液

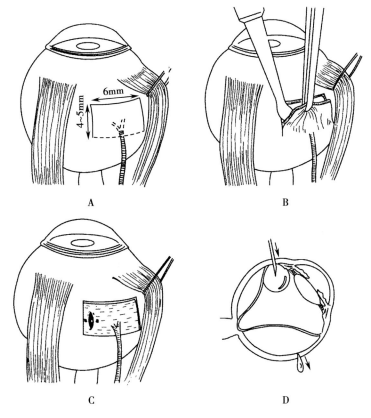

图 12-10-14　涡静脉减压术

A. 暴露涡静脉，在其穿出巩膜前 4~5mm 处做与角膜缘平行 6mm 长的切口，两端行放射状切开；B. 剥离巩膜瓣，其厚度以巩膜床呈蓝灰色为宜，向后分离，暴露穿出脉络膜走行于巩膜内的涡静脉；C. 剪除巩膜瓣，在巩膜床的一侧做 3mm 长放射状巩膜床切开，电烙两侧切口，以使切口保持裂开状；D. 使引流视网膜下积液的切口位于最低处，从最高处的睫状体平坦部向玻璃体腔注射气泡

体注入平衡盐液至眼压正常，无晶状体眼者向前房注入平衡盐液。

多数病例术后 2~3 个月内视网膜脱离自然复位，术中不需放出视网膜下积液。如果视网膜高度隆起，甚至与晶状体后极相贴，放视网膜下积液可以缩短病程。放液部位以颞下象限赤道后 3mm 或视网膜隆起最高处为宜。3mm 长放射状巩膜切口，烧灼脉络膜，针极电凝头穿透脉络膜进入视网膜下。由于真性小眼球脉络膜比正常眼肥厚，进针深度有时达 2~3mm 方可将液体放出。调整患者头位使引流口处于低位，以利于视网膜下积液的引流，因为真性小眼球视网膜下积液蛋白含量高，黏度大，流动度小。从眼球最高点平坦部向玻璃体注入气体或液体使眼压正常（图 12-10-14D）。如视网膜与晶状体相贴，需从前房注入平衡盐液，其渐渐流入后房，把视网膜向后推形成晶状体后囊与视网膜间隙，重复注射至有足够的晶状体后间隙，能够进行玻璃体内注射为止。结扎引流口巩膜缝线，检查眼压是否在正常水平并作相应调整。

【术后处理】

（1）俯卧位，使玻璃体内的气泡与视网膜相贴。

（2）除局部激素、阿托品散瞳、抗生素以外，全身用大量激素减轻术后炎症反应。成人用量如下：术后第 1 周用泼尼松

100mg，每 1d 晨服，2~4 周隔日 100mg 晨服，5~7 周激素渐渐减量。低盐饮食预防钠潴留及库兴综合征的发生。

【手术并发症】

（1）涡静脉损伤，当做巩膜瓣时止血不充分，手术野暴露不清损伤涡静脉，或做巩膜瓣时不小心，最好保留一薄层巩膜覆盖涡静脉。

（2）眼内出血，视网膜下放液时脉络膜止血不充分，引流口处的脉络膜应充分电凝。

（3）晶状体视网膜损伤，当视网膜与晶状体后囊接触，处理不当，向玻璃体内注液或注气时容易损伤晶状体及视网膜，必须在晶状体后囊与视网膜间形成足够的间隙，才能进行玻璃体内注射。

3. 上巩膜静脉压高合并青光眼　各种原因引起上巩膜静脉压升高继发青光眼，药物治疗无效时，手术降压是必需的。滤过性手术是合适的选择，但容易引起术中术后脉络膜渗漏、驱逐性脉络膜出血。有些学者主张后巩膜切开联合滤过性手术，可以减少严重的并发症。手术步骤同真性小眼球。

（六）滤过手术的并发症

1. 术中并发症

（1）有关麻醉的并发症：

1) 球后麻醉时可发生球后出血,表现为眼球突出、眶压增高、眼睑绷紧、眼睑皮下淤血、球结膜下出血等。应迅速拔针并压迫眼球,如出血量不大且不继续出血,眼睑张力不大,可继续进行手术。如出血量大眼睑紧张应暂停手术。

2) 黑蒙:球后注射麻药后可发生黑蒙,多是暂时性的。如是一过性的,待复明后可继续手术,或暂停手术,用血管扩张药,密切观察复明后择期再手术。

对于视神经损害明显、小视野的青光眼患者,应避免球后麻醉,可只行表面麻醉,必要时结膜下注射少量麻药,即可顺利完成抗青光眼手术。

(2) 上直肌损伤:在做上直肌牵引缝线时,因齿镊或缝针直接损伤前睫状动脉而引起出血,应及时止血,否则会影响手术野暴露及术后结瘢影响结膜滤过泡的形成。在做以角膜缘为基底的结膜瓣时,可能损伤上直肌,为了避免损伤上直肌,应在颞上方而不是正上方开始剪开球结膜及筋膜,术者及助手用无齿镊夹住颞上方结膜及筋膜,在其间剪开一小口,直达巩膜表面,然后从切口夹住结膜及筋膜并向上提起,术者将剪刀一叶伸到组织下,看清剪刀上没有其他组织时才剪。

(3) 结膜损伤:做上直肌缝线时,要准确地一次完成,尤其老年患者结膜薄,容易把结膜夹出孔洞。分离结膜时应用钝头剪,勿用有齿镊夹结膜。如在手术早期发现有较大难修补的结膜孔,则另选手术部位,如术毕时发现结膜损伤,可用 10-0 无创尼龙缝线缝合。

(4) 巩膜损伤:

1) 做上直肌缝线时,不慎穿透巩膜,应立即充分暴露巩膜上的针眼,做视网膜冷凝或电凝。

2) 做巩膜瓣时,所用刀片太快或用力不当将巩膜切穿,用 10-0 尼龙线缝合。

3) 巩膜瓣撕裂:对巩膜瓣厚薄掌握不好,当巩膜瓣太薄或不适当牵拉可造成巩膜瓣撕裂。术中注意掌握巩膜瓣应为 1/2 巩膜厚度,在同一层面剥离,牵拉应适度。

(5) 前房积血:可由于结膜或巩膜切口出血流入前房,或虹膜根部、睫状体出血。少量出血,一般情况下不必处理,术后数日内可自行吸收;做虹膜切除时准备好一湿棉签,如有出血可立即轻压伤口,观察等待数分钟,一般情况下虹膜根部和睫状体出血在数分钟后会自动停止,然后轻压巩膜切口后唇使血流出,不必勉强将少量血排出。如持续出血不止,可从角膜穿刺口注入平衡盐液或黏弹剂,提高眼内压可使出血停止,不必行前房冲洗以免损伤晶状体,绝大多数前房积血术后可自行吸收。

(6) 巩膜条切除不全:虹膜脱出太多手术野暴露困难、前房消失或太浅角膜剪未进入前房都容易造成巩膜条切除不全。虹膜脱出太多时,先做虹膜切开,放出虹膜后的房水,恢复虹膜后再做巩膜条切除。前房太浅则注入少量平衡盐液加深前房以利操作。发生巩膜条切除不全如滤口太小,应小心地扩大切除区。

(7) 玻璃体脱出:滤过手术中玻璃体脱出可由于多种原因,如巩膜切口偏后、不恰当地对切口后唇施加压力,或术眼伴有其他病变,如晶状体半脱位、无晶状体眼或假晶状体眼有晶状体后囊或玻璃体前界膜破裂、先天性青光眼、高度近视眼或对侧眼做青光眼手术时有玻璃体脱位者易发生术中玻璃体脱出。术前应详细询问病史并进行仔细检查。手术时巩膜切口不应靠后;如术前前房中有玻璃体,应做玻璃体切除及小梁切除;如术中发生玻璃体脱出,需将玻璃体切除,切口处不能残留玻璃体,否则玻璃体堵塞滤过口而致手术失败。

(8) 驱逐性出血:这是罕见的严重并发症。长期持续高眼压、高龄动脉硬化患者、高度近视、糖尿病、眼部曾多次手术、术中房水流出过快眼压突然降低可造成脉络膜血管破裂出血。患者突感眼部剧烈疼痛,术者可见后房压力升高,切口裂开。应采取紧急措施,立即放松上直肌牵引缝线,用有齿镊夹住巩膜切口,观察是否继续出血,如不再出血则可继续手术或缝合切口,如继续出血缝合困难则做后巩膜切开,放出脉络膜上腔血液,如能及时认识并采取抢救措施,不仅能保住术眼且能保留视力,术后眼局部和全身应用抗生素及止血剂。

2. 术后早期并发症　最常见的早期并发症是浅前房和滤过泡失败。浅前房分为三级,Ⅰ级为周边部虹膜与角膜内皮接触;Ⅱ级为虹膜与角膜内皮接触范围达虹膜小环以内或仅瞳孔区有极浅前房;Ⅲ级为虹膜与晶状体前囊或无晶状体眼的玻璃体前界膜均与角膜内皮接触,前房完全消失。

浅前房的发生有以下五种主要因素:滤过功能过强、脉络膜脱离、房水分泌过少、瞳孔阻滞和晶状体-虹膜隔前移。每种因素可有多种原因或多种因素同时参与浅前房形成的机制。通过观察术后眼压水平、滤过泡性质、瞳孔与虹膜周边切除口是否通畅,检眼镜及 UBM 检查是否有晶状体、脉络膜脱离,睫状体、悬韧带、晶状体、虹膜、前房角及滤过泡的相互关系,以明确浅前房的原因。眼压对于分析浅前房及滤过泡失败的原因及处理很重要,根据眼压水平,浅前房可分为低眼压性浅前房及高眼压性浅前房。此处也将同时叙述另一并发症高眼压性深前房。

(1) 低眼压性浅前房:滤过手术后早期低眼压与浅前房存在密切关系。通常术后第 2 天或第 3 天的眼压比第 1 天较低并且前房较浅。此后在两周内眼压应逐渐回升正常的水平,约 10mmHg 左右,前房也逐渐恢复到术前深度,因此术后短期的低眼压和轻度浅前房比较常见。若术后第 3~4 天眼压持续下降并低于 5mmHg,必然同时伴有房水生成减少,甚至引起睫状体水肿和脱离,房水生成减少进一步使前房形成延缓和浅前房加重。低眼压性浅前房的直接原因是房水引流过畅,可由于以下原因:

1) 结膜瓣损伤渗漏:是术后浅前房常见的原因,表现为眼压低,滤过泡扁平或不显,用荧光素检查可见结膜伤口或孔洞有渗漏。以穹窿为基底的结膜瓣可能因太松或缝合不牢而退缩,结膜瓣缝针距巩膜瓣侧切口太近,未能将其遮盖,或结膜瓣前端卷边。以角膜缘为基底的结膜瓣除术中直接损伤结膜未被发现外,可能在缝合结膜时夹有筋膜组织或结膜瓣切口太低与巩膜瓣顶端处在同一水平,或术中应用丝裂霉素 C 时侵及结膜切口边缘。根据不同原因进行处理,先采取保守治疗,必要时手术修复。

2) 滤过功能过强:滤过口过大,巩膜瓣薄而小致巩膜瓣对合不良,或巩膜瓣缝合针数少而且过松,过早拆除或松解巩膜瓣缝线,抗代谢药物使用不当,手术设计的滤过量失误等。先观察,局部短时间加压,口服乙酰唑胺等。

3) 脉络膜脱离:术中眼压骤降,脉络膜上腔产生一定的负压,液体自脉络膜血管向外渗漏,聚集在脉络膜上腔导致脉络膜脱离。低眼压是脉络膜脱离的主要原因,眼压越低发生脉络膜脱离的概率越高。炎症和静脉充血也是导致脉络膜脱离的因素。由于房水生成减少或房水从葡萄膜巩膜途径排出,脉络膜脱离加重了低眼压性浅前房情况。

术后前房浅未发现结膜伤口漏或滤过过强等原因时,应考虑脉络膜脱离,可行 UBM 检查确诊。一般保守治疗,用睫状肌麻痹剂 1% 阿托品,1 次/10min,连续 3 次,快速散瞳剂复方托吡卡胺,1 次/10min,共 3 次,同时静脉滴 20% 甘露醇 500mL,高渗剂可使玻璃体浓缩,晶状体-虹膜隔后移,促使前房形成。如患者无糖尿病,可口服甘油 50g,在上述处理的同时,局部和全身应用糖皮质激素,以减轻手术引起的炎症反应。一般采用以上保守治疗可使脉络膜脱离逐渐吸收,如发生晶状体前囊与角膜内皮接触,应立即行前房重建手术,同时做脉络膜上腔放液。

4) 房水生成减少:持续性低眼压、睫状体-脉络膜脱离、睫状体炎、术前长期应用抑制房水生成药物,使房水生成减少。房水持续性生成与滤过手术的成功有密切关系,房水使滤过区结膜瓣隆起不与巩膜接触,可防止两者粘连;房水经巩膜瓣边缘持续流动,可防止巩膜瓣愈合,保持滤过道通畅;房水可将前房内的炎性细胞、红细胞、及碎屑等带到眼外,起到冲刷作用。

(2) 高眼压性浅前房

1) 恶性青光眼:这一严重并发症常发生在具有小角膜、浅前房、晶状体较厚位置偏前、眼轴短、远视眼等解剖特征的闭角型青光眼中。UBM 检查可发现睫状体增厚和睫状突向前旋转引起房角关闭,睫状突和晶状体相贴,房水错流和聚积在玻璃体腔内,虹膜-晶状体隔前移,前房极浅或消失,眼压升高。

如术前发现有恶性青光眼危险因素存在,术后立即用睫状肌麻痹剂。如已发生,早期用 1% 阿托品眼液 1 次/10min,共 3 次,同时用复方托吡卡胺眼液 1 次/10min,共 3 次,上下午各一组,在散瞳的同时用 20% 甘露醇 500mL 静脉点滴。睡前用阿托品眼膏,局部及全身用糖皮质激素,减轻因手术刺激产生的炎症反应、组织水肿及渗出。口服乙酰唑胺,减少房水生成及玻璃体腔积液。在治疗期间注意电解质平衡,补充钾。经上述药物治疗 2~3d 无效,或晶状体前囊和角膜内皮相贴、角膜水肿者应立即手术治疗。手术行前玻璃体切除加前房再造术。如没有玻璃体切除机可采用颞下角膜缘后 4~5mm 处做一结膜瓣,电凝封闭巩膜表面血管,在角膜缘后 3.5mm 处为中心做一与角膜缘呈放射状的巩膜切开,用前房穿刺刀在角膜缘内做前房穿刺,注意勿伤及虹膜或晶状体。用 9 号针头在 12mm 处以

血管钳夹住,作为标记,把针头装在 2mL 注射器上从巩膜切口向眼球中心方向垂直刺入,玻璃体腔内液体可自动进入针管,否者轻轻抽吸,切忌用力抽吸,或将针头做小范围移动,抽出 1.0~1.5mL 液体,拔针前推出少量液体,以免有成形玻璃体带到针道内,前房注入黏弹剂。

缝合结膜切口,滴入抗生素和激素眼膏,涂 1% 阿托品眼膏。

2) 滤过手术后瞳孔阻滞:可由于虹膜周边切除口未切通、术后虹膜周边切除口及瞳孔缘完全后粘连、或术中未做虹膜周边切除。临床表现为眼压升高,前房轻度或中度变浅,虹膜周边切除口不通畅,周边虹膜向前膨隆,但有时可因虹膜增厚僵硬或虹膜与晶状体发生广泛粘连而致虹膜不向前膨隆。可用 Nd:YAG 激光切除残留的色素上皮层。如前房太浅或角膜混浊不能做激光治疗,则可手术行周边虹膜切除。虹膜周边切除后前房可加深,如不加深,应考虑房水受阻位置不在虹膜平面而在睫状环水平。

3) 迟发性脉络膜上腔出血:是滤过手术后的一种严重并发症,发生率在 2% 以下。临床表现为术后数小时或数天突然发生剧烈眼痛、头痛、恶心呕吐和视力显著下降,眼压升高,前房变浅或消失,眼底有红棕色球形隆起。发生原因尚不清楚,可能与下述因素有关,如无晶状体眼,晶状体脱位,玻璃体切除后,高血压与动脉硬化,高度近视,术前长期持续高眼压,浅层巩膜静脉压升高,术后低眼压合并眶静脉压升高,如打喷嚏、擤鼻涕、过度弯腰低头等。处理先用药物保守治疗,必要时手术治疗,于扁平部行后巩膜切开引流脉络膜上腔积血和重建前房。

(3) 高眼压性深前房:由于滤过通道引流不畅引起眼压升高,但前房是深的。可见于:①滤过口内部阻塞;②滤过口外部阻塞和早期失败。应通过前房角镜检查来鉴别。

1) 滤过口内部阻塞:可被虹膜、睫状体、炎性渗出膜、凝血块、遗留的角膜深层组织或后弹力层等阻塞。滤过口内部阻塞如未解除,最终会导致外部滤过道瘢痕愈合而致滤过泡失败。手术时应注意上述情况发生,术后抗炎治疗,必要时激光切除堵塞物。

2) 早期滤过泡失败:术后滤过泡失败的原因有:①滤过内口阻塞,阻断房水流出;②巩膜瓣过早愈合;③结膜瓣与其下方的浅层巩膜粘连和包囊型滤过泡形成。

Kronfeld 将滤过泡型滤过泡分为四型:I 型(微小囊状型)滤过泡呈微小囊状隆起,泡壁薄,贫血,近角膜缘处可见分房状微小囊。II 型(弥漫扁平型)滤过泡呈弥漫扁平状隆起,泡壁略厚,轻度贫血或有较小的血管。III 型(瘢痕型)滤过泡,滤过泡不显,球结膜与巩膜粘连。IV 型(包囊型)滤过泡局限高度隆起,与周围结膜界限清楚,泡壁厚,呈硬结状,表面及周围布满扩张血管。I 型及 II 型为功能性滤过泡,III 型及 IV 型为非功能性滤过泡。

建立青光眼的长期外滤过,成功的抗青光眼手术是第一步,而术后处理对建立有效的房水外引流及功能性滤过泡的形成非常重要。应熟悉和掌握失败滤过泡,尤其早期失败滤过泡

的特点和处理方法。早期失败滤过泡可表现为:①平坦型滤过泡:术后早期滤过泡低或平坦,按摩后仅可稍隆起、扩散,泡壁显著充血,滤泡表面及深部有粗大迂曲血管,滤过泡逐渐局限,结膜下无微囊样改变,眼压正常上限或偏高。这种滤过泡失败倾向较大,术后时间较长将变为Ⅲ型滤过泡。在术后 3~14d 采取积极措施,仍可恢复为功能性滤过泡;②包囊型滤过泡:常发生于术后 1~4 周,术后 1~16 周是治疗此型滤过泡并建立功能性滤过泡的关键时期。临床表现为高度隆起的圆顶状囊肿,常无结膜下微囊样改变,滤过内口通畅,眼压趋向升高。在可移动的滤泡结膜血管下方可见固定不动的无血管组织,其组织学改变为一层纤维细胞增生膜,膜内充满房水,它虽与前房相通,但无滤过作用。

处理:术后发现滤过泡逐渐局限变平时,应加强按摩,眼局部用糖皮质激素,结膜下注射 5-FU。如发现有粘连时在最初几周内用针拨滤过泡加药物治疗可能有效。用一次性 1mL 注射器,针管内吸入 5-FU 5mg 加少量 2% 利多卡因,在距滤过泡 5~6mm 处结膜下注入少量溶液使结膜隆起。然后向前进针达粘连滤过泡的边缘,此时不注入液体,把针尖穿入囊壁,并用针侧刃划开粘连的囊壁。在进针时要避开结膜血管,针在结膜下前进时一定要注意不穿破结膜。包囊性滤过泡早期可以用针拨滤过泡并注射 5-FU。如已形成较坚硬的壁,其表面结膜可移动,眼压不能控制,则需手术。做以角膜缘为基底的结膜瓣,暴露纤维化的滤过泡切除囊壁,可见房水从巩膜瓣边缘流出,缝合结膜瓣(图 12-10-15)。

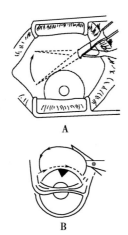

图 12-10-15 包囊性滤过泡的修复
A. 结膜注射麻药分离结膜与 Tenon 囊,线状刀从包裹性囊泡一侧刺入,从对侧囊壁穿出后向穹窿旋转线状刀,尽量扩大囊壁切口;B. 以角膜缘为基底的结膜瓣,分离与包裹性囊壁的粘连,剪除囊壁

(4)虹膜睫状体炎:一般为手术反应,局部滴糖皮质激素、散瞳治疗。但要注意如患者主诉突然眼部明显疼痛,炎症又比较明显,要警惕感染问题。

(5)白内障:术前已有白内障者,因手术时眼压突然降低、晶状体前移、或术后低眼压浅前房或无前房、炎症等可使白内障发展。极罕见的情况因术中操作不当而直接损伤晶状体,则

术后晶状体迅速混浊。

3. 术后晚期并发症

(1)后期滤过泡失败:这是滤过手术后期常见的并发症,可发生在术后数月或数年,可能与术前和术后炎症有关。其原因包括滤过道内口有肉芽组织堵塞,巩膜瓣或结膜瓣与其下方巩膜组织粘连和包囊型滤过泡形成。临床表现为眼压升高伴Ⅲ型或Ⅳ型滤过泡。这种晚期发生的失败滤过泡用前述的早期失败滤过泡的处理方法常不能奏效。对于滤过内口的膜样组织堵塞,可试用激光切开。对于外滤过道的瘢痕阻塞,需在新的部位重新做滤过手术。对泡囊型滤过泡需行手术修复。

(2)滤过泡漏:常发生在年龄大、结膜薄或术中用抗纤维化药物尤其是丝裂霉素 C 者,滤过泡极薄可自发破裂。交联术治疗晚期滤过泡漏具有非侵入性和增加滤过泡厚度的特点,大多数患者经过一次治疗可停止渗漏。

(3)眼内炎:滤过手术后数月至数年内均有可能发生眼内炎。尤其是全层巩膜滤过手术或小梁切除术中使用抗纤维化药物,滤过泡壁过薄或滤过泡漏,可导致眼内感染。患者突感眼痛,视力下降,滤过泡呈乳白色,前房有浮游细胞、闪光阳性,甚至前房积脓。绝大多数病例炎症由滤过泡发展到前房,再发展到玻璃体,引起眼内炎。因此要及早发现积极抢救治疗,把炎症阻止在最初阶段。

(4)低眼压性黄斑病变:这是应用抗代谢药物的严重并发症之一。滤过手术后眼压低于 6mmHg 时,可发生视力减退、黄斑水肿,脉络膜视网膜皱褶等。处理:加厚或修补滤过泡。

(5)交感性眼炎:由于小梁切除术引起者罕见,此为肉芽肿性葡萄膜炎。当一眼受穿通伤或球内手术后的葡萄膜炎,对侧眼诱发与术眼相同的葡萄膜炎为交感性眼炎。治疗用大量糖皮质激素控制病情,逐渐减药。也可加用秋水仙碱等药物。

四、房水引流物置入术

对于难治性青光眼,虽然采用滤过手术联合应用抗代谢药物及调整缝线等,手术成功率仍较低。有些患者仍保留一定的视力,但不具备进行滤过性手术的条件,如采用睫状体破坏性手术,有发生眼球萎缩的危险。一些学者设计了另一类的抗青光眼手术,即通过房水引流物将房水引流到结膜-眼球筋膜下,以期获得持久的房水外引流通道。EXPRESS 引流钉作为一种新型的房水引流物另见本节基于新器械开展的新型抗青光眼手术中详述。

20 世纪 50 年代初期已开始设计此类手术,如用马毛、丝线、铂丝等排液线或用金属、玻璃、胶原、自体软骨等所制成的外植物等。但是常由于眼内炎症和异物反应而致引流道阻塞及较多的并发症,使这些方法未能被广泛采用。经过半个多世纪的研究发展,随着房水引流物制作材料、工艺及手术方法的改进,现代房水引流物置入术的手术成功率明显提高,手术并发症减少,为难治性青光眼提供了一种较为有效的手术方法。

【房水引流物的降眼压机制及类型】现代房水引流物的材料为医用高分子化合物,如聚丙烯、硅橡胶、聚甲基丙烯酸甲酯

等,这些材料对眼组织刺激性小,生物相容性好,引流盘周围炎症反应轻。

现代房水引流物的引流盘置入位置,由早期手术的眼球赤道部之前改为赤道部之后,即距角膜缘 8~10mm 处,此部位的球结膜和筋膜间隙较大,易于扩张,便于引流盘的置入和存留,可在引流盘周围形成一个与引流盘表面积相同的疏松纤维性囊腔和较大的后滤过泡。后部球结膜和筋膜对房水的渗透性较前部强,使房水更有效地被动扩散和渗透到眼眶组织间隙而被毛细血管和淋巴管吸收。

为防止术后早期引流过畅,在现代房水引流物内设置了单向压力敏感瓣,限制在一定压力下房水单向性外引流。根据是否有限制房水流动的压力敏感阀,现代房水引流物分为两类,一类是非限制性房水引流物,如 Molteno,Schocket,Baerveldt,国产 HAD 房水引流物;另一类是限制性房水引流物,如 Krupin,Ahmed,Joseph,Whites,OptiMed 房水引流物。有些非限制性者利用阻塞芯线放入引流管内,在引流盘周围纤维囊腔间隙形成之前起到暂时阻塞作用,防止术后早期引流过畅,待纤维囊腔形成后再撤出。

1. 现代房水引流物的降眼压机制 各类房水引流物均由前房引流管及引流盘组成,引流盘的面积应不小于 135mm²。房水引流物置入后,在引流盘周围形成纤维性储液囊腔,即后部滤过泡,房水经滤过泡的疏松纤维性囊壁,并通过压力依赖性的扩散或渗漏进入眼眶组织间隙,由毛细血管或淋巴管吸收而起降低眼压的作用。眼压控制水平取决于囊壁对房水扩散的阻力和囊腔表面积的大小,囊壁越薄,囊腔越大则降眼压效果越好。引流盘周围的纤维囊腔形成至少需要数周,囊腔内表面是一开放性胶原网状结构,没有连续的细胞层衬里,并不是真正的囊,该囊不与引流盘形成牢固的粘连。

2. 常用的现代房水引流物 目前临床上应用的各类房水引流物都是在 Molteno 设计的前房引流物的基础上改良设计的,而且是属于一类后方长管引流置入物。

(1) Molteno 房水引流物:1969 年开始应用于临床,经典的 Molteno 引流物为长引流管单盘型,引流管为硅胶管,外径 0.63mm,内径 0.3mm,长 21mm,可置于前房或玻璃体腔内。引流盘为丙烯酸甲酯制成,为圆形,直径为 13mm,表面积为135mm²。用于儿童者直径 8mm。引流盘底面为凹形,其弧度与眼球表面一致,盘的前缘两侧各有一个小孔,经此孔将引流盘缝在巩膜表面。朝向巩膜面的盘的边缘较厚且隆起,它使盘的下方与巩膜表面之间形成腔隙。此引流物没有活瓣装置,所以房水流动是双向性的。1981 年 Molteno 将原设计的 16mm 长的引流管改为长管,并用 10mm 长的硅胶管将 2~4 个引流盘连接成双盘或 4 盘装置,以增加引流面积,双盘装置比较常用。后来又有人在引流盘的前部设计压力峰,使之成为双房单盘引流物,房水先进入前部小房,然后再缓慢流向后部大房,试图在术后早期不阻塞引流管的情况下,减少低眼压的发生。近来有将 Molteno 引流管与引流管内阻塞芯线或胶原栓子联合应用者。

(2) Baerveldt 房水引流物(1990):为无阀门的硅橡胶引流管,外径 0.64mm,内径 0.3mm,及与之相连的含钡硅胶引流盘,为弯曲的长片状,常用的大小有三种规格:250mm²、350mm²、426mm²。含钡的引流盘可用 X 线来检查辨别引流盘的位置。也可用超声波检查确定盘的位置及滤过泡的情况。盘中有数个贯通小孔,可控制滤过泡高度与容量。盘厚度为 0.84mm,较 Molteno 盘(厚 2.16mm)及 Krupin 盘(厚 2.54mm)薄些。可通过一个象限的结膜切口将一个较大的盘置于两条直肌下方,但复视的发生率较高。

(3) Schocket 装置(1982):又名前房引流管分流入环扎带装置,将外径 0.64mm,内径 0.3mm,长 30mm,硅胶管末端连于环绕眼球赤道部 360° 的 20 号槽状硅胶带内面的沟槽内。其后经过改良,改用 31 号硅胶带加用巩膜条保护硅胶引流管,硅胶带环绕赤道部 90° 而不是 360°,使手术简化,同样可取得满意的降眼压效果(图 12-10-16)。

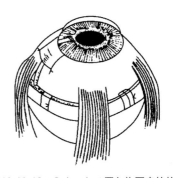

图 12-10-16　Schocket 置入物固定的位置

(4) HAD 房水引流物(1992):为湖南医科大学二附院蒋幼芹、段宣初教授设计的一种国产房水引流物,称 HAD 房水引流物(Hunan aqueous drainage implant,HAD)。为无阀门引流管,外径 0.63mm,内径 0.3mm,引流盘为硅胶制成呈扇形,表面积180mm²,引流盘前方有三角形压力峰,将引流管末端围绕在约 18mm² 区域内,对房水流出起一定的阻挡作用,以减少术后早期引流的房水量。引流盘上有多个贯通孔,可限制后滤过泡的高度和容量。盘的两侧各有一个侧孔,如手术失败,再次手术时可连接另一个或多个引流盘而避免再度进入前房。

(5) Krupin 前房引流物(1990):改良的 Krupin 房水引流物是一种具有单向敏感阀门的长管引流物,管的外径为 0.58mm,内径为 0.38mm,管长约 20mm,末端有水平和垂直裂隙的单向压力敏感阀门,开放压力为 10~12mmHg,关闭压力为 8~10mmHg。与引流管相连的椭圆形硅胶盘表面积为 184mm²,其长宽为 18mm 及 13mm,边缘高 1.75mm,弧度与眼球壁一致,盘前缘有供缝合固定的孔。

(6) Ahmed 活瓣式房水引流物(1994):硅胶引流管长约 25mm,外径 0.64mm,内径 0.3mm,引流盘为梨形聚丙烯盘,表面积为 184mm²,厚约 1.9mm,在引流盘的前部设计有一个具有物理学缩嘴作用的房水控制室,该室出口处有用弹性硅胶制成的压力敏感活瓣,活瓣在前房压力超过 8~12mmHg 时开放,房水以 2~3μL/min 的速度缓慢排向引流盘(图 12-10-17)。

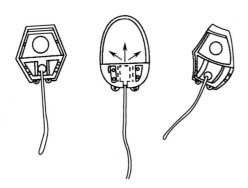

图 12-10-17 Ahmed 活瓣式引流物

此外尚有 Joseph 装置(1987),OptiMed 眼压调节器,Whites 青光眼房水分流泵等,此处不作详细叙述。

【适应证】房水引流物置入术需要特殊的手术技巧,且可能发生严重的术中及术后并发症,故此手术仅适用于对常规滤过性手术效果较差的难治性青光眼,葡萄膜炎性继发性青光眼,角膜移植术后青光眼,虹膜角膜内皮综合征,多次滤过性手术失败的青光眼,多次小梁切开术后失败的先天性青光眼,视网膜或玻璃体手术后青光眼等。上述大多数患者应首先考虑选择联合应用抗瘢痕化药物的小梁切除术,而以下情况可首选进行房水引流物置入术:新生血管性青光眼,角膜缘周围结膜有广泛瘢痕形成的青光眼,广泛虹膜周边前粘连的闭角型青光眼,因为这种前位粘连会妨碍小梁切除口与前房沟通而致手术失败。

【术前准备】因为难治性青光眼患者可能存在较复杂的眼部及全身情况,故术前应行详细检查及相应的处理,如控制血糖、血压,新生血管性青光眼应尽可能术前先行全视网膜光凝,控制活动性葡萄膜炎及高眼压。如虹膜膨隆明显,可先用 Nd:YAG 激光行虹膜打孔沟通前后房,加深前房。

根据患者病情,术后拟得到的靶眼压水平,眼部条件包括可利用的结膜范围,前房深度,是否需行视网膜脱离复位手术或玻璃体切除手术及引流物的特点,选择合适的房水引流物,确定手术部位和适当的联合手术。

如术后拟得到较低的眼压,可选择表面积较大的双盘 Molteno 引流物或大面积的 Baerveldt 引流物,但需有较大的可利用手术区域。但是对于伴有房水生成减少或曾做过睫状体破坏性手术的患者,应使用小的引流物。对于术后有可能发生浅前房的病例和有晶状体眼最好选择限制性房水引流物,如 Ahmed 或 Krupin 引流物。无晶状体眼可选择非限制性房水引流物,如 Molteno、baerveldt 或 HAD 引流物。Schocket 由于引流管和环行硅胶带相连,手术范围大,可用于同时需行视网膜复位或玻璃体手术者。Whites 房水引流泵由于在术后有人工控制眼压的特点,适用于有高度纤维增生的病例。OptiMed 眼压调节器置入的远期效果差,目前已很少应用。

手术部位的选择:根据球结膜状况,前房深度,房角是否有新生血管,考虑引流物置入的位置最好选择颞上象限,操作空间大,离视神经最远,其次是鼻上和颞下象限,尽量避开以前手

术结膜结瘢处。

手术方式的选择:对于一些难治性青光眼,不能单靠一次手术就能治愈,而要根据眼部不同情况设计不同的手术方案。对于新生血管性青光眼及年轻患者,术中加用丝裂霉素 C,在完成结膜瓣后,充分暴露两条直肌间的巩膜至赤道后,将浸泡于 0.4mg/mL 的 MMC 棉片或海绵片放置于引流盘位置的巩膜表面 1~5min,然后用生理盐水 50mL 冲洗。无晶状体眼囊膜缺损者,应行玻璃体切除联合房水引流物置入术。对于严重眼外伤眼部损害严重或葡萄膜炎而致瞳孔膜闭合并白内障者,应行玻璃体切除或晶状体玻璃体切除联合房水引流物置入术。对于活动性新生血管性青光眼,应考虑行玻璃体切除联合眼内氩激光光凝及房水引流物置入术。

【手术方法】

1. 限制性房水引流物置入方法 以 Ahmed 引流物为例。

(1) 做结膜瓣:于两条直肌之间做以穹窿为基底或角膜缘为基底的结膜瓣达 90°,分离筋膜与巩膜达赤道部后方。做以穹窿为基底的结膜瓣,结膜切口两侧做放射状切开;做以角膜缘为基底的结膜瓣,切口离角膜缘 6~8mm。

(2) 固定引流盘:先用装有平衡盐液的 1mL 注射器针头插入引流管,注液冲洗,排出引流管腔内空气并检查引流管是否通畅,通畅者从引流盘前部小孔中有液体射出,如不通畅则不能用于手术。

将引流盘放入结膜筋膜瓣下并向后推送,使其前缘距角膜缘约 8~10mm。用 5-0 聚丙烯线经引流盘前端两个固定孔缝合固定在巩膜浅层(图 12-10-18)。

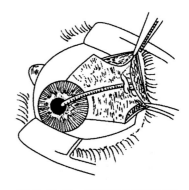

图 12-10-18 将引流盘置于赤道部

(3) 修剪引流管:将引流管放在角膜表面,从角膜缘观察确定引流管置入前房内所需的长度,一般在角膜缘内约 2mm 处用直剪将引流管斜向剪断,所产生斜面向上。

(4) 角膜缘处穿刺:选择恰当的部位,使引流管处于舒展自然的位置,在该处作为引流管进入眼内的穿刺口,此前先在距此较远处做透明角膜的前房穿刺口,以备注射黏弹剂加深前房时用。先将 23 号针头在距针尖约 1cm 处 90°弯曲,针的斜面向上,这样便于操作。进入前房的穿刺通道是手术的关键步骤,因其位置方向将决定引流管在眼内的位置及方向,即是否不与角膜内皮或虹膜接触。于角膜缘后缘稍后处进针,使针平行于虹膜进入眼内,而且要使针的斜面及其后小段无斜面部分进入

前房,这样所造成的通道宽度恰好适于引流管通过而又不发生管周围房水渗漏并防止管的移动。迅速撤出针头,可能有少量房水流出,前房变浅,可从前房穿刺口注入少量黏弹剂,以加深前房(图 12-10-19)。如穿刺失败,可在其附近再做穿刺。引流管在前房内的长度应为 2.5~3mm,儿童稍长一些约 3~4mm。若引流管进入太长,需重新修剪;太短则需将引流盘稍向前移动重新固定。

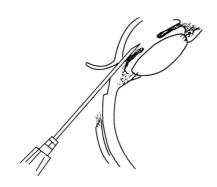

图 12-10-19　角膜缘穿刺模式图

(5) 置入引流管:用结线镊夹住引流管前端从角膜缘穿刺通道将其插入前房内,在维持适当的前房深度情况下,观察引流管的位置,使其位于角膜与虹膜之间与两者均不接触。如位置不当与虹膜或角膜接触,则应重新穿刺,不可凑合,否则术后将产生并发症。在巩膜表面的引流管做 1~2 针 8 字缝合固定在巩膜上,以防其移动或后退。

(6) 异体巩膜瓣遮盖引流管:将 6mm×8mm 巩膜瓣覆盖在引流管行程上,前端需达角膜缘,遮盖穿刺口。用 10-0 尼龙线在其四角缝合固定于浅层巩膜(图 12-10-20)。

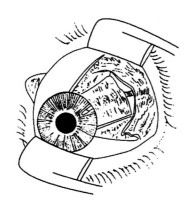

图 12-10-20　异体巩膜片覆盖引流管

(7) 缝合结膜:其前端应遮盖巩膜瓣,必要时在前部加一针褥式缝合,将结膜瓣缝在透明角膜上。结膜囊涂抗生素和地塞米松眼膏盖术眼。

2. 非限制性房水引流物置入术　以 HAD 引流物为例。

手术方法与前述 Ahmed 引流物置入术基本相同,只是在引流管固定后,为防止术后早期引流过畅先做引流管结扎。在引流管与引流盘连接处稍靠前的引流管旁放置长 20mm 的 5-0 聚丙烯线,用 6-0Vicryl 可吸收缝线,将引流管后端与聚丙烯线一起结扎,使引流管腔完全阻断,聚丙烯线两端分别置于结膜下。如术后早期眼压升高,药物不能控制,可在表面麻醉下将聚丙烯线拔除,使引流管腔部分通畅,眼压降低。

对非限制性房水引流物,除结扎引流管外,还可采用其他缝线技术,包括引流管周围的结扎线、放在管腔内可以去除的缝线,以限制术后早期的房水引流量,减少术后早期浅前房和低眼压的发生。

另外有采用分两期完成手术者。第一期将引流盘固定在浅层巩膜上,不将引流管放入前房,但常在其他部位做小梁切除术;第二期,2~6 周后,将引流管置入前房,此时引流盘周围已有纤维囊膜形成,对房水排出产生阻力作用,避免术后浅前房的发生。分期手术用于术后有高度危险发生脉络膜上腔出血和浅前房的眼睛。

【术后处理】局部滴抗生素眼液 2 周,滴糖皮质激素眼液 6~8 周。随访观察引流管在前房内的位置及管口情况。观察眼压,必要时加用抗青光眼药物。术后早期出现药物治疗下不能控制的高眼压,则可随时在表面麻醉下去除引流管的调节线。

【并发症】房水引流管置入术的并发症中许多与滤过性手术者相同,另外尚有一些与引流管有关的并发症。

1. 术中并发症　角膜缘处穿刺位置偏后,可能发生前房积血、睫状体出血、玻璃体脱出。如穿刺通道不与虹膜面平行,引流管可能弯曲、与角膜内皮、虹膜或晶状体接触。如角膜缘穿刺口过大,则术后可能发生引流管周围渗漏。

2. 术后并发症

(1) 引流管近端及眼前节的并发症:管口阻塞,引流管与角膜内皮或虹膜接触,引流管从前房内退出,浅前房,低眼压,前房积血,脉络膜脱离,瞳孔阻滞,慢性葡萄膜炎,角膜失代偿等。

(2) 沿引流管部位的并发症:结膜糜烂,引流管外露,缝线结扎过紧阻塞管腔。

(3) 引流管远端开口处纤维膜形成的阻塞。

(4) 后部滤过泡过度纤维化形成包囊型滤过泡。

3. 几种相关并发症的原因及处理

(1) 浅前房、低眼压:为房水引流物置入术后常见的并发症,发生原因为引流管周围渗漏、脉络膜脱离、拆除结膜线后引流过畅等。先用药物治疗如糖皮质激素、阿托品等,如脉络膜脱离明显引流管与虹膜、角膜接触,应做脉络膜下腔积液引流及黏弹剂前房成形术。

(2) 引流管口及管腔内阻塞:引流管前房内开口阻塞可能因引流管置入位置偏差或术后浅前房持续时间较长,引流管口被虹膜阻塞,或被前房积血的血凝块阻塞;被无晶状体眼的玻璃体或硅油阻塞;或术后葡萄膜炎反应重被炎性渗出质或炎症碎屑堵塞。处理为积极控制葡萄膜炎,及时重建前房,促进前房积血吸收,必要时用 Nd:YAG 激光去除阻塞物,或做玻璃体切割术使引流管口重新开放。或用装有平衡盐液的注射器及 27 号针头,经前房穿刺进入前房,并由引流管口伸入管腔内,轻推液体冲洗管腔使其通畅。如受阻发生在引流管远端,需于术后 2 周于引流管中部做管腔纵行小切口用小钩清除管腔内阻塞物。

（3）眼压升高：先用降眼压药物,拆除引流管结扎缝线及调节缝线。

（4）后部滤过泡瘢痕化：发生在术后数周,早期加用抗代谢药物,拨离滤过泡,如无效则做纤维化囊壁切除。

（5）引流管外露或引流盘脱出：如术中应用异体巩膜片自角膜缘到引流盘前端将引流管全部遮盖,一般很少发生引流管外露。如果引流盘固定位置离角膜缘太近,无厚实的眼球筋膜或巩膜瓣覆盖,或引流盘固定缝线刺激结膜致结膜糜烂,引流管外露或引流盘脱出。引流管外露应修补,以免引起眼内感染,可用异体巩膜片遮盖和结膜修补术。引流盘脱出需将其取出,另选位置置入新的房水引流物。

（6）角膜内皮失代偿：由于前房延缓形成或消失,引流管与角膜内皮接触等引起。主要是预防,避免上述情况发生。

（7）眼外肌功能障碍：多见于双盘 Molteno 或 Baerveldt 装置,因引流盘面积大可影响眼外肌运动而出现复视、斜视和眼球运动受限。轻者可用三棱镜矫正,重者需将引流物取出。

五、睫状体剥离术

睫状体剥离术是使睫状体从巩膜突剥离,形成睫状体上裂隙,房水通过裂隙流入脉络膜上腔淋巴间隙,使房水向眼内引流,减少房水通过有阻力的小梁向眼外流出。其降压原理可能为：①把房水引入脉络膜上腔;②睫状体剥离区血液供给障碍而萎缩,房水生成减少。睫状体剥离降压效果不肯定,有的无降压作用,有的则发生低眼压,有时眼压会突然升高。术中容易损伤晶状体及悬韧带,发生晶状体半脱位或白内障。该术式主要用于无晶状体青光眼。

【适应证】眼压轻度升高或滤过术后失败的无晶状体青光眼。

【禁忌证】

1. 玻璃体前界膜不完整、玻璃体已进入前房,术后玻璃体容易阻塞睫状体剥离区的裂隙。

2. 前葡萄膜炎,容易发生剥离区裂隙的粘连。

3. 房角大量新生血管或广泛周边前粘连。

【手术部位的选择】术前行前房角镜检查,手术区应无新生血管或周边前粘连,以颞上象限最为理想,不仅便于操作,当有前房积血因重力作用使积血下沉,得以保持裂隙的开放。

【手术步骤】

1. 局部麻醉。

2. 5mm 宽角膜缘为底的结膜瓣。

3. 睫状体剥离有两种方法。

（1）Heine 法：角膜缘后 4~5mm 做与角膜缘平行 3mm 长的巩膜切口,达睫状体上腔,睫状体分离器从切口紧贴着巩膜内面轻轻推入前房,注意勿损伤角膜内皮,然后侧向运动分离器使其从前房进入脉络膜上腔,睫状体与巩膜突分离（图 12-10-21A）,以同样的方式完成对侧的睫状体剥离。

（2）Blaskovics 法：又叫反向睫状体剥离。角膜缘后 4~5mm 做与角膜缘垂直的 3mm 长的巩膜切口,分离器与角膜缘平行

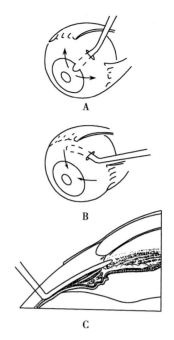

图 12-10-21　睫状体剥离
A. Heine 法：角膜缘后 4~5mm 做与角膜缘平行巩膜切口长 3mm,剥离器从切口进入脉络膜上腔,紧贴巩膜向前房推进,进入前房分别向两侧摆动,使睫状体从巩膜突剥离;B. Blaskovis 法：角膜缘后 4~5mm 做 3mm 放射状切口,剥离器与角膜缘平行的方向从切口进入脉络膜上腔,紧贴巩膜分别从两侧向前房摆动;C. 剥离器在脉络膜上腔和前房中的位置

的方向进入脉络膜上腔,向前房旋转分离器使其进入前房（图12-10-21B）,剥离器的位置（图12-10-21C）,睫状体从巩膜突脱离。同样的方法完成对侧睫状体剥离。

4. 缝合结膜瓣,结膜下常规注射。

【术后处理】

1. 取睫状体剥离区居高的体位。

2. 常规换药,术后前几天滴 1% 毛果芸香碱使虹膜睫状体张力增加,睫状体剥离区的裂隙加宽。

【术后并发症】

1. 前房积血　常见,自行吸收。

2. 后弹力层脱离　当分离器贴巩膜内面进入前房时,推着 Schwalbe 线向前,造成后弹力层脱离。因此当分离器进入前房时,观察其顶端有无角膜内层组织,如有组织阻挡应调整分离器方向。术后发现小范围后弹力层脱离无须处理。大片后弹力层脱离引起角膜水肿,做后弹力层复位术;颞下角膜缘内 1mm 前穿刺,前房注入巨大气泡推动后弹力层复位。

3. 低眼压　房水过多流入脉络膜上腔的结果。持续性低眼压可以引起严重后果（前述）。处理：①停止局部激素的应用,滴阿托品使睫状肌放松,睫状肌贴近巩膜内壁关闭裂隙;②散瞳无效时,在房角镜下,Argon 激光直接封闭裂隙后部,参数为 300~800mW、100~200μm,0.1~0.2s。光凝的数量依低眼压的程度而定。睫状体的炎症反应使治疗区裂隙闭合;③冷冻,用-80℃直径为 4mm 的冷冻头从角膜缘到锯齿缘两排冷冻,可以使裂隙关闭;④手术修复,当裂隙宽而且长时,手术修复是必

要的:以穹窿为底的结膜瓣,角膜缘后 1mm 做与角膜缘平行的切口,10-0 尼龙线穿过切口前唇、穿过虹膜根部、穿出切口后唇,结扎缝线,缝合结膜瓣(图 12-10-22)。

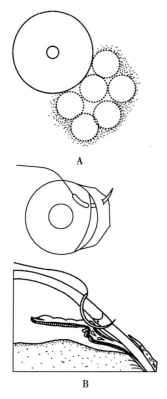

图 12-10-22　低眼压的修复

A. 冷冻法:睫状体剥离区自角膜缘至锯齿缘两排冷冻,-80℃,直径 4mm,每个点 30s;B. 手术修复:睫状体剥离区做穹窿为底的结膜瓣、角膜缘前界向后 1mm 处切通前房,10-0 尼龙线穿过切口前唇、虹膜根,从切口后唇穿出,结扎缝线,缝合结膜

六、睫状体破坏性手术

目的是应用各种方法直接或间接破坏睫状突上皮以减少房水生成。手术效果一般不能预测,有时需要重复,而广泛的睫状体萎缩必然导致眼球生理功能的障碍,甚至发生眼球萎缩,因此这类手术不能作为青光眼首选术式,主要适用于其他抗青光眼术后残余青光眼、晚期青光眼、穿透性角膜移植术后继发性青光眼。减少房水生成术式繁多,较常用的几种术式如下。

(一)睫状体冷凝术

-80~-60℃的冷冻头透过巩膜可以在睫状突的顶端产生-10℃的低温(图 12-10-23A),能够破坏睫状突基质、血管和上皮。眼内组织破坏的程度,主要取决于制冷的速度及组织内达到的温度。低温下细胞损伤的主要机制是细胞内结晶状体的形成。结晶状体可以破坏细胞的线粒体及胞膜。由于冷冻不损害结膜巩膜组织,可以重复治疗,操作简单,能在门诊进行,是最常用的术式。

【手术步骤】

1. 做球后或球周麻醉,因这类患者长期处于高眼压及眼部组织充血状态,对疼痛反应敏感。

2. 冷冻头以直径 2.5mm 者最佳。调好并试用冷冻系统,开机后冷冻头应立即结霜,温度显示必须低于-80℃。

3. 冷冻部位　冷冻头中心应恰好位于睫状突处,睫状突前缘位于 Schlemm 管后,由于角膜缘在各象限的宽度不等,在鼻侧、颞侧及下方象限冷冻时,冷冻前缘应离角膜缘前界 1mm,在上方象限时则在 1.5mm 处。

4. 冷冻方法　无须切开球结膜,吸干球结膜表面液体,定位后将冷冻头紧压在球结膜与巩膜上,使冷冻头平面与组织完全接触。打开冷冻机开关约 10~15s,冷冻头表面开始结霜,保持合适温度在-80~-60℃,当冷冻头周围的结膜和巩膜变白,形成 3~4mm 的冻结区,这时开始计算时间,为有效冷冻时间,一般要求每一冷冻点的有效冷冻时间:-80℃时为 40s,-60℃时为 60s。当达到冷冻时间后立即关闭开关,待冷冻头周围冰球融化,温度回升到 0℃以上时,冷冻头与组织自动分离。将冷冻头擦干准备做下一个点的冷冻。

冷冻范围通常为 180°,每个象限做 3 个冷冻点,共 6 个点。降眼压效果与冷冻范围有关,冷冻范围越大,降眼压幅度越大,发生眼球萎缩的可能性也将增加。一般主张第一次冷冻范围限于 2 个象限内,如眼压控制效果不好,以后可再次冷冻,可重复 2 次以上,但总的冷冻范围不超过周长 300°(图 12-10-23)。

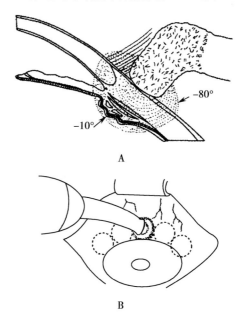

图 12-10-23　睫状体冷凝术

A. -80℃冷冻头透过巩膜,睫状突顶端可以产生-10℃的低温;B. 冷冻头放置在角膜缘后 2.5~3mm 的巩膜上,结膜要干燥,与球壁垂直冷冻 1min,关上冷冻开关,用生理盐水冲洗冷冻头以解冻,冷冻范围一般为 180°

【注意事项】

1. 冷冻温度和时间　研究表明冷冻温度高于-80~-60℃,时间短于 60s,未能适当破坏睫状突的功能,而明显低于-80~

–60℃,时间长于 60s,将会增加眼球萎缩的危险。理想的冷冻温度和时间为–80~–60℃,约 60s。迅速冷冻和缓慢解冻可获较大的治疗效果。

2. 冷冻范围　年轻患者需要的冷冻范围较老年患者大,对于每个患者的准确冷冻范围和冷冻点数目,目前尚难预测,最好限制每次治疗不超过 180°和 6 个冷冻点。

3. 再次手术应在相隔 1 个月后进行。冷冻范围包括上次冷冻在内不应超过周长 300°。

4. 冷冻头应紧压在巩膜上并且朝向眼球中心方向,使冷冻头与组织接触面积大并减少该区睫状体血流,减少血流的温度绝缘效应,以利于冰球的低温传到睫状突;冷冻头如斜向加压,则可能在眼球表面滑动,致使最大的冷冻效应未能集中到睫状突。冷冻头如太靠近角膜缘可致角膜内皮损伤,且循环的房水会使冷冻头的温度提高而降低冷冻效果。

冷冻头周围形成的冰球水平直径大于冷冻头,而深度小于水平直径,故仅冰球下方中央部分达到睫状突而不是整个冰球下方的睫状突均受到冷冻。

随着冷冻点加多,反复加压眼球,将使眼球变软,可用棉棒压迫眼球的对侧使眼压升高,冷冻区不塌陷,以提高冷冻效果。否则在塌陷的巩膜上冷冻,会损伤周围组织又会使冷冻温度被周围组织吸收,而影响冷冻效果。

冷冻头升温时,组织冰球融化较慢,应耐心等待其自然融化,不可滴生理盐水助其融化,因可引起球结膜显著水肿而降低随后冷冻点的冷冻效应。

【术后处理】术后 24h 内,患者有剧烈眼痛,常需止痛药物。手术结束时结膜下注射糖皮质激素会降低这种疼痛。术后常规用抗生素糖皮质激素及睫状肌麻痹剂。术后可能激发眼压升高,约 36h 后眼压逐渐下降,72h 降到最低,术后 2~4 周可达最佳降眼压效果,1 个月后眼压逐渐稳定。应继续应用术前所用抗青光眼药物,以后根据眼压情况逐渐减药。

【术后并发症】

1. 一过性高眼压　可发生于术中,可能是由于冷冻低温造成的巩膜急剧收缩,眼内容积突然变化,眼压升高可达 60~80mmHg,这对于晚期青光眼患者的视神经会构成极大威胁。术后早期一过性眼压升高多发生于术后 6h,与术后早期眼前节炎症反应有关。术前降低眼压,做球后麻醉,冷冻时延长各冷冻点的间隔时间,术后继续用降眼压药物,必要时静脉滴注甘露醇,防止对视功能的损害。

2. 葡萄膜炎　术后常有明显的葡萄膜炎,前房有纤维素性渗出。结膜下注射地塞米松,应用睫状肌麻痹剂。

3. 疼痛　术后早期疼痛剧烈,可持续数日,与眼压升高及葡萄膜炎有关。可用抗青光眼药物、糖皮质激素及止痛药物。

4. 前房积血　这是术后常见的并发症,在新生血管性青光眼中尤为常见,一般可在数日内吸收。

5. 低眼压及眼球萎缩　睫状体破坏性手术的主要缺点是发生低眼压和眼球萎缩。应注意不可过量治疗,重复再治疗的时间间隔应在 1 个月以上。

6. 眼前节缺血　多见于新生血管性青光眼做 360°睫状体冷凝术后,其表现为虹膜萎缩、虹膜后粘连、低眼压、白内障、角膜混浊及新生血管形成。

(二) 全视网膜冷凝联合睫状体冷凝术

新生血管性青光眼除降低眼压外还应进行全视网膜光凝,减少视网膜缺氧以减少新生血管生成因子。

【适应证】新生血管性青光眼晚期,需做睫状体破坏性手术且屈光间质混浊或瞳孔小,不能行全视网膜光凝者。

【手术方法】

1. 2% 利多卡因球后麻醉。

2. 沿角膜缘全周剪开球结膜,分离至赤道部。

3. 视网膜冷凝:冷凝视网膜 360° 范围。于角膜缘后做三圈冷凝,分别距角膜缘 7mm、10mm 及 13mm,分别做 12、16、20 个冷凝点。冷凝温度为–80~–60℃,每点冷凝 3~5s。

4. 睫状体冷凝范围为 180°。

(三) 睫状体透热凝固术

用电极透过巩膜间接地或通过巩膜切口直接地凝固睫状体。间接法容易发生巩膜坏死。睫状体冷凝术问世后,睫状体透热凝固术已很少采用。

【手术步骤】

1. 局部麻醉。

2. 眼球上半做 5mm 宽结膜瓣,暴露巩膜。

3. 有三种方法做透热凝固:①巩膜表面透热法,角膜缘后 4~5mm 处放置电流为 40~60mA、直径为 2mm 的球形电极,通电 1~2s 以巩膜表面收缩呈淡黄色改变为宜。电极间距 2mm,两排电极交错排列,范围不超过 2 个象限;②穿透巩膜电凝法,角膜缘后 4~7mm 间,放置电流为 40~60mA,0.2mm 粗 0.5mm 长的针极,穿透巩膜通电 1s,范围不超过 2 个象限。电极间距 1mm,大约 100~200 个电凝(图 12-10-24A);③直接电凝法,以颞上象

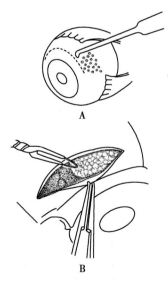

图 12-10-24　睫状体透热凝固术

A. 完成结膜瓣,于角膜缘后 4~7mm 间做 100~200 个穿透巩膜的针极电凝;B. 颞上象限角膜缘后 3mm 做巩膜切口,直视下环形电极电凝暴露的睫状体

限为例,角膜缘后3mm做与角膜缘平行的巩膜切口,不超过1个象限,切通巩膜后,在直视下用环形电极电凝睫状体(图12-10-24B),间断缝合巩膜切口。

4. 缝合结膜,常规结膜下注射。

【术后处理】同冷凝术。

【手术并发症】

1~3. 与冷凝术相同。

4. 巩膜表面及穿透巩膜电凝法容易发生巩膜坏死。

5. 视网膜血管闭塞及视网膜脱离。

6. 角膜植片坏死。

(四) 睫状体贫血术

凝固两侧睫状后长动脉,造成睫状体贫血萎缩。

【手术步骤】

1. 局部麻醉。

2. 颞侧(或鼻侧)做5mm宽结膜瓣,暴露巩膜。斜视钩钩起外直肌,用电流为60~70mA,2mm直径球形电极,在外直肌附着点前后各做3~4个与附着点平行的电凝,每个电凝4~5s。

3. 缝合球结膜,常规结膜下注射。

【术后处理】同睫状体冷凝术。

七、睫状体扁平部切开玻璃体抽吸联合前房注气术

(一) 脉络膜上腔放液联合前房注气术

【适应证】内眼手术后单纯脉络膜脱离引起术后无前房。

【手术时机选择】应根据眼压、前房深度、角膜情况等情况考虑,而不能机械地固定在某一时间。如处理过早可能对患者造成不必要的损伤。若处理过晚,周边虹膜全部前粘连,可造成长期无前房的一系列难治性并发症。

术后脉络膜脱离引起浅前房,应先用药物治疗,密切观察,有些患者恢复较慢,一般可观察2周左右,若无明显好转,再考虑手术治疗,若角膜内皮已出现水肿或角膜与晶状体相贴,应及时手术,否则角膜内皮水肿会很快加重,且与晶状体粘连,发生角膜失代偿。

【手术方法】

1. 手术部位应避开原手术区,在原手术区向前房注气可能引起白内障。

2. 做以穹窿为基底的小结膜瓣,沿角膜缘剪开约4mm。

3. 巩膜切开:巩膜表面充分止血,在角膜缘内做前房穿刺口,注入黏弹剂或平衡盐液,以加深前房并提高眼压。在角膜缘后以3.5mm为中心做长约1.5~2mm的垂直于角膜缘的全层巩膜切口。

4. 放脉络膜上腔积液:尖刀切开睫状体平坦部的全层,可见液体流出,放出少量液体后眼压下降,可向前房注射黏弹剂或平衡盐液,以加深前房并提高眼压。用棉棒在巩膜各部加压,将大部或全部脉络膜上腔液体放出,在此过程中,当放出一些液体后,就向前房注射一些平衡盐液,以提高眼压避免因眼压过低造成术后并发症。也可用棉棒在赤道部加压,以防发生暴

发性脉络膜上腔出血。

5. 前房注气:由前房穿刺口注入消毒空气或黏弹剂使其充满前房(图12-10-25)。

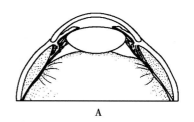

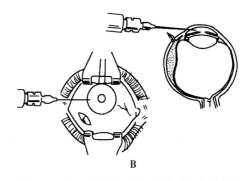

图12-10-25 脉络膜上腔放液联合前房注气术

A. 脉络膜上腔积液,脱离的脉络膜睫状体把晶状体虹膜隔向前推移,前房变浅;B.睫状体平坦部做巩膜切开放出脉络膜上腔积液,前房注气把晶状体虹膜隔向后推,使前房恢复

6. 巩膜切口不必缝合,缝合结膜切口。涂抗生素和地塞米松眼膏及阿托品眼膏。

【注意事项】

1. 一定避免在原手术区进行前房注气,以免损伤晶状体发生白内障。

2. 前房穿刺口应倾斜,以防注气后气体漏出,切口闭合好。

3. 放液时应尽量放出积液,控制眼压,不可过低。

(二) 睫状体平坦部抽吸玻璃体积液或前部玻璃体切除联合前房注气术

抽吸玻璃体水囊联合前房注气术是Chandler(1965)首先提出的治疗恶性青光眼的经典手术方法,此手术简单易行,即使无显微手术设备,也可以完成。所以对于药物治疗不能缓解的睫状环阻滞性青光眼,应尽早采用此手术方法治疗。

20世纪70年代后,由于玻璃体切除技术的发展,目前此类手术已转向应用玻璃体切除仪器做前部玻璃体切除,然后前房注气或联合白内障超声乳化手术,治疗恶性青光眼。

【适应证】

1. 睫状环阻滞性青光眼。

2. 脉络膜脱离同时伴有睫状环阻滞。

【手术时机选择】

1. 青光眼术后眼压高或正常,同时伴有Ⅲ级浅前房,应考虑有恶性青光眼可能。应尽早进行药物综合治疗,若2~3d不见效,应手术治疗。

2. 角膜内皮与晶状体相贴,使角膜内皮水肿,应及时手术。

【手术方法】

1. 在角膜缘内做斜行前房穿刺口,以备前房注气用。

2. 在颞下方或鼻下方切开球结膜,暴露巩膜。

3. 巩膜切开　在角膜缘后 3.5mm 为中心做 3mm 长垂直于角膜缘的巩膜全层切口,达葡萄膜层表面。

4. 抽吸玻璃体腔积液　用 18 号针头抽吸,为防止针头进入眼球过深,先用止血钳在距针尖 12mm 处夹住针头(图 12-10-26A),在巩膜切口处穿透葡萄膜层,向着视盘方向刺入 12mm 深,待瞳孔区可见到针头时,前后移动针头 4mm(图 12-10-26B),一手固定针头,另一手抽吸,液体可自动流出或抽出 1~1.5mL。若无液体抽出,可略改变针头方向,稍加大摆动幅度,则液体较易吸出。或用玻璃体切除器(非灌注性)替代穿刺针头抽吸积液及玻璃体(图 12-10-26C)。退出针头前,可将吸出液体推出少许,以免有成形玻璃体带到针头撤出径路,引起晚期并发症。若液体不易吸出,可改用玻璃体切除仪,切除少量前部玻璃体,使眼压下降到 5mmHg 左右,估计前房内可注入一定量的消毒空气或黏弹剂。

5. 由前房穿刺口注入少量平衡盐液,使眼球恢复球形,然后注入大的消毒空气泡(图 12-10-26D),使前房深度较正常眼更深,但眼压应较正常者低。

6. 缝合巩膜及结膜切口。术后继续用阿托品液及眼膏。

【注意事项】

1. 进入玻璃体的针头必须在 12mm 处标记,可用血管钳夹住或以黑丝线结扎标记,但丝线容易滑动而致位置改变。

2. 针头必须垂直眼球中心方向进入玻璃体,以防损伤晶状体或视网膜。

3. 针头伸入后应在直视下操作。如抽不出液体,针头可在小范围内移动以探寻玻璃体积液。抽吸时,用力要轻而均匀,以防用力过猛造成对视网膜的牵拉。

4. 用玻璃体切除仪器时,必须在瞳孔区直视下完成前玻璃体切除,注意避免损伤晶状体及其他组织。

5. 术后坚持用睫状肌麻痹剂。

6. 如上述手术不能解除恶性青光眼,则可择期行晶状体摘出,同时施行前玻璃体切割术,多数病例可获得成功的效果。

八、青光眼白内障联合手术

随着社会老龄化,青光眼合并白内障的情况逐渐增多,由于眼科先进仪器设备的不断开发及临床应用和手术技术的更新和提高,使得青光眼白内障联合手术可以安全地一次性地控制眼压并提高视力。目前已成为较为广泛接受的一种手术方法。

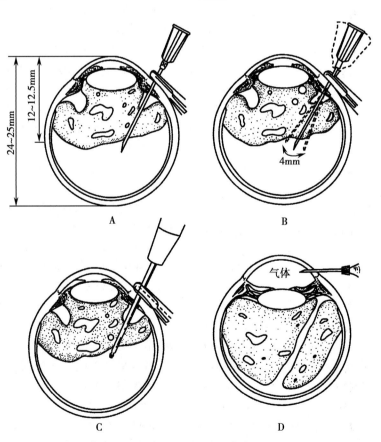

图 12-10-26　恶性青光眼的手术治疗

A. 从平坦部进针朝向眼球中心,止血钳控制进针的深度约 12mm;B. 将针头前后摆动,幅度不超过 4mm,清理针头前方的玻璃体;C. 没有灌注的玻璃体切割头清除玻璃体腔积液;D. 前房注入大气泡,形成深前房,虹膜、晶状体和玻璃体后移

闭角型青光眼合并白内障的患者在联合手术后,前房可明显加深,使虹膜离开小梁网,房角开放,减少房水排出阻力,消除虹膜与晶状体接触而减少瞳孔阻滞。减少了单纯青光眼手术后浅前房、睫状环阻滞的发生率,也减少了单一青光眼手术后晶状体肿胀所致的前房更变浅或术后白内障混浊加重而致视力进一步下降。

(一) 青光眼合并白内障患者术式选择的原则

根据对青光眼和白内障的全面检查,分析视力下降的主要原因,再选择合适的术式。青光眼所致视功能损害是不可逆的,当药物不能控制青光眼进展时,应及时进行抗青光眼手术,而白内障可根据视力减退的程度决定手术时间,手术原则是以青光眼为主,白内障为辅。当白内障处于初期阶段,以治疗青光眼为主,仅行青光眼滤过性手术。对于应用可耐受的最大剂量药物治疗和激光治疗后眼压未能控制者,单做滤过手术的成功率高于青光眼白内障联合手术的成功率,分期手术可达到较好的眼压控制效果。如白内障已经很明显,并因此引起视力下降,则考虑做青光眼白内障联合手术。

1. 先做青光眼手术

(1) 药物不能控制的青光眼:伴有白内障并且已明显影响视力,但眼压长期处于较高水平,应先行抗青光眼手术,等眼压稳定一段时间后再行白内障手术,这样比较安全。

(2) 青光眼伴有早期白内障,视力在 0.3 以上者。

(3) 难治性青光眼眼压不易控制且眼部情况复杂者,虽然白内障已引起视力下降,应先行青光眼手术,待眼压控制后,再行白内障手术,以防术中发生脉络膜驱逐性出血等严重并发症。

2. 先做白内障手术

(1) 白内障引起视力下降,视力在 0.3 以下,伴有早期青光眼,仅用少量药物眼压控制正常,前房角粘连≤1/3 圆周,视野正常者,可选择单行白内障手术。

(2) 抗青光眼术后眼压已控制正常的白内障患者。

(3) 青光眼急性发作后眼压控制,房角大部分开放,但激光周边虹膜切除术后仍出现小发作,或存在一些高危因素容易再次发作,如瞳孔散大、周边前房非常浅者,可酌情早期行单纯白内障手术。

3. 青光眼白内障联合手术 白内障已发展到需要手术治疗,其青光眼具有以下情况者;用药物和激光治疗,眼压控制正常或临界水平者;不能耐受长期抗青光眼药物治疗者;具有中期或晚期青光眼视功能损害者;青光眼未能控制而又迫切需要尽快提高视力者;晶状体源性青光眼已发生广泛房角粘连者。

对于白内障已发展到需要手术治疗,同时存在广泛房角粘连(≥180°)的闭角型青光眼患者,白内障超声乳化联合房角分离术为较理想的选择,降压效果不逊于小梁切除术且并发症少。

(二) 先做青光眼手术

根据青光眼类型及病情严重程度,选择单纯性小梁切除术或复合式小梁切除术,或巩膜咬切术或灼滤术,目的是先建立一个长期控制眼压的理想的滤过通道,但同时要考虑为以后

做白内障手术留出合适的手术部位,一般在鼻上象限行滤过手术,以后做白内障摘除的位置可选择在颞侧或滤过泡前方的透明角膜切口。由于小切口超声乳化白内障摘除技术的发展,更便于选择远离滤过泡的白内障手术切口的位置。对于右手操作的医生,滤过手术的位置可选择在右眼的鼻上象限,左眼的颞上象限,这样可以将右眼的颞上象限,左眼的鼻上象限留作以后白内障超声乳化术的切口部位。

(三) 先做白内障摘除

青光眼合并有白内障患者行单纯白内障摘除的操作方法,可采用超声乳化白内障摘除术或现代白内障囊外摘除术。但由于有些患者长期用缩瞳剂,可造成阿迪瞳孔缩小及后粘连,在行白内障摘除时,可选用以下方法:①以黏弹剂注射针头剥离后粘连,并同时注入黏弹剂使瞳孔扩大;②用 Vannas 剪做 3~4 个小的瞳孔括约肌剪开以扩大瞳孔;③做上方虹膜切开,在完成白内障摘除及人工晶状体植入后再缝合虹膜,或在上方做虹膜节段性切除,在完成白内障及人工晶状体手术后不缝合虹膜;④用人工晶状体定位钩拉开后粘连并使之扩大;⑤用瞳孔牵拉器,为 4 个尼龙虹膜拉钩,在角膜缘内做 4 个穿刺口,将 4 个扩瞳器伸入前房,进入瞳孔后方拉虹膜以扩大瞳孔。

急性闭角型青光眼急性发作后,可使瞳孔括约肌麻痹而致瞳孔固定扩大,在做白内障摘除时,可行上方虹膜节段切除,截囊时保留上方晶状体前囊,将人工晶状体植入囊袋内,或以上方晶状体前囊将人工晶状体限制于后房内。

对于有恶性青光眼倾向的患眼,选择光学直径较小且襻与光学部夹角大的人工晶状体。术终前将黏弹剂清除干净,防止术后一过性高眼压对晚期青光眼残存视功能的威胁。

术后处理应特别注意一过性高眼压,可常规服用乙酰唑胺 2~3d,待眼压稳定后恢复术前抗青光眼药物。其他处理同一般性白内障手术。

(四) 青光眼白内障联合手术

1. 小梁切除联合白内障超声乳化及人工晶状体植入术

(1) 手术切口:有三种方法。

1) 青光眼和白内障在同一切口:采用巩膜瓣下隧道切口,在右手方便的部位,做常规巩膜瓣,隧道刀在 1/3 巩膜厚度内潜行至角膜缘内 1.5mm。这种切口用于较难治的患者,可调整缝线,控制术后眼压及功能滤过泡的形成。

2) 青光眼白内障分别做切口:其优点是容易形成功能性滤过泡。瞳孔可散大者,可行透明角膜切口白内障摘除和人工晶状体植入。

3) 单纯巩膜隧道切口:角膜缘后 2.5mm 做巩膜隧道切口,1/3 巩膜厚度,潜行至角膜缘内 1.5mm,此方法为最早做小梁切除联合白内障超声乳化及人工晶状体植入术采用的方法,现多采用前两种切口。

(2) 手术方法:做以穹窿为基底的结膜瓣。在上方角膜缘后 3mm 做深度为 1/2 巩膜厚度的平行于角膜缘的巩膜切口,如欲植入折叠人工晶状体,则切口为 3~4mm,如植入聚甲基丙烯酸甲酯人工晶状体则切口弦长 6.5mm,用隧道刀沿 1/2 巩膜

厚度向前潜行分离,达透明角膜内 1mm 并形成一个倾斜的巩膜隧道切口,于 3:00 角膜缘内 1mm 处做平行于虹膜的前房穿刺,作为辅助切口,以便进入白内障超声乳化时的拨核针。用 3.2mm 的角膜刀经巩膜隧道切口中央于角膜缘透明区平行于虹膜面穿刺进入前房。前房内注入黏弹剂,尽量将前囊压平,便于掌握撕囊的方向,行晶状体前囊连续环行撕囊,直径约 5~6mm。用冲洗针头做晶状体囊与皮质的水分离和晶状体皮质与核的层分离,在水分离时,针头放在前囊下,注射液体使其达赤道部及晶状体核的后面,注液不宜过多。行晶状体超声乳化,吸出晶状体皮质,前房及晶状体囊袋内注入黏弹剂,植入折叠人工晶状体。在完成白内障摘除及人工晶状体植入后,在 3~4mm 隧道切口两侧各做一放射切开,将巩膜隧道改变为一个小巩膜瓣,在此瓣下,原隧道内口的深层巩膜灰线部用穿刺刀切开,做 1mm×1.5mm 的小梁切除。吸出黏弹剂,注入缩瞳剂,待瞳孔缩小后,做虹膜周边切除。巩膜瓣做可调节缝线。结膜瓣做两针间断缝合。

2. 小梁切除联合白内障囊外摘除及人工晶状体植入术　做以穹窿部为基底的结膜瓣或以角膜缘为基底的结膜瓣,前者在进行白内障操作时较方便,但如术中应用丝裂霉素时易发生术后早期渗漏,最好以褥线缝合将结膜瓣固定在角膜缘前界处。

巩膜瓣和白内障切口位于同一部位,于 12:00 做三角形或方形巩膜瓣,于其两侧角膜缘后缘处分别做平行于角膜缘的切口,总弦长约 9~11mm,深度为 1/2 巩膜厚度。于 12:00 巩膜瓣下角膜缘处穿刺进入前房,注入黏弹剂。截开前囊,可用开罐式截囊,适用于白内障核硬而大的白内障;点截前囊法,用于青光眼术后的白内障或晶状体前囊有膜形成者;连续环形撕囊,用于软核的囊外摘除术。沿两侧预置的角膜缘切口用角膜剪扩大全层角巩膜切口,在巩膜瓣部位留出约 2mm 的角巩膜缘组织,以备以后做小梁切除。然后用托核娩核法或加压娩核法,将晶状体核娩出。注吸晶状体皮质,先将前房内大块皮质冲出,用 10-0 尼龙线间断缝合角巩膜切口 3~4 针,便于维持前房,操作时不易损伤角膜内皮及后囊。然后拆除角巩膜缝线,注射黏弹剂,植入人工晶状体。吸出黏弹剂,注入缩瞳剂。缝合角巩膜切口。待瞳孔恢复正常大小后,切除 1mm×1.5mm 小梁组织,做虹膜周边全层切除。缝合结膜瓣,先将其铺平,使其完全遮盖巩膜瓣及角巩膜缘切口,用 10-0 尼龙线做多针褥式缝合固定于巩膜浅层,以利术后滤过泡形成。

结膜囊涂抗生素和地塞米松眼膏。

（才瑜　李美玉）

3. 房角分离联合白内障超声乳化及人工晶状体植入术

白内障手术操作见上,尽量选取透明角膜切口,可以保护结膜组织,以备后期必要时做滤过手术。房角分离操作常在植入人工晶状体后进行。房角分离方式可分为黏弹剂分离法、器械机械分离法、注吸头吸引牵拉法等。

(1) 黏弹剂分离法:此方法对眼内组织损伤最小,但分离功效有限,适用于粘连时间较短的患者。具体方法:用黏弹剂填充前房,将针头置于粘连的房角处,快速推注使黏弹剂突然大量涌入房角至虹膜突然后移,可反复操作 3 次,之后在术中使用的无菌房角镜下观察是否分离成功,以暴露出白色巩膜突为分离成功标志,若不成功可再次黏弹剂分离或直接使用其他方法。

(2) 器械分离法:适用于粘连时间较长或其他分离方法不成功的患者。具体方法:前房填充黏弹剂后,在房角镜指引下,使用虹膜恢复器于粘连处向下轻压虹膜根部剥离粘连至巩膜突可见。术中常使用的房角镜为直接房角镜,镜下所见之处与实际部位一致,操作时需调整患者的头位及显微镜的位置和照射角度。患者头部向观察部位方向倾斜、患者眼睛向观察部位方向转动,显微镜主镜位于观察方位的对侧,顶端向术者方向倾斜约 45°,最终使显微镜的光线能接近平行地照入想观察处的房角(如,欲分离右眼鼻侧房角,需让患者头向左侧倾斜,眼球向左侧注视,显微镜主镜转至患者右侧,轴由垂直调至向右侧倾斜,与垂直方向夹角约 45°)。少数情况下,由于角膜透明性差或患者无法配合移动头位或眼位,可以使用器械直接分离,但分离效果常不及直视下分离的效果。

(3) 注吸头吸引牵拉法:使用 I/A 头吸引粘连处虹膜根部至相应处虹膜组织被负压牵拉并固定于注吸口,之后松开,配合脚踏重复上述步骤;也可在吸住虹膜组织后向瞳孔中央牵拉虹膜组织。结束后前房注入黏弹剂于房角镜下观察是否分离成功,必要时加用其他分离方式。

无论使用哪种办法,最好于术终在房角镜下确认房角至少开放 180°。手术结束前需充分注吸前房的黏弹剂。

联合手术的并发症:包括滤过手术、白内障摘除、人工晶状体植入以及用抗代谢药物的并发症,此处不作详细叙述,应注意以下问题:常见的是术后早期一过性眼压升高,对晚期小视野患者应特别注意,处理时与单一手术不同,因按摩对白内障伤口有威胁,如发生前房消失会引起人工晶状体与角膜内皮接触的并发症。如确实需要按摩,可由医生在裂隙灯下小心轻轻少按几下,勿让患者自行操作。大切口的联合手术,应慎用抗代谢药物,小切口的超声乳化术可适当应用。术前长期应用缩瞳剂的患眼,由于虹膜增厚,瞳孔僵硬缩小,易发生人工晶状体夹持。

房角分离手术可能有出血、角膜内皮损伤、房角后退、虹膜离断、房角再次粘连等并发症。术中使用黏弹剂维持足够的前房空间、操作时避免不必要的碰触眼内组织、术中轻柔操作注意动作幅度、保证分离效果的情况下尽量采用损伤小的分离方法、房角镜直视下分离等可以减少手术并发症。

视频 12-10-1　房角镜指引下的房角分离

（李梅）

九、先天性青光眼手术

Otto Barkan 于 1938 年设计了前房角切开术,又称内路小梁切开术,使预后差的婴幼儿型青光眼的治疗效果显著提高,他报道手术的成功率为 77.6%。其他学者也报道了类似的效果。Burian 和 Smith 于 1960 年设计了小梁切开术,又称外路小梁切开术,这种显微手术技术进一步提高了婴幼儿型青光眼的手术成功率及预后。Luntz 报告成功率为 91.4%。

许多因素影响手术的预后,如发病年龄、手术时间的早晚、青光眼严重程度及房角发育异常的类型等。发病年龄越早预后越差;手术时间越早,预后越好;病情重,角膜横径大于 15mm 者预后较差;房角发育异常的类型及程度是影响预后的最重要的因素。房角异常分为三组:①神经嵴异常或小梁发育不良:房角异常仅累及小梁网,而虹膜和角膜正常。房角异常是从神经嵴细胞衍化而来的组织发育不完全的结果。此类患者做前房角切开或小梁切开的预后最好,90% 眼压可被控制;②瘢痕性房角或虹膜小梁发育不良:这是前房角周边部的瘢痕化过程,房角异常包括周边虹膜和小梁网。这组患者的预后明显差,尤其是前房角切开术及小梁切开术,成功率仅为 30%。这类患者如做小梁切除术、小梁切开联合小梁切除术或钬激光巩膜切开术成功率也仅为 50%。当滤过手术失败后可做引流管植入术。有些医生选择引流管植入术作为第一次手术,如失败则做睫状体破坏性手术;③虹膜、小梁、角膜发育不良:房角异常累及角膜、小梁和虹膜。Axenfeld-Rieger 综合征、Peter 异常是其典型代表。小梁切开或房角切开预后差,小梁切除或钬激光巩膜切开术效果较好,但此组病人最终也需行引流管植入或睫状体破坏手术。但即使是做引流管手术,第二和第三组病人手术成功率可能不超过 60%。

(一) 前房角切开术

前房角切开术(goniotomy)是将阻塞房水外流的 Barkan 膜、压缩的小梁网形成的膜样组织切开,使房水经深部小梁网及 Schlemm 管排出;同时也使虹膜根部后退,解除睫状肌对小梁的牵拉所致的网眼缩窄,从而增加房水排出和降低眼压。

【适应证】 主要适用于先天性婴幼儿型青光眼,尤其是前房角发育异常属于第一组单纯小梁发育不良者。对于发病年龄较大的青少年性青光眼、角膜横径超过 15mm、角膜混浊或第二组和第三组房角异常者,不宜做前房角切开术。

【术前准备】

1. 所有患儿均应在口服水合氯醛或全身麻醉下测量角膜横径、检查眼底及测量眼压。所有全身麻醉剂均影响眼压,在麻醉兴奋期使眼压升高,深麻醉期眼压降低,所以麻醉充分后应立即测量眼压。

检查结果分析:大多数病例在全麻下进行全面检查后,可发现典型的角膜增大,眼球扩大,视盘改变,不难作出诊断。如眼压正常而其他体征存在,可能是由于麻醉造成的眼压下降,仍应作出诊断。如无眼球扩大,视盘凹陷不典型,则不作结论,随访观察。全麻前向家长说明,一旦确诊即做手术,以免再次全麻。

2. 术前用药 1% 毛果芸香碱眼液滴眼,4 次/d;口服乙酰唑胺,5~10mg/kg,每 6h 1 次,以降低眼压,并缩小瞳孔,便于手术时操作。1 岁以内婴幼儿应慎用噻吗洛尔,因可引起明显全身副作用。

3. 器械准备 调试手术显微镜。常用的手术前房角镜为 Barkan 前房角镜及 Worst 球形前房角镜。常用的前房切开刀为 Barraquer 房角切开刀及 Worst 灌注前房切开刀,后者连接平衡盐液灌注瓶,悬挂高度距术眼 100~150cm。前房角切开刀有尖锐的刀尖以便进入小梁网,而且两侧均有刃,可向两侧切开而不需在前房内旋转刀刃。也可用黏弹剂加深并维持前房,但残留的黏弹剂可致术后眼压升高。

【手术方法】

1. 术者位于手术台侧方,助手位于患儿头侧。患儿头部向术者对侧转 45°,使患眼颞侧位于上方,睑裂过小者可做外眦切开。如角膜上皮水肿,为能清晰观察前房角情况,可刮除角膜上皮,方法是将蘸有 75% 酒精的棉片放置于角膜表面,使角膜上皮与以下结构松解,然后用干海绵棒或刀背将上皮刮除。

2. 放置手术前房角镜于角膜上,一般常用 BarKan 前房角镜,使其偏向鼻侧,以便从颞侧角膜进刀,如用球形 Worst 接触镜,其凸出缘上有 4 个小孔,可将其缝在角膜缘附近的浅层巩膜上,接触镜与角膜之间放黏弹剂或平衡盐液。选择前房角切开刀,并与装有平衡盐液的 5mL 注射器或灌注瓶相连,借助调整注射器推注的压力或灌注瓶的高度以调节液体通过刀端的灌注速度。在手术显微镜直视下,前房角切开刀在颞侧角膜缘内 1~2mm 透明角膜上斜行穿刺进入前房,在维持前房较深并能看清虹膜和晶状体情况下,将手术刀转换方向与虹膜面平行向前推进,越过瞳孔区达对侧前房角。放大手术显微镜倍率并调整手术前房角镜的角度,使前房角结构清晰可见,将刀向前推使刀尖进入虹膜根部附着点稍前方的小梁网,向左侧摆动切开刀,切开约 60° 范围的小梁网,然后向右侧摆动,再切开小梁网约 60°。切开小梁网时应注意不可进刀过深,仅切开表面膜状结构即可。当小梁被准确切开后,即可见虹膜后退,房角加深,并可见一条小梁组织分离的细白线(图 12-10-27)。完成小梁切开后即可退刀,退刀时应快速平稳退出,刀与虹膜面平行,勿伤及虹膜、晶状体及角膜内皮。退刀后如前房变浅,可向前房内注入平衡盐液以恢复正常前房深度,如有出血也有助于止血。角膜切口一般不需缝合。

结膜囊内滴 1% 毛果芸香碱液、抗生素及糖皮质激素液,盖眼垫。术后滴缩瞳剂 3d,滴抗生素及糖皮质激素液至前房反应消失。

【并发症】

1. 小梁切开位置不当 如切口位置偏后伤及睫状体及虹膜动脉大环,可引起眼内大量出血,虹膜根部离断或睫状体脱离。小的睫状体脱离如无术后持续性低眼压,可不必处理;如发生持续性低眼压则需手术缝合或氩激光光凝使睫状体复位。如小梁切开过深,伤及角膜缘,术后纤维增殖导致手术失败。如切口偏前到 Schwalbe 线可引起后弹力层撕裂或脱离且无降

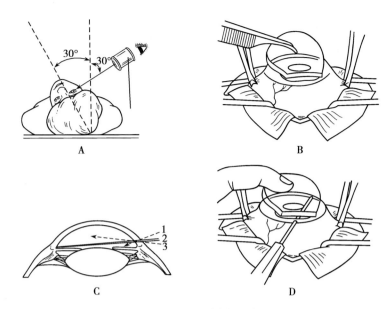

图 12-10-27　房角切开术

A. 房角切开时手术显微镜、病人与手术者之间的位置;B. 房角镜放置在角膜中央偏鼻侧,颞侧 2mm 宽角膜外露;C. 房角切开刀穿通角膜的方向:1:刀与角膜垂直容易伤及虹膜晶状体;2:刀穿通角膜正确的位置;3:刀穿通角膜时太平,角膜内通道太长,容易损伤角膜内皮;D. 房角切开刀进入前房后通过房角镜观察,在 Schwalbe 线下从一端向另一端切开小梁前组织

眼压效果,术中发现后弹力层脱离,前房注入空气泡使之复位。如伤及晶状体则发生白内障。

2. 前房积血　少量前房积血相当常见,可很快吸收,不需特殊处理。大量出血罕见,但能导致严重并发症,尤其是眼压升高,可致角膜血染,需即刻降低眼压,小儿前房积血容易吸收,一般数日后即可吸收。必要时手术排出出血。

3. 浅前房或前房消失　如无伤口漏一般不会发生。但是当前房角切开刀不恰当地刺破巩膜时可能发生。眼部加压包扎可以恢复。

(二) 小梁切开术

小梁切开术(trabeculotomy)是从外路切开 Schlemm 管内壁和小梁网,使房水从前房直接进入 Schlemm 管而排出。

小梁切开术较之前房角切开术具有以下优点:①手术成功率较高,对所有严重程度者成功率为 90%,前房角切开术为 74%;②小梁切开术的解剖定位更精确,技术操作较容易,不需锐利的器械越过前房。在进展期病例,角膜混浊,看不清房角结构,行小梁切开操作时准确性不下降;③小梁切开术的成功率取决于房角异常的类型,而不决定于青光眼的严重程度、角膜大小或有无角膜水肿,而这些因素均影响前房角切开的成功;④小梁切开术手术创伤较小,进入前房操作少,术后白内障发生率低,术后并发症少;⑤手术医生无须适应由于手术前房角镜所产生的视觉扭曲变形。目前,多数眼科医师以小梁切开术作为治疗先天性青光眼的首选式样。

【适应证】适用于第一组房角发育异常,即单纯性小梁发育不良的婴儿型或青少年型青光眼,角膜直径大于 15mm,角膜水肿或瘢痕性混浊的晚期先天性青光眼,前房角切开术失败的单纯性房角发育不良的先天性青光眼。

【手术方法】

1. 结膜瓣　于上方做以穹窿为基底的结膜瓣,也可做以角膜缘为基底的结膜瓣,但前者操作较容易,对 Tenon 囊损伤小,手术区暴露好。暴露巩膜范围宽约 7mm,高约 5mm,巩膜表面烧灼止血。

2. 做板层巩膜瓣　于上方做以角膜缘为基底的三角形或方形巩膜瓣,其后端距角膜缘 2.5~3mm,厚度为 2/3 巩膜厚,向前分离并进入透明角膜约 1mm。此时可显示外部手术标志的三个区带,靠近角膜缘的是透明角膜带,其后是窄的灰蓝色小梁网带,最后是白色致密的巩膜带。

3. Schlemm 管定位及其外壁切开　以小梁网带后缘和白色巩膜带交界处(相当于巩膜嵴处)为中心作一长约 2mm 的垂直于角膜缘的放射状切口,在高倍放大显微镜下,继续小心地加深切口,并将巩膜纤维向两侧推移,仔细寻找深层的淡黑色点,该点即为 Schlemm 管。如在淡黑色点处有少量房水或混有血液的淡粉色房水流出,则表示 Schlemm 管外壁已被切开。仔细加深切口至能看见 Schlemm 管内壁,内壁的特点是少量色素,由交叉的纤维组成,此时用 Vanus 剪刀,一片刃伸到管内,一片在外壁以外,分别在外壁切口两侧各做两个平行于角膜缘的切开,即向左右剪开外壁各约 1mm,以便切除一细条 Schlemm 外壁组织,暴露出 1~1.5mm 管腔。剪刀应是很容易地进入管内,并且可以向内滑动。假使有阻力,应进一步剥外壁,以免形成假道。

还可以用以下方法进行 Schlemm 管定位:①用 5-0 尼龙线,以镊子夹住从被认为是 Schlemm 管外壁切口处插入,如定位准确则尼龙线可以很容易地沿着管腔前进,为确认尼龙线是否在管腔内,可将露出部分向前或向后弯曲,观察放松时尼龙线是否可以回复到与 Schlemm 管弯曲度一致的位置,如果不能回复到此位置,则提示尼龙线可能进入前房或睫状体上腔。更可靠的方法是用前房角镜检查,来确定尼龙线是否在管腔内。②通过眼球透照法判断虹膜根部和巩膜嵴的位置,Schlemm 管位于虹膜根部前方。

4. 小梁切开 在高倍放大显微镜下,用特制的小梁切开刀,常用的有 Harms 型、Mcpherson 型等。这些小梁切开刀每套有左右两把,供左右侧切开用。该刀有上下两刃,每刃长 10mm,直径为 0.2mm,两刃间距离 1mm,所谓"刃"实际上为细圆柱状,并无锐刃,其弯曲度与角膜缘相似。下刃供插入管腔内做切开小梁用,上刃在管外,可借其位置观察下刃的位置及其行进方向,以防误将 Schlemm 穿破或向上或向下翘,造成进入巩膜或睫状体的假道。

将左侧小梁切开刀下刃插入 Schlemm 管外壁切口,轻度向角膜侧及巩膜侧移动,判断其活动幅度不大,提示其在管腔内,而不是在睫状体上腔。沿角膜缘方向徐徐向前推进,同时轻微上提切开刀,前进时应无阻力,当进入接近刀刃根部时,向前房方向平行于虹膜面旋转刀柄,使下刃切开 Schlemm 管内壁及小梁网,并进入前房,当切通小梁时可感到轻微阻力,继续旋转刀柄,使刀刃尖端指向 6 点钟方向,这样可以切开约 60°的范围,如刀尖旋转方向不够则切开的范围将缩小。随着切开管内壁和小梁网会有少量出血。然后缓慢撤出切开刀。用同样的方法做右侧切开(图 12-10-28)。本手术成功的关键在于 Schlemm 管的定位及确切切开其内壁及小梁网。操作时应注意以下几点:①插入小梁切开刀时切忌用力强行推送切开刀,因可能产

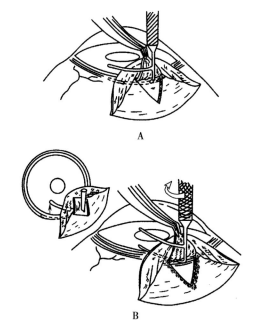

图 12-10-28 外路小梁切开术

A. 小梁切开器下面的探针从角膜后界前 2mm 放射状切口插入 Schlemm 管,上面的探针指示下面探针在 Schlemm 管的位置;B. 当探针的全长进入 Schlemm 管后,向前房旋转探针手柄,探针无阻力地进入前房,切开 Schlemm 管内壁及小梁

生错道,假使切开刀不能容易地滑入 Schlemm 管,可能是管外壁的纤维未被充分切开,应撤出切开刀,将小管外壁充分切开后,再重新进刀,此时刀应沿着管腔很容易地滑进去;②当切开刀向前房摆动时,应仔细观察虹膜的移动,尤其是当没有阻力很容易地通过时,则表明切开刀未在 Schlemm 管内,而是在前房内,这样不能将内壁及小梁网切开;如果虹膜隆起或随切刀移动,则表明切开刀在虹膜后方或进入虹膜根部,如不矫正,则可能形成虹膜根部解离。应立即将切开刀撤出,而不继续进入前房,然后再重新插入,使切开刀的头部稍向前,以免过早地穿破内壁。也必须观察角膜,以确保切开刀未进入巩膜,并撕开巩膜、角膜和后弹力层。当切开刀刺破角膜板层时,角膜内可出现气泡。应重新改变切开刀的位置,将尖端稍向后转。重要的是切开刀沿着 Schlemm 管前进及进入前房均不施加压力。

5. 缝合切口 以 10-0 尼龙线缝合巩膜瓣,以 8-0 可吸收缝线缝合结膜瓣。

6. 术后处理 术后滴毛果芸香碱 3~4 次/d,共 3d。术后用抗生素及糖皮质激素混合眼液,4 次/d,共 1~2 周。

术后应做前房角镜检查,以明确小梁网是否已被准确切开。前房角镜检查可发现手术区虹膜根部和前部小梁网之间 Schlemm 管内壁有破裂,表现为白色凹陷,经此凹陷可直接看见外壁的巩膜面。

【手术并发症】小梁切开术的并发症与前房角切开术相似,偶尔可形成滤过泡,无须处理。

(三)小梁切开联合小梁切除术

【适应证】前房角发育异常属于第 2 组和第 3 组者或第 1 组婴幼儿型青光眼经过 2 次以上小梁切开或前房角切开失败的患者。

【手术方法】

1. 本术为滤过性手术,术中应在结膜瓣下或巩膜瓣下应用丝裂霉素。方法同滤过手术中描述。

2. 做结膜瓣后,先做 3mm×3mm,1/2 巩膜厚的板层巩膜瓣。辨认三个手术区带,画出待切除的 1.5mm×2mm 小梁区。在此区中央做跨过巩膜嵴的垂直于角膜缘的放射状切口,长约 2mm。按前述小梁切开术的方法完成小梁切开。然后切除已标划出的小梁组织,做周边虹膜切除。缝合巩膜瓣及结膜瓣。

术后处理及并发症同小梁切除术。

(才瑜 李美玉)

十、新型抗青光眼手术

由于目前临床广泛应用的经典抗青光眼手术——小梁切除手术,存在较多并发症,于是眼科医师一直致力于寻找新的手术方式。我们在这里给大家介绍利用新器械,国内开展较成熟的几种手术方式:小梁消融术(trabectome),二氧化碳激光辅助深层巩膜切除术(CO₂ laser-assisted sclerectomy surgery,CLASS),EX-PRESS 引流钉植入术,微导管辅助的 360°小梁切开术。

(一)小梁消融术(trabectome)

小梁消融术(trabectome)是第一个真正意义上的微创青光

眼手术。和传统的小梁切除术不同,该术式通过一个纤细的手柄尖端,用550kHz双电极,产生等离子体介导的消融作用,切除小梁网和Schlemm管内壁,同时,通过注吸系统吸出碎片,从而减少房水引流途径中的阻力,以达到降低眼压的目的。手术设备主要由三部分组成:主机包括一个电凝发生器和一个注吸系统,脚踏板分档控制注吸和电凝的发生,手柄可同时完成电凝和注吸的功能。

【适应证】小梁消融术可以用于多种类型的原发性和继发性开角型青光眼,甚至可以用于房角相对较窄的青光眼患者和滤过性手术失败的患者。在继发性开角型青光眼中,色素性青光眼和外伤性青光眼需慎重使用(图12-10-29)。

【手术方法】

1. 术前准备　术前1周停止使用影响凝血的药物,术前3d予抗生素眼药水点术眼以预防感染。术前使用2%毛果芸香碱滴眼液点眼,每隔10min滴眼1次,共3次。

2. 麻醉方法　表面麻醉即可完成手术。必要时也可行结膜下浸润麻醉,球周或球后阻滞麻醉,或全身麻醉。

3. 手术步骤

(1) 手术中将患者头部转向远离术者的方向15°~30°,显微镜转向朝向术者的方向至少15°,以更好的观察房角的结构,并且使在房角的操作更加顺利。这是该手术成功的关键点之一。

(2) 在颞侧透明角膜做一1.8mm切口,无须使用黏弹剂,调节电凝发生器功率至0.8W,在连续灌注下将手柄送进入前房,在Swann-Jacob房角镜直视下,将手柄尖端穿过小梁网进入Schlemm管,通过脚踏激活微电子烧灼器,消融小梁网和Schlemm管内壁组织,由于具备注吸系统,手柄可以同时完成将组织碎屑吸出的功能(图12-10-29)。

(3) 去除90°~120°小梁网及Schlemm管内壁组织,当前房压力稍减时可看到Schlemm管返流的少量血液,用手柄的注吸功能清除前房内出血。

(4) 最后水密封闭切口。

(5) 小梁消融术可联合白内障超声乳化手术,术前散大瞳孔。两种术式的操作顺序,可以在完成小梁消融术后,扩大切口完成白内障手术。但多数情况下,为获得足够的前房角操作空间,需选择先行上方角巩膜缘切口行白内障手术,再行如上所述的颞侧透明角膜切口的小梁消融术。

【术后用药】术后使用妥布霉素地塞米松滴眼液或醋酸泼尼松龙滴眼液,4次/d,每周递减,连续4周;单纯行小梁消融术的患者,使用2%毛果芸香碱点眼,2~3次/d,使用1个月,根据需要可适当延长使用时间。联合行白内障手术的患者不使用毛果芸香碱,也不使用散瞳药物;术后根据眼压情况调整降眼压眼药水。

【并发症及处理】小梁消融术安全性好,并发症很少。最常见的并发症为一过性的小梁网反流性出血,但这一现象也被认为是手术成功标志之一,少量的前房积血无须特殊处理,均会在术后短期内自行吸收。另一可能的并发症为消融部位的周边虹膜前粘连,有报道的发生率为14%,可使用毛果芸香碱眼药水进行预防,使用氩激光虹膜周边成形进行预防和治疗,

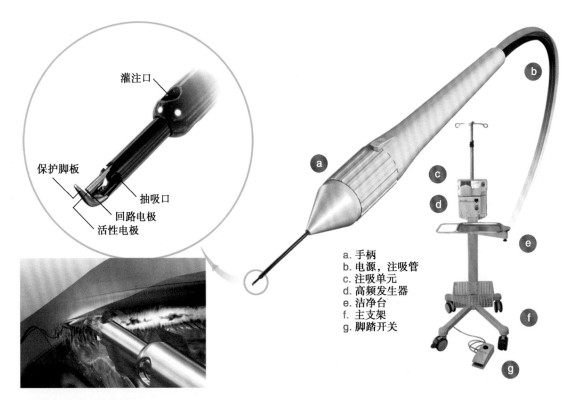

图12-10-29　小梁消融术(Trabectome)
手术设备由主机、手柄和脚踏板三个主要部分组成。在房角镜直视下,手柄尖端穿过小梁网进入Schlemm管,通过脚踏激活微电子烧灼器,消融小梁网和Schlemm管内壁组织,由于具备注吸系统,手柄可以同时完成将组织碎屑吸出的功能

亦可使用 YAG 激光处理点状粘连。其他并发症均极为少见，包括角膜损伤、虹膜损伤、短暂眼压升高、短暂低眼压、睫状体脱离、黄斑囊样水肿等。

(二) 二氧化碳激光辅助深层巩膜切除术 (CO_2 laser-assisted sclerectomy surgery, CLASS)

二氧化碳激光辅助深层巩膜切除术 (CLASS) 是在二氧化碳激光辅助下的非穿透性深层巩膜切除术。

【适应证】原发性开角型青光眼和假性囊膜剥脱综合征，及某些类型的继发性开角型青光眼。

【手术方法】

1. 术前准备　对于虹膜肥厚同时周边前房浅的患者，可在围手术期进行激光虹膜周边切除术和/或虹膜周边成形术。术前使用毛果芸香碱滴眼液缩瞳。

2. 手术麻醉　表面麻醉下即可进行手术，也可根据需要使用其他麻醉方式。

3. 手术步骤

(1) 打开球结膜，巩膜瓣的大小为 5mm×5mm，巩膜瓣厚度为 1/3~1/2 巩膜厚度。

(2) 术前常规已行激光治疗的患者，其术中 Schlemm 管消融区域的中心以正对虹膜周切孔和/或周边激光虹膜成形的区域。

(3) 使用二氧化碳激光，制作巩膜池，巩膜池大小不小于 4mm×2mm，距巩膜瓣边缘需要保留至少 0.5mm 的支撑边缘，初始消融能量建议 21W，可以逐渐降低。消融至透见葡萄膜色素，获得尽可能深的巩膜池，但不能穿透。

(4) 使用抗代谢药物作用于结膜瓣下、浅层巩膜瓣下、深层巩膜池底。

(5) 前房穿刺后，进行 Schlemm 管消融。用弓形瞄准光前端对准角膜缘透明和灰色交界区，消融范围不小于 4mm×1mm (图 12-10-30)。

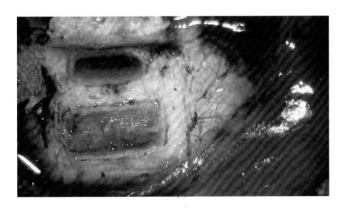

图 12-10-30　二氧化碳激光制作出巩膜池(大小约 4mm×2mm，距巩膜瓣边缘需要保留至少 0.5mm 的支撑边缘)和 Schlemm 管消融(消融范围不小于 4mm×1mm)(感谢图片提供者程钢炜)

(6) 如巩膜瓣密闭良好，可不缝合。如果巩膜瓣密闭情况不满意，可使用调整缝线缝合。

【术后用药】常规激素抗生素滴眼液点眼。毛果芸香碱滴眼液使用不少于 3 个月。

【并发症及处理】常见并发症有术中 Schlemm 管区消融时穿通导致虹膜疝出，术后亦有虹膜在该区域嵌顿的风险，需要将虹膜组织还纳，严重可改行小梁切除术。要避免进行眼球按摩，以减少虹膜嵌顿的风险。虹膜周边前粘连也为主要并发症，可使用毛果芸香碱滴眼液和激光进行预防和治疗。另外，瘢痕化也是影响手术效果的主要并发症之一，术后应行超声生物显微镜检查，早期发现，并积极进行针拨巩膜瓣同时注射抗代谢药物治疗。

视频 12-10-2　小梁消融术手术

(吴慧娟)

(三) EX-PRESS 引流钉植入术

青光眼引流钉于 2002 年通过美国 FDA 批准，由于术中不需要做小梁切除和周边虹膜切除，减少了对眼内组织的干扰和因前房消失而带来的炎症反应和并发症；而且缩短了手术时间，与传统小梁切除术相比具有一定优势。从目前发表的报道来看，降压效果与传统小梁切除术相似，在一项 5 年随访的研究中，如果以眼内压≤15mmHg 或 18mmHg 且不用药为手术成功标准，EX-PRESS 比小梁切除术的成功率高(Kaplan-Meier 生存曲线)；而加上抗青光眼药物，两者的手术成功率没有明显差异。它的缺点是增加了手术费用。

P 型 EX-PRESS 青光眼引流器(glaucoma filtration device)分为两型，包括内孔直径 50μm(P 50)和内孔直径 20μm(P 200)，我们多用前者。其长度为 2.64mm，后面呈盘状，外孔开口 400μm。有报道它对 MRI 检查是安全的，而且也不影响对 MRI 结果的分析。

【适应证】同小梁切除术类似，不同点包括：前房需要有足够的空间，因此闭角型青光眼不适用；高度近视，巩膜薄者应慎用。不适合做小梁切除术者，也不适合做 EX-PRESS，如新生血管性青光眼，合并严重干眼者。适用于开角型青光眼，假晶状体眼等。

【手术步骤】

1. 制作结膜瓣同小梁切除术。

2. 制作梯形巩膜瓣 4mm×3mm，要能良好覆盖后盘；厚度约为巩膜厚度的 1/2，不能太薄；剥离的巩膜瓣根部距穿刺部位至少 1mm。

3. 用 25G 穿刺针头(适用于 P 50 和 P 200)在巩膜突位置(灰白交界区后缘)行前房穿刺(图 12-10-31)，穿刺时一定要平行于虹膜平面，这是保证引流器的顶端开口处不与虹膜和角膜接触

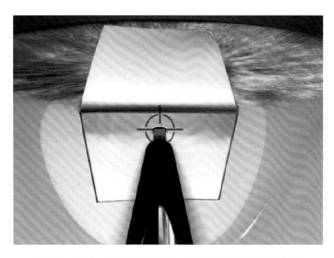

图 12-10-31　在巩膜突位置(灰白交界区后缘)行前房穿刺

的理想位置的关键。穿刺后切口多自行闭合,前房稳定;也可提前做透明角膜侧切口,在前房内注入黏弹剂,保证植入时有足够的前房空间。

4. 推注器向一侧倾斜穿过预穿刺口有落空感后,回到垂直位置,按压指压面,触动金属丝,释放引流装置(图 12-10-32)。

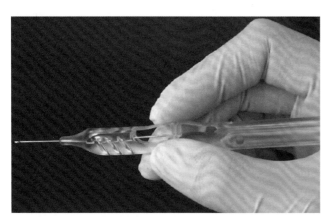

图 12-10-32　按压指压面,触动金属丝,释放引流装置

5. 缝合巩膜瓣的不同点是,由于早期滤过量较大,缝合应较小梁切除术更紧密。其余步骤同小梁切除术。

【术后处理】同小梁切除术。瞳孔可不散大,避免前房浅的情况下,虹膜遮挡引流钉管口,亦可酌情处理。

【手术并发症】同小梁切除术。其他还有:

1. 最常见的是虹膜阻塞引流钉管口,常见于前房较浅的患者。可先通过 YAG 激光解除阻塞;如不能解除者可行经透明角膜切口将牵拉的虹膜松解,术后使用缩瞳剂,避免虹膜再次阻塞管口。

2. 引流钉后盘暴露于结膜外,主要见于早期将引流器植入于结膜下的并发症,现已不用;目前主要发生在巩膜瓣过薄,结膜滤过泡局限的患者。应行异体巩膜覆盖加结膜修补术,防止发生眼内炎。

3. 引流钉脱落掉入前房,较罕见。主要与巩膜瓣过厚,导致植床过薄有关。因引流钉的游走可损伤角膜内皮细胞或晶状体,导致角膜失代偿及白内障,建议取出。

(四) 微导管辅助的 360°小梁切开术

微导管辅助的 360°小梁切开术,是在黏小管成形术的基础上发展起来的。黏小管成形术降压效果有限,这是由于 360°的黏小管通常只能得到部分扩张以及 Schlemm 氏管的瘢痕化,从而不能长期有效地降压。我们参考中华医学会眼科学分会青光眼学组制定的"我国微导管辅助的 360°小梁切开术专家共识(2017 年)",为大家介绍这种新术式,它是在直视下使用氩氖激光引导的光导纤维进入 Schlemm 氏管,实现 360°穿通,然后利用微导管将 Schlemm 氏管内壁 360°切开。微导管是一直径 200μm 的软管,它有一内腔可用于推注黏弹剂,微导管内还有一光纤维,可以使微导管的头部发出红色的闪烁光,来显示微导管的位置。

【适应证】原发性先天性青光眼(不伴有眼部或全身异常)。

【手术步骤】

1. 制作结膜瓣同小梁切开术。

2. 制作浅层巩膜瓣:约 1/3 巩膜厚度,向前分离至透明角膜内 1mm。

3. 制作深层巩膜瓣:深度约达 2/3 巩膜厚度,隐约可见脉络膜组织;越过巩膜突至 Schlemm 氏管,打开 Schlemm 氏管外壁,在 Schlemm 氏管切口的两端保持管口的开放;剪掉深层巩膜瓣。

4. 用 30G 弯针头向 Schlemm 氏管断端注入高分子透明质酸钠,使之扩张;将显微镜灯光调暗,沿 Schlemm 氏管走行方向插入微导管,利用闪烁指示灯判断其是否在 Schlemm 氏管内,直至从对侧断端穿出。遇到阻力时,可将其退回少许,并注入黏弹剂以扩张管腔,再继续前行。

5. 前房内注入适量黏弹剂,使前房加深,用镊子夹住微导管的两端,以"拉钱袋"方式收紧,将 Schlemm 氏管内壁切开。切开时有一定阻力和出血,如无任何阻力和出血则应判断微导管是否位于 Schlemm 氏管内。

6. 缝合浅层巩膜瓣和结膜瓣。

术后处理及并发症同黏弹剂小管切开术(见本节)。

(才瑜　李美玉)

第十一节　青光眼的激光手术

要点提示

1. 近二三十年青光眼手术治疗最重大的进展是激光技术的应用。由于激光具有相干性、方向性、单色性及高强度这些不同于可见光的特点,它能够精确地改变眼内组织,达到降压的目的。

2. 青光眼激光手术治疗种类繁多,掌握激光治疗的原理、影响因素及适应证,才能获得满意的治疗效果。

一、激光的生物学效应

激光引起组织的改变分两种类型:光凝固(photocoagulation)和光裂解(photodisruption)。

(一)光凝固

受激光照射组织的色素吸收光能后转变为热能,使细胞凝固,组织发生不同程度的损伤。氩激光(argon laser)是光凝固效应的典型代表。根据激光束的输出功率、曝光时间、光斑直径这 3 个主要参数,及受照射部位组织色素的多少,光凝固效应引起组织的损伤分 4 种治疗类型,用于不同的治疗目的。

1. 组织收缩性灼伤 用低功率、大光斑和曝光时间长的激光束如氩激光参数为 200mW(毫瓦)、500μm(微米)、0.5s(秒),照射部位吸收光能转变为热能并向周围传导,消耗了部分能量,仅仅引起照射部位组织的收缩,使虹膜基质密度增加,虹膜形态发生变化。它主要用于虹膜及瞳孔成形术,浅颜色虹膜(白化病和白种人灰色虹膜)切除前先使虹膜基质密度增加,以利于对光的吸收,达到切除虹膜的目的。如照射部位有色素播散或气泡出现,说明能量过强,需减少输入功率。

2. 组织穿透性灼伤 高功率、小光斑和曝光时间短的激光束,减少热量向周围的传导,照射部位组织的温度达到沸点,发生微型爆炸使组织裂解蒸发,用来完成组织造孔,如虹膜切除。激光参数为 500~2 000mW、50μm、0.1~0.2s。

3. 冲压打孔性灼伤 深棕色虹膜组织厚,色素多,穿透性激光很难穿透这种虹膜,照射部位的基底发生炭化反应(photcarbonization),使穿孔更加困难。如果缩短曝光时间,能够减少组织深部的热效应,避免炭化反应,使组织容易穿透。激光参数为 1 200~1 500mW、50μm、0.02s。

4. 清除色素性灼伤 用低能量的光束清理虹膜不全缺损区的色素层,参数为 300mW、50μm、0.1~0.2s。

(二)光裂解

高能量的激光在小范围组织聚焦,曝光时间短,使照射部位发生电离,电子从原子的轨道上脱离,形成瞬间电离场(instantaneous electric field),为气态的等离子体(图 12-11-1)。

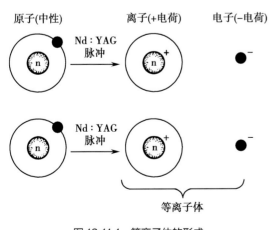

图 12-11-1 等离子体的形成
n:核

等离子体中解离的原子与自由电子重新结合时,发射出不同能量水平的光子,发生瞬态放电,产生冲击波和高压波,使照射部位的组织因机械性损伤而裂解破坏。这种裂解反应与组织色素吸收光能完全不同,色素性和非色素性组织都能发生裂解,主要用于眼前节相对透明的结构,以 Q 开关钕钇铝石榴石激光(Q-switched neodymium:yttrium aluminum garnet,Nd:YAG)晶状体后囊切开最具有代表性。

二、青光眼的激光手术

青光眼激光手术种类繁多,手术部位包括前房角、虹膜、睫状体、巩膜及结膜滤过泡。

(一)前房角的激光手术

包括小梁成形、房角光凝固、清除滤口阻塞物、分离周边前粘连及激光巩膜切除等。

1. 小梁成形术 激光小梁成形术的原理还不十分清楚。Wise 和 Witter 认为小梁色素吸收光能后的热效应使小梁胶原纤维皱缩缩短,牵拉两个光斑间的小梁网使之开大,使 Schlemm 管扩张,因而减少房水流经小梁的阻力,达到降压目的。van 及 Buskirk 对激光治疗后尸体眼的研究发现小梁细胞密度减少,放射性硫酸盐与细胞外基质结合,推测激光治疗后小梁细胞产生不同的细胞外基质成分,减少小梁阻力。也有人认为激光术后增加了小梁细胞活性及吞噬能力。

【适应证】原发开角青光眼、色素性青光眼、囊剥脱综合征、无晶状体青光眼、正常压青光眼及混合性青光眼。

【接触镜选择】用于激光治疗的接触镜表面都有一层抗反射膜。Thorpe 四面房角镜每个镜面都倾斜 62°,治疗时不需转动接触镜。Ritch 两面房角镜,观察下部房角镜面倾斜 59°,观察上面房角镜面倾斜 64°,在上下方房角 180°范围内进行治疗时不需转动接触镜。

【激光参数】氩(双色波长 454.5~528.7nm,绿 514.5nm)激光,氪(黄波长 568.2nm,红 647.1nm)激光等都能行小梁成形术。氩激光为例参数为:700~1 500mW、50μm、0.1s。小梁色素多者所需能量水平低,小梁色素少者所需能量水平高,以光凝部位出现脱色素斑或小气泡为宜。

【小梁光凝部位、范围与降压效果】位于色素小梁后部与巩膜突前,光凝容易形成周边前粘连,尤其是窄房角者。位于色素小梁前非功能区光凝可以减少周边前粘连的发生率,但有研究发现在该区光凝使来自角膜内皮而覆盖于小梁网的细胞增殖,因此小梁后部光凝固长期降压效果比小梁前部位好。房角 1 个象限 25 个光凝很少有降压作用,360°范围内均匀分布 100 个光凝一次或间隔 4 周两次完成有相同降压效果。两次完成 360°小梁光凝术后眼压升高的幅度及持续时间较一次完成者轻。也有人主张先在 180°内做小梁前部光凝,4 周后做 360°小梁后部光凝,可获长期降压效果。

【术后处理】局部激素至炎症消失,降眼压药同术前。

【并发症】眼压升高是由于炎症反应、小梁色素碎屑的沉着及水肿。术后 2h 以内眼压即可升高,一般 24~48h 内缓解。

晚期青光眼眼压升高明显者能进一步损害视功能,应加大降压药用量。虹膜睫状体炎、角膜内皮水肿、周边前粘连也是常见的并发症。

【影响降压效果的因素】术前眼压高者术后眼压下降明显。但是40mmHg以上难获满意降压效果。不同类型青光眼激光小梁成形效果不同,原发开角型青光眼、色素青光眼、囊剥脱综合征降压效果好。而无晶状体青光眼、内眼术后继发性青光眼、炎性青光眼、房角后退、先天性及青年性青光眼降压效果差,除色素性青光眼年轻人降压效果比老年人好外,其他各种青光眼年轻人的小梁成形效果比老年人差。激光小梁成形术发展的早期采用小梁打孔,以后的研究发现这些孔被瘢痕组织封闭,长期降压效果不理想,现已不常用。

2. 选择性小梁成形术　选择性小梁成形术是采用Q开关的钕钇铝石榴石激光器,以低能量、短脉冲时间、波长为532nm激光进行小梁成形术。由于这种激光能量仅选择性地作用于含色素的小梁细胞,而对非色素细胞不起作用,故名为选择性小梁成形术(selective laser trebeculoplasty,SLT)。这种激光击射小梁网后仅有孤立的小梁色素细胞的损害,而没有热损伤或对周围无色素细胞和小梁胶原束的损伤,减少了对小梁网结构的破坏。目前已证实SLT可有效地降低眼压。

【作用机制】SLT所用激光的脉冲时间极短,仅为3ns,黑色素的热弛豫时间大约为1μs。热弛豫时间是指一个色质将电磁能量转化为热能所需的绝对时间。由于SLT所用激光脉冲时间远小于黑色素的热弛豫时间,使黑色素没有足够时间将电磁能转化为热能,因而SLT击射后不释放热能,对击射点周围非色素组织不起作用,即不会受到损害,激光仅作用于小梁色素细胞。SLT的激光光斑较大,为400μm,小梁网的全部宽度均可被照射,因而单位面积所接受的激光能量较小,可以避免波长为1 064nm、Q开关的Nd:YAG激光的光学机械性损伤作用。目前学说认为,激光诱发了小梁网的生物效应,使巨噬细胞移行聚集,清除小梁网的色素颗粒;细胞因子分泌增加,如白细胞介素1α和β、肿瘤坏死因子α等,这些因子激活单核细胞使其转化为巨噬细胞,吞噬清除小梁网的色素颗粒,或通过刺激形成健康小梁组织,增加小梁网的房水排出功能。SLT的确切降眼压机制尚需进一步研究。

【适应证】原发性开角型青光眼,正常眼压性青光眼,高眼压症,囊膜剥脱性青光眼,色素性青光眼,ALT治疗失败的病例。

选用SLT治疗的时机:SLT可作为首选治疗,或长期用药病情控制不理想者,手术后眼压仍偏高者。因SLT不伴发热效应,避免了小梁组织的凝固坏死,组织损伤小,因此可多次重复治疗,但间隔至少3个月,一般可重复3次。

【方法】治疗眼术前滴表面麻醉剂,滴0.2%溴莫尼定(brimonidine)眼液可预防术后眼压升高。用SLT专用房角镜,将激光束聚焦到色素小梁网,光斑大小为400μm。SLT所要求的能量以在小梁网不形成气泡为准(这与施行ALT所需能量以观察到小梁网变白或出现气泡为准不同)。为了确定具体病例恰当的能量水平,开始时将Nd:YAG激光能量设在0.8mJ,然后以0.1mJ为单位逐渐增加,直至小梁网内出现气泡所需的临界能量,以较此稍小的能量作为治疗能量。如果在初始能量或设定能量时,小梁网内有气泡形成,则将激光能量以0.1mJ为单位逐渐递减,直到看不到气泡形成,以此能量为治疗能量。

治疗时选用单脉冲模式,在前房角小梁网180°范围内击射(50±5)个激光斑,激光斑相互连接但不重叠,小梁网全部宽度范围均被照射。每次击射后都要注意小梁网内是否有气泡出现。

术后不需使用激素眼药水,以使小梁网有适量的炎性反应,从而诱发其生物效应。

【并发症】近期并发症轻微,远期并发症很少。治疗眼轻微疼痛不适,结膜充血,一过性前房反应,一般情况下24h后消失。可有术后一过性眼压升高,>8mmHg者约占9%。有远期眼压较术前升高者。术后未见虹膜周边前粘连的发生。

【疗效】75%的病例有效,眼压下降程度1~10mmHg不等,平均5~6mmHg。初始眼压高者及作为首选治疗者效果明显,眼压下降程度为16%~27%。降眼压作用有衰减性。眼压下降持续时间,曾有报告以K-M生存法计算,持续12个月者占97%,24个月者为88%,36个月者为76%,48个月者为71%。前瞻性研究表明,对于已用最大剂量的药物治疗仍不能控制眼压或曾经施行过ALT但效果差的开角型青光眼患者均有较好疗效。SLT和ALT对降低开角型青光眼患者的眼压幅度差别不大,但对于ALT失败的患者再次治疗时,SLT的效果比ALT好。

3. 房角光凝术　适用于各种类型新生血管性青光眼,激光凝固房角新生血管。但单纯房角新生血管凝固,不能阻止新生血管性青光眼的病情恶化,房角因新生血管不断增生而扩大关闭范围。在青光眼前期或早期做全视网膜光凝固,能使虹膜和房角新生血管消退,可以阻止青光眼的发生或改善青光眼病情。房角新生血管的光凝可作为全视网膜光凝的补充。氩激光参数为100~800mW、150μm、0.2s。凝固跨过巩膜突走行于小梁前的分支状新生血管。术中房角出血可以扩大房角关闭范围,应尽量避免。

4. 清除滤口阻塞　滤过手术的滤口被色素、虹膜阻塞可用氩激光:800~1 500mW、50μm、0.05~0.1s清理滤口,如滤口被增殖膜阻塞,可用Nd:YAG激光5~10mJ切除增殖膜。

5. 分离虹膜周边前粘连　对形成不久的锥形、柱形前粘连,用氩激光400~800mW、50~100μm、0.1~0.2s光凝粘连基底,可以分离粘连。

(二)虹膜激光手术

1. 周边虹膜切除术　虹膜切除解除瞳孔阻滞,平衡前后房压力,使虹膜膨隆消失,房角加宽,减少房水流出阻力。

【适应证】闭角型青光眼的临床前期、先兆期和急性发作期的缓解期炎症消失和角膜水肿消退后、虹膜板层切除色素残留、恶性青光眼未手术眼和真性小眼球青光眼期,以及无晶状体眼的瞳孔阻滞。

【术前准备】术前缩瞳使虹膜最大限度地变薄绷紧,拉开与角膜的距离。虹膜切除时戴接触镜的优点:①保持睑裂拉开;②稳定眼球;③减少角膜内皮损伤。以 Abraham 虹膜切除接触镜较为理想。这种接触镜表面附有一个小的 +66 屈光度平凸透镜,使激光通过角膜时的能量减少,仅为发射能量的 1/4,因而减少了角膜损伤的并发症,而虹膜面光斑直径缩小,能量增加,更容易穿透虹膜。

【治疗部位的选择】任何象限都能进行虹膜切除,避开 12 点以免气泡聚集在该处影响操作的完成和阻塞虹膜裂孔。11 点及 1 点较为理想,而鼻上象限最安全,因为激光束对准周边视网膜减少了后极部网膜灼伤的危险。光斑位于虹膜中央与周边 1/3 交界处,尽可能远离周边,防止损伤角膜内皮、晶状体以及术后晶状体与虹膜裂孔接触使之关闭。角膜老年环明显者或周边前房太浅虹膜与角膜距离太近时,光斑都应向中心移位,甚至可以移至括约肌的周边。虹膜隐窝处基质薄和浅色虹膜的色素斑都是容易击穿的部位。

【虹膜颜色与激光参数的选择】正常棕色虹膜,氩激光参数 700~1 500mW、50μm、0.1~0.2s。观察第一个光凝的反应,虹膜基质形成深深的"弹坑",或小气泡从光凝点向上飘浮,说明能量水平适宜。当虹膜基质凹陷面积约 500μm² 时,光凝"弹坑"的基底有色素涌入前房或晶状体前囊表面,指示虹膜已全层穿通。如果"弹坑"底部仅仅遗留色素上皮时,调整激光参数为 500~700mW、100μm 或 200~600mW、50μm,以清理残留色素层。若仍用高能量水平的激光进行清理,光斑周围的虹膜色素涌出,称瀑布现象(cascade phenomenon),容易造成虹膜孔的阻塞。深褐色虹膜基质厚、色素多,选用冲压打孔的激光参数:700~1 500mW、50μm、0.02~0.05s。当色素层暴露时,应立即调整为清理组织的激光参数:200~600mW、50μm、0.5s 蓝色虹膜采用两步穿孔法:先用 200~300mW、500μm、0.5s 光束增加虹膜基质的密度,再用 500~700mW、50μm、0.5s 光束击穿虹膜。

Nd:YAG 激光虹膜切除所需能量低、操作少、时间短、虹膜容易穿透、缺损区不容易封闭能持久保留,由于没有凝固作用,术中容易出血。可先用氩激光 200mW、500μm、0.5s 处理手术区虹膜后再用 Nd:YAG 激光 4~8mJ 裂解虹膜以减少出血,1~2 次射击即可完成虹膜切除。若直接用 Nd:YAG 激光做虹膜切除,发生虹膜出血时通过接触镜向眼球加压,出血很容易停止。

【术后处理】术后立即滴用激素眼药水,1 次/10min,滴 6 次,能有效减轻术后炎症反应;此后 4 次/d,用药 1 周。

【并发症】常见并发症为一过性眼压升高、虹膜睫状体炎、角膜内皮损伤、前房积血、局限性白内障、视网膜灼伤等。操作中激光始终对准周边虹膜,可以避免后极部视网膜的损伤。忽视光束的方向有造成黄斑损伤及永久性视力损失的危险。

2. 周边虹膜成形术　又叫房角成形术。激光凝固周边虹膜使之收缩、绷紧以加宽房角,也用作小梁成形术前的准备性治疗。

【适应证】闭角型青光眼发作缓解后因角膜水肿、前房炎症不宜行虹膜切除时、高褶虹膜综合征虹膜切除后房角仍呈关闭状态、晶状体半脱位并向前移位使房角变窄、恶性青光眼、真性小眼球虹膜切除术后不能完全解除房角关闭的发展、窄房角型青光眼小梁成形术前。

【激光参数】氩激光 150~400mW、500μm、0.5s。光凝周边虹膜以组织收缩而血管不裸露为宜。在 360° 范围内均匀分布 40 个光斑,光斑太密容易引起组织坏死。

术后处理同周边虹膜切除术。

3. 激光闭孔成形术和扩瞳术　急性闭角型青光眼因角膜水肿不能行虹膜切除时,光凝瞳孔括约肌使之收缩引起瞳孔变形、散大以解除瞳孔阻滞,或因长期用缩瞳剂瞳孔不能开大者。光凝部分:①1 个象限括约肌光凝,从瞳孔缘向外分布数排光斑,瞳孔向光凝区扩大,当前房加深时瞳孔阻滞已解除。氩激光参数:200mW、200~500μm、0.2~0.5s。②在括约肌 360° 范围内分布两排光凝,使瞳孔均匀开大。

4. 瞳孔括约肌切开　氩激光 1 500mW、50μm、0.01~0.05s 可以切开瞳孔括约肌,虹膜的收缩使括约肌切开处裂开,以达到扩瞳或矫正瞳孔移位的目的。

(三) 睫状体激光手术

利用激光破坏睫状突,使房水生成减少,降低眼压。

1. 经巩膜睫状体光凝术　由于睫状体冷凝术对于睫状体周围组织破坏性较大,容易引起严重的眼内反应和疼痛,术后眼压低,眼球萎缩比较常见,现在已逐渐被睫状体激光术所替代。

经巩膜睫状体光凝术是目前常用的一种通过光凝的热效应破坏睫状突,减少房水生成。文献报道一次睫状体光凝术的成功率在 63%~74%,与经巩膜睫状体冷凝术相比,造成眼压过低和眼球萎缩的机会明显降低。该激光目前广泛采用的是 810nm 半导体二极管激光,只要在常规参数范围内光凝,一般不会造成眼球萎缩。但它的主要缺点依然是降压作用无法预测,眼压也可能反复升高,而且炎症反应和疼痛仍然较明显。广州中山眼科中心报道,睫状体光凝术结束前,行透明角膜前房穿刺冲洗,可明显减轻术后炎症反应和疼痛。有报道睫状体光凝最大减压幅度一般在术后 4~6 周,因此如眼压仍高,光凝治疗可在此之后重复进行,这也是睫状体激光术的优点。

【激光原理】利用巩膜对 810nm 波长的相对高通透性,以及睫状体色素对它的相对高吸收,睫状体由于热效应的作用而受到破坏。

【激光治疗过程要点】

(1) 探头放置:保持手柄和视轴平行,使 G 探头短边缘与角膜缘接近,中心治疗点在角膜缘后 1.2mm,正确地放置 G 探头图 12-11-2 所示,自然就将光纤的中心对准角膜缘后 1.0~1.2mm 的位置并确保各个位置的放置正确,光凝的部位为距离角膜缘 1.5~2mm,将 G 探头压迫巩膜使突出的光纤头压入结膜和巩膜。

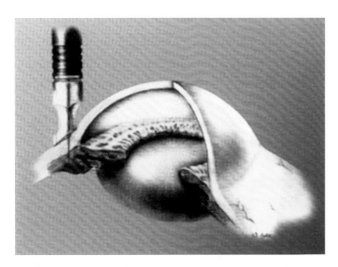

图 12-11-2 探头放置：保持手柄和视轴平行，使 G 探头短边缘与角膜缘接近

高度近视和人工晶状体眼光凝位置偏后，闭角型青光眼患者和有睫状体前旋、肥大者，位置应靠前；术前行 UBM 检查，可帮助判断睫状体的位置。

（2）光凝范围一般在 270°左右，避开 3 点和 9 点位置，此处是睫状后长动脉出入眼球的位置。

（3）光凝参数：时间 1s，能量 1 500~2 000mW，起始能量 1 500~1 750mW，我国为色素深的人群，建议起始能量 1 500mW。如果不确定组织反应，从低能量开始并逐渐增加到观察到满意的临床效果为止。如果头两下没听到组织爆破声，加大功率 200mw。所用能量以能听到轻微的爆破声并有气泡及色素颗粒从睫状体光凝处进入前房为度，部分病例有少量前房积血。

（4）注意事项：始终保持探头和眼界面的良好湿润，以降低由于过热导致结膜组织黏附于探头表面。治疗时的激光传导应该是与眼睛的视轴平行，而不是和巩膜表面垂直。此方法减少了激光对于邻近结构的影响，包括晶状体。显著的巩膜烧灼不常发生并通常提示 G 探头端的污染，应停止使用，否则可能导致巩膜的穿孔。严重的巩膜葡萄肿、曾有巩膜炎病史的患者要慎用。

在没有 810nm 半导体二极管激光的情况下，也可以采用红宝石激光、Nd：YAG 激光都能有效地摧毁睫状突。角膜缘后 3.5mm 处，Nd：YAG 激光每个脉冲能量 6.5J，1 周分布 32 个光斑。还可以采用经瞳孔睫状突凝固术：充分散瞳，接触镜下操作，用氩激光 800~1 000mW、50~200μm、0.1~0.2s，光凝睫状突顶端，见气泡形成，光斑处呈"弹坑"状凹陷，至少 10~35 个睫状突被破坏才有降压作用。恶性青光眼可通过虹膜缺损区凝固至少 3~4 个睫状突，解除睫状环阻滞。无晶状体睫状环阻滞，Nd：YAG 激光切开玻璃体前界膜，玻璃体腔后部的房水通过切口流入前房，减少玻璃体腔压力使之后退，恢复房水流出眼外的正常通路。

2. 经瞳孔睫状突凝固术 充分散瞳，接触镜下操作，用氩

激光 800~1 000mW、50~200μm、0.1~0.2s，光凝睫状突顶端，见气泡形成，光斑处呈"弹坑"状凹陷，至少 10~35 个睫状突被破坏才有降压作用。恶性青光眼可通过虹膜缺损区凝固至少 3~4 个睫状突，解除睫状环阻滞。无晶状体睫状环阻滞，Nd：YAG 激光切开玻璃体前界膜，玻璃体腔后部的房水通过切口流入前房，减少玻璃体腔压力使之后退，形成后房，恢复房水流出眼外的正常通路。

3. 经过瞳孔眼内光凝 继发于玻璃体视网膜疾病的青光眼，完成玻璃体切割后，氩激光眼内探头通过平坦部切口距离对侧睫状突 2~3mm 处，巩膜外加压使治疗区睫状突位于瞳孔区，1 000mW、50μm、0.1~0.2s 光凝睫状突顶端，光凝范围为两个象限睫状突。

4. 激光睫状体剥离或封闭剥离区的裂隙 有报道用氩激光凝固全厚巩膜瓣下的睫状体，形成与巩膜的裂隙，使房水向眼内引流。广泛的睫状体剥离引起低眼压时，光凝裂隙深处，因睫状体炎症反应与巩膜粘连封闭裂隙，可以升高眼压。

（四）巩膜的激光手术

激光巩膜切除是近年来研究的热点，多种激光如氩激光、二氧化碳激光（详见本章第十节）、Nd：YAG 激光、准分子激光和钛（holium）激光的内路、外路巩膜切除的技术已用于临床，并显示出潜在的优势；激光滤过性手术可以在门诊短时间内完成、可以重复、手术部位范围广泛包括鼻下象限……随着激光滤过手术技术不断完善，这一技术也将不断地推广。

（五）巩膜瓣激光断线

详见本章第十节复合式小梁切除术术后处理。

（六）滤过泡的激光治疗

滤过泡过于弥散或呈环形滤过泡，用低能量激光照射球结膜，可以使结膜与巩膜炎性粘连，以减少渗漏范围。

（才瑜 李美玉）

参考文献

1. 陈翔宇，才瑜. 原发性闭角型青光眼的流行病学研究及分类现状［J］. 中华眼科杂志，2011，47：949-952.

2. 北京医学会眼科学分会青光眼诊治新技术共识小组. 三分钟暗室激发试验的机制和标准化操作规范探讨［J］. 中华眼科杂志，2015，51（3）：167-169.

3. 张扬，赵家良，杨渊笙. 明暗光线下超声活体显微镜检查在发现前房角关闭中的作用［J］. 中华眼科杂志，2009，45（1）：8-13.

4. 王宁利，赖铭莹，陈秀琦，等. 超声生物显微镜暗室激发试验［J］. 中华眼科杂志，1998，34（3）：183-186.

5. REN R，JONAS J B，TIAN G，et al. Cerebrospinal fluid pressure in glaucoma：a prospective study［J］. Ophthalmology，2010，117（2）：259-266.

6. REN R，WANG N，ZHANG X，et al. Trans-lamina cribrosa pressure difference correlated with neuroretinal rim area in glaucoma［J］. Graefes Arch Clin Exp Ophthalmol，2011，249（7）：

1057-1063.

7. YANG D,FU J,HOU R,et al. Optic neuropathy induced by experimentally reduced cerebrospinal fluid pressure in monkeys [J]. Invest Ophthalmol Vis Sci,2014,55(5):3067-3073.

8. 北京医学会眼科学分会. 关于 24h 眼压监测规范的探讨[J]. 中华眼科杂志,2014,50(5):384-385.

9. 北京医学会眼科学分会青光眼诊治新技术共识小组. 跨筛板压力梯度在原发性开角型青光眼临床分型及诊治模式中应用标准的探讨[J]. 中华眼科杂志,2015,51(3):170-172.

10. 中华医学会眼科学分会青光眼学组. 我国基于 MRI 的改良视神经蛛网膜下腔间隙垂直截面积测量方法专家共识[J]. 中华眼科杂志,2017,53(4):252-254.

11. 王宁利,张纯. 青光眼诊治技术:王宁利张纯2018观点[M]. 北京:科学技术出版社,2018.

12. WANG Y X,XU L,YANG H. Prevalence of glaucoma in North China:the Beijing Eye Study [J]. Am J Ophthalmol,2010, 150:917-924.

13. SENTHIL S,GARUDADRI C,KHANNA R C.Angle closure in the Andhra Pradesh Eye Disease Study [J]. Ophthalmology, 2010,117:1729-1735.

14. GARUDADRI C,SENTHIL S,KHANNA R C. Prevalence and risk factors for primary glaucomas in adult urban and rural populations in the Andhra Pradesh Eye Disease Study [J]. Ophthalmology,2010,117:1352-1359.

15. SAWAGUCHI S,SAKAI H,IWASE A,ea al. Prevalence of PAC and PACG in a southwestern rural population of Japan:the Kumejima Study [J]. Ophthalmology,2012,119:1134-1142.

16. CHO H K,KEE C. Population—based glaucoma prevalence studies in Asians [J]. Surv Ophthalmol,2014,59:434-437.

17. R N WEINREB,M ARAIE,R. SUSANNA. 世界青光眼学会联合会共识系列:青光眼药物治疗[M]. 刘旭阳,王涛,主译. 北京:人民卫生出版社,2016.

18. KONSTAS A G,KARABATAS C H,LALLOS N,et al. 24-hour intraocular pressures with brimonidine purite versus dorzolamide added to latanoprost in primary open-angle glaucoma subjects [J]. Ophthalmology,2005,112:603-608.

19. TABET R,STEWART W C,FELDMAN R,et al. A review of additivity to prostaglandin analogs:fixed and unfixed combinations [J]. Surv Ophthalmol,2008,53 Suppl1:S85-92.

20. BIOMER C,BRIT C M. Preservative exposure and surgical outcoms in glaucoma patients:the PESO Study [J]. J Glaucoma,2013,22(9):730-735.

21. BAUDOUIN C,LABBE A,LIANG H,ea al. Preservatives in eye drops:the good,the bad and the ugly [J]. Prog Retin Eye Res,2010,29:312-334.

22. TOWNSEND J C,GRIFFIN J R,SELVIN G J. Visual fields: clinical case presentations [M]. Boston:Butterworth-

Heinemann Medical,1991:1-37.

23. 任泽钦. 分贝在视野检查中的概念和意义[J]. 中华眼科杂志,2002,38(6):382-384.

24. SCHIEFER U,PAETZOLD J,DANNHEIM F,et al. Conventional perimetry part I:Introduction -basic terms (a slightly modified translation). Ophthalmologe,2005,102(6):627-646.

25. 任泽钦. 自动静态视野计检查报告的解析和阅读[J]. 中华眼科杂志,2009,45(5):472-479.

26. 任泽钦. Humphrey 视野计青光眼随访软件的基本内容和临床解读[J]. 中华眼科杂志,2011,47(10):957-960.

27. HEIJL A,PATELLA V M,BENGTSSON B. Effective perimetry. 4th ed. Dublin:Carl Zeiss Meditec,2012.

28. KONSTAS A G,KARABATAS C H,LALLOS N,et al. 24-hour intraocular pressures with brimonidine purite versus dorzolamide added to latanoprost in primary open-angle glaucoma subjects [J]. Ophthalmology,2005,112:603-608.

29. TABET R,STEWART W C,FELDMAN R,et al. A review of additivity to prostaglandin analogs:fixed and unfixed combinations [J]. Surv Ophthalmol,2008,53 Suppl1: S85-S92.

30. BIOMER C,BRIT C M. Preservative exposure and surgical outcomes in glaucoma patients:the PESO Study [J]. J Glaucoma,2013,22(9):730-735.

31. BAUDOUIN C,LABBE A,LIANG H,et al. Preservatives in eye drops:the good,the bad and the ugly [J]. Prog Retin Eye Res, 2010,29:312-334.

32. 中华医学会眼科学分会青光眼学组. 我国复合式小梁切除术操作专家共识(2017 年)[J]. 中华眼科杂志,2017,53(4): 249-251.

33. 王梅,葛坚,林明楷,等. 复合式小梁切除术治疗原发性闭角型青光眼的临床观察[J]. 中华眼科杂志,2009,45(4): 338-343.

34. 陈霄雅,王怀洲,王宁利. 微创青光眼手术新进展[J],眼科,2014,(01),64-68.

35. SAHEB H,AHMED L K. Micro-invasive glaucoma surgery: current perspectives and future directions [J]. Curr Opin Ophthalmol,2012,23:96-104.

36. CHAN J E,NETLAND P A. EX-PRESS glaucoma filtration device:efficacy,safety,and predictability [J]. Medical devices:evidence and research,2015,8:381-388.

37. JONG L D,LAFUMA A,AGUADÉ A S. Five-year extension of a clinical trial comparing the EX-PRESS glaucoma filtration device and trabeculectomy in primary open-angle glaucoma[J]. Clin Ophthalmol,2011,5:527-533.

38. 中华医学会眼科学分会青光眼学组. 我国微导管辅助的360°小梁切开术专家共识(2017 年)[J]. 中华眼科杂志,2017,53:170-171.

39. 张秀兰,王宁利.图解青光眼手术操作与技巧[M].北京：人民卫生出版社,2016.

40. 葛坚,刘奕志.眼科手术学.3版.北京：人民卫生出版社,2015:274-346.

41. 吴慧娟,侯宪如,梁勇,等.小梁消融术治疗开角型青光眼的长期随访观察[J].中国实用眼科杂志,2016,34(12):1323-1327.

42. CAI Y,CHOY B N K,ZHU M M,et al. Prospective study on a novel treatment for leaking cystic bleb：Efficacy and safety of collagen crosslinking. Clin Exp Ophthalmol,2019,47(6):749-756.

第十三章

玻璃体病和视网膜病

第一节 解剖生理及相关基础知识

要点提示

视泡凹陷形成视杯时，其外层发育成视网膜色素上皮层，内层分化成视网膜的神经上皮层。

内界膜的厚度与玻璃体牵拉的强度成比例，在中央小凹处两者粘连最强，所以中心凹的玻璃体与视网膜分离时最容易发生黄斑裂孔。

维持视网膜的黏附力有两种，即被动黏附与主动黏附。被动黏附的因素主要有玻璃体压、流体静压，以及来自脉络膜的胶体渗透压。主动黏附由 RPE 对视网膜下腔水及离子的主动转运产生。

病理状态时，玻璃体后皮质是细胞增殖、迁移和新生血管延伸、长入和机化的场所。在完全性和不完全性玻璃体后脱离（PVD）时，视网膜与玻璃体异常粘连和牵引，可产生多种视网膜损伤。

胚胎学上视网膜从视泡发育而来，视泡是从胚胎前脑突出的一个结构。当视泡凹陷形成视杯时，其外层发育成视网膜色素上皮层，内层分化成神经视网膜层。成熟视网膜的双层结构反映了原始视泡凹陷后的排列。视网膜也成为玻璃体腔的壁，玻璃体腔中充满了黏多糖和胶原。玻璃体和脉络膜都从间充质细胞分化而来，具有同源性，把从脑分化来的视网膜像三明治一样夹在中间。视杯内外层形成的囊有两个汇合部或转折部，前汇合部位于瞳孔，后汇合部位于视神经周围，即脉络膜弧的部位。两层顶端彼此面对面，外面包裹基底膜（Bruch膜），例外的是内界膜，因为内界膜是 Müller 细胞形成的。胚胎 3 个月时视杯前缘向前生长，形成睫状体和虹膜内面的两层上皮，睫状体内面的上皮，外层有色素、内层无色素，但虹膜

内面的两层上皮都有色素，瞳孔缘部的虹膜皱襞是两层上皮的前汇合部。视网膜色素上皮顶部与神经视网膜层的外层接触。视网膜下腔是神经视网膜层与色素上皮间的潜在腔隙。神经视网膜层与视网膜色素上皮除了在视盘和锯齿缘连接紧密，在其他部位的贴附并不牢固，在很弱的外力作用下即可以分开。神经视网膜的外界膜层和视网膜色素上皮层（retinal pigment epithelium，RPE）相接带一直延续到锯齿缘部。从锯齿缘部睫状体色素上皮延续变为视网膜色素上皮，它的基底膜延续为 Bruch 膜。睫状体平坦部的非色素上皮向后延伸，变为神经视网膜，其基底膜变为内界膜，视网膜下腔在锯齿缘前部消失。

一、神经视网膜的结构和功能

视网膜（retina）是一层透明薄膜，起自视盘周围衬覆在脉络膜内面，由内层的神经上皮层和外层的色素上皮层组成。其前缘呈锯齿状，故名锯齿缘（ora serrata），向后止于视盘，内侧为玻璃体，外侧为脉络膜。视网膜仅在视神经穿过处和锯齿缘与其外面的组织紧紧连接。视网膜上重要的标志有黄斑和视盘。

（一）视盘

距离黄斑鼻侧约 3mm 处有一约 1.5mm×1.75mm 境界清楚、橙红色的圆形盘状结构，称为视盘（optic disc），又称为视乳头（optic papilla），是视神经穿出眼球的部位。视盘中央的漏斗状凹陷称为视杯（optic cup）或生理凹陷，神经纤维汇合时在凹陷部填充不完善，视盘凹陷部有视网膜中央动脉、中央静脉通过，并分支分布于视网膜上 4 个象限（图 13-1-1）。

（二）黄斑区

视网膜后极部上下血管弓之间的区域称为黄斑（macula），因中央无血管的凹陷区富含叶黄素使其外观略黄而得名。整

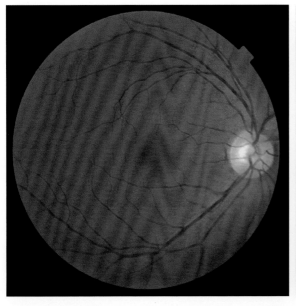
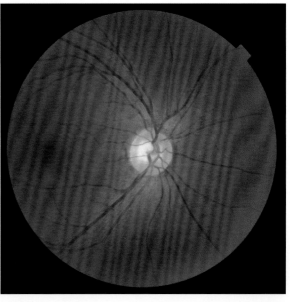

图 13-1-1 正常眼底图像，显示黄斑和视盘

个黄斑(图 13-1-2)由凹部、中心小凹、中心凹、旁中心凹和中心凹周围区组成,又称为中央区。

1. 凹部 凹部(umbo)是黄斑中心凹陷的底,直径 150 ~ 200μm。

2. 中心小凹(foveola) 代表黄斑的精确中心,直径约 350μm,该部位对应的视力最敏锐。在病理条件下,正常中心小凹反光的消失提示细胞的异常(如急性神经细胞损伤、水肿),这种损伤可以是原发性的或通过紧贴于内界膜上的玻璃体介导的。因此,中心小凹反光消失首先提示神经胶质细胞受到牵引或水肿,其次是视锥细胞受到牵引或水肿。

3. 中心凹(fovea) 直径约 1 500μm,黄斑中心凹的主要视细胞是视锥细胞(cone)。视锥细胞在凹部 150~200μm 处的密度最大,此处的视锥细胞密度可高达 385 000 个/mm²。中心凹的边缘在生物显微镜下常可看到内界膜的反光晕,直径 1.5mm(相当于视盘大小),厚 0.55mm。它包括一个薄薄的底、一个 22° 的斜坡和一个厚的边缘。22°斜坡表示内核层第二、三级神经元的侧移位,也包括位于内核层的 Müller 神经胶质细胞核发生侧移位。无血管的中心小凹区被毛细血管弓环包绕。这些毛细血管位于内核层,保留了中央 250~600μm 的无血管区。斜坡与基底膜增厚有关,基底膜在中心凹边缘达到最厚。内界膜的厚度与玻璃体牵拉的强度成比例,在中央小凹处两者粘连最强,所以中心凹的中心在外伤时最容易发生黄斑裂孔。

4. 旁中心凹(parafovea) 是环绕黄斑边缘的一条宽 0.5mm 的条带。此处视网膜隔层结构如常,包括 4~6 层神经节细胞层和 7~11 层双极细胞。

5. 中心凹周围区(perifovea) 是围绕旁中心凹的一条宽 1.5mm 的条带。这一区域有几层神经节细胞和 6 层双极细胞。

细胞。

(三)周围视网膜

周围视网膜(peripheral retina)被分为近周边部、中周边部、远周边部和极周边部视网膜。近周边部是黄斑区外 1.5mm 宽的带;中周边部是赤道部,宽 3mm;远周边部从赤道部延伸到锯齿缘,这条带的宽度取决于眼球大小和屈光状态。也可以赤道部为界分为近周边和远周边。一般情况下眼球赤道部周长是 72mm,锯齿缘周长为 60mm。赤道部到锯齿缘是玻璃体基底部的一部分,平均宽度是 6mm,大部分周边部的病理改变都发生在这一区域。锯齿缘和睫状体平坦部是极周边部。

(四)视网膜的组织分层

视网膜的组织结构极为复杂,除中心凹、锯齿缘和视盘区域以外,由外向内分为 10 层:①色素上皮层;②视杆细胞与视锥细胞层(光感受器细胞层),由光感受器的内、外节组成;③外界膜,为一层薄网状膜,由邻近光感受器和 Müller 细胞结合处组成;④外核层,由感光细胞的细胞核组成;⑤外丛状层,是疏松的网状结构,由视锥细胞、视杆细胞的终末与双极细胞的树突及水平细胞的突起相连接的突触部位;⑥内核层,主要由无长突细胞、双极细胞、水平细胞和 Müller 细胞的胞体组成;⑦内丛状层,主要由双极细胞、无长突细胞与神经节细胞相互接触形成突触的部位组成;⑧神经节细胞层,由视网膜神经节细胞核组成;⑨神经纤维层,含有延伸向视神经的神经节细胞轴突;⑩内界膜,是视网膜和玻璃体间的一层薄膜,是 Müller 细胞的基底膜(图 13-1-3、图 13-1-4)。

1. 视杆细胞(rod)与视锥细胞层(cone)(光感受器细胞层) 光感受器的组织结构包括外节、连接纤毛、内节、体部和突触五部分。每个外节由扁平的膜盘堆积组成。视杆细胞的

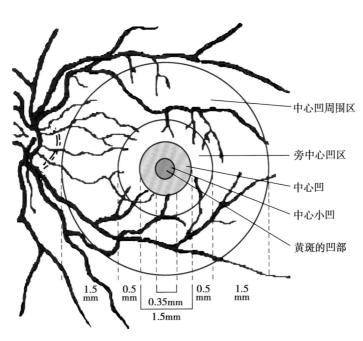

图 13-1-2 黄斑区的分区

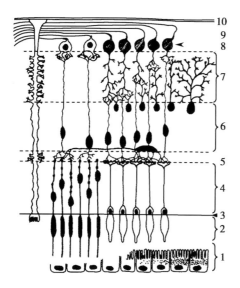

图 13-1-3 视网膜结构层次的示意图

1. 视网膜色素上皮, 2. 视杆细胞与视锥细胞层(光感受器细胞层), 3. 外界膜, 4. 外核层, 5. 外丛状层, 6. 内核层, 7. 内丛状层, 8. 神经节细胞层, 9. 神经纤维层, 10. 内界膜

外节为圆柱形,视锥细胞的外节呈圆锥形,膜盘不断脱落和更新(图 13-1-5)。

全部视网膜有视杆细胞 1.1 亿~1.25 亿个,视锥细胞有 630 万~680 万个。距中心凹 10°,视锥细胞迅速减少,在周边部,每平方毫米大约稳定在 5 000 个。距中心凹 5~6mm 处,视杆细胞

密度达到最高极限,每平方毫米为 160 000 个。向锯齿缘部,数目继续减少,每平方毫米为 23 000~50 000 个。

(1)视杆细胞:视杆细胞的连接部将内节与外节连接起来。该连接部长约 1μm,为视杆细胞最细的部分,其直径由 2.5μm 减少到 0.3μm。连接部有连接纤毛(connecting cilium),纤毛周围为细胞质及细胞膜所构成。视杆细胞外节(rod outer segments)由一系列的圆盘堆积起来所构成。一根视杆细胞由 600~1 000 个圆盘重叠排列起来所组成。圆盘周围为视杆细胞的细胞膜所包绕,但圆盘与细胞膜不连接。圆盘与视杆细胞外节的长轴成直角。每一个圆盘由两个单位膜构成,两个单位膜在末端相连接。视杆细胞内节(rod inner segment)为长圆筒形,由外部的椭圆体(ellipsoid)及内部的视肌样质(myoid)所组成。椭圆体由连接部与外节相连接,视肌样质与外核层内的细胞体相连接。椭圆体内有相当多的线粒体,一个横切面往往可以看到 30~50 个。在视肌样质的细胞质内,有许多排列不规则的滑面内质网,也可看到粗面内质网。在靠近外界膜处,有许多高尔基体的空泡。游离核糖体往往形成多聚核糖体。也可以看到少量的线粒体。

(2)视锥细胞:视锥细胞外节(cone outer segment)的组织结构与视杆细胞基本相同,但视锥细胞的内侧段比其外侧段粗,所以形成特殊的锥体形。视锥细胞的连接纤毛(connecting cilium)结构及排列与视杆细胞相同,但比视杆细胞纤毛短些。视锥细胞内节(cone inner segment)也是由椭圆体与视肌样质所组成。

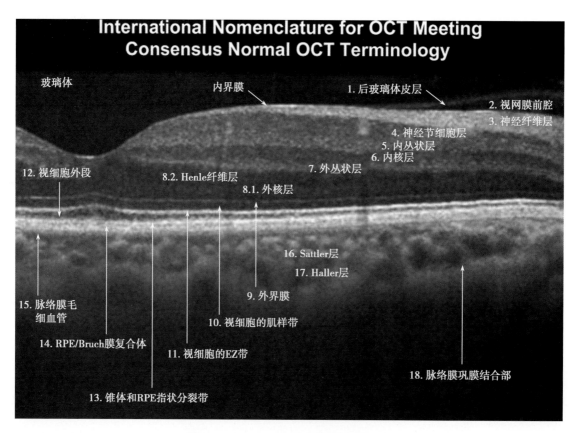

图 13-1-4 OCT 显示的视网膜分层结构图

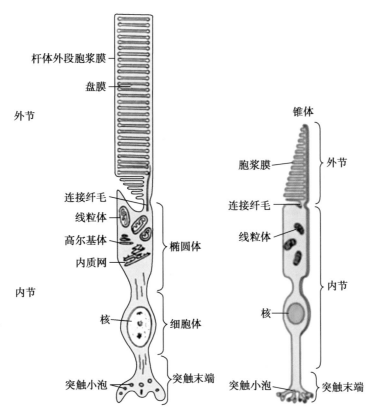

图 13-1-5　视网膜光感受器

2. 外界膜　外界膜并不是一层膜,而是由细胞与细胞之间的连接结构粘连小带所构成。这些粘连小带是光感受器(视杆细胞与视锥细胞内节)和 Müller 细胞、Müller 细胞与 Müller 细胞之间,以及光感受器与光感受器之间的连接结构。

3. 外核层　外核层(outer nuclear layer)包括视杆细胞与视锥细胞的细胞体,其细胞体具有细胞核及细胞质,从细胞体发出的轴突伸向外网状层,与双极细胞及水平细胞进行突触连接。

靠近视盘鼻侧,有 8~9 层细胞核,越向周边部,外核层变薄,细胞核层次减少,在视盘颞侧旁,外核层较薄,只有 4 层细胞核。在黄斑中心凹部,有 10 层细胞核,均为视锥细胞核。除锯齿缘外,视网膜的其他部位,有 5 层细胞核,其中,靠近外界膜的一层为视锥细胞核。

4. 外丛状层　外丛状层(outer plexiform layer)为疏松的网状结构,是光感受器视杆细胞与视锥细胞的终末和双极细胞树突及水平细胞突起相连接的突触部位。该突触部位是视觉信息处理与传递的基本结构。黄斑部的外丛状层最厚,约 51μm,这是由于黄斑部的视杆细胞与视锥细胞发出的轴突最长,且走行方向倾斜,在中心凹者轴突走向几乎与外界膜平行,失去网状结构,而呈纤维样外观,所以黄斑部的外网状层称为 Henle 纤维层。黄斑部以外,外网状层变薄,约 2μm 厚。由于光感受器数目的减少,赤道部以外的网状层变得更薄。

5. 内核层　内核层(inner nuclear layer)有四种细胞:水平细胞、双极细胞、Müller 细胞及无长突细胞(amacrine cells)。无长突细胞及水平细胞有长的分支与其他细胞进行突触连接,可使视网膜的功能协调一致。双极细胞组成了传导系统第一神经元。Müller 细胞对视网膜起支持及营养作用。内核层细胞按层次排列,最外层为水平细胞的胞体,与外网状层相毗邻。外中间层为双极细胞,内中间层为 Müller 细胞体,最内层为无长突细胞,与内网状层相毗邻。

(1) 水平细胞(horizontal cells):水平细胞有 1~2 层,这些细胞从核周发出许多树突及一个轴突。轴突长达 1mm 以上。

水平细胞分为 A、B 两种类型,A 型水平细胞为视锥细胞水平细胞,B 型水平细胞可能为视杆细胞水平细胞。每个 A 型细胞发出 7 组树突,与 7 个视锥细胞小足相连接,参与 7 个三联体。每一个视锥细胞小足与 2~4 个水平细胞相连接。B 型水平细胞发出 10~12 组树突。目前尚不清楚一个 B 型细胞与几个视杆细胞相接触。

(2) 双极细胞(bipolar cells):双极细胞主要位于外中间层。光学显微镜下双极细胞分为三大类:拖布型双极细胞,小型双极细胞,扁平型双极细胞。

1) 拖布型双极细胞(mop bipolar cells):也叫视杆细胞双极细胞,仅与视杆细胞相连接。

2) 小型双极细胞(midget):紧贴外网状层分布,这种细胞相当小,为视锥细胞双极细胞,其树突在外网状丛中只与一个视锥小足相连接,它的轴突末端在内网状层也只与一个小型神经节细胞相连接。所以,在视网膜中,视锥细胞、小型双极细胞和小型节细胞的数目相等,使之从视锥到视神经纤维形成一对一的排列。

3) 扁平型双极细胞(plat bipolar cells):也叫毛刷型双极细胞(brush bipolar cells),向外网状层延伸的树突主要与视锥细胞相接触,向内网状层延伸的轴突末端,与各种类型的神经节细胞的树突进行突触连接。

(3) Müller细胞:Müller细胞是巨大的细胞,细胞体位于内核层,但细胞突起却占据从内界膜到外界膜的整个视网膜厚度,甚至越过外界膜形成绒毛纤维,即所谓纤维栏。就功能而言,Müller细胞极为重要,Müller细胞是视网膜的支架,并提供营养物质。它给神经细胞提供了葡萄糖,且含有大量的乳酸脱氢酶,具有合成糖原以及储存糖原的能力。Müller细胞突起分支包绕着大部分神经细胞,使其神经纤维隔离。Müller细胞也是填充间隙的细胞,它的突起分支占据视网膜各层中神经细胞所没有占据的空隙。Müller细胞的细胞体位于内核层的内中间区,其细胞突起分布于视网膜各层,分述如下:

1) 放射状突起(radial processes):在内核层的中间区,从Müller细胞的胞体发出放射状突起,这些坚韧的主干突起纵贯视网膜全层。在神经纤维层,放射状突起的终末端呈圆锥形膨大,参与内界膜的结构。

2) 蜂窝状网(honey comb meshwork):在外核层、内核层及神经节细胞层,从Müller细胞放射状突起的侧壁发出带状分支,这些分支起形成网状,包绕着神经细胞的胞体。

3) 水平纤维(horizontal fibers):在外丛状层、内丛状层及神经纤维层,从Müller细胞放射状突起的侧壁向水平方向发出微细的分支,这些水平分支包绕着神经细胞的树突、轴突及突触,并向血管表面发出小的分支。

4) 纤维栏(fiber baskets):Müller细胞放射状突起向外延伸,越过外界膜,形成微细的绒毛纤维,称为纤维栏。这些绒毛纤维包绕着光感受器的内节。

(4) 无长突细胞(amacrine cells):Cejal把这类细胞叫无长突细胞,是因为该类细胞没有轴突。无长突细胞的胞体位于内核层的内下层,从细胞体各个方向发出突起,沿着内核层,进入内网状层,与双极细胞、神经节细胞相突触。

6. 内丛状层 内丛状层(inner plexiform layer)主要是视网膜第一神经元与第二神经元的连接处,由内核层与神经节细胞层的许多突起所构成,是双极细胞、无长突细胞与神经节细胞相突触的部位。

7. 神经节细胞层 神经节细胞层(ganglion cell layer)主要由视网膜神经节细胞的细胞体组成,此外还有Müller细胞及神经胶质细胞和视网膜血管分支。在视网膜大部分区域,神经节细胞仅为一层,但在视盘颞侧变为两层,至黄斑部增加到8~10层。向中心凹方向,神经节细胞又逐渐减少,中心凹部神经节细胞完全消失。神经节细胞的树突进入内网状层,其轴突不分支,向内延伸,其走行方向与视网膜平行,形成神经纤维层,最后形成视神经纤维。轴突的大小不等,大的轴突发自大的神经

节细胞,小的轴突发自小的神经节细胞,Müller细胞及神经胶质细胞潜入神经节细胞之间。

8. 神经纤维层 神经纤维层(nerve fiber layer)主要由神经节细胞的轴突所组成,此外还有传出纤维、Müller细胞、神经胶质细胞和视网膜血管。神经纤维层含有丰富的血管系统为该层的显著特点。神经节细胞的轴突从视网膜各方向延伸到视盘形成视神经。围绕视神经周围,神经纤维层最厚,其厚度约20~30μm,向视网膜周边部逐渐变薄,至锯齿缘附近,散在的神经节细胞与神经纤维合并为一层。视网膜鼻侧的神经纤维直接到达视盘,颞侧的神经纤维不穿过黄斑,而呈弧形绕过黄斑达视盘。在水平子午线上的神经纤维,从黄斑上方绕过;在水平子午线下的则绕过黄斑的下方。从而在黄斑部颞侧形成一条横缝,神经纤维由此缝呈羽毛状起始。黄斑本身的纤维自鼻侧直接到视盘的颞侧,组成重要的黄斑乳头束。神经纤维层的神经单位由两种类型的原始纤维组成:传入纤维把冲动从视网膜神经节细胞传入大脑;传出纤维把大脑发出的冲动传到视网膜。传出纤维可能具有调节血管的功能。

视网膜神经胶质细胞分为四类:星形细胞,血管周围的神经胶质细胞,Müller细胞,网状内皮组织的微小胶质细胞。视网膜神经胶质对视网膜组织起支持及营养作用,并使不同的神经轴突彼此隔离。

9. 内界膜 Müller细胞的基底膜与胶质细胞组成内界膜的主要部分,其余部分由玻璃体纤维及黏多糖类所组成,两者与基底膜相连接。

(黎晓新 朱秀安)

二、玻璃体与玻璃体视网膜交界面的病理生理

人眼玻璃体为无色透明胶质体,位于晶状体与视网膜之间的空腔里,随着年龄的增加,其结构和成分发生改变。玻璃体视网膜交界面的状态与许多玻璃体视网膜疾病的发生发展密切相关。玻璃体后脱离是玻璃体最常见的年龄相关性改变。通过对玻璃体、玻璃体视网膜交界面的正常生理结构和异常病理改变的认识,了解玻璃体后脱离对玻璃体视网膜疾病的影响,从而对玻璃体视网膜疾病的治疗提供指导。

(一)玻璃体的生化生理与解剖

正常情况下的玻璃体(vitreous)为无色透明胶质体,其中主要成分是水,占99%,其余1%为有形成分,主要包括胶原、透明质酸、非胶原蛋白及玻璃体细胞,这些有形成分在维持玻璃体正常生理结构中占有重要地位。

1. 胶原 胶原是玻璃体内重要的结构蛋白,由类似于软骨的异形纤维构成。玻璃体胶原成分主要由不分支的Ⅱ型胶原纤维组成,纤维微丝直径为20~25nm,平均22nm。Ⅱ型胶原占总胶原成分的75%。Ⅸ型胶原占玻璃体胶原的15%,玻璃体含有的胶原ⅩⅧ是内皮抑素的前体,而内皮抑素具有强烈抑制血管生成的作用。胶原浓度很低,约为300μg/ml。

2. 透明质酸 透明质酸(hyaluronan,HA)是玻璃体中重要的黏多糖,充填于胶原网状结构中,对其发挥稳定作用。成人

玻璃体中浓度为65~400μg/ml,后皮质部浓度最高。在人出生后就存在,可能由玻璃体细胞、睫状体和/或Müller细胞合成而来。它是一种巨大的聚阴离子,可以影响药物在玻璃体中的扩散。透明质酸与玻璃体胶原纤维基质相互交缠,透明质酸扩张及收缩的机械力量可传送到视网膜表面、视盘和新生血管等组织结构,对其产生不利影响。

3. 硫酸软骨素 玻璃体中的硫酸软骨素以多功能蛋白聚糖形式存在,与透明质酸以及微纤维蛋白(如纤连蛋白-1和-2)形成复合体,在维持玻璃体分子形态中起到重要作用。Wagner综合征中,基因突变能够改变多功能蛋白聚糖中央轴承结构域——硫酸软骨素的剪切,导致玻璃体液化明显。

4. 非胶原结构蛋白 原纤维蛋白(fibrillins)为微原纤维的钙离子结合蛋白质,马方综合征(Marfan syndrome)患者就是编码原纤维蛋白-1(FBN1位于染色体15q21)的基因缺陷导致晶状体异位和玻璃体液化,在一些患者中这也是孔源性视网膜脱离的主要原因。

5. Opticin 以前称为vitrican,是玻璃体中一种重要的非胶原蛋白,结合于异型胶原纤维的表面,阻止相邻的胶原纤维聚集。Opticin能与乙酰肝素和硫酸软骨素结合,说明它可能在玻璃体视网膜黏附中起到一定作用。Opticin通过与硫酸软骨素蛋白多糖结合进一步维持玻璃体凝胶样结构。

玻璃体中央无细胞成分存在,但周边皮质部有少量的玻璃体细胞,呈纺锤形,直径为10~15μm,其合成分泌玻璃体内的胶原、透明质酸和其他大分子成分,在玻璃体的病理生理中发挥一定作用。

(二)玻璃体视网膜交界面的结构

1. 玻璃体视网膜交界面 是由玻璃体后皮质和视网膜表面的内界膜构成,由致密的胶原纤维构成,在玻璃体基底部胶原纤维密度最高,其次为玻璃体后皮质,再次为玻璃体前皮质,玻璃体中央密度最低(图13-1-6~图13-1-10)。人类的玻璃体皮质厚在100~110μm之间。

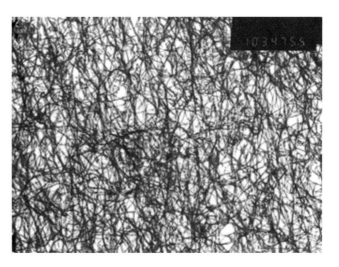

图13-1-7 玻璃体皮质部胶原纤维

呈海绵网状,放大10 000倍

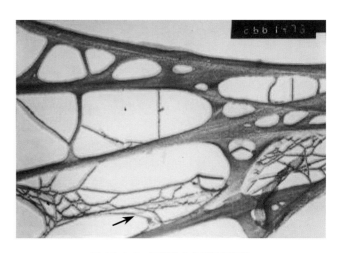

图13-1-8 玻璃体中央区胶原纤维

胶原纤维网稀疏,胶原纤维交汇处有细小的纤维丝和纤维网连接,箭头示细小纤维丝,放大26 000倍

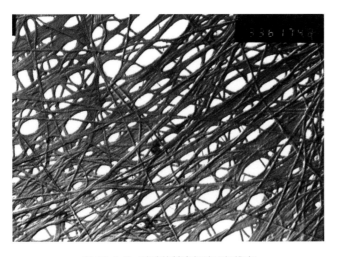

图13-1-6 玻璃体基底部胶原纤维束

冷冻蚀刻电子显微镜示玻璃体基底部浓密粗大的胶原纤维束交织成网状,放大33 000倍

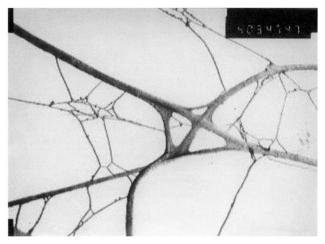

图13-1-9 玻璃体中央区胶原纤维

中央区胶原纤维交汇处有更加细微的纤维丝连接,放大40 000倍

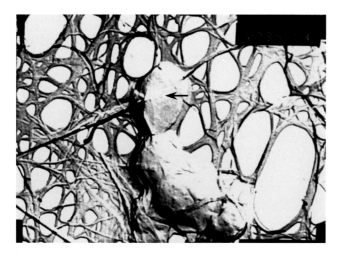

图 13-1-10 玻璃体细胞与胶原纤维

冷冻蚀刻电子显微镜可以清楚地看到玻璃体细胞,胶原纤维与细胞表面相连,多个细胞并排(箭头),放大 27 000 倍

2. 视网膜内界膜(ILM) 主要由 Müller 细胞的基底膜、I 型和 IV 型胶原、蛋白聚糖、层粘连蛋白和纤维粘连蛋白等(图 13-1-11)组成,IV 型胶原在靠近玻璃体一侧更多,而层粘连蛋白在靠近视网膜一侧更多,这些结构成分是药物诱导玻璃体后脱离(posterior vitreous detachment,PVD)的作用靶点。ILM 的厚度和组成随部位的不同而有差异,从前向后依次增加,玻璃体基底部厚约 50nm,赤道部 300nm,而后极部为 1 890nm,但中心凹处又变为 10~20nm,视神经处表面为 50nm。正常玻璃体通过胶原纤维深入视网膜内界膜而形成紧密结合体。

玻璃体视网膜粘连最紧密的部分在玻璃体基底部、视盘周围、大血管周围及黄斑部。在视网膜血管处,玻璃体纤维穿过该处薄的视网膜内界膜上的小孔,包绕于血管周围,称之为玻璃体视网膜血管带;而在其余部位,玻璃体胶原纤维仅穿过内界膜的二分之一厚度,未穿过内界膜全层,玻璃体基底部胶原纤维密集粗大,垂直进入 ILM 内,在赤道和后极部,胶原纤维细密平行于 ILM 表面与之结合。正常玻璃体与视网膜之间界面

的黏附作用由玻璃体后皮质与视网膜内界膜之间大分子的相互反应来产生,这些大分子作为一种分子胶维持玻璃体与内界膜间的黏附。

(三) 病理学

1. 年龄相关玻璃体变性及其结果 随着年龄的增加,玻璃体的结构发生生理及病理性改变,玻璃体的液化最早在 4 岁开始发生。正常情况下,中年时开始出现,以后逐渐进展加重。其主要机制为代谢产生的自由基和/或光子改变了玻璃体的高分子结构,加速胶原从透明质酸中解离,导致玻璃体液化出现。玻璃体中的黏多糖和硫酸软骨素构型改变,也导致玻璃体结构变化,发生玻璃体液化,高度近视玻璃体液化与此有关。随着年龄增长,玻璃体流变学改变和生化改变使玻璃体结构发生变化,玻璃体支架崩塌,出现玻璃体液化、近视、炎症、创伤、关节相关性眼病都会加速这一过程。随着年龄增长,内界膜显著增厚,玻璃体视网膜黏附减弱,此现象的机制目前尚不清楚。

2. 玻璃体后脱离(PVD) 指玻璃体后皮质与视网膜内表面 ILM 完全分离,实际为后皮质中 II 型胶原与视网膜内界膜中的 IV 型胶原分离。还有一种特殊的 PVD,即玻璃体皮质层间分离,称玻璃体劈裂,这种情况多发生于病理状态下异常的玻璃体视网膜粘连,玻璃体脱离后,后皮质的外层仍然黏附在视网膜上,为以后黄斑皱褶、增殖性糖尿病性视网膜病变、黄斑裂孔等疾病的发生发展留下了隐患。只有完全性玻璃体后脱离方能彻底消除玻璃体后皮质与视网膜之间的联系。临床应将玻璃体后脱离与玻璃体劈裂区分。

玻璃体后脱离最常见的症状就是眼前黑影,随着年龄的增加,PVD 的发生逐渐增加,50 岁以下发生率为 10%,70 岁以上高达 68%,无晶状体眼患者中 PVD 的发生率高于有晶状体眼的 7~10 倍,白内障术后人工晶状体眼患者在术后 18~24 个月内发生后脱离。在急性有症状的 PVD 患者中,视网膜裂孔发生率为 8%~15%,甚至高达 46%。

(1) PVD 的临床分级:PVD 发生之前通常是慢性、隐匿的、无症状的,直到玻璃体从视盘边缘分离,出现症状和 Weiss 环

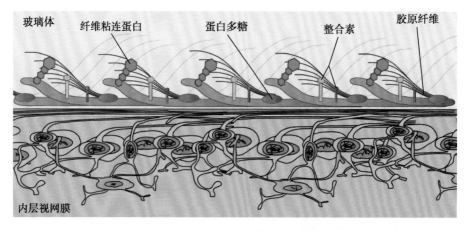

图 13-1-11 视网膜内界膜成分示意图

体征才引起患者注意。正常人眼PVD演变可能需要数月至数年,从中心凹旁开始局部浅分离,逐渐发展到中心凹、视盘,直到玻璃体睫状体分离。临床通常将PVD分5期:0期,无PVD;1期,在旁中心凹与中心凹处玻璃体附着;2期,黄斑区PVD(无玻璃体中心凹附着);3期,近完全PVD,只有玻璃体睫状体黏附;4期,完全性PVD。

(2) PVD的OCT分级:OCT技术可直观清晰地评估玻璃体后界面的状态,通过对大量PVD患者OCT图像的分析,定义分级如下:1级为无PVD;2级为玻璃体浅脱离伴旁中心凹以内区域玻璃体附着;3级为玻璃体浅脱离伴中心小凹玻璃体针尖样附着;4级又分为两个亚级,4a级玻璃体浅脱离伴中心凹范围玻璃体后皮质呈卵圆形附着于旁中心凹区;4b级为玻璃体浅脱离伴玻璃体后皮质中心凹区卵圆形缺损,即玻璃体不与中心凹产生牵拉;5级也分为两个亚级,5a级为玻璃体浅脱离无假盖形成,5b级为玻璃体浅脱离且有假盖形成;6级为完全性PVD。OCT检查主要针对后极部及黄斑区,而PVD发展早期就可能对黄斑区产生牵拉而促进黄斑病变产生,故OCT分级有助于PVD与黄斑病变相关性的研究。

(四)玻璃体视网膜交界面的临床意义

在解剖上玻璃体后皮质与视网膜相邻,病理状态时,玻璃体后皮质是细胞增殖、迁移和新生血管延伸、长入和机化的场所。在完全性和不完全性PVD时,视网膜与玻璃体异常粘连和牵引,可产生多种视网膜损伤。

PVD并发症主要包括视网膜裂孔,玻璃体积血,视网膜或视盘出血,孔源性视网膜脱离,视网膜前膜,黄斑水肿,年龄相关性黄斑变性(age-related macular degeneration,AMD),黄斑裂孔,玻璃体黄斑牵拉综合征(vitreomacular traction syndrome,VMTS)等。事实上,多数PVD患者并无严重并发症发生。对于某些复杂的眼病,如糖尿病视网膜病变、AMD等,完全性PVD可防止疾病进一步加重,通过诱导PVD可减轻疾病恶化的风险。然而,早期PVD的牵引作用可导致或加剧多种黄斑及视盘病变,取决于残留的玻璃体视网膜粘连的大小和强度。

1. PVD与玻璃体黄斑牵拉综合征(VMTS) VMTS是指玻璃体不完全分离,持久性与黄斑粘连形成异常PVD,造成各种黄斑异常,如视网膜厚度增加、黄斑囊样水肿、黄斑裂孔、局部黄斑脱离,这些都是由于玻璃体视网膜粘连区域在眼球运动时玻璃体凝胶大幅运动形成动态玻璃体牵拉所致。发生何种状态的黄斑病变取决于持久性玻璃体视网膜粘连的大小。旁中心凹PVD合并小玻璃体视网膜粘连(500μm以下),对中心凹施加的牵引力较大,典型结果是黄斑裂孔或局部黄斑中心凹囊样增厚。较大的玻璃体视网膜粘连(通常为1 500μm以上),牵引力较低,更可能诱发弥漫性黄斑增厚或牵拉性黄斑脱离。

2. PVD与黄斑水肿 玻璃体视网膜牵拉与各种黄斑水肿,如糖尿病性黄斑水肿、视网膜静脉阻塞性黄斑水肿等相关,诱导完全PVD后对减轻水肿有效。牵拉对视网膜水肿的影响

可用牛顿第三定律解释,即:施加的任何力总有反作用力。在视网膜上也存在与玻璃体视网膜牵引力大小相等、方向相反的力,这些力趋向于使玻璃体视网膜黏附。不完全PVD导致视网膜上的组织压力下降。根据Starling定律,组织压力降低将增加血管内静水压力和组织之间的压力差,有助于水肿形成。反之,完全PVD形成后,减少牵引会增加组织压力,从而降低静水压力梯度,减少从血管进入视网膜组织的水通量,减轻水肿。临床上通过玻璃体切除手术,切割包括玻璃体后皮质、增殖膜在内的大部分玻璃体组织,消除玻璃体与视网膜的联系,造成人为的完全性PVD以治疗激光无效的顽固性黄斑囊样水肿,已取得了满意的疗效。

3. PVD与AMD的治疗效果 玻璃体视网膜粘连可能导致渗出性AMD,原因可能为黄斑区玻璃体黏附阻碍血管内皮生长因子(VEGF)等被清除。PVD或玻璃体切除术后,黄斑区VEGF等多被清除,视网膜细胞的氧合也可能提高,从而减少VEGF的生成。由于VEGF是渗出性AMD的重要作用因子,PVD或玻璃体切除可能为渗出性AMD的发展提供保护作用,黄斑区玻璃体视网膜界面的粘连及不完全性PVD的牵拉在AMD的发生和进展中发挥一定作用。研究证实,玻璃体未完全PVD或劈裂的AMD患者的抗VEGF治疗需要较多的治疗次数,而PVD患者的治疗次数明显降低。

4. PVD与黄斑皱褶、视网膜前膜及黄斑孔 玻璃体与黄斑处的异常粘连是许多黄斑疾病的一个共同病因。玻璃体后皮质对黄斑部的纵向及切线方向的牵拉,可以引起黄斑裂孔等黄斑疾病,造成视力严重下降。临床检查中发现有些黄斑疾病患者在疾病早期就发生了PVD,但疾病仍然发展,通过对玻璃体切除标本的观察发现,此时的PVD仅是玻璃体皮质的劈裂,玻璃体部分皮质仍然黏附于黄斑处,对黄斑处仍有较强的切线方向牵拉力,造成黄斑皱褶、黄斑前膜等疾病的进行性发展。超微结构研究表明,视网膜前膜的发展源于PVD,并且玻璃体皮质残留对牵拉性玻璃体黄斑病变起着重要作用。玻璃体皮质劈裂时,黄斑区表面残留皮质刺激细胞迁移、增生和膜收缩,导致视网膜前膜、黄斑皱褶。大量研究已证实原发性黄斑裂孔与PVD相关,B型超声波及生物显微镜检查,1期或2期黄斑裂孔中96%的患者存在旁中心凹的局限性PVD,OCT检查也得到同样结果,有些特发性黄斑裂孔患者若出现完全性PVD,则裂孔可以自行封闭,可见完全性PVD对黄斑疾病的预防及治疗至关重要。

5. PVD与视网膜裂孔和视网膜脱离 在PVD发展过程中很可能诱发视网膜裂孔形成,视网膜裂孔通常呈马蹄形,发生在玻璃体视网膜粘连较大的区域周围,如玻璃体基底部后缘、玻璃体视网膜变性周围、赤道部血管周围。残余的玻璃体黏附在裂孔前缘形成裂孔瓣,随着进一步牵拉,整个裂孔瓣可能被撕脱,呈现"盖"游离在裂孔附近的玻璃体内,视网膜留下一个圆形或椭圆形孔。PVD合并持久性玻璃体视网膜紧密嵌塞,是视网膜裂孔形成的关键因素。

视网膜裂孔被持续玻璃体牵拉、液化的玻璃体运动是诱发孔源性视网膜脱离（RRD）形成的必要条件。生物力学研究表明，即使轻微的眼球旋转也可能在液化的玻璃体内产生显著的潮流涌动。眼球转动时，脱离的玻璃体由于惯性落后于眼球和视网膜的旋转，形成垂直于玻璃体视网膜粘连点的牵拉力，从而诱发或延长视网膜裂孔。持续牵引和玻璃体涌动，使液化的玻璃体通过视网膜裂孔，致视网膜神经上皮层与色素上皮层分离，扩大脱离面积。PVD 导致的视网膜裂孔的发生率远远高于萎缩孔所致的孔源性视网膜脱离，后者眼内看不到 PVD。长期研究显示，无症状的裂孔很少进展成有症状的视网膜脱离。

6. PVD 与视网膜新生血管：增殖性糖尿病视网膜病变（PDR）和视网膜静脉阻塞（RVO）都是由于无灌注区的出现，新生血管和成纤维成分沿玻璃体后皮质生长，进而收缩牵引导致视网膜脱离等严重后果。在糖尿病患者中，完全 PVD 的患者增殖性视网膜病变的发生率明显低于无 PVD 的患者，而部分 PVD 的患者增殖性病变的发生率高于无 PVD 的患者约 24 倍。糖尿病患者在增殖前期若发生 PVD，则产生新生血管的概率为 3%，而未发生 PVD 的患者新生血管的发生率为 22%。如果完全性玻璃体后脱离发生在病变增殖期以前，则玻璃体积血，牵拉视网膜脱离的发生概率大大降低。视网膜静脉阻塞后，新生血管的发生发展与 PVD 的发生也具有密切关系，视网膜静脉阻塞伴有部分性 PVD 或无 PVD 的患者新生血管的发生率为 57%，而完全性 PVD 的患者几乎无新生血管发生。完全性 PVD 消除了玻璃体后皮质纤维支架作用，抑制了新生血管产生。

7. 眼外伤及其他　眼球穿孔伤后数小时内，伤口修复过程中的巨噬细胞、单核细胞和成纤维细胞会沿着玻璃体胶原束和视网膜表面向眼内生长。增生的细胞具有收缩能力，能牵拉视网膜造成视网膜脱离或睫状体脱离。如果较早发生玻璃体后皮质与视网膜分离，则视网膜脱离的危险减小，且有利于玻切手术的进行。外伤玻璃体积血时，血红蛋白释放出的铁离子能破坏玻璃体内的胶原纤维，从而使玻璃体丧失正常的凝胶结构和对视网膜的支撑功能，发生 PVD；当球内存在金属异物，除穿通伤本身造成玻璃体的损伤外，巨噬细胞吞噬金属离子时释放出超氧化物酶可以水解玻璃体胶原纤维和透明质酸，破坏玻璃体的结构，从而导致 PVD 的发生。在穿通性眼外伤中，若出现 PVD，则眼内增殖程度减弱，且非常有利于玻璃体切割手术的进行等。

（于文贞　黎晓新）

三、视网膜色素上皮

视网膜色素上皮（retinal pigment epithelium，RPE）是一层具有特殊功能的单层细胞，位于神经视网膜与脉络膜之间，其细胞密度从黄斑中心凹到周边视网膜逐渐减少。RPE 由单层六角形细胞构成（图 13-1-12），与神经视网膜之间接触紧密，二者之间的潜在空间称为视网膜下腔。神经视网膜与视盘、

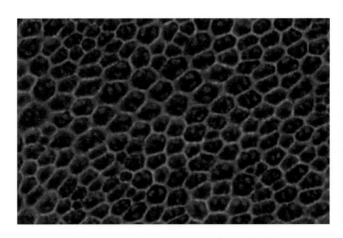

图 13-1-12　ZO-1 染色的人 RPE 原代细胞

锯齿缘部连接紧密，其他部位的视网膜则相对容易与 RPE 分离。RPE 细胞之间通过连接复合体连接，黄斑区的 RPE 细胞高且细窄，至周边部则逐渐变为扁平且直径增大。RPE 细胞顶部表面有很多绒毛突起，其功能为摄取脱落的感光细胞外节段及保持 RPE 与神经视网膜的紧密接触。此外 RPE 顶部表面的细胞基质分子及神经细胞黏附分子（N-CAM）也与 RPE 和感光细胞之间的黏附有关。RPE 侧膜主要功能是维持细胞之间的连接及细胞间信息的传递。RPE 侧膜连接复合体有两种，一是紧密连接复合体，二是黏附连接复合体，这些连接复合体是构成血-视网膜屏障的重要结构，防止某些大分子物质在视网膜下腔及脉络膜毛细血管之间的交换。

RPE 细胞的主要功能包括：生理状态下维持与神经视网膜的黏附、吞噬感光细胞的外节盘膜、参与维生素 A 代谢、构成血-视网膜屏障、合成黑色素及细胞外基质成分、调节离子及代谢物质的转运、参与免疫调节及维持视网膜下腔的无血管状态等。

（一）生理状态下维持与神经视网膜的黏附

神经视网膜与 RPE 细胞之间的黏附是维持正常视网膜附着的关键。感光细胞与 RPE 之间依靠两种细胞的交叉连接保持视网膜黏附。正常情况下，液体从玻璃体腔向脉络膜流动。视网膜对液体从玻璃体向脉络膜方向移动提供了一定抵抗力，这种力量同时也促使了视网膜与 RPE 的黏附。实验表明，正常情况下液体不能穿过视网膜。

RPE 通过控制视网膜下腔液体的转运以及正常的代谢参与维持生理状态下的视网膜黏附，尽管胚胎发育期间形成了神经视网膜与 RPE 之间潜在空隙，但在整个生命过程中视网膜一直保持着与 RPE 的黏附。这种黏附是一种复杂的生理机制，有多种因素参与，包括解剖学的完整性，生理功能的正常发挥，以及代谢的正常。

维持视网膜的黏附力有两种，即被动黏附与主动黏附。被动黏附的因素主要有玻璃体压、流体静压，以及来自脉络膜的胶体渗透压。主动黏附由 RPE 对视网膜下腔水及离子的主动转运产生。此外存在于 RPE 顶端处的 N-CAM 也对视网膜黏

附起了一定作用。

在 RPE 与感光细胞之间没有解剖上的直接连接,RPE 顶部微绒毛突起不仅围绕着感光细胞外节段与感光细胞形成犬牙交错式接触,其间还存在着静电引力,这些特征促进了 RPE 与视网膜之间的黏附。此外,感光细胞外基质含有大量黏多糖,它的生理作用就如同生物胶,增强视网膜与 RPE 的黏附。

很多因素可以影响 RPE 与视网膜的黏附,包括物理因素、化学因素、机械因素,任何维持正常视网膜黏附的因素发生改变均有可能造成 RPE 与视网膜黏附性的降低。

(二)吞噬感光细胞的外节盘膜

RPE 最重要的功能之一,就是摄入及消化脱落的感光细胞外节,并参与感光细胞外节的更新。RPE 吞噬感光细胞外节通过两种机制来实现,一是非特异性吞噬,例如 RPE 对外源性异物颗粒的吞噬;二是特异性吞噬,通过受体介导(CD36),例如对感光细胞外节的吞噬。特异性吞噬类似巨噬细胞的吞噬,包括以下几个过程:即识别、黏附、摄入及降解。RPE 与感光细胞外节有紧密的接触,只有当外节与 RPE 紧密接触并且视网膜结构完整者,外节才能发生脱落并被吞噬。

外节被吞噬进入 RPE 细胞后,通过微管的转运到达底外侧方位的溶酶体。RPE 细胞内的很多溶酶体酶参与了外节的降解。随着年龄增长,RPE 对吞噬的外节的降解功能逐渐下降而形成脂褐质。

(三) RPE 参与血-视网膜屏障构成及对液体、离子的转运

解剖学上血-视网膜外屏障由 RPE 构成,RPE 控制着液体及某些分子在外层视网膜与脉络膜之间的交换,包括视网膜代谢产物从视网膜向脉络膜的转运。RPE 参与构成血-视网膜外屏障的结构有两种:即位于 RPE 细胞之间的紧密连接复合体及某些呈极化状态分布的细胞骨架结构。紧密连接复合体能防止物质从脉络膜弥散到 RPE,所以某些物质的交换必须通过 RPE 细胞本身的转运。水及离子的转运是维持视网膜正常功能的重要条件,RPE 对水的转运保持了视网膜黏附与眼压的平衡。离子转运主要靠顶部膜的 Na^+,K^+-ATP 酶,除 Na^+,K^+ 离子外,牛磺酸、天门冬氨酸、谷氨酸的转运也受 RPE 的调控,这些物质转运都是从视网膜向脉络膜方向进行,是一种 Na^+,K^+-ATP 酶依赖性的耗能转运。

(四)参与维生素 A 代谢

视黄醇或视黄醛亦称之为维生素 A,对视黄醛的代谢是 RPE 最重要的功能之一。维生素 A 的代谢起始于感光细胞外节段吸收光子后脱氢,顺视黄醛异构向反视黄醛转化,这种变化发生在 RPE 细胞内,是视觉物质代谢的关键步骤。光照可导致脱氢维生素 A 从视蛋白镶嵌中释放出来,随之转化成维生素 A,RPE 细胞中维生素 A 水平迅速升高,这一反应过程称之为漂白。血循环中的维生素 A 能与血浆视黄醛结合蛋白结合经由脉络膜血循环通过 RPE 底外侧膜特异受体进入 RPE,所以 RPE 既是维生素 A 的储存处又是代谢所在地。

眼内组织细胞不能合成维生素 A,RPE 必须从血清中摄入维生素 A。血液中维生素 A 与其结合蛋白形成复合体,由于这种复合体并不能穿过血-视网膜屏障进入 RPE,所以必须有一种转运机制存在以便把维生素 A 输送进 RPE。应用放射同位素标记研究发现,RPE 底外侧膜有视黄醛结合蛋白的结合位点,这说明存在着受体介导的对维生素 A 的摄入。

维生素 A 一旦进入 RPE 细胞就会进入活性代谢状态,然而在任何代谢反应之前维生素 A 必须靠细胞内的视黄醛脱氢结合蛋白(cellular retinaldehyde binding protein,CRALBP)将其运输到特定代谢部位。RPE 与感光细胞之间维生素 A 的互换、转运基本上依赖于感光细胞间维生素 A 结合蛋白(interphotoreceptor retinoid-binding protein,IRBP),IRBP 是一种大分子糖蛋白,由感光细胞合成。IRBP 能迅速与脂肪酸及维生素 A 结合,因而可执行维生素 A 在 RPE 与感光细胞间的转运。

大量证据表明,RPE 在视黄醛代谢中起着关键作用,因此 RPE 异常或视黄醛代谢异常都有可能导致视功能障碍甚至失明。RPE 特异性的与视黄醛代谢有关的基因(例如视网膜 G 蛋白偶联受体,RGR)突变可导致遗传性视网膜变性,老化与环境因素也能干扰视黄醛在 RPE 中的代谢,从而导致视网膜变性。虽然年龄相关性黄斑变性的病因至今仍不清楚,但是 RPE 功能的异常可能起了关键作用,特别是脂褐质积聚有可能直接干扰了视黄醛代谢,更重要的是脂褐质的光分解可导致超氧化物形成及 A-2E 增加,导致 RPE 溶酶体膜通透性增加使 RPE 细胞发生凋亡,这可能是黄斑变性的诱发因素。

(五) RPE 的免疫调节作用

RPE 位于脉络膜与神经视网膜之间,除营养视网膜外,还有一个重要功能就是调节局部免疫反应。正常眼内及视网膜下腔保持着免疫反应与免疫抑制的平衡状态,RPE 的血-视网膜屏障结构能防止血流中的免疫活性细胞进入到视网膜下腔,其次 RPE 还能主动分泌免疫抑制因子(例如 TGF-β、TNF-α 可溶性受体)抑制局部炎症及免疫反应,Fas 及配体 Fas-L 也是降低视网膜免疫反应的重要因子。

(六)视网膜色素上皮中的黑色素

RPE 细胞中的黑色素具有多种生物学功能:①作为细胞内的天然致密滤过器,滤过有毒物质;②通过分散光线达到减少光照的目的;③吸收紫外线;④与多种化学物质结合以达到缓慢释放作用;⑤稳定自由基,以减少对细胞的损伤等。

(七) RPE 的衰老与死亡

随着年龄增加,RPE 会出现一些特征性改变,例如细胞的大小、形状不规则,RPE 细胞数量也会随年龄增长而减少,Bruch 膜有物质沉着及在胞浆中出现脂褐质。脂褐质来自没有完全分解的感光细胞外节段,随着年龄增加而增多。黄斑区脂褐质的含量比周边视网膜多,但中心光反射区则较少。脂褐质含量的增加与细胞分裂、代谢活性降低有一定关联。脂褐质的

颗粒大小约为 1.5μm，主要位于底侧部。被 RPE 吞噬的感光细胞外节段含有多聚不饱和脂肪酸，在周围高氧环境作用下能产生大量自由基，自由基、过氧化物与不饱和脂肪酸交叉反应有助于形成脂褐质，过量的脂褐质在 RPE 细胞内积聚可影响 RPE 正常代谢功能及诱导 RPE 细胞凋亡，最终使感光细胞受损，因此脂褐质的积聚与年龄相关性黄斑变性有一定关联。

RPE 衰老的另外一个指征是细胞内酶含量的改变，细胞自溶素 D、酸性磷酸酶、β-尿苷酸酶及衰老相关 β-半乳糖苷酶的活性（用于体内外衰老研究的生物学标志）随着年龄增长而增加；与此相反，其他一些酶，例如，甘露糖酶、配糖酶及托普酶随年龄增长而减少。

研究证明 RPE 可发生凋亡，RPE 凋亡是视网膜变性的重要原因。诱导 RPE 凋亡的因素很多而复杂，凋亡相关因子 Fas 及配体 Fas-L、TNF-α 等因子的表达增加，某些生长因子，例如，bFGF 及 PEDF 的减少氧化应激反应，其他物理化学因素，缺乏葡萄糖或糖尿病性高糖均可能诱发凋亡基因半胱氨酸天冬氨酸特异性蛋白酶（caspase）的表达，使 RPE 发生凋亡。

（八）维持视网膜下腔的无血管状态

正常情况下，由于视网膜外屏障的作用，脉络膜毛细血管不能进入视网膜下腔，更重要的是脉络膜毛细血管内皮细胞在 RPE 分泌的细胞因子作用下处于自身平衡状态，RPE 分泌的少量 VEGF 能保持脉络膜毛细血管内皮细胞的存活，而 PEDF 则可抑制脉络膜毛细血管内皮细胞的异常增殖，这是正常情况下即使有少量 VEGF 存在也不致发生脉络膜新生血管的原因。当 RPE 功能异常时，不但新生血管诱导因子（例如 VEGF）的产生增加，而且新生血管抑制因子产生尤其是 PEDF 的产生显著减少，导致脉络膜毛细血管内皮细胞自身平衡失调及异常增生而发生脉络膜新生血管。所以 RPE 细胞功能的正常对于维持视网膜下腔的无血管状态起了关键作用。

RPE 细胞正常功能的维持有赖于众多基因的正常表达，这些基因的表达又受微环境的影响，大量的实验证据表明环境因素通过表观遗传因素（DNA 甲基化，组蛋白修饰，non-cording RNA）来调控基因的表达。所以探讨表观遗传因素与正常 RPE 细胞功能维持的关系及表观遗传因素对 RPE 细胞功能异常的影响将成为 RPE 研究领域中极重要的课题。

（赵明威）

四、视网膜循环的组织解剖

视网膜的血液供应主要来自视网膜中央动脉（central retinal artery，CRA），部分来自睫状视网膜动脉（cilioretinal artery），二者均来自眼动脉。绝大部分的眼动脉是从颈内动脉分支，少数人眼动脉由脑膜中动脉通过泪腺动脉分支和脑膜中动脉的眶分支吻合膨大分出，这种吻合在胚胎期即已形成。视网膜中央动脉分出后和眼动脉走行在一个袖套内，也常和睫状后短动脉走行在一起。

（一）视网膜中央动、静脉

眼动脉从颈内动脉发出之后的第一分支为视网膜中央动脉，它发出四条分支，每个分支供应视网膜的一个象限。视网膜中央动脉在距离眼球 1.2cm 处进入球后视神经的腹内侧，一出视盘即分为上、下两分支，进而分为颞上、颞下、鼻上、鼻下四条分支。颞侧分支环绕黄斑，并形成中心凹无血管区，该区直径 0.4mm，无毛细血管而仅有视锥细胞。视网膜中央动脉通常位于视网膜神经纤维层，但是在动静脉交叉部向内，深入到内核层。靠近视盘的分支直径约 100μm，属于小动脉，既没有弹力膜，也没有连续的肌层，不像动脉，不会发生巨细胞动脉炎和粥样硬化。

视网膜中央动脉及静脉走行于视网膜神经纤维层，而小动脉和小静脉向深层延伸，形成两个主要的微血管网，即①节细胞及神经纤维层的浅层毛细血管；②内核层的较为致密的深层毛细血管，在中心凹旁及周边视网膜这些毛细血管变薄成为一层；相反的，视盘旁的毛细血管在视盘周围形成 4 层毛细血管。视盘旁辐射状毛细血管为最浅层，这些独特的血管发自视网膜内的毛细血管前小动脉（arteriole），供应集合弓状纤维。睫网动脉是一种变异，由睫状后动脉的毛细血管吻合发出。视网膜动脉及微动脉血管旁区域无毛细血管，可能是高氧浓度的结果，这样的结构使得氧张力在远离动脉、毛细血管密度增加处还能维持恒定。视网膜动脉和静脉之间的唯一连接是毛细血管网，因此在视网膜各分支动脉所分出的毛细血管床之间不存在任何连接方式，此形态特征产生了功能上的"分水岭"区域，这与视盘相似，在缺血情况下者面临较大的风险。视网膜静脉在动脉下方与其交叉，二者由一共同的血管鞘包绕。静脉汇合成视网膜中央静脉从视网膜中央动脉颞侧穿出视盘，接着汇入海绵窦或者眼上静脉。

在成熟的视网膜血管系统，视网膜中央动脉是视网膜血管唯一的循环提供者，视盘附近除外，大约 20% 眼的视盘附近是由睫状视网膜动脉供给。有睫状视网膜动脉的人一旦出现视网膜中央动脉栓塞可提供黄斑区的保护。相反，如果睫状视网膜动脉栓塞出现供给区的局限缺血，但视网膜中央动脉系统仍旧开放。两种情况可发生在有栓塞倾向的患者，例如主动脉心瓣膜上有赘生物（vegetative verruca）或者主动脉粥样斑块（carotid atheroma）。

1. 视网膜中央动脉　视网膜中央动脉沿着视神经鞘膜表层下走行，在球后大约 10mm 进入视神经。进入视神经后，动脉和视神经周围包裹硬脑膜（dura）、蛛网膜（arachnoid）、软脑膜（pia membrane），以及神经胶质（neuroglia）。动脉进入视神经的过程，组织结构类似其他部位的小的肌动脉，有 200μm 管腔径和 35μm 的壁厚。血管壁的组成由单层内皮细胞、内皮下的弹力层、中间平滑肌和边界不清楚的外弹力层合并成血管外膜。血管外膜是管壁最厚的部位，因为持续有软脑膜鞘包裹。软脑膜鞘由胶原纤维构成，纵向和环形均排列有弹力纤维。

影响含肌层的动脉系统的疾病,如动脉粥样硬化(athero-sclerosis)和巨细胞动脉炎(giant cell arteritis,GCA)也同样会影响神经内的视网膜动脉,并可以导致动脉的闭锁。巨细胞动脉炎是西方国家缺血性视神经病变的主要原因,巨细胞动脉炎不会累及眼内的动脉,因为视网膜中央动脉进入眼内后缺少中间的弹力膜。动脉粥样硬化是由内皮下的斑块形成及内膜和内皮的增生组成的变化,发生在动脉的任何部位。然而,动脉硬化玻璃样变(hyalinization)影响动脉的眼内部分,但不影响视神经内的部分。这是因为玻璃样变常发生在动脉分叉部,这个部位的中间弹力膜包含胶原纤维。

视网膜动脉进入眼内在视盘分叉时失去了弹力膜,但还有明显的肌层,这一点可以区分视网膜中央动脉和其他部位相同大小的含肌层的动脉。含有肌层的血管对化学和压力的改变可以有较大的收缩反应。视网膜的循环是自动调整的,血管平滑肌张力效应是在氧的组织水平和代谢产物以及眼压和血压下控制的。在视神经水平以上视网膜动脉是由交感神经还是副交感神经支配一直有争议。虽然视网膜动脉有交感纤维,但是人视网膜动脉和小动脉上没有发现神经纤维。很多人眼和牛眼研究发现视网膜动脉上有肾上腺素的结合部位。有药物试验发现使用肾上腺素(adrenaline)的拟似剂和拮抗剂,可以改变视网膜血流。

视网膜动脉分支的典型类型有两种:对生分支(dichotomous)(图13-1-13)和旁生分支(side-arm),对生分支指两个小些的分支从一个主干上分出营养周边视网膜,旁生分支指小的毛细血管前小动脉不是从大血管直接分叉营养局部毛细血管,用检眼镜可以一览视网膜血管的三级分叉。视盘处动脉管径约100~150μm。

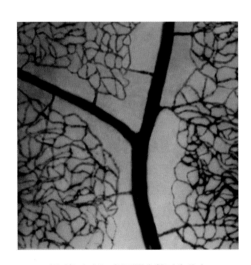

图 13-1-13 视网膜血管对生分支

视网膜中央动脉分支灌注全部视网膜,随着向周边部分布,血管进行性地变窄变薄。血管的肌层在视盘上厚度为7层,到赤道部仅有2层。视网膜动脉的管径在后部的大血管约120μm,周边部的血管减少到8~15μm。赤道再向前以及毛细血管和动脉之间的血管看作为小动脉。尽管它们在变小变薄,

但这些小动脉保持类似于真正动脉的结构(如完全的内皮、基底膜、肌细胞层和沿着管壁的外膜层)。

视网膜动脉的内皮细胞呈环形排列或者沿血管长轴倾斜排列,其紧密连接一起阻止大分子从视网膜循环中进或出。这是视网膜循环的血-视网膜屏障基础。紧密连接在胚胎发育时就已出现,在视网膜和它的循环间转运物质被限定为弥散和内皮吞饮,甚至出现在胚胎发生期。

视网膜各个部位的动脉都位于内界膜下或神经节细胞层,只有较小的毛细血管前小动脉下行到内丛状层支配毛细血管(图13-1-14)。血管部和内界膜上皮层胶原的连接非常紧,加之视网膜表层动脉位置浅,当有牵引时,内界膜被牵起导致血管的破裂。小动脉在动静脉交叉处下降到较深的部位,通常动脉比静脉表浅,但深层的动脉较深,直达内核层。

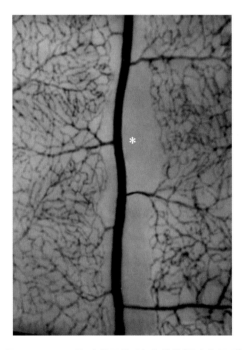

图 13-1-14 毛细血管网的毛细血管带(见白色星号)

视网膜动脉周围包裹星形胶质细胞(astrocyte)和Müller细胞足突,始终孤立于视网膜神经组织。这些胶质突起形成Kruckman血管周围界膜。这些围绕血管的胶质套有高浓度的胶原,不同于其他血管。

2. 视网膜中央静脉 在它进入眼球时,视网膜静脉壁由单层内皮细胞、内皮下连接组织套、中层的弹力纤维和少量平滑肌细胞,以及较薄的外膜连接组织构成。通过一层绝缘的胶质细胞,视网膜的静脉是和周围神经分开的,这层胶质细胞直接和外膜连接。当视网膜静脉进入视神经后,胶质细胞、胶质鞘成为连接组织的一部分。

当视网膜静脉从视盘走向周围,管径逐渐变小,从视盘部的150μm到赤道部甚至不足20μm。此外,管壁的平滑肌细胞由3~4层很快丢失,替换为周细胞。这些周细胞在显微镜下不

同于平滑肌细胞，只有较少的细胞质丝和沿浆膜致密性较差的附着带。周细胞层缺乏具有收缩特性的和结构强度的平滑肌层。这样，静脉的管腔变得灵活，在各种病变引起静脉血流波动时管壁发生变化，如糖尿病视网膜病变时静脉扩张充盈呈腊肠样变(sausage-shaped)，又如视盘水肿或眶压高时，静脉压反应性升高，视网膜静脉扩张。

正常时视网膜中央静脉是视网膜循环中唯一向外引流的血管，视盘部存在脉络膜和视网膜潜在的吻合，在视网膜中央静脉阻塞时，这种吻合变成检眼镜下可以看见的视盘睫状血管吻合。

视网膜中央静脉在视神经内走行是沿着动脉颞侧。在筛板部动静脉之间的连接组织不成比例的增厚导致管腔变窄和移位受限。尸体眼研究提示筛板是人眼中央静脉栓塞最好发的部位。

类似的发病学也可以解释分支静脉阻塞。典型的栓子阻塞在动静脉交叉部。在交叉部动脉外膜和静脉胶质套融合，两根血管共用共同的连接组织鞘，动静脉壁更加紧贴，之间仅有内皮层和基底膜层。当动脉粥样硬化，静脉内膜上的结节样脂肪被压迫，这种压迫现象可以在检眼镜下看到压迫部的静脉上的压陷，称为动静脉压陷症。常见于高血压，因继发性动脉壁的平滑肌萎缩所致。

静脉系统和动脉系统一样延伸到视网膜周边部，大约距锯齿缘1.5mm。在周边部和毛细血管结合部，管壁变薄，有小静脉的特点：内皮细胞胞浆和基底膜很薄，其胞核膨出到腔内，中层仅仅为单层的周细胞，包含发育较差的收缩结构。血管外膜变得很薄，只有胶质细胞足板，没有胶原的支撑。

(二) 视网膜毛细血管

整个视网膜的毛细血管的分布像悬挂在动静脉间的巨大的蜘蛛网，只有3个部位没有毛细血管：①中心凹的无血管区；②和视网膜动静脉毗邻的部位；③距锯齿缘1.5mm的视网膜远周边部。

在这些毛细血管床的边缘都表现为共同的图形。

在中心凹无血管区的边缘，与终端小动脉和小静脉连接的长的毛细血管的管道呈向心性排列形成环形网，管道越接近拱环越细。在这一区域或其他视网膜循环的终末区域没有小动脉和小静脉的直接吻合。视网膜上流入和流出系统唯一正常的连接就是通过视网膜毛细血管。

在视网膜周边部的毛细血管床末端是以小动脉和小静脉之间的拱桥形式。这个区域和黄斑中心凹的主要区分点为这个区域的拱桥彼此分布宽，正常眼也没有动静脉之间的吻合。拱桥面向无血管区。

毛细血管网从神经节细胞层传入内核层，而外核层和外丛状层没有血管。大量标本研究提示后极部毛细血管分为2个确切的层面。

按照双水平分布，深部的毛细血管位于内核层，形成比浅层毛细血管更致密的网，外部的毛细血管网由更细的毛细血管构成，每一个毛细血管直径约10~15μm，浅层毛细血管有些宽

的拱桥。深层毛细血管的容积较恒定，而浅层毛细血管网变化大。视盘周围毛细血管网有4层，而中心凹旁和锯齿缘毛细血管网只有单层。

在视盘周围，神经纤维层的毛细血管来源于视网膜内毛细血管前小动脉(precapillary arterioles)，然后从视网膜小静脉和视盘表面的静脉引流离开眼球。这些毛细血管在距视盘2个视盘直径(papillary distance, PD)的区域内，显示为长直的或稍弯曲的在神经纤维层走行，颞上和颞下象限更加明显。盘周放射状的毛细血管床与周围不同，缺少与其他层毛细血管的吻合，很少有动脉的输入，走行异乎寻常的长。这些特点使得这个部位的毛细血管对升高的眼内压极易受伤害，这个解剖的特点用于解释青光眼的弧形暗点，高血压性或视盘水肿时的视盘周围放射状火焰状出血和视网膜棉绒斑的分布。

毛细血管壁是视网膜血管壁中最薄的，由内皮细胞和管壁内的周细胞及基底膜构成，内皮细胞较稀疏，细胞核膨入毛细血管腔内。由于毛细血管腔直径小，约3.5~6μm，核凸起造成循环中的红细胞通过要改变形状。内皮细胞之间形成紧密连接，阻止组织代谢物被动通过血管壁。这种紧密连接是血-视网膜屏障的解剖基础。在电镜下可以看到胞饮小泡，这是在血循环和视网膜之间一种有意义的代谢转运方式。影响到内皮细胞的病变，破坏了正常的生理屏障，将导致蛋白和脂类物质渗入到周围的视网膜。血-视网膜屏障的破坏常常是一过性的，如视网膜震荡伤，内皮细胞通过有丝分裂形成新的紧密连接。

管壁周细胞位于毛细血管内皮细胞的基底膜内，用电镜或用胰蛋白酶消化染色后在光镜下都可以看到。周细胞的核比内皮细胞暗一些，圆一些。特殊染色后或消化掉视网膜后，内皮细胞是长的、纤细的、有突起，这些突起折叠，并与邻近视网膜相互重叠，细胞质的细胞器包含丰富的表面粗糙的网状质，自由的RNA，线粒体和胞饮小体。尽管在两栖动物的胞浆内发现有肌纤维，但是哺乳动物细胞内没有发现有收缩纤维。周细胞在非视网膜组织的吞噬作用已了解，但在视网膜组织中尚不了解。在缺血性视网膜病变，如糖尿病视网膜病变、红细胞增多症、巨球蛋白血症等病变的周细胞逐渐坏死、丢失，导致毛细血管壁变弱，微动脉瘤形成。毛细血管基底膜类似视网膜其他血管，在电镜下3层可能被描绘成内层半透明带(薄层 lamina lucida)，致密中层带(致密层 lamina densa)和外层纤毛层(播散层 zona diffusa)，由致密的胶原纤维构成，大约50μm厚。周细胞内的基底膜变得很薄。它的功能首先是为周细胞和内皮细胞提供结构上的支持。内皮细胞和周细胞随年龄增长逐渐丢失，像瑞士奶酪。

(三) 视网膜血液循环的测定

光多普勒血流速度测量(LDV)，激光散斑，激光多普勒血流测量(laser Doppler flowmetry, LDF)，视网膜血管测量(retinal vessel analyzer, RAF)，视网膜氧分压测量，蓝域眼内测量。当前发展最快、临床应用广泛的是 OCT 血管成像(OCT-angiography,

OCTA）等。传统的用于视网膜和脉络膜血液循环的有 FFA（fundus flurescence angiography）和 ICGA（indocyanine green angiography），这两项属于有创检查。

根据 FFA 和 ICG 血管内荧光充盈时间动态变化和血管形态，分析判断视网膜和脉络膜血流（图 13-1-15），但尚不能定量，检查的不足之处是有创、引发过敏反应或者不良反应、检查时间长等。

OCT-A 是临床广泛应用、技术相对成熟的无创测量方法，可分层测定血管密度，特别是小血管和毛细血管，也可通过横断面观察血管（en face 扫描图像），能定量测定非灌注面积

（图 13-1-16）。OCT-A 并非直接测定血流和血管结构，不能观察到血管渗漏。因视网膜深浅层血管网之间有许多纵向血管连接，每层的血管网间也有复杂的连接，可造成表层投射，以及眼球运动、深层信号衰减等影响检查结果。

CDI 可测量眼球后动静脉血流，包括视网膜眼动脉、视网膜中央动脉及睫状动脉等，也可测量眼内血流，如涡状静脉、视网膜新生血管膜、肿瘤血流等。其仅能测量较大血管的血流，难以定量，并且变异较大。LDV 可测定视网膜动静脉的血流速度、血管直径、横截面积，进而测量出血流量，准确性相对较高。眼球运动、上睑遮挡、瞳孔大小、屈光介质透明度等因素影响测

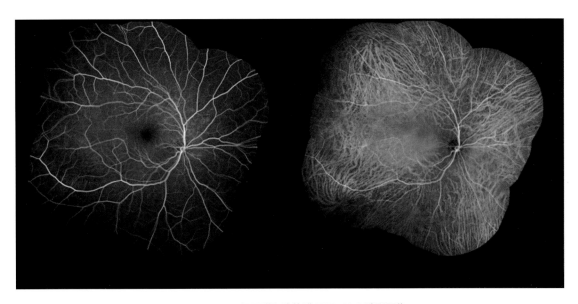

图 13-1-15　视网膜和脉络膜 FFA、ICG 造影图像

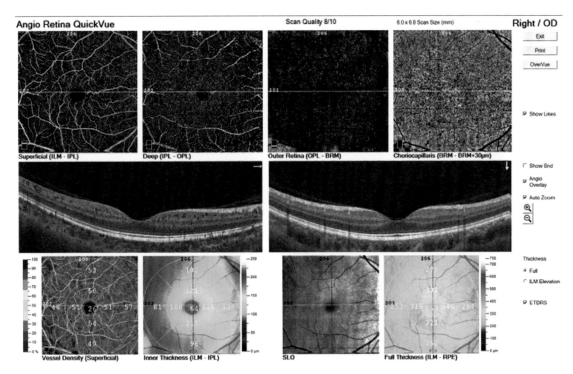

图 13-1-16　视网膜和脉络膜 OCT-A

量。LDF 可定量测定特定区域的视网膜脉络膜毛细血管血流，利用红细胞流动速度、数量，测量出相对血流速度及血流量。激光散斑可测量一个区域的血流速度，但不能测定血管直径，不同时间和区域间变异较大，难以直接比较。视网膜血氧饱和度测量是通过测定视网膜动脉和静脉的血氧含量，以此来观察视网膜血流。视网膜血管测量（RVA）是通过测量较大的血管直径观察视网膜血流，因血管直径是血流的重要指标，但屈光介质的透明度及固视影响测量结果。多普勒 OCT 可定量测定视盘旁静脉血流。

（黎晓新　窦宏亮）

五、脉络膜循环的组织解剖

脉络膜循环（choroidal circulation）是全身血流流速最高的血循环之一，单位体积内血流量是肾脏的 3~4 倍，是一种血管性和富含色素的组织，形似海绵状，后部厚度 0.22mm，前部 0.1~0.15mm。主要为外层视网膜、黄斑区供血、散热，也参与了视盘的供血。

（一）脉络膜血管分布

脉络膜起源于中胚层和神经外胚层。除血管内皮和 Bruch 膜最内层的基底膜外，其余脉络膜组织起源于神经嵴细胞。脉络膜血循环由眼动脉发出的睫状动脉供应，眼动脉于球后分出 15~20 支睫状后短动脉从球后穿入巩膜内，发出分支组成脉络膜。两支睫状后长动脉从眼球后 3~4mm 处的 3、9 点穿入巩膜，沿脉络膜上腔前行到达邻近锯齿缘处，分支到赤道前的脉络膜及睫状体，并参与虹膜根部动脉大环。

脉络膜由外向内分为三层，外层为大血管层（Haller 层），由睫状后短动脉发出的许多小动脉及回流静脉组成，主要是静脉，呈扇形分布，静脉渐汇聚成 4~7 条涡状静脉，于上、下直肌两侧、赤道附近穿出巩膜，汇入上下眼静脉。中间层（Sattler 层）由中等大小的前小动脉和后小静脉组成，实际上两层并非截然分开，脉络膜的动脉和静脉并不平行分布。最内层为毛细血管层，呈小叶状。

（二）脉络膜毛细血管

脉络膜毛细血管呈平板样网状结构，形态呈小叶状（图 13-1-17），分为动脉小叶和静脉小叶，动脉小叶位于中心，静脉小叶位于外围，彼此嵌合相互没有叠加，每个小叶间有坚固的结缔组织支持。动脉小叶少有吻合，虽然解剖上脉络膜血管不是终末动脉，但功能上为终末动脉。

毛细血管小叶随区域不同，形态也不一样，后极部小叶结构密集，呈四边形或五边形，周边稀疏。后极部毛细血管管径粗大、密集、迂曲连续。前小动脉走行短，垂直穿行于大血管和毛细血管层间，并立即分支形成脉络膜毛细血管小叶。血管管径从动脉小叶中心向周边逐渐变小，而静脉小叶管径由小变大，最后经过数量众多、管径短粗的后小静脉引流入小静脉。由于黄斑下脉络膜有多支动脉和静脉供应和引流，使血液很快由大动脉直接注入黄斑下血管，并迅速流入静脉。黄斑下脉络膜不仅血供丰富，且血流迅速，保证了黄斑区高水平的新陈代谢。

脉络膜毛细血管壁靠 RPE 一侧，有窗孔，通透性高，保证了高代谢下的快速物质交换。

（三）脉络膜血液循环的调节

正常生理状态下全身血压和眼压即有波动，机体活动和应激时血压波动幅度更大，但视网膜血液循环比较恒定，除来自交感和副交感神经的调节外，视网膜血循环还存在自动调节机制，主要依靠血管壁上的平滑肌细胞，对刺激因素作出直接反应，使血管管腔扩大或缩小，从而调节视网膜血流量。它对视网膜组织的含氧水平敏感，缺氧使血管扩张，血流量增加，氧分压高则使血管收缩，血流量减少。眼压和血流灌注压的差异，也可导致视网膜血管的收缩或扩张。通过视网膜血管的自动调节，即使全身血压和眼压在一定范围内波动，也能保持比较恒定的视网膜血液循环。其他因素如内皮细胞、周细胞、细胞外介质、离子、pH、血管因子等也参与了自动

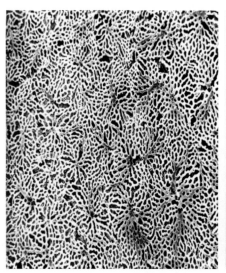
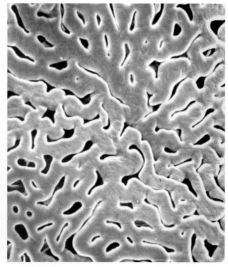

图 13-1-17　脉络膜毛细血管小叶结构

调节。

脉络膜血流速度快、缺乏自动调节,血流主要是由自主神经调节的。

(四)脉络膜血液循环的检测

观察脉络膜血流的方法比较少,尚缺乏定量手段。FFA和ICGA可动态观察血管充盈时间、血管形态及血流灌注,但不能定量测定血流量。OCT-A显示脉络膜毛细血管层呈颗粒状,但不能分辨出单个毛细血管,基本分辨不出中外层血管。黑区称为空洞,可能是血流慢或无血流。

(窦宏亮)

第二节 视网膜脉络膜营养障碍症

要点提示

定义:光感受器障碍症涉及杆-锥体变性、锥-杆体变性、锥体变性等是一组以光感受器进行性功能异常、丢失、死亡,并影响到视网膜色素上皮功能异常的遗传性疾病。

关键特点:

● 进行性视功能异常;

● 视网膜色泽灰暗伴有或无骨细胞样色素;

● 黄斑区可以是黄色斑点、蛋黄状或者毯层色泽样外观;

● 视网膜电图显示不同视细胞或两种视细胞的振幅下降;

● OCT显示黄斑或黄斑区外视细胞带和色素上皮结构异常。

关键治疗:

目前无有效改善手段,可适量补充维生素A含量丰富的食品。

光感受器营养障碍症(photoreceptor dystrophies)是一组以光感受器进行性丢失,以及视网膜色素上皮(RPE)功能损伤的遗传性疾病,患病率大约为1:4 000,临床表现变化较多样。下面根据影响视网膜的部位分别论述视网膜色素变性、锥体营养障碍症、Leber先天性黑矇、夜盲症和视网膜色素上皮营养障碍症。

一、视网膜色素变性

视网膜色素变性(retinitis pigmentosa,RP)为弥漫性杆-锥体营养障碍,RP是一种广泛影响光感受器和色素上皮功能导致进行性的视野缺损和ERG异常的一组遗传眼病。

【临床症状】①双眼发病;②进行性视力下降;③早期症状为夜盲,部分患者在昏暗光下视力下降,30岁以上患者超过75%有夜盲症状;④进行性周边视野缩小。

【临床表现】

1. 检眼镜下视网膜骨细胞样色素沉着改变,首先出现在视网膜赤道部,随病程延长范围增大,视盘呈蜡黄色,视网膜血管一致性狭窄。

2. 很多RP有不同的临床表型

(1)视网膜分布骨细胞样色素为典型性RP,常分布在视网膜中周部;

(2)视网膜看不到明显的色素,但视盘和血管的改变与典型的RP相同,视网膜色泽灰暗,称无色素性RP;

(3)单侧性视网膜色素变性,较少见,需要做基因检测确定;

(4)象限性视网膜色素变性,一般为性连锁;

(5)视网膜深部白点呈白点状视网膜变性(retinitis punctate albescence);

(6)无脉络膜症(choroideremia)的脉络膜萎缩,有时看到大的脉络膜血管;

(7)RP12表现为视网膜小动脉狭窄伴血管旁无色素;

(8)中心性视网膜色素变性,色素改变在黄斑区内,患者畏光,视野表现中央部暗点;

(9)三种类型常见的黄斑病变:①黄斑萎缩型;②玻璃纸样黄斑前膜;③黄斑水肿。

【辅助诊断】

1. 视网膜电图 a波、b波下降或消失。杆体ERG的b波下降超过锥体ERG的b波下降,诊断为杆-锥体营养障碍症(rod-cone dystrophy),反之锥体ERG的b波下降超过杆体ERG的b波,则诊为锥-杆体营养障碍症(cone-rod dystrophy)。标准化ERG在视网膜色素变性的辅助诊断见表13-2-1。

表13-2-1 视网膜色素变性的标准化ERG诊断

不同ERG表现	可能的眼部疾病
消失型ERG	Leber先天黑矇症
	视网膜发育不全
	视网膜色素变性
	视网膜全脱离
锥体ERG异常或消失,杆体ERG轻微异常	锥体变性
	全色盲
	性连锁蓝锥体色盲
	性连锁锥体变性伴黄斑毯层样改变
杆体ERG消失,暗适最大反应异常,正常或接近正常的锥体ERG	先天性静止型夜盲症
	早期RP
几乎记录不到杆体ERG,异常的锥体ERG	RP(杆-锥体营养障碍症)
	Leber先天黑矇症
	无脉络膜症
	继发性RP
	进行性白点状视网膜变性
异常锥体和杆体ERG,锥体受影响程度超过杆体	锥-杆体营养障碍/锥-杆细胞变性
a波大致正常,b波下降	性连锁视网膜劈裂症
	先天性静止型夜盲症
	增强的S-Cone综合征(Goldmann-Favre综合征)

2. 眼电图　是诊断视网膜色素变性必要的条件,显示光峰缺失,即 Arden 比严重下降(正常值≥1.8),视网膜色素变性患者常常低于 1.6。

【遗传检测】

视网膜色素变性可以是一个独立的遗传眼病,也可以发生在全身病中。遗传类型包括:常染色体显性遗传和隐性遗传,或者为性连锁。

1. 偶发病例　无家族史,部分是常染色体隐性遗传(autosomal recessive,AR),部分是新的常染色体显性突变。

2. 常染色体显性遗传　遗传中最常见的遗传方式,这一型预后较好。

3. 性连锁隐性遗传　不常见,预后较差。女性携带者眼底正常,或者黄斑区显示金属毯层样色泽,另有些病例周边视网膜萎缩和色素变动可能影响 1 个象限视网膜。

目前发现至少 86 种 RP 基因型,至少 12 种类型为常染色体显性遗传,其中 11 种被克隆出。常染色体显性遗传大约占到 RP 的 10%~20%;性连锁在美国占到 RP 的 10%,英国达 25%,目前确定了 5 种类型,其中 2 种已克隆;大约 40% 为常染色体隐性遗传,双基因和线粒体遗传也有报道。

【鉴别诊断】

1. 视网膜脱离　个别患者视网膜脱离自发吸收后继发色素增生,但都是患病眼。

2. 视网膜脉络膜炎　炎症退行后继发色素增生,多为单眼,且分布不规则,玻璃体可见炎性细胞。而 RP 多为双眼,患者夜盲、视力下降和检眼镜下所见可以诊断,电生理诊断有助于判断非典型性改变。

【治疗与预后】

目前尚无有效疗法,可适量补充维生素 A 和 E。累及到中心凹的患者视力会丧失,合并白内障也可以加重视力下降,约 25% 的患者能够维持较好的视力,尽管 ERG 为消失型或中心视野仅存 2°~3°,仍能够阅读并坚持工作。

【患者教育】

告知患者该病的性质和目前的治疗发展现状,建议患者适度补充维生素 A 和含维生素 A 的食品。

【病例 1】病史:患者,男性,12 岁。视力:右眼 HM/眼前,左眼 HM/眼前,伴眼球震颤。家族中无其他人患眼疾。图 13-2-1、图 13-2-2 为患者眼底像和电生理检查结果。

基因检测结果:患者为 RP 的 *CRB1*-c.1576C>T 纯合变异,父母均为杂合变异。

【病例 2】患者,女性,33 岁。视力:右眼 0.5,左眼 0.32。其二哥有类似眼病史。图 13-2-3、图 13-2-4 为患者眼底像和 OCT 检查结果。

基因检测结果:患者为 *CRB1* 基因 c.2254G>A 和 c.2388C>A 复合变异,父母各携带一个,患病的二哥携带复合变异。

【病例 3】患者,女性,6 岁。视力:右眼 0.1,左眼 0.02。家族中未发现其他成员患眼疾。图 13-2-5、图 13-2-6 为患者眼底像和 FFA 检查结果。

基因检测结果为:患者为 *CRB1* 基因 c.1576C>T(母亲携带)和 c.1633delinsAA(父亲携带)复合变异。

二、非典型性视网膜色素变性

(一)结晶样视网膜变性

又称 Bietti 结晶状营养障碍(Bietti crystalline dystrophy),约 30 岁发病,结晶样物质多在后极部,有 1/3 患者近角膜缘部角膜实质浅层也可见到沉积的结晶。

【临床症状】视力逐渐减退,夜盲,进行性视野缩小。

【临床体征】视网膜上较多不规则的黄色结晶样反光点,黄斑和后极部较密集。脉络膜血管广泛萎缩。逐渐融合的萎缩区域向周边延展。

【辅助诊断】ERG 和 EOG 异常。

【遗传类型】常染色体隐性遗传,主要致病基因为 *CYP4V2*。

【诊断要点】根据患者夜盲和眼底典型改变可以确诊。

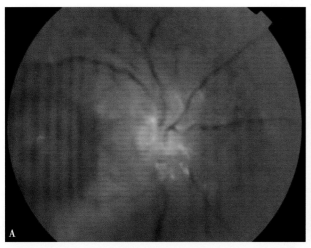
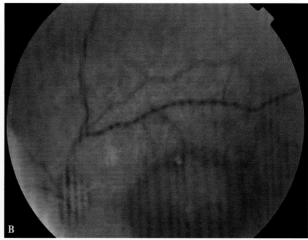

图 13-2-1　眼底像

A.患者右眼眼底像;B.患者左眼眼底像;双眼底视网膜散在色素

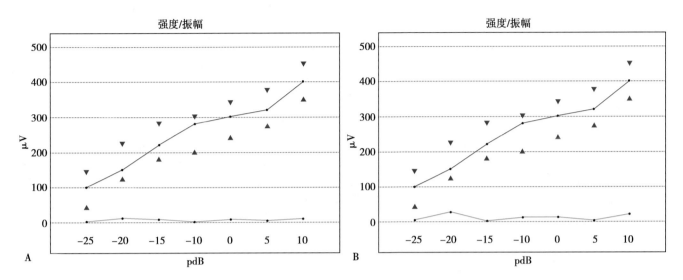

图 13-2-2 电生理检查结果

A.患者右眼电生理;B.患者左眼电生理

三角图案显示的是正常振幅强度功能曲线,圆点图案为患者的曲线,横坐标为刺激强度,从左向右光刺激依次增强,纵坐标是振幅

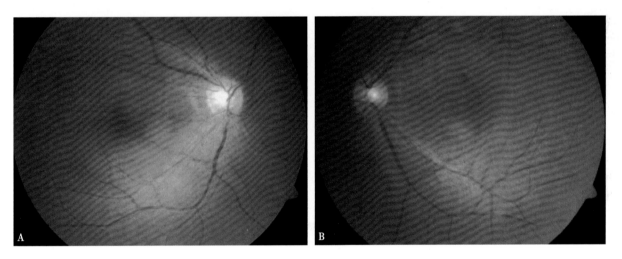

图 13-2-3 无色素性 RP

A.右眼眼底像;B.左眼眼底像,可见一处色素,临床表现为无色素性 RP

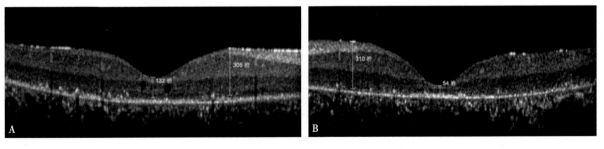

图 13-2-4 OCT 检查

A.右眼 OCT;B.左眼 OCT;双眼中心凹变薄,右眼 132μm,左眼 54μm

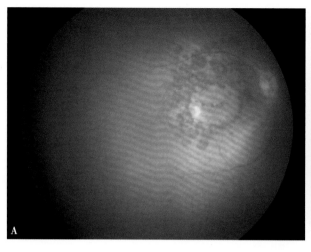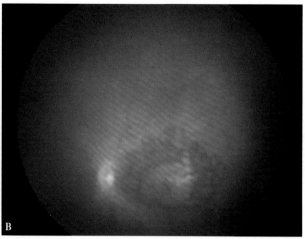

图 13-2-5　眼底像

A. 右眼眼底像;B. 左眼眼底像;双眼黄斑区可见异常色素增生

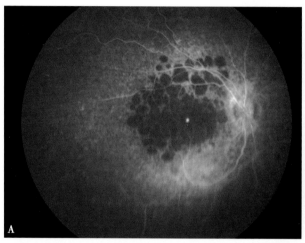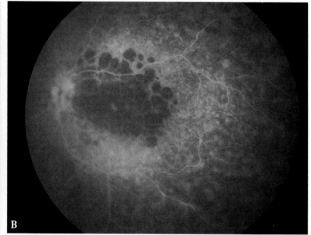

图 13-2-6　FFA 检查

A. 右眼 FFA;B. 左眼 FFA

【治疗原则】无有效疗法。

【病例】患者,女性,48 岁,视物不清 8 年。右眼视力 0.05,左眼视力 0.6。眼底后极部较多结晶样物质(图 13-2-7),OCT 显示右眼中心凹变薄(图 13-2-8A),左眼中心凹正常(图 13-2-8B)。

基因检测结果为:受检者 4 号染色体 187126358 位置(CYP4V2)存在 A>C 的纯合核苷酸变异,为错义变异。该变异可能导致蛋白质功能受到影响,受检者母亲改变位点为杂合子。

(二) 白点状视网膜变性

白点状视网膜变性(retinitis punctate albescence),以视网膜散在白点为特征,白点多数位于后极部到赤道部之间,以后可以发生骨细胞样色素、小动脉变细、夜盲和视野收缩。

【鉴别诊断】白点状眼底(fundus albipunctatus),是一种非进行性夜盲症,常染色体隐性遗传。眼底黄白色点分布在后极部到周边部,黄斑正常,视力不受影响,与白点状视网膜变性不同,视网膜血管和视盘正常,视野正常。

三、Leber 先天性黑矇

Leber 先天性黑矇(Leber congenital amaurosis,LCA)是婴幼儿发病的 RP 型,目前已发现 7 个致病基因,其中一些致病基因突变轻将导致发病晚些的锥杆体变性,突变重的将导致 LCA。多数患儿智力正常。

【临床症状】出生后发现视力严重下降。视力变异较大,部分病例可以为 0.1,部分病例黑矇。患儿不断按压眼球。

【临床体征】眼球恍惚震颤,早期眼底改变不明显,后期眼底可见圆形簇状黑色素,可逐渐发展为骨细胞样色素。

【鉴别诊断】需要排除因白化病(albinism),全色盲(achromatopsia),先天性静止性夜盲症(congenital stationary night blindness,CSNB)引起的眼球震颤。CSNB 的闪光 ERG 典型的

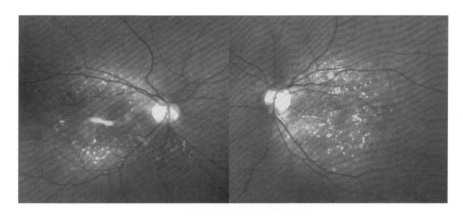

图 13-2-7 眼底后极部结晶样物质

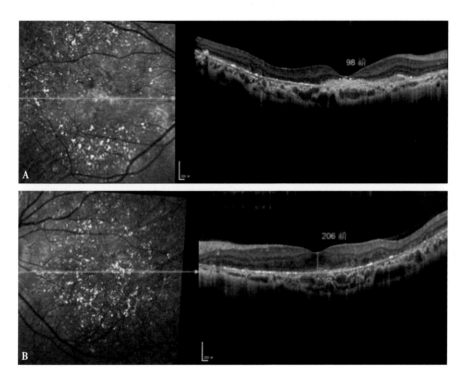

图 13-2-8 OCT 检查

A. 右眼中心凹变薄;B. 左眼中心凹正常

改变是 b 波下降,而 a 波正常。白化病的皮肤缺少色素,眼底的色泽呈红色。

【辅助诊断】ERG 几乎记录不到。

【治疗】无有效药物。RPE65 转基因治疗目前在美国已通过药监局审核批准使用,临床试验显示可以稳定和减缓病变进展。

【随诊】间隔可 1~2 年。

【患者教育】告知患者该病的性质和目前的治疗发展现状,建议患者适度补充维生素 A 和含维生素 A 的食品。

【病例】男性患儿,3 岁。视力:最大条栅无反应。家族史(−)(图 13-2-9)。

基因检测结果:患者为 *RPE65* 基因 c.940C>T 变异,父母均不携带。

四、锥体营养障碍症

锥体功能障碍是一种遗传性眼病,可以是常染色体显性遗传、常染色体隐性遗传或性连锁隐性遗传。

【临床表现】10~20 岁发病,患者主诉视力下降,昼盲(不能忍受光),部分病例有色觉障碍,发病进展后可合并眼震。

【临床体征】检眼镜下黄斑萎缩性病变呈横椭圆牛眼样图形。也可见到非典型改变,如斑点状色素或毯层样变。

【辅助诊断】ERG 锥体功能下降,单闪光明适 ERG 振幅下降,30Hz 反应下降或消失。早期杆体反应正常或轻度下降,随病程发展杆体功能也可以受损。EOG 正常。周边视野正常。

【诊断要点】依据主诉,眼底改变和电生理诊断。

【治疗原则】目前尚无有效治疗。

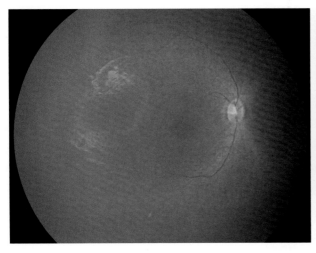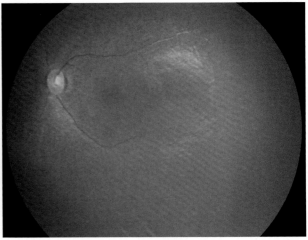

图 13-2-9　眼底像

【鉴别诊断】

1. 要和先天性色盲鉴别,色盲是对某种特定的颜色,如红色盲、绿色盲、红绿色盲等,视力正常的先天性色盲者不合并视网膜营养障碍症,后者常常可以有色觉障碍,但色觉块检测与先天性色盲不同,先天性色盲 EOG 正常。

2. 进行性锥体营养障碍症是这组疾病的不同类型,发生在青少年或成年人。

3. 所有 3 个孟德尔遗传型均存在。

4. 周边视野正常可区分 RP。

5. 锥-杆体营养障碍症(cone-rod dystrophy),既有锥体功能障碍,又有杆体功能障碍,临床可有中心暗点,昼盲,同时有夜盲,检眼镜周边有骨细胞样色素。

6. 如果中心凹萎缩常误诊为 Stargardt 病,但锥体营养障碍症的锥体 ERG 振幅下降,而 Stargardt 病 ERG 振幅常常是正常的。

【基因诊断】

1. 显性遗传锥体营养障碍症发生在 6p21.1 的 GUCA1A 突变,这是一个表达在视细胞外段的钙结合蛋白。这个病还发现在 17p13.1 的 GUCY2D 突变。

2. 相同基因的等位基因不同的突变可发生常染色体隐性遗传 LCA(RetNet)。

3. 性连锁隐性遗传锥体营养障碍症的特点,成年发作,黄斑毯样色泽(金属色)和水尾(Mizuo-Nakamura)现象(眼底色泽随着暗适应时间延长色泽逐渐向正常改变),但基因尚未确定。

【治疗和预后】可适当补充维生素 A。

【随诊】类型不清楚时可嘱咐患者随诊。

五、锥-杆体营养障碍症

锥-杆体营养障碍症(cone-rod dystrophy)是来自 ERG 检查的名词,锥体 ERG 的振幅下降超过杆体 ERG 的振幅下降,是属于视网膜色素变性。

【临床表现】锥-杆体营养障碍症既有锥体功能障碍,又有杆体功能障碍,临床可有视力下降,中央视物不见,昼盲,颜色改变,晚期同时有夜盲。

【临床体征】检眼镜周边可以有骨细胞样色素。

【辅助诊断】在 ERG 中锥体 ERG 的振幅下降超过杆体 ERG 的振幅下降。视野中心暗点,晚期视野收缩。色觉异常。

【基因诊断】

1. 近年基因研究发现导致 Leber 先天性黑矇症(LCA)的突变基因,如果突变程度轻或者如果 1 个等位基因上有一个显性突变将导致锥-杆体营养障碍症。临床上已知与 LCA 相关的基因共有 12 个:GUCY2D、RPE65、SPATA7、AIPL1、LCA5、RPGRIP1、CRX、CRB1、CEP290、IMPDH1、RD3、RDH12。其中 GUCY2D、RPGRIP1、AIPL1、CRX 也是锥-杆营养不良的致病基因。

2. 需要重视的是合并锥-杆体锥体营养障碍症的基因也是 Stargardt 病(ABCA4),Alstrom 病(ALMS1)和脊髓脑共计失调(SCA7)的基因。

3. 显性锥-杆体营养障碍症可来自 GUCY2D 的突变,而隐性突变则造成 LCA。

4. CRX 基因也可造成 RP,LCA 和锥-杆体营养障碍症取决于突变类型。

【治疗和预后】可适当补充维生素 A。

【病例】患者,男性,11 岁。视力:右眼 0.32,左眼 0.25(矫正)。否认家族史(图 13-2-10~图 13-2-13)。

基因检测结果为:患者为 ABCA4 基因 c.5327C>T(母亲携带),c.2424C>G(父亲携带),患者为复合突变。

六、Stargardt 病(黄色斑点状眼底)

Stargardt 病,又名黄色斑点状眼底,是一种遗传性眼病,多数为常染色体隐性遗传,少数为显性遗传。眼底可以看到色素上皮层较多细小黄色斑点,如果这些黄色斑点散在整个眼底,称黄色斑点眼底,如果黄色斑点限局在后极部眼底,称

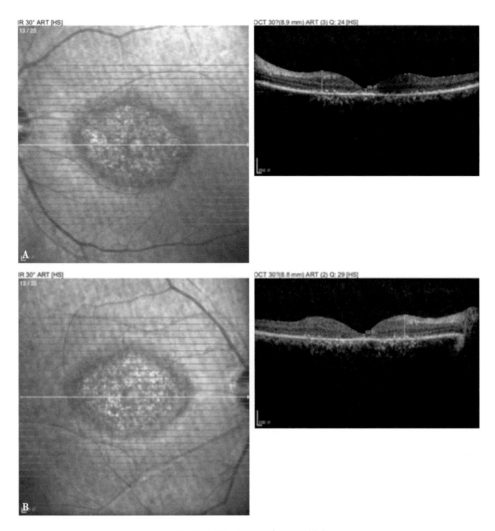

图 13-2-10 双眼眼底 OCT 检查

A. 右眼眼底 OCT;B. 左眼眼底 OCT;

显示中心凹及周围明显变薄,外核层、EZ 带均消失

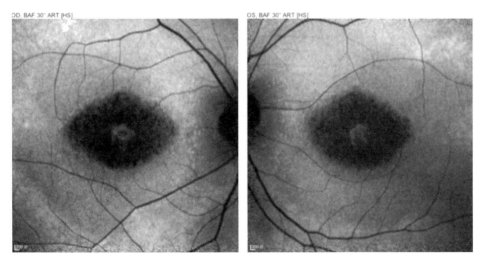

图 13-2-11 双眼眼底自发荧光图像

黄斑区呈暗 AF

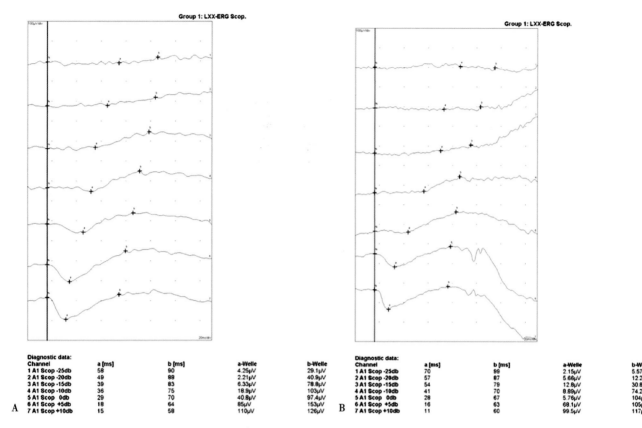

Diagnostic data:				
Channel	a [ms]	b [ms]	a-Welle	b-Welle
1 A1 Scop -25db	58	90	4.25μV	29.1μV
2 A1 Scop -20db	49	88	2.21μV	40.9μV
3 A1 Scop -15db	39	83	6.33μV	78.8μV
4 A1 Scop -10db	36	75	18.9μV	103μV
5 A1 Scop 0db	29	70	40.8μV	97.4μV
6 A1 Scop +5db	18	64	85μV	153μV
7 A1 Scop +10db	15	58	110μV	126μV

A

Diagnostic data:				
Channel	a [ms]	b [ms]	a-Welle	b-Welle
1 A1 Scop -25db	70	99	2.15μV	5.57μV
2 A1 Scop -20db	57	87	5.66μV	12.2μV
3 A1 Scop -15db	54	79	12.8μV	30.8μV
4 A1 Scop -10db	41	70	8.89μV	74.2μV
5 A1 Scop 0db	28	67	5.76μV	104μV
6 A1 Scop +5db	16	63	68.1μV	105μV
7 A1 Scop +10db	11	60	99.5μV	117μV

B

图 13-2-12　ERG 双眼检查结果

A. 右眼 ERG 结果;B. 左眼 ERG 结果;

显示双眼 a 波和 b 波均下降

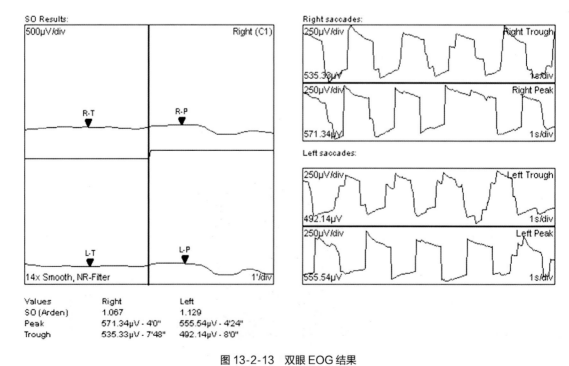

Values	Right	Left
SO (Arden)	1.067	1.129
Peak	571.34μV - 4'0"	555.54μV - 4'24"
Trough	535.33μV - 7'48"	492.14μV - 8'0"

图 13-2-13　双眼 EOG 结果

Arden 比右眼 1.067,左眼 1.129

Stargardt 病。

【临床表现】病变开始于 12 岁以下,由于部分病变较轻,常开始于周边,故无症状,直至病变发展到黄斑部影响视力,因而就诊时年龄可达中年。多数患者至少一只眼视力可维持在 0.2~0.4。

【临床体征】眼底黄色斑点可以开始于周边部,逐渐向后极部发展,诊为黄色斑点眼底,通常黄斑的改变很轻,也可以开始于黄斑周围,黄斑区内呈铜箔色改变,诊为 Stargardt 病。

FFA 常显示弱荧光的脉络膜背景和黄斑强荧光的斑点状病变。

【辅助诊断】多数患者闪光视网膜电图正常,早期 EOG 也正常。

【鉴别诊断】

1. 锥体萎缩症 检眼镜下无黄色斑点,视网膜电图 30Hz 振幅下降。

2. 锥杆体变性 是视网膜色素变性的一种类型,眼底常有色素增生,或者黄斑区大范围呈毯层样改变,视网膜电图锥体为主反应 b-波下降超过杆体为主反应中的 b-波。

3. 其他 奎宁中毒性视网膜病变、老年性黄斑变性、黄斑裂孔,详见有关章节。

【治疗原则】无有效疗法。

【病例】患者,男性,21 岁,否认家族史(图 13-2-14~图 13-2-16)。

基因检测结果显示:患者为 ABCA4 基因复合突变,父母均携带一个变异。

七、Best 病

BEST1 基因突变通常可以导致各种不同的视网膜退行性疾病,统称 Bestrophin 蛋白病,主要包括 Best 卵黄样黄斑营养不良(Best vitelliform macular dystrophy,BVMD)、常染色体隐性

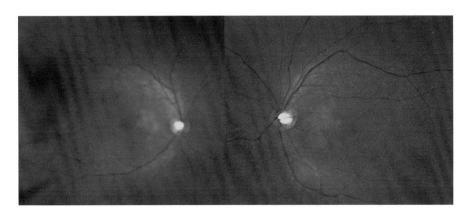

图 13-2-14 Stargardt 病双眼眼底图像

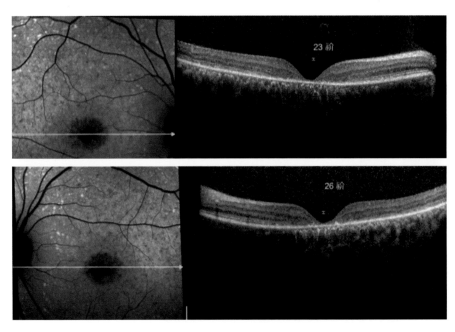

图 13-2-15 Stargardt 双眼 OCT 图像
图中显示双眼中心凹部变薄,中心凹部的视细胞层、外丛状层结构消失

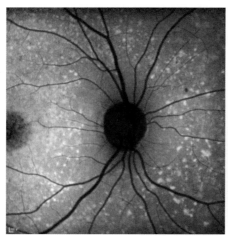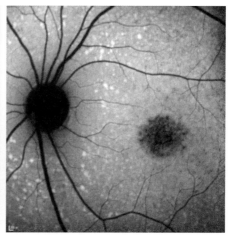

图 13-2-16　双眼自发荧光图像

显示双眼中心凹部约 1 个视盘范围的暗区

Best 病（autosomal recessive bestrophinopathy，ARB）、成人卵黄样黄斑营养不良、常染色体显性玻璃体视网膜脉络膜疾病和视网膜色素变性，其中最常见的是 BVMD，又称卵黄样黄斑营养障碍症。常染色体显性遗传，位于第 11 对染色体长臂的 VMD2 基因突变，基因型可表现为不完全外显。Bestrophin 1（BEST1）是由 BEST1 基因编码的蛋白，导致脂褐素的蓄积。儿童期黄斑病变形态似卵黄，以后病变逐渐瘢痕化。

【临床表现】典型的黄斑病变出现在 5~15 岁，视力可以维持在 0.8 以上，随着病变进入萎缩期，视力逐渐下降，可发生中等程度视力丧失。从表型上看，BVMD 病变主要表现在后极部。最初后极部观察不到明显的损伤，为 I 期，在这一阶段，视力正常，唯一的表现是 RPE 可有小的病损。发展至 II 期主要形成一个黄色、边界清楚的卵黄样损伤，其特点为中心一直径为 2~3mm 淡黄色病损，集中于黄斑区。这一阶段，视力可能会轻度下降。由于部分液体的再吸收，卵黄样病损可分层，从而导致病变发展至假性积脓期（III 期）。此后，病损继续发展进入卵黄破裂期，这时视力显著下降（IV 期）。最后黄斑出现萎缩，可以发生脉络膜新生血管膜，称作瘢痕/萎缩期（V 期），病变通常是双侧的，且相对对称。尽管 BVMD 典型表现为双侧，其有时亦表现为单侧。在 BVMD 的最后阶段，也可并发黄斑裂孔。

【临床体征】早期黄斑病变呈卵黄样改变（图 13-2-17），以后病变吸收、萎缩呈地图样改变。后期改变很难与其他黄斑病鉴别。早期病变视力可以正常。

【电生理诊断】电生理检查有诊断意义：ERG 正常；EOG 异常，Arden 比低于 1.5。电生理改变可发生在无眼底改变的基因携带者。在某些 BVMD 患者中，偶有报道正常的眼电图结果。

【基因诊断】为常染色体显性遗传，基因型表现为不完全外显。BVMD 在疾病的表现及发病年龄上均存在着变异性。有 7%~9% 携带致病性 BEST1 基因突变位点的患者视力正常，未表现出视力下降，其临床表现尚无法预测。与 BVMD 相关的 BEST1 基因突变大多为错义突变。

【鉴别诊断】要和 Startgardt 病鉴别，后者电生理早期 ERG 和 EOG 均正常，晚期 ERG 振幅可轻微下降。

【诊断要点】早期诊断依据眼底和 EOG 的改变。

【治疗与预后】无有效治疗，约 20% 患者一只眼可发生脉络膜新生血管膜，合并脉络膜新生血管可做相应治疗。视力预后总体不是很差。

【病例】患者，男性，30 岁。视力：右眼 0.8，左眼 0.12。父亲有类似眼病史（图 13-2-17）。

八、图形样黄斑营养障碍症

描述一组 60 岁上下视力较好，黄斑区出现视网膜色素上皮层面的色素图形、色素堆积或网状色素。包括 Sjögren 网格样萎缩和蝴蝶样萎缩，属遗传病。

【临床表现】视力轻度下降和视物轻微变形，或无症状。

【临床体征】黄斑部出现色素图形，FFA 显示比眼底像明显。部分病例可发生黄斑下脉络膜新生血管膜。

【辅助诊断】ERG 一般正常或振幅轻微下降、临界，EOG 与 RPE 损伤范围一致，可以降低。

【诊断和鉴别诊断】主要依据眼底表现和 FFA。

【治疗与预后】一般无须治疗，合并脉络膜新生血管膜时可做相应治疗。多数患者可以维持阅读。

九、Sorsby 黄斑营养障碍症

发生在 40 岁上下年龄组双侧中心凹下脉络膜新生血管膜的显性遗传性眼病。

【临床表现】明显的视力下降。

【临床体征】早期黄斑区较多玻璃膜样沉积，或融合的斑片，以后双眼发生脉络膜新生血管膜，晚期双侧眼底黄斑区地图样萎缩，病灶周围绕色素。

【辅助诊断】OCT 和 FFA 可发现脉络膜新生血管膜。自发荧光可显示地图样萎缩。

【基因诊断】病变基因位于第 22 染色体 TIMP3，编码金属

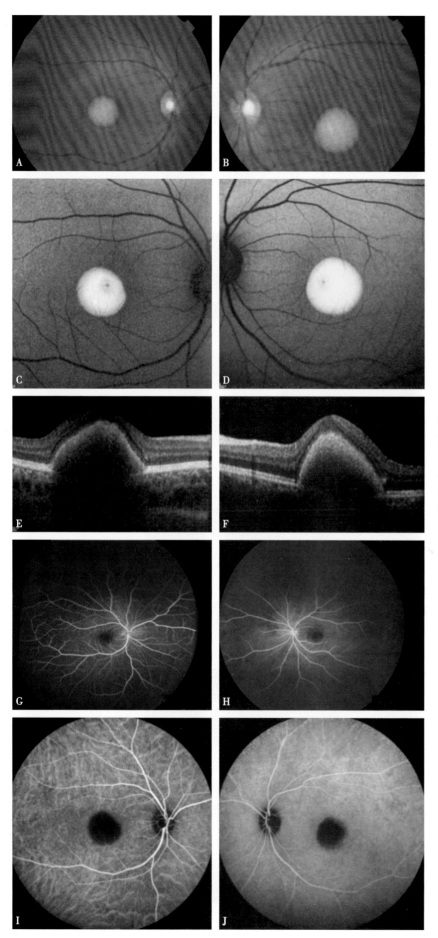

图 13-2-17　卵黄样病变眼底图像

A 和 B. 彩色眼底照相显示双眼黄斑区典型的卵黄样病损;C 和 D. FAF 示双眼黄斑区卵黄样病损表现为强荧光;E 和 F. OCT 检查示双眼与卵黄样病损相对应的黄斑下高反射物质沉积;G 和 H. FFA 检查显示双眼黄斑区呈弱荧光;I 和 J. ICGA 结果显示双眼黄斑区表现为弱荧光

蛋白酶的组织抑制剂,影响细胞外基质的再塑形。

【鉴别诊断】和脉络膜新生血管膜鉴别,Sorsby 黄斑营养障碍症常双眼对称,有家族史。

【治疗原则】发生脉络膜新生血管膜可做相应抗 VEGF 治疗。

十、家族性玻璃膜疣

玻璃膜疣发生在年龄较轻,如 40 岁以下的人群,数量较多,形态变异大。1937 年 Tree 首次报告,根据形态特点称 Doyne 蜂巢样营养障碍症(图 13-2-18)和 Malattia Leventinese,部位可以越出黄斑,达视盘鼻侧。

【临床症状】与玻璃膜疣的位置相关,分散的和中心凹外的中心视力较好,密集在中央部的视力较差。玻璃膜疣可达视盘鼻侧,可越出血管弓。

【临床体征】玻璃膜疣在眼底表现为黄色的不规则圆点,可以密集呈"蜂巢状",也可分散,形态大小不一,深度达色素上皮基底膜或基底层(图 13-2-19、图 13-2-20)。

【基因诊断】Doyne 蜂巢样营养障碍症和 Malattia Leventinese 两种类型都是染色体 2 上 *EFEMP1* 基因突变,这个基因是编码表皮生长因子,含纤维样细胞外基质蛋白。

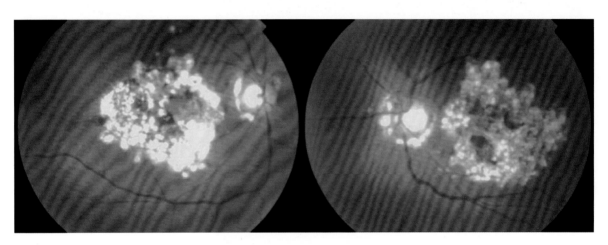

图 13-2-18 黄斑区玻璃膜疣呈蜂巢状

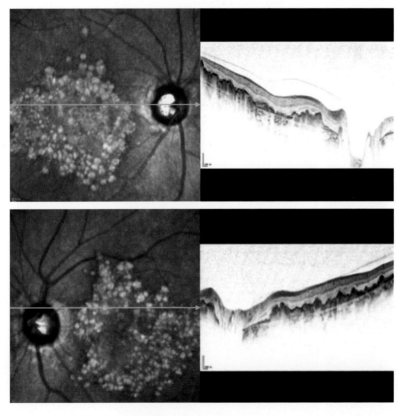

图 13-2-19 双眼 OCT

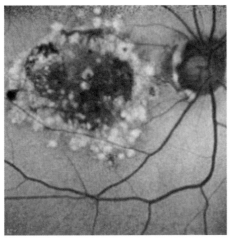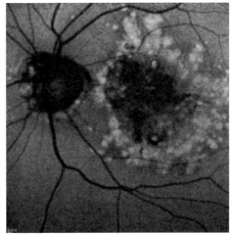

图 13-2-20 双眼自发荧光

【病例】40 岁女性,视力下降伴视物变形 6 年,双眼最佳矫正视力 0.1(图 13-2-18~图 13-2-20)。

(黎晓新 黄旅珍)

第三节 视网膜循环障碍性疾病

一、视网膜动脉栓塞

要点提示

定义:视网膜中央动脉系统和睫网动脉系统的血管因各种栓子阻塞或炎症引起视网膜急性缺血性梗死。

关键特点:

● 非动脉炎性 RAO 黄斑区视网膜灰白色梗死、中心凹呈樱桃红。

● 动脉炎性常侵犯睫网动脉,FFA 早期显示睫状后动脉供血的视盘和黄斑区荧光充盈缺损,合并睫状动脉栓塞时显示黄斑区内睫网动脉供血区域舌形灰白水肿。

● 无论动脉炎性还是非动脉炎性,均可导致突发性视力严重下降,是眼科急症之一。

关键治疗:

● 病因治疗。

● 血小板栓子形成的血栓可行抗栓治疗。

视网膜中央动脉(central retina artery,CRA)的血液主要来自眼动脉,眼动脉是颈内动脉进入颅腔后的第一分支,少数异常起源见于从眶上裂或蝶骨孔大翼进入的脑膜中动脉,其分出的泪腺动脉和眶动脉支之间的吻合形成膨大,这种异常形成于胚胎时期。当眼动脉出现狭窄时,或不能有效连接到颈内动脉时,这一通路的供血增强。个别病例从颈内动脉分出的眼动脉干很窄,而眼动脉的供血来自起源于颈外动脉的脑膜中动脉,Hayreh 报告眼动脉靠脑膜中动脉供血者不到 4%。

无论眼动脉的血是来自颈内动脉还是脑膜中动脉,眼动脉分出视网膜中央动脉、睫状后短动脉、睫状后长动脉和睫状前动脉,睫状前动脉分出到虹膜、睫状体的血管、角膜缘血管网和结膜前动脉等。

视网膜中央动脉在视神经孔前方附近由眼动脉分出,77% 为眼动脉的第一分支,19% 为第二分支,4% 为第三分支。视网膜中央动脉单独一支向前,通常和其他睫状后短动脉组成一干。视网膜中央动脉的走行分为三个部分:

● 眶内段:从起源分出到穿入视神经处的分支,穿入视神经的部位距眼球约 5~15.5mm,平均(9.8 ± 1.8)mm。眶内段主要走行于视神经的中下方,紧贴硬脑膜,少数位于下外侧方,眶内段分支主要供应视神经硬脑膜鞘,约半数分支穿入硬脑膜鞘内供应软脑膜,但很少进入视神经。

● 鞘内段:这段 CRA 位于视神经鞘内硬脑膜下和蛛网膜下腔,长度约 1.2~4mm,8% 的人动脉形成一弯曲的环。鞘内段动脉分支分叉到软脑膜向前到视网膜中央动脉穿行眼球的部位,有一半供应视神经球后 CRA 的这段血运,是视神经血运最重要的部分。

● 神经内段:动脉位于视神经内,视神经内的血管呈放射状分布,沿着被分割成束状的视神经纤维间向前或向后营养视神经。

● 筛板区:视盘的筛板区和筛板前区的毛细血管网由脉络膜血管供应,视盘表层辐射状毛细血管由视网膜中央动脉供应,但与深部毛细血管有交通支,视网膜中央动脉在筛板区和筛板前区没有发出任何分支。视网膜中央动脉栓塞(central retina artery occlusion,CRAO)时视网膜中央动脉的分支是和眼动脉的分支建立吻合,最常见的吻合是发生在 CRA 的软脑膜分支和 Haller Zinn 环的软脑膜分支之间。当视网膜中央动脉穿越视神经鞘的部位发生 CRAO 时,视神经这些软脑膜上的吻合支大到足以能建立侧支循环。

眼动脉血液流速下降时可以导致急性视网膜中央动脉栓塞、慢性视网膜中央动脉供血不足、慢性睫状后短动脉供血不足和睫状后长动脉供血不足。慢性视网膜中央动脉供血不足表现为低灌注引起的缺血性视网膜病变。

视网膜中央动脉穿越筛板，到达视盘通常分为上下两支，这两支再分成颞侧和鼻侧支，供应视网膜4个象限的血运。视网膜分支动脉位于内界膜下方的视网膜神经纤维层和神经节细胞层，在动静脉交叉部可深达内核层，各分支继续分出小分支最终止于小分支或毛细血管前的小动脉，后者在检眼镜下看不到，终末小动脉通过收缩、舒张调整视网膜血流量。视网膜分支动脉是指视网膜中央动脉分出第一分支后，因为分支后的动脉直径是100μm，属于小动脉，它们既没有内弹力层也没有连续的肌层，可以理解为不发生巨细胞动脉炎的原因，它们既没有动脉间的吻合也没有动静脉间的吻合，属于终末小动脉。

（一）急性视网膜动脉栓塞

视网膜动脉栓塞无论中央还是分支，总体上患病的高危因素与糖尿病、高血压、高血脂、高尿酸血症、吸烟等相关，但是在中央、半侧和分支动脉栓塞类型之间无差异。在糖尿病、高血压、缺血性心脑血管疾病中，非动脉性CRAO和BRAO患病率明显增高。

【临床类型和体征】

1. 视网膜中央动脉栓塞（CRAO）　导致视力突发的灾难性丧失，临床表现有下述几种类型：

（1）非动脉炎性CRAO（non-arteritic CRAO）：主要的类型，占CRAO病例的67%，晨起发病占35%，CRAO眼底显示黄斑区视网膜灰白色梗死、中心凹呈樱桃红（图13-3-1），FFA视网膜循环几乎看不到，多数由栓子或血栓引起，少数因血管瘤或外伤引起。栓子阻塞部位据Hayreh做的100例视网膜中央动脉解剖研究发现，最狭窄的部位在进入视神经前的蛛网膜部位。而血栓形成常常发生在视神经筛板部。该类型视力预后差，49%的患者视力为手动。

（2）非动脉炎性CRAO合并睫网动脉回避（non-arteritic CRAO with cilioretinal artery sparing）：占14%，晨起发病占29%，视力预后较好，29%患者可达0.6以上视力，睫状动脉供血区

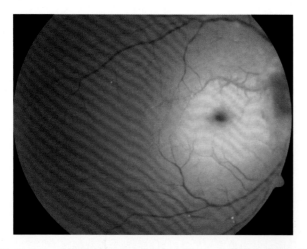

图13-3-1　非动脉炎性CRAO合并多发栓子，黄斑中心凹显示樱桃红

患者，女，53岁。急性视力下降的第3天，眼底像显示黄斑区视网膜灰白色梗死灶，中心凹呈樱桃红，动脉内散在发亮的白点（胆固醇栓子）

域色泽正常，周围可见中央动脉栓塞引起的灰白色水肿（图13-3-2）。

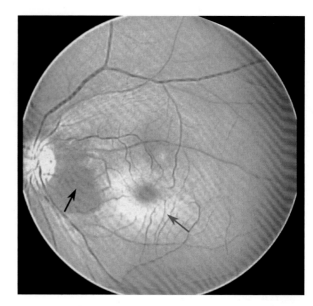

图13-3-2　非动脉炎性急性视网膜中央动脉栓塞合并睫网动脉回避眼底像

（3）动脉炎CRAO：由巨细胞动脉炎（giant cell arteritis，GCA）引起，巨细胞动脉炎是通过颞浅动脉取活检证实。颞浅动脉的巨细胞动脉炎引起的CRAO占全部CRAO发病类型的4.5%，视网膜中央动脉中有18%，睫网动脉栓塞中有25%。巨细胞动脉炎影响中等大小的动脉和大动脉，而不影响小动脉，在GCA引起的CRAO，患者眼底改变在CRAO的表现外可以合并或不合并视盘水肿，所有的病例在FFA上除了CRAO改变外还可看到睫状后短动脉（PCAs）的闭锁，PCAs供应视盘和分出睫状视网膜动脉，PCAs闭锁后将导致动脉炎性前段缺血性视神经病变，FFA早期脉络膜荧光充盈滞后，没有FFA会失去诊断巨细胞动脉炎的证据。动脉炎性CRAO视力预后差，54%无光感，其他在0.02以下。急性期患者常常血沉升高，C反应蛋白异常可协助诊断，由于巨细胞动脉炎侵犯颞浅动脉的概率低，已不再取颞浅动脉做活检进行诊断。这一类型要使用糖皮质激素治疗，如图13-3-3所示，巨细胞动脉炎引起的睫网动脉的CRAO。

（4）一过性非动脉炎性CRAO（transient non-arteritic CRAO）：部分患者特别是合并慢性高血压可以发生视网膜多灶性的灰白色棉绒斑状病灶，类似Purtscher样视网膜病变，由于视网膜小动脉变窄视网膜毛细血管旁路开放。但大部分患者就诊时，眼底像已恢复正常。

2. 视网膜分支动脉栓塞（BRAO）　阻塞视网膜中央动脉的某一分支，导致一部分视力的下降。视网膜分支动脉栓塞事实上是分支小动脉栓塞，巨细胞动脉炎只侵犯中或大动脉，不侵犯小动脉。巨细胞动脉炎的每一个患者造影时可发现睫状后动脉栓塞，这些血管供给视盘和睫状视网膜动脉，闭锁时发生

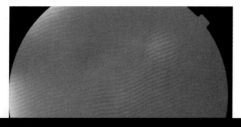

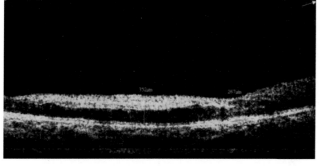

图 13-3-3　动脉炎性睫网动脉栓塞

患者男,57 岁,糖尿病 20 年,因右眼视物不清 8d 就诊,左眼 2 个月前视力下降后视野变小,查双眼无光感,双眼角膜上皮混浊,眼底窥视差,视盘淡,红细胞沉降率 52mm/h,查晶状体混浊重,上方图隐约显示黄斑区灰白色,疑睫网动脉栓塞,下方 OCT 显示视网膜灰白区神经纤维层水肿,合并深部视网膜暗区(影蔽现象),经大剂量激素冲击后右眼光感恢复

动脉性前段缺血性视神经病变和睫状视网膜动脉栓塞。

BRAO 包括了持续性 BRAO(permanent BRAO)、一过性 BRAO(transient BRAO)和睫状视网膜动脉栓塞(cilioretinal artery occlusion,CLRAO),视网膜分支动脉栓塞的亚型同视网膜中央动脉栓塞的亚型。

睫网动脉栓塞的 3 个亚型是:非动脉性、非动脉性合并中央静脉阻塞和睫状视网膜动脉栓塞合并 GCA。一过性分支动脉栓塞约占分支动脉栓塞的 6%。

检眼镜下持续的 BRAO 可以看到小动脉供应区节段状视网膜梗死,梗死区视网膜灰白水肿(图 13-3-4),梗死区内血管

的血流变细,血柱呈"抗箱"状,如果能看到栓子,常常在小动脉分叉处。如果 BRAO 是因血管炎引起,应合并血管炎的改变。一过性 BRAO 眼底可以有片状视网膜混浊,但不是棉绒斑,消退较快。

3. 视网膜浅层小动脉栓塞　又称 Purtscher 样视网膜病变(Purtscher's-like retinopathy),各种原因形成的小栓子阻塞视盘周围的终末表浅小动脉,也有学者认为是辐射状毛细血管前微动脉散在的梗死灶。眼底表现为后极部视盘周围的棉絮样白斑,形状多样性、不规则,是发生在视网膜中央动脉浅层小动脉的非特异性的局灶性缺血性梗死(图 13-3-5)。棉绒斑可以变成碎片,逐渐消失,视网膜恢复正常,但在 FFA 棉绒斑的位置上显示仍然为小片状的无灌注。这种棉絮状斑多见于上下血管弓附近,有的学者认为系供应辐射状毛细血管前微动脉散在性梗死所致。Purtscher 样视网膜病变最初系指胸部及头颅部挤压伤而导致眼底多发性棉绒斑出现,故称"远达性视网膜病变"。Putscher 样视网膜病变可见于很多病,如红斑狼疮、多发性栓子栓塞等,Gass 为区分外伤导致的远达性视网膜病变,称 Putscher 样视网膜病变。

【病因】

1. 急性视网膜中央动脉栓塞　视网膜中央动脉栓塞(CRAO)引起视网膜急性缺血性梗死,突发性视力严重下降,是眼科急症之一,视网膜中央动脉的处理最基本的是要确定病因。

(1)栓子和血栓栓塞:栓子栓塞比血栓栓塞更为常见,74% 的栓子为胆固醇,胆固醇栓子多来自颈动脉粥样硬化斑块的脱落,极个别病例栓子来自脑膜中动脉。栓子中 15.5% 为血小板纤维素栓子,血小板纤维素栓子常来自大动脉粥样硬化斑块脱落后内膜不平整致血小板附着形成血小板栓子,10.5% 为钙栓子,此外还有脂肪栓塞,发生在骨折后 12~36h,50% 患者有视网膜异常、棉绒斑、小片状出血、弥漫性的血管内凝固症,病理性血小板聚集均可导致多器官的动脉血栓。嗜酸性韦格纳肉芽肿综合征(Churg-Strauss syndrome)还会合并白细胞、嗜酸细

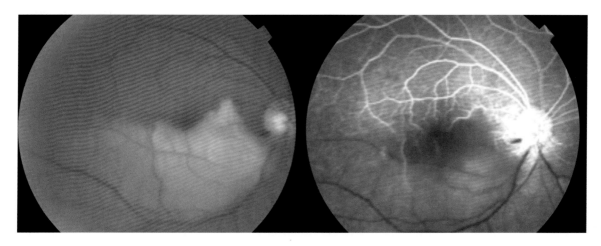

图 13-3-4　颞下 BRAO 眼底图像

患者男,64 岁,眼底像显示颞下分支动脉栓塞导致的视网膜灰白水肿,FFA(25.6s)显示充盈缺损

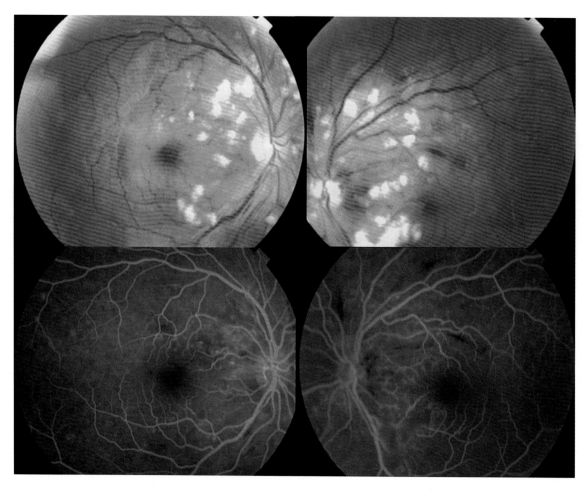

图 13-3-5 浅层视网膜小动脉栓塞，Purtscher 样视网膜病变

患者男，34 岁，因突发视物模糊就诊，视力右 0.5，左眼 0.2，血压 194/113mmHg，眼底像表现为不规则多形性棉绒斑和线状出血斑，FFA 显示棉绒斑部视网膜水肿，部分遮蔽视网膜较大的血管

胞的增高，是一种自身免疫性疾病，表现为小血管和中血管血管炎。外源性栓子有滑石粉、人工心脏瓣膜，皮下注射去皱纹的一种黏弹性胶体玻尿酸（evolution）物质等。

栓子栓塞的部位可发生在视网膜中央动脉穿入视神经鞘硬脑膜处，该部位动脉管腔最狭窄，阻塞的概率远远高于中央动脉的其他部位。血栓形成导致的中央动脉栓塞常发生在筛板部。视网膜动脉床可以见到一个或多个栓子，大的栓子容易出现在视盘部的中央动脉分叉部，或者绊在分叉部末端。Gass 报道常见的栓子有三种：胆固醇栓子常多发，呈黄色、铜色或彩虹色，好发于颞侧周边，可以不阻塞血管，视盘上的栓子会阻塞血管。血小板栓子呈暗灰白色拉长的栓子。血小板栓子可变成小单个、固态、卵形、有角、不折光，通常在视盘上，不像胆固醇栓子几天后消失。钙栓子通常是单一、白色、卵形，来自主动脉瓣，很少来自主动脉或颈动脉，可以持续存在。纤维素血小板栓子和胆固醇栓子是软的，很快成碎片进入视网膜循环的末端。筛板部的 CRAO 一般在 FFA 时不显示血流中断，因为该部位的侧支很快开放，多数病例的 FFA 显示荧光素延迟出现，阻塞部的视网膜循环时间延长。完全性分支动脉栓塞时，动脉床的血流可通过周围开放的侧支反流灌注。

（2）巨细胞动脉炎（GCA）：是 CRAO 的常见病因，可导致双目失明，属眼科急症。4.5% CRAO 是 GCA 引起，其中 64% 为女性，18% 为双眼，可以不同时发病。30% 患者早晨发病。炎症常同时累及睫网动脉，但很少直接侵犯视网膜中央动脉。检眼镜下可见黄斑典型的灰白水肿，合并或不合并白色视盘水肿，FFA 早期显示睫状后动脉供血的视盘和黄斑区荧光充盈缺损，合并睫状动脉栓塞（PCAs）时显示黄斑区内睫网动脉供血区域舌形灰白水肿，因为 37.5% 的视网膜中央动脉从眼动脉独立分出，59.5% 的视网膜中央动脉是和睫状后动脉共用鞘膜干，所以睫网动脉和 CRAO 同时发病，常合并动脉炎性前段缺血性视神经病变（anterior ischemic optic neuropathy，AION），因而在诊断上有优势，FFA 是唯一能够作出诊断的方法，对于 50 岁以上发生的 CRAO，应常规行 FFA 排除 GCA。

（3）颈动脉病：颈动脉病导致慢性眼缺血综合征，通过两种方式诱发 CRAO。

1）血流动力学：颈动脉狭窄 70% 可以导致明显的眼前段缺血，诱发虹膜新生血管。

2）视网膜缺血：眼血流下降，当血压低时，特别是夜间，灌注压低于血管床压力时，易发生颈动脉狭窄或闭锁，是一过性黑矇的主要原因。在颈动脉狭窄 80% 的患者约有过一过性黑矇,18% 发生 CRAO,14% 发生 BRAO。

(4) 血液异常

1) 血液高凝状态也可形成血栓,如:系统性红斑狼疮(system lupus erythematosus,SLE),AIDS,白血病(leukemia),非霍奇金(non-Hodgkin)淋巴瘤,T-cell 淋巴瘤(lymphoma),高丙球蛋白血症,半胱氨酸(homocysteine)的水平升高。

2) 血管内增高的白细胞聚集可激活 C5a,导致动脉栓子,眼底表现为 Purtscher 样视网膜病变,发生在外伤后、或急性胰腺炎、或胶原性血管病、血液透析或者慢性肾功能衰竭、溶血性尿毒症、羊水栓塞、血小板减少性紫癜等。Purtscher 描述的视网膜多发、表层、白色斑状、浅层出血、视盘炎的视网膜病变可发生在外伤后,白色病变被认为是突发增高的胸膜腔内压导致淋巴细胞喷出,脂肪栓子、空气栓子、粒细胞聚集。慢性酗酒致胰腺炎患者也可出现 Purtscher 样视网膜病变。红斑狼疮患者、皮肌炎、硬皮症均可发生 Purtscher 样视网膜病变。红斑狼疮合并抗磷脂抗体在视网膜血管的血栓形成起了重要作用。

3) 血管内红细胞聚集见于 Eales 病、镰刀细胞病(sickle cell disease)、糖尿病等,红细胞变形的增加导致了低氧,发生在周边部的低氧可能引起小动脉闭锁,毛细血管无灌注和新生血管的形成。

4) 5-羟色胺(5-hydroxytryptamine)是动脉粥样硬化斑块表面聚集的血小板释放的,5-羟色胺具有收缩血管的作用。

(5) 血管炎症:结节性多动脉炎,Wegener 肉芽肿病,Churg-Strauss 综合征,Behcet 病,结节病(sarcoidosis),颈动脉斑块剥脱术后。

(6) 眼局部因素:视盘前动脉襻,视盘玻璃膜疣,眼压升高。

(7) 全身其他病:肿瘤(心黏液瘤),胶原纤维病,脓栓子,口服避孕药,色素失禁症(incontinentia pigmenti),家族性或获得性血栓形成,如低蛋白 C 等,Fabry 病(又称弥漫性躯体性血管角化瘤(angiokeratoma corporis diffusum universal)或糖鞘脂类沉积症(glycosphingolipidosis),猫抓病(cat scratch disease)等。

(8) 外伤:开放性骨折,球旁麻醉,球后注射,动脉或淋巴造影。

2. 急性视网膜分支动脉栓塞

(1) 分支动脉栓塞(branch retinal arterial occlusion,BRAO):本质上是小动脉栓塞,通常是由栓子造成,也有视网膜血管炎、多灶性视网膜炎、弓形虫性视网膜脉络膜炎(toxoplasmic chorioretinitis)、视盘前动脉襻(prepapillary loops)、Crohn 病、Whipple 病、Lyme 病、Meniere 病。分支动脉栓塞常合并巨细胞动脉炎(giant cell arteritis,GCA),因为巨细胞动脉炎只侵犯中等大小以上的动脉,例如睫状视网膜动脉栓塞(cilioretinal artery occlusion,CLRAO),不侵犯小动脉,有时也见于低灌注压患者。

(2) 半侧动脉栓塞常合并栓子、CRVO 或 GCA,也可发生在系统性红斑狼疮,抗磷脂综合征和妊娠时。分支动脉栓塞和半侧动脉栓塞容易发现栓子。

(3) 另一个与分支动脉栓塞关联的疾病是 Susac 综合征(Susac syndrome),临床表现三联征:脑病、分支动脉栓塞和耳聋。它是影响到脑的毛细血管前小动脉的自身免疫性内皮病变,患病年龄范围广 7~72 岁,常见于年轻女性,趋于反复发作。

3. 视网膜毛细血管微动脉栓塞 常位于视盘周围的视网膜纤维层和神经节细胞层的视网膜终末小动脉闭锁区,出现在闭锁小动脉分布区毛细血管局部无灌注,导致了内层视网膜局部缺血缺氧和梗死,局部神经纤维肿胀,检眼镜下为棉绒斑,光镜下为细胞样体,电镜下为线粒体及脂肪。

4. 一过性 CRAO 占 16%,可由一过性栓子导致;或视膜中央动脉灌注压(= 平均动脉压 - 眼压)低于视网膜血管床,可因血压下降、休克、血管痉挛、眼缺血所致;或者由于眼压升高,当眼压高于血压或血压低于眼压时,会出现视网膜无血流。这组患者视力可不受影响。

【临床评估】

1. 患眼发生突然的严重的视力丧失,可发生在一天的任何时间,部分患者发生在早晨醒后,可以先有一过性视物模糊,双眼同时发病较罕见,该病多发生在老年人,但也可见到年轻人甚至婴幼儿患病。对突发的视力丧失要进行眼底检查,经典的改变是后极部视网膜乳白色水肿(神经节细胞及神经纤维肿胀),黄斑呈樱桃红点(中心小凹无神经节细胞,不受水肿的影响,可透见脉络膜颜色),动脉管径狭窄或粗细不均或几乎正常,有时可见栓子,无视网膜出血。部分患眼合并视盘水肿和视盘变白。晚期视盘苍白,血管变细,黄斑 RPE 改变。确诊后寻找病变发生的原因,要评估栓子的起源,可通过下述手段:

(1) 多普勒超声(carotid doppler angiography):颈部多普勒超声观察颈内动脉是否有斑块,是否狭窄;经颅多普勒超声(TCD)可以评估颈内动脉颅内段的狭窄和血流,特别是颈内动脉分出眼动脉的虹吸部。

(2) 经食道超声心动图(echocardiography):可发现心脏异常,如主动脉瓣膜、二尖瓣、钙化瓣膜等。

2. 全身评估 CRAO 和 BRAO 的患者中糖尿病、高血压、缺血性脑病等要比年龄匹配的人群要高($P<0.000\,1$)。50 岁以上患者可通过检查红细胞沉降率和 C-反应蛋白排查巨细胞动脉炎。

3. 血液改变 急性动脉栓塞的患者除原发病引起的血液异常外,反应血栓形成的检验指标 D-dimer 水平升高,PT-INR 常低于正常。

4. 荧光素眼底血管造影

(1) 视盘的筛板及筛板前区的毛细血管由脉络膜血管供应,CRAO 时视盘强荧光,视盘表层的辐射状毛细血管网由视网膜中央动脉供应,但与视盘深部毛细血管网有交通支,所以视盘及其附近辐射状毛细血管显示强荧光。

(2) 栓塞的视网膜动脉充盈迟缓或充盈不全,非动脉性 CRAO 的 FFA 可以是各种不同程度的充盈迟缓但从不会充盈缺损,反映存在不同程度的视网膜循环。

（3）动脉前期延长，静脉回流时间延长。在动脉性 CRAO 具有诊断价值：因为动脉炎性 CRAO 合并睫状后动脉栓塞时，后者在 FFA 表现为阻塞的睫状后动脉管狭部脉络膜荧光充盈迟缓。不做造影会丧失诊断动脉炎性 CRAO 的可能。

（4）在一过性 CRAO，尽管眼底可以出现黄斑区灰白水肿和樱桃红，但 FFA 显示视网膜循环正常。

（5）当 CRAO 存在睫网动脉时，FFA 可以清晰地显示睫网动脉的供应区。

5. OCT 早期典型改变显示内层视网膜反射增强，提示内层细胞水肿，视网膜外层为一低反射带（图 13-3-6），称"影蔽"（shadow effect）。后期视网膜浅层显示强回声带，提示浅层视网膜萎缩。

6. ERG 显示 b 波下降。

【自然病程】

1. CRAO 动脉栓塞的前几天，光镜显示视网膜内层水肿，由于细胞内水肿和细胞解体导致，3~4 周后显示内层水肿明显消失，视网膜的急性水肿持续 2~3 周后消退，视网膜恢复透明度。2005 年有一项包括 165 例的经过各种治疗 CRAO 患者自然病程达 1.1 年的报告，发现 7d 之内视力和视野可以有小的改善，在非动脉炎性 CRAO 视力改善可达 22%，合并睫状动脉回避的患者视力改善可达 67%，一过性的 CRAO 一周内视力改善可达 82%，动脉炎性 CRAO 视力预后差。影响视力的关键因素是阻塞时间，动脉栓塞持续 97min 可不产生能够察觉到的视力丧失，但如果缺血超过 240min，将导致大面积的不可逆的内层视网膜损伤。

2. BRAO 分支动脉栓塞总体视力预后比中央动脉栓塞视力预后要好，发作一周内 0.5 以上视力可达 74%，一个月后可达 89%；0.1 或以下的视力约 10%。任何缺血性梗死影响到中心凹将影响视力的恢复。分支动脉栓塞总体视力预后比中央动脉栓塞视力预后要好，一般梗死区的视野缺损可能存在。一过性 BRAO 眼底可以有片状视网膜混浊，但不是棉绒斑，消退较快。

3. 浅层小动脉栓塞 检眼镜下为棉绒斑，Purtscher 样视网膜病变描述了表层多发的白色斑片，表层视网膜出血，视盘炎。棉绒斑可以逐渐溶解破碎吸收，但 FFA 仍旧显示局部小片的无灌注区。如果是一过性的，视力可不受影响。

【治疗】传统的治疗方案包括：前房穿刺眼球减压以增加眼灌注压、眼球按摩驱逐栓子、舌下含硝酸异山梨醇、吸入 CO_2、球后扩张血管药、静脉点滴肝素或纤溶制剂、高压氧、血液稀释、用 Pentoxifylline 降低血细胞刚性、全身激素、YAG 动脉切开术、栓子切除术、眶上动脉插管注入抗痉挛的罂粟碱（papaverine），这些疗法没有被证明有效，和自然病程比较未显示有统计学差异。纤溶制剂能够溶解血小板栓子，但 74% 的栓子是胆固醇，10.5% 为钙物质，近 15.5% 为血小板纤维栓子，这样 85% 的病例都不是纤溶药物的适应证。总之，目前除血栓形成导致的 CRAO 可以用动脉内溶栓药物治疗外，虽然 CRAO 目前存在着多种治疗方法，但基本上无法恢复有用视力。尽管如此，对病程 24h 之内的患者采用传统的治疗方案或者手术取栓、YAG 激光挤压栓子还是可以尝试的，这样可以使得不完全阻塞的动脉或血流下降的患者恢复。动脉内溶栓治疗只针对纤维栓子，发作时间 4h 内，但是对胆固醇栓子和钙栓子无效。静脉溶栓针对血小板纤维素栓子，药物可以使用巴曲酶和低分子肝素，用药期间监测 D-dimer 和 PT-INR 的变化，低于正常值时减量或停药。图 13-3-7 病例经过巴曲酶 10BU 和低分子肝素治疗后第 3 天视力从颞侧手动恢复到颞侧 0.1，D-dimer 从 1 153μg/L 降至 892μg/L，第 4 天降至 209μg/L，进入正常值范围。

尽管总体 CRAO 的视力预后不好，但有 35% 的患者 1~2 年后可以有 0.1~0.2 的视力。动脉炎性 CRAO 视力预后差，早期识别及时用激素冲击是保留视力的关键。

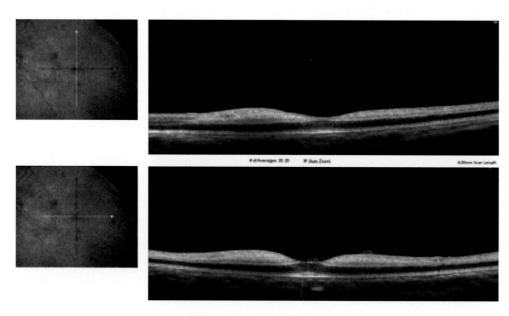

图 13-3-6 CRAO 的 OCT

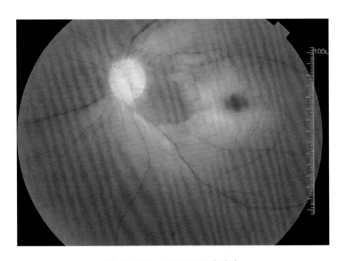

图 13-3-7 CRAO 眼底改变

患者，女，51 岁，发现高血压、高血脂 3 年，左眼视力突然下降 2 周，中心凹周围视网膜灰白水肿，中心凹鼻侧到视盘之间因有睫状动脉网膜色泽正常，视盘色白

（二）睫网动脉栓塞

睫状视网膜动脉简称睫网动脉，起源于睫状后动脉，不属于视网膜中央动脉。睫状后短动脉（PCA）供应视盘和睫网动脉（CLRA），睫网动脉栓塞会导致中心视力严重下降。GCA 是特发性血管炎，常影响老年人，好发于大动脉和中等大小的动脉，特别是颞浅动脉、眼动脉和睫状后短动脉，影响动脉中外膜的弹性组织。GCA 常常选择性地影响 PCA，导致 PCA 闭锁，产生动脉炎性 AION 和睫网动脉栓塞（CLRAO）。合并 GCA 时，患者头痛，非特异性全身体征：恶心、发烧、夜汗等，可以有跛行，多肌肉风湿性疼痛。

【分类】睫状视网膜动脉栓塞（cilioretinal artery occlusion, CLRAO）（图 13-3-8）病因学上也可分为三类：非动脉炎性 CLRAO，动脉炎性 CLRAO 合并 GCA，非动脉炎性 CLRAO 合并 CRVO。非动脉炎性 CLRAO 为单纯睫网动脉的阻塞。GCA 可选择性影响 PCA，可同时发生睫状视网膜动脉栓塞和动脉炎性前段缺血性视神经病变（AION），造成视力严重下降到 0.05，甚至更差。

【体征】

1. 睫状视网膜动脉 检眼镜下可以看到阻塞区的视网膜白色梗死灶，视盘白色水肿，动脉炎性睫网动脉栓塞的视网膜梗死部与睫网动脉分离，非动脉炎性睫网动脉栓塞合并 CRVO 时，视网膜梗死区在阻塞的睫状视网膜动脉周围，视力预后

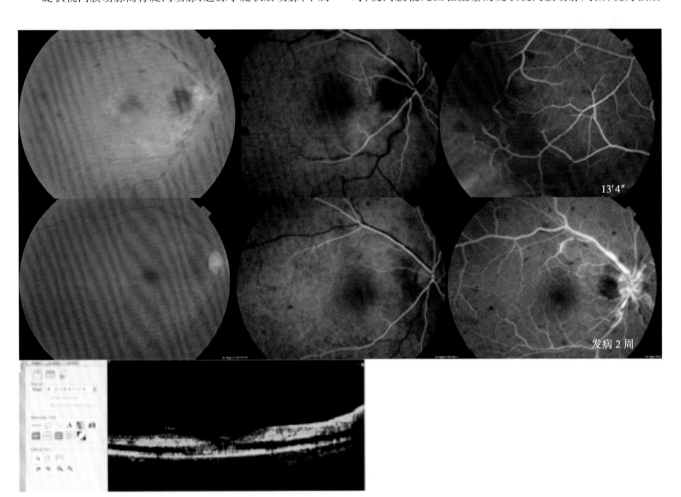

图 13-3-8 睫网动脉栓塞合并 CRVO

患者，女，35 岁，发病 2 周，视力 0.25，患者凝血因子 V/Ⅷ/Ⅻ升高，血液黏滞度增高，FFA 13′4″时未见睫状动脉充盈，发病 2 周时 FFA 2′05″显示睫状动脉，FFA 13′4″周边提示周边充盈迟缓，OCT 显示发病 2 周时因睫网动脉栓塞导致深层视网膜低反射带

较差。

2. FFA 是唯一协助我们从眼部识别 GCA 的检查。FFA 可以看到 PCA 阻塞区脉络膜荧光充盈缓慢,详细描述见急性中央动脉栓塞"临床类型和体征"中"动脉炎性 CRAO"。

3. 睫网动脉栓塞常常继发于半侧或中央静脉阻塞,又称中央动静脉共同阻塞,推测急性 CRVO 时静脉压和毛细血管床压力升高,当压力超过睫状动脉压时,导致小动脉灌注不足发生淤滞。这种睫状动脉栓塞不是由于栓子或血栓导致,而是由于血液动力不足。这种静脉的淤滞可以是一过性,或持续几小时、或持续几天,患者症状常出现在夜间睡醒时或者早晨起床后,与夜间血压一定程度下降、血液动力不足产生的淤滞有关。

【治疗】

1. 非动脉炎性 CLRAO 为单纯睫网动脉的阻塞,治疗同视网膜中央动脉栓塞。

2. 动脉炎性 CLRAO 合并 GCA 如果不能正确诊断并及时给予大剂量糖皮质激素冲击治疗,可迅速导致双目失明,激素冲击治疗要监测全身疾病,特别是高血压、糖尿病等。

(三)眼动脉栓塞

眼动脉栓塞会直接影响视网膜中央动脉和睫状后动脉两个系统,由于视网膜和脉络膜功能均受影响,患者视力严重下降到光感或黑朦。

【病因】病因基本和视网膜中央动脉栓塞相同,包括栓子阻塞、炎症、血液高凝、血细胞异常、肿瘤等因素。

【症状】患者发病急剧,视力突然下降到光感甚至黑朦,逐渐可以恢复部分周边视力,不伴有眼痛。

【临床体征评估】

1. 眼底改变　眼底视盘不红,色泽淡,视网膜看不到灰白水肿,有些患者可以有 Purtscher 样视网膜病变(白色斑片状梗死灶),中心凹樱桃红不明显往往提示脉络膜缺血。

2. FFA 改变　表现为脉络膜循环和视网膜循环延迟。当 FFA 造影显示视盘无荧光,脉络膜荧光消失提示眼动脉栓塞。

【鉴别诊断】

1. 动脉炎性前段缺血性视神经病变　后者发病前常合并有眼痛,多数患者由巨细胞动脉炎引起,患者红细胞沉降率加快。

2. 急性视网膜中央动脉栓塞　后者只影响视网膜循环不影响脉络膜循环。发病时视盘充血,荧光造影下视盘及附近辐射状毛细血管显示强荧光。

【治疗】同视网膜中央动脉栓塞。

【自然病程】患者可逐渐恢复部分周边视力。视网膜脉络膜逐渐出现色素增殖等萎缩性改变。

(黎晓新)

二、视网膜静脉阻塞

(一)视网膜中央静脉阻塞

要点提示

定义:多种发病机制或病因导致的视网膜中央静脉血流变缓、血栓形成。

关键特点:

- 导致 4 个象限视网膜出血。
- 缺血型发病视力差、出血斑密集、棉绒斑、黄斑水肿、重者可以发生视盘水肿。

关键治疗:

- 合并黄斑水肿时可以玻璃体腔抗 VEGF 治疗或者抗炎症治疗。
- 远周边发生大面积无灌注区或者眼前段新生血管形成时行远周边全视网膜光凝。
- 病因治疗和对症治疗。

视网膜中央静脉阻塞(central retinal venous obstruction, CRVO)于 1855 年提出,当时称作"视网膜中风",1878 年发现其原因是血栓形成。CRVO 是继糖尿病视网膜病变之后的最常见的视网膜致盲性血管性疾病,患病率报道为 0.80/1 000 人(CI,0.61~0.99)。

CRVO 是多种发病机制或病因导致的视网膜中央静脉血流变缓、血栓形成,导致 4 个象限视网膜出血。近年来的临床分类较多,完全的阻塞到不完全阻塞,轻、中和重度阻塞,非缺血与缺血,出血性与淤滞性阻塞,这些分类均不完善,不能解释不同的病因、发病机制、临床特征和高危因素。任何因素形成的 CRVO 都有近似的轻重不等,快慢不一的发病过程。上述各种分类,没有一种是按病因学或发病机制来分的。这使人误认为 CRVO 为一种单一的疾病本质,因而使治疗简单化。而当我们面对 CRVO 患者时,处理的第一步就是要首先搞清楚患者是哪一类 CRVO。

有关发病机制分类,我们综合各家学说大体可分为炎性病患引起的 CRVO、低灌注区引起的 CRVO、并发于局部或全身的 CRVO 和原发的(病因不明的)CRVO。只有对 CRVO 进行发病机制或病因学上的探讨,予以区别,才能知道哪些 CRVO 是可治的,哪些是可以联合其他学科共同解决的,哪些是目前病因不明,只能在观察中减轻其合并症。

表 13-3-1 列举了 CRVO 的常见危险因素和其相关疾病及异常状态。

表 13-3-1　CRVO 的危险因素和相关疾病及异常状态

危险因素种类	相关疾病和异常状态
炎症	视网膜静脉炎(结节性静脉炎、视盘血管炎)、Takayasu 动脉炎
低灌注	Takayasu 动脉炎、颈动脉血管瘤、缺血性眼病(颈动脉狭窄性疾病)
血液流变学异常	血细胞比容增加、血浆浓度增加、红细胞聚集性增加、红细胞变形性降低
血栓形成倾向	同型半胱氨酸血症、抗磷脂综合征、APC 阻力增加/FV Leiden 突变(年轻人)、纤溶酶原激活抑制下降、口服避孕药
高黏滞综合征	红细胞增多症、巨球蛋白血症、骨髓瘤、白血病
眼部因素	青光眼、外伤、视盘玻璃膜疣、视网膜动静脉畸形

按照不同病因导致的 CRVO 进行论述。

1. 炎性病患引起的 CRVO　炎症是临床上常见的 CRVO 发病机制。视网膜血管炎(不论动静脉)临床主要征候是管腔闭塞。CRVO 可以继发于各种全身性炎症,包括感染性的或免疫性的,也可以继发于眼局部的葡萄膜炎。但临床上更多见的是特发性(自身免疫性)视网膜静脉炎,如 Gass 所谓的视盘静脉炎(papillaphlebitis)。

【临床表现】

(1) 多见于中青年,从视力轻度损害到视力损害 0.1 以下,多数为单侧。炎症反应明显,角膜后可以见到 KP,前房浮游物,玻璃体内有细胞和纤维素渗出。多数患者视力预后较好。

(2) 视网膜出血常常是轻到中度,在视盘周围较密集。视盘可以水肿,视网膜血管轻微扩张。

(3) 全身检查有助于发现有关因素。

(4) 对免疫抑制剂反应良好。

(5) 视功能损害可由黄斑区视网膜出血、黄斑水肿、新生血管及新生血管性青光眼。

【治疗原则】

(1) 抑制炎症:除外周身禁忌证之后,应立即启用免疫抑制剂(甾体类和非甾体药物)。

(2) 辅助治疗:如果血管闭锁,FFA 造影下出现大面积无灌注区和新生血管时,可以进行光凝,除非广泛的无灌注区累及视网膜 4 个象限,一般可以不做全视网膜光凝,合并牵拉性视网膜脱离和玻璃体积血时进行玻璃体切除术联合术中的光凝术。

(3) 免疫抑制剂治疗原则

1) 糖皮质激素:通过抑制淋巴因子、白细胞介素的释放抑制淋巴细胞的增殖和对抗外源性抗原反应。糖皮质激素常用于控制早期的急性炎症,常用足量,以足量保证疗效,抑制炎症直到发病机制消除。通常使用泼尼松,0.5~1mg/(kg·d),治疗 1~2 周后逐渐减量,剂量较大时可每 1~2 周减 10mg,剂量较小时每周减 2.5~5mg,对于一些顽固性炎症,常需要使用维持剂量

(成人每天 15~20mg),维持剂量通常需要使用数月后,再逐渐减量。如果炎症严重,视力重度下降,可以用到 2mg/(kg·d),全身用药超过 2 周,不能在大剂量下突然停药,试改用球旁(或球后)注射,以便全身用药递减,局部用药的副作用很少,但即使通过这些局部路径给药,全身仍可能有少量吸收。也可以使用激素冲击治疗,即甲基泼尼松龙 500mg/d 静脉点滴,连用 3d 后改为口服并逐渐减量。从观测中判定最小的维持量。如无复发迹象,每次都应尽量减少用量。如果遇到复发,立刻加大剂量。一般急性炎症控制后,大约在病变第 3 周或第 4 周开始增加免疫抑制剂,同时继续行糖皮质激素减量。硫唑嘌呤和环磷酰胺剂量每日每千克体重有一定范围,高剂量为起始剂量,病情较轻者可用低剂量起始。糖皮质激素递减时可以增加非甾体免疫抑制剂(表 13-3-2),随着病情稳定再递减非甾体免疫抑制剂。糖皮质激素不应最后才选用,它应当立即采用,一开始就应用大量,并依病情反应而减量,而不是开始时用少量,再逐渐增加。糖皮质激素的递减量不是预先安排好的,而是按病情反应来执行。自患者接受糖皮质激素治疗之时起,副作用的监测就应开始,其主要副作用为医源性库欣综合征面容和体态,水肿、高糖血症、肌肉萎缩、行为异常、白内障和骨质疏松。

2) 非甾体免疫抑制剂

(4) 抗 VEGF 治疗:抗 VEGF 治疗问世后,对炎症性 CRVO 具有一定临床作用,由于缺少大样本随机对照研究,目前抗 VEGF 对炎症性 CRVO 尚在探索中或作为辅助治疗。

2. 低灌注引起的 CRVO　低灌注压性视网膜中央静脉阻塞又称淤滞性静脉阻塞(vein stasis retinopathy)或低灌注视网膜病变(hypoperfusion retinopathy)。因近心侧较大动脉(主动脉、颈总动脉、颈内动脉、眼动脉)炎症如高安病(Takayasu disease)、粥样硬化斑而引起管腔狭窄、血流量减少,导致灌注压降低,使视网膜中央动脉血液流速下降,充盈迟缓,造成毛细血管和中央静脉血流淤滞,而形成阻塞。如果临床检查全面一些,可以发现在中老年患者中此种 CRVO 的发病率是很多见的。

高安病是发生在大动脉的动脉炎,病因不清楚,炎症部位

表 13-3-2　非甾体免疫抑制剂使用剂量及其毒副作用和监测

药名	剂量	毒副作用	毒副作用监测
硫唑嘌呤 azathioprine	1~2.5mg/(kg·d)	骨髓抑制继发感染口炎、脱发、不孕症	血细胞计数 1 次/周 (前 8 周内)
环磷酰胺 cyclophosphamide (AZA)	1~2mg/(kg·d)	出血性膀胱炎,脱发、贫血、血小板减少、继发肿瘤、白血病、性功能下降	血细胞计数 1~2 次/周,多饮水、多排尿
吗替麦考酚酯(MMF)	1~2g/d,儿童 0.6g/次,2 次/d	副作用较 CsA 小,胃肠反应轻,不能与硫唑嘌呤合用	
环孢素 A cyclosporin A (CsA)	3~5mg/(kg·d)	肾中毒、牙龈增生、恶心呕吐、高血压、感觉异常、多毛、轻度贫血	细胞计数 2 次/周 肝功 4 次/周 累积用量 1.5g 应做肝活检
甲氨蝶呤 methotrexate (MTX)	12.5mg/周 2 周无不适升为 25mg	恶心、不适、口炎、脱发、血细胞减少、累计剂量 1.5g 肝中毒	细胞计数 2 次/周 肝功 4 次/周 累积用量 1.5g 应做肝活检

在主动脉弓，又称"无脉症"，主动脉弓综合征或 Takayasu 动脉炎。10~30 岁发病，患者肢体凉、肢体发白、眩晕、头痛、胸痛、腹痛等，检查发现受影响的血管变窄。

中老年人低灌注视网膜病变常常发现合并颈动脉的粥样硬化。颈内动脉入脑处尤为好发区，病变多集中在血管分叉处，粥样斑块造成血管狭窄、脑供血不足或局部血栓形成或斑块破裂，碎片脱落可造成眼动脉栓塞、视网膜中央动脉栓塞、脑栓塞等脑血管意外(缺血性脑卒中)，长期慢性脑缺血造成脑萎缩时，可发展为血管性痴呆。粥样斑块造成的狭窄是产生低灌注视网膜病变的主要原因。

【临床表现】

(1) 与其他 CRVO 不同，视网膜出血及微动脉瘤样改变首先出现于周边部，且出血斑较稀疏(图 13-3-9)。

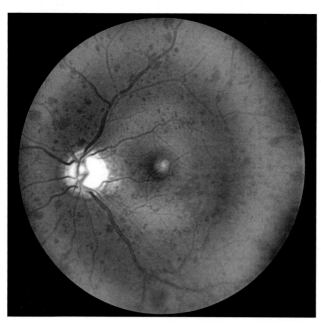

图 13-3-9　低灌注视网膜病变
多光谱像显示出血点散在，中周部较多

(2) 晚期病例可合并周边小动脉闭塞，或在 CRVO 过程中出现中央动脉阻塞(CRAO)，视力突然丧失，此现象亦称中央动静脉共同阻塞，是由于在静脉阻塞过程中又有粥样溃疡的脱落栓子突然阻塞了中央动脉，遂形成了动静脉共同阻塞的现象。

(3) 常见合并症：长期黄斑囊样水肿，毛细血管无灌注，新生血管及新生血管性青光眼，如睫状动脉受累，眼压可以不表现升高。

【辅助诊断】

(1) FFA：臂-视网膜循环时间延长，动脉充盈晚，可见充盈前锋，静脉回流时间延长(为了捕捉此种改变，造影时必须注意早期像)；静脉扩张，出血，微动脉瘤，毛细血管扩张、渗漏等，CRVO 典型改变从周边部开始。

(2) 全身检查：颈动脉多普勒彩超可发现颈总动脉、颈内和颈外动脉粥样斑块和狭窄部位、程度，颈动脉造影可以确定血

流改变情况。

(3) 经颅多普勒(TCD)：可以显示颈内动脉颅内段，特别是颈内动脉虹吸段的狭窄和血流，眼动脉开口于颈内动脉虹吸段，该部位的血流下降将直接影响眼动脉系统的供血。

(4) 颈动脉造影(DSA)：通常在手术前进行，以精确判断狭窄或阻塞的部位和血管壁的状况。

【鉴别诊断】

如表 13-3-3 所示。

表 13-3-3　低灌注引起的 CRVO 和急性原发性 CRVO 的鉴别

鉴别要点	低灌注引起的 CRVO	急性原发性 CRVO
静脉	静脉扩张	静脉扩张迂曲
出血特点	点状出血位于视网膜中周部	火焰状出血位于后极部视网膜
视盘	视盘正常	视盘水肿
FFA	脉络膜充盈延长	脉络膜充盈正常
染色	视网膜动脉染色	视网膜静脉染色

【治疗原则】

(1) 动脉粥样硬化的药物治疗：动脉粥样硬化是一种慢性炎症性疾病，其发展始终伴随炎症反应。脂质代谢紊乱所致的高脂血症与其发生有着密切关系。新一代调整血脂的他汀类(statin)药物如氟伐他汀(fluvastatin)降低胆固醇和甘油三酯的同时还具有直接抑制动脉平滑肌细胞增殖、延缓内膜增厚的功能。当出现动脉粥样硬化，内科常建议合并使用抗血小板药物、抗血小板黏附和聚集的药物，可防止血栓形成，可能有助于防止血管阻塞性病变病情发展，特别是无症状的颈动脉狭窄。

(2) 出现视网膜周边部无灌注区或虹膜、房角等眼前段新生血管时可以先行视网膜远周边部光凝，如果新生血管不消退应动员患者转诊血管科或其他相关科室进行介入或手术等治疗，改善供血。

(3) 颈动脉狭窄的手术干预：当前主要有两种方式，颈动脉内膜切除术(carotid endarterectomy，CEA)和颈动脉支架植入术(carotid artery stenting，CAS)，2005 年一评价文章对美国 135 701 例两种方法治疗后的患者进行了分析，结果术后中风率：CAS 对比 CEA(1.8% vs 1.1%，$P<0.05$)，术后死亡率：CAS 对比 CEA(1.1% vs 0.57%，$P<0.05$)。最近有症状的颈动脉狭窄的国际多中心的颈动脉支架研究显示 CEA 优于 CAS。

3. 并发于眼局部或全身的 CRVO　眼局部或周身的某些疾病在眼底会出现 CRVO 征候。这完全是一种伴随现象。随着原发病变的改善，CRVO 也跟着缓解。

【临床表现】

(1) 青光眼合并 CRVO 是熟知的临床现象，文献统计开角型青光眼约 15%~20% 出现 CRVO；闭角型青光眼晚期可能有 CRVO。青光眼引发的 CRVO 常不合并高血压的眼底改变，如动脉硬化、动静脉交叉压迫征或视网膜大动脉瘤。青光眼发生

的 CRVO 视网膜出血较少,静脉迂曲较轻,微动脉瘤样改变很少而青光眼杯却很显著。眼科常规检查时发现合并眼压升高。

(2) 视盘疾病如视盘水肿,视盘炎,前部缺血性视神经病变严重时可以出现中央静脉迂曲扩张,少量出血等轻度 CRVO 病症。文献上尚有先天性视盘异常和乳头玻璃膜疣也可以合并 CRVO。

(3) 周身病如红细胞增多症(polycythemia),同型半胱氨酸血症(homocysteinemia),蛋白异常血症(dysproteinemia),巨球蛋白血症(macroglobulinemia),周身疾病并发 CRVO,多为双眼,两侧对称。

1) 红细胞增多症:以红细胞数目、血红蛋白、血细胞比容和血液总容量显著地超过正常水平为特点。儿童时期血红蛋白超过 160g/L,血细胞比容大于 55% 和每千克体重红细胞容量绝对值超过 35ml,排除因急性脱水或烧伤等所致的血液浓缩而发生的相对性红细胞增多,即可诊断。红细胞增多症可分为原发性与继发性两大类。原发性的即真性红细胞增多症;继发性的主要是由组织缺氧所引起的。检验全血分析(血常规)可协助发现。眼底表现为 CRVO(图 13-3-10)。

2) 同型半胱氨酸血症:同型半胱氨酸(Homocysteine,Hcy)是一种氨基酸,越来越多的基础研究提示,高浓度的 Hcy(1~10mmol/L)和活性氧可以导致血管内皮细胞的损伤,进一步增加血小板凝聚,导致机体趋向血栓形成,高胱氨酸尿症患者由尿液中排出大量高胱氨酸,血液中半胱氨酸值及甲硫氨酸值均偏高。先天性同型半胱氨酸尿症患者血浆 Hcy 浓度可以达到 400μmol/L。这类年轻患者临床特征除血管栓塞外还有智力不足、晶状体异位、心脏血管疾病、骨质疏松症、瘦长的骨骼畸形等,眼底发生 CRVO。随年龄增长血浆 Hcy 水平升高,已知导致 Hcy 升高的危险因素有:血浆肌氨酸苷酶升高、低叶酸、摄入维生素 B$_5$ 或 B$_{12}$、使用抗高血压药物、饮酒、咖啡因、吸烟、银屑病、甲氨蝶呤、二甲双胍、环孢素、甲氧苄啶。轻度的同型半胱氨酸血症可能是全身血管阻塞性疾病、血栓形成和脑卒中的危险因素,CRVO 和 Hcy 是否存在关联至今尚不清楚。有报告对同型半胱氨酸高的 CRVO 患者给予每天口服 5mg 叶酸治疗,2 周后所有患者血浆 Hcy 浓度持续降低,尽管没有前瞻性研究证实口服叶酸的治疗效果,但还是建议对 CRVO 患者中高血浆 Hcy 和低叶酸患者口服 400μg/d。

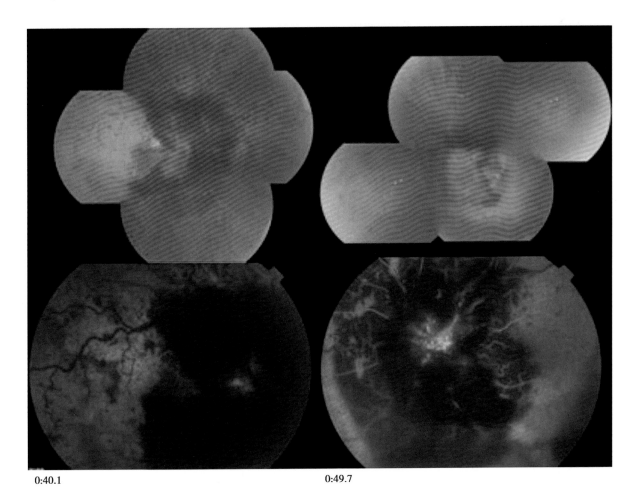

0:40.1　　　　　　　　　　　　　0:49.7

图 13-3-10 真性红细胞增多症眼底图像

男,26 岁,因双眼视力下降就诊眼科,诊为双眼中央静脉阻塞;左上和右上分别为右眼和左眼眼底像,左下和右下分别为右眼和左眼的 FFA;血液检查:红细胞数 7.03×10^{12}/L(正常范围 4.3×10^{12}~5.8×10^{12}/L),血细胞比容 62.9%(正常范围 40%~50%),平均红细胞体积分布宽度(正常范围 10.0%~15.0%),血红蛋白 199g/L(正常范围 115~150g/L),转内科确诊为真性红细胞增多症

3) 巨球蛋白血症：是一种源于能分化为成熟浆细胞的 B 淋巴细胞的恶性增生性疾病，有其独特的临床病理特点，主要表现为骨髓中有浆细胞样淋巴细胞浸润，并合成单克隆 IgM。与欧美淋巴瘤及世界卫生组织分类系统修订后所定义的淋巴浆细胞淋巴瘤同属一种疾病。血中出现异常增多的 IgM，临床表现特征是老年发病、贫血、出血倾向及高黏滞综合征。

(4) 抗磷脂抗体：抗磷脂抗体是一种自身免疫球蛋白，可激活凝血级联反应引起血栓，目前已知的有狼疮抗凝素 (lupus anticoagulant，LA) 和抗心磷脂抗体 (anticardiolipin antibody，ACA)，原发性抗磷脂综合征是指患者间隔 6 周两次检查 ACA 和 LA 阳性，该病与多发的动静脉血栓性疾病、血小板减少症和习惯性流产有关，网状青斑、肾功能不全、横贯性脊髓炎和心肌病也是该病的特征，红斑狼疮患者发现常常 ACA 高，可继发 CRVO，也是相关的视网膜血管阻塞性疾病。

(5) 凝血异常和抗凝异常：人体凝血和抗凝血处于调节平衡状态，这种调节是靠抗凝蛋白严密监测促凝血因子维持的，该系统的先天性和获得性异常可以引发凝血级联的异常，导致血栓形成。有第 V 莱顿因子 (FVL) 和活化蛋白 C 抵抗，有抗凝物质缺乏 (蛋白 C、S 和抗凝血酶Ⅲ)，还有凝血酶原基因突变等。

(6) 脂蛋白 a：脂蛋白 a (lipoprotein，Lp-a) 运载胆固醇，可能通过抑制纤维蛋白溶酶原转化成纤溶酶，导致动脉粥样化和纤维蛋白溶解降低，有关 Lp-a 增高与动静脉阻塞关联性研究争议较多，但视网膜动脉栓塞患者眼底可以看到胆固醇栓子和血小板栓子，提示与动脉的粥样斑块有关。

【辅助诊断】

(1) 通过辅助诊断确定是否为继发性 CRVO 或者发现全身合并症是患者初次就诊时应该判断的，推荐下述检查项目：

1) 血常规、肾功能 (包括血肌酐、电解质等)、血糖和糖化血红蛋白、血脂。

2) 年龄小于 50 岁，双眼同时患病建议检查下列项目：血胱氨酸、蛋白 C 和蛋白 S，抗凝血酶原、抗磷脂抗体、狼疮抗凝抗体、C-抵抗活化蛋白-Leiden mutation (R506Q)、V 因子的 PCR 分析Ⅻ因子、凝血酶原基因突变 (G20210A)。

(2) 局部疾病并发 CRVO，由于原发病变的突出，易于识别。如青光眼合并 CRVO，检查时发现患眼眼压升高，也可双眼眼压升高。对侧眼出现的青光眼视野改变更有助于诊断，出现视盘陷凹增大怀疑开角型青光眼要进行眼压、视盘周围神经纤维层、角膜厚度、房角镜等检查。

(3) 并发视盘疾病时要进行视野、视觉诱发电位以协助诊断。

(4) 并发于周身血液成分异常的疾病要进行血常规、白细胞分类等检查，红细胞增多症以红细胞数目、血红蛋白、血细胞比容和血液总容量显著地超过正常水平为特点；巨球蛋白血症可通过贫血做进一步 IgM 检查等项目确诊；高胱氨酸尿通过检验室的确认方法为分析血液及尿液中相关胱氨酸的含量。

【治疗原则】

此类 CRVO 的处理在于原发病的治疗，而 CRVO 将随着原发病的改善而恢复。眼科可针对 CRVO 的合并症如黄斑水肿、大面积无灌注区给予相应的治疗 (见原发的 CRVO)。

4. 原发的 CRVO

【病因学】

发生于老年人的 CRVO，血栓形成的病因至今未明确判定，高血压、血管硬化、血脂高、血黏度异常等均有假说，但缺少有说服力的证据。CRVO 的发病机制同血栓形成的 Virchow 三联征：血管壁损伤、血液淤滞和高凝血症。血管壁损伤来自动脉硬化，改变了血流动力学，导致血液淤滞、血栓形成，进一步发展为血管阻塞。一项针对 26 个研究的 Meta 分析提示高胱氨酸血症 (hyperhomocysteinemia) 和抗心磷脂抗体 (anticardiolipin antibodies) 分别与 CRVO 发生相关，高凝血症作为病因学尚未达成共识。很多教科书写到血栓形成的部位在筛板，但是筛板部没有中央动静脉的分支，这些分支位于筛板后。

【临床表现】在 Gass 分期中，先兆期临床很少见到，所见多为中度及重度患者。中度和重度 (所谓非缺血性与缺血性) 只是发展过程中的不同阶段，不能视为两种不同类型的病变。轻中重度的分类是在病变早期尚不能分辨缺血还是非缺血型。不少中度病变患者经过一阶段发展成重度 CRVO 并出现严重合并症。

(1) 轻到中度 CRVO：①四个象限的视网膜广泛出血，累及中心凹部累及，伴静脉扩张迂曲，视盘周围较密集；②视力通常好于 0.1；③视盘常合并水肿、黄斑水肿；④棉绒斑容易发生在合并高血压的患者；⑤静脉鞘可一过性出现；⑥FFA 视网膜循环时间明显延长 (图 13-3-11)。注意追踪中度 CRVO 患者，如有以下情况，显示走向重度 CRVO 的可能性较大。

(2) 重度 CRVO：①视力急剧下降 <0.1；②瞳孔对光反应迟钝，与对侧比较有瞳孔传入障碍；③出血急剧增多，形成广泛性、融合性出血，遮蔽视盘边缘 (图 13-3-12)；④视盘明显水肿；⑤多灶性的白色棉绒斑；⑥视网膜静脉压明显升高，视网膜循环时间明显增加，指压眼球，视网膜静脉无搏动。

(3) 不常见的改变有前房变浅、闭角型青光眼、青光眼滤过术后恶性青光眼发作、渗出性视网膜脱离和睫状视网膜动脉阻塞。

【辅助诊断】

(1) OCT：易于发现黄斑水肿和监测治疗效果。

(2) F-ERG：如果 b 波振幅下降 40%，结合瞳孔传入障碍应考虑为缺血型 CRVO。

(3) 视野：显示神经纤维束性暗点，暗点致密程度取决于缺血程度，可协助判断缺血型和非缺血型。

(4) FFA：判断通过无灌注区面积判定缺血型与非缺血型。缺血型显示大片毛细血管无灌注区 (图 13-3-13)，严重的毛细血管弥漫性渗漏，大静脉晚期着色，初学者应区别出血斑造成的荧光遮蔽和无灌注区。无灌注区没有视网膜的背景荧光，但深层的脉络膜荧光尚在，所以呈暗灰色，而视网膜出血不仅掩盖了视网膜血管，同时也遮蔽脉络膜背景荧光，所以呈深黑色。关于视网膜无灌注区与眼前段新生血管或新生血管性青光眼

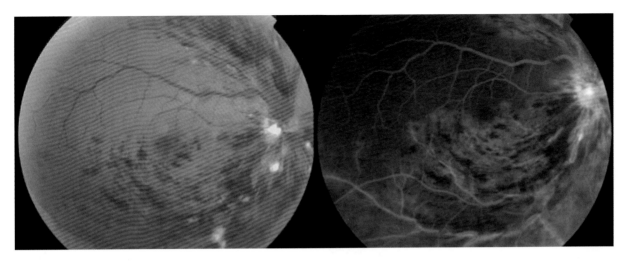

图 13-3-11 轻度 CRVO

55 岁男性患者,视力下降 3 周就诊,就诊视力 0.7

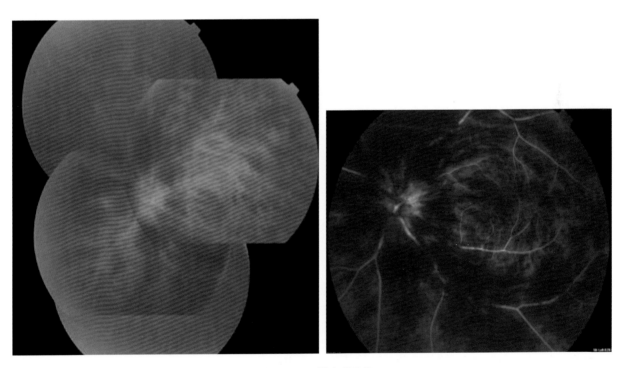

图 13-3-12 重度 CRVO

患者男,50 岁,视力下降 5 周,ETDRS 视力 34 个字母,眼底视网膜出血致密,右侧 FFA 显示出血斑遮蔽视网膜血管,瞳孔相对传入反应迟钝于对侧眼,诊为严重 CRVO,因出血多尚不能分辨无灌注区

发生的关联性,多数教科书认为毛细血管闭锁(无灌注区)面积达 10 DA(disk area,DA)即为缺血型,有些教科书上以 5 个 DA 作为判定标准。在多中心 CRVO 研究中(CVOS),视网膜毛细血管无灌注 <30DD(disk diameter,DD)不存在发生眼前段新生血管的风险,不能诊断为缺血型 CRVO,当视网膜毛细血管无灌注区 >75DD 时,发生眼前段新生血管处于高风险。

【预后及合并症】

(1) 轻度及中度 CRVO:CRVO 的自然病程变异较大,与阻塞的程度相关。一些轻到中度阻塞的患者几个月后视力和眼底完全恢复正常,而有些则显示较慢的吸收和视力部分恢复,经过数月或数年,视盘出现侧支管道(图 13-3-14),CRVO 的静脉压及血管曲张恢复,但毛细血管扩张及渗漏未消失、黄斑水肿仍在,病程后期黄斑囊样变性、裂孔形成,黄斑前膜或 RPE 萎缩,发展成重度 CRVO(65 岁以下 5%~10%,65 岁以上 10%~20%)。

(2) 重度 CRVO:大片无灌注区形成,多在后极部及周边部。约 20% 的 CRVO 患者发生虹膜新生血管和新生血管性青光眼,新生血管的风险很少出现在已发生玻璃体后脱离的

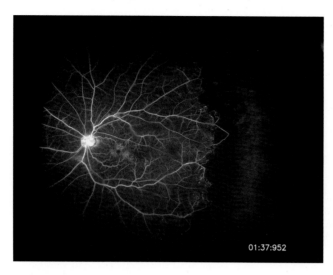

图 13-3-13 广角 FFA

显示颞侧周边大面积无灌注区形成,预示房角新生血管出现,常同时合并黄斑水肿

患者。第二只眼发生 CRVO 的风险是 10%~15%,多发生在有糖尿病或红细胞增多症、巨球蛋白血症等全身系统病的患者。NVG 发生时间多在 3 个月左右,称为"百日青光眼",但也有仅三四周就出现。文献报道有玻璃体后脱离者 NVG 发病率低。

有视盘侧支者很少会出现 NVG。

(3)缺血型与非缺血型的判定:临床上按照治疗需求分为缺血型 CRVO(即重度 CRVO)和非缺血型 CRVO(即轻到中度)。而如何判定为缺血型 CRVO,一直有争论,多数教科书认为毛细血管闭锁(无灌注区)面积达 10DA 即为缺血型,在多中心 CRVO 研究中(CVOS Trial)视网膜毛细血管无灌注 <30DD 不存在发生眼前段新生血管的风险,不能诊断为缺血型 CRVO,当视网膜毛细血管无灌注区 >75DD 时,发生眼前段新生血管处于高风险。因此在 CVOS 临床试验中最终不主张用 10DA 作为缺血型的 CRVO 判定标准。Hayreh 主张用多个功能试验鉴别缺血和非缺血:视力、视野、相对性传入性瞳孔障碍(RAPD)和视网膜电图,远远优于检眼镜和 FFA。这四项中患眼 RAPD 可信度最高,相对瞳孔传入障碍下降 0.6log 单位,视网膜电图 b 波振幅下降 40% 与非缺血有明显的不同。非缺血型 CRVO 不会发生 NVG,除非患者同时合并糖尿病视网膜病变或眼缺血综合征。缺血型 CRVO 大约占到 CRVO 的 20%,前 7~8 个月内缺血型中约 45% 发展到 NVG。因此 CRVO 中的 NVG 最多占到所有 CRVO 的 9%~10%。

(4)青光眼:缺血型 CRVO 常在发病 3 个月时出现虹膜和房角新生血管,继发青光眼,称"百日青光眼"。除了新生血管性青光眼外,CRVO 还可合并:

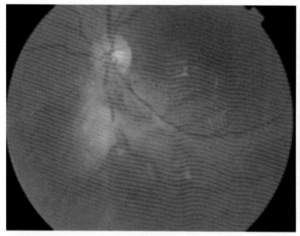

2012.5.15

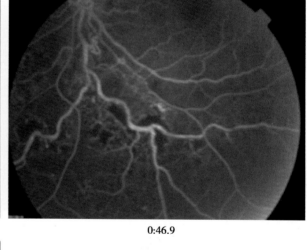

0:46.9

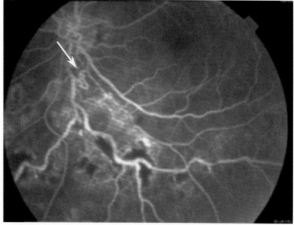

02:25.1

图 13-3-14 侧支循环建立

颞下分支静脉阻塞,彩色眼底像显示出血和渗出,视盘颞下的异常血管为侧支循环,在 FFA 早期和后期像中不显示荧光渗漏,阻塞血管区域内未显示无灌注区,为非缺血型 BRVO

1) 急性 CRVO 合并急性闭角型青光眼 (acute angle-closed glaucoma):浅前房患者发生急性 CRVO 可以出现浅前房加重,甚至继发闭角型青光眼,常误诊为闭角型青光眼给予滤过手术,导致术后恶性青光眼或玻璃体腔出血等并发症。这种继发性闭角型青光眼与视网膜循环回流受阻、视网膜水肿致睫状体水肿有关。

2) CRVO 合并开角型青光眼 (open-angle glaucoma):开角型青光眼是继高血压之后的 CRVO 的又一高危因素,Hayreh 报告了 674 例单眼 CRVO 和 HCRVO 患者,他们在发病时对侧眼压正常,对侧眼作为对照。患眼分为缺血型和非缺血型,观察 24h 眼压变化。发现青光眼的发生率为 9.9%,高眼压症为 16.2%,CRVO 和 HCRVO 明显高于普通人群患病(P<0.000 1),CRVO 的各型之间发病率无差异。少数患者对侧眼眼压升高,他建议所有 CRVO/HCRVO 患者有必要排查青光眼和高眼压,如果存在升高的眼压,必须给予降眼压药物以减少 CRCO/HCRVO 的发生,但如果对侧眼眼压正常,不需要进行预防性降眼压。

【病例】84 岁女性患者,左眼 2 年前曾患 CRVO,近 2 周再次视物模糊,伴眼胀,左眼视力 1/40,眼压 33mmHg,眼底像显示上半侧的 RVO,前段 OCT 显示前房深度右眼 1.38mm,左眼 1.24mm。经过玻璃体腔注射贝伐珠单抗后第 2 天前房回复到对侧深度,眼压逐渐恢复正常。合并急性闭角型青光眼常常发生在半侧 RVO 和 CRVO(图 13-3-15)。

【治疗原则】

(1) 药物治疗:目前尚无任何药物可改变 CRVO 的自然过程。

1) 溶栓药和抗血小板药物:血栓一形成就开始机化,无论采取何种入路溶栓剂对机化物均不能溶解,仅在血栓刚形成的几小时内有效,大多数患者在发病后几天才来就诊,常用的溶栓剂如链激酶并不能改善病情,却可以增加出血。预防性使用的阿司匹林(aspirin)等抗血小板或抗凝药不仅无效甚至有害;

2) 止血药往往增加凝血过程,使阻塞加重;

3) 扩容药:有些病例应用血管扩张剂(包括中药活血化瘀制剂)后出血加多,生理盐水和低分子右旋糖酐也具有扩容作用,会增加视网膜出血,严重者血液进入玻璃体,应该慎用这些药物;

4) 降眼压药如乙酰唑胺(diamox)500mg,每日 2 次,对部分患者的黄斑水肿有效,如果 2 周无效就不再使用;

5) 降血压药:一般认为动脉高血压在 CRVO 的发生中起到重要作用,高血压在 CRVO 人群中的患病率远远高于美国白种人年龄匹配的对照人群(P<0.000 1);Hayreh 对情绪性高血压或白领高血压过多的降血压处理会导致夜间动脉性低血压的发生,真性高血压也会发生同样的问题。夜间动脉性低血压使得视网膜灌注压下降,会使得非缺血型 CRVO 发展为缺血型 CRVO,视力的预后较差。

(2) CRVO 的合并症黄斑水肿的治疗

1) 黄斑条栅光凝:不提倡用于 CRVO 引起的黄斑水肿,美

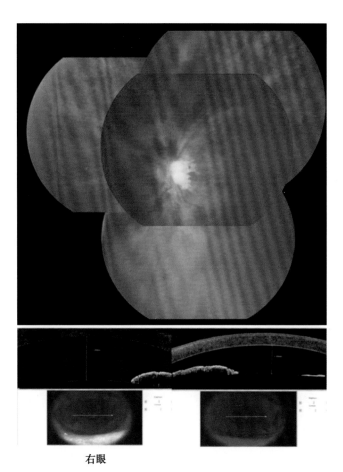

右眼

图 13-3-15 CRVO 合并继发性急性闭角青光眼

国 CRVO 研究小组报告视力低于 0.4 组格栅状光凝治疗黄斑水肿,3 年随诊期内治疗组与非治疗组尽管光凝组黄斑渗漏减轻,但视力改善并无统计学差异,因此不支持 CRVO 的黄斑水肿进行条栅光凝。

2) 糖皮质激素眼内注药术:一项玻璃体腔注射曲安奈德(triamcinolone acetonide,TA)的对照研究提示能够改善视力、消退黄斑水肿,推荐每 4 个月注射一次,每次 1mg。另一项使用玻璃体腔内缓释地塞米松(0.7mg 或 0.3mg)注射治疗 1 267 例因非缺血型 CRVO 或 BRVO 引起的黄斑水肿,用药组获得 3 行以上视力改善的时间明显短于假用药组,视力改善的比例在 1 个月、3 个月时用药组明显高于假用药组,但 6 个月时无统计学差异,但是眼压升高明显发生在用药组,两个剂量地塞米松组对比假用药组为 4%∶0.7%(P<0.002)。缓释地塞米松的疗效一般持续 2 个月,部分患者 3 个月时黄斑水肿重新出现。

3) 抗 VEGF 制剂的眼内注药术:静脉阻塞(RVO)的玻璃体液中显示 VEGF 水平增高,雷珠单抗(ranibizumab)和贝伐珠单抗(bevacizumab)等抗 VEGF 制剂用于 RVO 引起的黄斑水肿治疗后,确实显示了有效性,目前已广泛用于治疗 RVO 引起的黄斑水肿。在雷珠单抗治疗 CRVO 的临床试验中,0.3mg 和 0.5mg 注射组分别有 46% 和 48% 患者视力明显改善,而假用药组仅有 17% 患者视力改善,目前已作为 CRVO 黄斑水肿治疗

的首选药物。如果缺血严重,水肿不消退,可以联合激光治疗持续存在的黄斑水肿,对于缺血型 CRVO 激光治疗是基本治疗。

(3) 眼前段新生血管的预防性全视网膜光凝治疗:全视网膜光凝治疗(PRP)旨在预防虹膜新生血管的发生,但光凝后仍有 20% 患者发生房角和虹膜新生血管。未经过预防性 PRP 治疗一旦虹膜出现新生血管,再做 PRP,则新生血管迅速消退。因此 CVOS 临床试验建议对重度缺血的 CRVO 进行定期随访,每周一次,至少 3~4 个月,如虹膜出现新生血管,立即行 PRP,而不建议做预防性全视网膜光凝。

(4) 全视网膜光凝(pan-retinal photocoagulation,PRP):治疗视网膜新生血管,对于缺血型 CRVO 应进行全视网膜光凝,缺血型 CRVO 通常合并黄斑水肿,如图 13-3-16 所示一例患者既未给予玻璃体腔糖皮质激素也未给予玻璃体腔内抗 VEGF 类药,仅单纯光凝封闭无灌注区使得房角新生血管消退,黄斑水肿也消退。因此全视网膜光凝是消退视网膜新生血管的关键治疗。

(5) 激光视网膜脉络膜吻合术(laser chorioretinal anastomosis):无助淤血缓解,远期疗效并未证明比自然病程好,一项随机对照研究对 113 例非缺血型 CRVO 进行了治疗观察,激光治疗组视力并未改善,相反对照组视力改善,而且治疗的并发症多,激光部位相关的脉络膜新生血管膜形成占 20%,10% 的病例发生玻璃体积血进行了玻璃体手术,治疗组在治疗 18 个月时视力下降 8 个字母(P=0.03),这项治疗已逐渐退出。

(6) 放射状视神经巩膜管切开术(radial optic neuropathy,RON):认为视神经为瓶颈状,神经纤维挤压压迫视网膜中央静脉是导致静脉阻塞的原因,这一手术方式未能获得临床的证实。我们在猪眼进行了 RON 手术,手术前后进行了 FFA 观察血流动力学变化,手术后做了组织学切片检查,在正常猪眼行 RON 术后,视网膜循环时间并没有缩短,相反,还有轻微延长。这提示 RON 手术的作用机制可能并不是当初认为获取血管解压。组织染色显示创伤下方部位呈现局部视神经萎缩性改变:结构紊乱,胶原成分增加,微血管增生,神经纤维及髓鞘减少,胶质细胞与成纤维细胞混杂,以成纤维细胞为主。这种局部萎缩性改变导致动静脉间循环时间的延长。单纯 RON 手术本身并不能诱发脉络膜视网膜血管吻合支形成。随着抗 VEGF 治疗的引入,RON 手术已很少进行。

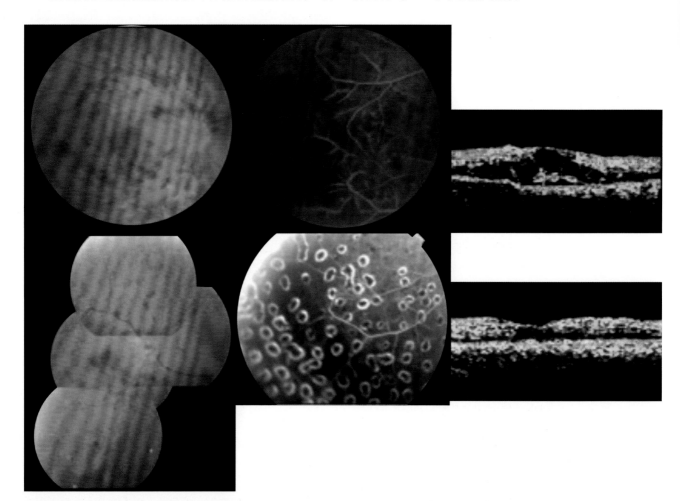

图 13-3-16 CRVO 患者行 PRP 前后眼底改变

患者男,52 岁,视力下降 7 周就诊,上图为就诊时改变,视力 0.1,视网膜出血较多,裂隙灯检查房角出现新生血管,眼压正常,FFA 显示周边大面积无灌注区,OCT 显示黄斑水肿,诊断为缺血型 CRVO,行远周边全视网膜光凝(PRP);下图为光凝后 5 个月,视力恢复到 0.3,房角新生血管消退,眼压正常,OCT 正常

（7）高压氧治疗：有一病例研究报告23例CRVO患者使用高压氧治疗，但是尚无其他报告进行验证。

总之，CRVO患者就诊时应对眼部情况和全身情况进行综合评估，眼部包括视力、裂隙灯、房角镜、检眼镜、瞳孔传入障碍的检查，以及F-ERG、视野、FFA判断CRVO是否为缺血型，OCT判断黄斑水肿的状况，全身检查包括对高血压、高血脂、颈动脉和眼动脉血流的评估，并告知患者全身其他部位也有形成血栓的可能。治疗对大面积无灌注区形成的患者要坚持随诊，警惕视网膜新生血管形成，已形成新生血管要进行全视网膜光凝，非缺血型合并黄斑水肿部分病例可以选择玻璃体腔抗VEGF治疗，也可以选择费用较低的曲安奈德做替代治疗，或者缓释地塞米松。应动员患者随诊，密切监测眼前段新生血管的发生。

（黎晓新　廖菊生）

（二）分支静脉阻塞
要点提示

定义：视网膜分支静脉回流受阻导致的局部视网膜出血水肿等病变。

关键特点：
- 阻塞静脉分布的视网膜区域发生视网膜出血、水肿。
- 阻塞部位远端视网膜静脉扩张充盈。
- 后期视网膜侧支循环开放，部分患者出现无灌注区。
- 远期视网膜新生血管形成，可发生玻璃体积血、牵引或牵引孔源混合视网膜脱离。

关键治疗：
- 早期观察，视力障碍合并视网膜水肿可玻璃体腔抗VEGF治疗或者糖皮质激素治疗。
- 病因治疗。
- 晚期针对合并症治疗。

在40岁以上年龄人群中分支静脉阻塞（branch retinal vein occlusion，BRVO）患病率是中央静脉阻塞（CRVO）的4倍之多。相关性最强的危险因素是高血压，其他关联因素有糖尿病、血脂障碍、吸烟、肾脏疾病等。眼的局部因素有青光眼。

眼是血栓易于形成的器官，大约2/3患者发生在颞上象限视网膜（图13-3-17），发生率与动静脉交叉压迫关联，其次是鼻

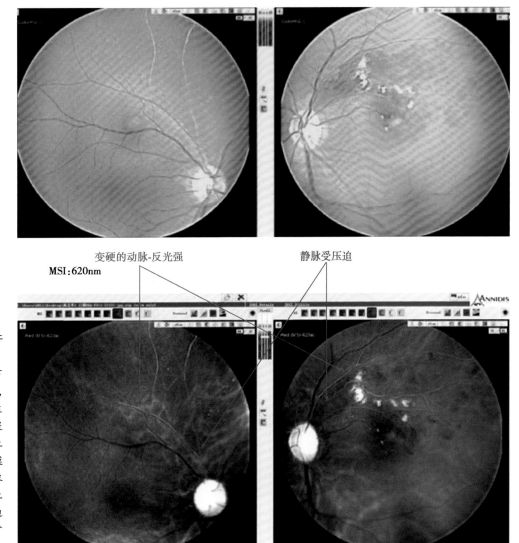

图13-3-17　BRVO发生于颞上象限

男性患者，58岁，因左眼视力下降就诊，就诊时右眼视力1.0，左眼视力0.6，右眼底彩像（左上图）显示颞上支血管白线，提示陈旧颞上BRVO；左眼（右上图）上黄斑血管弓周围视网膜火焰状出血斑，多光谱眼底像（左下图）620nm显示双眼颞上支动脉反光增强，动静脉压迫症和左眼（右下图）受压静脉扩张和视网膜出血

MSI：620nm　变硬的动脉-反光强　　静脉受压迫

侧,常常无症状。动静脉交叉压迫征的出现预示着 BRVO 患病的危险,动脉位于静脉前,动静脉处于共同的鞘膜内,动脉僵硬压迫静脉可能是 BRVO 发病中的机械因素。静脉受到压迫后,血流减少、中断,继而发生缺血,VEGF 一过性升高,在 BRVO 的发病、黄斑水肿和新生血管形成过程中 VEGF 显示为关键的细胞因子。VEGF 升高水平与毛细血管无灌注区和黄斑水肿的范围和严重程度相关。

炎症也会引起局部静脉损伤(图 13-3-18),导致血凝块形成,继发 BRVO,如视网膜血管,文献中也有报道结节病(sarcoidosis)和 Lyme 病。

低灌注压也是分支静脉阻塞发生的原因之一,有患者因低灌注先发生分支静脉阻塞,几个月后又发生中央静脉阻塞,此型分支静脉阻塞及炎性分支静脉阻塞不一定发生在动静脉交叉处。

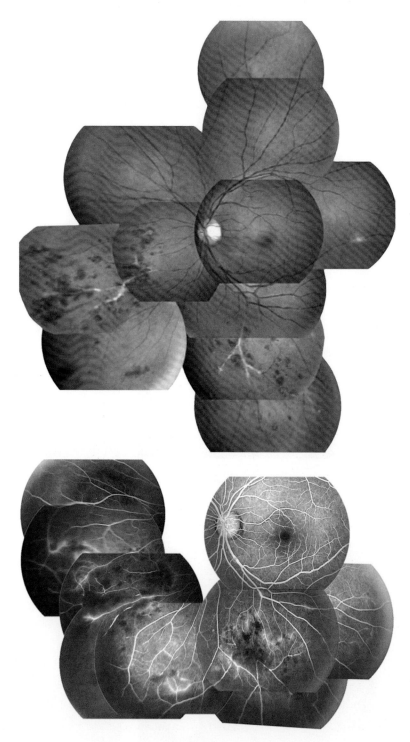

图 13-3-18 周边视网膜血管炎合并分支静脉阻塞
上图:眼底彩像显示鼻下周边出血和血管白线;下图:FFA 可以看到血管渗漏和大面积无灌注区

同型半胱氨酸升高患者发生 BRVO 的可能性比正常人高 3 倍,凝血异常包括抗磷脂抗体(APA)综合征,第 V 莱顿因子、抗凝血酶Ⅲ、蛋白 C、蛋白 S 和Ⅻ因子缺乏等同样能导致 BRVO。

【分类】

1. 按临床表现分为缺血型(图 13-3-19)和非缺血型。缺血型是指 FFA 看到无灌注区形成,多大范围无灌注区可导致视网膜新生血管形成,尚有争议(见 CRVO)。缺血型的界定不像缺血型 CRVO 作为光凝的紧迫适应证,BRVO 一般不发生新生血管性青光眼,早期治疗主要是控制黄斑水肿(详见下文)。

2. 按阻塞范围可分为半侧静脉阻塞(Hemi-CRVO)、象限性(分支)静脉阻塞和黄斑小静脉阻塞,半侧静脉阻塞在发病机制上与象限性静脉阻塞完全不同,与 CRVO 相同有两种类型:缺血型和非缺血型。而象限性(分支)静脉阻塞和黄斑小分支静脉阻塞的预后也不同。

【临床表现】分支静脉阻塞部位多见于颞侧。视力中度下降,低于 0.1 者占 32%,当分支静脉阻塞影响到黄斑中心凹的毛细血管拱环结构,视力下降,视力下降的程度取决于拱环破坏的范围和水肿的严重程度,拱环破坏范围越大、水肿严重者视力预后差。

眼底改变:①早期:阻塞区出血,静脉迂曲扩张,絮状斑,黄斑水肿,出血(图 13-3-20B)。②晚期:毛细血管扩张或闭塞,出

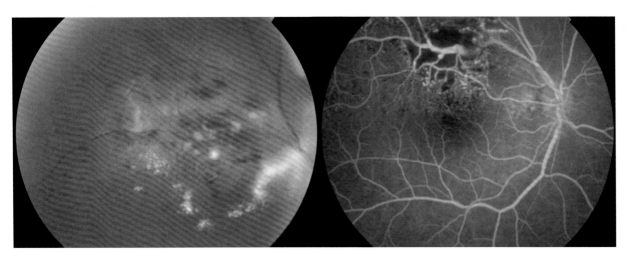

图 13-3-19　BRVO 合并无灌注区形成

彩色眼底像显示上黄斑血管弓静脉出血渗出,FFA 显示一片无灌注区,静脉穿行无灌注区内时充盈扩张

多光谱-580nm

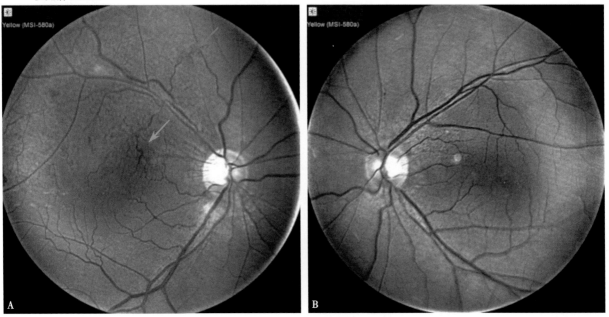

图 13-3-20　颞上 BRVO 及侧支循环建立

多光谱(580nm)显示右眼中心凹上方毛细血管扩张(黄色箭头)和侧支循环(蓝色箭头)形成

现硬性渗出和侧支管道,7~12 个月时视网膜新生血管发生率在 14.06%,一年以后达到 47.82%。黄斑水肿可持续存在,最终水肿消退黄斑萎缩,可合并黄斑前膜。

【自然病程】分支静脉阻塞的自然病程变异较大,大部分患者预后较好。一项研究显示半数患者可以不做任何治疗,6 个月内视力恢复到 0.5 以上,但也有一些患者视力预后较差。一项激光治疗的随机化对照研究显示仅有 1/3 患者视力在 0.5 以下,3 年时视力达 0.5 以上。非治疗眼约 1/3 发生视网膜新生血管。

【辅助诊断】

1. 荧光素眼底血管造影 FFA 可以协助判断缺血型、非缺血型以及黄斑水肿。早期 FFA 可见阻塞静脉回流障碍,视网膜循环时间增加,几个月后随着视网膜出血的吸收,造影显示轻度视网膜阻塞者毛细血管扩张,侧支静脉扩张,阻塞静脉染色,动脉瘤形成,渗漏,黄斑水肿;而重度缺血型 BRVO,视网膜缺血,大面积毛细血管无灌注,晚期 FFA 显示黄斑水肿,大片无灌注区,异常管道(图 13-3-20A)(侧支循环及动静脉短路),血管瘤(图 13-3-21)和新生血管形成。据廖菊生教授 277 例分支静脉阻塞统计表明:

(1) 无灌注区的大小与新生血管相关:半侧阻塞及分支静脉主干阻塞新生血管出现率高,分别为 20% 和 33%;第一、二分支分别为 8% 和 16%;第三分支以后及黄斑小静脉不出现新生血管。

(2) 时间越久,无灌注区发生率越高:无灌注区的出现多在 4~6 个月之后,7~12 个月无灌注区发生率 78.12%,13~24 个月无灌注区发生率 91.30%。

2. OCT OCT 可以发现黄斑水肿的位置和程度,随诊 OCT 可以判定病程的进展或改善,以及治疗反应。OCT 血管成像(OCTA)可以直观地看到 BRVO 对黄斑拱环结构的破坏程度,而不需要通过血管造影。图 13-3-22 显示黄斑水肿的 OCT,图 13-3-23 用 OCTA 显示 BRVO 后黄斑拱环部的无灌注区。

【预后及合并症】

1. 眼底症候在 3~4 个月之后,出血水肿开始吸收,视力有所回升。

2. 无灌注区范围大,新生血管发生率高,玻璃体内大出血多在一年之后出现。

3. 阻塞区常有纤维增殖,而牵拉性视网膜脱离发生率很低,但可以发生孔源性视网膜脱离,裂孔常位于闭锁静脉周围无灌注的区域内。

4. 长期的毛细血管扩张也可以导致毛细血管瘤样膨出和黄斑水肿。黄斑长期水肿可引起纤维膜增生,萎缩变性,裂孔形成。

5. 侧支循环静脉的曲张和失代偿通常沿着水平嵴,出现大面积无灌注区,合并黄色的渗出环围绕渗漏的侧支血管,这种渗漏的侧支有时也会发生血管瘤样扩张和玻璃体积血。

【治疗原则】

1. 光凝 分支静脉阻塞有四种合并症曾认为需要光凝治疗,急性 BRVO 的光凝治疗在没有抗 VEGF 年代允许观察 6 个月,如果黄斑水肿不缓解需再进行。这些治疗原则是在没有眼内抗 VEGF 和糖皮质激素的年代提出的,这些原则在当前仅作为参考。

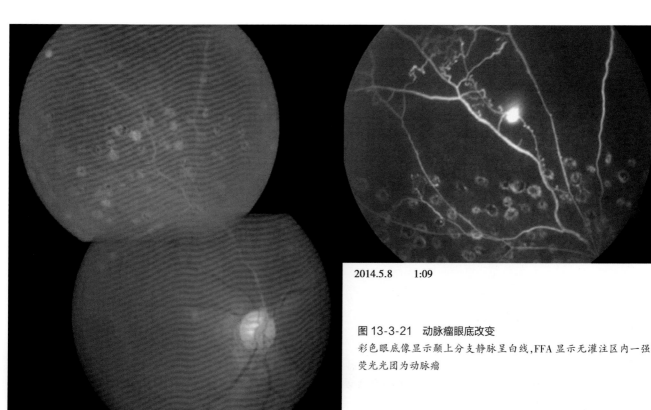

2014.5.8 1:09

图 13-3-21 动脉瘤眼底改变
彩色眼底像显示颞上分支静脉呈白线,FFA 显示无灌注区内一强荧光光团为动脉瘤

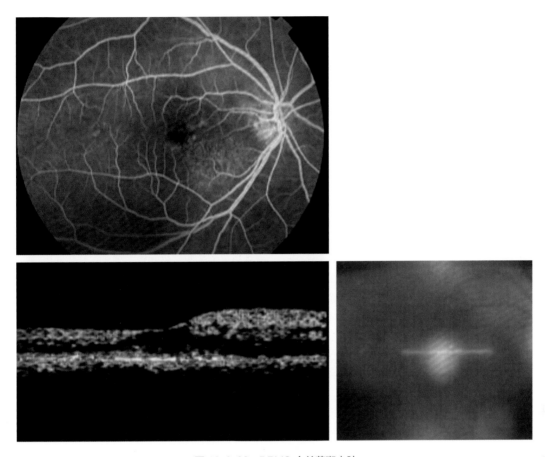

图 13-3-22　BRVO 合并黄斑水肿

右眼下黄斑血管弓小分支静脉阻塞合并局部黄斑水肿

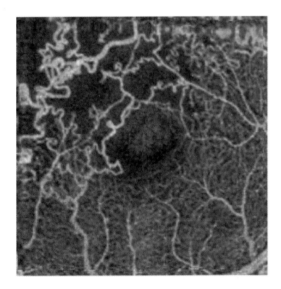

图 13-3-23　黄斑无灌注 BRVO

OCT 血管成像(OCTA)显示黄斑无血管拱环出现结构损坏

(1) 大片无灌注区与视网膜新生血管出现时行象限性光凝后新生血管发生率:治疗组 12%,未治疗组 22%。防止新生血管性玻璃体积血:治疗组 22%,未治疗组 41%。

(2) 黄斑长期水肿:BRVO 的黄斑水肿行条栅样光凝,观察

期 3 年时治疗组比非治疗组获取 2 行以上视力改善者提高 2 倍(65% vs 37%),但治疗组视力仍有 40% 低于 0.5,12% 低于 0.1。

(3) 晚期中心凹附近毛细血管扩张:常发生在中心凹颞侧,是黄斑水肿持续存在的原因,光凝治疗使扩张的血管萎缩,可以改善该部位的黄斑水肿。BRVO 早期的毛细血管扩张不建议首选光凝治疗,因部分患者会随着侧支循环的建立而缓解。

(4) 晚期大动脉瘤形成:大动脉瘤(macroaneurism)的准确描述为大动脉囊,其形成被认为是常年高血压作用在视网膜血管壁的结果,多数发生在动脉,也可发生在静脉。病理为血管壁的膨出,周围可以有渗出物,渗出多时视网膜局部发生水肿,也可以破裂出血,出血可以发生在视网膜前、视网膜内或/和视网膜下。大动脉瘤也可发生在静脉阻塞的区域内。出血常可自发吸收,可以先随诊观察,如果看到视网膜有渗出或水肿威胁到黄斑中心时,大动脉瘤可以行视网膜光凝治疗,光凝时应用大光斑、长时限、低能量以避免发生大动脉瘤远端血管闭锁,影响视力的改善,治疗决定应慎重。

2. 糖皮质激素制剂　一些病例序列研究报告曲安奈德(triamcinolone acetonide,TA)玻璃体腔注药术治疗 BRVO 引起的黄斑水肿有效,有一项 411 例不合并严重中心凹出血的 BRVO 黄斑水肿的随机对照研究(SCORE),采用标准治疗(黄斑条栅光凝)对比玻璃体腔 TA(1mg 或 4mg/每 4 个月注射一

次）观察期1年，与基线比较提高3行以上视力3组相同（TA 4mg组27%，TA1mg组26%，对照组29%），而不良反应中眼压升高和白内障进展在TA组更常见，接受抗青光眼药物治疗TA 4mg组41%，TA1mg组8%，对照组2%；白内障进展三组分别为35%、25%以及13%。

另有一项糖皮质激素的随机对照研究使用缓释地塞米松（dexamethasone）治疗1 267例因非缺血型CRVO或BRVO引起的黄斑水肿，用药组获取3行以上视力改善的时间明显短于假用药组，视力改善的比例在1个月、3个月时用药组明显高于假用药组，但6个月时不存在差距，但是眼压升高明显发生在用药组，两个剂量地塞米松组对比假用药组分别为4%，0.7%（$P<0.002$）。

3. 抗VEGF制剂 抗VEGF药无论是贝伐珠单抗还是雷珠单抗控制BRVO引起的黄斑水肿均报告有效。有一项397例BRVO使用雷珠单抗3mg、5mg对比假注射的前瞻随机对照研究显示6个月观察期，雷珠单抗2个剂量组均改善3行以上视力（5mg组61%；3mg组55%），而假注射组只改善1行以上视力（29%，雷珠单抗对比假注射$P<0.001$）。6个月后，视力低于0.5的患者接受了雷珠单抗治疗，12个月时最初进入雷珠单抗治疗组的患者视力继续维持，6个月后接受雷珠单抗治疗的患者到12个月时平均视力改善为12个字母（≥2行）。

目前尚无前瞻性研究资料在BRVO黄斑水肿中对比糖皮质激素和抗VEGF治疗的效果。

4. 视网膜动静脉鞘切开术（arteriovenous sheathotomy） 基于BRVO发生在动静脉交叉压迫处，动静脉处于共同的鞘膜内，Osterloh和Chales于1988年提出用玻璃体切除术联合压迫部的动静脉鞘切开术缓解黄斑水肿，有报告对光凝和TA仍不能控制的BRVO患者进行玻璃体切除术联合动静脉交叉压迫部的血管鞘膜切开，术后3个月视力改善超过2行以上达45%，中心凹厚度从（595.22±76.83）μm降至（217.60±47.33）μm。文献中也有和光凝对照，且由于单纯光凝在部分中心凹存在无灌注区的病例易加重缺血，故较少使用。目前尚无和抗VEGF对照的随机多中心对照研究。当前视网膜动静脉鞘切开术对于反复水肿其他治疗无效时仍不失为一种可尝试的治疗手段。

（黎晓新）

三、糖尿病视网膜病变

要点提示

定义：糖尿病视网膜病变是糖尿病导致的视网膜病变。

关键特点：

1. 早期视网膜毛细血管出现周细胞减少，管壁弹性减弱，发生特征性的微血管瘤样变。

2. 进一步视网膜毛细血管内皮细胞丢失，导致视网膜内屏障功能受损，眼底出现出血点、硬性渗出和视网膜水肿。

3. 随着周细胞核内皮细胞的损伤毛细血管壁塌陷，导致无灌注区形成。

4. 无灌注区的存在提示视网膜的缺血缺氧，进一步形成

视网膜新生血管和视盘新生血管，新生血管的破裂导致视网膜前积血、玻璃体积血和牵拉性视网膜脱离。

关键治疗：

1. 糖尿病性黄斑水肿可以眼内注射抗VEGF药和糖皮质激素类抗炎症药。

2. 如果黄斑区内存在激光的可治疗病变，可以联合光凝治疗。

3. 进展到视网膜前出血、玻璃体积血，可以做玻璃体切除术。

糖尿病视网膜病变（diabetic retinopathy，DR）是我国主要致盲性眼病之一，病变是一种微血管病变，发病机制尚不清楚，与多年的高血糖导致血管内皮细胞损害有关，确切的损害包括：毛细血管周细胞减少导致毛细血管瘤样膨出，血管内皮屏障功能失代偿导致视网膜出血渗出，基底膜增厚导致管腔狭窄，视网膜缺氧，无灌注区形成并刺激产生视网膜新生血管。近期的研究提示除了影响视网膜微血管外，还影响视神经、视网膜色素上皮，以及整个神经细胞-胶质细胞网络，糖尿病视网膜病变的定义应该是糖尿病引起的全视网膜病变。

随着经济快速增长，生活方式改变，亚洲迅速成为全世界的糖尿病集中区。预测至2030年糖尿病患者最多的十个国家中，有五个在亚洲（中国、印度、巴基斯坦、印度尼西亚以及孟加拉共和国）。2010年新英格兰杂志上发表了我国糖尿病小组的研究结果，20岁以上人群中糖尿病的发病率为9.7%，并有地区和城乡差别，及随年龄增加的趋势。以此推算，我国糖尿病患者已超过9 200万。了解和掌握DR的发病特征和干预手段，才能降低DR的发病率和致盲率。

引发DR的相关高危因素有：增加的血小板黏附性和红细胞的聚集性、异常血脂、纤维蛋白溶解缺失、全血黏滞度异常和VEGF上调。

【临床症状】早期患者可无症状，直到出现黄斑水肿，患者视力下降，可以有视物变形、复视等，发生玻璃体积血时患者可以出现眼前飘黑影等。

【临床体征】糖尿病视网膜病变根据病程进展分为非增殖期（non-proliferative diabetic retinopathy，NPDR），增殖期（proliferative diabetic retinopathy，PDR），增殖进展期（advanced PDR）。在非增殖期里分出轻度、中度和重度。另外根据合并存在的黄斑水肿类型分为：黄斑水肿和临床有意义的黄斑水肿。

（一）糖尿病视网膜病变

1. 轻度非增殖期 可数的几个毛细血管瘤样改变，对应我国1985年DR分期I期（图13-3-24）。

2. 中度非增殖期 视网膜出血点、渗出（图13-3-25）、毛细血管瘤样改变、静脉串珠样改变等均出现但未达到严重非增殖期改变，对应我国1985年DR分期II期。

3. 重度非增殖期（又称增殖前期） 4个象限均有出血点或毛细血管瘤样改变，至少2个象限有串珠样静脉扩张，至少1个象限有视网膜内毛细血管异常，对应我国1985年DR分期III期（图13-3-26）。

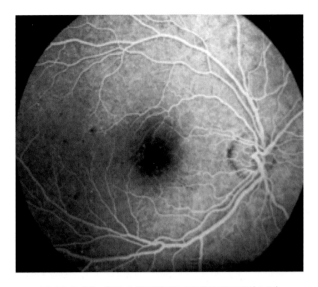

图 13-3-24　轻度非增殖期糖尿病视网膜病变（Ⅰ期）

FFA 显示点状强荧光是微血管的囊样改变,点状弱荧光是出血点

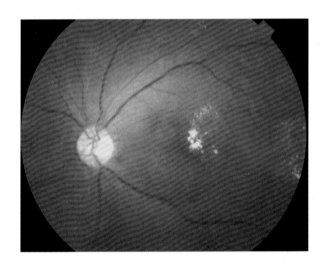

图 13-3-25　中度非增殖期糖尿病视网膜病变（Ⅱ期）

黄斑区可见硬性渗出和几个出血点

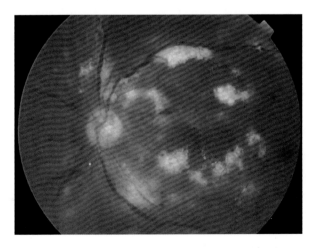

图 13-3-26　重度非增殖期糖尿病视网膜病变（Ⅲ期）

除出血点和硬渗外,上黄斑血管弓静脉、颞上支和鼻上支静脉扩张充盈,呈串珠样改变

4. 增殖早期　出现新生血管是增殖期的标志,新生血管可出现在视网膜(图 13-3-27)或者出现在视盘及其周围(图 13-3-28),对应我国 1985 年 DR 分期Ⅳ期。

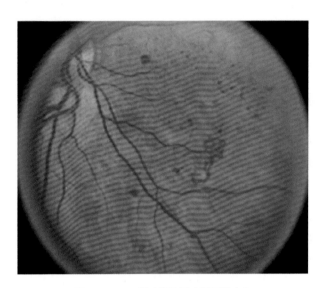

图 13-3-27　增殖期糖尿病视网膜病变

视网膜上出现新生血管

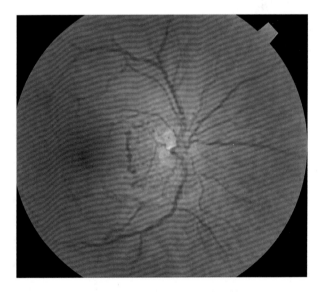

图 13-3-28　增殖期视盘新生血管

视盘及其周围出现新生血管

5. 增殖进展期　又称纤维增殖期或高危增殖期,视网膜或者视盘的新生血管开始纤维化,出现纤维血管膜,可以有玻璃体积血或视网膜前出血,进一步发展为牵拉性视网膜脱离甚至混合性视网膜脱离(图 13-3-29)。

(二) 糖尿病黄斑水肿

【定义】黄斑区内毛细血管渗漏致黄斑区视网膜增厚称糖尿病性黄斑水肿(diabetic macular edema,DME)。

【类型】糖尿病黄斑水肿有原发性 DME 和继发性 DME,原发性 DME 根据水肿的范围分为局灶型和弥漫型,根据治疗

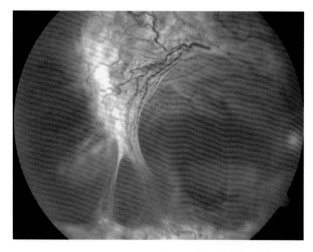

图 13-3-29 增殖进展期糖尿病视网膜病变

增殖后期出现的视网膜纤维增殖和牵拉性视网膜脱离

效果又分出临床有意义的黄斑水肿(clinical significant macular edema,CSME)。黄斑缺血(macular ischemia)系指黄斑区内毛细血管网的部分闭锁,可出现在黄斑中心凹旁,或中心凹部,表现为中心凹毛细血管拱环的缺失,严重者出现毛细血管拱环扩大,无论是局灶型还是弥漫型黄斑水肿均可合并不同程度缺血性改变,这时也称"混合型黄斑水肿"。黄斑水肿类型详见表13-3-4,眼底表现详见图13-3-30。

表 13-3-4 各黄斑水肿类型的特点

黄斑水肿类型	特点
临床有意义的黄斑水肿	又称"局灶性黄斑水肿",黄斑区有出血点,通常有环形或三角形硬渗,FFA显示局部早期分散的强荧光点,后期渗漏,液体来自毛细血管瘤样膨出,如: 黄斑中心500μm内视网膜增厚, 黄斑中心500μm内有硬性渗出伴邻近视网膜增厚, 黄斑中心≥500μm有硬性渗出,渗出环内视网膜增厚,并影响位于中心周围至少1PD范围的任意部分
弥漫型黄斑水肿	造影晚期黄斑区毛细血管广泛渗漏,通常看不到毛细血管瘤样膨出,常无硬渗,黄斑区视网膜弥漫性增厚,可以有视网膜内囊性改变
继发性黄斑水肿	因视网膜前膜或视网膜纤维血管膜导致的黄斑水肿称继发性黄斑水肿

【眼底特点】DR患者黄斑区视网膜增厚是由于血-视网膜屏障破坏导致渗出液聚积(细胞外水肿),黄斑区视网膜增厚,常合并硬性渗出。

1. 临床有意义的黄斑水肿(CSME) 黄斑区有出血点,通常有环形或三角形硬渗,FFA显示硬渗环内局部早期分散的强荧光点,后期渗漏,液体来自毛细血管瘤样膨出。

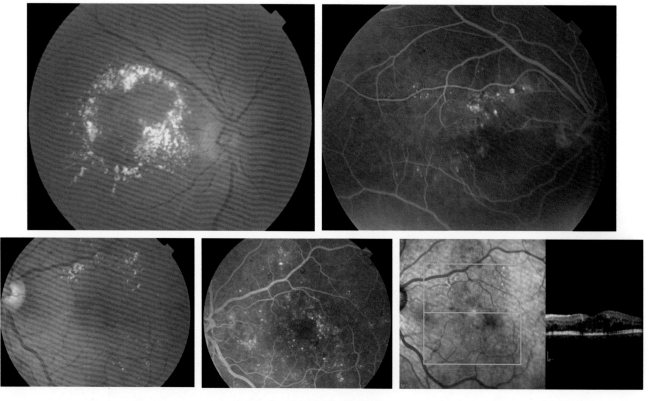

图 13-3-30 黄斑水肿眼底表现

上图为临床有意义的黄斑水肿,左上图为眼底图像;右上图为FFA图像;下图为弥漫性黄斑水肿眼底表现,分别为彩色眼底图像、FFA图像和OCT图像

2. 弥漫型黄斑水肿　造影晚期黄斑区毛细血管广泛渗漏,通常看不到毛细血管瘤样膨出,常无硬渗,黄斑区视网膜弥漫性增厚,可以有视网膜内囊性改变。

3. 缺血性黄斑改变　弥漫型和局限型黄斑水肿均可合并黄斑缺血,荧光素眼底血管造影可见黄斑内拱环毛细血管网部分消失或拱环无血管区扩大。黄斑缺血可以是中心性的,中央凹无血管区域受累并扩大,也可以是周围性的,累及中心凹外的区域。如果中央凹无血管区的中央凹旁毛细血管受到影响,患者的视力预后将受限。

【辅助诊断】

1. FFA　协助判断是否存在视网膜无灌注区、视网膜新生血管和黄斑水肿的部位以及类型,是诊断 DME 类型的金标准。

2. OCT　显示视网膜增厚、视网膜内液体(intraretinal cystoid fluid,IRC)、视网膜下液体(subretinal fluid,SRF)、视网膜内层结构紊乱(disorganization of the retinal inner layers,DRIL)和玻璃体黄斑牵引(vitreomacular traction,VMT)(图 13-3-31)。

3. OCTA　可以显示黄斑区内的较大的微血管瘤(微血管瘤样膨出),显示视网膜浅层和深层毛细血管拱环的破坏,以及血流密度的改变(图 13-3-32)。

4. 眼超声波　当玻璃体积血时可通过 B 型超声图像发现视网膜的纤维增殖膜和牵拉性视网膜脱离(图 13-3-33)。

【治疗和预后】

1. 抗 VEGF 药物　已成为各种类型 DME 的首选治疗,阿柏西普、康柏西普、雷珠单抗和贝伐珠单抗都能改善患者视力和降低黄斑水肿的厚度,贝伐珠单抗相对低廉的价格是不争的事实,眼科医生可根据情况为每个 DME 患者订制合适的治疗方案。OCT 研究提示基线时存在 SRF 的患者在第 1 年末时最佳矫正视力(BCVA)改善显著高于基线时不存在 SRF 的患者,尽管其两组视力在基线时并无差异,基线时 IRC 较少的患者在基线和治疗期间均可保持较好的视力,DRIL 厚度超过中央视网膜厚度 50% 的患眼,基线视力和水肿缓解后的视力均较差。

2. 黄斑水肿的光凝　DME 激光的可治疗病变包括有渗漏的微血管瘤(microaneurism,MA)、无灌注区和渗漏区,但要回避中心凹 200μm 范围。具体方法:对距中心小凹 500~3 000μm 范围内的黄斑水肿区域内的微血管瘤样扩张采用光斑 50~100μm,波长最好选择绿或黄光,时间 0.1s 或更短,直接对 MA 光凝,直至 MA 变暗;对于渗漏区采用直径 50μm 光斑做局部条栅光凝。光凝可重复进行,但不要造成 Bruch 膜断裂,激

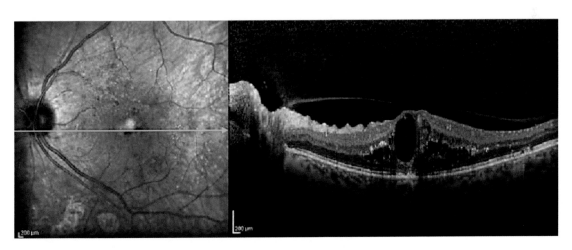

图 13-3-31　OCT 显示视网膜改变

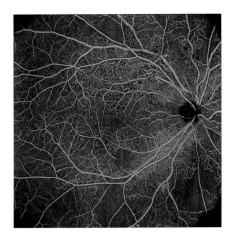

图 13-3-32　黄斑区内微血管瘤样膨出

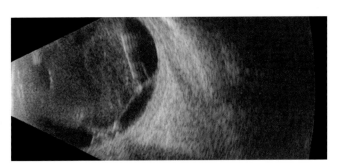

图 13-3-33　PDR 超声检查图像

光斑之间的间隔为激光斑宽度的 2~3 倍。中华医学会眼科学分会制定的指南倡导激光与抗 VEGF 的组合治疗,组合治疗可一定程度减少抗 VEGF 的注药次数,抗 VEGF 治疗的视力效果优于激光单独治疗。

3. 糖皮质激素眼内注药术　糖皮质激素可通过多种机制发挥抗炎作用,包括抑制炎性细胞因子和 VEGF 生成等,因此糖皮质激素眼内注药治疗 DME 的效果较抗 VEGF 制剂可能更为综合,因后者只针对炎症过程的一部分而已,但是目前可用于玻璃体腔注射用的曲安奈德(1mg/4mg)和 Ozudex 均具有糖皮质激素眼部使用并发症,如眼压升高,并发白内障等,但在人工晶状体眼和无晶状体眼的 DME 使用就没有并发白内障的顾虑。糖皮质激素眼内注射可与光凝治疗病变联合。

4. 增殖前期 DR 合并 DME 病变　进行抗 VEGF 治疗或者全视网膜光凝,抗 VEGF 治疗的视力改善优于单独光凝治疗,联合抗 VEGF 治疗可以减少光凝使用。

5. 进展期 PDR　即合并玻璃体积血或者纤维血管膜牵引视网膜脱离患者行玻璃体切除术,玻璃体积血 6 个月内手术视力改善优于推迟一年后手术。

中华医学会眼科学分会眼底病学组根据我国现阶段的医疗保障提出的指南流程见图 13-3-34。

【随诊】

1. 糖尿病视网膜病变轻度非增殖期可每年检查一次;重度非增殖期可缩短随诊期限,甚至到 3 个月;妊娠期视网膜病变发展迅速,一般妊娠 3 个月开始检查眼底,每月一次。

2. 光凝治疗后一段时间内每 3 个月检查一次。

3. 玻璃体切除术后要根据病情需要随诊。

【筛查】

1. 1 型糖尿病大多在 40 岁以前,多为青少年,发病年龄高峰在 14 岁,12 岁前发病的可在 12 岁开始进行眼底检查,没有

问题者每年复查一次。

2. 2 型糖尿病应在确诊时开始筛查眼底病变,每年随诊一次。

3. 妊娠糖尿病应在妊娠前或妊娠初期 3 个月开始筛查。

【患者教育】

1. 同患者讨论每次眼科检查的结果及其意义。

2. 鼓励没有糖尿病视网膜病变的糖尿病患者每年进行散瞳后眼底检查。告知患者,尽管视力良好和没有眼部症状,糖尿病视网膜病变的有效控制取决于及时的治疗。

3. 告知患者,维持接近正常的血糖水平、接近正常的血压水平和降低血脂水平的重要性。

4. 对于手术治疗无效,视功能明显损害患者推荐视觉康复和社会服务。

（黎晓新）

四、动脉硬化与高血压视网膜病变

要点提示

定义:动脉硬化与高血压引起的视网膜血管改变。

关键特点:

1. 慢性高血压视网膜病变特点:动脉硬化(动脉不规则狭窄、动静脉交叉压迫症、铜/银丝脉),常常合并 BRVO、CRVO 和大动脉瘤。

2. 恶性急性高血压视网膜病变特点:以动脉广泛狭窄为特点,视网膜动脉痉挛变细,浅层视网膜出血,棉絮斑,可以有浆液性视网膜脱离,甚至出现视盘水肿和脉络膜缺血。

关键治疗:

1. 全身药物控制血压。

2. 针对不同合并症,如黄斑水肿给予药物抗水肿,视网膜新生血管给予光凝等。

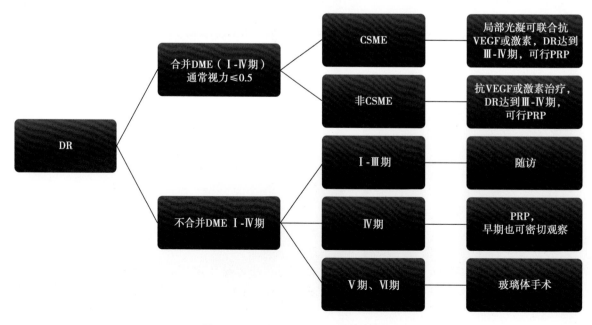

图 13-3-34　糖尿病视网膜病变治疗流程

1. 急性高血压视网膜病变

【定义】急性血压升高引起的视网膜和脉络膜血管改变,又称恶性急性高血压视网膜病变(malignant acute hypertensive retinopathy),常见于妊娠中毒症。

【主要特征】视网膜动脉痉挛变细,浅层视网膜出血,棉绒斑,可以有浆液性视网膜脱离,甚至出现视盘水肿。

【相关特征】可以有脉络膜缺血,视网膜色素上皮的改变,视神经病变,皮质盲,蛋白尿、中风、肾衰竭和脑病。

2. 慢性高血压视网膜病变

【定义】因肾素-血管紧张素-醛固酮系统平衡失调引起的高血压。

【主要特征】慢性高血压(chronic hypertension)引起的视网膜动脉光反射带增宽,成铜丝样,动脉管径可不均匀狭窄,走行弯曲度增加,分支可成直角,交叉现象明显,上述改变进展缓慢。

【相关特征】由于长期的慢性高血压导致视网膜、脉络膜和视神经的改变称高血压视网膜病变(hypertensive retinopathy),常见有分支静脉阻塞、大动脉瘤和前段缺血性视盘病变。

3. 周身大动脉粥样硬化对视网膜循环的影响

【主要临床特征】视网膜周边部血管扩张,出血点近中周部,表现为低灌注视网膜病变。

【相关特征】常见缺血性视盘病变(ischemia optic neuropathy)、视网膜动脉阻塞和视网膜静脉阻塞。

4. 慢性高血压形成的弥漫性增生性小动脉硬化与眼底合并症

【定义】慢性血压升高引起的视网膜血管改变。

【主要特征】视网膜动脉可以无狭窄或不规则狭窄,动-静脉交叉压迫症(在动-静脉交叉处视网膜静脉狭窄),可有视网膜斑状出血、微血管瘤和棉绒斑。

【相关特征】视网膜静脉阻塞、视网膜新生血管和视网膜动脉血栓。

(一) 周身大动脉粥样硬化对视网膜循环的影响

【流行病学】动脉粥样硬化常见于老年人,年轻人也可发生。与遗传、种族和地区有关,欧美国家发病率略高。动脉粥样硬化,则是脂类沉积于大动脉内膜下的斑块状损害,散在地或孤立地分布于大动脉,如主动脉、颈动脉和眼动脉。与高血压无直接关系,但高血压可以加重病情。视网膜中央动脉无此损害。

【病因与发病机制】原因不详,与脂质代谢,尤其是胆固醇含量过高有关。脂肪沉积于血管内膜下,使内膜增厚并隆起,形成粥样斑块,导致管腔变窄甚至阻塞。当病变发展时,向外可侵犯肌层和弹力层,向内破坏内膜,使其破裂形成溃疡,血液中的血小板、纤维蛋白及血细胞可滞留于溃疡处,形成血栓,阻塞血管;从大动脉壁上脱落的粥样斑块可流向远端小动脉,致其阻塞,如视网膜中央动脉阻塞。眼底虽然见不到动脉粥样硬化,但大动脉的这种病变却对视网膜血循环造成很大影响。主要有两方面:

1. 大动脉粥样硬化不断增长,造成大动脉管腔狭窄,血液流速及流量下降,如发生在颈内动脉的粥样斑块可降低眼动脉的供血,使视网膜中央动脉的灌注压减低(图13-3-35),引起低灌注视网膜病变,也会降低睫状后短动脉和睫状后长动脉的供血,导致脉络膜缺血、虹膜或睫状体缺血和眼前段新生血管。

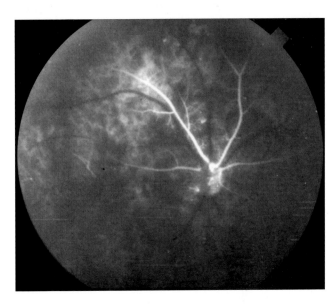

图13-3-35 视网膜动脉充盈不全(FFA 30s)

2. 粥样硬化斑的内膜损伤,形成粥样溃疡,溃疡面的附着物及斑块的内容物脱落,进入血流,引起视网膜中央动脉的急性栓子栓塞和急性眼动脉栓塞。栓子侵犯视神经内动脉小分支,则产生缺血性视盘病变。

值得注意的是,动脉粥样硬化在全身血管的分布,通常为不规则的斑块状,一处动脉病情很重,而他处动脉可不受影响或受影响较轻,即使大的动脉粥样硬化已很严重,眼底也可无表现,所以眼底无症状并不能排除全身其他部位动脉粥样硬化已经存在。

【诊断和辅助检查】

1. 诊断 根据年龄和眼底典型表现。颈内动脉狭窄导致中央动脉供血不足时,FFA可见臂-视网膜循环时间延长,视网膜周边部血管扩张,有少量出血;发生中央动脉栓塞时视网膜出现白色梗死区;睫状后长动脉阻塞时会发生虹膜新生血管。

2. 辅助诊断 FFA协助判断视网膜供血不足,TCD协助发现颈内动脉虹吸部(颅内段)血流异常,颈部多普勒超声协助发现颈内动脉斑块(图13-3-36)。

【治疗】无特殊治疗,可以预防性限制高胆固醇食物的摄入。

(二) 慢性高血压形成的弥漫性增生性小动脉硬化与视网膜病变

当收缩压超过140mmHg(18.6kPa)和/或舒张压超过90mmHg(12.0kPa)时诊断为高血压病。高血压是成年人的最常见疾病之一,分为原发性和继发性两种。原发性高血压病因不详,主要表现为血压升高,约80%~90%的高血压是原发性

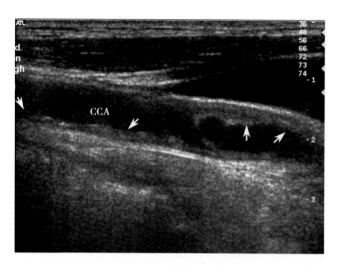

图 13-3-36　颈部多普勒超声

箭头显示血管内粥样斑块形成,管腔变窄

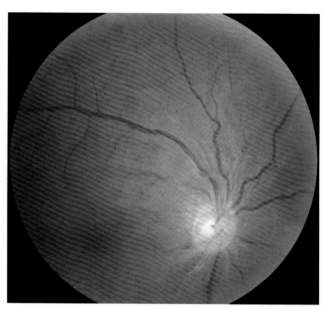

图 13-3-37　慢性高血压视网膜病变

动脉呈"银丝"状,颞上、鼻上动静脉交叉压迫征

的。继发性高血压是指因某种疾病所致的血压升高,如肾脏疾病、内分泌疾病等,妊娠也可引起血压升高,血压升高只是原发病的多个症状之一。高血压患者中,大部分为慢性病程,表现为血压的慢性而持续性升高,引起全身性小动脉硬化。

【流行病学】当今社会高血压非常普遍,60 岁以上人群中有超过一半的人患有高血压。男性比女性更易发生高血压。高血压性视网膜改变在其他一些视网膜血管性疾病中也能看见,如糖尿病。在没有合并其他血管性疾病的高血压患者中,高血压视网膜病变的发病率约为 15%;8% 表现为视网膜病变,13% 表现为小动脉狭窄,2% 表现为动静脉交叉压迫征。

【病因与发病机制】原发性高血压是慢性血压升高的最常见原因。继发性高血压较少见,可引起继发性高血压的全身疾病包括嗜铬细胞瘤、肾血管狭窄、原发性高醛固酮症等。

发病机制一般认为肾素正常或偏低,但醛固酮增多,导致钠潴留,进一步引起血容量增多,导致血压升高,多于中年后发病。长期慢性高血压引起小动脉管壁病变,血管中膜弥漫性细胞增生和肥厚,玻璃样变性,弹性纤维组织增生、肥厚,形成多个向心层,肌层被胶原纤维代替。随着病情的进展,管径逐渐变窄,晚期血管壁纤维增生、硬化,甚至阻塞。病理学上,小动脉狭窄和管壁的进行性增厚是因内膜玻璃样变、中膜肥厚及内皮增生所致。此种小动脉硬化遍布全身,称为弥漫性增生性小动脉硬化。

【眼部表现】

1. 铜丝脉　高血压早期,眼底表现正常。当血压持续升高并固定在较高水平时,持续收缩的小动脉得不到缓解而发生动脉硬化。视网膜动脉管径扩张,走行弯曲度增加,分支成直角,光反射带增宽,呈铜丝样,动静脉交叉现象明显(图 13-3-37),上述改变进展缓慢。

2. 动静脉交叉压迫征　动静脉交叉处的改变是慢性高血压视网膜病变的标志,也是高度特征性的表现。在交叉处,小动脉和小静脉共享一个外膜,当交叉处动脉两边的静脉变得看不清甚至消失时,即为动静脉交叉征(arteriovenous nicking)。眼

底表现有以下几个方面:

(1) 静脉被隐蔽:正常人动脉管壁是透明的,能看到动脉两侧的静脉血柱,而硬化的动脉管壁透明度下降,遮盖了其下静脉的血柱,使其被隐蔽。

(2) 动脉压迫静脉部的静脉变尖。

(3) 静脉在交叉处远端扩张(图 13-3-38)。

(4) 静脉偏向:静脉呈"S 形"或"Z 形"弯曲。

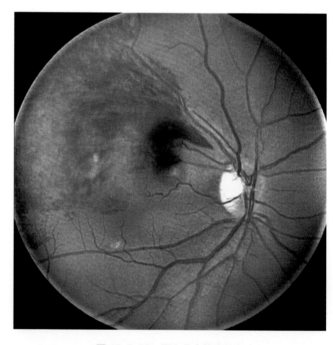

图 13-3-38　颞上分支静脉阻塞

动脉压迫静脉导致静脉压增高,出血,压迫部远端的静脉充盈扩张(图片为多光谱 550nm 所摄)

（5）静脉在动脉上方呈桥拱样隆起。

3. 动脉迂曲 视网膜动脉硬化时，管壁增厚，而且增长，动脉可见迂曲，尤其是黄斑部小分支动脉。动脉分支处夹角由正常的锐角变为直角。静脉跨越动脉时正常为锐角，而动脉硬化时，形成钝角。

4. 持续性高血压，视网膜高灌注，导致血-视网膜屏障被破坏，引起渗出性改变。表现为视盘周围视网膜浅层的线状或火焰状出血；后极部黄色硬性渗出，黄斑中心区星芒状渗出；视盘附近有棉绒斑。

【眼底常见合并症】

1. 分支静脉阻塞，以后形成血管闭塞；

2. 视网膜大动脉瘤（图 13-3-39）；

3. 缺血性视神经病变。

【高血压视网膜病变分级】高血压患者的眼底像反映出视网膜动脉的情况，与血压的升降率直接相关。临床上，对眼底改变的认识因患者的年龄和不同高血压类型而变得复杂。尽管小动脉硬化是长期高血压导致，这些改变也存在于正常年龄的人群中。由于存在血压升高的慢性改变，同时又有动脉硬化的血管壁增厚，使得在血压升高的基础上，对眼底改变单独作出分类是困难的。

对于高血压视网膜病变的分级，临床上有许多标准，最常使用的是 Keith-Wagener-Barker 分类法和 Scheie 分类法。前者包含了高血压和动脉硬化的临床表现，后者把两个病程区分开。这些分类都不令人满意。主要的缺陷是混合了急性高血压和慢性高血压的动脉改变。慢性高血压患者可以合并动脉

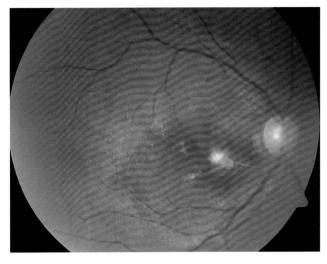

图 13-3-39 视网膜大动脉瘤

图中显示一大动脉瘤，大动脉瘤处的动脉反光强，接近铜丝脉

狭窄，也可以不合并动脉狭窄，或者动脉部分狭窄，动脉狭窄是急性高血压的改变，如果患者没有急性高血压的改变，动脉硬化看到动脉变硬，表现为反光增强（图 13-3-40），甚至呈铜丝脉（图 13-3-41）改变和交叉压迫征，但并不伴有动脉的狭窄。

下面两个经常使用的分类仅作参考：

1. 高血压动脉硬化分类 Keith-Wagener-Barker 法。

Ⅰ 视网膜小动脉轻-中度的狭窄和迂曲，高血压较轻；

Ⅱ 视网膜小动脉局部和/或普遍的中度至显著狭窄，光反射增强，有动静脉交叉改变。高血压病情加重，但心肾功能

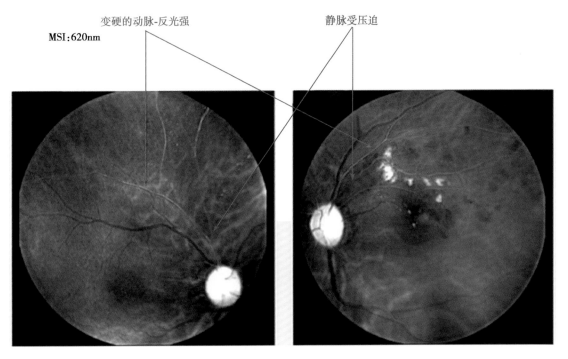

图 13-3-40 动脉反光增强

患者高血压病史，多光谱眼底像（波长 620nm）左眼（右图）显示动脉反光强压迫静脉（箭头所示）导致静脉迂曲扩张，视网膜出血，右眼（左图）颞上分支闭锁呈银丝脉，为陈旧分支静脉阻塞

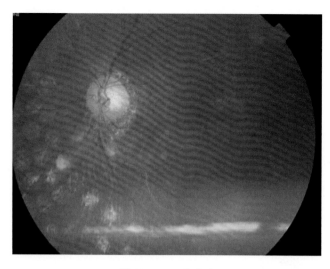

图 13-3-41　铜丝脉

患者,42 岁,糖尿病肾病肾透析患者,因玻璃体积血合并视网膜脱离玻璃体手术后,眼底像显示下黄斑血管弓动脉呈铜丝状外观

尚好;

Ⅲ　视网膜小动脉局部收缩,视网膜出血、水肿、棉绒斑。血压持续很高,心、肾功能受损;

Ⅳ　上述视网膜改变均加重,并有视盘水肿。心、肾和大脑的功能严重受损。

2. 高血压性视网膜病变分级　Scheie 分类法。

0 级　视网膜无改变;

1 级　几乎不易发现的视网膜小动脉狭窄;

2 级　明显的视网膜小动脉狭窄,伴有局部收缩;

3 级　2 级改变加视网膜出血和/或渗出;

4 级　3 级改变加视盘水肿。

视网膜动脉硬化分级:

0 级　正常;

1 级　几乎不易发现的光反射改变;

2 级　明显增强的光反射改变;

3 级　小动脉呈铜丝状;

4 级　小动脉呈银丝状。

【诊断和辅助检查】

1. 诊断　慢性高血压视网膜病变是对目前或以往患有高血压的患者眼底出血特征表现的临床诊断。眼科医生可以在办公室备有血压计,必要时用来诊断血压升高。

2. 辅助检查

(1) 眼底像和 FFA 可以帮助评估血流受阻所致的高血压损伤的程度。血-视网膜屏障的损伤在后极部是最重要的,特别是在视神经附近和黄斑周围的视网膜大血管。FFA 的特征包括毛细血管灌注的改变,血管弯曲,毛细血管不规则的膨胀,微动脉瘤形成,染料从膨胀的毛细血管及微动脉瘤渗漏。与局部无灌注区域相对应的是缺血区(棉绒斑)。在 FFA 上,视网膜出血呈弱荧光斑。

(2) 多光谱眼底像光谱在 620nm 左右时可以显示血管反光

的增强和动静脉交叉压迫征。

【鉴别诊断】

1. 糖尿病视网膜病变　糖尿病患者发生视网膜病变时,FFA 见大量微血管瘤样改变,后极部散在斑点状硬性渗出,在微血管瘤周围可见硬性渗出环,动脉硬化的改变不明显。高血压所致改变为黄斑区星芒状渗出,有明显的动脉硬化改变。

2. 视网膜静脉阻塞　中央静脉阻塞时,视力严重下降,眼底可见大量的火焰状出血,棉絮状渗出,伴黄斑水肿。高血压视网膜病变的出血和棉絮状渗出相对较少,大多数患者视力无明显改变。

3. 眼缺血综合征　是由颈动脉阻塞或狭窄所致脑和眼的供血不足而产生的一系列脑和眼部症状,又称低灌注视网膜病变。眼底动脉普遍变细,视网膜出血常见,而絮状渗出不多见,FFA 显示臂-视网膜循环时间延长。晚期可产生视网膜新生血管,导致新生血管性青光眼。

【治疗与预后】

1. 治疗

(1) 寻找病因,控制高血压。

(2) 低盐低脂饮食。

(3) 对症治疗,服用维生素 E、烟酸等。

2. 预后　高血压患者,当血压降至正常后,眼底的出血、水肿和棉絮样渗出可在几周内消退,硬性渗出则在几个月后消退。系统的治疗可中止视网膜病变的发展,但是小动脉狭窄和动静脉交叉征常常持久存在。如病变反复发作,最终导致视网膜退行性改变。

(三)急性高血压和高血压视网膜病变

急性高血压(又称恶性或急进性高血压),很少见,但很严重,是指血压在短期内突然急剧升高至严重程度,使血管受到严重损害。急性高血压偶见于原发性高血压,大多数病例是继发性原因引起,包括肾脏疾病、内分泌疾病和妊娠等。因为它严重威胁生命,所以迅速作出诊断很重要。急性高血压视网膜病变(acute hypertensive retinopathy)是指由血压急性升高引起的视网膜和脉络膜血管改变。

【流行病学】急性高血压很少见,约占高血压总数的 1%~5%。舒张压常高约 140~160mmHg(18.7~21.3kPa)。多见于 40 岁以下的青壮年,也可见于任何慢性高血压过程中血压突然急剧升高者。妊娠妇女在怀孕 20 周后,约有 5%~10% 发生先兆子痫。

【病理学】

1. 主要的病理改变是肾素增高引起血管紧张素Ⅱ释放,外周微动脉痉挛,阻力增加导致血压升高。急进性或恶性高血压引起视网膜、脉络膜和视神经的改变。血压的急性升高引起小动脉纤维蛋白样坏死和视盘水肿。急性高血压早期血管痉挛表现血管变细(图 13-3-42,图 13-3-43),以后管壁纤维变性,反光发白称"银丝脉"。

2. 脉络膜血管比视网膜血管更易受损伤。高血压脉络膜病变分为 3 期:急性缺血期、慢性阻塞期和慢性修复期。脉络

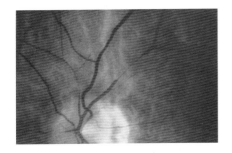

图 13-3-42　高血压视网膜病变动脉局部狭窄

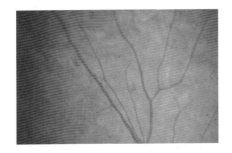

图 13-3-43　高血压视网膜病变动脉普遍狭窄

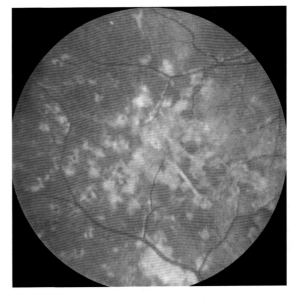

图 13-3-44　Elschnig 斑

膜的缺血改变可引起脉络膜毛细血管和视网膜色素上皮的破坏。浅层的视网膜色素上皮(RPE)细胞表现为细胞内水肿,内质网空泡形成,基底包绕皱褶消失。这些 RPE 的退行性改变相当于急性 Elschnig 斑的早期组织学改变(图 13-3-44)。慢性阻塞期显示脉络膜动脉和小动脉增生改变伴纤维蛋白坏死,脉络膜毛细血管被栓子阻塞,浅层的 RPE 坏死,这些变化与视网膜内和视网膜下渗出密切相关。慢性修复期,阻塞的脉络膜动脉再管道化,此时,其上的 RPE 脱色素和变薄,有时显示反应性增强。慢性修复期脉络膜循环的重建,促使视网膜下液吸收,视网膜复位。

3. 视网膜动脉也呈纤维蛋白样坏死,血-视网膜屏障破坏,视网膜缺血、缺氧,出现出血、水肿和棉绒斑。

4. 视盘水肿的机制比较复杂,可能是颅内压增高或高血压脑病的表现,也可能是高血压血管收缩导致缺血,表现出来的高血压性视神经病变。总之,视盘水肿可能与缺血和机械因素有关。

【眼部表现】早期,患者无自觉症状,往往在视力减退时来眼科就诊。主要症状包括头痛、复视、视物不清及闪光感。

1. 急性期眼底表现为视网膜微动脉显著收缩,走行变直,分支角度小,反光带稍强,交叉很不明显,小血管纤维素样坏死或梗死,可以有火焰状或线状出血,或棉绒斑出现,视网膜水肿,黄斑星状渗出,伴有(或无)视盘水肿(图 13-3-45)。

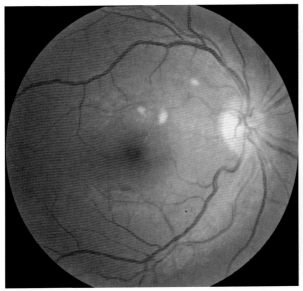

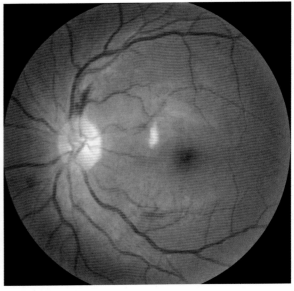

图 13-3-45　急性高血压视网膜病变

左图眼底见棉绒斑,早期黄斑脂质渗出;右图眼底棉绒斑,微动脉瘤,视盘上方火焰状出血

2. 眼底最主要的改变是视网膜水肿和视盘水肿,即高血压性视神经视网膜病变。急进性高血压的眼底改变可分为三个阶段,即高血压性视网膜病变、高血压性脉络膜病变和高血压性视神经病变。

(1) 高血压性视网膜病变:常见的早期表现是局限性视网膜小动脉痉挛,以后发展为广泛的小动脉痉挛,因血-视网膜屏障受损,致血液里有形成分渗出,视网膜产生出血、水肿和渗出,变细的动脉和肿胀的静脉隐没在水肿的视网膜中(图13-3-46)。视网膜出血多位于神经纤维层,呈线状或火焰状。棉绒斑位于后极部,沿视盘周围放射状分布,当其被吸收时,变成颗粒状,有时,视网膜内脂质沉着引起黄斑星芒状渗出(图13-3-47)。少数患者可发生渗出性视网膜脱离。晚期眼底动脉极细或因完全闭塞而呈血管白线,视网膜因缺血而导致视盘和/或视网膜新生血管形成。

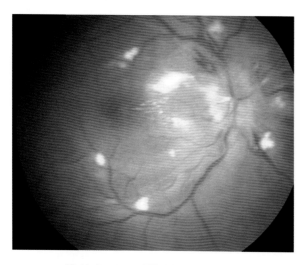

图 13-3-46　严重的高血压视网膜病变

棉绒斑,火焰状出血,早期黄斑星芒状渗出,轻度视盘水肿

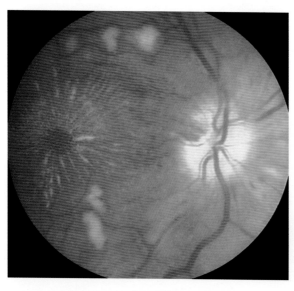

图 13-3-47　急性高血压视网膜病变

黄斑星芒状渗出,棉绒斑,火焰状出血,中度视盘水肿

(2) 高血压性脉络膜病变:主要表现为色素上皮受损,严重者视网膜下积液,视网膜脱离。早期眼底可见 RPE 平面的 Elschnig 斑,即视网膜下黄白色斑点状渗出,大小约为 3~4 个血管直径,FFA 上相当于脉络膜毛细血管低灌注区,随后这些病变呈弥漫性渗漏荧光。愈合后,病灶处 RPE 增生(图 13-3-48),周围有一圈低色素环,这时,FFA 不再渗漏荧光素,但周围透见荧光较少见,常见于慢性高血压患者,为赤道部沿脉络膜血管走行呈线状分布的高色素斑,位于硬化的脉络膜动脉上的视网膜色素上皮出现增殖,而该区域的脉络膜毛细血管变得细窄。

(3) 高血压性视神经病变:典型的表现是双侧视盘水肿,视盘水肿始于鼻侧,以后扩展至整个视盘及其周围视网膜。

【诊断和辅助检查】

1. 诊断　根据眼底表现,结合急性血压升高病史可作出诊断。

2. 辅助检查　常是不必要的。事实上,耽搁了抗高血压的治疗是很危险的。子痫患者产后的 FFA 显示了正常的视网膜毛细血管充盈,仅存在局部血管收缩。充盈延迟发生在伴有视网膜出血和水肿的更严重的病例。Gitter 等依据 FFA 对浆液性视网膜脱离提出了进一步的解释,他们指出,从脉络膜毛细血管到视网膜下间隙的晚期渗漏引起了脉络膜充盈迟缓和充盈缺损。他们认为进入视网膜下间隙的渗漏可能是因为脉络膜血管压力增加使液体渗出所致,另外,脉络膜缺血引起 RPE 受损,也使得进入视网膜下间隙的渗漏增强。

【鉴别诊断】

1. 视网膜中央静脉阻塞　多为单眼发病,另一眼可于数年后发病,双眼同时发病极少见。视网膜中央静脉阻塞时,眼底可见大量火焰状出血斑,棉絮状渗出,静脉迂曲扩张,黄斑部弥漫性水肿。发病前可无急性血压升高病史。急性高血压视网膜病变动脉细,出血相对较少,黄斑呈星芒样渗出,双眼同时出现病变。

2. 糖尿病视网膜病变　有糖尿病病史,眼底可见大量微血管瘤和硬性渗出,当有大量出血斑和棉絮状渗出时,表明视网膜已处于严重缺氧缺血状态,常常已有视网膜新生血管形成,可根据 FFA 加以鉴别。

【全身表现】在几乎所有的急进性高血压病例中,经过系统检查都可以发现全身性因素。潜在的因素包括肾脏疾病,如多囊肾或肾血管狭窄,嗜铬细胞瘤,妊娠。伴随急进性高血压的其他异常是终末器官的损害,包括急性左心室衰竭、急性心肌梗死、肺水肿、肾功能衰竭、层间大动脉瘤、中风、脑病和颅内出血等。

【治疗与预后】

1. 治疗　急性高血压性视网膜病变,脉络膜病变和视神经病变的治疗主要是控制血压,没有特殊的眼部治疗使这些改变逆转。

急进性高血压的紧急治疗包括把血压降低到一定水平,将其对终末器官的损伤减低到最小,但是过快地将血压降至正常是十分危险的,也可引起器官损害。因为长期高血压患者小动

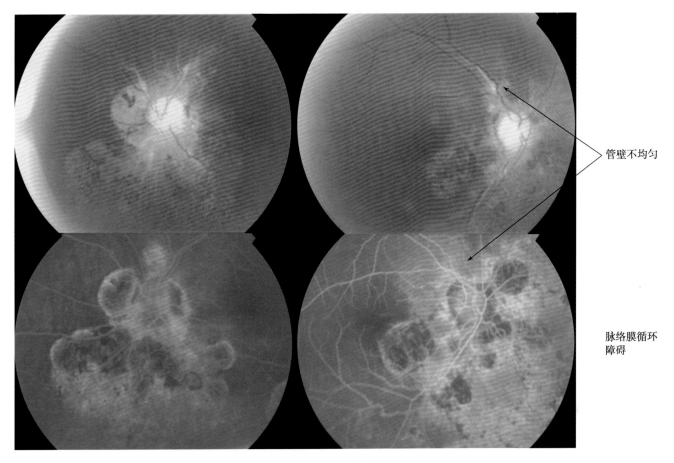

管壁不均匀

脉络膜循环障碍

图 13-3-48　高血压性脉络膜病变

患者男,52岁,30年前因血压高,双眼视力突然下降,诊为肾上腺嗜酸细胞瘤,行切除术;视力右0.4,jr5;左0.03,jr7,图中显示不规则片状脉络膜萎缩区合并色素增生,提示曾发生视盘水肿和渗出性视网膜脱离

脉已失去弹性和收缩力,只有在一定高的收缩压下才能维持器官的末梢循环,一旦血压突然降得过多,引起末梢供血不足,器官血管会发生闭塞现象。紧急状态的高血压药物治疗包括利尿剂、β-受体阻滞剂、α-受体阻滞剂、钙通道拮抗剂、血管紧张素转换酶抑制剂等。卧床休息,低盐饮食。妊娠高血压综合征患者,当出现高血压性视网膜病变表现时,为保全母子平安,更有效的治疗是终止妊娠,使得血压和全身病情得以缓解。眼部对症治疗,使用活血化瘀药促进渗出和出血的吸收。

2. 预后　急性高血压危象是医疗急症,如果不及时治疗,2个月的死亡率为50%,1年的死亡率为90%。病情缓解后,大部分患者可以恢复正常视力。极少数患者视力丧失,可能是由视网膜脱离所致的黄斑部视网膜色素改变引起,或由拖延的视盘水肿所致视神经萎缩引起。大多数妊娠高血压综合征患者分娩后,眼部症状得到迅速改善,脱离的视网膜可以完全平复,仅有极少数患者因视网膜脱离,视神经萎缩而致视力丧失。

(黎晓新　廖菊生　钱彤)

五、早产儿视网膜病变

要点提示

定义:发生在早产儿的一种视网膜增生性视网膜病变。

关键特点:

1. 发生在早产儿,与低出生体重,小孕周,吸氧有关。

2. 早期视网膜存在无血管区,部分进展发生视网膜新生血管。

3. 进一步可出现纤维增殖,牵拉性视网膜脱离。

关键治疗:

1. 出现视网膜新生血管时行激光或冷冻无血管区,出现1区改变合并"+"病时行抗VEGF治疗。

2. 出现视网膜脱落考虑玻璃体手术治疗。

早产儿视网膜病变(retinopathy of prematurity,ROP)过去称为"晶状体后纤维增生症",是发生在早产儿和低体重儿的一种增生性视网膜病变,与接受吸氧治疗等因素有关。在20世纪40—60年代是儿童失明的首位原因。40年代起对早产儿的护理引入高浓度的吸氧,提高了早产儿的生存率,却使大量的孩子失明于晶状体后纤维增生症。降低了给氧浓度后,ROP发病率虽然下降,但脑瘫发病率上升。近年由于新生儿监护设施的发展,死亡率进一步下降,但是早产儿视网膜病变有所上升。发病率在欧美为10%~34%不等,中国台湾为19.79%。1995年北京大学人民医院和北京大学第一医院报告我国早产儿和低体重儿中的ROP发生率为20.3%。由于"晶状体后纤维增生症"

只涉及病变的晚期改变,忽视了病变的全过程,1984 年改名为"未成熟儿视网膜病变"。20 世纪 70 年代以来人们不断地探索对这一病变的治疗。本章对目前较成熟的治疗方法予以介绍。

【发病机制】正常视网膜血管是在妊娠后半期以视盘为中心,向着周边的方向发育。视盘距锯齿缘的距离颞侧长于鼻侧,从视盘到周边部的血管发育鼻侧视网膜约在妊娠 36 周,颞侧视网膜约在妊娠 40 周。出生越早,体重越小,视网膜血管的发育就越不完善。这种正在发育的血管对高浓度氧极为敏感,高浓度氧使视网膜血管收缩或阻塞,引起视网膜缺血,由于缺氧而产生血管增生因子如血管内皮生长因子(vascular endothelial growth factor,VEGF),刺激视网膜发生新生血管。ROP 多发在视网膜周边部,尤以颞侧周边部为著,先是视网膜内层发生新生血管,血管逐渐从视网膜内长到表面,进而延伸入玻璃体内,新生血管都伴有纤维组织增生,纤维血管膜沿玻璃体前面生长,在晶状体后方形成晶状体后纤维膜,膜的收缩将周边部视网膜拉向眼球中心,引起牵拉性视网膜脱离,最后导致眼球萎缩,失明。

出生孕周越小,出生体重越低,ROP 的发病率越高。

同时氧在 ROP 的发病中起着重要的作用,但是有的婴儿从未吸过氧,也发生 ROP。很多研究提示发病还有其他危险因素,如反复输血、低氧血症、低碳酸血症、高碳酸血症和明亮的光线等。

【临床表现和分期】ROP 早期临床特征表现为无血管区和有血管区之间由间充质组织在视网膜平面构成的分界线,这条线进一步增厚形成隆起的嵴。嵴前为无血管区。嵴可以连续或中断,通常位于颞侧。后部视网膜毛细血管延伸到嵴处时血管闭锁,动静脉形成较多分流相互吻合。轻度急性 ROP 的病例在分界线前生出新的血管芽,血管继续向前生长,恢复正常的血管化。重度急性 ROP 的病例可在嵴周围血管增殖、扩张变形,并伸入玻璃体内,纤维血管增殖牵引继发玻璃体积血。病变进一步进展可牵拉至视网膜脱离。病变也可限局在动静脉分流部,牵引后部视网膜,使黄斑形成固定皱褶。病变后期纤维组织进入玻璃体形成瘢痕期改变,瘢痕组织可在晶状体后,形成晶状体后纤维增生症,最终导致视网膜全脱离。

早产儿视网膜病变过程分为急性 ROP 和瘢痕性 ROP。1984 年早产儿视网膜病变的国际分类法得到承认。按病变部位被分为三个区,按病变严重程度分为 5 期(表 13-3-5)。

【几个 ROP 有关的术语】

1. 进展性后部 ROP(aggressive posterior ROP,AP-ROP)为进展很快的严重型 ROP(图 13-3-51),特征是 ROP 病变位置靠后并有显著的 Plus 病变,常见 I 区,也可见后级部 II 区,为一种少见、进展迅速的严重 ROP 病变,多见于胎龄、体重较低的极不成熟儿,预后较差。如治疗不及时,可很快进展至 5 期,四个象限均可见病变,动静脉难以辨别,常以异常血管或眼底出血为主要特点,可无典型 ROP 的分界线及嵴改变。对 AP-ROP应予以高度重视,并早期治疗。

2. 阈值前 ROP　阈值前 ROP,表示病变将迅速进展,需缩

表 13-3-5　早产儿视网膜病变的国际分类

特征	分级
定位	I 区:以视盘为中心,画一 60° 范围的圆圈,其半径约两倍于视盘至黄斑的距离 II 区:为 I 区以外的环形区域,以视盘为中心,以视盘至鼻侧锯齿缘为半径画圆 III 区:颞侧剩余部位
范围	用累及的剩余钟点数表示
分期	1 期:分界线(图 13-3-49A) 2 期:嵴(图 13-3-49B) 3 期:嵴合并视网膜外纤维血管增殖(图 13-3-49C) 4 期:次全视网膜脱离。4a:次全中央小凹旁视网膜脱离(图 13-3-49D);4b:视网膜脱离影响到中央小凹(图 13-3-49E) 5 期:视网膜全脱离(图 13-3-49F)
"Plus 病"	后极部视网膜血管扩张和变形(图 13-3-50),严重的血管异常提示活动性 ROP,甚至伴有虹膜血管怒张,瞳孔强直不易散大,玻璃体混浊,后极血管扩张和迂曲至少侵及 2 个象限可诊断"Plus 病"

短复查间隔,密切观察病情,包括 I 区的任何病变,II 区的 2 期+,3 期,3 期+。阈值前病变分为 I 型和 II 型。阈值前病变 I 型包括:I 区的任何期病变伴 Plus 病变;I 区的 3 期病变不伴 Plus 病变;II 区的 2 期或 3 期病变伴 Plus 病变。该期病变应该积极治疗。阈值前病变 II 型包括 I 区的 1 或 2 期病变不伴 Plus 病变;II 区的 3 期病变不伴 Plus 病变。

3. 阈值病变　包括 I 区、II 区的 3 期相邻病变连续达 5 个钟点,或累积达 8 个钟点,合并 Plus,是必须治疗的病变。病变通常影响颞侧周边,瘢痕形成后将视网膜牵向颞侧,严重的病变可在视盘颞侧到周边部形成视网膜皱襞,全部血管被牵入颞侧皱襞内。病变晚期前房变浅或消失,可继发青光眼、角膜变性,眼球萎缩。

【筛查和治疗】

1. 早产儿视网膜病变的筛查　ROP 治疗的关键是及时发现需要治疗的病变,就需要对高危早产儿进行筛查。

筛查标准:

(1) 对出生胎龄≤32 周或出生体重 <2 000g 的早产儿,应进行眼底病变筛查,随诊直至周边视网膜血管化;

(2) 对于患有严重疾病,或有吸氧史的早产儿筛查范围可适当扩大;

(3) 首次眼底检查时间:生后 4 周左右,或矫正孕周 31~33 周左右;如果患儿病情危重且存在长期高体积分数氧吸入,初次检查时间还可适当提前。检查时由具备足够经验和相关知识的眼科医师进行,如由新生儿医师采取眼底成像系统筛查,应由有资质的眼科医师共同出具报告;

(4) 筛查间隔时间应根据第 1 次检查结果而定。如双眼无病变,可隔周复查 1 次,直到矫正胎龄 44 周,视网膜血管长到锯齿缘为止。如有 1、2 期病变,应每周复查 1 次,随访过程中

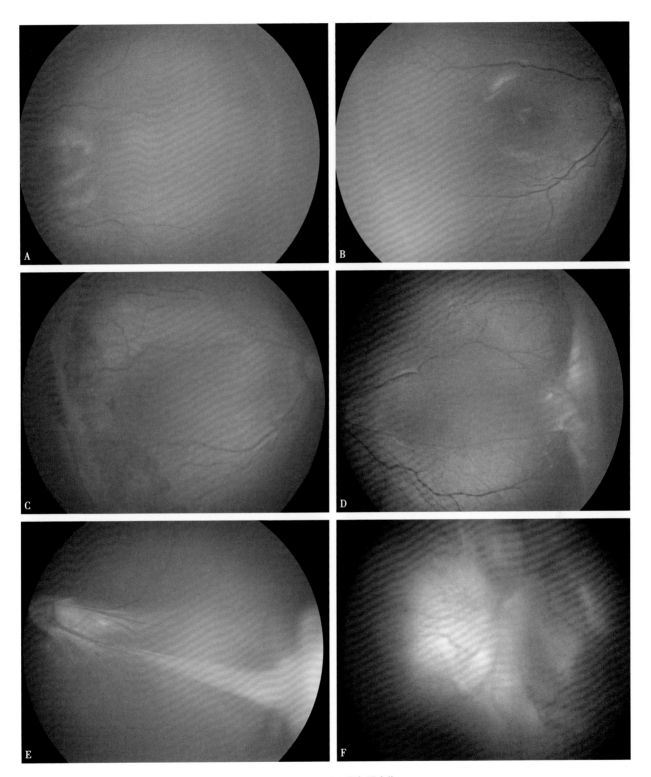

图 13-3-49　ROP 彩色眼底像

A. 1 期；B. 2 期；C. 3 期；D. 4a 期；E. 4b 期；F. 5 期

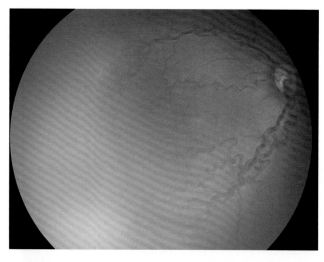

图 13-3-50 ROP 患者后极部彩色眼底像,显示 Plus 病变

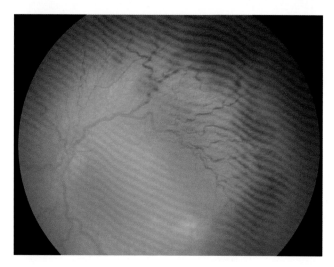

图 13-3-51 AP-ROP 彩色眼底像

若 ROP 程度下降,可每 2 周检查 1 次,直至病变完全退行。若出现 3 期或阈值前病变Ⅱ型,应每周复查 1~2 次,如达到阈值前Ⅰ型或阈值病变,应尽快进行激光或冷凝治疗。

如持续观察病变一直未消退,至少应筛查至矫正胎龄 50 周,且确认无阈值前病变、无进展趋势,并除外Ⅱ、Ⅲ区存在可能异常收缩或进展的异常血管组织,方可停止筛查。无论 ROP 治疗与否,后期均应注意其还可能出现弱视、斜视、屈光不正、白内障等,并建议眼科随访。

2. 冷凝治疗

(1) 适应证:Yamashita 首先报告了冷凝治疗急性 ROP,许多作者报告了冷凝的有效性和各种并发症,北京大学人民医院也报告了我国早产儿视网膜病变的治疗。1990 年美国多中心"Cryo-ROP"研究显示,对双眼病变对称者,一眼治疗一眼观察;不对称者,随机分组。治疗适应证为阈值病变 ROP,包括累及Ⅰ区和Ⅱ区的连续或累积的 3 期病变超过 8 个钟点。2 期以前的病变仅观察。冷凝嵴前的无血管区,嵴本身不做治疗。发生视网膜脱离、视网膜皱襞或晶状体后组织被认为结果不良。研

究结果显示冷冻可以显著减少不良结果。

(2) 冷凝方法

1) 术前用托吡卡胺散瞳;

2) 打开或不打开结膜囊;

3) 连续冷冻凝固无血管区,避免损伤动静脉吻合支。Hindle 对视网膜无血管区、伴纤维血管增殖区及二者同时治疗者共计三种冷冻部位做了比较,结果无明显差别,但无血管区凝固为最佳选择,可减少黄斑色素上皮病变发生率。

(3) 并发症:术后几天内有球结膜水肿,结膜下出血,可不做任何处理。有报告冷凝后发生视网膜脱离。局部使用激素眼水。一般几周后逐渐吸收。也有报告结膜撕裂、视网膜出血或视网膜前出血,甚至玻璃体积血,这些并发症是由于冷冻过强或过急造成,应尽量避免。

3. 光凝治疗 Nagata 在 60 年代后期开始治疗急性 ROP,最初他使用氙光治疗新生血管丛,但很快就发现治疗嵴前的无血管丛是有效的,治疗嵴后的新生血管丛不但无效而且有害。由于氙光治疗是在直接检眼镜下操作,对周边部的治疗较困难,这一疗法不久被间接检眼镜激光取代。

间接检眼镜激光问世后,光凝再次引入到 ROP 的治疗。MeNamara 等对冷凝和光凝(绿激光)在 ROP 的治疗上进行了前瞻性、随机对照研究,结果显示激光治疗组的效果比冷冻治疗组略好,但无统计学差异。间接检眼镜激光治疗不需要打开结膜囊,比冷冻治疗对眼损伤小。对晶状体后已有部分新生血管膜的患眼,蓝绿激光在晶状体后被红细胞吸收,可导致小瞳孔和玻璃体混浊。使用二极管激光(diode laser)可达到与蓝绿激光相同的治疗效果,又可以克服蓝绿激光的缺点。激光的部位为嵴前无血管区,光斑反应以白色为准。目前大多数眼科医生倾向于激光治疗,认为激光比冷冻创伤小、视力预后好。

(1) 光凝适应证:对阈值 ROP,阈值前病变 1 型进行治疗;对阈值前病变 2 型进行密切观察,如果进展到 1 型马上进行治疗。

(2) 间接检眼镜光凝方法

1) 术前用托吡卡胺散瞳;

2) 810nm 红外激光或 532nm 激光,20~28D 非球面镜,巩膜压迫器顶压,间接检眼镜直视下对周边视网膜无血管区进行光凝;

3) 光凝区后缘为增生嵴,前缘为锯齿缘。光斑间隔 < 半个光斑直径,激光能量起始 100mW,逐渐增加至 2~3 级光斑反应,曝光时间 300~400ms。

(3) 并发症:术后几天内有球结膜水肿,结膜下出血,可不做任何处理。少数有白内障,渗出性视网膜脱离。

4. 抗 VEGF 治疗 近年来,抗 VEGF 药物在眼部新生血管类疾病中取得很大成功,ROP 也是视网膜新生血管疾病,抗 VEGF 治疗取得一定的进展。多中心随机临床研究,玻璃体注射贝伐珠单抗和传统激光治疗Ⅰ区或Ⅱ区 3 期 ROP,玻璃体腔注射量为 0.025ml 含 0.625mg 贝伐珠单抗,单纯抗 VEGF 治疗 ROP 与传统激光比,对Ⅰ区 3 期有明显治疗效果,但对Ⅱ区未显

示出明显的治疗优势。此外与视网膜光凝破坏性治疗不同,注射后患眼周边视网膜仍可继续生长。但抗 VEGF 应用于 ROP 的安全性仍有待进一步研究。雷珠单抗和康柏西普玻璃体腔注药治疗 ROP 也有报道。

5. 合并视网膜脱离的手术治疗 限定在 ROP 病变的第 4 期和 5 期。一旦发生视网膜脱离,病变的进展很快。在急性 ROP 最常见的是牵拉性视网膜脱离,可以很快发展为漏斗状视网膜全脱离,一般无视网膜裂孔。进入瘢痕期后有时在膜下方可以发现一些小的视网膜裂孔。玻璃体切除手术可用于 ROP 视网膜脱离的治疗,由于儿童玻璃体较黏,手术中医源性视网膜裂孔发生率高,ROP 的视网膜弹性差,和其他类型视网膜脱离不同,视网膜复位困难。

(1) 巩膜扣带术:用于刚开始影响到Ⅰ区的牵拉性视网膜脱离(4b 和 5 期)或合并裂孔的牵拉性视网膜脱离。4a 期的治疗争议较大,因为视网膜部分脱离常可自发吸收,但是时间长的视网膜脱离可影响视功能预后。手术一般选择 2mm 宽的硬硅胶带。行扣带手术同时对无血管区进行冷凝或光凝,以阻止视网膜脱离的进一步发展。视网膜下液多时可联合放液。环扎带是否长期在眼球上存留也有不同看法,为了不影响眼球外形的发育,有学者主张视网膜下液吸收 3~6 个月后取出环扎带。Greven 和 Tasman 报告 22 眼 4b 期和 5 期经巩膜环扎术和冷凝术后 13 眼获解剖复位。

合并牵拉性视网膜脱离患眼及时行冷凝术可以预防或阻止血管纤维化的进程。

(2) 玻璃体切除术:当视网膜脱离较高、扣带手术未成功或晶状体后纤维增生应考虑玻璃体切割术。切除晶状体后纤维膜、有时联合扣带术可以使部分眼视网膜复位。手术方法有两种,一种是闭合式,一种是"open sky"式。

"open sky"技术:是 Schepens 在 1981 年提出的一种方法,把角膜环形穿通约 7~8mm,放在培养液中,然后在直视下冷凝摘除晶状体,直视下切除晶状体后纤维组织,再用透明质酸钠注入玻璃体腔以打开漏斗状脱离的视网膜,待手术结束前将角膜重新植入。

闭合式手术:同常规的玻璃体切除手术。根据病情采用保留晶状体手术或联合晶状体切除,眼内灌注的位置尤其注意,以避免损伤视网膜。用眼内剪分离晶状体后纤维增殖膜,用玻璃体切割头切除分开的膜。

无论用哪种术式,手术不能强行剥膜,一旦 ROP 眼的视网膜出现裂孔,这种裂孔很难闭合。纤维增殖膜不能完整剥除时,视网膜只能部分复位。

玻璃体切割手术在 ROP 的治疗中解剖复位率较低,多数报告低于 40%,而视力的预后更为悲观。在冷凝 ROP 研究组的回顾性研究中,玻璃体切除手术的解剖复位率为 28%,视力成功(有固视和追踪)只占 3%。这一结果提示早期的凝固治疗是防止视网膜脱离发生和发展的关键。

【ROP 临床研究】在 ROP 的认识和治疗进程中,有多个多中心、随机对照研究,研究的结果改变了 ROP 的治疗常规,对

ROP 的治疗起了重要的作用,在此做简单的介绍:

1. 冷冻治疗研究(cryotherapy for retinopathy of prematurity,CRYO-ROP 研究) 是在 20 世纪 80 年代,美国进行的多中心、前瞻、随机对照研究。入组 279 名患儿,对达到 ROP 阈值病变的患儿一眼进行冷冻治疗,一眼观察作为对照。发现治疗组不良结果 31.1%,而对照组不良结果 51.4%,两组有显著统计学差异。不良结果定义为视网膜脱离,视网膜皱襞或增殖累及黄斑。该研究证实了冷冻治疗 ROP 减少不良预后。

2. 早期治疗 ROP 研究(the early treatment for retinopathy of prematurity study,ET-ROP 研究) 该研究入组了 317 例两眼病变一致的患儿,两眼治疗时机随机分为高危阈值前病变治疗或达到阈值治疗;84 例双眼病变不一致的患儿,高危眼随机分为高危阈值前病变治疗或达到阈值治疗。结果发现在阈值前病变 1 型治疗可以把视力不良结果从 19.5% 降低到 14.5%。不良视网膜结构可以从 15.6% 降低为 9.1%。根据早期治疗 ROP 的研究结果,把 ROP 激光治疗的适应证由阈值病变改为阈值前病变 1 型。

3. 抗 VEGF 治疗 ROP 的研究

(1) 贝伐珠单抗治疗 ROP 研究(bevacizumab eliminates the angiogenic threat of retinopathy of prematurity,BEAT-ROP 研究):美国进行了一项前瞻性、随机对照、分层、多中心试验评估玻璃体内贝伐珠单抗单药治疗Ⅰ区或Ⅱ区 3+ 早产儿视网膜病变。婴儿被随机分配接受双眼玻璃体内注射贝伐珠单抗(0.625mg,0.025ml 溶液)或常规双眼激光治疗,眼部结果是在矫正孕周 54 周之前 ROP 复发需要再次治疗。

该实验入组 150 名婴儿,143 名婴儿存活至 54 周,7 名婴儿死亡未纳入结果分析。贝伐珠单抗组的 4 名婴儿 ROP 复发(6/140 眼,4%)和激光治疗组的 19 名婴儿有复发(32/146 眼,22%)两组差异具有统计学意义($P=0.002$)。

与传统激光治疗相比,玻璃体内贝伐珠单抗单药注射治疗对Ⅰ区 ROP 有显著优越的治疗效果($P=0.003$),但没有发现Ⅱ区疾病($P=0.27$)有显著的益处。玻璃体内注射贝伐珠单抗治疗后周围视网膜血管继续生长,但常规激光治疗导致永久性破坏周边视网膜。

(2) 比较雷珠单抗不同剂量治疗 ROP 的安全性和有效性研究(comparing alternative ranibizumab dosages for safety and efficacy in retinopathy of prematurity,CARE-ROP 研究):一个随机、多中心、双盲,德国 9 个学术医疗中心的研究者发起的试验,研究降低雷珠单抗剂量治疗 ROP 是否有效。双侧进展需要治疗 ROP 剂量为 0.12mg 或 0.20mg;随机分配了 19 名婴儿。发现两种雷珠单抗剂量在控制 ROP 方面同样成功。在生理性视网膜内血管形成上低剂量组有优势,两组中 VEGF 血浆没有显著改变,表明雷珠单抗较低剂量可能是有利的。血浆 VEGF 水平不变指出雷珠单抗有限的全身药物暴露。

(3) 儿童眼病研究(pediatric eye disease investigator group study,PEDIG study):研究低剂量贝伐珠单抗是否有效。2015 年 5 月至 2016 年 9 月,61 名 1 只眼睛或双眼中具有 1 型 ROP 的

早产儿被纳入。10至14名婴儿的一只眼睛接受0.25mg玻璃体内注射贝伐珠单抗。如果成功,下一组婴儿的剂量会减少,以此类推(至0.125mg,然后0.063mg,最后0.031mg)。

治疗成功定义为注射后5d Plus改善,4周内不需要重复治疗。结果显示61名入组婴儿中有58名完成了4周的结果。0.25mg组11/11眼取得了成功,0.125mg 24/24眼成功,0.063mg 21/24眼成功,0.031mg 9/9眼成功。该研究认为低至0.031mg的贝伐珠单抗剂量有效。同时低剂量的贝伐珠单抗可降低神经发育残疾的风险对其他器官的不利影响。

(尹虹 黎晓新)

六、视网膜大动脉瘤

要点提示

定义:视网膜大动脉瘤是视网膜动脉局部囊样或梭形膨胀,伴视网膜出血、渗出改变的眼底病变。

关键特点:

1. 视网膜动脉瘤的出现。

2. 可以合并出现视网膜出血、视网膜渗出和玻璃体积血。

关键治疗:

1. 对有渗出或出血的患者可以行光凝治疗。

2. 合并玻璃体积血患者可以行玻璃体切除手术。

视网膜大动脉瘤(retinal macroaneurysm)又称孤立性大动脉瘤(isolated macroaneurysm)或获得性视网膜大动脉瘤(acquired retinal macroaneurysm),1973年首次由Robertson命名为视网膜大动脉瘤,并明确为发生在视网膜动脉第三分支前的动脉分叉或动静脉交叉处的小动脉局部膨胀,是后天获得性改变,动脉呈梭形或囊状扩张,其直径可达100~200μm。本症可引起视网膜出血、渗出、水肿或玻璃体积血,导致视力下降。亦可发生在视网膜睫状动脉或视盘的动脉上。

视网膜大动脉瘤多发生在60岁以上、有高血压病、动脉硬化的老年人,女性多见。多单眼发病,约10%双眼受累,80%右眼发病,颞上分支动脉瘤较多见,10%动脉瘤有自发性搏动。

【发病机制】准确的发病机制尚不十分清楚。一般认为血管的老年变化动脉硬化使视网膜动脉肌层消失、壁变薄、纤维化,当动脉管腔内压力升高,而致管壁扩张而形成动脉瘤。血管内皮不完整、动脉壁渗透性改变而发生视网膜出血、水肿和渗出改变。病理发现受累动脉扩张,有纤维蛋白、含铁血黄素、脂质渗出、纤维血小板凝聚块聚集,可有视网膜各层出血,动脉瘤周围有纤维胶质增生。也有学者考虑是老年人视网膜动脉平滑肌细胞变性、纤维化加之高血压病所致。还有认为动脉瘤形成可能存在先天因素、血管中膜缺损及后天因素血管内弹性膜变性、高血压病而引起的血管局部脆性增加所致。

【眼底特点】

1. 眼底特点 分出血性和渗出性两型,体现了病变过程和特点。早期常无症状,此期为稳定期眼底,除动脉瘤外无其他改变。随病情进展,瘤壁渗透性增强,黄斑水肿、渗出,中心视力下降,视力进一步受损。此期又称慢性代偿失调期,此期病情进展缓慢。当动脉瘤破裂时,会出现视网膜前、视网膜下、视网膜内出血,甚至玻璃体积血,引起视力明显下降,又称急性代偿失调期,病变发展最终瘤体逐渐缩小,机化瘤腔闭塞,硬性渗出逐渐消退,为痊愈期。

2. 视网膜大动脉瘤形态特点 视网膜大动脉瘤多发生在视网膜动脉的第三分支的动脉分叉或动静脉交叉处,局限性动脉壁膨胀,瘤的形态为圆形、梭形扩张或动脉管径不对称性扩大。大动脉瘤可为正常动脉管径的3倍,瘤体大多数为1/5~1/3PD(视盘直径)大小。多单发,2个以上者约占20%,约10%有动脉瘤的自发性搏动。

3. 视网膜大动脉瘤出血特征 视网膜出血为视网膜内、视网膜前和视网膜下的多层次出血。动脉瘤周围可有黄白色渗出环绕、毛细血管扩张、微动脉瘤,有时可见动脉侧支形成(图13-3-52)。

【眼底血管造影】

1. 荧光素眼底血管造影 视网膜出血较多时,出血呈荧光遮蔽,使大动脉瘤不显影。典型大动脉瘤造影时瘤体显示动

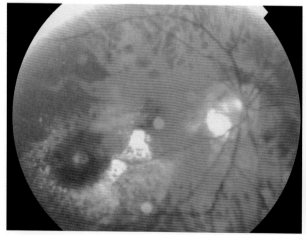
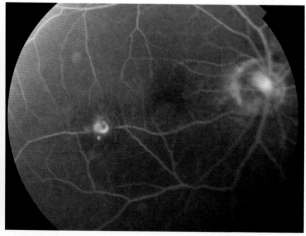

图13-3-52 视网膜大动脉瘤彩色眼底像和FFA

眼底像显示下黄斑血管弓动脉的大动脉瘤,下方周围有硬性渗出;FFA显示下黄斑血管弓动脉主干上的大动脉瘤

脉的局部强荧光,动脉瘤染料充盈与所在动脉支同时充盈,局部强荧光两端与该支动脉相连,瘤壁可有染料渗漏或瘤壁少许着染。动脉瘤周围可见毛细血管扩张与渗漏,环绕动脉瘤附近的周围无毛细血管区增宽和毛细血管无灌注区,微动脉瘤改变。黄斑区黄白色类脂质沉着一般不显影,浓厚者遮蔽荧光(见图13-3-52)。

2. 脉络膜血管造影(indocyanine green angiography,ICGA)视网膜动脉充盈期可见大动脉瘤的局限性强荧光,呈斑点状,周围视网膜出血较薄时可见局限性强荧光两端与该支视网膜动脉相连。当视网膜出血,荧光素眼底血管造影受到视网膜出血遮蔽荧光,使得动脉瘤显示不清时,吲哚菁绿血管造影不受视网膜荧光遮蔽影响,更有助于作出诊断(图13-3-53)。

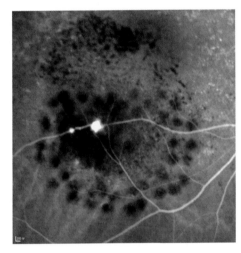

图13-3-53 视网膜大动脉瘤吲哚菁绿血管造影

患者女,67岁,ICG造影显示黄斑血管弓动脉上的大动脉瘤和周围的光凝斑

【诊断和鉴别诊断】

1. 诊断 根据眼底表现,特别是视网膜多层出血和局限渗出,血管造影显示视网膜主干上的动脉瘤。

2. 鉴别诊断

(1) 视网膜静脉阻塞:继发于静脉阻塞的大动脉瘤,多发生在毛细血管床的静脉侧,导致黄斑水肿和环形类脂质渗出,也可发生在静脉阻塞的动脉侧、毛细血管床和侧支循环上。

(2) Coats病:Coats病多见于青少年男性,主要有多数的视网膜血管瘤样扩张,并有大量的视网膜外层脂类渗出,成人型Coats病眼底表现为多处较多的小血管扩张。

(3) 年龄相关性黄斑变性渗出型:二者均发生在老年人,出血形态有时有相似之处,但老年黄斑变性的黄斑部视网膜出血多伴有脉络膜新生血管膜(CNV)色素上皮脱离、神经上皮脱离。FFA和ICGA可发现脉络膜新生血管膜,可与大动脉瘤鉴别(图13-3-54)。

(4) 视网膜毛细血管瘤:多发生在视网膜周边部,血管瘤有粗大的输入和输出血管,与大动脉瘤不同。

(5) 特发性视网膜血管炎、血管瘤、视神经视网膜炎综合征:病因不明,多见于年轻人。

【治疗和预后】大动脉瘤有一定的自发闭塞倾向,病变远离黄斑区、无明显视网膜出血渗出者可观察。病变累及黄斑区,视网膜出血者可行光凝,可直接光凝血管瘤或光凝血管瘤周围。目的是使动脉瘤和其周围的扩张小毛细血管床闭锁。大动脉瘤合并玻璃体积血者可观察等待其吸收,以后再行视网膜光凝治疗。预后一般较好,病变累及黄斑区者视力预后差。距离黄斑中心凹近的大动脉瘤光凝后发生远端视网膜萎缩,要慎重考虑光凝。

(吕永顺 黎晓新)

七、视网膜血管扩张症

要点提示

Mac Tel 2是一种双眼获得性疾病,多见于50~60岁人群。

Müller细胞的破坏使得血-视网膜屏障的完整性下降,开始出现FFA荧光素的晚期渗漏与血管壁的着染;视网膜透明度的维持失衡,出现视网膜的局灶灰变。

病灶最早常始于黄斑中心凹颞侧,可表现为黄斑中心凹处偏离正常对称的形态及偏颞侧的小凹陷,临床中常被忽略。

(一) 视网膜血管扩张症的命名及分类

特发性黄斑视网膜血管扩张症(idiopathic macular telan-

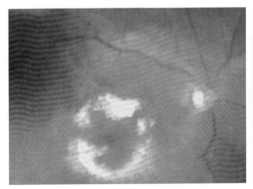
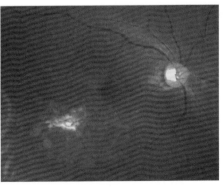

图13-3-54 患者治疗前后对比

左图为治疗前,右图为治疗后,治疗后硬性渗出明显减少

giectasia，Mac Tel）早在 1982 年 Gass 提出是以特发性的、黄斑区毛细血管网异常扩张为特征，而非继发于炎症或阻塞性等已知原因的黄斑区视网膜血管扩张性疾病的统称，其后经过了多种命名和分类。近年来，随着眼底影像技术的发展，特别是 OCT、OCTA 等新技术的出现及普及，对于该疾病的发病机制、临床表现、影像学特点又有了很多新的认识。

"特发性黄斑视网膜血管扩张症"（idiopathic juxtafoveolar retinal telangiectasis，IJRT）最早由 Gass 和 Oyakawa 于 1982 年正式提出。1993 年，经过以 140 名患者为对象，为期 28 年的跟踪研究后，Gass 和 Blodi 进一步将"特发性黄斑视网膜血管扩张症"进行分组，共分三大组：①第一组为渗出性，又称为动脉瘤样毛细血管扩张，根据发病范围分为 1A，1B。②第二组为非渗出性，又称为黄斑旁毛细血管扩张，根据有无家族史分为 2A，2B。③第三组为阻塞性，根据有无全身病变分为 3A，3B。

直到 2006 年以 Yannuzzi 为首组成的命名小组，将特发性黄斑毛细血管扩张（idiopathic macular telangiectasia，IMT）进行了简化分类：将原来的 1A，1B 合并为 1 型即动脉瘤样毛细血管扩张（aneurysmal telangiectasia，Mac Tel 1）；原来的 2A 独立为 2 型即黄斑旁毛细血管扩张症（perifoveal telangiectasia，Mac Tel 2）；而原来的 2B，3A，3B 因极为少见而排除在外，被国际普遍认可。目前 Mac Tel 1 被认为是轻型的成人 Coats 病，而且相关研究表明 Mac Tel 2 和 Mac Tel 1 的发病机制相去甚远，因此 Mac Tel 2 逐渐以一种独立的疾病被单独区分出来。

本节将重点阐述 Mac Tel 2 的临床特点与诊治。

（二）黄斑旁毛细血管扩张症

【发病机制】Mac Tel 2 是一种由不明原因导致的，特征性的黄斑区毛细血管网及与其连接的微动脉和微静脉异常，以及神经纤维层萎缩。目前被广泛认为是一种黄斑区神经退行性疾病，对其病理机制的主流猜想是 Müller 细胞退化说。Müller 细胞是人视网膜内最主要的神经胶质细胞。它纵向贯穿视网膜各层结构，其延伸的突触在外层视网膜的两端形成内界膜和外界膜，与视网膜各层神经元的细胞体以及突起存在广泛联系，参与 RPE 的信息交换，并与视网膜血管发生多种功能的交互作用，可以通过释放抗氧化剂和神经保护因子来保护神经。部分学者提出了 Mac Tel 2 的早期发病机制假说：首发于 Müller 细胞的异常导致叶黄素积存的下降，使得在疾病早期可以出现黄斑旁区的高自发荧光病灶等的破坏；Müller 细胞的破坏使得血-视网膜屏障的完整性下降，开始出现 FFA 荧光的晚期渗漏与血管壁的着染；视网膜透明度的维持失衡，出现视网膜的局灶灰变。在 Müller 细胞萎缩后，视网膜神经节细胞也将萎缩。OCT 图像显示的是黄斑区视网膜结构破坏、感光细胞层变薄，以及视网膜结构层次不清，均可佐证 Mac Tel 2 是一种原发神经退行性疾病。据推测之所以早期 Mac Tel 2 患者多不合并黄斑水肿或仅有轻度黄斑水肿，是因为 Mac Tel 2 的视网膜萎缩方向是由内层视网膜到外层视网膜的，并以 RPE 萎缩为自然终点，因此在 RPE 完整时，视网膜仍能维持正常的泵水能力；

而当新生血管产生后，黄斑中心凹处视网膜的厚度开始明显增加。Yannuzzi 等在 2006 年猜测 Mac Tel 2 的新生血管出现可能是视网膜结构（Müller 细胞）萎缩所继发，与视网膜血管瘤样增生可能分享共同的病理途径。这些观点和说法均有待进一步研究证实。

【临床表现】Mac Tel 2 是一种双眼获得性疾病，多见于 50 到 60 岁的老年人，其中部分患者可存在阳性家族史。虽然双侧累及是 Mac Tel 2 的特点，但通常情况下双眼的病程不同步，发病存在先后顺序。最常见的早期症状包括阅读能力受损、视力下降、眼前暗点遮挡、视物变形，视野检查出现暗点等。

在检眼镜下观察，大多数患者早期仅能发现部分特异性较低的体征，如黄斑中心凹反光消失、旁中心凹区域视网膜透明度下降、卵圆形局灶灰变等，这些体征可能跟 Müller 细胞功能紊乱相关。尽管 FFA 检查是诊断 Mac Tel 2 的金方法，但是与更为敏感的眼底自发荧光相比较，该阶段 FFA 可能见不到明显异常病灶，或单纯于 FFA 晚期见到可能因视网膜毛细血管壁功能受损和黄斑区色素丢失致窗样缺损所引起的强荧光弥散渗漏和管壁着染。采用 OCT 检查 Mac Tel 2（图 13-3-55），病灶最早常始于黄斑中心凹颞侧，可表现为黄斑中心凹处偏离正常对称的形态及偏颞侧的小凹陷，临床中常被忽略。

随着疾病的进展，颞侧眼底可能会出现轻度毛细血管扩张（多累及深层视网膜）以及边界欠清、直角走行、明显粗于同级静脉的视网膜小静脉，这些体征可在 FFA 图像上清楚显示。黄斑区组织出现萎缩，萎缩方向自内层视网膜到外层视网膜，OCT 图像可清楚显示早期偏离黄斑中心凹颞侧视网膜内层的低反射腔隙样改变（见图 13-3-55），继续发展则可出现视网膜的外层萎缩，也可表现为假性黄斑板层裂孔或全层裂孔，最终以外层视网膜的感光细胞层消失为终点。

近年来逐渐新兴的 OCTA 技术可以无创、早期、分层、定量、直观观察血管的扩张或异常稀疏、成角走行，相比金标准的 FFA 检查更具备便捷、安全、无创等独特优势。OCTA 可以对 Mac Tel 2 的血管改变进行分层分析（图 13-3-56）。目前发现 Mac Tel 2 患者早期的浅层毛细血管稀疏，深层视网膜毛细血管则表现为扩张。随病程进展，深浅两层视网膜血管可出现沟通，并向无血管层侵袭。

病程晚期，直角静脉周围可出现色素增生。视网膜内色素斑块的产生通常与 RPE 细胞沿直角走行的扩张视网膜小静脉方向增殖迁移有关，常常与神经纤维层萎缩共同存在，并与视野暗点位置对应。视网膜色素斑块的出现具有特征性，也可提示新生血管存在，因而可以辅助 Mac Tel 2 的诊断和分期，具备重要的临床意义。视网膜的新生血管增生多发生于外层视网膜而非脉络膜，发生方向自内而外，累及范围较小，产生色素上皮脱离（pigment epithelial detachment，PED）的概率和范围也更小，由此可与渗出性年龄相关性黄斑变性相鉴别。但是，当新生血管向下向外浸润到脉络膜层并形成吻合支后，判断其原发位置变得困难，因此需要特别警惕以防误诊。

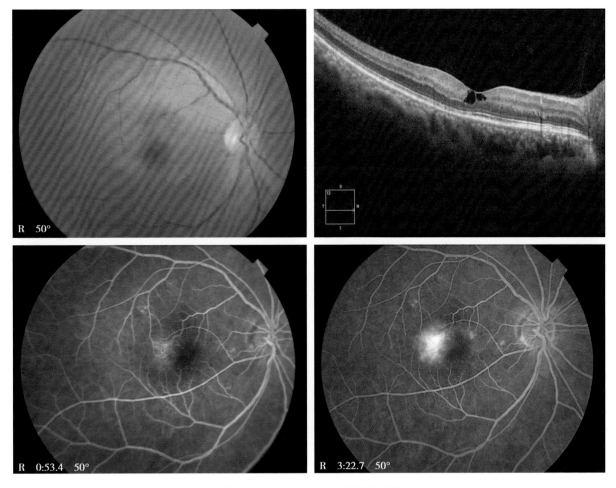

图 13-3-55 Mac Tel 2 眼底影像检查

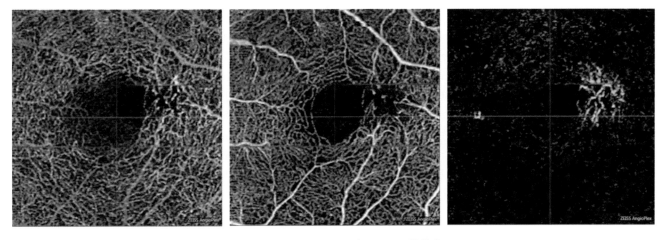

图 13-3-56 Mac Tel 2 眼底 OCTA 影像检查

目前 Mac Tel 2 主要是两大分期,一个是以血管扩张和黄斑区结构萎缩为特征的非增殖期,一个是以视网膜下新生血管(subretinal neovascularization,SRNV)为特征的增殖期。虽然关于 Mac Tel 2 的分期仍有争议,但这依然是目前为止应用最广泛的分期方法。

【治疗】到目前为止,还没有发现任何治疗方法能够有效

地减缓该疾病的慢性光感受器丧失。目前关于该疾病已知的最大研究是 The Mac Tel Natural History Observation Study,这是一个多中心的前瞻性研究,自 2005 年起招募了超过 1 000 名以上的 Mac Tel 2 患者,输送了关于 Mac Tel 2 的众多最新研究进展。但该研究仍在进行,应用 CNTF 等新型治疗手段正为 Mac Tel 2 的治疗提供新思路。考虑到对于非增殖期的 Mac Tel 2 和

伴随视网膜下新生血管的 Mac Tel 2(SRNV)所导致的视力下降机制的不同,该疾病的治疗也将以非增殖期和增殖期为区分来进行。目前对其已经进行过的常见的治疗包括:

1. 非增殖期 Mac Tel 2 局部视网膜光凝对于 Mac Tel 2 的治疗效果尚不确定。迄今临床研究结果多有矛盾,大多学者不支持应用该方法治疗非增殖期 Mac Tel 2。最早支持视网膜光凝治疗的研究依据来源于 Hutton 等于 1978 年进行的临床试验。研究者首次使用氩激光对 4 例伴有颞侧荧光素渗漏的 Mac Tel 2 患者的荧光素泄漏区域进行了光凝,并发现治疗后视力有所改善。但 Stoffelns 等在迄今最大的病例系列研究中,对 Mac Tel 2 的 20 只患眼采用激光治疗,结果显示除发现视网膜中央厚度减少外,视力并无改善。此外,多位学者曾质疑,激光光凝治疗不适用于非增殖期 Mac Tel 2 患者的原因不仅仅是其对于视力提高无益,而是可能增加视网膜下甚至脉络膜的新生血管,从而加剧病情恶化。

有关玻璃体腔注射糖皮质激素治疗 Mac Tel 2 的研究亦得到诸多矛盾结果,多数学者不支持应用该方法常规治疗非增殖期 Mac Tel 2。在目前纳入患者最多的关于玻璃体腔注射曲安奈德的回顾性无对照试验研究中,研究者采用玻璃体腔注射曲安奈德治疗 14 例患者(19 只眼),平均随访 21.2 个月,除荧光素渗漏灶减少外,视力并无明显提高。

玻璃体腔注射抗 VEGF 药物最早用于视网膜毛细血管结构功能异常导致的 Mac Tel 2 的治疗研究。抗 VEGF 药物对非增殖性 Mac Tel 2 的影响存在争议,目前大多学者不支持应用该方法常规治疗非增殖期 Mac Tel 2。Charbel 等关于玻璃体腔注射抗 VEGF 药物的临床试验结果显示,每个月固定注射贝伐珠单抗,1 年后患者的长期视敏度并无明显改善,黄斑区视网膜结构萎缩及中心暗点仍在缓慢发展。还有学者认为,考虑到 VEGF 对于视网膜的潜在神经保护性作用的影响,玻璃体腔局部应用抗 VEGF 药物可能会造成该病的神经退行性病变进一步恶化,进而导致疾病加重。

2. 增殖期 Mac Tel 2 目前对于合并视网膜下新生血管的 Mac Tel 2 患者,应用抗 VEGF 药物的治疗效果虽然尚缺乏大规模临床研究数据支持,但现有结果表明,其对视网膜下新生血管网的消退以及最佳矫正视力的提高均有一定临床意义。有报道显示,短期应用贝伐珠单抗可使部分新生血管、出血和浆液性渗出消退,黄斑区结构重建及最终视力提高。也有单药或联合用药的病例报道。2012 年,Narayanan 等对 16 例(16 只眼)增殖期 Mac Tel 2 患者进行抗 VEGF 治疗,4 只眼玻璃体腔注射雷珠单抗(ranibizumab),12 只眼玻璃体腔注射贝伐珠单抗(bevacizumab),结果显示平均 1.9 次单药注射即可有效减少中心视网膜厚度,提高视力,两种药物之间差异无统计学意义,这是迄今为止纳入增殖期 Mac Tel 2 患者最多的临床研究。因此,对增殖期 Mac Tel 2,出现新生血管相关的黄斑水肿,视力下降时,推荐按需进行抗 VEGF 治疗有助于消退新生血管,降低中心视网膜厚度,提升视力。

(黎晓新 石璇)

八、视网膜血管炎

要点提示

定义:视网膜血管的炎症性改变。

关键特点:

1. 视网膜血管呈节段性或融合性白鞘或白套包绕。

2. 血管渗出和闭锁,以及由此产生的视网膜缺血、视网膜出血、棉绒斑。

3. 可以影响视网膜小动脉称小动脉炎(arteriolitis),或者静脉称静脉炎(phlebitis)。

关键治疗:

1. 病因治疗。

2. 自身免疫性疾病合并视网膜血管炎,使用局部糖皮质激素和全身免疫抑制剂治疗。

3. 存在血管闭锁性改变,即无灌注区和新生血管时需要光凝治疗。

4. Behcet 病常合并弥漫性视网膜血管渗漏和新生血管,但不合并无灌注区,成为炎症性新生血管,无须光凝治疗。

视网膜血管炎可以是眼部单独的疾病,或者是全身血管炎症中的视网膜血管炎,可合并在各种感染、自身免疫、炎症或肿瘤疾病中。视网膜血管炎是威胁视力的疾病。诊断主要依靠临床表现、眼底图片、荧光素眼底血管造影、血液和眼内液体的实验室检测确诊。

(一) 命名和分类

【血管炎命名】2012 年 Chapel Hill 血管炎分类国际命名会议(International Chapel Hill Consensus Conference on the Nomenclature of Systemic Vasculitides,CHCC)定义:

1. 大血管血管炎(large vessel vasculitis,LVV) 主要影响主动脉及其分支的炎症,包括分支上的小血管,主要疾病有 Takayasu 动脉炎(Takayasu arteritis,TA)和巨细胞动脉炎(giant cell arteritis,GCA)(图 13-3-57);

2. 中等血管血管炎(medium vessel vasculitis,MVV) 主要影响中等度血管及其分支,主要疾病结节性多动脉炎(polyarteritis nodosa,PAN)和 Kawasaki 病(Kawasaki disease,KD);

3. 小血管血管炎(small vessel vasculitis,SVV) 分为抗中性粒细胞胞浆抗体(antineutrophil cytoplasmic antibody,ANCA)相关性小血管炎(AAV)和免疫复合体性小血管炎(immune complex,SVV),PR3-ANCA,MPO-ANCA,ANCA-negative 是 ANCA 相关性小血管炎的诊断依据;

4. 不稳定性血管炎(variable vessel vasculitis,VVV) 可影响任何类型血管的血管炎及动脉、静脉和毛细血管,典型病变是 Behcet 病(Behcet's disease)(图 13-3-58,图 13-3-59)和 Cogan 综合征(Cogan's syndrome);

5. 单一器官血管炎(single-organ vasculitis,SOV) 如皮肤小血管炎,神经系统血管炎等;

6. 合并全身病的血管炎或者可能病因的血管炎 如类风湿性血管炎(rheumatoid vasculitis)、狼疮性血管炎(lupus

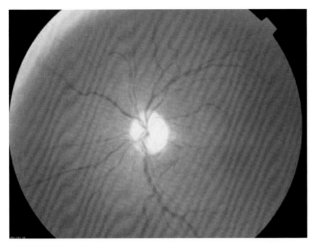
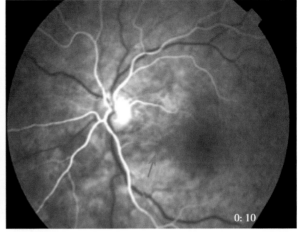

图 13-3-57 睫网动脉闭锁

图片显示左眼一支睫网动脉尚未充盈,黄斑区脉络膜尚未充盈,视盘色淡

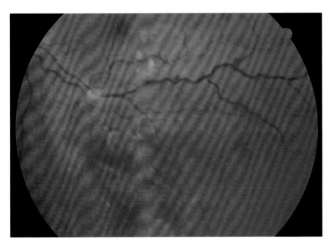

图 13-3-58 Bechet 病

以视网膜静脉为主(廖菊生教授供图)

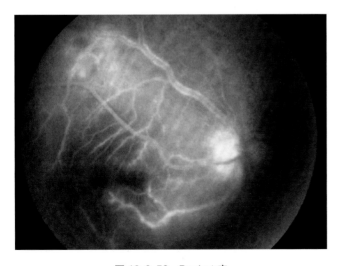

图 13-3-59 Bechet 病

患者视网膜动脉未侵犯,静脉管壁有荧光素着染,它的着染也伴随着渗漏,这个静脉没有走到尽端,说明有静脉的阻塞(廖菊生教授供图)

vasculitis)。

【病因学分类】视网膜血管炎可以是眼部孤立的血管炎症,如 Eales 病,也可以是全身血管免疫性疾病的一部分,如系统性红斑狼疮(SLE),结节病等。可以是感染性的,如疱疹病毒引起的坏死性视网膜炎,巨细胞病毒(CMV)性视网膜炎;也可以是非感染性的,并发于葡萄膜炎、后巩膜炎。

（二）眼底改变和诊断

视网膜血管炎有别于其他疾病的特点是视网膜血管呈节段性或融合性白鞘或白套,合并血管周围的炎症浸润。视网膜血管炎可以导致视网膜水肿、渗出和黄斑水肿。闭塞性视网膜血管炎常影响视网膜小动脉,神经纤维层毛细血管栓塞性表现为棉绒斑,闭塞性静脉炎(occlusive periphlebitis)表现为视网膜水肿和视网膜出血,视网膜动脉炎通常见于视网膜坏死和全身血管炎。后期继发于血管闭塞性改变有小血管扩张(telangiectasia),微血管瘤(microaneurysm)和视网膜新生血管,晚期可以玻璃体积血(vitreous hemorrhage)和牵拉性视网膜脱离(traction retinal detachment),虹膜红变(rubeosis iridis)和新生血管性青光眼(neovascular glaucoma,NVG)。

视网膜血管炎特征性改变有:

1. 血管壁周围鞘和套　这是血管炎的典型改变,主要成分是血管的炎性细胞,常见于多发性硬化症和 Eales 病,结节病(sarcoidosis)因炎症剧烈,血管鞘像蜡烛滴(图 13-3-60),结核病也可出现。霜样分支状血管炎(frosted branch angiitis),常常是弥漫的血管炎,发生在系统红斑狼疮(systemic lupus erythematosus,SLE),Crohn 病(Crohn's disease),弓形虫病(toxoplasmosis)和艾滋病(AIDS)。

2. 视网膜浸润　血管周围视网膜出血斑(图 13-3-61),常见于 Behcet 病和感染性葡萄膜炎。有时也见于视网膜坏死、巨细胞病毒性视网膜炎(cytomegalovirus retinitis),最终导致视网膜萎缩、裂孔形成甚至视网膜脱离。

3. 视网膜坏死　感染性葡萄膜炎合并视网膜坏死,如

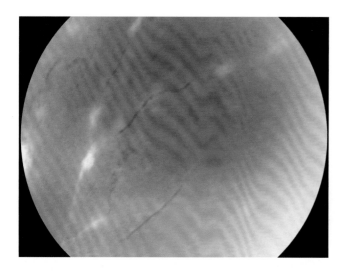

图 13-3-60　视网膜血管炎呈现管壁的蜡烛滴样改变

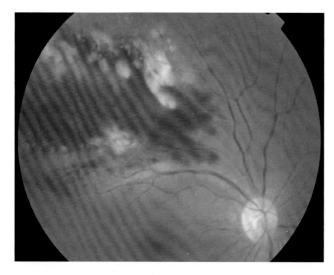

图 13-3-61　一急性髓细胞性白血病患者合并 CMV 病毒感染后的视网膜浸润

弓形虫病(toxoplasmosis)、水痘带状疱疹病毒(varicella-zoster virus, VZV)、单纯疱疹病毒(herpes simplex virus)、巨细胞病毒性视网膜炎、T-淋巴细胞病毒 1 型(T-cell lymphoma virus type 1)。

4. 视网膜缺血　视网膜毛细血管的闭锁在 FFA 上显示无灌注区(图 13-3-62),常常发生在结核(tuberculosis)和系统性红斑狼疮(systemic lupus erythematous, SLE)。

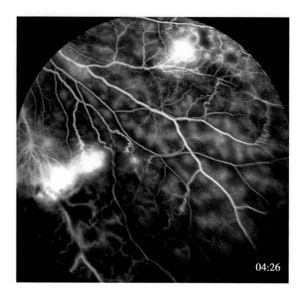

图 13-3-62　视网膜缺血 FFA

10 岁的患儿,右眼视力下降 20d,FFA 图片显示视网膜无灌注区和新生血管,患儿的结核菌素试验(+++),皮肤硬结最大直径 19mm,可见小水泡,T-SPOT 检测(−),考虑诊断为特发性视网膜血管炎,经光凝治疗后新生血管消退

5. 弥漫性视网膜血管反应　FFA 显示视网膜血管弥漫性渗漏,常并发于葡萄膜炎,因为葡萄膜和视网膜血管均为中胚叶起源,但是看不到血管白鞘或白套,随着炎症的控制,渗漏逐渐减少(图 13-3-63)。

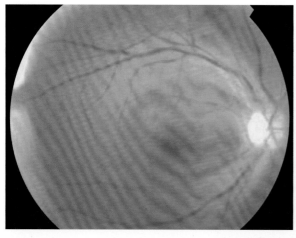

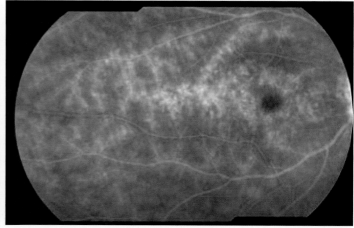

图 13-3-63　弥漫性视网膜血管反应眼底图像

患者男 45 岁,反复视物模糊 2 年,口腔黏膜溃疡,全身有时皮肤红斑,视力 0.2,jr6;眼底像未见血管鞘;FFA 显示视网膜血管弥漫性渗漏

6. 视网膜新生血管 视网膜血管炎的新生血管有两种情况，一种是闭塞性血管性，如 Eales 病，FFA 显示视网膜新生血管周围有无灌注区(见图 13-3-62)；另一种是炎症引起的视网膜新生血管没有无灌注区，这种视网膜新生血管也不需要用 PRP 治疗。

眼底的病变常常提示一些可能的诊断，详见表 13-3-6。

(三)实验室诊断

视网膜血管炎改变并发于眼底和全身多种疾病，除了眼底表现提供诊断思路外，血液和眼内液体的实验室检测为病因学提供重要的诊断信息。表 13-3-7 提供常用的血液检测项目类型。

表 13-3-6 眼底改变和可能的诊断

眼底改变	可能的诊断
静脉炎	Behcet 病,结核,结节病,多发硬化症,中间葡萄膜炎,Eales 病,人类免疫缺陷病毒感染
动脉炎	急性视网膜坏死,特发性视网膜血管炎、微血管瘤、视神经视网膜炎(IRVAN)综合征;全身血管病,如 SLE、多发动脉炎性结节病(PAN),Wegener 肉芽肿,Churg-Strauss 综合征和巨球蛋白血症
棉绒斑	全身血管炎:SLE,PAN,Wegener 肉芽肿,Churg-Strauss 综合征和巨球蛋白血症
视网膜内浸润	Behcet 病,立克次体感染(rickettsial infection),猫抓病(cat scratch disease)
视网膜坏死	急性坏死性视网膜炎,巨细胞病毒性视网膜炎,眼弓形虫病
视网膜和视盘上血管的血管瘤样扩张	IRVAN,结节病
霜枝状血管炎	特发性或者恶性细胞浸润(淋巴瘤、白血病),SLE,Crohn 病,弓形虫视网膜脉络膜炎,人 T-细胞病毒 1 型感染、获得性免疫缺损及其相关感染,单疱病毒感染,Epstein-Barr 病毒感染
炎症分支静脉阻塞	Behcet 病,结核,结节病(罕见)
视网膜动脉闭锁	SLE,PAN,Wegener 肉芽肿,Churg-Strauss 综合征,Crohn 病,Susac 综合征,猫抓病,地中海斑疹热,眼弓形虫病

表 13-3-7 血管炎的实验室检测

检查项目	临床意义
白细胞计数及分类(complete blood count with differential)	升高:感染、创伤、白血病等
	减少:再生障碍性贫血、病毒感染等
红细胞沉降率(erythrocyte sedimentation rate)	升高:感染、组织坏死、结缔组织病、恶性肿瘤、血液病、甲状腺功能亢进等
C-反应蛋白(C-reactive protein)	非特异性急性炎症指标:急性心肌梗死、手术创伤、肿瘤浸润、风湿病、SLE、白血病等
含肝肾功能、血糖的血液生化套包	了解肝肾功能
尿液分析(urinalysis)	尿蛋白、细胞
梅毒检测、结核菌素皮肤试验,必要时 T-SPOT	排查梅毒、结核
弓形虫、莱姆病、登革热、巴尔通体(猫抓病)检测	排查相关感染
人类免疫缺陷病毒,人 T-细胞淋巴瘤病毒 1 型,巨细胞病毒,单纯疱疹病毒,水痘-带状疱疹病毒,肝炎病毒等检测	血液检测,房水可以检测到巨细胞病毒、单纯疱疹病毒、水痘-带状疱疹病毒的感染
眼内液体病原体的 PCR 检测和玻璃体活检	眼内液体可检测病原体和炎性细胞因子
血清血管紧张素转化酶(angiotensin-converting enzyme,ACE)	检测结节病
类风湿因子(rheumatoid factor)	检测类风湿病
抗核抗体(antinuclear antibody,ANA)	筛查自身免疫性疾病
抗双链 DNA 抗体(anti-dsDNA)	检测 SLE
抗中性粒细胞胞浆抗体(antineutrophil cytoplasmic antibody,ACAN)	ANCA 相关血管炎
抗磷脂抗体(狼疮抗凝和抗心磷脂抗体)	多种风湿性关节炎、牛皮癣性关节炎、结缔组织病、脉管炎、骨髓增生、淋巴瘤、心肌梗死、多种病毒感染等
血清补体 CH50	增高:传染病和急性炎症、类风湿关节炎
	减少:急性肾炎、免疫复合物肾炎、急性粒细胞白血病、痢疾、流行性脑脊髓膜炎等早期升高,晚期降低

续表

检查项目	临床意义
可提取核抗原(extractable nuclear antigen,ENA)	Sm 抗体阳性:SLE
	抗 U1RNP 抗体阳性:混合结缔组织病
	抗 SS-A 和 SS-B 抗体阳性:干燥综合征
	抗 Scl-70 抗体阳性:硬皮病
	抗 Jo-1 抗体阳性:多发性肌炎和皮肌炎
	抗 Rib 抗体阳性:SLE
血清蛋白电泳(serum protein electrophoresis)	诊断:骨髓瘤、肾脏疾病
血清冷球蛋白类	巨球蛋白血症、淋巴瘤、自身免疫和感染性疾病
HLA 检测	免疫反应抗原:B27 在强直性关节炎频率 91%,SLE 与 DR2、DR3 关联,结核病与 BW35 关联,类风湿关节炎与 DW4 关联,多发性硬化症在 DW2、B7 发病率高
脑脊髓液细胞学检测	确定感染、肿瘤细胞、出血、狼疮细胞
胸部 X 线、MRI	排查结核等

(四)疾病监测

1. 活动期病变 活动性视网膜血管炎表现为围绕视网膜血管的渗出,视网膜血管炎有别于其他疾病的特点是视网膜血管呈节段性或融合性白鞘或白套,合并血管周围的炎症浸润。视网膜血管炎可以导致视网膜水肿、渗出和黄斑水肿。闭塞性视网膜血管炎常影响视网膜小动脉,小动脉的梗死表现为棉绒斑。闭塞性静脉炎(occlusive periphlebitis)表现为视网膜水肿和视网膜出血。

2. 进展期病变 血管闭锁后毛细血管网消失,FFA 看到无灌注区形成。进一步可发生视网膜新生血管和新生血管性青光眼以及视网膜脱离。

(五)血管炎治疗

1. 病因治疗 如果确定结核感染,应该抗结核治疗,梅毒引起的要抗梅毒治疗,CMV 或疱疹病毒引起的要抗病毒治疗。

2. 自身免疫性疾病合并视网膜血管炎 使用局部糖皮质激素和全身免疫抑制剂治疗,治疗前要排除感染性疾病,激素和免疫抑制剂会加重或延长感染性疾病的血管炎或延长病程。局部糖皮质激素可以使用眼内制剂,如 Ozudex 或者曲安奈德。使用免疫抑制剂逐渐减少糖皮质激素的口服。全身血管炎可以用秋水仙碱(colchicine)、环孢素 A,硫唑嘌呤(azathioprine),甲氨蝶呤、吗替麦考酚酯(mycophenolate mofetil)、烷化剂如环磷酰胺等。

3. 特发性视网膜静脉周围炎(Eales 病) 是原发闭锁性血管病变,没有确定的病因,男性多见,视网膜出现无灌注区和新生血管,进一步发展有玻璃体积血和牵拉性视网膜脱离,在无灌注区和新生血管阶段需要光凝治疗,激光只针对视网膜新生血管,而不是全视网膜光凝(PRP);在玻璃体积血和牵拉性视网膜脱离阶段需要行玻璃体手术。Eales 病与结核病有一定的关联,要注意排查结核病。

4. 特发性视网膜血管炎、微血管瘤和神经视网膜炎(idiopathic retinal vasculitis,aneurysms,and neuroretinitis,IRVAN)综合征 描述一组血管炎、多发血管瘤、神经视网膜炎和周边大面积无灌注区,全身未发现异常,常常需要周边大面积全视网膜光凝(PRP)。

5. Behcet 病常合并弥漫性视网膜血管渗漏,甚至发生视网膜新生血管,这种炎性刺激产生的视网膜新生血管不合并无灌注区,光凝治疗只针对合并无灌注区的新生血管,没有无灌注区不要行光凝。

(黎晓新)

九、红斑狼疮视网膜病

要点提示

定义:红斑狼疮视网膜病是因自身抗体和免疫复合体,自身免疫系统错误的攻击导致的视网膜病变,最多可占全身多器官受累的 1/3。

关键特点:

1. 血管阻塞 棉绒斑、动脉阻塞、静脉阻塞。

2. 血管炎 血管扭曲、渗出。

关键治疗:

1. 合并白细胞、淋巴细胞、血小板的减少及抗核抗体 ANA 异常要转风湿免疫科排查。

2. 视网膜病变针对无灌注区、新生血管可行光凝治疗。

系统性红斑狼疮(systemic lupus erythematosus,SLE)是影响全身多器官的自身免疫性疾病。多发于 20~40 岁女性,男女之比为 1 : 9~1 : 7,幼儿或老人也可发病。SLE 视网膜病变患病率报道不一,有报道成年白种人为 7.1%~26%,白种儿童可达 35%。该病有自身抗体和免疫复合体,自身免疫系统错误地攻击皮肤、关节、心、脑、肺等器官,临床体征变异大,在眼部主要表现为干燥性角结膜炎、包括血管炎和血管阻塞的视网膜血管疾病、脉络膜病变和视神经病变。虽然眼部表现不是诊断标准的一部分,但较常见,最多可在 1/3 的 SLE 患者中观察到。

【SLE 的诊断】美国风湿病学会制定的 SLE 诊断标准见表 13-3-8。

表 13-3-8　SLE 的诊断标准

序号	体征	定义
1	颧骨红疹	扁平或微隆的固定红斑,蔓延到鼻唇部
2	圆形疹	红斑隆起性斑块伴粘连性角化性鳞屑和滤泡堵塞(萎缩性瘢痕可在老年病变中发生)
3	光敏感性	病史或问诊可发现对日光的异常反应导致皮疹
4	口腔溃疡	口腔或鼻咽溃疡,通常是无痛的
5	关节炎	非糜烂性关节炎,累及关节以上的两个关节,以压痛、肿胀或积液为特征
6	浆膜炎	1) 胸膜炎:胸痛或医生听到的摩擦或多发性分泌物的证据,或
		2) 心包炎:心电图或记录心包积液的证据
7	肾脏病	1) 持续性蛋白尿 >0.5g/d 或 >+++,如果不进行定量或
		2) 细胞型:红细胞、血红蛋白、颗粒状、管状或混合型
8	神经科疾病	1) 癫痫发作:在不存在违禁药物或已知代谢紊乱的情况下,或
		2) 精神病:在不存在长时间使用的药物或已知的代谢药物时要考虑
9	血液病	1) 溶血性贫血:网织红细胞增多症,或
		2) 白细胞减少:<4 000mm³,或
		3) 淋巴细胞减少:<1 500mm³,或
		4) 血小板减少症:不存在违禁药物时 <100 000mm³
10	免疫病	1) 抗 DNA:在异常滴度中对天然 DNA 的抗体,或
		2) 抗 SM:SM 核抗原抗体的存在,或
		3) 基于①血清中 IgG 或 IgM 抗心磷脂抗体的异常水平;②使用标准方法检测狼疮抗凝剂的阳性检测结果;或③已知梅毒的假阳性血清学检测至少 6 个月呈阳性的抗磷脂抗体的阳性发现经梅毒螺旋体固定或荧光密螺旋体抗体吸收试验证实
11	抗核抗体	通过免疫荧光或在任何时间点进行等效测定:抗核抗体异常,要排除有关药物诱发的狼疮综合征

SLE 与抗磷脂抗体综合征(APS)之间存在一定的关系。APS 患者可能有系统性红斑狼疮。然而,如果 APS 患者不符合美国风湿病学会 SLE 诊断标准,可以被诊断为狼疮样疾病(LLD)或原发性 APS。

抗磷脂(antiphospholipid,aPL)抗体诱导血管血栓形成,发病机制尚不完全清楚,但抗磷脂抗体的存在可增加血浆内皮素 1(ET-1)的水平,内皮素 1(ET-1)可影响动脉张力,并有助于血栓形成。在 aPL 阳性或原发性 APS 阳性的 SLE 患者中,由于视网膜中央或分支的动脉和静脉阻塞,伴有广泛的视网膜毛细血管无灌注,因此被称为休斯(Hughes)视网膜病变。如果 INR 比率大于 3,可预防复发血栓形成。脑血管疾病似乎是与休斯视网膜病变的 SLE 患者最相关的发现,有人建议,SLE 和抗磷脂相关性 Hughes 视网膜病变患者除了治疗潜在的风湿病外,还应开始抗凝治疗。

【临床表现】SLE 的眼部合并症主要为干燥性角结膜炎、视网膜血管阻塞性视网膜病变或视网膜血管炎,脉络膜病变,后巩膜炎和视神经炎。SLE 视网膜病变主要症状是视力下降或丧失。

SLE 视网膜病变早期最常见的改变是棉绒斑,动脉炎和视盘静脉炎也可发生,因而出现视网膜中央动脉/静脉阻塞(图 13-3-64),或者小动脉阻塞和小静脉阻塞(图 13-3-65),其他眼底表现有血管旁视网膜硬性渗出、视网膜血管迂曲、视网膜

大动脉瘤(retinal macroaneurysm)、微血管瘤(microaneurysm)。FFA 可以显示无灌注区。中期改变包括局灶或普遍小血管收

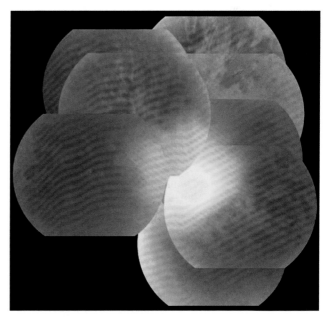

图 13-3-64　SLE 视网膜中央动脉/静脉阻塞
女性,16 岁,左眼突然黑矇,眼底像显示视盘前玻璃体积血,周围斑片状视网膜深层出血

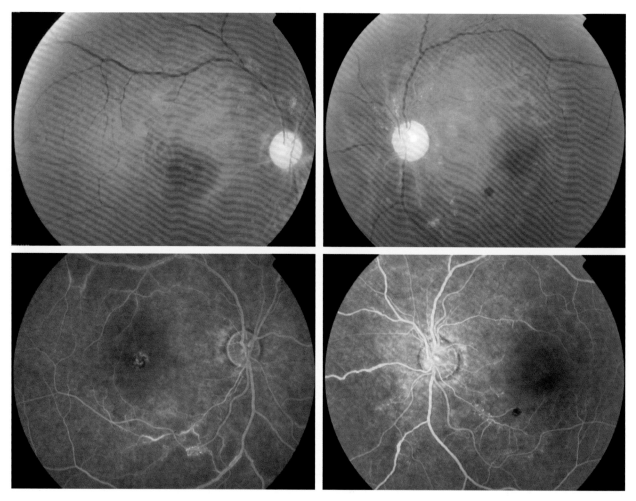

图 13-3-65 SLE 视网膜小动脉阻塞和小静脉阻塞

女性,32 岁,双眼视力下降,眼底像见视网膜上有出血点和硬性渗出;FFA 显示右眼(左下图)颞下支动静脉吻合,提示陈旧性颞下分支静脉阻塞

缩和静脉迂曲。晚期改变为视网膜小动脉闭塞以及继发增殖性视网膜病变、玻璃体积血、牵拉性视网膜脱离。其他视网膜表现包括视网膜大血管阻塞(视网膜中央或分支静脉阻塞,视网膜中央动脉或分支动脉栓塞)、色素改变(类视网膜色素变性)、继发于脉络膜疾病的渗出性视网膜脱离。一般认为 SLE 视网膜病变与 SLE 病情活动有关,与病程长短无关。

SLE 视网膜病变晚期阶段,可表现为视网膜外层弥漫性萎缩,特征为光感受器的普遍损失和外丛状层的变薄(图 13-3-66),可累及黄斑区。周边视网膜可见多量出血和血管阻塞。在视网膜和脉络膜中,报告偶见散在 T 细胞,未见 B 细胞浸润。视神经显示轴突的损失、间隔增厚以及轻到中度巨噬细胞浸润。在节细胞层、内外核层可检测到自身免疫反应(图 13-3-67),显示了针对视网膜细胞核,特别是光感受器的自身抗体的存在。

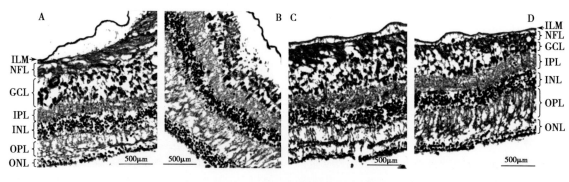

图 13-3-66 SLE 视网膜病变晚期光镜检查

视网膜外层弥漫性萎缩,特征为光感受器的普遍损失和外丛状层的变薄,可累及黄斑区;ILM:内界膜;NFL:神经纤维层;GCL:神经节细胞层;IPL:内丛状层;INL:内核层;OPL:外丛状层;ONL:外核层

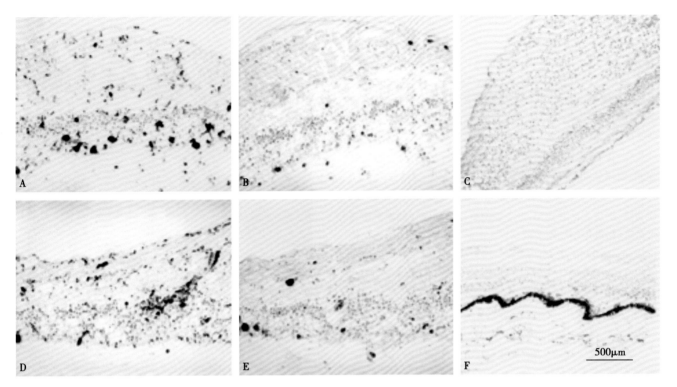

图 13-3-67 SLE 视网膜病免疫组化染色（CD68、CD3 和 CD20）

A 和 D. CD68；B 和 E. CD3；C 和 F. CD20

CD68 阳性细胞散在分布于视网膜，分布最多位于光感受器损失区域；少量、散在 CD3 阳性细胞可见于视网膜；未见 CD20 阳性细胞（绿色：甲基绿复染；棕色：阳性免疫染色）

【诊断与鉴别诊断】眼部病变均发生于 SLE 急性活动期，可伴有不同程度的全身脏器损害，因此 SLE 眼部改变提示了病变侵犯多系统和病情活动的情况，眼底检查可为治疗和预后提供客观依据。

【治疗】SLE 治疗应基于减轻血管炎症和改善自身免疫。严重 SLE 视网膜病变治疗使用全身性免疫抑制剂，激光针对视网膜新生血管形成或大面积无灌注区，球旁注射曲安奈德可能对血管炎有帮助，但缺少随机对照的研究数据，全身抗凝治疗也可应用。

（曹晓光　黎晓新）

十、增生性视网膜病变

要点提示

定义：以视网膜或视盘出现新生血管的一组疾病。

关键特点：

1. 合并无血管区或无灌注区。

2. 进一步发展容易出现纤维血管膜和牵拉性视网膜脱离。

关键治疗：

1. 病因治疗。

2. 联合治疗使用光凝/抗 VEGF。

3. 出现视网膜脱离考虑手术治疗。

增生性视网膜病变（proliferative retinopathies）是可以合并在全身疾病，如糖尿病视网膜病变，眼缺血综合征等，也可以合并在眼的缺血和炎症性疾病，如 Eales 病、视网膜静脉阻塞、早产儿视网膜病变，晚期视网膜脱离等。下面对常见的增生性视网膜病变进行归纳。

【发生机制】可以由于缺血、炎症和肿物刺激产生一些细胞因子、巨噬细胞等，直接作用在内皮细胞的细胞因子有：血管内皮生长因子（vascular endothelial growth factor，VEGF），成纤维细胞生长因子（fibroblast growth factor，FGF），转化生长因子-α（transforming growth factor-α，TGF-α），血小板衍生内皮生长因子（platelet-derived endothelial growth factor，PEGF）；不直接作用在内皮细胞的还有转化生长因子-β（transforming growth factor-β，TGF-β），肿瘤坏死因子-α（tumor necrosis factor-α，TNF-α）等。这些物质刺激血管内皮细胞分泌蛋白水解酶，造成毛细血管基底膜的溶解。然后内皮细胞移行，细胞长出骨架，形成管腔，周细胞围绕成为新生血管，新生血管与正常血管不同，容易破裂出血、纤维瘢痕，形成视网膜前膜，进而容易形成牵拉性视网膜脱离，甚至孔源性视网膜脱离。

【临床特征】

1. 糖尿病视网膜病变 糖尿病视网膜病变（DR）分为背景期（非增生期）和增生期，增生期是以视网膜新生血管出现为标志。新生血管出现在视盘上或者视网膜上，视盘新生血管反映视网膜严重的缺血，新生血管破裂产生玻璃体积血。视网膜新生血管出现刺激胶质细胞增生形成纤维血管膜，使病变进入增生期的进展期，进一步发展为牵拉性视网膜脱离（见

图 13-3-29),甚至牵拉孔源形成混合性视网膜脱离。

2. 高黏滞综合征　高黏滞综合征(hyperviscosity syndrome)见于慢性粒细胞白血病(myelogenous leukemia),常有白细胞数增高,有时可以高达 100 000 个/mm³,这种白细胞数量增高造成周边视网膜血流淤滞,小静脉扩张,静脉周围血管鞘,毛细血管丢失和微血管瘤形成。新生血管发生在有灌注和无灌注交界的区域。类似的改变也见于红细胞增多症(polycythemia)。

3. 主动脉弓综合征和眼缺血综合征　主动脉弓综合征(aortic arch syndrome)是指大动脉硬化、动脉炎(Takayasu's disease)、梅毒性主动脉病(syphilitic aortic)影响到主动脉弓和颈动脉,出现大动脉狭窄,发生视网膜视盘和周边的视网膜新生血管,如果影响到眼前段可发生虹膜新生血管,称眼缺血综合征(ocular ischemic syndrome)。周边部密集的光凝或冷凝可以消退新生血管。

4. 颈动脉海绵窦瘘　颈动脉海绵窦瘘(carotid cavernous fistula)是指颈动脉的血液直接进入海绵窦静脉系统,继而发生缺血刺激视网膜新生血管形成。全视网膜光凝可以消退新生血管形成。

5. 视网膜血管炎　新生血管可以由炎症激发血管增生,如系统性红斑狼疮(SLE),即使在抗核抗体(ANA)或补体水平正常时,有些视网膜血管炎除了阶段性血管鞘,大面积无灌注区、视网膜出血和渗出,也会发生视网膜新生血管(图 13-3-68),治疗上除了抗炎症还应对新生血管及其周围的无灌注区进行光凝,目前也可联合抗 VEGF 治疗。

6. 皮肤色素失禁症　皮肤色素失禁症(incontinentia pigmenti)是性连锁显性遗传病,影响皮肤、神经系统和眼,出生后几天患儿手足皮肤出现红斑和水泡,持续几周,发展为疣状病灶持续数月,直到身体上出现黑色点状色素;1/3 患儿合并脑水肿、小脑和智力障碍;1/3 合并眼部病变:周边视网膜血管发育差、动静脉吻合、微血管异常和视网膜新生血管,可进一步出现玻璃体积血和视网膜脱离。

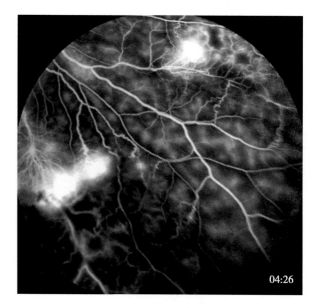

图 13-3-68　视网膜血管炎

10 岁男性患儿,视网膜毛细血管弥漫性渗漏,强荧光是新生血管所在的部位,患儿 PPD 试验强阳性

7. Eales 病　年轻人双眼的静脉周围炎(periphlebitis),常合并血管闭锁(图 13-3-69)、视网膜无灌注区,进一步发生视网膜新生血管(见图 13-3-68)、视网膜出血和牵拉性视网膜脱离。部分患者可以检测出活动性结核,眼部治疗早期合并无灌注区时可行局部光凝,一旦发生玻璃体积血和牵拉性视网膜脱离需要行玻璃体切除手术。

8. 静脉阻塞　无论是视网膜中央静脉阻塞(CRVO)还是分支静脉阻塞(BRVO),当合并大面积无灌注区都会诱发视网膜新生血管的出现,新生血管逐渐出现纤维膜,是发生玻璃体积血、牵拉性视网膜脱离的主要原因,牵拉性视网膜脱离更常见于分支静脉阻塞。

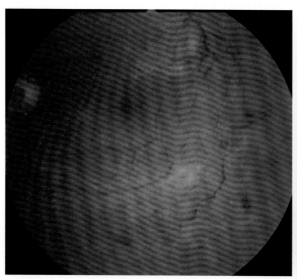
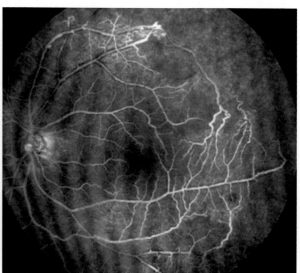

图 13-3-69　Eales 病患者显示视网膜静脉闭锁

9. 早产儿视网膜病变 早产儿视网膜病变(ROP)因血管闭锁,周边部存在大面积无血管区,释放的各种血管增生的细胞因子(如前述)在有血管区的末梢毛细血管部发生新生血管,局部的血管扩张称Plus病,预示疾病处于活动状态。新生血管破裂出血,由于新生儿玻璃体的高黏滞性,玻璃体积血不易吸收,迅速出现周边纤维膜形成,牵拉视网膜血管。因颞侧血管发育滞后,病变因此主要影响颞侧周边视网膜。

10. 葡萄膜炎(uveitis),鸟枪弹样脉络膜视网膜病变(birdshot chorioretinopathy)等葡萄膜的炎症,只要周边发生视网膜血管闭锁或者周边视网膜脱离造成周边视网膜的缺血缺氧都可以引发视网膜血管的增生。

11. 陈旧视网膜脱离 无论视网膜脱离的性质,导致长时间周边视网膜的缺血缺氧都可以诱发新生血管形成,发生在视网膜、睫状体和虹膜上。治疗上通过手术复位视网膜,解除视网膜的缺血缺氧,新生血管可以消退。

总之,增生性视网膜脱离的治疗要首先分析病因,进行病因治疗,如消退炎症;对合并VEGF升高的病因可以加用玻璃体腔抗VEGF的药物,但要注意如果合并纤维血管膜,注入抗VEGF药物会引起膜的收缩,加重牵拉性视网膜脱离;对存在大面积无灌注区的视网膜新生血管要考虑行全视网膜光凝或冷凝;对存在牵拉性视网膜脱离要行玻璃体手术治疗。

(黎晓新)

第四节 黄斑病(含交界区病)

要点提示

定义:中浆是以脉络膜血管扩张渗漏、视网膜色素上皮屏障功能障碍、黄斑部或附近区域神经视网膜局限性浆液性脱离为特征的常见黄斑疾病。

关键特点:

● 与全身应激或使用激素有关;

● 患眼黄斑部或附近区域神经视网膜局限性浆液性脱离;

● 症状为视物变形、变小和变暗,有自限性自愈特征,严重者发生大泡性视网膜脱离。

关键治疗:

● 首选半量光敏剂维速达尔的光动力疗法(PDT);

● 其次可以采用激光光凝渗漏点或微脉冲激光治疗。

一、中心性浆液性脉络膜视网膜病变

中心性浆液性脉络膜视网膜病变(简称"中浆")最初由von Graefe报告,直至1965年有了荧光素眼底血管造影(FFA)技术以后,Maumenee才肯定了中浆是视网膜色素上皮(RPE)屏障功能受损导致浆液性RPE和/或神经视网膜脱离;1967年Gass对该病发病机制和临床特征进行了经典描述,并将该病称为特发性中心性浆液性脉络膜病变。由于该病累及脉络膜和视网膜,目前较为通用的名称为中心性浆液性脉络膜视网膜病变(central serous chorioretinopathy,CSC)。

【病因及危险因素】病因尚未完全明确。中浆患者中,A型行为特征者比较常见,发病前常伴有应激情况发生,此时患者血液中儿茶酚胺和皮质醇水平升高。在动物实验中,反复注射去甲肾上腺素和糖皮质激素能诱发类似中浆的临床表现。其他高危因素还包括抽烟、酗酒、应用抗生素和抗组胺药物、自身免疫病、高血压、肾上腺肿瘤等。

吲哚菁绿脉络膜血管造影(ICGA)用于中浆的临床研究后发现,中浆患者病灶对应处脉络膜血管通透性过高,导致脉络膜组织内静水压过高,引发局部RPE脱离,进而机械性破坏RPE屏障,液体渗漏进入神经视网膜下,导致浆液性神经视网膜脱离。

【病程及转归】多数中浆患者急性发病后4~6个月自行好转,视力多可恢复正常,所以多被认为是一种自限性疾病。但部分患者视物变形、对比敏感度下降、色觉异常等视功能改变可持续存在。少数患者病程迁延持续6个月以上。病变区域弥漫性RPE功能失代偿者,则定义为慢性中浆。这部分患者病变多较严重,常伴有永久性视力下降。长期迁延不愈可继发脉络膜新生血管(CNV),甚至导致永久视力丧失。

【流行病学】国内尚无中浆的流行病学数据,美国一个以县为基础的研究报告显示中浆的年发病率是5.8/100 000,其中男性患者比例高达80%,多在45岁之前发病,20%~40%的患者双眼发病。中浆患者首次发病后,约30%~50%可再次复发。10%患者可复发3次以上。国内一项中浆大样本回顾性研究数据显示,534例患者中,平均年龄(45.40±8.18)岁,男女之比为3.3:1,双眼发病占19.67%。

【临床症状和相关检查】患者轻、中度视力下降,视物变形、变小并伴有色觉改变;中心或旁中心暗点;对比敏感度降低;由于黄斑区浆液性脱离导致患者远视性屈光改变。

1. 眼底照相 眼底检查可见黄斑或黄斑区外卵圆形或圆形浆液性视网膜脱离,脱离的视网膜呈半透明泡状隆起,隆起的边缘可见反光晕,中心凹光反射消失,脱离区视网膜下可有黄白色点状沉着物(图13-4-1),对应FFA渗漏点部位常可见脱色素黄色小点,浆液性视网膜脱离区内或毗邻水泡样RPE脱离,病程较久者可伴色素紊乱或RPE萎缩区(图13-4-2)。少数患者表现为单纯浆液性色素上皮脱离,并可以长期存在。

偶有患者在浆液性脱离区见到浅灰色混浊,组织病理学研究发现视网膜下/和RPE下有纤维素存在,随着浓度的增加,纤维素分子聚合,形成卵黄色或灰色混浊,此为伴有纤维素渗出的中浆(图13-4-3),在光动力疗法(PDT)治疗后随着RPE渗漏终止该渗出迅速消退。

一些患者由于接受了不适当或由于全身疾病必须使用糖皮质激素治疗,导致浆液性脱离加重,表现为下方渗出性大泡性视网膜脱离(图13-4-4),此为重症中浆的表现,可伴有RPE撕裂甚至永久视力丧失。

2. FFA 中浆患者典型的FFA表现是一个或多个RPE层荧光素渗漏,随造影过程表现为墨渍或冒烟状渗漏扩大(图13-4-5,图13-4-6),造影晚期在视网膜脱离区形成淡淡的盘状强荧光(图13-4-7)。大多数中浆患者合并浆液性RPE脱离,FFA表现

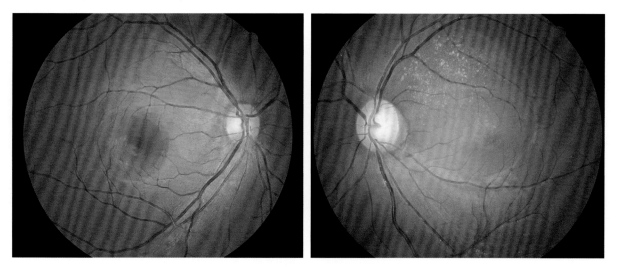

图 13-4-1 中浆患者眼底彩色照相

黄斑或黄斑区外圆形或卵圆形浆液性视网膜脱离,脱离区呈半透明泡状隆起,脱离区视网膜下可有黄白色点状沉着物

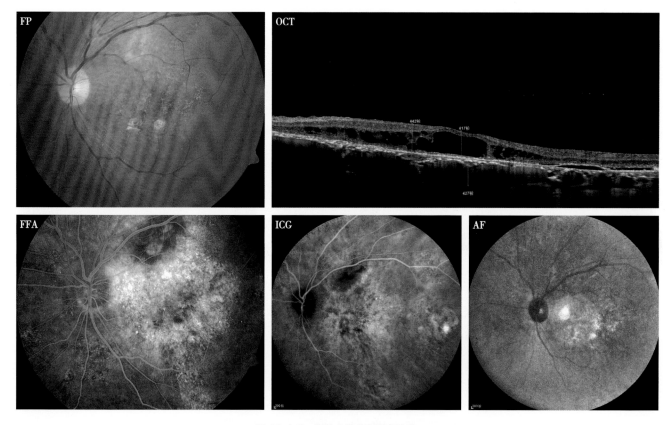

图 13-4-2 慢性中浆患者眼底改变

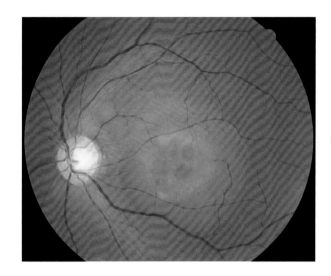

图 13-4-3　伴有纤维素渗出的中浆眼底彩色照相

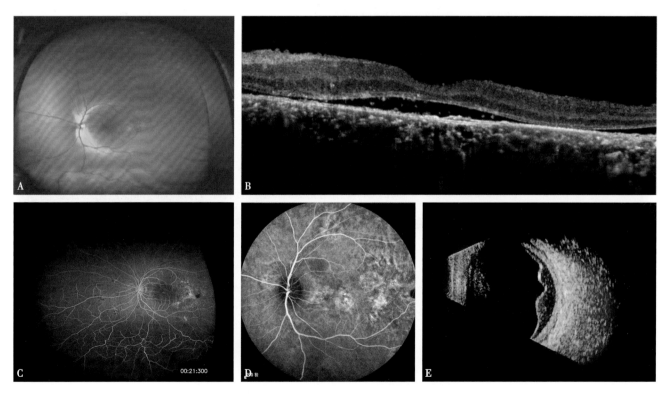

图 13-4-4　中浆患者眼底渗出性大泡性视网膜脱离
A. 左眼眼底照相；B. OCT；C. FFA；D. ICG；E. B 超

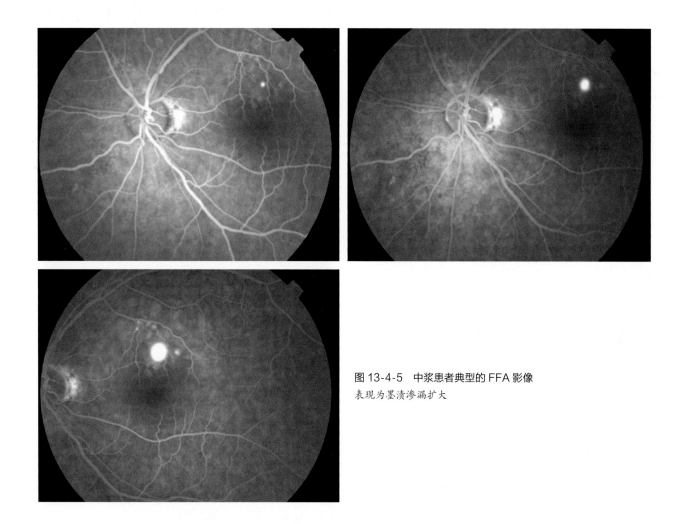

图 13-4-5 中浆患者典型的 FFA 影像
表现为墨渍渗漏扩大

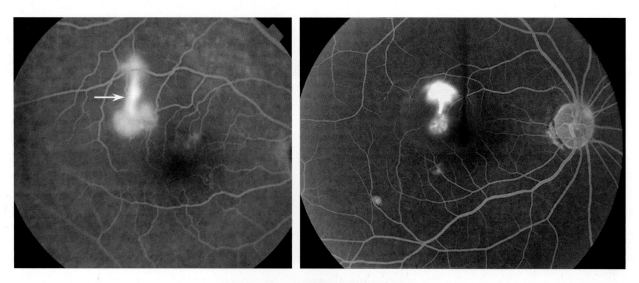

图 13-4-6 中浆患者典型的 FFA 影像
表现为冒烟状渗漏扩大

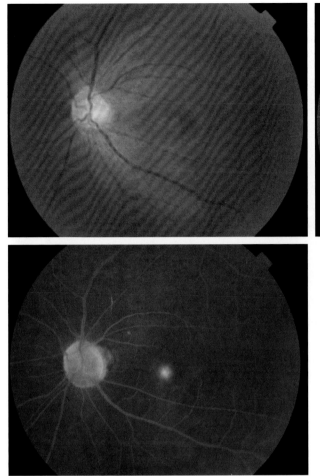

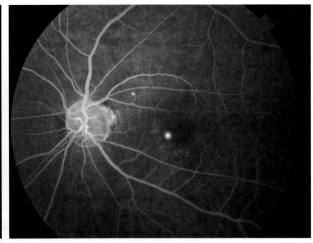

图 13-4-7　中浆患者造影不同时期眼底影像特征
FFA 晚期表现淡盘状强荧光

为造影后期界限清楚、形态大小不变、染色均匀的强荧光池。

一些患者病程迁延 6 个月以上，眼底表现为弥漫性视网膜色素上皮层功能失代偿，FFA 常不表现为典型的荧光素渗漏点，代之以后极部视网膜弥漫的 RPE 脱色素或色素沉着引起的窗样透见荧光或色素遮蔽荧光，在此基础上有些患者合并存在 RPE 渗漏点(图 13-4-8)，而 OCT 检查有明确浆液性脱离，此时称为慢性中浆(chronic central serous chorioretinopathy)。慢性中浆患者在病程迁延反复发作过程中，可见到由后极向下的带状透见荧光区，此为 RPE 萎缩所致。慢性中浆长年迁延不愈可继发脉络膜新生血管，甚至导致永久视力丧失。

3. 吲哚菁绿血管造影(ICGA)　早期和中期可见脉络膜血管扩张渗漏所致的强荧光区。这些强荧光区的范围常毗邻或包含 FFA 渗漏点位置(图 13-4-9)。

4. 相干光断层扫描(OCT)　能定性、定量检测视网膜和 RPE 的浆液性脱离并追踪视网膜下液消退过程，为临床病程提供了客观的检测方法。最新的 OCT 由于检测光波长增加，已可测量脉络膜血管层的厚度，可用以评估 PDT 治疗前后的脉络膜厚度改变(图 13-4-10)。

5. 其他检查　中浆患者急性期中心视野存在相对或绝对中心暗点，尤其是 Amsler 表检查暗点更明确，且有视物变形，恢复期后中心视野可以正常。但是对于病程长的病例或反复多次发作病例，中心视野可能存在相对的暗点。

【诊断】

根据临床症状，典型的眼底表现以及 FFA、ICGA、OCT 表现可以作出诊断。

1. 患者有典型临床表现，急性期轻度视力下降，视物变形、变小并伴色觉改变；慢性中浆患者可有中度甚至重度视力下降伴视物变形、变小、色觉异常等改变。眼底检查可见黄斑区典型视网膜神经上皮，伴或不伴视网膜色素上皮脱离。

2. FFA 检查可见典型 RPE 渗漏点，慢性中浆表现为后极部 RPE 失代偿所致的弥漫性透见荧光或伴有 RPE 渗漏点。

3. ICGA 检查可见病灶区域脉络膜血管扩张渗漏所致的强荧光。

4. OCT 检查显示后极部浆液性视网膜脱离或伴有浆液性 RPE 脱离。

【鉴别诊断】

需与下列眼底疾病鉴别：

1. 脉络膜肿物　无论是良性或恶性，无论位于后极部或周边部肿物，均可能合并浆液性黄斑脱离，最多见于脉络膜血管瘤。对这些病例，应用间接检眼镜检查、FFA、ICGA 以及眼超声检查综合判断，可以明确诊断。

2. 先天性视盘小凹(congenital optic pit)　该病为先天性视

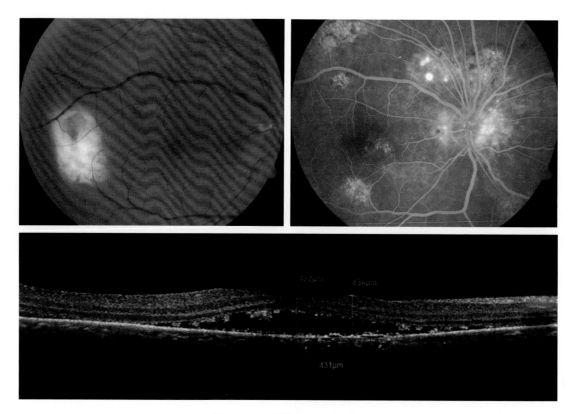

图 13-4-8　慢性中浆 FFA 影像

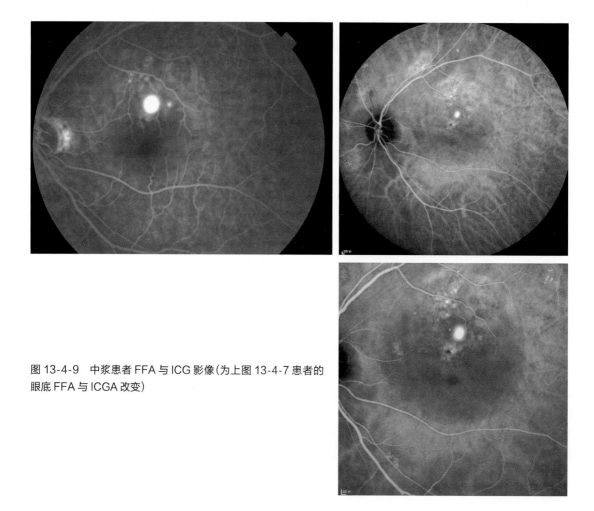

图 13-4-9　中浆患者 FFA 与 ICG 影像（为上图 13-4-7 患者的
眼底 FFA 与 ICGA 改变）

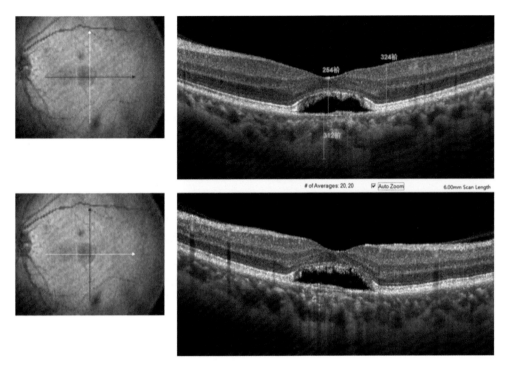

图 13-4-10　中浆患者 OCT 影像

神经发育异常,常在合并黄斑区浆液性脱离导致视力下降或视物变形时被发现,容易与中浆混淆。鉴别要点为:①视盘有典型的小凹状缺损,多位于视盘颞侧边缘;②FFA 显示小凹处早期弱荧光,晚期强荧光不退,黄斑脱离区无 RPE 渗漏点;③OCT检查显示黄斑脱离与视盘小凹相交通。

3. 下方裂孔或较小裂孔的孔源性视网膜脱离　孔源性视网膜脱离刚波及黄斑区时可类似中浆症状,散瞳详细检查眼底不难明确诊断。

4. 黄斑部脉络膜新生血管(choroidal neovascularization,CNV)　包括湿性老年黄斑变性以及特发性脉络膜新生血管等一大类疾病。典型 CNV 病灶黄斑区灰黄色渗出伴出血,与"中浆"易于鉴别。当 CNV 很小合并黄斑浆液脱离且不伴出血时与中浆不易鉴别,这一类病例可借助 FFA 以及 ICGA 加以鉴别。

5. 后葡萄膜炎　如原田病(Harada 病),在疾病早期可以引起黄斑区浆液性视网膜浅脱离,但该病还同时合并玻璃体炎、视盘充血、全身病变、内界膜紊乱,以及对抗炎治疗敏感,通过仔细询问病史、检查眼前节和后节及 FFA,可以作出正确诊断。

6. 息肉状脉络膜血管病变(polypoidal choroidal vasculopathy,PCV)　典型 PCV 的临床诊断比较容易,眼底黄斑区视网膜下浓密出血,ICGA 显示脉络膜异常血管网以及脉络膜毛细血管末端囊样扩张。但孤立静止的 PCV 表现可类似于中浆,这些不典型的 PCV 病例可表现为孤立的 RPE 脱离或者神经上皮脱离,甚至表现为中浆样的 RPE 渗漏点。此时,ICGA 在鉴别诊断上将起到决定性作用,中浆患者 ICGA 表现为脉络膜血管的扩张和渗漏,而 PCV 时 ICGA 表现为脉络膜毛细血管末端囊样扩张。甚至有一些病例,年轻时曾患中浆,年老时呈现典型的 PCV 表现,提示中浆和 PCV 可能存在某种内在联系。

【治疗原则与预后】

1. 保守治疗　基于中浆属于自限性疾病这一认识,长期以来很多眼科医生采用"保守"疗法,不给予治疗或给予非特异药物治疗,约 60% 的患者于患病 1~4 个月后自行好转,40% 左右患者长期迁延不愈导致视功能不可逆损伤。

2. 激光治疗　中浆患者采用激光光凝治疗是通过激光的热效应凝固 RPE 渗漏点从而达到治疗目的,通过封闭 RPE 渗漏点,缩短病程,有利于视力恢复。但由于激光光凝不能解决脉络膜毛细血管的扩张和渗漏,因此治疗后患者复发率较高。此外,由于激光光凝对组织的热凝效应有可能导致患者出现治疗部位对应的暗点,尤其不适用于中心凹下 RPE 渗漏点。甚至,激光治疗还可能损伤 Bruch 膜导致 CNV 形成。

3. 光动力疗法(PDT)　近年来国内外文献报道采用 PDT治疗中浆获得成功,其机制为利用光化学反应产生的活性氧自由基攻击脉络膜毛细血管内皮细胞形成微血栓,降低脉络膜高渗漏状态,从而阻止了由于脉络膜毛细血管通透性增加导致的渗漏。

PDT 最初用于治疗湿性老年性黄斑变性(wAMD),其所用光敏剂维替泊芬的剂量用于治疗中浆可能导致脉络膜缺血甚至诱发 CNV 形成。临床研究证明采用治疗 wAMD 所用光敏剂维替泊芬 50% 的剂量治疗中浆取得较好疗效,对于急性中浆患者治愈率达 94.6%,慢性中浆治愈率达 85.7%。治疗时根据ICGA 图像显示,激光光斑需覆盖渗漏点所在的脉络膜毛细血管扩张区,其他治疗参数同 wAMD。对于 50% 剂量维替泊芬PDT 治疗效果不好的患者,可采用个体化治疗逐步增加维替泊芬剂量,例如,70% 维替泊芬剂量甚至 100%。

4. 其他治疗　中浆的其他治疗还包括减少患者应激因

素,停止使用糖皮质激素,降低血压,减少血液中儿茶酚胺、糖皮质激素浓度等针对病因的治疗。近年来有文献报道眼内注射抗血管内皮生长因子药物治疗中浆,但未获得较强证据力度的临床研究支持。最近在 *Ophthalmology* 上发表的一项研究表明,PDT 方法治疗慢性中浆的疗效明显好于抗 VEGF 治疗。也有报道采用微脉冲激光治疗获得一定疗效,但视力获益不如 PDT。最近有文献报道口服螺内酯治疗中浆有一定疗效,但有效率尚不如 PDT。

(赵明威)

二、特发性浆液性视网膜色素上皮脱离

浆液性视网膜色素上皮脱离(serous detachment of retinal pigment epithelium)是指 RPE 与 Bruch 膜脱离。本病可单独发病,亦可为其他疾病的合并或前驱病变,例如中心性浆液性脉络膜视网膜病变(中浆)、年龄相关性黄斑变性、息肉样脉络膜血管病变等,单独发病者称为特发性浆液性视网膜色素上皮脱离。

【病因】特发性浆液性 RPE 脱离的病因不明,也可能是中浆或脉络膜新生血管性疾病的早期表现。

【临床表现】特发性浆液性 RPE 脱离患者一般无症状,可在眼底检查偶然发现。病变累及中心凹时可有眼前暗影及视物变形。一般视力减退不明显。检眼镜下 RPE 脱离常呈圆形或卵圆形、淡黄或灰黄色,拱形隆起,外围可见一橙红色晕。特发性 RPE 脱离的病变范围一般较小,约为 1/4~3/4PD,很少超过 1PD 以上,脱离的边缘几乎呈直角,边缘陡峭。

裂隙灯加眼底接触镜或前置镜检查时,用窄的裂隙可见脱离处光带向前隆起,如其中液体较为清晰,则脱离区内呈现透明的亮光,形如灯笼。如其中液体较混,则裂隙不能切进,侧照时可见脱离区透见红光。

荧光素眼底血管造影(FFA)时,RPE 脱离区在动脉前期或早期动脉期就显强荧光,勾画出脱离的范围,随着造影过程其亮度逐渐增强,一直持续到造影后期,但其形态、大小始终不变,当背景荧光消失之后它仍然清晰可见。病程久者,脱离区的 RPE 色素颗粒重新分布,排列呈轮辐状,造影时呈现辐射状

或线条状的弱荧光(荧光遮挡)。

相干光断层扫描(OCT)检查时,浆液性 RPE 脱离在 OCT 上呈现 RPE 光带特征性穹隆状隆起,隆起内部为液性暗区,其下可见 Bruch 膜的反光带(图 13-4-11)。当 RPE 脱离的液性暗区内出现高反射信号并遮挡其下的 Bruch 膜光带,或发生波浪状 RPE 隆起时,提示 RPE 脱离为新生血管性或出血性。

【诊断与鉴别诊断】RPE 浆液性脱离,根据其检眼镜、裂隙灯及荧光造影检查所见不难作出诊断。

干性年龄相关性黄斑变性常发生玻璃膜疣性 RPE 脱离,范围较大时常超过 1PD,甚至达到 2~3PD,多呈圆形,边界清。吸收后留下边界清晰的 RPE 萎缩区,称为地图状 RPE 萎缩。可单眼或双眼发病。

RPE 浆液性脱离还可见于视网膜下新生血管性疾病,如湿性年龄相关性黄斑病变,脉络膜新生血管(CNV)侵入 RPE 下发生渗漏引起 RPE 浆液性脱离。临床上鉴别 RPE 脱离是原发的浆液性脱离还是继发于新生血管非常重要。荧光素眼底血管造影对鉴别起很重要的作用:①原发性者染料来自脉络膜,出现时间较早,而继发于新生血管者,则染料出现较晚,因荧光素先充盈新生血管;②原发性者染料积存均匀一致,而继发者其染料积存多不均匀;③原发性者 RPE 脱离大多呈圆形,而继发性者多呈带有切迹的不规则形或肾形,新生血管多位于脱离区的切迹内或肾形的弯曲面内。

【治疗与预后】本病为一自限性疾病,一般不需要治疗,累及中心凹出现视物变形症状时可采用 PDT 治疗。RPE 脱离的预后,取决于病变的位置以及其下脉络膜病变的性质,如脉络膜病变于几周或几个月内痊愈,RPE 脱离消退不影响或较少影响视力,病程长且位于中心凹部位的 RPE 脱离对视功能有一定程度影响。

(赵明威　陈家彝)

三、急性后极部多灶性鳞状色素上皮病变

Gass 1968 年报告 3 例,定名为急性后极部多灶性鳞状色素上皮病变(acute posterior multifocal placoid pigment epitheliopathy,

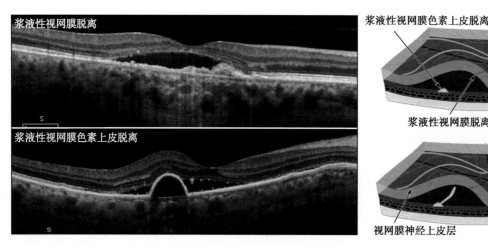

图 13-4-11　浆液性 RPE 脱离 OCT 影像及示意图

APMPPE)。近年来基于对脉络膜循环及其阻塞性疾病的研究，Deutman 及 Hayreh 认为本病原发于脉络膜，色素上皮为继发性受累，故本病应称为急性多灶性缺血性脉络膜病变(acute multifocal ischemic choroidopathy，AMIC)较为合适。

【病因】至今尚未明确。病毒感染可能为首要原因，多数意见认为本病为一免疫性疾病，可能是以病毒为抗原所致的免疫性反应引起的全身某些血管，如脉络膜毛细血管炎症性阻塞，从而影响了视网膜色素上皮(RPE)的正常功能。

【临床表现】青年患者多见，双眼同时或先后发病，主要症状为视力减退，起病急，重者视力仅能数指。轻者常伴有视物变形。全身可伴发头痛及感冒等症状。眼部可有眼球痛、眼眶痛及其他炎症改变。

1. 眼底检查 急性期为后极部视网膜血管下，散在多个奶油色或灰白色圆形、鳞形或不规则形病变，可孤立存在或互相连接成地图形，数周或数月后，急性病灶逐渐消退，于病变区出现色素增生及色素脱失(病损中央色素增生，外周环以色素脱失，图 13-4-12)。

2. 视野检查 可有绝对或相对性中心暗点或不规则形多个小片视野缺损。

3. 荧光素眼底血管造影(FFA) 活动性病变处，早期为弱荧光。Gass 曾解释为由于 RPE 细胞混浊肿胀炎症浸润，造影早期遮挡了其下面的脉络膜背景荧光。Deutman 等在造影时于病变区内见到有大的脉络膜血管显影，认为造影早期的弱荧光不是由于 RPE 炎症所遮挡，而是脉络膜毛细血管无灌注所致。急性脉络膜缺血后，其上的 RPE 受损，其屏障功能破坏，荧光逐渐渗入到有病损的 RPE 细胞，病变处呈现进行性不规则着染。病变恢复期，眼底呈现多处强荧光边界的弱荧光斑块，不再有活动性渗漏(图 13-4-13)。

4. 脉络膜血管造影(ICGA) 病灶区早期显示为弱荧光，持续至晚期表现为边界清楚且不规则的弱荧光区域。

5. 相干光断层扫描(OCT) 急性期 OCT 显示病灶区 RPE 及相应的感光细胞层结构异常，表现为椭圆体带断裂、视网膜下液，晚期 RPE 与感光细胞层融合。病程 3 个月后病灶区视网膜微结构可逐渐恢复。

【诊断及鉴别诊断】根据眼底所见及荧光造影结果不难作出诊断。

本病应与下列疾病鉴别：

1. 急性色素上皮炎 主要病变位于 RPE，在急性期眼底可见一眼或双眼黄斑区散在 2~4 个小群暗灰色，有时为黑色小圆点状病损，其周围可有小白圈。至退行期，这些灰色点可变得更黑或更淡。荧光造影在急性期病损正中弱荧光，外围强荧光，故有中黑外亮的小点组成的葡萄串状特殊形态。

2. 各种脉络膜炎 包括 Vogt-小柳原田综合征(VKH)、多灶性脉络膜炎、地图状脉络膜病变、鸟枪弹样脉络膜视网膜病变、结核性脉络膜炎、多发性一过性白点综合征等。不同的脉络膜炎各有其特征性眼底及影像学表现，可与本病相鉴别。

【治疗与预后】设想本病为脉络膜毛细血管前小动脉对不同病因的炎症反应，可为周身血管反应的一部分，故如能查出致病病因，可针对病因治疗。合并巩膜炎及葡萄膜炎者，对激素治疗反应较好，其他可用血管扩张药及视网膜神经营养药物，也有使用免疫抑制类药物治疗的报道。患者预后良好，多数病例恢复较快，一般可在 2~4 周逐渐消散，进入非活动期，视力逐渐恢复。原病变区代之以脱色素及色素斑相间的不规则病损。少数病例，当黄斑中央凹受侵犯时，则有永久性视力下降。偶有复发。

(赵明威 陈家彝)

四、视网膜色素上皮撕裂

视网膜色素上皮撕裂(ripping or tear of the retinal pigment epithelium)为 1981 年 Hoskin 等首先报告。

【病因】RPE 撕裂的真正病因尚不清楚，是 RPE 脱离较常见的并发症，推测病因为 RPE 下由于 CNV、出血或浆液性渗

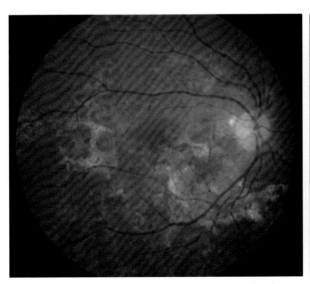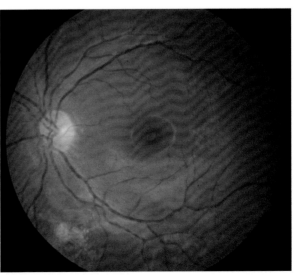

图 13-4-12 急性后极部多灶性鳞状色素上皮病变眼底影像

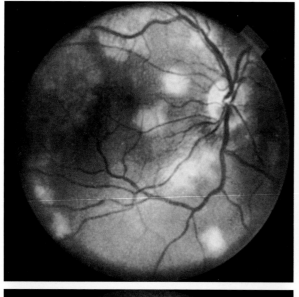

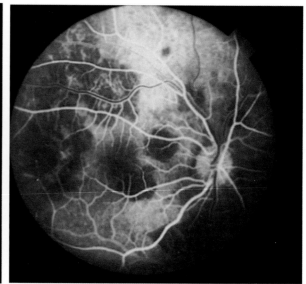

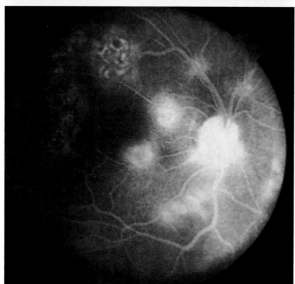

图 13-4-13　急性后极部多灶性鳞状色素上皮病变 FFA 影像

出等导致 RPE 下机械性牵引力过大引起。一般发生于年龄相关性黄斑变性以及息肉样脉络膜血管病变，也见于重症中浆。RPE 撕裂可以自发性发生，也可以发生于脉络膜新生血管类疾病治疗后，采用激光光凝、经瞳孔温热疗法（TTT）、光动力疗法（PDT）、抗 VEGF 疗法等均可以诱发 RPE 撕裂。

【临床表现与检查】RPE 发生撕裂时，患者感到视力突然下降，多数患者能准确说出视力下降的时间，视力下降明显时可低至 0.1 以下，且有视物变形。视野检查可发现绝对性暗点。

RPE 撕裂多见于 RPE 浆液性脱离的边缘。其典型形态为新月状的 RPE 缺损，新月状缺损的凹面朝向 RPE 脱离的中心，其外侧弧标志出以前 RPE 脱离的边界与撕裂形成的弧线。撕裂处的 RPE 自行向 RPE 脱离的中心收缩，形成与破裂口平行的 RPE 皱褶，其游离缘常增厚并向下卷曲，进入 RPE 下腔。总之 RPE 撕裂后病变区呈现两个形态不同部分，一部分为新月状扁平区 Bruch 膜裸露。另一部分为 RPE 隆起，为 RPE 撕裂的游离缘向下卷曲折入 RPE 下腔。

荧光素眼底血管造影：RPE 撕裂的典型改变为新月状的 RPE 缺损区 Bruch 膜裸露，早期即显强荧光，因该处失去了 RPE 屏障，荧光素可从脉络膜毛细血管自由弥散，显示晚期荧光素渗漏。卷曲进入 RPE 下腔的 RPE 游离缘处常增厚，即 RPE 折入处显弱荧光（荧光遮挡），因而其游离缘可以分辨。总之，荧光造影时 Bruch 膜裸露区呈均匀一致的强荧光，而 RPE 折入处则为弱荧光，二者对比明显，界线清晰。

脉络膜血管造影（ICGA）：RPE 撕裂缘呈现新月状强荧光，RPE 卷缩区呈现楔状弱荧光条带。

相干光断层扫描（OCT）：RPE 脱离灶中隆起的色素上皮强反光带中断，RPE 撕裂断端游离缘向下卷曲反折可形成多层 RPE，此处局部隆起呈高反射信号，其下方组织信号可被遮挡。

【诊断与鉴别诊断】根据本病的临床表现与检查所见即可作出诊断。本病应与下列疾病鉴别：

1. RPE 脱离　边缘陡峭，界限清晰，呈圆形或椭圆形隆起，脱离区内呈现透明的亮光，形如灯笼，称之为"灯笼现象"，荧光造影早期即呈强荧光，其亮度逐渐增强，其形态大小不变，后期不退(荧光积存)。

2. 地图状萎缩　有人曾将 RPE 撕裂产生的玻璃膜裸露区误认为地图状萎缩。此二者根据眼底所见及荧光造影所见可以鉴别。

【治疗及预后】本病目前尚无有效的药物治疗。有人认为病变初发时可考虑激光光凝治疗，但许多临床报告，RPE 撕裂多发生在激光光凝之后，因此应谨慎从事。病变不累及黄斑中央凹者，视力在一长时期内保持稳定，44% 的患者最终视力可达 0.2 或更好，但当 RPE 撕裂累及黄斑或向黄斑发展者视力预后差。

(赵明威　陈家彝)

五、视网膜下新生血管性黄斑病变

视网膜下新生血管性黄斑病变(sub-retinal neovascular maculopathy)是由脉络膜来的新生血管侵入黄斑区视网膜下，引起渗出、出血及纤维组织增生等病变的一组疾病的总称，又称为脉络膜新生血管(choroidal neovascularization，CNV)。由于 CNV 多发生于黄斑区，因此严重影响患者的中心视力，是常见的致盲性眼病之一。有关 CNV 发生发展的确切机制尚不清楚，一般认为，新生血管生成因子和抑制因子动态平衡的失调是产生新生血管的关键。在某些病理性因素(如缺氧)作用下，新生血管因子的合成和释放显著超过抑制因子的作用，这种动态平衡被打破，导致了新生血管的生长。

【病因】由于黄斑区视网膜具有高代谢的特征，对氧的需求量大，并且供应眼底后极部的脉络膜血管管径粗、血流量大，脉络膜毛细血管前小动脉经常处于高压状态等解剖因素；与年龄相关的 Bruch 膜上代谢产物的沉积导致氧弥散障碍；还有变性、炎症、外伤等因素都容易造成视网膜外层缺血缺氧，导致局部组织释放新生血管生成因子，最终导致新生血管形成。常见的引起 CNV 的原因有以下几种情况：

1. 变性类疾病　包括年龄相关性黄斑变性(age-related macular degeneration，AMD)、病理性近视、眼底血管样条纹，其他如卵黄样黄斑变性、Stargardt 病、遗传性视网膜变性如网状变性、蝶形变性、回旋样变性、视网膜色素变性等也可发生 CNV。

2. 炎症　包括特发性 CNV、弓形虫病、眼拟组织胞质菌病综合征、地图状脉络膜炎、慢性葡萄膜炎，其他如类肉瘤病、急性后极部多灶性鳞状色素上皮病变、鸟枪弹样脉络膜视网膜病变、多灶性脉络膜炎、真菌性脉络膜视网膜炎、结节病等。

3. 外伤或医源性　如脉络膜破裂、眼内异物等；眼部激光及手术后。

4. 常见于脉络膜肿瘤　如脉络膜骨瘤、脉络膜痣、脉络膜转移癌、脉络膜恶性黑色素瘤、脉络膜血管瘤等，脉络膜肿物的生长可使覆盖在它上面的 Bruch 膜变性或受损，也可发生 CNV。此外，CNV 还见于 RPE 错构瘤。

【临床表现与检查】CNV 早期可无自觉症状，随病变发展病灶扩大、渗漏和出血，导致中心视力减退、视物变形、视野中

心或旁中心暗点。严重者造成永久性视力损伤。

眼底检查可发现黄斑中心凹或旁中心凹下不规则类圆形灰白隆起病灶，可伴有渗出和出血。对于典型性 CNV，病灶边界清晰；如为隐匿性 CNV，则不易判断病灶边界，常合并黄斑区 RPE 脱离或神经上皮脱离。而 RPE 脱离又分为纤维血管性或浆液性。灰白色病灶表面或围绕其周围可有点、片状出血，也有患者黄斑区不同程度硬性渗出。晚期，黄斑区病灶形成瘢痕，表现为盘状黄斑病变。

荧光素眼底血管造影是发现视网膜下新生血管存在及定位的可靠方法。分为两种基本类型：

1. 典型性 CNV(classic CNV)　特点为在荧光造影早期有边界清晰的强荧光，晚期进行性荧光素渗漏，积存于 RPE 下或神经视网膜下，形成局限性强荧光。FFA 早期 CNV 可呈颗粒状、车轮状、斑片状或粗大血管形态，或表现为边界清楚的均匀的强荧光区，周围被弱荧光区包围。造影过程中 CNV 迅速渗漏荧光素，并互相融合，边缘模糊不清，晚期背景荧光消退后，病变处仍呈现相对强荧光。

2. 隐匿性 CNV(occult CNV)　又分为以下两类：①纤维血管性色素上皮脱离，FFA 早期，荧光素注射 1~2min 时，出现一个小而不规则的 RPE 下强荧光区，几分钟内荧光逐渐增强，至造影晚期，视网膜下组织染色或荧光素渗漏；②不明来源的晚期荧光素渗漏，FFA 早期无边界清晰的强荧光出现，荧光素注射后 2~5min，RPE 水平出现无源性荧光渗漏，常表现为斑点状强荧光，伴有神经上皮下染料积存。

此外，还有部分病例同时存在典型性和隐匿性 CNV，被称之为混合型 CNV(mixed CNV)。又包括两型：①典型性为主型，指典型成分占病变区域的 50% 以上；②轻微典型性，指典型成分占病变区域的 50% 以下。

在吲哚菁绿血管造影(ICGA)中，典型 CNV 的 ICGA 表现可能比 FFA 显示得更清楚，但也有的 CNV 在 ICGA 上可能表现边界不清，甚至不显示。隐匿性 CNV 在 ICGA 上可表现为焦点状、斑状或结合型。根据 CNV 在 ICGA 的表现，又可区分 CNV 为活动性和非活动性两类：①活动性 CNV 指 CNV 在 ICGA 早期就出现，晚期明显染色或渗漏，提示 CNV 具有较强的增殖能力及较高的通透性；②非活动性 CNV 又称静止性 CNV，指 CNV 在 ICGA 早期不显露，晚期才出现染色，提示 CNV 增殖能力较弱，含血管成分较少。

OCT 及 OCT 血管成像检查：OCT 可以直接对 CNV 进行横断面的结构性观察，并且可以反映 CNV 相关病变的表现。OCT 可以确定 CNV 与黄斑中心凹的位置关系；透过薄的积血或积液看到边界模糊的 CNV，从而判断其边界以及与 RPE 的位置关系；另外，对监测视网膜下积液(SRF)、视网膜间积液(IRF)和微小的神经感觉层脱离或色素上皮脱离(PED)，OCT 比眼底检查更敏感。对于视网膜厚度或 SRF 的积聚，OCT 检测具有客观、定量、可重复的特点；并可观察积液是否累及黄斑；对视网膜内新生血管(RAP)的分期有重要的诊断价值。而且，OCT 检查将观察到的结构变化关联到视功能的改变，可以阐述视力丧失的

机制,预测不同治疗的优缺点,并监测治疗的反应,如 RPE 撕裂、术后视网膜下出血以及脱离等都有其特征性的表现。对多次 PDT 治疗后 FFA 检查仍有可疑荧光素渗漏时,OCT 可鉴别持续性水肿、SRF 或纤维化的改变,并指导治疗。

最新的技术,OCT 血管成像(OCT angiography,OCTA)是近年来出现的新技术,除具备 OCT 的实时、快速、无创及高分辨率等优点外,还能清晰显示眼底血管形态,并且能够很好地将 CNV 和周围的外层视网膜组织、出血、RPE、Bruch 膜、RPE 层脱离下的静止物质区分开。除此之外,与眼底血管造影相比,OCT 血管成像能够更清楚地显示 CNV 的血管结构。

作为一种无创、三维、高分辨的血管成像技术,OCT 血管成像目前多应用于定性的形态学描述,未来应用它进行定量分析可能具有更大的临床和研究意义。

【诊断与鉴别诊断】脉络膜来源的新生血管,位于 RPE 下或神经上皮下(总称为视网膜下)。仅凭检眼镜检查很难确诊,结合以上多种影像学检查可以明确诊断。

鉴别诊断包括:

1. 息肉状脉络膜血管病变(PCV) 常表现为黄斑区视网膜下浓密出血,ICGA 显示脉络膜异常血管网以及脉络膜毛细血管末端囊样扩张可以确诊,但一些病例同时合存在 CNV,需加以鉴别。

2. 针对发生 CNV 的不同原因进行鉴别 临床上最为常见者为湿性 AMD、特发性 CNV 以及高度近视性 CNV。应注意不同病因 CNV 的治疗选择有所区别,预后也不一样。

【治疗与预后】CNV 的动态演变过程包括初起期、炎症活跃期和炎症退行期,对于已经产生的 CNV,传统的治疗手段包括针对病因的治疗、手术治疗、激光光凝、经瞳孔热疗(transpupillary thermotherapy,TTT)、光动力疗法(photodynamic therapy,PDT)等机械或物理手段去除或封闭新生血管,但这些治疗方法多数情况下不能使患者视力得到提高。

CNV 的药物治疗方法则主要针对新生血管形成因子以及 CNV 病变过程中的炎症过程,亦即抗新生血管治疗和抗炎症治疗,其中抗新生血管治疗目前以抗 VEGF 治疗为主流治疗,称为抗 VEGF 疗法。

自从 2006 年美国 FDA 批准抗 VEGF 治疗药物用于眼内注射治疗湿性 AMD 以来,CNV 的治疗疗效得到突破性进展,患者的视力提高可以达到 2 行左右。

1. 抗血管生成药物

(1) 抗 VEGF 单克隆抗体类药物:贝伐珠单抗(bevacizumab)是美国 FDA 批准的用于结肠直肠癌的抗 VEGF 药物。其化学本质是重组的人源化的抗 VEGF 单克隆抗体。研究表明玻璃体腔内注射贝伐珠单抗 1.25mg 治疗各种原因引起的 CNV 均有较好疗效,注射后视网膜厚度减低,视力提高,同时由于贝伐珠单抗眼内注射效果好且药物用量少,有可能使 CNV 的治疗成本大大降低。

为期 2 年的雷珠单抗和贝伐珠单抗治疗 AMD 比较研究(CATT 试验)显示,两种药物在治疗湿性 AMD 方面为非劣效,

按月给药视力恢复的效果比按需给药略好提升,但无论给药频率如何,两种药物治疗患者最终的视力结果相似,大约 60% 患者获得了较好视力(20/40 或更好)。由于贝伐珠单抗价格低廉,临床上得到更多眼科医生的青睐。

雷珠单抗是人源化重组抗 VEGF 单克隆抗体片段(Fab)部分,是贝伐珠单抗抗 VEGF 作用的活性片段,可结合及阻滞所有检测到的 VEGF 异构体,减少血管的渗透性并抑制 CNV 形成。该药的有效剂量为每次注射 0.5mg,间隔 1 个月重复注射,连续注射 3 次后可改为按需治疗或实施其他给药策略。基于真实世界临床研究数据表明,湿性 AMD 眼内注射次数平均约为第 1 年 5 针、第 2 年 3 针、第 3 年 2 针,有效治疗后患者黄斑区 CNV 病灶区水肿消退,CNV 趋于瘢痕化,水肿消退后视力平均可提高 1~2 行。

(2) 抗 VEGF 受体融合蛋白类药物:区别于单抗类药物,受体融合蛋白类药物是将 VEGF 天然结合的受体进一步组装成新的分子,其与 VEGF 的结合能力比单抗类药物提高达 100~200 倍。基于这一点,融合蛋白类药物的抗 VEGF 疗效持续时间相对更长。该类药物包括阿柏西普(aflibercept)和康柏西普(conbercept)。从药物结构上,阿柏西普和康柏西普略有区别,阿柏西普组装 VEGF 受体 1 的第二个结合结构域和 VEGF 受体 2 的第三个结合结构域;康柏西普组装的是 VEGF 受体 1 的第二个结合结构域和 VEGF 受体 2 的第三和第四个结合结构域,二者都再与人源化的 IgG 分子的 Fc 片段结合成一个新的复合物。值得一提的是,康柏西普是中国首个拥有自主知识产权的,获得世卫组织国际通用名的生物 1 类新药,于 2013 年 11 月获 CFDA 批准在国内上市,2018 年获美国 FDA 批准在全球范围内进行治疗 AMD 的Ⅲ期临床试验。受体融合蛋白类药物能强烈抑制 VEGF 诱导的内皮细胞增殖、迁移、成管及新生血管生成,表现出更强的生物学活性,目前临床研究表明,该类药物玻璃体腔内注射能明显改善最佳矫正视力与减少中心凹厚度,且疗效持续时间更长。

(3) 其他抗 VEGF 药物:2019 年 10 月在美国 FDA 获批上市的新药 Brolucizumab 是更小分子的人源化单链单克隆抗体片段(26kDa),有更强的眼内组织穿通能力,能够抑制 VEGFA 的所有亚型。HAWK 和 HARRIER 临床研究表明,采用 Brolucizumab 治疗湿性 AMD,有 51% 的患眼药物注射间隔可以达到 12 周,其中 75% 的患者 12 周的药物注射间隔可以维持两年,从而明显减少了临床上药物注射次数。

2. 糖皮质激素 激素治疗 CNV 的主要药理机制为抗炎作用,次要机制为抗血管生成作用。包括抑制前列腺素、白三烯等炎症介质的合成和释放,抑制可分泌血管生成因子的炎症细胞的迁移和活化,降低 VEGF 表达,稳定血-视网膜屏障,促使渗出吸收等。曲安奈德(triamcinolone acetonide,TA)是目前文献报道较多的眼内注射治疗 CNV 主要药物。TA 治疗 CNV 的给药方法为玻璃体内注射,剂量多为 4mg,也有报道使用 25mg 或其他剂量。治疗后主要副作用有眼压升高、白内障、眼内炎等。鉴于这些风险,目前的研究结果提示眼内注射 TA 不适于单独应用于 CNV 的治疗。

由于 CNV 类病变主要损害黄斑部,一般视力预后较差,但不同原因导致的 CNV 预后有所差异,特发性和高度近视性 CNV 预后较好。

（赵明威 陈家彝）

六、中心性渗出性脉络膜视网膜炎

中心性渗出性脉络膜视网膜炎(central exudative chorioretinitis),简称中渗,为发生于黄斑部的孤立的渗出性脉络膜视网膜病灶,伴有新生血管及出血,最终导致瘢痕形成为特征的疾病。1939 年 Rieger 首先报告 5 例,故有人称之为 Rieger 型中心性渗出性脉络膜视网膜炎,也有人称之为青壮年出血性黄斑病变。对于本病的认识不一,国际上多将此病诊断为特发性脉络膜新生血管,但部分学者认为特发性脉络膜新生血管与中渗并不完全一致,目前尚无定论。本病多见于 20~40 岁的青壮年,很少超过 50 岁,性别无明显差异,多单眼发病。

【病因】本病的病理改变为肉芽肿性炎症,炎症损伤 Bruch 膜,从而引起脉络膜新生血管,经过 Bruch 膜及 RPE 进入视网膜下。由于新生血管的渗漏、出血、机化,最后形成瘢痕,使中心视力发生永久性损害。至于引起肉芽肿性炎症的原因可能是多种多样的,如组织胞浆菌病、弓形虫病、结核、梅毒均见报道。在我国不少病例可能与结核或病毒感染有关。

【临床表现与检查】患者主诉多为中心视力减退、视物变形。视野有与病灶相应的中心暗点。

眼底检查:本病整个病程可分为三期。

1. 活动期 病变局限于黄斑部,渗出性病灶呈灰白色或灰黄色,圆形或椭圆形,边缘不清,稍隆起,大小约为 1/4~1PD,很少超过 1PD,病灶周围多有环形或弧形出血区,不少病例合并有黄斑部盘状视网膜浅脱离,有的周围还有硬性脂类渗出。

2. 恢复期 渗出病灶处视网膜浮肿消退,境界比活动期清晰,周围出血消失,出现色素脱失及色素增生。

3. 瘢痕期 病灶处水肿消失,成为境界清楚的灰白色斑块(机化瘢痕),可有脉络膜萎缩及色素堆积。

荧光素眼底血管造影:①活动期可见色素上皮下或神经视网膜下的新生血管,它来源于脉络膜。检眼镜下所见灰白色或灰黄色、圆形或椭圆形病灶在动脉前期或动脉早期显强荧光,到静脉期则形态更加清晰,呈现辐射状、花边状、绒球状外观,后荧光素连续渗漏,病灶处呈现一片强荧光,持续到造影晚期也不消退。周围的环形或弧形出血呈弱荧光(荧光遮挡)。②恢复期在病灶处及周围脱色素区出现强荧光,逐渐增强并略有扩大。③瘢痕期于动脉期出现与瘢痕病灶一致的荧光斑,周围因色素增生而有荧光遮蔽,其外围更有轮状透见荧光,机化物早期遮蔽荧光,后期染色呈强荧光。

相干光断层扫描(OCT):黄斑中心凹或近中心凹处神经视网膜下可见 CNV 高反射团,周围视网膜组织可有水肿或视网膜下液。CNV 瘢痕期 OCT 表现为致密视网膜下高反射团块,视网膜下液或水肿消退。

【诊断与鉴别诊断】根据本病的眼底所见及典型的荧光素眼底血管造影图像,不难作出诊断。本病应与下列疾病鉴别:

1. 中心性浆液性脉络膜视网膜病变 患者男多于女,视力一般减退不重,眼底无出血,荧光造影可见渗漏点。而中心性渗出性脉络膜视网膜炎,男女性别无差异,视力减退明显,眼底有出血,荧光造影可见视网膜下新生血管。

2. 年龄相关性黄斑变性(渗出型) 多见于老年,双眼发病,可一先一后。病灶大于 1PD,常在 2~3PD 以上。在病灶周围或对侧眼可见玻璃膜疣。中心性渗出性脉络膜视网膜炎患者为青壮年,单眼发病,病灶较小。

【治疗与预后】如能找到致病原因,首先应该针对病因治疗,如针对结核的全身抗结核治疗。对于黄斑部 CNV,传统的治疗方式有中心凹外病灶的激光光凝和中心凹下病灶的 PDT 治疗。目前的主流治疗为眼内注射抗 VEGF 药物,多数情况注射 2~3 针,CNV 病灶稳定最终形成瘢痕。

视网膜下新生血管性黄斑病变的视力预后一般较差,但本病由炎症引起,其视力预后相对较好,统计显示约 50% 的患者视力预后在 0.5 以上。

（陈家彝 赵明威）

七、年龄相关性黄斑变性

年龄相关性黄斑变性(age-related macular degeneration, AMD)是发达国家中心视力不可逆丧失的首位原因,我国的患病率在不断升高且随着年龄增长患病率不断增加,是我国 65 岁以上人群中不可逆视力损伤的首要原因。2002 年 9 月至 2003 年 6 月间,上海市静安区曹家渡街道≥50 岁人群中 AMD 患病率为 15.5%,其中湿性渗出性占 11.9%;AMD 的患病率随着年龄的升高而增加,在 50~59 岁、60~69 岁、70~79 岁、80 岁以上各年龄段中,AMD 的检出率分别为 5.7%(12/212 例)、13.5%(42/311 例)、20.2%(77/381 例) 及 23.5%(28/119 例) $(\chi^2=27.97, P<0.01)$。1998 年广东斗门县 50 岁以上人群 AMD 的患病率为 8.4%,在 50~59 岁、60~69 岁、70 岁以上 AMD 的检出率分别为 2.9%、7.8% 和 12.9%。中国部分发达地区 AMD 的患病率已接近西方发达国家的水平。

(一) AMD 的分期和分型

1. AMD 的分期 该病的早期改变主要为黄斑区的软玻璃膜疣(drusen),玻璃膜疣存在于视网膜 RPE 和 Bruch 膜之间,呈黄或白色的细胞外物质的沉积物,正常人 40 岁后出现小的玻璃膜疣是正常的。但是大的和数量较密集的玻璃膜疣常常是 AMD 的早期改变。中等大小(63~125μm 之间)和大的(≥125μm) 玻璃膜疣(中期 AMD),大约 18% 在 5 年内发展为进展型(晚期) AMD。表 13-4-1 显示玻璃膜疣的范围和色素异常对 5 年后发展为进展型 AMD 的影响,任何色素异常,无论色素多少伴有中等度大小的玻璃膜疣,5 年内发展为进展型的可能性很低,约 50%~60% 进展型 AMD 患者发生严重视力下降。

2013 年的国际黄斑病专家组对 AMD 分期的玻璃膜疣直径做了分析,对出现在黄斑区 2 个视盘直径(disc diameter, DD) 内的病变推荐了下述新的分期(表 13-4-2)。

表 13-4-1 AREDS 参与人员按照玻璃膜疣大小和色素异常程度在 5 年中发展为进展期 AMD 的比例

玻璃膜疣大小	无色素异常	一只眼色素异常	双眼色素异常
无或小玻璃膜疣	0.4%(4/1 017)	0%(0/64)	12.5%(1/8)
中等大小玻璃膜疣(一只眼不存在大玻璃膜疣)	0.5%(2/449)	5%(5/101)	12.9%(4/31)
中等大小玻璃膜疣(双眼不存在大玻璃膜疣)	2.1%(4/187)	12%(6/50)	20%(7/35)
大玻璃膜疣(一眼)	3.9%(11/283)	10.1%(17/168)	25.6%(30/117)
大玻璃膜疣(双眼)	13%(27/208)	27.3%(48/176)	47.3%(150/317)

表 13-4-2 2013 年的国际黄斑病专家组 AMD 分期

AMD 分类	定义(在任一只眼中心凹 2DD 直径内进行病变评估)
未见明显年龄性改变	无玻璃膜疣,且无 AMD 相关的色素异常
正常年龄性改变	仅有硬性玻璃膜疣(小玻璃膜疣 ≤63μm),且无 AMD 相关的色素异常
早期 AMD	中等大小玻璃膜疣 >63μm 且≤125μm,且无 AMD 相关的色素异常
中期 AMD	大玻璃膜疣 >125μm 和/或任何 AMD 相关的色素异常
晚期 AMD	新生血管性 AMD 和/或任何地图样萎缩

注:AMD 相关色素异常:任何明确的色素脱失或色素沉积,且与中等大小玻璃膜疣或大玻璃膜疣相关,而不与其他已知疾病相关

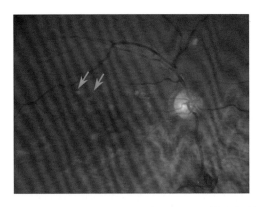

图 13-4-14 中期 AMD,玻璃膜疣 >125μm(蓝色箭头)

(1) 无年龄性改变:无玻璃膜疣、无 RPE 异常。

(2) 正常年龄性改变:仅有小的玻璃膜疣(≤63μm)。

(3) 早期 AMD:玻璃膜疣 65~125μm,无 RPE 异常。

(4) 中期 AMD:任何≥125μm 的玻璃膜疣,任何中心凹 2个视盘直径内的 RPE 异常(图 13-4-14)。

(5) 晚期 AMD:包括新生血管性 AMD 和/或任何地图样萎缩。新生血管性 AMD 包括各种类型的新生血管膜、渗出性或出血性神经上皮/色素上皮脱离,纤维血管性盘状瘢痕。

专家组在分类中提到根据较新的测量技术,视盘直径应为 1 800μm 而不是以往的 1 500μm,以此为标准原来(AREDS)的早期小的玻璃膜疣 63μm 计算为 75μm 更合适,同样可以将中等度玻璃膜疣 125μm 调整为 150μm。中国 AMD 的临床路径将 AMD 分期的路径表述如下(图 13-4-15)。

上述分期指导了 AMD 的早期干预(见下述)。

玻璃膜疣在 FFA 的动静脉期比检眼镜下容易看到,Gass 认为基底膜玻璃膜疣(basal laminar drusen)是 RPE 基底膜的增厚,不同分布、大小一致的小的圆形、稍隆起的玻璃膜疣,通常 25~75μm,可见于成年人,常常数量较多,成堆,基底膜玻璃膜疣的 FFA 染色差。50 岁后基底膜玻璃膜疣可以发展为大小不一致的、渗出性玻璃膜疣,累及中心凹部,有的可看到单眼或双眼黄斑部黄色渗出性脱离,常导致中心视力下降,脱离区玻璃膜疣消失,液体吸收后 RPE 地图样萎缩,有些患者发生脉络膜新生血管膜。

2. AMD 的分型 非渗出性 AMD 与渗出性 AMD、干性与湿性 AMD:AMD 是由黄斑区新生血管、视网膜色素上皮细胞(RPE)和神经上皮退行性变引起的不可逆性视力下降或视力丧失。以往将有玻璃膜疣、色素异常和地图样萎缩的 AMD 称作干性 AMD(dry AMD)或非渗出性 AMD(non-exudative AMD),而将有黄斑新生血管、RPE 脱离或盘状纤维化的 AMD 称为湿性(wet AMD)或新生血管性 AMD(neovascular AMD)或渗出性 AMD(exudative AMD)(图 13-4-16、图 13-4-17)。2014 年的 AMD 分类经过全球专家讨论,调整了干性 AMD 的定义,将大于 65μm 的玻璃膜疣定为早期改变,干性和湿性均为进展期 AMD(晚期 AMD)改变,"干性"特指地图样萎缩(geographic atrophy,AG),"湿性"特指新生血管性 AMD。湿性 AMD 包括视网膜色素上皮脱离(pigment epithelial detachment,PED)和脉络膜

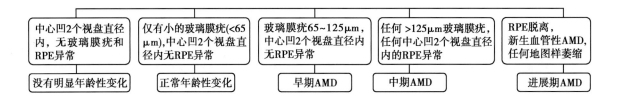

图 13-4-15 我国年龄相关性黄斑变性的分期

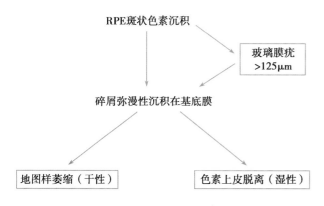

图 13-4-16　非渗出性 AMD 早期进一步发展示意图

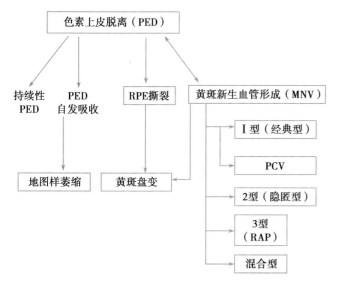

图 13-4-17　非渗出性和渗出性 AMD（新生血管性 AMD）

新生血管膜的各亚型，而新生血管性 AMD 常常指脉络膜新生血管膜，包括经典为主型、隐匿型、微小经典型，不包括 PED。

（二）黄斑新生血管的分型

2019 年产生了对新生血管性 AMD 亚型命名的国际新共识，共识根据近几年 OCT 和 OCTA 对病变的观察和认识修正了术语。由于 3 型病变（原 RAP）并非是脉络膜起源，而在眼底表现和荧光素眼底血管造影（FFA）中的表现与其他类型相似，所以将脉络膜新生血管（choroidal neovascularization，CNV）一词修正为黄斑新生血管（macular neovascularization，MNV）。

1. 1 型 MNV

（1）1 型 MNV：新生血管（neovascularization，NV）从脉络膜毛细血管层发生，是影响 RPE 和视网膜的一个复合体。1 型 MNV 在 FFA 有两种典型表现：纤维血管性色素上皮脱离（fibrovascular PED）和起源不确定的晚期渗漏（late-phase leakage of undetermined source）。这两种表现在立体镜下观察较容易。纤维血管性色素上皮脱离的 FFA 早期：病变中央部不规则的点状强荧光区，而周围有弱荧光区，病变区的边界清楚或不清楚；造影中期：强荧光区明显地突出于均匀一致的背景强荧光；晚期：病变荧光强度不变，不再继续增强，也不超越 MNV

边界，呈现视网膜下的持续染色。荧光造影持续渗漏或染色的部位被认为是 MNV 的部位。PED 区域在 FFA 下呈现强荧光的池状蓄积，PED 的边缘不够清楚。和玻璃膜疣融合形成的 PED 比较，纤维血管性 PED 的 PED 脱离区往往不是圆形而常常是肾形（图 13-4-18）。起源不定的晚期渗漏在立体镜下 RPE 升高。FFA 早期：在 RPE 平面出现斑点状的强荧光伴随视网膜下液体，早期像不能识别渗漏源，在造影 2~5min 逐渐弥散的渗漏明显，但边界难于识别（图 13-4-19），5~10min 染料进入视网膜下腔。

随着 OCT 和 OCTA 的发展确定了 1 型 MNV 起源于脉络膜毛细血管，主要病变位于 RPE 下方，渗出导致色素上皮的破坏、PED 和纤维血管形成，如图 13-4-20，图 13-4-21 显示了 1 型 MNV 的部位。

（2）PCV：息肉状脉络膜血管病变（polypoidal choroidal vasculopathy，PCV）（图 13-4-22）是以出血，色素上皮脱离（PED）和神经上皮脱离为特征的渗出性黄斑病变。发病机制不清，常见于亚洲人和有色人中。新的亚型命名是将其划为 1 型 MNV 一种亚型，ICGA 造影和 OCT 都显示其起源于脉络膜毛细血管，FFA 的表现同 1 型 MNV。检眼镜下 PCV 以隆起的橙红色病变为特征，往往伴随 RPE 结节状隆起，该隆起用检眼镜和接触镜裂隙灯生物显微镜检查法进行常规眼底检查时可以看到。通过相干光断层扫描（OCT）可以很容易地显示 RPE 结节状隆起。PCV 还有一个特点，是 ICGA 检查很容易显示息肉状或葡萄状强反射结节样病变（图 13-4-22）。结节状病变常导致浆液性渗出和 RPE 脱离，有时还有神经上皮层的脱离及反复的视网膜下出血，出血量大时会进入玻璃体腔造成玻璃体积血。

PCV 在 ICGA 比 FFA 上表现更直观，因为吲哚菁绿吸收并发射近红外光，很容易穿透 RPE，增强对脉络膜病变的观察。而且吲哚菁绿对血浆蛋白的亲和力意味着它不会像荧光素那样从脉络膜血管中泄漏，因此会对脉络膜病变展现的更多。PCV 的 ICGA 特点包括：脉络膜内层分支血管网（BVN），结节样息肉状动脉瘤（Polyp）或异常分支血管网末端膨大，对应眼底的视网膜下橘红色结节、造影早期 6min 内脉络膜循环来源的单个或多个结节状强荧光区，可合并弱荧光晕如果周围出现液体。

2. 2 型 MNV　黄斑新生血管病变出现在 RPE 上方（Gass 分级 2 型病变），如图 13-4-23 是新生血管性 AMD 新的命名共识对 2 型 MNV 的示意图。2 型 MNV 曾定义为经典型 CNV（classic CNV），黄斑区新生血管膜在眼底像上视网膜模糊，可局部有小的出血，常常伴有较大的玻璃膜疣（又称软玻璃膜疣），可以有色素堆积，反复发作者新生血管膜纤维成分增多，呈现瘢痕或部分瘢痕状外观。2 型 CNV（经典型 CNV）特点是在荧光素眼底血管造影（fundus fluorescence angiography，FFA）早期（1~2min）以脉络膜边界清楚的强荧光为特点，显示边界清楚的新生血管膜病灶，围绕一个花边状的荧光阻滞为边界清楚的强荧光，病灶边缘可以辨认纤细的血管网；造影后期视网膜下荧光渗漏呈池状不断增强，且边界稍稍模糊，这种改变称为"经典型"成分（图 13-4-24）。

3. 3 型 MNV（视网膜内血管瘤样增殖）　3 型 MNV 原名是

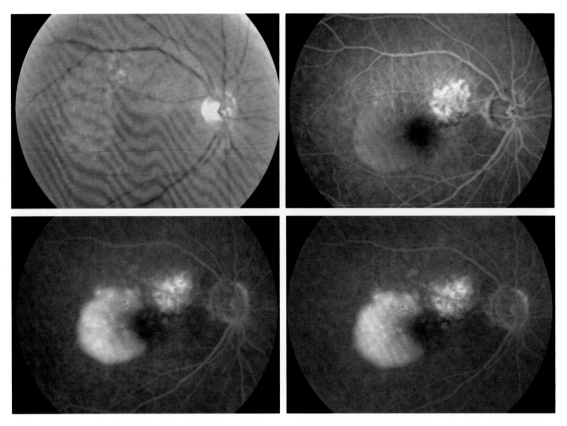

图 13-4-18　1 型 MNV,临床表现为纤维血管性色素上皮脱离

患者男,65 岁,右眼 1 型 MNV,显示 PED 区域呈肾形,中心凹鼻上强荧光部为 NV 的部位

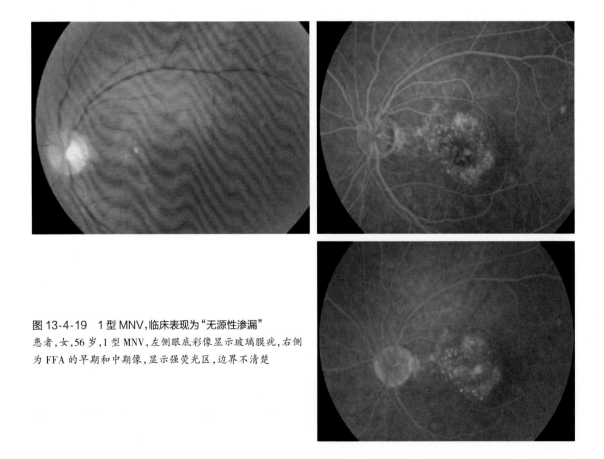

图 13-4-19　1 型 MNV,临床表现为"无源性渗漏"

患者,女,56 岁,1 型 MNV,左侧眼底彩像显示玻璃膜疣,右侧
为 FFA 的早期和中期像,显示强荧光区,边界不清楚

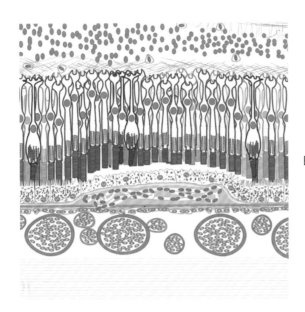

图 13-4-20 1 型 MNV 示意图

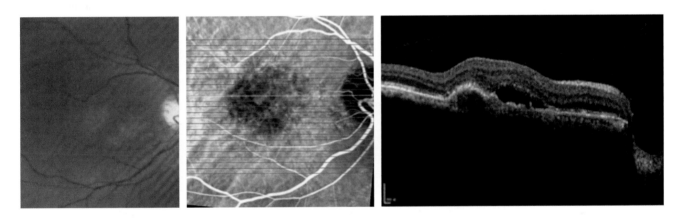

图 13-4-21 1 型 MNV

患者,男,81 岁,左眼眼底为 1 型 MNV,左图是眼底彩像,中间图是 ICGA,右图是 OCT,显示 RPE 带不完整,RPE 下方有强反射点状物质,PED 和视网膜下有液体

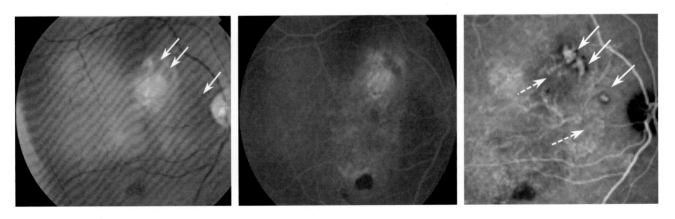

图 13-4-22 PCV

一 PCV 患者的图像,左侧为彩色眼底像,中间为 FFA,黄斑区橘黄色病灶对应 ICG(右图)上的息肉样扩张(强荧光),右侧为 ICG,实线箭头显示息肉样强荧光斑点(polyp),虚线箭头显示异常血管网(BVN)

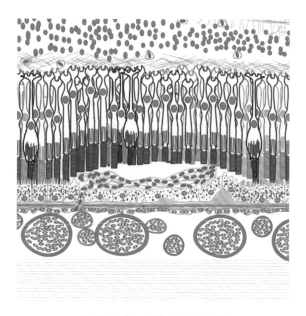

图 13-4-23　2 型 MNV 示意图

显示 NV 从脉络膜毛细血管穿过 RPE 进入视网膜下合并视网膜下液体

视网膜内血管瘤样增殖(retinal angiomatous proliferation, RAP),是新生血管性 AMD 的一种变异,不属于脉络膜起源的新生血管,而是起源于深部视网膜血管丛,大约占到新生血管 AMD

的 10%~12%。也曾命名过"深层视网膜血管异常复合体"(deep retinal vascular anomalous complex)和视网膜脉络膜吻合(retinal-choroidal anastomosis, RAC),Don Gass 曾按新生血管对 RPE 的关系分型,纤维血管组织在 RPE 后定位 1 型,在 RPE 前定位 2 型。Freund 建议修改 Gass 的分型,将"视网膜内新生血管"即 RAP 病变归为 MNV 3 型。Yannuzzi 等引入"视网膜内血管瘤样增殖"的名称,描述了病变过程,相信其生长规律与 AMD 的 CNV 反向,早期病变起源深部视网膜的毛细血管,形成视网膜内的新生血管,然后向深部或侧方蔓延,形成视网膜-视网膜血管吻合(Retinal-retinal anastomoses, RRA),发展为视网膜下新生血管(SRN),合并少量视网膜内出血和视网膜内水肿;视网膜下新生血管可以穿通 RPE 进入 RPE 下,和脉络膜血管吻合,形成视网膜脉络膜吻合(retinal-choroidal anastomosis, RCA)(图 13-4-25)。关于 RAP 血管的发生目前仍有争议,即使表现为 RAP,也应是脉络膜血管的事件,而不是视网膜血管的事件,这个病变最初应是不合并经典成分的隐匿型 CNV,发生视网膜血管增生向后跃入,与 CNV 发生吻合,因此认为是合并视网膜血管吻合的病变(retinal anastomosis to the lesion, RAL)。Yannuzzi 在近期的视网膜图像集里将该病变称为"retinal angiomatous proliferation, type 3 neovascularization"。目前广泛接受为新生血管性 AMD 的 3 型(图 13-4-26)。

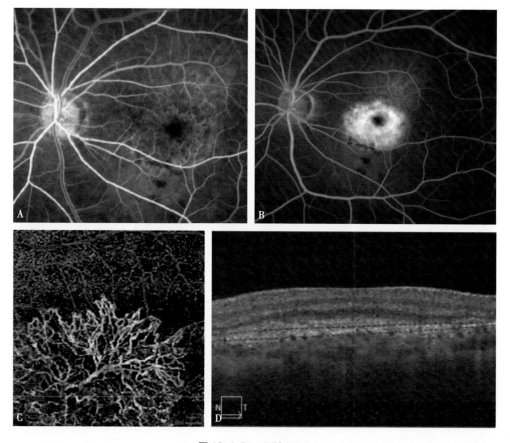

图 13-4-24　2 型 CNV

患者,男,72 岁,2 型 CNV,A、B. 早期和中期 FFA 显示边界清楚的黄斑新生血管;C、D. 是 OCTA,C 图显示 MNV 位于 RPE 上方

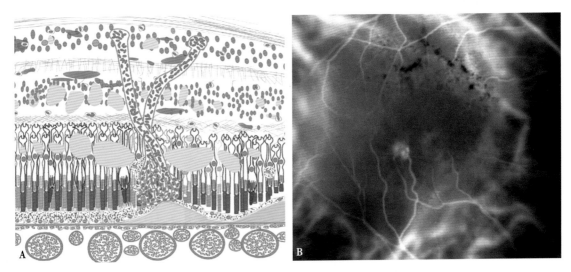

图 13-4-25　3 型 MNV

显示血管向后形成血管瘤样增生(A、B)

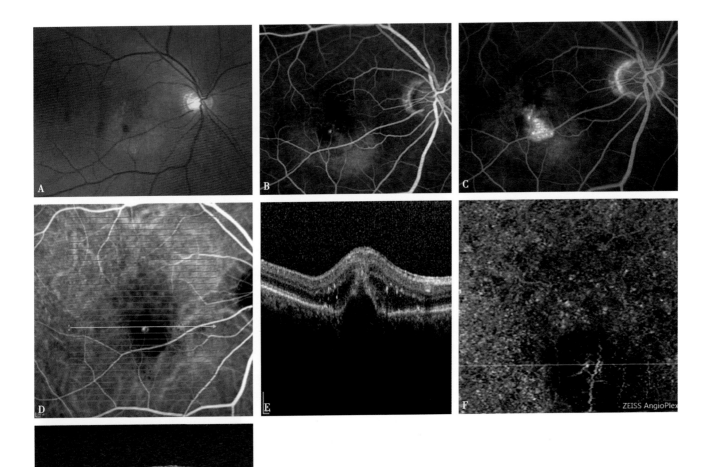

图 13-4-26　3 型 MNV

男,77 岁,3 型 MNV,A~C. FFA 显示深部渗漏,类似 1 型 MNV;D~F. OCT 显示人字形强反射带与 PED 相连;G. 显示带状强反射有血流信号,提示为增生的血管

4. 混合型 MNV 如果 NV 的主要部分在视网膜下和 RPE 下可以写为混合型 MNV1 型和 2 型(图 13-4-27),如原分类中"微小经典型 CNV"(minimally classic CNV),如果在不同部位发生 3 型和 1 型,也可以写为 MNV3 型/1 型。

(三) 新生血管性 AMD 的干预

新生血管性 AMD(n-AMD)的干预经历了多年的尝试,80 年代到 90 年代中期经历了光凝治疗,90 年代中期出现光动力疗法(photodynamic therapy,PDT)。因不满意这些治疗的疗效,90 年代中期还尝试了对经典型 CNV 行视网膜下新生血管膜取出术和 360°完全性黄斑转位术联合眼外肌逆转位手术。由于手术的远期效果有限,人类不断探索治疗 n-AMD 的手段。1989 年包括 Ferrara 在内的学者确定了肿瘤血管通透因子(tumour vascular permeability factor,VPF)造成血管的高通透性,后来在牛体内找到这个蛋白,命名 VEGF,VEGF 的识别扭转了新生血管性 AMD 的治疗。

目前用于新生血管性 AMD 临床治疗的抗 VEGF 药物称 VEGF 抗体结合类药品(VEGF binding agents),有雷珠单抗(商品名 Lucentis)作用在 VEGF 的抗体,抑制 VEGF 抗体的活性,批准眼内注射剂量为 0.5mg;除了 VEGF 抗体结合药还有模拟 VEGF 的受体结合药,这类药是一种融合蛋白,如阿柏西普(aflibercept,商品名 Eylea)和康柏西普(conbercept,商品名朗沐)。阿柏西普含有 VEGF 受体 1、2 片段,以及人源化 IgG 的 Fc 片段,可以结合 VEGF 所有异构体(VEGF-A、-B、-C、-D 和 PlGF-1 及 PlGF-2),阿柏西普 115kDa 的分子量导致在玻璃体腔内的半衰期为 7.1d,眼内注射剂量 2mg。康柏西普也是一种完全由人类蛋白组成的融合蛋白,含有 VEGF 受体 1、2 片段,以及人源化 IgG 的 Fc 片段,比阿柏西普的 VEGF 受体 2 上多一个结合点,结合 VEGF 所有异构体,玻璃体腔内的半衰期为 6.25~6.8d,批

准的眼内剂量 0.5mg。康柏西普在中国制造,于 2013 年首先通过我国 SFDA 审核上市,阿柏西普 2018 年在我国上市。

雷珠单抗倡导的治疗模式第一年月注射,第二年 T&E(treat-and-extend regimen,T&E)模式;阿柏西普倡导第一年起始每月 1 次连续 3 个月后改每 8 周治疗一次,第二年 T&E 模式;康柏西普推荐第一年前 3 个月每月治疗一次,然后按需进行(PRN)模式治疗,第二年可以 PRN 或者每 3 个月一次。治疗和延长模式每次随访都要进行注射,当没有渗漏活动后,下次随访/注射的间隔被延长 2 周至 12 周,如果有 CNV 活动,则该间隔缩短 2 周。上述药物第一年建议每月复诊,第二年可按照 T&E 模式复诊,各种药物对治疗模式的探讨一直在进行中。

我国中华医学会眼科学分会眼底病学组制定的《中国年龄相关性黄斑变性的临床路径》关于重复治疗的标准:①活动性病变有改善但仍持续存在;②病变改善,但又重新出现活动性病灶(活动性病灶是指 FFA 检查有新的 CNV 病灶、新的黄斑出血,OCT 显示视网膜内或下有积液、视网膜增厚,与病灶相关的视力下降、PED 范围增大);③对于浆液性 PED 治疗前后无变化的可以考虑暂时终止治疗;④无应答的病变可以考虑其他治疗。

PCV 的治疗也在不断地探索,EVEREST Ⅱ(Efficacy and Safety of Verteporfifin Photodynamic Therapy in Combination with Ranibizumab or Alone Versus Ranibizumab Monotherapy in Patients with Symptomatic Macular Polypoidal Choroidal Vasculopathy Ⅱ)研究显示雷珠单抗联合 PDT 治疗在改善视力和消除息肉样病变优于雷珠单抗单一治疗。PLANET 研究证实阿柏西普单药治疗并不比阿柏西普联合挽救性 PDT 治疗效果差。康柏西普证实单药治疗有效改善视力和减少息肉样病变。

(黎晓新)

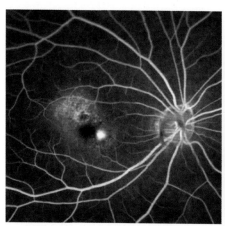
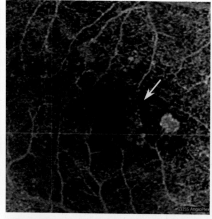
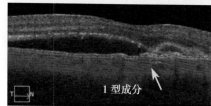

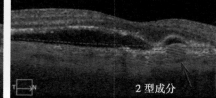

图 13-4-27 混合型 MNV1 型/2 型
患者,男,72 岁,左图 FFA 显示黄斑一片点状强荧光,中心凹鼻侧一小片圆形强荧光;中间 OCTA 图上方黄色箭头提示深部的 1 型 MNV,下方黄色箭头显示血流信号位于 RPE 下方;右图上方红色箭头指向的团状结构,下图显示血流信号位于 RPE 上方(下方红色箭头)

1 型成分

2 型成分

八、遗传性黄斑变性

在遗传性眼底病变中,凡主要病变位于黄斑者,称为遗传性黄斑变性(hereditary macular degeneration),又称黄斑营养不良(macular dystrophy)。遗传性黄斑变性主要侵犯双眼黄斑部,确切病因不明。根据其初发病变及主要病变的部位,主要包括以下七种疾病(表13-4-3)(详见第十三章第二节)。

表 13-4-3　黄斑部营养不良的分类

初发病变及主要病变部位	黄斑部营养不良
视网膜神经纤维层	遗传性视网膜劈裂症
视网膜视细胞层	视锥细胞营养不良
视网膜色素上皮层	Stargardt 病 卵黄样黄斑营养不良
Bruch 膜	近视性黄斑病变 眼底血管样条纹
脉络膜毛细血管层	中心性晕轮状脉络膜营养不良

(黎晓新　赵明威　陈家彝)

九、黄斑囊样水肿

黄斑囊样水肿(cystoid macular edema,CME)并不是一种独立的疾病,它是指液体积存黄斑区外丛状层 Henle 纤维间的一种病变,由于 Henle 纤维由中心凹呈放射状向四周倾斜分布,因此形成的水肿呈特殊的花瓣状外观,是引起视力减退的重要原因之一。

【病因】血-视网膜内屏障和外屏障受损均可导致黄斑囊样水肿。引起 CME 的眼底疾病很多,有的引起内屏障受损,有的引起外屏障受损,有时一种病可同时引起两种屏障受损。使内屏障受损的疾病有:①视网膜血管疾病如糖尿病性视网膜病变、视网膜静脉阻塞(总干或颞侧分支)、视网膜毛细血管扩张症(Coats 病)等;②内眼手术后如白内障手术后(Irvine-Gass 综合征)、视网膜脱离手术后等;③眼内炎症如视网膜血管炎 Eales 病、Behcet 病等、平坦部炎及脉络膜炎等。引起视网膜下渗漏使外屏障受损的疾病有:①视网膜下新生血管膜(中心性渗出性脉络膜视网膜炎、年龄相关性黄斑变性、高度近视、眼底血管样条纹及外伤等);②脉络膜肿瘤(黑色素瘤、血管瘤等)。

【临床表现与检查】中心视力减退。视野可有 3°~10°绝对或相对中心暗点。

检眼镜下可见黄斑中心凹反光消失,视网膜反光增强呈绸缎样。

裂隙灯显微镜加接触镜检查可见黄斑视网膜增厚。用后部反光照射,有时可见黄斑呈蜂窝状外观。严重时其前囊壁可穿破形成破孔。

荧光素眼底血管造影:早期由于水肿区遮挡脉络膜背景荧光,因而水肿范围内见一暗区。静脉期黄斑区毛细血管扩张,随之血管模糊,染料逐渐渗漏,形成黄斑区强荧光。造影后期可见染料积存于黄斑区,形成一典型的花瓣状外观。病情严重者注射荧光素后 5min 即形成典型花瓣状,大多在 10~15min 时见到,30min 后更明显。如果水肿轻微,只能见到黄斑区的后期微弱荧光。

OCT:通过黄斑中心的水平或垂直方向线性扫描,黄斑增厚,中心凹变浅或消失,中心凹周围神经视网膜内液性囊腔呈蜂窝状改变,位于内核层、外丛状层和外核层,且内节/外节(IS/OS)层信号多有减弱或不连续,囊腔可互相融合。

【诊断与鉴别诊断】CME 的诊断除根据视力、视野及眼底所见外,荧光素眼底血管造影和 OCT 是最可靠的诊断手段。

黄斑水肿是指黄斑中心部位积存的细胞外液,而不是指在 RPE 下或 RPE 与神经上皮层之间的积液,也不是指黄斑部位的细胞内积液。因此 CME 应与下列疾病鉴别:

1. 中心性浆液性脉络膜视网膜病变　眼底可见黄斑部有神经视网膜的浆液性浅脱离,即在 RPE 与神经上皮之间有积液,这是由于 RPE 的屏障功能破坏,脉络膜毛细血管的渗出液通过 RPE 渗漏到神经上皮下,荧光素眼底血管造影可见渗漏点。

2. 浆液性 RPE 脱离　荧光素眼底血管造影在早期脱离区就显强荧光,勾画出脱离的范围,随着造影过程其亮度逐渐增强,但其形态、大小始终不变,后期当背景荧光消失后它们清晰可见。

3. 视网膜中央动脉阻塞　除黄斑部有樱桃红点外,后极部视网膜呈乳白色混浊水肿。这是由于视网膜的血液供养断绝,细胞内的蛋白质崩解,细胞膜的渗透压改变,胞体吸收水分形成混浊肿胀,是液体在细胞内的积聚,造成细胞本身的混浊肿胀的典型例子,与 CME 的细胞外积液不同。

【治疗与预后】根据不同病因进行治疗,由于炎症引起者需要抗炎治疗,可使用激素或非甾体药物;由于眼底血管性疾病引起者可行抗 VEGF 治疗。白内障术后所致 CME 抗 VEGF 治疗也有较好疗效。

(陈家彝　赵明威)

十、玻璃体黄斑牵引

玻璃体黄斑交界面疾病发生于玻璃体视网膜交界面的解剖异常以及由此产生的黄斑区玻璃体后皮质对黄斑的牵引改变。

【病因】

1. 玻璃体液化与后脱离　玻璃体为半固体凝胶状态,其内由胶原纤维构成骨架,透明质酸散布于这些胶原纤维之中。随着年龄增长,玻璃体逐渐液化,在黄斑前出现较大的液化腔,液化腔后壁为薄层的玻璃体后皮质,附着于黄斑区内表面,检眼镜下看不见;而液化腔前表面则容易被误认为已脱离的后玻璃体。由于玻璃体液化腔内的液体随眼球运动所产生的牵拉力,导致发生玻璃体后脱离(posterior vitreous detachment,PVD)。PVD 的发生遵循一定的规律,最初的 PVD 始于中心凹周围但玻璃体后皮质与中心凹尚未分离,为 1 期 PVD;继而,PVD 向上方、颞侧扩展至视网膜赤道部再至中心凹,此时的玻璃体后皮质与中心凹发生分离,为 2 期 PVD;PVD 继续发展,向下方赤道部扩展,但视盘部位仍有玻璃体后皮质附着,为 3 期 PVD;最终,视盘边缘附着的玻璃体后皮质与视盘完全分离,为 4 期 PVD,此时可在视盘前方玻璃体腔内见到与视盘分离的环形混浊的玻璃体后皮质,称 Weiss 环。

2. 玻璃体黄斑黏附与玻璃体黄斑牵引　真正的 PVD 为玻璃体与视网膜内界膜的分离,但临床上常可见到另外一种情况,在 PVD 发生过程中,少部分玻璃体后皮质仍与中心凹视网膜粘连,但黄斑区视网膜组织尚未受到牵引发生变形时,称为玻璃体黄斑黏附(vitreomacular adhesion,VMA),VMA 位置可在黄斑中心凹周围,偶见中心凹区,有时粘连范围可达中心凹周围 2~3mm。处于与黄斑黏附状态的玻璃体后皮质可以向两个方面发展,其一,黏附的后皮质与黄斑中心凹分离,此后,黄斑中心凹则摆脱了玻璃体后皮质对其牵拉的威胁;其二,黏附的后皮质对黄斑中心凹发生牵引,引起黄斑中心凹扭曲变形,黄斑区视网膜增厚,黄斑区视网膜内囊腔形成,视网膜下液,视网膜内、外层劈裂,板层或全层黄斑裂孔形成。在这个过程中,如果尚未发生黄斑裂孔形成,则称为玻璃体黄斑牵引(vitreomacular traction,VMT),其定义是在玻璃体黄斑黏附状态下,黄斑区结构被牵引发生异常改变。

3. 玻璃体黄斑交界面疾病最新国际分类　2013 年由美国和欧洲 10 名专家组成的国际玻璃体黄斑牵引研究(International Vitreomacular Traction Study,IVTS)组设计了玻璃体黄斑交界面疾病新的国际分类系统,旨在建立一个简便、易用的指导玻璃体黄斑牵引以及黄斑裂孔治疗或手术的新的分类方法。这套分类系统以目前对玻璃体黄斑黏附(VMA)的认识为基础,解读由 VMA 衍生出的 5 种疾病,包括玻璃体黄斑牵引(VMT)、全层黄斑裂孔、板层黄斑裂孔、黄斑前膜以及高度近视黄斑劈裂(表 13-4-4)。

该分类对 VMA 作出如下定义:在 OCT B 扫描图像中,至少 1 条扫描线表现出视网膜表面可见的玻璃体后皮质并与黄斑区有持续附着,在中心凹周围某处与视网膜分离,但没有黄斑区视网膜解剖结构的改变,可见 VMA 本质上就是黄斑中心凹周围发生了 PVD,在 Johnson 分类中属于 I 期 PVD。VMA 时患者没有症状,也没有眼底异常表现。按照该分类系统,VMA 可细分为 2 个亚类,局部附着和广泛附着,局部附着 <1 500μm,广泛附着则 >1 500μm。VMA 可独立存在,也可与其他疾病共存。VMA 的转归包括黏附的玻璃体自发脱离、持续黏附和发展为 VMT。该分类系统对 VMT 的定义是:OCT 图像显示 VMA 引起黄斑结构受牵拉改变,与黄斑黏附的玻璃体后皮质可能增厚,在中心凹附着半径可达 3mm。

【临床表现与检查】VMT 早期患者可无症状,当黄斑被牵引变形明显时,患眼将发生视力下降、视物变形、复视等,临床诊断为玻璃体黄斑牵引综合征。OCT 检查可以明确显现由 VMA 衍生出的各种疾病,包括 VMT、全层黄斑裂孔、板层黄斑裂孔、黄斑前膜以及黄斑劈裂。

【诊断与鉴别诊断】根据患者症状及 OCT 检查不难作出

表 13-4-4　玻璃体黄斑交界面疾病最新国际分类

形态描述	玻璃体黄斑粘连、玻璃体黄斑牵引和黄斑裂孔的 IVTS 分类
玻璃体黄斑粘连	定义:中心凹周围玻璃体皮质自视网膜表面脱离,中心凹 3mm 半径范围内玻璃体皮质和黄斑粘连,中心凹及其下视网膜组织无变形改变 分类 　按粘连区域面积分类 　　局灶(<1 500μm) 　　广泛(>1 500μm,平行于 RPE,可能包括裂开区域) 　按是否合并其他视网膜病变分类 　　单独存在 　　合并其他视网膜改变
玻璃体黄斑牵引	定义:中心凹周围玻璃体皮质自视网膜表面脱离,中心凹 3mm 半径范围内玻璃体皮质和黄斑粘连,合并以下情况,玻璃体后皮质粘连区域中心凹表面形态改变,视网膜内结构改变,和/或 RPE 抬高,但不合并视网膜各层结构的全层断裂 分类 　按粘连区域面积分类 　　局灶(<1 500μm) 　　广泛(>1 500μm,平行于 RPE,可能包括裂开区域) 　按是否合并其他视网膜改变分类 　　单独存在 　　合并其他视网膜改变
全层黄斑裂孔	定义:黄斑病损处自内界膜到 RPE 的全层结构断裂 分类 　按照裂孔大小分类(自裂孔最窄处而不是内界膜处水平测量直线宽度) 　　小孔(≤250μm) 　　中孔(>250μm,≤400μm) 　　大孔(>400μm) 　按是否合并玻璃体黄斑牵引分类 　按病因分类 　　原发性(由玻璃体黄斑牵引引起) 　　继发性(无玻璃体黄斑牵引,黄斑裂孔由已知其他疾病或外伤引起)
板层黄斑裂孔	定义:黄斑不规则改变,中心凹内层缺损(实际可能没有组织缺损),视网膜层间劈裂(通常在外丛状层和外核层间),光感受器层完整
黄斑假孔	定义:中心凹边缘向内卷或隆起,合并黄斑前膜且黄斑前膜中央裂开,黄斑中心凹处陡峭变形且中心凹处厚度基本正常,没有视网膜组织的丢失

VMA 或 VMT 的诊断,临床上需要鉴别是否合并黄斑裂孔、黄斑前膜,以及是否存在其他疾病继发的黄斑病变。

【治疗及预后】对于无症状的 VMA,临床上不需要治疗;

对于VMT,文献报道采用短链纤溶酶Ocriplasmin进行酶法玻璃体溶解治疗可解除玻璃体对黄斑的局部牵引,成功率可达30%~40%。最近有报道采用单纯玻璃体腔注气治疗VMT取得更好的疗效。采用未经稀释的C_3F_8气体玻璃体腔内注射,VMT松解成功率可达84%;注射SF_6气体则成功率可达56%;注射Ocriplasmin成功率可达48%;而单纯注射空气VMT松解成功率仅为14%。

VMA的转归包括玻璃体自发脱离、持续黏附和发展为VMT。VMT的转归包括黏附的玻璃体自发脱离、稳定以及病情进展,玻璃体自发脱离后患者症状可能消除,但可能发生持续存在的视网膜内小囊腔,由于玻璃体劈裂还可导致黄斑前膜形成。病情进展则导致黄斑区视网膜被牵拉严重变形,甚至出现板层或全层黄斑裂孔。

(赵明威)

十一、黄斑部视网膜前膜

视网膜前膜(epiretinal membrane, ERM)是发生在视网膜前表面的纤维细胞增殖膜,发生于黄斑区者称为黄斑前膜。本病中老年患者多见,特发性黄斑前膜女性多见,多为单眼发病,约20%~30%双眼发病。

【病因】特发性黄斑前膜属于玻璃体黄斑交界面疾病的一种,常发生于部分或完全性玻璃体后脱离(PVD)后,部分患者在PVD前既已出现类似的膜。大约80%~95%的特发性黄斑前膜合并有PVD。PVD可能破坏视网膜内界膜,导致视网膜神经胶质细胞或视网膜其他细胞向视网膜表面移位。在不完全PVD时,与视网膜表面粘连的残余玻璃体皮质内可能含有玻璃体细胞,这些细胞本身可以增殖,也可以刺激视网膜神经胶质细胞通过缺损的内界膜迁移和增殖。

组织学上,特发性黄斑前膜主要由衍生于视网膜神经胶质细胞和色素上皮(RPE)细胞的纤维星状细胞组成,此外还有纤维细胞和肌纤维细胞。由于出现特发性黄斑前膜时并无视网膜全层裂孔,因此尚不知RPE细胞是如何进入视网膜前的。

特发性黄斑前膜的可能机制为:①PVD导致视网膜内界膜的破坏;②视网膜神经胶质细胞通过视网膜内界膜迁移;③视网膜神经胶质细胞增殖,刺激RPE细胞迁移,在视网膜表面增殖;④不完全PVD时,残余的玻璃体细胞本身增殖或刺激神经胶质细胞增殖。

黄斑前膜还可发生于炎症、外伤、肿瘤、内眼手术、视网膜血管性疾病、视网膜裂孔、视网膜脱离,以及各种原因导致的增殖性玻璃体视网膜病变,称为继发或并发性黄斑前膜。

【临床表现与检查】黄斑前膜对视力的影响可以从无明显症状到严重视功能障碍,这取决于前膜组织对黄斑牵引的程度、时间、视网膜血管的渗漏情况和视网膜水肿以及黄斑是否已出现囊样变性。

黄斑前膜的眼底表现各异,早期阶段可表现为"玻璃纸样黄斑病变",随着膜成熟表现为灰色半透明或完全不透明的纤维细胞增殖膜,甚至表现为白色纤维条带。黄斑前膜透明与否,主要取决于膜的厚度以及膜的组成成分。前膜收缩可产生不同程度的黄斑扭曲、水肿。视网膜表面皱缩可导致"黄斑皱褶"。部分患者视网膜前膜可自发缓解。

Gass根据视网膜变形严重程度,将黄斑前膜分为三级:

0级:玻璃纸样黄斑病变(cellophane maculopathy)。膜完全透明,不引起视网膜扭曲,眼底检查可见视网膜表面反光增强。

1级:玻璃纸样黄斑病变合并视网膜皱纹(crinkled cellophane maculopathy)。随着膜收缩,其下的视网膜表面产生一些小的褶皱,视网膜反光不规则,视网膜小血管模糊,从膜的边缘发出放射状视网膜皱襞,皱纹导致黄斑区微小毛细血管扭曲。如果未合并其他病变,一般不发生囊样黄斑水肿、视网膜出血和视网膜渗出。此期患者可没有症状,视力正常或轻度下降,视力下降由外层视网膜扭曲变形引起,与膜的大小和透明程度无关。

2级:黄斑前膜(macular pucker),黄斑前膜致密,在黄斑区视网膜表面可见确切的灰白色纤维膜,其下视网膜血管模糊,视网膜明显扭曲和皱襞,囊样黄斑水肿,小出血斑,棉绒斑,渗出,局部浆液性视网膜脱离,90%患者发生PVD。

黄斑前膜的OCT图像可清晰显示ERM的边界,表现为薄层高反射的视网膜内表面的线状结构。膜牵引视网膜导致囊腔形成、视网膜增厚或表面皱褶。这些因素导致患者视力下降和视物变形。OCT还可用于评价术后解剖结果改善程度。

荧光素眼底血管造影(FFA)有助于发现视网膜血管结构和ERM复杂的解剖学关系,还有助于发现继发性ERM的病因,如视网膜静脉阻塞等。黄斑前膜0级时FFA可显示黄斑区小血管正常或轻度蛇行,拱环无改变;1级前膜FFA显示黄斑拱环变形,但小血管无染料渗漏;2级前膜FFA可见黄斑区小血管染料渗漏或膜染色。

【诊断与鉴别诊断】根据本病的症状、眼底表现以及OCT可诊断。本病应与其他玻璃体黄斑交界面疾病以及各种继发黄斑前膜相鉴别。OCT检查可以直观鉴别是否合并黄斑裂孔和玻璃体黄斑牵引。视网膜血管病变如增殖性糖尿病视网膜病变可在视网膜表面发生纤维血管增殖甚至牵拉性视网膜脱离,常合并玻璃体积血,视力严重下降。另一种常见的继发性视网膜前膜为增殖性玻璃体视网膜病变(PVR),是由于外伤或孔源性视网膜脱离引起,病理性细胞在玻璃体内、视网膜表面、视网膜下广泛增生,进而形成视网膜皱缩、前膜、下膜以及玻璃体内增殖膜,这些膜的收缩可引起牵拉性视网膜脱离,是视网膜脱离手术失败的重要原因之一。起病初期,随着视网膜脱离的发生,RPE细胞迁移,并通过视网膜裂孔进入玻璃体腔内,进一步转化为成纤维样细胞,形成有收缩力的膜;另外,在膜中还有视网膜神经胶质细胞、纤维细胞、单核细胞和巨噬细胞参与形成。

【治疗及预后】早期黄斑前膜患者视力尚好。对于视力下降或视物变形明显者以及黄斑水肿严重者可采用玻璃体手术治疗,手术剥除黄斑前膜可使视力严重下降的患者提高视力,也能改善视物变形症状。约60%~87%的患者经手术切除黄斑前膜后视力改善2行以上。但也有部分患者手术后视力或视物变形不改善甚至下降,因此术前需充分告知患者及其家属手术后视力预后的各种可能性。

虽然黄斑前膜手术后多数患者视物变形减轻或消失,但很少恢复至完全正常。术后视功能恢复也比较缓慢,视力提高到术前水平通常要花几周时间,甚至术后6~12个月视力恢复才达到最佳状态。

合适的选择病例,能够使手术的成功率和患者满意率明显提高。术前不合并黄斑水肿者术后视力改善优于合并黄斑水肿者。特发性黄斑前膜患者手术效果较好,其次为视网膜脱离扣带手术后继发黄斑前膜者。合并玻璃体黄斑牵引变形严重的患者视力预后较差。

(黎晓新)

十二、黄斑裂孔

黄斑裂孔(macular hole)是指黄斑部视网膜内界膜至感光细胞层发生的组织缺损,患者的主要症状为中心视力下降和视物变形,患病率约占人群的3.3‰。

【病因】包括外伤、高度近视、囊样黄斑水肿、炎症、视网膜变性类疾病、日蚀性视网膜病变以及不明原因的特发性黄斑裂孔。其中以特发性黄斑裂孔最为多见(大约83%),常发生于50岁以上的健康女性(平均65岁,女:男=2:1),双眼患病者占6%~28%。Gass于1988年提出黄斑区表面的玻璃体对视网膜切线方向牵拉是特发性黄斑裂孔形成的主要原因,为临床上开展玻璃体手术治疗黄斑裂孔提供了重要的理论依据。本节以下内容为特发性黄斑裂孔临床表现以及对该病认识与治疗的进展。

【分期】Gass根据黄斑裂孔形成过程中不同阶段的眼底表现,将其分为4期。1期:黄斑中心小凹或中心凹脱离,此时并未出现"真正的"全层黄斑孔,视力轻度下降至0.3~0.8;2期:玻璃体切线方向进一步牵拉,在中央小凹边缘形成小圆形全层裂孔,视力下降至0.1~0.6;3期:黄斑裂孔扩大至400~500μm,视力下降至0.02~0.5;4期:玻璃体与黄斑、视盘完全分离。

相干光断层扫描(optical coherence tomography,OCT)在眼科的临床应用,对Gass特发黄斑裂孔发病机制的理论及分期提供了进一步的补充与解读。在二维OCT图像上,1期黄斑裂孔表现为黄斑中心凹区视网膜内层囊样病变(1a期),或假性囊肿向后扩展,累及视网膜外层(1b期);2期黄斑裂孔表现为玻璃体后皮质由后极脱起,但附着于黄斑孔区的神经视网膜组织和盖膜上,此时可见到最初形成的黄斑孔;3期黄斑孔表现为玻璃体后皮质由后极部脱起;4期黄斑孔则表现为玻璃体后皮质完全由后极和视盘脱起,此时OCT上常见不到玻璃体后皮质的反光带。请注意以上OCT分期与Gass分期的区别(表13-4-5)。

虽然以上特发性黄斑裂孔的OCT分期较Gass分期能够更客观地反映出特发性黄斑裂孔的形成过程与特点,但OCT分期与Gass分期并没有根本的矛盾之处,只是OCT能更直观地显示黄斑孔形成过程中解剖结构的变化,从而更好地诠释Gass特发性黄斑裂孔形成的理论与分期的概念。

按照Gass的理论,黄斑中心凹区视网膜切线方向的牵拉是特发性黄斑裂孔形成的主要原因,但OCT检查则表明不完全PVD时产生的前后方向牵拉在特发性黄斑裂孔形成过程中也起重要作用,Bishop则认为玻璃体后皮质牵拉形成的前后方向拉力是黄斑孔形成的始动因素,而切线方向的牵拉力则在裂孔扩大中起重要作用。

将黄斑裂孔Gass分期与玻璃体黄斑交界面疾病国际分类进行对应比较,可见国际分类更注重VMA和VMT在黄斑裂孔发生中的作用,其目的是指导临床采用药物治疗玻璃体黄斑牵引和黄斑裂孔,对手术治疗黄斑裂孔也有参考价值(表13-4-6)。

在全层黄斑裂孔的国际分类中请注意裂孔大小以及是否合并存在VMT。当裂孔直径≤250μm为小裂孔,400μm≥孔直径>250μm为中裂孔,裂孔直径>400μm为大裂孔。之所以选择250μm和400μm为界限,是因为采用Ocriplasmin治疗研究结果显示裂孔直径≤250μm时治疗效果较好,裂孔直径>400μm时裂孔难以闭合,而黄斑裂孔自发闭合也仅仅发生在小裂孔。临床研究还显示,对于手术治疗黄斑裂孔,以400μm裂孔大小为界限也是手术成功与否的关键点。

【临床表现与检查】特发性黄斑裂孔起病隐匿,常在另一只眼被遮盖时才被发现。如仅为较早期的板层孔,视力可无明显减退;如已形成全层黄斑孔,则中心视力锐减,视力可下降至0.1甚至更差,多数情况0.2~0.4左右,大于0.5者少见。患者多觉视物变形,有自觉的中心暗点。

表13-4-5 特发性黄斑裂孔 Gass 分期与 OCT 分期的异同

	1期		2期	3期	4期
	1a期	1b期			
Gass分期	中心凹黄色小点,中心小凹脱离	中心凹黄色环,中心凹脱离	黄斑孔形成早期,全层小孔,黄斑孔前假性盖膜	黄斑裂孔扩大至400~500μm,无玻璃体后脱离,黄斑孔前假性盖膜	视盘部位发生玻璃体后脱离视盘前可见到Weiss环
OCT分期	黄斑中心凹区视网膜内层囊样病变	黄斑中心凹区视网膜囊样病变扩展至外层	玻璃体后皮质与黄斑孔缘的粘连与牵拉	黄斑孔区玻璃体后脱离,但仍附着于视盘上	视盘部位玻璃体后脱离,OCT上见不到玻璃体后皮质的反光带

表 13-4-6 特发性黄斑裂孔 Gass 分期与国际分类的比较

Gass 分期	国际分类
0 期黄斑裂孔	一只眼出现黄斑裂孔的对侧眼发生 VMA
1 期黄斑裂孔	VMT
2 期黄斑裂孔	全层黄斑裂孔,小或中孔
3 期黄斑裂孔	全层黄斑裂孔,中或大孔
4 期黄斑裂孔	全层黄斑裂孔,VMA 解除,小、中或大孔

注:特发性黄斑裂孔 Gass 分期为四期,表中 0 期表述是为了与国际分类对应。

眼底可见黄斑部圆形或椭圆形孔洞,大小多为 1/4~1/2DD。裂孔基底呈暗红色,用裂隙灯前置镜检查可见裂孔处光带移位,多数情况裂孔边缘翘起,但较少引起视网膜脱离。对于其他原因所致的黄斑裂孔,眼底可伴有相应的病变,如高度近视视网膜病变。外伤引起者可见机化斑、色素或脉络膜破裂、出血斑等。

OCT 检查是观察黄斑裂孔最准确的方法,并可鉴别玻璃体黄斑牵引、黄斑前膜、囊样黄斑水肿或假性囊肿等,还能量化评估裂孔的基本特征并准确分期。

荧光素眼底血管造影可用于判断是否存在其他病因例如脉络膜新生血管(CNV)、中心凹旁毛细血管扩张症,或隐匿的视网膜静脉阻塞等。

【诊断与鉴别诊断】认真的眼底检查多能明确诊断,近年来 OCT 发展快速,其检查精度可达 5~10μm,接近组织切片的分辨率,可清楚分辨黄斑孔形态、大小、有无牵引或黄斑前膜以及视网膜下积液的程度。

板层裂孔在裂隙灯前置镜下光切线不发生错位,嘱患者注视该光线亦不觉其中断。全层裂孔边缘锐利,裂隙灯前置镜下光切线中断或错位,患者自己可察觉有光线中断现象,孔周有晕轮或局限性视网膜脱离,孔底可有黄白色小点,典型者有一半透明的盖膜,与局部增厚的玻璃体后界面粘连。黄斑假孔多为黄斑前膜裂开后形成,其边缘锐利,但边界不规则。黄斑囊样变性时视网膜组织完整,但在视网膜层间有囊样的积液,如果囊腔较大,在检眼镜下可有类似黄斑裂孔的表现,但 OCT 和荧光素眼底血管造影可帮助鉴别。

【治疗及预后】对于 2~4 期全层黄斑裂孔,通过玻璃体手术内界膜剥除联合眼内气体填充松解裂孔前后方向以及切线方向的牵拉,取得了较好的疗效,手术成功率可达 90% 以上。裂孔闭合后可以改善视力及视物变形等症状。

具体手术操作为三切口经睫状体平坦部玻璃体切割术,行人工玻璃体后脱离,次全切割玻璃体,剥离黄斑前膜或黄斑孔周视网膜内界膜,用非膨胀浓度的惰性气体或空气填充,术后患者俯卧位至眼内气体吸收。

对于 1 期和部分 2 期黄斑裂孔,文献报道采用短链纤溶酶 Ocriplasmin 进行酶法玻璃体溶解治疗也取得一定疗效,成功率可达 30%~40%。

(赵明威)

第五节 白点综合征

要点提示

1. 急性后极部多灶性鳞状色素上皮病变是一种自限性疾病,灰白色点片状病灶累及视网膜色素上皮和脉络膜毛细血管层。

2. 多发性一过性白点综合征是一种急性、多灶性、单眼多发的疾病,灰白色点片状病灶位于外层视网膜。

3. 匐行性脉络膜炎是一种双侧慢性、进行性、复发性的炎症性疾病,主要累及视网膜色素上皮,光感受器层和内层脉络膜。

4. 急性区域性隐匿性外层视网膜病变是一种特发性炎性病变,病变常累及外层视网膜。

5. 点状内层脉络膜病变是一种发生于脉络膜和外层视网膜的炎症性疾病,灰白色病灶与病程有关,起于脉络膜毛细血管层,侵及视网膜,最后回退至脉络膜。

6. 多灶性脉络膜炎伴全葡萄膜炎是多灶性脉络膜综合征的一种,伴或不伴有光感受器外节和脉络膜毛细血管受累。

7. 鸟枪弹样视网膜脉络膜病变是一种慢性双侧后极部慢性葡萄膜炎,以脉络膜多发性奶油状病灶为特征。

白点综合征是一组异质性、炎症性的脉络膜视网膜病变,病因和发病机制不清,临床特征相互交叉。病变可位于视网膜外层、视网膜色素上皮层、脉络膜毛细血管、脉络膜,主要表现为斑点或斑片样病灶。此类疾病的诊断主要依据影像学检查。

白点综合征包括以下疾病:①急性后极部多灶性鳞状色素上皮病变;②多发性一过性白点综合征;③匐行性脉络膜炎;④急性区域性隐匿性外层视网膜病变;⑤点状内层脉络膜病变;⑥多灶性脉络膜炎和全葡萄膜炎综合征;⑦视网膜色素上皮炎;⑧鸟枪弹样视网膜脉络膜病变;⑨视网膜下纤维化和葡萄膜炎综合征。

一、急性后极部多灶性鳞状色素上皮病变

急性后极部多灶性鳞状色素上皮病变(acute posterior multifocal placoid pigment epitheliopathy,APMPPE)常见于 20~30 岁青年健康人,是一种累及视网膜色素上皮(RPE),眼底呈多灶性斑块状奶油样病灶的综合征。

【临床表现】患者以年轻患者较多,平均年龄为 25 岁(年龄:8~66 岁)。体健,白人较多,男、女无性别差异。约 1/3 患者起病前有感冒样症状,尤其是头痛,常为双眼发病,也有单眼发病后数日或数周另眼发作。多表现为急性或亚急性中心视力下降,轻重不一,可伴视物变形及中心暗点,1~3 周后视力逐渐恢复。发病 6 个月内小部分患者可有病情反复,绝大多数无复发。

【病因】病因不明,但常合并全身疾病,有的患者结核菌素试验呈明显阳性或有腺病毒 Lyme 病感染史,也有 HLA 抗原(HLA-B7、HLA-DR2)增加者;有的患者在患 APMPPE 同时或近期有全身发热、头痛、头晕、肌肉关节疼痛或上呼吸道感染症状、淋巴结病、腹部不适、丘疹等,这些均提示有感染存在的可能。曾怀疑麻疹病毒、乙型肝炎病毒、细菌感染等在其发生中

起着一定作用；也有人认为，对不同病原体或抗微生物制剂的过敏反应参与了此病的发生。

【症状】患者表现为视力突然下降，可伴有中心或旁中心暗点、闪光感及视物变形。多数双眼患病，对侧眼在数天内发病，有时也可数周后发病。约 1/3 患者患病前有头痛等感冒样症状。

【体征】急性期可以有轻中度玻璃体炎症，可能由视盘水肿及血管炎引起。临床特征性表现为后极部 RPE 水平的多灶性黄白色鳞状病变（图 13-5-1）。随着病变进展，更周边的部位可以出现新的病灶，但在发病一周以内多数不会超过赤道部。病灶大小不一，通常小于 1 个视盘直径。其他的眼部表现包括视网膜中央静脉阻塞，血管炎，视盘炎，渗出性视网膜脱离，新生血管形成及出血。发病数天后活动期病灶开始消退，出现 RPE 萎缩及色素增生。病变消退的同时可不断有新的活动性病变出现。视力可以恢复至接近正常，但是许多患者的暗点可以持续存在，极少数患者可以出现严重的视功能损害。

【辅助检查】

1. 视野检查　一些患者有中心暗点或旁中心暗点。

2. 荧光素眼底血管造影检查　FFA 检查对该病的诊断有重要帮助。在急性期，活动性病变显示早期弱荧光，中期显示

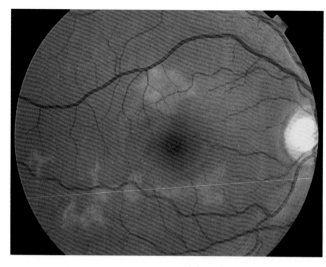

图 13-5-1　APMPPE 眼底照相
后极部视网膜色素上皮水平的多灶性黄白色鳞状病变

炎症病变处的持续性弱荧光，晚期可出现强荧光和染色此种强荧光可持续约 30min，是由来自脉络膜的荧光素弥散至视网膜色素上皮或是荧光素在受损的视网膜色素上皮之间的弥散所致（图 13-5-2）。非活动性病变造影显示视网膜色素上皮萎缩，

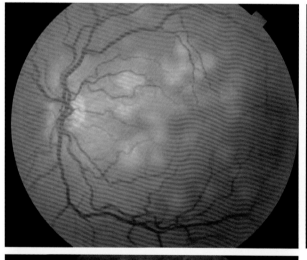

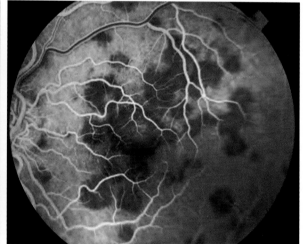

图 13-5-2　APMPPE 视网膜血管造影改变图像
FFA 显示荧光素在视网膜色素上皮之间弥散

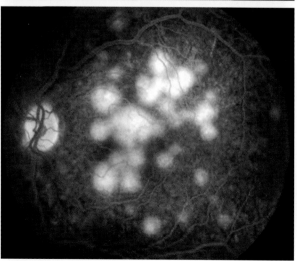

脱色素区呈现典型的透见荧光,伴有椒盐样斑驳荧光,不伴有荧光素渗漏。

3. 吲哚菁绿眼底血管造影检查 活动性病灶显示早期和晚期弱荧光。在早期弱荧光区的部位可见大的脉络膜血管后期弱荧光损害的边界清楚,通常呈不规则形。病变愈合后,在早期和晚期同样显示脉络膜弱荧光,但范围较活动性病变的范围为小,其弱荧光的程度也低于急性期。

4. OCT 病变可累及 RPE 及相邻的光感受器(图 13-5-3)。急性期可见 RPE 结构异常,而恢复期可恢复正常。对应病灶处可见浅的视网膜下积液。也有学者观察到视网膜内囊腔形成。

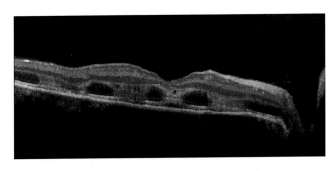

图 13-5-3 APMPPE 视网膜 OCT 图像

【鉴别诊断】

1. 多灶性脉络膜炎 多见于女性。25% 单眼。眼底有灰黄色病变,大小不等,分布于后极及周边部。50% 合并前葡萄膜炎,玻璃体可有炎症。急性病变痊愈后留下明显的色素性印迹样瘢痕。活动性病变上方有视网膜脱离者,常提示下方为脉络膜炎。荧光素眼底血管造影可能显示视盘水肿强荧光以及黄斑囊样水肿。

2. 鸟枪弹样脉络膜视网膜病变 平均患病年龄 50 岁多双眼患病,女性多。眼底在卵圆形、奶黄色扁平、边清的斑点状病变,从视盘沿着视网膜血管向周边散布,如鸟枪弹样。盘周较少,可合并有视盘水肿、视网膜血管炎。

3. 多发性一过性白点综合征 年轻女性多见,单眼发病。病前常有感冒史,眼底多个散在小白色斑点,小的可小于 50μm,也可大至 500μm,一般小于鸟枪弹样斑点,更小于 APMPPE 鳞状灶病变分布,从后极至中周部,集中在后极与视盘周围,从而引起生理盲点扩大。黄斑中心并可见到颗粒状色素上皮改变。

4. 匐行性脉络膜病变(或脉络膜炎) 常累及双眼,先后发生。病变从视盘周围开始呈慢性匐行性进展,如黄斑受累,则视力严重受损痊愈后形成深层瘢痕,比 APMPPE 病变为深,复发见于紧邻病变边缘处;APMPPE 病复发则成多灶性,痊愈后可引起散在色素沉着及瘢痕,此时需和毯层视网膜变性相鉴别,但 APMPPE 病一般无视盘萎缩,血管管径正常不变细,ERG 正常或接近正常,急性后极部多灶性鳞状色素上皮病变视网膜电流图和眼电图检查即使在急性期也可表现为正常或低于正常。

【治疗】急性后极部多灶性鳞状色素上皮病变一般不需要治疗,一些学者用糖皮质激素治疗此病,而另外一些学者则认为此种治疗无必要;另有报道,对合并幼年型慢性关节炎的急性后极部多灶性鳞状色素上皮病变患者可给予环孢素 A 治疗。

【预后】急性后极部多灶性鳞状色素上皮病变是一种自限性疾病,通常于发病后数天~数周开始消退,视力开始改善。约 80% 的患者视力恢复至 0.5 或 0.5 以上,仅 20% 的患者视力低于 0.5。少数患者可出现持续数月~1 年的视野缺损。此种疾病虽然有复发的报道,但在绝大多数患者病变无复发。

二、多发性一过性白点综合征

多发性一过性白点综合征(multiple evanescent white dot syndrome,MEWDS)是一种急性、多灶性、单眼多发且通常累及年轻人的视网膜病变,眼底检查可见深层视网膜或视网膜色素上皮出现白点状病变。为一种少见的、病因不明的疾病。

【临床表现】患者通常为年轻的近视女性(75%),MEWDS 一般表现为自限性疾病,在数周内视功能恢复。急性期时陈旧的病变可以消退,同时其他部位出现新的病灶。本病可能与病毒感染及自身免疫疾病有关。MEWDS 的发病也可能与一系列相对常见的易感基因有关,这种基因的存在可能导致机体更易发生免疫失调,加之环境诱发因素的作用,便可能导致 MEWDS。

【症状】大多数患者表现为单眼视力突然下降和闪光感,也可累及双眼,发病前有感冒或发烧病史,部分患者主诉颞侧视野缺损(生理盲点扩大)。

【体征】视力下降范围为 1.0~0.05,多为轻、中度下降。眼前段检查正常。眼底检查可见许多白色点状病灶,位于视网膜的深层及 RPE,分布在血管弓附近的后极部和黄斑周围,不侵犯中心凹,赤道附近的病灶少而稀疏(图 13-5-4)。典型的病灶为近似圆形,大小不等,色淡且边界模糊。中心凹处可见细小的色素颗粒(图 13-5-5)。部分病例视盘边界不清,在急性期可见玻璃体有少量细胞,少数病例可见血管白鞘形成。

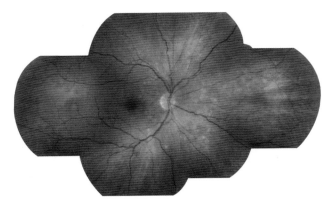

图 13-5-4 多发性一过性白点综合征眼底改变

大多数 MEWDS 患者的病程相对短暂。眼底的白色病灶常在 1~2 周内消失,荧光素眼底血管造影和电生理的异常表现也可迅速恢复,视力多在 3~10 周内恢复至发病前水平,视野的生理盲点扩大和 ICG 血管造影所见无荧光暗点却可存留相对较长的时间。MEWDS 痊愈后,眼底可不出现瘢痕,仅在黄斑残

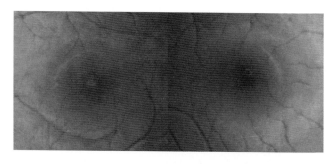

图 13-5-5　MEWDS 黄斑区细小的色素颗粒改变

留轻微的 RPE 色素改变,荧光素眼底血管造影时偶见窗样缺损。此外 MEWDS 还可能表现为慢性,病情复发并且累及双眼。

【辅助检查】

1. 荧光素眼底血管造影检查　可发现疾病急性期的白点状病灶,造影早期呈斑状强荧光或点状强荧光,点状强荧光排列成花环状,晚期视盘着染,病灶周围荧光渗漏,部分可出现强荧光病灶融合,偶可见视盘和视网膜毛细血管渗漏,少数患者因点状 RPE 脱失而出现窗样缺损(图 13-5-6)。

2. 吲哚菁绿血管造影检查　疾病活动期 ICGA 检查在动、静脉期无改变,提示脉络膜大血管未受累;约在 10min 显示后极部至中周部有多发性小圆形弱荧光点,发现的病变数目大于 FFA 检查发现的病变数目,表明此病不仅累及 RPE 和光感受器,还累及脉络膜毛细血管或毛细血管前动脉;在病变趋于消退或已消退时,造影显示的弱荧光点变小或消失。

3. OCT　主要表现为视网膜神经上皮椭圆体带(IS/OS)多处或弥漫性变薄或中断(图 13-5-7),也可见到白点处视网膜下腔的圆圆样高反射。内层神经上皮和 RPE-Bruch 膜-脉络膜毛细血管复合层反光带均正常。视网膜神经上皮层变薄或局部缺失的椭圆体带(IS/OS)均随着病情的恢复而逐渐出现和增厚,

伴反射增强,于 1~2 个月后完全恢复。复发的病例可引起外核层变薄,造成永久的光感受器萎缩。

4. 眼底自发荧光(FAF)　急性期白点处 AF 增强,在视盘周围和黄斑黄色颗粒的微小区域 AF 减少。白点处增加的 AF 可能与 RPE 改变或光感受器外节中断有关。

5. 视野检查　可发现生理盲点扩大、中心暗点或弓形暗点,有时视野缺损范围较大,与检眼镜下发现的病变不一致。

6. 眼电生理检查　在疾病急性期,视网膜电流图、早期感受器电位通常显著降低,早期感受器电位再生时间延长,提示病变位于光感受器-RPE-Bruch 膜复合体水平。患者若有视盘肿胀,可出现眼电图的波幅降低和潜伏期延长。

【鉴别诊断】

1. 急性后极部多灶性鳞状色素上皮病变　多见于年轻患者,视力在短暂的下降后迅速恢复、眼底出现的 RPE 鳞状病灶也可消退,伴有视盘炎和玻璃体的炎症表现等特征。本病多为双眼发病,病灶较大且更为深层、色较黄且更为浓厚,FFA 早期为遮蔽荧光,后期为强荧光。

2. 多灶性脉络膜炎伴全葡萄膜炎　为 RPE-脉络膜炎性疾病,多见于健康的近视女性,常伴有明显的前房和玻璃体的炎症,病灶较为浓厚并可散布于周边部,炎症消退后病灶呈现为伴有色素的萎缩斑。视力恢复缓慢,常出现黄斑囊样水肿和脉络膜新生血管膜。多焦 ERG 检查表现为持续性弥漫性的损害。

3. 鸟枪弹样视网膜脉络膜炎　发生在 RPE 或更深层的多发性奶油色样的病灶,伴有明显的玻璃体炎症细胞浸润,常见于老年人且双眼发病,FFA 所见病灶常较间接检眼镜所见少且不明显,病灶早期为遮蔽荧光,后期为轻微强荧光。HLA-A29 的检出率非常高(90%)。

4. 急性视网膜色素上皮炎　多为年轻患者,病程与

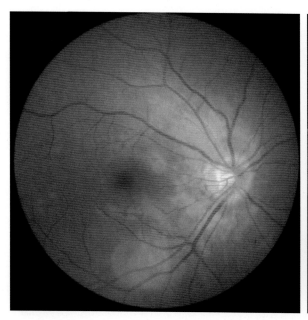

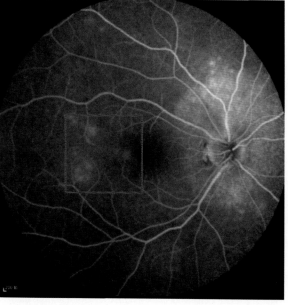

图 13-5-6　MEWDS 荧光素眼底血管造影改变

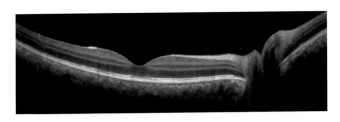

图 13-5-7　MEWDS 眼底 OCT 显示椭圆体带改变

MEWDS 相似,典型的病灶为深色素的斑点外围绕一脱色素的晕环,FFA 表现为弱荧光的斑点被一强荧光环所环绕。ERG 和皮质诱发反应均正常。

【治疗】MEWDS 为自限性疾病,通常无须治疗,视力多可恢复。少数病例可复发,即可为原患眼复发,也可发生于对侧眼。复发的频率也不尽相同。尽管出现复发,视力恢复良好。

【预后】虽然可反复发作,但多数患者视力可恢复至发病前的水平。

三、匍行性脉络膜炎

匍行性脉络膜炎是一种少见的双侧慢性、进行性、复发性的炎症性疾病,主要累及视网膜色素上皮,脉络膜毛细血管和脉络膜,视网膜常继发受累。

【临床表现】好发于 40~50 岁患者人群,也可见于年轻患者,无性别倾向,慢性进行性病程,易反复发作,双眼先后发病,常不对称。病因不清,可能与炎症反应有关。

【症状】常先出现单眼视力下降、视物变形,中心或旁中心暗点。

【体征】急性期 1/3 患者玻璃体内有炎性细胞,通常在视盘周围,可见灰白色地图状犬牙交错的病变,病变深在,侵袭脉络膜内层和视网膜色素上皮。病变由视盘周围向黄斑区甚至周边部慢性匍行性进展,边缘连续,多数病变起自视盘外围,但也可首先出现于黄斑部而称为"黄斑部匍行性脉络膜炎",偶尔

也有首先表现在黄斑以外的区域,甚至周边部视网膜。急性病变经历数月或数周后开始愈合,遗留瘢痕伴色素脱失、增生、色素上皮萎缩和纤维化(图 13-5-8)。此病可复发,在已愈合的病灶边缘又出现新的炎性病变,但很少发生浆液性视网膜脱离,虽然病变趋向于相互融合,但不相连的孤立病灶也相当常见,出现后极部多个孤立病变。

本病还可伴有玻璃体炎、视盘炎、视网膜血管炎或静脉炎、视网膜分支静脉阻塞、视盘新生血管和视网膜新生血管,25%患者可发生脉络膜新生血管,新生血管常发生在脉络膜视网膜萎缩灶的边缘,也是导致晚期患者视力丧失的重要原因,多数患者均不伴有全身性疾病。

【辅助检查】

1. FAF　当 RPE 代谢增加,FAF 呈高荧光;当 RPE 丢失时,FAF 呈现低荧光。在 SC 的急性期,FAF 显示病灶呈边界不清的高荧光(Ⅰ期),当病灶开始愈合时,在病灶边缘出现减少荧光的环(Ⅱ期);随着病灶进一步好转,病灶边缘呈明显的低荧光(Ⅲ期);在完全愈合的病灶,因 RPE 完全萎缩,病灶呈均匀一致的低荧光(Ⅳ期)(图 13-5-9)。

2. 荧光素眼底血管造影检查　活动性病变于造影早期显示弱荧光,此可能是由于视网膜色素上皮肿胀和/或脉络膜毛细血管无灌注所致;随后出现病变边缘强荧光,可能是由周围的脉络膜毛细血管荧光素渗漏造成;造影后期显示荧光染色,在病灶内可见斑点状强荧光(图 13-5-10)。

非活动性病变于造影早期显示弱荧光,此是由于脉络膜毛细血管阻塞所致;随后在萎缩病灶的边缘处出现强荧光,此是由于来自邻近正常脉络膜毛细血管的荧光素弥散所致;后期出现纤维瘢痕和巩膜的染色,由于患者的陈旧性病灶和新鲜病灶往往同时存在,所以造影通常显示同时存在有新鲜病灶的荧光素渗漏和陈旧性病灶的荧光素染色。

3. 吲哚菁绿血管造影检查　急性期病变于造影早期显示弱荧光,后期显示染色,此种检查发现的病变范围大于在 FFA

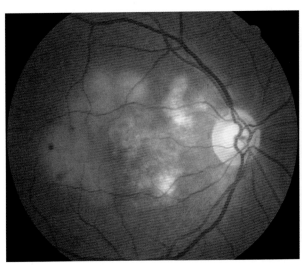

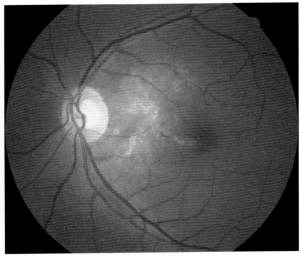

图 13-5-8　匍行性脉络膜炎眼底改变

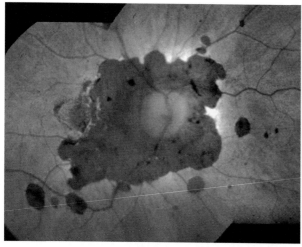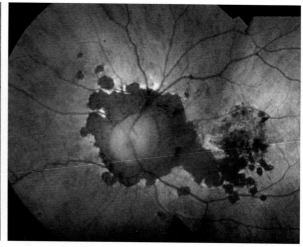

图 13-5-9 匐行性脉络膜炎眼底 FAF 改变

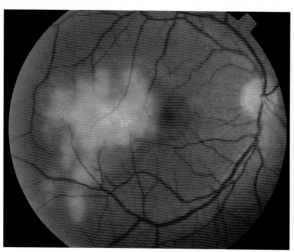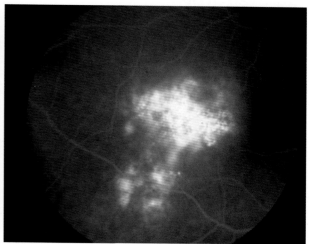

图 13-5-10 匐行性脉络膜炎眼底 FFA 改变

检查或检眼镜下观察到的病变范围,提示此病有广泛的缺血和炎症改变;非活动性病变显示瘢痕和纤维组织染色。

4. OCT 急性期显示 RPE、光感受器外节、椭圆体(IS/OS)带、外界膜和内层视网膜轻微改变的外核层高反射。在恢复期,高反射的模糊区消失,出现不规则和疙瘩样视网膜外层隆起,从外界膜到 RPE 层的结构不能区别,外核层显得较正常,脉络膜层反射增加。

5. 视野检查 在疾病活动期,出现与病变位置相一致的致密暗点,在非活动期,此种暗点则变得较为疏松,此外尚可出现中心视野缺损,随着疾病的进展,患者视野可逐渐缩小。

【鉴别诊断】

1. 高度近视 在后极部和视盘周围出现视网膜、RPE 和脉络膜萎缩病灶,露出巩膜颜色呈黄白色,长期观察病灶也可逐渐扩大。但近视患者长期高度近视眼病史和巩膜后葡萄肿,FFA 显示病灶为透见荧光,病灶边缘可有荧光渗漏,但缺乏早期弱荧光表现。

2. 结核性葡萄膜炎 临床表现为多个病灶像波浪扩展融合和斑块样阿米巴表现,患者可能有阳性家族史,感染结核或结核菌素试验阳性;病变常常不毗邻视盘,初发常在周边部和多灶性,以后融合,抗结核有效。

【治疗】目前尚未发现对所有患者均有效的理想药物。临床上常用的药物有糖皮质激素、环孢素 A、苯丁酸氮芥、硫唑嘌呤、环磷酰胺等。

四、急性区域性隐匿性外层视网膜病变

急性区域性隐匿性外层视网膜病变(acute zonal occult outer retinopathy,AZOOR)是一种多见于年轻健康女性的特发性炎性病变,由于病变累及外层视网膜的较大区域,常出现单眼或双眼闪光感及急性进展性视野缺损。

【症状】发病前可有病毒感染病史。单眼或双眼发病,突然出现视野暗点和视物模糊,伴闪光感。

【体征】视力影响较小,多数在 0.5~1.0,治疗后多能恢

复到1.0。眼前节一般正常,可存在相对性传入性瞳孔障碍(RAPD),少数患者玻璃体内细胞阳性。早期眼底没有明显异常,有时可见到白色环形改变;晚期部分患者出现RPE的斑点状改变,以及RPE细胞向内层视网膜迁移并沿血管壁排布,表现为典型的骨细胞样外观,类似视网膜色素变性样改变(图13-5-11)。

【辅助检查】

1. 视野改变 早期最常见是生理盲点扩大合并中心暗点,生理盲点扩大可单独出现,有时视野缺损也可发生于周边部。

2. FFA 大多数表现正常,最常见的异常是RPE的改变,表现为强荧光、脱色素、窗样缺损或透见荧光。其次是血管的改变,包括视网膜血管染色或渗漏和视网膜血管变窄。

3. ICGA 造影早期病变区域呈多灶弱荧光或地图状弱荧光,晚期部分融合,病变区外其他区域也可表现为弱荧光。

4. FAF 可表现正常,在RPE萎缩区呈低荧光,周围可为高荧光包绕。

5. OCT 和视野缺损相对应的视网膜区域表现为异常,包括光感受器椭圆体(IS/OS)带不规则或缺失,外核层变薄和外丛状层增厚,内核层也可变薄。在生理盲点扩大患者,视盘周IS/OS带缺失(图13-5-12)。

6. ERG 大多数病例ERG表现异常,患者的30Hz视锥细胞闪光反应明显延迟。

【鉴别诊断】

1. 自身免疫性视网膜病 是一类由特定的自身抗体引发的视网膜疾病,也可出现视野暗点和闪光感,早期眼底可能正

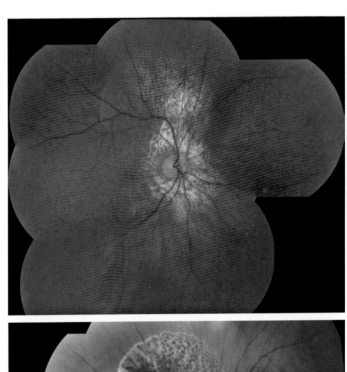

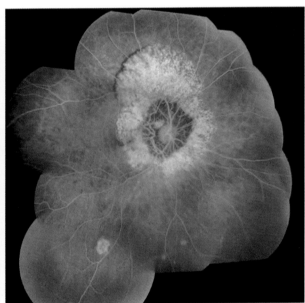

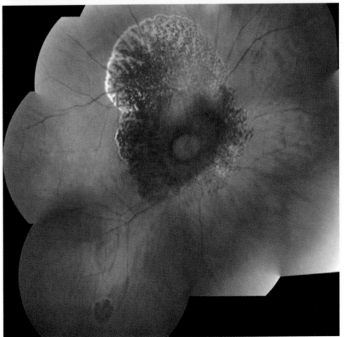

图13-5-11 AZOOR眼底改变

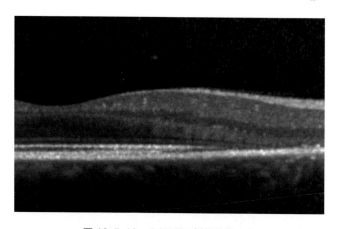

图 13-5-12 OCT 显示椭圆体带改变

常,视野检查也可出现 AZOOR 类似的改变,ERG 检查异常。但是自身免疫性视网膜病是进行性的,随着病情进展,ERG 为显著异常,会出现负相波,血清中可检测出多种视网膜抗体。

2. 急性特发性生理盲点扩大 是一种出现明显盲点扩大,但视盘没有水肿的特发性疾病,可出现视野暗点和闪光感,盲点扩大。一般单侧发病,视野缺损非进行性,闪光感逐渐消失,FFA 检查视盘有荧光着染和渗漏,ERG 仅有鼻侧旁中心异常。

3. 球后视神经炎 这类患者往往有眼球转动疼痛,色觉障碍明显,视野改变多为中心暗点,MRI 检查可以发现球后视神经的炎症表现。

【治疗】没有特效治疗方法,一般采用肾上腺糖皮质激素和免疫抑制剂治疗。

【预后】视力影响较小,存在不同程度的视野损害。

五、点状内层脉络膜病变

【临床特点】点状内层脉络膜病变(punctate inner choroidopathy,PIC)是一种发生于脉络膜和外层视网膜的炎症性疾病。易发生于青年有近视的女性患者,表现为后极部多发的深层黄白色小点状结节样病灶,并合并有进行性萎缩为特征。

【症状】患者眼部发病前 2 周可能会出现流感样症状,患者主要表现为眼前黑影、闪光感、暗点、视物模糊、视物变形,无眼红、眼痛等表现。

【体征】眼前段大多正常,典型的改变为位于后极部出现数个散在的黄白色圆形病变(图 13-5-13),Ⅰ期病灶眼底无明显异常,Ⅱ期病灶表现为眼底针尖样或点状的色素脱失,Ⅲ期病灶表现为位于深层视网膜散在的黄白色圆形点状病灶,边界不清;Ⅳ期病灶表现为内层脉络膜和 RPE 层面边界清楚的组织挖凿状萎缩灶。Ⅴ期病灶可进一步扩大伴色素增生可并发 CNV。

【辅助检查】

1. OCT 是 PIC 确诊和随访的重要工具,各期病灶在 OCT 上有鲜明的特点。Ⅰ期病灶在 OCT 上无明显异常,但约 30% 的病灶局部可出现脉络膜厚度增加。Ⅱ期病灶表现为 RPE 层局灶性隆起伴对应的椭圆体(IS/OS)带破坏;Ⅲ期病灶向外突破 RPE 层,向内突破外界膜和外核层,在外丛状层下形成"驼峰"样中等反射结节样病灶,大小不等,典型病灶直径在 200~300μm 左右,邻近病灶可融合,随着病情进展,结节所在处 Bruch 膜逐渐消融,此期脉络膜厚度达峰值。Ⅳ期病灶外层视网膜结节样病灶逆向退行,病灶所在的光感受器层和内层脉络膜组织丢失;外丛状层和内层视网膜逐渐通过 Bruch 膜破口疝入脉络膜,此期脉络膜厚度迅速减少。Ⅴ期病灶周缘光感受器陆续丢失伴多层次的 RPE 增生(图 13-5-14)。

2. FFA Ⅰ期病灶在 FFA 上表现正常,Ⅱ期病灶也表现正常或表现为针尖状或点状轻微窗样缺损,Ⅲ期病灶 FFA 早期表现为点状视网膜下强荧光或弱荧光,晚期染色,可伴轻渗漏。Ⅳ期病灶表现为点状窗样缺损伴染色。Ⅴ期表现为点状或斑

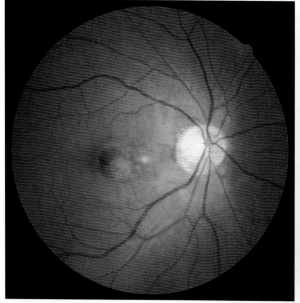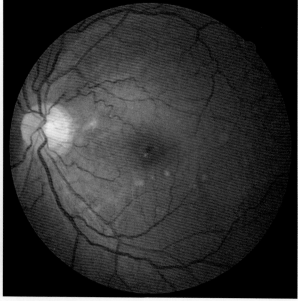

图 13-5-13 点状内层脉络膜病变典型眼底改变

状窗样缺损,早期可透见脉络膜大中血管影,伴有色素增生病灶可见色素遮蔽荧光(图13-5-15)。

3. ICGA　能发现Ⅰ期病灶,表现为晚期的弱荧光斑。发展到Ⅱ期病灶时,ICGA的晚期弱荧光斑范围变局限,边界轮廓清楚。Ⅲ期病灶表现为ICGA全程暗点伴晚期病灶周缘强荧光晕。Ⅳ期和Ⅴ期病灶均表现为萎缩性暗点或小暗斑。

【治疗】

1. 观察　对于远离黄斑中心、无明显症状的活动病灶可观察。

2. 肾上腺糖皮质激素　对于有接近黄斑中心或引起症状的活动病灶(Ⅰ~Ⅲ期),FFA显示有视盘轻度水肿或节段性视网膜静脉炎的患者,可口服肾上腺糖皮质激素治疗,可以缩短病程并防止继发CNV产生,激素的起始剂量为0.5~1mg/(kg·d);用药过程中以OCT作为随访工具。

3. 继发性CNV的治疗　对于近中心凹出现继发CNV时,可考虑玻璃体腔注射抗VEGF药物。

【预后】本病一般预后较好,引起视力预后不良的主要因素是继发性CNV的产生,黄斑萎缩和黄斑区视网膜纤维增殖

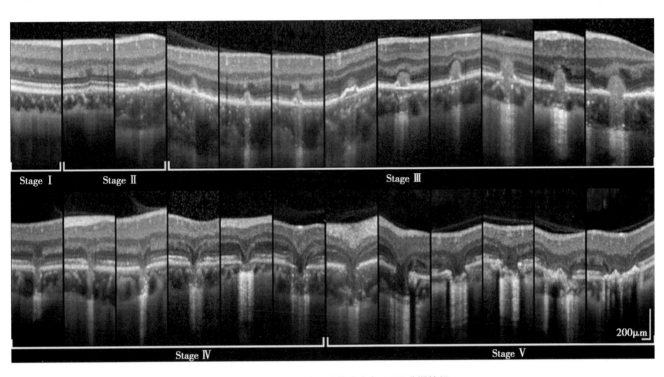

图 13-5-14　点状内层脉络膜病变 OCT 分期特征

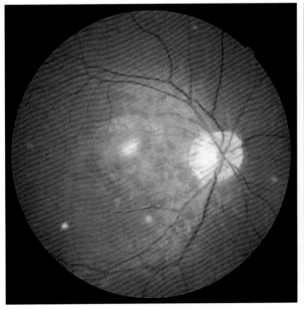
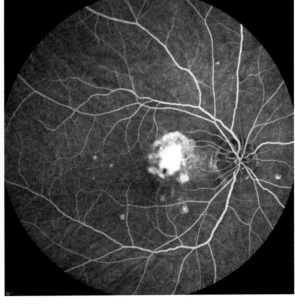

图 13-5-15　点状内层脉络膜病变荧光造影改变

的产生。部分 PIC 会出现复发,并非原有病灶再次活动,而是出现新的病灶。

六、多灶性脉络膜炎和全葡萄膜炎综合征

多灶性脉络膜炎伴全葡萄膜炎(multifocal choroiditis and panuveitis,MCP)是多灶性脉络膜综合征的一种,病理过程主要发生在 RPE 及其附近,伴或不伴有光感受器外节和脉络膜毛细血管受累。

【临床特征及病因】具体病因不详,但多数人认为本病为非感染性炎症,并有遗传背景。部分患者可能与结核、梅毒、疱疹病毒或结节病相关。此病多发生在 40 岁左右女性,白种人占大多数,多双眼发病。

【症状】大多数患者有视力下降,从 1.0~光感不等,平均在 0.2 左右,可伴有事物变形、眼前黑影、闪光感和轻微眼痛。

【体征】眼前节可出现角膜后沉着物,房水闪辉和浮游细胞阳性。眼后段玻璃体内有细胞浸润,急性期眼底会散在圆形、椭圆形边界模糊的黄白色病灶,多位于黄斑外后极部,位于深层的 RPE 和脉络膜毛细血管层(图 13-5-16)。当病情缓解或趋向静止后,病灶表现为脱色素和边缘增生,边界清晰的凹陷状改变。病程时间长,发病过程中新旧病灶能在同一部位出现。急性期是可合并出现视盘水肿,并可合并黄斑水肿、CNV、静脉周围炎。

【辅助检查】

1. FFA 活动期病灶早期表现为荧光遮蔽,晚期表现为染色渗漏和透见荧光。陈旧性病灶表现为早期强荧光,晚期褪色。在一些患者尚可发现视盘的荧光素渗漏、黄斑囊样水肿等(图 13-5-17)。

2. ICGA 可出现与视网膜病灶部位一致的弱荧光斑点,造影晚期表现明显弱荧光斑,部分患者可有弱荧光病灶融合。

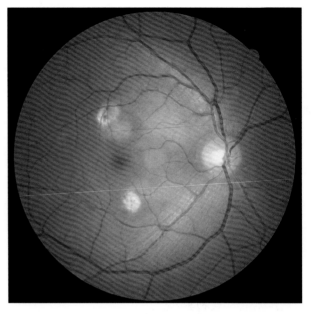

图 13-5-16 多灶性脉络膜炎伴全葡萄膜炎眼底改变

3. 视野检查 可发现生理盲点扩大,在一些患者也可出现中心视野、旁中心视野和周边视野异常。

【治疗】

1. 肾上腺糖皮质激素 可给予口服泼尼松龙 1mg/(kg·d),对于部分急性期、初发的患者给予足量规范的激素治疗反应良好,视力能得到改善。然后,对于复发患者,效果不佳。

2. 免疫抑制剂治疗 对于肾上腺糖皮质激素控制不佳的患者,可通过环孢素 A、硫唑嘌呤、甲氨蝶呤来控制疾病。

3. 继发性 CNV 的治疗 对于近中心凹出现继发性 CNV 时,可考虑玻璃体腔注射抗 VEGF 药物。

【预后】本病容易长期发病并且容易复发,对糖皮质激素

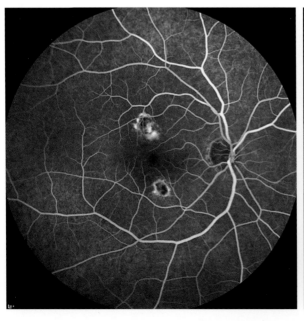
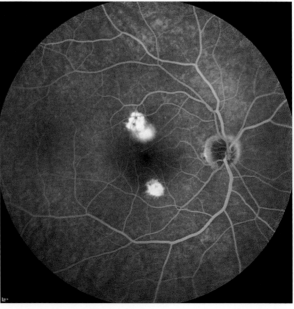

图 13-5-17 多灶性脉络膜炎伴全葡萄膜炎荧光素眼底血管造影检查改变

长期治疗的反应性较差患者,多数视力预后不良。

七、鸟枪弹样视网膜脉络膜病变

鸟枪弹样视网膜脉络膜病变(birdshot chorioretinopathy)是一种少见的慢性双侧后极部慢性葡萄膜炎,以脉络膜多发性奶油状病灶为特征。多发于白种人,病因目前仍不清楚,推测为伴有 HLA-A29 等位基因的自身免疫性眼部炎性疾病。

【症状】通常双眼先后受累,表现为视物模糊、眼球黑影、畏光和闪光感。患者自觉有明显的视力障碍但检查结果仅为轻度下降的情况。

【体征】其特征为视网膜下多发性奶油状病灶和视网膜血管炎,常伴有黄斑囊样水肿、视盘水肿和玻璃体的炎症(图13-5-18)。

【辅助检查】

1. FFA　早期视网膜下奶油状病灶呈弱荧光,造影后期出现与奶油状病灶一致的强荧光。

2. ICGA　可发现大量的弱荧光脉络膜病灶,分布于大中

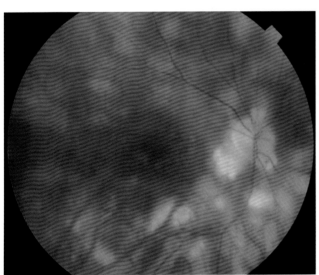

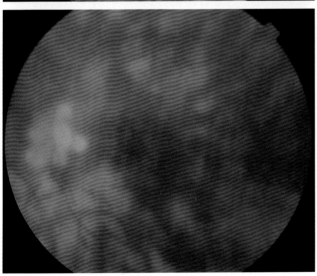

图 13-5-18　鸟枪弹样视网膜脉络膜病变眼底改变

血管附近,晚期出现强荧光。

3. HLA-A29 抗原分型　绝大多数患者为 HLA-A29 抗原阳性。

【治疗】

1. 肾上腺糖皮质激素　可给予口服泼尼松龙 1mg/(kg·d),也可眼局部球旁或玻璃体腔注射激素联合治疗。

2. 免疫抑制剂治疗　对于肾上腺糖皮质激素控制不佳的患者,可通过环孢素 A、硫唑嘌呤、甲氨蝶呤来控制疾病。研究发现环孢素 A 治疗可以显著降低患者的玻璃体炎症,使 55% 的患者视力改善,26% 的患者视力稳定。此药可单独应用,也可与其他免疫抑制剂如硫唑嘌呤、苯丁酸氮芥等联合使用。

3. 激光光凝治疗　对于出现视网膜下新生血管或视网膜前新生血管时,可考虑激光治疗。

【预后】本病为一种慢性炎症性疾病,往往有多次复发和缓解,并延续多年,长时间发病患者往往视力预后不佳。

(程涌)

第六节　视网膜脱离

要点提示

1. 根据病因,视网膜脱离可分为孔源性视网膜脱离、牵拉性视网膜脱离和渗出性视网膜脱离三大类。

2. 可对视功能造成严重损害,特别是累及黄斑者。

3. 脱离的视网膜失去正常的红色反光,呈灰色或青灰色。

关键治疗:

1. 对孔源性视网膜脱离要尽早手术治疗,手术的关键是封闭裂孔。

2. 对渗出性视网膜脱离主要以病因治疗为主,严重、持久的病例可以考虑手术治疗。

3. 对牵拉性视网膜脱离以手术治疗为主,同时要注意原发病的治疗。手术的关键是充分分解除视网膜的牵拉力量。

视网膜脱离(detachment of the retina)是指视网膜本身组织中的神经上皮和色素上皮(RPE)层分离,并非是视网膜与脉络膜分离。视网膜神经上皮与 RPE 均来源于胚胎的神经外胚层,但在组织结构上 RPE 层与脉络膜紧密粘着,而与神经上皮层之间存在着潜在性空隙,因此在病理情况下,神经上皮层容易与 RPE 层分开,形成视网膜脱离。视网膜脱离一词并非是一个具有特异性的疾病名称,而是许多能产生视网膜下积液的一个共有表现。

视网膜能够正常贴附在原位,主要取决于以下因素:解剖学的完整性、生理功能的正常发挥,以及代谢功能的正常运行。维持视网膜的黏附有被动黏附力和主动黏附力两种。健康的玻璃体、穿过视网膜液体梯度、感光细胞之间黏附分子以及来自脉络膜的渗透压是构成被动黏附力的主要因素;而主动黏附力主要与 RPE 的正常生理功能有关:①传送及抽吸特殊的液体,提供神经视网膜黏着于 RPE 的主要力量,有如泵的作用;②合成酸性黏多糖,可能是使神经视网膜黏着于 RPE 的次要力量;③RPE 微绒毛与光感细胞的外节有紧密的结构关系,通

过吞噬作用,也可能对于神经视网膜黏着于 RPE 起作用。

根据病因视网膜脱离可分为孔源性视网膜脱离(rhegmatogenous retinal detachment,RRD)、牵拉性视网膜脱离(traction retinal detachment,TRD)和渗出性视网膜脱离(exudative retinal detachment,ERD)三大类。如果存在两种或两种以上的因素,则称为混合性视网膜脱离。

一、孔源性视网膜脱离

孔源性视网膜脱离每年发生率约为 1∶10 000,左右眼发病率无差异,双眼患病率约为 10%~15%,2/3 为近视眼(以高度近视为多),有的病例有外伤史。

【发病机制】视网膜裂孔形成继而引起视网膜脱离是视网膜和玻璃体两种组织因病变而共同作用的结果,视网膜裂孔及玻璃体变性液化是 RRD 发生的必要条件。视网膜变性(囊样变性、格子状变性等)、视网膜变薄等引起的萎缩孔大多数位于视网膜的周边部,呈圆形或椭圆形,而动态玻璃体视网膜牵拉引起的视网膜撕裂通常呈马蹄样。孔源性视网膜脱离好发于中老年人,尤其是有高度近视的患者,这与老年人或高度近视的玻璃体和视网膜常有变性有关。同时玻璃体变性产生液化或后脱离,有纤细的玻璃体条索与变性的视网膜相粘连,虽然眼球仅受到轻微震动或外伤,就有可能由于条索的牵拉,引起视网膜破裂,形成裂孔,这时液化的玻璃体可经裂孔流入视网膜下腔,使视网膜脱离。

【临床表现与检查】发病前先感到眼前有飞蚊、闪光感觉并似有云雾遮挡,飞蚊与闪光是玻璃体后脱离的症状。以后视力突然下降。在脱离的视网膜对侧的视野有缺损,并逐渐扩大。

眼底检查可见到脱离的视网膜和裂孔。

1. 脱离的视网膜失去正常的红色反光而呈灰色或青灰色,轻微震颤的脱离的视网膜表面有暗红色的血管爬行,脱离的视网膜隆起宛如山冈起伏,隆起度高而范围广者可遮盖视盘,严重者呈漏斗状完全脱离。

2. 孔源性视网膜脱离中绝大多数病例可发现有裂孔。检查时应将瞳孔充分散大,用双目间接检眼镜或三面镜仔细检查。视网膜裂孔呈红色,裂孔周围的视网膜呈白色或灰白色。裂孔的形状、大小及数目不定,多数位于颞上侧,其次为颞下侧,在鼻侧者较少见。裂孔可有以下几种:圆形或卵圆形裂孔,常位于颞侧周边部及黄斑部(高度近视眼的视网膜裂孔可在后极部血管弓旁),多由囊样变性所形成;马蹄形裂孔,多位于周边部尤其颞下方,其凹面常向着锯齿缘,凸面向着视盘方向,裂孔的视网膜瓣与玻璃体有粘连,常飘动或浮起;锯齿缘断离,即视网膜自锯齿缘撕裂,多见于颞下侧,常由外伤引起。位于周边部的巨大视网膜裂孔可以被误认为锯齿缘离断,后者形成的裂孔后缘没有视网膜组织;陈旧 RRD 的裂孔有时候不易发现,但其附近的玻璃体常有色素颗粒、视网膜囊肿存在。

眼底检查要注意玻璃体有无混浊、增生及后脱离等。在合并有增生性玻璃体视网膜病变(PVR)的病例,眼底还可见增生条索。

眼压:早期脱离面积不大时,眼压正常或稍偏低,以后眼压随脱离范围的扩大而下降。

视野检查:与视网膜脱离部位相对应的区域视野缺损。病变早期最好用小视标在弱光下检查,才能发现视野缺损。

眼超声检查:应作为视网膜脱离的常规检查。可以显示脱离之视网膜及较大的裂孔,并帮助判断是否合并有脉络膜脱离、除外眼内占位病变。

荧光素眼底血管造影:如查不到裂孔,形态又非典型的孔源性视网膜脱离,此时可作荧光造影检查,帮助诊断和鉴别诊断。

【诊断与鉴别诊断】根据发病快,先有眼前飞蚊或闪光感觉,继而视野中出现暗影等典型症状,再加上眼底视网膜脱离的表现,并且发现裂孔,诊断即可成立。

本病应与下列疾病鉴别:

1. 中心性浆液性脉络膜视网膜病变(中浆) 虽有视网膜神经上皮的浆液性浅脱离,但病变位在黄斑部,绝无裂孔。荧光造影有渗漏。

2. 视网膜劈裂 劈裂常呈囊肿样隆起,内壁较薄,境界清楚,当内壁上有裂孔时,有误诊为孔源性视网膜脱离的可能。不过内壁较薄、较透明,远不如脱离的视网膜厚实。

3. 大泡状视网膜脱离 本病常在中浆给大量激素治疗后发生,早期眼底后极部有 1 个或多个泡状隆起,视网膜下液随体位移动,无视网膜裂孔,荧光素眼底血管造影可见 1 个或多个荧光素渗漏点,光凝渗漏点泡状脱离可复位。

4. 脉络膜渗漏 首先为睫状体平坦部、脉络膜前部脱离,晚期合并视网膜脱离。本病由于巩膜增厚,涡状静脉受压迫,循环障碍所致。眼底可见球状隆起,随体位而迅速改变其脱离部位及高度,此为最显著特点;眼压不低或升高,又无破孔。

【治疗及预后】

治疗原则为行手术治疗,以封闭裂孔和创造使脱离的视网膜神经上皮和色素上皮接触的条件。

1. 封闭裂孔 冷凝、电凝和激光,都能使裂孔周围的视网膜与脉络膜形成牢固的粘连。术前应充分散大瞳孔,反复寻找裂孔,确定裂孔的位置和数目,因封孔是本病治疗成功的关键。

2. 创造使脱离的视网膜神经上皮和色素上皮接触的条件 可行巩膜扣带手术,其方法分巩膜缩短术、巩膜内填充、巩膜外加压及环扎手术,其中巩膜外加压及环扎手术常用,常联合巩膜外放液和眼内注气术,适用于比较简单的 RRD。玻璃体切除术适用于裂孔位于后部和复杂的 RRD,如多发裂孔、巨大裂孔、屈光间质不清、人工晶状体眼、合并有脉络膜脱离、合并有严重 PVR 等,切除玻璃体后形成的空间可注入空气、长效气体或硅油,通过内填塞使视网膜复位。

通过巩膜扣带手术可使简单的孔源性视网膜脱离的治愈率达到 90% 以上。玻璃体手术一系列眼内操作的应用,使复杂的视网膜脱离亦获得很好的治疗机会。伴随着视网膜解剖复位,其功能恢复与脱离时间长短以及是否累及黄斑部有很大关系,因此及时治疗很重要。

(梁建宏)

二、渗出性视网膜脱离

渗出性视网膜脱离是由于全身或眼部疾病导致视网膜或脉络膜血-眼屏障的破坏,发生视网膜下腔液体的积聚,进而导致视网膜神经上皮与色素上皮的分离。

【病因】渗出性视网膜脱离的原因很多,大致可分为炎症性、感染性、血管性、肿瘤、先天异常等。

1. 炎症疾病　Vogt-小柳原田综合征(VKH)、交感性眼炎和其他慢性葡萄膜炎(参见第十章第四节)以及后巩膜炎(参见第七章第四节)等。

2. 感染性疾病　梅毒、弓形虫病、结核、巨细胞病毒性视网膜炎等。

3. 血管性疾病　外层渗出性视网膜病变(Coats 病)、家族性渗出性玻璃体视网膜病变(familial exudative vitreoretinopathy,FEVR)、湿性年龄相关性黄斑变性、恶性高血压、先兆子痫、肾脏疾病等。

4. 肿瘤　脉络膜黑色素瘤、脉络膜血管瘤、脉络膜骨瘤、脉络膜转移瘤、多发性骨髓瘤、视网膜母细胞瘤、视网膜血管瘤病(von Hippel 病、von Hippel Lindau 病)等。

5. 先天性　真性小眼球、视盘小凹、牵牛花综合征等。

6. 特发性　脉络膜渗漏症、中心性浆液性脉络膜视网膜病变等。

7. 医源性　全视网膜光凝术、巩膜环扎术。

【临床表现】由于渗出性视网膜脱离的病因不同,眼部的表现也会有所不同。

1. 症状　不同程度的视力下降和视野缺损,可能有闪光感。伴有炎症或高眼压时会出现眼红及眼痛。而在 Coats 病和视网膜母细胞瘤,首发症状常常是患儿家长发现患儿斜眼或瞳孔发白。

2. 体征　没有视网膜裂孔是渗出性视网膜脱离的特征之一,但并不意味着,所有渗出性视网膜脱离都不会发生视网膜裂孔。面对一个视网膜脱离,找不到视网膜裂孔常常是我们怀疑渗出性视网膜脱离的开始。孔源性视网膜脱离可发生在眼底的任何不同部位,而渗出性脱离常发生在下方,而且视网膜脱离的位置可因患者体位改变而发生变化,也就是说视网膜下的液体可因体位改变而移动。甚至视力也可能随体位改变而发生变化,这是渗出性视网膜脱离的重要特征。渗出性视网膜脱离的形态也有其特点,脱离视网膜表面光滑,少有褶皱,常表现为泡状隆起。所以在找不到视网膜裂孔时,要根据渗出性视网膜脱离和孔源性视网膜脱离在形态上的特点,来判断一个视网膜脱离是渗出性还是孔源性。

【治疗】渗出性视网膜脱离的治疗首先是针对病因。如 VKH 和交感性眼炎需要抗炎治疗,而梅毒、结核、巨细胞病毒性视网膜炎等感染性疾病则需要抗生素治疗。血管性疾病如 Coats 和 FEVR,通常需要激光、冷冻治疗,必要时经巩膜放出视网膜下液,结合眼内注射抗 VEGF 药物。脉络膜黑色素瘤可采用放疗及放射敷贴,而激光和局部放射敷贴对脉络膜血管瘤有效。视网膜母细胞瘤常联合化疗、激光和冷冻等。对于高度隆起的视网膜脱离、伴有纤维增殖膜牵拉以及视网膜裂孔形成的病例,可能需要玻璃体切除、硅油填充等手术治疗。

(王常观)

三、牵拉性视网膜脱离

牵拉性视网膜脱离是由视网膜玻璃体内增殖膜或机化索条对视网膜机械牵引所造成视网膜脱离。可见于各个年龄段,是眼部血管性疾病、炎症、外伤、感染等多种眼病引起的继发性病理改变。

【病因及发病机理】造成牵拉性视网膜脱离的增殖物是眼底多种疾病的病理产物,其实质是过度损伤修复的结果。这些眼底疾病常见有:视网膜血管性眼病,包括糖尿病视网膜病变、视网膜静脉阻塞、早产儿视网膜病变、家族性渗出性视网膜病变、Coats 病;感染和炎症,如视网膜静脉周围炎、病毒感染引起的视网膜血管炎、眼弓形虫感染、眼内炎;眼内肿瘤以及眼外伤和眼底手术等。

【临床表现与检查】多有明确的眼部原发病史。视力下降和视野缺损进展缓慢。眼底检查可见玻璃体和视网膜有明显的增殖物,视网膜脱离表面可见增殖膜与其相连,脱离的最高点往往是牵拉点。脱离的视网膜活动度差,显得僵硬(图13-6-1)。严重者可发生全视网膜脱离。眼超声检查:可以显示脱离之视网膜及其表面的机化物,并可帮助除外眼内占位病变。

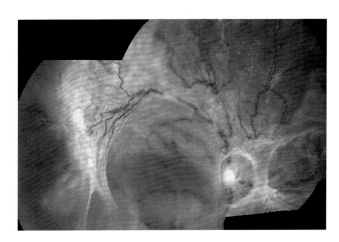

图 13-6-1　增殖性糖尿病视网膜病变引起的广泛的牵拉性视网膜脱离
脱离的视网膜表面附着大量致密的机化膜及新生血管

视频 13-6-1　牵拉网脱手术视频
为图 13-6-1 患眼的玻璃体切割术的手术视频。经过膜分割、剥离、切除等显微手术操作,玻璃体及视网膜表面的机化膜被充分清除,脱离的视网膜最后得以复位

【治疗】牵拉性视网膜脱离需行手术治疗,对位于周边部限局性脱离,可施行扣带手术,以松解玻璃条索的牵拉。范围较大及玻璃体条索与视网膜粘连比较广泛者,需行玻璃体切除术,只有充分解除牵拉力量后视网膜才能复位(图 13-6-2)。

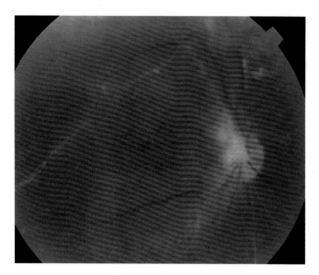

图 13-6-2 为图 13-6-1 患眼的术后眼底像
显示视网膜复位

(梁建宏)

第七节 持续胚胎血管症

要点提示

定义:是玻璃体先天发育异常的疾病。

关键特点:牵拉晶状体及视网膜,严重可引起白内障继发青光眼,视网膜脱离。

关键治疗:如果影响视力或有青光眼时手术解除牵拉。

持续胚胎血管症(persistent fetal vasculature,PFV),又名永存原始玻璃体增生症(persistent hyperplastic primary vitreous,PHPV)。在胚胎 8 个月左右原始玻璃体内玻璃体动脉可完全退化消失,如果不退化或不完全退化则形成动脉残留。是发生在足月儿,临床上少见的玻璃体先天发育异常。

一、永存玻璃体动脉

永存玻璃体动脉有三种表现形式:①视盘前膜,原始玻璃体血管系统在视盘未完全退化而在视盘留下膜样物;②Mittendorf 斑点,位于晶状体后囊偏下方附近玻璃体可见灰白圆斑与后囊接触;③玻璃体囊肿,玻璃体动脉中残留发育成囊肿,游离于玻璃体中或附于视盘。

二、永存原始玻璃体增生症

【病因】不清。

【临床表现】多为单眼发生,男性多于女性。分为三种类型:

1. 前部型 往往是由于患儿家长发现白瞳而就诊。查体时发现有眼前节的改变;角膜透明,前房浅,晶状体后可见白色纤维膜,有时可看到拉长的睫状突。晶状体囊膜破裂后可引起白内障,继发青光眼等。有些合并小眼球、浅前房。

2. 后部型 晶状体透明,从视盘纤维有一白色茎样的条索连至晶状体后,通常不波及视网膜,有时纤维也会牵拉视网膜引起牵拉性视网膜脱离,可伴有下方视网膜皱褶。眼前节基本正常。家长往往以发现患儿小眼球或斜视来就诊。

3. 混合型 前部型及后部型同时存在。

【治疗】

1. 晶状体切除联合前部玻璃体切除 可去除晶状体后的纤维血管膜及防止闭角青光眼的发生。

2. 玻璃体切除 可解除后部型的条索对视网膜的牵引,减少牵拉因素对视网膜的影响,避免更大范围的视网膜脱离。

(尹虹)

第八节 早产儿视网膜病变

要点提示

定义:以视网膜出现新生血管的增生性疾病。

关键特点:

1. 视网膜无血管区。

2. 进一步发展可出现纤维血管膜和牵拉性视网膜脱离。

关键治疗:

1. 病因治疗。

2. 激光治疗或抗 VEGF 治疗,必要时联合治疗。

3. 视网膜脱离时进行手术治疗。

早产儿视网膜病变(retinopathy of prematurity,ROP)于 1942 年首先由 Terry 报告。因其表现为透明晶状体后纤维血管膜而称为晶状体后纤维增生症(retrolental fibroplasia)。因发现其与未成熟儿和吸氧有关,故 1984 年改为早产儿视网膜病变。ROP 是发生于早产和低体重儿,由于视网膜发育不成熟、视网膜缺血、视网膜纤维增生而导致牵拉性视网膜脱离的增生性视网膜病变,严重时可导致失明。多为双眼发病。

【病因】本病常发生于出生时体重轻的早产儿,与 ROP 密切相关的高危因素是早产、低出生体重、氧疗。因为早产而视网膜血管尚未发育完全,这些正在发育的血管对氧特别敏感,与吸氧方式、氧气浓度、吸氧时间有关。当早产儿吸入高浓度的氧气时,脉络膜血液中的氧张力增高,可供给视网膜高浓度的氧,致使视网膜血管收缩,甚至闭塞。当停止吸氧时,氧张力降低,脉络膜血管又不能供应足够的氧气到视网膜而造成缺血,缺血组织刺激产生大量 VEGF 致视网膜新生血管形成。除早产儿低体重和吸氧外,伴随疾病也可成为本病诱因,如孕妇产程长、宫内缺氧、发绀、呼吸紧迫综合征、气胸、心室内出血、贫血、先天动脉导管未闭和心脏病等。

【临床表现】1984 年为明确视网膜疾病的位置,人为将其分为 3 个区;为记录视网膜病变的严重程度分为 5 期。

1. 分区

(1) 1区：为以视盘为中心，以2倍视盘至黄斑的距离为半径的圆形区域。

(2) 2区：是指以视盘为中心，以视盘到鼻侧锯齿缘为半径，1区以外的环形部分。

(3) 3区：2区以外剩下颞侧半月形部分。

2. 分期

(1) 1期：分界线。周边视网膜有血管区与无血管区之间有一细的白色界线，分界线位于视网膜平面。

(2) 2期：分界线变宽、增高呈白色或粉色的嵴样隆起突出视网膜面。后缘有细小血管进入；嵴后可有簇状、孤立的新生血管团呈"爆米花样"改变。

(3) 3期：凸出于视网膜表面的纤维增殖膜。有时与嵴后缘相连使嵴呈粗糙外观；或有新生血管由嵴侵入玻璃体内，根据侵入玻璃体的纤维增殖程度分为轻、中、重度；轻度仅少量的纤维增殖可以检查到，中度为大量的纤维增殖由嵴后侵入玻璃体，重度为粗大的纤维增殖由嵴后侵入玻璃体。

(4) 4期：限局视网膜脱离。视网膜脱离的范围取决于纤维牵拉的范围和收缩程度，视网膜脱离常起始于纤维血管膜附着在视网膜处。未波及黄斑即黄斑未脱离者为4A期；波及黄斑即黄斑脱离者为4B期。

(5) 5期：视网膜全脱离。呈漏斗状，通常是牵拉性即纤维膜收缩牵拉造成。视网膜脱离有4种类型：①前后部漏斗均较宽，视网膜脱离通常呈一凹面结构延伸至视盘；②前后部漏斗均窄，视网膜脱离往往位于晶状体后；③少见，呈前部漏斗宽，后部漏斗窄；④极少见，前部漏斗窄，后部漏斗宽，这些漏斗形视网膜脱离有时可用超声波鉴别。如初次检查视网膜病变仅表现为无血管区则记录为未成熟视网膜或0期ROP。

3. Plus病变（附加病变） 后部视网膜血管扩张、迂曲超过或等于2个象限；严重者虹膜血管扩张，瞳孔强直不易散大，可有玻璃体混浊；记录为"+"如ROP2期病变并伴有Plus病变为"ROP2期+"，Plus病变是ROP病变具有活动性并可能迅速进展的标志。

4. 进展性后部ROP（aggressive posterior ROP，AP-ROP） 不常见，进展迅速；如未及时治疗可进展至5期。此类型的特征是病变常位于后部视网膜并伴有明显的Plus病变，多发生在1区或2区的后部；早期后部视网膜4个象限的血管扩张、扭曲，视网膜内血管之间吻合，动静脉由于血管高度扩张、扭曲而不易区分，血管区与无血管区的连接处可有出血。另一个特征是病变不按常规由1期进展至2期再到3期可直接有1期进展为3期，病变环形蔓延并伴有环形血管，可能仅表现为血管区与无血管区连接处扁平的新生血管网，容易漏诊，用20D非球面镜有助于诊断。

5. 阈值病变 3期视网膜病变位于1区、2区，且视网膜病变连续5个钟点或累积达8个钟点并伴有Plus病变。

6. 阈前病变 分为1型阈前病变和2型阈前病变。

(1) 1型阈前病变：1区伴有附加病变的任何期病变、1区

不伴有附加病变的3期病变，2区伴有附加病变的2期和3期病变。

(2) 2型阈前病变：1区不伴有附加病变的1期和2期病变，2区不伴有附加病变的3期病变。

7. ROP回退 大部分ROP可自行回退。回退即由血管增生阶段转为纤维化阶段，回退具有周边、后部视网膜及血管的多种变化。首先ROP急性阶段静止而停止进展，由视网膜的血管区与无血管区的交界处开始向周边部视网膜进行血管化。病变的范围由1区退至2区或2区退至3区，嵴由淡红变为白色。周边视网膜的变化为明显的无血管区、拱廊形血管分叉和毛细血管的扩张；视网膜色素变化如大面积的减少或沿血管和视网膜下的色素增加。出现由中心凹变形的细微变化至严重的颞侧血管移位等牵拉现象；严重的可出现牵拉和孔源性视网膜脱离。视网膜病变急性期越重，同样进入瘢痕期的退行病变也越重。

8. 后期并发症 近视、散光、斜视、弱视、白内障、角膜水肿、角膜白斑、继发青光眼、黄斑异位、视网膜皱褶、视网膜脱离、角膜或巩膜葡萄肿、眼球萎缩。

【诊断和鉴别诊断】根据早产、吸氧和缺氧史，以及双眼眼底改变不难诊断。但需与以下疾病鉴别。

1. Coats病 多为单眼，常为青少年男性。超声波检查为多数点状回声波。视网膜面可见视网膜的异常血管改变及视网膜下视网膜内的渗出，严重时可出现渗出性视网膜脱离。

2. 视网膜母细胞瘤 多无早产史，超声波检查两者不同，视网膜母细胞瘤呈现强度高的回声波，且常有钙化。而早产儿视网膜病变则呈现一般视网膜脱离的膜样回声波。

3. 原始玻璃体增生 为先天异常，多单眼发病，足月生产，晶状体后原始玻璃体增生呈灰白色，分为前部、后部及混合型三个类型。

4. 家族渗出性玻璃体视网膜病变（familial exudative vitreoretinopathy） 本病易与ROP急性期混淆，但它无早产史，且双眼病变不如ROP病变对称。常有家族遗传史可资鉴别。基因检测可明确诊断。有时早产儿可合并家族渗出性玻璃体视网膜病变。

【筛查与治疗】本病主要在预防。首先应控制早产儿用氧的时间，在不妨碍治疗的情况下，尽量缩短使用时间。对用氧的早产儿应定期随访，以便早期发现本病，及时采取治疗。

1. 我国ROP筛查策略及管理模式 虽然我国属于发展中国家，但区域性发展的不平衡，使早产儿出生后的监护水平差异很大。大城市NICU技术接近于发达国家水平，极低出生体重儿存活的体重越来越低；而边远地区仍然有着较高的早产儿死亡率。2004年我国首次发布《中国早产儿视网膜病变筛查指南》，并于2014年进行修改。即对于出生体重小于2000克或孕周小于32周；对于患有严重疾病或有明确长时间吸氧史，儿科医生认为相对高危的患者可适当扩大筛查范围。如因技术因素不能在原医疗单位进行ROP筛查，该医疗单位应将该早产儿送往上级医疗单位进行筛查，或请上级单位眼科医生前

往 NICU 筛查,以免贻误最佳治疗时机。

对于符合筛查标准的早产儿,检查应该由具有丰富 ROP 检查经验及知识的眼科医师用双目间接检眼镜进行检查(推荐)或使用广角眼底照相机筛查。检查前禁食 2h 并取得患儿家长的同意。全身情况较好的早产儿可在眼科门诊直接进行,而对于不能离开监测的危重婴儿则需在儿科医生的监测其全身情况下床边检查。首先用复方托吡卡胺滴眼药水(5ml 含托吡卡胺 25mg,盐酸去氧肾上腺素 25mg)进行双眼散大瞳孔,每 10min 点一次共 3 次同时压迫泪囊,0.5h 后盐酸奥布卡因滴眼液进行表面麻醉一次,用儿童眼睑拉钩或儿童开睑器开睑,先查前节,瞳孔不易散大可能提示 ROP 有 Plus 病变的存在;然后用间接检眼镜并借助巩膜压迫器及 +20D 或 28D 非球面镜进行眼底尤其周边视网膜的详细检查或用广角眼底照相机筛查。诊断为未成熟视网膜的早产儿,3 至 4 周后复查眼底,直至周边部视网膜血管化;对于有 ROP 改变的婴儿,每 1~2 周复查眼底,直至 ROP 发生退行性改变或达到治疗指征 ROP 阈值改变或Ⅰ型阈前病变;对于已经达到治疗指征的尽可能在 72h 内治疗(详见《2014 年中国早产儿视网膜病变筛查指南》),如果无治疗条件应及时转诊,以防止 ROP 进行性发展。

2. 激光治疗 ROP 阈值改变或Ⅰ型阈前病变是其适应证。光凝治疗具有较多优点:激光直接针对视网膜,定位准确,眼内出血的发生率较低,治疗过程简单,严重的脉络膜、视网膜损伤较轻,术后近视及散光的发生率低于冷凝。术前常规用复方托吡卡胺眼药水点眼,每 10min 点一次,共 3 次。术前 4h 禁食母乳(配方奶需禁食 6h),2h 禁水,麻醉医师密切监测心率、呼吸、血压、血氧饱和度下进行全身麻醉,以减轻患儿的手术痛苦、减少术中并发症及保证手术的顺利进行;如果患儿全身情况极差无法进行全身麻醉时为防止视网膜病变的发展可在麻醉医师密切监测下或新生儿监护室床旁进行表面麻醉下进行激光治疗;在 +20D 或 28D 非球面镜辅助下,对嵴前周边视网膜无血管区进行间接检眼镜光凝,远周边部的视网膜则需在巩膜压迫器顶压下行嵴前无血管区的激光至锯齿缘,激光波长 810nm 或 532nm,起始能量为 100mW,时间 300~400ms,瞄准光应聚焦在视网膜面以减少其他组织的吸收而引起其他并发症的发生,每次增加 10~30mW 能量至光斑反应为灰白色,激光斑紧密而不融合,可间隔 0.5~1 个光斑,光斑数多少取决于无血管区的大小,激光斑靠近嵴但不能伤及嵴;术后 3 至 7d 检查激光效果,如发现遗漏或嵴周纤维增殖加重时及时补充激光,必要时可进行荧光素眼底血管造影,嵴后无灌注区的光凝治疗。术后联合应用抗生素及糖皮质激素眼水以减轻炎症反应。如果视网膜病变进展或控制不佳需联合抗 VEGF 治疗或联合玻璃体手术治疗。术后定期进行眼底、屈光等检查,避免弱视的出现。激光治疗后视网膜瘢痕可能会影响患儿的视野。

3. 冷凝治疗 美国 ROP 冷凝研究小组建议阈值病变是冷凝适应证,可使 ROP 后部视网膜皱褶和视网膜脱离发病率减

少 50%,长期疗效安全、可靠。术前准备与激光治疗相同;在间接检眼镜下冷凝器行嵴前视网膜无血管区连续冷凝,冷凝斑灰白色,同样不能冷冻嵴以免引起出血,由于早产儿眼球较软,一般不用剪开球结膜即可行后部治疗,Ⅰ区病变操作困难,易引起新生儿窒息、心动过缓、玻璃体积血等并发症,晚期冷凝瘢痕后缘可出现视网膜裂孔,有报告视网膜裂孔可发生在术后 1~3 年,且近视发生率明显增高。术后联合应用抗生素、糖皮质激素及睫状体麻痹剂眼水以减轻炎症反应。

4. 抗 VEGF 治疗 随着抗 VEGF 药物进入临床,并有大量文献证实其有效性,尤其治疗Ⅰ区病变和 AP-ROP 有优势。玻璃体腔抗 VEGF 药物注射可使视网膜病变消退,且有视网膜血管继续向视网膜周边部生长和治疗后无视网膜瘢痕形成的优势。操作快捷、时间短,尤其适用于全身情况极差又需要治疗的早产儿。治疗应在手术室内进行。表面麻醉后行常规消毒眼部后,开睑器开睑,角膜缘外 1.0~1.5mm 处平行眼轴穿刺入玻璃体注入抗 VEGF 药物多为成人的 1/2 或 1/3 剂量。结膜囊内涂泰利必妥眼膏;术后常规继续给予抗生素眼水 1 周;注药后分别在第 3 天、1 或 2 周、3 或 4 周、2 个月、4 个月、6 个月等常规复查眼压、眼前节、间接检眼镜眼底检查,广角数字眼底照相系统摄眼底像并记录 Plus 消退、视网膜病变退行时间和视网膜血管生长的情况。如果视网膜病变出现反复可重复注射或联合激光治疗,如视网膜病变进一步发展出现牵拉性视网膜脱离可考虑玻璃体手术或巩膜扣带术。

5. 手术治疗

(1) 巩膜扣带术:ROP 如果早期治疗不及时,病变将进一步发展为伴有或不伴有渗出的牵拉性视网膜脱离,牵拉来自增殖的纤维血管膜。4 期 ROP 或 5 期开放漏斗性视网膜脱离用巩膜扣带术的目的是解除视网膜的牵引,使视网膜复位及阻止病变进一步发展;手术要在全麻下进行。主要步骤有:①冷凝视网膜无血管区;②必要时放网膜下液;③放置环扎带或局部外垫压块。由于早产儿眼球小、巩膜薄、眼部的血供易受眼压的影响等特点,环扎带不能扎太紧,并且为不影响以后眼眶及眼球的发育宜在视网膜复位术后 3~6 个月拆除,局部外垫压块适用于限局性视网膜脱离范围不大者。如果有发生视网膜脱离危险者拆除时间可适当延长。有些患者则需联合玻璃体手术来提高手术成功率。

(2) 保留晶状体的玻璃体手术:视网膜脱离发生在晚期 ROP,由于大量纤维血管膜的存在,扣带术无法使视网膜复位,需去除增殖的纤维血管膜解除其对视网膜的牵引;而目前我国玻璃体手术技术水平的提高及手术器械不断改善,使玻璃体手术的成功率大大提高。适用于限局性视网膜脱离,具有睫状体平坦部放置玻璃体灌注头的玻璃体空间。三切口闭合玻璃体切除同成人常规(行 3 个睫状体平坦部切口前,常规用间接检眼镜检查眼底,尤其锯齿缘附近,注意避开晶状体后增殖的纤维膜,防止医源性视网膜裂孔的出现;并注意患儿睫状体平坦部切口距角膜缘的距离),切除玻璃体,剥除增殖膜,眼内器械的操作注意与视轴平行,避免伤及晶状体。并发症有视网膜裂

孔、高眼压、视网膜全脱离、白内障等。

（3）晶状体切除联合玻璃体切除术：常用于视网膜全脱离的患儿。此类视网膜全脱离的特点是视网膜脱离表面的纤维血管膜位于晶状体的后面，无常规放置灌注的空间。此种视网膜脱离的特点为：①患儿眼球小、睑裂小、手术操作空间小；②视网膜脱离为牵拉性，纤维膜广泛而与视网膜粘连紧，手术难度大，纤维膜难以全部剥除干净，视网膜可能部分复位；③患儿不能配合术后体位，无法行玻璃体腔硅油填充等对玻璃体手术技巧要求高，手术成功率低，一旦出现视网膜裂孔，可能加速眼球萎缩的可能的手术。而此期患儿如果不治疗，除失明外还会引起继发性青光眼、角膜白斑及角巩膜葡萄肿等严重后果。手术方法有两种如下：

1）开放晶状体玻璃体切除术（open-sky vitrectomy）：适用于5期ROP。手术在全麻下进行，先将角膜取下（同角膜移植）用营养剂保护，囊内摘除晶状体或用玻璃体切除器械切除晶状体后，尽可能剥除视网膜前纤维膜至锯齿缘，间断或连续缝回角膜后，玻璃体腔内注入黏弹剂。手术优点是手术视野宽阔，前部视网膜及周边视网膜前的纤维膜容易剥除干净；缺点是不易控制眼压，后极部视网膜前的纤维膜处理较困难，手术中切忌出现医源性视网膜裂孔。术后给予应用抗生素、糖皮质激素眼水及复方托吡卡胺眼水以减轻炎症反应。因手术操作复杂，术中及术后并发症较多，有视网膜裂孔、角膜水肿、角膜混浊、前房及玻璃体积血、高眼压、瞳孔异位和视网膜再增殖等。

2）闭合晶状体玻璃体手术：适用于5期ROP。手术在全麻下进行，角膜缘三切口，行晶状体切除，视网膜前纤维膜剥除，缝合关闭角膜缘切口后玻璃体腔注入空气。手术切口小、眼压易控制、后极部组织易暴露；但周边视网膜前的纤维膜不易暴露，手术操作空间小，剥膜难度较开放晶状体玻璃体切除术更大。剥膜时尽量双手操作不牵拉视网膜，尤其避免产生锯齿缘裂孔。术中术后并发症及术后用药与开放晶状体玻璃体切除术相同。

ROP是早产儿致盲原因，患儿视功能可能受多种因素的影响，如与术前、术后的视网膜情况、眼压、治疗时机及有无并发症的存在等眼部情况的影响，也和患儿的全身情况有关，如大脑机能障碍、颅内出血等等。激光和抗VEGF治疗能有效控制视网膜病变的进展，使患儿有良好的视功能，但视网膜病变一旦形成视网膜脱离，尽管视网膜脱离的复位率令人欣慰，但患儿的视功能恢复尚不能达到理想的程度。因此，加强ROP知识的宣传、重视筛查工作，及时有效的治疗仍是以后努力的方向，尽可能使ROP终止于视网膜病变的早期治疗阶段。

（尹虹）

第九节　巩膜扣带术

要点提示

巩膜扣带术是近代单纯孔源性视网膜脱离复位术最常用

和有效的手术方法。它包括视网膜裂孔的定位、裂孔的凝固和裂孔的关闭三项主要原则。

大的马蹄形裂孔标记裂孔后缘和两端。

巩膜扣带术（scleral buckling）是近代单纯孔源性视网膜脱离复位术最常用和有效的手术方法。它包括视网膜裂孔的定位、裂孔的凝固和裂孔的关闭三项主要原则。巩膜扣带术的手术操作如下：

（一）麻醉

视网膜脱离扣带手术可在全麻或局麻下进行。

1. 全麻适应证　选择儿童、手术时间长和多次手术的病例。

2. 局麻适应证　适合手术时间短、不能承受全麻的患者，大部分患者可以耐受局麻手术。

局麻药：0.75%罗哌卡因：2%利多卡因=1:1，约5ml球后注射，至眼球运动消失、痛觉消失。

（二）基本步骤

1. 打开结膜囊。

2. 消毒　5%聚维酮碘冲洗结膜囊，5%~10%聚维酮碘消毒眼睑额部皮肤。

3. 开睑器撑开眼睑，沿角巩膜缘环形剪开球结膜（图13-9-1A），分别在颞上、鼻下，或者鼻上、颞下做放射状切口，也可根据情况打开1~2个象限。

4. 做直肌牵引线　用斜视钩勾起肌肉的全部纤维，从肌肉下方穿一4-0丝线，一般悬吊4根肌肉（图13-9-1B）。

5. 暴露直肌间巩膜，检查涡状静脉位置，并注意是否悬吊全部肌纤维，有无漏掉直肌肌纤维或牵引斜肌纤维。

（三）裂孔定位

用裂孔定位器（图13-9-1C）在间接检眼镜下轻压巩膜，从锯齿缘部向着赤道部方向移动，并360°全方位寻找视网膜裂孔。发现裂孔后用定位器顶压，用烧灼器标记。标记点位置：

1. 小裂孔标记裂孔后缘。

2. 大的马蹄形裂孔标记裂孔后缘和两端。

3. 锯齿缘离断标记离断的两端点和中央部的后缘（图13-9-2），视网膜脱离高时，定位点容易偏后，放液后应重新校正位置。定位器角度不当导致裂孔定位错误，如果冷凝角

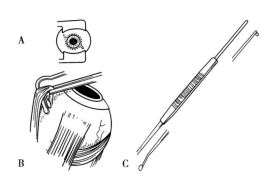

图13-9-1　打开结膜囊

A.结膜囊开口的示意图；B.演示悬吊肌肉；C.裂孔定位器

度不当,会发生裂孔未能冷凝,而视网膜其他部位被冷凝(图
13-9-3)。

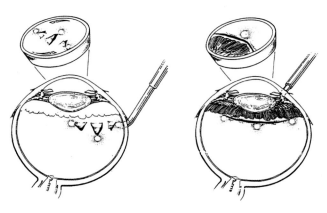

图 13-9-2　裂孔定位

大的裂孔和锯齿缘离断要三点定位

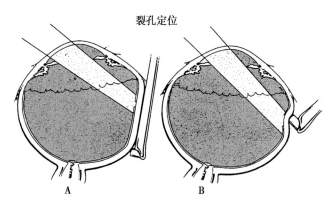

裂孔定位

A　　　　　　　　　　B

图 13-9-3　定位器角度

A. 显示定位器角度不对发生的错误;B. 显示合适的定位角度

(四) 裂孔凝固

1. 冷凝　使用 CO_2 或 N_2 通过冷冻笔在巩膜上产生冰,并
穿透巩膜、脉络膜,在视网膜上产生白色反应。这种冷刺激大
约 7~14d 后形成视网膜脉络膜瘢痕。冷凝反应不会造成视网
膜脉络膜血管的闭锁。第一个在视网膜手术使用冷凝是 Bietti
(1933),但将这一方法继承和发展起来的是 Lincoff,冷凝广泛用
于视网膜脱离手术中封闭裂孔。

(1) 方法:冷凝机器的调节因巩膜、脉络膜厚度不同,作用
时间亦不同。一般温度在 -80℃。约 5~10s。视网膜裂孔冷
凝一定要打开结膜囊,以免冻伤结膜。凝固裂孔最好在间接
眼底检眼镜下进行,可直视到冷冻笔头的位置,冷凝反应颜色
应达到白色反应。随着冷凝时间延长,白色反应范围逐渐增
大。大的裂孔或变性区需要多个冷冻灶时,每灶之间应连续,
但不叠加(图 13-9-4)。注意冷凝时间不宜长,否则易导致视
网膜坏死。解冻时用水浇冷冻笔头,待完全解冻后再移动冷
冻笔。

(2) 冷凝过度并发症

1) 脉络膜出血:发生在解冻尚未完全时移动冷冻头,牵拉

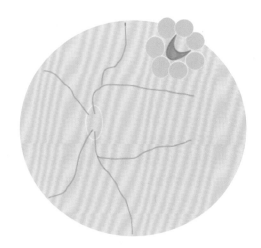

图 13-9-4　视网膜裂孔冷凝示意图

每灶之间应连续但不叠加,避免冷凝过度

使冰冻的脉络膜破裂出血。

2) 视网膜坏死:过量冷冻所致,发生在网膜下液较多,冷
凝时间过长。视网膜坏死常形成新的裂孔。

3) 渗出性脉络膜脱离:大范围或过量冷凝所致。

4) RPE 的色素进入玻璃体腔:反复或过量的冷凝致使
RPE 细胞沿裂孔进入玻璃体腔。是促使增殖性玻璃体视网膜
病变(PVR)发生的重要因素。

5) 血-视网膜屏障破坏:释放炎性细胞因子,导致 PVR。

6) 增殖膜形成:常见于内冷凝,增殖膜的收缩影响裂孔的
闭合,当硅油取出时,裂孔张开导致视网膜再脱离。

2. 光凝

(1) 热光凝的种类:光凝固(photocoagulation)又叫热激光
(thermal laser),是另一种产生视网膜和脉络膜粘连的方法。第
一个报道光凝固的是 Meyer-Schwickerath(1946),最先使用的
光源是阳光,继之出现的有氙(400~1 600nm,1959),红宝石
(694.3nm,1963),氩(488nm,515nm,1968),氪(647nm,568nm,
530nm,1972),YAG 倍频(532nm,1971),染料激光(1981)。不同
波长的激光分别作用在视网膜不同部位。这些激光能量在视
网膜和脉络膜产生热效应,这种热效应可在 24h 内使视网膜和
RPE 形成粘连。与电凝和冷凝比,光凝对血-眼屏障破坏小,
热效应较局限,对巩膜无破坏,对防止 PVR 形成有着积极的
意义。

(2) 热激光导入方式:激光导入眼内的方式有裂隙灯联合
各种视网膜镜,眼内激光,间接检眼镜激光和经巩膜激光,巩膜
扣带术手术中使用的激光有三种方式:

1) 激光通过裂隙灯和三面镜或全视网膜镜进入眼内,可
在扣带术后裂孔完全被顶压在嵴上,裂孔周围无视网膜下液时
进行。

2) 间接检眼镜激光发自间接检眼镜,具有间接检眼镜下
观察眼底的优点:视野大、暴露周边容易、立体感强、存在一定
程度的白内障和少量玻璃体积血时仍可透见视网膜。间接检
眼镜激光封闭视网膜裂孔,裂孔周围不能有视网膜下液,适用

于经外垫压顶起的干孔。间接检眼镜激光光斑大小取决于间接检眼镜到视网膜的距离,首先将距离调整到看清楚视网膜裂孔,然后打开瞄准光,距离拉至瞄准光清晰。起始能量可从500mW(蓝绿光)~600mW(红光)开始,逐渐升高能量至出现白色反应。激光时间0.3~0.5ms,有少量视网膜下液时可用定位器将裂孔顶起后再进行光凝。

3)经巩膜激光:经巩膜激光与经巩膜冷凝,视网膜上产生白色反应,激光时间0.3~0.5ms,能量可从600mW开始,有视网膜下液时,能量可从800mW开始,同一部位可连续光凝,使反应面积增大。目前经巩膜激光有二极管810nm激光。经巩膜激光如果能量过高可引起巩膜灼伤。

(五)裂孔顶压

1. 巩膜外加压术(外垫压术)

(1)巩膜外加压物方向确定

1)子午线方向外加压适于稍大的马蹄形裂孔(tear)。

2)平行角膜缘方向外加压适于封闭较多的小圆形孔(hole)和锯齿缘离断。

(2)垫压物硅海绵和硬硅胶的选择:外加压物质中硅海绵可塑性大于硬硅胶,用于玻璃体牵引明显的马蹄形裂孔或脱离较高的裂孔;如果用硬硅胶封闭马蹄孔时,缝线跨度要大,视网膜下液较多时联合放液。

(3)操作技巧

1)子午线方向外加压(图13-9-5)。

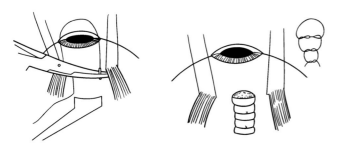

图13-9-5 子午线方向外加压
左图为缝线方向示意图,右图上方显示线结要绕三圈,下方显示缝线结扎后

2)平行角膜缘方向外加压(图13-9-6)。

3)外加压物在眼底显示高度不够,裂孔尚未垫起时,应增加两侧缝线间的距离,并用力结扎缝线。

4)视网膜下液引流:经上述处理,裂孔周围基本无视网膜下液,可不必引流视网膜下液;如果仍有较多视网膜下液,裂孔与脉络膜仍有距离可用缝针放液、电凝放液或电解放液。后两种方法放液时要行板层巩膜切开。

(4)选择放液部位的原则

1)视网膜脱离高的部位:为避免损伤涡状静脉,放液部位应选在内外直肌上下缘和上下直肌下方。

2)鼻侧放液较颞侧安全,下方较上方安全。

(5)硅海绵和硬脑膜使用前最好在抗生素溶液中浸泡几

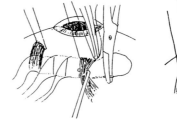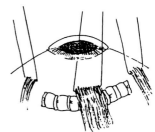

图13-9-6 平行角膜缘方向外加压
左图为缝线方向示意图,右图显示缝线结扎后

分钟。

2. 巩膜环扎术

(1)适应证

1)多发性裂孔超过两个象限或合并多个象限视网膜赤道部的变性。

2)玻璃体基底部的牵拉性视网膜脱离。

(2)操作技巧

1)将环扎带从四条直肌下方穿出,环扎带的两端套在袖套内(图13-9-7),用4-0或5-0的涤纶线铲针在巩膜赤道部(正视眼距锯齿缘约3~4mm)的环扎带两侧作U字形缝线,结扎缝线固定环扎带的位置(图13-9-8)。结扎部位一般位于颞上象限,但裂孔位于颞上时,将环扎带结扎在其他象限。

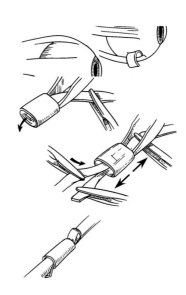

图13-9-7 环扎带两端插在一个袖套内,然后缩短环扎带

2)收紧四个象限的环扎带至围住巩膜赤道部,再缩短环扎带。环扎带不宜缩短太多,一般认为1mm高的嵴可达到松解玻璃体的作用,2~3mm高的嵴可用于PVR引起的视网膜缩短。

3)环扎带的位置固定在赤道部,未能顶干裂孔时,在环扎带下作巩膜上外加压(见图13-9-8)。未能覆盖裂孔时,在环扎带下增加一宽的硅胶块。注意不要在一个象限内做两个相邻

781

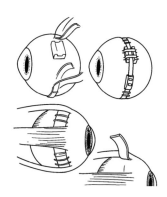

图 13-9-8 缝线固定环扎带,可在裂孔对应的环扎带下增加宽带

的外加压,防止两个外加压物之间的视网膜张力过大形成新裂孔。当存在两个裂孔时,可考虑一个裂孔通过环扎带加压,一个裂孔用附加的硅海绵加压。

4) 放液原则同外加压。放液后出现"鱼嘴"现象,常常是由于环扎过紧(图 13-9-9),可将环扎带稍稍放松,或者在裂孔部加一垂直向硅胶海绵的外加压。

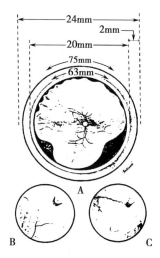

图 13-9-9 外放液

A. 显示环扎过紧网膜起皱缩;B. 放松环扎后"鱼嘴"平复;C. 显示环扎紧时裂孔瓣翘起像张开的"鱼嘴"

5) 观察眼底,裂孔周围已无视网膜下液,并可见冷凝反应或白色激光斑时,即可关闭结膜囊,结束手术。若孔周有少量视网膜下液,可双眼包扎,或戴孔镜。

(黎晓新)

第十节 玻璃体手术

要点提示

手术显微镜只有与眼底观察系统结合应用,才能够清晰地看到眼底,推荐使用广角镜手术显微镜。

通常巩膜切口位于角膜缘后约 3.5mm;眼轴长者(如高度近视)可到 4.0mm;婴幼儿切口适当向前。

手术结束前,要用顶压器帮助检查周边视网膜,特别是巩膜切口周围,排除基底医源孔。

1972 年 Robert Machemer 等发明三通道玻璃体注吸切割系统(vitreous infusion suction cutter),开创了闭合式玻璃体切除手术的新时代。随后,1975 年 O'Malley 等创立和完善了 20G(直径 0.89mm)三通道玻璃体切割系统,成为现代玻璃体切除手术的经典。在此基础上,2002 年 Fujii 等设计了 25G(直径 0.5mm)经结膜免缝合的玻璃体切割系统(transconjunctival sutureless vitrectomy system,TSV),标志着微小切口玻璃体手术系统(small-gauge vitrectomy,SGV)的到来。十多年来,随着微创技术和设备的进一步发展和完善,使得眼内操作更加精细、安全和高效。23G、25G 的 SGV 已成为玻璃体手术的主流,27G 玻切系统也开始得到推广应用。

(一) 手术仪器和器械

要降低玻璃体手术的危险和术中并发症,术者应很好地知悉和掌握玻璃体手术相关设备和器械。

1. 手术显微镜及眼底观察系统

(1) 手术显微镜:目前有多种品牌的眼科手术显微镜供选择,每种品牌一般都有专用于眼底手术的型号。好的手术显微镜一般具备如下特点和功能:精密的光学镜片,可以让术者透彻、清晰地观察眼底;广角镜采用非球面设计,可以矫正图像扭曲;具有精巧的内调焦设计,手中获得更大、更安全的工作距离;全自动的倒像转换系统,简便、快捷地获得眼底的正像;脚踏控制,解放双手。

(2) 眼底观察系统:手术显微镜只有与眼底观察系统结合应用,才能够清晰地看到眼底。常用的眼底观察系统简单介绍如下:

1) 缝合式金属环固定接触镜:优点包括价格便宜,成正像,便于操作。缺点为观察角度窄(30°),接触角膜,引发角膜水肿,对屈光间质和瞳孔要求高。

2) 手持式广角接触镜:目前应用最广、性价比最高。优点为价格便宜,操作灵活,观察视野广(130°)。缺点为助手配合要求度高;接触角膜,引发角膜水肿;成倒像,需配合倒像系统。

3) 非接触广角系统:优点为观察视野广;不需要助手;不接触角膜;适用于手术野小的患者如婴幼儿。缺点为价格较贵。

4) 临时性人工角膜镜:适用于角膜不透明的患者。

5) 内镜系统:优点为适用于角膜不透明的患者。缺点为价格贵;操作复杂。

6) 3D 手术显微系统:通过该系统获得的图像经过数字化处理,可以直接在显示屏上观察,可以让术者摆脱目镜,图像可以经各种优化而获得更好的观察效果,是未来手术观察系统的发展趋势。

2. 玻璃体切割系统及配套器材

(1) 玻璃体切割系统:主要包括切割、抽吸、灌注和照明 4 个主要部件。目前有多种品牌的玻璃体切割系统供选择,要考

虑的主要性能指标有:

1) 安全性:术中眼内压的控制,有的产品配备有灌注补偿系统,可以减少术中眼内压的波动;切割速率;穿刺口的保护(套管);充分的照明。

2) 效率:切割的效率;抽吸负压大小;系统的方便性;自动化程度;油气填充的速度。

3) 经济性:耐用性;配套的手术套包价格等。

(2) 玻璃体手术配套器材

1) 切割头:应具足够硬度;主要性能指标包括切割速率、开合比、玻切头开口距顶部距离、开口大小(图 13-10-1)。

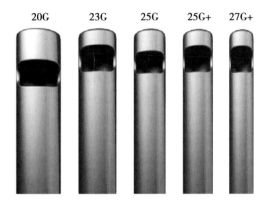

图 13-10-1　目前常用的不同直径的玻切头对比
玻切头开口距顶部距离越小,切割时精确性和安全性越高

2) 灌注:主要有重力灌注系统和带有眼压补偿功能的综合加压灌注系统两类。

3) 照明:主要光源有卤素灯和氙灯;根据手术需求可配黄色、绿色等滤光片。

4) 电凝:电极分外(眼)电凝和(眼)内电凝。

5) 眼内激光器:常用氩离子激光器(532nm)和半导体激光器(810nm)。使用氩离子激光器最好在显微镜配相应的滤光片,因眼镜式防护镜影响术中眼底观察。

6) 硅油注吸系统:有手工注吸系统和与玻璃体切割机匹配的硅油自动注吸系统两类,后者在硅油注入或取出过程中可控性更好,省时省力。

7) 气液交换系统:气液交换系统常常与笛形针同时使用。灌注由液体换成气体后,眼内液体可以通过笛形针被动排出,另外笛形针也可与玻璃体切割机连接,通过负压把眼内液主动排出。

8) 超声乳化和超声粉碎:超声乳化是通过角膜缘或透明角膜切口将晶状体超声乳化后吸出;超声粉碎是通过睫状体平坦部切口将晶状体粉碎后吸出。

9) 套管系统:包括套管、穿刺刀、灌注管、巩膜塞、巩膜塞镊。23G 和 25G 系统还有用于硅油注吸的与相应套管匹配的针头。

10) 眼内镊:针对不同的手术有不同设计的眼内镊供选择,如用于黄斑手术的内界膜镊,用于剥除机化膜的锯齿镊和

末端夹持镊等。

11) 眼内剪:按剪叶的设计分有水平、垂直及斜面三种。目前多用手动剪,气动或电动剪因玻切头的优化设计已很少用。

12) 眼内异物镊:专门用于眼内异物取出,常用的镊端有"两爪"和"三爪"两类。

13) 眼内第二照明(吊顶灯):在眼内双手操作中提供照明。

14) 带照明的眼内器械:目前最实用的是带照明的激光探头。

15) 虹膜拉钩、瞳孔扩张器:可术中机械性地扩张瞳孔。

16) 黄斑镜:用于黄斑手术的眼底观察。

17) 冷凝器及外冷冻头。

18) 笛针管。

19) 手术录像系统。

(二) 手术技巧

1. 眼内灌注液的选择　眼内灌注液(intraocular irrigating solution)用于替代切除的玻璃体,维持术中眼内压。选择合适的眼内灌注液,可降低角膜、晶状体和视网膜的损伤。任何消毒、清亮的等张液都可作为眼内灌注液,如生理盐水、林格液(或乳酸林格液)、平衡盐溶液(BSS)、谷胱甘肽-碳酸氢钠-林格液。如果手术时间较长,为了减轻角膜水肿和术后晶状体混浊的发生,理想的灌注液应包括以下成分:①谷胱甘肽;②葡萄糖(3ml 50% 葡萄糖加在 500ml 乳酸林格液或生理盐水中),对糖尿病患者的晶状体保护,葡萄糖尤为重要;③矿物质;④碳酸氢钠缓冲体系(10ml 5% 碳酸氢钠加在 500ml 乳酸林格液中);⑤乳酸林格液。

2. 麻醉　玻璃体手术可在全麻或局麻下进行。原则同视网膜手术。

3. 手术切口

(1) 角膜缘切口:当眼内病变局限在瞳孔平面或前部玻璃体,如白内障手术玻璃体脱出,先天性白内障摘除联合前节玻璃体切割,使用超声乳化摘除晶状体时,切割玻璃体均可采用角膜缘切口。另外一些前增殖严重的眼底病变,为了避免术中损害视网膜也宜采用角膜缘切口。操作时注意勿损伤角膜内皮,避免咬切瞳孔缘(视频 13-10-1)。

视频 13-10-1　角膜缘切口

(2) 扁平部切口:用于中部和后部玻璃体病变需进行闭合式玻璃体切割术(closed vitrectomy)。标准的三通道切口是在扁平部做三个平行于角膜缘方向的巩膜切口——眼内灌注切口、光导纤维进出切口和玻璃体切割头进出切口。通常巩膜切口

位于角膜缘后约 3.5mm;眼轴长者(如高度近视)可到 4.0mm;婴幼儿切口适当向前。灌注切口位于颞下象限,其余分别在鼻上和颞上象限 10 点和 2 点方位。如果需要双手操作,须再做另一巩膜切口,置入吊顶灯或由助手帮持照明探头提供照明。对于微小切口玻切(23G、25G、27G),先用结膜镊牵拉结膜使其与巩膜错位,然后穿刺刀与巩膜表面成 15°~30° 角进针,穿透巩膜后再垂直进针。做巩膜切口时注意勿损伤睫状长动脉。插入灌注管,在玻璃体腔内看到灌注管头后,打开灌注液。如果眼后段因瞳孔区病变难以观察,则先置入前房灌注,待清理好瞳孔区后再判断是否置入玻璃体腔灌注(视频 13-10-2)。

视频 13-10-2　扁平部切口

(3)"Open Sky"切口:角膜缘切口在 180° 左右,用于角膜移植术伴玻璃体脱出时切割脱出的玻璃体,以及因角膜混浊不能行闭合式扁平部玻璃体切割的患眼。使用 "open sky" 切口的玻璃体切除术为开放式玻璃体切除术(open sky vitrectomy)。

4. 眼内压的调整和维持　玻璃体手术眼内压需稳定在 20~25mmHg。在闭合式玻璃体手术时获得这一眼内压靠保持灌注液瓶的高度,瓶子一般高于头部 60~70cm。有的玻切机产品配备有灌注补偿系统,可以设定眼内压并减少术中眼内压的波动。在开放式玻璃体切割术时,使用中等流量灌注液。

(1) 眼内压增高时的体征:①角膜水肿;②巩膜切口溢液;③眼球变硬;④血管搏动。

(2) 眼内压低的体征:①瞳孔缩小;②后弹力层皱褶;③出血;④眼球变软。

5. 晶状体切除

(1) 软晶状体切除:做角膜缘切口,宽度同巩膜刀,伸入合功能玻璃体切割头,吸出皮质,大块囊皮可行切吸。用棉棍压睫状体部,暴露周边部晶状体,以便吸净皮质。切割前部中央部玻璃体,以避免术后瞳孔区玻璃体嵌顿。注意切割头勿咬切瞳孔部虹膜,注意间断负压。软晶状体切除也可以使用扁平部切口(视频 13-10-3)。

视频 13-10-3　软晶状体切除

(2) 硬晶状体切除:在闭合式玻璃体手术中,伴有核硬化的硬晶状体要使用超声乳化(ultrasonic emulsification)和超声粉碎(ultrasonic fragmentation)。超声乳化与合功能玻璃体切割头类似,具有超声乳化、灌注和吸引功能,只需要角巩膜缘一个小切口即可操作。而超声粉碎头不具有灌注功能,需另做巩膜灌注切口。使用超声粉碎切除硬晶状体一般做三个扁平部切口,颞下象限巩膜切口固定灌注口,先关闭玻璃体灌注管待玻璃体切除时使用。另准备一输液管连接 9-0 一次性头皮输液针头,将针头弯成 130° 左右,从巩膜切口伸入后进入晶状体内,然后打开晶状体灌注,再伸入超声粉碎头粉碎并吸出晶状体皮质和核。晶状体吸净后,打开玻璃体灌注液,取出晶状体灌注管,用玻璃体切割头切割晶状体囊皮和玻璃体。晶状体灌注可将后囊推向深部,避免其过早损伤而使玻璃体进入晶状体囊袋内。切记不要用晶状体超声粉碎头抽吸玻璃体。晶状体切割术中并发症之一,晶状体物质向后脱落于玻璃体腔的处理,见"眼后段玻璃体切割术"(视频 13-10-4)。

视频 13-10-4　超声粉碎切除硬晶状体

6. 玻璃体切割基本技术　玻璃体切割手术目的:①清除混浊的玻璃体;②切除对视网膜和睫状体有牵拉的玻璃体机化物;③选择性地移去阻碍视功能和视网膜重要部位的视网膜前膜;④存在视网膜脱离时使视网膜复位;⑤尽量切净玻璃体,防止玻璃体牵引视网膜或视网膜前纤维血管组织生成;⑥切除眼内占位性病变;⑦获取眼内组织做病理检查。

为达到上述手术目的,玻璃体手术技巧包括玻璃体切割基本技术、眼内止血、膜剥离和切除、内眼激光的使用、视网膜下液内引流、气液交换、眼内填充物的选择和使用。

(1) 基本玻璃体切割术(basic vitrectomy):包括玻璃体手术常规步骤。玻璃体切割头通过巩膜切口进入眼内时,应注意不要损伤晶状体。切割头应保持在瞳孔区的视野内进行切割。先切割前部玻璃体,再切割后部玻璃体,先切割中央部玻璃体,再切割周边部玻璃体。术中通过玻璃体切割头和光导纤维的配合可移动眼球至合适的位置,同时调节手术显微镜以获得理想的手术视野和清晰度。光导纤维要与玻切头保持一定距离,以便较好地观察玻璃体。去除周边玻璃体要在顶压器帮助下进行,小心不要损伤晶状体。注射少量的曲安奈德可以帮助彻底切割透明的玻璃体。切割头在进入或取出眼内过程中,要保持切割头在停止状态。切割不理想时要更换切割头。

术中玻切频率和负压设定:对于相同的玻切头,在线性模式下如果玻切机设置的频率越高,负压越低,玻切头对眼内组织扰动就越小,操作越安全,但切割效率低,反之亦然。因此通常切割中央部玻璃体的时候可以用较高的负压,但玻切头离视网膜近时要降低负压。在使用 3D 模式切割时,切割频率和负压的起始和终末值设定应分别为高→低(如 5 000 次/分→2 000 次/分)和低→高(如 100mmHg→400mmHg),这样脚闸板踩越深,切割频率越低,负压越高,相应的切割效率越高,但安全性低。

当玻璃体腔出血影响对视网膜观察时,可伸入笛针管在玻璃体腔内清除残血,直至见到视网膜。也可以将玻切头的切割功能关掉,单纯使用其吸引功能来清除玻璃体内的残血。

手术结束前,要用顶压器帮助检查周边视网膜,特别是巩膜切口周围,排除医源孔等情况。

(2) 眼内止血:玻璃体切割时发生视网膜血管破裂是术中常见问题,下列措施可以用于眼内止血。

1) 升高眼内灌注液瓶使眼内压上升而止血:注意眼内压上升时间不能长,以免影响角膜透明度。在不出血期间要尽快找到出血点,给予电凝止血。

2) 眼内电凝(endodiathermy)止血:眼内电凝器有双极电凝、同轴双极电凝和单极电凝。同轴双极电凝较通用。电凝止血的电流强度以白色反应为准,勿使用强电流和连续电流。

3) 内眼激光止血:用氩激光和二极管激光的内眼激光头行光凝固。

4) 气液交换(air-fluid exchange):利用气体压力压迫止血,一般在玻璃体大部切净后使用。

5) 如出血量大可双手操作下止血,即一手持玻切头或笛形针清除积血,暴露出血点,另一手持电凝探头随即电凝出血点。

(3) 膜剥离和膜分割:视网膜前膜发生在增殖性视网膜病变、增生性玻璃体视网膜病变(PVR)、黄斑前膜及眼内炎症等疾患时。这些膜覆盖视网膜,可以使视网膜变形。切断或移去这些膜可以改善视功能。

膜剥离(membrane peeling)可使用带钩的针头、眼内镊或特殊的玻璃体视网膜分离器把膜轻轻钩起,使其与视网膜分开,用钝钩或膜剥离铲继续扩大分离,再用玻璃体切割头切掉残余的膜。糖尿病视网膜病变的纤维血管增殖膜常呈 C 形或环形,膜与视网膜的粘连较紧,不能使用膜剥离而要使用膜分割(membrane segmentation)的方法。粘连松弛可以进行分割的部位在增生组织之间和视盘周围,从这些部位进行分离后,伸入内眼剪断膜,再咬切掉分开的膜,使环形粘连的膜被分割成小岛状。注意膜剥离方向从后向前可减少医源性裂孔产生,缺血区视网膜容易形成裂孔,层间分膜和内眼剪断膜可减少膜对视网膜的牵拉。剥视网膜前膜应先易后难,大的膜要化整为零再逐个清除。双手操作可以减少对视网膜的损伤。另外在保证安全的前提下也可以高速玻切头对视网膜前膜直接剔除(视频 13-10-5)。

(4) 内眼激光(endolaser)的使用:内眼激光用于眼内止血和视网膜裂孔的封闭。激光种类有氩激光、氪激光、氙激光和

视频 13-10-5 膜剥离和分割

二极管激光,其中氩激光最常用。

内眼激光可在内眼光导纤维照明下使用,在手术显微镜上安装保护性滤光镜或术者佩戴滤光眼镜。内眼激光头距视网膜 1 个视盘直径或更近,激光斑强度靠调节功率、照射时间(>0.3s)和距视网膜距离实现,距视网膜愈近,光斑反应愈强。1mm 左右的距离改变几乎不影响激光灶的大小和强度。周边部的视网膜激光最好利用带照明的激光探头。

(5) 气液交换(air-fluid exchange):用于把玻璃体腔内的液体置换成气体,或把视网膜下液通过裂孔排干。推荐使用连续给气的空气泵,泵的压力可调,一般为 40~45mmHg。给气管通过三通与眼内灌注管连接。给气时,接通气泵和眼内灌注管,气体即进入眼内。操作时术者一手从巩膜切口伸入光导纤维,另一手伸入笛针管,开始时笛针管位于玻璃体腔中部,随着眼内液体在气体压力下沿笛针管流向眼外,逐渐把笛针管头移向视盘表面直至眼内液体被气体完全置换。上述过程中亦可用玻切头替代笛针管。如术毕使用膨胀气体填充,气液交换不必完全。进行硅油气体交换时,要先进行彻底的气液交换,至视网膜完全复位。在做气液交换前,要明确视网膜牵拉已得到充分解除,视网膜裂孔周的玻璃体已彻底清除。

(6) 视网膜下液内引流(internal drainage of subretinal fluid):在气液交换时进行。将笛针管置于裂孔部,视网膜下液在气体压力下沿笛针管流向眼外。

如果不存在裂孔或仅周边部视网膜有较小裂孔,不能进行内引流或内引流不完全时,可在上方或鼻上方视网膜距视盘较远(>2 个视盘直径)的无血管区用水下电凝头穿透视网膜,称视网膜造孔术(retinotomy)。气液交换时在该孔部引流网膜下液(视频 13-10-6)。

视频 13-10-6 气液交换

(7) 眼内填充物:在复杂性视网膜脱离的治疗中,常进行玻璃体切割并注入各种可吸收或不可吸收的物质填充玻璃体腔。这些填充物有:

1）透明质酸钠（healon）：具有较好的透明性和生物性，可用于维持眼内压。但注入玻璃体腔后不久即被吸收。此外它的亲水性强，当存在出血时，形成雾状混浊。

2）空气和膨胀气体（air and gases）：具有较长时间的眼内填充作用，可自发吸收，不需要完全引流视网膜下液，在气泡膨胀填压视网膜裂孔后，视网膜下液逐渐被吸收。消除视网膜裂孔的"鱼嘴"现象。缺点是不具备持久填充作用，不能阻止出血和纤维收缩。气体在眼内的保留时间与它们的半减期有关，半减期越长，保留时间越长。空气半减期为 2d，SF_6 为 4d，C_3F_8 为 10d，C_4F_{10} 为 20d（表 13-10-1）。

表 13-10-1 膨胀气体的非膨胀浓度及眼内存留时间

膨胀气体	非膨胀浓度	眼内存留时间（大约）
SF_6	20%	10~14d
C_2F_6	16%	14~21d
C_3F_8	12%	25~30d

3）硅油（silicone oil）：优点：具有较好的透明性和疏水性，具有持久的填充作用，能阻止出血和纤维收缩。缺点：长期存留在有晶状体眼可引起白内障，无晶状体眼部分患者发生角膜变性。无晶状体眼硅油填充前用玻璃体切割头作虹膜 6 点位周边切除，切除口要大，可避免硅油瞳孔阻滞引起的继发性青光眼。硅油黏滞度低或纯度差时易发生硅油乳化。

（8）膨胀性气体与眼内液体和眼内气体的交换：膨胀性气体可直接和眼内液体或眼内空气进行交换。先用 50ml 注射器抽吸适量膨胀性气体，再通过过滤器吸入空气混淆，使膨胀性气体达到要求的浓度，一般采用非膨胀浓度。将注射器通过三通与眼内灌注管相连，其余步骤同气液交换。助手向眼内注入膨胀性气体时，术者通过巩膜切口利用笛形针排出眼内气体，注射器剩 15ml 气体时关闭巩膜切口。

（9）硅油液体交换（silicone oil-fluid exchange）与硅油气体交换（silicone oil-air exchange）：进行眼内硅油填充时，硅油和眼内液体可以直接交换，但更常用的方法是先进行气液交换，再进行硅油气体交换。硅油液体交换时，将硅油装入消毒的塑料注射器内，注射器与灌注管连接，可以用助推器协助推硅油，将笛针管置于视盘表面上，液体在硅油的压力下通过笛针管流向眼外，直至玻璃体腔内充满硅油。硅油气体交换时要注意维持好眼内压，不能波动太大，当硅油推入眼内时，让眼内气体缓缓排出，直至硅油完全充斥玻璃体腔。在关闭巩膜切口前要调整好眼压，用压平眼压计测量眼压，刻度一般在 5.5/5~6（大约 15~17mmHg）。

（10）硅油取出（silicone oil removal）：确定视网膜复位，裂孔封闭完好后，一般在术后 1 个月左右可行硅油取出，以减少硅油并发症。取硅油时，巩膜切口同闭合式玻璃体切割术。固定好眼内灌注液管头并开放灌注液，硅油可在灌注液压力下通过开放的巩膜切口缓缓流出，但推荐利用硅油注吸器经巩膜切口吸出硅油。在硅油全部流出眼外以后，为避免油滴残留，可行

几次气液交换。手术结束前应检查眼底，确认没有硅油残留、无新的视网膜裂孔等情况，然后关闭巩膜切口。

（三）眼前段玻璃体切割

1. 适应证

（1）晶状体切割术联合眼前段玻璃体切割术

1）先天性白内障。

2）外伤性白内障：严重晶状体损伤，玻璃体进入前房。

3）葡萄膜炎并发性白内障。

4）晶状体半脱位。

5）恶性青光眼。

（2）眼前段玻璃体切割

1）白内障手术并发症：术中玻璃体脱出，术后玻璃体嵌顿伤口，玻璃体疝接触角膜综合征，玻璃体疝致无晶状体眼瞳孔阻滞性青光眼，玻璃体嵌顿致黄斑囊样水肿。

2）无晶状体眼角膜移植术中需同时去除瞳孔膜或前部玻璃体者。

3）后发障的膜切除。

2. 手术步骤

（1）手术前散瞳。可于术前 2h 开始点 1% 阿托品眼药水和 2.5% 去氧肾上腺素眼药水 6 次，点药间隔 15min。点阿托品眼药水时压迫泪囊部。

（2）麻醉后术眼消毒置巾。

（3）做巩膜切口。使用合功能玻璃体切割头做一个巩膜切口。使用分功能玻璃体切割头做两个巩膜切口，一个固定眼内灌注液管，另一切口进出晶状体切割头或玻璃体切割头。

（4）行晶状体切割或/和前部玻璃体切割。

（5）关闭巩膜和结膜切口。

（四）眼后段玻璃体切割术

【适应证】

1. 眼后段玻璃体切割术的适应证

（1）非吸收性玻璃体混浊：出血性、炎症性、外伤性、代谢性和新生物性。

（2）增生性视网膜病变：有糖尿病视网膜病变、视网膜静脉阻塞、Eales 病、视网膜血管炎或其他阻塞性视网膜病变引起玻璃体积血、机化条带或牵拉性视网膜脱离。年轻的 1 型糖尿病患者发生玻璃体积血应尽早进行玻璃体切割。

（3）复杂性孔源性视网膜脱离：视网膜脱离合并玻璃体积血；合并增生性玻璃体视网膜病变（PVR）的患者，和一部分不能单纯使用巩膜扣带术的患者；合并巨大裂孔伴部分或完全后瓣翻转；合并后部裂孔；眼穿通伤性视网膜脱离；牵拉视网膜脱离合并孔源性视网膜脱离。

（4）早产儿视网膜病变的视网膜脱离。

（5）葡萄膜炎，各种慢性葡萄膜炎伴白内障或瞳孔膜、瞳孔闭锁虹膜膨隆者。

（6）无晶状体眼黄斑囊样水肿合并玻璃体嵌顿白内障伤口。

（7）晶状体物质脱位于玻璃体腔。

（8）人工晶状体后脱位合并慢性炎症、角膜损伤、黄斑囊样变性、视网膜脱离等并发症。

（9）眼球后段磁性或非磁性异物。

（10）诊断性玻璃体切割。

2. 玻璃体切割术行晶状体切除适应证

（1）术前存在晶状体混浊。

（2）术中损伤晶状体或不切除晶状体无法进行手术时。

（3）存在严重的前周边型PVR。

（4）计划注入膨胀性气体，鉴于某些吸收慢的膨胀性气体容易产生白内障。

【手术步骤】

1. 术前散瞳、麻醉方法同眼前段玻璃体切割术。

2. 在扁平部做三个巩膜切口。

3. 玻璃体切割的基本技巧见本节前述。在不同手术中根据需要，分别使用巩膜扣带术、膜剥离、膜切断、眼内止血、眼内激光、冷凝、内造孔、网膜下液内引流、气液交换、膨胀性气体填充、硅油填充、晶状体切割等方法。

4. 巩膜切口和结膜切口的关闭。

【注意事项】根据不同的手术适应证，注意事项分述如下：

1. 玻璃体混浊的玻璃体切割

（1）如果紧贴晶状体的部位无玻璃体混浊，可以保留该部位玻璃体，以免切割时损伤晶状体。

（2）切割时应避免过分牵拉玻璃体。

（3）周边部玻璃体充分切割，如无视网膜裂孔，不强求彻底切割周边部玻璃体。

2. 增生性视网膜病变的玻璃体切割

（1）切净巩膜切口附近的玻璃体，以免眼内器械进出时造成周边部视网膜牵拉。在去除增殖膜前，先360°范围切割玻璃体，松解玻璃体对膜的牵拉。

（2）糖尿病视网膜病变的增生膜不要强行进行膜剥离，以免发生出血和裂孔，而要使用内眼剪和玻切头等，将膜分割成多个小岛状再逐一去除，手术中尽量避免出现视网膜医源孔。

（3）难以单纯通过玻璃体切割术解除的牵拉性视网膜脱离，可联合巩膜扣带术。

（4）玻璃体切割和膜分割时若发生视网膜裂孔，要缓解裂孔周围的牵拉，进行内眼激光或冷冻封孔。裂孔周围牵拉未缓解，巩膜扣带术也无助于缓解牵拉时，可进行松解性视网膜切开术，再进行气液交换。待视网膜平复后行眼内激光封孔两排，无内眼激光可采用冷凝。

（5）增生性糖尿病视网膜病变的玻璃体手术不要切除透明的晶状体，以免术后发生新生血管性青光眼。可进行全视网膜内眼光凝。

3. 合并严重增生性玻璃体视网膜病变的玻璃体切割

（1）在各种合并严重增生性玻璃体视网膜病变（PVR）玻璃体切割术中，巩膜扣带术和视网膜下液外引流、玻璃体切割、气液交换和利用原裂孔内引流网膜下液、气液交换和内造孔引流视网膜下液、内眼激光封孔或冷凝封孔的原则是相同的。

（2）复发性视网膜脱离眼原已存在环扎带时，巩膜切口比通常向前，距角膜缘3mm。

（3）周边视网膜增殖明显者，切除晶状体，有利于暴露和切割周边部增生膜。

（4）使用膜剥离和膜分割技术恢复视网膜的活动性。

（5）气液交换时裂孔旁呈"帐篷"状提示视网膜牵拉未缓解，气体进入视网膜下，此时眼内应重新换回液体，继续进行膜剥离或膜切割。部分病例视网膜牵拉是由视网膜下增殖造成，应进行裂孔旁视网膜切开术（retinotomy）。放射状视网膜切开有利于缓解环状牵引。再次气液交换如仍不能使视网膜平复，可眼内换回液体后环向切开视网膜，切开范围要越过牵引区。视网膜切开较大时，要填充硅油。可先行气液交换，再进行硅油气体交换，也可直接进行硅油液体交换。视网膜切开部要进行冷凝或光凝（视频13-10-7）。

视频 13-10-7　视网膜切开术

4. 后瓣翻转的巨大裂孔性视网膜脱离　玻璃体切割后，裂孔后片仍然向内卷曲者，可在后片中部水下电凝后用剪刀放射状切开视网膜，以放松环向的视网膜张力。同时放射状切开视网膜也可避免气液交换后裂孔后片向后滑落。如果后片经放射向切开后仍不平复，可用玻切头切掉卷曲的边缘。术中可在后极部玻璃体清除干净后注入少量重水减少视网膜的活动性（视频13-10-8）。

视频 13-10-8　巨大裂孔折叠视网膜处理

5. 黄斑裂孔性视网膜脱离　气液交换不必完全，如经黄斑裂孔做视网膜下液内引流，可使原裂孔进一步裂开变大，特别是下液比较黏稠者，可考虑在周边视网膜内造孔予以引流。对于黄斑裂孔的处理，可以术中同时剥除孔周的内界膜，或待术后视网膜复位后Ⅱ期手术处理。

6. 晶状体核脱位的玻璃体切割术

（1）脱位于玻璃体腔内的晶状体要通过闭合玻璃体手术清除。如果晶状体核太硬，玻璃体切割头难以切除，可用晶状体超声粉碎头在内眼光导纤维照明下粉碎吸出。

（2）合并视网膜脱离时要小心操作，避免形成视网膜裂孔。

（3）如果晶状体超声粉碎头不能吸出晶状体核，要用眼内异物镊把核夹到前房，做角膜缘切口，伸入冷冻头，冻住晶状体核然后取出。

7. 人工晶状体后脱位的玻璃体切割　应先行切净玻璃体，使人工晶状体不和周围粘连，再使用内眼异物镊抓住人工晶状体襻送到前房，做角膜缘切口取出。注意操作时检查视网膜是否受损，以便给予相应补救措施（视频 13-10-9）。

视频 13-10-9　人工晶状体后位离处理

8. 早产儿视网膜病变合并视网膜脱离的玻璃体切割术：早产儿视网膜病变的视网膜脱离手术，要充分清除机化膜，术中忌损伤视网膜出现裂孔，手术以解除视网膜牵拉为目的，如无裂孔，视网膜下液可自行吸收，无须用硅油或气体填充（视频 13-10-10）。

视频 13-10-10　ROP4 期手术

9. 眼后段磁性或非磁性异物的玻璃体切割

（1）进行眼内异物玻璃体手术取异物时，应先检查所有巩膜伤口是否漏液体并进行修补。

（2）将眼内非磁性异物用内眼镊经巩膜口夹出。嵌顿在视网膜上的异物，用钩子剥离。切割异物周围的玻璃体和包裹异物的机化物，再用内眼镊取出。小的磁性异物可用内眼磁棒吸出。

（3）仔细检查异物床，存在视网膜裂孔时进行内眼激光封孔或内冷凝，无内激光和内冷冻条件时要进行巩膜外冷凝封孔，再填充长效气体（视频 13-10-11）。

（五）玻璃体切割术的手术并发症

1. 葡萄膜灌注（uveal infusion）　由于灌注头未穿过扁平部色素上皮，灌注液积聚在脉络膜下腔。表现前房变浅，视网膜推向瞳孔区。发现后应先关闭灌注液，放掉脉络膜下腔液体，将灌注头重新插入玻璃体腔，开放灌注液。

视频 13-10-11　眼内异物取出术

2. 锯齿缘离断（dialysis of ora serrata）　关闭巩膜切口前要常规检查切口周边视网膜情况，如发生可进行手术处理。

3. 晶状体损伤　常发生在周边部玻璃体切割时，切割头或光导纤维直接损伤晶状体后囊。也易发生在切除晶状体后紧黏着的混浊物时。术中晶状体损伤后应行晶状体超声粉碎，全部晶状体及后囊切除。术后晶状体混浊与术中灌注液选择不当或眼内气体、硅油填充有关。术后白内障形成后应做晶状体摘除。

4. 高眼压　术中灌注压过高会造成角膜水肿，使手术观察困难。术后高眼压可由出血、炎性渗出、眼眶出血、瞳孔阻滞、长效气体的膨胀、新生血管性青光眼等引起。

5. 出血　术中出血可用升高灌注压止血或使用双极电凝止血。术中出血和陈旧的血细胞可堵塞房角引起眼压升高。出血长时间不吸收，可再次灌洗玻璃体腔。

6. 脉络膜水肿（choroidal edema）　发生在巩膜扣带过紧时，表现为房角关闭、眼压升高。发生后应手术调整环扎带位置和紧张度。

7. 瞳孔阻滞（pupillary block）　眼内气体可致无晶状体眼术后瞳孔阻滞。表现为气体推虹膜向前，顶住角膜，房角关闭。采取侧卧、俯卧位可防止瞳孔阻滞。

8. 医源性视网膜裂孔（iatrogenic retinal tears）　医源性视网膜裂孔和医源性锯齿缘离断常发生在视网膜牵拉部或巩膜切口处，后部视网膜裂孔常发生在膜剥离、膜切断时。发生裂孔后要进行裂孔周围内眼激光、或外冷冻，并进行气液交换和内放液，再注入长效性气体或硅油。伴有牵拉的裂孔应彻底缓解牵拉后，再进行凝固治疗和眼内填充。

9. 眼内炎（endophthalmitis）　常发生在术后 36~48h，伴眼痛、视力下降。通常的眼内炎体征如结膜水肿、眼内炎性渗出物在玻璃体切割术后往往不典型，如果上述体征在术后逐日加重，要怀疑眼内炎，给予相应的处理。应尽快进行玻璃体液细菌培养和药物敏感试验，局部和全身给予有针对性的抗生素。

10. 交感性眼炎（sympathetic ophthalmia）　玻璃体切割术后交感性眼炎发生与其他内眼手术相同。为预防交感性眼炎的发生，建议对无视功能恢复希望的受伤眼球在伤后两周内摘除。对眼内状态不肯定的眼球，可在 10d 内进行探查性玻璃体切割术。交感性眼炎发生后的处理见有关章节。

（六）术后处理

1. 恢复室中的处理　全麻患者和使用较大剂量镇静剂的局麻患者离开手术室后应先进入恢复室，继续监测血压、呼吸和脉搏,直至全身情况稳定。可继续静脉点滴葡萄糖盐水。糖尿病患者检查血糖,随时调整胰岛素。术中使用甘露醇的患者要注意检查膀胱,发现尿潴留立刻叫导尿管导尿。眼内填充气体和硅油的患者,应使头位保持在有利于气体和硅油顶压裂孔的位置。

2. 术后一般处理

(1) 眼罩:一般只遮盖手术眼。只有当术毕时视网膜下液较多,有可能影响裂孔闭合时,可行双眼眼罩遮盖。一般遮盖4~5d。刺激症状重时可延长遮盖时间。

(2) 头位:头位保持在使裂孔尽快变干,气体和硅油泡顶压裂孔的位置,时间直到气体吸收或裂孔周围出现色素。气体或硅油填充后采取俯卧位,尤其在无晶状体眼患者,以免发生瞳孔阻滞。

(3) 活动:视网膜和玻璃体手术患者术后允许下床活动和散步。对裂孔封闭不好的患者可推迟活动。气体填充患者下地活动时仍要注意保持合适的头部位置。

(4) 术后对症处理:眼痛常发生在术后第 1 天,可口服吲哚美辛 25mg 或布洛芬 0.2g 每日 3 次。恶心、呕吐常发生在术中使用大量镇痛药,建议用镇痛药的同时,给抗呕吐剂如氟哌利多 2.5mg 肌肉注射,可减轻呕吐反应。填充长效气体后,术后气体膨胀时眼压升高也可产生恶心呕吐。要同时注意观察眼压,发现眼压高时要给降眼压药、进行前房穿刺等处理。

(5) 眼部用药:术后葡萄膜反应轻者给激素、抗生素眼水或眼膏。葡萄膜反应重者可球旁注射糖皮质激素。托吡卡胺术后常规用于活动瞳孔,防止后粘连。无晶状体眼硅油填充术后,不用散瞳药,避免 6 点位周切孔闭合。视网膜手术联合人工晶状体植入术后,也常规用散瞳药活动瞳孔。

(6) 观察眼压:视网膜玻璃体手术后应每天测量一次眼压。环扎过紧,气体膨胀及术后炎性反应均可使眼压升高。发现眼压高时及时行降眼压措施。眼压升高若不及时处理,可发生视网膜中央动脉阻塞,导致黑矇。

(梁建宏 黎晓新)

第十一节 抗 VEGF 的药物治疗

要点提示

常用的抗 VEGF 药有抗体结合药,还有模拟 VEGF 的受体结合药,VEGF 抗体结合药有雷珠单抗和贝伐珠单抗,模拟 VEGF 的受体结合药有康柏西普和阿柏西普,给药方式是玻璃体腔注入。

根据各药物半衰期不同和病变控制的情况,可以在负荷治疗后每月、每隔 2 个月或者每隔 3 个月 1 次,或者每月复诊根据是否有活动性病变决定是否继续用药,这称为"必要时给药"(PRN)。另外一种治疗和延长模式(treat-and-extend regimen,T&E)为每次随访都要进行注射,当没有渗漏活动后,下次随访/注射的间隔延长 2 周,最长不超过 12 周,如果有脉络膜新生血管(CNV)活动,则该间隔缩短 2 周。

1948 年 Isaac Michelson 首次提出视网膜能够合成血管因子,1970 年 Folkman 证实肿瘤生长关联到肿瘤的血管化,1989 年包括 Ferrara 在内确定了肿瘤血管通透因子(tumour vascular permeability factor,VPF)造成血管的高通透性,后来在牛体内找到这个蛋白,命名 VEGF。VEGF 在新生血管 AMD(nAMD)和糖尿病眼内发现过表达,发现的主要是 VEGF-A,它是 VEGF 家族中的一部分,家族中还有 VEGF-B、C 和 D,以及病毒类似的 VEGF-E,此外还有胎盘生长因子(placental growth factor,PLGF)。人类 VEGF-A 有 4 个不同的亚型:VEGF121,VEGF165,VEGF189 和 VEGF206。VEGF 主要与两种受体酪氨酸激酶(receptor tyrosine kinases,RTKs)结合,分别为 VEGFR1(Flt-1)与 VEGFR2(KDR,Flk-1)。VEGF-A 是一个重要的诱导通透性发生的因子,比组胺强 50 000 倍。VEGF 的识别扭转了视网膜和脉络膜新生血管性疾病的治疗。目前眼科常用的抗 VEGF 药有抗体结合药,还有模拟 VEGF 的受体结合药,VEGF 抗体结合药有雷珠单抗和贝伐珠单抗、模拟 VEGF 的受体结合药有康柏西普和阿柏西普,给药方式是玻璃体腔注入。

一、贝伐珠单抗和雷珠单抗

贝伐珠单抗 bevacizumab(商品名 Avastin)和雷珠单抗 ranibizumab(商品名 Lucentis)作用在 VEGF 的抗体,抑制 VEGF 抗体的活性,贝伐珠单抗是 VEGF 的人源化全长单克隆抗体,可结合所有的 VEGF 异构体。贝伐珠单抗在 2004 年美国 FDA 批准上市治疗结直肠肿瘤的药物,后来在短尾猴眼用激光诱导的 CNV 经全身给药证明有效后,P. Rosenfeld 启动了全身用药治疗新生血管性 AMD 的临床试验(SANA),证明了贝伐珠单抗的安全性和有效性。之后开始了贝伐珠单抗玻璃体腔注药的研究和临床使用,不断的个案和病例序列报告贝伐珠单抗治疗 nAMD 是有效的。近年来也被广泛用于眼内新生血管性疾病的治疗,2010 年获得我国药监局批准上市。雷珠单抗是第二代人源化抗 VEGF 重组鼠单克隆抗体片段,与 VEGF-A 具有高度亲和性,分子量小于贝伐珠单抗,与 VEGF 结合仅有一个位点。其结合部位位于第 88~89 个氨基酸。雷珠单抗与所有亚型的 VEGF 结合并使其失活,包括可溶性 VEGF110、121、165 亚型和组织结合型 189 和 206 亚型。尽管只有一个与 VEGF 结合片段,该药物与 VEGF 的亲和力是通过对 5 个氨基酸的修饰而得到加强,使其结合力是贝伐珠单抗的 3~6 倍,雷珠单抗的半衰期较贝伐珠单抗短,其玻璃体腔内半衰期短,仅为 2~4d。雷珠单抗的分子量是 76kDa,玻璃体腔注射后能够很好地穿透视网膜。玻璃体腔内使用 VEGF-A 抑制剂自从 2006 年抗 VEGF 药物疗法获得批准,首先用于 AMD 的治疗,显示有效阻断 AMD 的病理生理过程,恢复视网膜形态,并提高或维持神经上皮功能,以后又用于 DR,RVO 和各种 CNV,使得眼新生血管性疾病造成的法定盲和视力障碍大为降低。

二、阿柏西普和康柏西普

除了 VEGF 抗体结合药还有模拟 VEGF 的受体结合药,

这类药是一种融合蛋白,目前有阿柏西普 Aflibercept(商品名 Eylea)和康柏西普 Conbercept(商品名朗沐)。阿柏西普含有 VEGF 受体 1、2 片段,以及人源化 IgG 的 Fc 片段,可以结合 VEGF 所有异构体(VEGF-A、-B、-C、-D 和 PIGF-1 和-2),阿柏西普 115kDa 的分子量,在玻璃体腔内的半衰期为 7.1d。阿柏西普与贝伐珠单抗和雷珠单抗这种单克隆抗体不同,它是一种可溶性的诱捕型受体融合蛋白。阿柏西普将天然 VEGF 受体 1 的第二个结合位点以及 VEGF 受体 2 的第三个结合位点与人 IgG 的 Fc 片段结合在一起。因此阿柏西普(kDa=0.49pmol/L)的结合力高于雷珠单抗(kDa=0.46pmol/L)和贝伐珠单抗(kDa=0.58pmol/L)。阿柏西普 115kDa 的分子量导致玻璃体腔内的半衰期为 7.1d,人眼内生物活性为 2.5 个月并且由于存在 Fc 成分血浆内的半衰期为 8d。能以高于天然受体的亲和力与所有 VEGF-A 亚型和 VEGF-B 一起结合。阿柏西普在阻断内皮细胞增生方面具有和雷珠单抗相同的效果,阿柏西普也可以与内皮细胞和白细胞表达的胎盘生长因子(PLGF)结合,目前使用剂量 2mg。

康柏西普也是一种完全由人类蛋白组成的融合蛋白,含有 VEGF 受体 1、2 片段,以及人源化 IgG 的 Fc 片段,比阿柏西普的 VEGF 受体 2 上多一个结合点,结合 VEGF 所有异构体,也可以与内皮细胞和白细胞表达的胎盘生长因子(PLGF)结合,玻璃体腔内的半衰期为 6.25~6.8d。康柏西普在中国制造,于 2013 年首先通过我国 SFDA 审核上市。批准上市的主要安全性数据来源于 AUROLA 临床试验,目前使用剂量 0.5mg。

上述抗 VEGF 药广泛用于新生血管性 AMD、糖尿病视网膜病变黄斑水肿、静脉阻塞和各种 CNV。这些药物都推荐初始剂量每月 1 次,连续 3 个月,然后根据各药物半衰期不同和病变控制的情况可以每隔 2 个月或者每隔 3 个月一次,或者每月复诊根据是否有活动性病变决定是否继续用药,称为"必要时给药"(PRN)。另外一种治疗和延长模式(treat-and-extend regimen,T&E)每次随访都要进行注射,当没有渗漏活动后,下次随访/注射的间隔被延长 2 周,最长不超 12 周,如果有 CNV 活动,则该间隔缩短 2 周。各种不同的治疗模式在不同的适应证仍在进行探讨。

(黎晓新)

第十二节 视网膜病的光凝固治疗

要点提示

热凝光治疗视网膜脉络膜疾病是通过在视网膜脉络膜造成光凝固反应达到治疗效果。光凝固就是将激光的光能转化为热能,组织加热超过 65℃就会发生蛋白的变性,这一过程称为凝固。

在波长 400~600nm(蓝到黄的部分),血红蛋白有较高的吸收率,而 600nm 以上(红和接近红外的部分)的波长很少被血红蛋白吸收。如不希望血红蛋白吸收或消耗激光的光能量,可以选择 600nm 以上的激光。

激光治疗是一种有创性治疗,不规范使用会影响治愈率,甚至造成视功能的损伤。

激光来源于激发的光辐射(light amplification by stimulated emission of radiation,LASER),激光输出平行伸展呈束状,单色性好,方向性好,激光广泛用于眼科临床治疗。人的可见光范围大致从 400~780nm,图 13-12-1 显示了波长和颜色,有助于理解下面的描述。不同波长激光有特异性靶组织反应。

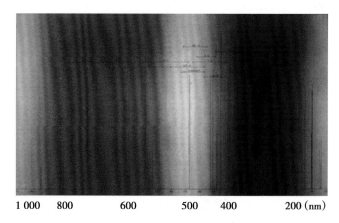

| 1 000 | 800 | 600 | 500 | 400 | 200 (nm) |

图 13-12-1 可见光的光谱

一、视网膜病治疗用激光的种类

眼科临床用于治疗的激光机大致可以分为光热效应激光治疗机,光电离效应激光治疗机和光化学效应激光治疗机。光热效应激光(photocoagulation)特指靶组织在吸收了激光能量后局部升温,使组织的蛋白质变性凝固,称为光凝固效应,主要用于治疗眼底病。光电离效应激光是一种高能巨脉冲激光(Q 开关,10⁻⁹s)瞬间照射组织后,可使组织发生电离,产生等离子体,其强大冲击波可使组织裂解(photodisruption),从而达到切割的目的。主要用于眼前段疾病的治疗,如虹膜造孔,晶状体后囊膜切开。光化学效应(photodynamic therapy)指激光激活后,与周围细胞产生氧化反应,作用于靶组织达到治疗目的。

治疗眼底病的激光主要是光热效应激光,从发射激光的工作物质有气态,如氩离子(Ar⁺),氪红激光(krypton),He-Ne 激光;固体,如红宝石晶体;半导体,如 810 眼科激光,532 眼科激光等。半导体激光由于体积小,不需要制冷,造价低,近几年的市场占有率越来越高。

二、视网膜病治疗用激光的发展史

临床眼科激光的诞生起源于视网膜的阳光灼伤,1949 年 Meyer-Schwickerath 使用各种仪器利用阳光在视网膜上产生治疗性的凝固斑。1950 年 Moran-Salas 论证了 Meyer-Schwickerath 的发明。1956 年 Meyer-Schwickerath 和 Zeiss 公司合作,制作了高压氙光(xenon 光)的光凝固机,氙光通过直接检眼镜发射到眼内需要治疗的部位。

1960 年 Maiman 制作了光学的微波发射器,使用红宝石激光(ruby laser)产生 200μs 脉冲的红光能量,波长 649.3nm,光斑很小,光强可变。1961 年 Zeiss 公司生产了红宝石光凝机并用于动物眼,第二年用于人眼。

1965年纽约哥伦比亚大学L'Esperance开始考虑用氩激光（argon laser）作为光源,1968年用于人眼试验,1971年进入市场销售。

1971年哥伦比亚大学研制了YAG倍频激光（frequency-doubled neodymium yttrium-aluminum-garnet laser）,次年又研制了氪红（krypton）激光。以后又出现了氩氪组合激光。

1973年Hager使用氩激光进行小梁网的治疗,1979年发展为激光小梁成形术。当时氩激光和红宝石激光还分别用于进行激光虹膜切除术。但上述两种激光均为热效应激光,只能在小光斑和高能量下产生的微小穿通孔达到治疗目的,由于孔小加上热效应,孔很容易闭合。

20世纪90年代初,利用半导体将波长1 064nm的Nd:YAG激光倍频后制成热效应的532nm激光和810nm激光。同时各种热效应激光适合玻璃体手术的发展增加了眼内激光光导纤维,通过玻璃体手术的巩膜切口,引入眼内进行光凝。半导体810nm激光还增加了透巩膜的睫状体激光和视网膜激光光纤。810nm激光的光纤还可以通过眼内镜从眼内对睫状体进行光凝。

多波长激光1975年由Burlamacch开始从事有关的研究,最初是氩激光和氪激光两个气态激光管组合在一起,但机器性能不稳定;以后进入到染料激光,液体燃料可输出几十种不同波长的激光,但是功率低,并且发现临床不需要这种波长连续可调的激光;多波长激光改用氪激光技术通过激光光学调谐技术输出红黄绿三种波长,功率高且稳定;随着激光技术的发展,目前的多波长激光使用半导体激发的532nm激光,通过非线性晶状体转换技术实现多波长输出,半导体多波长激光体积小,重量轻。

三、视网膜病热效应激光的组织生物学反应

从上述眼用激光的发展史中可以看出激光在眼科的应用是从眼底病治疗开始的。用于眼底病治疗的激光主要是光热效应激光,包括氩激光（488nm,514nm）、红宝石激光、氪激光（647nm）、多波长激光（560~640nm）、半导体532激光和810激光等。

激光治疗视网膜脉络膜疾病是通过在视网膜脉络膜造成光凝固反应达到的。光凝固就是将激光的光能转化为热能,组织加热超过65℃就会发生蛋白的变性,这一过程称为凝固。组织加热超过100℃,就会发生组织收缩,继发脱水和碳化,继续升高温度就会发生组织的气化。眼内不同组织对不同波长激光的反应不同,要想达到凝固效应,合理地治疗眼底疾病,就要了解眼内不同组织和不同物质对不同波长激光的反应。

1. 不同波长光在眼内组织的穿透性和视网膜色素上皮对其的吸收性 激光治疗视网膜脉络膜的病变,重要的是选择能够很好穿透眼部屈光组织,同时又能被靶组织很好吸收的激光波长。如图13-12-2所示,激光在眼组织的穿透和视网膜色素上皮与脉络膜的吸收曲线。图中显示激光波长从400~950nm在眼内的穿透性可以达95%。色素上皮和脉络膜在波长450~630nm时吸收率可达70%,随着波长增加,吸收率很快下降。加热色素上皮最有效的光谱部分是在光谱的黄蓝色部分。因而氩（蓝绿）激光和532激光是眼内最常使用的激光光谱。

2. 血红蛋白的光吸收特性 另一个重要的生物学效应是血球内血红蛋白（hemoglobin）对不同波长激光的吸收特性。如图13-12-3显示100μm厚的血液对不同波长激光的吸收曲线。在波长400~600nm（蓝到黄的部分）,血红蛋白有较高的吸收率,而600nm以上（红和接近红外的部分）的波长很少被血红蛋白吸收。当不希望血红蛋白吸收或消耗激光的光能量时,可以选择600nm以上的激光。

3. 叶黄素的吸收特性 叶黄素（xanthophyl）是锥体的感光色素,对480nm以下的波长有较高的吸收峰,容易造成叶黄素的破坏,为了避免造成视锥细胞的损伤不主张使用蓝光进行全视网膜光凝。而绿光以上的波长对视锥细胞安全性较好,其中810nm激光看起来对各种视网膜脉络膜疾病的治疗都是可行的,而对叶黄素的损伤最小（图13-12-4）。

4. 视网膜脉络膜对不同波长的吸收特性 能够很好地穿透眼内透明屈光间质的各种波长的激光分别被视网膜和脉络膜吸收,吸收的组织对不同波长的反应不同。绿色波长的激光约57%被RPE吸收,47%被脉络膜吸收,黄色激光RPE和脉络膜的吸收各占50%,红色激光随着波长的增加被脉络膜吸收的逐渐增加（图13-12-5）。

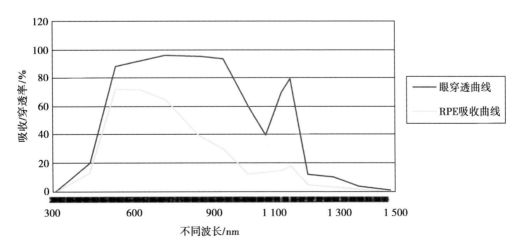

图13-12-2 不同波长光的眼组织的穿透和视网膜色素上皮吸收曲线

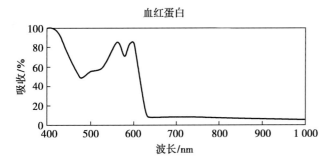

图 13-12-3 血红蛋白的光谱吸收曲线

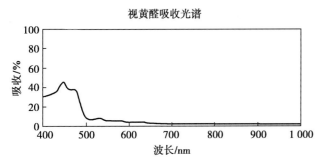

图 13-12-4 叶黄素的吸收光谱显示叶黄素对 400~480nm 波长有较高的吸收

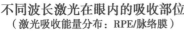

不同波长激光在眼内的吸收部位
（激光吸收能量分布：RPE/脉络膜）

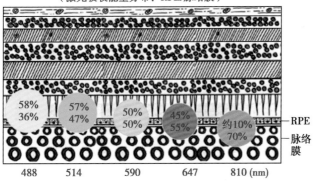

图 13-12-5 不同波长激光在眼内的吸收部位和占比
显示不同波长激光到达视网膜和脉络膜的部位，以及分别被视网膜色素上皮和脉络膜组织吸收的比例

四、热效应激光治疗的波长选择

眼底病激光治疗波长选择有下述原则：

（一）病变部位

1. 视网膜的血管性疾病 如糖尿病视网膜病变，静脉阻塞，视网膜静脉周围炎，视网膜裂孔等选择绿色以上的波长，临床多使用绿光。

2. 黄斑区的视网膜水肿 多选择黄色波长，以减少锥细胞的损伤。如果没有黄色波长也可以选择绿光。

3. 脉络膜病变 如新生血管膜，或脉络膜血管瘤、黑色素瘤宜选择穿透性较深的红色波长。

（二）病变性质

1. 视网膜出血性疾病 如视网膜静脉阻塞，应选择不易被血红蛋白吸收的波长，如红色波长。

2. 玻璃体少量积血 进行视网膜光凝治疗时应选择红色波长，原理同上。

3. 晶状体核硬化 当晶状体核硬化时晶状体内含有类似叶黄素的物质，吸收蓝绿光，此时视网膜的光凝应选择红光。

4. 视网膜微动脉瘤的光凝 往往在瘤体上进行，应选择能被血红蛋白吸收较好的波长，如黄光和红光。

五、热效应光凝治疗的常数设置

（一）光斑大小

黄斑区的光凝光斑大小一般设置在直径 100~200μm，除非接近中心凹可以考虑使用 50μm，光斑太小容易造成玻璃膜穿孔。黄斑区外的光斑可以设置在直径 200~600μm，也可以更大。脉络膜新生血管膜的光凝要超过新生血管膜的边界。肿瘤的光凝也要使用大光斑，范围超过肿瘤的边界。

（二）曝光时间

曝光时间一般在黄斑区内选择 0.1s，黄斑区外选择 0.2s，光动力学激光和温热激光的曝光时间较长，前者达 83s，后者达 60s，治疗肿瘤时曝光时间甚至达 120s。如果固定光斑大小和激光的功率，长的曝光时间比短曝光时间产生较大的容积，因此在治疗肿瘤时应选择长的曝光时间。

当功率高曝光时间短，容易发生爆破效应或穿孔效应，导致视网膜裂孔或玻璃膜孔形成，这是在眼底病激光治疗中应当避免发生的。因此曝光时间也称为"安全常数"。脉络膜新生血管膜动物模型的制作就是利用这种"穿孔效应"导致脉络膜新生血管长入视网膜下或视网膜内。

（三）激光功率

当固定光斑大小和曝光时间，随着激光功率的增大，反应容积随着增大。光凝时先确定光斑大小和曝光时间，将起始激光功率先放到较小的位置，如 50mW，如果光凝无反应，逐渐上调功率，如 100mW，150mW，200mW，直至视网膜出现白色的反应灶。

六、热激光治疗中的反应分级和眼底标识的测量

（一）光斑反应分级

光斑反应分级（gradation）基于激光后视网膜脉络膜可见的组织反应。国际上没有统一的分类，国内外临床上大多分为四级（图 13-12-6）。1 级，依稀可辨，仅仅是视网膜色素上皮变白；2 级是雾状淡灰色反应；3 级是灰白色，中央部较白的反应；4 级是致密的熟蛋白样白色反应。全视网膜光凝和视网膜裂孔的光斑反应一般用 3 级光斑，经瞳孔温热激光（transpupil thermal treatment，TTT）一般使用 1 级光斑，黄斑区内的视网膜微动脉瘤激光一般选择 2 级光斑。4 级光斑应当避免，容易发生局部视网膜坏死和视网膜裂孔。临床最常使用的全视网膜光凝和封闭裂孔使用的是 3 级光斑（图 13-12-7）。

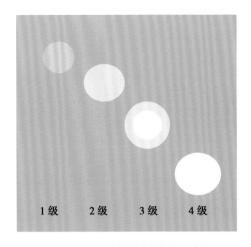

图 13-12-6 光斑反应分级的示意图

1级，依稀可辨，仅仅是视网膜色素上皮的变白，又称阈值下反应；2级是雾状淡灰色反应；3级是灰白色，中央部较白的反应；4级是致密的熟蛋白样白色反应

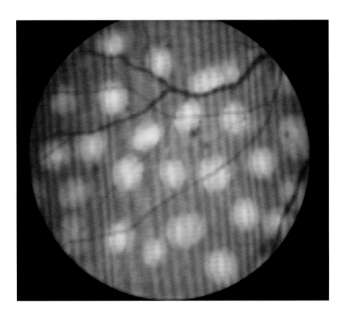

图 13-12-7 视网膜光凝 3 级光斑

（二）接触镜的放大倍数

进行眼底激光治疗要借助接触镜，接触镜的类型有进行黄斑区光凝的中央镜和全视网膜光凝的镜子。用于全视网膜光凝的接触镜有三面镜、赤道镜和全视网膜镜，赤道镜是一种广角度镜，范围大约90°，后者是一种广角度的全视网膜镜，目前普遍用于临床。使用接触镜后反应的光斑要比设置的光斑尺寸放大一些，如全视网膜镜的放大系数是1.9，设置光斑为200μm，实际光斑为380μm。表13-12-1为各种类型的接触镜在正视眼的放大系数。

（三）眼底标识的测量

视盘直径一般为1 500μm，荧光造影下的中心凹无血管区为500μm。黄斑区的条栅激光要求中心凹让出750μm，即中心凹半径750μm范围一般不主张光凝。检眼镜或生物显

表 13-12-1 各类型接触镜在正视眼的放大系数

接触镜类型	光斑的放大系数
Goldmann 型三面镜	1.08
Kreiger	1.53
Mainster	1.05
中央镜	1.01
60D 生物镜	0.92
Mainstrer 广角镜	1.47
赤道镜	1.43
全视网膜镜	1.41
QuadrAspheric	1.92

微镜下能够看到的黄斑区毛细血管愈向中心愈细，中心凹直径750μm范围时毛细血管已不能识别。激光斑不要越入生物镜下可以见到的黄斑毛细血管无血管区或超越毛细血管末端。

七、热激光治疗的目的、适应证和模式

视网膜脉络膜疾病的光凝固治疗的主要目的是通过凝固效应，使视网膜缺血的区域变成瘢痕组织，已出现的新生血管由于得不到足够的氧而消退；使视网膜神经上皮，视网膜色素上皮和Bruch膜产生粘连，增强视网膜色素上皮液体转运功能，促进视网膜下液的吸收维持黄斑区的结构、功能、血流动力学和流体动力学保持相对正常；破坏有病变的视网膜血管，减少这些病变血管引起的渗漏。常用的治疗模式有：

（一）全视网膜播散光凝（scatter laser photocoagulation）

【适应证】

1. 增殖期糖尿病视网膜病变；

2. 严重非增殖期糖尿病视网膜病变合并黄斑水肿；

3. 缺血型视网膜中央静脉阻塞合并视网膜新生血管或眼前段新生血管；

4. 严重或广泛的视网膜静脉周围炎。

【方法】

1. 不同波长的光（绿色、红色和810nm激光）均可采用，常选用绿光，光斑直径200~500μm。

2. 由距离视盘边缘1~1.5PD处向外光凝，光斑间的距离1~1.5光斑直径。愈往周边，光斑的直径可以越大。

3. 近黄斑血管弓部的光斑直径可以为200μm，远周边部的光斑可以达500μm。

4. 曝光时间可以选择200~500ms，若选择500ms患者会有疼痛感，要进行球后或球旁麻醉，选择200ms和300ms时用表面麻醉滴眼剂即可。

5. 光斑要排列有序，切忌随意乱打，须有2级光斑反应。光斑过强会降低视网膜敏感性，视野缩小。

6. 各个象限都要求光斑直达周边，总量不少于1 600~2 000个光凝点，光斑止于距视盘周围1~1.5PD，PRP止于视盘

周围1~1.5PD,增殖前期的量约1 600个灶,增殖期有大面积新生血管或视盘型新生血管或者已发生少量视网膜前出血可以激光2 000个点。

7. 增殖性糖尿病视网膜病变合并黄斑水肿时可先行黄斑区格栅光凝或C字形光凝,再行全视网膜光凝。不要留下未光凝区。

【单次和多次治疗】

1. 单次足量治疗可以很快控制病变的进展,适用于较严重的视网膜病变。单次治疗量一般不超1 000个灶,对于已发生视盘型新生血管,激光量可达2 000个灶,可以分2次进行,一般间隔2~3d,对于虹膜新生血管患者最好尽快完成光凝。

2. 单次足量激光有时会发生术后脉络膜脱离,前房浅时甚至诱发闭角型青光眼,术后还有发生黄斑水肿,发生后行球旁或球后注射泼尼松龙20~40mg,可以迅速消退水肿反应,因睫状后短动脉对药物吸收好,有作者推荐球后注射。

3. 多次光凝可以降低水肿反应发生的风险,可用于浅前房患者或全身条件较差的患者,肾功能不好的患者容易发生水肿反应,可选择多次进行。

【再激光】

1. 完成全视网膜光凝后4~6周复诊,再治疗的决策一般在3~4个月,如果视网膜新生血管未发生纤维化,可以在新生血管周围局部加密光斑。

2. 光凝后发生新的视网膜前出血或玻璃体积血,常提示纤维血管膜的存在,此时应进行玻璃体切割手术治疗。

【注意事项】

1. 各象限光凝后,可以使黄斑水肿加剧,从而引起视力下降。应在PRP前先行黄斑区格栅样光凝,可以避免此种情况发生。黄斑区格栅样光凝最好用黄光。

2. 如果有局部出血,可以使用红光,因为它可以穿透血液直达色素上皮以及脉络膜,产生有效光凝点。

3. 当患眼晶状体以及玻璃体混浊,绿光很难进入,此时可用红光光凝,但红光光凝时痛觉较为明显,事先可以用球后麻醉以减轻痛觉。红光所产生的瘢痕较深,且日久之后瘢痕常常扩大,因此不适合用于中心凹附近的光凝。红光刺激胶质细胞增生比其他波长激光更显著。

4. PRP时应避免光凝纤维血管膜,以免刺激纤维增殖造成牵拉性视网膜脱离。

（二）病变区域的播散光凝

【适应证】病变区域的播散光凝(sectoral scatter laser photocoagulation)指光凝范围局限在血管阻塞的区域或水肿区域,如:分支静脉阻塞合并视网膜新生血管,静脉周围炎等。

【光凝方法】光凝新生血管周围的毛细血管无灌注区(图13-12-8),或视网膜静脉周围炎的病变血管周围。不同波长的激光均采用。

（三）黄斑水肿的局部光凝

【适应证】黄斑区的局部光凝(focal laser)是针对黄斑水肿,主要适应证是临床有意义的黄斑水肿。

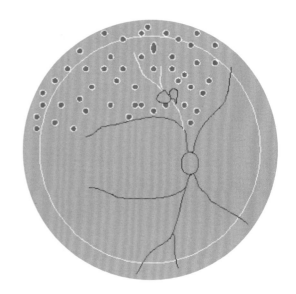

图13-12-8 颞上分支静脉阻塞合并新生血管的光凝区域

【光凝方法】

1. 微动脉瘤的直接光凝(direct laser of aneurysms) 糖尿病视网膜病变早期治疗研究(Earlytreatment Diabetic Retinopathy Study,ETDRS)定义局灶光凝是光凝黄斑区内距中心凹750~3 000μm范围的微动脉瘤,有时也包括视网膜内微血管异常(intraretinal microvascular abnormalities,IRMA),ETDRS治疗组在治疗临床有意义的黄斑水肿研究中提出如果视力低于20/40(0.5),距中心凹的微动脉瘤允许光凝的最近距离可以考虑达300μm,但由于患者眼球固定的困难,距中心凹愈近愈易伤及中心凹,一般选择750μm以外的微动脉瘤行光凝,3 000μm以外的微动脉瘤不需要治疗,除非有荧光造影下的渗漏。

光凝参数:光斑大小选择50μm,曝光时间0.05~0.1s,中等强度能量。波长首选黄色激光,若无黄色激光也可以选用绿光。稍大些的微动脉瘤光凝时,第一个灶用100μm覆盖微动脉瘤,然后用直径50μm重复光凝,包绕微动脉瘤,直至微动脉瘤颜色发白或变暗(图13-12-9,图13-12-10),小些的微动脉瘤不需要颜色的改变。成串的微动脉瘤常常周围合并硬性渗出,可以用直径200~500μm的光斑,重复时再用50μm,使用小光斑做重复治疗的原因是为了保护玻璃膜。3~4个月水肿不消退,可在水肿区使用直径300~500μm的光斑再激光。激光后几个月,微动脉瘤周围的硬性渗出逐渐吸收。这种方法也适用于黄斑区周围的视网膜大动脉瘤。

2. 局部水肿区光凝 如果水肿范围较大,黄斑区弥漫性渗漏,常采用水肿区的播散光凝,光凝覆盖水肿区(图13-12-9)。

光凝参数:光斑多选择直径100μm,靠近中心凹部可以选择直径50μm,浅2级光斑反应(如有囊样水肿,可用深2级光斑反应),曝光时间0.2s,光斑间距1个光斑。中心凹500μm内不要光凝。波长首选黄色激光,若无黄色激光也可以选用绿光。黄斑水肿如无改善可在2~3个月后再次光凝。

（四）黄斑水肿的格栅光凝

【适应证】黄斑水肿的格栅光凝(grid photocoagulation)针

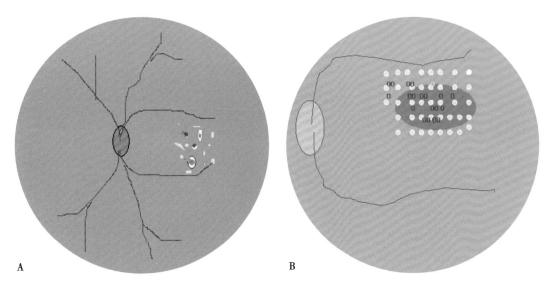

A   B

图 13-12-9 局部光凝示意图

A.黄斑局部光凝示意图(红点表示微动脉瘤,周围有白环表示光斑覆盖微血管瘤,致微动脉瘤变色);B.水肿区域的局部
光凝示意图(蓝色表示水肿区,红色表示微动脉瘤,白色代表激光光斑)

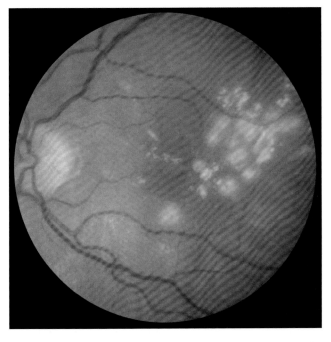

图 13-12-10 糖尿病视网膜病变黄斑区的微血管瘤被激光斑覆盖

对弥漫性黄斑水肿,黄斑区微动脉瘤和硬性渗出少,造影晚期黄斑区毛细血管渗漏,OCT 显示黄斑增厚。

【光凝方法】进行格栅样光凝前,需熟悉黄斑区的解剖(图13-12-11)。精确定位中心凹,距中心凹半径750μm 做一范围1 500μm 的环形防护标志,然后从里到外进行光凝,避免伤及中心凹,直达上下血管弓。为了避免乳束受累,环形标志鼻侧可保留一15°左右缺口,使环呈"C"字形。

黄斑水肿的光凝治疗可以控制部分患者的黄斑水肿,但光凝本身损伤视网膜外层,可能伤及玻璃膜,造成中心暗点,光斑能量高的部位可能会导致脉络膜新生血管。也有人用直径

200μm 光斑对黄斑区进行致密的光凝,但治疗后丧失中心视野10°范围的敏感性。

(五)视网膜裂孔的封闭

【适应证】选择无视网膜下液或极少视网膜下液的裂孔,光斑要包围裂孔,光斑之间不要有裂隙,一般光凝 1~2 排(图13-12-12)。

【光凝方法】光斑直径可以选择 300~500μm,波长可以选择全部热效应激光,能量选择 2 级和 3 级光斑。有少量下液时,光斑无反应或反应差,可以部分包围后,令患者带孔镜或双眼包扎限制活动,待第 2 天液体量减少后再继续光凝,包围裂孔。

八、全视网膜播散光凝

1960 年 Beetham 和 Aiello 提出全视网膜光凝治疗增殖期糖尿病视网膜病变(proliferative diabetic retinopathy,PDR),光凝术至今仍是 DR 治疗的主要手段。1971 年由美国和欧洲一些国家组成的 15 个中心的 DR 研究组,确定了氩激光和 Xenon 光的全视网膜光凝(pan-retinal photocoagulation,PRP)对控制 PDR引起的严重视力丧失的有效性。选入这项研究的患者除 PDR外,还有严重的非增殖期糖尿病视网膜病变(nonproliferative diabetic retinopathy,NPDR)患者。1985 年美国早期糖尿病视网膜病变研究组(ETDRS)强调了全视网膜光凝的适应证是 PDR,不建议将增殖前期作为适应证,目前全视网膜光凝已成为治疗 PDR 的常规手段。2019 年 AAO 发表了 DR 的临床推荐指南(Preferred Practice Pattern,PPP)提出严重的 NPDR 合并黄斑水肿时有时可以考虑行全视网膜光凝(表 13-12-2),这些严重情况包括全身情况差,难于随诊,病变进展迅速,拟行白内障手术或妊娠。

附:糖尿病视网膜病变的国际临床分类法详见表 13-12-3。

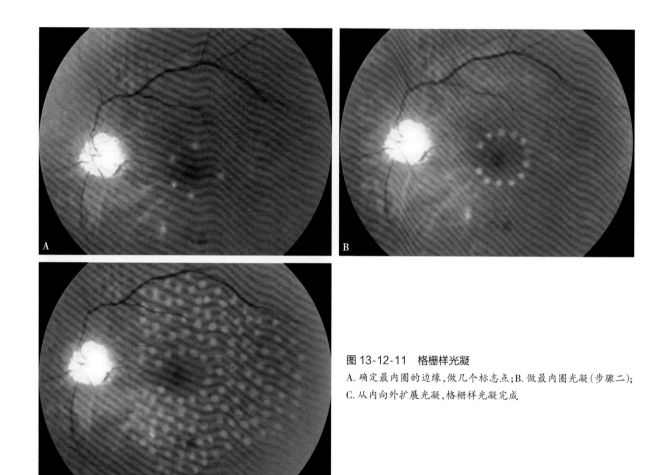

图 13-12-11 格栅样光凝
A.确定最内圈的边缘,做几个标志点;B.做最内圈光凝(步骤二);
C.从内向外扩展光凝,格栅样光凝完成

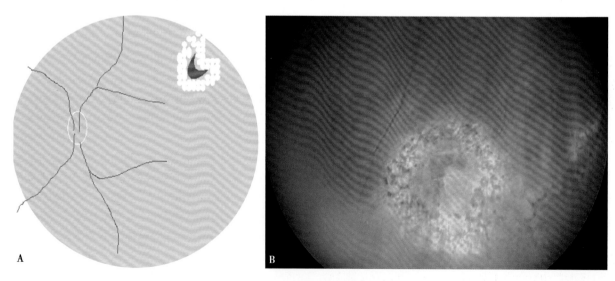

图 13-12-12 视网膜裂孔的激光光凝
A.视网膜裂孔的激光光凝示意图;B.视网膜裂孔的激光光凝后的眼底像

表 13-12-2　糖尿病视网膜病变推荐治疗方案（PPP，2019）

DR 严重程度	黄斑水肿	随诊/月	全视网膜光凝	黄斑局部光凝	抗 VEGF 治疗
正常或轻微 NPDR	无	12	否	否	否
轻微 NPDR	无	12	否	否	否
	有，非中心凹累及	3~6	否	有时	否
	有，中心凹累及	1	否	很少	通常
中度 NPDR	无	6~12	否	否	否
	有，非中心凹累及	3~6	否	有时	很少
	有，中心凹累及	1	否	很少	通常
重度 NPDR	无	3~4	有时	否	有时
	有，非中心凹累及	2~4	有时	有时	有时
	有，中心凹累及	1	有时	很少	通常
非高危 PDR	无	3~4	有时	否	有时
	有，非中心凹累及	2~4	有时	有时	有时
	有，中心凹累及	1	有时	有时	通常
高危 PDR	无	2~4	推荐	否	有时
	有，非中心凹累及	2~4	推荐	有时	有时
	有，中心凹累及	1	推荐	有时	通常

NPDR：非增殖期糖尿病视网膜病变

表 13-12-3　糖尿病视网膜病变国际临床分类法（PPP，2019）

建议的疾病严重程度	散瞳检眼镜可观察的发现
无明显视网膜病变	无异常
轻度非增生性 NPDR	仅有微动脉瘤
中度非增生性 NPDR	比仅有微动脉瘤重，但比重度者轻
重度非增生性 NPDR，有任一一项	（1）4 个象限每个都有 20 以上的视网膜内出血； （2）2 个以上象限有确定的静脉串珠状； （3）1 个以上象限有明显的 IRMA
增生性 NPDR，有任一一项	新生血管，玻璃体积血，视网膜前出血

【光凝适应证】增殖期糖尿病视网膜病变患者，如有明确的视盘新生血管和/或玻璃体或视网膜前出血，应立即行 PRP。广泛的眼前段新生血管、增殖前期视网膜病变以及快速发生的进行性视网膜毛细血管闭锁，是播散性光凝的适应证。糖尿病视网膜病变的患者出现轻到中度的黄斑水肿，先不要作 PRP，因为 PRP 可增加黄斑水肿患者视力下降的风险。在作 PRP 前先采用局部或格栅样光凝治疗黄斑水肿可以降低这一风险的发生。

【光凝方法】全视网膜光凝的方法见前述，全视网膜光凝后的光斑分布见图 13-12-13。

【DR 全视网膜光凝治疗的评估】对增殖期糖尿病视网膜病变患者进行周边视网膜光凝的随机对照研究发现对于增殖期糖尿病视网膜病变患者进行周边视网膜光凝与不进行治疗相比可以降低其在 2~3 年内视力下降的风险。有一项随机对照研究发现对于有高危因素的增殖期糖尿病视网膜病变患者，低能量的氩激光光凝比常规能量的氩激光更不容易引起玻璃体积血和黄斑水肿。没有发现两种不同方法引起视力的不同，这可能没有太大临床意义。没有找到证据证明不同的激光治疗效果不同。对增殖前期糖尿病视网膜病变合并糖尿病黄斑病变患者进行周边视网膜光凝的一项随机对照研究发现对于增殖前期糖尿病视网膜病变合并糖尿病黄斑病变患者进行周边视网膜光凝与不进行治疗相比可以减少其 5 年内发生重度视力下降的风险。没有找到证据证明不同的激光治疗效果不同。

九、热效应光在玻璃体手术中的应用

玻璃体手术光凝（photocoagulation in vitrectomy）使用激光光纤（laser fiber optic）进行光凝，方法稍有不同。

【适应证】

1. 全视网膜光凝　同全视网膜光凝适应证。

2. 封闭视网膜裂孔。

3. 局部播散光凝　分支静脉阻塞。

4. 大动脉瘤光凝。

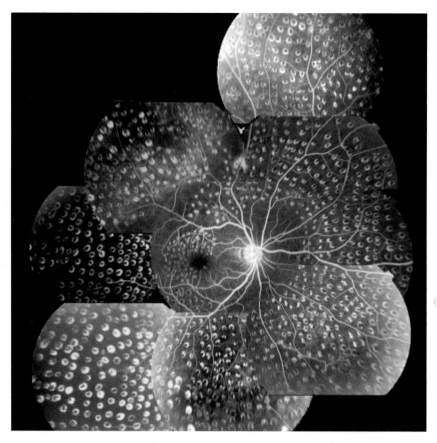

图 13-12-13　PDR 合并 DME 患者行全视网膜光凝和"C"形黄斑光凝

5. 黄斑水肿光凝。

【内眼手术光凝方法】

1. 光斑大小　靠距离调整,光导纤维距视网膜愈近光斑愈小,愈远光斑愈大。

2. 功率　光导纤维距离视网膜愈近需要的功率愈低,距离愈远需要的功率愈大。功率越大,光斑越大。

3. 曝光时间越长,光斑越大,一般为 200~300ms。

4. 光斑反应　以白色光斑为准。

5. 采用连续曝光模式,每光斑间隔 200~300ms。

6. 波长一般选用 810nm 近红外光或绿光,光凝部位视网膜表面有血时选择 810nm 波长激光较好,能量不会被血膜内的血红蛋白吸收。

7. 全视网膜光凝力求一次完成,因玻璃体手术结束前常规球旁或结膜下注射糖皮质激素,术后很少发生脉络膜水肿,如果手术填充硅油者,可以术后行 PRP。

8. 视网膜有下液时会影响光斑反应,应当先引流下液再行光凝。

【光凝方法】

1. 视网膜在位时直接光凝。

2. 气下光凝　视网膜脱离时先行气液交换,压平视网膜,然后在气下光凝(图 13-12-14)。

3. 重水下光凝　重水下比气下光凝看得清楚,重水压平视网膜,光斑容易起反应(图 13-12-15)。先行气液交换,然后

在原视网膜裂孔处做内放液,彻底引流视网膜下液后注入重水,重水要越过裂孔的前缘,如果黄斑反应不均,常提示孔周围仍有视网膜下液,需再次吸出重水,继续做内放液,再注入重水后行光凝。

4. 气体联合重水下光凝　当裂孔靠前并且较大时,可以用重水压平裂孔的后瓣,再行气液交换,吸出裂孔前片视网膜下的液体后光凝,可避免裂孔后片后滑或前片前移位(图 13-12-16)。

【光纤类型】

1. 单纯激光光纤,有直的和弯的。

2. 照明激光一体光纤用于解决锯齿缘附近的裂孔光凝,术者一手压迫锯齿缘暴露光凝部位,一手行光凝。

【注意事项】使用全视网膜光凝的方法预防裂孔的发生是错误的,裂孔发现后围绕裂孔光凝 2~3 排激光,未能发现裂孔即使做全视网膜光凝,也不能避免视网膜脱离。此外,有液体行视网膜光凝容易穿通视网膜。

十、光凝固治疗的主要并发症及处理

光凝固治疗如果波长选择不对,或治疗参数选择不当,不仅不能治愈原发病,还会导致以下一些并发症的产生。

1. 玻璃体积血　常发生在玻璃体已存在少量出血,选用波长短的蓝光或绿光,血细胞内的血红蛋白吸收蓝绿光的能量引起玻璃体收缩,牵拉视网膜新生血管,导致玻璃体积血。

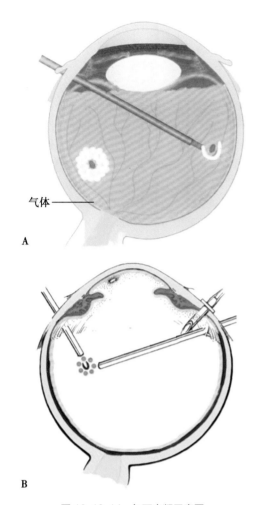

图 13-12-14　气下光凝示意图

视网膜脱离时先行气液交换,引流视网膜下液,视网膜复位后再行光凝
A. 有晶状体眼气下光凝示意图;B. 无晶状体眼气下光凝示意图

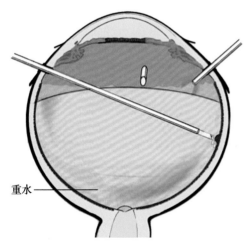

图 13-12-15　重水下光凝示意图

2. 视网膜裂孔　发生在设置常数不当,如曝光时间短0.1s,功率选择高,产生爆破效应,也可以造成 Bruch 膜破裂。视网膜的裂孔可以导致视网膜脱离。

3. 脉络膜脱离　发生在视网膜接受大面积光凝,特别是

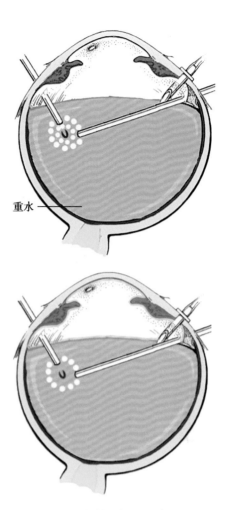

图 13-12-16　气体联合重水下光凝示意图

肾功能较差的患者。密集的全视网膜光凝分两次完成很少合并脉络膜脱离。

4. 脉络膜新生血管膜　曝光时间短、激光功率高造成玻璃膜穿孔,脉络膜毛细血管长入视网膜下出血纤维化形成脉络膜新生血管膜。

5. 虹膜灼伤　发生在使用蓝激光和绿激光,特别是使用三面镜,激光进入眼内时被虹膜的色素吸收导致虹膜的片状萎缩。

6. 牵拉性视网膜脱离　发病原因同玻璃体积血,玻璃体的血球吸收蓝色或绿色激光引起玻璃体收缩,也可以产生牵拉性视网膜脱离。

激光为眼底病开辟了广阔的治疗前景,大大降低了眼底病的致盲。尽管视网膜的激光光凝能有效地控制或治愈部分视网膜病变,但应意识到激光治疗是一种有创性治疗,不规范使用会影响治愈率,甚至造成视功能的损伤。遵循国际上有循证力度的研究所形成共识的方案指导治疗,是本指南遵循的基本原则,希望大家能从本书中获益。

通过规范激光治疗的原则和方法,相信会使我们的治疗水平有所提高,医疗质量有所保证。让患者得到更好、更有效的治疗。

(黎晓新)

第十三节 眼光动力治疗

要点提示

光动力治疗是指通过静脉注入特殊的光敏剂后采用特定波长的光照射病灶部位，激活光敏剂，产生氧化应激反应，破坏病灶部位的异常血管，从而达到治疗目的的一种激光治疗方法，在皮肤科、肿瘤科、眼科均有应用。

眼科的光动力治疗最早应用于治疗脉络膜新生血管，常用的光敏剂为维替泊芬。治疗过程为：按 $6mg/m^2$（体表面积）剂量配制光敏剂溶液，通过静脉泵在 10min 内输入静脉，自注射开始后 15min，借助裂隙灯显微镜及接触镜，采用波长 689nm 激光（能量 $600mW/cm^2$）直接照射病变部位83s。治疗后患者需避光 24~48h。

近年来，抗 VEGF 药物已经取代光动力治疗成为治疗脉络膜新生血管类疾病的一线治疗，但是其在治疗中心性浆液性脉络膜视网膜病变、息肉样脉络膜血管病变及眼底肿瘤等方面仍具有非常重要的作用。

光动力疗法（photodynamic therapy，PDT）是通过静脉注入非毒性的光敏药物，继而采用非热能半导体激光装置发出特定波长的光将其活化。在氧存在的条件下，药物被激活而产生单线态氧和氧自由基，继而杀伤邻近的细胞和组织。目前在眼科，PDT 主要用于治疗 CNV、PCV、中浆和眼部肿瘤。

一、PDT 作用原理

（一）概述

PDT 主要通过给患者静脉注射光敏剂和在准确定位的病灶部位照射一定波长的激光两个步骤来完成。光敏剂经血液循环至 CNV 内，并可聚集至较高水平；经过特定波长的激光照射 CNV 从而激活光敏剂，使组织内的正常氧转变为单线态氧，后者能损坏新生血管内皮细胞、刺激血小板聚集，最后形成血栓使管腔阻塞，从而封闭 CNV。由于单线态氧的半衰期极短，光敏剂的细胞毒性活动只局限于病灶内，不致伤及周围组织。邻近病灶外的组织内，虽然也会经血液带进一些光敏剂，但其浓度不如 CNV 内高，而且位于激光照射范围之外，不至于出现细胞毒性，故可维持附近组织功能完好。

研究发现，目前治疗 CNV 最常用的光敏剂 Visudyne 能够选择性积聚于新生血管组织，是由于亲脂性的维替泊芬（verteporfin）—Visudyne 组成中的活性化学成分，通过 LDL 受体介导而被细胞摄取。静脉注射后，循环中的维替泊芬与 LDL 结合。维替泊芬选择性地聚集于新生血管内，包括新生血管内皮组织，这可能是因为增生活跃的细胞中 LDL 受体的表达和对 LDL 的摄取都增加所致。一旦维替泊芬与内皮细胞膜表面受体结合，它就会被细胞摄取，与细胞内或胞浆的成分结合。

（二）氧的作用

光动力作用的发生需光敏剂、适当波长的光、适当浓度的氧、适度的温度四者同时存在。其机制为：光敏剂与适当波长

的激光、适当浓度的氧、适度的温度同时存在时，基态的光敏剂经短暂存在的激发状态的单线态光敏剂转变成激发状态的三重态光敏剂，此激发状态的三重态光敏剂可进行两种反应，第一种反应，激发状态的三重态光敏剂通过形成氧自由基直接启动光化学反应（Ⅰ型光化学反应机制），第二种反应，激发状态的三重态光敏剂将它的能量转移给氧，形成高反应单线态氧，间接发动光化学反应（Ⅱ型光化学反应机制）。Ⅰ型反应产生的氧化物和Ⅱ型反应产生的单线态氧都具有细胞毒作用，两种作用所占比例与光敏剂的种类、组织类型、氧浓度、组织与光敏剂的连接程度有关。多数学者认为单线态氧是光动力作用诱导肿瘤或新生血管坏死的主要损伤形式。

（三）PDT 作用机制的假设

目前关于 PDT 破坏 CNV 的作用机制主要有三种假设：细胞损伤、血管损伤和免疫破坏机制；一般认为血管损伤机制发挥主要作用。

1. **血管损伤机制** 光照几秒钟后，血小板就开始聚集，随后血管收缩、扩张，最后血流淤滞，组织出血，24h 后组织开始崩解结痂。血管损伤的机制与内源性血管活性物质的释放有关：①富含胶原纤维、网状纤维、弹性纤维的血管壁及其外周组织中光敏剂含量较高，单线态氧容易导致血管内皮的损伤，内皮损伤后可引起钙离子的释放，激活凝血系统；②许多亲脂性的阴离子光敏剂优先分布于膜性结构，单线态氧激活了膜上的磷脂酶 A_2 和环氧化酶，磷脂酶 A_2 可以催化花生四烯酸从膜磷脂中释放出来，花生四烯酸可以合成前列腺素和内过氧化物，在环氧化酶的作用下，进一步合成血栓素 A_2；③组织中的肥大细胞有高浓度光敏剂分布，单线态氧可以诱发肥大细胞脱颗粒，从而释放组胺、前列腺素 D_2、血小板激活因子等介质。此外，白介素、肿瘤坏死因子等也参与血管损伤过程。

2. **细胞损伤机制** 许多实验都提示，PDT 过程中，细胞膜、线粒体、溶酶体、内质网、核膜、DNA 等细胞的重要组成部分都受到损伤。单线态氧穿透深度仅 0.1mm，其最初攻击部位主要是有高浓度光敏剂分布的亚细胞器。所以，使用不同的光敏剂，亚细胞器的损伤是不同的：①某些亲水性阴离子光敏剂优先分布于溶酶体，单线态氧起初攻击目标为溶酶体，导致溶酶体通透性增加，溶酶体内的各种水解酶被释放，可引起细胞损害。此外溶酶体内的光敏剂可以被水解成各种单体，单体光敏剂从溶酶体释放后，又可以重新在细胞内分布，再次发生光动力学杀伤作用。②某些亲脂性阴离子光敏剂优先分布于细胞膜性结构，单线态氧起初的攻击目标为膜性结构。膜蛋白和膜脂的损害可能是单线态氧的主要损伤形式。单线态氧可以引起膜上未饱和磷脂和类固醇被过氧化，导致膜的通透性增加和流动性丧失。单线态氧可以引起氨基脂和多肽内部或分子间进行交联（主要是组氨酸和色氨酸），抑制了膜性结构中酶和受体的生物合成。③某些阳离子光敏剂优先分布于线粒体，单线态氧可以抑制细胞呼吸链的细胞色素氧化酶、琥珀酸脱氢酶等，从而影响细胞的能量代谢。④很多实验表明，目前常用的光敏剂几乎都分布于细胞核以外，而单线态氧的穿透深度仅 0.1mm，

不能通过核膜，但仍有不少学者的实验提示光动力疗法后出现了 DNA 链的断裂、不稳定碱基对形成、DNA-DNA 及 DNA-蛋白异常杂交、姊妹染色体互换、染色体畸变等变化。一般认为 DNA 损伤在 PDT 中不起重要作用。

3. 免疫破坏机制　在治疗各种肿瘤时已得到证实，PDT 可以提高组织细胞的分裂水平，提高具杀伤活力的 T 淋巴细胞的活性，提高自然杀伤力 NK 细胞的活性，提高与肿瘤相关的巨噬细胞的积聚，巨噬细胞可以释放 TNF-α 和参与巨噬细胞介导的细胞毒作用。

二、光敏剂

早期试验所使用的光敏剂不仅吸收波长较长、体内清除速度慢，而且对不同波长光线的选择性吸收也不甚理想。近年来随着对光敏剂材料的深入研究，许多高效、高选择性、可迅速从体内清除的光敏剂陆续面世，尤其是多种眼用光敏剂引入临床使用，使 PDT 在眼科的应用得到迅速发展。

应用于眼科的光敏剂必须符合以下条件：①高效，有确定的吸收峰；②可迅速从体内排除；③可选择性积聚在新生血管内；④具有较好的耐受性和安全性。

目前治疗 CNV 最常用的光敏剂，也称维替泊芬（verteporfin，商品名 Visudyne）。当以脂质体形式的维替泊芬从静脉给入后，药物迅速与脂质体赋形分离，而与血浆脂蛋白结合。与脂蛋白结合使得维替泊芬可以通过 LDL 受体介导途径或直接弥散，而被新生血管中生长活跃的内皮细胞摄取。

维替泊芬的吸收光谱在长波长段，而且有几个吸收峰，其中在 680~695nm 区域有一个较强的吸收峰。维替泊芬对 689nm 的光有强烈的吸收，它可以穿透薄层的出血、黑色素和纤维组织，天然物质对这一波长的光吸收微弱。维替泊芬最强的吸收峰在 400nm，但是因为这与氧合血红蛋白的吸光峰相同，所以临床治疗 CNV 一般不采用这一波长的光。

在大量动物试验及临床筛选的基础上，维替泊芬被证实为 PDT 治疗 CNV 的理想光敏剂。维替泊芬为绿色冻干粉末，每瓶 15mg，避光保存。使用时首先将冻干粉末溶于注射用水 7.5ml 中，轻轻摇晃使其充分溶解至混悬液，溶解后必须在 4h 内使用；以 6mg/m²（体表面积）为标准，计算总使用量。在暗室内经肘静脉滴注，10min 滴注完毕。维替泊芬以脂质体形式进入体内，在血中与 LDL 结合成 LDL-血卟啉复合体（LDL-Verteporfin）后，与 CNV 内皮细胞受体结合。维替泊芬可被视网膜色素上皮细胞吸收，因此其在 CNV 内皮细胞内的高度选择性，尚取决于严格选定光照时机。理想的光照时机为滴注维替泊芬结束后 15min。滴注时应防止溶液外漏，否则局部皮肤受光照后可导致Ⅲ度灼伤。

PDT 时必须借助裂隙灯和导光纤维，将低能量激光引入眼内。注射光敏剂后至实施光照的准备时间仅仅 5min，因此，熟练掌握裂隙灯操作是十分必要的。在开始治疗前，应反复熟练注射及裂隙灯下操作的全部过程。PDT 使用的激光为低能量激光，治疗中无光凝效果，因此预设能量参数必须准确。PDT 必须通过接触镜观察并确定眼底病变范围，而常用接触镜视网膜放大系数各不相同，因此接触镜的视网膜放大系数亦是影响治疗的因素。

用于维替泊芬光动力治疗的低能量激光为半导体激光，波长 689nm，与 BPD-MA 最大吸收峰吻合。计算机软件自动控制系统可将输入的病变区最大直径和接触镜视网膜放大系数等参数直接转换，设定出激光光斑直径及功率密度值，并自动换算积分光通量以控制治疗。在治疗过程中，可使用红色瞄准光观察病变区，其光斑直径与实际激光斑相同。持续光照时间为 83s。以视盘为中心 200μm 以内范围为禁止光照区。治疗后患者应避光 24~48h。

三、PDT 的主要不良反应

对进行 PDT 治疗的 1 094 例患者的安全性评价认为：维替泊芬治疗有较好的耐受性，因维替泊芬治疗不良反应而退出试验的比率极低（3.8%）。主要的不良反应如下：

（一）严重不良反应

在维替泊芬治疗组，治疗相关严重不良反应的发生率是 3.5%，对照组是 1.4%，没有死亡病例。TAP（treatment of age related macular degeneration with photodynamic therapy）研究中，6 例维替泊芬治疗患者发生了严重不良反应，包括胃肠道出血、右侧肢体疼痛伴血压升高和呼吸困难、脉络膜上腔出血、严重的注射部位疼痛、皮肤红疹和输液有关的背痛。VIP（verteporfin in photodynamic therapy）试验出现的严重不良反应还包括严重的视力下降，有中心性盲点、玻璃体积血、黄斑下出血和低钠血症。有 1 例患者因在输液后 2min 发生呼吸困难和面色潮红而退出了试验，停止输液并输入糖皮质激素后 15min 内呼吸困难得到缓解。

（二）眼部不良反应

视力下降是 CNV 疾病自然病程的一部分，因此只有当患者自发报告视力下降，或发现与疾病自然病程的常见形式不一样时，视力下降才被认为是不良反应。包括严重的视力下降（在治疗的 7d 内，视力下降≥4 行），小动脉或小静脉无灌注，至少 1MPS 视盘面积的视网膜毛细血管无灌注，玻璃体积血。

据报道，最常见的眼部不良反应是暂时性视力障碍，这些不良反应通常发生在治疗后的几天内，有视物朦胧、模糊和闪光感，一般在几天到几周自然消退。

（三）全身性不良反应

1. 注射部位不良反应　包括注射部位脱色、水肿、药物漏出、纤维化、出血、超敏反应、炎症和疼痛。据观察，如果严格遵守静脉输液程序，在 10min 的给药过程中仔细观察患者，这一不良反应可降低到最低，特别是降低外渗的发生。

2. 与药物注射相关的背痛　疼痛为轻到中度，具体机制尚不清楚。目前尚无任何溶血、过敏反应和肾毒性的表现，通常注射结束后症状就会缓解。当再次给药时，有部分患者没有再发生背痛。

3. 光敏反应　一般是轻中度的暂时性反应，源于治疗后

3d 内接受直接日光照射,一星期内可以得到缓解。光敏反应发生的减少与患者的依从性和良好的宣教有关,遵守避光保护指导可以大大减少这类不良反应的发生。预防措施包括:避免直接日光或较强的室内光照射;在治疗后 48h 内外出要戴深色的太阳镜;重新安排口腔或外科手术,以避免较强的手术灯光照射。

四、PDT 临床应用现状

从 2000 年起,国内陆续开展了 PDT 治疗 CNV 类疾病,起初病例选择只限于继发于 AMD 的黄斑中心凹下 CNV,其后也用于其他疾病合并的 CNV,如高度近视、中心性渗出性脉络膜视网膜病变等。国内最早开始的一组病例随访结果显示,CNV 患者最初视力越好、病程越短、病变越小,PDT 治疗后视力提高的比例就越大。国外 PDT 多中心研究组也证实治疗前视力和 CNV 病变范围是影响视力预后的两个重要因素。在对 PDT 治疗 CNV 短期随访的视力进行多因素分析发现:典型性比隐匿性 CNV 患者治疗后视力提高的比例大;治疗后视力的绝对值与 CNV 面积相关性强;病程较短的患者,治疗后视力提高的比例较高。近年来抗 VEGF 药物的临床应用,为 CNV 类疾病带来新的选择,研究已证实,在脉络膜新生血管类疾病的治疗中,玻璃体腔注射抗 VEGF 药物的效果比 PDT 治疗效果更佳。目前 PDT 主要应用于中浆,PCV 及眼底良性肿瘤的治疗。

临床研究证明采用治疗 wAMD 所用光敏剂维替泊芬一半的剂量治疗中浆取得较好疗效,对于急性中浆患者治愈率达 94.6%,慢性中浆治愈率达 85.7%。治疗时根据 ICGA 图像显示,激光光斑需覆盖渗漏点所在的脉络膜毛细血管扩张区,其他治疗参数同 wAMD。对于 50% 剂量维替泊芬 PDT 治疗效果不好的患者,可采用个体化治疗逐步增加维替泊芬剂量,例如,70% 维替泊芬剂量甚至 100%。

息肉样脉络膜血管病变(PCV)的治疗是目前 PDT 应用的另一适应证,方案选择为单独使用或辅助抗 VEGF 疗法联合使用。EVEREST 研究证实单纯 PDT 治疗可以使超过 70% 的息肉样病灶消退,而单纯抗 VEGF 药物玻璃体腔注射治疗只有不到 30%~50% 的息肉样病灶消退。最近 Ophthalmology 发表的采用受体融合蛋白类抗 VEGF 药物治疗 PCV 的临床研究表明息肉样病灶完全消退可达 55.4%,部分缓解达 32.5%,脉络膜血管造影显示脉络膜分支血管网的范围也明显减少,视力也明显提高。LAPTOP 研究表明,玻璃体腔注射抗 VEGF 药物对 PCV 的治疗在消除水肿及提高视力方面具有显著效果,但是对于息肉样病灶和 BVN 消除方面效果较差。近来更多研究表明,PDT 联合抗 VEGF 药物的应用有更好的视力改善效果和更低的病变复发率。

脉络膜血管瘤以孤立型居多,虽然是一种良性血管病变,但进行性渗出造成视网膜下及视网膜内液体潴留,引起视网膜脱离及黄斑部囊样水肿,对视力影响大,无特效治疗方法,早期可选择激光光凝、冷凝治疗及经瞳孔温热疗法等治疗,但位于黄斑中心区的脉络膜血管瘤,即使是早期发现,激光等方法治疗对视力损伤较大,且不能恢复。PDT 可选择性地破坏脉络膜血管瘤而不影响相应部位的视网膜神经上皮,常用于治疗黄斑部孤立性脉络膜血管瘤。*Ophthalmology* 的研究也证实按照 AMD 的治疗策略进行脉络膜血管瘤的 PDT 治疗,治疗后 4 周,效果明显,视力明显提高,视网膜下液吸收好,视力恢复良好,脉络膜血管瘤的高度也明显减小。一些患者可能需要多次治疗,最终血管瘤完全消退。目前 PDT 治疗未见不良反应。但多次治疗可能费用较高,一些研究认为 PDT 联合玻璃体腔抗 VEGF 治疗或 TTT 治疗,可能能更有效地使瘤体萎缩,同时最大限度保护黄斑区。

总之,随着抗 VEGF 疗法的进展,PDT 对传统 CNV 类疾病治疗的意义已渐渐退至次要地位,而对中浆的治疗越来越显示出更好的前景,PDT 联合抗 VEGF 治疗 PCV 仍然有其临床价值,对较小的脉络膜血管瘤的治疗仍然是目前很好的治疗选择。

(赵明威)

参考文献

1. SEBAG J. The vitreous- structure,function and pathobiology. New York:Springer,1989.
2. SEBAG J. Anatomy and pathology of the vitreoretinal interface. Eye,1992,6(Pt 6):541-552.
3. BROWN G C,MAGARGAL L E,SIMEONE F A,et al. Arterial obstruction and ocular neovascularization. Ophthalmology,1982,89(2):139-146.
4. SOHAN S H. Acute retinal arterial occlusive disorders. Prog Retin Eye Res,2011,30(5):359-394.
5. MORANDI X,LE BOURDON E,DARNAULT P,et al. Unusual origin of the ophthalmic artery and occlusion of the central retinal artery. Surg Radiol Anat,1998,20(1):69-71.
6. RENNEBOHM R M,SUSAC J O. Treatment of Susac's syndrome. J Neurol Sci,2007,257(1-2):215-220.
7. ARRUGA J,SANDERS M D. Ophthalmologic findings in 70 patients with evidence of retinal embolism. Ophthalmology,1982,89(12):1336-1347.
8. HAYREH S S,PODHAJSKY P A,ZIMMERMAN M B. Retinal artery occlusion:associated systemic and ophthalmic abnormalities. Ophthalmology,2009,116(10):1928-1936.
9. HAYREH S S,ZIMMERMAN M B. Central retinal artery occlusion:visual outcome. Am J Ophthalmol,2005,140(3):376-391.
10. HAYREH S S,ZIMMERMAN M B. Nonarteritic anterior ischemic optic neuropathy:natural history of visual outcome. Ophthalmology,2008,115(2):298-305.
11. HAYREH S S,ZIMMERMAN M B,KIMURA A,et al. Central retinal artery occlusion. Retinal survival time. Exp Eye Res,2004,78(3):723-736.
12. MUELLER A J,NEUBAUER A S,SCHALLER U,et al. Evaluation of minimally invasive therapies and rationale for a prospective randomized trial to evaluate selective intra-arterial lysis for clinically complete central retinal artery occlusion.

Arch Ophthalmol,2003,121(10):1377-1381.

13. SCHUMACHER M,SCHMIDT D,JURKLIES B,et al. Central retinal artery occlusion:local intra-arterial fibrinolysis versus conservative treatment,a multicenter randomized trial. Ophthalmology,2010,117(7):1367-1375.

14. MCLEOD D. Why cotton wool spots should not be regarded as retinal nerve fibre layer infarcts. Br J Ophthalmol,2005,89(2):229-237.

15. VUJANCEVIC S,MEYER - RUSENBERG B,MEYER - RUSENBERG H-W. Central arteries occlusion and multiple choroid infarcts as a consequence of intradermal injection of hyaluronic acid into the glabella region. Klin Monbl Augenheilkd,2008,225(10):892-895.

16. GASS J D M. Stereoscopic atlas of macular diseases:diagnosis and treatment. 4 ed. St. Louis:Mosby:437-460.

17. HAYREH S S. Acute retinal arterial occlusive disorders. Progress in retinal and eye research,2011,30(5):359-394.

18. ROGERS S,MCINTOSH R L,CHEUNG N,et al. The prevalence of retinal vein occlusion:pooled data from population studies from the United States,Europe,Asia,and Australia. Ophthalmology,2010,117(2):313-319.

19. ROSS R. Atherosclerosis an inflammatory disease. New Engl J Med,1999,340(2):115-126.

20. EDERLE J,DOBSON J,FEATHERSTONE R L,et al. Carotid artery stenting compared with endarterectomy in patients with symptomatic carotid stenosis (International Carotid Stenting Study):an interim analysis of a randomised controlled trial. Lancet,2010,375(9719):985-997.

21. MCPHEE J T,SCHANZER A,MESSINA L M,et al. Carotid artery stenting has increased rates of postprocedure stroke, death,and resource utilization than does carotid endarterectomy in the United States,2005. J Vasc Surg,2008,48(6):1442-1450.

22. The Central Retinal Vein Occlusion Group. A randomized clinical trial of early panretinal photocoagulation for ischemic central vein occlusion. The Central Vein Occlusion Study Group N report. Ophthalmology,1995,102(10):1434-1444.

23. HAYREH S S. Venous occlusive disease:management 25 years ago. Retina,2006,26(6 Suppl):51-62.

24. HAYREH S S,ZIMMERMAN B,MCCARTHY M J,et al. Systemic diseases associated with various types of retinal vein occlusion. Am J Ophthalmol,2001,131(1):61-77.

25. MCALLISTER I L,GILLIES M E,SMITHIES L A,et al. The central retinal vein bypass study:a trial of laser-induced chorioretinal venous anastomosis for central retinal vein occlusion. Ophthalmology,2010,117(5):954-965.

26. MIYAMOTO H,OGURA Y,WAKANO Y,et al. The long term results of hyperbaric oxygen treatment for macular edema with retinal vein occlusion. Nippon Ganka Gakkai Zasshi,1993,97(9):1065-1069.

27. YONG T. Fundus and histopathological study of radial optic neurotomy in the normal miniature pig eye. Arch Ophthalmol, 2005,123(8):1097-1101.

28. JANSSEN M C,DEN HEIJER M,CRUYSBERG J R, et al. Retinal vein occlusion:a form of venous thrombosis or a complication of atherosclerosis? A meta - analysis of thrombophilic factors. Thromb Haemost,2005,93(6):1021-1026.

29. MOHAMED Q,MCINTOSH R L,SAW S M,et al. Interventions for central retinal vein occlusion:an evidence-based systematic review. Ophthalmology,2007,114(3):507-519.

30. HALLER J A,BANDELLO F,BELFORT R J R,et al. Randomized, sham-controlled trial of dexamethasone intravitreal implant in patients with macular edema due to retinal vein occlusion. Ophthalmology,2010,117(6):1134-1146.

31. AIELLO L P,AVERY R L,ARRIGG P G,et al. Vascular endothelial growth factor in ocular fluid of patients with diabetic retinopathy and other retinal disorders. N Engl J Med,1994, 331(22):1480-1487.

32. BROWN D M,CAMPOCHIARO P A,SINGH R P,et al. Ranibizumab for macular edema following central retinal vein occlusion:six-month primary end point results of a phase Ⅲ study. Ophthalmology,2010,117(6):1124-1133.

33. The Central Vein Occlusion Study Group. Evaluation of grid pattern photo-coagulation for macular edema in central vein occlusion:the Central Vein Occlusion Study Group M report. Ophthalmology,1995,102(10):1425-1433.

34. Hansen L,KRISTENSEN H L,BEK T,et al. Markers of thrombophilia in retinal vein thrombosis. Acta Ophthalmology Scand,2000,78(5):523-526.

35. LIEBREICH R. Apoplexia retinae,Graefe Arch. Ophthalmology, 1855,1:346-351.

36. VON M. Die spontaneous trombose der vena centralis Desai Optimus. Grafes Arch Ophthalmology,1878,24:37-70.

37. FINKELSTEIN D. Ischemic macular edema:recognition and favorable natural history in branch vein occlusion. Arch Ophthalmol,1992,110(10):1427-1434.

38. The Branch Vein Occlusion Study Group. Argon laser photocoagulation for macular edema in branch vein occlusion. Am J Ophthalmol,1984,98(3):271-282.

39. 张亚红,师帅玲,李丽,等. 视网膜分支静脉阻塞的临床分析. 中华眼底病杂志,2002,18(1):17-19.

40. RATH E Z,FRANK R N,SHIN D H,et al. Risk factors for retinal vein occlusions:a case-control study. Ophthalmology, 1992,99(4):509-514.

41. HAYREH S S,ZIMMERMAN B,MCCARTHY M J,et al. Systemic diseases associated with various types of retinal vein occlusion. Am J Ophthalmol,2001,131(1):61-77.

42. ELMAN M J,BHATT A K,QUINLAN P M,et al. The risk for systemic vascular diseases and mortality in patients with central retinal vein occlusion. Ophthalmology,1990,97(11):1543-1548.

43. WONG T Y,LARSEN E K,KLEIN R,et al. Cardiovascular risk factors for retinal vein occlusion and arteriolar emboli:the Atherosclerosis Risk in Communities & Cardiovascular Health studies. Ophthalmology,2005,112(4):540-547.

44. IDEM. Argon laser scatter photocoagulation for prevention of neovasculariza tion and vitreous hemorrhage in branch vein occlusion: a randomized clinical trial. Arch Ophthalmol, 1986, 104(1): 34-41.

45. SCOTT I U, IP M S, VANVELDHUISEN P C, et al. A randomized trial comparing the efficacy and safety of intravitreal triamcinolone with standard care to treat vision loss associated with macular edema secondary to branch retinal vein occlusion: the Standard Care vs Corticosteroid for Retinal Vein Occlusion (SCORE) study report 6. Arch Ophthalmol, 2009, 127(9): 1115-1128.

46. PETER A. CAMPOCHIARO, M D, JEFFREY S, et al. Ranibizumab for macular edema following branch retinal vein occlusion: six-month primary end point results of a phase III study. Ophthalmology, 2010, 117(6): 1102-1112.

47. OSTERLOH M D, CHARLES S. Surgical decompression of branch retinal vein occlusion. Arch Ophthalmol, 1988, 106(10): 1469-1471.

48. JOON H S, SU J S. Arteriovenous sheathotomy for persistent macular edema in branch retinal vein occlusion. Korean J Ophthalmol, 2006, 20(4): 210-214.

49. MASON J 3rd, FEIST R, WHITE M Jr, et al. Sheathotomy to decompress branch retinal vein occlusion: a matched control study. Ophthalmology, 2004, 111(3): 540-545.

50. BROWN D M, CAMPOCHIARO P A, SINGH R P, et al. Ranibizumab for macular edema following central retinal vein occlusion: six-month primary end point results of a phase III study. Ophthalmology, 2010, 117(6): 1124-1133.

51. CAMPOCHIARO P A, BROWN D M, AWH C C, et al. Sustained benefits from ranibizumab for macular edema following central retinal vein occlusion: twelve-month outcomes of a phase III study. Ophthalmology, 2011, 118(10): 2041-2049.

52. MICHAELIDES M, FOSTER P J. Retinal vein occlusion and angle closure: a retrospective case series. J Glaucoma, 2010, 19(9): 643-649.

53. HAYREH S S, ZIMMERMAN M B, BERI M, et al. Intraocular pressure abnormalities associated with central and hemicentral retinal vein occlusion. Ophthalmology, 2004, 111(1): 133-141.

54. CHEN L, MAGLIANO D J, ZIMMET P Z. The worldwide epidemiology of type 2 diabetes mellitus—present and future perspectives. Nat Rev Endocrinol, 2011, 8(4): 228-236.

55. YANG W, LU J, WENG J, et al. National diabetes and metabolic disorders study group: prevalence of diabetes among men and women in China. N Engl J Med, 2010, 362(12): 1090-1101.

56. 中华医学会眼科学会眼底病学组. 我国糖尿病视网膜病变临床诊疗指南. 中华眼科杂志, 2014, 50(11): 851-865.

57. Early Treatment Diabetic Retinopathy Study Research Group. Grading diabetic retinopathy from stereoscopic color fundus photographs—an extension of the modified Airlie House classification. ETDRS report number 10. Ophthalmology, 1991, 98(5 Suppl): 786-806.

58. The Diabetic Retinopathy Study Research Group. Indications for photocoagulation treatment of diabetic retinopathy: Diabetic Retinopathy Study report no. 14. Int Ophthalmol Clin, 1987, 27(4): 239-253.

59. Photocoagulation treatment of proliferative diabetic retinopathy: the second report of Diabetic Retinopathy Study findings. Ophthalmology, 1978, 85(1): 82-106.

60. The Diabetic Retinopathy Study Research Group. Four risk factors for severe visual loss in diabetic retinopathy. The third report from the Diabetic Retinopathy Study. Arch Ophthalmol, 1979, 97(4): 654-655.

61. Early Treatment Diabetic Retinopathy Study Research Group. Early photocoagulation for diabetic retinopathy. ETDRS report number 9. Ophthalmology, 1991, 98(5 Suppl): 766-785.

62. Early Treatment Diabetic Retinopathy Study design and baseline patient characteristics. ETDRS report number 7. Ophthalmology, 1991, 98(5 Suppl): 741-756.

63. Early Treatment Diabetic Retinopathy Study Research Group. Effects of aspirin treatment on diabetic retinopathy. ETDRS report number 8. Ophthalmology, 1991, 98(5 Suppl): 757-765.

64. Early Treatment Diabetic Retinopathy Study Research Group. Classification of diabetic retinopathy from fluorescein angiograms. ETDRS report number 11. Ophthalmology, 1991, 98(5 Suppl): 807-822.

65. Early Treatment Diabetic Retinopathy Study Research Group. Fundus photographic risk factors for progression of diabetic retinopathy. ETDRS report number 12. Ophthalmology, 1991, 98(5 Suppl): 823-833.

66. Early Treatment Diabetic Retinopathy Study Research Group. Fluorescein angiographic risk factors for progression of diabetic retinopathy. ETDRS report number 13. Ophthalmology, 1991, 98(5 Suppl): 834-840.

67. Early Treatment Diabetic Retinopathy Study Research Group. Treatment techniques and clinical guidelines for photocoagulation of diabetic macular edema. Early treatment diabetic retinopathy study report number 2. Ophthalmology, 1987, 94(7): 761-774.

68. The Early Treatment Diabetic Retinopathy Study Research Group. Techniques for scatter and local photocoagulation treatment of diabetic retinopathy: Early Treatment Diabetic Retinopathy Study report no. 3. Int Ophthalmol Clin, 1987, 27(4): 254-264.

69. Diabetic Retinopathy Clinical Research Network. A randomized trial comparing intravitreal triamcinolone acetonide and focal/grid photocoagulation for diabetic macular edema. Ophthalmology, 2008, 115(9): 1447-1449.

70. Diabetic Retinopathy Clinical Research Network. Aflibercept, bevacizumab, or ranibizumab for diabetic macular edema. N Engl J Med, 2015, 372(13): 1193-1203.

71. 中华医学会眼科学会眼底病学组. 我国糖尿病视网膜病变诊疗指南(2014). 中华眼科杂志, 2014, 50(11): 851-865.

72. GERENDAS B, SIMADER C, DEAK G G, et al. Morphological parameters relevant for visual and anatomic outcomes during anti-VEGF therapy of diabetic macular edema in the RESTORE trial. Invest Ophthalmol Vis Sci, 2014, 55: 1791.

73. PELOSINI L, HULL C C, BOYCE J F, et al. Optical coherence

tomography may be used to predict visual acuity in patients with macular edema. Invest Ophthalmol Vis Sci,2011,52(5): 2741-2748.

74. SUN J K,RADWAN S,SOLIMAN A Z,et al. Neural retinal disorganization as a robust marker of visual acuity in current and resolved diabetic macular edema. Diabetes,2015,64(7): 2560-2570.

75. GREEN W R. Systemic diseases with retinal involvement// Spencer W H. Ophthalmic pathology:an atlas and textbook. Philadelphia:WB Saunders,1985.

76. WOLF S,AREND O,SCHULTE K,et al. Quantification of retinal capillary density and flow velocity in patients with essential hypertension. Hypertension,1994,23(4):464-467.

77. PANTON R W,GOLDBERG M F,FARBER M D. Retinal arterial macroaneurysms:risk factors and natural history. Br J Ophthalmol,1990,74(10):595-660.

78. SHEIE H G. Evaluation of ophthalmoscopic changes of hypertension and arteriolar sclerosis. Arch Ophthalmol,1953, 49(2):117-138.

79. GASS J D. A fluorescein angiographic study of macular dysfunction secondary to retinal vascular disease 3. Hypertensive retinopathy. Arch ophthalmol,1968,80(5):569-582.

80. BOSCO J A. Spontaneous nontraumatic retinal detachment in pregnancy. Am J Obstet Gynecol,1961,82:208-212.

81. GITTER K A,HOUSER B P,SARIN L K,et al. Toxemia of pregnancy. An angiographic interpretation of fundus changes. Arch ophthalmol,1968,80(4):449-454.

82. FASTENBERG D M,FETKENHOUR C L,CHOROMOLOS E, et al. Choroidal vascular changes in toxemia of pregnancy. Am J Ophthalmol,1980,89(3):362-368.

83. KENNY G S,CERASOLI J R. Color fundus angiography in toxemia of pregnancy. Arch Ophthalmol,1972,87(4):383-388.

84. KEITH N M,WAGENER H P,BARKER N W. Some different types of essential hypertension:their course and prognosis. Am J Med Sci,1939,197:332-343.

85. KINCAID-SMITH P,MCMICHAEL J,MURPHY E A. The clinical course and pathology of hypertension with papilloedema (malignant hypertension). Q J Med,1958,27(105):117-153.

86. MANDAVA N,YANNUZZI L A. Hypertensive retinopathy// REGILLO C D,BROWN G C,FLYNNHW J R. Vitreoretinal Disease:The essentials. New York:Thieme MedicalPublishers, 1988.

87. FOERSTER M H. Verlaufsbeobachtungen und operative Therapie der retinopathia praematurorum//METZE H, SCHAEFER W D. Retrolentale Fibroplasie. Stuttgart: Ferdinand Enke Verlag,1982.

88. 89. FOERSTER M H. Die Netzhautperipherie im Kindesalter// LUND O E,WAUBKE T N. Die Augenerkrankungen im Kindesalter. Stughhart:Ferdinand Enke Verlag,1985.

89. GALLO J E,LENNERSTRAND G,BROBERGER U. Regressed retinopathy of prematurity:the relationship between clinical risk factors of the newborn period and regressed retinopathy of prematurity severity in preterm born population of Stockholm

county 1976-81. Acta Paediatr,1992,81(2):103-106.

90. ARCHAMBAULT P,GOMOLIN J E. Incidence of retinopathy of prematurity among infants weighing 2000g or less at birth. Can J Ophthalmol,1987,22(4):218-220.

91. CATS B P,TAN K E. Retinopathy of prematurity:review of a four-year period. Br J Ophthalmol,1985,69(7):500-503.

92. NG Y K,FIELDER A R,SHAW D E,et al. Epidemiology of retinopathy of prematurity. Lancet,1988,2(8622):1235-1238.

93. 姜燕荣,黎晓新,齐慧君,等. 早产儿视网膜病变发病因素探讨. 中华眼科杂志,1994,30(6):427-429.

94. The Committee for the Classification of Retinopathy of Prematurity. The international classification of retinopathy of prematurity. Arch Ophthalmol,1984,102(8):1130-1134.

95. PATZ A. An international classification of retinopathy of prematurity. II. The classification of retinal detachment. Arch Ophthalmol,1987,105(7):905.

96. YAMASHITA Y. Studies on retinopathy of prematurity. III. Cryocautery for retinopathy of prematurity. Jpn J Clin Ophthalmol,1972,26:385-393.

97. 姜燕荣,黎晓新,齐慧君,等. 视网膜冷冻术治疗早产儿视网膜病变二例. 中华眼科杂志,1995,31(4):309-310.

98. Cryotherapy for Retinopathy of Prematurity Cooperative Group. Multicenter trial of Cryotherapy for retinopathy of prematurity. One year outcome − Structure and function. Arch Ophthalmol, 1990,108(10):1408-1416.

99. HINDLE N W. Critical mass retinopathy of prematurity:what is it and what can you do about it? Doc Ophthalmol,1990,74: 253.

100. GREVEN C M,TASMAN W. Rhegmatogenous retinal detachment following cryotherapy in retinopathy of prematurity. Arch Ophthalmol,1989,107(7):1017-1018.

101. NAGATA M. The possibility of treatment for the retinopathy of prematurity by photocoagulation. Ophthalmology,1968,10 (10):719-727.

102. MCNAMARA J A,TASMAN W,BROWN G C,et al. Laser photocoagulation for stage 3+ retinopathy of prematurity. Ophthalmology,1991,98(5):576-580.

103. MINTZ-HITTNER H A,KENNEDY K A,CHUANG A Z,et al. Efficacy of intravitreal bevacizumab for stage 3+ retinopathy of prematurity. N Engl J Med,2011,364(7):603-615.

104. ARÁMBULO O,DIB G,ITURRALDE J,et al. Intravitreal ranibizumab as a primary or a combined treatment for severe retinopathy of prematurity. Clin Ophthalmol,2015,29(9): 2027-2032.

105. JIN E,YIN H,LI X,et al. Short-term outcomes after intravitreal injections of conbercept versus ranibizumab for the treatment of retinopathy of prematurity. Retina,2018,38(8): 1595-1604.

106. GREVEN C,TASMAN W. Scleral buckling in stages 4B and 5 retinopathy of prematurity. Ophthalmology,1990,97(6): 817-820.

107. PALMER E A,FLYNN J T,HARDY R J,et al. Incidence and early course of retinopathy of prematurity. The Cryotherapy

for Retinopathy of Prematurity Cooperative Group. Ophthalmology, 1991, 98 (11): 1628-1640.

108. Cryotherapy for Retinopathy of Prematurity Cooperative Group. Multicenter trial of cryotherapy for retinopathy of prematurity. Arch Ophthalmol, 1990, 108 (2): 195-204.

109. Early Treatment for Retinopathy of Prematurity Cooperative Group. Revised indications for the treatment of retinopathy of prematurity: results of the early treatment for retinopathy of prematurity randomized trial. Arch Ophthalmol, 2003, 121 (12): 1684-1694.

110. STAHL A, KROHNE T U, ETER N, et al. Comparing alternative ranibizumab dosages for safety and efficacy in retinopathy of prematurity: a randomized clinical trial. JAMA Pediatr, 2018, 172 (3): 278-286.

111. WALLACE D K, KRAKER R T, FREEDMAN S F, et al. Assessment of lower doses of intravitreous bevacizumab for retinopathy of prematurity: a phase 1 dosing study. JAMA Ophthalmol, 2017, 135 (6): 654-656.

112. ROBORTSON D M. Macroaneurysms of the retinal arteries. Trans Am Acad Ophthalmol Otolaryngol, 1973, 77 (1): 55-67.

113. MELLER D, AUGNSTIN A J, KOCH F N. Macroaneurysms of cilioretinal artery. Ger J Ophthalmol, 1995, 4 (5): 320.

114. 张承芬. 眼底病学. 北京: 人民卫生出版社, 1998.

115. CLEARY P E. Retinal macroaneurysms. Arch Ophthalmol, 1977, 95 (24): 281.

116. 余杨桂, 司徒萍, 王幼生. 视网膜大动脉瘤 (附 17 例临床分析). 中华眼科杂志, 1993, 9 (2): 95-96.

117. 聂爱光. 现代黄斑疾病诊断治疗学. 北京: 北京医科大学中国协和医科大学联合出版社, 1997.

118. 梁树今, 廖菊生, 方育英, 等. 眼底荧光血管造影释义. 石家庄: 河北人民出版社, 1984.

119. 吴德正. 眼部吲哚菁绿血管造影学. 沈阳: 辽宁科学技术出版社, 2002.

120. GOMEZ U F, GENZALE F, TORREIRO M G, et al. Indocyanine green angiography in isolated primary arterial macroaneurysms. Acta Ophthalmol Scand, 1998, 76 (6): 671-674.

121. SCHNEIDER U, WAGNER A L, KREISSIG I. Indocyanine green videoangiography of hemorrhagic retinal arterial macroaneurysms. Ophthalmologica, 1997, 211 (2): 115-118.

122. TOWNSEND - PICO W A, MEYER S M, LEWIS H, et al. Indocyanine green angiography in diagnosis of retinal macroaneurysms associated with submacular and preretinal hemorrhage. Am J Ophthalmol, 2000, 129 (1): 33-37.

123. JOODEPH B C, JOONDEPH H C, BLAIR N P. Retinal macroaneurysms treated with the yellow dye laser. Retina, 1989, 9 (3): 187-192.

124. BADI G, MESSMER E P. Spontaneous regression of an acquired arterial macroaneurysms of retina. Klin Monbl Augenheilkd, 1992, 200 (5): 537-538.

125. PANTON R W, GOLDHERG M F, FARHER M D. Retinal arterial macroaneursyms: risk factor and natural history. Br J Ophthalmol, 1990, 74 (10): 595-600.

126. JENNETTE J C. Overview of the 2012 revised international chapel hill consensus conference nomenclature of vasculitides. Clin Exp Nephrol, 2013, 17 (5): 603-606.

127. ALI A, KU J H, SUHLER E B, et al. The course of retinal vasculitis. The British journal of ophthalmology, 2014, 98 (6): 785-789.

128. MANDAVA N, YANNUZZI L A. Miscellaneous retinal vascular conditions// REGILLO C D, BROWN G C, FLYNN H W Jr. Vitreoretinal disease: the essentials. New York: Thieme, 1999.

129. SCHUBERT H D. Eales' disease//GUYER D R, YANNUZZI L A, CHANG S, et al. Retina - Vitreolls - Macula: Vol 2. Philadelphia: W. B. Saunders, 1999.

130. 黎晓新. 视网膜血管性疾病. 北京: 人民卫生出版社, 2017.

131. WIEDEMANN P, BRINGMANN A. Proliferative Vitreoretinopathy. Klin Monbl Augenheilkd, 2016. 233 (9): 1012-1015.

132. TANG P H, VELEZ G, TSANG S H, et al. Vcan canonical splice site mutation is associated with vitreoretinal degeneration and disrupts an MMP proteolytic site. Invest Ophthalmol Vis Sci, 2019, 60 (1): 282-293.

133. IDREES S, SRIDHAR J, KURIYAN A E. Proliferative vitreoretinopathy: a review. Int Ophthalmol Clin, 2019, 59 (1): 221-240.

134. AOUISS A, ANKA IDRISSI D, KABINE M, et al. Update of inflammatory proliferative retinopathy: Ischemia, hypoxia and angiogenesis. Curr Res Transl Med, 2019, 67 (2): 62-71.

135. COWLEY M, CONWAY B P, CAMPOCHIARO P A, et al. Clinical risk factors for proliferative vitreoretinopathy. Arch Ophthalmol, 1989, 107 (8): 1147-1151.

136. 尹虹, 黎晓新, 李慧玲, 等. 早产儿视网膜病变的筛查及其相关因素分析. 中华眼科杂志, 2005, 41 (4): 295-299.

137. The committee for the classification of retinopathy of prematurity. An international classification of retinopathy of prematurity. Arch Ophthalmol, 1984, 102 (8): 1130-1134.

138. 黎晓新. 中国早产儿视网膜病变筛查指南 (2014 年). 中华眼科杂志, 2014, 50 (12): 933-935.

139. 姚昱欧, 尹虹, 黎晓新, 等. 激光光凝治疗对早产儿视网膜病变视野及屈光状态的影响. 中华眼底病杂志, 2017, 33 (2): 148-152.

140. FRIEDMAN D S, OCOLMAIN B J, MUNOZ B, et al. Prevalence of age - related macular degeneration in the United States. Arch Ophthalmol, 2004, 122 (4): 564-572.

141. 邹海东, 张皙, 许讯, 等. 上海市静安区曹家渡街道年龄相关性黄斑变性的患病率调查. 中华眼科杂志, 2005, 41 (1): 15-19.

142. 于强, 许京京, 朱斯平, 等. 广东省斗门县老年黄斑变性流行病学调查. 中华眼底病杂志, 1994 (2): 115-116.

143. 黄晓波, 邹海东, 王宁, 等. 上海市北新泾街道老年人年龄相关性黄斑变性的患病率调查. 上海交通大学学报 (医学版), 2012, 32 (02): 155-159.

144. 赵欣, 田碧琪, 郝云赫. 北京西长安街社区 50 岁以上人群年龄相关性黄斑变性患病率调查.国际眼科杂志,2011, 11(08):1364-1368.

145. 李慧丽,犹爱林,万迪玲,等.重庆市主城区年龄相关性黄斑变性患病率调查.中国实用眼科杂志,2009,27(12): 1425-1429.

146. 罗中伶,陈国平,唐仁泓.长沙市机关人员年龄相关性黄斑变性患病率调查.眼科研究,2008,26(11):822-823.

147. KLEIN R,KLEIN B E,LINTON K L. Prevalence of age - related maculopathy. The Beaver Dam Eye Study. Ophthalmology,1992,99(6):933-943.

148. KAHN H A,LEIBOWITZ H M,GANLEY J P,et al. The framingham eye study. I. Outline and major prevalence findings. Am J Epidemiol,1977,106(1):17-32.

149. SOMMER A,TIELSCH J M,KATZ J,et al. Racial differences in the cause - specific prevalence of blindness in east Baltimore. N Engl J Med,1991,325(20):1412-1417.

150. FRIEDMAN D S,OCOLMAIN B J,MUNOZ B,et al. Prevalence of age-related macular degeneration in the United States. Arch Ophthalmol,2004,122(4):564-572.

151. FERRIS F L 3rd,FINE S L,HYMAN L. Age-related macular degeneration and blindness due to neovascular maculopathy. Arch Ophthalmol,1984,102(11):1640-1642.

152. KLEIN R,KLEIN B E,TOMANY S C,et al. Ten - year incidence and progression of age-related maculopathy: the beaver dam eye study. Ophthalmology,2002,109(10): 1767-1779.

153. VARMA R,FRASER-BELL S,TAN S,et al. Prevalence of age-related macular degeneration in Latinos:the Los Angeles Latino eye study. Ophthalmology,2004,111(7):1288-1297.

154. KLEIN R,KLEIN B E,KNUDTSON M D,et al. Prevalence of age-related macular degeneration in 4 racial/ethnic groups in the multi-ethnic study of atherosclerosis. Ophthalmology, 2006,113(3):373-380.

155. FERRIS F L 3rd,WILKINSON C P,BIRD A,et al. Beckman initiative for macular research classification committee. clinical classification of age - related macular degeneration. Ophthalmology,2013,120(4):844-851.

156. Macular Photocoagulation Study Group. Subfoveal neovascular lesions in age - related macular degeneration:guidelines for evaluation and treatment in the macu lar photocoagulation study. Arch Ophthalmol,1991,109(9):1242-1257.

157. SEDDON J M,SHARMA S,ADELMAN R A. Evaluation of the clinical age - related maculopathy staging system. Ophthalmology,2006,113(2):260-266.

158. DAVIS M D,GANGNON R E,LEE L Y,et al. Age-related eye disease study severity scale for age - related macular degeneration:AREDS report no 17. Arch Ophthalmol,2005, 123(11):1484 -1498.

159. FERRIS F L,DAVIS M D,CLEMONS T E,et al. A simplified severity scale for age-related macular degeneration:AREDS report no 18. Arch Ophthalmol,2005,123(11):1570-1574.

160. 黎晓新.普及推广"中国老年性黄斑变性临床诊断治疗路径".中华眼底病杂志,2013,29,(4):341-342.

161. KUHN D,MEUNIER I,SOUBRANE G,et al. Imaging of chorioretinal anastomoses in vascularized retinal pigment epithelial detachments. Arch Ophthalmol,1995,113(11): 1392-1398.

162. FREUND K B,KLAIS C M,EANDI C M,et al. Sequenced combined intravitreal triamcinolone and indocyanine green angiography - guided photodynamic therapy for retinal angiomatous proliferation. Arch Ophthalmol,2006,124(4): 487-492.

163. HARTNETT M E,WEITER J J,GARDTS A,et al. Classification of retinal pigment epithelial detachments associated with drusen. Graefes Arch Clin Exp Ophthalmol, 1992,230(1):11-19.

164. GASS J D. Stereoscopic atlas of macular diseases. 4th ed. St Louis:Mosby,1997.

165. YANNUZZI L A,NEGRAO S,IIDA T,et al. Retinal angiomatous proliferation in age-related macular degeneration. Retina,2001,21(5):416-434.

166. GASS J D,AGARWAL A,LAVINA A M,et al. Focal inner retinal hemorrhages in patients with drusen:an early sign of occult choroidal neovascularization and chorioretinal anastomosis. Retina,2003,23(6):741-751.

167. SCOTT A W,BRESSLER S B. Retinal angiomatous proliferation or retinal anastomosis to the lesion. Eye,2010,24 (3):491-496.

168. Macular Photocoagulation Study Group. Five-year follow-up of fellow eyes of patients with age-related macular degeneration and unilateral extrafoveal choroidal neovascularization. Arch Ophthalmol,1993,111(9):1189-1199.

169. BRESSLER N M. Photodynamic therapy of subfoveal choroidal neovascularization in age-related macular degeneration with verteporfin:two-year results of 2 randomized clinical trials- tap report 2. Arch Ophthalmol,2001,119(2):198-207.

170. WOLF S,LAPPAS A,WEINBERGER A W,et al. Macular translocation for surgical management of subfoveal choroidal neovascularizations in patients with AMD:first results. Graefes Arch Clin Exp Ophthalmol,1999,237(1):51-57.

171. ECKARDT C,ECKARDT U,CONRAD H G. Macular rotation with and without counter-rotation of the globe in patients with age-related macular degeneration. Graefes Arch Clin Exp Ophthalmol,1999,237(4):313-325.

172. PERTILE G,CLAES C. Macular translocation with 360 degree retinotomy for management of age-related macular degeneration with subfoveal choroidal neovascularization. Am J Ophthalmol,2002,134(4):560-565.

173. FERRARA N. Vascular endothelial growth factor:basic science and clinical progress. Endocr Rev,2004,25(4): 581-611.

174. ROSENFELD P J,BROWN D M,HEIER J S,et al. Ranibizumab for neovascular age - related macular degeneration. N Engl J Med,2006,355(14):1419-1431.

175. SCHMIDT-ERFURTH U,KAISER P K,KOROBELNIK J F,et al. Intravitreal aflibercept injection for neovascular

age-related macular degeneration：ninety-six-week results of the VIEW studies. Ophthalmology，2014，121（1）：193-201.

176. LI X，XU G，WANG Y，et al. Safety and efficacy of conbercept in neovascular age-related macular degeneration. Ophthalmology，2014，121（9）：1740-1747.

177. 中华医学会眼科学分会眼底病学组中国老年性黄斑变性临床指南与临床路径制订委员会 . 中国老年性黄斑变性临床诊断治疗路径［J］. 中华眼底病杂志，2013（04）：343-355.

178. KOH A，LAI T Y Y，TAKAHASHI K，et al. Efficacy and safety of ranibizumab with or without verteporfin photodynamic therapy for polypoidal choroidal vasculopathy：a randomized clinical trial. JAMA Ophthalmol，2017，135（11）：1206-1213.

179. LEE W K，LIDA T，OGURA Y，et al. Efficacy and safety of intravitreal aflibercept for polypoidal choroidal vasculopathy in the planet study：a randomized clinical trial. JAMA Ophthalmol，2018，136（7）：786-793.

第十四章

眼内肿瘤

眼内肿瘤主要是指位于葡萄膜、视网膜的局部组织细胞增生所形成的新生物，按肿瘤性质可分为良性肿瘤、恶性肿瘤和错构瘤，如按肿瘤的来源可分为原发性肿瘤和全身肿瘤。

第一节　葡萄膜肿瘤

要点提示

定义：葡萄膜肿瘤按肿瘤性质可分为良性肿瘤、恶性肿瘤和错构瘤，是成年人眼内肿瘤最常见的好发部位。

关键特点：

1. 葡萄膜肿瘤在诊断中首要是明确其良、恶性质。最常见的四大葡萄膜肿瘤是黑色素瘤、转移肿瘤、血管瘤和骨瘤，结合眼超声检查和 FFA 大体可以把肿瘤分出良、恶性：超声检查脉络膜出现骨质样高反射者为脉络膜骨瘤，其他肿瘤无此征；FFA 在造影早期病变区即出现比较强的片状强荧光者为脉络膜血管瘤。

2. 病变高度小于 3mm 的早期葡萄膜黑色素瘤很容易和其他眼内肿瘤和病变混淆。

3. 一旦发现葡萄膜肿瘤，要注意全身检查排除眼外肿瘤。

关键治疗：

1. 无论是良、恶性肿瘤，葡萄膜肿瘤的首选治疗是保眼治疗。

2. 对于葡萄膜黑色素瘤，眼球摘除和保眼治疗比较，全身预后并无差别。

一、葡萄膜黑色素瘤

葡萄膜黑色素瘤（uveal melanoma）是成年人最常见的眼内原发恶性肿瘤，好发于中老年人，但 10 岁以上各年龄段人群均可发病，一般只单眼发病，无明显性别差异。高加索人（白种人）发病率约为 0.006‰~0.007‰，有色人种较低，日本人为 0.000 25‰。按照肿瘤生长的部位可分为后部葡萄膜肿瘤（睫状体和脉络膜肿瘤）和虹膜肿瘤，前者占 93%。

【病因】目前认为葡萄膜黑色素瘤起源于葡萄膜色素细胞，确切病因不明。危险因素包括白种人、浅色眼睛、白皙皮肤、皮肤和虹膜痣、雀斑以及皮肤难以晒黑。一些肿瘤的染色体会出现异常，如出现 3 号染色体单体和 8 号染色体 3 倍体等。

【病理】肿瘤按生长方式分结节型和弥散型，弥散型不常见，仅占 5%。肿瘤细胞分梭形细胞和上皮样细胞两种，后者较前者分化差恶性度高。肿瘤如果按细胞学分类，可分为梭形细胞肿瘤（只含有梭形细胞）、上皮样细胞肿瘤（只含上皮细胞）和混合型肿瘤（含有不同比例的两类肿瘤细胞）。

【临床表现】

1. 虹膜黑色素瘤　患者多因虹膜外观异常就诊，晚期可引起白内障或继发性青光眼而出现视力下降、眼红眼痛等症状。

结节型肿瘤多位于虹膜下方，表面可光滑或粗糙，可见血管分布。由于血管和色素含量分布不同，肿瘤可呈白色、粉色、黄色、棕色和黑色等。肿瘤可向后生长侵犯睫状体，挤压晶状体引起晶状体变形脱位和白内障，向前生长可破坏角膜引起角膜水肿。弥漫型肿瘤见不到明显的瘤体，虹膜一部分或全部分布有棕黑色色素，如果广泛累及房角可以引起青光眼。

2. 睫状体黑色素瘤　由于其特殊的解剖部位，睫状体黑色素瘤一般症状出现比较晚，眼科检查不易发现。当瘤体较大累及晶状体时可出现视力下降、经常换眼镜等情况，如引起继发性青光眼可出现眼红眼痛等症状。

结节型肿瘤可在病变所对应的巩膜表面出现血管扩张和色素播散，这是该病变主要的早期临床表现。较大的肿瘤在充分散瞳后，可直接通过瞳孔区观察到半球形棕灰色瘤体，挤压晶状体引起晶状体脱位和白内障。肿瘤可向后生长累及脉络膜并引起渗出性视网膜脱离，向前生长累及虹膜和房角，引起继发性青光眼。弥漫型肿瘤很少见，沿睫状体环形生长。

3. 脉络膜黑色素瘤　可出现视力下降、视野缺损、飞蚊症、闪光感等视功能异常，如肿瘤引起炎症反应或并发有新生血管性青光眼会出现眼红眼痛等症状。

典型的结节型肿瘤表现为视网膜下棕灰色圆形隆起，边界清楚，肿瘤表面有橘红色色斑。如果肿瘤突破 Bruch 膜生长则表现为具有特征性的蘑菇形状。但肿瘤也可表现为半月状、分叶状、不规则状等其他形态，肿瘤的颜色可为淡黄色、灰白色、棕灰色、灰黑色等，取决于肿瘤表面视网膜色素上皮层的完整程度及肿瘤色素含量。常伴有不同程度的渗出性视网膜脱离和玻璃体积血。弥漫生长型肿瘤隆起不明显，形态不规则，肿瘤多呈灰色但色素分布不均匀。

【诊断】葡萄膜黑色素瘤是恶性度较高的肿瘤，除了要进行详细的眼部检查外还要注意同时做全身检查以除外眼外转移的可能。在常规眼科检查的基础上，虹膜肿瘤和睫状体肿瘤要进行房角检查和超声生物显微镜（UBM）检查，帮助判断肿瘤大小和生长情况、明确肿瘤性质和鉴别诊断；超声波检查在脉络膜黑色素瘤的诊疗过程中非常重要。临床上肿瘤大小的测量主要依据超声检查，如果肿瘤突破 Bruch 膜生长，超声影像会呈现蘑菇样形态，在诊断中具有一定特异性。部分生长较快的肿瘤内部因细胞坏死，在 A 超和 B 超中分别表现为中低回波和低回声（挖空现象），具有较高的诊断价值。荧光素眼底血管造影（FFA）和吲哚菁绿脉络膜血管造影（ICGA）检查在脉络膜黑色素瘤的诊断中无特征性的表现，但可以帮助鉴别诊断和界定肿瘤边界。CT 和 MRI 检查对了解肿瘤是否有眼球外生长帮助很大。在 MRI 中，相对于玻璃体，肿瘤组织的 T_1 加权影像为高信号而 T_2 的加权影像为低信号。对于一些疑难病例，可以通过活检帮助诊断。

【鉴别诊断】

1. 虹膜黑色素瘤的鉴别诊断

（1）虹膜色素痣：一般病变较小且扁平，颜色可深可浅，表面无血管，进展很缓慢。

（2）虹膜囊肿：UBM 检查病变呈囊腔样。

（3）虹膜异物：注意有无外伤史和角膜伤道，UBM 检查可显示异物。

（4）虹膜转移肿瘤：肿瘤呈白色，常引起前房积血，出现前葡萄膜炎表现。

2. 睫状体黑色素瘤的鉴别诊断

（1）睫状体腺瘤、神经鞘瘤、平滑肌瘤、神经纤维瘤等的临床表现与黑色素瘤很难鉴别，往往需要通过病理检查作出诊断。

（2）睫状体囊肿：UBM 检查病变呈囊腔样，但有些睫状体黑色素瘤也可以出现囊腔样改变。

（3）巩膜葡萄肿：多因前部巩膜坏死、外伤、手术等引起。

3. 脉络膜黑色素瘤（图 14-1-1 和图 14-1-2）的鉴别诊断 脉络膜黑色素瘤可以和其他眼内病变混淆，特别是小的黑色素瘤，应注意与下列病变鉴别诊断。

（1）脉络膜色素痣：病变较小，灰黑色，扁平，病变厚度很少超过 3mm，发展缓慢不引起渗出性视网膜脱离。一些长期病

变会出现色素紊乱、新生血管膜并导致渗出，容易误诊为黑色素瘤。

（2）黑色素细胞瘤：多位于视盘旁，生长很缓慢，视力症状出现较晚且轻。较大的黑色素细胞瘤难以通过临床手段与黑色素瘤鉴别。

（3）脉络膜血管瘤：典型的脉络膜血管瘤呈现具有特征性的橘红色外观，在 FFA 早期出现广泛的强荧光。

（4）脉络膜骨瘤：眼 B 超、CT 检查显示病变部位表现为与骨质相当的高信号。

（5）脉络膜转移癌：病变多位于后极部，相对于黑色素瘤生长较快，瘤体无色素，颜色淡，可双眼发病，超声检查表现为中高反射。既往多有全身恶性肿瘤病史。

（6）先天性 RPE 肥大：病变扁平，呈墨黑色，颜色比色素痣深，不生长。一些长期病变会出现色素紊乱。

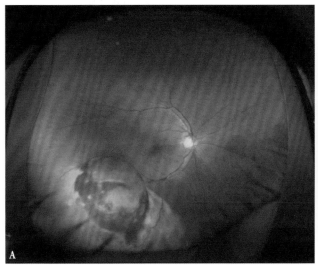
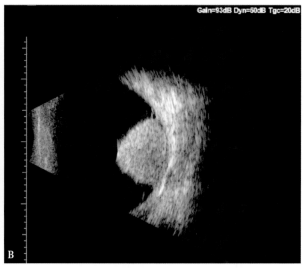

图 14-1-1　A. 右眼颞下可见脉络膜黑色素瘤;B. 超声可见脉络膜肿物,肿瘤内可见中高回声

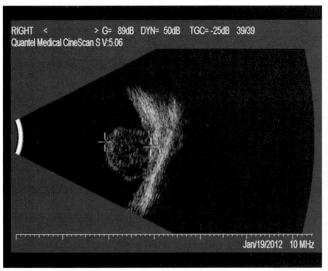
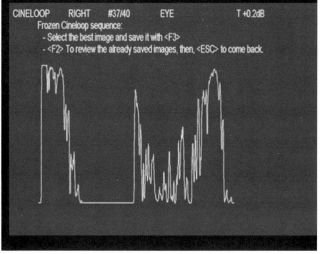

图 14-1-2　右眼 B 超示右眼颞侧周边脉络膜肿物,基底宽 10mm,高 8.8mm,累及睫状体,肿物为中低回声

（7）脉络膜出血：一般发病比较突然，病变经观察可缓慢吸收变小。

（8）脉络膜结核瘤、后巩膜炎等感染和炎症病变也可以与黑色素瘤混淆，这些病变的眼部炎性表现往往较明显。行前房水采样检查可显示炎性细胞因子明显升高。

【治疗与预后】由于保留眼球的治疗方法可以保存患眼一定的视功能并使肿瘤患者获得与眼球摘除同等的生存机会，所以现代治疗葡萄膜黑色素瘤多首选保留眼球的治疗方法。

治疗方法的选择主要依据肿瘤大小、生长部位及生长情况等综合考虑。对于脉络膜和睫状体肿瘤，肿瘤厚度小于 3mm，基底部直径小于 10mm 的小肿瘤无生长迹象者则可定期观察，如有生长迹象如肿瘤变大、视力下降、出现渗出性视网膜脱离，选择激光、经瞳孔温热治疗术（TTT）、冷凝或放射敷贴器作近程放射治疗；厚度 3~5mm，基底部直径 10~15mm 之间的中等大肿瘤选择近程放射治疗；厚度大于 5mm，基底部直径小于 16mm 的大肿瘤选择内眼切除联合近程放射治疗（肿瘤位于后部）或经巩膜外切除联合近程放射治疗（肿瘤位于前部）；大肿瘤如基底部直径大于 16mm、累及视盘或出现严重玻璃体积血、肿瘤突破巩膜壁等情况则行眼球摘除。比较局限的虹膜黑色素瘤一般采用肿瘤切除治疗，如果肿瘤累及范围较大可考虑近程放射治疗或眼球摘除。另外在治疗方法的选择上，还要考虑患者心理、经济条件等因素，和患者充分沟通。

经过合理治疗，肿瘤患者 5 年和 10 年的生存率约分别为 80% 和 64%。本病可因肿瘤全身转移而危及生命，最常见转移到肝脏和肺部，也见于骨骼、中枢神经系统和皮下等，因此患者要定期接受眼部和全身检查。眼部检查在病情稳定后一般每 3~6 个月复查 1 次，全身体检每 6~12 个月做 1 次，主要内容包括腹部超声、胸部 X 线或 CT 检查、全身骨扫描等。

二、脉络膜血管瘤

脉络膜血管瘤（choroidal hemangioma）是一种较少见的良性肿瘤，因脉络膜血管发育异常引起。发病年龄多在 10~40 岁之间，绝大多数为单眼发病，双眼发病罕见。该肿瘤常引起渗出性视网膜脱离、色素上皮损害、黄斑水肿、继发性青光眼等并发症，对视功能损害较大。肿瘤分结节型和弥散型。结节型肿瘤一般发病较晚，多见于成年人，与全身疾病无关。弥散型肿瘤发病早，可在婴幼儿发病，常合并其他部位的血管瘤如脑部血管瘤、眼眶血管瘤、眼周颜面皮肤血管痣等，称为 Sturge-Weber 综合征。

【病因与病理】脉络膜血管瘤是血管错构瘤，由先天发育异常引起。瘤体主要由异常发育的血管构成，形成海绵状多囊腔结构，囊腔内充满了血液。病灶表面的 RPE 会发生变性、脂褐素沉积和纤维增生等改变，视网膜出现囊样变性、渗出性视网膜脱离。

【临床表现】可出现视物不清，视物变形等症状，早期可无症状。弥漫型肿瘤常在婴幼儿发病，出现继发性青光眼的相关症状和体征，常被误诊为先天性青光眼。

肿瘤常位于后极部脉络膜，表面光滑，呈现出有特征性的橘红色，边界欠清。结节型肿瘤多为圆形和椭圆形，瘤体较小，一般累及 1~2 个象限眼底；弥漫型肿瘤累及范围较大，甚至累及整个眼底。注意有些早期的脉络膜血管瘤隆起不高，颜色和周边正常眼底并无明显差异，容易漏诊。

随着病情进展，肿瘤会相继引起眼部的其他并发改变：黄斑水肿、硬性渗出、黄斑前膜；视网膜囊样变性、视网膜色素上皮萎缩、视网膜纤维增殖、渗出性视网膜脱离、新生血管性青光眼、并发性白内障、角膜带状变性等。这些并发症会干扰肿瘤的诊断。

Sturge-Weber 综合征的其他改变：

1. 眼周颜面皮肤血管痣，与患眼同侧，呈酒红色。

2. 软脑膜病变，因影响顶叶和枕叶皮层引起癫痫、智力障碍和视野缺损。

3. 青光眼，因前房发育异常或巩膜表面静脉压升高引起。

4. 虹膜异色。

5. 结膜和巩膜表面血管扩张。

【诊断】典型的脉络膜血管瘤表现为有特征性的橘红色，通过检眼镜检查比较容易诊断。但早期肿瘤隆起不明显，颜色和正常眼底背景并无明显差异，故容易漏诊；晚期肿瘤常伴有明显的并发改变如视网膜色素上皮萎缩、视网膜纤维增殖、渗出性视网膜脱离等，容易误诊。伴有软脑膜病变者视野检查可出现同侧视野缺损。眼底荧光素血管造影（FFA）在动脉前期和动脉期瘤体出现弥散的强荧光，静脉期瘤体有弥漫的荧光渗漏。吲哚菁绿荧光血管造影（ICGA）在早期和中期瘤体出现强荧光，晚期瘤体出现排空现象，即瘤体处的荧光较周围正常脉络膜荧光更低。超声检查瘤体表现为高反射波。在 MRI 中，相对于玻璃体，肿瘤组织的 T_1 加权影像为等信号或低信号，T_2 的加权影像为等信号。CT 和 MRI 检查无太多特征性表现，但可检查出眼眶和脑部的病变。

【鉴别诊断】

1. 无色素脉络膜黑色素瘤　可通过 FFA 和 ICGA 进行鉴别。在造影早期血管瘤迅速出现强荧光，且均匀一致，而黑色素瘤出现点片状强荧光，出现时间较晚。

2. 脉络膜骨瘤　脉络膜骨瘤可呈黄白色样，眼 B 超、CT 检查显示病变部位表现为与骨质相当的高信号。

3. 脉络膜转移癌　可通过 FFA 和 ICGA 进行鉴别。在造影中晚期脉络膜转移癌表现为斑点状强荧光。

4. 后巩膜炎　有眼部炎性表现，影像学检查后巩膜增厚。FFA 和 ICGA 对鉴别诊断很有帮助。

【治疗与预后】脉络膜血管瘤虽是良性病变，但常进行性发展，引起黄斑水肿、视网膜脱离等并发症，对视功能影响很大，不及时治疗常导致失明。弥漫型血管瘤发病更早，进展相对更快。故一经诊断要及时治疗。小的肿瘤可选择激光、TTT、PDT 治疗；较大的肿瘤或伴随有局限性渗出性视网膜脱离的可选择近程放射治疗；如果视网膜脱离很明显，可行玻璃体视网膜手术联合近程放射治疗。放射治疗对脉络膜血管瘤效果显著。

三、色素细胞瘤

色素细胞瘤(melanocytoma)是位于葡萄膜的一种特殊类型的色素痣,属良性肿瘤。临床少见,女性较男性发病率略高。该病变容易和葡萄膜黑色素瘤混淆。

【病因与病理】病因不明,有色人种较白人多发。肿瘤可位于虹膜、睫状体和脉络膜,但临床上最常见的位于视盘旁。肿瘤细胞是富含色素的梭形细胞和多角细胞,有小的细胞核。肿瘤常出现坏死和炎症表现。如果肿瘤恶性变,会见到分化差的肿瘤细胞。

【临床表现】绝大多数患者无症状,常因眼部检查被发现异常而就诊。肿瘤呈深灰黑色隆起,边界较清。位于视盘生长最常见,可部分或全部遮挡视盘,引起视神经压迫、视网膜血管阻塞、视网膜出血、黄斑水肿等并发症。位于睫状体的肿瘤可引起晶状体和前房的改变,类似黑色素瘤。

【诊断】对于位于视盘旁的灰黑色占位病变,如果边界较清、视力下降不明显、病变发展缓慢,可以诊断为脉络膜色素细胞瘤。对于其他部位生长的色素细胞瘤,很容易与小的黑色素瘤和色素痣混淆,临床诊断困难。

【鉴别诊断】

1. 葡萄膜黑色素瘤 肿瘤生长较快,常引起明显的视力异常。但不少病例临床鉴别很困难,常要依赖病理检查确诊。

2. 葡萄膜色素痣 一般病变进展很缓慢,病变扁平或金略微隆起,但有些病例临床鉴别困难,常要依赖病理检查确诊。

【治疗与预后】葡萄膜色素细胞瘤是良性肿瘤,一般进展缓慢,通常只需定期观察。如果肿瘤明显生长或发生恶性变,治疗同葡萄膜黑色素瘤。

四、脉络膜骨瘤

脉络膜骨瘤(choroidal osteoma)是一种罕见的良性骨性肿瘤。多见于成年人特别是年轻女性,儿童亦可见。多数病例为单眼发病,少数累及双眼。

【病因与病理】病因不清,有些脉络膜骨瘤可能继发于炎性病变。病变部位的脉络膜由成熟的骨质所替代,表面的视网膜色素上皮往往受损。

【临床表现】通常无症状,如果肿瘤或肿瘤相关的并发变累及黄斑可出现视力下降、视物变形等视功能障碍。肿瘤扁平状,呈白色、黄色或橘红色,边界清,位于后极部,可紧邻或包绕视盘生长。一般病变生长非常缓慢。晚期由于新生血管膜的形成,可出现视网膜渗出和出血。

【诊断】根据临床表现,脉络膜骨瘤通过检眼镜检查比较容易诊断。但如果肿瘤出现明显的继发改变会给诊断造成困难,例如肿瘤表面色素上皮异常或出现新生血管膜等,在外观和 FFA、ICGA 等容易与眼底血管性疾病混淆。由于病变部位的脉络膜骨质化,在超声和 CT 检查中表现为具有特征性的强反射,此特征对脉络膜骨瘤的诊断和鉴别诊断非常有帮助。

【鉴别诊断】超声波和 CT 检查对本病与脉络膜黑色素瘤、血管瘤、转移肿瘤等的鉴别诊断帮助很大,后者不会出现类似骨瘤那样的高密度影。临床上要注意与巩膜脉络膜钙化症(sclerochoroidal calcification)相鉴别,该病与脉络膜骨瘤非常相似,多为老年发病,多发病灶,常累及双眼,病变呈扁平黄白色位于颞侧血管弓下,钙化症可为原发性或伴有全身其他异常如钙磷代谢异常等。

【治疗与预后】脉络膜骨瘤一般进展非常缓慢,通常只需定期观察。临床上多针对肿瘤的并发病变进行治疗,如出现新生血管膜和黄斑水肿可予以抗 VEGF 治疗,出现明显的玻璃体积血可行玻璃体手术。如果肿瘤生长较明显,可行激光治疗。

五、神经纤维瘤、神经鞘瘤、平滑肌瘤

神经纤维瘤(neurofibroma)、神经鞘瘤(neurilemmoma / schwannoma)(图 14-1-3)和平滑肌瘤(leiomyoma)均为良性肿瘤,可发生于葡萄膜的各个部位,但最常见于睫状体。大多数的神经纤维瘤和部分神经鞘瘤发生于Ⅰ型神经纤维瘤病患者。平滑肌瘤与系统性疾病无关,好发于青年女性。

【病因与病理】Ⅰ型神经纤维瘤病是由位于 17q11 的基因突变引起的,为常染色体显性遗传,但约有一半的患者表现为新的突变。

神经鞘瘤由不含黑色素的梭形细胞组成,该细胞起源于睫状神经中的施万细胞。神经纤维瘤包含施万细胞、成纤维细胞和有髓轴突,含有黑色素。平滑肌瘤由梭形的平滑肌细胞组成,细胞核呈雪茄状,在苏木精和伊红染色下,该肿瘤的组织学和无色素的梭形细胞黑色素瘤非常相似,因此要注意通过免疫组化检查予以鉴别。

【临床表现】症状和体征与葡萄膜黑色素瘤非常相似。

【诊断与鉴别诊断】超声、CT、MRI 等影像学检查可以探测肿瘤的大小和生长情况,但对肿瘤的诊断帮助不大。明确诊断通常依赖组织病理学检查。

【治疗与预后】参见脉络膜黑色素瘤。虽然是良性肿瘤,但仍有复发可能。

六、眼内囊肿

眼内囊肿(intraocular cysts)是一种较为常见的眼内良性肿瘤,但因发病隐匿症状不明显,临床上常被疏漏。按发病原因可分为原发性囊肿和继发性囊肿。

【病因与病理】原发性囊肿病因不明,根据病变起源可分为:①虹膜色素上皮囊肿(iris pigment epithelium cysts),该囊肿可位于瞳孔缘、虹膜的中部区域或周边;②非色素性睫状上皮囊肿(non-pigmented ciliary epithelium cysts),病变多位于睫状体平坦部;③虹膜基质囊肿(iris stroma cysts),囊肿位于虹膜基质内,囊壁由变异的上皮细胞组成,含有杯状细胞。

继发性囊肿亦称为植入性囊肿(implantation cysts),通常由手术或外伤致角膜或结膜等上皮细胞植入眼内所致,根据囊腔内容物的特性可分为浆液性囊肿和珍珠样囊肿。另外,还有一种罕见的情况是眼内游离囊肿,该囊肿可起源于睫状上皮细

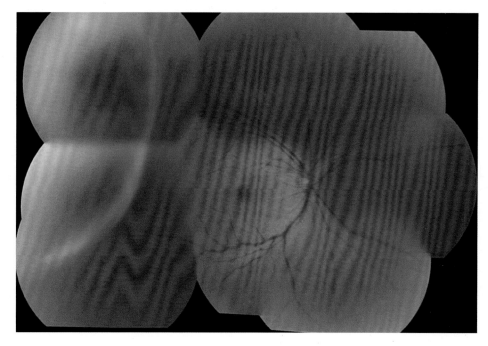

图 14-1-3　眼底拼图示右眼颞上方周边脉络膜肿物隆起,伴渗出性视网膜脱离,余视网膜未见明显异常

胞、睫状体髓上皮瘤和腺瘤等。

【临床表现】眼内囊肿一般无临床症状,多在眼部常规检查中被发现。少数病例因引起白内障、晶状体移位、葡萄膜炎、继发性青光眼等而出现相关的症状。

1. 虹膜色素上皮囊肿　单眼或双眼发病,病变单发或多发,因色素含量多而呈棕色。位于瞳孔缘的囊肿较小,部分饱满鼓起,部分塌陷扁平。虹膜中部的囊肿位于虹膜和晶状体之间,常引起瞳孔散大,病变表面光滑,在眼球活动时出现颤动。周边部的囊肿女性多见,只有在瞳孔充分散大的情况下观察到,部分可因色素少而呈透明状。

2. 非色素性睫状上皮囊肿　肿瘤位于睫状体平坦部,呈透明状。

3. 虹膜基质囊肿　常见于婴幼儿,表现为虹膜表面充满透明液体的囊肿,部分囊腔内出现碎片-液体平面。囊肿生长较快,常引起低视力、弱视、囊肿与角膜内皮接触所致内皮失代偿、白内障、晶状体移位及继发性青光眼等。

4. 植入性囊肿　部分病例可见角膜、巩膜等伤痕。浆液性囊肿囊壁菲薄,囊腔充满清亮液体因此囊肿透明。珍珠样囊肿因充满角蛋白而呈瓷白色。

【诊断】多数病例依据裂隙灯显微镜、房角镜或三面镜检查可作出诊断。眼部超声检查特别是超声生物显微镜(UBM)对本病的诊断和鉴别诊断可以提供非常有价值的临床资料。

【鉴别诊断】虹膜和睫状体的其他肿瘤如恶性黑色素瘤、髓上皮瘤等可有与本病相似的临床表现,但前者多为实性病变,通过 UBM 检查可帮助鉴别。

【治疗与预后】

1. 原发性上皮囊肿多为静止性可以观察,如出现症状可

通过氩激光或 Nd∶YAG 激光击穿囊壁。

2. 虹膜基质囊肿因生长较快,常引起并发症,因而要及早治疗。穿刺抽吸联合冷冻治疗、囊肿局部切除是常用的治疗方法。治疗后囊肿容易复发,常需要重复治疗。

3. 植入性囊肿通常通过局部切除进行治疗,术中要完整地切除囊肿,不要弄破囊壁,否则容易复发。

原发性上皮囊肿多为静止性,预后好,一般不影响视力。虹膜基质囊肿常见于婴幼儿,囊肿生长较快,如不及早治疗常引起低视力、弱视、角膜内皮失代偿、白内障、晶状体移位及继发性青光眼等并发症。部分囊肿由于多次复发和反复治疗,引起眼部损伤而影响视力,严重者可造成视力丧失。

(梁建宏)

第二节　视网膜肿瘤

要点提示

定义:视网膜肿瘤中的恶性肿瘤主要是视网膜母细胞瘤,见于婴幼儿,对视功能及生命危害极大。成年人的视网膜肿瘤多为良性肿瘤。

关键特点:

1. 视网膜母细胞在诊疗过程中最关键的环节是早期发现和诊断。临床中出现眼部异常而就诊的病例绝大多数是晚期病例,早期病例都是通过眼部筛查得到诊断。

2. 不典型的视网膜母细胞瘤容易与 Coats 病、婴幼儿眼内炎等多种眼底疾病混淆,故在婴幼儿眼内手术中要注意取标本做病理检查。

3. 视网膜毛细血管瘤的患者除关注眼部病变外要注意终身行全身检查,并对家族成员进行眼底筛查和全身检查。

关键治疗：

1. 保眼治疗是视网膜肿瘤的首选治疗，目前有多种有效的治疗方法。

2. 视网膜母细胞瘤通过规范化治疗生存率相当高，总体达 90% 以上，早、中期的肿瘤眼有很高的保眼率。病情稳定到 10 岁以后极少有复发，是可以完全治愈的肿瘤。

一、视网膜母细胞瘤

视网膜母细胞瘤（retinoblastoma，RB）是婴幼儿最常见的眼内恶性肿瘤，严重危害患儿的生命及视功能。活产儿患病率大约为 1∶18 000，无种族和性别差异。RB 通常发病早，不少在出生前即出现，但多数得不到及时发现。平均诊断年龄双眼患者为 10 个月，单眼患者为 2 岁，多数（约 90%）在 3 岁前诊断，7 岁以后少见，成年人发病非常罕见。

RB 是恶性度很高的肿瘤，未经治疗的病例几乎无生存的可能。眼球摘除手术曾经是治疗 RB 的经典方法并挽救了大量患者的生命，但自 20 世纪后期始，随着医学技术的发展，RB 的治疗理念发生了重大改变，治疗目的不再仅为挽救生命，还要尽可能地保留眼球和保存视力。目前发达国家和地区 RB 患儿的存活率已达到 95% 左右，而在眼球保存率方面，早期和中期肿瘤眼在 90% 以上，晚期肿瘤眼亦有小部分得以保存。

【病因】目前已经确定 RB 的发生是由基因突变引起的。*RB1* 基因已被确认为视网膜母细胞瘤的致病基因，也是人类第一个被分离的肿瘤抑制基因，位于 13 号染色体长臂 1 区 4 带（*13q14*）。*RB1* 基因在 DNA 中有超过 20 万个碱基，包括 27 个外显子，*RB1* 编码 4.7kb 的 mRNA，翻译出大小为 110kDa 的视网膜母细胞瘤蛋白（pRB），pRB 通过与 E2F 转录因子成员结合抑制细胞从 G_1 进入 S 期，从而抑制细胞增殖，促进分化成熟。当 *RB1* 发生变异或者缺失，就无法产生正常的 pRB，视网膜母细胞就会不停地增殖，无法分化成正常的视网膜细胞。虽然已经确定 RB 是先天性遗传性疾病，但是临床中真正有明确家族史的仅为 10% 左右，绝大部分患儿是因为自身的体细胞或者父母的生殖细胞的变异引起。如 RB 基因突变发生在亲代的生殖细胞或早期胚胎，由此发育形成的个体中所有的细胞（包括生殖细胞）均有此突变，因此具有遗传性，为常染色体显性遗传，外显率约为 90%；如突变发生于体细胞（视网膜细胞）则不具遗传性。视网膜母细胞瘤的发生需要两次突变，使得两个 RB 等位基因均缺失才得以实现（Knudson 二次突变理论）；对于遗传性 RB，第一次突变发生于生殖细胞，第二次突变发生于体细胞；而在非遗传性 RB，两次突变均发生于体细胞。

临床中遗传性 RB 约占 40%，非遗传性 RB 约占 60%。双眼患者一般是由生殖细胞变异引起，具有遗传性，发病早，病灶多发；单眼患者之中，约有 15% 也是由生殖细胞变异引起。非遗传性 RB 发病较晚，多为单眼单病灶。三侧性 RB 是指在双眼发病的基础上，蝶鞍或者松果体出现原发肿瘤，属于双眼发病的一种特殊类型。另外，遗传性 RB 患者在不同的时期发生其他肿瘤（第二肿瘤）的风险会增加：青少年好发骨肉瘤和软组织肉瘤；中老年好发黑色素瘤、脑肿瘤、肺癌、乳腺癌、膀胱癌等。环境因素可能是 RB 的重要致病因素之一，尤其是单眼患者。可能的危险因素有放射线暴露、高龄双亲、试管授精、人类乳头瘤病毒感染（HPV）等。

【病理】肿瘤组织位于视网膜，向玻璃体腔内或向视网膜下呈团块状生长，大多为灰白色，常伴有钙化和坏死。肿瘤的生长方式可分为：内生型、外生型、混合生长型、弥漫生长型和苔藓状生长型，以混合生长型最为常见。

RB 主要是未分化的神经母细胞，可起源于视网膜的任一核层。大部分肿瘤细胞核深染，形态大小不一，呈圆形、椭圆形、梭形或异形，胞质极少，核分裂相多。肿瘤细胞生长迅速，在较大的肿瘤组织中，肿瘤细胞因缺血常出现凝固性坏死和钙化。

临床上应对摘除的 RB 眼球进行规范的组织病理学检查，准确判定 RB 组织病理学高危因素，对评估 RB 患者术后肿瘤扩散转移的风险以及制定临床治疗方案具有重要的意义。RB 的组织病理学高危因素包括：①肿瘤侵犯穿过筛板；②肿瘤侵犯大范围脉络膜（≥3mm）；③肿瘤侵犯巩膜；④肿瘤侵犯眼前节（前房、角膜、虹膜、睫状体）；⑤肿瘤突破眼球至眼球外。

【临床表现】患儿多因眼外观异常来就诊，瞳孔区发白（白瞳症）和斜视是最主要的就诊原因，部分患儿会出现眼红和眼部不适（揉眼）。较大的患儿会主诉视力下降、眼前黑影等症状。三侧性 RB 可出现头痛、呕吐、发热、癫痫发作。早期病变扁平或隆起于视网膜表面，呈白色或半透明状，表面光滑界清；随着病情发展，内生型肿瘤向玻璃体腔内突起，肿瘤细胞在玻璃体内播散种植引起玻璃体混浊。外生型肿瘤则在视网膜下形成肿块，常常引起明显的渗出性视网膜脱离；眼内较大的肿瘤会引起虹膜红变、继发性青光眼、角膜水肿、玻璃体积血等；有些坏死性 RB 会引起明显的眼周围炎症，呈眶蜂窝组织炎表现。晚期肿瘤侵犯到眼眶会引起眼球肿胀外突；弥散生长的肿瘤常见于发病年龄较大的患儿，在玻璃体腔和前房出现白色雪球样混浊，形成假性前房积脓，而眼底见不到明确的肿瘤，容易误诊为眼内炎。

【诊断】典型的病例通过散瞳后眼底检查可以诊断。超声检查显示眼内占位病变，因肿瘤钙化出现高反射，B 超病变后可见到声影；CT 同样可显示眼内占位有钙化斑，并可显示肿瘤是否出现眼外生长以及在颅内有无三侧性 RB。MRI 的检查意义与 CT 相似，其信号特点为：T_1 加权 RB 为中低信号，相对于玻璃体为高信号；T_2 加权为中等信号，低于玻璃体信号。通过细针穿刺或玻璃体手术取标本进行活检会极大增加肿瘤向眼外扩散的危险性，因而应尽可能避免。

【鉴别诊断】能引起白瞳症的其他眼病均可与 RB 混淆，常见的有 Coats 病、永存增生性原始玻璃体（PHPV）、早产儿视网膜病变、眼弓蛔虫病、先天性白内障、家族性渗出性玻璃体视网膜病变、混合错构瘤、Norrie 病、脉络膜缺损等。对白瞳症患儿要注意详细询问病史及家族史，常规全身麻醉下散瞳行双眼检查。另外婴幼儿不明原因出现斜视、玻璃体混浊、视网膜脱离、并发性白内障、继发性青光眼等均应注意排除 RB 的可能，并在手术过程中尽可能留取组织标本做病理检查。

【治疗与预后】RB 是恶性度很高的肿瘤,未经治疗的病例几乎无生存的可能。眼球摘除手术曾经是治疗 RB 的经典方法并挽救了大量患者的生命,随着医学技术的发展,RB 的治疗理念发生了重大改变,治疗目的不再仅为挽救生命,还要尽可能地保留眼球和保存视力。目前先进地区的 RB 患儿的存活率已达到 95% 左右,而在眼球保存率方面,早期和中期肿瘤眼在 90% 以上,晚期肿瘤眼亦有小部分得以保存。目前 RB 治疗中,一线治疗包括冷冻治疗、激光光凝治疗、经瞳孔温热疗法(TTT)、全身化学药物治疗(全身化疗)和眼球摘除手术。二线治疗主要有局部化学药物治疗(局部化疗)、近距离放射治疗(放射敷贴治疗)以及远程放射治疗。

(一)眼内期肿瘤治疗

眼内期 RB 的治疗方式有眼球摘除和保眼治疗两种方式。眼内期 RB 国际分类法(International Intraocular Retinoblastoma Classification,IIRC)对于治疗方法选择和判断预后有很大的帮助。

1. 眼内期 RB 的国际分期(洛杉矶儿童医院版本)

A 级:风险很低。视网膜内散在的、对视功能无威胁的小肿瘤。

● 所有肿瘤局限于视网膜内,直径≤3mm

● 肿瘤距离黄斑 >3mm,距离视神经 >1.5mm

● 没有玻璃体或视网膜下的种植

B 级:风险较低。没有玻璃体或视网膜下种植的肿瘤。

● 不包括在 A 级的所有大小和位置的肿瘤

● 视网膜下液局限于肿瘤基底部 5mm 以内

C 级:风险中等。伴有局部的视网膜下或玻璃体种植和所有大小和位置的播散性肿瘤。

● 玻璃体和视网膜下种植细小而局限

● 所有大小和位置的视网膜内播散性肿瘤

● 视网膜下液局限于一个象限内

D 级:高风险。出现弥散的玻璃体或视网膜下种植。

● 肿瘤眼内弥漫生长

● 广泛的呈油脂状的玻璃体种植

● 视网膜下种植呈板块状

● 超过一个象限的视网膜脱离

E 级:极高风险。具有以下任何一种或多种特征:

● 不可逆转的新生血管性青光眼

● 大量的眼内出血

● 无菌性眶蜂窝织炎

● 肿瘤达到玻璃体前面

● 肿瘤触及晶状体

● 弥漫浸润型 RB

● 眼球痨

2. 眼球摘除术 眼球摘除术治疗 RB 的文献最早记载于 1809 年,至今已有 200 多年历史。虽然近半个多世纪来已发展出多种保眼治疗,但眼球摘除目前还是治疗晚期 RB 的主要手段。眼球摘除的指征为:国际分类法部分 D 级和大部分 E 级的肿瘤眼;肿瘤复发,其他治疗手段难以控制;保眼治疗过程中出现严重的并发症如全视网膜脱离、严重的眼内出血、严重的晶状体和玻璃体混浊等导致眼内肿瘤不能很好观察和治疗。在眼球摘除手术开始前要再次散瞳检查双眼以确认手术眼,术中应特别注意不要弄破眼球,断视神经时断端尽量留长至 10mm 以上。是否 I 期植入义眼台目前尚存争议。患眼摘除后要做病理检查,取新鲜肿瘤组织做基因分析。病理检查如有高危因素,术后要联合全身化疗,以降低肿瘤转移的发生率。

随着医学的发展,眼球摘除在 RB 治疗中的应用会越来越少,例如近年来逐渐开展起来的眼动脉化学药物灌注治疗(intraarterial chemotherapy,IAC)和化学药物眼内注药治疗使得部分 D 级和 E 级肿瘤眼以及以往肿瘤复发难以控制的肿瘤眼得到良好的控制,避免了眼球摘除手术。

3. 保眼治疗 除了上述眼球摘除的指征外,其他国际分级的内眼肿瘤均可尝试保眼治疗,但要注意盲目保眼会增加危及患儿生命的风险。保眼治疗是通过眼局部治疗单独或联合化疗等直接破坏肿瘤以保留眼球的治疗。目前主要的眼局部治疗包括冷冻治疗、激光光凝治疗、经瞳孔温热疗法治疗(TTT)、局部放射治疗等。其中冷冻治疗和激光光凝治疗最简便常用,这两者对分裂期和非分裂期的肿瘤细胞均有破坏作用。

单独眼局部治疗适用于国际分类法 A 级肿瘤、B 级中体较小的肿瘤和经全身化疗后残存的肿瘤,其余分期的肿瘤因瘤体太大、出现明显渗出性视网膜脱离、存在视网膜下或玻璃体种植等情况,均宜或必须通过眼局部治疗联合化疗的方式治疗。根据给药途径的不同,治疗 RB 的化疗方式主要有下列四种,在临床中对于复杂的病例不同的化疗方式亦可联合应用。

(1) 全身化疗:目前全身化疗方案所普遍使用的药物为长春新碱(vincristine)、依托泊苷(etoposide)或替尼泊苷(teniposide)、卡铂(carboplatin)、环磷酰胺(cyclophosphamide),通过静脉给药。对于较大的肿瘤或伴有明显渗出性视网膜脱离的肿瘤,可先行 1~3 次全身化疗使肿瘤体积缩小和视网膜下液吸收,再进一步行激光光凝、TTT、冷冻、放射敷贴器治疗,这种疗法亦称为化学减容治疗(chemoreduction)。化学减容治疗使不少肿瘤患者避免了眼球摘除或外放射治疗,后者已被证明可显著增加第二肿瘤的发生率。另外,全身化疗可以杀灭扩散至眼外的肿瘤细胞,提高临床眼外期和晚期肿瘤患者的生存率。全身化疗要由儿科协助制定并实施。每次化疗间隔 3~4 周时间,常见的化疗并发症为呕吐、脱发、白细胞和血红蛋白下降、血小板减少、呼吸道感染等。较严重但少见的并发症为神经系统和心功能异常,如卡铂的耳毒性,依托泊苷潜在的致急性淋巴细胞白血病风险,有文献报道,年龄小于 3 个月的患儿接受全身化疗此风险会明显增大。

(2) 眼动脉化学药物灌注治疗(intraarterial chemotherapy,IAC):该治疗是在全身麻醉下通过导管把化疗药物选择性地注入眼动脉,在眼部形成高浓度的药物聚集以更好地杀灭肿瘤细胞。常用的化疗药物为美法仑(melphalan)、卡铂(carboplatin)、托泊替康(topotecan)等,单独应用或联合用药。IAC 对中晚期(C~E 级)视网膜母细胞瘤以及复发的肿瘤疗效肯定,相对于全身化疗，全身副作用较小，可以明显提高中晚期肿瘤眼的眼球保存率。目前对于晚期的 RB 的治疗，IAC 的应用越来越广泛，逐渐上升为一线治疗。眼动脉化疗需要血管介入科医师合作完成。眼部的并发症主要有玻璃体积血、脉络膜视网膜萎缩、视网膜血管阻塞、眼睑水肿等。

（3）玻璃体腔注射化疗：玻璃体腔注射可以把化疗药物直接导入眼内，在眼内迅速形成有效药物浓度，并可减小药物对全身的影响。目前经玻璃体腔注射的化疗药物主要有卡铂、美法仑（melphalan）、甲氨蝶呤等，治疗的指征主要是出现较明显的玻璃体腔肿瘤种植的病例（图 14-2-1），可以明显降低此类肿瘤的眼球摘除率。

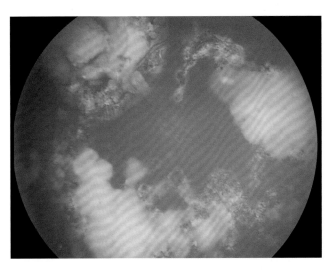

图 14-2-1　眼底像可见视网膜母细胞瘤玻璃体腔种植

（4）眼球周局部化疗：通常是其他化疗的补充治疗，最常用的方式是结膜下、筋膜下或球旁注射卡铂、美法仑，以提高玻璃体内的药物浓度。该治疗最常见的并发症是球周组织的纤维化和粘连、球周脂肪萎缩等。

虽然 RB 对放射性治疗很敏感，但现在眼内期 RB 已很少利用放射线进行治疗，主要原因是放射性治疗可引起继发第二肿瘤这类严重并发症。对于一些特殊病例，如孤立的中等大小的肿瘤、肿瘤表面有局限的玻璃体种植、肿瘤复发等在其他治疗方法难以奏效的情况下，利用放射敷贴器对肿瘤进行短程放射治疗可以取得较好的疗效。远程放射治疗一般仅用于肿瘤眼外生长累及到眼眶这类情况。

对于保眼治疗的患者，在首次局灶性治疗后，每 3~4 周复查，在全身麻醉下进行检查和必要的重复治疗，直至肿瘤完全消退或钙化、瘢痕化。如果需联合化疗，则每次的复查和眼局部治疗安排在每次化疗前 1~3d 进行。在肿瘤得到控制后，根据情况 1~3 个月安排复查，如发现肿瘤复发或出现新的肿瘤病灶，则重复上述治疗，直到病情得到控制。眼球摘除的肿瘤患者术后每 3~6 个月复诊，要注意对侧眼的情况。一般认为病情稳定至 6~7 岁即可视为治愈，可间隔 6~12 个月复查。12~13 岁后可安排每 2~3 年的定期随诊，随诊时要注意头部软组织、

颅脑、皮肤及骨骼等部位第二肿瘤的发生。

（二）眼外期和全身转移肿瘤治疗

对于视网膜母细胞瘤患儿，在考虑治疗时首先要借助眼部超声、眼眶和头颅 CT、MRI 以及脑脊液检查等辅助检查，帮助排除眼外期以及三侧 RB。如果发现肿瘤突破巩膜壁向眼外生长，或肿瘤突破筛板侵犯视神等情况则为眼外期 RB，应立即行眼球摘除术，并联合全身化疗和局部放射治疗，有报道其 5 年存活率约为 55%~60%。RB 发生全身转移常累及中枢神经系统、骨骼、肝脏等，可通过鞘内化疗、强化的全身化疗联合自体干细胞移植的方法来治疗，但预后很差。

二、视网膜毛细血管瘤

视网膜毛细血管瘤（retinal capillary hemangioma）是发生于视网膜及视盘毛细血管的错构瘤。它可以是孤立的眼部血管性病变，亦可为常染色体显性遗传病 von Hippel-Lindau 综合征（VHL）诸多全身病变之一，可对视力造成严重影响甚至导致失明。

【病因与病理】多发的视网膜毛细血管瘤属于 VHL 综合征，该病是因位于第 3 对染色体短臂上的肿瘤抑制基因（位点：3p25-26）缺失而引起，常合并有全身其他部位的肿瘤如小脑血管瘤、脊髓血管瘤、肾上腺嗜铬细胞瘤、肾细胞癌、胰岛细胞癌、肾囊肿等；孤立的视网膜毛细血管瘤过去曾称为 von　Hippel病，患者亦可存在如同 VHL 病一样的基因突变，因此，对每一位视网膜毛细血管瘤患者要注意终身行全身检查，并对家族成员进行眼底筛查和全身检查。

视网膜毛细血管瘤由壁薄而细小的血管及泡沫状含脂细胞构成。

【临床表现】病变在婴幼儿时期即可发现，但视力症状多在十几岁后才出现，患者常因视力下降、视物变形等症状来就诊。病变多发或单发，多位于中周部和周边部视网膜，后极部少见。早期病变呈边界清楚的橘红色结节样瘤体，肿瘤的供养血管迂曲扩张如蚯蚓状，向后延伸至视盘，后极部视网膜下常见黄白色渗出。视盘部的血管瘤有内生型和外生型两种类型，前者瘤体突向玻璃体腔内，而后者位于视网膜下，较扁平。随着病情的发展，肿瘤常合并有渗出性和牵拉性视网膜脱离、色素上皮损害、继发性青光眼等其他改变，使诊断变得较难。

【诊断】典型的病变通过眼底检查容易诊断。眼底荧光素血管造影（FFA）在动脉期瘤体和供养血管的动脉支出现均匀的强荧光。FFA 对非常细小的早期血管瘤的检查很有帮助。

【鉴别诊断】早期细小的周边部视网膜毛细血管瘤尚见不到供养血管，容易与 Coats 病和视网膜血管增生性肿瘤混淆。视网膜母细胞瘤的瘤体亦可出现迂曲扩张的营养血管而与本病混淆。另外，外生型的视盘部毛细血管瘤很容易被误认为视盘水肿。

【治疗与预后】小的血管瘤可以定期观察或采用激光光凝、冷冻治疗等方法治疗；较大的血管瘤可选择巩膜放射敷贴器进行局部放射治疗或通过玻璃体手术行肿瘤切除；如果合并有玻璃体积血、玻璃体增殖形成以及牵拉性视网膜脱离等则考

虑玻璃体视网膜手术。早期眼部病变治疗效果尚好,晚期病变治疗效果差。未经治疗的视网膜毛细血管瘤会因病情不断发展而严重影响视功能,最终常导致失明,如出现全身其他病变还可能会危及生命。

三、海绵状血管瘤

海绵状血管瘤(cavernous hemangioma)是发生于视网膜血管的错构瘤,它可以是孤立的眼部血管性病变,亦可为眼神经皮肤综合征的眼部病变之一。该综合征的眼外病变包括累及大脑和脑桥的颅内海绵状血管瘤和皮肤血管瘤。

【病因与病理】眼神经皮肤综合征为不完全显性的常染色体显性遗传病,因第7对染色体突变所致。海绵状血管瘤是由其他正常的视网膜静脉聚集而成。

【临床表现】一般眼部症状不明显,如病变位于后极部或有出血等并发症可出现视功能异常。通常单眼发病,病变可仅局限于眼底某一区域或分布于整个眼底,由多个病变簇集成"葡萄串"样,呈暗红色。眼底无渗出或渗出性视网膜脱离等继发病变。

【诊断】在眼底荧光素血管造影(FFA)早期瘤体呈弱荧光,晚期瘤体出现荧光分层现象,上半部为强荧光而下半部因血细胞沉积表现为弱荧光,此现象在诊断中有特异性。

【治疗与预后】本病一般很稳定,无须治疗。避免激光光凝以免引起出血和瘤体变大。患者及近亲要定期做中枢神经系统检查。

四、蔓状血管瘤

蔓状血管瘤(racemose hemangioma)是一种先天性视网膜血管畸形,动脉和静脉直接吻合而变得迂曲扩张,并不形成真正的瘤体。视网膜蔓状血管瘤如伴随有中脑、下颌、上颌、眼眶、皮肤等部位的血管畸形则称为 Wyburn-Mason 综合征,为非遗传性疾病,病变可逐渐发展,常到成年才能检查出来。

【临床表现】患者多无自觉症状,少数可出现视力下降。伴随有颅脑血管异常的患者可出现头痛、呕吐、偏瘫、视野缺损等症状。患眼视网膜血管迂曲扩张呈"蚯蚓"状,可累及一个或多个象限。可出现视乳头水肿和视神经萎缩。部分出现静脉阻塞和玻璃体积血。如有皮肤改变则表现为与患眼同侧的与三叉神经分布一致的皮肤血管瘤。

【治疗与预后】本病进展很慢,如无玻璃体积血等并发症则无须治疗。

五、视网膜血管增生性肿瘤

视网膜血管增生性肿瘤(retinal vasoproliferative tumor)为发生于视网膜上由血管和神经胶质细胞增生所形成的良性肿瘤,以往曾有多种名称,如获得性视网膜血管瘤(acquired retinal angiomas)、周边部视网膜毛细血管扩张(peripheral retinal teleangiectasis)、视网膜血管瘤样病变(retinal angioma-like lesion)等。各年龄组均可发病,但好发于 40~60 年龄段。

【病因与病理】病因不明,部分继发于葡萄膜炎、外伤以及视网膜脱离等。瘤体由视网膜血管、胶质细胞和视网膜色素上皮细胞构成,在不同的病例三者的组成比例不一样。

【临床表现】患者会出现不同程度的视力下降。瘤体呈黄白色富含血管,多位于颞下象限周边视网膜,瘤体有相对细小的供养血管。常合并有渗出性视网膜脱离、黄斑水肿、明显的硬性渗出、玻璃体积血等病变。

【诊断】眼底荧光素血管造影(FFA)在动脉期瘤体便出现斑驳样强荧光并显示出丰富的血管,后期荧光不消退。超声波显示为高反射的眼内实性肿物。

【鉴别诊断】主要与视网膜毛细血管瘤鉴别。本病瘤体的营养血管细小,而毛细血管瘤的营养血管粗大迂曲并与视盘相连。

【治疗与预后】无症状小肿瘤可以定期观察。对于出现渗出性视网膜脱离、黄斑水肿等并发症的病例可以选择激光光凝、TTT、冷凝、抗 VEGF 治疗。较大的肿瘤可选择巩膜放射敷贴器放射治疗。出现明显的玻璃体积血和牵拉性视网膜脱离者可行玻璃体切除术治疗。

未经治疗的肿瘤会因病情不断发展而出现渗出性视网膜脱离、黄斑水肿、渗出等并发症而严重影响视功能,最终常导致失明。

六、视网膜和视盘胶质瘤

胶质瘤(glial tumor)是起源于视网膜胶质细胞的良性肿瘤和假瘤,包括孤立的局限性视网膜星形细胞增生,常伴有结节性硬化症(tuberous sclerosis complex,TSC)的视网膜星形细胞错构瘤和获得性视网膜星形细胞瘤。另外炎症、损伤等多种原因引起的反应性胶质细胞增生在眼睛中很常见,但通常不是瘤样病变。

【病因与病理】胶质瘤的发病机理不详,病变位于视网膜或视盘表面,由胶质细胞构成。

【临床表现】症状多不明显。病变位于视网膜表面,呈孤立的黄白色隆起,边界清晰,常位于后极部和视盘。

【诊断】根据以往病史及眼底改变可以诊断。FFA 表现为弱荧光,超声检查肿瘤为中高反射。

【治疗与预后】视网膜星形细胞增生和获得性视网膜星形细胞瘤通常很少有进展,无须治疗。

七、视网膜星形细胞错构瘤

视网膜星形细胞错构瘤(retinal astrocytic hamartoma)是一种先天性良性肿瘤,由胶质细胞组成,其中占优势的是星形胶质细胞。该肿瘤可单独发病,但通常是结节性硬化症(tuberous sclerosis complex,TSC)的眼部表现之一。TSC 属斑痣性错构瘤或母斑病,是一种常染色体显性遗传性疾病,突变的基因多位于 9q34 和 16p13,累及多器官系统,包括皮肤血管纤维瘤、肾血管平滑肌脂肪瘤、心脏横纹肌瘤、脑部的室管膜下和皮层下错构瘤等。

【病理】肿瘤由细长的纤维星形胶质细胞组成,细胞核小而均匀,胞质突起交错。可见钙化区。一些较大的肿瘤可能含有多形性星形胶质细胞。

【临床表现】发病常在幼儿期,常出现皮肤血管纤维瘤、智力低下和癫痫。眼部症状不明显或出现晚。视网膜星形细胞错构瘤可以单发,也可以多发及双眼发病,约 0.5~4PD 大小,多位于后极部或视盘旁。未钙化的肿瘤呈半透明或灰白色,圆形或椭圆形,边界不清,稍隆起。出现钙化的肿瘤突向玻璃体腔,呈黄白色,形同桑葚样。位于视盘的肿瘤可播散并种植于玻璃体内。常见的伴随病变有玻璃体积血、新生血管性青光眼、脉络膜萎缩灶、视乳头水肿等。

【诊断与鉴别诊断】结节性硬化症多不在眼科获首诊,眼底病变常在会诊时发现。在眼科检查发现上述眼底改变时要注意做全身检查以及家族史调查。多数患者会出现皮肤血管纤维瘤,为多个大小不等、轻度隆起的红褐色结节,分布于鼻梁两侧呈蝴蝶状。脑部的室管膜下和皮层下错构瘤也很常见,并常引起癫痫发作。基因检测可以帮助诊断 TSC。视网膜星形细胞错构瘤应与下列疾病鉴别:

1. 视盘玻璃膜疣 病变位置较深,不遮挡视盘结构。

2. 有髓神经纤维 与早期扁平未钙化的视网膜星形细胞错构瘤表现相似。在有髓神经纤维可见病变区神经纤维的规则排列。

3. 视网膜母细胞瘤 早期的病变呈灰白色或半透明状,与未钙化的视网膜星形细胞错构瘤容易混淆;病变退化和钙化后与桑葚样的视网膜星形细胞错构瘤相似。

【治疗与预后】本病一般进展缓慢,但要定期观察,如果肿瘤变大要进行激光治疗。如合并有黄斑水肿、渗出性视网膜脱离、新生血管性青光眼等,可进行玻璃体腔抗 VEGF 等治疗。严重玻璃体积血的病例,可行玻璃体手术。

八、上皮肿瘤

(一)先天性视网膜色素上皮肥大

先天性视网膜色素上皮肥大(congenital hypertrophy of the retinal pigment epithelium,CHRPE)分孤立型和多发型两类,孤立型 CHRPE 与系统疾病无关,而多发型 CHRPE 发病与家族性腺瘤性息肉病(familial adenomatous polyposis,FAP)有关。FAP 是常染色体显性遗传病,由第 5 号染色体长臂的一个突变引起的,结肠、胃和十二指肠中出现大量腺样息肉。息肉可以恶变。如果 FAP 合并有硬纤维肿瘤、骨瘤和皮脂腺,则称为 Gardner 综合征。

【病理】与正常的 RPE 相比,CHRPE 的 RPE 细胞中的黑色体更密集,RPE 细胞增生和肥大。

【临床表现】一般无症状,多在眼部检查中被发现。孤立型 CHRPE 多位于眼底的赤道部和周边部,约 1~2PD 大小,扁平状,边界清晰,病变边缘可呈"虫蚀"样改变,病变颜色从深黑至浅灰色不等,取决于色素含量。多发型 CHRPE 双眼发病,眼底散在大小不等的色素性病灶,呈"熊足迹"样。

【诊断与鉴别诊断】通过眼底检查可以确诊。FFA 出现荧光遮蔽。孤立型 CHRPE 容易误诊为脉络膜黑色素瘤,CHRPE 为扁平状,而脉络膜黑色素瘤为隆起病变。

【治疗与预后】临床上 CHRPE 进展非常缓慢,一般不影响视力,只需定期观察。如果出现渗出等变化,可行激光治疗。

(二)视网膜和视网膜色素上皮复合错构瘤

视网膜和视网膜色素上皮复合错构瘤(combined hamartoma of retina and retinal pigment epithelium)临床罕见,可出现于任何年龄段,多见于中青年。

【病因与病理】病变由胶质细胞、血管和 RPE 细胞构成,侵犯视网膜引起视网膜皱褶、视网膜劈裂和黄斑水肿。该肿瘤是一种错构瘤,有认为与Ⅱ型神经纤维瘤病有关。

【临床表现】患者常因视力下降、视物变形就诊。病变多位于视盘旁,呈棕灰色,色素分布不均匀,略隆起类似视网膜增殖膜,表面有白色的胶质细胞分布。肿瘤常伴随有继发改变如视网膜皱褶、视网膜血管迂曲、血管走向异常、视网膜硬性渗出和新生血管形成等。

【诊断与鉴别诊断】眼底检查见到富含色素且表面有白色胶质细胞分布的"膜样"病变要考虑本病可能。FFA 因有色素遮蔽早期为弱荧光,可见到病变区里大量走向紊乱、迂曲扩张的血管。本病临床表现与视网膜前增殖膜相似,但后者与视网膜结合不那么紧密,手术比较容易剥除。

【治疗与预后】本病可缓慢发展。位于周边部病变可行冷冻治疗,后极部病变如发展明显可试行玻璃体手术。出现新生血管、黄斑水肿可行抗 VEGF 治疗。

(三)腺瘤和腺癌

腺瘤(adenoma)和腺癌(adenocarcinoma)临床上罕见,为发生在虹膜、睫状体或视网膜的色素上皮以及无色素的睫状体上皮的肿瘤。由于肿瘤组织没有形成腺样结构,也有人分别称之为良性上皮瘤(benign epithelioma)和恶性上皮瘤(malignant epithelioma)。临床上很容易和葡萄膜黑色素瘤混淆。腺瘤和腺癌临床上很难分别,即使组织病理学检查二者的区别也并非很明显。

【病理】虹膜腺瘤为深色素性肿瘤,通常无虹膜基质浸润,细胞学特征是色素上皮细胞形成不规则索状和小管状结构,由结缔组织膜分隔。如果出现局部侵袭性与细胞多形性等病理现象,则考虑为腺癌。

睫状体腺瘤病理特征为有许多圆形的透明空泡,由细胞质充满大的球形黑色素体的细胞包围。液泡中含有一种抗透明质酸的黏多糖。瘤体在睫状体内表面生长,不侵犯基质层,如果侵犯基质层则考虑为腺癌。

视网膜腺瘤由增生的 RPE 细胞组成,形成线状或小管状。肿瘤侵犯表面的视网膜感光层和下方的脉络膜。

【临床表现】患者多无症状,一般在常规检查中被发现。如果肿瘤引起晶状体和后视网膜改变,则会出现视力下降、视物变形等症状。

虹膜肿瘤为色素性,表面光滑,也可呈多结节,在虹膜后表面或房角生长,如果肿瘤的色素播散可引起继发性青光眼。

睫状体的肿瘤呈灰色或黑色,如果起源于无色素的睫状体上皮则呈白色或淡灰色,可以侵犯前房和角膜表面,有些病例可表现为多结节状,可引起晶状体移位、白内障、玻璃体种植和玻璃体积血等并发症。

视网膜肿瘤多为黑色,偶见无色素者,病变边界清侵犯视网膜感光层,瘤体有扩张的营养血管,可出现玻璃体种植和眼球外生长,常伴有出血、渗出性视网膜脱离等并发症。

【诊断与鉴别诊断】腺瘤和腺癌的诊断依赖病理检查,临床上大多作为葡萄膜黑色素瘤的疑似病例通过肿瘤切除或眼球摘除后才得以确诊。

【治疗与预后】因为腺瘤和腺癌在临床上很难和葡萄膜黑色素瘤鉴别,所以两者的治疗基本一样。眼内生长的腺瘤和腺癌生存预后良好,如果肿瘤出现眼外生长迹象,会有因全身转移而死亡的风险。

(四)髓上皮瘤

髓上皮瘤(medulloepithelioma)是一种罕见的先天性、非遗传性肿瘤,组织学上起源于睫状体无色素上皮,其病理形态上很像胚胎时期视网膜组织,故又称为视网膜胚瘤(diktyoma)。肿瘤常见于睫状体,但亦偶见于视神经。

【病理】肿瘤由无色素上皮和色素上皮构成,形成绳索状;瘤体的囊性空间填充有透明质酸和未分化神经母细胞;在一些病例可见异种组织,如软骨、脑组织和横纹肌;多数髓上皮瘤为恶性,组织学上和视网膜母细胞瘤不好区分。

【临床表现与检查】多发生于婴幼儿(3~6岁),病程进展缓慢。临床症状与视网膜母细胞瘤相似,常出现白瞳症、斜视、视物不清、眼痛等症状。肿瘤可表现为白色、粉黄色、棕色,自睫状体表面生长侵犯虹膜,甚至长入前房,将房角阻塞引起青光眼。肿瘤逐渐长大,可充满于睫状体和晶状体间的空隙,将晶状体推向一侧,使晶状体脱位,肿瘤向后可产生视网膜脱离。长期继发青光眼可使眼球扩大。本病也可破坏睫状体及巩膜,扩展到眼外。也可侵入颅内或发生全身转移。

【诊断与鉴别诊断】视网膜母细胞瘤、胶质神经瘤(glioneuroma)和髓上皮瘤这三种视网膜肿瘤在临床上常易混淆,不易区分,在超声检查中髓上皮瘤亦可出现类似视网膜母细胞瘤的高反射现象。诊断多是依靠病理检查。

【治疗与预后】早期较小的肿瘤可以行放射敷贴治疗。如肿瘤较大且视力已遭破坏者可行眼球摘除术。本病发展虽慢,但属恶性肿瘤,一旦侵入颅内或全身转移,则危及生命。

(梁建宏)

第三节 全身性肿瘤

要点提示

全身性肿瘤对眼部的损害主要有以下三种方式:全身肿瘤转移到眼部;眼部的病变是全身肿瘤病变的一部分;全身肿瘤分泌的激素和生长因子或机体对肿瘤应答所分泌的抗体和蛋白质对眼部的损害。

关键特点:

1. 全身性肿瘤所引起的眼部病变在临床中常因被全身情况所掩盖而被疏忽,如葡萄膜转移肿瘤、眼内白血病等,往往只在视力受到明显影响时才来就诊。

2. 眼内转移瘤、癌症相关性视网膜病变、原发性眼内淋巴瘤等眼部病变可以数月甚至数年早于全身肿瘤发病或出现症状,因此临床上要注意全身肿瘤的排查,有时需要多次全身检查才能发现全身肿瘤。

关键治疗:

1. 眼部病变的治疗要结合全身肿瘤的治疗进行,对全身肿瘤有效的全身治疗往往对眼部病变也有效果。

2. 保眼治疗是首选,大多数患者在生存期都能保留眼球和部分视功能。

一、脉络膜转移癌

脉络膜转移癌(choroid metastasis)是最常见的眼内恶性肿瘤,但在临床常因患者无症状或全身状况差而被漏诊。肿瘤通过血循环路径转移到眼部,绝大多数(90%以上)位于脉络膜,少数可位于睫状体和虹膜,也可位于视网膜、视盘、玻璃体、结膜等部位,但非常罕见。转移肿瘤一般生长较快。原发肿瘤的好发部位存在性别差异:男性患者多见于肺部,而女性常见于乳腺。另外,胃肠道、甲状腺、胰腺、肾脏、皮肤及生殖系统等的恶性肿瘤也可转移到眼部。部分患者脉络膜转移癌的临床表现早于原发肿瘤。脉络膜转移癌的患者中,约30%的病例合并有其他部位一处或多处转移病灶,主要累及骨骼、肺、脑、肝以及淋巴结等。

【病理】转移肿瘤的病理特点与原发肿瘤类似,多为腹腔器官和上皮组织来源的癌性病变,少数为来源于肌肉和骨骼等部位的肉瘤。

【临床表现】常出现视物模糊、眼前黑影和视物变形等症状,来源于肺癌的转移瘤还会引起眼疼。

病变多位于后极部,单个或多个病灶。病变呈斑块状或蕈状隆起,边界不清,肿瘤表面见不到大血管。肿瘤多为黄白色,但来源于肾脏和甲状腺的肿瘤可为淡棕色或橘红色,来源于皮肤恶性黑色素瘤者呈棕黑色。常常合并有明显的渗出性视网膜脱离,晚期病变会引起新生血管性青光眼和白内障,位于前部葡萄膜的肿瘤可出现相应部位的表层巩膜血管扩张。约30%的患者双眼发病。

【辅助检查】肿瘤超声波检查中,表现为中高反射。眼底荧光素血管造影(FFA)和吲哚菁绿荧光血管造影(ICGA)在本病无特征性改变,主要用于鉴别诊断。CT检查亦无特征性表现,但可显示肿瘤是否出现眼外生长。MRI检查特点为:T_1加权相对于玻璃体为高信号,T_2加权则为同等或低信号。

对于疑难病例可通过对原发肿瘤和眼内肿瘤进行活检,并通过对标本进行免疫组化染色协助诊断,如:HTM-45对黑色素瘤、嗜铬粒蛋白(chromogranin)和突出素(synaptophysin)对良性肿瘤和其他神经内分泌瘤、细胞角蛋白对恶性肿瘤、HCG对生殖细胞肿瘤等肿瘤的诊断有帮助。

【鉴别诊断】本病临床中易与脉络膜黑色素瘤、脉络膜血管瘤和脉络膜骨瘤混淆,具体鉴别方法参见相关章节。

【治疗与预后】脉络膜转移癌生长相对较快,一旦确诊应尽快治疗。眼球摘除不作为首选治疗。在明确诊断后,如果患者近期有针对原发肿瘤的全身治疗计划,眼部肿瘤治疗要安排在全身治疗之后,在全身治疗期间眼肿瘤有可能消退。如患者无针对原发肿瘤的全身治疗或全身治疗后眼部肿瘤仍继续生长,则要对转移肿瘤行眼局部治疗:高度小于 3mm 的肿瘤可行激光光凝、TTT、冷冻等治疗;较大的肿瘤利用放射敷贴器行近距离局部放疗;弥漫生长的肿瘤或合并有严重渗出性视网膜脱离的肿瘤可行眼部远程放射治疗。该肿瘤对放射治疗非常敏感,常在治疗后 2~3 周可观察到肿瘤明显缩小甚至完全消失。

已出现脉络膜转移的肿瘤患者,其生存期为 1.5~72 个月之间,中位数为 13 个月。眼局部治疗特别是放射治疗对脉络膜转移癌疗效良好,绝大多数患者可在有生之年保留眼球和视力。

二、神经纤维瘤病

神经纤维瘤病(neurofibromatosis,NF)属斑痣性错构瘤,因外胚层神经组织发育异常而导致全身多系统损害,主要表现为眼、皮肤、骨骼和神经系统改变。病变在出生时即可出现,并随年龄增长而加重。神经纤维瘤病为常染色体显性遗传病,根据临床表现和基因定位分为 I 型神经纤维瘤病(NF I)和 II 型(NF II)。NF I 由 von Recklinghausen 首次描述,主要特征为皮肤牛奶咖啡斑和周围神经多发性神经纤维瘤,外显率高,基因位于染色体 17q11。NF II 又称中枢神经纤维瘤或双侧听神经瘤病,皮肤改变较少有,基因位于染色体 22q12。

【临床表现】

1. 眼部表现

(1) NF I 的眼部表现:虹膜神经纤维瘤,亦称 Lisch 结节,多发,可位于虹膜的任何部位,因病变的色素和血管含量多少不一,可呈粉红色、棕黄色或黑色。睫状体和脉络膜神经纤维瘤呈灰黑色隆起,临床上很难与黑色素瘤区分;角膜可见粗大的神经纤维;视神经和视交叉神经胶质瘤;蝶骨大翼发育不良引起的眼眶内脑疝形成和搏动性眼球突出;与结节性硬化一样可出现视网膜星形细胞错构瘤;眼睑皮肤神经纤维瘤可致上睑下垂和眼睑变形;先天性青光眼;脉络膜多发色素痣和视网膜色素上皮细胞增生。

(2) NF II 的眼部表现:单侧或双侧晶状体混浊;视网膜和视网膜色素上皮复合错构瘤,病变由胶质细胞、血管和视网膜色素上皮构成,扁平状轻微隆起于视网膜表面,呈灰色或棕色,多位于视盘旁,少数可位于周边,可引起视网膜皱褶、渗出和水肿等改变;视神经鞘瘤。

2. 眼外表现

(1) 皮肤改变:多发性皮肤神经纤维瘤主要分布于躯干和面部皮肤,也见于四肢,多呈粉红色,大小不等,质软有弹性,瘤体固定或有蒂;牛奶咖啡斑出生时即可见到,好发于躯干皮肤,呈褐色,形状及大小不一,边缘不整。

(2) 神经系统改变:主要累及颅内神经和周围神经,交感神经也可受累。颅内肿瘤多为听神经瘤,双侧听神经瘤是 NF II 的主要特征。另外视神经瘤、视交叉神经瘤、多发性脑膜瘤、神经胶质瘤、脑室管膜瘤等均可发生。颅内肿瘤可引起头痛、智能减退、听力或视力下降、记忆障碍及癫痫发作等;周围神经肿瘤呈串珠状沿周围神经干分布,累及的部位可有疼痛感或感觉异常。

【诊断与鉴别诊断】根据上述典型的眼部、皮肤和中枢神经系统的改变容易作出诊断。本病应与结节性硬化相鉴别,后者常出现皮肤血管纤维瘤、智力低下和癫痫三大特征,且皮肤血管纤维瘤多分布于鼻梁两侧呈蝴蝶状。

【治疗和预后】一般进展缓慢。位于睫状体和脉络膜的局灶性病变可考虑手术切除。

三、淋巴瘤

来源于淋巴细胞的眼内肿瘤可以累及葡萄膜、视网膜、玻璃体和视盘,这些淋巴性肿瘤可为良性亦可为恶性,常见的有葡萄膜反应性淋巴增生、恶性淋巴瘤、浆细胞瘤。

(一) 葡萄膜反应性淋巴增生

葡萄膜反应性淋巴增生(uveal reactive lymphoid hyperplasia)由良性的淋巴细胞和浆细胞浸润引起,为良性病变。也有学者把其归类为分化良好的小细胞淋巴瘤。临床罕见,多发病于 40 岁后。肿瘤广泛累及葡萄膜并常扩散至结膜下。本病亦可为 Castleman 综合征的眼部表现。

【病因与病理】发病原因不详。病变为无色素的葡萄膜肿块,多位于后极部脉络膜。组织病理学特点是葡萄膜间质被良性淋巴细胞和浆细胞浸润、取代。通过免疫组化和聚合酶链反应可进一步分类为低级别的 B 淋巴细胞增殖。

【临床表现】患者可出现视力下降、复视、结膜下结节、眼痛等症状。检查可见前房和玻璃体内有浮游细胞;最常见于后极部脉络膜,为孤立或多灶性脉络膜浸润病灶,呈黄白色,脉络膜结节性或弥漫性增厚;累及睫状体和虹膜易引起继发性青光眼;肿瘤可同时累及眼眶和结膜,出现眼球突出,结膜下出现粉红色结节。常合并有渗出性视网膜脱离和巩膜炎。

【诊断】眼超声检查显示葡萄膜增厚,病灶为低反射,部分病例可见眼外结节。FFA 可见到脉络膜皱褶。要注意做胸部 CT、腹部 CT、全血计数、骨髓活检等检查排查全身淋巴瘤。对结膜下结节进行活检可帮助诊断。

【鉴别诊断】该病容易和葡萄膜炎、淋巴瘤、巩膜炎、转移肿瘤以及结核瘤等混淆。

【治疗】全身激素治疗以及有低剂量的放射治疗有一定效果。该病为良性病变,全身预后好,发展为全身淋巴瘤非常罕见。但可严重影响视力甚至导致失明。

(二) 原发性眼内淋巴瘤

原发性眼内淋巴瘤(primary intraocular lymphoma,PIOL)

是原发性中枢神经系统淋巴瘤（primary central nervous system lymphoma，PCNSL）的眼部表现。PCNSL是一种淋巴瘤异常变体，影响大脑、脑膜和眼内结构，主要的病变包括：单个或多发的颅内结节；弥漫的脑膜或脑室周围病变；局限性的硬脊膜肿块；视网膜下和玻璃体细胞浸润。临床上很大一部分PCNSL患者的首发病变发生在眼部，在2~3年内逐步出现中枢系统的淋巴瘤，中枢系统的肿瘤也可先于或与眼内淋巴瘤同时发生。一般老年发病，多累及双眼。如果患者有免疫系统功能低下，发病年龄可提前，并且往往病情进展快、预后差。

【病理】视网膜被淋巴瘤细胞弥漫浸润，视网膜血管、视网膜色素上皮和玻璃体也可见到同样的肿瘤细胞。肿瘤细胞为大的多形性B淋巴细胞，具有一个大的多小叶核，核仁明显，细胞质稀少。肿瘤内部出现广泛的坏死。在病变邻近的脉络膜和玻璃体可见到反应性T细胞。

【临床表现】患者可出现视物模糊、眼前黑影和闪光感。多双眼发病。前房有中度的炎症表现；玻璃体不同程度浑浊，多形成团块状；具有特征性改变为在RPE和Bruch膜之间出现多发的浸润病灶，为圆形、椭圆形或地图形，呈灰白色；视网膜血管周围炎及出现。并发病变包括：视网膜动脉阻塞、黄斑水肿、渗出性视网膜脱离、继发性青光眼和视神经萎缩等。

眼外表现包括：由颅内肿块引起的头痛、人格改变；软脑膜疾病引起的表达不清；脊髓疾病引起的双侧手臂或腿部运动和感觉障碍。

【诊断】检眼镜检查是主要的诊断手段。FFA在病变部位表现为弱荧光，如果有继发RPE萎缩则出现透见荧光。超声检查可见玻璃体浑浊反射，累及视神经的病例可见视神经变粗。通过玻璃体手术活检是确诊的有效方法，手术取出玻璃体标本后应尽量快进行细胞学检查。类固醇药物对淋巴瘤具有细胞毒性，因此在做玻璃体活检前要停药几天。可取前房水或玻璃体液做细胞因子检测，如果发现白细胞介素-10异常升高亦可帮助诊断。

眼科诊断一旦建立，患者要到神经内科做进一步检查，以明确是否有中枢系统的肿瘤。

【鉴别诊断】本病临床上最容易与葡萄膜炎混淆，对于首次发病年龄较大或治疗效果不佳的葡萄膜炎病例，要注意排除本病。另外，结节病、葡萄膜反应性淋巴增生、眼内白血病浸润、病毒性视网膜炎、一些多灶性的特殊的葡萄膜炎等都可以和病变混淆。

【治疗与预后】如果肿瘤只限于眼内，可行眼部外放射治疗；玻璃体腔注射甲氨蝶呤以往用于放疗后复发病例，但现在也作为一线治疗。原发性眼内淋巴瘤对治疗比较敏感，但容易复发。一旦有眼外病变，5年生存率不高。

（三）继发性眼内淋巴瘤

继发性眼内淋巴瘤（secondary intraocular lymphoma）是一种来源于非眼部原发部位的转移性淋巴瘤，大多数患者有全身淋巴瘤。全身淋巴瘤通常累及淋巴结和脏器，尤其是肝脏、脾脏、胃肠道和肺。和其他眼内转移肿瘤一样，继发性眼内淋巴瘤最常见于脉络膜，多数病例原发于非霍奇金B细胞淋巴瘤，少数原发于T细胞淋巴瘤、霍奇金病。

【临床表现】可单眼或双眼发病。脉络膜肿瘤多位于后极部，常为孤立病灶，但也可为多灶性，呈黄白色，容易和无色素脉络膜黑色素瘤、脉络膜转移癌、脉络膜血管瘤、脉络膜骨瘤等混淆；累及睫状体和虹膜易的肿瘤部分可生长缓慢，部分生长活并易引起继发性青光眼和眼痛。

【诊断】多数病例有非霍奇金B细胞淋巴瘤的病史。活体检查可以帮助诊断，特别是对于没有全身肿瘤病史的病例。

【治疗与预后】如果患者有全身淋巴瘤并接受全身化疗治疗，眼部肿瘤可以暂时观察；如果无全身化疗或全身化疗效果不佳，眼部肿瘤可以接受放射治疗。预后取决于全身肿瘤的恶性度。

（四）葡萄膜浆细胞瘤

浆细胞瘤（plasmacytoma）是由良性或恶性的浆细胞组成的肿瘤，最常见的浆细胞瘤是骨恶性肿瘤，是多发性骨髓瘤的一部分，但它可以作为孤立的髓外浆细胞瘤（extramedullary plasmacytoma）发生。眼内浆细胞瘤发生于葡萄膜，累及脉络膜、睫状体和虹膜，其同样可为多发性骨髓瘤的眼部表现亦可为孤立的髓外肿瘤。

【病理】组织病理学上，葡萄膜浆细胞瘤由淋巴细胞和浆细胞混合而成，但主要由浆细胞组成。根据细胞分化程度，可分为良性或恶性。

【临床表现】肿瘤呈粉黄色，可单发或多发，常伴有继发性视网膜脱离。由于无特异性的临床表现，容易与葡萄膜淋巴瘤、无色素黑色素瘤、骨瘤、转移瘤等混淆。

【诊断】对于临床上疑似的病例，要注意全身排查是否有多发性骨髓瘤。FFA和超声检查无特异性表现。活体检查可以帮助诊断。

【治疗与预后】对于眼内孤立的病变可行放射敷贴治疗。全身预后与肿瘤的分类有关，如为多发性骨髓瘤则预后差。

四、眼内白血病

临床上大多数眼内白血病（intraocular leukemia）患者有全身白血病病史。超过一半的白血病患者有相关的眼部异常，病变累及虹膜、睫状体、脉络膜、视网膜、玻璃体和视神经，但容易被忽略。眼内白血病也可以是全身白血病治疗后复发的一个指征，如眼底出现棉絮斑等通常提示全身预后不好。

【病因与病理】在组织病理学上，眼内白血病的特点是白血病细胞对葡萄膜、视网膜和视盘的浸润，并常常伴有出血。肿瘤细胞通常充满视网膜和葡萄膜血管，并有侵入视神经的倾向。最常见的白血病是慢性淋巴细胞白血病，肿瘤细胞为小B淋巴细胞。慢性粒细胞白血病亦可见，该病是由染色体22和9号之间的易位引起的。另外少见的还有急性淋巴细胞白血病和急性粒细胞白血病，前者多见于儿童而后者多见于成年人。

【临床表现】肿瘤累及视神经或全身化疗引起的视神经

萎缩可以造成视力明显下降。虹膜白血病可表现为孤立性肿块或弥漫性虹膜增厚,病变如破碎,可将肿瘤细胞植入房水,产生瘤样病变,另外也可引起自发性前房积血,因此虹膜白血病可能被误诊为视网膜母细胞瘤、葡萄膜炎或眼内炎;视神经浸润会引起视盘肿胀,但要和中枢神经受累引起的颅内压升高鉴别;在眼后段的病变表现为视网膜、脉络膜斑块状或弥漫性增厚,伴随有明显的斑片状视网膜出血,视网膜血管出现白鞘、棉絮斑及 Roth 斑(中心为白色的肿瘤细胞及渗出成分,周围被红色的血细胞包绕);累及玻璃体会出现玻璃体浑浊。

【诊断】对于白血病患者出现上述眼部表现均应考虑本病的可能。FFA 和超声对本病无特征性表现。活体检查可以帮助诊断。

五、副肿瘤综合征

全身的肿瘤及其相关的转移病变可以通过间接、远程的方式对眼部造成损害,此病变称之为副肿瘤综合征(paraneoplastic syndromes)。其发病可能由如下致病因素引起:肿瘤分泌的激素和生长因子;机体对肿瘤应答所分泌的抗体和蛋白质。

(一)癌症相关性视网膜病变

癌症相关性视网膜病变(cancer-associated retinopathy,CAR)被认为是一种自身免疫性疾病,病变因抗体与各种视网膜表面抗原相互作用,引起外层光感受器和细胞的丢失所致。引起 CAR 的恶性肿瘤主要有支气管癌、妇科癌、乳腺癌等,皮肤黑色素瘤引起的 CAR 亦称之为黑色素瘤相关视网膜病变(melanoma-associated retinopathy,MAR)。

【临床表现】临床上患者常因视力下降、夜盲、闪光感等症状就诊。通常眼部 CAR 的症状数月早于原发肿瘤的症状,但 MAR 常发生在原发肿瘤治疗后数年并往往预示出现肿瘤转移。早期眼底表现正常,随着病变发展视网膜色素上皮呈斑点状改变,视网膜血管轻度萎缩并可出现鞘膜,视神经萎缩,葡萄膜脱色素呈花斑样。

【诊断】ERG 表现出异常,通常同时影响视锥、视杆细胞,有时只影响视锥细胞。血清学检查可以显示抗体与视网膜细胞中一种 23kDa 钙结合蛋白出现阳性反应。

【治疗】关键是原发肿瘤的治疗。局部或全身激素治疗有一定效果。预后不确,取决于原发肿瘤。

(二)双侧弥漫性葡萄膜黑色素细胞增殖

双侧弥漫性葡萄膜黑色素细胞增殖(bilateral diffuse uveal melanocytic proliferation,BDUMP)的主要改变是色素性和无色素性黑色素细胞在双眼葡萄膜同时发生的弥漫性增殖,伴有 RPE 色素沉着和色素减退区域。肺癌等多种肿瘤都可以引起 BDUMP,其症状的出现往往晚于眼部症状数月。

【临床表现】葡萄膜弥漫性增厚;多个色素性和非色素性的轻度隆起的病灶;RPE 层出现多个红色或灰色斑块,可形成网状的外观;睫状体和虹膜形成囊肿;巩膜表面出现肿瘤结节。可合并有渗出性视网膜脱离、白内障和继发性青光眼。

【治疗】无确切有效的治疗方法。

(梁建宏)

参考文献

1. KUJALA E,MÄKITIE T,KIVELÄ T. Very long-term prognosis of patients with malignant uveal melanoma[J]. Invest Ophthalmol Vis Sci,2003,44(11):4651-4659.

2. SHIELDS C L,KALIKI S,FURUTA M,et al. American Joint Committee on Cancer classificaton of posterior uveal melanoma(rumor size category)predicts prognosis in 7731 patients[J]. Ophthalmology,2013,120(10):2066-2071.

3. SHIELDS J A,SHIELDS C L,DEMIRCI H,et al. Melanocytoma of the optic nerve:Review[J]. Surv Ophthalmol,2006,51:93-104.

4. HEINANN H,DAMATO B. Congenital vascular malformations of the retina and choroid[J]. Eye(Lond),2010,24(3):459-467.

5. AYLWARD G W,CHANG T S,PAUTLER S E,et al. A long-term follow-up of choroidal osteoma[J]. Arch Ophthalmol,1998,116:1337-1341.

6. SHIELDS C L,KANCHERLA S,PATEL J,et al. Clinical survey of 3680 iris tumors based on patient age at presentation[J]. Ophthalmology,2012,119:407-414.

7. FREEDMAN S F,ELNER V M,DONEV I,et al. Intraocular neurilemmoma arising from the posterior ciliary nerve in neurofibromatosie. Pathologic findings[J]. Ophthalmology,1988,95:1559-1564.

8. PEYMAN G A,MARTINEZ C E,HEW A,et al. Endoresection of a ciliary Body leiomyoma[J]. Can J Ophthalmol,1998,33(1):32-34.

9. GROSSNIKLAUS H E. RETINOBLASTOMA. Fifty years of progress. The LXXI Edward Jackson Memorial Lecture[J]. Am J Ophthalmol,2014,158(5):875-891.

10. ABRAMSON D H,SHIELDS C L,MUNIER F L,et al. Treatment of retinoblastoma in 2015:Agreement and disagreement[J]. JAMA Ophthalmol,2015,133(11):1341-1347.

11. YANNUZZI N A,FRANCIS J H,MARR B P,et al. Enucleation vs ophthalmic artery chemosurgery for advanced intraocularretinoblastoma:A retrospective analysis[J]. JAMA Ophthalmol,2015,133(9):1062-1066.

12. SINGH A D,SHIELDS C L,SHIELDS J A. Von Hippel-Lindau disease[J]. Surv Ophthalmol,2001,46:117-142.

13. SHIELDS C L,KALIKI S,AL-DAHMASH S A,et al. Vasoproliferative tumors of the ocular fundus. Comparative clinical features of primary versus secondary tumors in 334 cases[J]. Arch Ophthalmol,2012,131(3):328-334.

14. SHIELDS C L,SCHOENBERG E,KOCHER K,et al. Lesions simulating retinoblastoma(pseudoretinoblastoma)in 604 cases:results based on age at prsentaton[J]. Ophthalmology,2013,120(2):311-316.

15. GASS J D. Focal congenital anomalies of the retinal pigment epithelium[J]. Eye,1989,3:1-18.

16. SHIELDS J A,SHIELDS C L,MERCADO G,et al. Adenoma of the iris pigment epithelium. A report of 20 cases. The 1998

Pan-American Lecture［J］. Arch Ophthalmol,1999,117: 736-741.

17. KALIKI S,SHIELDS C L,EAGLE R C Jr,et al. Ciliary body medulloepithelioma:Analysis of 41 cases［J］. Ophthalmology, 2013,120(12):2552-2559.

18. SHIELDS C L,SHIELDS J A,GROSS N,et al. Survey of 520

uveal metastases［J］. Ophthalmology,1997,104:1265-1276.

19. CHAN C C,BUGGAGE R R,NUSSENBLATT R B. Intraocular lymphoma［J］. Curr Opin Ophthalmol,2002,13:411-418.

20. REDDY S C,JACKSON N,MENON B S. Ocular involvement in leukemia—a study of 288 cases［J］. Ophthalmologica,2003, 217(6):441-445.

第十五章

物理性、化学性和应激性眼损伤

根据《中华人民共和国职业病防治法》,职业病是指企业、事业单位和个体经济组织等用人单位的劳动者在职业活动中,因接触粉尘、放射性物质和其他有毒、有害因素而引起的疾病。在眼科领域被列为职业性眼病的包括三类:①化学性眼部灼伤;②电光性眼炎;③白内障(含放射性白内障、三硝基甲苯白内障)(2013《职业病分类和目录》)。随着社会的进步和发展,传统上的职业性眼损伤问题依然不能杜绝,而人类工作场所、工作地点、工作时间随着时代也在发生变化,如视频终端广泛普及与长时间应用所带来的视觉疲劳与损伤已经成为一个社会问题,农药的广泛使用或在大棚内高浓度使用引起眼部问题时有发生,青藏铁路开通后高原环境对视觉系统的潜在威胁等,都应当引起眼科工作者的重视,从而更好地维护劳动者的视觉健康。

第一节 物理性眼损伤

要点提示

本节重点介绍红外线、紫外线、激光、电击或雷击、非电离辐射(电磁辐射)、电离辐射、核爆炸眼损伤的基本概念、损伤机制、临床表现和防治。

一、红外线眼损伤

(一) 定义和流行病学

可见光是指人眼所能够看见的光线,本质上是电磁波,其波长在380~760nm之间。人眼视网膜光感受器包括视杆细胞、视锥细胞,后者包括对红色、绿色或蓝色光谱敏感的三种类型细胞,与人类的视觉行为密切相关。近年发现了对褪黑素敏感的神经节细胞,其对非成像的光觉信息敏感,与似昼夜节律和瞳孔调节有关。新近还发现了对紫外线敏感的视蛋白,在视网膜、虹膜、角膜等眼组织细胞中,其作用也与似昼夜节律有关。不同种属之间光感受器细胞类型和对光敏感光谱范围不同,因此不同种属的可见光范围并不相同。红外线是指不能被人眼所感受,波长在760nm至1mm的电磁波。根据红外线的波长,可以分为近红外线(0.7~2.5μm)、中红外线(2.5~25μm)、远红外线和极远红外线。

红外线普遍存在于自然界和工业生产活动中,一般无害。但是在炼钢高温炉、高温玻璃、电弧焊等生产活动中所暴露的过强红外线,可能对视觉系统产生损伤效应。20世纪50年代、80年代、90年代,我国对高温作业、玻璃工人白内障患病情况进行调查,结果均表明红外线辐射是导致职业性白内障的重要原因。2002年《中华人民共和国职业病防治法》正式实施,职业性白内障被列入三类职业眼病目录之中。但是我国在职业病防治方面仍面临着困难,其中对从事红外线作业人员的防护仍不够完善,接触红外线作业环境劳动者的白内障患病率仍然显著高于非接触者。王维萌等报道工龄在20年及以上炼钢高炉作业工人白内障患病率为23.56%,明显高于其他工龄组。刘秀梅等对电焊作业工人调查也发现,从事电弧作业人员的晶状

体混浊发病率为23.4%,而对照组为5.4%。红外线除对晶状体有损伤作用外,对视网膜也有损伤作用。如阎文银等对暴露红外线作业场所人员调查发现,接触红外线者黄斑病变患病率为4.08%,显著高于非接触者(1.17%)。另外,偶有病例报道或新闻报道的日蚀性视网膜损伤是常见的可见光与红外线共同损伤的疾病。在高原上工作,不注意防护,也可能由于强光(包括红外线)辐射而导致视觉损伤。除此之外,日常生活中的红外线产品也可能对眼造成伤害,如浴霸、电磁波治疗仪等。浴霸是一种用于浴室的红外线取暖装置,其产生的红外线和可见光可以通过角膜、晶状体而到达视网膜。婴幼儿视觉系统发育不完善,婴幼儿不会主动规避强暴露光,多次直视浴霸光源则有可能导致眼睛不适,甚至失明。家用电磁波治疗仪主要通过红外线的热效应改善局部血液循环而对一些疾病具有辅助治疗作用,但是如果使用不当,也可能对眼睛构成潜在的威胁。

(二) 损伤机制

眼组织对红外线的吸收与波长有关系。近红外线可以透过角膜而作用于晶状体,通过红外线的热作用机制影响晶状体代谢,而致晶状体混浊。短波近红外线可透过眼的屈光系统而聚焦于视网膜黄斑部,通过红外线的热作用和光化学损伤机制损伤色素上皮细胞和感光细胞,影响中心视力,严重者可造成视网膜内层损伤,最终导致黄斑部变性甚至穿孔。

(三) 预防

我国目前尚未颁布有关可见光与近红外辐射职业接触限值的卫生标准,一方面是可见光和近红外线致眼损伤的效应和机制非常复杂,尚有许多没有阐明的问题需要人们进一步研究探讨,另一方面是人们对可见光与近红外辐射危害的重视程度还不足,我国缺乏有关职业人群接触现况的数据。因此,为了保障工人们的健康,在探清可见光与近红外辐射眼损伤机制的基础上,寻找损伤的剂量-反应关系,还有大量的工作需要去完成。

二、紫外线眼损伤

(一) 定义和流行病学

紫外线(ultraviolet,UV)是指波长在100~400nm之间的电磁波,根据其生物学作用可将其分为三个区段:UVA(315~400nm),UVB(280~315nm),UVC(100~280nm)。大气臭氧对UV有一定的滤过作用,全部UVC和90%的UVB被吸收,到达地面的只有UVA和部分UVB,其中UVB是皮质型白内障的重要危险因素。人工环境下紫外线的来源包括电弧光、紫外线消毒设备、紫外线识别设备(票据识别、生物样品识别等)、特殊的光源(泛光灯、卤素灯、太阳灯)。紫外线的生物学影响有时还包括其他光源的复合作用。如电弧光所产生的紫外线既包括短波的紫外线,也包括强可见光和红外线。电光性眼炎属于光性角膜炎(photokeratitis),主要是指紫外线对角膜上皮、结膜上皮造成损伤,而出现怕光、流泪、异物感和疼痛等症状,以及结膜充血、角膜上皮脱落等体征。此外,长期从事电焊作业而缺乏防护措施的劳动者更容易患白内障,甚至视网膜病变。

在生产活动中,由电焊操作过程中形成的电弧光是导致紫外线损伤的常见病因。在建国初期,电光性眼炎在电焊工人中常见。据资料记载,电焊工人电光性眼炎的发生率达2.2次/月,每日工作后有眼部不适主诉的达92.1%,调查当日检查发现角膜上皮有点状脱落的占69%,说明当时的防护措施还并不完善。随后国家加强了对职业病的防护,也开始注意眼科职业病问题。回顾文献可以发现这样的现象,在20世纪60年代、70年代有关电光性眼炎的学术文献和其他报道都很少,从一定程度上反映了职业病预防的效果。但是20世纪80年代后关于电光性眼炎的报道增加,1990年至2010年期间相关文献报道达到了高峰,在2010年后电光性眼炎的研究文献仍比较多。从文献数量变化现象也反映了电弧光暴露所引发的损伤与经济发展,以及经济发展与职业病防护工作的不匹配密切相关。自2002年《中华人民共和国职业病防治法》正式实施,电光性眼炎被列为职业性眼病以来,职业防护工作仍不完善,电光性眼炎在一些地方医院仍然比较常见,有的地区电光性眼炎占职业病构成比的7%~20.6%,说明对电光性眼炎的防护仍应该引起重视。目前电光性眼炎致伤因素已经不局限于电焊场所,医疗场所、实验场所、健身馆、体育馆等利用紫外线消毒灯的场所,银行等利用紫外线设备验证票据或钱币真伪的场所,以及为营造气氛而采用包含紫外线光谱光源的歌厅、舞厅或聚会场所都可发生电光性眼炎,甚至因长时间燃放烟花(烟花药剂中含金属粉)也可引起电光性眼炎。受伤者不仅包括利用或接触紫外线暴露的劳动者,还包括那些暴露于采用紫外线消毒场所的无辜者。

环境中的紫外线主要来自阳光,因此长期在阳光下暴露的人员都有可能受到紫外线的伤害,造成角膜损伤,这种损伤也称为光性角膜炎。光性角膜炎是户外旅游的主要健康危害之一。在雪地、水面、高山、草原上长时间活动,如果不注意防护都有可能受到损伤。近年随着军事人员野外训练作业任务的增加,光性角膜炎患者也时有报道。

UVB、UVA波长的紫外线可以部分透过角膜、房水而到达晶状体。晶状体上皮细胞是晶状体代谢最活跃的部位,是紫外线作用敏感的组织。在紫外线的作用下,晶状体上皮细胞的过度凋亡及晶状体蛋白损伤均可导致晶状体混浊。环境中的紫外线是白内障重要的致病因素。白内障患病率具有地域性的差别,我国西南地区(如西藏为1.04%)明显高于北方地区(如黑龙江为0.26%、内蒙古为0.26%、宁夏为0.19%),表明高海拔、低纬度地区的白内障患病率明显高于低海拔高纬度地区,这与这些地域终年日照时间较长,紫外线暴露量较多相关。

少部分紫外线可以抵达视网膜,白内障摘除或植入不防紫外线的人工晶状体眼会有更多紫外线抵达视网膜,而对视网膜可能产生不利的影响。长期紫外线环境暴露也是年龄相关性视网膜病变的危险因素,因此防紫外线和蓝光的人工晶状体可能对年龄相关性黄斑变性疾病的预防有帮助。日光性视网膜炎由强可见光、红外线所致,强紫外线也起到一定的作用。除日光因素外,电弧光和激光暴露也是危险因素。

紫外线是某些动物的可见光,而人类似乎对紫外线是不敏感的。但是最近发现在人的视网膜上有感受紫外线的视蛋白(OPN5),其光吸收敏感峰值在380nm,与动物的相似。这些研究提示在经过角膜和晶状体吸收后,仍会有少部分紫外线抵达视网膜,并发挥一定的生理功能。OPN5也被称为神经视蛋白(neuropsin),动物研究表明,其主要的生物功能涉及生物节律、动物繁殖、神经元生长发育、突触可塑性、记忆获得以及介导皮肤光信号转导等功能。紫外线作为一种非成像类视觉信号,对似昼夜节律调节、近视的形成和发展有影响。因此应该客观地对待紫外线的作用。

(二)损伤机制

电光性眼炎的主要致病因素是紫外线对角膜上皮的损伤作用。紫外线波长不同,对角膜上皮损伤的效果则有较大的差异,其中280nm波段紫外线对角膜上皮损伤最严重,其损伤程度与辐照时间成正比(表15-1-1)。实验研究表明,紫外线对生物组织的损伤包括直接作用和间接作用,表现为紫外线对蛋白质、核酸、糖类等多种生物活性分子的不同程度损伤,而不是某种结构的单一损伤。紫外线损伤的机制包括自由基损伤、细胞凋亡、炎症因子等多方面因素。电光性眼炎主要症状为怕光、流泪、异物感、疼痛。症状出现的时间和严重程度与角膜上皮损伤程度相关,轻者可能仅有眼部不适、异物感,严重者眼睛红肿、不敢睁眼。症状出现的时间可以在电焊光暴露30min后,也可在24h后才出现轻度症状,多数在6~8h。症状出现的时

表15-1-1 不同波长的紫外线和不同照射时间引起的角膜损伤程度

波长/nm	照射时间及角膜损伤程度				
	3min30s	1min45s	45s	10s	5s
200~400	+++	++	++	+	0
265	+++	++	+	0	0
280	+++	++	++	+	+~0
300	++	++	+	0	0
320	+	+	0	0	0
340	+	+	0	0	0
365	0	0	0	0	0

间与部分角膜上皮死亡、脱落导致神经末梢暴露而引起角膜刺激相关。因此，电光性眼炎患者往往在夜间，特别是前半夜就诊的比较常见。紫外线对晶状体的损伤往往是一个日积月累的过程，没有明显的症状，往往在体检过程中才被发现。电弧光对视网膜的损伤主要由可见光和红外线光的作用所致，紫外线也可能起一定作用。而环境中的紫外线对视网膜损伤可能与氧化应激损伤机制有关。

（三）预防

合理的防护是避免紫外线损伤最有效的方法。在电焊作业时按规定戴防护面具。医疗等需要利用紫外线消毒的场所或利用紫外光源设备的场所，需要按照操作规程进行操作和警示，防止操作者或无关者暴露于紫外线辐射环境。对于自然环境中紫外线的预防基本措施包括：配戴紫外线防护眼镜，减少暴露时间，避开紫外线辐射高峰时段作业等。

三、激光损伤

（一）定义和流行病学

激光是一种人造光，除具有一般光的属性外，还具有高亮度、高方向性、高单色性和高相干性的特点。根据激光的频率，激光可以分为红、绿、蓝、紫外等，根据发光原理可分为氦-氖激光、二氧化碳激光、二极管激光、准分子激光等，根据连续性可分为连续激光和脉冲激光，其中脉冲激光包括微秒级、纳秒、皮秒和飞秒激光。从安全性上，按照激光对眼睛、皮肤的伤害情况进行分类，从无害到有害分为不同的等级。国际电子技术委员会 IEC（International Electrotechnical Commission）将激光设备分为五个等级，分别为 Class1，Class2，Class3A，Class3B 和 Class4。例如，Class1 级激光设备，在"可预见的工作条件下"是一种安全设备；而 Class4 级的激光设备，则是可能生成有害的漫反射的设备，会引起皮肤的灼伤乃至火灾，使用中应特别小心。美国食品及药品管理局 FDA（Food and Drug Administration）将激光设备分为六个等级，即 Class Ⅰ，Class Ⅱa，Class Ⅱ，Class Ⅲa，Class Ⅲb 和 Class Ⅳ。对 Class Ⅰ 级者，其激光辐射量不认为是有害的，对 Class Ⅳ 级者，其激光辐射量无论是直接辐射还是散射，对皮肤和眼睛均是有害的。我国国家标准 GB7247.1—2012《激光产品的安全　第 1 部分：设备分类、要求》按照危害程度由低到高，将激光产品分为以下等级：1 类、1M 类、2 类、2M 类、3R 类、3B 类、4 类，并对每类激光均有标记的要求。

自激光器发明以来，激光的安全性就一直受到关注。1965 年 Rathkey 首次报道了激光意外对眼睛的伤害作用，其后随着激光技术的普及应用，激光设备制造业的劳动者、激光设备使用者由于长期接触激光或防护不当、操作不规范、误操作、设备故障等原因，而导致激光伤害的案例时有发生。刘海峰等报道了 22 例激光意外眼损伤事故的调查结果，其中在调试激光器时受伤 19 例，受伤部位以黄斑中心区为多，与注视激光有关。事故发生时，多数受伤者感到眼前突发闪光，继而出现一个不同颜色不同大小的光斑或暗影。个别患者眼部有冲击感，

与此同时视力出现不同程度的下降，重者短时间内完全不能分辨物体。有的伤后出现数小时的目眩及畏光。眼底改变主要表现为受照部位视网膜水肿，灰白斑或出血等。刘海峰回顾了 1971—1990 年期间我国 43 起激光意外事故情况，伤者多是从事激光工作的人员（占 81.4%），受伤原因包括缺乏防护措施，如早期的红宝石激光眼科治疗机观察系统中没有设置防激光滤片，激光可以直接进入没有配戴激光防护镜的操作者眼中；不良的工作环境（开发光路、反射界面、激光发生器位置、屏蔽等方面）；操作不规范，职业伤害防范意识不强。丁慰祖等报道了 11 例激光意外所导致的眼损伤，除 1 例眼科患者外，其余均为激光使用者，包括眼科医生。齐玉彩等报道一例患者在操作军用激光测距仪时，因仪器故障而被激光照射，致黄斑裂孔。

除意外造成眼损伤外，激光接触的职业环境对劳动者也有一定的损伤作用。刘荣华等（1995）报道了长期激光作业者的眼部病变，发现其角膜云翳、晶状体混浊有不同程度增多，但以黄斑改变显著，并有随接触时间延长而增加的趋势，这可能与长期、低强度接触 $1.06\mu m$ 波长近红外线激光的漫反射相关。晏华等（2013）对某激光器制造企业作业工人激光辐射接触与防护现况进行了调查，发现被调查企业多个激光作业岗位存在激光直视接触，其中 2 个作业岗位激光照射量超过《工作场所有害因素职业接触限值物理因素》（中华人民共和国国家职业卫生标准 GBZ 2.2—2007）的接触限值，超标率为 6.5%；8 个作业岗位激光辐照度和照射量超过 2012 年 ACCIH 接触限值，超标率为 25.8%；作业工人防护眼镜佩戴率为 39.0%。李振雪等（2018）也调查了激光接触作业人员眼部健康情况，发现晶状体混浊检出率为 13.75%，高于对照组。同时激光接触作业人员视物模糊、眼痛、畏光及流泪等 4 种眼睛自觉不适症状发生率较对照组高，提示长期的激光接触能够造成作业人员眼白内障发病率增高。上述研究提示，虽然国家对激光接触作业职业防护方面已经有了明确的法规要求，但是职业防护工作落实的还不够好，应该采取有效措施加强激光作业工人的职业防护。

医疗场所经常采用激光作为治疗或检查手段进行应用。眼科利用激光的热效应对组织进行损伤或破坏而达到治疗目的。如角膜屈光手术、视网膜光凝手术、激光小梁成形术等，激光剂量被严格限制在安全范围之内。但是在实际工作中，如光凝点数、光凝所采用的剂量仍与操作者的经验有关，存在一定的风险。眼睛的结构特点使其满足各类光学设备检查的要求，而任何光源足够时间的暴露都可能造成视网膜的损伤。激光类眼底成像设备越来越广泛地用于临床，其对视网膜的伤害也应该引起重视，避免不必要的检查和长时间的检查。其他专科也经常采用激光治疗技术，操作不当也会造成眼睛损伤。有报道皮肤科医生在使用美容激光时，操作不慎或不规范导致视网膜光损伤。

非职业场所也时有激光意外致伤的案例。手持激光器，如激光笔、激光手电筒、玩具激光枪误照射或恶意照射所引起的眼睛伤害案例报道越来越多，以及各类演艺场所或灯光秀中所采用的激光，甚至激光复印机都有致眼睛伤害的案例。其中激

光笔、儿童玩具类对儿童的危害更大，国内外类似的报道均比较多。2014年中央电视台"3.15"晚会曾经曝光了激光笔对人体造成伤害。质检总局产品质量监督司随后针对激光产品可能存在的辐射危害，组织开展了激光笔、儿童激光枪产品质量安全风险监督，采样结果表明有43.3%批次激光笔样品为3B类及以上类别激光产品，76.7%儿童激光枪样品为2类及以上类别激光产品。按照我国国家标准GB 19865—2005《电玩具的安全》规定，玩具中的激光器应满足1类激光辐射功率限值要求。因此，市场上有众多的消费类产品存在激光致伤的隐患，与文献上报道的激光伤害案例多为儿童相符。因此为避免非职业场所激光暴露损伤，不仅需要消费者在选购和使用激光产品时注意产品存在的辐射风险，在国家层面上，严格执法保障产品安全更为重要。

上述非职业场所激光暴露往往是对个体安全的影响，而如果危及执行任务的飞行人员，则有可能导致灾难性的事故。民航飞行员在高空飞行时屡次遭受地面激光照射，引起了美国联邦航空局（FAA）的关注。我国多地机场塔台曾经接到飞行员受到地面激光照射事件。飞行员被激光照射后会有眩光感、眼睛不适等症状，甚至造成视网膜损伤而危及飞行安全。《中国民用航空法》第五十八条规定禁止在依法划定的民用机场范围内和按照国家规定划定的机场净空保护区域内，设置影响机场目视助航设施使用的灯光、标志或者物体。按照此项规定，激光装置不能对飞行构成威胁或潜在的威胁。地方政府或民航管理部门也在机场净空保护区的公告中明确指出"禁止使用激光笔照射飞机"。但是，国内外仍有因故意、恶意用激光笔等装置照射飞机而受到刑罚的报道。

激光技术也被广泛应用于军事领域，如激光武器、通讯、测量、目标引导等。作为一种武器，激光武器有不同的分类方法，如以人为攻击对象的致盲型激光武器；以近距离击毁武器为目的的战术型激光武器和以远距离摧毁导弹、飞机、卫星为目的的战略型激光武器。其中致盲型激光武器是指通过将激光束作用于目标人员，造成眩光、闪光盲等效应，使其作战能力丧失或降低，但不造成其死亡和严重伤害的"人道性"武器。1995年联合国维也纳外交会议上通过了《关于激光致盲武器的议定书》，规定："禁止使用专门设计针对未用增视器材状态下的视觉器官（即裸眼或戴有视力矫正装置的眼睛）造成永久失明为唯一战斗功能或战斗功能之一的激光武器"。永久失明是指无法挽回和无法矫正的视觉丧失，此种视觉丧失为严重致残且无恢复可能。严重致残相当于用双眼测定视敏度低于20/200。对于这类武器的作战性能需要通过生物学效应进行评估。这类低能量的激光武器对人的威胁比较大，通常需要配戴个人防护装具进行保护，如防激光眼镜。

（二）损伤机制

理论上眼屈光介质可以将入射光束高度汇聚成很小的光斑，从而使视网膜单位面积内接受的光能比入射到角膜的光能提高105倍。激光通过眼的屈光折射后，也有类似的光能提高的作用。加之激光的单色性好，视网膜、脉络膜富含色素，是吸收激光能量的良好介质，因此极低能量激光暴露就可能造成视网膜的损伤。激光的生物学效应与激光的能量、作用时间、作用方式（脉冲、连续）、波长等有关。低能量、短脉冲的激光可只引起生理性、可复性的效应，如闪光感、长时间的视觉后像、视力下降。但是这种生理性和可复性的效应足以对飞行员安全操作产生影响，因此对于陆基或海基导引系统激光的应用不能采用临床通用的方法进行评估，要侧重于从视觉心理物理学、视觉电生理学和视觉绩效的角度进行评价。

视网膜损伤机制目前认为与激光的热效应、机械效应和光化学效应三种机制有关，不同作用机制之间可能有重叠。激光作用下（也包括其他可见光或红外线光），视网膜吸收的光能取决于能量沉积速率，而能量沉积速率与激光暴露时间有关。如果能量沉积的速率太低而不能在组织中产生明显的温度升高，则视网膜的损伤可能主要是由于光化学效应所导致的。如果能量沉积速度快于热扩散速度，则被激光照射组织的局部温度升高，导致所照射组织的热损伤，如阈值下激光对色素上皮细胞的损伤。目前临床上应用阈值下激光（微脉冲激光）治疗视网膜疾病的详细机制并不十分清楚，可能通过局部细胞（主要是色素上皮细胞）对细胞因子、视网膜内外屏障通透性的调节而达到治疗黄斑水肿等目的。由于感光细胞功能没有受到明确的损伤（阈值下），因此可以在治疗疾病的同时，恢复视觉功能。但是从动物实验研究来看，阈值下激光仍然可以造成视网膜色素上皮细胞的损伤，甚至感光细胞的损伤，超出了激光仅引起生理学效应的范围。在阈值下激光作用下，在体观察视网膜上看不到明显的形态学变化，而离体条件下，可以发现作用部位的视网膜色素上皮细胞有损伤和修复性改变。

如果激光作用所产生的局部细胞或组织的温度达到临界温度（通常比基础温度高10℃），则不仅造成被照射细胞的损伤，也会累及周边细胞或组织发生损伤，损伤机制包括光化学效应和热效应。大量的动物实验研究了激光能量与视网膜损伤之间的关系，临床上也多采用热效应能量范围的激光进行治疗。在热效应能量的激光作用下，可以在患者视网膜上看到激光作用瞬间的形态学变化，并进行光斑效应分级。如从激光光凝斑可见程度与颜色上分级：勉强可见（灰白色）、可见（白色）、明显可见（白色）和致密的光凝斑（瓷白色）。也可按照光凝斑和视网膜损伤程度进行分级。一级光凝损害：光凝早期检眼镜检查表现为刚刚可见的灰白色圆斑，直径较相应的激光明显小，位于视网膜深层。二级光凝损害：光凝早期眼底检查可见，光凝斑周边部分是灰白色的环，中心区为白灰色圆斑，眼底光凝斑直径与激光斑直径相似；光凝晚期检眼镜下可见，光凝斑中央为含有色素斑纹的棕色圆斑，周边有灰黄色低色素环包绕，光凝损害区周围常有程度不等的色素增生。三级光凝损害：光凝早期检眼镜下表现为一个具有白色中心和两灰白色环的圆斑，白色中心的直径占整个光斑的1/3，白心周围的2个环分别与二级和一级光凝斑中心的色调一致，即内环为灰白色，外环为灰色；光凝晚期检眼镜下观察可见，光凝斑中心为均匀的或斑点状的色素沉着，周围被一个色素脱失环包绕着。

如果激光光能沉积的速度快于机械松弛(应力约束),则会产生热弹性压力波,组织会受到剪切力或空化非线性效应的破坏,即机械效应损伤。窄脉冲(低于50μs)、高能量的激光作用则以机械效应为主,可造成色素上皮层击穿、不同程度视网膜下或视网膜内出血及玻璃体积血。各类激光事故对视网膜的影响往往与激光的热效应和机械效应有关。

(三)预防

从事激光作业、设备生产、激光调试等职业激光暴露的场所,应采取以下措施进行防护:

1. 有激光的工作场所应张贴醒目的警告牌,设置危险标志,禁止无关人员进入激光工作地点。

2. 作业人员应先接受激光防护的培训,进入工作场所应带激光防护眼镜。

3. 激光不用时,应在输出端加防护盖,应尽量让光路封闭,避免人员暴露于激光束。

4. 保持光路高于或低于人眼高度。

5. 防止由镜面、墙壁、仪表板等反射的激光接触到人,或使其接触强度低于安全限度。

6. 在激光运行空间内应保证足够的照明使眼睛的瞳孔保持收缩状态。

7. 直接或间接接触激光时所接受的照射剂量不超过一定的安全限度。

8. 对激光操作人员进行定期体检。

为预防非职业场所激光暴露的伤害,消费者要购买符合国家激光安全标准的产品,严格按照产品说明进行应用,避免无意或恶意对他人进行伤害,要特别重视预防激光产品,如激光笔、激光玩具、激光手电筒对儿童的伤害。要教育和警惕别有用心的人利用激光产品对驾驶人员,特别是飞行人员进行照射,加强法制管理。

四、电击或雷击眼损伤

(一)定义和流行病学

电击伤是指一定量的电流通过人体过程中,电能转化为热能所造成的一种全身性和局部性损伤,常发生于直接接触电源或在高压电场下作业的人群。雷击伤(实为闪电所伤,lightning injury)的发生机制与电击伤相似,但是闪电为一种直流电,作用电能大、时间短,闪电瞬间致局部组织温度极高,可迅速将组织"炭化",因此损伤较一般电击伤更重。造成眼部损伤的原因包括三个方面:对视神经的直接影响,电能转化为热能被眼组织吸收所致损伤和全身血管收缩或心律失常引起的组织缺血。视神经或视网膜损伤通常由血管阻塞或不闭合引起。

电击伤多发群体为青壮年,在特殊职业场所时有发生,少部分发生在家庭,受伤原因主要为缺乏用电知识触电和建筑工地电击伤。除了工农业活动中电击伤外,警用或军事领域应用电击武器(electrical weapon)也可能造成眼部损伤。电击可以引起外眼、眼前节和眼后节的损伤,但病例比较少。在20世纪50年代,眼部电击伤被称为触电眼伤,由于当时的工业还比较

落后,电气化还是奋斗的目标,电击伤案例发生少,很少有眼部电击伤的报道。随着社会进步,生活、工作离不开用电,因电击伤而需要急救的情况增多,但是涉及眼部损伤的仍然比较少。据刘锐等报道,1999年至2000年期间接诊了174例电击伤,其中头部电击伤44例,典型的眼部电击伤3例。由此推测,在急诊中眼部损伤在电击伤中约占1.7%,在头部电击伤中涉及眼部损伤的占6.8%。由于电击伤后,特别是头部电击伤后患者可在短时间内(1d内)发生白内障,也可在长达数年后发生。因此在卢治华等的报道中,电击伤后白内障的发生率达31.6%。也有报道,高压电击伤致视网膜损伤,电击后导致白内障和黄斑病变,或同时引起白内障及视网膜和视神经损伤的报道。

雷击伤常年有散发病例,一般夏季雷击伤发生率更高。关于眼部雷击伤的报道比较少。有的病例只造成角膜损伤,有的病例除损伤角膜外,还可以造成晶状体损伤及眼前节炎性反应,有的病例甚至在数年后发生白内障,有的损伤视网膜。部分病例损伤涉及角膜、晶状体、视网膜等多个部位的损伤,如唐真松等报道2例雷击伤病例,其中1例存在角膜上皮受损、晶状体点状混浊、视网膜水肿和视力下降改变。在雷击伤中伴眼损伤或单纯眼部损伤的占有率缺乏统计数据。国内有数篇文献报道了多起雷击伤病例,如赵嘉言报道6起雷击伤事件,9人受伤,6例死亡者中有4例存在结膜淤血或出血。何同耀报道的23例雷击伤病例中,4例死亡者均有结膜下出血,19例幸存者中有2例失明。由于雷击事件首先是救命,涉及死亡的则多由法医勘验,因此雷击事件病例中对眼科的描述通常比较简单。而能够就诊于眼科的只是部分雷击伤患者,因此在雷击伤中眼科受伤的发生率并不十分清楚。从以上有限的资料中推测,雷击事件致死亡者中,涉及眼睛的达到2/3以上,而幸存者中以眼部明显损伤为主的病例占10.5%以上。

(二)损伤机制

电流通常经过对地电阻最小的路径,因此对电击伤敏感的组织依次为神经、血管、肌肉、皮肤、肌腱、脂肪和骨组织。在电流经过的组织,电能转化的热能导致肌肉、神经和皮肤的凝固性坏死和血管血栓形成,与电源接触部位的组织往往发生灼伤性坏死,组织坏死的程度和热能强度成正比,往往外观组织损害范围不大而深部组织破坏严重。

闪电通过的皮肤上线状或树枝状烧痕,称为雷电击纹(lightning mark),是电流通过时局部轻度皮肤烧伤及皮下血管麻痹扩张所致,有时可伴有血液渗出。电流通过头部的电击伤或雷击伤常致眼部损伤,可出现:外眼灼伤,结膜充血、水肿,角膜上皮脱落、基质层混浊,虹膜睫状体炎,瞳孔可缩小或散大,晶状体混浊,视网膜损伤等局部改变或多个部位受伤,损伤程度与电流、电压、接触部位等密切相关。常见的主观症状包括:畏光、流泪、眼睑痉挛、视力下降,甚至失明,但是需要注意排除心理因素的影响。

(三)治疗与预防

眼部电击伤或雷击伤需要在生命体征平稳的情况下对症治疗,清创、散瞳、抗炎、抗感染,择期行白内障或内眼手术。安

全用电,遵守操作规范是避免电击伤的基本措施。为确保生活中经常接触的具有一定危险性的产品满足安全使用要求,我国采用强制性产品认证制度(3C 认证)。但是在居家生活中应当注意对婴幼儿和老年人用电安全进行教育和管理,避免触电和电击伤的发生。

五、非电离辐射(电磁辐射)眼损伤

(一)定义和流行病学

电磁辐射又称电磁波,是相互垂直的电场和磁场,交替产生并交变震荡,以光速向前传播,具有波粒二相性。电磁辐射可按其频率分成若干频率段,形成电磁波谱。电磁辐射包括电离辐射(γ射线,X 射线)和非电离辐射(无线电波,微波,红外线,可见光,紫外线),其中非电离辐射则常被人们俗称为电磁辐射。我国在《电磁辐射环境保护管理办法》(1997)中将电磁辐射限于非电离辐射,包括极低频(50/60Hz)的工频电磁辐射和 300kHz~300GHz 的射频。这些电磁波具有相同的波速,但波长和频率各不相同,波长越短,频率越高,能量也越大,对物质的穿透力越强,生物学效应也就越明显。电磁辐射广泛存在,地球本身就是一个大磁场,它表面的热辐射和雷电都可产生电磁辐射。太阳及其他星球也从外层空间源源不断地产生电磁辐射,可见光就是电磁波的一部分。生命诞生于电磁辐射环境下,无论在无机物、有机物、生物或非生物的微观世界中,都存在电与磁的作用。细胞的所有代谢过程、信息传导都与电磁有关。如视网膜视杆细胞的视紫红质分子由视蛋白和视黄醛构成的结合蛋白,光子能够引起视黄醛构象发生变化(11-顺视黄醛转变为全反式视黄醛),构象变化激活效应蛋白(转导蛋白),再经过系列的信号放大、转导、加工和传递,在视觉中枢产生视觉,因此生命依赖且适应于自然电磁环境下的生存。随着电、磁现象的发现及其广泛应用,人类被笼罩在非自然的电磁辐射环境之中。所有电子产品都有不同强度的电磁辐射,如居家场所用的各类电器,居住周围环境的基站、电视发射塔,飞机、高铁、电动汽车等交通工具等。在某些职业场所中,电磁辐射强度更大,如信息传递中的电磁波发射,工业、科学、医疗应用中的电磁辐射,高压变电中产生的工频辐射均可能对健康造成不利的影响。鉴于所有的人口都受到不同程度的电磁场的影响,且随着技术的进步电磁场水平将继续增加,WHO 1996 设立了一个"电磁场计划",对电磁场的健康影响进行全面的评估。随后我国为加强电磁辐射环境保护工作的管理,有效地保护环境,保障公众健康,原国家环境保护局制定了《电磁辐射环境保护管理办法》(1997)。

电离辐射对人体的影响很早就引起了人们的重视,而关于电磁辐射对健康的不利影响直到 20 世纪 50 年代才开始引起关注。作为一种新技术,微波技术首先考虑能否为人类的健康服务,如 Dailyl 等利用微波热效应改善眼部循环的实验研究,其在实验中开始注意到了微波对角膜和晶状体的不利影响。Richardson 等(1951)通过实验研究初步证实微波对晶状体具有损伤作用,可以导致动物白内障的形成。Hirch 等(1952)首

先报道了 1 名雷达技术员发生双眼白内障后,微波对人类健康的不利影响才引起人们的关注。眼睛对微波作用敏感,因此早期关于微波生物学效应的研究结果来源于眼科领域。眼科动物实验研究结果提示微波对晶状体有明确的致伤作用,自 Richardson 等的研究后,陆续有其他团队也进行了相关研究。微波对眼睛的损伤作用与微波参数和实验条件有关,如国内黎勤勉、孙民德等研究团队分别观察了微波作用对兔眼组织内温度与损伤关系的观察,均发现玻璃体温度的升高与微波辐射功率、时间有关。眼内晶状体与玻璃体一样均无血液供应,微波作用下晶状体内温度也会升高,但是聚集在晶状体内的温度更难散发。因此在微波作用后不同时间可以观察到兔眼晶状体混浊现象,提示晶状体混浊与微波作用下的热效应有密切的关系,但是微波的热效应并不能完全解释微波的致伤机制。1989 年我国将微波白内障纳入职业性白内障范畴,在《职业性白内障诊断标准及处理原则》(GB11502—89)中指出,微波白内障是指电磁波中 300MHz~300GHz 频率范围(或 1mm~1m 波长)辐射所致眼晶状体损伤,归为非电离辐射性白内障。但是在编制说明中也指出了关于"非电离辐射致白内障问题,有待进一步总结经验"。一些动物学和细胞学实验对晶状体细胞损伤机制进行了深入的研究,发现致白内障的原因除微波热效应外,还与微波作用后致晶状体细胞代谢、炎症、细胞凋亡等多种机制相关。

流行病学资料中也充分反映了微波辐射暴露职业人员白内障发生率高于非职业环境暴露人员。自 Hirch 等(1952)报道了微波可以引起人眼白内障形成后,对微波辐射环境下作业人员眼健康情况进行了众多的调查,流行病学资料表明,微波辐射暴露是导致白内障形成的危险因素。

除职业场所外,生活场所中的电磁辐射强度日趋严重,如智能移动终端已经普及到老年人及儿童,手机、平板电脑已经成为人们的必需品,形影不离。这种随身的低功率密度微波辐射是否对健康有影响是近年来引起社会关注的问题之一。一些流行病学调查资料提示低功率密度微波也可能对眼部造成损伤。有实验研究发现低强度微波($\leq 10mW/cm^2$)作用可以引起人眼或动物眼晶状体上皮细胞的损伤。但是影响晶状体混浊的因素众多,生活中常用电子产品所产生的电磁辐射强度低,能否导致或加速白内障的形成尚缺乏足够的证据,但仍需要注意防护电磁辐射的潜在影响,如距离电子产品过近、使用时间过长。也有报道细胞学实验发现工频电磁辐射对培养的晶状体细胞有损伤作用,但同样缺乏在体实验及流行病学的研究证据。

国内丁淑静(1981)报道了 6 例微波职业环境暴露后眼部损伤的病例,除白内障外,还观察到了视网膜损伤情况。楼苏生(1980)、袁菊珍(1997)分别报道了微波辐射引起视盘病变和微波损伤性视网膜出血个案。Lim 等报道 1 例高功率微波暴露致视网膜功能及形态学改变。上述流行病学资料提示,一定强度职业场所电磁辐射暴露还可以危及视网膜,而在动物实验中也观察到高强度的微波作用可以引起动物视网膜功能和形

态学的变化,说明电磁辐射可以影响视网膜的功能和形态。在今后的临床和流行病学研究中应该注意观察。此外,楼书生(1981)在病例报告中提到了微波作用可以致动物角膜、虹膜、晶状体和视网膜损伤,但是没有给出具体的实验参数和实验数据。黎勤勉等(1983)观察到角膜、虹膜、晶状体和视网膜均有损伤。而孙民德等(1984)观察到了兔眼前房的炎性变化,角膜是否受损不确定,没有观察视网膜是否存在损伤。李昌吉等观察到了亚微波白内障功率的微波作用即可对角膜产生损伤,而 $270mW/cm^2$ 微波作用甚至可以导致角膜穿孔。王小娟等(1996)发现 $5mW/cm^2$ 的毫米波作用不能引起家兔角膜损伤,而 $35mW/cm^2$ 的毫米波作用可以引起家兔角膜明显的损伤效应,因此推测毫米波对角膜损伤的阈值在 $15\sim25mW/cm^2$ 左右。周游等还报道了 S 波段高功率微波对家兔眼的损伤效应。

在军事领域电磁辐射普遍存在,如各类雷达装置是军事通信的基本手段,雷达站、机载雷达、舰载雷达等都可能对健康造成影响。目前已经得到了重视。高功率微波峰值功率可以达到 G 瓦级,已有研究发现其对晶状体、视网膜均有影响,这种影响也与微波作用的参数密切相关。

(二) 损伤机制、病理生理学与临床表现

从理化角度看,极性分子由于电荷分布不均匀,能够吸收电磁辐射能量,通过分子偶极矩作用运动、分子间相互碰撞而产生热,即这种由于分子相互碰撞而产生的热是一个物理过程。电磁辐射的热效应在物理、化学领域都得到了证实和广泛应用,而关于电磁辐射的非热效应或微波的特殊效应则仍然存在质疑。在生物学领域,电磁辐射的致伤作用与微波热效应之间的关系比较明确。电磁辐射的热效应与机体组织的含水量、组织构成、距离体表的位置有关。组织内产生的热量可以通过血液循环进行散热,但是晶状体组织内缺乏血管结构,所产生的热量不能迅速扩散,而对晶状体产生损伤作用,晶状体发生混浊,即白内障形成。因此晶状体是电磁辐射的敏感组织。高强度的微波作用可以使动物玻璃体温度升高,晶状体短时间就会混浊,因此早期的实验多是在高强度下进行微波致白内障的研究。在病理学上,电磁辐射所致白内障的病理学表现与功率密度、作用时间、作用方式等密切相关,可以在高强度作用后即表现出晶状体混浊(与热效应直接相关),较低强度($\leq100mW/cm^2$)后在短期出现改变(与热效应相关),而低强度($\leq10mW/cm^2$)作用可能只能在部分动物或人群中引起晶状体混浊(与非热效应相关)。

在职业场所,电磁辐射强度一般不会过强,但是流行病学资料表明,暴露人群的白内障患病率仍然高于对照组人群,提示高强度电磁辐射致晶状体损伤的机制与热效应直接有关,而低强度电磁辐射(弱电磁场)导致的白内障可能与电磁辐射的其他机制,即非热效应有关。非热效应是指在电磁波辐射作用下生物组织产热很少或产热在 0.1℃ 以下时所出现的效应,其机制并不十分清楚。此外,郭鹞教授团队发现微波作用还存在间接效应(远位效应)现象,机制也不清楚。电磁辐射作用于机体存在通过、反射和吸收三种情况,被吸收的部分才有可能产

生生物学效应。高强度或职业环境的电磁辐射对健康的影响已经取得了共识,纳入了职业病防治管理,而非职业场所,特别是日常生活场所所面临的电磁辐射污染对人体是否有影响,或有多大的影响一直存在争议。从非生物学角度看,弱电磁辐射作用可影响大分子化学键和分子的活化状态等而产生非热效应。从生物学角度看,弱电磁辐射作用可影响大分子蛋白质,改变蛋白酶的活性,增加(或降低)酶的反应速度;可影响细胞功能,如细胞膜的通透性、离子通道的启闭;甚至可影响现有信号的转导或信息传递。因此电磁辐射的生物学效应的产生有其必然的基础,但是又存在一定的不确定性。郭鹞教授认为对电磁辐射生物效应的认识与人们对生物的认识、非生物的认识有着密切的关系。许多无机物对电磁的效应与有机物不一样,对单细胞、组织、器官、生物整体效应更是如此。对非生物或无机物观察到的效应,有些可以在生物实验中得到证实,有些得不到证实,原因在于生物体反应的条件可变性太大,如遗传、个体发育、组织差异,再加上电磁波参数的频段、强度以及作用次序、作用时间间隔等,机体在发生反应前后状态千差万别。许多研究资料证实,不同频率、强度的电磁波在生物实验中,可产生不同程度的效应。但有些情况比较特殊,如发现在频率方面有效应窗,在强度方面也有效应窗,也就是在某个频率,某个强度,反应出现异于前后电磁频段、强度的结果。目前所取得的研究证据尚不充分,不足以改变当前的产品标准和环境标准,对公共卫生政策尚未产生影响。

(三) 预防

电磁辐射的防护包括直接减少源的辐射、屏蔽辐射源、采取个人防护及执行安全规则。高频电磁场的主要防护措施有场源屏蔽、距离防护和合理布局等。场源屏蔽可选用铜铝等金属屏蔽材料使操作地点的电磁辐射强度降低,屏蔽罩应有良好的接地,以免成为二次辐射源。距离防护可采用主动或半主动的远间隔操作。在场源周围设置明显的标志,并将职业地点设置在辐射强度最小的部位,防止在辐射流的正面作业。在难以采取其他措施防护时,短时作业可穿戴防护衣帽和眼镜。

六、电离辐射损伤

(一) 定义和流行病学

电离辐射是指可以引起物质电离的电磁辐射的总称,包括高速带电粒子(α 粒子、β 粒子、质子)和不带电粒子(中子、X 射线、γ 射线等),具有波长短、频率高、能量高的特点。自然界中的辐射来源于太阳、宇宙射线和在地壳中存在的放射性核素(天然辐射)。我国天然电离辐射源所致个人年有效剂量平均值大约为 3.1mSv。人类对自然环境的改变和利用,如能源开发、天然放射性核素的使用、乘坐飞机等均会增加天然辐射量。核武器试验和生产、核能生产、核与辐射技术在医学诊断与治疗、科学研究、工业、农业等各个领域的应用会导致人造辐射,也会带来一定的负面效应。电离辐射技术的开发和利用,如原子弹爆炸、切尔诺贝利核电站事故都给人类造成了灾难性的影响。为了确保公众健康和辐射环境安全,2007 年国家建立了辐射环

境监测网络,定期发布"全国辐射环境质量报告"。

Chalupecky 早在 1897 年就发现 X 线对家兔晶状体有损伤作用,随后 Gutmann(1903)和 Treutler(1905)报道了暴露 X 线的工人发生白内障的案例。此后陆续有电离辐射暴露导致白内障的报道,如对日本广岛、长崎幸存者和对切尔诺贝利核电站事故长期影响的调查发现,事故现场清洁人员在低剂量电离辐射(<700mGy)暴露 12~14 年后,25% 的受试者存在放射线暴露的后囊下或皮质性白内障。

^{60}Co 意外照射会使暴露者短时间内接受较大剂量的电离辐射,幸存者往往发生白内障,如陈玉浩等报告了 10 例 ^{60}Co 意外照射事件后的随访观察,2 例在 3 年内出现典型放射性白内障,1 例 6 年后出现典型放射性白内障,5 例随访观察中出现双眼晶状体后囊下少量点状、颗粒状混浊等放射性白内障的初期改变,2 例在随访期间未观察到晶状体后囊下的混浊。除了意外事故照射外,所从事职业环境中存在电离辐射暴露或以电离辐射技术为主要手段的职业人员长期面临电离辐射暴露的风险,因此在该人群中容易发生辐射性白内障。如李凤鸣在 20 世纪 80 年代多次报道了 X 线操作者中患电离辐射性白内障的病例。姚禄备等(1998)在 1986 年 10 月—1996 年 10 月间对陕西省放射工作者(1 万人)眼晶状体作动态观察,结果发现 12 例职业性放射性白内障,确诊率 0.012%。李小亮(2018)根据全国放射卫生信息平台的 2013—2017 年职业性放射性疾病病例报告分析发现,5 年期间的放射性损伤病例共 105 例,其中放射性白内障占 16.04%。由于诊断标准、检查手段等的不同,职业病防控部门和眼科临床对放射性晶状体损伤筛查的阳性率不一致。如杨春旺等对山东省部分放射工作人员调查显示,晶状体异常率为 30.1%,随着年龄和工龄的增加放射性工作人员眼晶状体异常率显著增加。其中从事不同职业人员的晶状体异常率分别为:X 线诊断为 25.7%,放射治疗为 33.3%,核医学为 60.9%,介入为 29.3%,工业探伤 37.7%,显著高于作为职业病的放射性白内障诊断。当前我国职业病的放射性白内障确诊例数比较少,一方面与个体防护和作业环境改善有关,另一方面与职业病诊断和临床观察标准不一致有关。目前低剂量辐射对眼睛的影响已经引起关注。介入诊疗、核医学、放射诊断等专业人员具有经常暴露低剂量电离辐射的风险,有调查表明这些从业者患白内障的风险高。也有文献报道飞行环境中的低剂量电离辐射也存在对晶状体损伤的风险。王焱等对非职业场所低剂量慢性连续照射的白内障风险进行了研究,研究结果提示非职业场所的电离辐射对人眼健康仍存在一定的风险。

除了对晶状体损伤效应明显,电离辐射对眼其他组织的影响也得到了临床上的关注。在头颈部肿瘤接受放疗照射过程中,局部组织将承受大剂量的辐射剂量。视网膜、视神经和视交叉对电离辐射具有敏感性,因此可能造成损伤,如对视神经造成伤害,被称为放射性视神经病(radiation optic neuropathy,RON),对视网膜造成的伤害,被称为放射性视网膜病变(radiation retinopathy,RR),如放射性黄斑病变(radiation maculopathy,RM)。RON 以进行性、无痛性视力丧失为特征,

严重影响患者的生存质量,国内外都有较多的类似病例报道。RON 的发生与放射治疗的总剂量、靶器官部位靠近眼眶、肿瘤与视神经、视交叉或血管位置的关系有关。有文献报道 RON 的发生率约为 13%(≤50Gy),如果剂量更大,如 60~70Gy 时,发生率可达 50%。国内潘燚等报道,鼻咽癌患者放射治疗 5 年后 60.7% 患者可出现病理性视野。RON 的潜伏期从 5 个月到 15 年,因此应当随访和定期复查放疗后患者视觉功能的变化。与 RON 相似,RR 的发生率也比较高。Gunduz 等在对 1 300 例葡萄膜黑色素瘤敷贴器治疗随访发现,放疗后 1 年和 5 年 RR 发病率分别可达 5% 和 42%,其中增殖性 RR 的 1 年和 5 年发病率分别为 1%、8%。RR 的发生与辐射剂量密切相关,一般认为总剂量在 30Gy(2Gy/次,5 次/周,10Gy/周)的辐照对放射性视网膜病的发生是安全的。而当总剂量在 40~60Gy 时 RR 的发生率为 10%,>60Gy 时可达 50%,70~80Gy 时 RR 发生率达到 85%~90%。一般在辐照后 6 个月至 3 年期间发生 RR,但也有报道在接受总剂量 40Gy 辐照后 2 个月,单眼发生放射性视网膜的病变。此外,也有低剂量电离辐射导致青光眼发生的报道。

(二)损伤机制、病理生理学与临床表现

电离作用是导致辐射损伤的基础。在射线暴露后,射线的高能粒子可以作用于 DNA,导致 DNA 单链或双链断裂、碱基化学修饰、碱基缺失、DNA 之间或 DNA 与蛋白质之间交联等。如果剂量大、暴露时间长,损伤的 DNA 不正常修复,则会通过 DNA 代谢,将错误的信息复制,最终导致部分功能异常、不受调控的分裂增殖或细胞死亡。因此经常处于不断生长、增殖和自我更新的细胞群,如造血组织、肠道上皮对辐射最为敏感,所以急性暴露后易引起骨髓型放射病和肠型放射病。性腺细胞对辐射也非常敏感,幸存者后代可能存在死胎、畸形等基因突变。眼睛角膜上皮细胞、晶状体上皮细胞、视网膜微血管内皮细胞是对电离辐射中度敏感的组织。射线对眼组织除了 DNA 直接损伤机制外,自由基损伤所致的间接损伤是另外一个重要机制。在电离辐射作用下,水分子可被电离为羟基和超氧阴离子等自由基。自由基不能有效、快速清除则会产生众多的损伤作用,如对 DNA 的间接损伤、细胞膜的破坏、蛋白质的直接或间接损伤等。电离辐射致白内障的发生一般较晚。早期的研究认为导致白内障发生的辐照剂量阈值较高,如单次照射剂量为 2Gy,其后修订为 0.5Gy。目前的流行病学调查和研究认为,更低剂量的暴露就可能引起辐射性白内障的发生,与观察方法、随访时间有密切的关系,这可能也是导致我国目前职业性白内障确诊率很低,但是放射性致晶状体损伤实际发生率很高的原因。从白内障发生的病理过程来看,电离辐射致晶状体细胞 DNA 的损伤需要一个比较长的时间过程才能够体现到晶状体蛋白混浊。其次,自由基容易对晶状体组织细胞造成损伤,为对抗自由基的损伤,晶状体组织内有丰富的自由基清除剂,如超氧化物歧化酶、过氧化氢酶等,都能够在一定程度上对抗电离辐射作用下所产生的大量自由基。因此晶状体蛋白能否维持透明性或混浊至白内障与射线类型、辐射剂量、剂量率、暴

露时间、暴露面积、暴露部位、照射发生、晶状体内自由基产生量与清除间的平衡、晶状体组织微环境和机体的状态有关,影响晶状体蛋白的损伤与修复,存在时间累积效应和个体差异。

辐射性视网膜和视神经损伤往往是在局部大剂量射线暴露后发生,与微血管内皮细胞损伤有密切的关系。RON 的发生机制可能主要与电离辐射致供应视神经微血管内皮细胞损伤,导致视盘和视神经缺血性改变相关。其次是电离辐射对视神经组织的直接损伤作用,引起视神经脱髓鞘,导致轴浆运输障碍,促使视神经细胞死亡。电离辐射对脑实质的损伤对 RON 的发生也有影响。对 RON 病理检查发现视神经血管内皮细胞增殖,血管壁增厚伴纤维蛋白样坏死,继而出现神经组织梗死、神经脱髓鞘、反应性神经胶质增生以及慢性炎症浸润等病理变化。RON 发生后视觉传达传输会受到影响,在视觉电生理学检查时会表现为图形视觉诱发电位记录不到明显的诱发波形或 P_{100} 波幅值下降,峰时值延长。

RR 或 RM 的发生与血管内皮细胞及视网膜、脉络膜血供特点有关。视网膜动脉为终末血管,缺乏侧支循环结构,因此在微血管内皮细胞和周细胞受电离辐射损伤后容易发生局部微循环障碍,包括微血管阻塞、微血管瘤、血管渗漏,继而发生缺血性视网膜病变。糖尿病患者视网膜微血管本身容易受到损伤,因此在电离辐射作用下更容易发生放射性视网膜病变。高血压视网膜病变与放射性视网膜病变也有相似之处,两者之间有时易发生混淆。在缺乏有效防护条件下大剂量放疗时,会导致广泛的视网膜血管异常、渗出、出血、黄斑水肿。随着病程的进展,可出现眼内新生血管、玻璃体积血、牵拉性视网膜脱离、虹膜红变,甚至眼球萎缩。脉络膜毛细血管呈小叶分布,小叶之间也缺乏侧支循环,因此电离辐射致脉络膜微血管内皮细胞损伤,也将导致脉络膜局部微循环障碍和缺血性改变,与黄斑水肿和视网膜退行性改变有关系。

(三) 预防

《电离辐射防护与辐射源安全基本标准》(GB18871—2002)对职业人员的职业活动和放射性源进行了规定,包括对眼睛损伤的防护。从文献中可以看出,我国因违反操作规程而导致大剂量射线意外暴露事件越来越少,职场环境控制与从业人员的辐射防护工作规范,使得放射性白内障的病例大幅度下降。目前需要注意的是职业病诊断标准和临床标准的区别,低剂量辐射的风险依然存在,职业人群仍不能忽视低剂量辐射的危害。

七、核爆炸眼损伤

核武器包括多种类型,在战场上实际应用的只有美军在日本投放的 2 颗原子弹,此后核弹成为大国用于核战略威慑的一种手段。随着战术意图需求的增加,各类小型化核武器应运而生,致伤模式与传统的核武器不同,如以强电磁脉冲效应为主要特征的新型核武器(核电磁脉冲弹),主要用于摧毁电子器件、破坏敌方的通信、武器装备等,对人的即时杀伤作用小。核技术及产品还被用于"脏弹"、贫铀弹的生产,因其对平民和环境

有严重的威胁,被联合国禁止应用,但是还是被用于了海湾战争、科索沃战争等战争之中。此外随着恐怖主义泛滥和非法的军火交易,小国家或恐怖组织获得核武器的可能性增加,因此在军事斗争领域时刻需要防核战争的准备。传统核武器爆炸的致伤模式主要包括光辐射(强闪光、热辐射)、冲击波(机械损伤)、早期核辐射(早期放射性损伤)、放射性沾染(内照射损伤)。幸存者还存在电离辐射、持续内照射的长期影响和心理因素损伤。上述各种损伤模式都可能波及眼睛而出现相应损伤,主要包括:①光辐射性角膜损伤,主要表现为角膜混浊、溃疡、穿孔,并伴有前房积血、积脓或虹膜睫状体炎等并发症,多伴有严重的头面部及眼睑烧伤;②光辐射性视网膜脉络膜损伤,视网膜上出现灰白色凝固斑,周围水肿,严重者可出现裂孔,出血可自裂孔流入玻璃体;③核爆炸闪光盲,核爆炸时极耀眼的强光刺激引起的暂时性视功能障碍,称为闪光盲;④辐射性白内障;⑤核爆炸机械性眼外伤,由冲击波和飞溅碎片所致,可造成眼挫伤、挤压伤,严重者可发生眼球破裂;⑥全身放射病合并眼底病变,表现为眼底出血、化脓性视网膜脉络膜炎等。对核爆炸损伤应以预防为主,注意防护,充分利用地形、地物隐蔽,避免直视光辐射,观测、指挥和飞行人员应戴护目镜并有固定的防护设备,使光辐射衰减至安全许可的辐射量。一旦接触超量核辐射,可根据眼部损伤情况进行治疗。

(一) 光辐射眼伤害

核弹爆炸时产生的光辐射包括强闪光和热辐射两种损伤因素,损伤效果与爆炸当量、距爆炸点距离、爆炸方式(地爆或空爆)等武器因素相关,此外还与眼睛是否闭合、注视方向、工作状态(如用潜望镜、望远镜等设备观察)、瞳孔大小(昼间损伤小于夜间)和能见度、障碍物、防护装备或装具等其他因素密切相关。

核爆时的闪光亮度局部亮度强于太阳,包括紫外、可见光和红外波长光在内的高强度、短时间和宽频率的电磁脉冲。光辐射对核爆炸幸存者眼睛的急性损伤包括:强紫外线对角膜的损伤(光辐射角膜损伤)、晶状体的损伤(辐射性白内障)、前房炎症和出血;可见光对视网膜、脉络膜的烧伤(光辐射性视网膜脉络膜损伤)、闪光盲和失能眩目。由于人眼的眨眼反射时间约 1/4s,远远低于光的传播速度,因此人员对于核弹爆炸时的强光辐射的瞬间是没有防护能力。夜间瞳孔散大,会加重这种损伤。临床和动物实验均证实,强可见光导致局部高温,后者致局部组织内形成蒸气爆炸而加重损伤。由于眼屈光折射系统的作用,人类损伤部位主要在黄斑区,而动物损伤部位多位于后极部。损伤病灶大小与距离核爆炸中心点的距离有关。有文献报道距离爆炸点 64km(40 英里)处家兔视网膜损伤的病灶范围约 2mm,在 483km(300 英里)时视网膜损伤的病灶范围约 0.5mm。夜间较昼间光辐射对视网膜损伤的距离更远,如王德文在综述中提到,2 万吨级原子弹空爆试验时,皮肤烧伤半径为 3.2km,视网膜烧伤(家兔)边界白天为 36km,夜间达 64km,甚至在 72.9km 处也有发生。百万吨级超高空爆炸试验时(爆炸高 76 300m),夜间在 552km 处仍发生了视网膜烧伤(家兔)。距

离爆炸点更远,光辐射不能对视网膜造成器质性损伤的位置,此时强闪光仍可对人眼造成闪光盲或眩光失能,使对方暂时失去或部分失去作战能力。军事上还有闪光弹、致眩弹等具有类似作战效能的武器,都是通过产生强光而使人暂时失明(失能)而达到打击敌人战斗力的目的。这类武器被称为失能武器、非致命武器,属于所谓的"人道武器"类别。由于强闪光的作用,视网膜视色素被漂白而不能及时恢复,眼睛将处于暂时失明状态(失能)。因此,核爆炸光辐射(强闪光)对幸存者眼睛损伤包括视网膜烧伤与失能性损伤,中心视力将永久性损伤,明、暗适应功能暂时性丧失。

除强闪光损伤因素外,爆炸还会产生热辐射。在公开的核武器生物学效应文献中可以了解到距离爆炸中心不同距离位置热辐射及冲击波对动物的急性损伤情况。热辐射的传导时间慢,人或动物可以通过眨眼进行一定程度的保护。但是周围环境的突然高温,任何可以燃烧的物品瞬间燃烧,甚至汽化、碳化,因此眨眼或肢体保护作用有一定限度,在近距离不起作用。在建筑物或其他物体遮挡下,形成所谓"轮廓型"(profile type)烧伤,如果是眼部直接暴露在热辐射下,各种烧伤情况都可能存在。各类原子弹爆炸生物学效应记录了热辐射对动物的影响,包括对眼部的影响。由于生命是第一要务,即便是在核爆后暂时存活下来的人,优先考虑的是保命问题,眼睛损伤可能处于次要问题。况且这部分患者因受到全身辐射,往往于核爆3~5d内死亡,因此文献上对于1周内的患者眼科损伤情况几乎没有记录,后期调查的往往是距离爆炸中心远、伤害较轻的幸存者。早期对远距离的动物或人,热辐射对眼睛的致伤特点与烧伤相似,但是由于还存在冲击波、电离辐射的作用,伤情要比一般的烧伤复杂。

(二)冲击波眼伤害

核爆炸产生的冲击波对突出于地面的物体产生冲击作用,对机体造成直接的机械损伤,以及由于身体被抛掷与坠落、移动物品或抛掷物撞击、建筑物倒塌等造成间接性机械损伤,可造成眼挫伤、挤压伤,严重者可发生眼球破裂。

(三)电离辐射眼伤害

躲开了光辐射和冲击波的部分近爆炸中心幸存者在爆炸后3~5d时出现严重的急性病症,如严重的造血型放射病、肠型放射病。此类患者一般在眼科介入前就已死亡。关于日本2次原子弹爆炸后眼科的数据来自2周后的幸存者,这些幸存者远离爆炸中心,初期没有明显的损伤性改变,突然表现出极度虚弱、面色苍白、头发掉落、皮下出血、黏膜下出血和溃疡,造血系统被抑制,血细胞数量急剧下降,表明这部分幸存者因受到了较大剂量的全身辐射而患上了急性放射病(radiation sickness)。Flick等调查发现这部分患者中50%存在视网膜损伤,损伤程度与血象(造血系统)抑制程度相关,因此认为核爆电离辐射早期的眼部损伤可能是造血系统异常所致,即辐射的间接损伤所致。常见的视网膜损伤包括渗出和各种类型出血,如下表(表15-1-2)。另外发现早期晶状体损伤并不明显。Sinskey等对电离辐射晚期眼科的损伤情况进行了调查,其发

现主要的异常在于晶状体,表现为囊膜下混浊或后囊下混浊,发生率达84%,而对照组为16%。限于当时的研究条件、手段、随访时间的限制,目前发现电离辐射对晶状体的损伤远不止于此。

表 15-1-2　原子弹爆炸幸存者视网膜损伤类型和发生率

视网膜损伤类型	发生率/%
渗出性改变	65.2
神经纤维层出血(火焰状出血)	54.3
视网膜前出血	23.9
视网膜 Roth 斑	8.6
玻璃体积血	4.3

(四)放射性沾染眼伤害

放射性沾染是指在核爆炸时产生的大量的放射性灰尘(或放射性落下灰)在沉降过程中造成的外界环境,包括空气、地面、露天水源和其他物体的沾染。此外,爆炸地域的地面土壤和武器装备在早期核辐射中子流作用下也会产生感生放射性。核爆炸放射性沾染的来源主要成分是核装料的裂变产物,又称核裂碎片,包括200~300种放射性同位素如碘、锶、铯,以及一些放射性气体(氪、氙等)释放射线,通过对人体(外)照射而造成伤害,或通过皮肤、呼吸道、消化道吸收到体内,驻留体内形成内照射而产生损伤。放射性沾染所形成的外照射一般为长期的低剂量电离辐射,对人眼的主要影响是辐射性白内障的发生率高。内照射对于甲状腺等器官影响比较大,与碘同位素富集于甲状腺而形成内照射有关。其次,内照射对造血系统等的肿瘤发生有影响,而对于眼的影响相对较小。

第二节　化学物质眼损伤

要点提示

本节更为详尽地介绍了眼化学损伤致伤物的类型、损伤机制,使读者在眼化学损伤方面有全面的了解。临床急救和治疗方面给予了梗概和原则性的描述。因为酸碱灼伤和热烧伤(虽然是物理损伤)在临床上更为常见,对眼的结构功能损害严重,临床急救、治疗、后遗症的处理涉及问题较多,所以在本章第四节专门论述。本节涉及的化学致伤物引起的损伤在临床并不多见,但临床医师了解这些知识对拓展临床鉴别诊断思路是必要的。本节和第四节,从内容主题上看似有重复,但内容上有各自的偏重和强调。比如流行病学两节的叙述内容重复不多,各自保留。

一、概述

化学物质眼损伤是指因化学物质作用而引起的眼部损害,包括化学物质对眼部直接作用和中毒作用两种损伤方式。化学物质眼部直接损伤是指职业场所的化工原料、产品、副产品或废料,包括固体、液体化学物或化学物的蒸气、烟雾,以及飞

扬的粉尘直接作用于眼部而造成眼部损伤,常见的酸性、碱性物质溅入眼内所引起的眼损伤,即接触性眼损伤。赵金甲(1959)在《工业眼科学》中提到化学物眼伤中,17% 为固体化学物所引起,31% 为液体化学物所引起,52% 为化学物烟雾所引起;李凤鸣(1996)在《眼科全书》中提到眼化学灼伤约占眼外伤的10% 左右,占整个工业性危害的 5%~10%。接触性损伤的线索一般比较明确,眼部往往有明显的刺激或过敏症状,通过外眼检查能够确定损伤情况,诊断相对容易,容易引起人们的注意和防护。化学物质中毒性眼损伤(中毒性眼病)是指因机体吸收化学物质,通过某种或某些机制引起急性或慢性中毒所引起的眼部损伤,这类损伤往往是通过间接的方式接触化学物质,通过血液循环或经过代谢后作用到眼部引起损伤,眼部为主要或次要损伤的靶器官。如通过工作环境或铅污染的空气、饮水暴露,导致体内血铅浓度升高,可以引起血液、神经、消化系统等多系统的铅中毒性损伤,也会导致视网膜和视神经的损伤,即铅中毒性损伤。除化学物质急性中毒所引起的全身症状伴有眼部症状而被发现以外,慢性中毒往往在症状比较明显时,损伤已经达到了一定程度,视觉功能损伤往往不可修复,故在临床上遇到不明原因视觉功能下降者,需要注意排除是否存在化学物质慢性中毒性眼损伤的因素。

眼角膜、晶状体和视网膜组织对化学物质的作用非常敏感,理论上超过一定浓度或接触时间的化学物质作用都有可能对眼睛造成伤害。随着新物质和材料的开发应用,加工技术的进步,其所带来的眼睛伤害应该引起关注,如纳米材料的眼毒性作用已经引起关注。

(一)化学性眼损伤常见物质

25 000 种以上的化学物质被用于工农业生产和其他人类活动中,临床上能够引起化学性灼伤主要为酸和碱类化学物质,其次为金属腐蚀剂、非金属无机刺激剂及腐蚀剂、氧化剂、刺激性及腐蚀性碳氢化物衍生物、起泡剂、催泪剂、有机溶剂和表面活性剂,以及其他尚无法按照上述分类方法进行归类的化学物质等十一大类物质,如表 15-2-1 所示为致眼灼伤的常见化学物质[《职业性化学性眼灼伤诊断标准》(GBZ 54—2017)]。随着人类探索自然领域的扩大,新材料和新化学物质不断地被发现,需要注意其对眼是否有灼伤作用,以便预防。

1. 有机化合物中毒

甲醇:是重要化工溶剂,主要由呼吸道和皮肤、黏膜吸收中毒。常见有球后视神经炎,视网膜充血和水肿等。

苯及其衍生物:是工业用溶剂,又是制造杀虫剂、染料、炸药和塑料等原料之一。局部接触可发生结膜炎和角膜炎,中毒时可出现视神经炎、视网膜出血和视网膜脉络膜萎缩。二硝基酚、三硝基甲苯、萘和萘酚中毒,可发生双眼中毒性白内障,特点为初期晶状体前囊下有灰色尘状混浊,后即融合扩大呈环状和盘形粒状金属反光,然后向中央部扩散,使晶状体核呈环形、花瓣形和盘状混浊,最后整个晶状体混浊。醚及其衍生物,直接接触对角结膜有刺激,中毒可产生夜盲和弱视。

三氯乙烯:使用于染料、橡胶、皮革和油漆等工业,中毒可发生球后视神经炎,视神经萎缩和三叉神经麻痹等。

表 15-2-1　致眼灼伤的常见化学物

分类	化学品名称
1. 酸性化合物	盐酸、氯磺酸、硫酸、硝酸、铬酸、氢氟酸、乙酸(酐)、三氯乙酸、羟乙酸、疏基乙酸、乳酸、草酸、琥珀酸(酐)、马来酸(酐)、柠檬酸、己酸、2-乙基己酸、三甲基己二酸、山梨酸、大黄酸
2. 碱性化合物	碳酸钠、碳酸钾、铝酸钠、硝酸钠、钾盐镁钒、干燥硫酸钙、碱性熔渣、碳酸钙、草酸钙、氰氨化钙、氯化钙、碳酸铵、氢氧化铵、氨水
3. 金属腐蚀剂	硝酸银、硫酸铜或硝酸铜、乙酸铅、氯化汞(升汞)、氯化亚汞(甘汞)、硫酸镁、五氧化二钒、锌、铍、肽、锑、铬、铁及铱的化合物
4. 非金属无机刺激及腐蚀剂	无机砷化物、三氧化二砷、三氯化砷、砷化三氢(胂)、二硫化硒、磷、五氧化二磷、二氧化硫、硫酸二甲酯、二四基亚砜、硅
5. 氧化剂	氯气、光气、溴、碘、高锰酸钾、过氧化氢、氟化钠、氢氰酸
6. 刺激性及腐蚀性碳氢化物	酚、甲酚皂、甲氧甲酚、二甲苯酚、薄荷醇、木馏油、三硝基酚、对苯二酚、间苯二酚、硝基甲烷、硝基丙烷、硝基萘、氨基乙醇、苯乙醇、异丙醇胺、乙基乙醇胺、苯胺染料(紫罗兰维多尼亚蓝、孔雀绿、亚甲蓝)、对苯二胺、溴甲烷、三氯硝基甲烷
7. 起疱剂	芥子气、氯乙基胺、亚硝基胺、路易士气
8. 催泪剂	氯乙烯苯、溴苯甲腈
9. 表面活性剂	氯化苄烷胺、局部麻醉剂、鞣酸、除虫菊、海葱、巴豆油、吐根碱、围涎树碱、秋水仙、蓖麻蛋白、红豆毒素、柯亚互、丙烯基芥子油
10. 有机溶剂	汽油、苯精、煤油、沥青、苯、二甲苯、乙苯、苯乙烯、萘、α 和 β 萘酚、三氯甲烷、氯乙烷、二氯乙烷、二氯丙烷、甲醇、乙醇、丁醇、甲醛、乙醛、丙烯醛、丁醛、西烯醛、丙酮醛、糠醛、丙酮、丁酮、环己酮、二氯乙醚、甲酸甲酯、甲酸乙酯、甲酸丁酯、乙酸甲酯、乙酸乙酯、乙酸丙酯、乙酸戊酯、乙酸苄、碘乙酸盐、二氯乙酸盐、异丁烯酸甲酯
11. 其他	速灭威、二月桂酸二丁基锡、N,N' 二环乙基二亚胺、己二胺、洗净剂、除草剂、新洁尔灭、去锈灵、环氧树脂、龙胆紫、甲基硫代磷酰氯、甲胺磷、二异丙胺基氯乙烷、四氯化钛、三氯氧磷、异丙嗪、苯二甲酸二甲酯、正香草酸、辛酰胍氨酸、氟硅酸钠、环戊酮、聚硅氧烷、网状硅胶、溴氰菊酯

二硫化碳:主要用于人造粘胶纤维、橡胶、搪瓷和玻璃工业,中毒时可出现眼肌麻痹,眼球震颤和球后视神经炎等。

硫化氢:可用作提炼金属,一般为工业废气。中毒时可产生球后视神经炎和视神经萎缩等。

四氯化碳:常用作漆、橡胶、硫黄和树脂等溶剂,中毒时可产生球后视神经炎和视神经萎缩等。

一氧化碳:在化工、冶金和煤炭燃烧不充分情况下,易引起中毒,眼部症状有结膜下出血,眼外肌麻痹,瞳孔散大及反应异常,眼底可见发绀、视网膜出血、视神经视网膜炎、色觉障碍和皮质性黑矇等。

氰化氢:为冶金、电镀、制药等生产过程中散发的气体,接触可刺激眼部,中毒可产生弱视或黑矇,眼底变化类似视网膜中央动脉栓塞情况,继之发生视神经萎缩。

汽油:用于燃料、橡胶、油漆和印刷等工业溶剂,中毒可发生眼肌麻痹或慢性结膜炎。

有机磷:为农业杀虫剂,如敌敌畏和滴滴涕等,中毒后由于引起乙酰胆碱过多积聚,出现瞳孔缩小和调节痉挛等。

有机氯:常用制剂有六六六等,中毒后发生视物模糊,眼睑抽搐,眼球震颤,如直接溅入眼内,可引起疼痛和充血等刺激症状。

2. 金属中毒

铅:主要为吸入铅和化合物的蒸气和粉尘引起中毒,表现为眼肌麻痹,眼睑抽搐,眼球震颤,瞳孔异常,视网膜动脉痉挛,动脉周围炎,视神经炎和视神经萎缩等。

汞:主要为吸入汞和其化合物的蒸气和粉尘,中毒后表现为视力减退,眼球震颤,眼肌和瞳孔麻痹,视野缩小,视网膜出血和变性以及视神经萎缩等,此外,晶状体前囊下可见细小粉末状棕色金属反光,叫"汞化晶状体",具有一定的诊断意义。

银:长期暴露于银灰尘和用硝酸银滴眼,可在结膜或角膜上发生棕黑色银沉着,吸入银盐中毒,可在晶状体表面有灰棕色或棕红色均匀反光,为银中毒重要体征之一。

锰:吸入锰粉末和烟尘中毒时,出现瞳孔形状不规则,集合不全,眼球震颤,流泪和视野缩小等。

铊:用于制高度屈光玻璃和钨丝等,中毒后可发生虹膜睫状体炎,白内障,上睑下垂,视神经炎和视神经萎缩等。

3. 非金属无机化合物中毒

砷:砷的化学制剂常用于化工、农药和医学,中毒可引起结膜炎,巩膜炎,视神经炎,虹膜睫状体炎和视神经萎缩等。

磷:在工业上用于制造火柴,灭鼠药,杀虫剂,磷肥和药品等,中毒后因抑制胆碱酯酶的活力,发生瞳孔极度缩小,调节痉挛,视物模糊,眼压低,视网膜出血,视神经视网膜炎和球后视神经炎等。

4. 药物中毒

奎宁:可发生弱视或黑矇,视网膜血管狭窄,视网膜水肿和出血,偶见视盘水肿,晚期可致视神经萎缩等。

解热镇痛药:如安替比林,阿司匹林等,眼部可出现过敏反应,如皮疹,眼睑结膜浮肿,角膜上皮剥脱,甚至形成角膜溃疡等。

穿孔,视神经炎和视神经萎缩等。

巴比妥类和吗啡类药物:可引起上睑下垂,眼球震颤,过敏性结膜炎,中毒性弱视,视网膜血管痉挛,瞳孔缩小,视神经萎缩等。

水杨酸盐药物:可有中毒性弱视,皮质性黑矇,幻觉,眼球震颤,过敏性结膜炎,视野向心性收缩和瞳孔散大等。

山道年:可产生黄视症或紫视症色觉改变,还可有瞳孔扩大,对光反应迟钝,怕光和流泪等症状。

麦角:可发生瞳孔散大,调节麻痹,视网膜血管痉挛、出血和水肿,视野缩小和中毒性白内障等。

磺胺药:中毒时可出现假性结膜炎,虹膜炎,视网膜水肿和出血,视神经炎,暂时性近视,中毒性弱视,白内障,眼肌麻痹等。

抗生素:可发生视神经视网膜炎,视神经炎,眼外肌麻痹,眼球震颤和弱视等。

皮质激素:全身或局部长期应用皮质类固醇,可引起继发性青光眼,严重者可有视盘凹陷,视野缺损等典型改变。其发病机制据认为系影响了黏多糖的代谢,使黏多糖堆积于小梁,使眼压升高,一般停药后眼压可下降。长期使用皮质类固醇可引起晶状体后囊下的皮质性白内障,多见于类风湿性关节炎等疾病,而其他疾病如哮喘、溃疡性结肠炎等则很少见有此类白内障发生。长期局部使用皮质类固醇还可以使角膜发生细菌性感染、单纯疱疹病毒性角膜炎以及真菌性角膜炎,甚至可导致角膜穿破。长期或大剂量的皮质类固醇药物可引起黄斑区色素上皮屏障功能受到破坏,而发生中心性浆液性视网膜脉络膜病变,或使原有病变加剧,甚至发生泡性视网膜脱离。因此,近年来对中心性浆液性视网膜脉络膜病变均主张禁用皮质类固醇药物。

乙胺丁醇:系抗结核药,服用过量中毒时首先发生闪光感,数日后视力明显下降,类似急性球后视神经炎,可出现中心、旁中心、哑铃状或束状暗点,也可发生象限性或向心性缩窄性视野缺损,也可发生视盘炎和视网膜出血。症状多出现在服药后数月,停药后视力可逐渐部分恢复。

胺碘酮:短期大剂量用药时,部分病人出现灯周光环,药物减量后即可消失,用药两周以上者,易产生角膜内色素沉淀,表现在角膜缘下部上皮内有棕黄色结节状颗粒沉着,停药后亦很快消失。

洋地黄:洋地黄中毒能引起色觉异常、视物有蓝边,或一般的黄、橙、绿色色视,视力一般正常。偶尔有结膜炎及眼外肌麻痹现象。

(二)化学物质眼损伤类型

1. 接触性刺激或灼伤　角膜和结膜直接暴露于空气中,因此化学物质可以直接接触角膜、结膜,或停留于角膜、结膜表面及结膜囊内,可能会引起刺激反应或灼伤。眼角膜神经末梢丰富,能够感受对空气中一定浓度的化学物质,如新装修后房间内的甲醛浓度往往较高,如果达到 $0.6\sim1.2mg/m^3$ 或以上,眼睛就会产生刺激症状,如流泪。固体成分接触到角膜、结膜会引起一定程度的刺激反应,甚至灼伤。化学物质性质不同,对角膜、结膜的伤害及其反应有很大的差别,越活跃的化学物质,其接触到泪液和组织后的反应越激烈,损伤可能就越严重,如强酸、强碱眼灼伤。

2. 过敏反应　化学物质致眼部的过敏常见于结膜炎和眼周皮肤。过敏反应可能是由于接触过化学物质,该物质与体内蛋白反应而变性,变性的蛋白作为异种抗原激活人体的免疫反应,再次接触该物质时产生过敏反应,主要是由 IgE 介导的 I 型变态反应。如化妆品中的镍、钴或铬都是常见的引起眼周皮肤过敏的金属元素。工业化带来了环境问题,如废气、污水、农药残留、重金属污染等所引起的健康问题一直受到关注,包括环境因素对眼睛的影响。Randolph(1961)首先注意到一些患者在暴露于多种物质后患病,可能与过敏反应和适应不良有关。其后有人认为,长期暴露于亚毒性剂量以及任何急性暴露,在某些可能具有特殊代谢和遗传易感性的人群中,都可能导致逐渐的物质致敏过程,即多化学物质过敏症(MCS),或变应性环境不耐症(IEI)。目前涉及暴露于浓度低于"阈值"(通常被认为是有毒剂量)的各种环境污染物(溶剂、碳氢化合物、有机磷酸盐和重金属等)对健康影响的问题仍然存在争议。眼结膜、角膜对环境因子敏感,对于原因不明的过敏性结膜炎可以从 MCS 或 IEI 的角度对过敏原进行排除。

3. 化学物质沉积或着色　化学物质可沉着于角膜、晶状体、视网膜组织内,使眼部组织呈现异常的颜色或反光。眼部表面组织的染色或沉着多发生于眼部长时期的直接与化学物接触,或有意或意外接触。如目前为改变角膜颜色达到眼科美容的目的,形成了一种通过向角膜基质层添加染料的角膜染色术。在角膜、晶状体或视网膜组织内的沉着物多数是通过呼吸道、消化道和皮肤吸收,进入体循环而没有被排除的外源性化学物,通过生物转运抵达眼部沉着,也有部分是通过生物转化而形成的化合物。各种化学物的沉着都有一定的颜色和形状,如经常接触银粉、口服含银制剂、局部硝酸银眼药长期应用等可以发生角膜银质沉着(argyrosis corneae),肝豆状核变性疾病导致铜代谢异常,铜元素在体内贮积,在角膜缘基质内有铜金属沉着,形成特征性的K-F环体征。另外,眼内金属异物也经常产生化学物质沉着,如铜、铁等金属异物进入眼内一段时间后,金属元素发生化学变化,依据异物所在的部位,产生化合物可以在角膜、晶状体或视网膜组织内发生金属沉着。

4. 中毒性眼病　中毒是常见的一种化学物质眼损伤形式,损伤原因也主要是外源性化学物质对眼组织的直接作用或经过体内代谢产生毒性作用。这些眼毒性化学物质多是工农业生产过程中的中间产物或终末产品,有的眼部中毒性损伤已经被国家列为职业性眼病,如三硝基甲苯白内障。在职业环境,作业人员可以通过严格的卫生措施进行防护,避免或减少眼部损伤。而通过污染的空气、水源等对普通人群的潜在危害更大,更需要进行预防。

(三)化学物质致眼损伤的常见病变

化学物质对视觉系统各部分都可能产生损伤作用,导致视

觉功能下降。为方便查找,按照眼毒性化学物质所引起病变部位和主要病症的关系总结如下(表 15-2-2)。

表 15-2-2　引起眼部损伤的常见化学物质

序号	病变部位及病症	引起病变的常见化学物质
1	眉毛及睫毛脱落	亚砷、硒、铊
2	眼睑皮肤、结膜、角膜染色或沉着	银、汞、金盐、铜、铬、锇、砷、沥青、邻苯二酚、间苯二酚、对苯二酚、对醌、三硝基酚、木溜油
3	睑缘炎、慢性结膜炎	汽油、三硝基酚,刺激性的化学物的蒸气、烟雾或灰尘
4	眼球震颤	锰
5	眼肌麻痹	汞、铅、锰、砷、金盐、二硫化碳、一氧化碳、氯甲烷、溴甲烷、二氯乙烷
6	单眼复视	二硫化碳
7	角膜上皮脱落	氟化钠、氯、二硫化碳、硫化氢、硫化钠、硫化钙、硫化钡、二硫化碳、苯、甲苯、乙苯、二甲苯、萘、沥青、木馏油
8	角膜知觉麻痹	硫化碳、邻苯二酚、间苯二酚、对苯酚、对醌、三氯乙烯
9	角膜水肿	环氧乙烷、重氮甲烷、芥子气
10	角膜溃疡	砷酸甲酯、重氮甲院、邻苯二酚、间苯二酚、对苯二酚、对醌、三氧化二砷
11	虹膜睫状体炎	砷、金盐
12	晶状体混浊	三硝基甲苯、萘、氯苯、二氯化苯、铊、铀
13	继发性青光眼	二硝基酚、二硝基苯
14	晶状体化学物沉着	汞、铅
15	视盘水肿	一氧化碳、三氯乙烯、二溴乙烷
16	视神经萎缩	汞、铅、铊、氰化物、砷、甲醇、四氯化碳、三氯乙烯、二硫化碳
17	视盘炎	铊、砷、二硫化碳、萘、硝基苯、二硝基苯
18	视网膜出血	汞、一氧化碳
19	视网膜出血、渗出	硝基苯、三硝基甲苯、萘
20	玻璃体结晶沉着	萘
21	调节、集合功能异常	一氧化碳、锰、氯甲烷

(四)化学性眼灼伤的损伤机制

化学性眼灼伤的伤害程度与化学物质的特性密切相关,如酸碱物质的损伤一般比较严重,脂溶性的化学物质容易穿透角膜和结膜组织,引起深层组织损伤。其他影响损伤程度的因素包括化学物质的浓度、接触时间、剂量、作用方式、接触面积,以及化学物质的温度、压力及所处状态有关。化学性灼伤的损伤机制主要与下述几种作用有关:

1. 氧化作用(oxidation)　化学物质通过氧、硫、卤素原子而使蛋白质变性,造成组织损伤,如铬酸、次氯酸钠、高锰酸钾、硝酸、氢溴酸等。

2. 还原作用(reduction) 如羧基汞剂、盐酸、硝酸等能结合组织蛋白中的游离电子而使蛋白变性,在反应的过程中还可能有热的产生而共同对组织产生损伤作用。

3. 腐蚀作用(corrosion) 如各种碱液、酚、黄磷(白磷)、重铬酸盐、金属钠等接触时可使组织蛋白变性。

4. 原生质毒(protoplasmic poisons) 化学物通过与蛋白质形成酯,或通过结合或抑制组织活力和功能所必需的钙或其他有机离子而产生作用。如钨酸、鞣酸、氢氟酸、三氯乙(醋)酸、甲酸、苯酚、苦味酸(三硝基苯酚)、甲酚。

5. 脱水作用(desiccants) 化学物质通过组织脱水而造成损害。由于这些反应通常是放热的,因此产生的热量往往会加剧这种损害。如硫酸、浓盐酸等。

6. 起泡作用(vesicants) 化学物质使接触部位缺血伴缺氧性坏死,皮肤产生水疱、糜烂,如芥子气、氮芥气、路易氏气(均为糜烂性化学毒剂),以及实验室常用的二甲基亚砜(DMSO)。

化学性眼灼伤往往是同时通过几种机制共同作用的结果,以其中一种损伤机制为主要损害方式。如苯酚既对组织有腐蚀作用,又有原生质毒的作用;盐酸通过还原作用使蛋白质变性,通过脱水和产热作用加重组织的损伤。

强碱性化学物质能与组织中的脂类发生皂化反应,所形成的皂化反应物具有亲油端和亲水端,具有脂溶和水溶性,使碱性化学物质容易渗入深部组织。组织表面的碱性物质即时被冲洗干净或停止接触后,已渗入组织内的碱性物质也可继续扩散,引起内眼组织的破坏。因此在碱性化学灼伤时,外表看起来颜色变化小,损伤边界不清楚,但是深层眼部组织的破坏是持续性的,伤势可能在1~2d后会更加严重,组织反应和刺激症状明显,如角膜深层水肿、角膜穿孔、虹膜睫状体炎或其他并发症,甚至失明。一般的酸性化学物质可使组织蛋白发生凝固,形成所谓的凝固性坏死。酸是水溶性,不溶于脂,凝固的蛋白质物质不溶于水,酸也不能通过脂肪组织,因此酸灼伤后组织很快变色,形成边界清楚的焦痂,阻止了酸继续向深部组织扩散,修复效果好于碱灼伤(表15-2-3)。

(五) 化学性眼灼伤分级与诊断

按照《职业性化学性眼灼伤诊断标准》(GBZ 54—2017),职业性化学性眼灼伤分级与诊断标准如下(非职业活动所引起的化学性灼伤,也可以参照下述标准进行诊断):

1. 1级眼灼伤 具备以下任何一项者,即可诊断:
(1) 眼睑皮肤充血、水肿、水疱;
(2) 结膜充血、出血、水肿;
(3) 角膜上皮损伤(上皮缺损),损伤未累及角膜缘,无角膜缘外周缺血。

2. 2级眼灼伤 具备以下任何一项者:
(1) 角膜上皮部分缺损,角膜基质浅层水肿混浊,但仍可见虹膜纹理;
(2) 角膜缘损伤(角膜缘处上皮荧光素染色阳性或角膜缘附近有缺血表现)累及范围大于1个钟点并小于等于3个钟点。

3. 3级眼灼伤 具备以下任何一项者:

表 15-2-3 酸碱灼伤比较

	酸	碱
溶解性		
1. 溶于水	可溶	可溶
2. 溶于油	不溶	可溶
组织化合产物		
1. 蛋白质	失水凝固化合物	碱蛋白质化合物
2. 脂肪	不溶	肥皂
产物性质		
1. 颜色	黄或焦黑	无色或灰白色
2. 形态	结成硬痂	胶状软物质
3. 透明度	不透明	透明
4. 水溶性质	不溶	可溶
5. 妨碍继续渗入	硬痂妨碍渗透	胶状物不妨碍渗透
与组织化合速度	快,立即在接触面凝固	慢,边化合边渗入
渗入组织的速度	慢,似乎先凝固以后难透过	快,似乎先渗入后化合
渗到前房水内的时间		(NH₄OH,5s)
		(5%NaOH,5h)
		[Ca(OH)₂,12h]
虹膜受累发炎	较少、较轻	较常见,较严重
晶状体受累	较少	较多
组织坏死		
1. 部位	局限于酸接触面	由接触面呈扇状扩散
2. 进行性	不显著	很显著
伤口边界	清晰	不清楚
伤口大小	2d内无显著扩大加深	2d内显著扩大加深
伤口深浅	较浅	较深,可穿透
伤口愈合	慢	更慢
伤口内坏死组织分离脱落	易分离,易脱落	不易分离脱落,附于伤口
角膜翳	厚	更厚
角膜新生血管	多	更多
复发性溃疡	有	更常有

(1) 角膜上皮全部缺损,角膜基质深层水肿混浊,看不清虹膜纹理,可看见瞳孔;

(2) 角膜缘损伤(角膜缘处上皮荧光素染色阳性或角膜缘附近有缺血表现)累及范围大于3个钟点并小于等于6个钟点。

4. 4级眼灼伤 具备以下任何一项者:

(1) 眼睑皮肤、皮肤下组织及肌肉损伤,和深部睑板的损伤,修复期出现瘢痕性睑外翻,和(或)瘢痕性睑内翻,睑裂闭合不全;睑缘畸形、睫毛脱失或乱生;或结膜出现坏死,修复期出现睑球粘连;

(2) 角膜全层混浊呈瓷白色,看不见虹膜纹及瞳孔,或出现角膜穿孔;

(3) 角膜缘损伤(角膜缘处上皮荧光素染色阳性或角膜缘附近有缺血表现)累及范围大于6个钟点并小于等于9个钟点。

5. 5级眼灼伤　具备以下任何一项者：

（1）继发性青光眼；

（2）角膜缘损伤（角膜缘处上皮荧光素染色阳性或角膜缘附近有缺血表现）累及范围大于9个钟点并小于12个钟点。

6. 6级眼灼伤　角膜缘损伤（角膜缘处上皮荧光素染色阳性或角膜缘附近有缺血表现）累及范围达到12个钟点，即角膜缘损伤累及角膜缘全周。

（六）化学性灼伤应急处置

1. 化学物质直接接触眼部后，首先就地立即用自来水或其他清洁水冲洗眼部，冲洗时尽量让患者睁开眼睛。冲洗后检查结膜囊，尤其是穹窿部，如有固体化学物者，立即用棉棒彻底清除颗粒、碎屑，然后再次充分冲洗；一次冲洗时间至少15min。

2. 眼部冲洗及彻底清除化学固体物质后，迅速送眼科医疗机构进行治疗。

（七）化学性灼伤治疗原则

眼科急诊室接到病人后，仍需及时用生理盐水充分冲洗结膜囊及眼表。冲洗后检查结膜囊内是否有残留的固体化学物质并彻底清除，清除后再次冲洗。需要注意的是，灼伤的程度通常比表面看起来更深，特别是碱性物质的灼伤，伤势可能在1~2d后会更加严重。

结膜囊点入抗生素眼药水预防角膜感染；结膜囊涂抗生素眼药软膏防止眼球粘连。

角膜缘累及范围超过6个钟点位，有角膜斑翳或白斑形成，后期可酌情选择角膜缘干细胞移植手术、穿透性角膜移植手术。

眼部畸形，如瘢痕性睑外翻、睑内翻、眼睑闭合不全、眼球粘连，可实施眼部整形手术。

（八）化学物质眼损伤预防

任何事故的发生往往是多因素促成的，其中人的因素往往是导致事故发生的主要原因，因此为预防化学物质眼损伤首先应该从人的管理方面入手，使生产者、管理者认识化学物质的危害，任何事故都会对当事者、企业和社会造成不必要的影响。在以往事故调查中多能发现不遵守规章制度方面的安全漏洞，因此企业、管理者和雇员都要严格遵守国家、地方关于安全生产的规章制度。企业要维护生产设备、防护设备处于良好运行状态，警示标识、应急处置物品放置位置适当。个人防护用品可以起到对化学物质防护的辅助作用，但是不能降低环境中有害化学物质的浓度或消除有害化学物质，因此直接从业人员不仅要戴必要的防护用具，还必须要遵守操作规程，尽量避免直接接触化学物质。有害化学物质接触者要定期进行身体检查，及时发现化学品对眼部损伤。企业有责任避免化学物质在生产、运输过程中的泄漏和污染，保护环境。客户和普通人群要按照国家规定标准的剂量和应用方法，警惕化学物质对眼部的伤害。主要的预防方法总结如下：

1. 了解化学物质的危害和应急防护措施。

2. 遵守安全生产规章制度。

3. 维护生产设备、防护设备处于良好运行状态。

4. 戴必要的防护用具，尽量避免直接接触化学物质。

5. 避免生产、运输过程中的泄漏和污染。

6. 按照国家规定的标准控制使用剂量和使用方法。

二、无机化合物中毒眼损伤

（一）铅

【概述及流行病学】铅（lead）是灰白色质软的重金属，被广泛应用于工农业生产中或产品之中。铅及其化合物的烟和粉尘主要经呼吸道进入人体，也可经消化道和皮肤吸收。被铅污染的水源、空气、土壤致青少年群体性血铅中毒的案例时有发生，目前仍然是发展中国家和发达国家共同的公共卫生问题，如2014—2016年发生在美国密歇根州弗林特市（Flint）饮用水铅污染事件的饮水危机，我国也发生过多起采矿、蓄电池铅污染事件。2005年在中国15个城市的17 141名（0~6岁）儿童调查中发现平均铅中毒率为10.45%。而随后对涉及27个省（市）88万多人的文献研究表明，2007—2011年我国儿童血铅水平（μg/L）分别是：68.62、59.13、53.36、66.56和46.56，平均血铅水平58.88μg/L；而相应的儿童铅中毒率（%）分别是：19.56、11.56、12.67、10.41和7.27，平均铅中毒率是12.29%，而生活在铅冶炼企业周边或矿区附近的孩子铅中毒现象可能更加严重，采取生态理念发展经济是杜绝污染的根本性措施。

【铅正常值】作为一种天然产物，铅广泛存在于自然界。而工业活动所带来的铅污染更是无处不在，人类不能免除通过食物、饮用水、空气或用品接触铅及其化合物。我国对于大气、饮用水和食品中的铅含量等均有严格的卫生标准，但是在现实中仍不能杜绝铅的污染及其对人类健康的危害，职业人群则面临的风险更大。对于职业人群慢性铅中毒需要根据国家《GBZ 37—2015 职业性慢性铅中毒的诊断》标准进行诊断（表15-2-4）。已经有大量的流行病学调查和实验研究证实铅的神经毒性作用，特别是对青少年儿童的影响更大，极低的血铅浓度就可能对胎儿发育有影响。最近Fruh等进行的队列研究表明，孕妇在低于40μg/L（血铅）铅暴露下对胎儿的认知、情感仍有风险。由于在生活环境中不能完全排除铅的接触和污染，因此也就没有安全的血铅正常值水平。《职业性慢性铅中毒的诊断》可以作为临床参考，但是普通临床不同于职业病工作，应该有更敏感的筛查与诊断指标。

【铅中毒机制】急性和慢性铅暴露都有可能导致许多有害的系统性影响，包括心血管、造血、神经系统、免疫系统、运动系统和胃肠道系统，其作用机制并不是十分清楚。铅对神经系统（包括视觉系统）的影响与自由基氧化损伤机制有关，其次与铅作为二价阳离子可以在多个水平上替代钙，影响细胞信号传导因素有关。此外，近年在分子水平上发现铅的毒性作用更加广泛。分子水平上模拟钙离子或抑制钙通道而影响神经递质的释放；在神经末梢内可代替钙离子作为第二信使激活PKC和CaM，而增加神经递质的自发性或基础性释放；可阻断电压依赖性钙通道，减少神经递质的诱发性释放；可模拟钙激活PKC，进而改变脑血管内皮细胞的功能，破坏血脑屏障的完整性，导

表 15-2-4 职业性慢性铅中毒诊断标准

	轻度中毒	中度中毒	重度中毒
血铅浓度≥2.9μmol/L(600μg/L)	+	+	+
尿铅浓度≥0.58μmol/L(120μg/L)	+	+	+
红细胞锌原卟啉(ZPP)≥2.91μmol/L(13.0μg/gHb)	+	+	+
尿 δ-氨基-γ-酮戊酸≥61.0μmol/L(8 000μg/L)	+	+	+
腹部隐痛、腹胀、便秘	+	+	+
腹绞痛、贫血、轻度中毒性周围神经病			+
铅麻痹、中毒性脑病	-	-	+

致神经系统功能障碍。

【急性铅中毒眼损伤】急性铅中毒眼损伤时有报道,包括对视网膜直接损伤作用和对视觉系统的影响。铅及其化合物是一种致神经毒性的化学物质,吴丽莎等报道了12例、战波等(1995)报道了2例急性铅中毒病例,病变不仅涉及视皮质(皮质盲),还涉及视神经和眼外肌病变,与铅中毒对神经系统和血管系统的影响有密切的关系。铅可以直接损害视网膜的神经节细胞和神经纤维,如曾碧霞(1993)报道了1例误服密陀僧致急性铅中毒伴中心性脉络膜视网膜病变病例。也有研究发现玻璃体内铅异物可以致家兔视网膜超微结构和功能的改变。从球内铅异物在体内环境的变化到对视网膜损伤存在一个时间过程,李蕴秀等发现2周时视网膜超微结构就发生了变化,胡明等发现2个月时视网膜电图受到明显的影响,这与经过血液循环所带来的高浓度血铅及其化合物所致的急性铅中毒损伤表现不一样。

【慢性铅中毒】慢性铅中毒对视网膜、视神经、视中枢均有影响。对视网膜的影响包括对神经组织的直接影响和对视网膜血管的损伤。在铅的慢性作用下,视网膜神经元细胞、胶质细胞可以发生变性、坏死或凋亡,视网膜神经纤维层变薄;视网膜色素上皮的多发性损害以及暗适应功能减退,视觉信号传导受阻;视网膜动脉痉挛、硬化、出血、渗出,甚至视网膜中央动脉闭塞,脉络膜血管硬化和闭塞等。曾经有学者将铅中毒后视网膜出现点状病变描述为"视网膜点彩"(stippling of retina and lead),并认为是诊断铅中毒的早期标志,但是未能得到普遍认可。视神经病变可表现为视神经炎或球后视神经炎,为双侧性。视野检查有中心、旁中心暗点或环形暗点,尤其是定量视野检查,比平面视野检查更敏感。在低浓度铅作业环境慢性暴露中,平面视野检查阳性者,定量视野检查常能较早检出中心或旁中心暗点。铅对视觉中枢的影响与铅的神经系统毒性作用有关,可以引起铅中毒性皮质盲。有文献报道慢性铅暴露与开角型青光眼发生有关,Yuki 等(2009)报道了体内铅蓄积可能是亚裔人群原发性青光眼的危险因素,最近 Wang 等(2018)报道了铅也是美国人群原发性开角型青光眼的重要危险因素,铅还对儿童神经系统的发育有影响。铅对神经系统发育的影响研究有广泛的报道,包括对视觉发育的影响,如怀孕期间暴露于铅污染,导致胎儿视觉成熟延迟,铅污染可能是导致弱视形成的危险因素研究等。

【治疗】铅中毒治疗的首要措施是脱离铅污染环境或避免铅物品、用具的接触;其次是根据血铅水平进行驱铅治疗,利用螯合剂(如 EDTA)将血铅排除,避免或减弱铅的进一步损伤,而不太可能逆转或减轻铅对认知障碍或其他行为或神经心理的影响。

(二)汞

【概述及流行病学】汞(Hg)为液态银白色金属,常温下即能蒸发为蒸气(水银蒸气)而进入呼吸道,产生毒性作用。无机汞化合物,如氯化汞(升汞)、氯化亚汞(甘汞)、雷汞、硝酸汞、砷酸汞和氰化汞可以通过职业环境和环境污染而进入体内。无机汞可以在微生物作用下转化(甲基化)为有机汞,该过程既可在水体的底泥中进行,也可在鱼体内进行,因此污染水域的鱼类可能会富集汞,食用后可能对人类造成伤害。20世纪50年代日本水俣湾海水被严重汞污染,引发了著名的"日本水俣病事件"就是由于居民食用了大量被甲基汞污染的海产品所致的中毒。20世纪70年代伊拉克居民食用被甲基汞处理的种子后引发了大面积汞中毒事件。汞金属、无机化合物和有机化合物均具有脂溶性,可通过血脑屏障及胎盘屏障。在体内分布以肾脏最高,其次为肝脏和大脑。Warfvinge 等(2000)在猕猴暴露水银蒸气的实验中发现,汞在晶状体、视神经、视盘、视网膜色素上皮和视网膜中具有蓄积。Mela 等(2010)报道甲基汞可以通过斑马鱼血视网膜屏障而在视网膜感光细胞层沉积。

【中毒机制】汞中毒机制目前仍不很清楚。汞与蛋白质中的巯基有特殊的亲和力,它与酶中的巯基结合形成硫醇盐,可使一系列含巯基酶的活性受到抑制,从而导致中毒的发生,出现一系列急、慢性中毒的临床表现,眼中毒临床表现常是全身中毒表现之一。

【汞中毒眼损伤临床】急性汞中毒多为误食汞化合物或吸入水银蒸气所致,引起全身性中毒表现,视觉系统症状不明显。误食高剂量无机汞,可引起口腔、咽喉和胃肠道腐蚀性伤害,可伴有周围循环衰竭、胃肠道穿孔,可发生急性肾功能衰竭和肝脏损害。吸入水银蒸气可在数小时内出现头痛、发热、皮疹(汞毒性皮炎)、口腔炎、胃肠炎、肺炎等症状,可引起发热、化学性气管支气管炎和肺炎,出现呼吸衰竭,亦可发生急性肾功能衰竭。

慢性汞中毒中枢神经系统症状明显,可以引起明显的视觉功能异常,典型的水俣病表现为中枢神经系统和精神相关症状和体征,先天性水俣病是因孕妇食用有机汞污染的食物后通过胎盘引起胎儿中枢神经系统发育障碍,两者均存在视觉系统症状和体征。唐仁泓(1996)报道了金属汞对作业工人视觉系统的危害,包括视力下降(39.94%)、视野向心性缩小(23.32%)、视乳头色淡(7.35%)、神经萎缩(2.56%)。上述改变与作业环境的汞浓度、作业时间有直线关系,且视野缩小和视神经萎缩改变早于汞中毒(诊断)之前,提示视网膜、视神经、视束的损伤是慢性汞影响的一种亚临床表现。李春贺等(2007)报道了一例双眼慢性汞中毒患者,该患者约有10年的时间从事接触汞的职业,主诉为视力逐渐下降,主要体征包括视力下降,不能矫正;双眼视野轻度向心性缩小;瞳孔直接、间接对光反射迟钝;散瞳后检查见双眼晶状体密度高,前囊下及后囊下的皮质内均有大量浅灰色点样混浊,并散在浅蓝色金属样反光亮点,浅灰混浊点及浅蓝亮点较均匀地分布在晶状体皮质的各区(汞中毒性晶状体,mercurilents);双眼视乳头色淡白,边界略模糊,视网膜静脉略扩张;视网膜色橘红,无出血及渗出,黄斑部色素紊乱,中心凹反射模糊未见。Fox等(1979)的动物(牛蛙)实验表明,重金属(铅、汞、镉)只影响视网膜视杆细胞,而不影响视锥细胞功能。Cavalleri等(1998)观察到职业接触汞的作业人员色觉功能下降,改善工作环境后色觉功能可以恢复。Ventura等(2005)研究发现水银蒸气暴露可以引起色觉功能丧失、视网膜电图和多焦视网膜电图异常,表明汞对人类视网膜光感受器的影响是全面的,视杆细胞和视锥细胞均受到影响,电生理学的改变与视觉生理心理学功能的改变是一致的。Feitosa-Santana等(2008)观察到职业环境下暴露水银蒸气后对色觉功能的损伤具有不可逆性,可能与暴露时间长短和汞的毒性作用有关。Lacerda等(2020)调查发现不同的汞接触方式会导致相似的视觉结果,对河流(有机汞接触对象)的损害更大。此外,汞作为一种重金属,也与青光眼的发生有关系。

【汞中毒诊断】从职业病学角度,汞中毒是指在职业活动中,接触金属汞而引起的以中枢神经系统、口腔病变为主,并累及呼吸道、胃肠道、肾脏等的全身性疾病。其诊断原则是根据接触金属汞的职业史,出现相应的临床表现及实验室检查结果,参考劳动卫生学调查资料,进行分析,排除其他病因后,方可依据《职业性汞中毒诊断标准》(GBZ89—2002)进行诊断。《职业性汞中毒诊断标准》(GBZ89—2002)也基本没有眼科诊断指标,但是从流行病学、临床研究、动物实验的研究结果表明,视觉功能可以作为慢性汞中毒的早期敏感指标,包括视野的动态变化、色觉异常等,而视觉电生理学检查技术(VEP、ERG、mfERG)则能够提供更加敏感的客观指标。因此对于怀疑有慢性汞中毒的临床患者,需要注意利用功能的手段进行诊断。

1. 急性中毒

(1) 轻度中毒:短期内接触大量汞蒸气,尿汞增高。可出现发热、头晕、头痛、震颤等全身症状。

并具备下列表现之一者:①口腔-牙龈炎及胃肠炎;②急性支气管炎。

(2) 中度中毒:在轻度中毒基础上,并具备下列表现之一者:①间质性肺炎;②肾病综合征。

(3) 重度中毒,具备下列表现之一者:①急性肾功能衰竭;②癫痫样发作;③精神障碍。

2. 慢性中毒

(1) 轻度中毒,具备下列表现之三项者:①脑衰弱综合征;②口腔-牙龈炎;③眼睑、舌或手指震颤;④尿汞增高。

(2) 中度中毒,具备下列表现之二项者:①出现精神性格改变;②粗大震颤;③明显肾脏损伤。

(3) 重度中毒,具备下列表现之一者:①小脑共济失调;②精神障碍。

【汞中毒治疗】眼损伤往往是汞中毒全身性损伤的一部分,因此治疗原则服从于全身治疗,基本原则如下:

1. 脱离汞接触史,包括职业环境、污染环境(水、土壤、空气)、饮食。

2. 驱汞治疗 可用二巯基丙磺酸钠(unithiol)解毒剂进行急性或慢性驱汞治疗。

3. 对症治疗。

(三) 锰

【概述与流行病学】锰(manganese,Mn)为广泛存在于自然界中的一种金属,在土壤中有不同形态的锰存在。锰是构成体内某些酶的活性基团或辅助因子,也是某些酶如碱性磷酸酶、脱羧酶、黄素激酶等的激活剂,是人类必需的微量营养元素。正常人每日约从食物中摄取锰3~9mg,在成年人体内锰的总量约200~400μmol,分布在身体各种组织和体液中,其中骨、肝、胰、肾中锰浓度较高。锰元素量摄入不足或过量均会产生明显的危害。在工农业生产过程中,锰矿石的开采、粉碎、运输、加工和冶炼,以及制造锰合金的过程中都会使从事相关工作的人员接触到锰。此外,锰化合物还用于制造干电池、焊料、氧化剂、催化剂、化肥,在焊接和风割锰合金以及用锰焊条电焊时,均会产生锰烟尘。Mn蒸气的毒性大于Mn烟尘,而Mn尘(主要是三价锰)毒性又大于Mn烟(主要为二氧化锰)。常见的锰化合物有二氧化锰、四氧化三锰、氯化锰、硫酸锰以及高锰酸钾等。锰中毒主要经呼吸道吸入含锰浓度高的烟尘,可引起职业性锰中毒。2010年3月12日,位于湘潭市雨湖区鹤岭镇的湘潭中创华业电解锰有限公司在生产过程中,生产原料之间发生化学反应,产生有害气体,导致正在作业的工人中毒,造成3人死亡,多人中毒受伤。张焕斌等(1991)对某电池厂28名锰作业人员健康状况进行了调查,发现89.29%的人员有不同程度的神经系统损害,表现为自主神经症状,严重者出现锥体外系损害体征,如肌肉张力增加,眼睑震颤。孙尚玉等(1995)在正常的食品卫生监督监测中发现,某家汽水厂的生产用水(井水)锰含量高达3.0mg/L,调查后发现导致这起污染事件的原因为蓄积在废水井中的高锰酸钾消毒废水大量渗入水源水所致。孙逊(2017)报道56例职业性慢性锰中毒随诊的调查结果,除了慢性锰中毒所导致的锥体体征外,心脑血管疾病患病率更高。陈正清等报道了一起被锰污染米切粉引起的食物中毒事件,该事件导致 524 人中毒,以消化道刺激症状为主。

【中毒机制】Mn 主要以烟尘形式经呼吸道吸收,有机锰可经皮肤吸收。汽油防爆剂 MMT 中的 Mn 原子与一甲基环戊二烯环及 3 个羰基相连,脂溶性增强,组织器官中代谢产物富集增加,毒性更大。锰中毒主要引起中枢神经系统病变,其机制不十分清楚,主要的机制包括:①线粒体毒性:进入机体的锰主要以 Mn^{2+} 的形式通过 Ca^{2+} 单向转运体选择性蓄积于线粒体内,在富含线粒体的神经细胞和神经突触中抑制 ATP 的合成,细胞能量代谢障碍,导致神经细胞病变;②氧化应激伤:线粒体内锰水平的升高会干扰氧化呼吸过程,导致活性氧生成增多,特别是 Mn^{3+} 比 Mn^{2+} 的促氧化能力更强;③影响大脑神经细胞中神经递质的代谢:过量的锰吸收会改变多巴胺、γ-氨基丁酸、谷氨酸的代谢,如锰多以谷氨酰胺合成酶的形式存在于大脑,该酶和谷氨酸盐的转运体共同参与了细胞外谷氨酸盐的清除,这对于兴奋、抑制的程度和平衡有重要意义,过量的锰吸收进入大脑细胞后能改变这些平衡。此外,同铅、汞一样,Mn^{2+} 对于青光眼的发生可能也有关系。

锰毒性的大小与其存在形式和原子价态有关,锰蒸气的毒性大于锰烟尘,而锰烟毒性又小于锰尘。锰的化合物有不同价态,往往价态越高,毒性越大;Mn^{3+} 的毒性较 Mn^{2+} 毒性大。阳离子毒性较阴离子大。在较高的相同剂量下,Mn^{3+} 引起细胞坏死,而 Mn^{2+} 则引起细胞凋亡。氧化物则以氧含量越高,毒性越大。

【锰中毒眼损伤临床】急性锰中毒可因口服高锰酸钾引起急性腐蚀性消化道刺激、炎症及其引起的恶性、呕吐、腹痛等症状和体征,或可因吸入高浓度氧化锰烟雾引起刺激性支气管炎、肺炎和发热。

慢性锰中毒主要见于长期吸入锰烟尘的职业作业人员,锰中毒主要侵犯大脑基底节、黑质区、豆状核,丘脑和小脑,出现退行改变和胶样变性,临床表现以锥体外系神经系统和自主神经症状为主,四肢僵直,动作笨拙,表情举止异常,体征检查出现四肢肌张力增高,闭目难立,以及头晕、头痛、容易疲乏、睡眠障碍、健忘、肢体疼痛、下肢无力和沉重感,以及多汗、心悸等自主神经功能紊乱的表现。严重者可引起帕金森综合征和精神障碍。

【眼部表现】慢性锰中毒主要以中枢神经系统病变为主,缺乏眼部异常的特异性指标。眼部表现包括:

1. 瞳孔不规则,瞬目动作减少,眼肌运动障碍,集合困难,调节减弱,甚至出现动眼危象(oculogyric crisis)。

2. 有的病例有角膜知觉减退,辨色力障碍,视野向心性缩窄。

3. 眼底检查可见视网膜静脉扩张,动脉变细,视网膜水肿等。

4. 锰合金的异物存留眼内,经过分解而产生氢,可导致眼内化脓性炎症。

锰离子增强磁共振成像是近年来发展迅速的一种脑成像新技术,其基本原理是以 Mn^{2+} 作为钙离子(Ca^{2+})的示踪剂,通过观测功能或病理状态下 Ca^{2+} 在神经细胞内外以及神经突触间的传递过程,在活体情况下动态地追踪神经传导通路以研究脑功能。一般是将锰离子制剂通过静脉、皮下或肌肉注射,再通过血脑屏障进入大脑。而在对视觉系统研究中,可以采用锰离子示踪剂滴眼或玻璃体注射,Mn^{2+} 通过血视网膜屏障后可被视网膜神经细胞摄取,沿着轴浆上行而对视路进行示踪,从而方便于视神经功能性成像诊断和视觉传导观察。张君等(2010)在玻璃体内注射示踪剂后观察家兔视网膜功能和形态学变化,发现浓度≤15mmol/L 仅引起视网膜功能可逆性改变,当浓度≥20mmol/L 视网膜出现功能及形态学损害。雷森等(2016)观察了锰离子滴眼液局部应用对眼前节组织的毒性作用,发现 1.00mol/L 锰离子滴眼液对兔眼前节有明显毒性作用,0.50mol/L 锰离子滴眼液的毒性则明显降低,0.25mol/L 锰离子滴眼液对兔眼眼前节无明显的毒性作用。

【诊断】眼锰中毒临床表现无特异性,其诊断必须与全身中毒表现结合起来考虑。慢性锰中毒主要临床症状包括头晕、头痛、易疲乏、睡眠障碍、健忘等类神经症状以及食欲减退、流涎、多汗、心悸、性欲减退等自主神经功能紊乱的表现,同时可有肢体疼痛、下肢无力和沉重感症状,但是缺乏特异性,因此早期诊断目前仍有困难。根据密切的职业接触史和以锥体外系损害为主的临床表现,参考作业环境调查、现场空气中锰浓度测定等资料,进行综合分析,排除其他类似疾病,方可依据《职业性慢性锰中毒诊断标准》(GBZ3—2006)进行诊断(表15-2-5)。对中、重度锰中毒患者,应与帕金森病(震颤麻痹)及帕金森综合征如一氧化碳中毒后遗症、脑炎后遗症和脑动脉硬化以及肝豆状核变性等进行鉴别。普通患者可以借鉴职业病诊断标准进行诊断。

表 15-2-5 职业性锰中毒诊断及分级标准

	中枢神经系统	肌张力
轻度中毒	情绪低落、注意力涣散、对周围事物缺乏兴趣、易激动、多语、欣快感	肌张力增高不恒定,手指明显震颤
中度中毒	情绪低落、注意力涣散、易激动、多语、欣快感	四肢肌张力增高、静止性震颤
重度中毒	感情淡漠、反应迟钝、不自主哭笑、强迫观念、冲动行为、智力障碍	全身肌张力明显增高;四肢出现粗大震颤,震颤可累及下颌、颈部和头部、步态明显异常

1. 范围 本标准规定了职业性慢性锰中毒的诊断标准及处理原则。本标准适用于职业性慢性锰中毒的诊断及处理,非职业性慢性锰中毒亦可参照执行。

2. 规范性引用文件 下列文件中的条款通过本标准的引用而成为本标准的条款。凡是注明日期的引用文件,其随后所有的修改(不包括勘误的内容)或修订版不适用于本标准,然而,鼓励根据本标准达成协议的各方研究是否可使用这些文件的最新版本。凡是不注明日期的引用文件,其最新版本适用于本标准。

3. 诊断原则　根据密切的职业接触史和以锥体外系损害为主的临床表现,参考作业环境调查、现场空气中锰浓度测定等资料,进行综合分析,排除其他类似疾病,方可诊断。

4. 观察对象　具有头晕、头痛、易疲乏、睡眠障碍、健忘等类神经症症状以及食欲减退、流涎、多汗、心悸、性欲减退等自主神经功能紊乱的表现,同时可有肢体疼痛、下肢无力和沉重感等。

【治疗】

1. 脱离锰职业暴露环境。

2. 早期可选用依地酸二钠钙或二巯基丁二酸钠等进行驱锰治疗、对症治疗。

3. 出现明显的锥体外系损害或严重精神障碍时,按照神经精神科治疗原则进行治疗。

(四) 铬

【概述】铬(chromium)是银灰色、质坚硬而脆的金属,主要用于冶金工业,耐火材料和镀铬工业,以及糅皮,皮毛媒染剂、固色剂,照相、印刷制版的感光剂,油漆及颜料的生产中均使用铬及其化合物。二价及三价化合物一般认为是无毒或毒性不大,三价铬还是人体必需的微量元素,而六价化合物如铬酸酐、铬酸盐、重铬酸盐等则有毒,是致机体损害的主要铬化合物。铬可以通过皮肤、胃肠道及呼吸道等途径侵入机体,引起胃肠道及肝、肾功能的损害,急性损害可引起上呼吸道刺激症状,慢性损害则引起接触性皮炎、铬疮、鼻中隔穿孔等。1993 年,美国加州辛克利镇的太平洋电力瓦斯公司(PG&E)向小镇的土地和水源排放含铬污染物,造成该镇癌症高发。2003 年重庆某公司铬渣渗溶液偷排、渗漏排入嘉陵江和 2011 年云南 5 000 吨铬渣被倒入水库,污染水被排入南盘江均导致了严重的六价铬污染事件,2012 年“铬超标毒胶囊”事件时有发生,而多地电镀厂、皮革加工企业等周围地下水和人群体内铬水平超标比较普遍。张吟等(2016)对西部某县长期饮水暴露六价铬(Cr^{6+})人群的暴露水平及健康危害情况进行了调查,结果表明暴露组饮用水中Cr^{6+}含量平均超标倍数为 2.82~3.22;暴露组鼻中隔黏膜穿孔、皮肤红斑水肿和皮肤溃烂的患病率分别为 4.9%、4.3% 和 4.3%。王猛等(2015)对六价铬污染地区居民的消化系统健康损害调查结果表明,消化系统症状、肝胆疾病和消化性溃疡均明显呈现六价铬污染越重,患病风险越大的现象。六价铬是一种对人类有致癌性的物质,它可经呼吸道进入并沉积于肺脏中,而易导致肺癌的发生,在 1987 年我国就已经将铬酸盐制造业所致肺癌列入职业性肿瘤名单之中。也有文献报道铬可以进入中枢神经系统,增加某些脑癌的发病率。

【中毒机制】三价铬是人体所需的微量元素,六价铬对人体有害,为致癌物。铬的化合物可通过皮肤、黏膜、消化道及呼吸道侵入人体。铬接触皮肤黏膜后,有刺激和腐蚀作用,可氧化皮肤表面蛋白造成皮损;可引起鼻出血,鼻中隔穿孔及萎缩性鼻炎。六价铬经呼吸道、消化道或皮肤进入机体后,经非特异性的磷酸或硫酸离子通道通过细胞膜进入细胞内,随后被

细胞内的还原物质(如抗坏血酸、细胞色素 C、谷胱甘肽、半胱氨酸等)还原为五价、四价和三价的形式,从而导致一系列连锁反应,如引起线粒体损伤、细胞 DNA 损伤、干扰 DNA 损伤的修复等。铬的损伤机制除了直接接触刺激、腐蚀作用外,机体中毒与自由基形成与氧化损伤、细胞凋亡与线粒体损害、细胞内钙稳态失衡、抑制 Na-K-ATP 酶等机制有关。此外,六价铬在被还原的过程中,可抑制机体的谷胱甘肽还原酶活性,使血红蛋白变为高铁血红蛋白,致使红细胞携带氧功能减退,血氧含量减少,产生各种中毒症状,严重时导致死亡。

【眼部表现】铬化合物,如铬酸酐及重铬酸的钾、钠盐,直接接触结膜、角膜后可产生严重的刺激和腐蚀作用。关于重铬酸钠对眼的直接损伤已有文献报道,李鸿报道(2005)10 例重铬酸钠直接喷射至眼睛后患者表现为视力下降、异物感、畏光流泪、剧烈眼痛,检查可见结膜混合充血,角膜水肿混浊、上皮剥落,后弹力层皱褶,房水闪辉。廖炳光等(2010)报道了 11 例重铬酸钠烧伤病人眼科就诊情况,其中 2 例重度损伤的患者表现为眼睑严重痉挛肿胀,结膜高度充血水肿,角膜大面积糜烂,上皮剥脱,全层灰白色水肿,内皮纹状混浊,前房有脓样分泌物积聚,并继发高眼压。重铬酸钠水溶液呈酸性,其对结膜和角膜的损伤与酸烧伤有相似的特点。最近有文献报道利用铬离子进行 MRI 图像增强在体观察视网膜结构的技术,作者观察到以 50mM 和 100mM 的高剂量 Cr^{6+} 给药(玻璃体内注射)后 1d,锰沿视觉途径的摄取和转运减少。但是在用 Cr^{6+} 后 1d 或 2 周,在较低的 Cr^{6+} 剂量下这种变化并不明显,推测高铬剂量组(100mM)中锰转运显著降低,但低铬剂量组(50mM)中锰输送并未降低。目前有文献报道铬对中枢神经系统有一定的影响,但尚缺乏关于铬中毒是否涉及对视网膜损伤的文献。

【治疗】可试用硫代硫酸钠、二巯基丙醇(BAL)、二巯基丙磺酸钠等解毒剂,眼部中毒表现可给予对症处理。

(五) 铊

【概述与流行病学】铊(thallium,TI)为银白色柔软的金属,为一种稀散元素,工业、农业、医学和国防军事领域有应用。吸入铊烟尘、蒸气为急性铊中毒的主要侵入途径,使用过程中误操作或不遵守安全操作规程而可能发生急性中毒。矿山开采、冶炼或加工过程中容易对环境造成污染,2010 年 10 月 21 日,韶关冶炼厂发生铊泄漏,导致北江中上游出现铊超标现象;2017 年 5 月,嘉陵江广元段发生铊污染事件;2018 年 8 月湖南醴陵境内的渌江出现铊含量超标情况。铊易溶于水,食用或饮用被铊污染的土壤上生长的蔬菜或水等也可致急性或慢性铊中毒。此外,恶意应用也是导致急性铊中毒的一个常见原因。铊及其化合物属高毒的神经毒物,具有蓄积性,并可引起肝脏及肾脏损害。

【中毒机制】铊中毒机制尚未明确,可能与竞争性抑制钾离子、改变脂质体的膜属性、结合含有巯基的酶、自由基氧化损伤等机制有关。一价铊离子和钾离子(K^+)氧化态相同,粒子半径相近,因此铊离子可以通过体内运输钾离子的通道来扩散,也很容易地参与涉及钾离子的反应中,对神经系统造成损害。

蛋白质中含有大量的二硫键、巯基等维持其结构和功能必需的成分，铊与其他重金属一样和巯基也具有高度的亲和性，通过与蛋白质中的硫元素结合而影响酶的功能，如影响角蛋白生成和皮肤棘层细胞的生长，因此铊中毒容易发生脱发症状。铊离子能够通过血脑屏障，与神经元细胞膜上的磷脂结合，引起细胞膜表面电位以及膜两侧离子流动性的改变，引起神经精神科症状。钾主要通过小肠吸收，肾脏排出，铊离子在吸收与排出过程中会对小肠和肾造成损伤。

【铊中毒眼损伤】早期文献记录铊中毒的眼科特征包括视神经病变、睑缘病、晶状体混浊和眼肌麻痹。Symonds（1953）认为脱发、视神经萎缩和周围神经炎是铊中毒的典型表现。我国于海涛和宿文革报告了 61 例急性铊中毒病例，其中 1 例主诉"四肢末端疼痛、麻木、无力 10d"，神经内科检查发现患者双眼对光反射存在，眼球震颤，右眼外展和上、下视受限，左眼上视受限，缺乏眼前、后节检查报告，其他急性铊中毒病例没有眼部异常表现。刘金铎（1983）观察了 4 例眼部损伤主要集中于视网膜及视神经。曾键（1987）对 31 例慢性铊中毒眼部损害进行了详细观察，这些病例可以分为三种类型：视网膜炎、球后视神经炎；单纯性视神经萎缩；视神经萎缩、视网膜及视网膜色素上皮病变。由于是按照接诊时进行的简单分类和治疗，该分类之间是否存在递进关系及与铊中毒时间、剂量的关系不清楚。Shamshinova 等团队认为除视神经损伤外，视网膜功能异常也是铊中毒眼部损伤的特征。Schmidt 等（1997）对 1 例铊中毒患者进行了 7 年的随访观察，发现慢性铊中毒主要影响视神经和后极部视网膜，表现为图形视觉诱发电位、图形视网膜电图和多焦点视网膜电图的异常。邱晓顿等（2008）报道了 1 例急性铊中毒患者，1 年后眼部检查也发现视神经萎缩、视网膜电生理功能下降。

【诊断】在职业活动中，短期内吸入较大量含铊烟尘、蒸气或可溶性铊盐，经呼吸道、皮肤和消化道吸收引起的以神经系统损害为主要表现的全身性疾病-职业性急性铊中毒。急性铊中毒时往往缺乏眼部的损伤表现，而只是表现为以神经系统损害为主的全身性疾病。铊中毒时往往存在眼部损伤的表现，《职业性铊中毒诊断标准》（GBZ226）包括眼科学诊断指标（表 15-2-6）。鉴于视觉功能损伤在慢性铊中毒中有特殊的诊断价值，因此在临床上怀疑有慢性铊中毒的患者要注意应用对比敏感度、色觉和电生理功能检查手段辅助诊断。

表 15-2-6　职业性慢性铊中毒诊断

	四肢肌力	眼损伤
轻度	双下肢疼痛、麻木，出现对称性袜套样痛觉、触觉或音叉振动觉障碍，神经肌电图显示有神经源性损害	轻度视神经病或视网膜病
重度	四肢远端感觉障碍、跟腱反射消失、四肢肌力减退至 3 级、四肢远端肌肉萎缩	视神经萎缩

【治疗】

1. 脱离现场或铊的接触环境。

2. 急性患者需要用清水彻底冲洗接触部位，如皮肤或眼睛；经消化道中毒者应尽快彻底洗胃、导泻，并灌服活性炭。

3. 支持疗法，增加 B 族维生素、营养。

（六）砷

【概述及流行病学】砷（arsenic），俗称"砒"，广泛分布在自然环境中，主要以硫化物矿的形式（如雄黄 As_4S_4，雌黄 As_2S_3 等）存在于自然界，砷及其化合物主要用于合金冶炼、农药医药、颜料等生产活动中。在土壤、水、矿物、植物中都能检测出微量的砷，人及动物体内含有微量的砷。动物研究中证实微量砷对健康有益，如缺砷饮食可以使动物繁殖减少、出生率降低、发育迟缓。在古代，砷化合物曾经被作为延年益寿的贵重药物，近代砷化合物-砷凡纳明被用于梅毒的治疗，现代含砷药物治疗某些类型的白血病也取得了重要突破。但是另外一方面，过量的砷对人体有不良的影响，包括致癌作用，其中三氧化二砷（砒霜）还是剧毒的化合物，砷化合物可经呼吸道、皮肤和消化道吸收，主要分布于肝、肾、肺及胃肠壁及脾脏，经尿和粪排出。可通过胎盘屏障损及胎儿。砷氧化物、砷酸盐毒性较大，三价砷毒性较五价砷强。

急性砷化物中毒多见于砷化物污染食品或饮水，误服或自杀。黄洋姝（2006）报道了水污染致群体急性砷化物中毒的案例，周超凡（2008）、陈美祥（2010）等团队分别探讨了中药雄黄中毒及其安全性问题。急性砷化物中毒可引起心、肝、神经系统等多脏器损害，其中心肌损害出现最早且持续时间长，损害程度与患者进食量、呕吐、腹泻程度及尿砷浓度相关。

慢性砷化物中毒的人群包括从事砷矿冶炼、三氧化二砷生产的作业人员，以及因大气、饮水长期受砷污染、或长期服用砷剂所导致。呼和浩特部分旗县存在饮水型地方性砷中毒病区，当地卫生防疫部门进行了长期的流行病学研究调查，资料表明慢性砷中毒的患病率在 8.03%~25.42%。魏羽佳等（2001）对燃煤污染引起慢性砷中毒进行了调查，在该资料中慢性砷中毒的患病率为 2.83%，轻、中、重比为 3.72∶2.36∶1，均有不同程度的色素异常及角化，其中存在癌变的有 3 例。赖燕等（2010）对 94 例职业性慢性砷中毒病例临床特征进行了分析，发现 93 例（98.9%）患者存在周围神经源性损害，主要表现为乏力（81.9%）、四肢麻木（85.1%），符合轻度中毒性周围神经病；34 例（36.2%）存在肝功能异常者，表现为谷氨酰转移酶（GGT）、谷草转氨酶（AST）、谷丙转氨酶（ALT）异常。另外，皮肤瘙痒者 78 例（83.0%），有典型皮肤损害者 3 例（3.2%），其中色素沉着和色素脱失 2 例，面部溃烂、渗出 1 例。

【中毒机制】微量砷对健康有益处，适量的砷化合物应用在现代医学中得到了关注，且取得了良好的效果，而过量砷则对身体有害，甚至可危及生命。砷的毒性与化合价有关，三价砷有强毒性，而五价砷则毒性相对较弱。引起急性砷中毒往往与三氧化二砷（砒霜）或砷化氢有关，二者中毒的表现方式有所区别。砒霜通过消化道引起的急性中毒比较常见，发作时间与剂量有关，表现为灼热感、口渴、恶心、呕吐、腹痛、腹泻，这些症状与砷化合物对胃肠道的腐蚀刺激作用有关。砷吸收后，可直接作用于毛细血管,导致脏器微循环障碍、血压下降、休克,甚至昏迷和死亡。砷化氢则通过呼吸道吸入进入血液,其中绝大部分与红细胞中的血红蛋白结合,形成 As-Hb 复合物,使亚铁血红素的释放增多而导致溶血。另外,该过程所产生的 H_2O_2 等自由基导致脂质过氢化反应而使红细胞破损,也是导致溶血的一个因素。此外还可消耗红细胞内还原型谷胱甘肽,细胞膜脆性增加,细胞崩解,也可以引起溶血。严重溶血可以引起急性肾衰及多脏器功能损害。加之砷化氢可直接损伤小动脉和毛细血管,导致血管通透性增加,血容量减少。此外,As-Hb 复合物、红细胞碎屑等使机体处于全身炎症反应状态,机体对炎症反应失控也会导致多器官功能障碍或衰竭。

慢性砷中毒机制也不十分清楚,目前已知涉及多种生物机制,包括氧化应激反应、免疫与炎症诱导、信号通路转导、表观遗传修饰等机制。

【慢性砷中毒眼部表现】砷及其化合物如硫化砷、氧化砷、氯化砷、砷化氢等都可直接刺激外眼,眼睑皮肤出现丘疹、脓疱疹,眉毛和睫毛脱落及皮肤溃疡。球结膜高度水肿充血,睑裂斑增厚,球结膜下出血,睫状充血,重者可致急性脓性结膜炎及剥脱性结膜角膜炎。除直接接触外,吸入或通过污染的饮用水也可以导致急性砷中毒,出现眼部症状。李静华等(2007)对147 例急性砷中毒病例的眼部损害进行了研究,发现急性砷中毒能引起视力下降(视力 <0.8)(14.3%)、畏光(23.8%)、混合性充血(72.1%)、视神经炎(14.3%)、视野异常(15.6%)、视觉诱发电位异常(16.3%)、视网膜电图异常(17.7%)。汪苍壁(1981)对水污染(约 1 个月)致亚急性砷中毒的居民视野进行了调查,发现中毒者中心视力比较好,而周边部视野已经有明显的缩小,与对照组比较,视野缩小者达 37.6%。大部分病例球结膜上有成堆的棕黑色色素沉着,多沉着于结膜血管支周围及角膜周围,有些病例角膜亦有。有些角膜边缘有点状混浊,但未见到这些症状及体征与视野缩小有相关关系,所有病例眼底未见明显改变。汪苍壁(1981)还对大气砷污染者(居住 1~7 年)的视野变化进行了调查,亦发现有周边视野改变。李泽宇等(1996)对长期饮用高砷水居民进行了调查,也发现慢性砷中毒可以引起视力下降、视神经萎缩等神经病变,具有视盘周边色素带、视网膜色素异常分布和视神经萎缩改变者,其视觉诱发电位 P_{100} 峰时值延长。潘建敏(2000)对职业接触砷的 159 名作业人员眼部损害的调查表明,眼底表现为视盘苍白、边界不清,视神经损害与接触砷的时间有关。高伟等(2009)对慢性砷中毒者进行了多焦点视网膜电图检查,提示砷中毒早期即存在视网膜功能不可逆的损害,多焦点视网膜电图对于慢性砷中毒患者的早期诊断和病情监测有意义。

【诊断】有砷或其化合物的接触史,眼中毒临床表现应结合砷急、慢性中毒的全身临床表现及尿砷测定等进行综合判断。

在急性砷中毒病例中,胃肠道刺激、心肌损害等全身症状和体征表现突出,眼部损害不易引起关注。在慢性砷中毒者中,皮肤症状、多发性神经炎症状比较容易识别,而眼部损害需要

眼科专业人员进行检查和判断,其中电生理功能下降和视野范围缩小能够更早期地发现异常。

【治疗】
1. 脱离接触。
2. 可给予二巯基丙醇、二巯基丙磺酸钠等排砷药物。
3. 可用抗氧化损伤、保护肝脏进行综合治疗。
4. 对症治疗。

(七) 磷

【概述与流行病学】磷(phosphorus)分无机磷和有机磷。无机磷包括白磷(又称黄磷)、红磷、紫磷和黑磷 4 种同素异形体。有机磷是指含碳-磷键的化合物或含有机基团的磷酸衍生物。磷是构成生命最重要的元素之一,如细胞膜脂质结构、三磷酸腺苷都离不开磷。但是过量的磷对人体具有毒性。矿山、冶炼和其他工业领域过量的磷主要以蒸气及粉尘形式经呼吸道进入人体。急性磷中毒多由意外事故或操作不当所致,姚丹成等(2004)报道了一起黄磷厂停工检修期间发生了磷中毒事故。慢性磷中毒多由长期吸入磷蒸气或粉尘所致,以牙齿及下颌骨损害为主要表现,可伴有肝、肾损害。农业领域常用的有机磷农药可经皮肤、黏膜、呼吸道及消化道进入体内,误用、操作不规范等是导致有机磷中毒的主要原因,有大量有机磷中毒案例报道。工业活动中产生的废渣、废水排放可导致饮用水磷污染,如 2005 年沱江磷污染事件。随着人们环保意识的提高,排污、排废所引起的污染事件实际发生的可能性也越来越小。但是在人类日常的生活中,粪便、废弃食物、洗衣粉污水、垃圾污水、农业中的化肥污水已经成为磷污染的主要因素,因此预防磷污染,保护环境不只是环保部门的工作,也是每位居民的共同责任。

【中毒机制】白磷(或黄磷)化学性质活泼,毒性较大。对人的致伤可通过接触性灼伤、吸入性肺损伤、误服入消化道损伤。磷以蒸气形式被吸入后主要引起肺部急性损伤,出现肺刺激和呼吸困难症状,检查可见肺部炎症性变化,严重者可造成呼吸窘迫综合征,甚至死亡。幸存者或中毒较轻者肺部可以出现纤维化改变而影响呼吸功能。经胃肠道中毒者主要表现为急性胃肠刺激症状和炎症变化,其中磷与胃酸发生反应可以产生磷化氢,排出体外后有类似"大蒜"味道,大便及呕吐物有磷化氢溢出,在暗处有时可见荧光。磷进入血液后对心、肝、肾及中枢神经系统均有毒性,尸检中观察到急性黄磷中毒者主要脏器均存在损伤。慢性黄磷中毒主要表现为牙槽脓肿和下颌骨坏死。有机磷与胆碱酯酶结合,形成磷酰化胆碱酯酶,阻碍了胆碱酯酶对乙酰胆碱的分解,造成乙酰胆碱的大量蓄积,导致胆碱能神经系统功能紊乱,或直接作用于胆碱能受体,导致下一神经元或效应器过度兴奋或抑制是有机磷中毒的主要机制,主要影响中枢神经系统和平滑肌、横纹肌功能,同时对肝脏也造成损害。另外,急性有机磷农药中毒能够引起以肌无力为突出表现的综合征,其发病时间居于急性胆碱能危象和迟发性周围神经病之间,被称为"中间综合征",可能与乙酰胆碱酯酶被持续抑制有关。

【眼部表现】磷或磷化合物接触眼睛会引起刺激反应和灼伤。黄磷矿石在冶炼过程中产生大量的粉尘和烟雾，气味呛人，刺激眼部出现流泪、异物感、灼痛等症状。长期接触者可出现结膜囊粘丝状分泌物、睑结膜充血、肥厚、糜烂，球结膜浅在充血或混合充血，角膜上皮点、片状剥脱。急性或慢性中毒时以全身中毒表现为主。

有机磷中毒主要与农药应用有关。20世纪60年代，日本对农药应用致眼睛的伤害进行了深入的研究，发现农药引起视觉自主神经综合征——Saku病，主要表现为近视、瞳孔缩小、睫状肌痉挛、视野缩小等症状。魏义岗（2004）对95例有机磷中毒患者眼部表现进行了分析，在该组病例中，95.8%存在巩膜黄染，96.8%存在眼底改变，包括视网膜动脉细窄，视盘充血、水肿、边界模糊和黄斑区水肿，部分病例有眼底出血和渗出。此外，陈金邦（1997）报道了一例应用有机磷农药后夜间视力下降的病例，任银萍（2006）报道了1例急性有机磷中毒后出现双眼大泡性角膜病变。近来有多篇文献报道急性有机磷中毒一段时间后，或慢性有机磷中毒可引起视神经萎缩。

慢性有机磷常表现为视力下降、视野缩小、中心暗点。早期还有文献报道有机磷农药可引起近视性的变化。最近有文献报道，近视与环境中有机磷暴露没有关系。慢性有机磷中毒还可以引起角膜的病变，Sanyal团队的系列研究表明，有机磷对角膜的影响包括圆锥角膜、新生血管、角膜膨胀（keratectasia）等。

除农业外，其他有机磷化合物也存在眼毒性问题。如磷酸三苯酯（阻燃剂TPP）是种含磷元素的化合物，可用作无卤环保型阻燃剂。Shi等（2019）报道了该物质对动物眼发育的不利影响。

【诊断】根据眼部中毒表现，结合全身中毒的典型症状和体征诊断。

1. 确认有磷及其无机物的职业接触史，生活接触磷污染的水源或污染，或农药使用、误用等病史。

2. 接触性损伤主要表现为眼部刺激症状和瞳孔缩小的特征。急性磷及其无机化合物急性中毒时以肝脏受损为突出表现，磷化氢吸入性中毒以呼吸道症状和体征表现为主。慢性中毒主要表现为骨质疏松及坏死，如牙槽脓肿、下颌骨坏死。

3. 急性或有机磷中毒均有眼部症状和体征，瞳孔缩小、视力下降、视野缩小是共同的特点。个别急性有机磷中毒患者可能还存在角膜或视网膜的异常，慢性有机磷中毒患者可能存在近视、圆锥角膜、角膜新生血管等异常，需要注意。血胆碱酯酶活性减低和眼部症状是确诊有机磷中毒眼损伤的主要依据。

【治疗】眼中毒表现恢复的好坏取决于全身中毒治疗的及时与否。

1. 有机磷中毒

（1）迅速清除毒物，用肥皂水或大量清水清洗被污染的部位，口服中毒者应立即反复洗胃，眼部污染者，可用2%碳酸氢钠溶液或清水冲洗，洗后滴入一滴4%~20%后马托品。

（2）给予抗胆碱能神经药物阿托品及胆碱酯酶复能剂解瞬

定或解磷定等，以使被抑制的胆碱酯酶恢复活性。对于青光眼患者要慎用。

2. 磷及无机化合物中毒　可给予护肝药物以及对症处理。

3. 接触性磷灼伤的急救　取0.5%硫酸铜液冲洗结膜囊，如无硫酸铜也可用水冲洗，将双眼浸泡在水中，然后用镊子夹出所有含磷颗粒。另一急救办法是用湿眼垫遮盖双眼，然后按眼烧伤治疗。

三、有机化合物中毒

（一）三硝基甲苯

【概述及流行病学】三硝基甲苯（TNT）为国防工业和矿山建设中常用的炸药，为脂溶性物质，难溶于水，在生产和使用过程中主要通过呼吸道和污染皮肤吸收，也可通过消化道吸收，主要表现为血液改变、肝脏损害及白内障等。顾秋萍等对TNT在体内代谢和生物监测进行了系列研究，在动物腹腔注射后，TNT广泛分布于肝、肾、脑、睾丸及眼等组织，其中在晶状体、房水和肝脏内的平均滞留时间（MRT）较长。TNT的代谢产物主要从尿、粪中排出，排出的速度较慢，脱离接触一年甚至五年后，尿中仍能测得TNT的代谢产物，说明该毒物在体内有明显的蓄积作用。据全国铅、苯、汞、有机磷农药和三硝基甲苯职业中毒调查资料，1979—1982年间我国TNT中毒患病率达3.99%，居全国五种职业中毒之首。急性TNT暴露对肝脏功能影响比较大。郭国新等（2017）对28例急性三硝基甲苯中毒患者肝功能损伤情况调查发现，患者的血清谷丙转氨酶和谷草转氨酶较对照组明显升高，而血清总蛋白、白蛋白和球蛋白含量则变化不大，而慢性中毒者，肝功能损伤类似于病毒性肝炎，存在肝大与压痛症状，但是对其早期诊断仍存在困难。从事TNT作业者容易患恶性肿瘤，特别是肝癌，其发病与工龄、工种、接触TNT程度关系密切。除肝脏损伤外，造血系统、免疫系统、生殖系统和视觉系统均可受到损伤。常元勋和江泉观（1997）认为，如果TNT接触者HBsAg阴性，血清白蛋白含量和CP活性下降，血清磷酸化酶a活性升高，血清甘油三酯含量下降，可作为评价TNT中毒性肝损伤的早期诊断指标。姚明等（1994）和Sabbioni等（2005）的研究认为血红蛋白加合物（Hb-adduct，4ADNT）是一种监测TNT暴露的生物标志物和生物效应生物标志物。

【TNT中毒眼部表现】TNT暴露对眼睛的损伤部位包括眼睑皮肤、结膜、晶状体和视网膜。TNT暴露对晶状体伤害得到了普遍的共识，大量文献报道了TNT职业接触者患白内障情况。黄莉莉等（1989）通过诱导的方式证实了TNT可以导致实验动物白内障形成，三硝基甲苯白内障也被纳入职业病。早期的文献报道TNT还可以引起视网膜出血、视神经炎、球后视神经炎、视神经萎缩和周边视野改变。杨雪萍等（1999）的研究认为周边视野的改变与晶状体混浊没有对应关系，也推测TNT暴露对视网膜有损伤作用。杨雯等（2007）对三硝基甲苯的眼部职业危害调查结果表明，TNT暴露后主要引起晶状体混浊、干眼、结膜炎、虹膜色素脱失病变。可能由于职业场所的环境和防护措施得到了充分的改善,目前 TNT 暴露致眼部损伤的病例减少。因此,目前缺乏 TNT 致视网膜损伤的进一步临床证据。

【中毒机制】TNT 中毒发病机制尚未完全阐明。TNT 进入血液后与血红蛋白提供共价结合形成 TNT 血红蛋白加合物(4ADNT),后者与白内障的形成有关。最近 Deng 等(2012)的工作表明,TNT 的损伤机制可能包括通过 NRF2 介导的氧化应激反应、芳基烃受体信号传导、LPS/IL-1 介导的细胞色素抑制 RXR 功能,以及细胞色素 P450 介导的外源代谢信号参与外源代谢。

【诊断】职业性三硝基甲苯白内障需要按照《中华人民共和国国家职业卫生标准:职业性三硝基甲苯白内障诊断标准(GBZ45—2010)》进行诊断,诊断原则包括三硝基甲苯职业密切接触史,出现以双眼晶状体混浊改变为主的临床表现,结合必要的动态观察,参考作业环境职业卫生调查,综合分析,排除其他病因所致的类似晶状体改变后,方可诊断。

非职业性三硝基甲苯白内障可以参考上述标准进行诊断。

【治疗】目前缺乏针对 TNT 中毒治疗的药物,对于三硝基甲苯白内障可行白内障摘除和人工晶状体植入术治疗,其他症状可采取对症治疗和支持治疗。

(二) 硝基酚

【概述与流行病学】二硝基酚有六种异构体,以 2,4-二硝基酚毒性最大,具有脂溶性,可以通过皮肤、消化道及呼吸道吸收中毒,主要用于有机合成、染料、炸药等。二硝基酚是一种解偶联剂,可在线粒体内膜中自由移动,当其进入基质后可释出 H^+,返回胞液侧后可再结合 H^+,从而使 H^+ 的跨膜梯度消除,使氧化过程释放的能量不能用于 ATP 的合成反应,使电子传递和 ATP 形成两个偶联过程分离,只抑制 ATP 的生成过程,不抑制氧化反应,结果机体的代谢率增快,而能量代谢效率下降,更多的脂肪被分解(减肥)。急性二硝基酚中毒表现为皮肤潮红、口渴、大汗、烦躁不安、全身无力、胸闷、心率和呼吸加快、体温升高、抽搐、肌肉强直,以致昏迷,最后可因血压下降、肺及脑水肿而死亡。慢性中毒表现为肝、肾功能损害,周围神经炎,皮肤黄染、湿疹性皮炎,偶见剥脱性皮炎,过量应用会导致死亡。二硝基酚对眼的主要毒性损伤是引起晶状体混浊。20 世纪 30 年代,二硝基酚曾被广泛用于减肥药,因其存在严重的副作用,包括白内障而被禁用。但是在减肥领域二硝基酚的应用并没有完全杜绝,如以通过加速代谢率减肥为名义应用,近年来仍有引起死亡事件的发生。而在另一方面,有研究者另辟蹊径,如耶鲁大学 Shulman 团队利用二硝基酚解偶联的作用开展二型糖尿病干预的研究工作。目前认为二硝基酚的独特作用可用于其他代谢综合征和神经退行性变等疾病的治疗,而具有成为药物的可能性。

【中毒机制】二硝基酚通过线粒体内解偶联的机制干预代谢和自由基产生的机制而对机体造成伤害。

【诊断】根据其有职业场所二硝基酚的接触史、含二硝基酚农药应用史或口服含二硝基酚减肥用品史,结合晶状体混浊的变化进行诊断。

【治疗】对症治疗,晶状体混浊者可行手术摘除和人工晶状体植入术。

(三) 二硫化碳

【概述】二硫化碳(carbon disulfide,CS_2)是一种易挥发、无色、有坏萝卜样气味的液体,主要用于粘胶纤维、橡胶、树脂、玻璃纸、农药杀虫剂等生产领域,其中在粘胶纤维生产过程中更容易接触而中毒。CS_2 为脂溶性物质,主要是通过呼吸道吸入,入血后主要分布在神经系统和肝等组织内,以结合或游离的形式存在,其对健康的影响包括心血管、神经、生殖、内分泌和视觉等系统。早在 100 多年前就发现 CS_2 对人体有危害作用,但是由于其用途广泛,时至今日仍不断有 CS_2 中毒的病例报道,如朱晓敏等(2019)最近对 2009—2018 年南京市新发职业病发病状况的调查结果表明,二硫化碳中毒性职业病占 32%,约占化学中毒损伤的 60%。宋海燕等(2012)的调查表明,长时间接触高浓度二硫化碳可导致中枢神经系统和周围神经系统损伤,对血压及血脂升高可能有一定影响,对男性血压和血脂的影响大于女性。房中华等(2018)对职业性慢性二硫化碳中毒病例进行了分析,372 例职业性慢性 CS_2 中毒患者主要表现为睡眠障碍、头晕、头痛、肢体麻木等症状,神经-肌电图显示有周围神经损害,研究结果表明职业性慢性 CS_2 中毒可影响中枢神经和周围神经系统。2015 年 5 月 16 日山西阳城县发生一起二硫化碳泄漏事故,造成多人伤亡。

【眼部表现】早期的眼科调查研究表明,CS_2 对视觉系统的影响包括色觉障碍、暗适应及视敏度的减退;角膜和结膜知觉减退;眼球震颤;瞳孔对光反应迟钝、集合力和调节的紊乱;眼底灶状出血、渗出,视网膜动脉硬化和微动脉瘤;球后视神经炎,视神经萎缩等表现。姜美琪等(1982)对 163 名接触 CS_2 的人员进行了调查,眼部损伤的主要表现为角膜知觉下降,视野缩小、视网膜动脉血管硬化、视网膜微血管瘤。谢榜德、于振庆(1991)对 40 名 CS_2 慢性中毒者的眼科检查结果表明,视力低下者占 82.5%,角膜知觉减退占 32.5%,周边部视野缩小者占 86.84%,眼底动脉硬化和微血管者合计占 50%。郭希让等(1992)发现二硫化碳毒性可致视网膜电图的改变。

【中毒机制】关于 CS_2 中毒机制存在多种假说。CS_2 能与吡哆胺反应,生成吡哆胺二硫代氨基甲酸化合物,妨碍 B_6 的功能,进而使以 B_6 作为辅酶的酶类遭到抑制;CS_2 易与体内蛋白质的氨基等反应,生成二硫代氨基甲酸酯,可与铜、锌等微量金属离子产生络合作用,而使酶的活性受到抑制,神经递质代谢障碍;CS_2 可以抑制多巴胺-B-羟化酶的活性和单胺酶活性,使神经递质和信号转导受影响;CS_2 可通过抑制甘油醛-3-磷酸脱氢酶和磷酸果糖激酶等糖酵解所需酶而使神经元能量代谢受阻。最近也有文献报道,CS_2 中毒机制与激活 Keap1-Nrf2 信号通路有关。

【诊断】慢性 CS_2 中毒眼损伤缺乏特异性的指标。早期文献多报道慢性 CS_2 中毒会引起患者视野的缩小,因此以往将其作为诊断指标之一。张寿林等(2002)根据流行病学调查资料认为将视野障碍作为诊断慢性 CS_2 中毒指标不够可靠，因为有的资料报道异常率很低，而有的资料报道较高，结果一致性较差。视野作为一种主观检查，对检查者的技术要求和被检查者的配合程度均有较高的要求，因此慢性 CS_2 中毒者视野损伤调查结果存在较大不一致性可能与此有关，即如果检查设备、方法、程序和检查人员培训等方面缺乏严格的标准，则检查结果质量得不到控制，检查结果的可信度自然降低。张寿林等(2002)对将眼底视网膜微动脉瘤作为慢性 CS_2 中毒诊断指标也有不同的看法，因为该指标的检出率同样存在较大的差异，故张寿林等(2002)认为其诊断价值不高。20 世纪我国糖尿病患病率非常低，结合 CS_2 接触史及视网膜微血管瘤病变对于帮助诊断意义较大。但是视网膜微血管瘤是一种非特异性的改变，随着我国糖尿病患病率大幅度上升和病程的延长，视网膜微血管瘤的检出率必然升高，如何区分是 CS_2 中毒所致或糖尿病的并发症需要进行更仔细的甄别，CS_2 接触史仍然是诊断的重要参考依据。

【治疗】

1. 脱离 CS_2 接触。

2. 对症治疗。

3. 采取支持疗法。

(四) 一氧化碳

【概述和流行病学】一氧化碳(CO)通常状况下是无色、无臭、无味和分布广泛的窒息性气体。CO 既有还原性，又有氧化性。其能发生氧化反应(燃烧反应)、歧化反应等。CO 具有毒性，较高浓度时能使人出现不同程度中毒症状，危害人体的脑、心、肝、肾、肺及其他组织，甚至死亡。一氧化碳是一碳化学的基础，主要用于生产甲醇、光气以及有机合成等，70 余种工业活动中存在职业性 CO 接触。CO 是大气中分布最广和数量最多的污染物，也是燃烧过程中生成的重要污染物之一，如汽车尾气和化石燃料的燃烧。1989 年希腊首都雅典市发生了“紧急状态事件”，当时该城市中心大气质量监测站显示空气中二氧化碳浓度超过国家标准($200mg/m^3$)，一度超过历史最高记录，且 CO 也突破危险线，许多市民出现头疼、乏力、呕吐、呼吸困难等中毒症状，成为世界上著名的空气污染事件。急性一氧化碳中毒是指吸入较高浓度 CO 后引起的急性脑缺氧性疾病，少数患者可有迟发的神经精神症状，部分患者亦可有其他脏器的缺氧性改变。王焕强等(2005)对 1989—2002 年我国一氧化碳重大职业中毒事故进行了统计和分析，结果表明在全国共报告各类急性职业中毒中，CO 中毒约占 28.05%，说明 CO 中毒是我国主要的急性职业中毒危害。张兴等(2014)对 2007—2012 年全国职业病发病趋势进行分析，认为造成急性中毒的首要物质是一氧化碳。缺乏安全意识，未使用个人防护用品，不遵守安全操作流程等是导致职业性 CO 中毒的主要原因。生活中 CO 中毒更为常见，是需要重点关注的公共卫生事件。张永强等(2019)对 2013—2017 年北京市非职业性一氧化碳中毒事件的流行病学特征进行了分析，非职业性一氧化碳中毒事件 6 990 起，发病 9 377 人，死亡 100 人，年均发病率 8.78/10 万。于海玲等(2019)

关于北京市 120 院前急救一氧化碳中毒患者流行病学分析结果表明，2013—2017 年间北京市 120 院前急救的一氧化碳中毒患者数量总体呈增长趋势，在 120 接诊的全部中毒患者中，一氧化碳中毒占 6.75%，以冬春季为高发季节，其发生与城乡接合部流动人口数量较多、取暖设施不完善和冬季采用煤炉取暖等因素有关。

急性 CO 中毒者可有头痛、头昏、四肢无力、恶心、呕吐症状，重者出现意识障碍、脑水肿、肺水肿、呼吸衰竭、上消化道出血、休克或严重的心肌损害等。部分患者在中毒昏迷清醒一段时间后(假愈期)出现一系列神经精神症状，这种现象被称为 CO 迟发性脑病(DEACMP)。迟发性脑病患者临床表现多以认知障碍、精神症状及帕金森综合征为主要症状，脑电图出现不规则弥漫性慢波改变，影像学表现为大脑皮质下、侧脑室旁白质或/和基底节区等区域的非特异性改变，较少出现局灶损害和舞蹈症。既往对于是否存在 CO 慢性中毒曾经引起争议，目前已经明确 CO 慢性中毒是一种反复的亚急性和慢性接触 CO 所引起的疾病。生活中 CO 慢性中毒者多在冬季发病或加重，症状逐渐发生和加重，主要表现为神经精神症状，如头痛、倦怠、注意力不集中、失眠健忘、易激惹、行为紊乱，常有神经衰弱、自主神经功能紊乱而反复治疗的病史。

【眼部表现】CO 中毒时造成视网膜和视中枢组织缺氧，并由此引起视觉系统症状。CO 中毒对视网膜神经细胞功能造成损伤，引起暗适应时间延长、中心视力下降、视野缩小、色觉识别能力下降等视觉功能的改变，视觉电生理学功能异常，也可以对视神经造成损伤，如贺敬东(2005)报道了 1 例因 CO 中毒导致的视神经萎缩病例。部分患者因 CO 中毒而发生皮质盲有较多的个案报道。CO 中毒还可以引起视网膜血管内皮细胞损伤，导致视网膜动脉血管阻塞，发生视网膜中央动脉或分支动脉栓塞样改变，如刘健(1998)、赵权刚等(1998)、刘丽娅等(2007)和冉振龙等(2010)分别报道了一氧化碳中毒诱发急性视网膜中央动脉栓塞。此外，CO 中毒还可能引起眼压的变化，如王虹等(2004)报道 1 例 CO 中毒诱发双眼急性闭角型青光眼发作病例。杨蕴真(1998)报道了 CO 中毒眼底检查，轻度 CO 中毒者，临床表现为头痛、眩晕、心悸、恶心、呕吐、四肢无力症状，眼底检查结果基本上处于正常状态；中度 CO 中毒者最大的特点是皮肤和黏膜呈现樱桃红色，患者都出现过虚脱或昏迷症状，眼底视网膜动脉呈现痉挛状态(中毒 4h 以内)或视网膜动脉呈现鲜红色变成暗红色和扩张状态(中毒 4h 以上)；重度 CO 中毒者持续处于昏迷状态，皮肤黏膜呈苍白或青紫色，部分患者伴发脑水肿、肺水肿或心律失常，眼底视网膜动脉可有出血、水肿及渗出现象，伴发脑水肿患者可出现视乳头水肿。CO 中毒时大脑损伤也可以引起眼部症状，如瞳孔大小不均、眼球震颤、上睑下垂、调节机能减退，以及角膜知觉减退等。

【中毒机制】随着人们对一氧化氮(NO)从有毒气体转化为关键化学信使的认识，气体信号分子现象已经得到了充足的证据。体内血红蛋白分解时所产生的一氧化碳也可能是一种内源性的神经递质，其对神经元具有保护作用，可以用于青光

眼等疾病的治疗,而大剂量外源性的 CO 对机体的毒性作用是明显和确定的。CO 对机体的损伤机制包括以下方面:

1. CO 与血红蛋白(Hb)结合,导致组织器官缺氧性损伤。CO 通过肺的弥散与血液中的血红蛋白(Hb)结合,形成比较稳定的碳氧血红蛋白(COHb),CO 与 Hb 的亲和力比氧与 Hb 的亲和力大,而解离速度远远低于氧合血红蛋白(O_2Hb)的解离速度。CO 吸入的时间越长、量越大,则 COHb 形成的就越多,由于 COHb 不能携带氧,阻碍氧的运输,造成血液性缺氧;COHb 不易解离,且妨碍 O_2Hb 的解离,而引起组织性缺氧。代谢旺盛的组织和器官,则受 CO 中毒的影响越大,如视网膜、大脑、心肌等组织损伤重。缺氧使脑血管麻痹扩张,血管内皮肿胀,微循环障碍,甚至造成血管阻塞和缺血性坏死,严重的 CO 中毒也可造成脑、心、肝、肾等多脏器功能衰竭(MODS)。

2. CO 的直接毒性作用机制。CO 可与线粒体中细胞色素结合,阻碍呼吸链中电子传递,从而阻断氧化磷酸化,造成细胞呼吸障碍,导致能量代谢障碍,从而产生相应病理损伤;与肌红蛋白结合形成碳氧肌红蛋白,影响心肌细胞供氧;高浓度的 CO 直接诱导神经元细胞凋亡。

3. 自由基氧化损伤机制。CO 中毒过程和救治过程中,存在类似"缺血-再灌注"损伤的病理过程。

4. 内皮及炎症细胞激活的炎症反应损伤作用。上述机制往往是相互联系、相互影响和协同作用导致了 CO 中毒病理损伤的结果。

【诊断】职业性急性 CO 中毒诊断依据《职业性急性一氧化碳中毒诊断标准》(GBZ 23—2002),根据吸入较高浓度一氧化碳的接触史和急性发生的中枢神经损害的症状和体征,结合血中碳氧血红蛋白(HbCO)及时测定的结果,现场卫生学调查及空气中一氧化碳浓度测定资料,并排除其他病因后,可诊断为急性一氧化碳中毒,并依据损伤情况进行分级。非职业性 CO 中毒主要依据 CO 接触史和典型症状进行诊断。

【治疗】

1. 脱离中毒环境,立即转移患者到空气新鲜处,保持呼吸道畅通。

2. 改善缺氧、缩短昏迷时间,预防一氧化碳迟发性脑病发生,有条件的采用高压氧进行治疗效果更好。

3. 对症和支持治疗。

(五)甲醇

【概述和临床表现】甲醇(methanol,CH_3OH)是结构最为简单的饱和一元醇,又称木醇或木酒精,是工业酒精的主要成分之一。甲醇为无色、透明、易挥发、易燃的液体,经常被用作有机溶剂或添加剂,如防冻液、汽车挡风玻璃清洁剂及油漆稀释剂等。在医药及化工行业,甲醇用于制造甲醛、甲胺、异丁烯酸酯、纤维素、摄影胶片、汽车燃料和树脂等产品。甲醇可通过呼吸道、皮肤黏膜和消化道等途径进入人体,对人体的神经系统、视觉系统有严重的影响。职业性甲醇中毒大多为呼吸道吸入中毒,往往有明确的接触史。陶庭芬(1992)报道了一起吸入性甲醇中毒案例,共有 41 人因甲醇代替乙醇作溶剂,车间通风不

良、防护条件差而吸入大量甲醇蒸气后引起急性甲醇中毒。患者潜伏期为 1~5d,在潜伏期内仅有轻度黏膜刺激症状和口苦等,主要以神经系统损害为主,胃肠道症状较消化道吸收的症状轻。张玉莲等(2015)报道了 1 起企业为降低生产成本,使用含高浓度甲醇的"工业酒精"作为粘胶剂生产烟火,而生产场地狭小,无任何通风排毒措施,生产设备简陋,工人缺乏职业卫生安全知识,违反安全操作规程而导致急性甲醇中毒的案例。非职业性甲醇中毒常见于饮用工业酒精或假酒所致。工业酒精中大约含有 4% 的甲醇,服用后可以引起甲醇中毒。1986 年广西某县发生一起将工业酒精掺水与米酒混合后冒充米酒销售,导致千余人中毒和死亡,桂加材(1989)对中毒严重和死亡的病例进行了法医学检查和分析,89 例患者主要以视力障碍及神经系统症状最为突出(表 15-2-7)。穆进军等(2000)等对 1998 年1 月山西朔州地区因饮用含高浓度甲醇的假酒所致的急性中毒事件,事件中死亡 6 例,住院 294 例,其中男性占 96.6%,主要症状为头痛、头晕、乏力、视物模糊、恶心、呕吐、腹痛等,主要体征为意识障碍、瞳孔散大、光反射减弱或消失、呼吸改变、腹压痛。

表 15-2-7　89 例中毒者的主要症状表现

症状	例数	占比/%
头晕	89	100
头痛	60	67.4
胸闷	57	65.2
乏力	89	100
多汗	33	38
步态蹒跚	45	48.9
表情淡漠	17	18.5
昏迷	5	6.5
视物模糊	73	81.5
眼痛	3	3.3
双目失明	3	3.3
恶心	81	89.1
腹痛、腹泻	13	16.3
纳呆	77	83.7
呼吸困难	8	8.7
血压下降	8	8.7

【眼部表现】职业性甲醇中毒发病与吸入的甲醇浓度有关,低浓度接触需要一段时间后才会发病,但是高浓度接触后则发病较快,如李莉和李伟报道了 2 起职业性甲醇中毒所致眼部损伤的病例,其中 1 例在接触高浓度甲醇蒸气 2h 后出现头痛、头晕和昏倒。入院时眼科检查:右眼视力 0.08,左眼为 0.3,双眼结膜充血,瞳孔对光反应灵敏,视网膜静脉轻度扩张;入院治疗 2 周后,双眼视力均为 0.1,视野明显缩小;半年后双眼视力仍分别为 0.1。通过消化道导致甲醇中毒的发病往往需要数小时,但是存在较大的个体差异。李琪瑶等(1995)对急性甲醇中毒恒河猴(99.5% 甲醇,4~5ml/kg 灌胃)的实验发现,24h 后急

性中毒死亡1只，9只动物先后出现烦躁不安、步态蹒跚、坐立不稳、不思饮食，个别发生呕吐、呼吸加快和昏迷等不同程度中毒症状。根据穆进军等（2000）的调查资料，295例甲醇中毒者（包括1例经皮肤吸收）6h内就诊的患者中存在眼部症状，如视物模糊，占34.57%，而就诊6h后出现眼部症状的占5.76%，即眼部症状在甲醇经消化道中毒者中的发生率高（占40.3%），且发生得早。眼部体征主要包括瞳孔散大、对光反应弱或消失、眼底异常改变等。动物实验表明，中毒后72h全部恒河猴出现不同程度的视盘水肿，视网膜血管扩张。两周后视盘边缘渐清楚，颜色淡或苍白，视网膜动脉变细，视盘上小血管数减少。

【中毒机制】甲醇在肝中经醇脱氢酶氧化代谢为甲醛，甲醛在醛类脱氢酶作用下氧化为甲酸，在此过程中有大量自由基产生而对机体有损伤作用。甲醛与甲酸是甲醇的主要代谢产物，都对机体有毒性作用。甲醛（HCOH）是最小的含氧有机物，是一个具有高反应活性的小分子有机物，可以和带有羟基、巯基、氨基基团的分子发生亲核加成反应，从而改变蛋白质的分子结构，导致蛋白质失去活性，产生细胞毒性。谷胱甘肽是体内重要的抗氧化剂，能够清除掉人体内的自由基。而甲醛与谷胱甘肽作用，可使谷胱甘肽含量下降（耗竭），失去了对抗自由基氧化损伤的物质基础。甲酸的代谢缓慢而使其在体内蓄积，引起代谢性酸中毒。此时会有血气指标的改变，这为诊断、病情分级和血液透析治疗提供了线索。甲酸抑制细胞色素c氧化酶的活性，干扰了线粒体呼吸链上的电子传递，抑制ATP合成，导致细胞缺氧。视网膜和大脑等神经组织都是代谢旺盛、耗量氧大的组织，因此甲醇中毒后首先表现为眼部和神经系统功能障碍症状。ATP合成下降可使筛板后区少突胶质细胞肿胀，压迫轴突，导致轴浆运输障碍，视神经传导功能受阻，引起视觉症状。

李来玉等（1991）探索了甲醇在恒河猴体内的代谢及其与毒性的关系，发现灌胃给予甲醇染毒（2ml/kg）后，恒河猴血、尿中甲醇代谢产物甲醛和甲酸浓度相差很大，血和尿中甲酸分别是甲醛的30和29倍。在体液中，房水中甲酸峰值浓度较血液中的甲酸峰值浓度晚12h，但是房水中的甲酸浓度在给毒后3~72h内均比血、尿液中高。遗憾的是该研究没有进行脑脊液中甲酸浓度的测量。如果其与房水一样具有较高的甲酸浓度，这将有助于解释甲醇中毒易于发生视觉和神经精神症状的机制。

【诊断】2017国家颁布了《职业性急性甲醇中毒的诊断》（GBZ53—2017）标准。新的标准：①提出轻、中、重度代谢性酸中毒的动脉血气分析量化指标，突出了代谢性酸中毒在诊断中的作用，鉴于急性甲醇中毒的视力损害有可能给患者造成终身残疾，在诊断及分级标准中，将代谢性酸中毒内容置于视力损害指标之前，方便医疗机构及时开展血液透析治疗，避免或减少甲醇中毒的视力损害。②将视觉诱发电位检查指标作为诊断和分级指标，图形视觉诱发电位波形稳定，P_{100}波幅值与视力、峰时值与视传导功能密切相关，且为客观指标，受主观因素影响小，是医学鉴定的理想医学指标，而F-VEP的参考价值较

差；但是在该标准中规定"最佳矫正视力低于0.2者（国际标准视力表）检查闪光视觉诱发电位（F-VEP）；最佳矫正视力大于或等于0.2者检查图形视觉诱发电位（P-VEP）"不妥，一般是以最佳矫正视力≥0.1为选择进行P-VEP检查的基本条件，但是仍有低于该标准的患者仍可被诱发出P-VEP波形，从而对诊断提供重要的帮助。而有的患者即便视力≥0.2，其P-VEP波形可能并不好，而只有在P-VEP检查诱发不出明显波形或没有波形的情况下，进行F-VEP检查才有一定的参考价值。③将意识模糊、嗜睡状态、朦胧状态、瞻望状态等轻、中度意识障碍纳入急性轻度甲醇中毒的诊断；将昏迷等重度意识障碍纳入急性重度甲醇中毒的诊断。④关于代谢性酸中毒的分级指标，轻度代谢性酸中毒纳入轻度甲醇中毒的诊断；将中、重度代谢性酸中毒纳入重度甲醇中毒的诊断。对职业性急性甲醇中毒诊断原则是根据短期内较大剂量甲醇的职业接触史，以中枢神经系统、代谢性酸中毒和视神经与视网膜急性损害为主的临床表现，结合实验室检查结果和现场职业卫生学调查资料，综合分析，排除其他原因所致类似疾病，方可诊断。对于非职业性甲醇中毒，除了解甲醇接触史外，可以通过检测血液中甲醇和甲酸的浓度，结合视觉和神经系统症状，以及酸中毒的表现进行诊断。

【治疗】

1. 对于吸入甲醇蒸气中毒者，要迅速脱离工作环境；口服中毒者可以通过催吐、洗胃等方式清除体内甲醇；皮肤污染者应清洗皮肤。

2. 血液透析，降低血液中甲酸的浓度，纠正酸中毒。

3. 应用解毒剂，如乙醇、4-甲基吡唑。

4. 对症和支持治疗。

（六）萘

【概述和流行病学】萘为多环芳烃（PAHs）中的稠环类型，无色、易升华、有特殊气味的片状晶状体，主要用于邻苯二甲酸酐、染料中间体、橡胶助剂和杀虫剂等领域，对健康有危害。萘的职业污染主要发生在涉萘化工生产过程中，包括煤焦油的炼制和加工过程，多为偶发恶性事故，一般通过含萘蒸气吸入和经皮接触染毒。苏素花等（2003）报道了1起在转运过程中，由于作业人员在仓库内通风不良、无通风设施、未使用防护用品的情况下持续作业4~5h后，多数作业者出现不同程度的消化道、呼吸道和眼结膜刺激症状，4例出现急性血管内溶血及心、肝、肾损害症状。1995年娄底市中心城市南郊某有机化工厂当班工人违章操作，冶炼精萘的炉温过高，萘蒸气等有毒有害气体从管道接口处泄漏，持续时间为9h。距该厂下风侧2千米内的居民住宅窗户和学校窗台上均可见黄白色萘结晶。宋家岳等（2001）对210名中毒者进行调查，头痛、头昏占40%，腹痛腹胀占25.3%，腹部压痛的占21%，咽喉充血占6.7%，鼻衄占1.9%。另外，对46名住院中毒患者调查，全部中毒者均有头痛、头晕感觉，胸闷咳嗽占80%以上，咯血占13%，X线检查肺纹理增粗占47.8%，肺部阴影占36.9%。萘天然存在于煤和石油中，燃料燃烧过程中会释放出萘，因而汽车尾气也含有而对环境产

生污染。与其他 PAHs 相似,排放到环境中的萘绝大部分先进入大气,通常和各种类型的固体颗粒物及气溶胶结合在一起。在悬浮颗粒物中往往检测不到或只检出低浓度的萘。在环保领域,通常是将 PAHs(包含萘)作为重要的环境污染监测指标,如测量大气中的 PAHs 分布、滞留时间、迁移、转化和沉降等方式进行监测。进入大气中的 PAHs 通过干、湿沉降进入土壤、水体以及沉积物中,再通过生物圈而可能对人类健康造成危害。在生活中,萘的污染与萘卫生球应用有关,为防虫蛀在家庭、图书馆曾经广泛使用,有儿童误服中毒的案例、有出于好奇将卫生球燃烧引起群体中毒事件等,1993 年国务院有关部门颁发了《停止生产销售萘丸,提倡使用樟脑制品的通知》,禁止将萘作为日常生活中的驱虫剂和厕所的除臭剂,但是市场上并未完全杜绝应用,在一些酒店、餐馆仍被用作除臭剂使用。

【萘中毒眼部表现】罗建国等(1998)对 1995 年娄底萘蒸气泄漏事故中存在眼部损伤的患者进行分析,仅有眼部损害者 53 例,合并全身症状者 50 例。眼部损伤包括眼表、角膜、晶状体、视网膜和视神经的损伤。萘蒸气对结膜、角膜均有刺激作用。急性萘中毒致眼部损伤病例中,结膜损伤占 26.2%,有流泪、异物感症状和结膜充血、结膜囊内小量稀白色分泌物体征;角膜损伤的占 75.8%,表现为流泪、畏光、疼痛、异物感、睁眼困难症状,其中同时又存在视力下降者占 20.5%,角膜呈点状或片状白色混浊、广泛性脱落。而在苏素花等(2003)的报道中,存在眼结膜充血的占 87%。由于观察手段、评价标准和染病环境、就诊时间等因素的不同,结果存在一定的差异。萘是一种强烈致白内障有机化合物,对晶状体具有明确的损伤作用,急性萘中毒通过接触萘蒸气就可以导致晶状体混浊。急性萘中毒性白内障首先影响周边部晶状体,发生点状混浊,长时间萘暴露,周边部晶状体呈放射状、蜡烛样条状混浊,前后囊下皮质混浊。柴静雯等(1994)对长期萘接触对人体的危害及中毒诊断指标进行了研究,发现长期萘暴露(≥7.5 年)可引起晶状体特征性混浊,包括晶状体周边部有同心圆条纹状混浊伴条纹增粗、密度增高,并逐渐发展为毛刷状,或融合成斑块状混浊;晶状体周边部皮质有水裂样混浊,并出现车轮状混浊,因此建议白内障可以作为萘慢性中毒的客观诊断指标。采用萘暴露可以诱导出典型的家兔晶状体混浊病理性变化,萘诱导白内障动物模型研究也成为白内障基础研究领域常用研究条件。急性萘中毒可以引起视盘充血、水肿,视网膜水肿或点状、片状白色渗出,李凤鸣等认为这可能为草酸钙结晶,沉淀视网膜节细胞层,但是在罗建国等(1998)和王淑霞等(1999)的病例中未见到玻璃体内草酸钙结晶沉淀或闪辉性溶解结晶的描述。动物实验还观察到萘暴露可以引起视网膜下新生血管的形成。

【中毒机制】萘吸收后可导致肝脏胆小管阻塞性"肝炎病变";直接损害肝脏,引起局灶性肝组织坏死;作用于红细胞,使之破坏,发生急性溶血现象,造成直接性损伤。萘在肝微粒体混合功能氧化酶的作用下氧化为 1-萘酸、2-萘酚、萘醌、二羟基萘等亲电子性和具有自由基活性的中间产物,消耗谷胱甘肽,增强脂质过氧化反应而造成损伤。动物实验证明通过抑制细胞色素 P450 复合酶,则可以降低这种损伤作用。萘醌可与晶状体蛋白发生共价结合,形成不溶性的晶状体蛋白复合物,也是造成萘中毒性白内障的重要原因。

【诊断】急性萘中毒往往由于事故、意外接触等原因所致,有明确的暴露史,再根据典型的结膜、角膜刺激性损伤症状和体征,一般医疗条件下即可进行诊断,而晚期晶状体、视网膜损伤或慢性萘中毒眼损伤需要有眼科专业人员进行详细检查后作出诊断。

【治疗】

1. 脱离接触。
2. 有结膜、角膜刺激症状可以采用生理盐水冲洗双眼。
3. 对症治疗。

(七)苯

【概述和流行病学】苯(benzene,C_6H_6)是一种碳氢化合物中最简单的化合物和芳烃,为无色透明液体,有强烈的芳香气味,易溶于有机溶剂,难溶于水。苯是一种石油化工基本原料,还是良好的溶剂、萃取剂与稀薄剂,有广泛的用途。苯主要经呼吸道进入体内,短期内吸入高浓度的苯可致急性苯中毒,主要引起神经系统症状,如头晕、头痛、眩晕、心悸、多汗、酒醉感、恶心、呕吐、神志恍惚、步态不稳、视物模糊等,重者可出现震颤、谵妄、昏迷、抽搐等,可因呼吸中枢麻痹死亡。李文斌等(2004)对 1 起急性苯中毒事故调查的结果表明,中毒者发病时间大体相当(作业 4h 左右),主要状为头晕、头痛、四肢乏力、恶心、站立行走困难,2 例曾晕倒。王孔富等(1998)报道 1 起因装修过程中,短期内吸入高浓度的苯气体,引起 4 例急性苯中毒、死亡 1 例的事故,死亡者体内的血苯浓度达到 13.5mg/L。长期吸入低浓度的苯可致慢性苯中毒,主要影响造血系统。罗文达等(2006)对重度苯中毒患者临床资料研究表明,在 62 例重度苯中毒患者中,再生障碍性贫血占 87%,骨髓增生异常综合征(MDS-RAEB)占 6.4%,急性白血病占 6.4%。

【眼部表现】苯具有脂溶性,其蒸气容易进入结膜、角膜等暴露部位而引起刺激反应。张蔚对职业性接触甲苯(液态甲苯为主)人员进行了调查,67.5% 的受检者有视物模糊、流泪、异物感、眼疼和干涩。32.1% 的受检者存在角膜上皮脱落、荧光素染色明显阳性体征,树脂生产车间(甲苯浓度高)工人角膜荧光素染色阳性率为最高,占受检者检出比的 50%。该研究仅对眼表进行了检查,而没有提到眼底是否存在异常,以及眼病变化与全身症状是否相关。丁云鹏(1962)对苯及其同系物中毒致眼部损害情况进行了调查,苯对眼睛的影响主要是暴露部位所引起的结膜炎、角膜炎,个别存在视网膜出血、球后视神经炎、视乳头水肿改变;硝基苯和胺基苯暴露所引起的主要症状是阅读易疲劳(分别为 67.3% 和 64.7%),此外少数人员还有集合、调节能力降低和陈旧性视网膜炎、视神经炎等眼底改变。国内有数个关于苯中毒导致眼底损伤的临床病例报告。杨志锐、郭守智报告 1 例手描油漆彩绘 4 个月后双眼视力 0.1,不能矫正,瞳孔直径 4.0mm,直接对光反射迟钝;双眼底检查见视盘充血,边界模糊,视网膜血管细,黄斑中心凹反光欠清;P-VEP P_{100} 波峰时值明显延长,ERG 各波形在正常范围内,确诊为苯中毒致球后视神经炎。谢毓樟(1990)对 2 例高浓度苯暴露昏迷患者住院期间进行了眼科学检查,患者双眼视力下降、瞳孔散大、对光反射迟钝、角膜上皮剥脱、视盘充血、边缘模糊、周边火焰状出血、视网膜静脉充盈扩张、动脉稍细、后极部视网膜水肿或白色混浊、黄斑中心凹反射消失。2 例均急性苯中毒致视神经视网膜病变。刘荣华(2003)报道了 3 例慢性重度苯中毒致视网膜出血的病例,眼部主要病变为视盘缘及视网膜散在大小不一的陈旧或新鲜的火焰状、团状出血,与再生障碍性贫血和白血病的眼底改变相似。从上述资料中可以看出,苯蒸气暴露可以引起结膜、角膜刺激性变化,脱离环境一般可以很快恢复。急性苯中毒除可以引起中枢系统症状外,还可以引起视网膜和视神经病变。慢性苯中毒主要引起造血系统改变,而眼底的变化与再生障碍性贫血、白血病有关。也有临床观察到接触苯的职业人员色觉异常,如 Muttray 团队对苯接触者色觉功能进行了长期的研究,最近报道了苯接触者蓝黄色觉异常的调查研究,认为色觉异常可能与视网膜损伤有关。一些研究结果提示色觉异常有可能作为苯中毒或其他化学物质中毒早期诊断的一个指标,但是由于色觉检查受检查环境、检查方法影响比较大,由专业人员检查才能够更好地控制检查质量和检查结果,因此色觉检查在职业病防控领域的应用受到一定限制,检查结果容易出现不确定性或重复性差。

【中毒机制】苯进入体内后,部分以原形由肺呼出,其余部分主要分布在骨髓、脑及神经系统等含脂肪组织多的组织内,尤以骨髓中含量最多,约为血液中的 20 倍。苯主要在肝脏内通过细胞色素酶系统进行代谢,转化为酚、对苯二酚、邻苯二酚等酚类代谢产物,代谢产物具有自由基活性,可引起生物膜的脂质过氧化而造成损伤。苯对造血系统的影响及其机制研究的比较深入,而对神经系统的影响相对较少,一些研究观察到自由基氧化损伤的现象,但是具体机制并不十分清楚。

【诊断】

1. 急性苯中毒 根据短期内吸入大量苯蒸气职业史,以意识障碍为主的临床表现,结合现场职业卫生学调查,参考实验室检测指标,进行综合分析,并排除其他疾病引起的中枢神经系统损害,方可诊断。

2. 慢性苯中毒 根据较长时期密切接触苯的职业史,以造血系统损害为主的临床表现,结合现场职业卫生学调查,参考实验室检测指标,进行综合分析,并排除其他原因引起的血细胞计数、骨髓细胞计数改变,方可诊断。

【治疗】

1. 吸入苯蒸气中毒者,应迅速将患者移至空气新鲜处,保证呼吸道通畅。口服中毒者可催吐或洗胃,然后服导泻和利尿药物,以加快体内毒物的排泄,减少毒物吸收。

2. 慢性中毒者脱离环境,对症治疗。

(八)三氯乙烯

【概述和流行病学】三氯乙烯为无色、可燃液体,不溶于水,易溶于有机溶剂,遇到高热、明火能够引发火灾爆炸的危险。于玲家等(2017)报道了 1 起由于作业工人违规操作造成三氯乙烯爆炸中毒事故,4 例患者表现为不同程度的呼吸系统、神经系统、肝脏及皮肤损害,其中呼吸系统损害较为突出。三氯乙烯广泛应用于金属加工、电子、干洗等行业,是对土壤和地下水环境中最为广泛的污染物之一。三氯乙烯可以通过呼吸道、皮肤和消化道吸收。黄武(1998)报道了 1 起清理地下污水槽时因吸入三氯乙烯导致 17 例急性中毒的事故,患者接触三氯乙烯时间为 5~15min,3 例(首先到达现场)晕倒在现场、神志不清、口吐白沫、呼吸缓慢而微弱、面色苍白、口唇肢端发绀、心动过缓、四肢肌张力减低,14 例在救人撤离时出现眩晕、头痛、胸闷、恶心、呕吐、乏力、步态不稳、肢体麻木、面色苍白症状。王德明、林炳杰(2006)报道,1995—2004 年间共有 87 例确诊为职业性三氯乙烯中毒,主要表现为发热(92%)、肝功能损伤(91%)、皮肤损伤(100%)、死亡 10 例,其中皮疹表现类似药疹,表现为剥脱性皮炎者(40.2%)、多型红斑者(47.1%)和重症多型红斑者(12.6%),中毒者以新接触三氯乙烯工作环境的人员为主,皮肤损伤的发病率为 4.6%,平均接触时间为 31.2d(13~45d),一般于接触 2~4 周后发病,接触时间超过 60d 的工人无人发生职业中毒。该资料未报道中毒者是否存在神经系统和视觉系统损伤情况。三氯乙烯对中枢神经系统有抑制作用,属于蓄积性麻醉剂,曾经被用作全身麻醉剂。作为麻醉剂使用时,其对呼吸道刺激性小,故分泌少;对肝肾功能无影响,诱导和清醒快;麻醉作用浅,主要起镇痛作用,因此适用于基层开展短时间的小手术。但是大剂量接触,三氯乙烯对中枢神经系统有损伤作用,急性中毒时可对呼吸中枢、循环中枢有麻醉作用,这可能与急性中毒是患者晕倒,甚至猝死有关。

【眼部损伤表现】文献上报道了有机溶剂对视觉功能损伤,如色觉、视觉对比敏感度。四氯乙烯与三氯乙烯具有相似的化学性质和毒性作用,有文献报道前者对视觉功能有影响,而关于三氯乙烯对视觉功能影响的研究较少。胡立志(1998)报道了 1 例三氯乙烯中毒导致单眼视力下降;视盘充血、轻度隆起、生理凹陷消失、视盘边界模糊;视盘附近视网膜轻度水肿,可见放射状条纹;后极部网膜静脉轻怒张、迂曲、色深,A/V=1:2,诊断为三氯乙烯中毒致急性视盘炎,对症治疗后恢复。但是该病例未进行其他视觉功能检查。黄伟欣等(2004)报道了 70 例三氯乙烯致药疹样皮炎患者,12 例(17.1%)有眼部损害,其中 9 例表现为眼视盘颜色改变伴视力下降、周边视野缩小、辨色障碍,3 例表现为角膜炎、结膜炎,伴视力下降、眼干燥感,治疗后 2 例干燥症状好转、角膜刺激症状消失,1 例角膜穿孔后做了角膜移植术治疗。如果三叉神经感觉受损,患者可出现面部感觉减退,结膜、角膜知觉减退或消失,甚至发生麻痹性角膜炎,上述资料未提到患者是否存在三叉神经损伤。王黎、石珊珊报告了 2 例急性三氯乙烯中毒病例,均存在三叉神经损伤的临床表现。此外,黄伟欣、吴艮娇(2003)报道了 2 例三氯乙烯暴露引起干眼的病例,患者入院时具有发热、皮疹表现,眼部症状符合干眼的诊断,但是没有明显三叉神经损伤的表现。干洗业使用有机溶剂进行清洁和清晰,有机溶剂对该行业人员眼表和泪液膜的影响得到了关注。三氯乙烯中毒个体差异比较大，而限于急救和接诊科室的不同，眼部损伤可能不明显或限于技术条件和专业水平而未观察到。从职业安全的角度考虑，应该加强眼科技术在职业病调查和职业安全领域的应用。

Blain 等(1992,1994)分别观察了慢性三氯乙烯暴露对家兔视觉诱发电位、视网膜电图的影响，胡立志等(2001)的动物实验研究进一步证实了三氯乙烯具有视网膜毒性，可以引起家兔视网膜电图 b 波振幅值下降，视网膜组织自由基谢产物(MDA)增加，超氧化物歧化酶(SOD)下降，推测这种损伤与视网膜脂质过氧化损伤有关。

【三氯乙烯中毒机制】李来玉等(2000)探讨了三氯乙烯及其代谢产物三氯乙酸、三氯乙醇及水合氯醛对豚鼠的皮肤致敏作用，结果表明三氯乙烯是强度致敏物，三氯乙酸是中度致敏物，而三氯乙醇及水合氯醛未见致敏作用。三氯乙烯中毒患者中均有药疹样皮肤损伤，但是皮肤损伤与发热、肝脏损伤没有直接关系，即肝脏损伤不是三氯乙烯直接作用的结果，可能与Ⅳ型变态反应有关。三氯乙烯致中枢神经系统和视网膜损伤的机制不清，其中三氯乙烯中枢作用可能与其代谢产物-水合氯醛有关。自由基谢产物(MDA)增加和超氧化物歧化酶(SOD)下降现象在多种化学物质中毒中常见，但是尚不足以解释具体的损伤机制。

【诊断】《职业性急性三氯乙烯中毒诊断标准》(GBZ 38—2006)中规定了职业接触者以神经损害为主，可伴有肝脏、肾脏及心脏损害的临床表现，参考尿三氯乙酸含量测定，排除其他原因所致类似疾病，方可诊断。而对于三氯乙烯致皮肤损伤则依据《职业性三氯乙烯药疹样皮炎诊断标准》(GBZ 185—2006)进行诊断。根据文献报道，三氯乙烯诊断均会引起皮损，且常有发热、肝损害和浅表淋巴结肿大的临床表现，其中可能有 17% 左右的病例存在眼部病变，需要注意识别。三氯乙烯对三叉神经损伤具有一定的特征性，三叉神经损伤引起角膜、结膜知觉减弱也是引起角膜、结膜损伤的原因。部分重度患者可能伴有视神经和视网膜的损伤，由于首诊科室往往不是眼科，有可能被漏诊。

【治疗】三氯乙烯致皮肤损伤与过敏反应有关，因此糖皮质激素的正确使用是治疗成功的关键。而引起神经系统损伤则缺乏特殊的解毒剂，主要采取对症和支持治疗。需要注意的是，除非抢救心脏骤停外，不宜用拟肾上腺素药。乙醇会增强三氯乙烯的毒性作用，应避免使用含乙醇的药物(如氢化可的松注射液等)。

(九) 氰化物和氢氰酸

【概述和流行病学】氰化物(cyanides)特指带有氰基(CN)的化合物，氰基团具有和卤素类似的化学性质，常被称为拟卤素。氰化物可分为无机氰化物，如氢氰酸、氰化钾(钠)、氯化氰等；有机氰化物，如乙腈、丙烯腈、正丁腈等。氢氰酸为无色液体，具有苦杏仁特殊气味，溶于水、乙醇、乙醚。气体状态称为氰化氢，溶解于水，称氢氰酸，属高毒类毒物。凡能在加热或与酸作用后，或在空气中与组织中释放出氰化氢或氰离子的都具

有与氢氰酸同样的剧毒作用。氰化物广泛用于制造药物、合成纤维和塑料，也用于电镜、钢的淬火和选矿等工业。某些植物的果实或根部中，如苦杏仁、枇杷仁、桃仁、木薯、白果等都含有氰化物，若进食过量可致中毒，甚至死亡。职业性氰化物中毒主要是通过呼吸道，其次在高浓度下也能通过皮肤吸收。生活性氰化物中毒以口服为主，口腔黏膜和消化道能充分吸收。自然界对氰化物的污染有很强的净化作用。因此，一般来说外源氰化物不易在环境和机体中积累。只有在特定条件下(事故排放、高浓度持续污染)，当氰化物的污染量超过环境的净化能力时，才能在环境中残留、蓄积，从而构成对人和生物的潜在危害。影响比较大的氰化物污染事件如罗马尼亚洪水致氰化物污染、湖南新晃废水直排入河流致氰化物污染事故、福建龙岩公路上运氰化钠槽车倾覆事故、天津滨海新区爆炸致氰化物泄漏事故等，均造成了严重的环境污染和人员伤亡。朱长荣等(1998)报道了因雨水将氰化钠冲刷并渗入矿井，挥发出的氰氢酸和渗入井下的氰化物液体通过呼吸道吸入和皮肤接触，引起 67 名当班的井下作业人员氰化物集体中毒事件。经用抗氰新药治疗，患者全部治愈，无一例死亡，大部分在用药后 48h 恢复正常工作。朱晓莉等(2011)报道了 36 例氰化物中毒病例，其中 33 例职业性中毒病例多是由于违规操作引起。氰化氢(氢氰酸)引起的中毒最常见(86.11%)，其次为氰化钠(8.33%)、氰化钾(2.78%)和氯化氰(2.78%)。呼吸道吸入为最常见的中毒接触方式(86.11%)，口服及皮肤接触也可引起中毒，临床潜伏期从数秒至 2h，中毒患者均出现头晕、头痛、胸闷、气短、心悸等症状，吸入中毒者可出现眼部及呼吸道刺激症状。病情较重者逐渐出现恶心、呕吐、烦躁不安、强直性抽搐、发绀、意识障碍等，甚至呼吸心跳停止，3 例患者表现为电击样死亡(猝死)，部分患者还可见皮肤黏膜鲜红色改变。生活性氰化物中毒案例偶有报道，2017 年乌干达发生了一起因使用木薯而致 98 人中毒，2 例死亡的氰化物中毒事件，中毒患者症状或体征包括呕吐(95%)、腹泻(87%)、不适(60%)、头晕(48%)、呼吸急促(27%)、晕厥(16%)和心动过速(10%)；6% 的患者报告发热。口服大量氰化物，或短时间内吸入高浓度的氰化氢气体，可在数秒内突然昏迷，造成"闪击样"中毒，一般急性中毒可分为前驱期、呼吸困难期、痉挛期和麻痹期 4 个时期，主要引起头晕、头痛、恶心、呕吐、胸闷和耳鸣等非特异性反应，严重时可导致口唇发紫、呼吸困难、抽搐、昏迷甚至呼吸衰竭而死亡。长期低剂量的氰化物暴露还可导致帕金森样综合征、意识错乱和智力衰退等神经系统损伤症状。

【眼部表现】朱维葵、游祖生报道了 1 例亚急性氰化物中毒病例。该患者在提取黄金的过程中，不慎面部暴露于氰化物气体，随即出现眼部刺激症状，并有咽干、疼痛症状，第 6 天时出现视力下降和全身症状，第 10 天时入院检查体征包括：双眼视力眼前指数，睑、球结膜明显充血，角膜水肿，瞳孔散大，对光反应迟钝，房水闪光，眼压正常，眼底窥不清(与角膜水肿有关)，经治疗后视力恢复至 1.5，未报道眼底的变化，该病例暴露氰化物气体时间短暂，当时只有眼部刺激症状，其后虽然有全身症

状,但是入院时一直以眼部症状为主,可能与氰化物主要通过局部接触作用而致眼睛伤害,而非全身中毒所致。一般氰化物中毒都是急性发病,急救优先,因此眼部症状或体征往往记录不全面。除职业性接触外,通过烟草、食物或药物等也可以接触到氰化物。如果肝功能差、维生素 B_{12} 缺乏等不能使 CN-进行有效的代谢则可能导致慢性氰化物中毒发生,从而可能观察到眼部损伤表现。Jestico 等(1984)报道了全血氰化物水平与烟草性弱视有关的 3 个病例,存在视力下降、色觉异常、视野中央暗点、瞳孔散大、视盘正常或有苍白的表现。热带弱视与患者食用木薯有关,而木薯食物还有氰化物,长期食用还可以引起慢性中毒,波及视神经,而引起所谓的热带性弱视。Ayanru(1976)报道了 107 例因食用木薯所引起的热带性弱视,其中11.2% 的病例同时还伴有共济失调症状。46.7% 的患者存在颞侧视盘苍白的改变。胡天圣(1979)综述了氰化物中毒性视神经病变与烟草中毒性弱视、热带性弱视、Leber 视神经萎缩等的关系,由于缺乏有效的生物标志物,因此目前仍较难判断中毒性弱视诊断与氰化物之间的关系。

【中毒机制】细胞色素是一类以铁卟啉(或血红素)作为辅基的电子传递蛋白,能催化电子传递;其中细胞色素 C 是膜的外周蛋白,位于线粒体内膜的外侧,广泛参与动、植物,酵母以及好氧菌、厌氧光合菌等的氧化还原反应。氰化物进入人体后析出氰离子,与细胞线粒体内氧化型细胞色素 C 氧化酶的三价铁结合,阻止氧化酶中的三价铁还原,妨碍细胞正常呼吸,组织细胞不能利用氧,造成组织缺氧,而代谢旺盛的组织,如中枢神经组织、心肌组织,因此血中氰化物达到一定浓度可以迅速致死。而动物和部分植物、酵母等同样利用细胞色素酶进行代谢,因此氰化物污染对其他动植物有明显影响。

长期接触低剂量的氰化物可能引起慢性中毒,引起神经性系统、视觉系统等的损伤,其机制可能与氰离子引起神经元 Ca^{2+} 超载,激活一些关键质膜和胞质的神经生化过程,导致神经细胞损伤,具体的机制涉及氧化应激、神经递质释放等。

【诊断】氰化物急性中毒的诊断主要根据接触史和临床表现。由于发病急骤,急住中毒的抢救必须分秒必争,无须等待化验检查才作诊断,以免贻误抢救。

中毒早期患者呼出气和呕吐物中可闻及杏仁气味,皮肤黏膜及静脉血呈鲜红色,系氰化物中毒的特殊体征,可以帮助诊断。

当某些原因不明原因引起进展缓慢的双侧视神经萎缩或双侧视神经炎,要考虑慢性氰化物中毒是可能的病因。需要通过实验室检查进行辅助诊断,如检测血浆中氰离子(CN⁻)、硫氰酸盐或硫氰根离子(SCN⁻)及尿中 SCN⁻的定量测定。如果血浆中 CN⁻浓度超过正常,且与相应的成分又存在明确的因果动态变化,则有诊断意义。如果病程不长,经特异的 CN⁻解毒药物治疗,又获得临床进步,与实验室检查结果相互印证,则更有力地证实氰化物中毒是致病的确切原因。

【治疗】

1. 氰化物急性中毒发生迅速,临床治疗主要采取的方式

包括解毒剂的应用、氧疗和对症支持治疗。急性氰化物中毒患者最主要的症状是缺氧,因此保持呼吸道通畅、尽早提高氧分压是抢救成功的关键。

2. 用于氰化物中毒的解毒剂种类繁多,目前可用的氰化物解毒剂多种多样,根据它们作用机制的不同主要分为 4 类:高铁血红蛋白形成剂、硫供体、羰基化合物和含钴化合物。如:①亚硝酸异戊酯吸入,可以数支滴在手帕或海绵上,每分钟令患者吸入 15~30s,直至开始使用亚硝酸钠时为止;②3% 亚硝酸钠静脉注射,每分钟不超过 2.5~5ml;③25% 硫代硫酸钠12.5~25g,缓慢静脉注射。

3. 眼部或皮肤被污染时,用大量清水冲洗,离开中毒现场,去除污染衣物等。

4. 对症处理。

第三节　应激性眼损伤

要点提示

本节重点介绍缺氧如高原病、快速减压(减压病)、氧中毒如早产儿过度吸氧、加速度、航天环境对眼的影响。

应激(stress)是指机体在受到各种内外因素刺激时诱发的生物反应,Hans Selye(1936)称之为机体适应综合征(general adaptation syndrome,GAS)。适度的应激可以动员机体的非特异性适应系统,提高机体应对外界挑战的能力,对机体而言具有积极意义;而长期过度应激则易对机体造成伤害,甚至引起一系列疾病的发生。应激源或应激因子(stressor)是指诱发机体生物反应的任何刺激因素,可以是躯体、心理、社会或综合的诸多因素。应激是一个极为复杂的、非特异性的反应,常合并了许多生理机制,缺乏精准的定义,因此在实际应用中应激一词的应用比较宽泛。一般认为,约 75%~90% 的疾病可能与应激机制的激活有关。由于导致应激的因素复杂多样,应激源的种类、强度、持续时间等均能影响机体对应激的反应,因此应激导致的机体反应多样。在眼科领域,心理生理性因素的应激与青光眼、中心性浆液性脉络膜视网膜病变、葡萄膜炎发病机制有关,而特殊环境因素应激性刺激也可以诱发眼部的病理生理性改变。

一、缺氧对眼的影响

氧是维持生命的重要分子。暴露于缺氧环境,机体将会产生一系列代偿反应。机体不同器官、组织对缺氧的敏感性不同,因此当代偿反应不能满足机体需要,对缺氧敏感的器官、组织就会表现出功能性障碍,甚至器质性损害。

(一) 急性高空缺氧时的眼部表现

急性高空缺氧是指持续时间为数分钟至数小时,急性暴露于高空低气压环境中所引起的缺氧,多发生于航空飞行或低压舱模拟升空时。急性缺氧主要影响视觉功能。

1. 暗适应功能下降　视紫红质是视杆细胞内的感光色素分子,由视蛋白和视黄醛组成。在光的刺激下,视黄醛分子由

11-顺式视黄醛转变为全反式视黄醛,启动视觉信号形成。其中作为视觉信号形成的原料11-顺式视黄醛,它的合成代谢是一个耗能过程,对氧的消耗大。因此,视网膜视杆细胞对血氧浓度变化非常敏感,轻度缺氧就可以使视网膜对光的敏感性下降。在高度1 200米时,即出现暗适应时间延长,是缺氧对视觉功能影响最敏感的指标。随着高度的增加,夜间视觉受影响的程度亦加重。

2. 视敏度下降　轻度缺氧时视觉对比敏感性下降,随着缺氧的加重,平均在5 500米高度时中心视力开始下降。当环境照度低时,视敏度下降明显,环境照度高时,视敏度下降则不显著。一般在吸氧后便可很快恢复,根据这一特点,推测缺氧所致的视敏度下降,主要为缺氧影响了视觉中枢和视网膜神经组织(此类光化学反应传导速度快,损伤后恢复时间也更长)。

3. 视野缩小　在6 000m高度可出现视野缩小,生理盲点扩大。

4. 深度觉障碍　缺氧可使深度觉障碍。

5. 色觉障碍　根据低压舱上升实验的研究结果,缺氧也可使辨色力减退。

6. 其他　缺氧可使眼肌功能发生障碍,如隐斜度数增加、调节力减退等。

(二) 高原适应不全

1. 急速进入高原　急性高原反应是指由平原进入高原或由高原进入更高海拔地区后,机体出现短暂的急性缺氧反应,主要以呼吸、循环和中枢神经系统症状为主,部分患者眼底也会出现改变,被称为高原性视网膜病变。早期的调查表明,急速进入高原1~5d,眼底出现改变者占81.6%,轻度改变为视网膜血管直径的变化,中度改变包括视网膜静脉明显弯曲/扩张和点片状出血,重度改变包括视盘边界模糊、视盘水肿、视网膜出血、玻璃体混浊等。田学敏等采用OCT检查技术观察到急进高原后视网膜神经纤维层增厚,返回平原后逐渐恢复的现象。高原性视网膜病变与急性高原反应有密切的关系,有轻、中、重型眼底改变的病例,其急性高原病的发病率分别为6.5%、60%和100%。一项对32例急性高原反应的调查发现:轻度反应者眼底没有异常改变;中度反应者中有6例出现视网膜血管扩张,2例出现视盘水肿,而没有眼底出血发生;重度反应的23例患者都出现眼底血管扩张,其中10例出现视盘水肿,4例出现眼底出血。急性高原暴露除以可以引起视网膜病变外,还可以引起角膜水肿、瞳孔运动能力下降等结构和功能的可逆性变化。

2. 慢性高原暴露　慢性高原暴露可以引起高原适应不全症,多发生在海拔3 000米以上地区。高原适应不全症的类型常见者有:高原昏迷、高原肺水肿、高原心脏病、高原高血压、高原红细胞增多症或以上数型混合存在者。高原适应不全症时眼部表现可有视觉功能障碍和眼部器质性改变。前者有视力减退、暗适应减退、视物疲劳、闪光感、幻觉、飞蚊症,甚至复视;后者有视网膜动脉痉挛和硬化,视网膜静脉扩张和迂曲,视网膜出血、水肿和渗出,视盘充血、水肿和萎缩。此外,

慢性高原暴露还可有眼外肌麻痹、球结膜血管异常及干眼等改变。

(三) 高原居民的眼部表现

世居高原地区(一般指在海拔3 000~4 500米的高原或高山区)的居民,一般来说机体已适应这种客观环境,缺氧所致的视网膜病变病例并不多见,而由于受高空辐射影响(主要是紫外线),白内障患病率要远高于平原低纬度地区的居民。同样受紫外线等环境因素的作用,我国藏区居民中视网膜黄斑变性、翼状胬肉、睑裂斑患病率普遍较高。

二、快速减压对眼的影响

减压病(decompression sickness)可发生于两种情况:一是发生在高空飞行或低压舱模拟升空时,即周围环境的大气压力从一个大气压力减压至低于一个大气压力,这种减压病称为高空减压病(subatmospheric decompression sickness);另一种是在潜水时,当潜水员从水下向水面回升时,即从高于一个大气压力条件下向一个大气压过渡,这种减压病又称为潜水病(caisson disease)。这两种减压病虽有区别,但其发病机制和临床表现则是相似的。即在快速减压过程中,原来溶于组织内的氮气离析出来,形成气泡。这些气泡既可堵塞血管(气栓),又可压迫组织,因而引起各种症状和体征,典型的症状是屈肢症,约有90%的患者发生屈肢症。患者感到四肢关节及其周围的骨及肌肉组织疼痛,由于疼痛而将肢体屈曲,故称之为屈肢症。其他症状包括:皮肤瘙痒或刺痛,或有异常冷、热感,胸骨后不适,咳嗽或呼吸困难,四肢无力、瘫痪或知觉麻木等。偶有以视觉症状为主的减压病病例,一般减压时视觉功能障碍比较少见,一旦出现则表明症状严重,病变已影响到中枢神经系统。眼部症状有视物模糊、复视、视野缺损及闪辉性暗点。文献上还报道有结膜下出血、脉络膜和视网膜出血、视网膜中央动脉气泡性栓塞。此外,还可发生视盘水肿、减压性白内障、瞳孔变形、眼外肌麻痹、眼球震颤及视神经萎缩等。郭斌等的动物实验结果提示快速减压可造成视网膜缺氧,导致多种病理改变,其中主要病变特点是神经元细胞凋亡和胶质细胞反应增强。个别患者可在发病数月或数年后仍遗有四肢无力、麻木、视觉功能障碍、记忆力减退等症状。

三、氧中毒对眼的影响

海平面水平大气中氧的成分约为21%,随海拔高度增高,氧浓度逐渐下降。因此在自然环境下,不存在氧中毒的问题。氧中毒通常是指长期吸入高浓度氧气或纯氧氧气所引发的机体组织器官损伤,其中肺脏、大脑、心脏、肾脏、眼和内分泌系统是氧中毒常累及的器官。氧中毒可以分为两种情况:一种是氧分压高于23.5kPa(176mmHg),但不超过一个大气压,这种情况见于航空或临床上应用氧气治疗时;另一种是周围环境的气压高于一个大气压,吸入纯氧,称之为高压氧,常见于潜水作业和高压氧加压治疗。

不成熟的和正在生长的组织对氧有较高的敏感性。正常

胎儿在子宫中生长过程中,长期处于低氧分压环境。早产儿肺部发育不成熟,需要通过较高浓度的氧吸入才能够维持血中氧饱和度的水平,以提高成活率。因此,为提高早产儿的成活率而吸入高浓度的氧,会产生氧毒性作用。人眼视网膜血管于胚胎 16 周,玻璃体血管穿过视盘,同时有小分支从视盘向周边视网膜生长,鼻侧血管在 8 个月时达锯齿缘,颞侧血管在 10 个月时到锯齿缘。如果提前出生,视网膜的血管尚未达到锯齿缘。这些正在发育的血管对氧浓度变化极为敏感,高浓度氧通过氧化应激、炎症因子介导等方式损伤血管内皮细胞,在无血管区发生缺血性视网膜病变,刺激血管增生。增生的血管组织出血、视网膜水肿,进而形成机化膜。机化膜收缩、牵拉,则可发生视网膜脱离,即早产儿视网膜病变(retinopathy of prematurity,ROP)。如果病情继续发展,机化的视网膜、玻璃体积血机化形成的纤维膜波及晶状体,晶状体混浊及其后纤维组织形成,即晶状体后纤维增生症。关于 ROP 的形成机制并不十分清楚,但早产儿吸氧是导致 ROP 形成的重要因素。然而不吸氧的早产儿也可能发生 ROP,因此有学者提出了"相对缺氧"或"生理性缺氧"的假说。从 ROP 动物模型复制中可以发现,将新生鼠饲养在高氧环境并不能诱发 ROP,ROP 的发生是在新生鼠经过高氧环境应激,再饲养到常氧环境,造成相对缺氧刺激后,才会诱发出 ROP。因此,避免氧环境的突然变化,保持未成熟血管发育与抑制新生血管形成对 ROP 的预防可能更为重要。

成人如长期吸入高浓度氧气也可发生不良反应,可发生视功能障碍,如视野缩小,暗适应时间延长等。吸入高于 1 个大气压(101.325kPa)的纯氧,视网膜血管收缩。一般说来,吸入一个大气压的纯氧 5~30min 后,视网膜动脉管径缩小 17%,静脉管径缩小 20%。这种变化是可逆的。在高压(超过常压)的环境下,呼吸纯氧或高浓度氧以治疗缺氧性疾病和相关疾患的方法(高压氧治疗)是一种常用的物理治疗方法,其通过增加血氧分压、组织氧分压,增加血氧弥散距离和加速体内其他有害气体清除等方式达到治疗疾病的目的,适用于缺氧、缺血性疾病,气性坏疽等某些感染性疾病,以及 CO、二氯甲烷中毒等。但是高压氧环境会对酶活性有抑制作用,增加氧自由基的产生,对眼晶状体、视网膜血管、角膜等存在不利的影响,会引起近视回退(晶状体损伤)、晶状体混浊,加重圆锥角膜、年龄相关性黄斑变性疾病病情,因此对于有角膜屈光手术史或圆锥角膜、年龄相关性黄斑病变的患者,应该谨慎采用高压氧疗法。

四、加速度对眼的影响

当物体的速度在数值或方向上发生改变时,即产生加速度(acceleration,G)。在航空航天活动中,速度的变化会产生不同方向的加速度作用于人体,而对人体产生不同的生理影响,特别是血流动力学和血流分布的影响。航空航天领域常以惯性力作用于人体的方向而对加速度命名。血流的主要动力来源于心脏,因此通常以心脏为原点的直角坐标系的坐标轴(x、y、z)来表示人的胸-背向(x)、左-右向(y)和头-足向(z)加速度,以 G 表示惯性力矢量,G 前冠以"+""−"表示作用于人体三轴向

六个方向的惯性力。对视觉系统产生影响的主要是正加速度(+Gz)和负加速度(−Gz)。

(一)+Gz 对眼的影响

+Gz 即从足向头方向的加速度所产生的惯性力,+Gz 可使机体血液向下半身转移,头眼水平动脉血压降低,眼、脑血流减少,加速度增长率、作用 G 值和加速度持续时间是产生不同生理影响的重要因素。由于视网膜动脉血管为终末血管,缺乏侧支循环,因此在 +Gz 作用下,视网膜血流会向心性减少,飞行员会感觉到视物模糊,眼前物体看不清,好像有一层烟雾笼罩在眼前。进而视野缩小,周边物体看不见,即所谓灰视(greyout)。进一步,则出现中心视力丧失,飞行员会感到眼前发黑,什么也看不见,但意识尚清醒,这时称之为黑视(blackout)。发生黑视后,如 G 值进一步增加,则发生意识丧失。

+Gz 引起视觉障碍,一般认为是由于在加速度作用下,头部血液向下半身移动,导致头部和眼球缺血。Armstrong 报道在 +2.0G 时,颈内动脉血压降至 80mmHg;+8.3Gz 时,降至 15~20mmHg。眼与头部虽处于同一水平面,但正常成人眼内压平均为 10~21mmHg,而颅内压力则在 5~15mmHg,眼内压正常时高于颅内压。因此,眼内循环障碍要比脑循环障碍出现的早。离心机实验结果表明,当眼水平的动脉压降到 25mmHg 时,周边视力丧失;当眼水平的动脉压降到 20mmHg 以下时,即低于眼内压,出现黑视,但意识尚未丧失;如 G 值进一步增加,随即出现意识丧失。根据 Duane(1954)报道,这种视力改变与眼底动脉血管的改变密切相关。虽然 +Gz 会引起眼部缺血性变化,但是动物实验结果表明,短暂的 +Gz 作用不会引起视网膜病理学变化,而是一种可逆性的功能变化。

+Gz 的影响主要是由于眼部和头部血流量的减少。因此,采取各种措施改善头部血流量是提高 +Gz 耐力的关键。

(二)−Gz 对视觉功能的影响

在 −Gz 作用下,血液由身体下部向心脏水平面以上方向转移,以致头部及眼部充血、血液淤积,流动缓慢,流体静脉压增加,动-静脉压差缩小,脑循环速度变慢,甚至停滞、发生缺氧。在 −2~−3Gz 时,可产生眼球疼痛,大量流泪,视物模糊。有时还可发生复视、红视。随着 −Gz 作用 G 值的增加,疼痛加剧,还可发生黑视。眼部还可发生球结膜下出血、前房积血,甚至视网膜出血。−Gz 引起黑视,可归因于脑循环障碍性缺氧。人体对负加速度的耐受值较低,一般在飞行活动各过程中尽量减少产生负加速度的动作。

五、航天环境对眼的影响

航天活动中对人体有害的因素包括失重、宇宙辐射、昼夜节律、座舱微小气候环境、幽闭环境等。其中失重不可屏蔽,其对人体的影响也最大,如心血管适应性、骨骼肌萎缩、骨质疏松问题等已经有了大量的研究。而对视觉系统的相关研究尚比较少,且多认为对视觉系统没有明显的影响,除飞行中出现"闪光"现象。已往航天员曾经多次报告在轨道飞行的时候有闪光现象,这种现象多发生在暗适应,没有光线的条件下。目前

认为这种闪光现象的发生与宇宙中的粒子辐射有关。在宇宙中有多种辐射,其中绝大部分可以通过飞船的屏蔽系统进行屏蔽,而对高能重粒子等尚缺乏有效的措施进行防护。这种高能重粒子轰击到视网膜上可能是使航天员产生"闪光"感觉的原因。高能粒子是通过某种未知机制启动了信号传递通路或通过影响视紫红质而产生"闪光"感觉。

航天飞行时,航天员不是处于完全失重环境,而是一种微重力(microgravity)环境。细胞学实验表明模拟失重可以损害人视网膜色素上皮细胞,动物实验研究表明航天飞行可以引起新生小鼠视网膜发生退行性变。最近的一些文献报道,长期航天飞行(6个月)可以使部分航天员视网膜发生病理性改变,包括视盘水肿、眼球扁平化、脉络膜皱褶、棉絮状渗出、神经纤维层变厚等。另外,有的航天员有近视力、屈光的变化,眼部的这些变化可能与航天飞行时血流动力学变化和颅内压力变化有关。

六、地震窘迫对眼的影响

地震往往难于预报,所致伤害多为地震时人们站立不稳、倒塌物品撞伤、房屋倒塌挤压等原因所致。眼部损伤一般较轻,可能与地震发生时人们护头、低头、闭眼等下意识保护动作有关。据曾健等对汶川地震后绵阳地区及周边4个受灾严重的区市县11家大中型医院(含外援医疗队)诊治地震伤员的眼科相关伤情统计结果显示,眼外伤发病率为6.3%(265/4 205)。眼部损伤分布为结膜下出血173例(77.14%)、眼附属器损伤123例(54.14%)、眼眶骨折65例(28.17%)、远达性视网膜损伤61例(27.10%)、间接性巩膜裂伤8例(3.15%)、视神经管骨折7例(3.11%)、角膜上皮擦伤6例(2.17%)、眶上裂综合征5例(2.12%)和角膜裂伤2例(0.19%)。其中眼附属器损伤多为眼睑裂伤,伴少量泪小管断裂12例(5.13%),结膜下出血多伴有挤压伤,5例眶上裂综合征均伴视神经管骨折。另有报道地震致眼外伤等发病率为2%~4.5%。从以上报道中可以看出汶川地震与以往的唐山地震情况类似,眼科急症并不是地震窘迫中的常见病症,多为经过简单处理的眼部或面部皮肤擦伤。眼科医师在第一时间救治工作中主要任务是协助骨科医师、普外科医师及胸外科医师进行外科手术,并负责管理术后患者。随着危及生命的创伤病情逐步稳定,引起视力障碍的眼部外伤问题才日益突出,如在关于唐山大地震的报道中,41例患者中有13例是伤后48d,28例是伤后15~68d才转入后方医院进行诊治。因此在地震救灾过程中,眼科医务工作者应特别注意伤者是否在远达性视网膜损伤、挤压性眶尖综合征或颅底骨折伴视神经损伤等在创伤早期不易识别不易被发现的损伤。对于外伤患者除进行眼科常规的视力、眼前后节的检查外,要特别重视对视神经功能的检查。如果怀疑有视神经或视路损伤,瞳孔对光反应检查结果不确定,应尽早创造条件进行视觉电生理学检查,如视觉诱发电位、视网膜电图等检查,避免因忙于对重要脏器损伤的抢救而忽略视觉系统的损伤,最终遗留下视觉障碍的遗憾。

(张作明 陈涛)

第四节 眼化学烧伤

要点提示

眼化学烧伤和热烧伤是眼科常见的急症,眼表和视功能可受到严重危害,甚至造成眼球的丧失。特别是重度烧伤可能不仅累及眼睑、眼表上皮、角膜和眼前节造成损伤,严重的化学伤甚至可以对眼后节产生损害,视力和外观预后均极差,对眼科医生是巨大的挑战。化学烧伤在急诊抢救、相关病理生理和不同临床阶段的处理方面具有代表性。近年来,对其损伤修复机制、药物和手术治疗方面的认识深化和观念改变,使严重眼表化学和热烧伤的治疗效果和预后都有了改善。结果表明,其视功能预后与烧伤性质、损伤程度、治疗方法和时机,以及医生的经验均有密切关系。

一、流行病学

化学和热烧伤发病率与国家的工农业发展水平、管理、文化程度、地域、生产生活习惯和犯罪等都有关。文献报道有较大差异,一般占眼外伤的7.7%~18%。眼烧伤中,碱烧伤为58.1%,酸烧伤为14.1%,热烧伤为16.2%,其他为11.6%。在美国眼外伤登记处,化学烧伤占严重眼外伤的3.6%。其特点具有一定代表性:即多数为16~25岁的男性,占76%;最常发生的场所是工厂(63%)和家庭(33%);碱烧伤为酸烧伤的2倍。尽管多数为轻度烧伤(88%),但视力完全恢复的只有15%左右,约1%的患者可能视力永久丧失。随着化学工业的发展,化学性眼外伤有逐年增多趋势。

二、常见致伤化学物质

据统计有25 000种以上的化学物质可引起眼部损伤。临床上主要为碱性和酸性物质两大类,但也有部分致伤物质不是酸碱度的因素,而是通过对蛋白的影响,破坏酶的成分或活性产生损伤。特别是有些有机化合物可能兼有酸碱度的因素和其他损伤,有时甚至包括热烧伤和爆炸伤等,使病情更为复杂。

(一)碱性物质

1. 氢氧化钠($NaOH$) 又称苛性钠。常用于排水清洁剂、纸浆、制皂、纺织、染料、石油加工等,也是干洗剂的成分。0.1M溶液的pH值达13,腐蚀性和组织穿透力强。

2. 氢氧化钾(KOH) 又称苛性钾。0.1M溶液的pH值为12,腐蚀性和组织穿透力强。

3. 氨(NH_3) 为气体。水溶液为氢氧化铵($NHOH$),用于化肥工业、冷冻液和清洁剂等。0.1M溶液的pH值为11.1,腐蚀性和组织穿透力强。

4. 氢氧化钙[$Ca(OH)_2$] 又称熟石灰。水溶液为碱性,常见于水泥、石膏、砂浆、涂料、工业清洁剂和漂白粉等。0.1M溶液的pH值为12.4。但与其他碱性物质相比,腐蚀性和组织穿透力较弱。氧化钙(CaO)又称为生石灰,如果进入结膜囊,迅速吸收水分后可转化成为熟石灰。在此过程中产热,可同时造成碱烧伤和热烧伤。

5. 氢氧化镁[Mg(OH)$_2$] 是烟花爆竹的成分之一。0.1M 溶液的 pH 值为 10.5。

6. 其他碱性致伤物质　碳酸钾(K$_2$CO$_3$),碳酸钠(Na$_2$CO$_3$),硅酸钠(NaSiO$_3$、Na$_2$SiO$_3$、Na$_2$Si$_4$O$_9$ 又称水玻璃),过氧化钠(Na$_2$O$_2$,溶于水中产生氢氧化钠和过氧化氢),碳化钙(CaC$_2$,又称电石,遇水后形成氢氧化钙和乙炔,并产热),胺类化合物(如甲胺、乙胺、丁胺等,为有机化合物)和环烃化合物(如苯胺)等。

(二)酸性物质

1. 硫酸(H$_2$SO$_4$)　是重要的工业原料,也是汽车电池工业清洁剂等的成分。有强吸水性,可产热沸腾爆炸。0.1M 溶液的 pH 值为 1.2。组织破坏力强。

2. 亚硫酸(H$_2$SO$_3$)　常见于水果和蔬菜防腐剂、漂白剂和冷却液。0.1M 溶液的 pH 值为 1.5。对组织的渗透性较强。

3. 盐酸(HCL)　常用于纺织、皮革、染料、化工等领域。也是家用清洁剂的成份。0.1M 溶液的 pH 值为 1.1。高浓度可产生眼的严重损伤。

4. 硝酸(HNO$_3$)　常用于火药、燃料、赛璐珞等行业。也是实验室的必备试剂。

5. 氢氟酸(HF)　常用于矿产、玻璃加工、汽油烷化剂等。0.1M 溶液的 pH 值为 2.1。组织渗透迅速,可产生及其严重的眼损伤。

6. 醋酸(CH$_3$COOH)　又称乙酸。常用于染料、纺织、油漆香料人造皮革和照相等行业。0.1M 溶液的 pH 值为 2.9。可对眼表产生损伤,短时作用一般不引起眼深部组织损害。

7. 铬酸(H$_2$CrO$_4$)　为镀铬行业所常用。0.1M 溶液的 pH 值为 1.0。

8. 其他酸性致伤物质　硒酸(H$_2$SeO$_4$),磷酸(H$_2$PO$_4$),无机酸酐[例如磷酐(P$_2$O$_5$)和硫酐(SO$_3$)],甲酸(HCOOH),乳酸(CH$_3$CHCOOH),柠檬酸[C$_3$H$_4$(OH)(COOH)$_3$H$_2$O],酒石酸[C$_2$H$_2$(OH)$_2$(COOH)$_2$],三氯乙酸(CCl$_3$COOH)和石碳酸(C$_6$H$_5$OH)等。

(三)其他物质

醛类化合物如甲醛(HCHO)常用于制药、制胶水、消毒剂媒染剂和组织固定等。其眼部烧伤在临床上偶有见到。对眼刺激重,组织渗透力强,可使组织蛋白凝固并影响各种酶。后续损伤持续时间久,产生严重角膜混浊。

三、化学烧伤的损伤机制和损伤特点

化学物质对眼表的损伤有各种不同的机制,基本作用包括:①氧化作用;②还原作用;③腐蚀作用;④原生质毒性作用;⑤脱水作用;⑥起泡作用等。

(一)碱性物质损伤特点

1. 临床上,一般来说碱烧伤比酸烧伤更为严重,预后也更差。碱性物质在与组织接触后,引起蛋白凝固和细胞破坏死亡同时,因为能与组织细胞中的脂质发生皂化反应,形成具有脂和水双溶特点的化合物,能够使其很快的穿透上皮组织和角膜

基质,并继续向深部渗透。临床上一般损伤区界线模糊,难以准确划定损伤区范围和深度。这与酸烧伤不同。笔者在以往动物实验中发现,向兔眼结膜囊滴入 0.5N NaOH,5min 内前房水 pH 值可升高至 11.5 以上。因此,除眼表受损,较深层组织如晶状体、虹膜和睫状体等均可受累,甚至发生睫状体血栓形成,严重影响房水生成。

在同样浓度和接触时间下,不同碱性化学物质对眼损伤程度也不同,以氨水对组织的穿透力最强,损伤最重,氨水在 15s 内即可进入前房。氢氧化钠对组织损伤程度仅次于氨水。5% 的氢氧化钠进入前房仅需 30s。水泥、石灰浆、白灰和胶泥等中含有 Ca(OH)$_2$,是工地上最常见的化学伤,但其穿透力较差,往往在伤时表面损伤较重,但预后相对好些。礼花中含有 Mg(OH)$_2$,故常同时伴有爆炸伤、异物存留和热烧伤,使病情更为复杂。

2. 眼碱烧伤后,角膜上皮损伤脱落形成缺损,在伤后 72h 内,周围上皮通过移行迅速使缺损区面积缩小,与单纯上皮机械性刮除愈合速率基本相似。而后,新生的上皮进行缘开始发生剥脱,使上皮缺损区增大(图 15-4-1)。动物实验发现:角膜碱烧伤后,多形核白细胞(PMN)的数量在角膜中出现二个高峰期。伤后数小时内,在损伤的角膜表面即出现 PMN,在 24h 内达峰值。它们释放的各种酶类,可以使伤后角膜表面附着的纤维蛋白、纤维连接蛋白、角膜表层结构如上皮基底膜、前弹力层甚至表层基质发生融解,造成上皮不能牢固附着。这个过程在 3d 后减弱。第二个高峰发生在受伤 1 周后,此时,以角膜周边深基质细胞浸润和上皮缺损区浅中层细胞浸润为主,PMN 数量多,尤其是角膜溃疡边缘处尤为明显。表现上皮愈合速率再次停滞,缺损区扩大。此时以角膜溃疡发生为主要特征,即使通过各种治疗措施,这种炎细胞浸润仍保持类似规律。

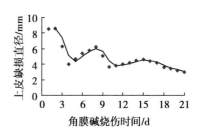

图 15-4-1　2N NaOH 兔角膜碱烧伤后角膜上皮缺损随时间的变化。在伤后 4d 内上皮愈合较快,但之后有两个上皮缺损面积增加的峰,与组织学上角膜 PMN 浸润的两个峰时相吻合

上皮缺损区边缘的上皮细胞和基质中的浸润的 PMN,可释放大量的胶原酶等,能水解各种组织结构,包括胶原纤维、蛋白多糖等。因此,使溃疡加深扩大。如果烧伤严重,特别是角膜缘损伤,由角膜边缘而来的上皮组织、新生血管和成纤维细胞未能及时到达伤区参与修复,可导致无菌性角膜溃疡和穿孔。如果发生继发感染,病情将更加恶化。

胶原酶是角膜胶原分解的重要酶,来源于 PMN、上皮缺损的边缘上皮细胞和角膜基质纤维母细胞。以往对于防治角膜溃疡,注意力集中在如何抑制胶原酶的活性,但临床上可用的

强效而副作用小的胶原酶抑制剂很少。动物实验显示有些合成的基质金属蛋白酶抑制剂非常有效。但溶解性差，需要现用现配制，在临床上使用问题较大。传统的如 EDTA 等局部应用毒性较大，因此在临床上目前主要选择合适药物口服为主。常见的胶原酶抑制剂见表 15-4-1。

表 15-4-1　胶原酶抑制剂及 IC_{50}

抑制剂	IC_{50}
硫醇合成多肽（thiol synthetic peptide）	100nM
羟基合成多肽（carboxyl synthetic peptide）	22μM
强力霉素（doxycycline）	15μM
米诺环素（minocycline）	190μM
四环素（tetracycline）	350μM
乙酰半胱氨酸	370μM
半胱氨酸	2.7mM
EDTA 钠，EDTA 钙	22μM
青霉胺	—
枸橼酸钠	—
α 巨球蛋白	—

IC_{50} 值为对来自碱烧伤角膜的纯化胶原酶降解胶原产生 50% 抑制作用的浓度。

采用 HPLC 检测方法（Burns et al, 1989）。

近年来眼化学烧伤治疗的观念有很大改变，就是强调如何尽早实现眼表上皮化，而不是把注意力集中在抑制胶原酶活性。临床观察发现，只要上皮完整，胶原合成和破坏的平衡就能很好维持，避免角膜穿孔的发生。

3. 眼碱烧伤后，角膜和房水中维生素 C 含量显著降低。我们以往动物实验结果表明：重度碱烧伤房水维生素 C 和葡萄糖含量下降程度与角膜溃疡穿孔密切相关。正常房水中维生素 C 浓度较血浆中含量高 10 倍以上，说明房水中维生素 C 是一种主动转运的过程，对损伤愈合可能起到非常重要的作用。角膜碱烧伤后局部维生素 C 含量显著降低，相当于局部的一种坏血病状态，严重影响组织胶原合成能力，而局部和全身补充维生素 C 对防止角膜融解和溃疡穿孔有良好作用。

4. 角膜碱烧伤与其它损伤不同：修复时间长，长期不愈，病情反复，预后差。这些现象很早就被人们注意到，并从免疫学方面研究发现并证实，碱烧伤后角膜抗原性的改变，免疫机制的参与可能是损伤长期存在的原因，也为治疗提供了新的思路。

5. 碱烧伤后青光眼的发生率较高，因此在伤后的各个阶段都有视神经损害发生的可能性。近年，已将神经保护提到重要的位置。忽视炎症和高眼压都会导致的视神经和视网膜的不可逆损害。最新研究结果显示，角膜化学烧伤，特别是碱烧伤后 24h 内，前节产生的炎性细胞因子（例如 TNF-α）可迅速达到视网膜，引起神经节细胞凋亡和其他的细胞改变。而伤后 15min 局部或全身应用 TNF-α 生物抑制剂，可有效实现神经保护作用。

（二）酸性物质损伤特点

1. 酸性物质属水溶性，低浓度时与组织接触不易穿透上皮结构，而进一步损伤深层组织。因为上皮组织富含脂质，具有良好屏蔽水液作用。高浓度时与组织接触，会使组织中的蛋白质发生凝固和变性。由于所形成的凝固蛋白不溶于水，在损伤表面形成屏障，一定程度上能阻止致伤物进一步渗透到深层，因此一般认为酸烧伤在临床上以损伤区界线较分明、损伤相对表浅、修复快、预后较好为特点。但实际上这是与碱烧伤比较而言，而且只适用于弱酸或稀释的强酸。比如低浓度的酸溅入眼内，可能仅引起刺激等症状，但高浓度强酸（如硫酸和盐酸）同样会产生与强碱一样的严重而毁灭性眼部损伤。

2. 致伤物对组织产生的生物学效应，是除致伤物的浓度和 pH 值之外的另一个因素，差别很大。例如：三氯醋酸在 pH 值为 4.5 时即产生组织损伤，而盐酸在 pH2.5 时才产生损伤效应。浓硫酸与水亲和力强，结合后释放大量热能，造成化学和热双重的严重眼表损伤，并使组织产生碳化变黑。经常伴有眼睑的破坏和功能丧失，预后很差。酸酐如二氧化氮、二氧化硫、三氧化硫等，同时具有水溶和脂溶的特性，而且遇水可以生成酸，一旦伤及眼组织，可较快渗入组织深层，产生与碱烧伤相似的严重损伤。氢氟酸分子结构小，易穿透组织，破坏细胞的作用也很强。铬酸是强腐蚀剂，溶液甚至其挥发的气体均可对眼造成严重损伤，长期暴露和接触可产生结膜炎和棕色素沉着。

四、眼化学烧伤急救处理

1. 冲洗　伤后应立即用清水对受伤部位进行彻底冲洗，及时和连续大量冲洗是抢救的关键。对严重化学烧伤，可不必过分强调水质。在受伤现场即刻进行。经过初步冲洗后，有条件时，结膜囊内滴入表麻剂后，再用生理盐水冲洗。碱性烧伤应达 05~1h 以上。国外有一些特殊设计的装置，可放置在结膜囊中，持续冲洗，非常方便，甚至可维持更长时间（图 15-4-2）。

如确定致伤物确为酸性物质，有条件时可用 2% 碳酸氢钠溶液进一步冲洗并起到中和的作用。但不能未经初步冲洗，就用碱性溶液去试图进行中和，否则产热会加重病情。

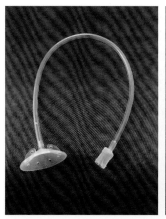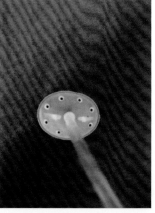

图 15-4-2　用于结膜囊冲洗用的简易装置。将带有小孔的盘放入结膜囊中，通过持续的灌注，可有效清除眼表及组织中的有害物质

2. 清除固体致伤物 有条件最好在滴表面麻醉剂后,进行更详细的检查。特别是可能隐藏在上下穹窿部结膜囊内的固体残留异物,并清除之。

3. 前房穿刺 由于碱性物质能迅速进入眼表组织深部和前房,如果接触致伤物浓度大,时间长,冲洗后应视情况给于前房穿刺。这也是急诊处理的重要内容,通过前房穿刺,或磷酸盐缓冲液置换房水,能有效降低房水 pH 值。严重化学伤后 1~2h 内进行房水置换是合理的。

我们在动物实验中发现,0.5N NaOH 烧伤 20s,前房水 pH 值在 0.5~1h 恢复正常水平。因此,从清除致伤物的角度出发,致伤浓度较低的碱烧伤不必做前房穿刺,而高浓度烧伤应尽早行前房穿刺,才能达到及时和有效清除致伤物的效果。

角膜及巩膜均为胶原纤维丰富的组织,在较严重的眼部碱烧伤,除炎症引起的前列腺素等炎性介质释放等导致眼压升高外,胶原纤维轴向变短可能是重要原因。笔者采用 X 线衍射方法,观察到碱性物质引起角膜胶原纤维和鼠尾腱胶原纤维明显缩短的证据。这种眼压增高可能造成视功能损害。而前房穿刺可以最快速度缓解瞬时眼压增高。

球结膜放射状切开会对结膜产生一定程度损伤,一般不采用。通过持续冲洗多能达到减少组织中致伤物浓度的效果。但对于高度结膜水肿者,对减轻组织压力,排出结膜下渗液可能有一定帮助。

4. 去除失活组织 要视情况而定,适当清除完全坏死组织,有利于加速自然清创过程。但仍有活力组织、重要的组织轮廓不能清除,比如角膜和角膜缘部位,除非该部位组织缺损需要手术修补。

急救处理后,需要根据临床表现和检查,详细进行记录,包括眼部照相等。并对烧伤进行分类、分级。并根据烧伤分级开始进行治疗。

五、眼化学烧伤临床表现

因为组织损伤的程度和范围不同,危害程度差别很大,临床表现也有所不同。

(一) 化学性结膜角膜炎

主要为有害气体、烟雾或粉尘接触致伤物的刺激后发生,可以为短时间内高浓度或较长时间的慢性暴露。症状包括:灼痛、异物感、流泪、畏光、眼睑痉挛等。轻者眼部检查可能仅有结膜充血、角膜上皮性病变。重者可能表现结膜水肿、角膜上皮剥脱等,可导致角膜混浊,影响视力。特别注意结膜损伤的面积占整个结膜面积(包括球结膜和穹窿部结膜)的百分比。

(二) 眼睑烧伤

严重的眼表化学烧伤往往伴有眼睑和面部损伤。轻者可能仅为皮肤充血、肿胀,重者可致水疱、皮肤和肌肉坏死、睑板融解等。后续可能出现泪溢、干眼、睑板腺开口阻塞、眼睑缺损、睑闭合不全、睑内翻或外翻、倒睫等,严重影响眼睑和泪膜功能,对眼表损伤的预后产生极为不利的影响。

(三) 眼表烧伤

眼表面接触致伤物后,可出现包括视力下降、灼痛、异物感、流泪、畏光、眼睑痉挛、视物模糊等各种自觉症状。

根据眼表损伤程度不同,检查可表现为:角膜上皮水肿、混浊、剥脱。角膜基质不同程度水肿混浊、坏死和融解(透明性越差、面积越大提示损伤深度和程度越重)。角膜缘和结膜充血、水肿、缺血和坏死(越白、范围越大提示缺血和坏死程度越重)。由含钙碱性物质造成的角膜损伤,有时在角膜基质中可见到许多白点状颗粒样钙沉积。特别注意角膜缘缺血的钟点数。

较严重的眼表化学伤,可使眼深部组织受累,包括巩膜、虹膜、晶状体和睫状体等。甚至可以通过眼压及某些其他分子生物学途径影响眼后节。角膜和结膜的损伤及炎症导致各种临床难以处理的后果,严重影响和威胁视功能,也对后续的治疗产生极大的影响。例如:持续性角膜上皮缺损常引起角膜无菌性溃疡或继发性感染,导致穿孔或瘢痕;损伤和炎症反应也是角膜瘢痕血管化的重要原因;而角膜缘结构破坏不仅是造成角膜上皮持续缺损的重要原因,也可导致后期角膜上皮结膜化和血管化;而结膜的广泛损伤和瘢痕化、眼睑损伤等可造成后期倒睫、睑闭合不全、泪液功能障碍、结膜囊缩窄、睑球粘连甚至眼睑闭锁等。继发性青光眼在眼化学烧伤患者不仅常见,在诊断和治疗方面常被忽视,这是导致最终彻底失明的最重要原因之一。

一般碱性烧伤的损伤区边界不清,对初步判断和鉴别酸碱烧伤有很大帮助。此外,与酸烧伤比较,碱性烧伤组织损伤深,炎症持续时间久,诱发深层和浅层大量新生血管,角膜移植的排斥和失败率高,严重病例常规角膜移植手术复明非常困难,对医生是严重的挑战。

六、眼化学烧伤程度的分级

眼化学烧伤的严重程度,与致伤物性质、浓度、剂量、pH、温度、作用方式、作用时间、压力、角膜缘结构破坏程度和范围、结膜损伤面积、是否同时伴有其他类型的损伤(如机械伤、爆炸伤等)等有关,也与现场抢救是否及时和恰当有关。

由于烧伤程度与预后密切相关,因此,早期合理和准确地评估眼表化学烧伤的程度,对治疗方案的选择和预后判断均有非常重要的意义。1965 年 Roper-Hall 通过对 Hughes 分类的改进,依据角膜混浊程度和角膜缘缺血范围,提出的四级分类方法,在临床上广泛应用并对预后提供了指导。随着对角膜缘损伤范围与角膜上皮愈合重要性的认识加深,以及结膜损伤面积对眼表预后影响的认识提高,特别是治疗方法的进步,2001 年,Dua 在上述分类基础上,提出新的六级分类方法(表 15-4-2),特别是将 Roper-Hall 的 IV 级(角膜缘缺血范围 >1/2)进一步细分为 IV、V 和 VI 级。同时加入了结膜损伤面积。但该分类方法缺乏对角膜本身损伤程度的描述。Gupta 等(2011)的最新研究认为,Dua 的分类方法比以往的方法具有更好的预后判断价值。

由于酸烧伤即刻表现往往比真实伤情严重,伤后 24~48h 的分级评估结果将更符合实际。

表 15-4-2 Dua 眼表化学烧伤分类方法(2001)

分级	预后	角膜缘缺血(钟点)	结膜受累	角膜缘/结膜损伤比 *
I	非常好	0	0%	0/0%
II	好	>0~3	>0%~30%	0.1~3/1%~29.9%
III	好	>3~6	>30%~50%	3.1~6/31%~50%
IV	好至较差	>6~9	>50%~75%	6.1~9/51%~75%
V	较差至差	>9~<12	>75%~<100%	9.1~11.9/75.1%~99.9%
VI	非常差	12	100%	12/100%

* 角膜缘缺血钟点范围和损伤结膜面积的比率。结膜损伤面积包括球结膜和穹窿部结膜。

我国国家职业卫生标准《职业性化学性眼灼伤的诊断》(GBZ 54—2017),参考 Dua 的分类方法要素,将化学性眼灼伤分为六级,同时加入了眼睑损伤和眼压等要素,保留了 Roper-Hall 角膜混浊分级的内容,能较全面反映职业性化学性眼灼伤的伤情程度。在临床实践中,从事角膜眼表专业的医生在进行眼表损伤分级时,应依据标准中角膜、角膜缘的损伤情况,结合详细观察记录结膜损伤面积,对伤情、预后和转归作出更准确的判断。该标准自 2018 年 4 月 1 日起实施(表 15-4-3)。

七、眼化学烧伤程度与预后的关系

轻度-中度眼化学损伤预后较好。中-重度化学烧伤预后更取决于治疗是否及时和恰当。因此这些患者是向轻-中度损伤的预后转归还是向重度的后果方向转归,需要眼科医生花费更多的精力。而极度严重的化学烧伤,即使经过及时和恰当治疗预后也较差,而如果治疗和处理不当或时机掌握不好,甚至按常规正确治疗,也可能导致视力或眼球丧失的后果。

一般来说,碱性致伤物要比酸性致伤物引起的后果更严重。而其他化学物质损伤很大程度上也取决于其化学性质和组织对其反应的强度。

(一)碱性烧伤预后

按照 Dua(2001)和我国国家职业卫生标准《职业性化学性眼灼伤的诊断》(GBZ 54—2017)的六级化学烧伤分类,I 级烧伤时角膜上皮剥脱、球结膜水肿和充血。畏光流泪等刺激症状等,数日内即可消退,角膜上皮愈合不留瘢痕。II 级烧伤时,角膜缘缺血范围不超过 1/4 周。经治疗多恢复或遗留部分角膜瘢痕。III 级烧伤时角膜深基质层呈灰白色混浊,结膜呈白色凝固坏死,血管消失。角膜缘缺血范围在 1/2 周内。常伴有虹膜睫状体炎等眼内反应。如治疗及时得当,角膜仍留有瘢痕、睑球粘连等。否则,角膜持续溃疡,甚至穿孔。III 级以上的更严重的烧伤:角膜呈瓷白色混浊,结膜白色或黄色坏死,角膜缘缺血范围超过 1/2 周,而且角膜缘损伤越广泛,预后也越差。此时反而无刺激症状,往往会发生无菌性角巩膜融解、穿孔、全睑球粘连、视力丧失。因此,V 或 VI 级烧伤更需要积极早期手术干预,尽全力保存眼球基本结构,为后期视觉重建提供必要条件。

(二)酸性眼表烧伤预后

Pfister 曾将酸烧伤分为:轻微、轻度、中度、严重和极重度五级。其中轻微和轻度相当于角膜缘未受累的 I 级烧伤,角膜上

表 15-4-3 化学性眼灼伤的诊断标准(GBZ 54—2017,中华人民共和国职业卫生标准)

分级	具备以下任何一项
I	a. 眼睑皮肤充血、水肿、水疱 b. 结膜充血、出血、水肿 c. 角膜上皮损伤(上皮缺损),损伤未累及角膜缘,无角膜缘外周缺血
II	a. 角膜上皮部分缺损,角膜基质浅层水肿混浊,但仍可见虹膜纹理 b. 角膜缘损伤(角膜缘处上皮荧光素染色阳性或角膜缘附近有缺血表现) 累及范围≤3 个钟点
III	a. 角膜上皮全部缺损,角膜基质深层水肿混浊,看不清虹膜纹理,可见瞳孔 b. 角膜缘损伤(角膜缘处上皮荧光素染色阳性或角膜缘附近有缺血表现) 累及范围 >3 个钟点,但≤6 个钟点
IV	a. 眼睑皮肤、皮肤下组织、及肌肉损伤,和深部睑板的损伤,修复期出现瘢痕性睑外翻,和/或瘢痕性睑内翻,睑裂闭合不全;睑缘畸形、睫毛脱失或乱生;或结膜出现坏死,修复期出现睑球粘连 b. 角膜全层混浊呈瓷白色,看不见虹膜纹及瞳孔,或出现角膜穿孔 c. 角膜缘损伤(角膜缘处上皮荧光素染色阳性或角膜缘附近有缺血表现) 累及范围 >6 个钟点,但≤9 个钟点
V	a. 继发性青光眼 b. 角膜缘损伤(角膜缘处上皮荧光素染色阳性或角膜缘附近有缺血表现) 累及范围 >9 个钟点,但≤12 个钟点
VI	角膜缘损伤(角膜缘处上皮荧光素染色阳性或角膜缘附近有缺血表现) 累及范围 12 个钟点(即累及角膜缘全周)

皮出现上皮表层糜烂、雾状甚至白色混浊,多可恢复迅速,很少遗留视力损害、瘢痕和血管化。而中度相当于 II 级烧伤,角膜基质轻或中度水肿、角膜缘损伤范围小,上皮一般在 10d 内即可愈合,视力损害轻,可能遗留浅层角膜瘢痕和少许新生血管。而重度相当于 III、IV 级烧伤,即有中或重度角膜水肿、结膜出血

和坏死,只要角膜缘缺血≤1/3周,上皮需数周/数月愈合,遗留角膜前部瘢痕和周边部新生血管。尽管可有中/重度视力损害,有可能通过板层角膜移植提高视力。而更严重的损伤,眼表上皮可迁延数月/数年不愈,甚至基质溃疡穿孔,与严重碱性烧伤预后类似。

八、眼化学烧伤的临床病程

McCulley 将化学烧伤的临床病程为如下四个阶段,虽然有些为来自动物实验的证据,但对临床观察和治疗仍提供有价值的参考。

1. 烧伤即刻　上皮荧光素染色着色范围取决于受伤面积,但有时全部角膜上皮缺损区表面光滑,不仔细辨认会误认为上皮完整。角膜基质透明度取决于致伤物渗透的深度。结膜缺血程度和致伤物毒性对预后关系极大。

2. 急性期(0~7d)　在角膜周边开始有早期角膜细胞增殖。无或很少胶原酶产生,无角膜新生血管化。Ⅰ级烧伤者,角膜上皮愈合。Ⅱ级烧伤者,早期上皮化,基质透明度慢慢恢复。Ⅲ级或Ⅲ级以上烧伤,无上皮或少量上皮化。

3. 早期修复期(7~21d)　Ⅱ级烧伤,上皮继续移行。Ⅲ级和Ⅳ级烧伤,上皮愈合发生障碍。Ⅱ级和Ⅲ级烧伤,角膜细胞增殖,胶原开始合成,胶原酶产生并活性增高明显,Ⅲ级及以上的烧伤,白细胞聚集,各种水解酶释放,炎症加重,角膜缘血液供应障碍。由于新生血管增生仅发生在角膜周边部,无血管来源的胶原酶抑制物,导致前节坏死,无菌性角膜溃疡。

4. 晚期修复期(21d~数月)　依据上皮愈合方式分为四种类型。一型为恢复正常上皮,相当于Ⅰ级烧伤。角膜完全上皮化,上皮外观正常。角膜缘干细胞未损伤。杯状细胞如损伤,可造成粘液分泌异常,发生暂时性眼表面干燥,轻度角膜上皮病变。二型为延迟分化型,相当于Ⅱ级烧伤,有角膜缘干细胞损伤。未被破坏象限的角膜上皮化,而无干细胞象限有上皮缺损,上皮愈合不完全,最后发生血管翳。杯状细胞功能不良,发生持续眼表面异常(上皮愈合后持续数周-数月)。三型为纤维血管性血管翳,相当于Ⅲ级烧伤,伤后3周,角膜仍未上皮化。最终能否结膜上皮化不确定。角膜缘干细胞完全破坏时,最好的结局是纤维血管化。可发生:①无菌性角膜溃疡或穿孔;②进行性纤维血管化;③睑球粘连;④瘢痕性眼睑内翻、倒睫等;⑤眼睑闭合不全;⑥角膜瘢痕等。四型为无菌性角膜溃疡,常见于Ⅲ级以上的烧伤,持续上皮缺损、进行性无菌性角膜溃疡、病情可迁延数月。可发生:①眼前节坏死;②角膜后膜;③周边虹膜前粘连;④白内障;⑤青光眼;⑥低眼压和眼球萎缩等,预后差。

眼化学烧伤的眼部可能转归详见表15-4-4。

九、眼化学烧伤的治疗

包括药物等非手术治疗和手术治疗。根据病变程度和不同阶段进行选择。

治疗原则:①促进眼表再上皮化;②恢复角膜缘干细胞结

表 15-4-4　眼化学烧伤的眼部可能转归

眼睑	睑板腺开口后移
	倒睫
	眼睑内翻
	眼睑外翻
	睑裂闭合不全
眼表	干眼
	杯状细胞缺失
	泪道损伤
	角膜缘干细胞缺乏
	复发性角膜上皮剥脱/糜烂
	持续性角膜上皮缺损
	角膜融解(溃疡)/穿孔
	角膜混浊
	角膜水肿
	角膜瘢痕
	角膜新生血管化
	假性翼状胬肉
	睑球粘连
	眼睑闭锁
	感染性角膜炎
眼压异常	继发性青光眼
	低眼压/眼球萎缩
眼内	虹膜缺血/萎缩
	瞳孔散大
	睫状体损伤
	晶状体混浊(白内障)
	视网膜脱离
	眼内炎

构和功能;③治疗全程都要注意防控炎症、角膜融解、感染和高眼压等,最大限度保存结构和视功能。

(一)药物治疗

在经过规范化急救治疗和伤情评估后,应立即启动药物治疗。

国际上比较公认的规范治疗包括:局部糖皮质激素、预防性抗生素、维生素C、柠檬酸盐、睫状肌麻痹剂和口服或静脉给予较大剂量的维生素C治疗。对于Ⅲ级烧伤是最有效的药物治疗方法。可以较快使眼表上皮化,恢复一定视力。而对于Ⅱ级或更轻的病变,需要适当减少用药,否则可能减缓上皮的自然修复过程。而对于Ⅳ级或以上更加严重的烧伤患者,除在急性期积极药物治疗外,需要根据病情的变化,适时进行手术治疗,才能加快眼表上皮化,阻止角膜和巩膜融解甚至穿孔发生。

1. 局部糖皮质激素治疗　眼表化学烧伤治疗中,糖皮质激素的使用和时机一直有争论。糖皮质激素是一类具有多种生物活性和效应的药物,是一把"双刃剑"。既能够有效抑制炎症反应和免疫反应,减少化学物质引起的眼部炎症,也可以抑制胶原的合成和创伤愈合。使用不当可能引起角膜无菌性融解和穿孔。在眼表碱烧伤动物角膜中,急性期角膜中纤维母细胞数量极少,基质愈合过程极弱或尚未启动,而眼表及眼前节炎症反应严重,因此,在伤后 1 周或 10d 内,局部应用激素能很好抑制化学伤的炎症反应,减少组织破坏和防止后续的炎症细胞浸润引起的组织融解和过度的血管新生。对炎症引起的继发性青光眼等也可能有帮助。有实验研究证实,伤后早期应用对预后没有不良影响。后续是否继续使用,主要依据角膜上皮的愈合情况而定,在上皮愈合良好的条件下,减量或使用作用较弱的激素,仍有必要。而如果上皮持续性缺损或发生角膜基质溃疡和融解,应及时停用激素并考虑是否需要手术治疗。因为角膜是否发生溃疡或融解,与受伤严重程度的关系比是否应用激素关系更密切。

2. 维生素 C 治疗　眼化学烧伤特别是碱烧伤后,房水中维生素 C 浓度显著降低。目前公认眼前节局部坏血酸病状态是造成角膜融解的重要原因。维生素 C 是胶原合成的重要辅助因子。实验研究显示,局部和全身补充维生素 C,使房水浓度达到 15mg/dL 时,接近正常房水维生素 C 浓度,可明显降低角膜溃疡和穿孔风险。因此,10% 维生素 C 溶液点眼,1 次/h 及维生素 C 口服 1g,4 次/d。我们的动物实验显示静脉给予维生素 C 对提高房水维生素 C 浓度效果更好。伤后静脉给药可能更有意义,而局部过早给药,因为在伤区尚无胶原合成的纤维母细胞存在,对促进胶原合成的意义尚不清楚。但对碱烧伤患者,维生素 C 可以对致伤物质起到中和作用。

3. 枸橼酸钠和胶原酶抑制剂治疗　枸橼酸钠是一种螯合剂,可以结合钙等离子,通过降低多形核白细胞(PMN)的活性,发挥抑制角膜溃疡形成的作用。在眼球烧伤后,角膜溃疡处的突出变化是 PMN 聚积,并与角膜基质融解密切相关。而在角膜组织中,可能与胶原酶活性相关的二价阳离子元素锌、铜、钙和镁的含量增高。通过枸橼酸盐对这些离子的结合,可以对胶原酶有一定的抑制作用。

在我国,临床很少有人使用这种治疗方法。而是应用其他具有抑制胶原酶活性的药物,如四环素类,通过与锌的结合及抑制 PMN 活性发挥作用。口服多西环素或米诺环素,对防治角膜溃疡有一定作用。

4. 局部抗生素应用　健康完整的角膜上皮可有效抵抗细菌感染。而化学伤后角膜上皮屏障破坏,需要局部应用抗生素预防感染,因为感染一旦发生,不仅加速角膜融解,而且很难通过药物控制病情。常采用广谱抗生素眼液或眼膏,包括四环素类、氟喹诺酮类和氨基糖苷类。而如果在眼表条件较差的情况下,更容易发生防腐剂引起的角膜上皮毒性作用,因此选用无防腐剂的抗生素或适当减少用药次数是必要的。但眼表污染严重或已经发生细菌感染情况下,必须采用强化抗生素治疗,比如左氧氟沙星或四代氟喹诺酮联合妥布霉素等。

5. 睫状肌麻痹剂　采用 1% 阿托品可有效减轻患者眼痛,减轻虹膜炎症反应和防止虹膜后粘连。应尽量避免使用肾上腺素类和拟肾上腺素类药物散瞳,否则会因血管收缩使缺血的角膜缘更加缺血,影响角膜上皮的修复。

6. 眼表润滑剂和角膜绷带镜　化学烧伤造成的眼表损伤可引起严重泪膜异常,包括角膜感觉神经破坏、杯状细胞损伤引起的黏蛋白缺乏、泪液分泌和排出障碍、睑板腺和腺口损伤导致泪液中的油脂缺乏,加之眼睑功能异常如眼睑闭合不全等。因此,高质量和无防腐剂的人工泪液有助于角膜上皮愈合及保护,特别对老年人和泪液缺乏的患者十分有用。

绷带式角膜接触镜可有效保护角膜上皮,促进上皮修复和阻止泪液蒸发。适合持续性角膜上皮缺损和上皮反复剥脱患者,对缓解刺激症状也十分有效。

7. 降眼压药物和视神经保护药物　控制眼压是最重要的视神经保护措施之一。应贯穿眼化学烧伤全过程,包括眼压监测、药物和手术。降眼压药物以抑制房水分泌为主,包括短期口服醋甲唑胺、局部滴用碳酸酐酶抑制剂、β 受体阻滞剂等药物。

以往以为碱烧伤引起的视神经损伤,都是因眼压升高引起。而近年发现眼表碱烧伤后,通过炎性因子 TNF-α 可损伤视神经,今后可能通过全身应用 TNF-α 抑制剂达到保护视神经作用。

8. 其他药物　对于顽固性角膜上皮持续缺损或剥脱患者,健康者血清局部滴眼有一定效果。而应用脐带血清可能更好。

我国生产的小牛血去蛋白凝胶含有多种血清成分,并且为凝胶制剂,对促进眼表修复、润滑和保护眼表均有其可取之处。还有一些眼用制剂含有细胞生长因子如 EGF、b-FGF 等成分,对上皮修复乏力的患者,可考虑应用。

维生素 A 棕榈酸凝胶对眼表上皮修复也有一等辅助作用。

抗 VEGF 药物在化学烧伤后期对抑制角膜新生血管有一定效果,但多需要激素维持,否则还会复发。

(二)手术治疗

1. 早期手术(一般在伤后 1 周内)

(1) 清创:清除坏死的上皮,有利于邻近的可再生上皮移行覆盖缺损区,相当于加速了自然清创过程。这可以减少机体在清除坏死上皮组织时局部的炎症细胞浸润和后续的角膜瘢痕形成(图 15-4-3)。注意不要过度清创,损伤尚有活力的上皮细胞。

(2) Tenon 囊成形术:严重眼表化学伤伴全周角膜缘血管破坏和广泛结膜损伤,很容易发生前节坏死和角巩膜融解风险。将健康的 Tenon 囊前徙,加强角膜缘的血液供应,防治角巩膜组织融解十分有效,不要等到已发生融解时再处理就非常被动。结膜损伤面积大的可同时进行羊膜移植。对眼睑损伤较重,预计广泛睑球粘连或闭合不全者不可避免,可联合睑裂缝合手术(图 15-4-4)。

(3) 结膜移植术:经过数天标准药物治疗后,在角膜缘缺血严重的部位仍然没有上皮化甚至局限性巩膜坏死者,可进行自体结膜移植覆盖巩膜坏死区,手术干扰小,上皮化快。如果为双眼损伤,此时上方球结膜已经上皮化,因此可以取用伤眼结膜组织做植片。手术结束时配戴绷带式角膜接触镜(图 15-4-5)。

在中或晚期时,当穹隆部结膜转变成纤维性瘢痕时,也可以用结膜移植来恢复穹隆部结膜结构。在角膜溃疡难以控制

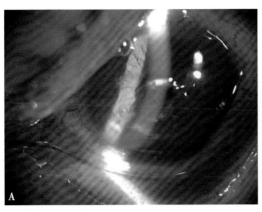
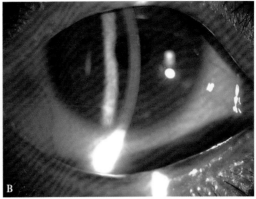

图 15-4-3 乙酸丁酯烧伤,中央角膜上皮坏死(A)。清除坏死上皮组织,配戴绷带式接触镜。局部滴用糖皮质激素和抗生素后,上皮很快愈合,未遗留瘢痕(B)

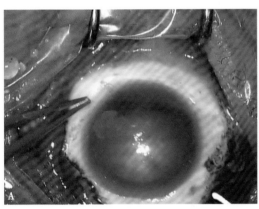
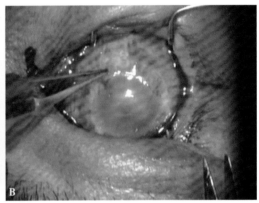

图 15-4-4 严重碱性烧伤,角膜上皮持续缺损,全周角膜缘缺血,巩膜坏死。瞳孔散大,晶状体混浊(A);行健康的 Tenon 囊前徙,羊膜移植,睑裂缝合后 9 个月,打开眼睑后,见角膜半透明,角膜和结膜完全上皮化(B)

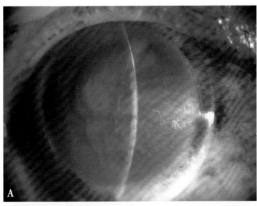
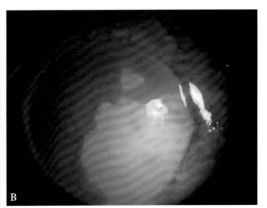

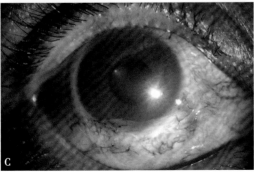

图 15-4-5 碱烧伤(2N NaOH)经包括局部糖皮质激素和全身补充维生素 C 的标准药物治疗后 10d,角膜混浊明显减轻,但鼻下方角膜缘仍缺血,表层巩膜坏死融解(A);荧光素染色见角膜缘缺血区对应的区域仍有大片角膜上皮缺损(B);巩膜坏死局部清创后,取颞上方结膜(尽量不带结膜下组织),10-0 尼龙线缝合固定在坏死区后,角膜上皮迅速修复,角膜水肿消退,裸眼视力 0.6。41d 时前节照片(C)

等紧急情况下,可以考虑进行结膜遮盖,但会对后期角膜缘重建带来困难。

2. 中期手术(一般在伤后 2~6 周)

在早期控制炎症治疗等仍不能完成角膜上皮化,持续性上皮缺损,易发生角膜溃疡和继发感染。应尽快进行眼表保护措施,比如绷带式接触镜。但许多较严重的病例中,很难保持在位,也容易诱发感染,需要联合预防性应用抗生素。而下列手术方法在促进眼表上皮化方面十分有用。

(1) 羊膜移植术:在化学烧伤的早、中和晚期均可进行。

羊膜有抑制炎症和减少血管生成的作用,同时因其富含多种生长因子,有利于促进眼表再上皮化。这些因子包括:转化生长因子(TGF-β_1 和 TGF-β_2)、干细胞生长因子(HGF)、表皮生长因子(EGF)和碱性成纤维细胞生长因子(bFGF)等。

移植到眼表的羊膜能起到为再生上皮提供基底膜的作用,也能够作为一种屏障,阻止免疫细胞的侵入。如果将羊膜覆盖在眼表,让上皮在羊膜下生长,可起到类似绷带式接触镜的作用,防止新生上皮剥脱。

在新的六级分类法中,烧伤程度达到Ⅳ级时,药物联合羊膜移植比单纯药物治疗的预后好,而最严重的Ⅵ级烧伤,羊膜移植效果差。需要考虑 Tenon 囊成形术联合羊膜移植术或联合睑裂缝合术,最大限度保证眼球的安全,在眼表稳定后再进行角膜缘和眼表重建等手术。

在晚期睑球粘连或睑睑闭锁等病例,结膜囊成形术也会用到羊膜移植(见后文)。

羊膜移植的固定方法主要有三种。①传统的缝线缝合固定方法。除要求全周角膜缘附近固定外,还需要使羊膜能在结膜囊中伸展,因此无论在角膜缘部还是之外,需要将其缝合固定在浅层巩膜上,才能避免移动,防止过早脱落。为最大限度增加结膜囊的深度,必要时可在穹窿部放置至少两对褥式缝线,在眼睑皮肤面打结。②压环固定方法,可以大大减少缝合的操作,但要求羊膜必须为新鲜或冷冻保存的,并保持良好的柔韧度。③组织黏合方法。

(2) 生物胶:生物胶作为一种治疗方法,可以为角膜组织变薄或小穿孔提供临时性保留眼球完整性提供帮助,为获得角膜材料或延迟角膜移植手术(避免在急性期移植)赢得时间和条件。氰基丙烯酸组织黏合剂具有较强的黏合力,可以单独使用,也可以用于羊膜固定的辅助作用。

3. 中/晚期手术(伤后 >6 周)

(1) 角膜缘重建:角膜缘是角膜上皮干细胞所在部位,眼化学烧伤的预后与角膜缘损伤和修复密切相关。当角膜缘干细胞缺乏时,角膜上皮发生持续性缺损,基质炎症融解,即使角膜上皮化也是由结膜上皮修复,因此会伴有新生血管化,不仅视功能严重受损,角膜移植也难以成功。因此,眼表重建的重中之重是角膜缘重建,即角膜缘干细胞移植,建立正常的角膜上皮细胞表型。

自体角膜缘干细胞移植是最佳的选择,没有移植排斥的风险。文献报道显示:在角膜上皮化方面明显优于异体角膜缘移植。

而不论自体还是异体角膜缘移植,如果同时联合穿透性角膜移植或二期行角膜移植,在角膜上皮化方面没有统计学差异。但自体角膜缘移植最终的角膜透明性要优于异体角膜缘移植($P<0.01$)。

但自体移植只适用于单眼损伤的患者,而提供移植片的对侧眼必须健康。眼表上皮移植方法分类见表 15-4-5。该分类方法在 2008 年被眼表重建方法的角膜学会国际委员会接受。随着技术进步,我们可以预见今后可能会有更多方法的加入。

取自对侧健康眼的自体角膜缘组织移植片十分珍贵,应该有严格的限定和要求:①伤眼眼表炎症应得到良好控制和病情较稳定时进行(图 15-4-6);②获取的角膜缘一般取上方和下方,总的范围不能超过 180°,以免造成健康眼的角膜缘功能障碍(图 15-4-7);③与尸体眼不同,一般不要过度破坏角膜缘的角膜基质组织,尽管带膜缘下方的角膜基质成分能获取更多的干细胞。

一项对慢性眼化学烧伤临床研究,对角膜缘缺陷 >270° 的患者,采用取自对侧健康眼角膜缘组织进行单纯角膜缘上皮移植(simple limbal epithelial transplantation,SLET)和结角膜缘移植(Conjunctival limbal autograft,CLAU)。与术前相比,两种方法都显示提高角膜透明性和提高视力,能显著减少角膜新生血管化和睑球粘连($P<0.001$),而两组间无显著差别。手术要点是全周切开结膜,切除结膜下纤维组织,分离退后结膜 12~14mm。角膜表面纤维血管翳切除,分离睑球粘连,充分止血。SLET 是先用冷冻羊膜覆盖全部角膜和周围巩膜面,羊膜边缘放置在结膜下,缝合固定,然后再将取自对侧健眼带临近结膜的角膜缘上皮组织切成 10~12 小块,放置在角膜全周,上皮面向上,用纤维蛋白胶固定植片,双眼戴绷带镜。CLAU 是将对侧健眼10：30~1：30 和 4：30~7：30 各取一片 6~8mm 带 2mm 球结膜的角膜缘组织,分别移植到术眼的上方和下方角膜缘部位,用纤维蛋白胶固定,再用羊膜覆盖全部角膜及眼表面,8-0 可吸收缝线固定在退后的结膜边缘。两种方法均在手术结束时在结膜囊内植入睑球粘连环,并做临时性眼睑缝合。

同种异体角膜缘可以主要针对于双眼角膜缘缺陷的患者,也可以考虑对在健眼取材有顾虑者。无论取自尸体还是亲属供体,都有较高的移植排斥风险,需要在移植术后长期应用全身和局部的免疫抑制剂治疗。由于尸眼供体可以连同角膜缘下方的角膜部分基质一并取下(见表 15-4-5 带角膜组织的角膜缘,即 KLAL),因此可以获取比一般单纯取角膜缘结膜多 50%的干细胞,临床的效果可能会更好(图 15-4-8)。为保证移植的组织能良好的愈合,要求缝线固定必须牢靠,还要在植片表面用羊膜遮盖或用绷带式接触镜保护。

体外扩增技术为我们带来的益处很多,首先可以大大减少健康眼的角膜缘取材范围和破坏,可能只需要 1~2mm 的角膜缘组织即可。以羊膜为载体,进行体外扩增和培养,当细胞融合布满表面时即可移植于伤眼。如采用纤维蛋白做载体,可将培养扩增的细胞放入其溶液中,待形成凝胶膜后再进行移植。这些组织工程化的上皮植片非常脆弱易损,表面必须覆盖羊膜加以保护和固定。这种技术容许我们进行多次取材和手术,大大减少了医生和患者的后顾之忧(图 15-4-9)。

表 15-4-5 上皮移植方法分类(Holland and Schwartz,2008)

手术方法	英文缩写	移植组织
结膜移植		
自体结膜(conjunctival autograft)	CAU	结膜
尸体结膜(cadaveric conjunctival allograft)	c-CAL	结膜
活体亲属结膜(living related conjunctival allograft)	lr-CAL	结膜
活体非亲属结膜(living non related conjunctival allograft)	lnr-CAL	结膜
角膜缘移植		
自体结角膜缘(conjunctival limbal autograft)	CLAU	角膜缘/结膜
尸体结角膜缘(cadaveric conjunctival limbal allograft)	c-CLAL	角膜缘/结膜
活体亲属结角膜缘(living related conjunctival limbal allograft)	lr-CLAL	角膜缘/结膜
活体非亲属结角膜缘(living non related conjunctival limbal allograft)	lnr-CLAL	角膜缘/结膜
带角膜组织的角膜缘(keratolimbal allograft)	KLAL	角膜缘/角膜
其他黏膜移植		
自体口唇黏膜(oral mucosa autograft)	OMAU	口腔黏膜
自体鼻黏膜(nasal mucosa autograft)	NMAU	鼻黏膜
自体肠黏膜(intestine mucosa autograft)	IMAU	小肠黏膜
自体腹膜(peritoneal mucosa autograft)	PMAU	腹膜
培养结膜移植		
培养自体结膜(ex vivo-cultured conjunctival autograft)	EVCAU	结膜
培养尸体结膜(ex vivo-cultured cadaveric conjunctival allograft)	EVc-CAL	结膜
培养亲属结膜(ex vivo-cultured living related conjunctival allograft)	EVlr-CAL	结膜
培养非亲属结膜(ex vivo-cultured living non-related conjunctival allograft)	EVlnr-CAL	结膜
培养膜缘移植		
培养自体角膜缘(ex-vivo-cultured limbal autograft)	EVLAU	角膜缘/角膜
培养尸体角膜缘(ex-vivo-cultured cadaveric limbal allograft)	EVc-LAL	角膜缘/角膜
培养活体亲属角膜缘(ex-vivo-cultured living related limbal allograft)	EVlr-LAL	角膜缘/角膜
培养非亲属角膜缘(ex-vivo-cultured living non-related limbal allograft)	EVlnr-LAL	角膜缘/角膜
培养其他黏膜移植		
培养口腔黏膜(ex vivo-cultured oral mucosa autograft)	EVOMAU	口腔黏膜

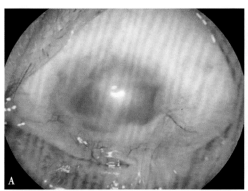
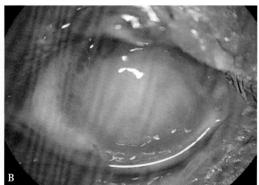
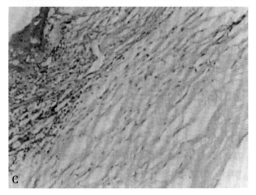

图 15-4-6　眼碱烧伤后 3 个月,眼表稳定,但角膜缘全周缺陷,适合进行自体角膜缘移植(A);同样为碱烧伤,1.5 个月时眼表炎症明显,新生的角膜及结膜水肿,眼睑炎症也重,不适合进行自体角膜缘移植(B);此时角膜缘部基质组织只有大量炎细胞浸润,可造成移植的角膜缘干细胞损伤,影响手术效果(C)

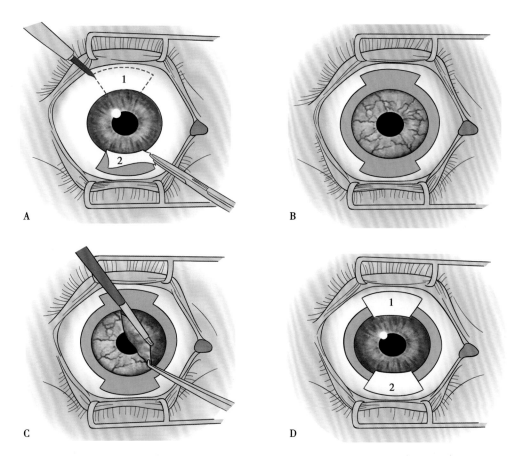

图 15-4-7 自体带角膜缘干细胞的结膜植片取材范围最多总计不超过 180°,多选择上方和下方(A);患眼全周剪开结膜,制备上和下方拟移植的角膜缘结膜床,切除结膜下部分球筋膜,暴露巩膜(B);剥除角膜表面纤维血管翳和上皮(C),但是如果结膜囊有狭窄的患者,应将带有上皮的组织保留后退,充当球结膜,而不要轻易切除掉;将角膜缘植片缝合固定在上下方角膜缘相应部位(D)

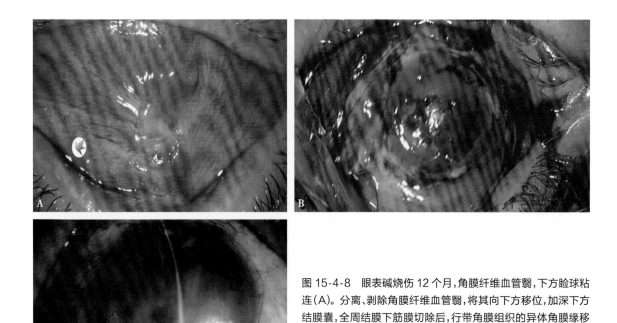

图 15-4-8 眼表碱烧伤 12 个月,角膜纤维血管翳,下方睑球粘连(A)。分离、剥除角膜纤维血管翳,将其向下方移位,加深下方结膜囊,全周结膜下筋膜切除后,行带角膜组织的异体角膜缘移植,重建角膜缘(B);手术后 6 个月,角膜透明性明显增加,角膜缘界限清楚,无明显新生血管长入角膜,患者视力有改善(C)

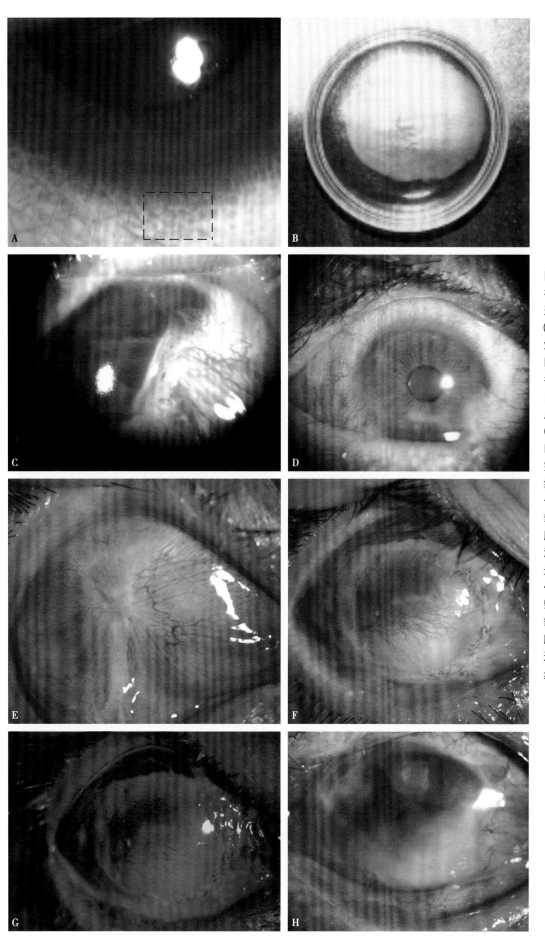

图 15-4-9 角膜缘取材进行体外扩增培养，形成纤维蛋白凝胶植片（A 和 B）；眼表面化学烧伤导致部分角膜缘缺陷，切除假性翼状胬肉，行纤维蛋白凝胶载体的自体角膜缘干细胞移植后 6 个月，视力由术前的 0.08 提高到 0.8（C 和 D）；眼睑性烧伤导致的完全性角膜缘缺陷（E），纤维血管翳切除后，第一次移植纤维蛋白凝胶载体的自体角膜缘干细胞后 6 个月，结膜囊加深，眼表血管化减轻，荧光素染色眼表完全上皮化（F 和 G）；再次行血管翳切除和纤维蛋白凝胶载体的自体角膜缘干细胞移植后 6 个月，角膜透明性和血管化有进一步改善（H）

（2）结膜囊成形手术：化学烧伤常遗留结膜的广泛瘢痕和结膜囊狭窄，严重的甚至造成眼睑闭锁。因此，无论是为后期角膜移植手术还是美容目的的手术，都应该进行结膜囊重建或成形手术。根据结膜囊狭窄的程度和范围，可以采取角膜血管翳后退、结膜移植、唇黏膜移植等方法。在进行结膜囊成形手术时，最重要的原则就是手术治疗睑球粘连，必须在睑结膜面和眼球表面的至少一侧有上皮组织覆盖，才能使睑球粘连分离后不会再次粘连而导致手术失败。比如，将尚存的部分眼表面上皮组织分离后退，使眼睑的内侧面覆盖上皮组织，用羊膜覆盖眼球表面。如果局部没有足够的上皮组织，可以取自体的唇黏膜移植到眼睑内侧面，由于口腔内取得黏膜组织有收缩作用，一般要取比移植区大30%面积的植片。虽然羊膜是最常用于结膜囊成形的材料，但一般临床使用的材料本身不带上皮组织，要达到睑球粘连分离术后不再次粘连，单纯使用效果不好。

对于难以愈合的角膜溃疡，有时选用结膜遮盖手术可以很好地控制病变恶化，达到快速角膜上皮化的目的，但对于后期的复明性角膜移植手术可能带来更多困难。

对完全没有泪液者，如为美容目的，可以用自体皮肤进行结膜囊再造术。而对无法改善眼表条件达到角膜移植标准或条件者，可以考虑人工角膜植入手术，以达到复明目的。

（3）角膜移植：角膜移植要达到的主要目的如下：①治疗角膜活动性病变，例如无菌性角膜融解或感染引起的溃疡或穿孔，恢复角膜结构为主要目标。②光学目的，例如角膜瘢痕混浊等，希望恢复患者的视功能；为改善穿透性角膜移植的成功率保持角膜长期透明性，对眼表条件差的患者，可先进行眼表重建手术，包括板层角膜移植、角膜缘移植、结膜囊成形、睑缘成形等多种组合手术。③美容目的，通过角膜移植手术改善外观，这些患者往往因外伤或继发性视神经和视网膜等结构和功能障碍，即使角膜透明也无法恢复视功能，但有可能改善外观。一般可以优先考虑配戴美容性角膜接触镜。有些患者不愿意配戴或不耐受，也可以考虑角膜染色。对于角膜葡萄肿等情况，也可以通过手术改善角膜形态。④其他目的，对于内皮失代偿的大泡性角膜病变，以及角膜钙质沉着等，还可能通过角膜移植手术达到改善患者症状的目的。

1）板层角膜移植术：对于一些未累及后弹力层或未发生穿孔，以及未累及全层的角膜混浊瘢痕，一般首选板层角膜移植，而板层角膜移植由于保留了患者自身内皮结构，可避免内皮型排斥反应发生，对术后维持更久的视功能有巨大的优势。而深板层角膜移植，即仅保留后弹力层（有时残留少许后基质）和内皮层的手术，可最大程度发挥板层角膜移植手术的安全性和提高视功能的目的。

化学物质对角膜的损伤可引起显著的诱导新生血管化的作用，因此，对一些角膜基质损伤严重，持续角膜上皮缺损，而眼睑和结膜囊尚好的选择病例，在早/中期行板层角膜移植，去除受损伤的角膜基质，可能起到类似清创的效果，使新生血管更少，角膜植片预后更好（图15-4-10）。

由于角膜薄弱或长期高眼压引起角膜或角巩膜葡萄肿，常采取眼球摘除处理方法，很多患者或家属难以接受。传统通过眼前节再造手术达到保留眼球、改善外观的目的，但手术风险高，移植排斥难以避免。笔者通过角膜深板层部分切除或烧灼，联合板层角膜或板层角巩膜移植手术，可大大降低手术中脉络膜暴发性出血的风险，达到恢复角膜正常曲率、改善外观目的的（图15-4-11）。

2）穿透性角膜移植术

目前，移植排斥反应仍是影响穿透性角膜移植手术后角膜透明性的最重要原因。化学烧伤是角膜移植排斥反应发生的高危因素，特别是严重新生血管化的角膜和严重角膜缘缺陷病例。此外，化学烧伤的局部炎症和免疫反应可能长期存在，因此穿透性角膜移植治疗化学烧伤，移植排斥率和透明性预后，与其他不同的角膜病变相比，都在最差之列（表15-4-6）。目前临床上有了更强的免疫抑制剂，如0.1%他克莫斯滴眼液等，使预后大有改观，但仍无法完全避免移植排斥导致的手术失败。因此，除非角膜全层混浊或角膜已发生穿孔等，不可能通过其他方法获得有用视力和恢复角膜结构的病例，才采用穿透性角膜移植手术。

表15-4-6 植片透明率与角膜病变关系

植片透明率（预后）	角膜病变
>90%（优）	圆锥角膜 中央或旁中央稳定性角膜白斑 早期Fuchs角膜内皮营养不良 自体角膜移植 颗粒状角膜营养不良
80%~90%（良）	大泡性角膜病变 晚期Fuchs角膜内皮营养不良 静止期单纯疱疹性角膜炎白斑 角膜基质炎 斑状角膜营养不良
50%~80%（中）	活动性角膜感染（细菌、单纯疱疹病毒、真菌等） 轻度化学烧伤 格子状角膜营养不良
0~50%（差）	严重化学烧伤 重度干眼 眼类天疱疮 Stevens-Johnson综合征 先天性青光眼 多次角膜移植失败 放射损伤 神经麻痹性角膜病变

在是否采用穿透性角膜移植手术前，必须详细进行评估，包括角膜缘的功能状态、眼表炎症和病变是否稳定、视功能、眼压、角膜新生血管程度、内皮功能、结膜囊和眼睑、泪液功能等各种条件。手术后也要比一般的角膜移植有更密切的随访和规范的用药，否则，即使手术非常成功，也难以维持角膜植片的

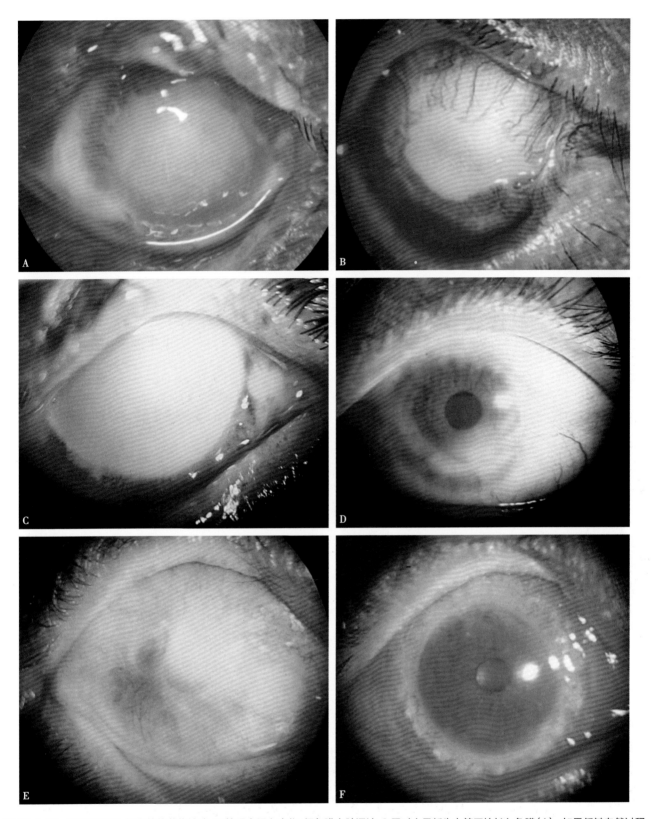

图 15-4-10 严重碱烧伤,经有效的药物治疗,尽管眼表面上皮化,但角膜水肿混浊,8 周时大量新生血管开始长入角膜(A)。如果任其自然过程修复,可能形成严重角膜血管化。因此应给予抗炎和抑制新生血管的治疗;由于角膜损伤严重,12 周时旺盛新生血管有将角膜完全血管化趋势,今后角膜移植成功机会小(B)。同样类似的碱烧伤,角膜重度混浊,在伤后第 9 日,炎症反应在药物控制下,上皮尚未愈合,随着病程进展,可能出现上述类似的角膜血管化(C)。但经大直径深板层角膜移植术后,角膜快速上皮化,在抗炎和免疫移植剂的控制下,36 个月仍保持 0.8 视力(D)。石灰烧伤 24 个月,眼表高度纤维血管化,角膜基质混浊,全周角膜缘缺陷(E)。经全角膜深板层切除,后弹力层和内皮透明。全周结膜从角膜缘剪开后退,取新鲜全板层异体角膜带全周角膜缘及部分结膜植片,角膜植片与受体角膜植床对位缝合,植片结膜与受体结膜对端缝合。术后 2 个月时植片透明,角膜缘结膜愈合良好(F),但术后需要继续局部和全身使用激素和免疫抑制剂维持

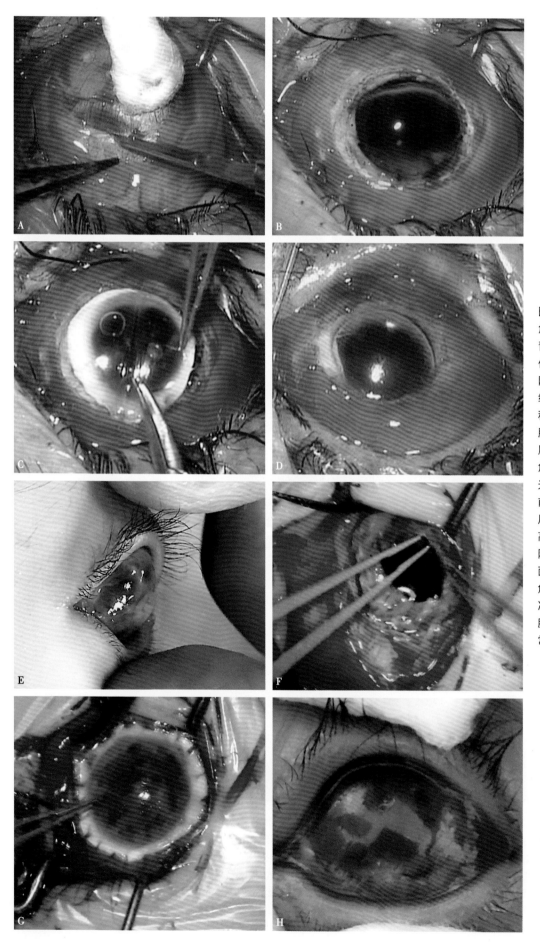

图 15-4-11　眼化学烧伤角膜混浊血管化,继发性青光眼,角巩膜葡萄肿(A);传统行眼前节再造术,切除病变角膜和粘连的虹膜组织,囊外摘除白内障(B),移植带部分巩膜环的全角膜植片(C),结膜遮盖全周植片巩膜部分(D);多次角膜移植失败,继发性青光眼,角巩膜葡萄肿(E);前板层角膜及部分巩膜表层切除后,在角膜葡萄肿高点处行梭圆形后板层切除,对端缝合(F),再在表面移植带巩膜环的全板层角膜移植,全周睫状体冷冻,全周结膜覆盖植片巩膜部分(G),可恢复角膜正常曲度,改善外观(H)

长期透明性,发挥应有的光学作用。

对角膜缘干细胞缺陷的病例是先进行角膜缘重建还是与角膜移植联合进行,主要还是根据角膜缘组织的来源和眼化学伤所处的病程阶段不同而定。有研究表明,同时进行和先行角膜缘移植后再行穿透性角膜移植,对角膜的透明性预后没有差别(P>0.05)。但分期进行的角膜内皮排斥率更低(P<0.019)。

一般来说,大直径角膜移植会有更高的移植排斥反应风险,因此在可能情况下,尽量将移植直径控制在 7.75mm 以下。

由于化学烧伤异体角膜移植特别是穿透性移植的排斥风险极高,应在术前认真考虑能否通过其他方法解决,避免移植排斥反应,比如自体角膜互换术、自体角膜转位术、造瞳术等(图 15-4-12)。

青光眼是穿透性角膜移植失败的重要危险因素,不仅对植

片也对视神经功能可能造成不可逆性损害,应该在角膜移植前或术中进行妥善的处理。实际上,在眼化学烧伤的全程都应该密切关注眼压和青光眼损害的问题,强调控制眼压对视觉重建的重要性。

4. 终末期手术

(1)人工角膜:尽管角膜移植在实体器官移植中的成功率高,在理想条件下,5 年植片存活率可超过 80%,但仍有许多角膜盲患者角膜移植的预后极差。而人工角膜是严重化学伤无法进行角膜移植角膜盲患者的最终视觉重建解决方案,为长期的复明提供了可能。自 1771 年法国眼科医生 Pellier de Quengsy 第一次产生用人造材料替代角膜的设想,直到近几十年,人工角膜技术发展才有长足进步,有多种人工角膜在临床上被应用过,但仅有少数几种近年仍在应用。如美国生产的Boston 人工角膜、骨-齿型人工角膜、MICOF 人工角膜、AlphaCor

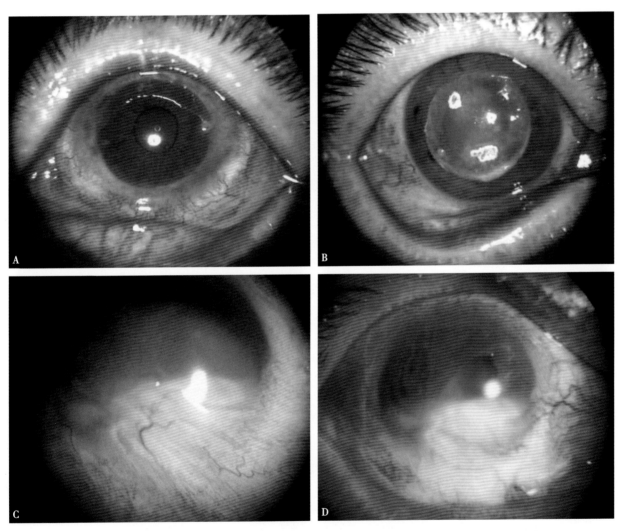

图 15-4-12　将对侧视神经萎缩眼的透明角膜取下移植到化学烧伤眼,不会发生移植排斥反应,术后 10 年仍保持 0.6~1.0 视力(A);伤眼的混浊角膜取下后互换到对侧眼,尽管角膜混浊,但也不会发生排斥反应(B);部分角膜透明,可根据情况决定采用角膜转位术还是造瞳术。C 为化学烧伤后假性胬肉,角膜混浊,遮盖瞳孔。裂隙灯和 UBM 检查均显示纤维血管翳后方角膜薄并有部分虹膜前粘连。角膜内皮计数为 1 300/mm²。如果进行异体穿透性角膜移植排斥风险高。而如果进行转位手术,角膜各方向厚度不均,必然产生较大的术后散光,并且可能对角膜内皮产生进一步损伤。而通过造瞳术可显著降低手术风险。术后视力 0.4-1.50DC×50=1.0。假性胬肉切除行局部角膜缘重建,但术后角膜仍然混浊(D)

人工角膜等。有些类型的人工角膜可以用于高危角膜移植或单眼角膜盲患者。在国外经常用于多次角膜移植失败的病例。但在我国,人工角膜主要用于双眼盲的终末期患者。

1) Boston人工角膜:该人工角膜为领扣型装置。植入需要角膜植片做载体。最初的设计包括最前面的光学部分,由PMMA材料制成的前盘和镜柱、PMMA后盘以及钛制C形锁环组成,通过前和后盘将角膜植片载体夹在中间,通过锁环固定,将人工角膜与植片装配成复合体,可通过类似穿透性角膜移植的方式植入患者体内(图15-4-13)。

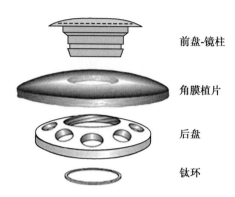

图15-4-13 传统的BostonⅠ型人工角膜拼装人工角膜复合体的示意图

Boston人工角膜有两种类型,即BostonⅠ型和BostonⅡ型(图15-4-14)。前者是目前全球应用数量最多的一种类型。自1965年美国Claes Dohlman发明该人工角膜至今,植入已超过万例(1992年美国FDA发放市场许可证)。而现在最新型的Boston人工角膜,后盘已经被钛质材料代替,且新型的钛质后盘可直接起到锁环的作用,不需要锁环,可以将后盘直接卡在光学镜柱上。

BostonⅠ型人工角膜适应证:①主要为角膜移植排斥失败;②伴大量角膜新生血管性角膜混浊;③伴角膜缘缺陷综合征的角膜混浊(包括先天性无虹膜、轻中度化学烧伤及其他原因);④自体免疫性疾病如Stevens-Johnson综合征,植入人工角膜比

角膜移植手术的结果要好,但要获得理想的结果并减少眼表并发症,BostonⅡ型人工角膜可能更适合。在国外,BostonⅠ型人工角膜80%以上用于多次角膜移植失败的病例。实际上对化学伤和自家免疫性疾病角膜混浊的预后远不如其他原因的角膜移植失败的病例。因为Ⅰ型对眼表的要求,包括泪液、眼表结构和眼睑的要求相对较高。在一项国际系列研究中,100例(107眼)的报道,角膜移植失败病例占44%,化学烧伤占27%。而在我国,应用该型人工角膜的病例中,化学烧伤占据了重要的位置。笔者2013—2016年86例(93眼)统计,化学烧伤眼约占一半(49.46%)(图15-4-15)。由于人工角膜光学性能优异,其术后能充分发挥眼底视力潜能,同样的眼底条件其视力结果远比角膜移植的视力好。对选择的病例,可以利用患者病变的角膜做载体(图15-4-16)。而对于严重干眼、结膜囊严重狭窄或眼睑闭锁等患者,可以选择Ⅱ型人工角膜。由于Ⅱ型人工角膜手术更为复杂耗时,预后较差,国际上应用的数量很少。

BostonⅡ型人工角膜的适应证,从最初设计的结构即可判断出光学镜柱通过眼睑从皮肤穿出。因此,适用于终末期干眼、严重的结膜囊缩窄和眼睑闭锁性角膜盲。特别适合严重化学烧伤后严重睑球粘连和眼睑闭锁的病例。基本的手术方式与BostonⅠ型一样,但要彻底清除患者眼表及人工角膜载体的上皮组织,以防手术后上皮性囊肿的形成。手术最终将带睑板的眼睑皮肤包绕在伸长的人工角膜镜柱全周,使镜柱与眼睑完全融合,镜柱前端暴露在眼睑的开口处。这种经典的手术方式,人工角膜的稳定性较差,因为眼睑与眼球不能较好融为一体,眼球转动时,眼睑对人工角膜有横向的牵拉力,就像新栽植的树木在风中不断摇曳一样,久而久之,人工角膜就可能向前移位排出。

笔者近年结合以往在MICOF人工角膜临床应用的经验,开始将自体耳软骨加固技术应用于BostonⅡ型人工角膜植入手术,可有效增加人工角膜的稳定性(图15-4-17)。同时,这种耳软骨加固技术可有效防止皮肤上皮下生进入人工角膜和周围组织之间的缝隙中,形成角化物堆积。而这种角化物堆积可导致周围组织融解、增加感染和人工角膜排出的风险。对仍有一

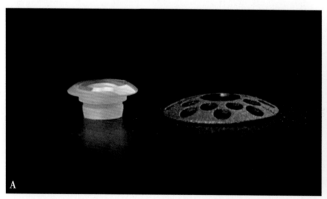
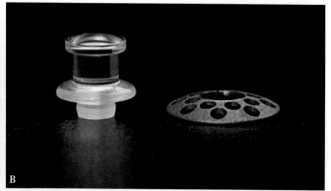

图15-4-14 Boston人工角膜最新设计的结构和组成

A. BostonⅠ型;B. BostonⅡ型。注意后盘已由最初的PMMA材料变成钛质材料,可以在装配时直接"卡入式"锁固,不需要像以往用锁环的"嵌入式"锁固

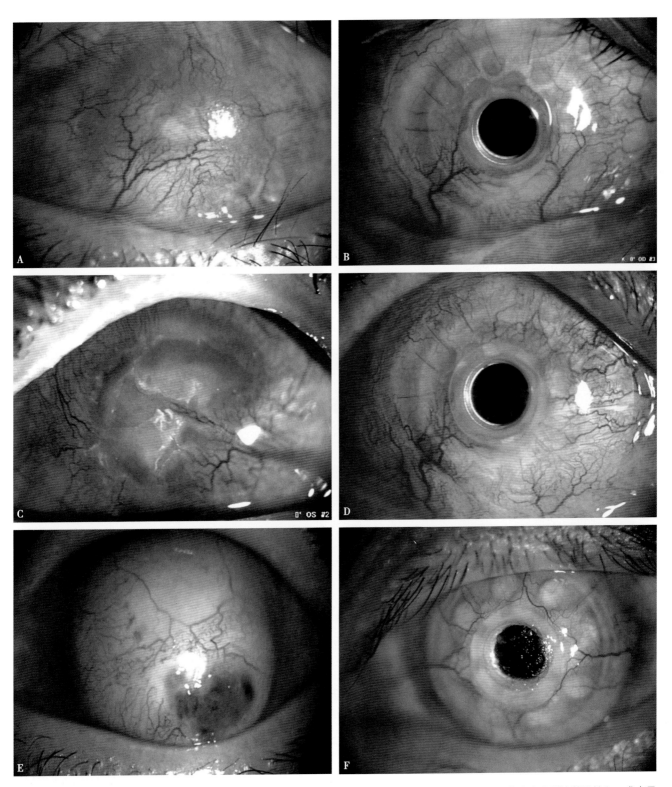

图 15-4-15　A. 碱烧伤角膜混浊血管化,角膜缘干细胞缺乏,伴继发青光眼。Boston Ⅰ型人工角膜植入联合青光眼引流装置植入。术中晶状体摘除,前部玻璃体切除。B. 术后 4 年,裸眼视力 0.4,−2.00D=1.0。C.爆炸伤复合化学伤,完全性角膜缘缺陷,角膜混浊伴新生血管化。D. Boston Ⅰ型人工角膜植入联合白内障摘除术后 4 年,−3.00D=0.8。E. LASIK 术后神经痛,长期频繁滴用表面麻醉剂和糖皮质激素,角膜混浊血管化,继发性青光眼角膜葡萄肿。F. Boston Ⅰ型人工角膜,联合青光眼引流装置。术中用 9mm 环钻去除病变角膜,角膜载体采用 10mm植片。术中摘除晶状体。术后 3 年,裸眼视力 0.5

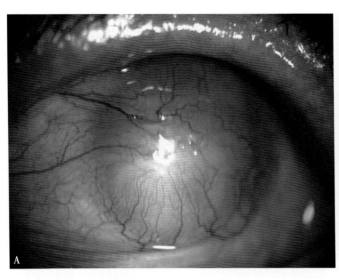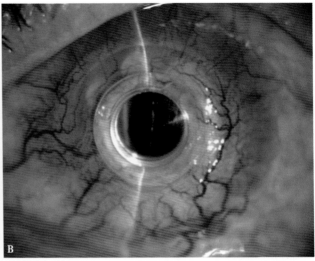

图 15-4-16　A. 碱烧伤角膜混浊伴血管化。采用自体病变角膜做载体,植入 Boston Ⅰ型人工角膜,术中摘除晶状体。B. 术后 3 年,视力 0.6,−1.00D=1.0

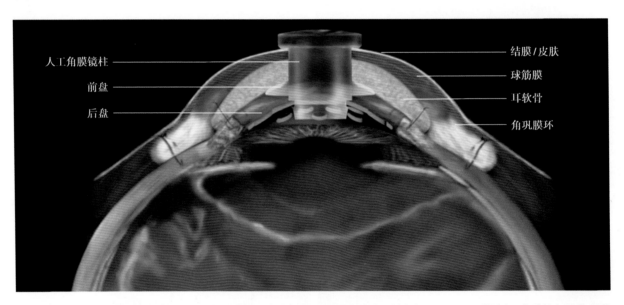

图 15-4-17　BostonⅡ型人工角膜植入手术,联合自体耳软骨加固技术的新方法。基本步骤同 BostonⅡ型人工角膜植入手术,即装配人工角膜复合体,按穿透性角膜移植方式制备植床,一般载体植片较植床直径大 0.5mm 左右。术中摘除晶状体,将人工角膜复合体缝合至植床上。取自体耳软骨约 10mm ×12mm,耳软骨中央用 3mm 环钻打孔,放射状剪开后,包绕镜柱,缝合固定在角巩膜表面。用取角膜载体后的角巩膜环,经修剪后,固定耳软骨全周,缝合固定在巩膜表面。分离全周球筋膜囊,遮盖眼球全表面。切除睑板、眼轮匝肌和睑缘睫毛,将皮肤缝合固定,仅镜柱前端暴露出皮肤外。术中注意受体眼表上皮(包括角膜、角膜缘和结膜上皮)、载体角膜和加固用角巩膜环上皮均需彻底清除,以防止术后上皮囊肿的形成

定结膜组织的病例,可通过前期眼表移植口腔黏膜组织再植入 BostonⅡ型人工角膜,可以保留结膜囊,不仅能够增加眼球转动的范围,增加动态的视野范围,也能有效提高远期在位率,也有望降低许多 Boston Ⅰ型人工角膜的并发症,比如角膜融解、感染和人工角膜排出等并发症(图 15-4-18)。

2) MICOF 人工角膜:由俄罗斯莫斯科眼外科中心设计的人工角膜,早在 1972 年,Fyodorov S.N 即开始临床应用于严重眼表损伤角膜盲治疗。我们于 2000 年开始在中国用于临床上无法通过角膜移植复明的严重角膜盲复明治疗,取得良好复明

效果。患者生活质量有显著改善和提高。目前,国产米赫人工角膜与该人工角膜的设计相同,并进行了临床应用试验,显示出良好的临床应用前景,由于不需要角膜植片,因此也特别适合目前我国国情。结合耳软骨加固技术,这种人工角膜的适应症可以覆盖严重双眼角膜盲人群,包括高危角膜移植、Boston Ⅰ和Ⅱ型人工角膜,以及 OOKP 人工角膜的所有适应证范围。

该人工角膜为螺栓螺母式结构。支架部分主要为钛金属材料构成,中央镶嵌 PMMA 螺母结构。光学部分为带螺纹的柱状结构,与支架形成螺栓和螺母的紧密结合(图 15-4-19)。

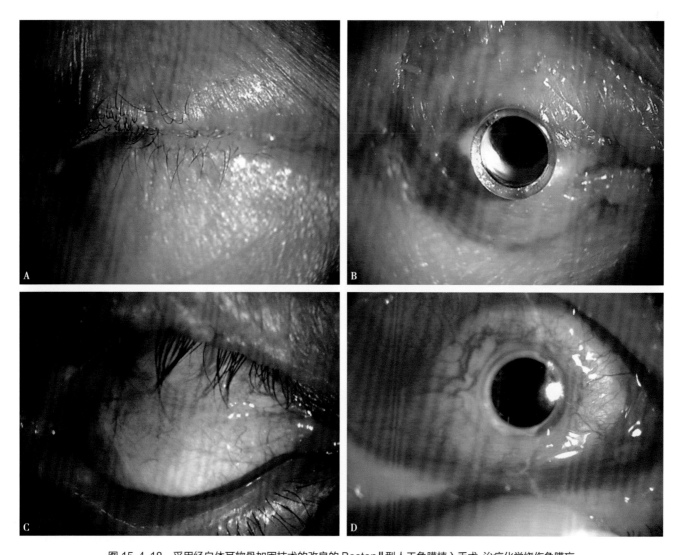

图 15-4-18　采用经自体耳软骨加固技术的改良的 BostonⅡ型人工角膜植入手术,治疗化学烧伤角膜盲

A. 严重碱烧伤后闭锁性睑球粘连。B.BostonⅡ型人工角膜手术后1年的照片,视力0.4。C.碱烧伤角膜混浊严重新生血管化,完全性角膜缘缺。D. 保留结膜囊的 BostonⅡ型人工角膜术后1年半,可见到耳软骨包绕镜柱全周,眼表稳定。由于术前长期存在的继发性青光眼,视神经萎缩,尽管术中联合青光眼引流装置植入手术,术后虽然眼压控制稳定,最佳视力仅为0.1,视野缩窄。但对于双眼盲患者而言,能够生活自理,对生活质量有质的提升

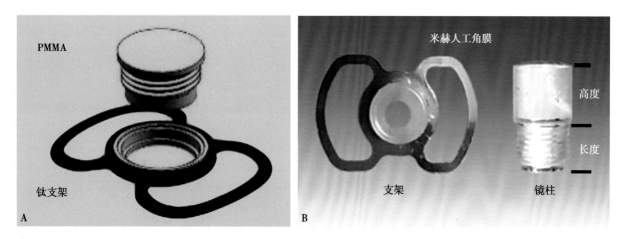

图 15-4-19　国产米赫人工角膜结构示意图,由光学镜柱和支架两部分组成(A);镜柱长度一般为2.4mm,而高度有不同规格,临床上可根据支架前层组织厚度进行选择。镜柱具有不同的屈光度,一般眼轴正常的患者植入 +53~+55D 较为合适(B)

米赫人工角膜植入手术一般分期进行。一期先在角膜制作板层口袋，植入支架，3个月后再植入镜柱。二期手术需要将晶状体摘除，一般常进行晶状体囊膜、虹膜和前玻璃体切除（图15-4-20）。米赫人工角膜手术因基本在相对密闭的条件下手术，与 Boston 人工角膜的开窗式手术相比，不会发生术中脉络膜爆发性出血等并发症。由于对房角的干扰较小，术后发生急性继发性闭角型青光眼的概率较低。但二期手术的手术野较小，更容易发生晶状体皮质残留的并发症，如果残留较多，可能需要二次手术清除。

为防止角膜融解和增加人工角膜的稳定性，保证人工角膜长期在位率，我们创新性采用自体耳软骨加固方法，取得良好效果，大大降低了术后因组织融解和人工角膜移位需要多次修补和加固的并发症处理治疗（图15-4-21和表15-4-7）。

现代眼化学烧伤从早期救治到晚期处理，已经取得长足进步，但仍然是眼科医生临床上最棘手的领域之一。每个环节都充满挑战和考验，要求眼科医生不断地探索和追求，才能掌握最佳的知识和技能，使患者获得最好的治疗和预后。

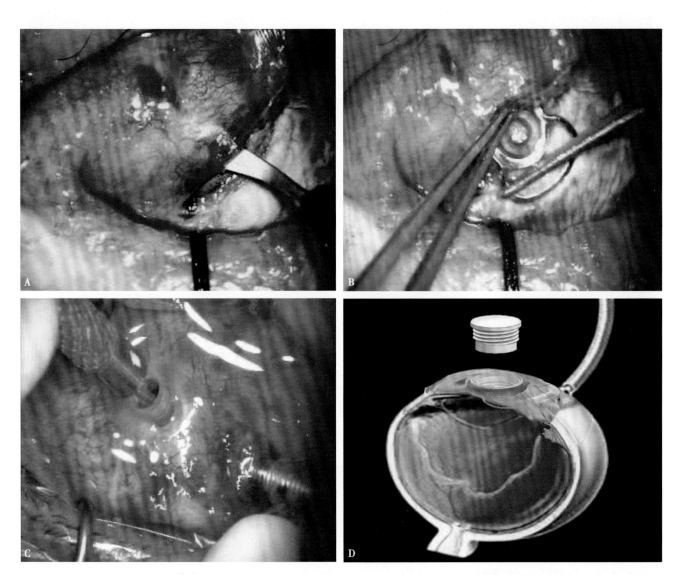

图 15-4-20 米赫国产人工角膜手术过程。制作角膜深板层口袋，约 8.5mm×6mm（A）；植入人工角膜支架，尽量居中（B）。如果角膜混浊较重，可在中央做黑丝线标记，以便二期手术能够辨识支架的中央。3 个月后，按 PPV 手术方式建立玻璃体灌注，2.5mm 环钻钻除中央前层角膜组织，去除支架中央填芯，切除角膜后层组织。经支架中央孔粉碎晶状体核并清除大部分晶状体皮质，旋转植入人工角膜镜柱。通过人工角膜镜柱可以进一步清除残余晶状体皮质、晶状体囊膜、虹膜和玻璃体。观察眼底包括视乳头和黄斑等（C）；D 为二期手术示意图

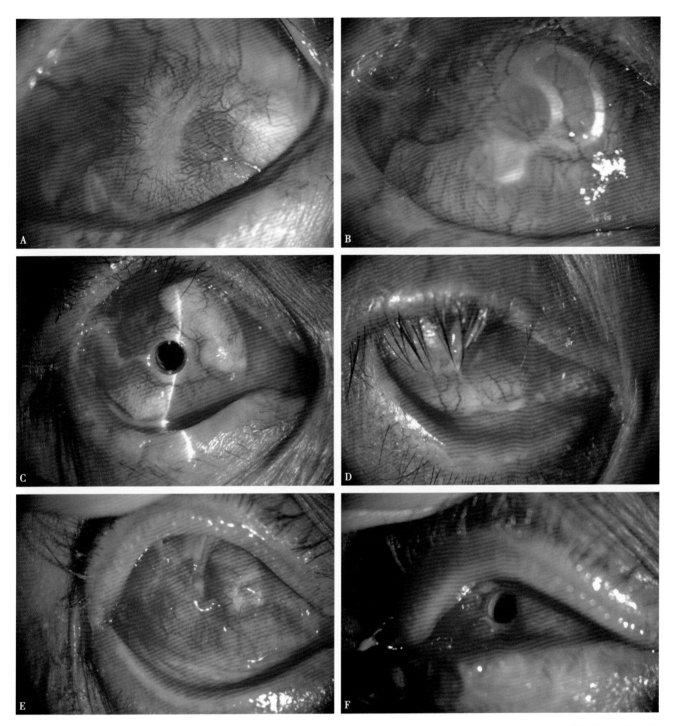

图 15-4-21 双眼严重碱烧伤双眼盲,左眼球萎缩。右眼视力光感,严重角膜瘢痕血管化,完全性角膜缘缺陷,结膜瘢痕化伴结膜囊狭窄,泪液分泌功能差(A)。B. 该眼一期米赫人工角膜支架植入术后 3 个月。C. 该眼二期人工角膜镜柱植入,自体耳软骨加固术后 2 年,裸眼视力 0.4,−2.00D=0.8。D. 另一位双眼严重化学烧伤患者,双眼失明 20 余年,该眼视力光感,上睑球完全性粘连,角膜瘢痕血管化。Schemmer 试验 0~1mm。角膜和结膜上皮角化,睑闭合不全。E. 该眼一期米赫人工角膜支架植入术,同时行自体耳软骨移植术后 3 个月。F. 二期人工角膜镜柱植入术后 2 年,视力 0.3

表 15-4-7　不同人工角膜长期在位率比较

人工角膜	例数	平均观察时间	在位率	时间
米赫/MICOF	172	7.4 年	5 年 95.1%	2012
Boston Ⅰ 型	48	1.4 年	1 年 94%	2010
			2 年 89%	
Boston Ⅱ 型	124	0.8 年	1 年 92%	2012
AlphCor	377	1.5 年	1 年 80%	2011
			2 年 62%	
			3 年 42%	

（黄一飞）

第五节　机械性眼（球）外伤

要点提示

本节重点包括机械性眼外伤分类和分区，影响眼外伤预后的主要因素。开放眼球伤中涉及角巩膜裂伤、外伤白内障修复和处理、前节开放伤一期修复后的后续治疗、眼内异物，外伤感染性眼内炎，交感性眼炎诊治。闭合眼外伤主要并发症及其处理。最后对眼外伤处理的新进展理念作梗概介绍。

一、机械性眼外伤分类和分区

（一）概述

眼外伤是眼球、眼附属器损伤统称。从病因学分类，则有物理、化学和生物损伤之分。掌握分类的目的是认识不同类型眼外伤的一般规律，以采取正确的处理并对各自的预后作出大体的判断。外伤是意外事件，遵循自然灾难的一般规律。程度和范围个体间差异悬殊。从统计学的观点出发，决定眼球预后命运、临床评价和处理方式注定是多因素的。通过历史文献的循证分析结合专家共识，外伤类型、损伤分区、伤后视力、传入性瞳孔障碍四个变量被认为是评价伤眼损伤程度、预测预后、统计学的纵向分析和横向对照研究最重要变量。目前被应用的是机械性眼球外伤的国际分类。

（二）机械性眼球伤分类

此分类是以眼球作为参照组织，球壁限定为角膜和巩膜（即只包括纤维膜）。球壁全厚完整性发生破坏定义为开放眼球伤。球壁未达全厚定义为闭合眼球伤。

眼球外伤总体分二类，闭合眼球伤和开放眼球伤。闭合伤又分挫伤、板层裂伤和表面异物伤。开放伤分破裂伤和裂伤二类。裂伤又被分为穿通伤、贯通伤和眼内异物三种。

各类眼外伤的定义见表 15-5-1。

（三）机械眼球外伤分区和定义

1. 闭合眼球伤

Ⅰ区：浅表（限于球结膜、巩膜和角膜）。

Ⅱ区：前节（包括角膜内部、晶状体后囊、睫状突但不包括

表 15-5-1　机械性眼球外伤类型及定义

损伤类型	定义
闭合眼球伤	眼球壁无全厚伤口
开放眼球伤	眼球壁有全厚伤口
破裂伤	眼球壁全厚伤口，由钝物致伤，损伤是由内向外的机械力致眼压瞬间增高所造成
穿通伤	眼球壁只有入口的损伤，不存在出口，通常由锐物致伤，倘有一个以上入口，应是由一个以上致伤物造成
球内异物	由入口进入存于眼内的异物
贯通伤	眼球壁 2 个全厚伤口（即，有入口还有出口），通常由 1 个致伤物或飞行物致伤
表面异物伤	由致伤物引起的闭合眼球伤。异物位于结膜和/或角、巩膜但未造成球壁全厚损伤，可由钝/锐物致伤，也可为两者

扁平部的前节结构）。

Ⅲ区：后节（晶状体后囊以后的所有眼内结构）。

2. 开放眼球伤

Ⅰ区：局限于角膜（包括角巩缘）。

Ⅱ区：角巩缘至角巩缘后 5mm 巩膜。

Ⅲ区：5mm 以后的巩膜。

3. 影响机械眼外伤预后主要因素的一般趋势

（1）损伤类型：通常闭合眼球伤预后好于开放眼球伤。在开放眼球伤中，破裂伤、贯通伤、眼内异物预后较差。

（2）损伤部位：闭合和开放眼球伤以Ⅲ区损伤（角膜缘后 5mm 以后巩膜损伤）预后差。

（3）伤后视力：伤后视力 4~5 级（0.02~无光感）预后差。

（4）传入性瞳孔障碍：伤后用亮光源（如间接检眼镜光源）照射伤眼检查瞳孔光反应，如同侧可以满足评价条件，即可以观察到伤眼的光反应。这时，直接光反应和间接光反应均能引出者为传入性瞳孔障碍阴性。直、间接瞳孔光反应均不能引出者为传入性瞳孔障碍阳性。如损伤侧眼因为角膜混浊、前房积血以及虹膜损伤和瞳孔固定时，主要靠光照伤眼观察对侧眼的间接反应进行判断，如间接反应能引出则传入性瞳孔障碍

为阴性,不能引出者为传入性障碍阳性。传入性瞳孔障碍阳性者预后差。

二、开放性眼球伤

前节外伤占眼球伤的 80% 以上。减少外伤眼的玻璃体手术概率需从前节外伤正确处理开始。一期处理主要原则:修复眼球结构,恢复眼球生理的密闭环境,预防感染,减轻创伤炎症反应,减轻/消除后期并发症:如散光、瘢痕导致的前节破坏和牵引性视网膜脱离等。伤道内口的处理预防瘢痕修复引发的并发症是近年来引入外伤处理的重要理念。

(一)角膜裂伤的处理

角膜伤口对抗眼压张力因伤口的形态不同而不同,缝合时置线方式应随伤道的形态不同而不同。星状的裂口需要采用连接各岛状角膜瓣形成环形实质内缝线,打结后使之形成向心的力。角膜伤口缝合后要按照纤维手术的一般原则即时恢复前房,使嵌夹于伤道内的组织离开伤口。恢复损伤虹膜的正确位置、充分清理前房内的玻璃体、晶状体物质、出血、纤维渗出物。如需后续治疗见后面远期并发症防治的介绍。

(二)外伤白内障的处理

一般应在创口缝合后另行角巩缘切口行白内障摘除。是否一期植入人工晶状体依据术前和术中的评价。单纯角膜和晶状体的损伤可以一期植入晶状体。如果合并角膜缘以至更后的巩膜裂伤(Ⅱ区损伤),晶状体囊有广泛破裂,合并有玻璃体的严重紊乱,又未经恰当处理。玻璃体伤道内嵌塞,或合并有玻璃体积血等,不宜一期植入人工晶状体。受伤环境污染严重,在伤后 3d 内手术中,不能确定有无眼内炎发生,单纯的晶状体损伤且白内障摘除完成后囊膜完好的伤眼,可暂不植入人工晶状体,待术后感染控制后一周内囊膜未收缩之前行晶状体植入手术。晶状体后囊破损伴玻璃体紊乱和玻璃体积血时采用前部玻璃体切除是推荐的手术方式。玻璃体手术重点是彻底清除晶状体残存物以及与玻璃体、出血、渗出物的混合物。尤其是伤道内口部位的充分清创切除是手术处理的关键部位。前房灌注、前部玻切、降低眼压下睫状区巩膜镊子外加压是行之有效的手术技术组合。

(三)巩膜裂伤的处理

充分暴露是修复巩膜伤口的前提。开放式玻璃体切除是处理巩膜伤口的得力助手。因为只有在"水环境"下才能有效辨认伤道内嵌夹组织。巩膜伤口缝合完毕,眼压恢复后成形玻璃体与伤口失去联系是理想的目标。如发现有玻璃体放射状嵌塞条纹和视网膜嵌塞未解除,需在术后近期(1~2 周)内实施玻璃体切除术。术毕用 BSS 玻璃体腔注射恢复眼压是使玻璃体离开伤口部位行之有效的方法。有喜欢采用注气方法恢复眼压者。在巩膜伤道内口没有经过清创处理的情况下,用冷冻来"预防"视网膜脱离,会加剧伤道处增殖的危险。

(四)开放眼球伤创口缝合后远期并发症的防治

应考虑的问题如下:①前节开放伤的经典处理模式是最初角巩膜伤口缝合和远期并发症的治疗。这是亘古不需改变的模式吗?②最初的伤口缝合遗留了什么?造成了哪些后果?③是该被动等待远期并发症的发生还是主动消除并发症发生的因素?④在远期并发症尚未发生之前,伤口缝合后的近期内对伤口内部进行进一步手术处理是对经典模式的重要改变,其必要性和理由是什么?⑤近期内的后续手术治疗的基本方式和内容是什么?

前节开放伤是角膜组织和前部巩膜(角膜缘后 5mm 以内)组织的全层裂伤。经典的处理方式是在最初伤口处理中,严密缝合裂伤。切除或还纳脱出葡萄膜组织,在允许的范围内处理损伤的晶状体组织。修复性手术后,预防特殊感染(如破伤风)和普通感染,减轻创伤性炎症,睫状肌麻痹剂等处理。这是开放伤经典的处理模式。接下来是等待伤眼的自然修复过程。对某些伤眼的后续治疗是针对某些远期的并发症。

经典的外伤处理留下了哪些不良后果呢?经典的外伤处理基本效应是修复了角巩膜创口和处理了脱出于伤口外的或嵌夹于伤口界面的组织。而在伤道内口以及周围的损伤组织并未进行充分和合理的处理。而这些未加以妥善处理的组织则是后来发生远期并发症的隐患。所造成的通常后果是:

1. 粘连性角膜白斑形成 参与粘连白斑形成的组织成分包括伤道内口内嵌塞的虹膜组织,晶状体囊膜组织,纤维素渗出物、血块和修复过程加入的纤维细胞。这些组织最终以纤维化瘢痕形成完成伤道修复。后果是较大的粘连性白斑形成,房角狭窄或闭锁以至粘连,继发性青光眼发生,儿童患者甚至发生角巩膜葡萄肿。距离角巩膜近的粘连白斑会有大血管长入。这样会为穿通性角膜移植的治疗造成很高的失败率。

粘连性角膜白斑常常不是白斑局部的受累,瞳孔变形、移位、闭锁,瞳孔区虹膜后瘢痕性纤维膜形成。这种瘢痕性纤维膜与白内障术后形成的后发白内障有本质的不同,具有较强的收缩牵引性,因此对前部玻璃体、睫状上皮的潜在威胁性大,进而可发生牵引视网膜脱离和低眼压等。

2. 房角结构的损害 伤道愈靠近角巩缘受损的可能和范围就愈大。基本病理改变是房角损伤局部的瘢痕形成并向两侧扩展的粘连闭锁。主要危害是对眼压的影响。成因是最初的伤口处理很难将伤道内口的血块、纤维素渗出和虹膜组织清除。随着伤道的修复过程使之形成瘢痕性组织。

3. 后房周边区间隙的畸形 角巩缘后的全层裂伤,伤道内口处积聚的血块、渗出物、晶状体损伤物质,玻璃体组织瘢痕愈合后使相应处的后房间隙闭锁,这使后期植入的人工晶状体偏位或光学部瞳孔嵌顿。更令人忧虑的是经验不足的医生,在经前节操作中会试图用镊子拉扯这个坚硬的瘢痕组织进行切除,从而导致术中严重的出血和后面的视网膜锯齿缘解离等严重并发症。

4. 睫状上皮脱离 角巩缘后的巩膜全层裂伤不仅导致周边后房结构的异常,同时,瘢痕化组织也会导致睫状上皮的脱离。从而导致低眼压的发生,在儿童的外伤眼由于巩膜硬度低而会被认为是眼球萎缩发生。

5. 增殖性玻璃体视网膜病变(PVR) 角巩缘和前部巩膜

的全层裂伤很少不发生玻璃体内积血(因为巩膜动脉大环正位于睫状体的前部)。如前所述,伤道内口处的异常组织结构与玻璃体积血相互作用,使伤道附近的异常修复效应放大,波及范围更大。向中心部位扩展,以玻璃体积血为支架,形成增殖性玻璃体病变,收缩牵引的结果会使伤道对侧发生视网膜脱离。更为常见的形式是增殖组织在伤道的同侧向后累及玻璃体基部和锯齿缘。基部玻璃体从不发生后脱离,它的牵引收缩自然会导致视网膜牵引脱离。如果发生锯齿缘解离则会形成混合性视网膜脱离(既有裂孔又有牵引)。脱离的视网膜会进一步引发特发PVR的机制从而导致广泛PVR的发生。没有及时发现和及时治疗的PVR通常是伤眼悲剧命运的直接原因。

通过以上分析,不难看出经典的开放前节外伤处理解决的只是伤道的外口和裂伤组织界面,而伤道内口的外伤事件,如内口的出血块、嵌夹组织和渗出物,以及组织的结构紊乱均未得到处理,事实上急诊情况下的最初伤口修复手术做到这些也是不可能的。

另外,上述这些并发症都在外伤修复的晚期阶段才会显现出来。换言之,这些病理改变的形成和发展除了伤道内部组织结构异常为条件以外,还有一个必备的条件是时间。倘若在伤道内部瘢痕形成发生之前,清除了伤道内部出血、渗出物、损伤组织积存物,使相邻健康组织修复原位,则可中断畸形修复的自然病理过程,从而防止各类严重并发症的发生。

到这里我们不难理解,在经典的外伤修复手术和晚期并发症的处理之间,缺失了一个适时处理伤道内部的环节——后续治疗。这是在这里所要阐述的核心概念和内容。

针对开放前节损伤遗存的问题,后续治疗应当包括:

1. 伤口最初修复术后的伤眼充分评价,对是否后续手术治疗具有决定性意义。并非所有的前节开放损伤都需要后续手术治疗。比如,伤口仅局限在角膜组织,前房完好形成,伤道内部情况都在直视可见范围内,散瞳眼底检查,没有隐藏的后节组织合并损伤时,则不必实行后续手术治疗。但累及角膜缘以至更后的前部巩膜损伤就不同了。伤道内口的病变是通过一般检查难以发现的。因此,在伤眼评价中,仔细观察伤道后端所及范围是非常重要的,也就是要将损伤分区的概念运用到伤情的评价。在决定不行后续治疗之前,有时需要充分散瞳,利用间接检眼镜结合巩膜外加压技术来仔细观察伤道内部情况。UBM检查有时会提供有意义的帮助,但最可靠的还是直视下的评价。仔细复习伤口最初手术处理的记录具有重要意义。

2. 决定后续治疗的指征
(1) 角巩膜缘或角巩膜缘后5mm内巩膜全层损伤;
(2) 虹膜或晶状体物质嵌塞伤口;
(3) 前房深浅不一致或消失;
(4) 晶状体的严重损伤;
(5) 损伤房角处血块及纤维素渗出的积聚;
(6) 玻璃体积血;
(7) 玻璃体内朝向伤道方向的定向性条纹的存在;
(8) 在角巩膜伤口最初处理中有玻璃体脱出的记录。

3. 后续治疗的概念 后续治疗是指在伤口最初修复手术后的近期(约在伤后1周到3周)内,主要以前部玻璃体手术为主要方式的手术治疗。以经扁平部闭合式玻璃体切除手术为基本术式,采用玻璃体手术的基本技术和一般原则,通常需要有经验的玻璃体视网膜手术医生完成。

4. 后续治疗的目标 切除伤口内面嵌塞的虹膜组织、玻璃体、血凝块、纤维渗出物,修剪至周围组织平面,并将伤道周围与健康组织之间清理出隔离带,以防伤道修复过程中瘢痕组织再次累及健康组织,尤其是后方的视网膜组织、玻璃体基部和两侧的睫状体组织。
(1) 完全切断虹膜与伤道的联系。
(2) 彻底清除晶状体的皮质、核性物质。如有可能保存非伤道区域的囊膜。
(3) 恢复房角间隙、虹膜后间隙。
(4) 充分切除伤道附近基部玻璃体,尤其是两侧睫状体表面和锯齿缘表面的玻璃体。
(5) 伤道后方锯齿缘后视网膜预防性光凝。
(6) 利用玻璃体手术的优势条件,术中进行眼底的彻底检查,发现和处理可能存在的合并损伤,包括手术中的医源损伤(如切口后的锯齿缘解离)。
(7) 尽量保存健康组织资源,如虹膜、瞳孔和晶状体囊袋,以便为未来的视功能重建创建基础条件。

眼前节开放损伤最初修复手术后,后续治疗可能会改观伤眼的预后,但这里必须说明的一点是,这个概念的提出完全是出于笔者的经验,尚未见之文献报道,也未得到循证的资料依据。仅供参考之用。

(五)眼内异物的手术处理

眼内炎发生率显著高于其他类型开放眼球伤。修复伤口时有可能有能力应即时摘除。因为异物的化学性质不同使摘除的时机分出缓急。经原路/经平部玻璃体切除,由多因素决定,无法制定统一指南。以下因素具共性:异物有无磁性;磁铁盲目吸引是否会有副损伤可能性;是否有行玻璃体手术平台和实施玻璃体手术能力。

眼内异物的诊断包括详细病史调查、常规检查裂隙灯直、间接检眼镜、辅助检查。要根据X线的局限、CT的优、缺点、超声检查的优、缺点来正确选择应用。眼电生理和MRI根据需要选择使用。不作为常规检查方法使用。

需即时摘除的异物包括:创口修复时可以摘除的异物(直视可见);已经发生眼内炎的眼异物:含铜量高的,铁质,木质,铅,锌异物。可择期摘除的异物:较稳定的金属、非金属、液态,如油污等其他各类异物。可临床随访观察的异物:玻璃、石块、自身的毛发。

手术途径选择:经巩膜外途径:伤口内可见的异物;玻璃体内可见的磁性异物;赤道区可用间接检眼镜精确定位的球壁异物(包括磁性和非磁性)。经玻璃体手术途径:屈光间质混浊的前、后段异物;后极部异物;睫状体部异物;高度怀疑眼内异物的探查性手术;玻璃体积血程度明确满足玻璃体手术指征合并眼内异物;合并视网膜脱离的眼内异物。经角膜切口途径:巨大异物>6mm(常结合玻璃体手术);前房角异物;晶状体内异物;虹膜异物。

(六)外伤性(感染性)眼内炎(traumatic endophthalmitis,TE)

外伤(感染)性眼内炎是指化脓菌经开放伤口直接感染所致的眼内炎症,是应当排除创伤性葡萄膜炎的血眼屏障破坏、炎性因子释放、组织损伤、出血、血浆纤维蛋白渗出—纤维素渗出。是需要与晶状体过敏性眼内炎区分的。是眼科的急、重症,需要紧急处理!不同于转移性眼内炎起自脉络膜,TE的视网膜先受累,如果抢救及时、有效,预后比转移性眼内炎好。也不同于内眼手术后感染眼内炎,院内感染,通常发现早,启动治疗早。白内障术后感染(EVS)循证结论不完全适用于TE。

1. TE循证状况 缺乏高级别循证研究资料。代表性文献举例:

(1) Das T,Kunimoto D Y,Sharma S,et al. Endophthalmitis Research Group. Relationship between clinical presentation and visual outcome in postoperative and posttraumatic endophthalmitis in south central India. Indian J Ophthalmol,2005,53(1):5-16.

前瞻研究,单个大转诊中心,南印度。388例患者,手术后206例,外伤后182例,1991—1997纳入研究。外伤眼最少随诊3个月。伤后眼内炎视力预后差的与异物存留、针刺伤、初诊视力、看不见眼底、B-超玻璃体内有膜样回声相关。玻璃体活检培养阳性。

(2) Yang C S,Lu C K,Lee F L,et al. Treatment and outcome of Traumatic endophthalmitis in open globe injury with retained IOFB. Ophthalmologica,2010,224(2):79-85.

我国台湾省荣民总医院1981—2002的125例开放伤患者中有15例(12%)发生眼内炎,8例确定病原。1例铜绿假单胞菌感染最终导致眼球萎缩。15例患者都予局部、全身抗生素治疗。9眼玻璃体注射万古霉素和头孢他啶,9眼行玻璃体切除术(PPV),异物全部取出。视力提高有8眼(53.5%),不变1眼(6.7%),更差6眼(40.0%),11眼(73%)伤后>24H接受治疗,11眼中5眼视力很差(1眼手动,4眼NLP),24h以后就诊增加眼内炎风险。结论:早期接受玻璃体内注射,立即PPV摘除眼内异物可能挽救有用视力。

(3) Eifrig C W. Endophthalmitis caused by pseudomonas aeruginosa. Ophthalmology,2003,110(9):1714-1717.

该研究纳入28例患者的28眼,平均年龄75岁,白内障手术9眼,角膜溃疡7眼,PKP 5眼,滤泡感染2眼,青光眼阀2眼,PPV 1眼,虹膜囊肿摘除1眼,外伤1眼。急性术后感染,10眼。手术-接诊中位数为4d,全部在接诊当天接受治疗。39%在最初诊断时的视力在手动以上。因为无光感,角巩膜坏死,顽固疼痛初诊行眼球摘除/眼内容剜除7眼(25%)。余21眼均接受了眼内注射抗生素,合并眼内注射地塞米松的15眼(71%),PPV的12眼(43%)。除2例外,病原体对注射的抗生素均敏感,最终视力0.025以上2/28眼(7%)。19眼(68%)无光感,28眼中

18眼(64%)或者眼球摘除/眼内容剜除。

(4) Du Toit N. Randomised controlled trial of prophylatic antibiotics for prevention of PTE after open globe injury. Br J Ophthalmol 2016.

静脉+口服与单纯口服对比;P=0.7。

(5) Long C. Causative organisms of post-traumatic endophthalmitis:a 20-year retrospective study. BMC Ophthalmol,2014,14:34.

中山眼科中心:347例(38.1%)革兰氏阳性球菌41.9%,革兰氏阴性杆菌29.1%,革兰氏阳性杆菌12.3%,真菌16.8%,绿脓7.8%。

(6) Asencio M A,Huertas M,Carranza R,et al. A case-control study of post-traumatic endophthalmitis at a Spanish hospital. Int Ophthalmol,2016,36(2):185-194.

独立危险因素IOFB(OR=5.48)污染伤口(OR=4.91)伤口修复延迟24h以上(OR=5.48)有以上3种危险因素的发生眼内炎可能性高出15倍。建议有植物污染的伤口给予抗真菌预防治疗。

2. TE的诊断要点

(1)病史:受伤环境,伤后的时间,眼内异物存留,疼痛发作时间,视力变化。

(2)体征:结膜囊脓性分泌物,伤道的脓性分泌物,前房成形渗出物,前房积脓。

(3)视力检查的特殊性:拟诊眼内炎密切观察或眼内注药后的视力检查,应每2h重复检查一次。而且采用同样的检查环境、照明设备和一致的亮度以排除假阳性、假阴性误差。

(4)B超:对判断病情变化有重要帮助。

(5)CT:以排除金属异物存在。

决定玻璃体手术的关键性因素:患者疼痛持续加重;视力2h查一次,持续下降;B超玻璃体混浊快速变化(相同的增益)。

3. 玻璃体手术的选择 决定玻璃体手术不能依据白内障术后感染指南中,以手动或者光感作为"分水岭"。一旦临床拟诊TE,立即决定玻璃体切除手术。消除病原菌赖以繁殖的环境,去除毒素和病源,促进抗生素扩散和暴露,促进血供,手术摘除眼内异物。获取玻璃体标本培养、药敏、病理学检查。一并眼内注药。手术操作简洁、有效,避免视网膜医源孔。

4. 高危和预后不良因素 就诊时间晚,玻璃体内注射治疗晚,就诊时的视力差。异物存留、病原微生物类型、玻璃体手术时机延误、尖锐致伤物。除致病菌、就诊时间、就诊时视力以外,TE应从眼底病变范围和组织损坏程度加以区分。如脓疡波及范围可分:伤道局部、玻璃体、睫状环和/或视网膜。组织损害程度可分:睫状体/视网膜水肿、出血点、血管炎。纤维素渗出、表面有脓苔、奶酪样黄白坏死等不同程度。病情变化观察三大要素:疼痛减轻/加重;视力改善/下降;B超动态变化。

5. 眼内注药

药物	剂量	备注
万古霉素	1mg	G+为主
头孢他啶	2mg	G-为主

地塞米松　　40μg　　证明有效时再使用

全身静脉给药：迄今循证依据不足。时常被临床采用。但需警惕菌群失调，一旦发现及时停用。

玻璃体手术条件缺乏：转诊前务必行万古霉素＋头孢他啶眼内注射后转诊。

眼球摘除和眼内容剜除：多采用眼内容剜除。原因是发生交感性眼炎的可能减少。防止炎症扩散。

三、交感性眼炎

双眼发病，双眼肉芽肿性葡萄膜炎，与开放眼外伤和内眼手术相关。绝大多数在伤后 4~8 周内发病。糖皮质激素治疗通常都会得到满意控制，糖皮质激素治疗应答不良者可使用免疫抑制剂。

四、闭合性眼外伤

（一）闭合眼球伤的概念和概括描述

闭合眼球伤（以下简称闭合伤）是指眼球经受机械损伤，眼球壁的纤维膜（角膜和巩膜）无全厚的穿通或没有伤口的损伤。通常由钝性致伤物而致伤。但也可能由气体冲击波引起。眼闭合损伤绝不意味它的伤情或伤的程度比开放伤轻或简单。而是由于它的致伤物和致伤机制的不同，在临床上表现出一组与开放眼球伤不同的病象。如外伤性前房积血、外伤性虹膜根部离断、外伤性睫状体解离、外伤性晶状体脱位、外伤性白内障、视网膜震荡和挫伤、视神经损伤、脉络膜破裂、外伤性脉络膜视网膜破裂等。闭合伤严重时也会病变广泛而重笃。伤后的急性感染、外伤性增殖性玻璃体视网膜病变等问题不会像开放伤那么突出。各类眼外伤具有复杂性，常常有不分彼此的情况。比如，有的破裂伤眼内常有钝伤的体征，叫开放混合伤。还有眼内的病变基本是闭合伤的体征，但正好至眼球壁破裂致伤力能量消耗完，称之为闭合混合伤。

（二）外伤性前房积血

常常有钝物打击眼球史，伤后视力显著下降。眼压可有升高或降低。如前房积血不完全充满前房则出现红色血性液平。如有继发性青光眼发生则患眼剧痛，并可有呕吐等消化道症状。前房积血长时间不吸收并合并顽固的继发性青光眼时会引起角膜血染。有少数病例在原发出血后的 3~5d 会发生继发出血，通常继发出血量大，更易发生继发性青光眼和角膜血染。前房积血常常与虹膜根部离断合并存在，出血未吸收之前不易发现。

1. 前房积血分级　Shingleton 将外伤性前房积血分为五级：

显微镜下出血：前房无液平，仅裂隙灯下见前房内红细胞浮游。

Ⅰ级：积血 <1/3 前房。

Ⅱ级：占前房 1/3~1/2。

Ⅲ级：占前房 1/2 以上至近满前房。

Ⅳ级：满前房（或形成"黑球"）。

继发出血通常发生在伤后 3~5d，因此在原发出血吸收以后万不可令患者麻痹大意，嘱其限制活动和避免揉眼达 7d 以上是相当重要的医嘱。

2. 病史　病史包括：

（1）眼部钝伤历史。

（2）前房积存不同程度的红色血性液平或凝血块或"黑球"。

（3）可有继发性青光眼发生。

3. 支持治疗及药物治疗　包括：

（1）限制活动。

（2）头部抬高 30°。

（3）必要时行实验室检查除外与止、凝血有关疾患。

（4）不含阿司匹林药物。

（5）糖皮质激素眼液点眼。

（6）睫状肌麻痹剂。

（7）止血剂，以抗纤溶制剂如氨基己酸为首选。

（8）原发出血吸收后，仍应限制活动到伤后 7d，以防再发出血发生。

4. 前房积血的手术处理　"黑球"发生者应立即决定手术处理，不论眼压水平。因为这种病象意味着房水停止循环，血块与角膜内皮密接使细胞呼吸发生障碍，有损伤内皮的高度潜在性。除此之外，以下情况应考虑手术：

（1）眼压：眼压 >50mmHg，持续 5d，>35mmHg，持续 7d，伤前有青光眼或缺血视神经病变历史者更应提前。

（2）角膜血染：有角膜血染的早期体征或出血在Ⅳ级眼压 25mmHg 以上上达 5d 以上，或怀疑有内皮功能障碍者（如上皮水肿、实质增厚）。

（3）前房内成形血块不吸收超过 10d，房角周边粘连或积血满前房达 5d 以上。

（4）血影细胞继发性青光眼发生。

（5）前房积血手术处理：包括前房穿刺术，前房冲洗和成形血块清除术。前房穿刺术对于前房游离积血几乎没有必要，而对于全部凝固积血又很难奏效，只适用于那些前房存有不凝成分，而且眼压极高，光感消失，又存在复杂操作会引起再发出血可能的伤眼。

一般的情况应采用前房冲洗术，当代的手术已很少采用单针注水方式的冲洗。多采用注吸功能的系统来完成手术，因为兼有注吸可以维持眼压和前房的稳定，不仅可以防止再出血而且在清除疏松的血块方面也更容易。

固体血块的清除单纯采用注吸方式不易奏效，需要配合切除功能，通常要在角膜缘先预置一个灌注钝针建立灌注后另在角膜缘选一切口，玻璃体切割头进入前房进行边吸边切操作。有人建议用组织型纤溶酶原激活剂帮助清除血块。

（三）外伤性虹膜根部离断

常常有钝物打击眼球历史，瞳孔成"D"型，在瞳孔缘变直的相应方位，虹膜根部与睫状体前缘分离，形成新月形缺损。可合并晶状体悬韧带部分断裂、晶状体半脱位或全脱位，可有晶状体-虹膜震颤。可合并外伤性瞳孔散大。在合并外伤性睫状体解离时则表现严重低眼压。

【诊断要点】"D"型瞳孔和虹膜根部的新月形缺损。

【治疗原则】

1. 患者无单眼复视或明显的灼目主诉时不必做手术处理。

2. 当有明显单眼复视或灼目症状时可行虹膜根部离断缝合修复术。

3. 当合并广泛的房角后退等损害时,应随访眼压达 6 个月以上。

4. 当合并严重低眼压时,应仔细检查房角及 UBM 检查以确定可能合并的睫状体解离。

(四) 外伤性睫状体解离

一般由眼钝伤引起。常常在伤后早期有前房积血的历史或检查时合并虹膜根部的离断。合并有晶状体脱位和半脱位的情况也不少见。临床上常常是在前房积血吸收后持续低眼压,并常有虹膜根部离断存在。主要表现为视力下降,有时用凸透镜矫正可提高视力。前房变浅。眼压一般低到正常低线以下。黄斑水肿,视盘充血或水肿,视网膜血管迂曲扩张,视网膜组织皱纹。

【诊断要点】

1. 眼球钝伤后的持续低眼压;

2. 视力下降;

3. 房角检查中发现睫状体前缘与巩膜突之间解离的裂隙;

4. UBM 检查提示睫状体脱离;

5. 黄斑水肿、视盘水肿等低眼压眼底改变。

【治疗原则】

1. 激光光凝　实用于睫状体解离裂隙很小,如针孔大或裂隙很窄的病例。有时,UBM 提示明确的睫状体脱离,眼底也有显著的低眼压改变但房角找不到明确的睫状体解离裂隙,在这种情况下,也可在房角的可疑区域进行激光光凝,往往可以奏效。其次,激光光凝也可作为手术以后的补充治疗。

2. 冷冻和电凝　经板层巩膜外的单纯冷冻和电凝目前已不太使用,因为治疗效果可靠性较差,但常常作为睫状体缝合手术的联合措施,可提高缝合手术的成功可能。

3. 睫状体缝合手术　睫状体解离范围较大,裂隙宽的病例主要通过本手术方法加以治疗。术前和术中睫状体解离部位的确立和手术缝合范围的确定是手术成功的重要前提。在前房很浅和极度低眼压的病例术前一般房角镜检查较难发现和评价裂隙范围,通常需要在手术中使用黏弹剂加深前房并提高眼压后,在手术显微镜裂隙灯下观察房角方能得到较满意的检查效果。经过多年的改革,已有多种改良的手术方式出现,具体的术式可以术者的熟练方式采用,但基本原则是将解离的睫状体牢固地固定在巩膜内面发生粘连,并将全部漏液的部位加以严密封闭。

4. 一次手术治愈者,术后应定期随访眼压和视野。一次手

术眼压依然不能回升者应反复进行房角检查,微小的遗漏部位可用激光光凝补充治疗。但有时需要二次甚至多次手术修复。

(五) 外伤性晶状体脱位

分为半脱位和全脱位两种。半脱位是晶状体向某个方向偏移或向玻璃体腔倾斜,但因有部分的睫状小带相连,晶状体大部分没有离开原来的位置。瞳孔散大以后常常能看到部分晶状体的赤道部。在晶状体赤道和瞳孔缘之间形成一个新月形间隙,经此间隙后方的玻璃体会疝入前房。前房加深和深度不均以及虹膜晶状体震颤是晶状体半脱位常常伴有的体征。继发性青光眼也是晶状体半脱位常有的并发症。晶状体完全脱位可完全脱位于前房,玻璃体腔,眼球破裂伤时可被完整逐出到结膜下。在罕见的情况下可脱位于脉络膜上腔。合并低眼压少见而合并高眼压情况多见。

【诊断要点】

1. 明确外伤史。

2. 晶状体移位或缺失。

3. 虹膜、晶状体震颤。

4. 前房内晶状体。

5. 散瞳孔后查眼底发现脱位与玻璃体腔的晶状体。

6. 结膜下的透明隆起物。

7. 超声提示的晶状体位置异常或玻璃体腔内的晶状体形状的异常回声。

【治疗原则】

1. 脱位于前房的晶状体应经角膜缘切口及时摘除。

2. 眼球破裂伤晶状体被逐出到结膜下时,应在进行巩膜伤口修复时一并摘除。

3. 晶状体半脱位时,临床应依据半脱位的程度、是否存在单眼复视、是否存在持久的高眼压的具体情况来确定是否摘除晶状体。如果视力很好且视力质量不受明显影响,无继发性青光眼发生,可临床随访暂不摘除晶状体。但若有以上情况发生则考虑行晶状体摘除术。

4. 完全脱位于前玻璃体的晶状体,在没有玻璃体液化的情况下,可经角膜缘切口用圈套器将其摘除。此操作应以显微镜照明光可监视脱位晶状体的前提下进行。

5. 仰卧位时,如晶状体脱位于后部玻璃体或视网膜之前者,则必须经玻璃体手术途径摘除。

6. 脱位晶状体摘除以后必须妥善处理玻璃体,避免玻璃体嵌顿伤口,疝入前房等。

7. 术后必须长期做眼压的随访。

(六) 外伤性白内障

晶状体部分或全部混浊。有时能看到前囊的损伤部分。也可能皮质进入前房与纤维素渗出混在一起难以辨认。历时久的外伤性白内障可能大部被吸收形成中央薄周边厚的白内障。有时呈瘢痕化与角膜伤道相连成为粘连性角膜白斑的一部分或与虹膜相连形成瞳孔闭锁。钝伤引起的外伤性白内障,常在前囊下形成片状混浊,也可为全部混浊,常合并有晶状体悬韧带的断裂和晶状体半脱位。小的异物可造成晶状体的点

状混浊,也可能异物存留在晶状体内。一般都会不同程度地影响视力,轻度的混浊可不影响视力。

【诊断要点】

1. 晶状体混浊与外伤史有密切的联系。

2. 其他相关眼部组织损伤。

【治疗原则】

1. 点状混浊趋于稳定并无明显视力影响的可临床随诊。

2. 明显影响视力的外伤性白内障应采用手术治疗。

3. 角膜外伤合并的外伤性白内障处理原则参见角膜外伤。

4. 由钝挫伤引起的白内障摘除术前对悬韧带和脱位情况的评价为手术准备和手术设计十分重要。

5. 瘢痕化的膜性白内障摘除应采用剪刀等锐性切除方式,切忌用镊子强行牵拉。

6. 菲薄的膜性白内障可用 YAG 激光切开。

7. 合并增殖性玻璃体视网膜病变需行玻璃体手术时,外伤性白内障可在玻璃体手术中处理。

8. 外伤性白内障摘除后的一期和二期人工晶状体植入,在伤后的一期修复时必须考虑感染的潜在性、儿童和青年患者易发生虹膜-人工晶状体-瞳孔粘连、后发白内障的问题。在合并其他组织损伤时,必须考虑玻璃体积血、后期发生增殖性玻璃体视网膜病变潜在性的问题。二期的人工晶状体植入则必须参考矫正视力、双眼视力重建的可能性、眼底其他病变的稳定性。拟行前房型、巩膜支持型、带人工虹膜型人工晶状体植入时还必须考虑到是否独眼等对伤眼的远期安全问题。

9. 外伤性白内障摘除术后应严格遵循随访制度,特别是儿童患者。

(七) 视网膜震荡和视网膜挫伤

在西方的教科书中,视网膜损伤只有一个级别,即视网膜震荡(Commotio retinae)。惠延年等将其分成两个级别,轻型依然叫视网膜震荡,视力预后好,眼底不留痕迹。较重的级别他们称之为视网膜挫伤,眼底除有 Berlin 水肿以外尚有出血和渗出等,恢复后留下不同程度的视力损害,并留下永久的痕迹。他们的这种分级符合临床实际情况,对临床有指导意义。

(八) 视神经损伤

视神经损伤可发生在视神经的各段,称之为外伤性视神经病变。由尖、长致伤物经皮肤进入,伤及视神经者为直接损伤类型。而由于颅脑、颌面外伤引起的视神经损伤为间接损伤类型,其中以管内段和颅内段起始部最为常见。最典型的病例是骑摩托车、自行车跌倒或由高处坠落后,额颞、眶、颧面部外侧擦皮伤合并同侧眼黑矇。但在大多数情况下,视神经损伤与颅脑损伤和颌面部损伤并存。因为这些病人常常伤后神志障碍或昏迷并合并有危及生命的体征,故容易被医务人员和伤者家属所忽略,待全身病情稳定后,发现视力障碍时才被诊断。从而失去了救治的良好时机。损伤性视神经病变主要表现为伤后暴盲,传入性瞳孔障碍,眼底检查一般无异常发现,CT 检查视神经管部或附近骨质破坏合并有蝶、筛窦积血,视觉诱发电位熄灭或异常。

【诊断要点】

1. 明确头面部外伤史。

2. 伤后明显的视力障碍。

3. 传入性瞳孔障碍。

4. 正常眼底所见。

5. CT 检查视神经管部或附近骨质破坏。

6. 视觉诱发电位异常。

【治疗原则】特殊治疗主要有两种:超大剂量糖皮质激素治疗和视神经管开放减压治疗。前者基本得到肯定,后者统计学上未得到效果肯定的结论,但临床依然被广泛采用。手术途径有三种:经眶、筛的眼科入路;经鼻道内镜的耳鼻喉科入路和经颅的神经外科入路。不论哪种入路手术,减压原则一致。

1. 超大剂量糖皮质激素如甲基泼尼松龙首次剂量可达30mg/kg,以后成人剂量为 1 000~1 500mg/d,连用 3d 后改用泼尼松龙 50mg/d 口服。2 周内逐步减量停药。超大剂量皮质激素治疗应限制在那些伤后 1 周内的患者使用。

2. 大剂量应用皮质激素时应同时给予足量的抗生素预防感染。同时应注意血糖和大便潜血的检测。

3. 非特殊治疗包括:高渗剂,B 族维生素,自由基清除剂,钙拮抗剂,能量合剂等。

4. 视神经管开放减压手术原则是:依据文献报告和临床观察,经颅、经眶、经鼻窦(内镜)视神经管减压手术,有效性均未得到循证基础的验证。手术操作原则是:视神经骨管全长开放;必须达到半周以上;行视神经外膜(硬膜)切开。预防脑脊液漏的发生。

(九) 外伤性脉络膜视网膜断裂

外伤性脉络膜视网膜断裂(traumatic chorioretinal rupture)由 1901 年首先由 Goldzieher 描述。曾被称之为弹伤性脉络膜视网膜炎(retinitis sclopetaria)。通常是由高速飞行物通过眼眶时,从眼球附近通过,不引起眼球壁的破裂,但引起了脉络膜和视网膜的全层断裂。后来发现也不完全是,眼眶骨折或眶缘的高速击打也会造成。由于脉络膜视网膜一起全层断裂伴有血管的回缩,断裂处瓷白的巩膜暴露(图 15-5-1)。有趣的是视网膜和脉络膜的脱离并不常发生。只有少数病例合并视网膜脱离。不合并视网膜脱离时一般不需要手术治疗。临床随访。

(十) 眼外伤处理的新理念

1. 开放眼球伤的处理重点由外口向内口的转移　自玻璃体手术介入外伤眼内以来,有机会从眼内观察到伤后眼球内部发生的事件、病变发展过程和转归。从而逐步认识到:外伤眼的 PVR 发生发展和伤眼的不良预后与伤道内口的瘢痕修复过程密切相关。临床的处理重点也逐步转向伤道内口的恰当处理。于伤道瘢痕形成前的适当时机,如 1~3 周期间,把握好适应证的前提下实施后续治疗的理念逐步被学术领域所接受。这是眼外伤处理方面取得的重要进展之一,显著地改善了外伤眼预后面貌。

2. 外伤眼手术处理的整体性和系统性　外伤突发事件的

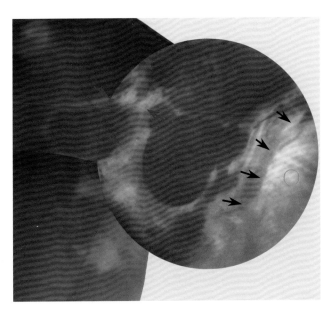

图 15-5-1　外伤性脉络膜视网膜断裂

黑箭头所指为脉络膜视网膜断裂缘；红色箭头所指为脉络膜破裂；圆圈标识区为暴露的巩膜区域

自然属性，注定了伤的异形性、隐蔽性和范围的不定性。外伤的这种特殊性与眼科临床亚分科的日益专业化相抵牾。但外伤波及的范围不会受亚专业壁垒的限制。前节医生向相邻组织的拓展和延伸以及后节医生在处理眼底外伤时，不得不将前节的问题作为再建整体工程的一部分；特别是睫状体这个过去被前后节外伤处理时易被忽略的区域，越来越受到重视。前后节外伤理念的进步和技术上相互融合和渗透使眼外伤的处理呈现出整体性和系统化的趋势。

3. 决定眼球摘除不能依赖术前评估　无光感伤眼的玻璃体探查手术救治后的眼球证明：采用常规标准决定伤后一期摘除眼球的伤眼有约 1/4 的眼球可以获救。以循证为基础的理念的进步，改变了临床的常规模式：决定一期摘除眼球不再是依赖术前的常规评价，而是依据探查性玻璃体手术的术中评价来决定。

除了约四分之一的无光感眼可以获得解剖或解剖-功能的治愈以外，约有 60% 的伤眼在硅油等的辅助下，可以在不同水平和不同生存时间上获得眼球和视功能的保存。这些靠辅助措施维持存活的眼球，虽然在生命质量上不及临床治愈的眼球，但仍然属于自身的器官，而不是假体。它们的生命含义与恶性肿瘤经历综合治疗中以年计的成活率相似。具有重要的社会学意义。

4. 后续治疗（continuous treatment）的理念　后续治疗的概念与经典外伤处理显著不同的是，在一期伤口修复与远期并发症处理之间插入的一次手术处理。而经典的处理模式是在一期的伤道修复后，随访观察，远期并发症出现时再行相应处理。实行后续治疗是基于以下理由：自从有了玻璃体手术，让人们有了从伤眼的内部观察伤道的机会，开始知道：这些次发灾难都缘起于伤道内口的瘢痕修复过程。如果在瘢痕形成之前对

伤道内口复合体进行清创，廓清与周围的关系就会改观伤眼的预后，这便是后续治疗新理念的发端。后续治疗的核心内容是：①处理的关键部位是伤道的内口；②处理的时机，即在损伤性炎症极期过后，组织增殖的初期，大约在伤后的 1 周至 3 周期间；③有适应证的选择性，通常是指累及前节组织的广泛组织紊乱，并有向后累及后节的潜在可能。如果有明确需要实施玻璃体手术的体征，则没有增加一次手术的必要，可将这些必要的操作交付玻璃体手术时一并处理；④恰当的处理技术。

5. 后节外伤处理的重点是脱离的视网膜　越来越多的基础研究和临床循证证据证实：后节外伤处理的关键所在是伤道与网膜的关系，而不在玻璃体与伤道的关系。视网膜的稳定复位是防止伤眼 PVR 复发的关键，也是伤眼治愈的主要指标，这是伤眼玻璃体手术发生的重要理念转变。

6. 外伤无光感眼和探查性玻璃体切除手术　多中心前瞻性研究"眼外伤玻璃体手术研究"（Eye Injury Vitrectomy Study，EIVS）结果显示：开放眼外伤无光感眼，按过去一期行眼球摘除的标准，行眼球摘除的眼中，约四分之一的眼可以获得解剖和视力的挽救。据此，需要将原来由眼球摘除术前决定的常规改为探查性玻璃体手术中来决定。只有在探查手术中确认伤眼不再有保留的必要才决定实施眼球摘除。否则依赖手术前确认无光感和物理学的检查来决定眼球摘除，可能有约 25% 可以被挽救的伤眼被误摘。

7. 外伤性增殖性玻璃体视网膜病变认识的进步和处理观念的改变　Fisher SK 和 Lewis GP 用视网膜脱离和再复位动物模型，历近 30 年的研究结果证实：外伤性增殖性玻璃体视网膜病变（PVR）发生和发展的关键是视网膜脱离的存在。只有视网膜复位才能使 PVR 过程安静下来。眼外伤玻璃体手术研究（Eye Injury Vitrectomy Study，EIVS）的分析结论，把 Fisher SK 和 Lewis GP 对 PVR 的认识第一次从临床的前瞻性研究中得到验证。外伤 PVR 是开放伤眼不良预后的独立危险因素。延迟（伤后≥29d）的玻璃体手术会因为错过外伤 PVR 治疗的恰当时机而导致预后不良。历经半个多世纪未取得共识的开放伤眼玻璃体手术时机，之所以重要，是因为延迟的玻璃体手术，没有适时制止外伤 PVR 的发展，从而造成伤眼的预后不良。研究结果还显示，伤眼视网膜脱离的存在是外伤 PVR 的独立危险因素。在外伤眼的手术治疗处理中，充分进行伤道内口的清创，修复伤眼的组织结构，消除或预防发生视网膜脱离的措施才是眼外伤处理的核心内容和治疗外伤 PVR 或预防外伤 PVR 再发的根本措施。

五、眼睑裂伤处理

对眼睑解剖结构的熟练掌握是眼睑裂伤处理的基础。恰当的处理能有效地减少二次手术的发生，二次手术无论怎样成功都不能获得首次恰当处理的效果。

眼睑损伤的清创和手术修复原则：

1. 清创　对眼睑清创修复不同于躯干部位，不能轻易切除那些看似不可修复的组织，只要这些组织不变成黑色或腐

烂,经过仔细清洗、消毒、清除异物仍可保留。尤其捻挫伤后组织变得松垮、水肿、易碎、变色,但只要这些组织不是坏死或形成脓疡都有很大的修复潜力。捻挫伤一般损伤面积较大,组织修复后的缺损问题就更为突出,因此保留损伤组织的完整性尤为重要。睑缘是游离缘,缺乏瘢痕或缺损对侧组织的对抗拉力,故眼睑软组织与其他部位相比,同样程度的组织缺损或瘢痕形成更易造成畸形或眼睑闭合不全,在处理眼睑外伤时必须尽量保留和修复眼睑组织。探查:对眼睑软组织损伤的清创处理应注意彻底检查伤口的深部,一是注意寻找隐藏在深部的异物;二是探查深部重要组织的损伤,如韧带、睑板、滑车和眶骨等。尤其是爆炸伤和捻挫伤,损伤部位组织结构严重紊乱,常常混有爆炸现场的各类异物,应当逐层认真探查清除。对于一期处理质量不高的病例,如果发现感染发生,常为深部隐匿异物所致,如不及时清除异物感染很难控制。久治不愈的感染会造成局部严重瘢痕畸形和瘘管形成以及周期性破溃、溢脓。

2. 修复眼睑重要支架组织　探查中如发现有内、外眦韧带或睑板损伤,首先应该将这些影响眼睑成形的重要组织缝合修复。假如遗漏了这些支架组织的损伤,只进行皮肤缝合,待组织消肿后便会出现畸形。发生这种畸形的关键原因是一期伤口修复没按原位对合(图15-5-2)。

3. 畸形愈合眼眶损伤的处理　眶眶损伤可累及面部骨骼和附近的软组织。骨折可合并眶内容物、颅内结构和鼻窦损伤,眶内出血、包裹的异物可引起眶内软组织的继发感染。主要表现为视力下降、眼内组织损伤、斜视、上睑下垂等。因此对于眼眶损伤,进行系统的眼科检查是必要的。

4. 面中部骨折

Le Fort骨折对面中部骨折颌面外科通常用Le Fort骨折来描述。Le Fort骨折分三种类型:

Le Fort Ⅰ　在上牙上方穿过上颌骨的骨折,不累及眼眶。

Le Fort Ⅱ　骨折累及鼻骨、泪骨和上颌骨,正面形成一个正立的锥形。并累及眶内壁和眶底。

Le Fort Ⅲ　骨折造成颅面分离,即全部面骨与颅底分离只靠软组织连接,眶底、眶内壁、眶外壁受累。

5. 眶骨折

(1)眶内侧骨折:直接(鼻眶)骨折通常由面部撞击外物引起。这类骨折常累及上颌骨额突、泪骨和构成眶内壁的筛骨。表现为鼻梁塌陷、眦距加宽。并发症包括脑、眼损伤,严重的鼻出血(筛前动脉损伤),脑脊液鼻漏,泪液引流系统损伤,内眦向外移位,合并有眶内壁和眶底的骨折。治疗包括鼻骨的修复和内眦的钢丝固定。

(2)间接(粉碎性)骨折:常常是眶底粉碎骨折的延续,也可以单独发生于眶内壁。除内直肌及其相关组织发生嵌顿,一般不予手术介入。由于眶内壁是眶下壁的延续,故手术以眼睑入路最为安全、简便。

(3)眶底骨折:眶底的直接性损伤可向眶下缘方向延续。修复的适应证同间接(粉碎性)骨折。眶底的间接性粉碎性骨折一般不合并眶下缘骨折。目前认为,击打物作用于眶下缘引起向下的压陷力,导致眶底的皱褶而发生粉碎性骨折。眶内组织是否通过骨折被推入上颌窦取决于眶压增高的程度。

(4)由下直肌嵌顿引起的复视以及眼球上转和下转受限可通过眼球牵拉试验与眶水肿、出血、眼外肌损伤或支配神经损伤相鉴别。

(5)复视伴有的眼球活动受限一般在30°以内。若影像学证实有直肌的嵌顿,2周内仍不见缓解,眼球下陷大于2mm,且眶底有大范围的骨折特别是合并眶内壁的骨折者,应考虑在2周内实施手术修复。

(6)眶壁的缺损在松解嵌顿组织后需用可塑型的人工材料(例如Medpore)修补,以防眼球后退和组织嵌顿再发。

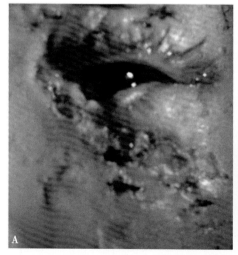
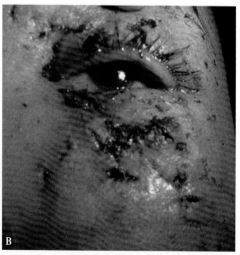

图15-5-2　缝合时遗漏了内眦韧带下支与下睑板内端的吻合

眼睑裂伤缝合。A:下睑裂缝合术后8d,折线后下睑缺损;B:显示重新分离再建后缺损得到矫正防止瘢痕化

(马志中　陈慧瑾)

参考文献

1. 刘克嘉,邬勤娥. 应激与应激性疾病. 北京:人民军医出版社,1991.
2. 杨真龙,李培红,贾卉. 西藏常见眼疾流行病学调查与分析. 中国医药导报,2007,4(10):182-183.
3. 赵勇,任兵,高晓唯. 早产儿视网膜病变发病机制及药物治疗的研究进展. 国际眼科杂志,2006,6(6):1382-1385.
4. DAINOFF M J,HAPP A,CRANE P. Visual fatigue and occupational stress in VDT operations. Hum Factors,1981,23(4):421-437.
5. EHRLICH D L. Near vision stress:vergence adaptation and accommodative fatigue. Ophthalmic Physiol Opt,1987,7(4):353-357.
6. FUGLESANG C,NARICI L,PICOZZA P,et al. Phosphenes in low earth orbit:survey responses from 59 astronauts. Aviat Space Environ Med,2006,77(4):449-452.
7. GELBER G S,SCHATZ H. Loss of vision due to central serous chorioretinopathy following psychological stress. Am J Psychiatry,1987,144(1):46-50.
8. KALUZA G,STREMPEL I,MAURER H. Stress reactivity of intraocular pressure after relaxation training in open-angle glaucoma patients. J Behav Med,1996,19(6):587-598.
9. KUMAR A,NEMA H V,THAKUR V. Stress and uveitis. Ann Ophthalmol,1981,13(9):1077-1080.
10. MADER T H,GIBSON C R,PASS A F,et al. Optic disc edema,globe flattening,choroidal folds,and hyperopic shifts observed in astronauts after long-duration space flight. Ophthalmology,2011,118(10):2058-2069.
11. MARTIN X. Vibration can induce rupture of zonular fibers. Ophthalmologica,1987,194(2-3):86-90.
12. RENNIE D,MORRISSEY J. Retinal changes in Himalayan climbers. Arch Ophthalmol,1975,93(6):395-400.
13. SHILY B G. Psychophysiological stress,elevated intraocular pressure,and acute closed-angle glaucoma. Am J Optom Physiol Opt,1987,64(11):866-870.
14. TOMBRAN-TINK J,BARNSTABLE C J. Space flight environment induces degeneration in the retina of rat neonates. Adv Exp Med Biol,2006,572:417-424.
15. 赵金甲. 辐射眼伤//赵金甲. 工业眼科学. 上海:上海科学技术出版社,1959:267-287.
16. 卜书琴,张振鹭. 21084 名高温作业工人中热性白内障发病情况. 眼外伤与职业性眼病杂志,1981,3:42.
17. 鞠明诚. 玻璃工人白内障调查报告. 中华眼科杂志,1959,10:271.
18. 阎文银,赵茜. 红外线辐射对晶状体及视网膜损伤的临床调查研究. 眼外伤职业眼病杂志,1992,14(4):203-206.
19. 王维萌,孙伟. 高温作业工人晶状体损伤情况的调查研究. 菏泽医学专科学校学报,2014,26(1):3-4.
20. 刘秀梅,李婧,李青,等. 电焊作业工人 563 例眼晶状体混浊的调查与分析. 中国临床研究,2011,24(8):751-752.
21. 吴淑英,王赟. 浴霸引发婴幼儿失明案例分析报告. 灯与照明,2014,38(3):26-27.
22. HANSON J V,SROMICKI J,MANGOLD M,et al. Maculopathy following exposure to visible and infrared radiation from a laser pointer:a clinical case study. Ophthalmol,2016,132(2):147-155.
23. 张骁,陈青松,徐国勇,等. 可见光与近红外线致眼损伤研究进展. 中国职业医学,2013,40(1):77-79.
24. World Health Organization. Radiation:Ultraviolet(UV)radiation.(2016-03-09)[2022-10-01]. https://www.who.int/uv/uv_and_health/en/.
25. 孙艳翎,马雪松,姜树华,等. 某造船厂电弧光致眼晶状体白内障发病情况的调查. 中国职业医学,2007,34(2):173-174.
26. 张贺鹏,李跃峰,李勇. 电焊弧光性视网膜损伤的临床观察. 检验医学与临床,2917,14(18):2768-2770.
27. 韩宏杰. 电光性眼炎 127 例临床分析. 眼外伤职业眼病杂志,2007,29(4):309-310.
28. 姜雪松,郑宝艳. 2006—2017 年北京市大兴区职业病发病情况分析. 中国工业医学杂志,2018,31(6):451-453.
29. 于方圆,刘小方,王丽华,等. 2006—2015 年上海市金山区职业病发病特征及防治对策. 职业与健康,2017,33(21):2927-2934.
30. TING M A,SAHA K,ROBBIE S. Mass photokeratitis following ultraviolet light exposure at a nightclub. Cont Lens Anterior Eye,2016,39(4):316-317.
31. SINGH R B,THAKUR S. Nightclub Photokeratitis. Ophthalmology,2020,127(2):239.
32. IZADI M,JONAIDI-JAFARI N,POURAZIZI M,et al. Photokeratitis induced by ultraviolet radiation in travelers:A major health problem. J Postgrad Med,64(1):40-46.
33. 艾军,程军,罗明忠. 高原雪地负重行军致雪盲 145 例. 人民军医,2004,47(5):260.
34. 李光,费慧敏,王锦波. 高原军事训练致雪盲症 9 例分析. 人民军医,2014,57(6):620.
35. MODENESE A,GOBBA F. Macular degeneration and occupational risk factors:A systematic review. Int Arch Occup Environ Health,92(1):1-11.
36. DELCOURT C,COUGNARD-GRÉGOIRE A,BONIOL M,et al. Lifetime exposure to ambient ultraviolet radiation and the risk for cataract extraction and age-related macular degeneration:The alienor study. Invest Ophthalmol Vis Sci,2014,55(11):7619-7627.
37. BEGAJ T,SCHAAL S. Sunlight and ultraviolet radiation-pertinent retinal implications and current management. Surv Ophthalmol,2018,63(2):174-192.
38. KOJIMA D,MORI S,TORII M,et al. UV-sensitive photoreceptor protein OPN5 in humans and mice. PLoS One,2011,6(10):e26388.
39. TARTTELIN E E,BELLINGHAM J,HANKINS M W,et al. Neuropsin(Opn5):a novel opsin identified in mammalian neural tissue. FEBS Lett,2003,554:410-416.
40. 张磊,康波,姜冬梅,等. 神经视蛋白的结构及其生物学功能研究进展. 西北农林科技大学学报(自然科学版),2015,43(8):46-49.

41. KATO M,SATO K,HABUTA M,et al. Localization of the ultraviolet-sensor Opn5m and its effect on myopia-related gene expression in the late-embryonic chick eye. Biochemistry and biophysics reports,2019,19:100665.

42. 李树贤,提长清,周安寿,等. 紫外线的物理性能与电光性眼炎. 眼外伤职业眼病杂志,1987,9(3):148-150.

43. 胡椿枝,曾爱萍,翁景宁,等. 电光性眼炎发病机理和防治的研究. 中华劳动卫生职业病杂志,1996,14(20):85-87.

44. RATHKEY A S. Accidengtal laser burn of the macular. Arch Ophthalmol,1965,74(3):346-348.

45. SCOLLO P,HERATH G,LOBO A. Retinal injury by industrial laser burn. Occup Med(Lond),2014,64(3):220-222.

46. 刘海峰,高光煌,徐贵道. 22例激光意外眼损伤事故调查. 眼外伤职业眼病杂志(附眼科手术),1987,(3):144-147.

47. 丁慰祖,杨冠. 激光意外性眼底灼伤之跟踪观察. 眼外伤职业眼病杂志(附眼科手术),1995,(3):187-188.

48. 齐玉彩,林丽霞. 激光测距仪误照右眼致黄斑裂孔1例. 医学理论与实践,2016,29(4):560.

49. 刘荣华,李昌吉,刘兆琼,等. 长期激光作业者的眼部改变. 现代预防医学,1995,22(1):40-42.

50. 李振雪,张春梅,曲春清. 160名激光接触作业人员眼晶状体白内障发病调查. 中国卫生工程学,2018,17(6):852-854.

51. 张伟,毕大光,黄红深. 重视眼底激光治疗中不同波长光对视网膜损伤. 中华眼外伤职业眼病杂志,2013,35(10):798-800.

52. ONG K,ONG L,ONG L B. Corneal endothelial abnormalities after selective laser trabeculoplasty(SLT). J Glaucoma,2015,24(4):286-290.

53. 李凤媚,宋艳萍. 美容激光致双眼黄斑视网膜光损伤1例. 中国激光医学杂志,2018,27(5):361-363.

54. 平俐,张承芬,赖宗白,等. 激光意外损伤导致的黄斑病变三例. 中华眼底病杂志,2010,26(6):584-585.

55. 陈莉莉,陈子林. 激光性视网膜病变一例. 中华眼外伤职业眼病杂志,2013,35(1):74.

56. JEON S,LEE W K. Inner retinal damage after exposure to green diode laser during a laser show. Clin Ophthalmol. 2014,8:2467-2470.

57. 崔玮,姜岚. 复印机激光致黄斑损伤1例. 临床眼科杂志,2016,11(1):35.

58. LINTON E,WALKDEN A,STEEPLES L R,et al. Retinal burns from laser pointers:a risk in children with behavioural problems. Eye(Lond),2019,33(3):492-504.

59. RAOOF N,BRADLEY P,THEODOROU M,et al. The new pretender:A large UK case series of retinal injuries in children secondary to handheld lasers. Am J Ophthalmol,2016,171:88-94.

60. 徐莉,金谊伟,陈铁军. 激光手电筒致黄斑出血1例. 安徽医学,2016,37(1):122.

61. 毕晓达,樊旭,周历. 玩具激光枪致黄斑区损伤1例. 山东大学耳鼻喉眼学报,2015,29(6):93-94.

62. 廖利芬,麻云凤,程旺. 激光笔对人眼的安全分类测试及风险评估. 中国检验检测,2017,(5):33-34.

63. NAKAGAWARA V B,WOOD K J,MONTGOMERY R W. Laser exposure incidents:Pilot ocular health and aviation safety issues. Optometry,2008,79(9):518-524.

64. THOMAS S R. Aircrew laser eye protection:Visual consequences and mission performance. Aviat Space Environ Med,1994,65(5 Suppl):A108-A115.

65. GOSLING D B,O'HAGAN J B,QUHILL F M. Blue laser induced retinal injury in a commercial pilot at 1 300ft. Aerosp Med Hum Perform,2016,87(1):69-70.

66. 郑峰婴,杨一栋,胡恩勇. 激光助降侧向目视对中着舰引导系统. 应用科学学报,2008,26(4):430-435.

67. 刘小华,朱挺,蒋贤沛,等. 低能激光武器对人眼光热作用的数值模拟. 激光与红外,2016,46(9):1054-1059.

68. 邹彪. 坦克乘员眼睛的战场激光损伤研究. 激光杂志,2013,34(2):17-18.

69. REDDIX M D,FUNKE M E,KINNEY M J,et al. Evaluation of aircrew low-intensity threat laser eye protection. Mil Med,2019,184(Suppl 1):593-603.

70. HARRIS M D,LINCOLN A E,AMOROSO P J,et al. Laser eye injuries in military occupations. Aviat Space Environ Med,2003,74(9):947-952.

71. 黄震晞,宋艳萍. 微脉冲810nm半导体激光治疗眼病. 中国激光医学杂志,2008,17(3):218-223.

72. GLICKMAN R D. Phototoxicity to the retina:mechanisms of damage. Int J Toxicol,2002,21(6):473-490.

73. GROVER S,GOODWIN J. Lightning and electrical injuries:Neuro-ophthalmologic aspects. Semin Neurol,1995,15(4):335-341.

74. 唐哲,邱勇. 48例电击伤的院外急救分析. 中国急救复苏与灾害医学杂志,2012,7(3):279-280.

75. 贺竹梅,任改瑛. 127例电击伤患者的急救护理和调查分析. 中国急救复苏与灾害医学杂志,2014,9(12):1164-1165.

76. 赵金甲. 工业眼科学. 上海:上海科技出版社,1954:438-445.

77. 刘锐,陈潇,李灿. 电击性眼外伤临床分析. 中华眼外伤职业眼病杂志,2012,34(1):66-67.

78. 沙存芬. 11例电击性白内障病例报告. 眼外伤职业眼病杂志,1983,(4):191-193.

79. 卢治华,曾福利,齐立平. 电击伤眼部损害的临床观察. 眼外伤职业眼病杂志,1983,5:36-38.

80. 肖素华. 高压电击伤致双眼黄斑后板层裂孔1例报道. 浙江医学,2014,36(20):1723-1724.

81. 施叶雯,郑波. 高压电击伤致黄斑神经感觉层损伤一例. 现代医用影像学,2016,25(6):1242-1243.

82. ESPAILLAT A,JANIGIAN R JR,TO K. Cataracts,bilateral macular holes,and rhegmatogenous retinal detachment induced by lightning. Am J Ophthalmol,1999,127(2):216-217.

83. 刘娅利,陈豫川,陈晓明. 双眼电击性白内障伴黄斑裂孔1例. 国际眼科杂志,2009,9(1):27.

84. KROLL M W,RITTER M B,KENNEDY E A,et al. Eye injury from electrical weapon probes:Mechanisms and treatment. Am J Emerg Med,2019,37(3):427-432.

85. KROLL M W, RITTER M B, KENNEDY E A, et al. Eye injuries from electrical weapon probes: Incidents, prevalence, and legal implications. J Forensic Leg Med, 2018, 55: 52-57.

86. LAGRÈZE W D, BÖMER T G, AIELLO L P. Lightning-induced ocular injury. Arch Ophthalmol, 1995, 113: 1076-1077.

87. BUETTNER H. Lightning-induced ocular injury. Arch Ophthalmol, 1996, 114(4): 501-502.

88. 王成林. 角膜雷击伤 1 例. 眼外伤职业眼病杂志, 1998, 20(3): 237.

89. 高仕萍, 邵玉萍. 眼部雷击伤一例报告. 眼外伤职业眼病杂志, 199, 21(5): 501.

90. GUPTA A, KALIAPERUMAL S, SENGUPTA S, et al. Bilateral cataract following lightning injury. Eur J Ophthalmol, 2006, 16(4): 624-626.

91. HANDA J T, JAFFE G J. Lightning maculopathy. A case report. Retina, 1994, 14(2): 169-172.

92. MOON S J, KIM J E, HAN D P. Lightning-induced maculopathy. Retina, 2005, 25(3): 380-382.

93. STEFANIOTOU M, KATSANOS A, KALOUDIS A, et al. Spectral-domain optical coherence tomography in lightning-induced maculopathy. Ophthalmic Surg Lasers Imaging, 2012, 43 Online: e35-e37.

94. RISHI E, INDU V P, RISHI P. Lightning injury of posterior segment of the eye. Indian J Ophthalmol, 2016, 64(2): 151-152.

95. 徐天明. 眼部雷击伤 4 例. 实用眼科杂志, 1992, (9): 63.

96. 唐真松, 陈瑞文. 雷电致眼部损伤二例. 眼外伤职业眼病杂志, 1995, 17(3): 229.

97. 赵嘉言. 雷击伤 6 例分析. 刑事技术, 1981, (4): 7-9.

98. 何同耀. 23 例雷击伤报道. 中国法医学杂志, 1991, 5(2): 97.

99. World Health Organization. Electromagnetic fields. [2022-10-01]. https://www.who.int/peh-emf/en/.

100. 郭鹞, 陈景藻. 电磁辐射生物效应及其医学应用. 西安: 第四军医大学出版社, 2002: 2.

101. DAILYL Jr, WAKIM K G, HERRICK J F, et al. The effects of microwave diathermy on the eye, an experimental study. Am J Ophthalmol, 1950, 33(8): 1241-1254.

102. RICHARDSON A W, DUANE T D, HINES H M. Experimental cataract produced by 3 cm. pulsed microwave irradiations. AMA Arch Ophthalmol, 1951, 45(4): 382-386.

103. HIRCH F G, PARKER J T. Bilateral lenticular opacities occurring in a technician operating a microwave generator. AMA Arch Ind Hyg Occup Med, 1952, 6(6): 512-517.

104. WILLIAMS D B, MONAHAN J P, NICHOLSON W J, et al. Biological effects studies on microwave radiation time and power thresholds for the production of lens opacities by 12.3 cm microwaves. Arch. Ophthalmol, 1955, 54(6): 863-874.

105. 黎勤勉, 金锡鹏. 眼外伤与职业性眼病杂志, 1983, (1): 6-8.

106. 孙民德, 余宝珍, 吉志清, 等. 从动物实验观察微波对眼的影响. 眼外伤与职业性眼病杂志, 1984, (3): 129-133, 191.

107. 职业性白内障诊断标准及处理原则. 中国工业医学杂志,

1989, 2(1): 33-37.

108. YE J, YAO K, ZENG Q, et al. Changes in gap junctional intercellular communication in rabbits lens epithelial cells induced by low power density microwave radiation. Chin Med J(Engl), 2002, 115(12): 1873-1876.

109. 汪峰, 周学君, 余争平, 等. 电磁辐射对家兔视觉器官组织结构的影响. 眼外伤职业眼病杂志, 2006, (08): 569-572.

110. 兰俊卿, 杜国宏, 代孝俊, 等. 不同功率微波辐射下牛晶状体非热效应定量研究. 成都信息工程大学学报, 2019, 34(1): 35-38.

111. 孙美珂. 微波作业工作人员 107 例眼部调查. 中华眼外伤职业眼病杂志, 1982, 4(3): 153-154.

112. 尚毓琦, 莫劲松. 微波对眼损害的调查和分析. 临床眼科杂志, 1993, 1(2): 87-89, 135-136.

113. 戴淑芳, 吴岚英, 李丽, 等. 微波作业人员眼部损害——六年动态观察. 眼外伤职业眼病杂志, 1994, 16(2): 87-89.

114. 杨通寿, 曹心杰, 凌朝元, 等. 重庆微波作业对眼损伤的调查. 眼外伤职业眼病杂志, 1990, 12(S1): 357-359.

115. 刘学东, 龚书明. 微波对眼的辐射损伤. 眼外伤职业眼病杂志, 1999. 21(1): 77-78.

116. 王忠立, 路建超, 杨海峰, 等. 低功率密度微波接触者眼部检查结果分析. 职业与健康, 2011, 27(16): 1796, 1921.

117. 朱超, 朱方艳, 荣铁渝. 电子设备制造业微波接触人员眼部疾病调查. 职业卫生与应急救援, 2013, 3(5): 242-244.

118. 严翠先, 吴子俊, 何烈纯. 电子通讯设备微波作业人员眼晶状体的混浊状况. 职业与健康, 2010, (1): 32-33.

119. 李昌吉, 刘荣华. 对 801 例低强度微波作业者晶状体的医学监督. 铁道劳动安全卫生与环保, 1982, (3): 17-18.

120. 叶娟, 姚克, 吴仁毅, 等. 低强度微波辐射致兔晶状体上皮细胞超微结构的早期改变. 中华眼科杂志, 2001, 37(1): 56-58.

121. 孙丽霞, 姚克, 姜槐, 等. 手机微波辐照对人晶状体上皮细胞 DNA 的损伤作用及其对细胞增殖活性的影响. 中华眼科杂志, 2006, 42(12): 346-349.

122. 叶娟, 姚克, 鲁德强, 等. 两种低强度微波辐射致兔晶状体上皮细胞改变的定量研究. 中华眼科杂志, 2003, 39(6): 361-365.

123. 孙一岚, 刘瑜. 手机微波辐射对体外培养大鼠晶状体 HSP70 表达的影响. 国际眼科杂志, 2011, 11(4): 591-593.

124. 范涛, 宋百元, 李冰梅, 等. 通讯微波对植物神经、眼晶体及生殖功能的影响. 职业医学, 1996, 23(6): 54-55.

125. 杜晓刚, 徐珊珊, 陈茼, 等. 工频磁场对人晶状体上皮细胞 DNA 双链断裂的影响. 浙江大学学报·医学版, 2008, 37(1): 9-14.

126. 丁淑静, 朱秀安. 微波对眼的损伤. 眼外伤与职业性眼病杂志, 1981, 3(2): 71-73.

127. 楼苏生. 微波性视盘炎. 眼外伤职业眼病杂志, 1980, 2(2): 2.

128. 袁菊珍. 微波损伤性视网膜出血. 眼外伤职业眼病杂志, 1997, 19(2): 145.

129. LIM J I, FINE S L, KUES H A, et al. Visual abnormalities associated with high-energy microwave exposure. Retina, 1993, 13(3): 230-233.

130. 李昌吉,詹承烈,唐茂云,等.微波致角膜和视网膜损害的实验研究.眼外伤职业眼病杂志(附眼科手术),1989(03):141-143.

131. PAULSSON L E,HAMNERIUS Y,HANSSON H A,et al. Retinal damage experimentally induced by microwave radiation at 55mW/cm^2. Acta Ophthalmol(Copenh),1979,57(2):183-197.

132. TALEBNEJAD M R,SADEGHI-SARVESTANI A,NOWROOZZADEH M H,et al. The effects of microwave radiation on rabbit's retina. J Curr Ophthalmol,2017,30(1):74-79.

133. 徐晖,沈学锋,骆文静,等.脉冲式电磁辐射辐照大鼠视网膜的病理改变.第四军医大学学报,2005(11):1043-1046.

134. 李昌吉,詹承烈,唐茂云,等.微波致角膜和视网膜损害的实验研究,眼外伤职业眼病杂志,1989,(3):141-143.

135. 楼苏生.微波性视盘炎.眼外伤职业眼病杂志,1980,(2):21-22.

136. 黎勤勉,金锡鹏.眼外伤与职业性眼病杂志,1983,(1):6-8.

137. 王小娟,于纯智,马吉献,等.不同剂量毫米波对兔眼角膜的损伤效应及阈值探讨.中华理疗杂志,1996,19(2):89-91.

138. 王小娟,于纯智.35GHz毫米波对兔眼角膜的生物学效应.中华物理医学杂志,1996,18(3):185-187.

139. 周游,单清,苏镇涛,等.S波段高功率微波对家兔眼的损伤效应.军事医学科学院院刊,2005,29(1):21-24.

140. 姜涛,王德文,张建,等.电磁脉冲对恒河猴眼损伤的研究.解放军医学杂志,2004,29(9):807-809.

141. 黄卡玛,杨晓庆.微波加快化学反应中非热效应研究的新进展.自然科学进展,2006,16(3):273-279.

142. 郭鹢,苏德争,李健健,等.毫米波照射对小鼠皮肤、肝及骨髓等组织的影响.第四军医大学学报,1987,8(06):367-370.

143. MINAMOTO A,TANIGUCHI H,YOSHITANI N,et al. Cataract in atomic bomb survivors. Int J Radiat Biol,2004,80(5):339-345.

144. NERIISHI K,NAKASHIMA E,MINAMOTO A,et al. Postoperative cataract cases among atomic bomb survivors:Radiation dose response and threshold. Radiat Res,2007,168(4):404-408.

145. EDWARDS A A,LLOYD D C. Risks from ionising radiation:deterministic effects. J Radiol Prot,1998,18:175-183.

146. WORGUL B V,KUNDIYEV Y I,SERGIYENKO N M,et al. Cataracts among Chernobyl clean-up workers:Implications regarding permissible eye exposures. Radiat Res,2007,167(2):233-243.

147. ICRP. 1990 Recommendations of the International Commission on Radiological Protection. ICRP Publication 60. 1991,21(1-3). Oxford:Pergamon Press,1991.

148. 赵风玲,陈玉浩,刘金星,等.10 例 ^{60}Co 源辐射事故受照者眼晶状体的随访观察.中华放射医学与防护杂志,2015,35(12):936-940.

149. 李凤鸣.电离辐射性白内障(附四例报告).中华眼科杂志,1982,(1-6):261-264.

150. 姚禄备,耿立德.12 例职业性放射性白内障的诊断分析.眼外伤职业眼病杂志,1998,20(1):55-56.

151. 李小亮,苏垠平,雷淑洁,等.2013—2017 年我国职业性放射性疾病诊断情况分析.中华放射医学与防护杂志,2018,38(10):778-779.

152. 杨春旺,颜玲.山东省部分放射工作人员职业健康状况调查.中国辐射卫生,2019(2):123-128.

153. 王玉珍,王秀娥.全国职业性放射性疾病诊断现状及存在问题.中华放射医学与防护杂志,2002(4):72-73.

154. 韩志伟,赵风玲,陈玉浩,等.职业性放射性白内障的临床报告及诊断探讨.中华放射医学与防护杂志,2013,33(4):421-422.

155. CHODICK G,BEKIROGLU N,HAUPTMANN M,et al. Risk of cataract after exposure to low doses of ionizing radiation:a 20-year prospective cohort study among US radiologic technologists. Am J Epidemiol,2008,168(6):620-631.

156. BERNIER M O,JOURNY N,VILLOING D,et al. Cataract risk in a cohort of U.S. radiologic technologists performing nuclear medicine procedures. Radiology,2018,286(2):592-601.

157. FISH D E,KIM A,ORNELAS C,et al. The risk of radiation exposure to the eyes of the interventional pain physician. Radiol Res Pract,2011,(2011):609537.

158. JACOB S,MICHEL M,SPAULDING C,et al. Occupational cataracts and lens opacities in interventional cardiology(O'CLOC study):are X-Rays involved? Radiation-induced cataracts and lens opacities. BMC Public Health,2010,10:537.

159. 李刚森,张德江.长期低剂量铀矿电离辐射对眼晶状体损伤的流行病学研究.中华放射医学与防护杂志,1995(5):342-343.

160. JONES J A,MCCARTEN M,MANUEL K,et al. Cataract formation mechanisms and risk in aviation and space crews. Aviat Space Environ Med,2007,78:A56-A66.

161. 辻真弓,孙全富,杜维霞,等.受低剂量慢性连续照射的居民白内障危险研究.中国预防医学杂志,2012,10(10):743-746.

162. KLINE L B,KIM J Y,CEBALLOS R. Radiation optic neuropathy. Ophthalmology,1985,92(8):1118-1126.

163. PARSONS J T,BOVA F J,FITZGERALD C R,et al. Radiation optic neuropathy after megavoltage external-beam irradiation:analysis of time-dose factors. Int J Radiat Oncol Biol Phys,1994,30(4):755-763.

164. 潘燚,胡伟汉,高艺,等.鼻咽癌放疗后视野与视觉诱发电位的改变.癌症,2005,24:722-726.

165. 杨晖,王伟,胡慧玲,等.放射性视神经病变临床分析.中华眼科杂志,2011,47(12):1072-1075.

166. 朱军,魏宝清,何侠.鼻咽癌放疗后放射性视神经病变 17 例.肿瘤学杂志,2008(06):480-482.

167. GUNDUZ K,SHIEHTS C L,SHIELDS J A,el al. Radiation retinnpathoty following plaque radiotherapy for posterior uveal melanoma. Arch Ophthalmo,1999,117:609-614.

168. GUPTA A,DHAWAHIR-SCALA F,SMITH A,et al. Radiation

retinopathy case report and review. BMC Ophthalmol. 2007,7:6.

169. MONROE A T,BHANDARE N,MORRIS C G,et al. Preventing radiation retinopathy with hyperfraction. Int J Radiat Oncol Biol Phys,2005,61(3):856-864.

170. HSU C R,TAI M C,CHANG Y H,et al. Rapid onset of radiation maculopathy after whole-brain radiation therapy:A case report. Medicine(Baltimore),2016,95(39):e4830.

171. LITTLE M P,KITAHARA C M,CAHOON E K,et al. Occupational radiation exposure and glaucoma and macular degeneration in the US radiologic technologists. Sci Rep, 2018,8(1):10481.

172. MAO X W,BOERMA M,RODRIGUEZ D,et al. Acute effect of low-dose space radiation on mouse retina and retinal endothelial cells. Radiat Res,2018,190(1):45-52.

173. KIUCHI Y,YANAGI M,ITAKURA K,et al. Association between radiation,glaucoma subtype,and retinal vessel diameter in atomic bomb survivors. Sci Rep,2019,9(1):8642.

174. SHORE R E. Radiation and cataract risk:Impact of recent epidemiologic studies on ICRP judgments. Mutat Res,2016, 770(Pt B):231-237.

175. VIEBAHN M,BARRICKS M E,OSTERLOH M D. Synergism between diabetic and radiation retinopathy:case report and review. Br J Ophthalmol,1991,75(10):629-632.

176. RAJA V,RAJAGOPALAN S,KASHAB T,et al. Radiation retinopathy:a mistaken diagnosis of hypertensive retinopathy. Clin Exp Optom,2007,90(6):468-470.

177. FLICK J J. Ocular lesions following the atomic bombing of Hiroshima and Nagasaki. Am J Ophthalmol,1948,31(2): 137-154.

178. COGAN D G,MARTIN S F,KIMURA S J,et al. Ophthalmologic survey of atomic bomb survivors in Japan,1949. Trans Am Ophthalmol Soc,1950,48:62-87.

179. ROSE H W,BROWN D V L,BYRNES V A,et al. Human chorioretinal burns from atomic fireballs. AMA Arch Ophthalmol. 1956,55(2):205-210.

180. GREENE W M. Effects of atomic radiation on vision. Optom Wkly,1962,53:2347-2352.

181. 王德文. 核爆炸光辐射所致视网膜烧伤. 人民军医,1980, (1):25-27.

182. MINAMOTO A,TANIGUCHI H,YOSHITANI N,et al. Cataract in atomic bomb survivors. Int J Radiat Biol,2004,80 (5):339-345.

183. NERIISHI K,NAKASHIMA E,MINAMOTO A,et al. Postoperative cataract cases among atomic bomb survivors: Radiation dose response and threshold. Radiat Res,2007,168 (4):404-408.

184. EDWARDS A A,LLOYD D C. Risks from ionising radiation: deterministic effects. J Radiol Prot,1998,18:175-183.

185. ZHU S,GONG L,LI Y,et al. Safety assessment of nanomaterials to eyes:An important but neglected issue. Adv Sci(Weinh), 2019,6(16):1802289.

186. 梁庆丰,刘含若,李彬,等. 重视环境因素相关眼表疾病的研究. 中华眼科医学杂志(电子版),2016,6(5):193-200.

187. RANDOLPH T G. Human ecology and susceptibility to the chemical environment. Ann allergy,1961,19:518-540.

188. ROSSI S,PITIDIS A. Multiple chemical sensitivity:Review of the state of the art in epidemiology,diagnosis,and future perspectives. J Occup Environ Med,2018,60(2):138-146.

189. JELENKO 3rd C. Chemicals that "burn". J Trauma,1974, 14:65-72.

190. DALEY G M,PRETORIUS C J,UNGERER J P. Lead toxicity:an Australian perspective. Clin Biochem Rev,2018, 39(4):61-98.

191. 韦正峥,张淑杰,杨瑞星,等. 2014 年我国环境与健康事件网络舆情分析. 环境与健康杂志,2015,32(5):446-447.

192. 于德娥,刘云儒,刘玉梅,等. 2007-2011 年中国儿童血铅水平及铅中毒率的分析. 现代预防医学,2015,42(1): 66-68,97.

193. 吴钧芳,薄丹丹,江鹏,等. 铅冶炼企业周边 0~15 岁儿童血铅水平调查. 环境与健康杂志,2018,35(3):221-224.

194. FRUH V,RIFAS-SHIMAN SL,AMARASIRIWARDENA C, et al. Prenatal lead exposure and childhood executive function and behavioral difficulties in project viva. Neurotoxicology, 2019,75:105-115.

195. MITRA P,SHARMA S,PUROHIT P,et al. Clinical and molecular aspects of lead toxicity:An update. Crit Rev Clin Lab Sci,2017,54(7-8):506-528.

196. 孙黎光,邢伟,刘素援,等. 神经系统铅中毒的分子机制. 解剖科学进展,1995,001(002):177-182.

197. 吴丽莎,黄素贞,黄秀莲. 中医治疗铅中毒致皮质盲 12 例. 四川中医,1995(4):52.

198. 曾碧霞. 误服密陀僧致急性铅中毒伴中心性脉络膜视网膜病变一例. 中华眼外伤职业眼病杂志,1993(S1):491.

199. SONKIN N. Stippling of the retina. a new physical sign in the early diagnosis of lead poisoning. N Engl J Med,1963,269: 779-780.

200. 邵玉红,瞿佳. 低水平铅暴露对视觉系统影响及作用机制的研究进展. 浙江医学,2010,032(001):147-150.

201. YUKI K,DOGRU M,IMAMURA Y,et al. Lead accumulation as possible risk factor for primary open-angle glaucoma. Biol Trace Elem Res,2009,132(1-3):1-8.

202. WANG W,MOROI S,BAKULSKI K,et al. Bone lead levels and risk of incident primary open-angle glaucoma:The VA normative aging study. Environ Health Perspect,2018,126(8): 087002.

203. CHIODO L M,JACOBSON S W,JACOBSON J L. Neurodevelopmental effects of postnatal lead exposure at very low levels. Neurotoxicol Teratol,2004,26(3):359-371.

204. GULSON B L,YUI L A,HOWARTH D. Delayed visual maturation and lead pollution. Sci Total Environ,1998,224 (1-3):215-219.

205. WARFVINGE K,BRUUN A. Mercury distribution in the squirrel monkey retina after in Utero exposure to mercury vapor. Environ Res,2000,83(2):102-109.

206. MELA M,CAMBIER S,MESMER-DUDONS N,et al. Methylmercury localization in Danio rerio retina after trophic

and subchronic exposure:A basis for neurotoxicology. Neurotoxicology,2010,31(5):448-453.

207. 唐仁泓.金属汞对作业工人视觉系统危害的研究.眼外伤职业眼病杂志(附眼科手术),1996,18(3):161-164.

208. FOX D A,SILLMAN A J. Heavy metals affect rod,but not cone,photoreceptors. Science,1979,206(4414):78-80.

209. CAVALLERI A,GOBBA F. Reversible color vision loss in occupational exposure to metallic mercury. Environ Res,1998,77(2):173-177.

210. VENTURA D F,COSTA M T,COSTA M F,et al. Multifocal and full-field electroretinogram changes associated with color-vision loss in mercury vapor exposure. Vis Neurosci,2004,21(3):421-429.

211. FEITOSA-SANTANA C,BARBONI M T,OIWA N N,et al. Irreversible color vision losses in patients with chronic mercury vapor intoxication. Vis Neurosci,2008,25(3):487-491.

212. LEBEL J,MERGLER D,LUCOTTE M,et al. Evidence of early nervous system dysfunction in Amazonian populations exposed to low-levels of methylmercury. Neurotoxicology,1996,17(1):157-167.

213. VENNAM S,GEORGOULAS S,KHAWAJA A,et al. Heavy metal toxicity and the aetiology of glaucoma. Eye,2020,34:129-137.

214. LIN S C,SINGH K,LIN S C. Association between body levels of trace metals and glaucoma prevalence. JAMA Ophthalmol,2015,133(10):1144-1150.

215. 孙尚玉,徐志荣.一起锰严重污染的调查报告.安徽预防医学杂志,1995,1(1):115.

216. 张焕斌,郭龙华.锰作业工人健康调查.天津医学院学报,1991,(1):19-22.

217. 孙逊.职业性慢性锰中毒随诊调查分析.中国冶金工业医学杂志,2017,34(1):61-62.

218. 陈正清,周材林,杜奋仁.一起被锰污染米切粉引起的食物中毒事件.饮食与健康,1995(01):24-25.

219. 李凤鸣.眼科全书.北京:人民卫生出版社,1996:3374.

220. 吴同庆,赵学一,赵晓芳.对职业性锰作业人员视网膜血管形态学改变的初步探讨.中华眼外伤职业眼病杂志,1992,S1:378-380.

221. 张君,胡运韬,盛迅伦,等.活体视神经示踪剂锰离子对兔视网膜毒性的研究.中华眼科杂志,2010,046(007):597-603.

222. 雷淼,朱豫,梁申芝.锰离子滴眼液局部应用对眼前节组织的毒性作用.中华实验眼科杂志,2016,34(6):510-515.

223. 张吟,张丹梅,吴惠忠,等.饮水暴露六价铬对人群健康的危害分析.中华地方病学杂志,2016(4):264-268.

224. 王猛,柳晓琳,魏岚萍,等.六价铬污染地区居民的消化系统健康损害调查分析.基础医学与临床,2015(06):56-59.

225. 易超,于素芳.六价铬化合物致肺癌机制的研究进展.中国公共卫生,2006,22(4):497-498.

226. 寇琰,于素芳.六价铬化合物对肺细胞的毒作用表现.预防医学文献信息,2004,10(6):718-720.

227. GIBB H J,LEES P S,PINSKY P F,et al. Lung cancer among workers in chromium chemical production. Am J Ind Med,2000,38(2):115-126.

228. WESSELING C,PUKKALA E,NEUVONEN K,et al. Cancer of the brain and nervous system and occupational exposures in finnish women. JOEM,2000,44(7):663-668.

229. 李鸿.重铬酸钠眼外伤救治体会.眼外伤职业眼病杂志,2005,27(9):697-698.

230. CHAN K C,FAN S J,ZHOU I Y,et al. In vivo chromium-enhanced MRI of the retina. Magn Reson Med,2012,68(4):1202-1210.

231. DUCKETT S. Abnormal deposits of chromium in the pathological human brain. J Neurol Neurosurg Psychiatry,1986,49(3):296-301.

232. SYMONDS W J C. Alopecia,optic atrophy and peripheral neuritis of probably toxic origin. Lancet,1953,2:1338-1339.

233. 于海涛,宿文革.急性铊中毒61例临床分析.中国实用医药,2012,(10):124-125.

234. 刘金铎.慢性铊中毒致视神经视网膜损害(附四例).眼外伤与职业性眼病杂志,1983(1):22-23.

235. 王宏毅,李汉帆.铊中毒八例的神经精神表现,中华神经科杂志,2006,07:455-458.

236. 曾键.慢性铊中毒致眼后段病变长期临床观察报告.眼外伤职业眼病杂志(附眼科手术),1987(2):94-96.

237. SHAMSHINOVA A,IVANINA A,YAKOVLEV L,et al. Electroretinography in the diagnosis of thallium intoxication. J7 Hyg Epidemiol Microbiol Immunol,1990,34:113-121.

238. TABANDEH H,CROWSTON J G,THOMPSON G M. Ophthalmologic features of thallium poisoning. Am J Ophthalmol,1994,117(2):243-245.

239. SCHMIDT D,BACH M,GERLING J. A case of localized retinal damage in thallium poisoning. Int Ophthalmol,1997,21(3):143-147.

240. 邱晓顿,龚岚,陈敏洁,等.急性铊中毒并发视神经萎缩一例.中华眼科杂志,2008,044(011):1037-1041.

241. 黄洋妹,林卡佳,刘伟民,等.水污染致群体急性砷化物中毒34例临床分析.岭南急诊医学杂志,2006,11(4):314-315.

242. 周超凡,林育华.传统中药雄黄应用概况及其安全性.药物不良反应杂志,2008,10(2):104-109.

243. 陈美祥,林丽颖,林淑华,等.雄黄引起急性中毒原因探讨.海峡预防医学杂志,2010,(3):83-84.

244. 刘薇薇,杨志前,张程,等.急性生活性砷化物中毒临床特征及其影响因素.中华劳动卫生职业病杂志,2009,26(11):645-648.

245. 李奇林,黄洋妹,关晓红.急性砷化物中毒心血管损害救治对策探讨(附34例抢救分析报告).中国急救医学,2009,029(010):954-955.

246. 梁秀芬,于光前.呼和浩特地区地方性砷中毒流行病学研究进展.中国地方病学杂志,2009(6):707-709.

247. 魏羽佳,宋守荣,凌淑清,等.燃煤污染引起慢性砷中毒临床分析及组织病理观察.中华皮肤科杂志,2001,34(3):202-205.

248. 赖燕,肖雄斌,李海霞.94例职业性慢性砷中毒病例临床特征分析.中国职业医学,2010;(3):235-237.

249. 李静华,张远平,赵学英,等.急性砷中毒对眼部的损害.中华眼外伤职业眼病杂志,2007,29(12):946-947.

250. 李泽宇,王凤岐,马恒之.饮水型慢性砷中毒神经系统损害临床特征.中国地方病学杂志,1996(5):294-297.

251. 潘建敏.土法炼砷工人眼部损害的调查.眼外伤职业眼病杂志,2000,22(5):548.

252. 高伟,赵帅,徐敏,等.慢性砷中毒后多焦视网膜电图改变的研究.中华眼外伤职业眼病杂志,2009,31(12):900-903.

253. 姚丹成,王广松,覃福川,等.1起黄磷厂民工职业中毒事故的调查.职业卫生与病伤,2004(1):43-44.

254. 蔡昭达,崔彦彬,杜应秀,等.308例黄磷作业工人下颌骨X线分析.中华劳动卫生职业病杂志,1983(4):233-236.

255. DEMENTI B. Ocular effects of organophosphates:a historical perspective of Saku disease. J Appl Toxicol,1994,14:119-129.

256. JAGA K,DHARMANI C. Ocular toxicity from pesticide exposure:A recent review. Environ Health Prev Med,2006,11(3):102-107.

257. RENGSTORFF R H. Vision and ocular changes following accidental exposure to organophosphates. J Appl Toxicol,1994,14(2):115-118.

258. 魏义岗.95例有机磷中毒患者眼部表现的临床分析.中华实用诊断与治疗杂志,2004,18(4):340-341.

259. 陈金邦.有机磷致夜盲.眼外伤职业眼病杂志(附眼科手术),1997(3):226.

260. 任银萍.有机磷中毒致双眼大泡性角膜病变1例.职业与健康,2006,22(20):1732-1732.

261. TOKORO T,SUZUKI K,HAYASHI K,et al. Development of myopia induced by organic phosphoruous pesticide(Sumithion) in beagle dogs(author's transl). Nippon Ganka Gakkai Zasshi.1976,80(1):51-53.

262. KO L S,SHUM J T,CHEN Y L,et al. Pesticides and Myopia,a Working Hypothesis. Acta Ophthalmol Suppl,1988,185:145-146.

263. ISHIKAWA S,TSUCHIYA K,OTSUKA N,et al. Development of myopia due to environmental problems. A possible interaction of anti-cholinesterase compounds examined by accommodative adaptation. //Franzén O,Richter H,Stark L. Accommodation and Vergence Mechanisms in the Visual System. Basel:Birkhäuser,2000.

264. MIGNERON-FOISY V,BOUCHARD M F,FREEMAN E E,et al. Myopia and exposure to organophosphate and pyrethroid pesticides in the general United States population. Invest Ophthalmol Vis Sci,2017,58(11):4915-4924.

265. SHI Q,TSUI M M P,HU C,et al. Acute exposure to triphenyl phosphate(TPhP)disturbs ocular development and muscular organization in zebrafish larvae. Ecotoxicol Environ Saf,2019,179:119-126.

266. 顾秋萍,龚梓初,沈光祖,等.急性染毒时三硝基甲苯在小鼠体内的分布及排出.卫生毒理学杂志,1991,5(4):240-242,239-286.

267. 郭国新,吴艳延,姜开友.28例急性TNT中毒患者肝功

能损伤情况的分析研究.河南预防医学杂志,1997,(6):21-23.

268. 严川信,王延琦,夏宝清,等.兵器行业三硝基甲苯作业工人恶性肿瘤的回顾性调查研究.中华劳动卫生职业病杂志,2002,20(3):184-188.

269. 常元勋,江泉观.三硝基甲苯中毒性肝损伤早期诊断指标的研究.中国公共卫生,1997,13(11):686-687.

270. 姚明,刘玉瑛,方家龙,等.TNT作业工人不同途径接触水平与血红蛋白加合物的关系研究.工业卫生与职业病,1994,(4):195-198.

271. SABBIONI G,LIU Y Y,YAN H,et al. Hemoglobin adducts,urinary metabolites and health effects in 2,4,6-trinitrotoluene exposed workers. Carcinogenesis,2005,26(7):1272-1279.

272. 黄莉莉,李风鸣.三硝基甲苯中毒性白内障动物模型的建立及其发病机理的初步研究.生物化学杂志,1989,5(4):375-381.

273. 卫生部.职业性三硝基甲苯白内障诊断标准:GBZ 45—2010.(2010-10-01)[2022-10-01]. http://www.nhc.gov.cn/zwgkzt/pyl/201102/50725/files/c795d266ce934ace8ef034ccad4ce74f.pdf.

274. 杨雪萍,权志昌,闫文银,等.三硝基甲苯白内障周边视野观察.中华劳动卫生与职业病杂志,1999,6:383-384.

275. 杨雯,田琪,王美华.三硝基甲苯的眼部职业危害调查.中国工业医学杂志,2007(01):49-50.

276. 刘玉瑛,李学琴,姚明.三硝基甲苯血红蛋白加合物与白内障的关系.中华劳动卫生职业病杂志,1995,(5):260-261,319.

277. DENG Y,MEYER S A,GUAN X,et al. Analysis of common and specific mechanisms of liver function affected by nitrotoluene compounds. PLoS One,2011,6(2):e14662.

278. MARGO C E,HARMAN L E. Diet pills and the cataract outbreak of 1935:reflections on the evolution of consumer protection legislation. Surv Ophthalmol,2014,59(5):568-573.

279. SAMUEL V T,LIU Z X,QU X,et al. Mechanism of hepatic insulin resistance in non-alcoholic fatty liver disease. J Biol Chem,2004,279(31):32345-32353.

280. GEISLER J G. 2,4 Dinitrophenol as medicine. Cells,2019,8(3):280.

281. GELBKE H P,GÖEN T,MÄURER M,et al. A review of health effects of carbon disulfide in viscose industry and a proposal for an occupational exposure limit. Crit Rev Toxicol,2009,39(Suppl 2):1-126.

282. 朱晓敏,林怡,章文豪.2009—2018年南京市新发职业病发病状况分析.实用预防医学,2019(11):1360-1362.

283. 宋海燕,魏春龙,董秋,等.二硫化碳作业人员健康状况分析.中华劳动卫生职业病杂志,2012,30(6):443-447.

284. 房中华,缪荣明,宋海燕.职业性慢性二硫化碳中毒372例分析.中华劳动卫生职业病杂志,2018,36(3):202-203.

285. 姜美琪,李凤鸣,张志尧.慢性二硫化碳中毒眼部变化临床观察和实验病理的研究(第一部分).眼外伤职业眼病杂志(附眼科手术),1982(2):61-66.

286. 谢榜德,于振庆.对职业性慢性二硫化碳中毒诊断标准及

处理原则的使用意见.工业卫生与职业病,1991,17(4):228-229.

287. 郭希让,董应丽,周金华,等.二硫化碳毒性致视网膜电图的改变.中华实验眼科杂志,1992(3):205-207.

288. QINGFEN T,XIRANG G,WEIJING Y,et al. An experimental study on damage of retina function due to toxicity of carbon disulfide and lipid peroxidation. Acta Ophthalmol Scand,1999,77(3):298-301.

289. 张寿林,黄金祥,周安寿,等.职业性慢性二硫化碳中毒诊断标准的研究.中国职业医学,2002,029(003):49-51.

290. 王焕强,李涛,张敏,等.我国一氧化碳重大职业中毒事故统计分析和防治对策.工业卫生与职业病,2005,31(1):9-11.

291. 张兴,吉俊敏,张正东.2007—2012年全国职业病发病情况及趋势分析.职业与健康,2014,30(22):3187-3188.

292. 汪滢,付艳荣,孙晔,等.中国职业性一氧化碳中毒文献分析.中国公共卫生管理,2015(03):156-157.

293. 张永强,马宁,宁芳,等.2013—2017年北京市非职业性一氧化碳中毒事件的流行病学特征分析.现代预防医学,2019(16):2921-2924.

294. 于海玲,悦雄,聂冬妮,等.北京市120院前急救一氧化碳中毒患者流行病学分析.中华急诊医学杂志,2019,28(4):544-546.

295. 王虹,王苏平,史跃武.一氧化碳中毒的视力损害.中华急诊医学杂志,2004(06):429-430.

296. SIMMONS I G,GOOD P A. Carbon monoxide poisoning causes optic neuropathy. Eye,1998,12(Pt 5):809-814.

297. 贺敬东.一氧化碳中毒致视神经萎缩1例.中国实用眼科杂志,2005(01):48.

298. 刘健.急性CO中毒引起眼部严重并发症二例.眼科研究,1998(3):192.

299. 赵权刚,陈梅.一氧化碳中毒致视网膜中央动脉阻塞1例.眼科新进展,1998(3):9.

300. 刘丽娅,马景学,陈桂芬,等.一氧化碳中毒性视神经视网膜病变一例.中国实用眼科杂志,2007.25(1):124.

301. 王虹,王苏平,史跃武.一氧化碳中毒诱发双眼急性闭角型青光眼1例.中国误诊学杂志,2004,4(3):326.

302. 杨蕴真.86例急性一氧化碳中毒及眼底检查.青岛医药卫生,1998(2):20.

303. BUCOLO C,DRAGO F. Carbon monoxide and the eye:Implications for glaucoma therapy. Pharmacol Ther,2011,130(2):191-201.

304. 陶庭芬.41例急性职业性甲醇中毒临床分析.环境与职业医学,1992,(4):16-17.

305. 张玉莲,官玉红,李继猛.某地烟花制造企业急性甲醇中毒的调查分析.中国工业医学杂志,2015,28(6):51-52.

306. 桂加材.89例急性甲醇中毒的报告.中国法医学杂志,1989,4(3):173-174.

307. 李莉,李伟.职业性甲醇中毒致眼部改变.眼外伤职业眼病杂志(附眼科手术),1993(3):213.

308. 李琪瑶,樊建康.急性甲醇中毒恒河猴的眼底及眼球病理学观察.广西医学,1995,17(6):507-508.

309. 穆进军,李俊峰,田仁云.急性甲醇中毒295例临床研究.中国工业医学杂志,2000,13(2):96-98.

310. 李琪瑶,樊建康.急性甲醇中毒恒河猴的眼底及眼球病理学观察.广西医学,1995,17(6):507-508.

311. 李来玉.甲醇在恒河猴体内的代谢及其与毒性的关系.中国职业医学,1991,18(6):325-327.

312. 张作明,阴正勤.如何合理运用视觉诱发电位检测技术.中华眼科杂志,2013,49(12):1061-1063.

313. 苏素花,葛宪民,李航天.急性萘中毒46例救治成功的体会.中华劳动卫生职业病杂志,2003,21(4):291-292.

314. 宋家岳,朱小雄,贺述柒,等.1990—1999年娄底市4起化学中毒事故分析.中华疾病控制杂志,2001,5(3):272-273.

315. 郭士强.卫生球中毒12例报告.中国农村医学,1994(10):50.

316. 李树玲,段树民.一起人造樟脑丸(萘)集体中毒的调查.中国学校卫生,1990,11(6):55-56.

317. 罗建国.103例急性萘中毒的眼部表现.中华眼科杂志,1998,34(1):27.

318. 王淑霞,楚建设,米英团.萘中毒致晶状体视网膜损害2例.中华劳动卫生职业病杂志,1999(2):18.

319. 柴静雯,陈玉浩,孙文监,等.长期萘接触对人体的危害及中毒诊断指标研究.卫生研究,1994,24(2):113-115.

320. VAN HEYNINGEN R,PIRIE A. The metabolism of naphthalene and its toxic effect on the eye. Biochem J,1967,102:842-852.

321. ORZALESI N,MIGLIAVACCA L,MIGLIOR S. Subretinal neovascularization after naphthalene damage to the rabbit retina. Invest Ophthalmol Vis Sci,1994,35(2):696-705.

322. 李文斌,刘晓辉,范庆华.一起急性苯中毒事故调查.环境与职业医学,2004(S1):601.

323. 王孔富,龚光隆,廖成华,等.一起装饰房屋引起的急性苯中毒事故.职业卫生与病伤,1998,13(1):30.

324. 罗文达,张丽,郭群依,等.62例重度苯中毒患者的临床观察.中国职业医学,2006,33(3):205-206.

325. 张蔚.职业性接触甲苯的眼损伤调查.眼外伤职业眼病杂志,1992,14(4):218-219.

326. 丁云鹏.苯及其同系物对眼部损害的调查报告.山东医药,1962(10):24.

327. 杨志锐,郭守智.苯中毒致球后视神经炎的视觉电生理表现一例.中华实验眼科杂志,2007(3):236.

328. 谢毓樟.急性苯中毒致视神经视网膜病变二例.眼外伤职业眼病杂志(附眼科手术),1990(3):178.

329. 刘荣华.慢性重度苯中毒致眼底出血三例.中华眼底病杂志,2003(03):34.

330. MUTTRAY A,WOLTERS V,ROSE D M. Blue-yellow dyschromatopsia in toluene-exposed workers. Int Arch Occup Environ Health,2019,92(5):699-707.

331. 尹松年,李桂兰.我国苯中毒研究半个世纪的回顾与展望.中华劳动卫生职业病杂志 1999,17(4):195-196.

332. FILLEY C M,HALLIDAY W,KLEINSCHMIDT-DEMASTERS B K. The effects of toluene on the central nervous system. J Neuropathol Exp Neurol,2004,63(1):1-12.

333. 于玲家,菅向东,王文君,等.一起职业性三氯乙烯爆炸中毒事故的调查中华劳动卫生职业病杂志,2017,35(11):863-864.

334. 高霏,刘菲,陈鸿汉.三氯乙烯污染土壤和地下水污染源区的修复研究进展.地球科学进展,2008,23(8):821-829.

335. 黄武.急性三氯乙烯中毒17例.广州医药,1998,(3):36-37.

336. 王德明,林炳杰.深圳市宝安区历年来三氯乙烯职业中毒特点分析.实用预防医学,2006,13(3):672-673.

337. JIMÉNEZ BARBOSA I A,BOON M Y,KHUU S K. Exposure to organic solvents used in dry cleaning reduces low and high level visual function. PLoS One,2015,10(5):e0121422.

338. NÄSÄNEN R,KAUKIAINEN A,HERO V,et al. Effects of long-term occupational solvent exposure on contrast sensitivity and performance in visual search. Environmental Toxicology and Pharmacology,2005,19:497-504.

339. NAKATSUKA H,WATANABE T,TAKEUCHI Y,et al. Absence of blue-yellow color vision loss among workers exposed to toluene or tetrachloroethylene,mostly at levels below occupational exposure limits. International Archives of Occupational and Environmental Health,1992,64:113-117.

340. 胡立志.三氯乙烯中毒致急性视神经乳头炎1例.眼外伤职业眼病杂志,1998(6):608.

341. 黄伟欣,郭集军,吴银娇.职业性三氯乙烯致药疹样皮炎患者眼损害的初步观察.中国职业医学,2004,31(1):42-43.

342. 王黎,石珊珊.急性三氯乙烯中毒2例临床观察.工业卫生与职业病,1996(6):364-365.

343. 黄伟欣,吴艮娇.三氯乙烯中毒引起干眼症2例报告.职业与健康,2003,19(12):30.

344. JIMÉNEZ BARBOSA I A,RODRÍGUEZ ALVAREZ M F,DUSSÁN TORRES G A,et al. Ocular surface and tear film changes in workers exposed to organic solvents used in the dry-cleaning industry. PLoS One,2019,14(12):e0226042.

345. BLAIN L,LACHAPELLE P,MOLOTCHNIKOFF S. Electroretinal responses are modified by chronic exposure to trichloroethylene. Neurotoxicology,1994,15(3):627-631.

346. 胡立志,张宏,贺乐荷.三氯乙烯视网膜毒性与脂质过氧化关系的初步研究.中国职业医学,2001,028(005):33-34.

347. 李来玉,唐小江,黄建勋.三氯乙烯及其代谢产物的豚鼠皮肤致敏试验.中国职业医学,2000,027(005):6.

348. 夏丽华,丘创逸,李来玉,等.《职业性三氯乙烯药疹样皮炎诊断标准》编制说明.中国职业医学,2006(5):383-386.

349. 朱长荣,王葆田,于泽钦.67例氰化物中毒和急救.中华劳动卫生职业病杂志,1998,000(003):138.

350. 朱晓莉,王涤新,翟明芬,等.急性氰化物中毒36例临床分析.中国职业医学,2011(01):47-49.

351. ALITUBEERA P H,EYU P,KWESIGA B,et al. Outbreak of cyanide poisoning caused by consumption of cassava flour-Kasese District,Uganda,September 2017. MMWR Morb Mortal Wkly Rep,2019,68(13):308-311.

352. 朱维葵,游祖生.亚急性氰化物轻度中毒致视力改变一例.眼外伤职业眼病杂志(附眼科手术),1991,(4):264.

353. JESTICO J V,O'BRIEN M D,TEOH R,et al. Whole blood cyanide levels in patients with tobacco amblyopia. J Neurol Neurosurg Psychiatry,1984,47(6):573-578.

354. HALL M J. The dangers of Cassava (Tapioca) consumption. Bristol Med Chir J,1987,102(2):37-50.

355. AYANRU J O. The tropical amblyopia syndrome (or tropical nutritional amblyopia) in the Mid-Western State of Nigeria. Afr J Med Med Sci,1976,5(1):41-48.

356. 胡天圣.烟中毒弱视及慢性氰化物中毒性视神经病变.国际眼科纵览,1979,(2):1-8.

357. SYED S,LIOUTAS V. Tobacco-alcohol amblyopia:a diagnostic dilemma. J Neurol Sci,2013,327(1-2):41-45.

358. 陈玉清,刘爱民.氰化物中枢神经毒性与钙稳态失调的关系.环境与职业医学,2001,18(6):357-358.

359. 左晨艳,杨波波,吴婷,等.氰化物中毒及解毒的研究进展.毒理学杂志,2016,30(4):311-316.

360. WAGONER M D,KENYON K R. Chemical Injuries of the Eye //Kuhn F,Pieramici D J. Ocular trauma principles and practice. New York:Thieme Medical Publishers,Inc.,2002:81.

361. PFISTER R R. Chemical injuries of the eye. Ophthalmology,1983,90:1246-1253.

362. 徐锦堂.眼烧伤:基础理论与临床实践.广州:暨南大学出版社,2007:4.

363. KUCKELKORN R,SCHRAGE N,KELLER G,et al. Emergency treatment of chemical and thermal eye burns. Acta Ophthalmol Scand,2002,80(1):4-10.

364. 李凤鸣,谢立信.中华眼科学.3版.北京:人民卫生出版社,2014:3387-3396.

365. MERLE H,GERARD M,SCHRAGE N. Ocular burns. J Fr Ophthalmol,2008,31:723-734.

366. 黄一飞.兔角膜严重碱烧伤实验研究及治疗.北京:解放军医学院,1987.

367. HUANG Y. The effect of alkali burns and other pathological conditions on the ultrastructure of the cornea. Oxford:Oxford Research Unit,1995.

368. BURNS F R,GRAY R D,PATERSON C A. Inhibition of alkali-induced corneal ulceration and perforation by a thiol peptide. Invest Ophthalmol Vis Sci,1990,31(1):107-114.

369. BURNS F R,STACK M S,GRAY R D,et al. Inhibition of purified collagenase from alkali-burned rabbit corneas. Invest Ophthalmol Vis Sci,1989,30(7):1569-1575.

370. DOHLMAN C H. Chemibal burns of the eye:The role of retinal injury and new therapeutic possibilities. Cornea,2018,37(2):248-251.

371. ROPER-HALL M J. Thermal and chemical burns. Trans Ophthalmol Soc UK,1965,85:631-653.

372. DUA H S,KING A J,JOSEPH A. A new classification of ocular surface burns. Br. J Ophthalmol,2001,85(11):1379-1383.

373. GUPTA N,KALAIVANI M,TANDON R. Comparison of prognostic value of Roper Hall and Dua classification systems in acute ocular burns. Br. J Ophthalmol,2011,95:194-198.

374. BRODOVSKY S C,MCCARTY C A,SNIBSON G,et al. Management of alkali burns:an 11-year retrospective review. Ophthalmology,2000,107:1829-1835.

375. DONSHIK P C,BERMAN M B,DOHLMAN C H,et al. Effect of topical corticosteroids on ulceration in alkali-burned corneas. Arch Ophthalmol,1978,96:2117-2120.

376. PFISTER R R. The anterior segments of rabbits after alkali burns:Metabolic and histologic alterations. Arch Ophthalmol,1971,86:189.

377. 宋琛,徐玉华,黄一飞,等. 兔眼前段碱烧伤实验研究　眼外伤职业眼病杂志 1985,5(3):129-133.

378. PFISTER R R,PATERSON C A,SPIERS J W,et al. The efficacy of ascorbate treatment after severe experimental alkali burns depends upon the route of administration. Invest Ophthalmol Vis Sci,1980,19(12):1526-1529.

379. 黄一飞,宋琛,王桂雁. 碱烧伤角膜病理学观察及计算机图像分析. 眼科研究,1993,1:3-5.

380. 黄一飞,宋琛,赵霖,等. 兔角膜碱烧伤后角膜微量元素的变化. 眼科研究,1990,3:141-143.

381. SHARMA N,GOEL M,VELPANDIAN T,et al. Eveluation of umbilical cord serum therapy in acute ocular chemical burns. Invest Ophthalmol Vis Sci,2011,52:1087-1092.

382. GUPTA N,KALAIVANI M,TANDON R. Comparison of prognostic value of Roper Hall and Dua classification systems in acute ocular burns. Br. J Ophthalmol,2011,95:194-198.

383. 汤学付,董诺,汪振芳. 组织粘合剂粘合羊膜手术在眼表烧伤中的应用. 眼科学报,2015,21(2):74-78.

384. TUFT S J,SHORTT A J. Surgical rehabilitation following severe ocular burns. Eye,2009,23:1966-1971.

385. DAYA S M,CHAN C C,HOLLAND E J. Cornea Society nomenclature fur ocular surface rehabilitative procedures. Cornea,2011,30:1115-1119.

386. ARORA R,DOKANIA P,MANUDHANE A,et al. Preliminary results from the comparison of simple limbal epithelial transplantation with conjunctival limbal autologous transplantation in severe unilateral chronic ocular burns. Indian Journal of Ophthalmology,2017,65(1):35-40.

387. MANNIS M J,HOLLAND E J. 角膜. 史伟云,主译. 4 版. 北京:人民卫生出版社,2018:1641.

388. PUJARI S,SIDDIQUE S S,DOHLMAN C H,et al. The Boston keratoprosthesis type Ⅱ:the Massachusetts Eye and Ear Infirmary experience. Cornea,2011,30(12):1298-1303.

389. 李燕,侯惠如,王丽强,等. 人工角膜植入术后患者生活质量及影响因素调查. 解放军医学院学报,2017. 2(38):3.

390. 黄一飞,王丽强,王凤祥. 人工角膜植入术的临床研究. 中华眼科杂志,2003,39(10):4.

391. HUANG Y,YU J,LIU L,et al. Moscow eye microsurgery complex in Russia keratoprosthesis in Beijing. Ophthalmology,2011,118(1):41-46.

392. HUANG Y,DONG Y,WANG L,et al. Long-term outcomes of MICOF keratoprosthesis in the end stage of autoimmune dry eyes:an experience in China. Br J Ophthalmol,2012,96(1):28-33.

393. 王丽强,黄一飞,宫玉波,等. 自体角膜为载体 Boston 人工角膜治疗复杂性角膜盲. 中华眼视光学与视觉科学杂志,2012(08):453-456.

394. KUHN F,MORRIS R,WITHERSPOON D,et al. A standard classification of ocular trauma. Ophthalmology,1996,103:240-243.

395. The Ocular Trauma Classification Group. A system for classifying mechanical injuries of the eye (globe). Am J Ophthalmol,1997,123:820-831.

396. CARDILLO J A,STOUT J T,LABREE L,et al. Post-traumatic proliferative vitreo-retinopathy:the epidemiologic profile,onset,risk factors,and visual outcome. Ophthalmology,1997,104:1166-1173.

397. FENG K,HU Y T,WANG C G,et al. Risk factors,anatomical and visual out comes of injured eyes with proliferative vitreoretinopathy. Eye Injury Vitrectomy Study. Retina,2013,33:1512-1518.

398. FENG K,SHEN L,PANG X,et al. Case-control study of risk factors for no light perception after open-globe injury:Eye Injury Vitrectomy Study. Retina,2011,31(10):1988-1996.

399. ANDERSON D H,STERN W H,FISHER S K,et al. The onset of pigment epithelial proliferation after retinal detachment. Invest Ophthalmol Vis Sci,1981,21:10-16.

400. GELLER S F,LEWIS G P,FISHER S K. FGFR1,signaling,and AP-1 expression after retinal detachment:reactive Muller and RPE cells. Invest Ophthalmol Vis Sci,2001,42(6):1363-1369.

401. FISHER S K,LEWIS G P. Muller cell and neuronal remodeling in retinal detachment and reattachment and their potential consequences for visual recovery:a review and reconsideration data. Vision Research,2003,43:887-897.

402. ANDERSON P H,STERN W H,FISHER S K,et al. Retinal detachment in the cat:The pigment epithelial-photoreceptor interface. Invest Ophthalmol Vis Sci,1983,24:906-926.

403. COBLENTS F E,RADEKE M J,LEWIS G P,et al. Evidence that ganglion cells react to retinal detachment. Exp Eye Res,2003,76:333-342.

404. LEWIS G P,FISHER S K. Upregulation of GFAP in response to retinal injury:its potential role in glial remodeling and a comparison to vimentin expression. Int Rev Cytol,2003,330:263-290.

405. ANDERSON D H,GUERIN C J,ERICKSON P A,et al. Morphological recovery in the reattached retina. Invest Ophthalmol Vis Sci,1986,27:168-183.

406. LEWIS G P,GUERIN C J,ANDERSON D H,et al. Rapid changes in the expression of glial cell proteins caused by experimental retinal detachment. Am J Ophthalmol,1994,118:368-376.

407. LEWIS G P,ERICKSON P A,GUERIN C J,et al. Changes in the expression of specific Muller cell proteins during long term retinal detachment. Exp Eye Res,1989,49:993-1111.

408. LEWIS G P,CHARTERS D G,SETHI C S,et al. The ability of rapid retinal reattachment to stop or reverse the cellular and

molecular events initiated by detachment. Invest Ophthalmol Vis Sci,2002,43:2412-2420.

409. MANDAL N,LEWIS G P,FISHER S K,et al. Proteomic analysis of the vitreous following experimental retinal detachment in rabbits. J Ophthalmol,2015,2015:583040.

410. WANG C G,MA Z Z. Development of medical treatment of eye injuries in the mainland of China over the past decade. Chinese Journal of Traumatology,2016,19(6):311-316.

411. 马志中. 我国眼外伤近五年研究进展. 中华眼科杂志,2010,46(10):911-914.

412. 马志中. 玻璃体手术治疗开放眼球伤的时机和核心问题. 中华眼底病杂志,2009,25(1):1-3.

413. 马志中,胡运韬. 关于开放性眼外伤救治的几个重要问题. 中华眼科杂志 2013,49(8):673-675.

第十六章

视神经、视路和瞳孔反射通路疾病

第一节 视路和瞳孔路的解剖

要点提示

视路是视觉信息从光感受器开始到视神经,经视交叉、视束、外侧膝状体、视放射到视皮质枕叶中枢的神经传导通路。视觉系统由四级神经元组成,第一级为视网膜内的视锥和视杆细胞,第二级为视网膜内的双极细胞,第三级为视网膜内的节细胞,第四级神经元为外侧膝状体的节细胞。视觉神经纤维在视路中的走行遵循一定的规律,受到损伤时产生相应的视野缺损,这是视路疾病定位的解剖基础。

一、视神经

视神经全长约 40~50mm,从前到后分为眼内段、眶内段、管内段、颅内段四部分。

(一)视盘

视神经眼内段通常称为视盘,长约 1mm。从前到后分为神经纤维层、筛板前段、筛板段、筛板后段四个部分。筛板前的神经纤维通常无髓鞘,筛板后的神经纤维才开始有髓鞘包裹。

视盘的外观取决于两种因素:巩膜管的大小和巩膜管出眼的角度。巩膜管越大视盘中央剩余的空间就越大,形成生理性大视杯。视盘离开眼球时的角度大于 90° 时,视盘呈倾斜角度,一侧的盘沿呈浅斜坡,另一侧的盘沿则因为神经纤维的推挤形成相对隆起的形态。

视盘表层神经纤维供血来自视网膜中央动脉毛细血管。其余部分的血供主要来自包绕在其周围的 Zinn-Haller 环,Zinn-Haller 环的供血主要来自视盘旁的脉络膜、睫状后短动脉的小分支和软脑膜血管网。

(二)眶内段

眶内段长约 25~30mm,位于肌锥内,呈 S 形弯曲。视神经表面由视神经鞘包裹,此鞘膜由外向内分别是硬脑膜、蛛网膜和软脑膜的延续。在眶尖,硬脑膜与骨膜和 Zinn-Haller 环融合。

在眼眶的中部,眼动脉先走行于视神经的外下方,然后跨过视神经在其内侧走行,在眼眶后部,动眼神经的下支、鼻睫神经、展神经及睫状神经节均位于视神经的外侧。在眶尖视神经被四条起自腱环的直肌包围。

眶内段视神经主要由软脑膜血管网供血,静脉回流至眼上和眼下静脉,然后回流至海绵窦和翼静脉丛,最后进入颅静脉。眼上静脉与眼下静脉和内眦静脉之间存在交通支,这也是面部危险三角区的感染容易逆行进入颅内的解剖基础。

(三)管内段

视神经管大约在眶上缘向后 5cm,向下 1.5cm 处,由蝶骨小翼的根部组成,长约 10mm,外侧壁较短,内侧壁较长,在受外伤特别是眶外上方受力时容易造成视神经管的损伤。视神经管的内侧壁薄,与蝶窦和后组筛窦紧邻,容易受到这些部位炎症的影响。管内段视神经紧密固着于视神经管,视神经管内或是任意一端开口处的小病变都可能造成明显的视神经损伤,即使薄层 CT 扫描和 MRI 都难以发现。管内段视神经主要由软脑膜动脉和视网膜中央动脉的返支供血。

(四)颅内段

视神经出视神经管后向后、向上、向内走行,在视交叉处连接。颅内段视神经的长度变异相当大,一般长 10mm,当颅内段视神经短于 12mm 左右时,视交叉的位置靠前,位于蝶鞍的正上方,当其长于 18mm 时,视交叉位于蝶鞍背部的后方,这种长度上的变异在蝶鞍肿瘤引起的视野缺损时具有重要意义。颅内段视神经的上方为额叶、嗅束、大脑前动脉及其交通支。侧面为颈内动脉,下方为后组筛窦和蝶窦。颅内段视神经由大脑前动脉、前交通动脉供血。

二、视交叉

视交叉是两侧视神经的交汇处,长方形,为横径 12mm、前后径 8mm、厚 4mm 的神经组织。视交叉的前上方为大脑前动脉及其前交通支,上方为第三脑室隐窝和漏斗隐窝,下方为基地脑池、蝶鞍、脑垂体,外下方为海绵窦,后方为乳头体和灰结节,两侧为颈内动脉。视交叉与其下方的蝶鞍相隔 5~10mm,故垂体肿瘤的增长在一定时间内可不压迫视交叉。另外视交叉的蝶鞍上的相对位置也存在变异,故垂体肿瘤可压迫视交叉的不同位置,而出现不同的偏盲形态。视交叉由大脑前动脉、前交通动脉、大脑后动脉、后交通动脉和颈内动脉供血。

三、视束

视神经经视交叉后分为外根和内根两束,向后围绕大脑脚至外侧膝状体。视束长度大约 4cm,其上方为内囊,内侧为锥体束,下方为颞叶海马回。视束由后交通动脉和脉络膜前动脉供血。

四、外侧膝状体

外侧膝状体位于大脑脚外侧,呈卵圆形。外侧膝状体中的灰质和白质交替排列,白质将灰质分为 6 层,分别接受来自视网膜不同部位的神经纤维。外侧膝状体由大脑后动脉和脉络膜前动脉供血。

五、视放射

视放射是联系外侧膝状体和枕叶皮质的神经显微结构,换元后的神经纤维通过内囊和豆状核的后下方呈扇形散开,分为背侧、外侧及腹侧三束,绕侧脑室颞侧角,形成 Meyer 襻,到达枕叶。视放射由脉络膜前动脉、大脑中动脉和大脑后动脉供血。

六、视皮质

视皮质位于大脑枕叶皮质相当于 Brodmann 分区的 17、18、19 区,即距状裂上、下唇和枕叶纹状区,是大脑皮质中最薄的区域。视皮质由大脑后动脉和大脑中动脉供血。

七、视路中视觉纤维的走行

视网膜神经纤维层中的乳头黄斑束(乳斑束)由源自黄斑中心凹神经节细胞的神经纤维组成。乳斑束中源自黄斑中心凹鼻侧的纤维直接汇入视神经,中心凹颞侧中周和周边神经节细胞的轴突呈弓形围绕先行成的乳斑束。中心凹颞侧分别走向颞上与颞下的神经纤维的分水岭称为颞侧中缝(图 16-1-1)。进入视盘鼻侧的神经纤维呈放射样分布。来自视网膜上方的纤维位于视盘的上方,来自视网膜下方的纤维位于视盘的下方,乳头黄斑束占据视盘颞侧的中央 1/3,在向后走行的过程中逐渐向中心移动(图 16-1-2)。神经纤维在垂直方向上也排列有序。一般越靠近后极部的神经纤维越靠近神经纤维层的浅层,邻近玻璃体视网膜交界面。周边部的神经纤维在视盘处位于视盘的周边,而后极部的纤维则分布在视盘中央的部位。

视网膜(同时也是视野)的鼻侧和颞侧的划界是一条通过中心凹而非视盘的垂直线,位于中心凹鼻侧的纤维在视交叉进入对侧视束,而中心凹颞侧的神经纤维不交叉,进入同侧视束。但是实际上垂直中线两侧均有鼻颞侧纤维的少量重叠,组织学上并没有明确的垂直线这一结构,这种重叠并没有什么视觉功能上的意义。

来自一侧视网膜鼻下的纤维沿着视交叉前沿的下部进入对侧视交叉前脚,向前走行一定距离然后再反折向后走行,进入视束,形成尖端朝前的"前膝"。相反,来自一侧视网膜鼻上的纤维先延同侧视束向后行走一段,然后再向前折返,形成尖端朝后的"后膝",然后再沿视交叉后沿的上部进入对侧视束的背内侧。

视束的内根中是与视觉活动无关的纤维。视觉纤维及瞳孔运动的纤维都在视束的外根走行,视觉纤维到达外侧膝状体,瞳孔纤维到达中脑顶盖前核。来自视网膜颞上的纤维不发生交叉,进入同侧视束的外上方,来自视网膜颞下的纤维进入同侧视束的外下方。左侧的视束来自双眼左半侧的神经纤维,右侧的视束来自双眼右半侧的神经纤维。视觉纤维在向后走行的过程中发生偏向大脑中线的内旋转,来自视网膜上方的纤

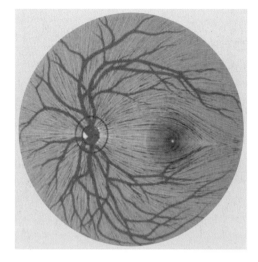

图 16-1-1 视觉神经纤维在视网膜内的排列

维从视束的上部逐渐转为内上部,然后转到腹内侧,来自视网膜下部的纤维从下部逐渐转到腹外侧,来自黄斑的纤维从视束的中心逐渐转到视束的背侧。

到达外侧膝状体时,黄斑的纤维占了其背侧的大部分,来自视网膜上方的纤维位于内侧,来自视网膜下方的纤维位于外侧。外侧膝状体的 1、4、6 层灰质接收来自对侧眼的交叉纤维,外侧膝状体的 2、3、5 层灰质接收来自同侧眼的不交叉纤维。来自视网膜越周边部的纤维越靠近外侧膝状体的前端。

神经纤维进入视放射后,向上方和下方呈扇形展开,来自视网膜下方的纤维向前外侧进入大脑颞叶,在视交叉水平绕过侧脑室的下角前端的上方,形成 Meyer 襻,然后转向后方走行在侧脑室的外侧,最终终止于枕叶皮质。视束中来自视网膜上方的纤维经过视放射的背侧在颞叶和顶叶中向后走行到达枕叶皮质。来自黄斑的纤维走行在视放射的中央部分。

到达视皮质后,来自视网膜上方的纤维分布在枕叶距状裂的上唇,来自视网膜下方的纤维分布在枕叶距状裂的下唇,黄斑纤维终止于上下唇的后极。来自视网膜颞侧周边的纤维终止于枕叶最前端(图 16-1-3)。

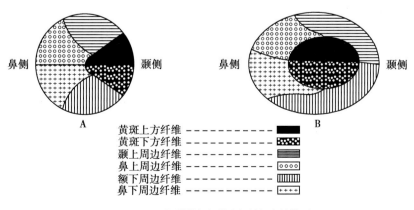

鼻侧 颞侧 鼻侧 颞侧

A B

黄斑上方纤维 ————————— ■
黄斑下方纤维 ————————— ▨
颞上周边纤维 ————————— ▤
鼻上周边纤维 ————————— ▦
额下周边纤维 ————————— ▥
鼻下周边纤维 ————————— ⊞

图 16-1-2 视觉神经纤维在视神经内的排列

A. 视盘;B. 视神经远端

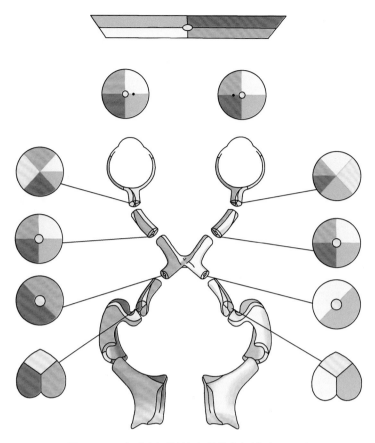

图 16-1-3 视路中视觉神经纤维的走行（李梦洋绘制）

八、瞳孔反射

（一）缩小反射

1. 光反射 光线进入眼内引起被照射眼的瞳孔缩小称为直接对光反射,未照射眼的瞳孔缩小称为间接对光反射。其反射径路由副交感神经通路控制。光线刺激经过视神经、视交叉、视束、上丘臂至顶盖前区,交换神经元后发出纤维至同侧和对侧的动眼神经 EW 核,由此再发出纤维进入睫状神经节,换元后的节后纤维经睫状短神经止于瞳孔括约肌而引起瞳孔收缩。

2. 近反射 当双眼注视近物时,瞳孔收缩变小,称为近反射。

3. 调节反射 当双眼注视近物时,睫状肌收缩,产生调节反射。其反射径路为视网膜发出的神经纤维经视路到达枕叶纹状区,再传到纹状旁区、纹状周围区,然后发出纤维经枕中脑束止于脑桥,再发出纤维止于两侧 E-W 核及两侧动眼神经内直肌核,由 E-W 核发出的纤维分别止于睫状神经节和副睫状神经节,由副睫状神经节发出的纤维进入眼球,支配睫状肌和瞳孔括约肌。

4. 集合反射(辐辏反射) 集合反射(辐辏反射)是指注视近物时双眼向内会聚的现象。辐辏反射不通过大脑,可能起源于两眼内直肌的本体感受器。

5. 三叉神经反射 当眼或其附属器受到刺激时出现瞳孔缩小。其反射径路是通过三叉神经眼支到达半月神经节,至三叉神经核,以后再由内侧纵束与 E-W 核连接,而使瞳孔缩小。

（二）开大反射

1. 精神-知觉性瞳孔开大反射 是指知觉刺激和精神刺激引起的瞳孔开大,它受神经和体液两方面的因素影响。

2. 交感性瞳孔开大反射径路 交感神经纤维由丘脑下部发出后在中脑交叉,沿脑桥、延髓下行至脊髓颈 8 至胸 1~2 节段的睫状脊髓中枢,由此再发出纤维沿经交感神经链向上行,至颈上神经节,再自此发出神经纤维进入颈内动脉交感丛和海绵窦丛,与三叉神经眼支伴行一段后,经鼻睫状神经分两路进入眼球,其中一路经睫状长神经沿脉络膜上腔达瞳孔开大肌,另一路经睫状神经节的交感根及睫状短神经达瞳孔开大肌,最终使瞳孔开大。

（曲进锋）

第二节 神经眼科疾病的视野改变和定位

要点提示

视神经疾病可引起多种视野缺损表现,常累及固视区,视野缺损可越过垂直中线。

视交叉损害引起的视野缺损取决于视交叉、视神经和视束受压的情况。前部的病变造成同侧视野全盲和对侧颞侧偏盲;中部的病变造成典型的双眼颞侧偏盲;后部的病变造成双眼同侧偏盲。共同的特点是至少一只眼有典型的垂直分界线,而且常常是不对称的。

视交叉后损害的基本视野缺损形式为双眼同侧偏盲。损害越靠近视皮质，双眼视野缺损的形态越趋于一致。

神经眼科疾病的视野检查重点在于检查其是否有垂直阶梯或偏盲，有时轻度的偏盲仅表现为小的垂直型阶梯。其次，对固视点和生理盲点的检查也很重要，视网膜血管性疾病的视野缺损常起源于生理盲点，而视神经疾病的视野缺损多累及固视点。

偏盲可有双眼一致性和不一致性偏盲，一致性的多为后部视路损害，而不一致偏盲则表示前部视路损害。

一、视交叉前损害

包括各种累及视网膜和视神经的疾病，其特征为：多为单眼；视野缺损可越过垂直中线，神经纤维束性视野缺损不越过水平线，视野缺损表现多样化，多伴有传入性瞳孔障碍及视力下降。

视神经疾病可引起多种视野缺损表现，常累及固视区。

视神经炎因损害部位不同而分为轴性、周边性和完全横断性。视野表现为相对性或绝对性中心暗点、哑铃形暗点、旁中心暗点伴有或不伴有视野向心性收缩及敏感度普遍下降。视野改变可因视神经轴性或周边部是否被侵犯而不同。如果炎症仅侵犯视神经的周边部纤维，则表现为向心性收缩而没有中心暗点。完全横断性的视神经炎一旦发生常常引起突然的完全失明，而没有机会做视野检查。

视乳头水肿常表现为生理盲点扩大，由于视盘颞侧神经纤维密度大，受累较重，因此通常以鼻侧生理盲点扩大为主。慢性视乳头水肿可以引起类似青光眼性的视野改变，出现旁中心暗点或弓形暗点。持续性视乳头水肿晚期可以发生视神经萎缩，产生视野向心性缩小。良性颅高压引起的双侧视乳头水肿很少有视野缺损，偶有视野向心性缩小和生理盲点扩大。

缺血性视神经病变可以出现中心暗点、弓形神经纤维束样缺损、扇形缺损及垂直视野缺损，最常见的是整个上方或下方视野缺损。

外伤性视神经病变可以出现普遍性视野收缩、水平性缺损、旁中心暗点和半侧视野缺损等各种表现。直接外伤性视神经病变常引起广泛视野丧失，有时仅残留周边视岛。视神经撕脱可引起神经纤维断裂相应部位的视野缺损。

Leber 遗传性视神经病的典型视野改变为中心暗点内的注视点部位有更加浓密的绝对性暗核，另外可有部分或扇形视野缺损。

视盘有髓神经纤维本身不会引起视功能障碍，但因其遮光作用，可产生与有髓纤维解剖位置相对应的弓形暗点或不规则形生理盲点扩大，这种缺损终生稳定不变。浓厚的大量有髓鞘神经纤维可产生相应区域的暗点，如生理盲点扩大、神经束状暗点等，但很少出现中心暗点。

视盘缺损引起的视野改变与视盘缺损的大小并不成比例，有时酷似青光眼性视野缺损，有大而深的视杯和神经纤维束性视野缺损，主要鉴别点是视盘缺损的视野改变为非进展性的。

视盘玻璃疣的视野缺损与玻璃的位置、程度不一定相对应，常见缺损类型为生理盲点扩大、弓形暗点以及周边视野压陷。疣体较多但浅在者，视野可长期正常，或只有轻度改变，如生理盲点扩大、扇形或不规则缺损等。位于筛板前的深层玻璃疣，由于疣体直接压迫视神经纤维或压迫血管引起前部缺血性视神经改变，视野可出现与生理盲点相连的神经束状暗点。

视盘小凹不一定引起视野缺损，有时表现为不规则的中心暗点、旁中心暗点、弓形暗点以及生理盲点扩大。

眼眶前部、中部的病变一般不引起视野缺损，眼眶后部病变可压迫视神经而产生视野缺损，常变现为较大的中心暗点，缺损的位置可提示病变的起始部位。如视野缺损以鼻侧为主，说明压迫来源于视神经颞侧。

Foster-Kennedy 综合征变现为患侧视神经萎缩，对侧视盘水肿。视野改变多为患侧中心暗点，对侧生理盲点扩大。

二、视交叉损害

视交叉损害引起的视野缺损取决于肿瘤生长的方向，以及视交叉、视神经和视束受压的情况。典型表现为双颞侧偏盲，垂体肿瘤向上压迫产生以颞上视野缺损为主的双颞侧偏盲，来自视交叉上方的病变引起以颞下视野缺损为主的双颞侧偏盲。

视交叉损害最常见的是垂体肿瘤，其典型的发展规律是首先累及颞上象限，然后发展到颞下，随着肿瘤继续长大，压迫到颞侧不交叉的神经纤维，继而出现鼻下和鼻上视野缺损。

根据视交叉受损部位的不同，可产生不同形态的视野缺损。当肿瘤来源于视交叉上方，如嗅沟脑膜瘤、额叶肿瘤等，可从前上方压迫视交叉，颅咽管瘤、第三脑室扩张可从后上方压迫视交叉。另外视交叉相对于蝶鞍的位置靠前还是靠后也影响其受压的位置。视交叉前部的病变压迫同侧全部的神经纤维和对侧眼鼻侧的神经纤维，造成同侧视野全盲和对侧颞侧偏盲；视交叉中部的病变压迫双眼鼻侧神经纤维，造成典型的双眼颞侧偏盲；视交叉后部的病变造成类似视束病变所产生的双眼同侧偏盲，即双鼻侧偏盲或双颞侧偏盲。但是其共同的特点是至少一只眼有典型的垂直分界线，而且常常是不对称的。

视交叉与其下方的蝶鞍相隔 5~10mm，故垂体肿瘤的增长在一定时间内可不压迫视交叉。另外视交叉的蝶鞍上的相对位置也存在变异，故垂体肿瘤可压迫视交叉的不同位置，而出现不同的偏盲形态。

视交叉外侧的颈动脉硬化或血管瘤可压迫双外侧不交叉的神经纤维，产生双鼻侧偏盲。青光眼、双眼对称性视盘玻璃疣、双眼视网膜劈裂也可以引起双鼻侧视野缺损，应注意鉴别。

三、视交叉后损害

视交叉后损害的基本视野缺损形式为双眼同侧偏盲。损害越靠近视皮质，双眼视野缺损的形态越趋于一致。

有些临床体征有助于视交叉后损害的定位：

1. 除了视束损害可产生瞳孔反射障碍（光线照射于受损

一侧视网膜时瞳孔反射障碍)外,外侧膝状体以上的高位病变均不影响瞳孔反射。

2. 同侧偏盲伴有视神经萎缩,病变多在外侧膝状体以前,但这种萎缩在早期很难表现出来。

3. 无症状性同侧偏盲,病变多位于顶叶或枕叶,若患者自己不能察觉偏盲存在,损害多位于顶叶。

(一) 视束损害

视束损害可为横断性,产生完全性同侧偏盲,但更较多见的是部分纤维受损,由于交叉和不交叉的纤维在视束中各自占有一定部位,相互间不混杂,因此产生同侧性偏盲双眼程度通常不一致。

(二) 外侧膝状体损害

外侧膝状体损害引起的视野缺损类似视束损害。黄斑纤维在外侧膝状体占据较大部分,因此外侧膝状体损害常伴有中心视力下降,视野缺损也以中心视野为主。另一方面,外侧膝状体接近丘脑,其病变常伴有半身麻木的症状。

(三) 视放射损害

视放射是视路最易受损的部位,顶叶、颞叶、枕叶的病变都有可能累及视放射。这一部位损害的特点是:前端损害视野表现为双眼对侧对称性同向偏盲,同时伴有黄斑受累;扇形部位的腹侧受损表现为双眼对侧上象限盲;扇形部位的背侧受损表现为双眼对侧下象限盲;视放射后部的损害表现为双眼对侧对称性同向偏盲伴黄斑回避。

颞叶损害引起的视野缺损为同向上象限盲,偏盲多不一致。顶叶损害引起的视野缺损多为轻度不对称的同向下象限盲,即使形成完全性偏盲,缺损最深处仍在下象限。

(四) 视皮质损害

枕叶损害引起的视野缺损为双眼一致性同向偏盲伴或不伴黄斑回避。缺损可累及很小范围。枕叶后极病变引起双眼对侧对称性同向性偏盲性中心暗点,距状裂中部病变引起双眼对侧对称性同侧偏盲伴黄斑回避和颞侧新月形回避。双侧视皮质完全损伤表现为双眼全盲,此时瞳孔反应仍存在,眼底正常,称为皮质盲。

(曲进锋)

第三节 视乳头水肿

要点提示

定义:由颅内压增高引起的视盘肿胀。

关键特点:

1. 急性期视力可正常或轻度下降,晚期可出现视野缺损和视力严重丧失。

2. 急性期双侧视盘充血水肿,视盘周围可见线状或火焰状出血或棉绒斑。视网膜静脉可有迂曲扩张。

3. 慢性期可出现视神经苍白萎缩。

关键治疗:

1. 针对病因降低颅压。

2. 支持治疗。

【概述】视乳头水肿(papilledema)是特指由颅内压增高引起的视盘肿胀。颅高压的原因可以为颅内肿瘤、特发性颅高压(假性脑瘤)、硬脑膜外或硬脑膜下血肿、蛛网膜下腔出血、颅内炎症、颅内静脉窦血栓形成、颅内动静脉畸形、中脑导水管狭窄等。

【临床症状】

1. 短暂性视力丧失,持续数秒钟,双侧多见,常由姿势变化而突然引发。

2. 伴有颅压高症状比如头痛、恶心、呕吐。可以伴有复视。

3. 急性期视力可正常或轻度下降,晚期可出现视野缺损和视力严重丧失。

【临床体征】

1. 急性期双侧视盘充血水肿,边界不清,隆起度一般超过3D,可达8~10D,血管往往被遮蔽。慢性期视神经萎缩色泽灰白。当额叶肿瘤、嗅沟或蝶骨嵴脑膜瘤压迫视交叉及其附近组织时,由于压力往往偏于一侧视神经而导致视神经萎缩,以后因肿瘤继续生长出现颅高压,使得原来健侧的视神经水肿,而已经萎缩的视神经不能发生水肿改变,形成一眼视神经萎缩,对侧眼视乳头水肿的表现,称为 Foster-Kennedy 综合征。

2. 急性期视盘或视盘周围可见线状或火焰状出血。

3. 急性期视网膜静脉可有迂曲扩张,慢性期可见视网膜血管变细及血管鞘。

4. 急性期视盘周围视网膜神经纤维层水肿,黄斑部可有不完全的星芒状渗出,可见棉绒斑。

5. 急性期瞳孔大小、对光反射正常,色觉正常。

【辅助检查】

1. 急诊行颅脑或眶部 CT、MRI 及磁共振静脉成像(MRV)以明确病因。

2. 视野检查 急性期视野可见生理盲点扩大,与视乳头水肿的程度平行。若有视神经视乳头水肿所致的视网膜水肿累及黄斑时,可同时存在相对性中心暗点;慢性期发展至视神经萎缩时,可有周边视野缩窄,特别是鼻下方。存在颅内占位时还同时具有相应的视野缺损表现。

3. 荧光素眼底血管造影(FFA)视盘表面及周围荧光渗漏,晚期强荧光可持续数小时。

4. CT、MRI、MRV 不能明确病因时应作腰穿检查。

5. 必要时作甲状腺、糖尿病或贫血等方面的检查,以排除引起视乳头水肿的其他病因。

【鉴别诊断】

1. 视神经炎 多见于年轻人,常为单眼,视力下降明显,可伴有眼球转动痛,多伴有色觉减退和相对性瞳孔传入阻滞(RAPD)。

2. 缺血性视神经病变 单眼多见,视盘水肿呈苍白色,隆起度不高,无充血,参见缺血性视神经病变。

3. 高血压性视神经病变 恶性高血压,小动脉狭窄,可伴有黄斑部星形硬渗。

4. 视网膜中央静脉阻塞　见第十四章。

5. 假性视盘水肿　如视盘玻璃疣或视盘先天异常。视盘无充血,血管未被遮蔽,视盘周围神经纤维层正常。B超有助于发现视盘埋藏性玻璃疣。

6. 视盘浸润　单眼多见,如结节病、结核性肉芽肿、白血病、转移瘤等。

7. Leber遗传性视神经病变　好发于10~30岁青年男性,单眼发病后迅速累及双眼,呈急性进行性视力丧失,最终视神经萎缩。

8. Graves眼病　甲状腺功能减退病史,可伴有眼睑退缩或迟落、眼位偏斜、眼球突出、眼压升高。

9. 葡萄膜炎　如梅毒、结节病或原田病(Harada病)。可有葡萄膜炎体征。

10. 胺碘酮中毒　可有亚急性视力丧失和视盘水肿。

【治疗】

1. 请相关科室会诊　尤其请神经科会诊,针对导致视神经视乳头水肿的原发病因积极治疗。

2. 支持疗法　可给予维生素B类和肌苷等营养性药物辅助治疗。

【随诊】开始时可以每周检查,根据对治疗的反应后期可以每个月检查1次。直至眼部病变稳定。

【自然病程和预后】颅内压下降后通常还需要6~10周视盘水肿才能消退。长期视盘水肿造成继发性视神经萎缩可导致严重的功能障碍。

【患者教育】定期随诊。特发性颅高压患者应当控制体重。

(曲进锋)

第四节　特发性脱髓鞘性视神经炎

要点提示

定义:特发性脱髓鞘性视神经炎是与中枢神经系统脱髓鞘病变相关的视神经炎症。

关键特点:

1. 视力下降程度不一,多伴有眼球后疼痛和压迫感。

2. 单眼发病或双侧发病但严重程度不对称者可见相对性瞳孔传入阻滞。

3. 急性期视盘充血水肿,可波及黄斑。球后视神经炎眼底所见无异常。

4. 慢性期可出现视神经苍白萎缩。

关键治疗:

1. 针对病因。

2. 急性发病期建议激素冲击治疗。

3. 支持治疗。

视神经炎根据部位可以分为视盘炎和球后视神经炎,前者累及球内段视神经炎,后者累及球后眶内段、管内段和颅内段视神经。根据病因可以分为与中枢神经系统脱髓鞘性疾病相关的特发性脱髓鞘性视神经炎、自身免疫相关性视神经炎和感

染相关性视神经炎。系统性红斑狼疮、Wegener肉芽肿、Behcet病、干燥综合征、结节病等自身免疫性疾病也可引起视神经的非特异性炎症。感染相关性视神经炎在临床相对少见,发病机制不明,但均与微生物的感染有关,常见的包括梅毒螺旋体、腺病毒、柯萨奇病毒、巨细胞病毒、EB病毒、人类免疫缺陷病毒、麻疹病毒、流行性腮腺炎病毒、风疹病毒、水痘-带状疱疹病毒、肝炎病毒等。本节只介绍最常见的特发性脱髓鞘性视神经炎。

【概述】特发性脱髓鞘性视神经炎(idiopathic demyelinating optic neuritis)是视神经炎中最常见的类型。因与中枢神经系统脱髓鞘性疾病比如多发性硬化(MS)、视神经脊髓炎(Devic病)或弥漫性轴周性脑炎(Schilder病)关系密切而得名。好发于18~45岁患者,女性多见。多为单侧,也可累及双眼。

【临床症状】

1. 发病初期,可有眼眶部或眼球后疼痛和压迫感,特别是在眼球转动时。

2. 视力下降程度不一,可发生在数小时到数天内,严重者可至无光感。

3. 色觉获得性丧失。可出现其他神经系统症状,比如四肢无力、麻木或刺痛感。

4. 偶有运动后或体温升高后症状加重的现象(Uhthoff征)。

【临床体征】

1. 发生在视盘处的视神经炎眼底可见视盘充血水肿,视盘隆起度不一,一般不超过3D。

2. 视网膜静脉扩张迂曲,动脉正常或较细。

3. 可以累及附近视网膜,出现视网膜水肿、渗出和出血,此时称为视神经视网膜炎。黄斑部也可受到波及,渗出物呈现扇形或星芒状排列。

4. 球后视神经炎眼底所见无异常。

5. 晚期视盘可出现继发性萎缩,视盘呈局限性或弥漫性变白,同时出现视盘周围神经纤维层变薄。

6. 单眼发病或双侧发病但严重程度不对称者可见相对性瞳孔传入阻滞。

7. MS患者可有眼外肌麻痹、上睑下垂、眼球震颤、Horner综合征等的发生。全身可出现感觉和运动障碍,如四肢刺痛、麻木无力,尿潴留、小脑共济失调等。

8. 视神经脊髓炎可在眼部症状出现同时或先后出现脊髓病变导致的肢体感觉和运动障碍。

【辅助检查】

1. 视野　典型表现为巨大致密的中心暗点,也可见哑铃状暗点、弓形暗点或周边视野向心性缩小,严重者视野全盲。

2. 视觉诱发电位(VEP)　可有P_{100}波潜伏期延长,振幅降低。但无特异性,也可见于其他性质的视路疾病。

3. FFA　视盘毛细血管扩张渗漏,晚期呈强荧光,炎症消退后渗漏现象消失。

4. 颅脑MRI　应常规进行。T_1加权像的短T_1反转回复序列(STIR)或者联合使用脂肪抑制技术和快速液体衰减反转回复序列(FLAIR)的T_2加权像是显示视神经炎的最佳方法,病变

可以显示高信号,但缺乏特异性,无法区分是脱髓鞘病变还是炎症。MRI 的重要性在于两点:一是排除视神经病变的其他可能原因,二是明确中枢神经系统特别是脑室周围是否存在脱髓鞘病灶。目前单纯急性视神经炎患者发展为 MS 的危险性还无法确定。有研究显示预示进展为 MS 的典型脱髓鞘病变位于侧脑室周围,直径≥3mm。

5. 脑脊液检查　并非必须,但怀疑颅内感染时可以进行。

6. 怀疑全身感染性疾病及自身免疫性疾病时可行相应血液检查。

【鉴别诊断】

1. 缺血性视神经病变　发病年龄较大,多有心血管疾病病史,眼球运动时无疼痛,单眼多见,视盘水肿呈苍白色,常见水平性视野缺损或象限性视野缺损。

2. 颅压高引起的视乳头水肿　累及双侧,无色觉下降,视力不降或轻微下降,眼球运动时无疼痛,急性期瞳孔光反射正常。

3. 高血压性视神经病变　恶性高血压,小动脉狭窄,可伴有火焰状视网膜出血、棉绒斑和黄斑部星形硬渗。

4. 假性视盘水肿　如视盘玻璃疣或视盘先天异常。视盘无充血,血管未被遮蔽,视盘周围神经纤维层正常。B 超有助于发现视盘埋藏性玻璃疣。

5. Leber 视神经病变　好发于 10~30 岁青年男性,可有或无家族史,单眼发病后迅速累及双眼,呈急性进行性视力丧失,最终视神经萎缩。

6. 眼眶占位压迫视神经　单侧发病,常见眼球突出或眼球运动受限。

7. 中毒或代谢性视神经病变　双侧进行性无痛性视力丧失,可继发于乙醇中毒、营养不良、乙胺丁醇、氯喹、异烟肼、重金属等。

8. 感染性视神经炎　眼内炎症比如葡萄膜炎、视网膜炎等,邻近器官炎症比如脑膜炎、眶蜂窝织炎或鼻窦炎等,儿童期的某些传染病如麻疹、腮腺炎、水痘等,全身其他感染性疾病比如结核、梅毒等均可造成视神经炎。相关病史和实验室诊断有助于鉴别。

9. 自身免疫性视神经炎　一些自身免疫性疾病比如结节病、红斑狼疮、白塞氏病等也可合并视神经炎表现。相关病史和实验室诊断有助于鉴别。

10. 癔症　球后视神经炎需要和癔症鉴别。癔症引起的视力下降发病急,多有精神方面诱因,视力与行动不符,视力不稳定,易受暗示影响,瞳孔无改变,视野高度向心性缩小,可呈螺旋状。

11. 伪盲　球后视神经炎需要和伪盲鉴别。详见伪盲检查法一章。

【治疗】视神经炎治疗研究(ONTT)显示单纯口服激素不但不能加速患者视力的恢复,还有可能造成复发率增高。因此在临床上应尽量避免单纯给予口服激素治疗。

1. 若患者为急性发病,无多发性硬化或视神经炎病史,可

按以下方案治疗:

(1) 若 MRI 没有发现脱髓鞘病变:甲基泼尼松龙静脉注射,1g/d,每天 1 次,连续 3 天,然后改为口服泼尼松,1mg/(kg·d),每天 1 次,连续 11 天,然后逐渐减量。

(2) 若 MRI 发现≥2 处脱髓鞘病变,应当请神经科医生会诊,在发病 28 天内给予干扰素 β-1a 可以减缓 MS 的发生。

2. 若患者以往已经诊断为 MS 或视神经炎,可以观察。

3. 支持疗法　可给予维生素 B 类、神经生长因子、肌苷等营养神经药物辅助治疗。

【随诊】长期随访眼部和全身症状,尤其是对于年轻的患者。

【自然病程和预后】急性期及时治疗大多数患者的视力在 1 年之内可以恢复正常,慢性者视力预后较差,常遗留不同程度的永久性视力障碍。本病可以复发。患单纯的视神经炎的成人有发生多发性硬化的风险。发病时 MRI 检查正常者在 4 年之内发生多发性硬化的概率是 15%。发病时 MRI 检查发现多发硬化灶者在 4 年之内发生复发的概率是 50%。患单纯的视神经炎的儿童发生多发性硬化的风险较成人小,在 10 年内发生多发性硬化的概率为 13%,20 年内为 19%,30 年内为 22%,40 年内为 26%。

【患者教育】提醒患者注意运动后或体温升高后症状加重的现象,并进行定期随诊。

(曲进锋)

第五节　缺血性视神经病变

要点提示

定义:缺血性视神经病变按照病因可以分为动脉炎性和非动脉炎性。

关键特点:

1. 突发性无痛性视力减退,视力下降的程度不一。

2. 动脉炎性者可出现头痛、间歇性运动障碍或神经系统的症状。

3. 累及前部视神经者,发病早期视盘苍白肿胀,有时可见视盘表面线形出血。累及后部视神经者,发病早期眼底无异常发现。动脉炎性者可能合并视网膜棉绒斑、视网膜动脉阻塞、脉络膜缺血等表现。

4. 慢性期可出现视神经苍白萎缩。

5. 视野缺损可表现为多种类型,多见与生理盲点相连的大片视野缺损。

6. 动脉炎性者红细胞沉降率(血沉)、C 反应蛋白的升高有助于诊断。

关键治疗:

1. 动脉炎性者采用激素冲击治疗,必要时可以联合免疫抑制剂。

2. 非动脉炎性者针对危险因素进行治疗。

3. 支持治疗。

缺血性视神经病变（ischemic optic neuropathy）按照病因可以分为动脉炎性和非动脉炎性。按照部位可以分为前部缺血性视神经病变（anterior ischemic optic neuropathy，AION）和后部缺血性视神经病变（posterior ischemic optic neuropathy，PION），前者累及视盘筛板前区、筛板区及筛板后区，后者累及视神经眶内段、管内段和颅内段。

一、动脉炎性缺血性视神经病变

【概述】动脉炎性缺血性视神经病变（arteritic ischemic optic neuropathy）约占全部缺血性视神经病变的5%，常见的病因包括巨细胞动脉炎（也称颞动脉炎）、结节性多动脉炎、Wegner肉芽肿、系统性红斑狼疮（SLE）、类风湿性关节炎、复发性多软骨炎等，本书中主要介绍其中最常见的巨细胞动脉炎（GCA）。GCA是一种原因不明的系统性坏死性血管炎，主要累及主动脉弓起始部的动脉分支（如椎动脉、颈内动脉、颈外动脉、锁骨下动脉），亦可累及主动脉的远端动脉（如腹主动脉）及中小动脉（颞动脉、颅内动脉、眼动脉、睫状后动脉、视网膜中央动脉等），可引起眼部前部或后部缺血性视神经病变、脉络膜缺血、视网膜动脉阻塞而造成视力下降。本病见于50~90岁人群，平均发病年龄70岁，女性更常见，白人更常见。

【临床症状】
1. 全身症状　乏力、体重下降、发热。
2. 眼部症状　突发无痛性视力下降，一半以上视力低于0.1，通常为手动甚至更差。多为单侧起病，可迅速发展至双侧。
3. 头部受累症状　偏侧或双侧或枕后部剧烈头痛、头皮触痛、颞动脉及其周围皮肤触痛、颞部皮肤水泡或坏死。
4. 间歇性运动障碍　咀嚼疼痛、停顿、下颌偏斜、吞咽困难、味觉迟钝、吐字不清、间歇性跛行、上肢活动不良。
5. 神经系统受累症状　发作性脑缺血、中风、偏瘫或脑血栓、运动失调、谵妄、听力丧失。
6. 其他　可出现心血管系统和呼吸系统受累的症状。

【临床体征】
1. 眼部　累及前部视神经者，发病早期视盘苍白肿胀，有时可见视盘表面线形出血。累及后部视神经者，发病早期眼底无异常发现。可能合并视网膜棉绒斑、视网膜动脉阻塞（10%）、PION、脉络膜缺血（10%）。视盘水肿一般1~2个月消退，出现视盘萎缩和视杯扩大。

如病变为单眼或双眼病变程度不一则病变侧或病变相对较重一侧眼存在相对性瞳孔传入障碍。

可以出现上睑下垂、复视等体征。
2. 全身　颞动脉搏动减弱、僵硬或结节化、可出现神经系统、心血管系统、呼吸系统受累的相应体征。

【辅助检查】
1. 视野　可表现为多种类型，多见与生理盲点相连的大片视野缺损，有时呈水平或垂直偏盲、中心暗点、视神经纤维束状缺损或不规则周边缺损等。
2. FFA　累及前部视神经者可见视盘缺血区呈局限性弱荧光表现，未缺血区荧光正常；或者缺血区因有表层毛细血管代偿性扩张渗漏导致强荧光，而未缺血区荧光相对较弱。累及后部视神经者可仅表现为臂-视网膜循环时间延长。
3. VEP　异常。
4. 血沉（ESR）和C反应蛋白（CRP）　ESR和CRP显著增高。ESR与年龄有关，ESR正常值的标准可以采用以下简易方法来判断：男性正常上限为年龄/2，女性正常上限为（年龄+10)/2。ESR与CRP联合可提高诊断的特异性。
5. 血常规检查　可存在轻到中度正细胞正色素性贫血、血小板增加、白细胞增加等改变。
6. 颞动脉活检　标本长度应至少2~3cm，病理可见血管病变常呈节段性、多灶性，以血管内层弹性蛋白为中心的坏死性全层动脉炎，伴肉芽肿形成，可有巨细胞，一般无纤维素样坏死。活检阳性可确定诊断，但阴性不能排除此诊断。如果活检范围足够大且其他临床表现高度疑似病例可行对侧颞动脉活检。

【鉴别诊断】
1. 非动脉炎性缺血性视神经病变：详见后文。
2. 视神经炎：年轻人多见、眼球运动时有疼痛，起病不如动脉炎性缺血性视神经病变急骤，视盘肿胀、出血较多。

【治疗】
1. 糖皮质激素　甲基泼尼松龙静脉注射，1g/d，每天1次，连续3天，然后改为每日早8点顿服泼尼松，1mg/(kg·d)，连续4~6周，直至症状消失，ESR正常，然后逐渐减量，通常每周减5~10mg，至20mg/日改为每周减2.5mg，减到10mg/日之后减量更慢，一般维持量为5~10mg/日，病情稳定后1~2年（或更长时间）可停药观察。如在减量过程中ESR升高应增加激素用量。总疗程应持续6~12个月。
2. 支持疗法　可给予维生素B类神经营养药物。
3. 免疫抑制剂
(1) 首选环磷酰胺（CYC），CYC 800~1 000mg，静点，3~4周1次；或CYC200mg，静脉注射，隔日1次；或CYC100mg，口服，每日1次。疗程和剂量依据病情反应而定。
(2) 也可选甲氨蝶呤（MTX），7.5~25mg，每周1次，口服或深部肌肉注射或静脉注射，或硫唑嘌呤100~150mg/d口服。

【随诊】早期每周1次，监测ESR及激素相关的可能并发症，直至ESR正常。激素减量过程中每次改变激素剂量都要监测ESR，如果ESR增快，应当适当增加激素用量。

【自然病程和预后】视力和视野都有改善的可能性，但总体预后差。可能会复发。

【患者教育】控制全身相关疾病。

二、非动脉炎性缺血性视神经病变

【概述】非动脉炎性缺血性视神经病变（nonarteritic ischemic optic neuropathy，NAION）的危险因素包括两个方面，一方面为视神经本身的危险因素，包括高危视盘（小而拥挤的视神经）、其他原因引起的视盘水肿、视盘玻璃疣、高眼压等。另一方面为全身的危险因素,包括动脉硬化、高血压、糖尿病、高血脂、颈内动脉狭窄、血液高凝状态、高同型半胱氨酸血症、睡眠呼吸暂停、急性低血压或急性贫血等。也有报道药物如胺碘酮、干扰素、血管收缩剂、万艾可等引起的缺血性视神经病变。本病多见于50岁以上人群,平均发病年龄为60岁。

【临床症状】

1. 突发性无痛性视力减退,视力下降的程度不一。累及前部视神经者视力下降多为中度,60%~70%左右以上视力好于0.1,50%左右视力好于0.3。累及后部视神经者视力丧失更为严重,可以无光感。

2. 开始多为单眼,数周或数年后,另眼也可发生。

3. 与视力下降程度相应的色觉减退。

【临床体征】

1. 累及前部视神经者,发病早期视盘轻度肿胀呈淡红色,多有节段性灰白水肿,视盘水肿相应部位视盘旁可见线形出血;后期出现视网膜神经纤维层缺损和继发性视盘局限性萎缩。

2. 累及后部视神经者,发病早期眼底无异常发现,发病4~8周后可见视神经色泽淡白,血管变细等视神经萎缩改变。

3. 如病变为单眼或双眼病变程度不一,则病变侧或病变相对较重一侧眼存在相对性瞳孔传入障碍。

4. 典型病例对侧眼视盘直径小且视杯小或缺失(高危视盘)。

【辅助检查】

1. 视野　可表现为多种类型,以下方水平性视野缺损最为常见,有时呈上方水平性视野缺损或中心暗点、视神经纤维束状缺损,象限性视野缺损或不规则周边缺损等。

2. FFA　累及前部视神经者可见视盘缺血区呈局限性弱荧光表现,未缺血区荧光正常;或者缺血区因有表层毛细血管代偿性扩张渗漏导致强荧光,而未缺血区荧光相对较弱。累及后部视神经者可仅表现为臂-视网膜循环时间延长。

3. 视网膜神经纤维层分析　晚期视神经萎缩后可见与视野缺损区对应的神经纤维层变薄。

4. VEP　可有不同程度 P$_{100}$ 波振幅下降。

5. ESR　正常。

【鉴别诊断】

1. 视神经炎　非动脉炎性缺血性视神经病变发病年龄较大,多有心血管疾病病史,眼球运动时无疼痛,单眼多见,视盘水肿呈苍白色,常见水平性视野缺损或象限性视野缺损。视神经炎年轻人多见、眼球运动时有疼痛,起病不如动脉炎性缺血性视神经病变急骤,视盘肿胀、出血较多。非动脉炎性 PION 容易误诊为球后视神经炎,鉴别点在于前者年龄较大且无眼球转动痛。

2. 浸润性视神经病变　MRI 有助于鉴别。

3. 眶前部病变导致的压迫性视神经病变　MRI 有助于鉴别。

4. 癔症　非动脉炎性 PION 需要与癔症鉴别。癔症引起

的视力下降发病急,多有精神方面诱因,视力与行动不符,视力不稳定,易受暗示影响,瞳孔无改变,视野高度向心性缩小,可呈螺旋状。

5. 伪盲　非动脉炎性 PION 需要和伪盲鉴别。详见伪盲检查法一章。

【治疗】

1. 针对病因进行治疗。

2. 口服糖皮质激素　急性期(2 周以内)给予口服泼尼松有助于患者晚期视力和视野的恢复。建议泼尼松 80mg 每天早上顿服,连续 2 周后减为 70mg,每天 1 次,1 周后减为 60mg,每天 1 次,然后每周减 5mg 至 40mg,每天 1 次,然后每 5 天减10mg 至停药。

3. 支持疗法　可给予维生素 B 类、能量合剂等营养神经和扩张血管性药物辅助治疗。

4. 降低眼压　以相对提高眼的灌注压,如口服乙酰唑胺或醋甲唑胺。

【随访】每个月复查 1 次,直至病情稳定,之后可以每半年1 次。

【自然病程和预后】40% 左右的患者在发病 3~6 个月内视力有不同程度的改善,视野也有改善的可能性,但总体预后差。同一只眼复发的可能性比较小。

【患者教育】控制全身相关疾病。

(曲进锋)

第六节　遗传性视神经病变

要点提示

定义:遗传性视神经病变是指与遗传因素有关的一类视神经病变。

关键特点:

1. 临床表现多样。多在儿童或青少年期发病,双眼受累。

2. 有些仅有视神经功能受损的遗传性视神经病变,有些同时存在全身多系统受累的症状及体征。

关键治疗:

1. 目前多无有效疗法。

2. 给予患者基因遗传方面的指导。

遗传性视神经病变(hereditary optic neuropathy)是指与遗传因素有关的一类视神经病变。由于其家族内部和不同家系之间同一疾病的临床表现多样,使得其识别和分类较为困难。总体可分为两大类,一类是仅有视神经功能受损的遗传性视神经病变,如 Leber 遗传性视神经病变(Leber's hereditary optic neuropathy,LHON)、常染色体显性遗传性视神经萎缩(DOA)、先天性隐性视神经萎缩、性连锁视神经萎缩。另一类为同时存在全身多系统受累的遗传性视神经病变,这类疾病除了视神经萎缩的表现外同时存在青少年糖尿病、尿崩症和耳聋(Wolfram 综合征)或共济失调、多神经病、脑瘫、肌肉萎缩、痉挛性麻痹、痴呆、脑水肿、坏死性脑炎、心动过速等等表现。

一、Leber 遗传性视神经病变

【概述】Leber 遗传性视神经病变为线粒体遗传,目前已经证实的原发突变位点为线粒体 DNA11778、14484 及 3460 位点。女性皆为携带者,子女中有 50%~70% 的男性和 10%~15% 的女性为显性,男性不会传递本病。发病年龄多在 15~35 岁。

【临床症状】

1. 开始时多单眼视力无痛性急剧下降,通常在数天至数月内累及对侧眼,而后缓慢进展,一般在 3~4 个月内停止发展,很少有 6 个月后仍进行发展者。偶有患者在发病数年后出现自发的视力恢复。视力可介于无光感和 1.0 之间,多数为 0.1 至数指。

2. 可存在 Uhthoff 现象(活动或遇热后视力损害加重)。

3. 色觉受损严重。

【临床体征】

1. 早期眼底可正常,其后可有视盘表面或者视盘周围毛细血管扩张,视盘周围神经纤维层水肿,但无出血和渗出;晚期视盘颞侧苍白或全部苍白。

2. 瞳孔对光反应可以正常。

3. 有些伴有心脏传导异常。

4. 偶有神经系统异常表现。如果一个家系中多个成员表现出 LHON 的临床特征同时伴有较严重的神经系统异常,比如运动系统异常、肌痉挛、精神异常、骨骼异常、脑性癫痫等,称为 Leber 叠加综合征。

【辅助检查】

1. 视野　典型改变为中心暗点内的注视点部位有更加浓密的绝对性暗点核,另外可有部分或扇形视野缺损。

2. FFA　视盘无荧光渗漏。

3. VEP　轻者振幅下降,潜伏期延长,重者呈熄灭型。

【鉴别诊断】

1. 视神经炎　视神经炎年轻人多见、眼球运动时有疼痛,起病不如动脉炎性缺血性视神经病变急骤,视盘肿胀、出血较多。

2. 缺血性视神经病变　发病年龄较大,多有心血管疾病病史,眼球运动时无疼痛,单眼多见,视盘水肿呈苍白色,常见水平性视野缺损或象限性视野缺损。

【治疗】目前多无有效疗法。

【随诊】开始时可以每周 1 次,3 个月之后可以每年 1 次。

【自然病程和预后】开始时多单眼视力下降,通常在数天至数月内累及对侧眼,而后缓慢进展,一般在 3~4 个月内停止发展,很少有 6 个月后仍进行发展者。总体预后差。偶有患者在发病数年后出现自发的视力恢复。

【患者教育】给予患者基因遗传方面的指导。教育其戒烟戒酒,避免可能造成视神经进一步损伤的因素。

二、常染色体显性遗传性视神经萎缩

【概述】常染色体显性遗传性视神经萎缩(dominant optic atrophy,DOA)也称为 Kjer 或青少年视神经萎缩。由常染色体上的 OPA1 基因突变引起。发病一般在 10 岁之前,多数在 4~6 岁发病。多数没有其他神经系统的异常。

【临床症状】

1. 双眼对称性视力下降。视力介于 0.02 到 1.0 之间,大部分好于 0.1。

2. 色觉异常,严重程度与视力下降程度关系不大。

【临床体征】

1. 视盘颞侧或全部变白,萎缩。

2. 还可见视杯扩大、视盘周围萎缩、视网膜中心反光消失、轻度色素改变、动脉变细等。

【辅助检查】

1. 视野　典型表现为中心暗点、旁中心暗点,也可出现双颞侧偏盲。

2. VEP　轻者振幅下降,潜伏期延长,重者呈熄灭型。

【鉴别诊断】其他任何可以导致视神经萎缩的病变。

【治疗】目前多无有效疗法。

【随诊】开始时可以每周 1 次,3 个月之后可以每年 1 次。

【自然病程和预后】视力预后差。

【患者教育】给予患者基因遗传方面的指导。教育其戒烟戒酒,避免可能造成视神经进一步损伤的因素。

三、Wolfram 综合征(DIDMOAD 综合征)

【概述】Wolfram 综合征的特征是伴有视神经萎缩的进行性视力下降伴青少年糖尿病,通常还伴有尿崩症和神经性耳聋,故命名为 DIDMOAD 综合征,即尿崩症(diabetes insipidus)、糖尿病(diabetes mellitus)、视神经萎缩(optic atrophy)和耳聋(deafness)。

【临床症状】

1. 多在 6~7 岁开始出现视力减退,常于 1 型糖尿病诊断后 2~3 年出现。

2. 同时伴有感音性耳聋、糖尿病、尿崩症。

3. 可伴有其他神经系统异常,如共济失调、癫痫、肌阵挛、呼吸暂停等。

4. 可伴有内分泌失调、精神异常等。

【临床体征】

1. 视神经萎缩,视杯扩大。

2. 可伴有上睑下垂、白内障、虹膜炎、阿迪瞳孔、色素性视网膜炎、眼肌麻痹和眼球震颤。

3. 其他多系统受累的相应体征。

【辅助检查】

1. 视野　双眼广泛的视野缩窄和中心暗点。

2. VEP　可见 P_{100} 潜伏期延长和振幅降低。

【鉴别诊断】其他任何可以导致视神经萎缩的病变。

【治疗】目前多无有效疗法。

【随诊】开始时可以每周 1 次,3 个月之后可以每年 1 次。

【自然病程和预后】视力预后差。死亡的平均年龄是 30 岁,多数死于脑干萎缩。

【患者教育】给予患者基因遗传方面的指导。控制全身情况。

（曲进锋）

第七节　中毒性或代谢性视神经病变

要点提示

定义：由于烟酒、营养不良、化学制剂、重金属或药物等引起的一类视神经病变。

关键特点：

1. 临床表现多样。均为双眼同时受累。

2. 急性期可能有或没有视盘水肿表现，可伴有瞳孔异常或眼外肌受累表现。

3. 有些同时存在全身多系统受累的症状及体征。

关键治疗：

1. 针对病因治疗。

2. 支持治疗。

【概述】中毒性或代谢性视神经病变（toxic/nutritional optic neuropathy）的病因可有以下几类：

1. 过度吸烟　尤其见于吸旱烟、雪茄、咀嚼烟叶，或有晨起空腹吸烟习惯者。实质上是慢性的氰化物中毒。病变主要部位是视盘黄斑束，其病理改变为视网膜神经节细胞变性，特别是黄斑区的细胞呈空泡样变性及视盘黄斑束变性。

2. 过度饮酒。

3. 严重营养不良导致维生素 B_1 或 B_{12} 缺乏。

4. 药物　一次用量过大或长期较大剂量应用某些药物导致。常见的有乙胺丁醇、异烟肼、氯喹、水杨酸类、麦角类、氯霉素、洋地黄、链霉素、氯磺丙脲、乙氯唯诺。

5. 重金属中毒　如铅或铊。

6. 化学制剂中毒　如汞。

【临床症状】

1. 双眼视力无痛性逐渐减退。

2. 大部分患者有色觉异常。

【临床体征】

1. 可见颞侧视盘色泽苍白。药物或化学制剂中毒性视神经病变可有视盘水肿、视网膜水肿、视网膜血管或色素等的改变。

2. 有时可见眼外肌麻痹、眼球震颤等。

3. 药物或化学药物中毒性视神经病变可有瞳孔大小和对光反射异常。如奎宁中毒，发病时瞳孔缩小，不久瞳孔很快扩大，对光反射迟钝或消失。

4. 药物或化学药物中毒性视神经病变可产生相应的全身伴随症状：如奎宁中毒常有头晕、耳鸣、耳聋等。铅及其化合物中毒可出现消化道紊乱，牙龈蓝线，口炎等。汞及其化合物中毒可产生性格改变、失语、听力障碍等。

【辅助检查】

1. 视野　烟中毒性视神经病变患者的典型视野改变为中心注视点至生理盲点之间的哑铃状暗点。奎宁中毒的典型视野改变为明显的向心性缩小。铅中毒可见中心暗点及周边视野缩小。

2. VEP　P_{100} 潜伏期延长和振幅下降。

3. 全血细胞计数　恶性贫血患者有相应异常。

4. 血清维生素 B_1、B_{12}、叶酸水平检测可有异常。

5. 血重金属（铅、铊）筛查可有异常。

【鉴别诊断】球后视神经炎：多为单眼发病，起病急，除视力减退外还有眼球转动痛，视野表现为不同程度的中心暗点，少数为哑铃形暗点。

【治疗】

1. 病因治疗　对于烟酒中毒性视神经病变应尽早禁止吸烟或饮酒。改善饮食，多食蛋白质及维生素较多的食物。

药物或重金属中毒性视神经病变应立即停止应用引起中毒性的药物并应用中和相应化学制剂的药物。急性中毒期应洗胃排除药物，24 小时内应大量饮水或服用腹泻剂，以加速排泄药物。

2. 给予维生素 B_{12}（腺苷钴胺）和维生素 B_1 治疗。

3. 烟中毒性视神经病变静脉注射硫代硫酸钠 30~40ml，每日 1 次，共 10~20 天。

4. 奎宁中毒时同时给予血管扩张剂　如舌下含服硝酸甘油、球后注射妥拉苏林、静脉点滴低分子右旋糖酐等。

5. 可同时给予能量合剂、维生素 E 烟酸酯、胞二磷胆碱等营养神经药物辅助治疗。

【随访】起初每个月复查 1 次，之后每 6~12 个月复查 1 次。

【自然病程和预后】中毒性视神经病变在停止接触毒物并接受治疗后视力通常可在几天到几个月内明显改善，但视野改变往往难以完全恢复。奎宁、铅中毒在发病后数日或数周内恢复，视野可扩大，但常不能恢复正常，视网膜动脉永久变细。

【患者教育】对于烟酒中毒性视神经病变禁止吸烟或饮酒。改善饮食，多食蛋白质及维生素较多的食物。

（曲进锋）

第八节　视神经萎缩

要点提示

定义：视神经萎缩不是一种单独的疾病，它是指视网膜神经节细胞及其轴突广泛损害，神经纤维丧失，神经胶质增生，所导致的一类严重视功能障碍性疾病。

关键特点：

1. 不同程度的视力下降，严重者甚至失明。

2. 视盘颜色不同程度变淡或苍白，杯盘比扩大或不扩大。有些合并视网膜血管变细改变。

关键治疗：

1. 针对病因治疗。

2. 支持治疗。

【概述】视神经萎缩(optic atrophy)不是一种单独的疾病,它是指视网膜神经节细胞及其轴突广泛损害,神经纤维丧失,神经胶质增生,所导致的一类严重视功能障碍性疾病。常见病因为颅内高压或颅内肿瘤,视网膜和视神经炎症、退行性变、缺血、外伤、肿瘤、压迫,糖尿病等代谢性疾病和某些遗传性疾病等。

从病理角度可以分为下行性视神经萎缩(descending optic atrophy)和上行性视神经萎缩(ascending optic atrophy)。前者病变由节细胞的远端轴突向近端发展,是由于筛板以后的眶内,管内,颅内段视神经,以及视交叉,视束和外侧膝状体的损害而引起的视神经萎缩。后者病变由节细胞的近端轴突向远端发展,是由视网膜疾病、青光眼或药物中毒而造成的视神经萎缩。

从检眼镜下表现的角度,视神经萎缩可以分为原发性视神经萎缩、继发性视神经萎缩、视网膜性视神经萎缩(连续性视神经萎缩)、青光眼性视神经萎缩。原发性视神经萎缩是由于筛板以后的眶内、管内、颅内段视神经,以及视交叉、视束和外侧膝状体的损害而引起的视神经萎缩。继发性视神经萎缩是由于长期的视盘水肿或严重的视盘炎而引起的视神经萎缩。视网膜性视神经萎缩是由于视网膜或脉络膜的广泛病变而引起的视神经萎缩。青光眼性视神经萎缩是由于青光眼造成的视神经萎缩。

【临床症状】

1. 不同程度的视力下降,严重者甚至失明。

2. 有后天获得性色觉障碍,尤以红绿色觉异常多见。

【临床体征】

1. 原发性视神经萎缩 眼底改变仅限于视盘,表现为视盘颜色淡或苍白,边界清楚,生理凹陷显得略大稍深呈浅碟状,并可见灰蓝色小点状的筛板,视网膜和视网膜血管均正常。

2. 继发性视神经萎缩 视盘色泽灰白、晦暗,边界模糊,生理凹陷消失。视盘边缘动脉可变细伴有白鞘。

3. 视网膜性视神经萎缩 视盘蜡黄色,边界清晰,生理凹陷可见但无扩大,视网膜血管明显变细,后极部视网膜可有硬性渗出或未吸收的出血。

4. 青光眼性视神经萎缩 生理凹陷明显变大,盘沿丢失,视网膜神经纤维层丢失,可见视盘线状出血。

【辅助检查】

1. 视野 可出现中心暗点、局限缺损、象限性缺损、向心性视野缩小或管状视野等。

2. VEP振幅降低,潜伏期延长。

3. 视网膜电图(ERG)继发性视神经萎缩时,除VEP异常外,还可有ERG的异常。

【鉴别诊断】视神经发育不良:视盘非常小,可为灰色或苍白色,乳头周围有由微黄色杂点组成的晕轮,晕轮的外层色素增加或者减少而形成边界,组成所谓"双环征"。视盘中心至黄斑的距离(DM)与视盘平均直径(视盘横径与竖径的平均值)的比值增大。

【治疗】

1. 积极治疗原发病,必要时请神经科协助诊治。

2. 应用大剂量维生素B类以及能量合剂、维生素E烟酸酯、胞二磷胆碱等营养神经药物辅助治疗。

【随诊】可以每3~12个月复查1次。

【自然病程和预后】视力预后差。

【患者教育】禁止吸烟或饮酒,改善饮食,多食蛋白质及维生素较多的食物。给予低视力指导。

(曲进锋)

第九节 视盘发育异常

要点提示

定义:先天发育异常导致的一类视神经病变。

关键特点:

1. 临床表现多样,视力下降程度不一。

2. 眼底视盘形态特征、眼部B超、OCT、电生理等辅助检查有助于诊断及鉴别诊断。

3. 可合并其他眼部结构发育异常或出现眼部其他部位的合并症。

关键治疗:

1. 目前多无有效疗法。

2. 针对并发症进行治疗。

一、视神经发育不良

【概述】视神经发育不良(optic nerve hypoplasia)实际上是视神经的轴突发育不良而出现的功能障碍。可以累及整个或者部分视神经。70%左右伴发其他中枢神经系统、内分泌系统异常,如透明隔缺失、胼胝体变薄或发育不良、生长激素缺乏、甲状腺功能减退、尿崩症等。

【临床症状】

1. 视力较差,与视神经发育不良程度有关。轻者视力略低下或大致正常,重者可为全盲。

2. 常有斜视和眼球震颤。

【临床体征】

1. 视盘非常小,可为灰色或苍白色,乳头周围有由微黄色杂点组成的晕轮,晕轮的外层色素增加或者减少而形成边界,组成所谓"双环征"。

2. 视盘中心至黄斑的距离(DM)与视盘平均直径(视盘横径与竖径的平均值)的比值大于3为可疑,大于4基本可以确定诊断。

3. 常伴有视网膜静脉迂曲。

4. 有些视神经发育不良是部分性的。

5. 可伴有内分泌功能不全、中枢神经系统畸形、全身性发育畸形。

【辅助检查】

1. 视野 局部视野缺损并伴有广泛视野缩小。

2. ERG　多数患者的 ERG 正常或 b 波轻度减低。

3. VEP 可以表现为正常到熄灭。

【鉴别诊断】各种原因所致的视神经萎缩。

【治疗】无特殊治疗。

【随诊】每年 1 次。

【自然病程和预后】轻者视力略低下或大致正常,重者可为全盲。

【患者教育】给予低视力指导。

二、牵牛花样视盘异常

【概述】牵牛花样视盘异常(morning glory disk anomaly)是一种先天性视盘发育异常的表现,有人认为是胚裂闭合不全造成的,有些认为是间叶组织异常。多见于女性,常为单侧,很少双眼发生。

【临床症状】自幼视力差,一般在 0.1 到数指,90% 小于 0.1,也有个别病例视力可正常。

【临床体征】

1. 相当于视盘的部位较正常视盘明显增大,可为正常的 3~5 倍。底部凹陷,常被绒毛状或不透明白色组织填充,其边缘不规整,且隆起似一环形嵴,其上有色素沉着。嵴环外为视网膜脉络膜萎缩区,好像一朵盛开的牵牛花,故名牵牛花综合征。

2. 有较多支血管(一般为 20 支左右)从相当于视盘边缘处,或穿过中央不透明组织,爬出嵴环向四周视网膜分布,走行平直,很少分支。其动静脉不易分辨,管径均细窄,有的伴有白鞘。

3. 有些患者可出现浆液性视网膜脱离,脱离从视盘周围开始,可以发展至全视网膜脱离。

(1) 有些患者可合并其他眼部异常:如小眼球、斜视、房角发育异常、脉络膜缺损、黄斑缺损等。

(2) 有些患者可合并其他全身异常:如经蝶骨脑膨出、同侧颜面部血管瘤、颅内血管畸形、后颅窝畸形、心脏畸形、视交叉缺损。

【辅助检查】

1. FFA　造影早期视盘呈弱荧光,视盘周围萎缩区呈透见强荧光,造影晚期视盘上增殖的组织着染呈持续强荧光。

2. ERG　不同程度下降,部分可熄灭。

3. EOG　光峰/暗谷比值下降。

4. VEP　振幅下降,潜伏期延长。

5. 颅脑磁共振血管成像(MRA)　有助于筛查可能合并的神经系统畸形。

【鉴别诊断】

1. 视盘周围葡萄肿　视盘周围葡萄肿通常也是单眼发病,视力通常明显下降,一般为正视眼或轻度近视眼。但没有位于视盘中央的神经胶质细胞增生,而且视网膜血管走行基本正常。

2. 视盘缺损　视盘有一不规则的漏斗形凹陷,小者局限于视神经鞘内,类似大的生理凹陷;大者深达 7~10mm。凹陷的底部平滑,看不见筛板的灰白色斑点。可以合并小眼球、虹膜

和睫状体缺损。

3. 巨大视盘　一般发生在双眼,视力一般正常或轻微下降。视盘异常增大,直径大于 2.1mm,而其他结构正常。多与大的杯盘比有关,但视杯通常为圆形或横椭圆形,不同于青光眼的视杯改变。

4. 肾视盘综合征　是由于 PAX2 基因突变引起的一种肾脏及视盘发育不良的疾病,多位常染色体显性遗传。肾脏发育不良导致肾功能衰竭。视力一般正常,偶尔因继发脉络膜和视网膜发育不全或晚期发作的浆液性视网膜脱离而视力受损。眼底表现类似牵牛花样视盘异常,但视盘大小正常,凹陷位于视盘中央,有多条睫状视网膜血管从视盘周围发出,而中央视网膜血管变细或萎缩。

5. 外伤性视神经撕脱　视神经完全撕脱均伴有玻璃体积血。早期情况无法看到。待能够透视时,已属后期改变,视盘呈灰黑色孔穴状,视网膜混浊与大片出血,视网膜血管全部或部分隐匿,最后穴孔处为灰白色有机化物充填,周围脉络膜视网膜萎缩,色素增生,玻璃体内有大片机化膜,视网膜血管(特别是动脉)白线。

【治疗】无特殊治疗。

【随诊】每年 1 次。

【自然病程和预后】视力差,一般在 0.1 到数指,90% 小于 0.1,也有个别病例视力可正常。

【患者教育】给予低视力指导。

三、视盘缺损

【概述】视盘缺损(coloboma of optic disc)是一种少见的先天性病变,是由于胚裂闭合不完全所致。虽然本病可以是常染色显性遗传,但大多数是散发的。发生在单眼和双眼的概率是一样的。

【临床症状】

1. 视力较差,与视盘缺损程度有关,重者可至全盲。

2. 常伴有斜视和眼球震颤。

【临床体征】

1. 视盘部分或全部缺损。视盘有一不规则的漏斗形凹陷,小者局限于视神经鞘内,类似大的生理凹陷;大者深达 7~10mm。凹陷最深处常位于视盘偏下方,或稍偏向一侧。凹陷的底部平滑,看不见筛板的灰白色斑点。

2. 视盘周围有境界不清和不规则的发亮白环,为裸露的巩膜或增生的纤维组织,有时伴有轻微的色素沉着。

3. 视盘缺损可向下方扩张累及邻近的脉络膜和视网膜,这样的病例常出现小眼球,合并虹膜和睫状体缺损。

4. 可以伴有其他眼部异常,如浆液性视网膜脱离、眼眶囊肿、视网膜静脉畸形、黄斑孔。

5. 可以伴有其他遗传性全身异常,如 Charge 综合征、Walker-Warburg 综合征、Goltz 皮肤发育不全、Aicardi 综合征等。

【辅助检查】

1. FFA　视盘缺损处早期弱荧光,晚期强荧光。视盘周围

病变区透见荧光增强。

2. 眼眶 CT 轴位 CT 扫描可见视神经与眼球后极部连接处弹坑样缺损。

3. 视野 视盘缺损引起的视野改变与视盘缺损的大小并不成比例,有时酷似青光眼性视野缺损,有大而深的视杯和神经纤维束性视野缺损,主要鉴别点是视盘缺损的视野改变为非进展性的。

【鉴别诊断】

1. 牵牛花样视盘异常 鉴别要点如表 16-9-1 所示。

表 16-9-1 牵牛花样视盘异常与视盘缺损鉴别要点

牵牛花样视盘异常	视盘缺损
多见于女性	无性别差异
很少有家族性	常有家族性
多为单眼发病	单眼、双眼发病概率一样
没有虹膜睫状体或视网膜缺损	常有虹膜睫状体或视网膜缺损
常见基底部脑膨出	很少有基底部脑膨出
很少与多系统遗传性疾病相关	常与多系统遗传性疾病相关
视盘位于凹陷之中	凹陷位于视盘之中
视盘位于凹陷中央	凹陷多位于视盘偏下方
视盘中央神经胶质细胞增生	没有凹陷中央神经胶质细胞增生
视盘周围色素紊乱严重	视盘周围色素紊乱轻微
视网膜血管走行异常	视网膜血管走行正常

2. 巨大视盘 一般发生在双眼,视力一般正常或轻微下降。视盘异常增大,直径大于 2.1mm,而其他结构正常。多与大的杯盘比有关,但视杯通常为圆形或横椭圆形,不同于青光眼的视杯改变。

3. 青光眼 视盘缺损的视野改变有时酷似青光眼性视野缺损,有大而深的视杯和神经纤维束性视野缺损,主要鉴别点是视盘缺损的视野改变为非进展性的,且视盘缺损常合并脉络膜缺损。

【治疗】无治疗方法。

【随诊】每年 1 次。

【自然病程和预后】视力预后差。

【患者教育】给予低视力指导。

四、视盘小凹

【概述】视盘小凹(optic disc pit)的发病机制一直不明确。从组织学上,视盘小凹由发育不全的视网膜突入向后扩张的胶原小袋组成,经常通过缺损的筛板进入蛛网膜下腔。视盘小凹内的液体来源一直有争议,可能来源于玻璃体腔、蛛网膜下腔、小凹底部的血管或围绕硬脑膜的眶腔。可为散发性或常染色体显性遗传。

【临床症状】

1. 多见于单眼,也有双眼发病的。

2. 视力一般正常,除非发生相关的黄斑病变。

【临床体征】

1. 视盘小凹一般侵犯颞侧视盘。视盘直径较对侧稍大,形态不规则,在小凹处呈梨形扩大。

2. 常合并邻近视盘周围色素上皮改变。

3. 25%~75% 的患者发生相关的黄斑病变,如黄斑部浆液性视网膜脱离、黄斑囊变、黄斑孔。

4. 可伴有其他先天异常,如视盘部分缺损、视盘下弧、视盘前膜、残存玻璃体动脉等。

【辅助检查】

1. FFA 动脉前期与动脉期视盘小凹部位呈现边缘清楚的无荧光区。静脉期以后,小凹部位的无荧光区逐渐出现荧光,并逐渐增强。晚期,小凹内充满荧光,在视盘内有轻度扩散,并形成一强荧光小区。合并有黄斑浆液性脱离时,脱离区晚期有染料积存,无渗漏点。

2. 视野 可为正常,亦可有旁中心暗点或与盲点相连的束状暗点。

【鉴别诊断】视盘缺损是由于胚裂闭合不完全所致。单眼、双眼发病概率一样,常有虹膜睫状体或视网膜缺损,常与多系统遗传性疾病相关。而视盘小凹通常发生在与胚裂无关的地方,单眼常见,与全身发育异常无关,很少合并虹膜睫状体或视网膜缺损。

【治疗】

1. 未发生黄斑部浆液性视网膜脱离时可定期随诊。

2. 对于合并黄斑部浆液性视网膜脱离者,围绕小凹的激光无法阻止液体向黄斑流动,需尽早行玻璃体切除联合气体填充手术治疗。

【随诊】每年 1 次。

【自然病程和预后】视力一般正常,除非发生相关的黄斑病变。发生黄斑病变以后即使经过手术视力也往往难以恢复,通常维持在 0.2 左右。

【患者教育】视力下降时及时就诊。

五、视盘倾斜综合征

【概述】视盘倾斜综合征(tilted disc syndrome)的病因不明,是非遗传性的。

【临床症状】

1. 双眼发生率为 80%。

2. 表现为视物模糊,双颞侧偏盲。

【临床体征】

1. 通常双眼视盘颞上方隆起,其次为鼻下方,形成一个长轴倾斜的椭圆形视盘。同时合并视网膜血管的移位,鼻下方视网膜色素上皮和脉络膜变薄。

2. 常有近视和近视散光。

3. 可以继发视网膜浆液性脱离或脉络膜新生血管。

4. 可伴有颅面畸形。

【辅助检查】

1. 视野 没有垂直中线的双颞侧偏盲,典型者局限于上方象限。

2. 颅脑 MRI　有助于除外颅内视交叉疾病引起的双颞侧偏盲。

【鉴别诊断】视交叉综合征,颅脑 MRI 有助于除外颅内视交叉疾病引起的双颞侧偏盲。

【治疗】无治疗方法。

【随诊】每年 1 次。

【自然病程和预后】视力轻度下降,除非发生相关的黄斑病变。

【患者教育】视力下降时及时就诊。

六、有髓神经纤维

【概述】人出生时视神经髓鞘达到并止于巩膜筛板后端。然而有些病例在出生后短期内,髓鞘继续生长,超过筛板水平,到达视网膜甚至较远处的眼底,形成白色浑浊的有髓鞘纤维(myelinated nerve fibers)。检眼镜下视网膜有髓神经纤维的发生率为人群的 0.3%~0.6%。

【临床症状】多为单眼,但亦可为双眼。一般不影响视力。单眼大面积的有髓神经纤维与高度近视和严重的弱视有关。

【临床体征】

1. 常见于视盘边缘,呈小或较大的斑片,或沿视网膜上、下血管弓弧形分布,甚至包绕黄斑。亦有不以视盘起点而出现于视网膜上,呈孤立的小片白色羽毛状斑。浓密的有髓鞘神经纤维呈乳白色而有光泽,可遮盖该处的视网膜血管。

2. 大面积视网膜有髓神经纤维罕见,几乎覆盖全后极部,乳白色有髓神经纤维在鼻侧者呈直线形放射状进入视盘。来自颞侧周边部上、下方的纤维呈弓形,在颞侧水平合缝处会合,纤维排列十分整齐。

【辅助检查】视野:浓厚的大量有髓鞘神经纤维可产生相应区域的暗点,如生理盲点扩大、神经束状暗点等,但很少出现中心暗点。

【鉴别诊断】视网膜棉绒斑:小片的视网膜有髓神经纤维需要与视网膜棉绒斑鉴别。棉绒斑是继发于视网膜小动脉阻塞和随后的缺血形成的位于视网膜表层的黄白色病灶,通常面积小于 1/4 视盘。棉绒斑可单独发生或伴随其他病变,荧光素血管造影显示这些病灶与局部视网膜毛细血管无灌注区相对应,一些病例病灶边缘可见微血管瘤。

【治疗】通常无须治疗。

【随诊】注意近视相关并发症的随访。弱视儿童需要定期随访。

【自然病程和预后】多为单眼,但亦可为双眼。一般不影响视力。发生于有髓神经纤维儿童的弱视非常难治。

【患者教育】弱视儿童需要定期随访。

七、视盘玻璃疣

【概述】本病系玻璃样物质出现在视盘部位。本病有家族遗传性。视盘玻璃疣(optic disc drusen)也合并出现于其他眼底病如血管性疾病、视盘炎、视神经萎缩、眼底变性类疾患及母斑病等。

【临床症状】多数双眼发病。多无自觉症状,视力多为正常。有时可有阵发性视物模糊,可能由于疣体所致血管反射性痉挛而致暂时性缺血。偶有一过性视野缺损。

【临床体征】玻璃疣为圆形不规则,位置表浅时,呈黄色或淡白色或为蜡黄色、半透明的、发亮的圆形小体。可为单个,也可多发,排列成串,或堆集成桑椹状,并可融合成不规则的较大团块,向玻璃体内突出。

深埋在视神经组织内者称埋藏性视盘玻璃疣。眼底所见为视盘稍扩大,隆起达 1/2~3D,边界不清,呈不规则起伏状,但不向视盘周边神经纤维层扩张。视盘表面血管形态异常,弯曲爬行,可以出现数量增加、分支异常且迂曲等表现,呈假性视乳头水肿外观,但没有充血和毛细血管扩张。视盘周围视网膜血管行径正常。视盘前或视盘周围可出现视网膜出血,包括小的浅层小片出血,视盘上大出血并扩散至玻璃体腔,围绕视盘呈圆周状的视网膜深层出血。

【辅助检查】

1. FFA

(1) 浅表的视盘玻璃疣表现为自发荧光。造影过程中荧光强度逐渐增强,晚期被视盘深部毛细血管网渗漏的荧光素着染呈结节状,视盘边界不规则。

(2) 视盘埋藏性玻璃疣所致的假性视盘水肿,其上毛细血管不似视乳头水肿那样扩张,亦不渗漏荧光。视网膜血管不怒张,无渗漏。

2. 视野　疣体较多但浅在者,视野可长期正常,或只有轻度改变,如生理盲点扩大,扇形或不规则缺损等。位于筛板前的深层玻璃疣,由于疣体直接压迫视神经纤维或压迫血管引起前部缺血性视神经改变,视野可出现与生理盲点相连的神经束状暗点。

3. B 超　降低增益后当后部眼组织不再可见时仍可见与视盘内玻璃疣位置对应的高反光钙化点存在。

4. 眼部 CT　表现为相对于玻璃疣处后极部巩膜钙化。

【鉴别诊断】

1. 真性视盘水肿　表浅的视盘玻璃疣引起的视盘假性水肿与真性视盘水肿通过检眼镜下表现鉴别比较容易。但是埋藏性玻璃疣引起的视盘假性水肿与真性视盘水肿鉴别则相对困难。眼部 CT 和 B 超可以帮助发现视盘内的钙化。埋藏性玻璃疣引起的视盘假性水肿在 FA 中没有沿视盘主要血管的渗漏。

2. 其他原因引起的假性视乳头水肿　如玻璃体视盘牵引、视盘有髓神经纤维、高度远视及一些潜在的全身遗传性疾病如 Down 综合征、肝动脉发育不良、低钙性侏儒等。

3. 视盘星形细胞错构瘤　视盘玻璃疣和视盘星形细胞错构瘤在临床上有很多相似处,有时难于鉴别。两者均可发生在视盘上,颜色黄白,都可发生钙化并呈桑椹样外观。视盘玻璃疣源于视盘,尽管其发生位置可位于视盘近边缘处,但其主体部分仍位于视盘,超越视盘边缘的部分较少且本身大部分结构位于视网膜的血管下。视盘星形细胞错构瘤尽管同视盘玻璃疣一样早期比较小,但以后可长大到数个 PD,多位于视盘上及盘周,可跨越视盘较大范围,而且至少有一部分结构位于视网膜血管前。

【治疗】

1. 浅表及为数不多的埋藏视盘玻璃疣对视力及视野的危害不明显,无须治疗。

2. 深在的较多玻璃疣长期存在,可致视力下降与视野缺损。宜给予支持药物,如维生素 B_1、C、B_{12},及适当的血管扩张剂,如复方丹参等。

【随诊】导致视盘旁出血或视野缺损时应定期随访。

【自然病程和预后】视力多为正常。

【患者教育】注意可能出现暂时性缺血的症状。

(曲进锋)

第十节 视神经肿瘤

要点提示

定义:起源于视神经内胶质细胞、视神经外周的鞘膜或视神经处血管的一类视神经病变。

关键特点:

1. 临床表现多样,视力下降程度不一。

2. 眼底视盘形态特征、眼部 B 超、OCT、眼眶 CT 及 MRI 等辅助检查有助于诊断及鉴别诊断。

3. 可合并其他眼部结构发育异常或出现眼部其他部位的合并症。

关键治疗:

1. 根据不同表现、分期、部位选择不同的治疗方案,包括观察、激光、冷冻、放疗、手术切除、眼球摘除等。

2. 治疗合并症。

3. 定期随访。

一、视神经胶质瘤

【概述】视神经胶质瘤(optic glioma)为一种起源于视神经内胶质细胞的良性或低度恶性肿瘤。恶性的基本上都出现在成年人。病理分两型,即星形神经胶质细胞瘤和少突神经胶质细胞瘤。视神经胶质瘤约占所有颅内肿瘤的 1%,占眶内肿瘤的 1.5%~3.5%,占全部视路胶质瘤的 25%。大约 30% 的视路胶质瘤发生于 I 型神经纤维瘤病,没有症状的 I 型神经纤维瘤病儿童中大约 15% 可通过影像学检查发现视路胶质瘤。70% 的患者在 10 岁以前出现症状,新生儿也可患病,女性多见。多为单侧。近眶尖部肿瘤可沿视神经交叉向对侧蔓延累及对侧。

【临床症状】

1. 常先出现视力下降,原发于视神经颅内段的肿瘤会出现快速进展性的视力下降。

2. 继而出现进行性眼球突出,常为非搏动性和不能压回

的突眼,多数向正前方。但如果肿瘤过大,可使眼球前突偏向颞下方。

3. 眼球运动一般不受限。如果肿瘤过大,也可影响眼肌,发生斜视和眼球运动障碍。

【临床体征】

视神经胶质瘤的临床体征取决于肿瘤的位置、大小和范围。

当肿瘤侵犯视神经眼眶部分或者损害的大部分在眼眶内时,通常会表现为非搏动性眼球突出伴视盘水肿。虽然不如在视神经鞘脑膜瘤那样常见,视神经胶质瘤患者也可以产生视盘睫状旁路血管。视神经受压还可以导致脉络膜视网膜皱褶,少数人可因视神经受压而引起视网膜中央静脉阻塞。

当肿瘤位于眼眶后部,表现为缓慢发展或者稳定的球后视神经病。大多数这类患者视盘苍白,而没有明显的眼球突出。

伴有 I 型神经纤维瘤病的患者可以有相应的皮肤损害。

【辅助检查】

1. X 线 肿瘤较小时,常无阳性改变。较大的肿瘤引起视神经孔向心性扩大,但骨皮质边缘清楚,管壁一般不出现骨质硬化或破坏。如果同一病人两侧视神经孔大小相差超过 1mm 或单侧视神经孔宽度超过 5mm 都要考虑异常,累及视交叉时在头颅侧位片上蝶鞍可呈"梨状""葫芦状"或扩大。

2. 眼部超声 显示视神经梭形或椭圆性肿大,边界清楚锐利。内回声缺乏、少或中等。轴位扫描肿瘤后界不能显示,探头倾斜可显示肿瘤后界呈中等回声。合并视盘水肿者,肿物回声与隆起的视盘前强回声光斑相连。眼球转动时肿瘤前端反方向运动,说明肿瘤与眼球关系密切,还可见眼球后部受压变平。在肿瘤周边可见血流,但不丰富。

3. CT 视神经胶质瘤眶内部分为视神经梭形或椭圆性肿大,也可呈管状增粗,边界清楚,密度均匀,肿瘤内常见低密度的囊变区。约 3% 的肿瘤内可见钙化。肿瘤与眶尖部关系密切,肿瘤沿视神经管生长时,可造成视神经向心性扩大,HRCT 可清楚显示其骨质改变。与脑实质比较,视交叉或视束胶质瘤呈等密度或低密度,形态不规整,可侵犯下丘脑,也可压迫蝶鞍,造成蝶鞍形态改变。视神经胶质瘤强化多变,多数呈轻到中度强化,少数胶质瘤几乎不强化,增强扫描有助于判断病变的范围。

4. MRI 表现为视神经呈梭形、冠状或椭圆形增粗,多数为中心性,少数为偏心形。与正常眼外肌比较,视神经胶质瘤在 T_1WI 呈低信号,T_2WI 呈高信号,增强后中度强化。部分肿瘤压迫使其前部正常的蛛网膜下腔扩大,表现为与脑脊液信号相似的长 T_1、长 T2 信号;由于少数肿瘤周围蛛网膜等结构反应性增生而形成假性包膜,表现为长 T_1、长 T_2。MRI 可清楚显示视神经胶质瘤的形态及其与邻近结构的关系,也可清楚准确显示视神经管内视神经胶质瘤,更直观显示视交叉或视束胶质瘤的形态及其侵犯的结构,如下丘脑、颞叶等,以增强扫描联合脂肪抑制技术显示最佳。

5. 视野 近半数患者有视野缺损。缺损形态有中心或旁中心暗点,周边视野缩小,双颞侧偏盲。

【鉴别诊断】

1. 斜视合并弱视 儿童视神经胶质瘤可因斜视来就诊。这种患者可以有不同程度的视力下降,此时应当与原发性斜视引起的弱视相鉴别。

2. 视神经炎 当患者出现单眼视力下降伴有疼痛时有可能被误诊为视神经炎,应当通过影像学检查进行排除。

3. 视网膜中央静脉阻塞 当肿瘤原发于眶内段视神经时,可导致急性视力下降,出现类似于视网膜中央静脉阻塞的表现。但通过患者年龄、眼球突出等表象及影像学检查可以鉴别。

4. 视神经周围炎型炎性假瘤 眼痛、结膜充血等炎症表现明显,激素治疗有效。影像学可发现视神经周围不规则形状占位,边界不清,向前发展包绕眼球呈"铸造征"。

5. 视神经鞘脑膜瘤 成年人好发,缓慢视力下降。影像学可发现视神经增粗形状多样化,如:管状、梭形、锥形、串珠样、团块状或不规则形等,因肿瘤起源于视神经鞘膜,CT 和 MRI 均可见"车轨征"。

【治疗】

1. 如果视力尚好,眼球突出不明显,肿瘤距视神经管较远,在影像学监视下病变无进展,可严密观察。

2. 视力低于指数,眼球突出明显,影响外观,肿瘤限于眶内或观察过程中肿瘤进展者可行外侧开眶手术切除。切除断端仍有瘤细胞者 Co^{60} 侧野照射 40Gy 或 γ 刀治疗。

3. 肿瘤已侵犯视神经管,颅内视神经和(或)患侧视交叉者,经颅开眶,切除视交叉至眼球后极部的视神经和肿瘤,视交叉端有瘤细胞者,放射治疗 40Gy 或 γ 刀治疗。

4. 广泛的视交叉部位侵犯或双侧视神经胶质瘤者可行放射治疗。

【随诊】每年定期检查视力、视野、体重指数、血压、血糖、血脂、垂体功能、甲状腺功能、血常规。每 3 年行 1 次颅脑核磁及甲状腺超声,除外放疗引起的脑膜瘤和甲状腺结节或癌。

【自然病程和预后】自然病程通常是良好的。进度缓慢,多为良性,也可为低度恶性,不常发生血行或淋巴转移。视功能可以长期保持在一种"可用"的水平,也很少有神经系统并发症。大多数神经胶质瘤大小可以保持多年稳定,但也有一些增长迅速或者因内出血而突然增大。尽管如此,任何患者均有肿瘤向颅内延伸的可能性,对任何一个视神经胶质瘤患者都要进行系统的眼科检查和 MRI 扫描。成人发病者恶性程度较儿童高。几乎所有恶性视神经胶质瘤的预后都很差,大多在出现症状后几个月内完全失明,多数在 6~12 个月内死亡。手术切除后 15 年内的生存率在 90% 以上。手术切除后很少复发,但侵及视交叉的神经胶质瘤切除后 10 年内的复发率在 59%。放射治疗后有 30% 左右患者视力可以获得提高。

【患者教育】定期随访,控制饮食,监测体重,保持良好的生活习惯。

二、视神经鞘脑膜瘤

【概述】视神经鞘脑膜瘤(meningioma of optic nerve)起于视神经外周的鞘膜,由硬脑膜或蛛网膜的内层细胞组成。通常肿瘤均起源于眶内段视神经,可经视神经孔逐渐向颅内生长,也可位于视神经孔处,以后逐渐向眶内及颅内两边发展。肿瘤自视神经外周鞘膜发生,逐渐向外生长,通常不侵入软脑膜以内的视神经实质,因此视神经仅受到机械性压迫的影响。偶尔也有少数病例中肿瘤向内生长,侵入视神经、巩膜,甚至侵及脉络膜和视网膜。脑膜瘤生长缓慢,为良性肿瘤。也可恶变,恶变后发展迅速。发病年龄越小,恶性程度越高。好发于 20~50 岁女性。在视神经的原发肿瘤中,脑膜瘤约占 1/3。双侧视神经鞘脑膜瘤常并发神经纤维瘤病。

【临床症状】

1. 进行性眼球突出,多向正前方。后期可因肿瘤较大,占据眶内大部分空间时,眼突可偏向颞下方。

2. 当眼球缓慢前突相当长一段时间后,视力逐渐减退。

3. 当眼外肌受肿瘤压迫时,眼球运动受限。

4. 斜视 由于视神经受压引起视力丧失造成失用性斜视。

【临床体征】典型的四联征为:一侧性眼球突出,视力丧失,慢性水肿性视盘萎缩和视睫状静脉。

1. 眼睑和结膜水肿 眼睑及眼眶显得极为丰满,眶内压力高。

2. 眼球突出 眼球突出严重可造成暴露性角膜炎,角膜溃疡甚至角膜穿孔。

3. 眼球运动受限。

4. 眼底改变 肿瘤发生在视神经前端者,早期可表现为视盘隆起,边界不清,色灰白。发生在后端者,早期即可出现视神经萎缩,呈继发性水肿性萎缩,较具特征性。视神经由于长期静脉高压,视网膜中央静脉与脉络膜静脉间形成侧支循环,即视睫状静脉,为特征表现。有时可并发视网膜中央静脉阻塞。有时可有脉络膜视网膜皱褶。

【辅助检查】

1. X 线 视神经鞘脑膜瘤向颅内蔓延者摄 X 线可显示视神经管扩大。发生在眶骨膜的脑膜瘤多累及蝶骨大、小翼,X线显示骨质增生,密度增高,边缘模糊。

2. CT 视神经鞘脑膜瘤可显示视神经增粗呈管状、串珠状、梭形、圆锥形等,部分患者可表现典型的"车轨征",强化更明显。肿瘤偏心性生长时可呈类圆形或不规则块状。内可有点状或袖套状钙化。肿瘤中度至明显增强。眶尖脂肪常消失,眶尖骨质硬化。肿瘤边缘不规则提示已突破硬膜生长。

3. MRI 梭形增粗的肿瘤 T_1 权重像信号强度略低于或等于正常视神经,T_2 权重像信号略高于正常视神经。

4. 眼部超声 可显示增粗的视神经,视神经与眼球间构成角度增加,边界清楚,内回声减少而衰减明显。有时病变处有钙化。

【鉴别诊断】视神经胶质瘤,多发生于儿童,视力缓慢减退甚至视力丧失。影像学检查可显示视神经梭形增粗,肿瘤可有囊性变,不伴骨质增生和眶内软组织肿物是与脑膜瘤区别的重要依据。

【治疗】

1. 视力良好、发生部位靠近视神经前端的视神经鞘脑膜瘤可保守观察或放射治疗,定期复查 MRI。

2. 如具有向颅内蔓延的趋势应尽早行开眶手术切除肿瘤。虽属良性但复发率较高,术后应补充放射治疗。

3. 蔓延至颅内的脑膜瘤,体积巨大的肿瘤可压迫颅内重要结构,严重时危及生命,应开颅切除肿瘤。如肿瘤侵犯脑膜范围较大,应切除病变脑膜,并行人工脑膜修补。为防止复发,术后应补充放射治疗。

【随诊】每年随访视力、视野变化,并进行颅脑 MRI 除外复发。

【自然病程和预后】脑膜瘤生长缓慢,为良性肿瘤。也可恶变,恶变后发展迅速。发病年龄越小,恶性程度越高。有研究显示,接受手术或大剂量放疗的患者 5 年和 10 年的生存率分别为 87% 和 58%。

【患者教育】定期随访。

三、视盘毛细血管瘤

【概述】视盘毛细血管瘤(optic disc capillary hemangioma)为少见的先天性发育性良性肿瘤,具有家族性,原因不明。多见于青年人。可单眼或双眼同时发病。可伴有视网膜毛细血管瘤。可分为内生型和外生型二类。

【临床症状】早期无任何症状。累及黄斑时可影响视力。常因视力减退或中心暗点就诊。

【临床体征】

1. 内生型 红色球形完全局限的血管性病损,边缘清楚,有包膜。它可向玻璃体内生长突出,无明显的供养和回流血管的特征。视盘边界清楚,但偶尔血管瘤的边缘也可模糊不清,易与视盘水肿、视神经炎相混淆。

2. 外生型 常位于视盘偏中心部位并遮挡视盘的边缘。肿瘤境界不清,无明显隆起,呈橘黄色,常从视盘边缘伸入邻近的视网膜下间隙。瘤体内血管扩张并可侵及视网膜深层组织。视网膜常有黄色渗出。严重者可合并视网膜脱离和玻璃体积血。

严重者可以出现继发性视网膜脱离、视网膜下出血,玻璃体积血、葡萄膜炎及继发性青光眼。

【辅助检查】FFA:造影早期瘤体迅速形成强荧光,其大小、形态基本保持不变。晚期无明显渗漏,周围组织无着染。视网膜尤其黄斑区有脂肪渗出者,则显示轻微荧光遮蔽。

【鉴别诊断】

1. 视盘海绵状血管瘤 极为罕见,常伴其他组织的血管畸形,眼底检查可见葡萄状无蒂肿瘤位于视盘表层,可部分或全部遮盖视盘,并累及邻近视网膜。瘤体中充满暗红色静脉血,表面可有白色膜状物覆盖。

2. 视盘星形细胞错构瘤 肿瘤突出于或覆盖在受累的视盘表面,最初呈灰色或灰粉色外观,逐步发展成闪亮的、黄色桑葚样外观,可以发生钙化。

3. 视神经炎 视盘毛细血管瘤的边界通常较清晰,偶见肿瘤边缘不清晰时须与视神经炎区别。

【治疗】

1. 如果血管瘤不发展,可定期观察,不必治疗。

2. 如果血管瘤发展,或发生并发症时,可采用光凝或冷凝或经瞳孔温热疗法治疗视网膜的血管瘤。

【随诊】每年 1 次。

【自然病程和预后】治疗后只有大约 1/3 的患者恢复术前视力。

【患者教育】定期随访。

四、视盘海绵状血管瘤

【概述】视盘海绵状血管瘤(optic disc cavernous hemangioma)极为罕见,常伴其他组织的血管畸形,以单眼发病居多。

【临床症状】早期无任何症状。累及黄斑时可影响视力。

【临床体征】眼底检查可见葡萄状无蒂肿瘤位于视盘表层,可部分或全部遮盖视盘,并累及邻近视网膜。瘤体中充满暗红色静脉血,表面可有白色膜状物覆盖。

【辅助检查】

1. 视野 可有生理盲点扩大,随诊无发展。

2. FFA 呈现"帽状荧光"。荧光渗漏少见。

【鉴别诊断】

1. 视盘毛细血管瘤 视盘血管瘤分内生型和外生型两种。内生型毛细血管瘤为有红色球形边界清楚,有包膜,可向玻璃体内生长突出。外生型毛细血管瘤常位于视盘偏中心部位,并遮盖其边缘,肿瘤边缘境界不清,橘黄色常从视盘边缘伸入邻近视网膜间隙,无明显隆起但仅有增厚感。

2. 视盘星形细胞错构瘤 肿瘤突出于或覆盖在受累的视盘表面,最初呈灰色或灰粉色外观,逐步发展成闪亮的、黄色桑葚样外观,可以发生钙化。

【治疗】本病属静脉畸形,一般不会发展,故无须处理。

【随诊】每年 1 次。

【自然病程和预后】一般不会发展,累及黄斑时可影响视力。

【患者教育】定期随访。

五、视盘黑色素细胞瘤

【概述】视盘黑色素细胞瘤(optic disc melanocytoma)是视神经先天性良性黑色瘤。多见于中年人,发病平均年龄 50 岁,女性较多,约 1.2∶1。通常为单侧发生,双侧发病罕见。

【临床症状】

1. 一般不影响视力。约 26% 的患者可能出现视力轻度降低,通常是因为渗出性视网膜脱离累及黄斑或肿瘤坏死导致视网膜炎。偶见急性视力丧失,与肿瘤内组织坏死、视网膜炎、视神经血管阻塞或肿瘤恶变有关。

2. 眼前黑影飘动或视物遮挡感 肿瘤坏死,黑色素脱落于玻璃体或与视盘附近神经胶质血管破裂导致视网膜反复出血时可出现。

3. 眼部胀痛　原因可为缺血性坏死或视网膜缺氧导致继发新生血管性青光眼所致。

【临床体征】

1. 即使视力正常的患眼，也可能会出现相对性瞳孔传入障碍。

2. 眼底所见　视盘内或其上有灰至深黑色的肿瘤，边界不规则，轻度隆起，一般为1~2mm。肿瘤质地均匀，表面无血管。通常肿瘤占视盘一个象限。大多数肿瘤位于视盘的颞下象限，但有的可累及整个视盘。约一半肿瘤可向邻近的视网膜脉络膜发展，也可沿视神经纤维发展达筛板。少数患者有黑色素颗粒播散于后极部视网膜或后玻璃体中。较大的肿瘤可伴有视盘水肿，约10%有少量视网膜下积液。

【辅助检查】

1. 视野　根据肿瘤的大小和范围，视野有不同表现：视野正常、生理盲点扩大、神经纤维束缺损或鼻侧阶梯。

2. FFA 肿瘤处为弱荧光区。在瘤以外的视盘组织，可见神经纤维被推向一侧，常有毛细血管轻度扩张造成该处染料的渗漏。

3. 超声检查　为高反射、内部结构规则、可伴有浆液性视网膜脱离。

4. CT 只能发现大于 0.5mm 的病变。

【鉴别诊断】

1. 原发于视盘的脉络膜黑色素瘤　临床上原发于视盘的脉络膜黑色素瘤很罕见，通常都是视盘附近的脉络膜黑色素瘤侵犯视盘的。原发于视盘的脉络膜黑色素瘤与视盘黑色素细胞瘤很难区分，尤其是在黑色素细胞瘤出现坏死和出血时。

2. 视盘边缘的视网膜色素上皮增生　病变十分不规则，既往常有眼部外伤或炎症病史。

3. 视网膜和视网膜色素上皮错构瘤　通常不累及视盘本身，可能引起视网膜血管牵拉变形。

4. 视网膜色素上皮腺瘤　可以向视盘边缘扩增但是不会表现出羽毛状边缘，比黑色素细胞瘤更容易出现视网膜下渗出。偶尔可无色素。

5. 转移至视神经的恶性黑色素瘤　极为罕见但难以区分，生长更快速且广泛侵入视盘组织，黑色素并不明显。

【治疗】本病发展缓慢，一般不需任何治疗。较急剧的增生和视觉丧失提示恶变，需要考虑眼球摘除。

【随诊】每年 1 次。

【自然病程和预后】10%~15% 可能会轻度扩大或增生。1%~2% 的视盘黑色素细胞瘤会恶化。

【患者教育】定期随访。

六、视盘星形细胞错构瘤

【概述】70% 的视盘星形细胞错构瘤（optic disc astrocytic hamartoma）发生在结节性硬化或 I 型神经纤维瘤病的患者。

【临床症状】视力多数正常，有时因为发生视网膜脱离和玻璃体积血可造成不同程度的视力下降。

【临床体征】肿瘤突出于或覆盖在受累的视盘表面，最初呈灰色或灰粉色外观，逐步发展成闪亮的、黄色桑葚样外观，可以发生钙化。

【鉴别诊断】

1. 视盘黑色素细胞瘤　此为良性色素性肿瘤，出生时即有，一般不影响视力，伴有血管异常者少，无视网膜或玻璃体积血等并发症，多为眼底检查时偶然发现，可在视盘内或表面，但颜色多为灰至深黑色。FFA 示视盘为色素遮蔽，瘤体表面有时可见小血管扩张渗漏表现。

2. 视盘血管瘤　视盘血管瘤分内生型和外生型两种。内生型毛细血管瘤为有红色球形边界清楚，有包膜，可向玻璃体内生长突出。外生型毛细血管瘤常位于视盘偏中心部位，并遮盖其边缘，肿瘤边缘境界不清，橘黄色常从视盘边缘伸入邻近视网膜间隙，无明显隆起而仅有增厚感。

3. 视盘玻璃疣　视盘玻璃疣和视盘星形细胞错构瘤在临床上有很多相似处，有时难以鉴别。两者均可发生在视盘上，颜色黄白，都可发生钙化并呈桑椹样外观。视盘玻璃疣源于视盘，尽管其发生位置可位于视盘近边缘处，但其主体部分仍位于视盘，超越视盘边缘的部分较少且本身大部分结构位于视网膜的血管下。视盘星形细胞错构瘤尽管同视盘玻璃疣一样早期比较小，但以后可长大到数个 PD，多位于视盘上及盘周，可跨越视盘较大范围，而且至少有一部分结构位于视网膜血管前。

【治疗】为良性肿瘤，可观察随访。

【随诊】每年 1 次。

【自然病程和预后】视力多数正常，有时因为发生视网膜脱离和玻璃体积血可造成不同程度的视力下降。

【患者教育】定期随访。

（曲进锋）

第十一节　视神经以后的视路病变

要点提示

定义：视交叉及视交叉以后的视路病变。

关键特点：临床表现多样，多合并神经系统受累的各种表现。

关键治疗：

1. 协同神经内科诊治，针对病因治疗。

2. 治疗并发症，保护视功能。

一、视交叉病变

【概述】引起视交叉损害的常见病变包括蝶鞍部肿瘤（如垂体瘤、脑膜瘤、胶质瘤、颅咽管瘤等）、蝶鞍部炎症或血管性病变。

垂体瘤病理上可分为嗜酸性细胞瘤、嗜碱性细胞瘤和厌色细胞瘤。按功能可分为有分泌功能的垂体瘤（占垂体瘤65%~80%）和无分泌功能细胞瘤。

视交叉附近脑膜瘤以鞍结节脑膜瘤为多见。该病变位于视交叉前缘与两侧视神经之间,多发于中年人。

颅咽管瘤多见于少年和儿童,好发于鞍上垂体结节部上端,少数位于鞍内,向鞍上发展,个别见于蝶窦或咽后壁等处。

视交叉胶质瘤是最常见的原发于视交叉的肿瘤。病理学改变以星形胶质细胞瘤为多见,儿童常为Ⅰ~Ⅱ级,成年人为Ⅲ~Ⅳ级。

蝶鞍区的炎症最常见的是蝶鞍区的脑蛛网膜炎。蝶鞍区的血管性病变常见的病因有Willis环动脉瘤、海绵窦内动静脉瘘和血栓、以及颈动脉海绵窦段动脉瘤等。

【临床症状】

1. 若肿瘤先压迫一侧视神经,后压迫视交叉,通常先有一侧缓慢进行性视力减退和中心暗点;晚期视力严重减退或失明。

2. 若肿瘤先压迫视交叉,则早期视力正常,晚期才出现视力减退。

【临床体征】

1. 早期眼底正常,晚期可见原发性视神经萎缩。

2. 瞳孔异常Willis环动脉瘤常见瞳孔光反射异常。

3. 若肿瘤侵入海绵窦、眶上裂、视神经孔则有眼外肌麻痹和眼球突出。

4. 若第三脑室受侵犯导致颅内高压发生,常有展神经麻痹和视盘水肿。

5. 全身症状　蝶鞍部肿瘤可伴有头痛和内分泌障碍如肥胖、性功能减退、男性无须,女性月经失调等。海绵窦动静脉瘘常有耳际杂音。海绵窦炎症或血栓可有发热等症状。

【辅助检查】

1. 视野　取决于肿瘤生长的方向,以及视交叉、视神经和视束受压的情况(详见本章第二节)。

2. CT　大多数垂体腺瘤与周围正常垂体组织对比是低密度影,极少数呈高密度影,增强后肿瘤明显增高,肿瘤中有坏死和囊性变在增强后更清楚。

怀疑颅咽管瘤应首选CT检查,特点为鞍区或鞍上区肿物,在鞍上区外形可不规整,密度不均,可向周围发展使鞍上池正常轮廓消失,侧脑室扩大。鞍内生长可致蝶鞍骨质破坏,钙化是其影像学特征,可呈多发的圆形钙化,或线形周边钙化,中间可有束变区而呈低密度影像。

视交叉脑膜瘤多在鞍上,可有钙化,邻近的骨质可有增厚。

视交叉胶质瘤常密度不均,为低密度影伴点状钙化。

鞍区动脉瘤多位于鞍旁侧,可有明显骨质破坏,增强后密度明显增高。

3. MRI　MRI诊断垂体大腺瘤效果等于或优于头颅CT,能清楚辨别垂体瘤与视神经视交叉的关系。但其对颅咽管瘤的定性诊断不如CT。

4. MRA或MRV　怀疑蝶鞍区血管病变时可行血管核磁检查。

5. DSA　用于确诊蝶鞍区的血管性病变。

6. 内分泌功能检测　怀疑垂体瘤时应当进行相应激素的放免测定,包括生长激素(GH)、催乳素(PRL)、促肾上腺皮质激素(ACTH)、促甲状腺激素(TSH)、促性腺激素卵泡刺激素(FSH)和促黄体生成素(LH)。必要时做抑制或刺激试验以了解肿瘤有无功能,垂体前叶受累的情况。另外肾上腺皮质激素(PTF)、甲状腺激素、血糖的测定也有助于帮助疾病的诊断治疗。

【鉴别诊断】其他视路疾病。

【治疗】请神经科会诊,治疗原发病。蝶鞍区肿瘤必要时采用手术摘除。炎症采用抗感染治疗。对动脉瘤、海绵窦内动静脉瘘等可采用脑血管介入治疗。

二、视束病变

【概述】视束本身的病变较为少见,常由于邻近组织的肿瘤、血管病变或脱髓鞘性疾病所引起。主要有视束神经胶质瘤,大脑动脉环后部的动脉瘤、第三脑室或垂体、基底节及颞叶中部的肿瘤。

【临床症状】双眼视力减退。

【临床体征】

1. 瞳孔　表现Wernicke偏盲性瞳孔强直,裂隙灯照射视网膜偏盲侧,不引起瞳孔收缩。

2. 3个月后眼底可见原发性视神经萎缩。

3. 邻近大脑脚的视束病变还有同侧第Ⅲ对、第Ⅳ对、第Ⅴ对、第Ⅵ对脑神经麻痹的相应症状。

4. 邻近外侧膝状体的视束病变由于靠近基底核和海马回,会有精神障碍和帕金森综合症的表现。

【辅助检查】

1. 视野　不一致性同向偏盲,黄斑分裂。

2. VEP　异常。

【鉴别诊断】其他视路疾病。

【治疗】请神经科会诊,积极治疗原发病。

三、外侧膝状体病变

【概述】临床上外侧膝状体病变较罕见。常见病因为外侧膝状体肿瘤,以胶质瘤为主,多见于儿童,少数为转移癌。还有一些血管性疾病如出血、梗死等。

【临床症状】双眼视力进行性减退。

【临床体征】晚期眼底可见原发性视神经萎缩。可伴有原发病的症状,如精神症状、颅内高压等。

【辅助检查】

1. 视野　一致性同向偏盲。

2. VEP异常。

【鉴别诊断】其他视路疾病。

【治疗】请神经科会诊,积极治疗原发病。

四、视放射病变

【概述】视放射病变常见病因为脑部肿瘤,多见颞叶、顶叶及枕叶的各种胶质瘤、转移瘤或附近的脑膜瘤等。枕叶损害多为血管源性,常见的病因是大脑后动脉血栓形成。

【临床症状】

双眼视力进行性减退。

内囊损害时常有半身麻木和偏瘫。

如出现幻视则高度提示颞叶病变。

【临床体征】

无视神经萎缩及 Wernicke 偏盲性瞳孔强直。

可伴有相应的大脑损害症状，如失读、视觉性认识不能等。枕叶损害可伴有皮质盲、幻觉和闪辉性暗点。

【辅助检查】

1. 视野　前端损害视野表现为双眼对侧对称性同向偏盲，同时伴有黄斑受累；扇形部位的腹侧受损表现为双眼对侧上象限盲；扇形部位的背侧受损表现为双眼对侧下象限盲；视放射后部的损害表现为双眼对侧对称性同向偏盲伴黄斑回避。

颞叶损害引起的视野缺损为同向上象限盲，偏盲多不一致。顶叶损害引起的视野缺损多为轻度不对称的同向下象限盲，即使形成完全性偏盲，缺损最深处仍在下象限。

2. VEP 异常。

【鉴别诊断】其他视路疾病。

【治疗】请神经科会诊，积极治疗原发病。

五、视皮质病变

【概述】视皮质病变以血管瘤、脑外伤为多见，而脑脓肿及脑肿瘤较少见。

【临床症状】双眼视力进行性减退。

【临床体征】

无视神经萎缩及 Wernicke 偏盲性瞳孔强直。

可伴有相应的大脑损害症状，如失读、视觉性认识不能等。

【辅助检查】

1. 视野　枕叶损害引起的视野缺损为双眼一致性同向偏盲伴或不伴黄斑回避。缺损可累及很小范围。枕叶后极病变引起双眼对侧对称性同向性偏盲性中心暗点，距状裂中部病变引起双眼对侧对称性同侧偏盲伴黄斑回避和颞侧新月形回避。

2. VEP　异常。

【鉴别诊断】其他视路疾病。

【治疗】请神经科会诊，积极治疗原发病。

（曲进锋）

第十二节　瞳孔传出功能障碍

要点提示

针对瞳孔不等大，首先要在不同光线下明确是瞳孔大的一侧为异常，还是瞳孔小的一侧为异常。然后，进一步利用裂隙灯显微镜结合药物试验判断具体原因。瞳孔小的常见原因包括：瞳孔粘连、Horner 综合征、药物性缩小；瞳孔大的原因包括：瞳孔括约肌损伤、外伤、动眼神经麻痹、药物性散大及阿迪瞳孔综合征等。

瞳孔不等大的鉴别诊断思路如图 16-12-1 所示：

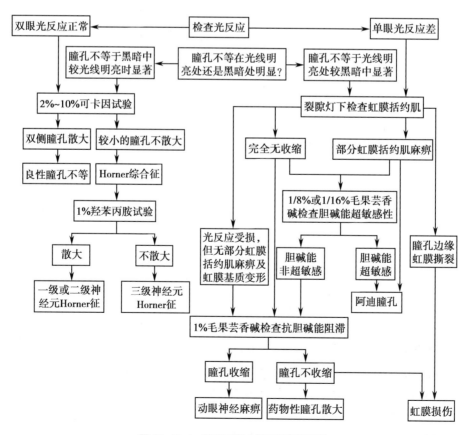

图 16-12-1　瞳孔不等大的鉴别诊断思路

瞳孔的传出功能障碍通常发生在单侧,因此出现双眼瞳孔直径的差异,称为瞳孔不等。一旦确定存在双眼瞳孔不等大,检查者应当进一步明确差异程度在亮处还是暗处更明显。瞳孔不等大的常见原因如表 16-12-1 所示。

表 16-12-1 在明暗处瞳孔不等大的常见原因

暗处更明显	明处更明显
交感通路抑制	副交感通路抑制
Horner 综合征	动眼神经麻痹
药物性(达哌唑、莫西赛利)	阿迪瞳孔综合征(包括阿迪瞳孔)
交感通路兴奋	药物性(阿托品、东莨菪碱)
药物性(可卡因、肾上腺素能)	外伤性瞳孔括约肌损伤
副交感通路兴奋	
药物性(毒扁豆碱、有机磷、毛果芸香碱)	

一、Horner 综合征

【概述】眼球的交感径路上的病变造成神经麻痹时,可出现瞳孔变小,伴有上睑下垂、面部血管舒缩和泌汗功能丧失,统称为 Horner 综合征。按照累及交感径路的不同部位可以分为中枢性(累及睫状脊髓中枢之前)、节前性(累及睫状脊髓中枢至颈上神经节之间)和节后性(累及颈上神经节之后)。各占 Horner 综合征的 13%、44% 和 43%。常见的病因总结如下表 16-12-2:

【临床症状】

1. 下丘脑病变引起的中枢性 Horner 综合征可有对侧偏身感觉减退和轻偏瘫。

2. Wallenberg 综合征可出现肢体共济失调,强迫性向病变侧偏斜,同侧面部痛温觉减退,对侧偏身感觉减退,吞咽困难和构音障碍。

3. 中枢性或节前性 Horner 综合征可出现同侧面部无汗症。

4. 颈内动脉夹层动脉瘤引起的节后性 Horner 综合征可出现突发性同侧面部和颈部疼痛。

5. 颈部肿瘤或炎症病变引起的节后性 Horner 综合征可出现同侧舌肌麻痹,咽部感觉缺失,吞咽困难。

6. 海绵窦病变引起的节后性 Horner 综合征可出现同侧眼肌麻痹,同侧面部疼痛或感觉迟钝。

7. 丛集性头痛或巨细胞动脉炎引起的节后性 Horner 综合征有严重的头痛表现。

【临床体征】

1. 患眼上睑下垂,看起来较小或内陷。

2. 患眼瞳孔缩小,散大迟滞,光反射和近反射存在。双眼瞳孔不等大在暗环境中明显,在光线明亮时几乎消失。

3. 先天性 Horner 综合征可有同侧虹膜色素脱失。

4. 中枢性或节前性 Horner 综合征可出现同侧面部无汗症,表现为面部血管扩张,温度升高。

5. 不同病变部位可出现相应的其他神经系统体征。

【辅助检查】

1. 可卡因试验 可卡因能阻断交感神经末梢对去甲肾上腺素的再吸收。10% 可卡因能够使正常眼瞳孔在 45 分钟内扩大到 8mm 甚至更大,然而不能使 Horner 综合征患眼的瞳孔散大。试验应在暗室内进行,将患者双眼滴 10% 的可卡因,每隔 15 分钟观察 1 次,共观察 45 分钟。如果患眼瞳孔仍小于健侧且双眼瞳孔大小的差异比用可卡因之前更明显(大于 0.8mm),则为阳性,说明患者瞳孔小的一侧具有 Horner 综合征,但不能判断损害的部位在中枢、节前还是节后。

2. 影像学检查 针对可能发生病变的部位进行 X 线、CT 或 MRI 检查有助于确定病变的位置和性质。

【鉴别诊断】

1. 定位鉴别诊断 羟苯丙胺试验用于 Horner 综合征的定位鉴别诊断,仅在 Horner 综合征诊断明确的前提下进行。由于可卡因抑制神经末梢吸收氢溴酸羟苯丙胺,因此羟苯丙胺试验应在可卡因试验后 1~2 天再进行。羟苯丙胺是一种拟肾上腺素药,可通过促进突触内去甲肾上腺素的释放而使瞳孔散大。

表 16-12-2 Horner 综合征常见病因

分类	病变部位	病因
中枢性	下丘脑、丘脑或脑干疾患	缺血梗死,如 Wallenberg 综合征、肿瘤、脑出血
	颈髓疾患	脱髓鞘病变、肿瘤、创伤、脊髓空洞症、动静脉畸形
节前性	颈髓疾患	创伤、肿瘤、脊髓空洞症、动静脉畸形、颈椎间盘突出症、硬膜外麻醉
	臂丛疾患	臂丛下干损伤、产伤、神经瘤
	胸膜顶疾患	Pancoast 癌、医源性损伤,如心胸手术
	颈前区疾患	创伤、医源性损伤,如颈清扫术、颈静脉置管、肿瘤,如甲状腺肿瘤
节后性	颈上神经节疾患	神经节切除术、颈淋巴结病、颈静脉扩张
	颈内动脉疾患	血栓形成、颈动脉夹层、创伤、肿瘤(如位于颅底的鼻咽癌)
	海绵窦疾患	肿瘤(脑脊膜瘤、垂体瘤)、颈动脉海绵窦瘘、颈内动脉动脉瘤、炎症、感染、血栓形成
	血管性头痛	偏头痛、丛集性头痛

试验时,在两眼内分别滴入1%羟苯丙胺,在暗光下观察45分钟。节前损伤患者由于节后神经元仍保留产生神经递质的能力,因此在氢溴酸羟苯丙胺的作用下可出现正常的瞳孔扩大反应,双侧瞳孔差别超过1mm有诊断意义。节后损伤为神经末梢本身的破坏,无储存的去甲肾上腺素释放,在氢溴酸羟苯丙胺的作用下不会出现瞳孔散大。Horner综合征发病一周内此试验可出现假阴性表现。

2. 生理性瞳孔不等大 可通过可卡因试验来区分。

3. 其他在暗环境下更明显的瞳孔不等 有些少见的情况下,如有机磷中毒,可引起瞳孔缩小。有些患者使用含肾上腺素能的药物雾化剂可能溢出于面罩周围,在结膜囊内浓缩引起瞳孔散大。这两种情况下的瞳孔不等也是在暗处更明显。

【治疗】积极治疗原发病。

二、副交感通路抑制引起的瞳孔散大

【概述】病变部位以 Edinger-Westphal(E-W)核为界分为中枢性(核上性)、核性、核下性。

核上性麻痹性瞳孔散大是由颅内压增高导致沟回疝所产生的,病因多见于脑脓肿、脑出血、脑外伤、颅骨骨折等。

E-W核的常见病因有炎症、维生素缺乏脑病、神经退行性变、遗传性运动失调、多发性硬化、中毒和占位性病变。通常会出现双眼瞳孔异常,同时伴有上睑下垂和或眼肌麻痹。

核下性麻痹性瞳孔散大常见病因有累及颅底脑膜、脑干、海绵窦、眼眶、睫状神经节等的炎症、外伤或肿物。核下性麻痹性瞳孔散大以睫状神经节为界又分为节前性和节后性。睫状神经节以后副交感通路抑制引起的瞳孔散大称为阿迪瞳孔。阿迪瞳孔可分为局灶性阿迪瞳孔、神经性阿迪瞳孔和阿迪综合征3种类型。局灶性阿迪瞳孔常见病因有缺血、偏头痛、巨细胞动脉炎、病毒感染、梅毒、结节病、脉络膜炎症、各种眼球和眶内手术等。神经病性阿迪瞳孔发生于全身广泛周围神经病或自主神经病累及睫状神经节或睫状短神经时,常见病因包括梅毒、糖尿病、格林巴利综合征、系统性红斑狼疮、干燥综合征等。阿迪综合征的原因尚不清楚。

【临床症状】主要表现为原发病变的症状,如发热、昏迷、抽搐等。患者可有畏光、看近模糊、头痛等症状。

【临床体征】

1. 瞳孔散大,瞳孔括约肌存在节段性收缩。

2. 动眼神经麻痹伴有上睑下垂、上直肌、下直肌、内直肌和下斜肌麻痹。

3. 阿迪综合征常伴有膝、踝关节反射和上肢深反射等的消失。

4. 原发病相应的神经系统或其他系统体征。

【辅助检查】

1. 影像学检查 针对可能发生病变的部位进行 X 线、CT 或 MRI 检查有助于确定病变的位置和性质。

2. 毛果芸香碱试验 副交感通路抑制引起的瞳孔散大对胆碱能性药物产生超敏感,用0.1%毛果芸香碱点眼即可见瞳孔缩小。

【鉴别诊断】

1. 瞳孔括约肌损伤引起的瞳孔散大 眼球钝挫伤可以导致光发射微弱或者消失的不规则散大的瞳孔。大部分患者应用裂隙灯可以观察到其眼外伤征象。

2. 散瞳药物引起的瞳孔散大 药物引起的瞳孔散大在应用1%的毛果芸香碱滴眼液后无反应或收缩微弱,但可以使对侧正常眼瞳孔缩小。副交感通路抑制引起的瞳孔散大对胆碱能性药物产生超敏感,用0.1%毛果芸香碱点眼即可见瞳孔缩小。

【治疗】

1. 积极治疗原发病。

2. 因瞳孔散大而致畏光严重者,可配戴有色眼镜。

(曲进锋)

第十三节 相对性瞳孔传入障碍

不论病因如何,多数单侧视神经病或双侧病变程度不一致的双侧视神经病均可出现相对性瞳孔传入障碍(RAPD)。青光眼、黄斑病变、视网膜脱离、视网膜静脉阻塞、失用性弱视也可产生 RAPD。完全性或近完全性视束损伤不仅可引起对侧同向性偏盲,也可以引起对侧眼 RAPD。顶盖前核或上丘臂的单侧病变会产生对侧 RAPD。膝状体以后的视路病变则不引起 RAPD。单眼非器质性视力下降或视野缩小不引起 RAPD。

(曲进锋)

参考文献

1. HAYREH S S. Ischemic optic neuropathy [J]. Progress in retinal and eye research, 2009, 28: 34-62.

2. HAYREH S S. Posterior ischemic optic neuropathy [J]. International journal of ophthalmology, 1981, 182: 29-41.

3. HAYREH S S, ZIMMERMAN B. Visual field abnormalities in nonarteritic anterior ischemic optic neuropathy: their pattern and prevalence at initial examination [J]. Archives of ophthalmology, 2005, 123: 1554-1562.

4. HAYREH S S. Non-arteritic anterior ischemic optic neuropathy: role of systemic corticosteroid therapy [J]. Survey of ophthalmology, 2010, 55: 399-400.

5. MILLER N R, NEWMAN N J. Walsh & Hoyt's clinical neuroophthalmology [M]. 5th ed. Baltimore: Lippincott Williams and Wilkins, 1999.

6. Optic Neuritis Study Group. Visual function 15 years after optic neuritis: a final followup report from the Optic Neuritis Treatment Trial [J]. Ophthalmology, 2008, 115(6): 10791082.e5.

7. BECK R W, CLEARY P A, ANDERSON M M Jr, et al. A randomized, controlled trial of corticosteroids in the treatment of acute optic neuritis. The Optic Neuritis Study Group [J]. N Engl J Med, 1992, 326(9): 5.

8. WALSH T J. Neuroophthalmology: clinical signs and symptoms

［M］.4th ed. Baltimore：Williams and Wilkins，1997.

9. KLINE L B，BAJANDAS F. Neuroophthalmology review manual［M］.6th ed. Thorofare：Slack，2007.

10. 中华医学会眼科学分会神经眼科学组.视神经炎诊断和治疗专家共识(2014 年)［J］.中华眼科杂志,2014,50(6):459-463.

11. 中华医学会眼科学分会神经眼科学组.我国非动脉炎性前部缺血性视神经病变诊断和治疗专家共识(2015 年)［J］.中华眼科杂志,2015,51(5):323-326.

附录一 眼科临床指南推荐模式总结(2022 版)

由美国眼科学会起草、国际眼科学会理事会(ICO)推荐的眼科临床指南推荐模式(Preferred Practical Pattern,PPP)收集了全球眼科专家发表的多中心随机对照试验、临床研究、病理序列分析、病例报告、专家共识等文献,对这些文献按循证等级作了标注和不同推荐强度。推荐指南的目的是吸收并利用大量已有信息,将其转化为使用方面的建议,改善患者预后和医疗质量。

2009 年,中华医学会、中华医学会眼科学分会与美国眼科学会在国家卫健委各司局见证下签署了使用 PPP 的合作协议。

PPP 是为临床实践模式提供的指导,而非针对某一特定个体的治疗方案。虽然总体上应该满足大多数患者的需求,但不可能完全满足所有患者的需求。遵循 PPP 并不能确保在所有情况下都有良好的结果。这些实践模式不应被视为包括了所有适当的治疗方法,也不应被视为排除了旨在获得最佳效果的其他合理治疗方法。以不同的方式来满足不同患者的需求是必要的。医生必须根据患者提供的所有情况,对其治疗是否合理作出最终的判断。

评价单个研究证据使用苏格兰校际指导网络(SIGN)量表,研究证据分级的定义和标准如下:

• Ⅰ++:高质量的荟萃分析,随机对照试验(randomized controlled trials,RCT)的系统回顾,或偏倚风险非常低的 RCT。

• Ⅰ+:良好的荟萃分析,RCT 的系统回顾,或偏倚风险较低的 RCT。

• Ⅰ-:荟萃分析,RCT 的系统回顾,或偏倚风险高的 RCT。

• Ⅱ++:对病例对照研究或队列研究的高质量系统回顾;高质量的病例对照或队列研究,混杂或偏倚的风险极低,因果关系的可能性很高。

• Ⅱ+:良好的病例对照或队列研究,混杂或偏倚风险低,因果关系可能性适中。

• Ⅱ-:混杂或偏倚风险高的病例对照或队列研究,且存在不是因果关系的显著风险。

• Ⅲ:非分析性研究(如病例报告、病例系列)。

治疗建议是在证据主体的基础上形成的。评估、发展和评价建议的分级(Grading of Recommendations Assessment, Development and Evaluation,GRADE)定义如下:

• 高质量(GQ):进一步的研究不太可能改变对效果评估的信心。

• 中等质量(MQ):进一步的研究可能会对效果评估的信心产生重要影响,并可能改变评估。

• 质量不足(IQ):进一步的研究很有可能对效果评估的信心产生重要的影响,并很有可能改变评估;任何对效果的评估都非常不确定。

关键治疗建议采用 GRADE 定义,分级如下:

• 强烈建议(SR):当干预的理想效果明显超过不良影响或明显不超过不良影响时使用。

• 酌情推荐(DR):因为证据质量低,或因为证据提示这种干预的预期效果和不良影响接近平衡,因此权衡不太确定时使用。

PPP 作为患者诊治的指南,必须认识到,只有以患者的需求为首要考虑来应用医疗技术,才能实现真正卓越的医疗。指南需要不断更新、不断更改或完善才能为患者提供最前沿、最优质的医疗服务。

(黎晓新)

角膜疾病

细菌性角膜炎

首诊问诊

• 眼部症状(疼痛程度、眼红、分泌物、视物模糊、畏光、症状持续时间、起病前后的情况)。

• 角膜接触镜配戴史(配戴时间、过夜配戴、接触镜类型、护理液、角膜接触镜清洁方法、自来水冲洗镜片、游泳或热水沐浴洗澡时配戴接触镜、互联网等购买途径,以及装饰性角膜接触镜的使用)。

• 其他眼病史回顾:包括单纯疱疹病毒性角膜炎、水痘带状疱疹病毒性角膜炎、既往细菌性角膜炎、外伤、干眼,以及既往眼部手术史(屈光手术、面部激光美容手术)等危险因素。

• 回顾其他医疗问题,包括免疫状态、全身药物治疗和耐甲氧西林金黄色葡萄球菌感染史。

• 目前和近期使用的眼科药物。

• 药物过敏史。

首诊查体

• 视力。

• 患者的一般外观,包括皮肤状况。

• 面部检查。

• 眼球位置。

• 眼睑及眼睑闭合情况。

• 结膜。

• 泪器。

- 角膜知觉。
- 裂隙灯显微镜检查:
  □ 睑缘;
  □ 结膜;
  □ 巩膜;
  □ 角膜;
  □ 前房:深度、细胞、房水闪辉等炎症表现、前房积脓、纤维素渗出、前房积血;
  □ 前部玻璃体:炎症表现;
  □ 对侧眼:寻找致病线索,以及可能存在的相似潜在病变。

诊断检查

- 大多数社区获得性病例可通过经验性用药管理,无须进行涂片或培养。
- 细菌涂片和培养的适应证:
  □ 角膜中央浸润、大面积浸润、和/或存在显著基质角膜受累。
  □ 慢性病程或广谱抗生素治疗无效。
  □ 角膜手术史。
  □ 存在疑似真菌性、阿米巴性或分枝杆菌性角膜炎的非典型临床表现。
  □ 角膜多发浸润灶。
- 细菌性角膜炎的前房积脓通常是无菌性的,除非高度怀疑感染性眼内炎(如内眼手术后、穿透性眼外伤或脓毒血症),常规不应进行房水或玻璃体穿刺。
- 用于培养的角膜刮屑应直接接种在适当的培养基上,以获得最佳培养效果。如果做不到直接接种,则将标本放置在转运介质中。在这两种情况下,都应尽快培养或送实验室。

管理方案

- 局部滴用抗生素眼药水能够达到较高组织浓度,在大多数情况下是首选的治疗方法。
- 使用氟喹诺酮单药治疗与使用强化的抗生素联合治疗一样有效(Ⅰ+,GQ,SR)。应用不同种类局部抗生素治疗后的角膜穿孔率未发现明显差异(Ⅰ+,GQ,SR)。

- 局部皮质类固醇治疗可能有有益的作用,但多数文献中的临床结局无明显差异(Ⅰ+,GQ,SR)。
- 结膜下注射抗生素可能有助于预防即将发生的巩膜受累、穿孔,或可能的粘连。
- 对累及中央或重症角膜炎(如累及基质深层,或浸润灶大于 2mm 伴大量脓性分泌物),应使用负荷剂量给药(如 1 次/5~15min),然后频繁给药(如建议 1 次/h)。重症病例最初至少在明确病情稳定或改善之前应每日随访。
- 全身用药可能对感染扩散至巩膜或眼内的病例有效,如淋病感染。
- 对在疑似出现细菌性角膜炎时眼部应用皮质类固醇药物的患者,应当减少或停止使用皮质类固醇,直到感染得到控制。
- 当角膜浸润累及视轴时,可在明确致病菌、病情持续 2~3d 好转后,在局部抗生素的基础上加用局部皮质类固醇治疗。
- 开始局部皮质类固醇治疗后 1~2d 内复查患者并监测眼压。
- 一般情况下,病情如果 48h 内没有改善或稳定,应修改初始治疗方案。

患者教育

- 告知患者导致细菌性角膜炎的危险因素、感染的体征和症状,如果出现此类预警体征或症状,应立即咨询眼科医生。
- 教育患者细菌性角膜炎可造成的严重视力损害和严格遵守治疗方案的必要性。
- 讨论永久性视力丧失的可能性和未来视觉康复训练的需要。
- 教育配戴角膜接触镜的患者接触镜配戴及过夜配戴所增加的感染风险,以及遵循接触镜正确配戴方法的重要性。
- 建议视力明显下降或已致盲但不适宜手术治疗的患者接受视觉康复训练(参考 www.aao.org/low-vision-and-vision-rehab)。

细菌性角膜炎的抗生素治疗

病原微生物	局部抗生素	局部药物浓度	结膜下注射剂量
没有确定致病菌或有多种致病菌	头孢唑林或万古霉素联合	25~50mg/mL	0.5mL 内含 100mg 或 25mg
	妥布霉素或庆大霉素或	9~14mg/mL	0.5mL 内含 20mg
	氟喹诺酮类 *	多种浓度 †	
革兰氏阳性球菌	头孢唑林	50mg/mL	0.5mL 内含 100mg
	万古霉素 ‡	10~50mg/mL	0.5mL 内含 25mg
	杆菌肽 ‡	10 000IU	
	氟喹诺酮类 *	多种浓度 †	

续表

病原微生物	局部抗生素	局部药物浓度	结膜下注射剂量
革兰氏阴性杆菌	妥布霉素或庆大霉素	9~14mg/mL	0.5mL 内含 20mg
	头孢他啶	50mg/mL	0.5mL 内含 100mg
	氟喹诺酮类	多种浓度[†]	
革兰氏阴性球菌[§]	头孢曲松钠	50mg/mL	0.5mL 内含 100mg
	头孢他啶	50mg/mL	0.5mL 内含 100mg
	氟喹诺酮类	多种浓度[†]	
革兰氏阳性杆菌(非结核性分枝杆菌)	阿米卡星	20~40mg/mL	0.5mL 内含 20mg
	克拉霉素	10mg/mL	
	阿奇霉素[‖]	10mg/mL	
	氟喹诺酮类	多种浓度[†]	
革兰氏阳性杆菌(诺卡氏菌)	磺胺醋酰	100mg/mL	
	阿米卡星	20~40mg/mL	0.5mL 内含 20mg
	甲氧苄啶	16mg/mL	
	磺胺甲噁唑	80mg/mL	

经美国眼科学会基础和临床科学课程(Basic and Clinical Science Course)小组委员会批准修改。Basic Clinical and Science Course. External Disease and Cornea：Section 8, 2017-2018. Table 10-6. San Francisco：American Academy of Ophthalmology, 2017.

* 与其他氟喹诺酮类药物相比,革兰氏阳性球菌对加替沙星、莫西沙星和贝西沙星耐药更为罕见。

[†] 贝西沙星 6mg/mL,环丙沙星 3mg/mL,加替沙星 3mg/mL,左氧氟沙星 15mg/mL,莫西沙星 5mg/mL,氧氟沙星 3mg/mL,这些浓度的药物均已上市。

[‡] 应用于耐药肠球菌和葡萄球菌者,以及青霉素过敏者。万古霉素和杆菌肽对革兰氏阴性菌无效,在细菌性角膜炎经验性治疗中不能单独应用。

[§] 对怀疑为淋球菌感染者必须联用全身治疗。

[‖] 数据来自：Chandra NS, Torres MF, Winthrop KL. Cluster of Mycobacterium chelonae keratitis cases following laser in-situ keratomileusis. Am J Ophthalmol 2001；132；819-830.

(王磊峰　译,洪晶　郭雨欣　审)

睑缘炎

首诊问诊

● 眼部症状和体征(红肿、刺激感、烧灼感、流泪、痒、睫毛结痂、睫毛脱落、眼睑黏附、视物模糊或波动、不耐受角膜接触镜、畏光、瞬目频率增加和复发性睑腺炎)。

　● 一天中症状加重的时间。

　● 症状持续时间。

　● 单侧或双侧发病。

　● 加重病情的情况(吸烟、过敏原、风、角膜接触镜、低湿度、类视黄醇、饮食和饮酒、眼部化妆)。

　● 与全身性疾病相关的症状[酒渣鼻、特应性、银屑病和移植物抗宿主病(GVHD)]。

　● 目前和过去的全身用药和局部用药情况(抗组胺药物或具有抗胆碱能作用的药物,或过去使用的可能对眼表有影响的药物,如异维 A 酸)。

　● 最近与被感染的人接触[如睑虱病(耻骨阴虱)]。

　● 眼部病史(既往眼内和眼睑手术,局部外伤如机械损伤、热损伤、化学损伤和放射损伤,眼睑美容或眼睑成形术史,睑腺炎和/或睑板腺囊肿病史)。

首诊查体

● 视力。

● 外观检查：

□ 皮肤；

□ 眼睑。

● 裂隙灯显微镜检查：

□ 泪膜；

□ 前部睑缘；

□ 睫毛；

□ 后部睑缘；

□ 睑结膜(翻转眼睑)；

□ 球结膜；

□ 角膜。

诊断检查

● 对炎症严重的复发性前部睑缘炎患者,以及治疗无效的患者,应当进行细菌培养。

● 对明显不对称、对治疗无效或同一部位出现复发性睑板腺囊肿者,应当行眼睑活检,以排除眼睑肿瘤的可能性。

- 如果怀疑皮脂腺腺癌,在进行活检前,应咨询病理医师。

管理方案

- 对睑缘炎患者,首先进行热敷和眼睑清洁治疗。
- 局部使用抗生素如杆菌肽或红霉素,日间使用1次或多次,或在睡前涂睑缘并持续数周。
- 对睑板腺功能障碍的患者,慢性症状和体征如果不能通过眼睑清洁或睑板腺分泌物排出得到充分控制,口服四环素和局部使用抗生素可能会有帮助。
- 局部涂壬二酸、伊维菌素、溴莫尼定、多西环素和异维A酸可有效治疗酒渣鼻患者(Ⅰ+,GQ,SR)。
- 对眼睑或眼表炎症如严重结膜感染、边缘角膜炎或淋巴囊肿的患者,可局部短期使用糖皮质激素。应使用最低有效剂量,尽量避免长期使用糖皮质激素。
- 对非典型睑缘炎或对药物治疗无反应的患者,应怀疑眼睑肿瘤的可能,对这些患者应仔细重新评估。

随诊评估

- 随诊应包括:
- 随诊间期的病史;
- 视力检查;
- 外眼检查;
- 裂隙灯显微镜检查。
- 如果使用糖皮质激素治疗,在几周内重新评估患者,以确定其对治疗的反应,测量眼压,并评估治疗依从性。

患者教育

- 告知患者本病为慢性病程且易复发。
- 告知患者症状通常可以改善,但很少能被根除。
- 可疑为恶性肿瘤的眼睑炎性病变患者应转诊给适当的专家。

(王磊峰　译,洪晶　曲景灏　审)

结膜炎

首诊问诊

- 眼部症状和体征(眼睑粘连、瘙痒、流泪、分泌物、刺激、疼痛、畏光、视物模糊)。
- 症状持续时间和进程。
- 加重因素。
- 单眼或双眼发病。
- 分泌物性质。
- 近期与感染者接触史。
- 创伤(机械性、化学性、紫外线性)。
- 近期手术史。
- 反复擦拭黏液样分泌物的行为(如反复处理和擦拭结膜导致机械性刺激)。
- 配戴角膜接触镜(镜片类型、卫生和使用方法)。
- 可能与系统性疾病有关的症状和体征(泌尿生殖系统分泌物、排尿困难、吞咽困难、上呼吸道感染、皮肤和黏膜病变)。
- 过敏、哮喘、湿疹。

- 使用局部和全身药物。
- 眼部病史(既往发作的结膜炎和既往眼科手术)。
- 免疫状态受损[人类免疫缺陷病毒(HIV)感染、化疗、免疫抑制剂]。
- 当前和既往的系统性疾病[特应性反应、Stevens-Johnson综合征(SJS)/中毒性表皮坏死松解症(TEN)、癌症、白血病、水痘、GVHD]。
- 社会史(吸烟、二手烟暴露、职业和爱好、空气污染物暴露、旅行、运动习惯、日常饮食、使用违禁药物和性活动)。

首诊查体

- 视力。
- 外观检查:
- 区域淋巴结肿大,特别是耳前淋巴结。
- 皮肤(酒渣鼻、湿疹、脂溢性皮炎的体征)。
- 眼睑和附属器异常(水肿、变色、错位、松弛、溃疡、结节、瘀斑、肿瘤、颞侧斑点、睫毛脱落)。
- 眼眶:肿胀、不对称。
- 结膜(单侧的、结膜反应类型、分布、结膜下出血、球结膜水肿、瘢痕改变、睑球粘连、团块、分泌物)。
- 裂隙灯生物显微镜。

管理方案

- 成年人群中的大多数病例是病毒性和自限性的,不需要抗菌治疗。没有被证明可以有效根除腺病毒感染的治疗办法;人工泪液、局部抗组胺药、局部类固醇、口服镇痛药或冷敷可缓解症状。由于有潜在的不良治疗效果,应避免使用抗生素。
- 过敏原特异性免疫治疗有利于减轻过敏性结膜炎,儿童效果优于成人(Ⅰ+,GQ,SR)。
- 使用非处方抗组胺药/血管收缩剂或第二代局部组胺H_1受体拮抗剂治疗轻度过敏性结膜炎(Ⅰ+,GQ,SR)。如果病情经常复发或持续存在,可使用肥大细胞稳定剂(Ⅰ++,GQ,SR)。
- 春季/特应性结膜炎的治疗包括改善环境、使用冷敷和眼部润滑剂。急性发作通常需要局部使用皮质类固醇。局部使用环孢霉素对严重病例有效(Ⅰ+,GQ,SR)。
- 角膜接触镜相关角结膜炎患者应停止配戴角膜接触镜直至角膜恢复正常。
- 对严重的病例,可以考虑局部使用环孢霉素或他克莫司(Ⅰ+,GQ,DR)。
- 使用全身抗生素治疗由淋球菌或沙眼衣原体引起的结膜炎。
- 当结膜炎与性传播疾病有关时,对性伴侣进行治疗,以减少疾病的复发和传播,并将患者及其性伴侣转诊至适合的专科医师。
- 将表现出系统性疾病的患者转给适合的专科医生。

随诊评估

- 随诊应包括:
- 随诊间期的病史;
- 视力;

□ 裂隙灯生物显微镜。

● 如果使用糖皮质激素,定期测量眼压和散瞳以评估白内障和青光眼。

患者教育

● 劝告具有传染性的患者尽量减少或预防疾病的传播,并鼓励患者在出现症状(I+,GQ,SR)后的10~14d内在社区内减少与他人的接触。

● 告知需要反复短期滴用糖皮质激素的患者,应用糖皮质激素具有潜在的并发症。

● 建议过敏性结膜炎患者经常换洗衣服和睡前洗澡/淋浴可能有所帮助。

(王磊峰　译,洪晶　袁博伟　审)

角膜扩张性疾病

首诊问诊

● 疾病发病和病程。

● 视力障碍。

● 眼部、全身病史和家族史。

首诊查体

● 视觉功能评估。

● 外眼检查:

□ 眼睑形态和眼睑皮肤。

● 裂隙灯生物显微镜检查:

□ 角膜变薄或突出的表现、程度和位置。

□ 既往眼科手术的提示。

□ 存在Vogt纹、明显的角膜神经、Fleischer环或其他铁质沉积。

□ 角膜瘢痕或既往水肿的证据,以及存在明显的角膜神经。

● 眼压测量。

● 眼底检查:评估暗室的红光反射,评估视网膜色素变性。

诊断检查

● 角膜曲率测量。

● 角膜地形图和断层扫描:

□ 地形曲率图;

□ 地形高度图和断层扫描。

● 相干光断层扫描(OCT)。

管理方案

● 根据视力障碍情况以及每种治疗方案的风险/效益分析,为每位患者量身制订治疗方案。

● 可以使用眼镜矫正视力,但随着圆锥角膜的进展,可能需要配戴接触镜来矫正视力并减少变形。

● 硬质透氧性角膜接触镜(RGP)可以掩盖角膜不规则。混合接触镜具有更高的透氧性和更强的RGP/水凝胶连接强度。背负式接触镜可提高舒适度并减少上皮破坏。当RGP和/或混合接触镜失败时,可能需要使用巩膜镜。

● 对于角膜扩张、角膜透明和接触镜不耐受的患者,角膜

基质环植入可以改善接触镜耐受性和最佳矫正视力(BCVA)。

● 角膜胶原交联(CXL)的长期数据支持其安全性和稳定性,对于早期圆锥角膜以及在最早阶段有进展风险,为停止或减缓其进展的患者,应考虑使用。

● 对不耐受接触镜且后弹力层无明显瘢痕或持续性水肿的患者,可以考虑使用深板层角膜移植术(DALK)。当角膜变薄的最薄处位于周边角膜时,可以选择新月形板层角膜移植术。

● 当患者配戴眼镜和接触镜无法再获得功能性视力且角膜胶原交联为禁忌时,或出现持续性角膜水肿时,需要进行穿透性角膜移植术。后弹力层剥离角膜内皮移植术不能矫正扩张性疾病。

● 对深层基质瘢痕,穿透性角膜移植术(PK)优于深板层角膜移植术(DALK)。总体而言,没有足够的证据来确定哪种技术可以提供更好的总体预后(I+,GQ,DR)。

● 当远周边角膜发生扩张时,可以进行板层移植以提供构造性支撑,并且可以行穿透性角膜移植以恢复视力。

随诊评估

● 复查应包括:

□ 间期病史;

□ 视力;

□ 外眼检查;

□ 裂隙灯生物显微镜;

□ 角膜地形图和断层扫描评估角膜轮廓和厚度;

□ 角膜厚度测量。

● 随着角膜胶原交联(CXL)技术的出现,现需要更频繁的随访(即3~6个月)来了解病情进展。

患者教育

● 宣教所有患者避免揉眼睛。

● 讨论早期交联对进展高风险或曾出现视力进行性丧失的患者的益处和潜在风险。

● 应让接受角膜移植的患者意识到排斥反应的警告信号,如果出现症状应立即就医。医生应该了解角膜上皮、基质和内皮排斥反应在裂隙灯生物显微镜下的表现。

(李方烃　译,黎晓新　审)

角膜水肿和混浊

首诊问诊

● 症状和体征:视物模糊或视力波动,通常具有昼夜特征;畏光;眼红;流泪;间歇性异物感;剧烈、无法工作或干扰工作的疼痛。

● 近期其他眼科手术史。

● 发病年龄。

● 发病速度:急性、渐进或波动的症状。

● 持续性:暂时或永久的。

● 单侧或双侧表现。

● 调节因素或情况。

● 既往眼病史和病史。

- 局部和全身用药。
- 外伤:眼睛或眼周区域的钝性或穿透性损伤、产钳助产分娩、化学伤。
- 接触镜配戴:原因、镜片类型、配戴时间和清洁方式。
- 家族史和社会史。

首诊查体

- 视觉功能评估:
□ 视力检查和功能状态的比较。
□ 眩光测试。
- 外眼检查:
□ 眼球突出、眼睑下垂、兔眼或眼睑松弛综合征的证据。
□ 眼睑或面部不对称、瘢痕和功能障碍。
□ 其他(如瞳孔反射、角膜直径、干眼评估)。
- 裂隙灯生物显微镜检查:
□ 单侧或双侧表现。
□ 弥漫性或局限水肿。
□ 主要是上皮还是基质水肿。
□ 上皮破裂、基质浸润、上皮内生、条纹、局部增厚、变薄、瘢痕、界面混浊、条纹或炎症、基质血管化或沉积物的证据。
□ 内皮赘、后弹力层撕裂或脱离、内皮囊泡、角膜后沉积物(KP)、色素、周围前粘连的证据。
□ 如果有角膜移植,是否涉及受体组织。
□ 扇形角膜水肿和成簇 KP 或前房反应的证据。
□ 瞳孔和虹膜的状态、形状和位置。
□ 晶状体或人工晶体,以及任何其他眼内装置的状态和位置。
□ 既往角膜屈光手术的证据。
□ 已愈合或最近的角巩膜伤口,与既往手术、手术装置和眼内炎症迹象相关的巩膜变薄区域。
- 眼压测量。
- 眼底检查。
- 房角镜检查。

诊断检查

- 潜在视力仪(如激光视网膜视力仪等)。
- 硬性角膜接触镜戴镜验光。
- 角膜厚度测量。
- 角膜地形图。
- 角膜内皮镜。
- 共聚焦显微镜。
- 眼前节相干光断层扫描。
- 超声生物显微镜检查。

管理方案

- 治疗目标是控制角膜水肿或混浊的原因,并通过提高视力和舒适度来提高患者的生活质量。
- 在大多数情况下,从药物治疗开始,当药物治疗不佳时,可以考虑手术。
- 角膜水肿药物治疗:

□ 降低升高的眼压。
□ 怀疑内皮功能障碍时,局部碳酸酐酶抑制剂不应作为一线治疗。
□ 当感染被排除或控制时,局部皮质类固醇可控制炎症。
□ 微囊性或大泡性上皮病变可能会产生不适或疼痛,需要使用绷带镜。具有高含水量和高氧扩散系数的薄镜片可能是最有优势的。
□ 在急性水肿的情况下,应开始支持性治疗以减轻炎症和/或疼痛。
- 角膜水肿手术治疗:
□ 患有角膜水肿和持续不适,但视力有限或没有视力的患者通常更适合接受以下手术:
– 结膜瓣;
– 羊膜移植;
– 多种瘢痕类手术;
– 角膜移植;
– 内皮角膜移植术。
□ 对于持续性角膜水肿的患者,可以考虑进行多种角膜切削术和角膜移植术。
- 角膜混浊药物治疗:
□ 角膜混浊治疗可分为两个阶段:
– 主要、起始过程(即感染、创伤)的治疗;
– 处理由此产生的问题(即表面糜烂和不规则、瘢痕、变薄和血管化)。
□ 传统治疗包括使用抗生素滴眼剂或眼膏来预防继发性细菌感染。
□ 当眨眼或眼睑闭合不充分时,使用肉毒毒素或缝合行临时睑缘闭合可能会有所帮助。
□ 绷带镜或羊膜对于愈合延迟的情况可能有效。
□ 加压包扎曾经是标准治疗方法,但最近的一项研究发现,其不会对舒适度或愈合速度产生积极影响(I+、GQ、DR)。
□ 角膜逐渐变薄或小穿孔通常需要使用组织粘合剂进行结构支撑。
□ 局部皮质类固醇通常用于减少眼内和角膜炎症。长期局部使用皮质类固醇应监测眼压以及白内障的形成。
□ 当表面不规则成为影响因素时,硬性透气性角膜接触镜(或需要更高稳定性时的混合镜片或巩膜镜片)通常会改善视力;这种镜片可避免行更多侵入性手术的可能。
- 角膜混浊手术治疗:
□ 手术策略取决于所涉及的组织层:
– 可能需要浅层角膜切削术来去除浅层沉积物。
– 板层角膜移植术可适用于去除更深的沉积物。
– 穿透性角膜移植术可用于去除更深的多层混浊。
– 乙二胺四乙酸(EDTA)可用于治疗带状角膜变性(Ⅲ、IQ、DR)。

复诊评估

- 在角膜水肿的管理中,随访的目标是监测内皮功能障碍。

- 在角膜混浊的管理中,有必要进行随访以监测角膜清晰度和表面不规则程度。

- 共存问题,特别是眼内炎症情况和眼压,需要定期重新评估。

患者教育

- 使患者对实际可保留或恢复的视觉功能和并发症风险了解并有合理预期。

- 详细讨论角膜水肿或混浊的原因以及各种治疗方案非常重要。

- 当疾病过程或治疗复杂时,应尽可能就此类疾病向患者提供咨询,使患者达到合理的期望并足够了解治疗决策。

- 如果通过家族史或临床检查结果无法确定角膜屈光手术候选者是否患有 Avellino 角膜营养不良,可采用市售的快速检测技术识别该病症。

(李方烃　译,黎晓新　审)

干眼

首诊问诊

- 眼部症状和体征(刺激、流泪、灼热感、刺痛、干燥或异物感、轻微瘙痒、畏光、视物模糊、角膜接触镜不耐受、眼红、黏性分泌物、瞬目频率增加、视疲劳、昼夜波动、症状在夜间加重)。

- 症状加重的情况(风、航空旅行、湿度降低、与用眼时间延长如阅读和使用电脑有关的瞬目频率降低等)。

- 症状持续时间。

- 眼部病史,包括:

□ 局部外用药及其相关防腐剂(人工泪液、洗眼液、抗组胺药、抗青光眼药物、血管收缩剂、皮质类固醇、抗病毒药物、顺势疗法或草药制剂)。

□ 角膜接触镜配戴史。

□ 过敏性结膜炎。

□ 眼部手术史(角膜移植手术史、白内障手术史、角膜屈光手术史)。

□ 眼表疾病(单纯疱疹病毒、水痘带状疱疹病毒、眼部黏膜类天疱疮、无虹膜畸形)。

□ 泪点手术。

□ 眼睑手术(上睑下垂修复手术、眼睑成形术、睑内翻/外翻修复)。

□ Bell 麻痹(特发性面神经麻痹)。

- 全身病史,包括:

□ 吸烟或接触二手烟。

□ 皮肤病(酒渣鼻、银屑病、水痘带状疱疹病毒)。

□ 洗脸的技巧和频率,包括眼睑和睫毛卫生。

□ 特应性反应。

□ 系统性炎症性疾病(干燥综合征、移植物抗宿主病、类风湿性关节炎、系统性红斑狼疮、Stevens-Johnson 综合征、结节病、硬皮病)。

□ 其他系统性疾病(淋巴瘤、结节病)。

□ 全身使用药物(抗组胺药、利尿剂、激素和激素拮抗剂、抗抑郁药、抗心律失常药、异维 A 酸、地芬诺酯/阿托品、β 肾上腺素能受体拮抗剂、化疗药、任何其他具有抗胆碱能作用的药物)。

□ 创伤(机械性损伤、化学伤、热损伤)。

□ 慢性病毒感染(丙型肝炎、人类免疫缺陷病毒感染)。

□ 非眼部手术(骨髓移植、头颈手术、三叉神经手术)。

□ 眼眶的放射治疗。

□ 神经系统疾病(帕金森病、Bell 麻痹、Riley-Day 综合征、三叉神经痛)。

- 非眼部症状(口干、龋齿、口腔溃疡、疲劳、关节痛、肌肉痛、更年期)。

首诊查体

- 视力。

- 外观检查:

□ 皮肤(硬皮病、面部变化一致伴有酒渣鼻、脂溢性皮炎)。

□ 眼睑:闭合不全/位置异常、瞬目不完全或频率下降、眼睑迟落或退缩、睑缘红斑、异常沉积或分泌物、睑内翻、睑外翻。

□ 附属器:泪腺增大。

□ 眼球突出。

□ 脑神经功能障碍[如第 V 对脑神经(三叉神经),第Ⅶ对脑神经(面神经)]。

□ 手:类风湿关节炎特征的关节畸形、雷诺现象、指甲下小片状出血。

- 裂隙灯生物显微镜检查:

□ 泪膜:泪河的高度、碎屑、黏度增加、黏液丝和泡沫、首次泪膜破裂时间和平均泪膜破裂时间。

□ 睫毛:倒睫、双行睫、睫毛脱落、睫毛附着物。

□ 前、后睑缘:睑板腺异常(睑板腺开口上皮化生、睑板腺分泌减少、腺管萎缩)睑板腺分泌物特征(混浊、浓稠、泡沫样分泌物及分泌缺乏)、皮肤黏膜交界处血管化、角化和瘢痕、睑缘充血。

□ 泪点:通畅、位置、缺如、阻塞部位。

□ 结膜。

■ 下穹窿和睑结膜(黏液丝、瘢痕、红斑、乳头增生、滤泡增大、角化、上皮下纤维化、缩短、睑球粘连)。

■ 球结膜(孟加拉红、丽丝胺绿或荧光素染色后点状着染;充血;局部干燥;角化、水肿、松弛、滤泡)。

□ 角膜:睑裂暴露处的局部干燥、使用孟加拉红或荧光素评估的点状上皮糜烂、丝状物、上皮缺损、基底膜不规整、黏液斑块、角化、血管翳形成、变薄、浸润、溃疡、瘢痕化、新生血管形成、角膜或屈光手术的证据。

诊断检查

- 泪膜破裂时间。

- 眼表染色。

- Schirmer 泪液分泌试验。

- 荧光素染色泪膜破裂时间/泪液功能指数。

- 泪液渗透压检测。

管理方案

- 干眼患者往往有很多促成因素，因此，应对任何可能的病因予以治疗。
- 根据医生经验和患者病情严重程度，选择特定的治疗方法。
- 人工泪液安全有效（Ⅰ+，GQ，SR）。
- 皮质类固醇可减少眼部刺激症状，减少角膜荧光素的着染，改善丝状角膜炎（Ⅰ+，GQ，SR）。
- 泪点栓塞可缓解严重干眼患者的症状（Ⅰ+，GQ，DR）。
- 与人工泪液相比，自体血清短期内可改善眼部刺激症状。
- 对于轻度干眼，以下措施是合适的：
- □ 患者教育和环境改善。
- □ 避免有眼表损害的局部或全身药物。
- □ 使用人工泪液替代品，凝胶/软膏。
- □ 眼睑治疗（热敷和眼睑卫生）。
- □ 治疗眼部因素如睑缘炎或睑板腺炎。
- □ 矫治眼睑异常。
- 对于中度干眼，除上述治疗外，还应采取以下措施：
- □ 抗炎药物（局部使用环孢素和皮质类固醇，全身补充 ω-3 脂肪酸）。
- □ 泪点栓塞。
- □ 单侧护眼罩和湿房镜。
- 对于重度干眼，除上述治疗外，还应采取以下措施：
- □ 全身使用胆碱能激动剂。
- □ 全身使用抗炎药。
- □ 黏液溶解剂。
- □ 自体血清液。
- □ 角膜接触镜。
- □ 矫正眼睑异常。
- □ 永久性泪点阻塞。
- □ 睑缘缝合术。
- 监测患者使用皮质类固醇治疗的不良反应，如眼压升高和形成白内障。

随诊评估

- 目的是评估治疗效果，作为改变或调整治疗的依据，以监测眼表损伤，并抚慰患者。
- 随访频率和幅度取决于疾病的严重程度、治疗方法，以及对治疗的反应。

患者教育

- 患者教育是治疗成功的一个重要方面。
- 告知患者慢性干眼的性质及其自然病程。
- 设定并讨论治疗目标的现实期望值。
- 提供治疗方法的具体说明。
- 定期评估患者的依从性以及对疾病的认识程度，评估其对相关结构损害风险的认识和对有效管理的现实期望值，并加强教育。

- 将合并系统性疾病的患者转诊至适合的专科医生。
- 提醒已有干眼的患者，角膜屈光手术，特别是 LASIK，可能使其干眼症状加重。

（王磊峰　译，洪晶　臧云晓　审）

青光眼

原发性开角型青光眼

首诊问诊

- 眼病史（如屈光不正、外伤、眼部手术史）。
- 种族/民族。
- 家族史。
- 全身病史。
- 回顾相关记录。
- 当前用药。
- 既往青光眼激光或切开手术史。

首诊查体

- 视力。
- 瞳孔。
- 对照视野。
- 裂隙灯生物显微镜检查。
- 眼压测量。
- 前房角镜检查。
- 视盘（ONH）和视网膜神经纤维层（RNFL）检查。
- 眼底检查。

诊断检查

- 中央角膜厚度（CCT）测量。
- 视野检查。
- ONH、RNFL 与黄斑成像。

管理方案

- 治疗目的在于将眼压控制在目标范围内，保证 ONH/RNFL 与视野稳定。
- 目标眼压是估计值，必须是个体化的且在病程中需要调整。
- 初始目标眼压应较治疗前眼压至少降低 25%。若视神经损害较重，或视神经损害进展迅速，或存在其他危险因素（如家族史、年龄或视盘出血），则可选择更低的目标眼压。
- 可以通过药物、激光或手术（单独或者联合使用）来降低眼压。
- 药物治疗是现阶段最常用的降低眼压的初始干预；在选择最大有效性和耐受性的治疗方案时，要兼顾副作用和有效性之间的平衡关系，使每位患者获得预期的降眼压幅度。
- 若病情在达到目标眼压的情况下依然进展，需在下调目标眼压之前讨论：未检测到的眼压波动、对治疗方案的依从性，以及可替换的治疗方案建议。
- 评估正在接受青光眼药物治疗的患者有无眼部和全身

的副作用和毒性反应。

• 激光小梁成形术可以作为原发性开角型青光眼（POAG）患者的初始或附加治疗方案。激光小梁切除术能有效降低眼压，可在房角进行 180° 或 360° 操作。

激光小梁成形术患者的围手术期管理

• 施行手术的眼科医师有如下责任：

□ 在讨论了手术风险、收益及预期的手术结果之后，取得患者或其决策代理人的知情同意。

□ 术前评估确定具备手术适应证。

□ 在术前即刻、术后 30min~2h 内至少测量 1 次眼压。

□ 术后 6 周内进行随诊检查。如担心存在眼压相关的视神经损伤，可缩短随访时间。

青光眼有切口手术患者的围手术期管理

• 施行手术的眼科医师有如下责任：

□ 术前进行前房角镜检查，特别是考虑采用基于小梁网/Schlemm 管的微创青光眼手术时。

□ 在讨论手术风险、收益及预期的手术结果之后，取得患者或其决策代理人的知情同意。

□ 确定术前的评估记录的准确性和具备手术适应证。

□ 术后局部应用糖皮质激素。

□ 术后第 1 天进行随诊复查，术后第 1~2 周对视力、眼压及眼前节状态进行至少 1 次随诊复查。

□ 没有并发症的情况下，术后 3 个月内进行 1 次术后随访，检查视力、眼压（IOP）及眼前节情况。

□ 对术后有并发症的患者（浅前房、早期滤过泡失败、炎症反应加重或包裹性滤过泡），如有必要，安排更频繁的随诊。

□ 若发现滤过泡失败的证据，必要时可采取其他的治疗措施以增加房水流入滤过泡并降低眼压，包括注射抗纤维化药物、按摩、缝线调整、松解或断线、针拨滤过泡。

□ 管理术后并发症，如修复滤过泡渗漏、重建浅前房。

□ 向患者解释说明滤过性手术后眼在有生之年存在发生眼内炎的风险。若出现疼痛、视力下降、眼红、分泌物增加，应立即通知眼科医生。

对药物治疗患者的教育

• 讨论诊断、疾病的严重程度、预后和治疗计划，以及需要终身治疗的可能。

• 教会患者滴药后闭眼和压迫鼻泪道，以减少药物的全身吸收。

• 鼓励患者告诉眼科医师其在应用青光眼药物后身体和情绪上的变化。

随诊问诊

• 随诊间期眼病史。

• 随诊间期全身病史。

• 眼部用药的副作用。

• 回顾相关药物使用情况，包括末次用药时间。

随诊查体

• 视力检查。

• 裂隙灯显微镜检查。

• 眼压测量。

• 若存在可疑的房角关闭因素、浅前房、前房角异常或无法解释的眼压改变，需要前房角镜检查。定期行前房角镜检查。

• ONH 和视野评估。

治疗调整

• 未达到目标眼压，且调整治疗方案收益大于风险。

• 虽达到目标眼压，但视神经损害进展。

• 患者对现有治疗药物不耐受。

• 某种药物出现禁忌证。

• 使用局部降眼压药物的患者，若长时间保持稳定的视神经状态和较低的眼压，可以在谨慎监测下尝试减少药物用量。

• 当视盘损害进展，影像或视野检查变化时，可下调目标眼压值。

• 患者状态稳定且需要或希望减少药物的情况下，可上调目标眼压值。

患者教育

• 就疾病过程、干预理由和目标、患者的状况，以及替代措施的相关益处和风险进行患者教育，使患者能够有意义地参与制订合理的方案。

• 考虑行角膜屈光手术的患者，应告知其激光视力矫正可能会降低对比敏感性，且可能降低眼压测量的准确性。

• 有严重视力损害或盲的患者，可推荐并鼓励其使用适合的视力康复训练和社会服务。

基于共识的青光眼随访指南

目标眼压是否达到	损害进展	控制时间/月	大致随访间隔/月
是	否	≤6	6
是	否	>6	12
是	是	—	1~2
否	是	—	1~2
否	否	—	3~6

* 开角型青光眼患者若存在较严重的损害或较大的生存期视力丧失风险，可能需要进行更频繁的评估。随访间隔建议为两次评估之间的间隔时间上限。

（张瑜　译，潘英姿　审）

原发性开角型青光眼疑似者

首诊问诊

• 眼病史（如屈光不正、外伤、眼部手术史）。

• 种族/民族。

• 家族史。

• 全身病史。

• 回顾相关记录。

• 目前和以往的眼部及非眼部用药。

• 既往白内障手术、LASIK 和/或切割手术史。

首诊查体

- 视力测量。

- 瞳孔检查。

- 对照视野。

- 裂隙灯显微镜检查。

- 眼压测量。

- 前房角镜检查。

- 视盘（ONH）和视网膜神经纤维层（RNFL）检查。

- 眼底检查。

诊断检查

- 中央角膜厚度（CCT）测量。

- 视野检查，若疑似青光眼患者新发现青光眼特征性视野损害，最好重复检查。

- ONH、RNFL 与黄斑成像，临床医生在制订患者管理决策时，除数字成像技术外，还应综合考虑视野和所有其他解剖结构信息。

管理方案

- 对有发展为原发性开角型青光眼趋势的患者，治疗目的包括监测或通过治疗降低眼压；监测视盘和视网膜结构改变；并通过评估视野来监测视神经功能改变。

- 对可疑青光眼患者进行治疗的决定可能基于多种因素。

- 目标眼压是估计值，且应当个体化和/或根据病程进行调整。

- 药物治疗是目前最常用的降低眼压的初始干预措施；在选择最大有效性和耐受性的治疗方案时，应兼顾副作用与有效性之间的平衡关系，使每位患者获得预期的降眼压幅度。

- 若药物治疗无法充分降低眼压，可以更换药物继续单药治疗或者增加合适的药物，直到达到所期望的 IOP 水平。

随诊问诊

- 随诊间期眼病史。

- 随诊间期全身病史及用药史。

- 已干预患者的眼部用药副作用。

- 了解治疗中患者的相关药物使用情况，包括末次用药时间。

随诊查体

- 视力检查。

- 裂隙灯显微镜检查。

- 眼压测量。

- 若存在可疑的房角关闭因素、浅前房、前房角异常，或无法解释的眼压改变时，应进行前房角镜检查。

治疗调整

- 未达到目标眼压，且调整治疗方案对患者的收益大于风险。

- 患者对现有治疗药物不耐受。

- 患者由于费用或其他原因无法依从当前用药方案。

- 新出现的全身情况或治疗可能成为目前青光眼治疗的禁忌证。

- 若治疗中患者情况稳定、很长时间未进展为 POAG，可以考虑谨慎停止治疗。

- 若患者发展为 POAG，则参见原发性开角型青光眼相关内容。

患者教育

- 讨论危险因素的数量和严重性、预后、预期寿命、管理计划，以及治疗一旦开始，可能需要长期维持。

- 告知患者现况和发展为青光眼的可能性、干预的重要性和目标，以及可替代治疗的相对益处和风险。

- 宣教患者滴药后闭眼并压迫鼻泪道，以减少药物的全身吸收。

- 鼓励患者告知眼科医师其应用青光眼药物后身体和情绪上的变化。

- 有严重视力损害或盲的患者，可推荐并鼓励其采用适合的视力康复训练和社会服务。

（张瑜　译，潘英姿　审）

原发性房角关闭

首诊问诊

- 眼病史（视物模糊、眩光、眼痛、头痛、眼红）。

- 急性前房角关闭危象（AACC）家族史。

- 全身病史（如局部或全身用药）。

首诊查体

- 屈光状态。

- 瞳孔检查。

- 裂隙灯显微镜检查：

□ 结膜充血（急性病例中）。

□ 中央和周边前房深度变浅。

□ 前房炎症提示最近有过或正在发作。

□ 角膜水肿（急性病例中常见微囊样和基质水肿）。

□ 小角膜（意味着更小的眼球、更高的罹患原发性前房角关闭疾病的风险）。

□ 虹膜异常，包括弥漫或局限性萎缩、后粘连、瞳孔功能异常、形状不规则、中度散大的瞳孔（提示最近有过或正在发作）。

□ 晶状体改变，包括白内障和青光眼斑。

□ 角膜内皮细胞损失。

- 眼压测量。

- 前房角镜检查。

- 评估眼底和视盘，使用直接检眼镜或裂隙灯生物显微镜联合间接镜、前房角镜的中央部分，或用免散瞳相机在非散瞳下进行眼底及视神经照相。

诊断检查

- 眼前节照相。

- 眼生物测量。

- 激发试验。

管理方案

- 对可疑原发房角关闭（PACS）的患者，虹膜切开术可降低其发展为房角关闭的风险。

- 发生急性前房角关闭危象（AACC）时，应先使用药物治疗降低眼压以减轻疼痛并消除角膜水肿，随后尽快施行虹膜切开术。

- 激光周边虹膜切开术是 AACC 的首选手术治疗方法，因其具有良好的风险—收益比。应提醒未行虹膜切开术的 PACS 患者注意发生 AACC 的潜在风险，以及某些引起瞳孔扩张的药物可能引发 AACC。

- 应慎重决策排除其他治疗方法而选择睫状体光凝术，并应征求患者意见。

- AACC 患者的对侧眼如果存在窄房角，则应安排行预防性虹膜切开术。因为约半数的对侧眼会在 5 年内发展为 AACC。

- 由于缺乏令人信服的证据支持高褶虹膜患者预防应用虹膜成形术，且虹膜成形术可能引发疼痛与炎症，因此，应由眼科医生决定选择观察还是治疗。

虹膜切开术患者的围手术期管理

- 施行手术的眼科医师有如下责任：

□ 在讨论手术的风险、益处及预期的手术结果之后，取得患者或其代理决策人的知情同意。

□ 确定术前评估证实需要手术。

□ 考虑术前应用拟副交感神经药以便激光周边虹膜切开术（LPI）的实施。

□ 围手术期应用局部降眼压药物来预防突然的眼压升高，特别是对病情较重的患者。

□ 通过直接观察房水及色素从后房流向前房，确保虹膜切开的通畅。单纯的红光反射不足以确认切开的通畅性。

□ 必要时扩大虹膜切开口，以使直径达到至少 100μm。

□ 在术前即刻和术后 30min~2h 内至少各测量 1 次眼压。

□ 术后开具局部应用的糖皮质激素。

□ 确保患者获得足够的术后护理。

- 随访评估包括：

□ 通过观察睫状体带、晶状体前囊或睫状突来证实虹膜切开的通畅性。

□ 眼压测量。

□ 若虹膜切开术后没有立即行前房角镜检查，则应在随访时行暗室加压/动态前房角镜检查，以评估周边前粘连（PAS）的程度。

□ 根据临床需要行眼底检查。

虹膜切开术后患者随诊

- 有剩余房角开放或者大部分房角开放伴部分周边前粘连的患者（无论有没有青光眼性视神经病变），应定期复诊以发现新的 PAS。

- 若患者眼压持续升高、发展为原发性房角关闭或原发性闭角型青光眼，则可能需要进一步药物治疗来降低眼压。

患者教育

- 房角有 PAS 但未行虹膜切开术者，应被提醒其存在发

生急性前房角关闭危象（AACC）的风险，以及某些药物可引起瞳孔扩大而引发急性前房角关闭危象。

- 应告知患者 AACC 的症状，并指导患者在出现症状时立即通知眼科医生。

- 有严重视力损害或盲的患者，可推荐并鼓励其参加适合的视力康复训练和社会服务。

（张瑜 译，潘英姿 审）

白内障

首诊问诊

- 症状。
- 眼病史。
- 系统性疾病史。
- 视功能状态评估。
- 目前使用的药物。

首诊查体

- 当前矫正视力。
- BCVA（充分屈光矫正）。
- 外眼检查。
- 眼位和眼球运动。
- 必要时进行眩光测试。
- 瞳孔反应和功能。
- 眼压测量。
- 裂隙灯生物显微镜检查，包括房角镜检查。
- 散瞳检查角膜、前房、虹膜、晶状体、黄斑、周边部视网膜、视神经和玻璃体。
- 间接检眼镜检查。
- 评估患者相关的医学和身体状况。

手术适应证和禁忌证

手术适应证

- 当视功能不能满足患者的需要，而白内障手术可提供合理的改善生活质量的可能性时。

- 以下情况也可以进行白内障摘除：

□ 临床上显著的屈光参差。

□ 影响眼后节病变的诊断或处理。

□ 晶状体引发炎症和继发性青光眼。

□ 晶状体诱发原发性房角关闭或其他晶状体相关性青光眼。

手术禁忌证

- 可耐受的屈光矫正可以提供满足患者需要和期待的视力。

- 手术不能改善视功能，也不存在其他摘除晶状体的适应证。

- 由于合并存在其他眼部或全身疾病，患者不能安全地接受手术。

- 不能安排适当的术后护理。

- 患者或患者的代理决策者不能就非紧急手术给予知情

同意。

其他情况

● 第二眼手术的适应证与第一眼相同（要考虑到双眼视功能的需要）。

● 在美国，大多数白内障手术都是通过小切口超声乳化术和折叠式人工晶状体（IOL）植入于门诊进行。

● 前房注射抗生素可降低术后眼内炎风险（大量证据）。局部使用抗生素较前房注射对于预防术后眼内炎并无更多增益（较多证据）。

术前准备

实施手术的眼科医生有以下职责：

● 检查患者。

● 确保评估已准确记录了症状、检查发现和治疗指征。

● 告知患者手术的风险、益处和预期结果，包括手术经验及预期的屈光结果。

● 审查患者的术前和诊断评估结果。

● 就术后屈光矫正方案向患者提供咨询。

● 就选择性屈光矫正方案和术后屈光力增强向患者提供咨询。

● 考虑眼部合并症的影响，包括上睑下垂。

● 制订手术方案，包括术前管理、手术入路选择、麻醉、IOL 设计和度数。

● 评估患者精神和身体状况的相关方面。

● 制订术后计划，告知患者术后安排。

● 回答患者关于手术、护理和费用的问题。

● 未曾指出的常规术前实验室检查与病史和体格检查。

随诊评估

● 独眼及高危患者应在手术后 24h 内就诊。

● 常规患者应在手术后 48h 内就诊。

● 后续检查的频率和时间取决于切口的大小及形态、是否需要切断或去除缝线，以及何时眼部的屈光状态、视功能和用药情况稳定。

● 高风险患者通常需要更频繁的随访。

● 每次术后检查的内容应包括：

□ 随诊期间的病史，包括新症状、术后药物使用情况及自我评估视力。

□ 视功能评估。

□ 眼压测量。

□ 裂隙灯生物显微镜检查。

□ 患者咨询或患者教育。

□ 提供管理计划。

□ 手术医生对患者的术前评估和术后护理负有最终责任，对患者的术中过程、术后状况和对手术的反应具有独特的视角和透彻的了解。手术医生有义务对患者负责，直至术后康复完成。手术医生应提供眼科专业的术后护理。如果出现严重问题，患者应始终能够获得眼科医生的正确的护理。

Nd：YAG 激光晶状体后囊切开术

● 当后囊混浊导致视力受损，不能满足患者的视功能需求或严重干扰眼底检查时，可进行治疗。

● 决定进行激光后囊膜切开术时，应考虑激光手术的益处和风险。由于干扰视功能，安装多焦点人工晶状体的患者可能会更早发现早期的晶状体后囊混浊。不应采取预防性激光后囊膜切开术（如当后囊膜透明时）。Nd：YAG 激光后囊切开术前，患者应无眼部炎症且人工晶状体位置稳定。

● 教育高危患者了解视网膜裂孔及脱离的症状。

（王磊峰 张瑜 译，鲍永珍 审）

视网膜疾病

年龄相关性黄斑变性

首诊问诊

● 症状（视物变形、视力下降、暗点、闪光、暗适应困难）。

● 药物和营养补充剂的使用。

● 眼病史。

● 全身病史（任何超敏反应）。

● 家族史，特别是年龄相关性黄斑变性（AMD）的家族史。

● 社会史，特别是吸烟史。

首诊查体

● 全面的眼科检查。

● Amsler 表检查。

● 黄斑区的立体生物镜检查。

诊断检查

相干光断层扫描成像（OCT）对诊断和管理 AMD 非常重要，特别是在确定视网膜下和玻璃体内液体的存在以及记录视网膜增厚程度方面。OCT 定义了视网膜的横断面结构，这在其他成像技术中都是不可能完成的。OCT 可揭示在单纯生物显微镜下不明显的液体存在，还有助于通过对结构改变的精确测量来评估视网膜和视网膜色素上皮细胞层（RPE）对治疗的反应。新一代的 OCT 模式，如频域 OCT（SD-OCT），是首选技术。

相干光断层血管造影成像（OCTA）是一种较新的成像方式，可对视网膜和脉络膜血管系统进行非侵入式评估，在 AMD 的评估和治疗中得到了更广泛的应用，但尚未取代其他血管造影方法。

下列情况下应行荧光素静脉眼底血管造影检查：

● 患者主诉有新出现的视物变形。

● 患者出现不明原因的视物模糊。

● 临床检查示 RPE 或视网膜隆起、黄斑水肿、视网膜下出血、视网膜硬性渗出或视网膜下纤维化，或 OCT 检查显示积液。

● 用于发现脉络膜新生血管（CNV）及判定其范围、类型、大小和位置。

- 指导治疗[激光光凝术或维替泊芬光动力疗法(PDT)]。
- 发现治疗后仍然持续存在或复发的 CNV 及其他视网膜疾病。
- 协助确定临床检查不能解释的视力下降的原因。

每一个进行荧光素眼底血管造影检查的机构均应制定应急计划和明确方案,以最大限度地降低风险、管理并发症。

随诊问诊

- 视觉症状,包括视力下降和视物变形。
- 药物和营养补充剂使用情况的变化。
- 眼病史和全身病史的变化。
- 个人史的变化,特别是吸烟情况。

随诊查体

- 矫正远视力。
- Amsler 表检查。
- 眼底立体生物显微镜检查。

新生血管性 AMD 治疗后随诊

- 对接受玻璃体腔内注射阿柏西普、贝伐珠单抗或雷珠单抗的患者,约 4 周进行随访检查。
- 其他检查,如 OCT、荧光素眼底血管造影,应根据临床所见和眼科医师的判断决定是否进行。

患者教育

- 告知患者预后及与其视力、功能状态相适宜的治疗的潜在价值。
- 对早期 AMD 患者或有 AMD 家族史的患者,鼓励其使用单眼视力测试来评估自己的视力,并定期行散瞳检查,以尽早发现中期 AMD。
- 对高风险 AMD 类型的患者,应当告知其发现 CNV 新症状的方法,以及及时通知眼科医师的重要性。
- 对单眼 AMD 患者,应告知其检查对侧眼视力,即使没有相关症状,也要定期随诊,一旦出现新的或明显的视力症状,应当及时就诊。
- 指导患者及时报告提示为眼内炎的症状,包括眼疼或眼部不适加重、红眼加重、视物模糊和视力下降、畏光程度增加,或眼前飘浮物增加。
- 鼓励吸烟的患者戒烟,这是因为已有观察性资料支持吸烟与 AMD 之间存在因果关系,且戒烟也有其他相当多的健康益处。
- 将视功能下降的患者转诊,寻求视觉康复和社会服务。

管理方案

年龄相关性黄斑变性的治疗建议和随诊计划

建议的治疗	对应的临床诊断	随访建议
非新生血管性 AMD 观察而不使用药物或手术治疗	早期 AMD(AREDS 类别 2)	如果无症状,6~24 个月复查,或者有提示 CNV 的新症状时立即进行检查
	晚期 AMD,双侧黄斑中心凹下地图状萎缩或盘状瘢痕	如果无症状,6~24 个月复查,或者有提示 CNV 的新症状时立即进行检查 必要时行眼底照相、荧光素眼底血管造影及 OCT 或 OCTA 检查
非新生血管性 AMD AREDS 及 AREDS2 报告建议给予抗氧化维生素和矿物质补充剂	中期 AMD(AREDS 类别 3)	如果无症状,6~18 个月复查,或者有提示 CNV 的新症状时立即进行检查
	单眼的晚期 AMD(AREDS 类别 4)	监测单眼近视力(阅读/Amsler 表) 必要时行眼底照相和/或眼底自发荧光检查 可疑 CNV 时,行荧光素眼底血管造影和/或 OCT 检查
新生血管性 AMD 根据已发表文献建议,玻璃体腔内注射阿柏西普 2.0mg	黄斑区 CNV	指导患者迅速报告提示眼内炎的症状,包括眼疼或不适加重、眼红加重、视物模糊或视力下降、畏光加重或眼前飘浮物增多 初始治疗后约 4 周复查;之后的随诊和治疗取决于临床发现和主治眼科医师的判断。有证据显示,治疗的第 1 年,每 8 周 1 次的维持治疗方案不劣于每 4 周 1 次 监测单眼近视力(阅读/Amsler 表)
新生血管性 AMD 根据已发表文献建议,玻璃体腔内注射贝伐珠单抗 1.25mg 眼科医生应对说明书外用药获得知情同意	黄斑区 CNV	指导患者报告任何提示眼内炎的症状,包括眼疼或不适加重、眼红加重、视物模糊或视力下降、畏光加重或眼前飘浮物增多 治疗后约 4 周复查;之后的随诊和治疗取决于临床发现和主治眼科医师的判断 监测单眼近视力(阅读/Amsler 表)

续表

建议的治疗	对应的临床诊断	随访建议
新生血管性 AMD 根据美国食品药品管理局(FDA)建议,玻璃体腔内注射布洛赛珠单抗 6.0mg	黄斑区 CNV	指导患者报告任何提示眼内炎的症状,包括眼疼或不适加重、眼红加重、视物模糊或视力下降、畏光加重或眼前飘浮物增多 治疗后约 4 周复查;之后的随诊和治疗取决于临床发现和主治眼科医师的判断 监测单眼近视力(阅读/Amsler 表)
新生血管性 AMD 根据文献建议,玻璃体腔内注射雷珠单抗 0.5mg	黄斑区 CNV	指导患者报告任何提示眼内炎的症状,包括眼疼或不适加重、眼红加重、视物模糊或视力下降、畏光加重或眼前飘浮物增多 治疗后约 4 周复查;之后的随诊和治疗取决于临床发现和主治眼科医师的判断 监测单眼近视力(阅读/Amsler 表)
新生血管性 AMD 较少应用的治疗 根据 TAP 和 VIP 报告,推荐维替泊芬 PDT*	新发或复发的黄斑区 CNV,典型病灶 >50%,整个病灶最大线性直径≤5 400μm 视力 <20/50 的隐匿 CNV 或视力 >20/50 且 CNV 面积 <4MPS 视盘面积,可考虑行 PDT 治疗 近中心凹处 CNV 一般不进行 PDT 治疗,但在某些选择的病例中可考虑	约每 3 个月复查 1 次,直至病情稳定,有指征时再次治疗 监测单眼近视力(阅读/Amsler 表)
新生血管性 AMD 较少应用的治疗 MPS 报告建议的热激光光凝术很少应用	新发或复发的中心凹外的典型 CNV 可考虑 视盘旁 CNV 可考虑	治疗后约 2~4 周复查荧光素眼底血管造影,然后是 4~6 周,随后的复诊取决于临床和血管造影的发现 有指征时再次治疗 监测单眼近视力(阅读/Amsler 表)

AMD=年龄相关性黄斑变性;AREDS=年龄相关性眼病研究;CNV=脉络膜新生血管;MPS=黄斑光凝治疗研究;OCT=相干光断层扫描成像;OCTA=相干光断层血管造影成像;PDT=光动力疗法;TAP=光动力疗法治疗年龄相关性黄斑变性研究;VIP=以维替泊芬进行的光动力疗法。

* 卟啉症或已知过敏者禁用。

(张瑜　译,戴虹　黄剑锋　审)

糖尿病视网膜病变

首诊问诊

- 糖尿病病程。
- 既往血糖控制(糖化血红蛋白)。
- 用药情况。
- 全身病史(肥胖、肾脏疾病、高血压、血脂水平、妊娠)。
- 眼病史。

首诊查体

- 视力。
- 裂隙灯生物显微镜检查。
- 眼压测量。
- 如有指征(虹膜新生血管或眼压升高),在散瞳前行前房角镜检查。
- 视神经功能障碍相关的瞳孔评估。
- 完全的检眼镜检查,包括后极部的立体镜检查。
- 检查周边部视网膜和玻璃体,最好应用间接检眼镜或裂隙灯生物显微镜进行检查。

诊断检查

- 对双眼糖尿病视网膜病变和黄斑水肿的类型和严重程度进行分级(Ⅲ,GQ,SR)。每个类别都有疾病进展的内在风险,并依从于对总体糖尿病的控制。

随诊问诊

- 视觉症状。
- 全身状况(妊娠、血压、血脂、肾功能状况)。
- 血糖状况(糖化血红蛋白)。
- 其他治疗(透析、非诺贝特)。

随诊查体

- 视力。
- 裂隙灯生物显微镜检查虹膜。
- 眼压测量。
- 如有指征(虹膜新生血管或眼压升高),在散瞳前行前房角镜检查。
- 散瞳后对后极部进行立体镜检查。
- 有指征时行周边部视网膜及玻璃体检查。
- 必要时行 OCT 检查。

辅助检查

- 彩色眼底照相可用于记录和评估糖尿病存在视网膜新生血管(NVE)和视盘新生血管(NVD)的严重程度、对治疗的反应和未来就诊时是否需要进一步治疗。

- 相干光断层扫描可用于评估视网膜厚度、记录黄斑水肿、识别玻璃体黄斑牵引,以及检查糖尿病性黄斑水肿患者其他形式的黄斑疾病。决策使用抗血管内皮生长因子(VEGF)药物注射、更换治疗的药物(如眼内应用皮质类固醇)、开始激光治疗,甚至考虑行玻璃体手术,经常部分基于 OCT 的检查结果。

- 荧光素眼底血管造影(FFA)不是糖尿病患者的例行检查。FFA 可用于指导有临床意义的黄斑水肿(CSME)的激光治疗,并作为评估无法解释的视力下降的原因的工具。FFA 可识别黄斑毛细血管无灌注,可能解释治疗无效的视力下降。

- 相干光断层血管造影成像(OCTA)无创、能够深度分辨三个视网膜丛的毛细血管异常,提供了一种可定量分析黄斑水肿的方法。该技术已获美国 FDA 批准,但应用于糖尿病视网膜病变的指南和适应证仍在不断发展变化。

- 若存在玻璃体积血或其他介质混浊,超声检查能确保评估视网膜的状态,并且可以帮助确定玻璃体积血的量、范围及玻璃体视网膜牵引的严重程度,以及在介质混浊的情况下诊断视网膜脱离。

患者教育

- 讨论检查结果及其含义。

- 鼓励没有糖尿病视网膜病变的糖尿病患者每年进行 1 次散瞳眼部检查。

- 告知患者尽管视力良好且没有眼部症状,但糖尿病视网膜病变的有效治疗取决于及时的诊治,且目前的治疗通常需要多次随访和评估,已获得足够的治疗效果。

- 告知患者维持接近正常的血糖和血压水平、降低血脂的重要性。

- 与相关的主治医生,如家庭医生、内科医生或内分泌科医生沟通眼部检查发现。

- 对手术无效及无法进一步治疗的患者,给予专业支持,提供适当的咨询、康复或社会服务转诊。

- 将术后出现功能性视力障碍的患者转诊至视力康复中心和社会服务机构。

管理方案

糖尿病视网膜病变患者的管理建议

糖尿病视网膜病变严重程度	是否存在黄斑水肿	随访时间/月	全视网膜光凝	局部和/或格子样光凝	抗 VEGF 药物治疗
正常或轻微的 NPDR	否	12	否	否	否
轻度 NPDR	否	12	否	否	否
	NCI-DME	3~6	否	有时	否
	CI-DME#	1*	否	极少	经常
中度 NPDR	否	6~12§	否	否	否
	NCI-DME	3~6	否	有时	极少
	CI-DME#	1*	否	极少	经常
重度 NPDR	否	3~4	有时	否	有时
	NCI-DME	2~4	有时	有时	有时
	CI-DME#	1*	有时	极少	经常
非高危 PDR	否	3~4	有时	否	有时
	NCI-DME	2~4	有时	有时	有时
	CI-DME#	1*	有时	有时	经常
高危 PDR	否	2~4	推荐	否	有时
	NCI-DME	2~4	推荐	有时	有时
	CI-DME#	1*	推荐	有时	经常

CI-DME=累及中心凹的糖尿病性黄斑水肿;NCI-DME=未累及中心凹的糖尿病性黄斑水肿;NPDR=非增殖性糖尿病视网膜病变;PDR=增殖性糖尿病视网膜病变。

* 可考虑的辅助治疗包括玻璃体腔内注射糖皮质激素或抗 VEGF 药物(说明书外应用,阿柏西普和雷珠单抗)。2011 年糖尿病视网膜病变临床研究网显示,在 2 年的随诊中,同单用激光相比,人工晶状体眼中行玻璃体腔内注射雷珠单抗并行立即或延迟的激光治疗使视力提高更多,玻璃体腔内注射曲安奈德并激光治疗也获得了更好的视力提高。接受玻璃体腔内注射抗 VEGF 的患者应在注射后 1 个月进行复查。

\# 例外的情况包括:高血压或与心力衰竭相关的液体潴留、肾衰、妊娠或任何其他可能加重黄斑水肿的原因。对视力良好(20/25 或更好)、CI-DME 的患者,观察联合视力下降后注射阿柏西普、激光联合视力下降后注射阿柏西普、直接抗 VEGF 治疗之间没有明显差异,可推迟治疗至视力低于 20/25 时。这些病例可以延缓视网膜光凝治疗,短时期内采用药物治疗。同样,当视力很好(20/32)、能够进行密切随访且患者了解疾病的风险时,也可以延缓 NCI-DME 的治疗。

§ 或者,如出现接近严重 NPDR 的迹象,则缩短随访间隔。

(张瑜 译,戴虹 黄剑峰 审)

特发性视网膜前膜及玻璃体黄斑牵引

首诊问诊

● 眼部病史(玻璃体后脱离、葡萄膜炎、视网膜裂孔、视网膜静脉血管阻塞、增殖性糖尿病视网膜病变、眼部炎症、近期伤口愈合)。

● 症状持续时间(视物变形、同时用双眼视物困难与复视)。

● 种族/民族。

● 全身病史。

首诊查体

● 裂隙灯生物显微镜检查黄斑、玻璃体视网膜交界面和视盘。

● 间接检眼镜检查周边部视网膜。

● Amsler 表和/或 Watzke-Allen 检查。

● OCT 诊断和明确玻璃体黄斑粘连(VMA)、黄斑前膜(ERM)、玻璃体黄斑牵引(VMT)及其视网膜相关改变。

● 荧光素眼底血管造影或 OCT 可能对 ERM 和/或 VMT 的评估有帮助。

管理方案

● 是否对 ERM/VMT 患者行手术干预,通常取决于症状的严重性,特别是其对日常活动的影响。

● 应告知患者大部分黄斑前膜将保持稳定,不需要治疗。

● 应使患者确信,有一种非常成功的手术可以解决其症状恶化或视力下降的问题。

● 讨论玻璃体切除手术的利弊。风险包括视力下降、白内障、视网膜裂孔、视网膜脱离及眼内炎。

围手术期管理

● 玻璃体切除术通常适用于视力下降、视物变形及复视或双眼同时使用困难。

● 患者应在术后第 1 天检查,术后 1~2 周再次检查,或根据术后早期检查中出现的新症状或新发现而提前检查。

随诊查体

● 间期病史。

● 眼压测量。

● 裂隙灯生物显微镜检查眼前节。

● 间接检眼镜检查周边视网膜。

● 询问术后用药。

● 询问有无视网膜脱离的症状和体征。

● 若使用眼内气体,应有所留意。

患者教育与随诊

● 对比异常眼与正常眼的 OCT 检查结果可以帮助患者理解。

● 鼓励患者定期检查单眼的中心视力,以发现随时间推移可能发生的改变,如视物变形加重、小的中心暗点。

● 告知患者如有类似飘浮物增多、视野丢失、视物变形或视力下降的症状,立即就诊。

● 将术后出现功能性视力障碍的患者转诊至视力康复中心和社会服务机构。

(张瑜 译,戴虹 黄剑锋 审)

特发性黄斑裂孔

首诊问诊

● 症状持续时间。

● 眼病史:青光眼、视网膜脱离或撕裂、其他眼病史、眼部或头部外伤、眼部手术、是否凝视太阳或日食、是否使用激光笔或其他激光。

● 可能与黄斑囊样水肿相关的用药(全身使用烟酸、局部应用前列腺素类似物、使用他莫昔芬)。

首诊查体

● 裂隙灯生物显微镜检查黄斑区及玻璃体视网膜交界面。

● 间接检眼镜检查周边视网膜。

● Amsler 表和/或 Watzke-Allen 检查。

辅助检查

● OCT 提供了黄斑解剖级的细节信息,是否存在全层黄斑裂孔、有无玻璃体黄斑牵引或视网膜前膜。

管理方案

黄斑裂孔临床管理建议

分期	管理	随诊
1a 期与 1b 期	观察	● 无新症状时,2~4 个月随访 ● 有新症状时尽快复诊 ● 鼓励患者使用 Amsler 表检查单眼视力
2 期	气动玻璃体溶解术 *	● 通常在诊断后的 1~2 周内手术 ● 术后 1~2d 复查,随后 1 周复查,如有新的视觉症状可提前复诊 ● 随后复诊的频率和时间取决于手术效果和患者的临床症状
2 期	玻璃体视网膜手术	● 通常在诊断后的 1 月内手术,以减小黄斑裂孔及视力丧失的风险 ● 术后 1~2d 复查,随后 1~2 周复查,在此期间,建议严格保持面朝下体位 ● 随后复诊的频率和时间取决于手术效果和患者的临床症状
2 期	玻璃体药物溶解 #	● 通常在诊断后的 1~2 周内手术 ● 1 周、4 周或有新症状(如视网膜脱离症状)时复诊
3 期或 4 期	玻璃体视网膜手术	● 通常在诊断后的 1 月内手术 ● 术后 1~2d 复查,随后 1~2 周复查,在此期间建议严格保持面朝下体位 ● 随后复诊的频率和时间取决于手术效果和患者的临床症状

* 几个小的病例系列已显示这种技术对于小的黄斑裂孔有良好效果。

Ocriplasmin 已被美国食品药品管理局批准用于治疗系统性玻璃体黄斑粘连。没有证据支持其可用于没有玻璃体黄斑牵引或粘连的特发性黄斑裂孔,因而被视作说明书外使用。

手术管理

- 患者应该知晓相关的风险、收益和手术的替代治疗方法、可能需要使用膨胀性眼内气体或术后保持面朝下的体位。
- 制订术后管理计划,并向患者告知安排。
- 告知患者术后有可能发生眼压升高。
- 术后 1 或 2d 内进行检,术后 1~2 周再次检查。
- 随访内容应该包括随访间期病史、视力、眼压、裂隙灯生物显微镜检查前房与中央视网膜、间接检眼镜检查周边部视网膜,必要时进行 OCT 检查记录术后黄斑解剖结构。

患者教育

- 告知患者一旦出现症状,如飘浮物增加、视野缺损、视物变形或视力下降,要立即通知眼科医师。
- 告知患者在填充气体几乎完全吸收之前,要避免飞行、去高海拔或低海拔地区或使用一氧化二氮进行全身麻醉。
- 告知单眼黄斑裂孔的患者,其对侧眼有 10%~15% 的概率发生黄斑裂孔,特别是玻璃体仍然附着时。
- 将术后出现功能性视力障碍的患者转诊至视力康复中心和社会服务机构。

(张瑜　译,戴虹　黄剑锋　审)

玻璃体后脱离、视网膜裂孔和格子样变性

首诊问诊

- 玻璃体后脱离(PVD)的症状。
- 视网膜脱离、相关遗传病(如 Stickler 综合征)的家族史。
- 眼部外伤史。
- 近视。
- 眼部手术史,包括屈光性晶状体置换和白内障手术。
- YAG 激光囊膜切开术史。
- 玻璃体腔内注射史。

首诊查体

- 面对面视野检查。
- 视力。
- 瞳孔检查,是否存在相对性瞳孔传入障碍(RAPD)。
- 检查玻璃体有无出血、分离及色素细胞。
- 用巩膜压迫法检查周边部视网膜。评估周边部玻璃体视网膜病变的首选方法是使用间接检眼镜联合巩膜压迫。

诊断检查

- 相干光断层扫描可能对玻璃体后脱离的评估和分级有帮助。
- 若看不清周边部视网膜,行 B 超检查。
- 若没有发现异常,建议经常随诊检查(如最初 1~2 周 1 次)。

管理方案

- 患者应被告知手术的相关风险、收益及可替代方案。
- 制订术后管理计划,并向患者告知安排。
- 建议患者有症状的实质性改变时立即联系眼科医生,如飞蚊症、周边视野缺损或视力下降。

临床管理方案

病变类型	治疗 *
急性有症状的马蹄孔	立即治疗
急性有症状带盖的裂孔	治疗可能不是必需的
急性有症状的锯齿缘离断	立即治疗
外伤性视网膜裂孔	通常需要治疗
无症状的马蹄孔(没有亚临床 RD)	考虑治疗,除非提示为慢性病变
无症状带盖的裂孔	很少推荐治疗
无症状萎缩性圆孔	很少推荐治疗
无孔无症状格子样变性	无须治疗,除非 PVD 造成马蹄孔
有孔无症状格子样变性	通常不需要治疗
无症状的锯齿缘离断	治疗方面尚无共识,也没有足够的证据可用来指导治疗
有萎缩孔、格子样变性,另一眼曾发生 RD	治疗方面尚无共识,也没有足够的证据可用来指导治疗

PVD=玻璃体后脱离;RD=视网膜脱离。

* 没有足够的证据支持白内障手术患者预防性治疗无症状的视网膜裂孔。

随诊问诊

- 视觉症状。
- 随诊间期的眼部外伤、眼内注射或手术史。

随诊查体

- 视力。
- 评估玻璃体状态,注意有无色素、积血或浓缩。
- 使用巩膜压迫法、接触镜或非接触镜联合裂隙灯生物显微镜检查周边部眼底。
- 广角眼底照相可以辅助,但不能代替细致的检眼镜检查。
- 若存在玻璃体黄斑牵引,行 OCT 检查。
- 若屈光介质混浊,行 B 超检查。

患者教育

- 对发生视网膜脱离的高危患者,应告知其玻璃体后脱离(PVD)和视网膜脱离的症状,以及定期随访检查的重要性。
- 对曾行屈光矫正手术的患者,应告知其虽然屈光不正程度降低了,但依然有孔源性视网膜脱离(RRD)的高风险。

(张瑜　译,戴虹　黄剑锋　审)

视网膜及眼动脉阻塞

首诊问诊

- 视力丧失持续时间。
- 巨细胞动脉炎(GCA)症状(视力丧失、头痛、头皮压痛、不适、乏力、颞区压痛、颌跛行、虚弱、发热、肌痛及复视)。
- 用药情况。

- 心血管疾病、糖尿病、系统性高血压或高脂血症家族史。
- 全身病史(系统性高血压、糖尿病、高脂血症、心血管疾病、血红蛋白病及风湿性多肌痛)或药物史(如可卡因)。
- 眼部病史(外伤、其他眼病、眼部注射或手术史)。
- 社会史(如吸烟)。

首诊查体

- 视力。
- 裂隙灯生物显微镜检查。
- 眼压测量。
- 如眼压升高或怀疑有虹膜新生血管,行前房角镜检查(散瞳前)。
- 相对性瞳孔传入障碍评估。
- 裂隙灯生物显微镜检查后极部。
- 散瞳后,使用间接检眼镜检查周边部视网膜以评估视网膜出血、棉絮斑、视网膜栓塞、视网膜血管呈节段性改变,视盘或其他区域的新生血管。

诊断检查

- 彩色及无赤光眼底照相。
- OCT。
- 荧光素眼底血管造影。
- 吲哚菁绿(ICG)血管造影。
- 明显介质混浊者,行超声检查(排除其他急性视力丧失的原因)。

管理方案

- 对≥50岁的患者,医师应首先考虑GCA的可能。
- 对GCA患者,医师应考虑紧急全身皮质类固醇治疗,以预防对侧眼的视力丧失或其他部位的血管栓塞。
- 对患GCA的糖尿病患者应小心监测,因为全身皮质类固醇治疗可能会使血糖控制不稳。
- 眼科医生应根据视网膜阻塞的性质,将视网膜血管疾病患者转诊至相应科室。
- 由栓塞导致的急性、有症状的眼动脉阻塞(OAO),视网膜中央动脉阻塞(CRAO)及视网膜分支动脉阻塞(BRAO)病例应立即转诊至最近的卒中中心,以立即评估、考虑介入治疗。
- 当患者表现为无症状的BRAO时,临床医生应和内科医生一起进行系统评估(详细的用药史、系统性疾病评估)。

患者随诊

- 随访应考虑视网膜或眼动脉缺血新生血管化的程度。严重缺血的患者需要更频繁的随访。
- 尽管有各种治疗方案,许多视网膜血管疾病患者仍会丧失视力,应将其转诊至相应的社会服务及视力恢复中心。
- 随诊评估包括病史(症状、全身状况)和检查(视力、裂隙灯生物显微镜检查虹膜、IOP、不散瞳行前房角镜检查虹膜新生血管、散瞳后生物显微镜检查后极部视网膜、有指征时检查周边部视网膜和玻璃体,必要时行OCT检查、荧光素眼底血管造影)。
- 对无症状的BRAO患者,应转诊至全科医生。

(张瑜 译,戴虹 黄剑锋 审)

视网膜静脉阻塞

首诊问诊

- 视力丧失的部位和持续时间。
- 目前用药情况。
- 病史(系统性高血压、糖尿病、高脂血症、心血管疾病、睡眠呼吸暂停、凝血障碍、血栓性疾病、肺阻塞)。
- 眼部病史[青光眼、其他眼科疾病、眼部注射、手术(如视网膜激光治疗、白内障手术、屈光手术)]。

首诊查体

- 视力。
- 瞳孔检查,用于评估与缺血程度相对应的相对性瞳孔传入障碍,并预测新生血管化的风险。
- 裂隙灯生物显微镜检查,寻找细微、异常、新发的虹膜新生血管。
- 眼压测量。
- 散瞳之前行前房角镜检查,尤其是对IOP升高或虹膜新生血管形成风险高的缺血性视网膜中央静脉阻塞(CRVO)患者。
- 双目检眼镜检查后极部。
- 检查周边视网膜和玻璃体。建议用裂隙灯生物显微镜联合相应镜头,检查后极部及中周部视网膜。远周边的视网膜检查最好使用间接检眼镜。

诊断检查

- 彩色无赤光眼底照相,记录视网膜病变严重程度、视网膜新生血管(NVE)、玻璃体积血的范围及视盘新生血管(NVD)。
- 相干光断层扫描(OCT)检测黄斑水肿、玻璃体视网膜交界面改变及视网膜下液的存在及程度。
- 相干光断层血管造影成像(OCTA)检测毛细血管无灌注、黄斑中心凹无血管区扩大及血管异常。
- 荧光素眼底血管造影(FFA)评估血管阻塞范围、缺血程度和黄斑水肿的类型。
- 超声检查(如存在玻璃体积血时)。

管理方案

- 糖尿病、高血压、高脂血症和眼压的优化管理,对控制危险因素非常重要。
- 系统回顾已显示了抗VEGF药物治疗视网膜静脉阻塞(RVO)相关黄斑水肿的疗效(Ⅰ++,GQ,SR)。
- 激光治疗仍然是视网膜分支静脉阻塞(BRVO)眼的可行治疗方法,即使疾病持续时间超过12个月。
- 当出现玻璃体积血或虹膜新生血管等并发症时,仍建议局部视网膜光凝术治疗新生血管。
- 由于诊断和治疗的复杂性,诊治视网膜血管阻塞患者的眼科医生应熟悉相关临床试验的具体建议。

随诊评估

- 随诊评估包括症状及全身情况(妊娠、血压、血清胆固醇及血糖)的改变,并对CRVO及停用抗VEGF药物的缺血性CRVO患者连续6个月每月检查(视力、非散瞳行裂隙灯生物显微镜及前房角镜检查)以发现新生血管、评估相对性瞳孔传入障碍、测量眼压、散瞳后立体镜检查后极部,必要时行 OCT 检查,有指征时行周边视网膜及玻璃体检查。

- 眼科医生应将 RVO 患者转诊给社区全科医生,以便对患者全身状况进行适当管理,并与负责患者后续治疗护理的医生沟通结果。

- 应将对侧眼睛的风险告知社区全科医生和患者。

- 如果患者的病情治疗无效且无法进行进一步治疗,则应向其提供专业支持,并酌情转诊进行咨询、视力康复或社会服务。

(张瑜 译,戴虹 黄剑峰 审)

角膜屈光手术

首诊问诊

- 目前视功能状态。
- 屈光度进展情况。
- 既往屈光矫正方式,如接触镜验配。
- 眼部疾病史。
- 全身病史。
- 用药情况。

首诊查体

- 裸眼及矫正远视力、近视力。
- 若存在调节紧张、症状与主觉验光不匹配或验光结果不稳定时,需要进行睫状肌麻痹验光。
- 角膜曲率/角膜地形图。
- 中央角膜厚度测量。
- 评估泪膜和眼表状态。
- 评估眼位和眼球运动。

术前管理

- 患者术前检查和手术前应停戴接触镜。
- 告知患者手术治疗的潜在风险、获益和替代方案,以及不同角膜屈光手术的差异。
- 签署知情同意书。术前充分与患者沟通,应当使患者得到所有问题的解答,包括费用问题。
- 制订术后护理计划并告知患者。
- 术前检查并校准设备和仪器。

术后管理

- 手术医师应负责患者的术后评估与管理。
- 对行角膜上皮消融术的患者,应在手术当天对其进行检查,然后每隔 2~3d 随诊复查,直至角膜上皮愈合。
- 对采用不复杂的准分子激光原位角膜磨镶术(LASIK)的患者,应在术后 36h 内完成首次复查,术后 1~4 周再次随访复查。后续根据病情复查随访。
- 详细记录患者信息,或者眼科医师应保留一份医疗记录,包括术前角膜曲率、屈光度,以及术后稳定的屈光度,以便在患者需要进行白内障手术或额外眼科护理时使用。

患者教育

向患者充分告知手术方式的风险与获益。所讨论的内容应包括以下方面:

- 预期屈光转归的范围。
- 残余屈光度。
- 术后近距离阅读和/或远视力矫正情况。
- 丧失或改变为未经矫正的习惯性近视觉功能。
- 对老视人群,单眼视(monovision)设计的优缺点。
- 最佳矫正视力下降。
- 不良反应和并发症(如微生物性角膜炎、无菌性角膜炎、角膜扩张)。
- 视力检查不能发现的视功能变化,如眩光及暗光线下的视功能。
- 夜间视觉症状(眩光或光晕)出现或加重;对于高度屈光不正患者或者暗光线下需高水平视觉的患者,需要仔细考虑这个问题。
- 对眼位的影响。
- 干眼症状产生或加重。
- 复发角膜糜烂综合征。
- 双眼同一天角膜屈光手术与双眼先后角膜屈光手术的优缺点。由于同一天进行双眼角膜屈光手术,术后早期可能存在一过性视力不佳,要注意与患者沟通可能有数周无法进行如开车等活动。
- 可能影响以后白内障手术时植入人工晶状体(IOL)屈光度数计算的准确性。

(孟庆娱 译,黎晓新 审)

伴有儿童时期斜视病史的成人斜视

首诊问诊

- 眼位。
- 斜视方向和角度。
- 慢性病史,回顾既往临床、手术和影像医学记录。

首诊查体

- 光学矫正方式和附加三棱镜使用,以及光学矫正对眼位的影响。
- 主觉验光以明确双眼眼位或融合障碍。
- 角膜映光法评估斜视(如 Krimsky 法),并与交替遮盖法比较,明确有无异常 kappa 角。
- 主觉验光和睫状肌麻痹验光,明确最初眼球运动失衡原因。
- 详细的眼球运动检查,包括遮盖-去遮盖,交替遮盖,双眼融合功能检查及立体视检查。
- 检查眼表结膜瘢痕(既往结膜手术部位),以及暴露眼外肌解剖附着点后变薄的巩膜(可能是眼外肌后徙的证据)。
- 检查睑裂高度,以推测既往垂直直肌或水平直肌手术史。若睑裂变小,表示可能为既往垂直直肌或水平直肌截除术,若睑裂增大,表示可能为既往垂直直肌或水平直肌后徙术。
- 三棱镜检查模拟术后眼位效果,以及术后患者可以接受且不引起复视的过矫和欠矫度数范围。

- 通过知觉检查方法评估患者眼球旋转或者通过直接检眼镜检查眼底旋转,这对于评估存在垂直斜视的患者更为重要。
- 行影像学检查(如CT、MRI、眼眶超声),虽然大部分患者可以在没有影像检查结果下得到治疗。

管理方案

- 如果患者症状较轻或偶发,若患者完全耐受,或者患者拒绝治疗时,应该观察或定期监测。
- 斜视可以通过光学矫正方法得到缓解(如矫正远视,以及为接近老视的成年人选择合适的双光镜或渐进多焦点镜片)。
- 转换注视眼可能会缓解症状。
- 三棱镜可以改善一些类型的复视,视觉训练也可以改善复视及视疲劳。

手术及术后管理

- 儿童时期进行过斜视手术的成人斜视常常需要手术治疗,但需要考虑多种因素,手术细节可能会有不同。
- 手术具有挑战性,原因包括既往存在的手术瘢痕、眼外肌功能和位置不确定性,以及融合技能受限。
- 处理既往手术的后遗症以取得最佳的手术效果。

患者教育及随诊

- 应告知患者病情及治疗方案选择,以及手术后患者对新眼位的适应情况。
- 将相关诊断和治疗计划告知患者的其他医疗保健提供者。

（孟庆娱　译，黎晓新　审）

附录二　常用眼科外用滴眼剂

分类	亚分类	药物名称	适应证	注意事项
抗细菌类	喹诺酮类	加替沙星、左氧氟沙星、环丙沙星等	敏感细菌和衣原体感染所致的结膜炎、角膜炎、泪囊炎等外眼感染；眼科围术期预防性抗生素使用	皮疹等过敏症状；避免长期用药产生耐药性；孕妇、婴幼儿安全有效性未确立
	氨基糖苷类	妥布霉素、新霉素等	敏感细菌感染所致的结膜炎、角膜炎、睑板腺炎等眼球及眼附属器感染	过敏禁用；避免长期用药产生耐药性；孕妇、婴幼儿慎用
	大环内酯类	红霉素等	沙眼衣原体感染、新生儿淋球菌感染	眼膏类制剂刺激感重，避免接触其他黏膜组织（口、鼻）
	肽类	万古霉素、多黏菌素B	革兰氏阳性球菌强效作用	听力损害、肾功能损害
	四环素类	金霉素、四环素、多西环素等	敏感细菌、立克次体、螺旋体、支原体、衣原体及某些原虫感染	快速抑菌剂，对骨骼牙齿有影响，过敏反应多，局部刺激症状较多
		利福平	结核分枝杆菌、沙眼衣原体、敏感细菌感染	致畸性，孕妇婴幼儿慎用，肝损害
	林可霉素类	林可霉素、克林霉素	革兰氏阳性球菌、厌氧菌感染	胃肠刺激、结膜水肿、结膜下出血风险
		夫西地酸	革兰氏阳性菌、耐药性金葡菌、淋球菌、脑膜炎球菌感染	肝功能损害
抗病毒类		阿昔洛韦、更昔洛韦	单纯疱疹病毒性角膜炎、腺病毒性角膜炎	眼部异物及灼热感等刺激症状
		膦甲酸钠	阿昔洛韦等抗病毒药物无效的病毒性角膜炎	眼部异物及灼热感等刺激症状
	生物制剂	重组人干扰素α1b、重组人干扰素α2b	单纯疱疹病毒、带状疱疹病毒、腺病毒等眼部感染	眼部异物及灼热感等刺激症状
抗真菌类		那他霉素	外眼真菌感染	局部点眼刺激症状，眼内通透性差；孕妇、婴幼儿安全有效性未确立
		两性霉素	外眼真菌感染	局部点眼刺激症状，眼内通透性差；孕妇、严重肝肾功能不全禁用
非甾体抗炎类		普拉洛芬、双氯酚酸钠等	外眼炎症对症治疗；白内障、准分子等手术围手术期炎症预防与控制	眼部异物及灼热感等刺激症状，对症治疗非对因治疗需注意掩盖眼部感染可能，勿独立使用
糖皮质激素类		泼尼松龙、氟米龙、氯替泼诺等	虹膜睫状体炎、变应性结膜炎等对皮质类固醇敏感的眼部炎症；眼科角膜移植术后抗排斥反应常规使用	禁用于未经抗感染治疗的急性化脓性眼部感染；禁用于单纯疱疹病毒感染树枝状角膜炎；禁用于角膜溃疡、分枝杆菌感染等化脓性眼病；长程应用需注意眼部免疫反应抑制增加继发感染可能；长程应用需注意监测眼压视野避免激素性青光眼致视神经损害；长程应用需注意晶状体后囊混浊继发白内障可能

续表

分类	亚分类	药物名称	适应证	注意事项
抗过敏类		吡嘧司特钾	变态反应结膜炎、春季卡他性结膜炎等过敏性眼病	肥大细胞膜稳定剂,建议过敏症状出现前使用
		依美斯汀、氮䓬斯汀、奥洛他定等	变态反应结膜炎、春季卡他性结膜炎等过敏性眼病	组胺受体拮抗剂,具备一定肥大细胞膜稳定作用,治疗期间不建议配戴接触镜,哺乳期慎用
人工泪液类		右旋糖酐羟丙甲纤维素、玻璃酸钠、聚乙烯醇等	眼干燥症,各种外因所致眼表角结膜上皮损伤	过敏性结膜炎抗变态反应类药物同时合并使用人工泪液在一定程度上可缓解症状;如不含防腐剂单支制备,开封后需在24h内用完
角膜上皮修复类		重组牛碱性成纤维细胞生长因子、重组人表皮生长因子、小牛血去蛋白提取物	各种原因引起的角膜上皮缺损、角膜移植等眼表手术后	避免高温或冰冻环境保存
免疫抑制剂类		环孢素、他克莫司	角膜移植手术后抗排斥、内源性葡萄膜炎等免疫性眼病	眼部异物及灼热感等刺激症状,与糖皮质激素类联合应用应注意调整剂量,环孢素与他克莫司应避免同时使用
扩瞳类		复方托吡卡胺	验光散瞳、眼底检查、白内障手术前散瞳	未压迫泪囊可能出现全身吸收中毒反应,血压升高、心悸等;未行手术闭角型青光眼、浅前房窄房角慎用;孕妇及哺乳期慎用
		阿托品	验光散瞳、虹膜睫状体炎、恶性青光眼、青少年近视预防	未压迫泪囊可能出现全身吸收阿托品中毒反应,口干、心悸、皮肤潮红等;闭角型青光眼及前列腺肥大患者禁用;孕妇及哺乳期慎用
缩瞳类		毛果芸香碱	闭角型青光眼、虹膜切开术前	调节痉挛可能出现一过性近视伴头痛
抗青光眼类	拟肾上腺素类	酒石酸溴莫尼定	开角型青光眼、抗青光眼术后眼压控制不良、神经保护作用	精神抑郁、雷诺氏征等慎用;孕妇及哺乳期慎用
	β受体拮抗剂	卡替洛尔、倍他洛尔、左布诺洛尔等	青光眼、抗青光眼术后眼压控制不良	窦性心动过缓、二度至三度房室传导阻滞、心源性休克禁用;不推荐两种以上联合使用
	前列腺素衍生物	拉坦前列素、贝美前列素、他氟前列素等	开角型青光眼、不能耐受或其他药物无效的眼压控制不良、高眼压症	虹膜色素沉着、睫毛生长增多;孕妇及哺乳期慎用;不推荐两种以上联合使用
	碳酸酐酶抑制剂	布林佐胺	开角型青光眼、不能耐受或其他药物无效的眼压控制不良、高眼压症	眼部异物及灼热感等刺激症状
抗肿瘤抗增殖类		丝裂霉素	外眼恶性肿瘤、癌性溃疡、淋巴瘤、抑制增殖及新生血管形成	局部刺激症状,骨髓抑制,孕妇哺乳期及婴幼儿慎用
高渗脱水制剂		高渗氯化钠、甘油、高渗葡萄糖	缓解角膜水肿	局部刺激症状
麻醉类		普鲁卡因、丁卡因、奥布卡因等	眼部治疗及手术麻醉应用	局部刺激症状、角膜上皮损伤、中枢系统及心血管影响

（王霄娜　李海平）

附录三　眼科常用抗细菌、真菌、病毒药物给药方式及剂量

分类	药名	肌内注射	静脉滴注	口服剂量	结膜下注射(0.5mL)	玻璃体腔内注射(0.1mL)
抗细菌药	青霉素	40万~80万 U/次,2~4 次/d	100万~1 000万 U/次		100mg	
	头孢唑林	1~2g/d				
	头孢呋辛	1~2g/d				1mg
	头孢他啶	0.5~1g/次,2 次/d				2mg
	万古霉素	1~2g/d	1~2g/d		25mg	1mg
	妥布霉素				20mg	
	庆大霉素				20mg	
	环丙沙星			500mg/次,1 次/12h×3d(眼外伤)		
	阿米卡星		6mg/kg,1 次/12h		25mg	0.4mg
	甲硝唑		15mg/kg,1 次/6~8h			
抗真菌药	氟康唑		首日 200mg/d,其后 100mg/d 念珠菌感染,400~800mg/人 [美国传染病协会(IDSA)推荐]			
	伏立康唑	3~6mg/(kg·次),2 次/d		200mg/次,2 次/d,2~4 周		0.1~0.2mg
	两性霉素 B	0.25~1.0mg/(kg·次),1 次/6h				0.005~0.010mg
抗病毒药	伐昔洛韦			300mg/次,2 次/d(中国推荐剂量) 1 000mg/次,3 次/d,疗程 7d(美国推荐剂量)		
	泛昔洛韦			250mg/次,3 次/d,疗程 7d(欧洲推荐剂量) 500mg/次,3 次/d,疗程 7d(美国推荐剂量)		
	阿昔洛韦			400~800mg/次,3~4 次/d(剂量频次根据单纯疱疹病毒性角膜上皮炎、基质炎、内皮炎调整)		
	更昔洛韦			感染期治疗,5~10mg/kg,1 次/8h,10~14d 维持治疗,5~7mg/kg,1 次/d,5~7d/周		2~4mg,2 次/周,共 3 周 维持剂量:2mg/周
	膦甲酸					2.4mg

（曾司彦　李海平）

索 引